臨床医のための
漢方薬概論

青山稲木クリニック院長 稲木 一元 著

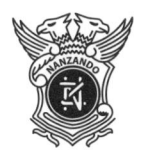

南山堂

推薦の序

　稲木一元君は，私の甥である．身びいきといわれてもよいが，日本漢方の領域で学術研究と治療技術に優れ，私の最も信頼する後継者の一人である．このたび，「臨床医のための漢方薬概論」を出版することになったことは誠に喜ばしい．本書は20年以上の年月をかけて著されたもので，準備にこのような長時間をかけた著作は近年稀であり，彼のライフワークといえる．

　内容を見ると，まず原典・原論文を挙げ，とくにその正確性を期していることが特筆される．大家の著書といえども残念ながら無条件で信用できないことを考えると，引用文を信頼できるのは有り難い．関連する主要な古文献を可能な限り集めているのは，収集の苦労が偲ばれ，非常に参考となるところである．古く中国からわが国に伝来した漢方医学が次第に日本化し，適応を拡げて，今日広く使用されるに至ったことがよく理解される．

　また，本書は，とくに漢方処方の選び方と鑑別点について，適切な治験症例を添えて，わかりやすく具体的な記述に努めており，多くの示唆を得ることができる．重要処方を網羅しており，実際の漢方薬使用にあたって非常に役立つ指針となる．

　恩師 大塚敬節先生は，昭和時代を代表する漢方の名医であったが，「これからは，漢方がなぜ効くのかを研究することが大切である」と述べている．最近，漢方医学の基礎的・臨床的エビデンスは次第に集積されつつある．この最新の研究，文献が収録されているのも，本書の大きな特徴である．

　本書は，難解な古典的東洋医学用語には註釈を加えてあり，理解しやすい．診療机の片隅に置いて，必要に応じて読むとよい．疑問の起きたとき，漢方医学をさらに深く知りたいときに利用するとよい本である．漢方初心者の方のみならず，ベテランの方に，そしてより多くの方にお読みいただけたら幸いである．

　2013年 初冬

社団法人 日本東洋医学会 元会長／名誉会員
松田　邦夫

序

　本書は，筆者が1992年から2011年までの19年間にわたって『漢方治療』『漢方医学』に連載した「漢方重要処方マニュアル」を全面的に加筆訂正したものである．

　本書の意図は，漢方薬の伝統的な使い方から近年の研究成果までを包括的に提示し，臨床に役立てていただくことにある．1つの漢方薬について，最初に創出された目的，以後の使用法の変遷，結果としての現在の伝統的使用法，実際に用いた症例，鑑別処方，そして最新エビデンスまで，可能な限りの集約を試みた．これは，一種の「知の地図」を作る作業であり，地図はより正確であることが求められる．そこで，より信頼度の高い資料を，可能な限り直接確認して引用した．また，臨床的使用法は筆者の信頼する医家の説によった．

　知は体系である．漢方薬に関連する知も医学全体の系の中にあり，さらには現代における人類の知の環の中にある．古人が信奉した東洋医学的疑似ロジックを超え，漢方薬についての経験知から最新の分子レベルの知識までを大きな知の環の中で統合できれば，いつの日か漢方薬が世界中で当たり前に使われるときが来ることと思う．本書が，このような流れのごく一部にでも参画できれば誠に幸いである．

　もとより二千年に及ぶ漢方薬の歴史を筆者一人で集約することは不可能である．本書で触れた以外にも優れた書物や論文は少なくない．読者諸兄のご指導，ご叱責を俟ちたい．

　本稿執筆には，大塚敬節，松田邦夫，小曽戸 洋，真柳 誠，鳥居塚和生ら諸先生の著作に負うところが大きい．難解な漢文の読解には松岡榮志先生のご指導をいただいた．また，本書の基となった『漢方治療』『漢方医学』（株式会社臨床情報センター発行）連載の機会を与えてくださった株式会社 ツムラ，そして本書編集を担当された株式会社 南山堂 編集部各位のご助力も大きい．皆様に心から感謝を申し上げる．

　最後に，長年，筆者を支えてくれた妻 隆子に感謝の辞を述べたい．

　2013年 初冬

青山稲木クリニック
稲木　一元

目　次

1. 安中散 (あんちゅうさん) ……… 1
2. 胃苓湯 (いれいとう) ……… 7
3. 茵蔯蒿湯 (いんちんこうとう) ……… 13
4. 茵蔯五苓散 (いんちんごれいさん) ……… 20
5. 温経湯 (うんけいとう) ……… 25
6. 温清飲 (うんせいいん) ……… 34
7. 越婢加朮湯 (えっぴかじゅつとう) ……… 39
8. 黄耆建中湯 (おうぎけんちゅうとう) ……… 45
9. 黄連解毒湯 (おうれんげどくとう) ……… 51
10. 黄連湯 (おうれんとう) ……… 57
11. 乙字湯 (おつじとう) ……… 62
12. 葛根湯 (かっこんとう) ……… 65
13. 葛根湯加川芎辛夷 (かっこんとうかせんきゅうしんい) ……… 70
14. 加味帰脾湯 (かみきひとう) ……… 73
15. 加味逍遙散 (かみしょうようさん) ……… 78
16. 甘麦大棗湯 (かんばくたいそうとう) ……… 89
17. 桔梗湯 (ききょうとう) ……… 94
18. 帰脾湯 (きひとう) ……… 97
19. 芎帰膠艾湯 (きゅうききょうがいとう) ……… 103
20. 荊芥連翹湯 (けいがいれんぎょうとう) ……… 108
21. 桂枝加芍薬大黄湯 (けいしかしゃくやくだいおうとう) ……… 113
22. 桂枝加芍薬湯 (けいしかしゃくやくとう) ……… 117
23. 桂枝加朮附湯 (けいしかじゅつぶとう) ……… 122
24. 桂枝加竜骨牡蛎湯 (けいしかりゅうこつぼれいとう) ……… 127
25. 桂枝湯 (けいしとう) ……… 133
26. 桂枝人参湯 (けいしにんじんとう) ……… 139
27. 桂枝茯苓丸 (けいしぶくりょうがん) ……… 143
28. 桂枝茯苓丸加薏苡仁 (けいしぶくりょうがんかよくいにん) ……… 155
29. 啓脾湯 (けいひとう) ……… 158
30. 香蘇散 (こうそさん) ……… 163
31. 五虎湯 (ごことう) ……… 169
32. 五積散 (ごしゃくさん) ……… 174
33. 牛車腎気丸 (ごしゃじんきがん) ……… 179
34. 呉茱萸湯 (ごしゅゆとう) ……… 185
35. 五淋散 (ごりんさん) ……… 191
36. 五苓散 (ごれいさん) ……… 195
37. 柴陥湯 (さいかんとう) ……… 205
38. 柴胡加竜骨牡蛎湯 (さいこかりゅうこつぼれいとう) ……… 210
39. 柴胡桂枝乾姜湯 (さいこけいしかんきょうとう) ……… 217
40. 柴胡桂枝湯 (さいこけいしとう) ……… 223
41. 柴胡清肝湯 (さいこせいかんとう) ……… 232
42. 柴朴湯 (さいぼくとう) ……… 237
43. 柴苓湯 (さいれいとう) ……… 242
44. 三黄瀉心湯 (さんおうしゃしんとう) ……… 247
45. 酸棗仁湯 (さんそうにんとう) ……… 253
46. 三物黄芩湯 (さんもつおうごんとう) ……… 255
47. 滋陰降火湯 (じいんこうかとう) ……… 259
48. 滋陰至宝湯 (じいんしほうとう) ……… 265

49 紫雲膏	270
50 四逆散	274
51 四君子湯	279
52 七物降下湯	285
53 四物湯	287
54 炙甘草湯	292
55 芍薬甘草湯	297
56 十全大補湯	301
57 十味敗毒湯	322
58 潤腸湯	328
59 小建中湯	331
60 小柴胡湯	337
61 小柴胡湯加桔梗石膏	348
62 小青竜湯	353
63 小半夏加茯苓湯	361
64 消風散	366
65 升麻葛根湯	370
66 辛夷清肺湯	375
67 参蘇飲	379
68 神秘湯	384
69 真武湯	389
70 清上防風湯	395
71 清暑益気湯	399
72 清心蓮子飲	404
73 清肺湯	408
74 川芎茶調散	413
75 疎経活血湯	418
76 大黄甘草湯	423
77 大黄牡丹皮湯	427
78 大建中湯	432
79 大柴胡湯	443
80 大承気湯	450
81 大防風湯	455
82 竹筎温胆湯	461
83 治打撲一方	466
84 治頭瘡一方	468
85 調胃承気湯	472
86 釣藤散	474
87 猪苓湯	480
88 猪苓湯合四物湯	485
89 通導散	487
90 桃核承気湯	490
91 当帰飲子	497
92 当帰建中湯	504
93 当帰四逆加呉茱萸生姜湯	509
94 当帰芍薬散	514
95 当帰湯	522
96 二朮湯	528
97 二陳湯	531
98 女神散	538
99 人参湯	543
100 人参養栄湯	551
101 排膿散及湯	559
102 麦門冬湯	562
103 八味地黄丸	570
104 半夏厚朴湯	583

| 105 半夏瀉心湯 ……………… 589
| 106 半夏白朮天麻湯 ………… 596
| 107 白虎加人参湯 …………… 603
| 108 茯苓飲 …………………… 615
| 109 茯苓飲合半夏厚朴湯 …… 620
| 110 平胃散 …………………… 622
| 111 防已黄耆湯 ……………… 628
| 112 防風通聖散 ……………… 634
| 113 補中益気湯 ……………… 639
| 114 麻黄湯 …………………… 668
| 115 麻黄附子細辛湯 ………… 675
| 116 麻杏甘石湯 ……………… 681
| 117 麻杏薏甘湯 ……………… 685
| 118 麻子仁丸 ………………… 690

| 119 木防已湯 ………………… 694
| 120 薏苡仁湯 ………………… 697
| 121 抑肝散 …………………… 700
| 122 抑肝散加陳皮半夏 ……… 711
| 123 六君子湯 ………………… 714
| 124 立効散 …………………… 728
| 125 竜胆瀉肝湯 ……………… 730
| 126 苓甘姜味辛夏仁湯 ……… 736
| 127 苓姜朮甘湯 ……………… 742
| 128 苓桂朮甘湯 ……………… 745
| 129 六味丸 …………………… 751

事項索引 ………………………… 757

漢方薬索引 ……………………… 769

凡　例

1) 本書に収載した漢方薬の配列は五十音順とした．
2) 日本の医家の名の読みと生没年，医書名の読みと成立年または刊行年などは，主として『日本漢方典籍辞典』（小曽戸洋：大修館書店，1999）によった．
3) 中国の医家の名の読みと生没年，医書名の読みと成立年または刊行年などは，小曽戸洋，真柳誠両氏の連載『漢方古典文献概説』（通算52回）〔現代東洋医学3巻4号～17巻2号（1982～1996）〕と，『和刻漢籍医書集成』（エンタプライズ，1988～1992）の解説部分などによった．これらに記載のない場合は，『中国医学レファレンス辞典』（松岡榮志 監修，関久美子ほか中国医学文献研究会 編訳：白帝社，2011）などによった．
4) 古文献における引用頁は，巻次，および葉次とその表（a）・裏（b）をもって表示した．たとえば，3-2bとあれば，3巻2葉の裏を示す．
5) 本書に各漢方薬の応用可能な疾患・症状として挙げたものの中には，医療用漢方製剤としての承認外の記載が含まれている．医療用漢方製剤の使用にあたっては，必ず各製剤の添付文書を確認していただきたい．
6) 本書に紹介した論文の中には，相互に矛盾すると解釈される可能性のある内容を含むものもある．筆者には，どちらが妥当であるか判断できない場合でも，それぞれに有意義な内容と思われれば引用した．ご了解いただきたい．

1 安中散
anchusan

製品番号：5

〔構成生薬〕
桂皮，延胡索，牡蛎，茴香，甘草，縮砂，良姜

処方の特徴

1 処方概要

安中散は，いわゆる慢性胃炎や逆流性食道炎，すなわち近年，機能性胃腸症（Functional Dyspepsia：FD），胃食道逆流症（Gastro-Esophageal Reflux Disease：GERD）と表現されるようになった病態に用いられる．症状は心窩部痛と胸やけが主で，おおむね機能性胃腸症の心窩部痛症候群に該当する．上腹部症状はストレス性に悪化する傾向がある．

処方構成上の特徴は，桂皮，茴香，縮砂など，いわゆる芳香性健胃剤が主となっている点が挙げられる．延胡索はケシ科の *Corydalis turtschaninovii Besser forma yanhusuo Y. H. Chou et C. C. Hsu*（Papaveraceae）の塊茎[1,2]で，鎮痙，鎮痛，抗潰瘍，抗炎症・抗アレルギーなどの作用があるとされ[3]，頭痛，腹痛，月経痛などに用いる[4]．茴香はセリ科の成熟果実[5,6]で，胃運動促進，腸蠕動促進，鎮咳去痰などの作用があるとされ[7]，『漢方診療医典』では「芳香性健胃剤，…駆風剤で，胃炎，胃痛，腹痛に用いる」という[8]．縮砂はショウガ科のアモムム *Amomum xanthioides Wallich*（Zingiberaceae）の種子の塊[9,10]で，「芳香性健胃剤で，食欲不振，噫気，嘔吐，腹痛，下痢に用いる」とされる[11]．牡蛎はカキの貝がら[12]で，「鎮静，収斂，制酸，止渇剤で，胸腹の動悸，驚狂，煩躁，失精に用いる」とされる[13]．一般に虚弱者の胃腸症状には，黄連などの苦味健胃剤よりも芳香性健胃剤が有用と思われる．

2 使用目標と応用（表1）

この処方は，主として機能性胃腸症の心窩部痛症候群に用いる．従来，急性あるいは慢性胃炎，ストレス性胃炎，神経性胃炎と呼ばれた症状が含まれる．また，消化性潰瘍でPPIやH_2阻害剤を用いても愁訴の残る例に併用することがある．胸やけにも有効で，胃食道逆流症（GERD, NERD），逆流性食道炎に用いる機会がある．下腹部痛，月経痛にもよい場合がある．

使用目標は，ストレス性に悪化する上腹部痛，胸やけ，げっぷ，嘔気などである．腹部は軟弱で，大動脈拍動を触れ，心窩部拍水音（振水音）を認める例が多い．体質的には虚弱者すなわち痩せ型下垂体質で，冷え症，疲労し

表1 安中散の使用目標と応用

■応　用
・機能性胃腸症・心窩部痛症候群，神経性胃炎，虚弱者の消化性潰瘍（併用療法），胃食道逆流症？
・下腹部痛・月経痛にも有効とされる
■症　候
・心窩部痛（ストレス性悪化傾向），胸やけ，げっぷ，嘔気
・下腹部痛，下腹部膨満感を訴える例もある
■体　質
・痩せ型，虚弱体質，冷え症，胃下垂
・腹部軟，心窩部拍水音（振水音），臍傍悸

やすい者が対象となる．この処方を選択する場合，虚弱体質（虚証）である点が重要である．

論　説

1 原　典

北宋・陳師文，他『増広太平恵民和剤局方』一切気附脾胃積聚門・寶慶新増方[14]

〔条文〕遠年日近，脾疼，反胃，口に酸水を吐し，寒邪の気，内に留滞し，停積消えず，胸隔脹満，腹脇を攻刺し，悪心嘔逆し，面黄ばみ肌痩せ，四肢倦怠するを治す．また婦人の血気刺痛，小腹より腰に連なり，攻疰重痛を治す．並びに能く之を治す．…右細末となし，毎服貳錢，熟酒にて調下す．婦人は淡醋湯にて調服す．もし酒を飲まざる者，塩湯を用いて点下す．並びに時に拘らず．

〔大意〕急性，慢性を問わず，上腹部が痛み，嘔吐し，胃酸が口に上がってきて，消化がわるく，胸腹の膨満感があり，心窩部から脇腹に鋭い痛みがあり，吐き気があって嘔吐し，顔は貧血様で痩せて手足の倦怠感がある者を治す．また，婦人の月経痛で下腹部から腰にかけて引きつれるように痛むものを治す．…飲み方としては，生薬を細かい粉末にして，熱い酒で飲む．婦人は，うすい酢を用い，酒を飲まない者は塩湯で飲む．随時頓服的に服用してよい．

〔解説〕遠年は多年，日近は近日だが，ここでは経過が長くても短くてもという意．脾疼は胃痛．反胃は嘔吐をきたす病で，翻胃と同じ．翻胃について『病名彙解』には「飲食を胃の腑より吐き翻すことなり」[15]とある．

停積は，飲食物が不消化で停滞すること[16]．面黄は，ここでは貧血様で黄色い顔貌．血気刺痛は，瘀血が原因で起こると考えられる鋭い痛み[17]．月経痛，排卵痛などか．攻疰重痛は牽引痛[16]．疰は注と同じ[18]．

なお，安中散の構成生薬は，原典と現在の医療用漢方製剤とで若干の違いがある〈注1〉[19,20]．

2 中国医書の記載

明初の処方集である『普済方』[21]には，「久遠の脾疼，反胃にて酸を吐し，寒邪留滞し，胸満，腹脇を攻刺し，嘔逆して身倦み，面黄ばみ肌痩せるを治す．及び婦人の血攻刺痛を治す」とあり，処方内容は，延胡索，甘草，良姜，乾姜，桂皮，牡蛎，茴香とする．方後に，「又た，腹内停積，消せず，小腹，腰に連なりて攻疰重痛す」とある．前記の『和剤局方』とほぼ同じ内容である．

筆者が直接調べたのは，『三因極一病証方論』（同名異方あり），『厳氏済生方』，『普済本事方』，『証治要訣』，『医書大全』，『医学正伝』，『医学入門』，『玉機微義』，『古今医鑑』，『万病回春』であり，また文淵閣『四庫全書』電子版でも検索したが，これ以外に記載を見出せなかった．この処方は，中国では，ほとんど使用されなかったと思われる．

3 江戸時代医家の論説（筆者意訳）

安中散は中国よりもわが国で用いられ，江戸後期以後には頻用されたと考えられる．比較的共通しているのは，"癖嚢"〈注2〉[22-24]，すなわち胃下垂で心窩部拍水音（振水音）が

〈注1〉安中散の構成生薬について：『増広太平恵民和剤局方』（以下『局方』）の安中散は，甘草，玄胡索（＝延胡索），良姜，乾姜，茴香，肉桂，牡蛎の七味であり，江戸後期の諸医書に記載される安中散も『局方』の七味である．一方，現在の安中散は『局方』の七味から乾姜を除き，縮砂を加えた七味である．これと同じ構成の七味の安中散は浅田宗伯の『勿誤薬室方函』[19]に見られる．小山[20]は，原南陽が『局方』の七味に縮砂を加えて八味の安中散を使用したとの記録があり，その後に浅田宗伯が乾姜を除いて今の形になったのではないかという．

あり腹痛（疝）や嘔吐（反胃）の症状があるものによいとされることである．以下に代表的な説を紹介する．

■福井楓亭（1725-92）は，『方読弁解』[25]で「この処方は元来は"反胃"に用いる．甘草が処方の中心となる薬（主薬）である．良姜，乾姜，茴香の類は主薬を助ける薬（佐薬）として腹中を緩め温める効果がある．癖囊病，腹痛，食を吐くもの，甘いものを好む人に用いて大いに有効である．また，この処方を主治にしたがって反胃に用いるときには腹痛を目的として用いるとよい」という．澼囊（＝癖囊病）について，大塚[26]は胃下垂，胃アトニー症，胃拡張のように胃内停水のある病とし，長谷川[27]は幽門狭窄や胃拡張などという．

■目黒道琢（1739-98）は，『餐英館療治雑話』[28]で「この処方は，本来，寒気が胃口に滞って，胸腹脹満し，心下刺痛などの症状を呈する者を治す処方である．これを疝（腹痛）[29]に用いる場合は，心下痞満して痛み，嘔吐，呑酸等の症状をなす者に用いるべきである．下腹痛にも効果がある．特別なこともなく，疝に留飲（胃内停水）[30]を兼ねる証を治す処方と知っておく必要がある．疝積や反胃嘔吐などに用いるときに1つの心得がある．それは，腹が虚軟で，脈も虚で力がなく，胃腸に寒があるか，または痛みが長く続いて胃腸が弱っている徴候のある者に使用すべきであるということである」という．

■和田東郭（1744-1803）は，『蕉窓雑話』[31]では「"澼囊"という病気はなぜ起こるかといえば，胃腸（脾胃）の働きが悪くなって，いつとなく胃の中に水飲を蓄えるために起こるのである．…たいていは安中散でよいものだ」とし，『東郭医談』[32]では「婦人の月経閉止などに妄りに桃仁，紅花，虎状，蘇木を用いるのは素人の治療である．安中散などで月経が通じることがある．その月経閉止が何故起こったかという点を考えて工夫し，対症の薬を用いれば，必ずしも瘀血の薬を用いなくても，月経は通じるはずである」という．

■原南陽（1752-1820）は，『叢桂亭医事小言』[33]で「反胃は膈（食道通過障害）と違って，食物が嚥下されないということではない．食物を飲み込んで胃の中に納まってから出てしまって，朝食べると夕暮どきに吐く．澼囊というのも反胃と同じ病気で，近頃では，澼囊と呼ばれることが多い．胃全体の力が乏しくて飲食を消化することができない．そのためにげっぷしたり，胃酸が逆流して鼻を衝き，胸やけが頻りにして腹がひどく痛むが，吐けば痛みはたちまち止んでしまう．食物を吐き尽くした後には水を吐く．たいがい朝食前は快いが，昼食の後になると腹痛し，夕方から夜にかけて吐く．背中に放散痛があれば当帰湯を用いる．嘔吐がはなはだしいときには安中散がよい．安中散は，澼囊病を治して素晴らしい効果がある」（抄）という．

■有持桂里（1758-1835）は，『校正方輿輗』[34]で「この処方は，澼囊，反胃には穏当で至って良い方剤である．慢性，急性を問わずに用いてよい．また，男子の寒疝，女子の帯下や

〈注2〉 癖囊：澼囊も同じ．癖囊の語は，『千金要方』[22]に鍼治療に関連して「脹満病，（略）通谷主結積留飲癖囊満飲」とあるのが見られる．癖囊を疾患概念として強調したのは許叔微の『普済本事方』[23]からとされる．許叔微は，自分には下血と停飲の2つの持病があり，夜臥床したときなどに左脇腹に水音がして痛み，苦い酸水を吐くことを述べて，癖囊であるという．和田東郭は，『蕉窓雑話』[24]で，癖囊のことは『普済本事方』に初出し，その原因は胃腸の働きが悪くなり，いつとなく胃の中に水がたまってくることからであり，その特徴は嘔吐を繰り返すことであるという．そして，経過の長い例では汚濁の水を吐く，煙煤（すす）のようなものや，布海苔のようなものを吐くものは難治であるという．すなわち，癖囊とは，消化管機能低下，胃内の胃液貯留（振水音），繰り返す嘔吐の3点が特徴的な疾患ということになる．疾患としては，機能性胃腸症，いわゆる胃下垂・胃アトニーから，幽門狭窄をともなう潰瘍瘢痕や胃癌などが考えられよう．

"癥聚"（腹部腫瘤，子宮筋腫か）で，下腹部から腰に連なりて，つっぱり痛む者にも効果がある．安中散の妙は，熱い酒で飲み下すことにある．学ぶ者は，処方の後に眼を着けるべきである」（抄）という．

■ 百々漢陰（1776-1839）・百々鳩窓（1808-78）は，『梧竹楼方函口訣』[35] で「疝や癇冷（頑固な冷え症）で脾胃（胃腸）のめぐりが悪く，心下に水気を多く蓄え，嘔吐，腹痛する者に用いる．いま一等，寒気留滞して甚だしい者には附子を加え用いてよい．婦人の血気刺痛（月経痛）にもよい」（抄）という．

■ 本間棗軒（1804-72）は，『内科秘録』脾疼門で「脾疼は，昔は心痛と混同されて，胃心痛，あるいは胃脘痛と云って明確な論も無かった．『大平聖恵方』で初めて脾疼と称するようになった．『黄帝内経素問』に食痺と云い，『本事方』に癖嚢というのも，皆，この病のことである．脾疼は即ち胃疼である．この病気が，第一に飲食を節制し，薬の服用を怠らなければ治らないということはない．治療法で，第一の妙薬は加味六君子湯である．これは六君子湯に神麹・麦芽の二味を加えた処方である．嘔吐が甚だしいものは安中散，五苓散加減，小半夏加茯苓湯等を撰用する」という[36]．

■ 浅田宗伯（1815-94）は，『勿誤薬室方函口訣』[37] で「この処方は，世上には癖嚢の主薬とするけれども，嘔吐が甚だしい者には効果がない．痛みが甚だしい者を主とする．反胃に用いる時にも腹痛を目的とすべきである．また婦人の血気刺痛（月経痛）には癖嚢より反って効果がある」という．

4 近年の論説

■ 矢数道明（1905-2002）は，安中散の使用条件について，「大抵の場合胃内停水を認め，虚寒の証であって実熱の疼痛では決してない．面黄肌痩，四肢倦怠の文字は栄養の衰えた虚証を表現している」とする．原典の「婦人の血気刺痛」については，「必ずしも胃痛とは限定されず，下腹部より腰に連なって牽引痛を発する場合である．…血滞気滞による疼痛ならば下腹部以外でも差し支えないものと思われる」とする．総括として，安中散の証は，望診では「痩せ型，顔色蒼白，貧血性」，問診では「心下部疼痛（空腹時，食後，不定），心下部痞満，嘈雑（時に酸欠乏），食欲不振，軽嘔吐，或は嘔なく，又は下腹部疼痛腰背に及ぶ，冷え症（腹満，軽度）」，切診では「皮膚筋肉弛緩，削痩，脈虚軟，腹軟弱（時に軽い緊張），腹中動悸（臍傍），胃内停水」，適応病名としては「胃潰瘍，十二指腸潰瘍，胃拡張症，胃酸過多症，胃アトニー，慢性胃炎，溜飲症，神経性胃痛，ヒステリー」（その漢名は「脾疼，反胃，癖嚢，長腹痛，疝気，癥聚」）とする[38]．

症　例

症例 心窩部痛に安中散（筆者経験例）

〔患者〕35歳　主婦

〔主訴〕上腹部痛

〔現病歴〕元来から胃腸虚弱で疲れやすく，冷え性で低血圧である．1ヵ月前から，食後や疲れた時に胸やけがして胃が痛む．体重も減少ぎみである．寝つきが悪く気分的に落ち着かない．某病院検査で胃下垂・びらん性胃炎といわれた．他院処方の薬は無効．

〔身体的所見〕身長157cm，体重42kg．やや痩せ型．神経質な印象．色白だが，顔色は普通．胸部打聴診に異常なし．腹部は皮下脂肪が薄く軟らかい．臍上部に大動脈拍動を触れる．血圧98-65mmHg．手足の先は冷たい．

〔経過〕安中散を投与．2週間後の再診時，「胃の痛みは漢方薬を飲み始めた翌日から徐々に軽くなり，今は大分よい．寝つきもよくなって朝起きるのが楽になった」と．4週間後，「好

調で胃の痛みはない．漢方薬だけ服用している」とのこと．以後も，食べ過ぎや家庭内で神経を使ったときなどに，ときどき胃が痛むが，安中散を1～2週間服用するとよくなる．ときに食欲不振，胃もたれを訴えたが，これには六君子湯が有効であった．

スや過食で上腹部症状や胸やけを起こしやすい例に用いる．胃下垂なく，栄養状態良好．上腹部痛は通常はない．安中散は虚弱な人の軽い上腹部痛，胸やけによい．

鑑　別

機能性胃腸症における鑑別は本書「123. 六君子湯」の項も参照されたい．

■ 柴胡桂枝湯

機能性胃腸症・心窩部痛症候群，ストレス性胃炎などで要鑑別．柴胡桂枝湯の適応例よりも虚弱で痩せた者は，安中散の適応．中間的例には柴胡桂枝湯と安中散の併用も行われる．

■ 黄連湯

胃食道逆流症，急性胃炎などで要鑑別．黄連湯適応例は，比較的栄養状態がよく丈夫な人である．安中散と半夏瀉心湯の中間的な体質のものによい．

■ 当帰湯

上腹部痛で要鑑別．当帰湯は痛みが上腹部から背部へ放散する例によい．安中散のほうが虚弱で冷え症．

■ 六君子湯

機能性胃腸症で要鑑別．体格中等度～やや虚弱体質者に用いる．胃もたれ，食欲不振が主たる使用目標．上腹痛があれば，安中散と併用してもよい．

■ 人参湯

機能性胃腸症で要鑑別．胃下垂高度の虚弱体質，痩せ型，冷え症である点は安中散と共通．人参湯は胃もたれ，食欲不振などが目標で胃痛はあっても軽微である．

■ 半夏瀉心湯

機能性胃腸症，胃食道逆流症で要鑑別．半夏瀉心湯は，本来は胃腸が丈夫な人がストレ

引用文献

1) 厚生労働省：第16改正日本薬局方，p.1455, 2011.
2) 木村孟淳，他編：新訂生薬学，改訂第7版，p.98, 南江堂, 2012.
3) 鳥居塚和生：モノグラフ 生薬の薬効・薬理，p.1-8, 医歯薬出版, 2003.
4) 大塚敬節，矢数道明，清水藤太郎：漢方診療医典，第6版，p.405, 南山堂, 2001.
5) 厚生労働省：第16改正日本薬局方，p.1451, 2011.
6) 木村孟淳，他編：新訂生薬学，改訂第7版，p.144-145, 南江堂, 2012.
7) 渡辺和夫：漢方薬理学，茴香，p.290-291, 南山堂, 1997.
8) 大塚敬節，矢数道明，清水藤太郎：漢方診療医典，第6版，p.405, 南山堂, 2001.
9) 厚生労働省：第16改正日本薬局方，p.1521, 2011.
10) 木村孟淳，他編：新訂生薬学，改訂第7版，p.171-172, 南江堂, 2012.
11) 木村孟淳，他編：新訂生薬学，改訂第7版，p.455, 南江堂, 2012.
12) 厚生労働省：第16改正日本薬局方，p.1588, 2011.
13) 木村孟淳，他編：新訂生薬学，改訂第7版，p.475, 南江堂, 2012.
14) 陳師文，他：増広太平恵民和剤局方，一切気附脾胃積聚門，寶慶新増方，3-25b, 和刻漢籍医書集成第4輯（小曽戸洋，他編），p.67, エンタプライズ, 1988.
15) 蘆川桂洲：病名彙解，近世漢方医学書集成65巻（大塚敬節，他編），p.129, 名著出版, 1982.
16) 矢数道明：臨床応用漢方処方解説，増補改訂版，p.6, 創元社, 1981.
17) 長谷川弥人：勿誤薬室「方函」「口訣」釋義，p.518, 創元社, 1985.
18) 諸橋轍次：大漢和辞典，修訂版7巻，p.1159, 大修館書店, 1985.
19) 浅田宗伯：勿誤薬室方函，近世漢方医学書集成95巻（大塚敬節，他編），p.138, 名著出版, 1982.
20) 小山誠次：日本東洋医学雑誌，47(2)：289-295, 1996.
21) 朱棣：普済方，脾臓門兼理脾胃，巻二十二，22-18b, 文淵閣『欽定四庫全書』電子版（「安中散」で検索した結果）．
※原文は「治久遠脾疼反胃吐酸寒邪留滞胸満攻刺腹脇嘔逆倦面黄肌痩及婦人血攻刺用『用は痛の誤字と思われる』．（処方内容は前記・煎方略）又治腹内停積不消小腹連腰攻痓重痛」．なお，同書・胃腑門胃反（36-12b～13a）には『和剤局方』とほぼ同文がある．
22) 孫思邈：備急千金要方，30-12a, 復刻版，東洋医学善本叢書11，宋版備急千金要方・下，p.687, オリエント出版社, 1989.

23) 許叔微：普済本事方, 3-9b～10b, 和刻漢籍医書集成第2輯（小曽戸洋, 他編）, p.36, エンタプライズ, 1988.
24) 和田東郭：蕉窓雑話, 3-48a, 近世漢方医学書集成15巻（大塚敬節, 他編）, p.325, 名著出版, 1979.
25) 福井楓亭：方読弁解, 近世漢方医学書集成第54巻（大塚敬節, 他編）, p.136-137, 名著出版, 1981.
26) 大塚敬節, 矢数道明, 清水藤太郎：漢方診療医典, 第6版, p.526, 南山堂, 2001.
27) 長谷川弥人：勿誤薬室,「方函」「口訣」釈義, p.795, 創元社, 1985.
28) 目黒道琢：饗英館療治雑話, 安中散之訣, 近世漢方医学書集成107巻（大塚敬節, 他編）, p.286-287, 名著出版, 1983.
29) 大塚敬節, 矢数道明, 清水藤太郎：漢方診療医典, 第6版, p.515, 南山堂, 2001.
30) 大塚敬節, 矢数道明, 清水藤太郎：漢方診療医典, 第6版, p.531, 南山堂, 2001.
31) 和田東郭：蕉窓雑話, 3-48a～3-53a, 近世漢方医学書集成15巻（大塚敬節, 他編）, p.327-335, 名著出版, 1979.
32) 和田東郭：東郭医談, 近世漢方医学書集成16巻（大塚敬節, 他編）, p.201-202, 名著出版, 1979.
33) 原南陽：叢桂亭医事小言, 4-15a～4-17b, 近世漢方医学書集成18巻（大塚敬節, 他編）, p.436-442, 名著出版, 1979.
※処方構成は『太平恵民和剤局方』と同じで縮砂なし.
34) 有持桂里：校正方輿軏, 噎・反胃・癖囊, 近世漢方医学書集成86巻（大塚敬節. 他編）, p.199-200, 名著出版, 1982.
※処方構成は『太平恵民和剤局方』と同じで縮砂なし.
35) 百々漢陰, 百々鳩窓：梧竹楼方函口訣, 復刻版, p.114, 春陽堂書店, 1976.
36) 本間棗軒：内科秘録, 7-37a～7-41a, 近世漢方医学書集成21巻（大塚敬節, 他編）, p.593-601, 名著出版, 1979.
37) 浅田宗伯：勿誤薬室方函口訣, 2-22b, 近世漢方医学書集成96巻（大塚敬節, 他編）, p.212, 名著出版, 1982.
38) 矢数道明：安中散について. 日本東洋医学会誌, 4(3)：7-13, 1953.

2 胃苓湯
ireito

製品番号：115

〔構成生薬〕
蒼朮, 厚朴, 沢瀉, 猪苓, 陳皮, 白朮,
茯苓, 桂枝, 生姜, 大棗, 甘草
（ツムラ医療用漢方製剤の場合）

処方の特徴

1 処方概要

胃苓湯は，急性胃腸炎，過敏性腸症候群，機能性胃腸症などに用いる漢方薬の1つである．

処方構成は，平胃散と五苓散の合方である．

平胃散は，腹部膨満感，上腹部つかえ感，胃もたれ，胸やけ，呑酸，げっぷ，食欲低下，嘔気，不消化便下痢などがあることを目安に，機能性胃腸症，胃食道逆流症，過敏性腸症候群，急性胃腸炎，下痢，食欲不振などに応用される（110．平胃散 参照）．

五苓散はいわゆる水毒に用いられ，消化器疾患では，嘔気，嘔吐，水瀉性下痢，口渇，尿量減少などをともなう急性胃腸炎などに用いられる（36．五苓散 参照）．

平胃散と五苓散の合方である胃苓湯では，この両者の症状が併存することが特徴となる．

なお，芍薬の加わった胃苓湯もある（後述）．この場合は，桂枝加芍薬湯の意を包含するので，腹痛，腹部膨満感をともなう例によい．

2 使用目標と応用（表1）

応用としては，急性胃腸炎，夏季下痢症，機能性胃腸症，過敏性腸症候群などである．

症候としては，主として夏の高温多湿あるいは暴飲暴食によって，胃腸の働きが衰えたために下痢するときに用いられる．しばしば冷たい飲食物がきっかけとなる．便の性状は，不消化便下痢から水様下痢までさまざまである．腹痛はないか，あっても軽微で，テネスムス（しぶり腹＝裏急後重）はない．発熱などの全身症状もないか，軽い．口渇，尿量減少をともなうことが多いとされる．

臨床的には，夏季に限定せず，一年を通じて用いてよい．対象は，体質体格が中等度の者であり，栄養が著しく衰えているときには用いない．

医療用漢方製剤の胃苓湯には，芍薬を含むものと含まないものとがある．両者の使い分けは微妙だが，芍薬が入ったものは腹痛の強い例によいと思われる．

表1　胃苓湯の使用目標と応用

- ■ 応　用
  - ・急性胃腸炎，夏季下痢症，機能性胃腸症，過敏性腸症候群　など
- ■ 症　候
  - ・急性ないし慢性の下痢
  - ・腹痛ほとんどなし，腹部ガスが多い
  - ・口渇・尿量減少をともなうことが多い
  - ・高温多湿，暴飲暴食，冷たい飲食物で症状が出やすい
- ■ 体　質
  - ・中等度
- ■ 備　考
  - ・芍薬が入った胃苓湯は腹痛の強い例によい

論　説

1 原　典

　胃苓湯の原典については諸説ある（p.11附記参照）が，芍薬の入らない胃苓湯については，"その記載の信頼性は現代中国の処方集をはるかに凌ぐ"とされる『観聚方要補』安政版により『選奇方後集』とし，その記載を以下に引用する．また，芍薬の入る胃苓湯の原典として『古今医鑑』の記載を紹介し，従来原典とされてきた『万病回春』の記載を参考として附す．

【芍薬の入らない胃苓湯】

　1．宋・楊倓『選奇方後集』（『観聚方要補』安政版[1]）より引用）

　〔条文〕胃苓散（『選奇後集』）　伏暑の水瀉を治す．平胃散，五苓散，各二銭．右，薑棗にて水煎す．

　〔大意〕盛夏の暑さの時期に水様下痢するものを治す．平胃散と五苓散を各二銭ずつ，生姜と大棗で水煎する．

　〔解説〕使用法の指示はシンプルで，盛夏の水様下痢に用いるとする．"瀉"は"泄瀉"と同じで腹痛や排便後の渋る感じのない下痢の意である．『選奇後集』は，『観聚方要補』安政版の採摭書目に「宋楊倓『選奇方後集』」とある[2]．ここでは胃苓散，すなわち散剤として記載され，処方構成は平胃散と五苓散の混合で，芍薬はない．用法は散剤を混合して煎じるという．

【芍薬の入る胃苓湯】

　2．龔信・龔廷賢『古今医鑑』泄瀉門・胃苓湯[3]

　〔条文〕胃苓湯　中暑，傷湿，停飲，夾食にて，脾胃和せず，腹痛，泄瀉，渇を作し，小便利せず，水穀化せず，陰陽分たざるを治す．

　〔大意〕胃苓湯は，暑気あたり（中暑），"傷湿"，飲食物にあたり，胃腸の調子を崩し，腹痛，下痢，口渇，尿量減少，不消化便下痢などの症状があるときに用いる．

　〔解説〕胃苓湯は泄瀉門に記載されるが，泄瀉とは，強い腹痛やテネスムスをともなわない下痢の意である．感染性で腹痛とテネスムスをともなう下痢を痢疾と呼ぶことに対応する．『病名彙解』[4]に，泄瀉とは「俗に云うくだりはらなり」とある．"傷湿"について『病名彙解』[5]は，「"傷湿"の症状は，発熱，悪寒，体が重い，発汗，身体痛，小便が出渋る，下痢傾向，足腰の冷えとシビレなどで，みな低地で湿気の多いところで生活したり，あるいは雨露に冒されたり，あるいは濡れた衣服を着ていたりしてなるものである」（筆者意訳）という．ここでは，芍薬の入らない胃苓湯の場合とは異なり，腹痛のある下痢も対象となっている．胃苓湯に芍薬が入れば，桂枝加芍薬湯の要素が加わるので腹痛にも有効となるであろう．医療用エキス製剤で芍薬の入る胃苓湯を用いたいときには，芍薬のない胃苓湯エキス製剤と桂枝加芍薬湯エキス製剤との併用で代用できる．

　【参　考】

　龔廷賢『万病回春』巻3・泄瀉門[6]

　〔条文〕泄瀉，清濁分かたざる者は，湿多く，五瀉を成す．
　〇胃苓湯は，脾胃和せず，腹痛，泄瀉，水穀化せず，陰陽分かたざるを治す．

　〔大意〕泄瀉で，水分と固形部分とが分かれていないのは，湿が多く，五種の瀉となる．胃苓湯は，胃腸の調和がなくなり，腹痛，"泄瀉"，不消化便下痢（無形軟便）するという者に用いる．

　〔解説〕『古今医鑑』とほぼ同内容と考えられ，症状に腹痛が含まれる．

2 中国医書の記載

■ 宋代の『婦人大全良方』（陳自明，1237年成立）は，『観聚方要補』文政版では胃苓湯の原典とされていた[7]．その巻8・婦人泄瀉方論第九〈注1〉[7,8]には胃苓散の名で載り，「夏秋の間，脾胃，冷に傷られ，水穀分かたず，泄瀉止まざるを治す．五苓散，平胃散，右，合和して姜棗にて服す」（大意：胃苓散は，夏から秋の間に脾胃が冷えのために障害されて，水分と食べたものが混じった状態で下痢するものを治す．五苓散と平胃散を生姜と大棗を煎じた液で服用する）とある．ここでは散剤で用いられており，芍薬を含まない構成である．夏季の下痢に用いるとする．

■ 明代の虞搏の『医学正伝』（1515年成立）[9]は，江戸期の日本でよく読まれた書の1つであるが，これには芍薬を含まない胃苓湯に関する記載が，泄瀉門，嘔吐門，黄疸門などに記載がある．

■ 龔廷賢の『寿世保元』（1615年成立）泄瀉門[10]には芍薬の入った胃苓湯について，「一に論ず，中暑，傷湿，停飲，食を挟んで脾胃和せず，腹痛，泄瀉，渇を作し，小便不利，水穀化せず，陰陽分かたざる者は湿なり．胃苓湯，主方なり」とある．『古今医鑑』『万病回春』とほぼ同じである．

3 江戸時代医家の論説（筆者意訳）

■ 曲直瀬道三（1507-94）らの『衆方規矩』泄瀉門[11]には，芍薬とさらに黄連の入る胃苓湯があり，「胃腸が不調で，高温多湿のために，飲むものが胃になずみ，腹が痛んで下痢し，飲食物を消化できず，また水がかわって中るものを治す．一切の"泄瀉"（腹痛やテネスムスをともなわない下痢）を治療する代表である．…"食傷"（過食，食中毒など食事に起因すると思われる胃腸障害）の下痢（"瀉"）に専ら用いる．…夏季に，はじめ勢いよく下った後，渋って不快という下痢に，この薬を用いる．夏季の下痢で，身体が冷えて衣服を重ねて着ることを欲し，のどが渇くものがある．これには解毒湯（＝黄連解毒湯？）を合方して用いるとよい．夏季に発症した関節痛は，高温多湿のために関節が痛むので，この薬を用いるとよい」という．

■ 北尾春圃（1658-1741）は『当壮庵家方口解』[12]で，芍薬の入る胃苓湯について「四季を問わず瀉（下痢）の主方である．柴苓湯を合方して主方とし，これに加減すると痢疾（＝テネスムスをともなう下痢）によい」という．柴苓湯との合方は，エキス製剤では柴苓湯に平胃散を併用すればよいであろう．

■ 香月牛山（1656-1740）は，『牛山方考』[13]で芍薬のない胃苓湯について「飲食過多で，腹脹，口渇，泄瀉，小便が赤く渋るという症状に奇効がある」と，夏の下痢だけでなく，過食で胃腸の調子をこわして下痢するものによいという．『牛山活套』泄瀉門[14]では，「胃腸が不調和で，腹痛，下痢すれば，胃苓湯に加減して用いるとよい」とし，下痢に対する基本処方とする．

■ 目黒道琢（1739-98）の『饗英館療治雑話』[15]では，胃苓湯（芍薬のないもの）は下痢して尿量の少ない者に用いるのであって，下痢しても尿量の多いときには用いるべきでないとする．

■ 浅井貞庵（1770-1829）は『方彙口訣』[16]で，「平胃散と五苓散に芍薬を加えたものである．芍薬を加えないものもある．本処方は分利剤と称される．この証は，脾胃の不和が原因で，尿道へ送り出すべき水分が，その道を曲げて大便道へ出てしまうのだ．そのために下るの

〈注1〉筆者の手元には薛己校注本[8]しかなく，薛己校注のない『婦人大全良方』を直接見ることができなかったため，『観聚方要補』文政版の記載[7]を引用する．

である．そこで，この処方によって，水と滓とを分別する．分別すれば自ずと下痢は止まる．故に，この処方を分利剤というのである．脾胃の不和のために滓と水とが1つになり，陽道へ行くべきものが陰道へ行き，陰陽の道路が分別しないのだ．もとはと云えば，大小便が混じるのであり，脾胃中に水湿が滞って小便へ出るはずの物が大便へ出るのである．したがって，水と滓とを分別して，水は五苓散で小便を取り，湿気は平胃散で燥かすのである．『万病回春』の胃苓湯は芍薬を加えて体液の出入りに関門を設けてあるのだ」という．陽道は，ここでは尿道．陰道は，ここでは大便の出る道の意．下痢をして尿量が減るとは，いうまでもなく脱水傾向であるが，古人の考え方を知るうえで興味深い一文である．

■ 百々漢陰（1776-1839）・百々鳩窓（1808-78）は『梧竹楼方函口訣』痢症類[17]で，「胃苓湯（芍薬の入るもの）は，もともと宿食があって消化の悪い所へ邪気を受けて，腹痛，泄瀉（＝下痢）するものに用いる．痢疾のように，裏急後重（＝テネスムス）はない．もし炎症が強くて発熱する場合は，柴苓湯，柴平湯（＝小柴胡湯＋平胃散）を臨機に撰用する．この場合，大便を下痢するたびに肛門に熱感を覚えるものである．夏の末，秋の初めに多く見られるもので，痢病に似て腹が痛んで時々食物がそのまま出てしまう症もある．これには胃苓湯がよい」という．

■ 本間棗軒（1804-1872）は『内科秘録』[18]で，芍薬の入らない胃苓湯について，「夏から秋の間，暑気あたり，食中毒などの後に下痢が止まらず，下痢の前に腹中雷鳴し，盆を傾けたようにひどく下るということがある．永く治らないときには，腹は反って脹り，心下痞鞕し，臭いげっぷが出て，食欲がなく，徐々に疲労してゆく．この時，病人は適切な食事をとって節制する必要がある．治療にはアヘン液を用いるが，胃苓湯を併用する」（泄瀉門），「中暑（＝夏ばて）が長引き下痢が続く者には胃苓湯を用いる」（中暑門），「嘔吐，下痢の後，食欲がなく，泄瀉（＝下痢）が長く止まらないという者は胃苓湯」（霍乱門）という．

4 近年の論説

■ 矢数道明（1905-2002）は『臨床応用漢方処方解説・増補改訂版』[19]で，「急性胃腸炎で，小便不利し，腹痛下痢するもの，急性腎炎，ネフローゼ・夏期の食あたり，夏の神経痛などに用いられる」という．

■『漢方診療医典』[20]では，胃苓湯の項に「急性腸炎によく用いられる．下痢，口渇，微熱などを目標とする．またネフローゼに用いて効がある」とし，急性腸炎の項に「五苓散の証に似て，腹がはり，ガスが多くたまるものによい」とある．

症 例

症例 寝冷えの下痢に胃苓湯（松田邦夫治験）[21]

〔患者〕41歳　男性　会社員

〔初診〕X年7月

〔既往歴〕2年前に，カヌーに乗り，1日中暑くてのどが渇き，ビールやとうもろこしなどを食べて胃が痛み，黒便を下したことがある．1ヵ月前に胃のX線検査を受けた時には，とくに異常ないといわれた．ほかに尿たん白陽性である．

〔現病歴〕今年は暑くて，ビールを飲む機会も多かった．数日前に寝冷えをして下腹痛があり，下痢をした．その後現在まで1日2～3回の下痢が止まらない．下痢は軟便である．軽度の下腹痛があり，下痢すれば一応さっぱりし，テネスムスはない．食欲はあり，また目が疲れるという．

〔身体所見〕身長171cm，体重58kg．顔色

は青白く，痩せている．…腹診で，腹壁やや陥凹し，両側の腹直筋が突っ張っている．臍部に大動脈拍動を強く触知し，臍上，臍下に正中芯を認める．心下部に軽度の振水音を聴取する．（以下略）

〔経過〕胃苓湯を投与．2週間後，下痢はすっかりよくなった．4週間後，便通よく，目の疲れも少なくなってきたといい，廃薬．

鑑　別

■ 半夏瀉心湯

腹鳴・下痢で要鑑別．胃炎症状が主で，心下痞鞕がある．下痢はなくてもよい．胃苓湯では，心下痞鞕はなく，腹部膨満していることが多い．

■ 柴苓湯

急性胃腸炎で要鑑別．発病初期で発熱を伴うときに用いる．腹部膨満感は胃苓湯のほうが強い．

■ 五苓散

口渇，尿不利，水様下痢のある状態で要鑑別．胃炎症状，腹痛，テネスムスはない．

■ 桂枝加芍薬湯

過敏性腸症候群で要鑑別．腹痛を伴って下痢し，残便感があって，すぐに便意を催す者に用いる．胃苓湯では腹部膨満感が強い．

■ 真武湯，人参湯，啓脾湯

慢性下痢で要鑑別．いずれも虚弱者に用いる．真武湯は生気がなく低体温のもの，人参湯は胃下垂高度（振水音あり）で上腹部不快感があって水様下痢するもの，啓脾湯は小児の亜急性から遷延性の不消化便下痢のものに用いる．

附　記

■ 胃苓湯の原典

胃苓湯の原典は『万病回春』（龔廷賢，1587年成立）とされることが多いが，『万病回春』の胃苓湯は芍薬を含むものである．芍薬を含む胃苓湯は，同じ著者らの『古今医鑑』（龔信・龔廷賢，1576年成立）に既に記載があり，これが原典といえる．一方，芍薬を含まない胃苓湯の原典は，『観聚方要補』文政2年版巻2泄瀉門[7]では，宋代の『婦人良方大全』としていたが，江戸医学館の学者を中心に全国の善本医籍の蒐集が行われた結果，38年後に改訂された安政4年版（1857）では，前述のように，『選奇方後集』に改められている．近年の論説では，小山[22]が王好古の『医塁元戎』を原典と主張する．確かに，『医塁元戎』巻4陽明証[23]には，「五苓平胃各半散　生姜調服治心下水」（五苓散と平胃散を各半分ずつ混ぜた五苓平胃各半散は，生姜にて調え服し，心下の水を治す）とある．小山は『医塁元戎』は，その跋により1231年成立であり，『婦人良方大全』に先行するという．しかし，真柳[24]によれば，本書跋に，本書は1231年に完成したが1237年春に原稿を盗まれたので，少しずつ思い出して復元したとあり，自序は1237年，初刊年は不明という．『観聚方要補』安政版の採摭書目には『医塁元戎』が含まれていることから，これも含めて検討された結果，『選奇方後集』を原典としたと考えられる．なお，真柳[25]によれば，『選奇方後集』は『頓医抄』（1302-04年成立），『万安方』（1327年成立）に引用される書という．

引用文献

1) 多紀元簡・著，元胤，元堅，元昕ら改訂：『観聚方要補』安政版，2-46b～47a，『観聚方要補』安政版刊行委員会復刻版，p.65-66，医聖社，2013．

2) 多紀元簡・著，元胤，元堅，元昕ら改訂：『観聚方要補』安政版，2-42b～43a，『観聚方要補』安政版刊行委員会復刻版，採摭書目 p.2，医聖社，2013．

3) 龔信，龔廷賢：古今医鑑，和刻漢籍医書集成第11輯（小曽戸洋，他編），p.108，エンタプライズ，1991．

4) 蘆川桂洲：病名彙解，近世漢方医学書集成64巻（大塚敬節，他編），p.692，名著出版，1982．

5) 蘆川桂洲：病名彙解, 近世漢方医学書集成 64 巻（大塚敬節, 他編）, p.561, 名著出版, 1982.
6) 龔廷賢：万病回春, 3-14b〜15a, 和刻漢籍医書集成第 11 輯（小曽戸洋, 他編）, p.97-98, エンタプライズ, 1991.
7) 多紀元簡：観聚方要補, 2-47a, 近世漢方医学書集成 45 巻（大塚敬節, 他編）, p.277, 名著出版, 1980.
8) 陳自明・撰, 薛己・校注：太医院校註婦人良方大全, 8-17a〜b, 和刻漢籍医書集成第 3 輯（小曽戸洋, 他編）, p.119, エンタプライズ, 1989.
9) 虞摶：医学正伝, 和刻漢籍医書集成第 8 輯（小曽戸洋, 他編）, p.76, p.86, p.195, エンタプライズ, 1990.
10) 龔廷賢：寿世保元, 3-26b, 和刻漢籍医書集成第 12 輯（小曽戸洋, 他編）, p.88, エンタプライズ, 1991.
11) 曲直瀬道三・原著, 曲直瀬玄朔・増補：医療衆方規矩, 近世漢方医学書集成 5 巻（大塚敬節, 他編）, p.124-126, 名著出版, 1979.
12) 北尾春圃：当壮庵家方口解, 近世漢方医学書集成 80 巻（大塚敬節, 他編）, p.293-294, 名著出版, 1983.
13) 香月牛山：牛山方考, 近世漢方医学書集成 61 巻（大塚敬節, 他編）, p.73, 名著出版, 1981.
14) 香月牛山：牛山活套, 近世漢方医学書集成 61 巻（大塚敬節, 他編）, p.406, 名著出版, 1981.
15) 目黒道琢：餐英館療治雑話, 近世漢方医学書集成 107 巻（大塚敬節, 他編）, p.195-196, 名著出版, 1983.
16) 浅井貞庵：方彙口訣, 近世漢方医学書集成 77 巻（大塚敬節, 他編）, p.608, 名著出版, 1981.
17) 百々漢陰, 百々鳩窓：梧竹楼方函口訣, 復刻版, p.51, 春陽堂書店, 1976.
18) 本間棗軒：内科秘録, 近世漢方医学書集成 21 巻（大塚敬節, 他編）, p.251-255, p.260-261, p.277, 名著出版, 1979.
19) 矢数道明：臨床応用漢方処方解説, 増補改訂版, p.641-642, 創元社, 1981.
20) 大塚敬節, 矢数道明, 清水藤太郎：漢方診療医典, 第 6 版, p.388, p.109, 南山堂, 2001.
21) 松田邦夫：症例による漢方治療の実際, p.82-83, 創元社, 1992.
22) 小山誠次；胃苓湯、平胃散、四苓散の出典. 漢方の臨床, 44(12)：1539-1555, 1997.
23) 王好古：医塁元戎, 4-6b, 文淵閣『欽定四庫全書』電子版, 新樹社書林, 2009.（「五苓平胃各半散」で検索した結果）
24) 真柳誠：『湯液本草』『此事難知』解題, 和刻漢籍医書集成第 6 輯（小曽戸洋, 他編）, 解説, p.37-44, エンタプライズ, 1989.
25) 真柳誠：中国医籍記録年代総目録（十六世紀以前）, 吉田忠, 深瀬泰旦『東と西の医療文化』, p.17-51, 思文閣出版, 京都 2001, 補訂（01. 10, 02. 07, 06. 03, 06. 11, 07. 07）.
http://mayanagi.hum.ibaraki.ac.jp/materials/Pre-16ChiMed.htm（2013.6.19 確認）

3 茵蔯蒿湯
inchinkoto

製品番号：135

〔構成生薬〕
茵蔯蒿，山梔子，大黄

処方の特徴

1 処方概要

茵蔯蒿湯は，黄疸，肝機能障害，蕁麻疹などに用いる漢方薬の1つである．原典である『傷寒論』『金匱要略』では，急性肝炎初期と思われる黄疸に用いられた．

茵蔯蒿は，キク科のカワラヨモギ Artemisia capillaris Thunberg (Compositae) の頭花とされる[1]．含有成分とその薬理では，capillarisin, scoparone (esculetin 6,7-dimethyl ether), capillartemisin A, B に顕著な胆汁分泌促進作用，capillin に白癬菌生育阻止作用があるとされる[2,3]．臨床的には，「消炎性利尿剤，解熱剤で胆汁の分泌を促進し，黄疸の聖薬」とされる[4]．

2 使用目標と応用（表1）

応用として，肝疾患（急性肝炎，慢性肝炎，肝硬変症など），胆汁うっ滞性疾患（胆道閉鎖症など），黄疸のほか，蕁麻疹，口内炎などが挙げられる．また，浮腫やネフローゼ症候群に有効とする説もある．

症候としては，一般に，上腹部膨満，心窩部から胸中の不快感，胸部閉塞感などとともに，悪心，口渇があって，水を飲むわりに尿量が少なく，便秘することを目標に用いるとされる．ときに不安，不眠をともなうこともある．

蕁麻疹に用いる場合には，便秘，上腹部不快感のほかに，十味敗毒湯が無効，何をやっても効かず，かゆみが強いという点を目安に用いる．また，諸種の原因で，かゆみのあるときに用いてよい例がある．

黄疸に用いる場合，古典によれば，初期に茵蔯蒿湯を用い，次に茵蔯五苓散を用いるとされた．すなわち，急性肝炎初期で黄疸の現れる前後に，悪心，食欲不振，便秘，尿量減少，発熱，胸内苦悶感があれば茵蔯蒿湯を用いる．黄疸が現れ，浮腫，尿量減少が顕著になれば茵蔯五苓散に変える．このように規定されていた．近年では，急性肝炎以外の黄疸や高ビリルビン血症に応用され，胆道閉鎖症，

表1　茵蔯蒿湯の特徴と応用

- ■応　用
  - ・肝疾患（急性肝炎，慢性肝炎，肝硬変症など），胆汁うっ滞性疾患（胆道閉鎖症など），黄疸，蕁麻疹，口内炎，浮腫，ネフローゼ症候群　など
- ■症　候
  - ①一般的症候
  - ・上腹部膨満感，心窩部から胸部の不快感，悪心，口渇，尿量減少，浮腫，便秘，のどがつまる感覚，ときに不安，不眠をともなう
  - ②蕁麻疹に用いる場合
  - ・かゆみ，便秘，上腹部不快感
  - ③黄疸に用いる場合
  - ・急性肝炎初期，あるいは胆汁うっ滞
- ■体　質
  - ・中等度以上（虚弱者では腹痛下痢に注意）

閉塞性黄疸などにもに用いられる．佐藤[5]は，小柴胡湯，柴胡桂枝湯のような柴胡剤などを肝疾患治療の"主方"（治療の中心となる漢方薬）とし，これのみで肝機能検査所見が改善しない例に茵蔯蒿湯，茵蔯五苓散を用いるという．その際，茵蔯蒿湯は便秘がある例，茵蔯五苓散は下痢がある例または茵蔯蒿湯で下痢する例に用いるとする．

論　説

1 原　典

張仲景『傷寒論』『金匱要略』（＝『新編金匱方論』）『金匱玉函経』

1．『傷寒論』巻第五・弁陽明病脈証并治第八〈1〉[6]

〔条文〕陽明病，発熱，汗出ずる者は，此れ熱越と為す．黄を発する能わざるなり．但だ頭汗出でて，身に汗無く，剤頚して還り，小便利せず，渇して水漿を引く者は，此れ，瘀熱，裏に在りと為す．身必ず黄を発す，茵蔯蒿湯之を主る〈注1〉[7,8]．

〔大意〕陽明病で，発熱して汗が出る者は，（邪が外に発散するから）黄疸にならないですむ．これを"熱越"という．ところで，ただ頭だけに汗が出て，その汗が頚から上に限り体幹部には出ず，小便の出も少なく，のどが渇いて水っぽいものをしきりに飲みたがる者は，"瘀熱"が裏にあるからである．必ず黄疸を発症する．これには茵蔯蒿湯を用いる[9]．

〔解説〕陽明病は，『傷寒論』における病期病態の分類概念で，体内に侵入した"傷寒"という"邪"が"裏"（身体深部，主として消化管）に到達し，"邪"と病人の体を守る因子との衝突により，一種の闘病反応が強く起こり，発熱などの炎症症状が強く現われた病態とされる（60．小柴胡湯〈注1〉参照）．この条の冒頭部分について，江戸期の山田正珍[10]は，「陽明病で発熱して汗が出て口渇があれば白虎加人参湯の証である．もし発熱して汗が多く，口渇がなければ，これは"燥屎がある"（便が秘結している）からで，大承気湯の証である．この2つの場合には黄疸を発するということはない．その熱が発揚されるからである．越は発とほぼ同じであり，剤は限るとほぼ同じである」と注釈する．これを受けて大塚敬節は「剤は限るの意で，汗が頚を限って，それより上には出るが，それ以下には出ないこと」[11]という．山田正珍[10]はまた，「瘀熱は即ち鬱熱なり．…茵蔯蒿湯は以て大便を通ずれば則ち鬱，従いて解するなり」（瘀熱とは鬱熱のことである．…茵蔯蒿湯は大便を通じさせることで，それに従って鬱が解するのである）という．「此れ熱越と為す」，「此れ，瘀熱，裏に在りと為す」は注釈である．

2．『傷寒論』巻第五・弁陽明病脈証并治第八〈2〉[12]

〔条文〕傷寒，七八日，身黄なること橘子の色の如く，小便利せず，腹微満する者は，茵蔯蒿湯之を主る〈注2〉[13,14]．

〔大意〕"傷寒"が発症して7，8日経ち，黄疸で，体がミカンの色のような黄色になり，尿量が少なく，少し腹が膨満するという状態

〈注1〉『傷寒論』巻第九・弁可下病脈証并治第二十一[7]に類似文があるが，「此れ瘀熱」以下を「瘀熱，裏に在るを以て，身必ず黄を発す．宜しく此を下すに，茵蔯蒿湯以てすべし」とする．『金匱玉函経』巻第五・弁可下病形証治第十八[8]にも類似文があるが，「発熱，汗出」を「発熱，而して汗出」とし，「身無汗剤頚而還」を「其身無有齊頚而還」とし，「茵蔯蒿湯之を主る」を「茵蔯蒿湯証に属す」とする．

〈注2〉『傷寒論』巻第九・弁可下病脈証并治第二十一[13]に類似文があるが，「茵蔯蒿湯之を主る」を「茵蔯蒿湯に属す」とする．『金匱玉函経』巻第三・弁陽明病形証治第五[14]にも類似文があるが，「腹微満する者」を「少腹微満」とする．

には，茵蔯蒿湯を用いる．

〔解説〕大塚[15]は，この条を解説して，「この章では大便について特に言及していないが，便秘の傾向がある．もし便秘しないようであれば，茵蔯五苓散を考える必要がある」という．この場合の"傷寒"はウイルス性急性肝炎であろう．

3．『新編金匱方論』(＝『金匱要略』) 巻中・黄疸病脈証并治第十五[16]

〔条文〕穀疸の病たる，寒熱食せず，食すれば即ち頭眩し，心胸安からず，久久にして黄を発するを穀疸と為す．茵蔯蒿湯之を主る．…尿は皂角の汁の如く，色，正に赤し．…．

〔大意〕穀疸の病は，悪寒と発熱があって，食欲がなく，食べるとめまいがし，胸が気持ち悪くて落ち着かない，それが長引くと黄疸になる．これが穀疸である．茵蔯蒿湯を用いる．…患者の尿は皂角（さいかち）を煮た汁のように，色が真っ赤である[17]．

〔解説〕これは急性肝炎による黄疸に用いることを述べている．穀疸は食物に起因する黄疸を言ったものか．そうであればA型急性肝炎か．皂角はマメ科のサイカチ．

2 中国医書の記載

■南宋代，厳用和の『厳氏済生方』五疸論治[18]には茵蔯湯の名で記載され，「時行の瘀熱，裏に在り，鬱蒸して消せず，化して発黄と為るを治す」とある．流行性の発熱性黄疸に用いるという意であり，これもA型肝炎か．

■元代，劉完素の『宣明論方』傷寒方[19]にも茵蔯湯の名で記載され，「陽明の裏熱極めて甚だしく，煩渇，熱鬱して留飲散ぜず，以て湿熱相搏ち，身，黄疸を発することを致すを治す．但だ頭汗出でて身に汗無く，小便利せず，渇して水漿を引くは，身，必ず黄を発す．…」とある．基本的には『傷寒論』『金匱要略』と同主旨であろう．処方内容は茵蔯蒿湯であるが，この注釈に「宜しく茵蔯湯にて五苓散を調え下す」とある．これは，茵蔯蒿湯の煎じ液で五苓散を服用することを意味するので，茵蔯蒿湯と五苓散の併用であり，茵蔯湯と茵蔯五苓散の併用ともいえる．

■明代，虞摶(1438-1517)の『医学正伝』傷寒門[20]には，「怫鬱して熱盛，表に在り，燥して汗無く，湿熱，裏に在りて外に発する能わず，相搏ちて遂に発黄と成る．茵蔯湯にて五苓散を調う．甚だしきには茵蔯湯に承気を合して之を下す」とある．これも『宣明論方』と似た内容であるが，病状が重いときには茵蔯蒿湯と承気湯（大承気湯か？）を合方せよという．

■龔信・龔廷賢の『古今医鑑』傷寒門[21]にも茵蔯湯の名で記載され，『宣明論方』と同文がある．

■『太平恵民和剤局方』『三因極一病証方論』『小児薬証直訣』『万病回春』には記載を見いだせなかった．

3 江戸時代医家の論説 （筆者意訳）

■吉益東洞(1702-73)は『方機』[22]で，「茵蔯蒿湯は，黄疸を発病し，尿量減少し，のどが渇いて水を飲むことを欲し，便秘する者．黄疸を発病し，尿量減少，腹が微かに脹るという者．悪寒と熱感があって食欲がなく，めまい（頭眩）がして，胸部に不快感がある者を治す」という．

■和久田叔虎(18世紀後半-19世紀前半)の『腹証奇覧翼』[23]には，口腔内や舌の炎症（口内炎），歯齦の痛み，目の痛みなどに茵蔯蒿湯を使う機会があるという．

■原南陽(1752-1820)は『叢桂亭医事小言』黄疸門[24]で，「食中毒の後に急に黄疸が発症することがある．また流行性伝染性で発熱が劇しく，煩躁狂乱して一夜のうちに黄疸を発する者がある．…尿量が減るのは黄疸病の特徴で，利尿をはかれば黄疸もよくなる．茵蔯五苓散を用いるところである．便秘するもの

も多いが，これは茵蔯蒿湯だ．黄疸を発する病気は，茵蔯を主とし，山梔子もまた効果がある」という．

■ 有持桂里(1758-1835)は『稿本方輿輗』[25]で，「世の医者は黄疸に茵蔯五苓散を頻用するが，茵蔯五苓散は弱い薬で，少し重症には効かない．重症例では，最初に茵蔯蒿湯で病気の勢いを叩き，その後に茵蔯五苓散を使う」という．『校正方輿輗』[26]でも，「黄疸の治療には茵蔯五苓散などで利尿をはかるよりも茵蔯蒿湯が大事」とする．

■ 百々漢陰(1776-1839)・百々鳩窓(1808-78)の『梧竹楼方函口訣』[27]には，茵蔯蒿湯は「黄疸を治すための薬である．これ以後で黄疸の治療薬として茵蔯蒿と山梔子を用いている処方は，皆，この処方を祖先とする」とある．

■ 浅田宗伯(1815-94)は，『勿誤薬室方函口訣』[28]で，茵蔯蒿湯について，「世の医者は，黄疸の初発に茵蔯五苓散を用いるが，これは正しくない．まず茵蔯蒿湯を用いて軽く下した後に，茵蔯五苓散を与えるべきである．…茵蔯は黄疸を治療するのに優れている．湿熱を解し利水の効があるからである．…梔子，大黄と組み合わせるときは水毒を利尿に導く効果がある．…後世方でも加味逍遙散，竜胆瀉肝湯などの梔子はみな清熱利水を主とする」という．

4 近年の論説

■ 堀均は1941年の『漢方と漢薬』[29]で，「茵蔯蒿湯と謂えば黄疸病を連想し，黄疸病と診れば先づ茵蔯を第一に考えるほど適薬でもあり，またカタル性黄疸をある程度は治する事は漢医界で知らぬ者無きは申すまでもない事であるが，茵蔯蒿湯が蕁麻疹，なかんずく食中毒による蕁麻疹および瘙痒症に有効なる事は，我が輩が十数年数百人の実験によって，ほとんど99％に有効なるを信ずる…」とし

て，蕁麻疹に茵蔯蒿湯が有効と判断された5症例を記載する．大塚敬節[30]によれば，茵蔯蒿湯を蕁麻疹に用いて著効のあることを提唱した論文とされる．

■ 『漢方診療医典』[31]には，「本方は黄疸の薬として有名であるが，黄疸の有無にかかわらず，つぎの目標のものに用いる．腹部殊に上腹部が膨満し，みずおちから胸中にかけて形容しがたい不快感があり，胸が塞がったようで，悪心を訴える．また口渇があって，水を飲むのに尿量が少なく，便秘する．黄疸を起こす場合には，尿は黄柏の煎汁のような色になる．…時には口渇がなかったり，尿量の減少が著明でないこともある．…肝炎，腎炎，ネフローゼ，浮腫，蕁麻疹，口内炎，歯齦炎，…不眠症などを治する効がある」という．

■ 大塚敬節(1900-80)は，『症候による漢方治療の実際』[32]の黄疸の項で「急性肝炎の初期でまだ黄疸の現れないうちに，悪心，食欲不振，便秘，尿利減少，発熱などを目標として，この方を用いる．…この方の腹証は上腹部の軽微の膨満である．もし肝の腫脹があって，胸脇苦満が著明であれば，大柴胡湯を合方する」と言い，浮腫の項では「口渇と尿利の減少と便秘と胸内苦煩を目標にして用いる方剤であるから，これらの症状があって，浮腫のあるものに用いる．…必ずしも黄疸の存在を必要としない．…(茵蔯蒿湯が有効であった浮腫は)いずれも，腹部の浮腫が他の部よりいちじるしく，便秘の傾向があった」といい，「瘙痒・発疹・変色のある皮膚」の項では，蕁麻疹で「大小便不利，悪心或は嘔吐，胸内苦煩，口渇などがあり，腹診上，上腹部の膨満がある場合に用いられる」という．

症 例

症例 蕁麻疹（大塚敬節治験）[33]

「患者は14歳の男子で，平素から便秘傾向

があり，いつも下剤をのんでいるという．こんどの病気は10日前からで，全身に蕁麻疹が出て，かゆくてたえられないという．それにのどがつまる感じがある．腹診上では，上腹部が特に膨満しているというほどではなかったが，やや抵抗がある．私（＝大塚敬節）は便秘と，のどがつまるという感じを目標にして茵蔯蒿湯を用いたが，5日目から蕁麻疹が出なくなり，それきり全治した」．

鑑 別

■ **茵蔯五苓散**
肝機能障害（黄疸），蕁麻疹，浮腫で要鑑別．便秘，上腹部不快感なく，口渇，尿量減少，あるいは浮腫傾向がより顕著な例に用いる．

■ **十味敗毒湯**
蕁麻疹で要鑑別．便秘，上腹部不快感，浮腫傾向はない．

■ **黄連解毒湯**
蕁麻疹で要鑑別．飲酒後や入浴後などで体が熱くなると悪化する例によい．便秘，浮腫はない．

■ **小柴胡湯**
肝機能障害で要鑑別だが，鑑別は難しい．慢性肝炎では併用するとよい例もある．

Evidence

Ⅰ．臨床研究
1 肝線維化抑制

Kobayashiら[34]は，胆道閉鎖症術後18症例（3～23歳）に茵蔯蒿湯を1年間投与，肝機能および血中線維化マーカー（ヒアルロン酸，Ⅳ型コラーゲンなど）が投与前に比べて有意に改善したという．

Tamuraら[35]は，胆道閉鎖症の手術療法を受けた21例を手術日の偶数奇数によって茵蔯蒿湯投与群12例と非投与群9例に分けて比較，投与群のヒアルロン酸，Ⅳ型コラーゲンが非投与群に比して有意に低値であったという．

2 胆汁分泌促進作用・黄疸改善作用

岡林ら[36]は，胆道ドレナージを行った閉塞性黄疸24例をドレナージ単独群とドレナージ・茵蔯蒿湯（7.5g/日）併用群にランダム化して比較，減黄効果はドレナージ単独群より茵蔯蒿湯併用群が有意（$p<0.05$）に良好であったという．

Watanabeら[37]は，胆管癌による胆道閉塞症で胆道ドレナージを行い，肝切除術予定の24例を，茵蔯蒿湯術前投与群と非投与群にランダム化比較，投与群胆汁中の総ビリルビン濃度・胆汁酸濃度は非投与群に比して有意に増加（$p<0.05$）．MRP2・3が投与群で非投与群に比して有意に増加したという．

末廣ら[38]は，生体肝移植後の遷延性高ビリルビン血症20例に茵蔯蒿湯を投与し，有意差はないものの，漢方群が対照群に比べて低い傾向にあったという．

好沢ら[39]は，胆道閉鎖症51例を対象に後方視的検討を行い，茵蔯蒿湯非投与群24例，術後14日以内に投与した群20例において，非投与群に比べて投与群で，T. bil値・D. bil値が有意に低く，黄疸消失率が有意に改善したという．

Ⅱ．基礎研究
1 抗炎症作用

肝炎症の開始を意味するiNOS（inducible nitric oxide synthase）の誘導を抑制するとされる[40]．

2 肝細胞保護作用・肝細胞アポトーシス抑制

肝細胞のアポトーシスを抑制する．この作用は，腸内細菌叢による茵蔯蒿湯の代謝産物genipinによるとされる[41-43]．

3 肝線維化抑制

肝線維化の中心である星細胞（伊東細胞）の活性化・増殖・線維成分産生を抑制し，また，星細胞のアポトーシスを誘導するとされる[44-46]．これは genipin の星細胞活性化抑制作用によるとされ[47]，また emodin も関与するとの報告もある[48]．

4 黄疸軽減作用・胆汁分泌促進作用

茵蔯蒿湯および genipin は，Mrp2（Abcc2）を介したビリルビン排出，胆汁酸非依存性胆汁分泌を促進し[49,50]，エンドトキシンによる胆汁うっ滞にも一定の効果があるとされる[51]．

5 肝再生促進作用

肝切除ラットで，肝再生促進，肝不全予防，切除後致死率改善が認められた[52]．

附 記

Okada らの報告[50]では，茵蔯蒿湯および genipin で処理したラットの腎・近位尿細管における Mrp2 タンパク，mRNA レベル，Mrp2 の膜 densities も増加したとし，腎においても Mrp2 系を介した分泌能への影響が推定される．臨床的に茵蔯蒿湯が浮腫やネフローゼ症候群に有効とする説があることを考えると興味深い．

引用文献

1) 厚生労働省：第16改正日本薬局方，p.1450, 2011.
2) 木村孟淳，他・編集：新訂生薬学（改訂第7版），p.134, 南江堂, 2012.
3) 北川勲，金城順英，桑島博，三川潮，庄司順三，滝戸道夫，友田正司，西岡五夫，野原稔弘，山岸喬：生薬学，第8版，p.365, 廣川書店, 2011.
4) 大塚敬節，矢数道明，清水藤太郎：漢方診療医典，第6版，p.404, 南山堂, 2001.
5) 佐藤弘：漢方治療ハンドブック，p.106-110, 南江堂, 1999.
6) 張仲景：明・趙開美本『傷寒論』，5-16a，復刻版，p.233, 燎原書店, 1988.
7) 張仲景：明・趙開美本『傷寒論』，9-18a，復刻版，p.405, 燎原書店, 1988.
8) 張仲景：清・陳世傑本『金匱玉函経』，5-25a，復刻版，燎原書店，p.263, 1988.
9) 大塚敬節：臨床応用傷寒論解説，p.384-386, 創元社, 1974.
10) 山田正珍：傷寒論集成，7-7b〜8a，近世漢方医学集成75巻（大塚敬節，他編），p.236-237, 名著出版, 1983.
11) 大塚敬節：臨床応用傷寒論解説，p.301, 創元社, 1974.
12) 張仲景：明・趙開美本『傷寒論』，5-20a，復刻版，p.241, 燎原書店, 1988.
13) 張仲景：明・趙開美本『傷寒論』，9-20b，復刻版，p.410, 燎原書店, 1988.
14) 張仲景：清・陳世傑本『金匱玉函経』，3-22b，復刻版，p.178, 燎原書店, 1988.
15) 大塚敬節：臨床応用傷寒論解説，p.394, 創元社, 197.
16) 張仲景：元・鄧珍本『金匱要略』，2-14b〜2-15a，復刻版，p.106-107, 燎原書店, 1988.
17) 大塚敬節・主講：金匱要略講話，p.388-389, 創元社, 1979.
18) 厳用和：厳氏済生方，4-26b〜25a. 和刻漢籍医書集成第4輯（小曽戸洋，他編），p.56-57, エンタプライズ, 1988.
19) 劉完素：宣明論方，6-5a〜b，和刻漢籍医書集成第2輯（小曽戸洋，他編），p.49, エンタプライズ, 1988.
20) 虞摶：医学正伝，1-62b，和刻漢籍医書集成第8輯（小曽戸洋，他編），p.35, エンタプライズ, 1990.
21) 龔信，龔廷賢：古今医鑑，3-32a〜3-32b，和刻漢籍医書集成第11輯（小曽戸洋，他編），p.69, エンタプライズ, 1991.
22) 吉益東洞：方機，近世漢方医学書集成12巻（大塚敬節，他編），p.535-536, 名著出版, 1980.
23) 和久田叔虎：腹証奇覧翼，近世漢方医学書集成84巻（大塚敬節，他編），p.335-337, 名著出版, 1982.
24) 原南陽：叢桂亭医事小言，近世漢方医学書集成19巻（大塚敬節，他編），p.9, 名著出版, 1979.
25) 有持桂里：稿本方輿輗，11-47b〜48b，復刻版，燎原書店, 1973.
26) 有持桂里：校正方輿輗，近世漢方医学書集成86巻（大塚敬節，他編），p.422-424, 名著出版, 1982.
27) 百々漢陰，百々鳩窓：梧竹楼方函口訣，復刻版，p.23. 春陽堂書店, 1976.
28) 浅田宗伯：勿誤薬室方函口訣，近世漢方医学書集成96巻（大塚敬節，他編），p.11-12, 名著出版, 1982.
29) 堀均：茵蔯蒿湯と蕁麻疹．漢方と漢薬，8(1)：64-66, 1941.
30) 大塚敬節：症候による漢方治療の実際，第5版，p.670, 南山堂, 2000.
31) 大塚敬節，矢数道明，清水藤太郎：漢方診療医典，第6版，p.323, 南山堂, 2001.
32) 大塚敬節：症候による漢方治療の実際，第5版，p.79-80, p.178-182, p.670-674, 南山堂, 2000.

33) 大塚敬節：症候による漢方治療の実際，第5版，p.670-674，南山堂，2000.
34) Kobayashi H, et al：Benefficial effect of a traditional herbal medicine (Inchin-ko-to) in postoperative billiary atresia patients. Pediatri Surg Int, 17：386-389, 2001.
35) Tamura T, et al：Inchin-ko-to prevents medium-term liver fibrosis in postoperative billiary atresia patients. Pedatr Surg Int 23：343-347, 2007.
36) 岡林孝弘，他：閉塞性黄疸減黄処置後減黄率に及ぼす漢方製剤茵蔯蒿湯の効果．日本臨床外科学会雑誌，59(10)：2495-2500, 1998.
37) Watanabe S, et al：Choleretic effect of Inchinkoto, a herbal medicine, on livers of patients with billiary obstruction due to bile duct carcinoma. Hepatol Res 39：247-255, 2009.
38) 末廣剛敏，他：生体肝移植後遷延性高ビリルビン血症に及ぼす茵蔯蒿湯の効果．臨床と研究，87(12)：1786-1788, 2010.
39) 好沢克，他：胆道閉鎖症における茵蔯蒿湯術後早期投与の有用性に関する検討．日外科系連会誌，37(4)：724-729, 2012.
40) Matsuura T, et al：Japanese herbal medicine, inchinkoto, inhibits inducible nitric oxide synthase induction in interleukin-1β-stimulated hepatocytes. Hepatol Res 42：76-90, 2012.
41) Yamamoto M, et al：The herbal medicine Inchin-ko-to inhibits liver cell apoptosis induced by transforming growth factor beta 1. Hepatology, 23：552-559, 1996.
42) Yamamoto M, et al：Genipin, a metabolite derived from the herbal medicine Inchin-ko-to, and supprression of Fas-induced lethal liver apoptosis in mice. Gastroenterology, 118：380-389, 2000.
43) Yamamoto M, et al：Genipin, a metabolite derived from the herbal medicine Inchin-ko-to, and suppression of Fas-induced lethal liver apoptosis in mice. Gastroenterology, 118：380-389, 2000.
44) Asakawa T, et al：The herbal medicine Inchinkoto reduces hepatic fibrosis in cholestatic rats. Pedatr Surg Int, 28：379-384, 2012.
45) Sakaida I, et al：Herbal medicine Inchin-ko-to (TJ-135) prevents liver fibrosis and ennzyme-altered lesions in rat liver cirrhosis induced by a choline-deficient L-amino acid-defined diet. J Hepatol, 38：762-769, 2003.
46) Ikeda H, et al：The herbal medicine Inchin-ko-to (TJ-135) induces apoptosis in cultured rat hepatic stellate cells. Life Sci, 78：2226-2233, 2006.
47) Inao M, et al：Japanese herbal medicine Inchin-ko-to as a therpeutic drug for liver fibrosis. J Hepatol, 41：584-591, 2004.
48) Imanishi Y, et al：Herbal medicine Inchin-ko-to (TJ-135) regulates PDGF-BB-dependent signaling pathways of hepatic stellate cells in primary culture and attenuates development of liver fibrosis induced by thioacetamide administration in rats. J Hepatol, 41：242-250, 2004.
49) Shoda J, et al：Genipin enhances Mrp2 (Abcc2)-mediated bile formation and organic anion transport in rat liver. Hepatology, 39：167-178, 2004.
50) Okada K, et al：Inchinkoto, a herbal medicine, and its ingredients dually exert Mrp2/MRP2-mediated choleresis and Nrf2-mediated antioxidative action in rat liver. Am J Gastrointest Liver Physiol, 292：G1450-G1463, 2007.
51) Arab, JP. et al：Effects of Japanese herbal medicine Inchin-ko-to on endotoxin-induced cholestasis in the rat. Ann Hepatol, 8：228-233, 2009.
52) Ogaswara T, et al：Beneficial effects of Kampo medicine Inchin-ko-to on liver function and regeneration after hepatectomy in rats. Hepatol Res, 38：818-824, 2008.

4 茵蔯五苓散
inchingoreisan

製品番号：117

〔構成生薬〕
沢瀉，猪苓，茯苓，蒼朮，桂皮，茵蔯蒿
（ツムラ医療用漢方製剤の場合）

処方の特徴

1 処方概要

茵蔯五苓散は，肝機能障害，蕁麻疹などに用いる漢方薬の1つである．古典的には，茵蔯蒿湯と同様，急性肝炎によると思われる黄疸に用いられた処方である．

処方構成は，五苓散に茵蔯蒿が加味されたものである．茵蔯蒿には胆汁分泌促進作用，利尿効果があるとされる（3. 茵蔯蒿湯 参照）．そこで，この処方は，五苓散の使用目標となる口渇，尿不利，浮腫のある状態に加えて，利尿効果，胆汁分泌促進効果を加味したいときに用いる．

2 使用目標と応用（表1）

日常診療では，慢性肝炎の肝機能障害改善，蕁麻疹，二日酔い，嘔気，浮腫などに応用される．

五苓散の使用目標である口渇，尿量減少，浮腫傾向に加えて，茵蔯蒿の特徴である肝機能障害，黄疸，蕁麻疹などの徴候があるときに用いる．ただし，茵蔯蒿湯のような便秘，胸苦しさ，上腹部不快感などはない．

慢性肝炎などの肝機能障害に用いるときには，下痢傾向，浮腫傾向のある者に用いる．同じ目的に用いる茵蔯蒿湯が便秘傾向のある者に用いることとは対照的である．

体質的には，中等度からやや虚弱な者まで幅広く用いうる．

論 説

1 原 典

張仲景『金匱要略』（=『新編金匱方論』）巻中・黄疸病脈証并治第十五[1]

〔条文〕黄疸病は，茵蔯五苓散之を主る（一本に云う，茵蔯湯及び五苓散，並びに之を主る，と）．

〔大意〕黄疸の病は，茵蔯五苓散が主治する．

〔解説〕上記の後に，茵蔯蒿の末と五苓散とを混和して服用すると記載される．大塚[2]は，この注について「茵蔯湯と五苓散と別々にしている本があるけれど，これは茵蔯五苓散が本当でしょう」とし，この条文だけでは使えない，処方構成などから考えて，五苓散のように口渇，尿不利といった症状のある黄疸に使うのであろうという．

2 中国医書の記載

■唐代の『備急千金要方』巻10 傷寒発黄[3]に「五苓散は，黄疸を主り，小便を利するの

表1 茵蔯五苓散の使用目標と応用

- ■応 用
  - ・黄疸・肝機能障害，蕁麻疹，二日酔い，嘔気，浮腫 など
- ■症 候
  - ・口渇，尿量減少，浮腫傾向，蕁麻疹 など
  - ・肝機能障害・黄疸では下痢傾向（または便秘しない）および浮腫傾向
- ■体 質
  - ・中等度～やや虚弱

方」とあるのは，『金匱要略』の注に対応するか．

■唐代の『外台秘要方』巻4温病及黄疸・黄疸方[4]には，「茵蔯蒿五苓散」の名で本処方が記載され，「黄疸は，茵蔯蒿五苓散之を主るの方」と，『金匱要略』とほぼ同じ記載がある．そのすぐ後に，「又，五苓散は小便を利し，黄疸を治するの方」と，『金匱要略』の注，『備急千金要方』巻10とほぼ同じ記載がある．五苓散も黄疸に効果があるのか？

■宋代の『太平恵民和剤局方』傷寒門・五苓散条[5]には，「瘀熱，裏に在り，身，黄疸を発するを治するには，"濃煎茵蔯蒿湯"〈注1〉[6-8]にて調え下す」とある．「瘀熱」を山田正珍[9]は「鬱熱」とするが，臨床的には急性肝炎か．それによる黄疸には，茵蔯蒿を濃く煎じた薬液で五苓散を飲み下すということであろう．この服用法は，『金匱要略』における服用法と異なるが，エキス製剤を用いる現代では違いはなくなる．

■宋代の『三因極一病証方論』(1161年) 巻10雑労疸証治[10]には，「五苓散は，伏暑，鬱して黄を発し，小便利せず，煩渇するを治す．茵蔯を用いて湯に煎じ，調え下す」とある．伏暑は，陰暦6月，すなわち盛夏の暑い時期をいう．この時期の暑さと湿度が体内に鬱して黄疸を発し，尿量減少して口渇が強いものを治すという意である．ここでは，茵蔯蒿の煎液で五苓散を服用するという指示が明記される．

■南宋代の『厳氏済生方』巻4[11]には，「加減五苓湯，伏暑，鬱して黄を発し，煩渇，小便利せざるを治す」とある．『三因極一病証方論』と同じだが，処方構成は茯苓，猪苓，沢瀉，白朮，茵蔯蒿で，五苓散から桂皮を除いた四苓散に茵蔯を加えた形である．

■李東垣(1180-1251)の『内外傷弁惑論』(1247年成立) 論酒客病[12]には五苓散とともに茵蔯五苓散が記載される．酒客病は，二日酔いとも，飲酒家のかかる病気とも解される．五苓散，茵蔯五苓散を二日酔いに用いるのは李東垣に始まったとされる．

■明代の虞摶(1438-1517)の『医学正伝』湿証門[13]には，「茵蔯五苓散，湿熱，大いに勝ち，黄疸，発熱するを治す」とある．

3 江戸時代医家の論説（筆者意訳）

■長沢道寿（?-1637）の『医方口訣集』五苓散の条[14]には，「湿熱によって，頭から汗が出て，黄疸を発する者には，五苓散に茵蔯を加えて用いる．これを茵蔯五苓散と名づける」とある．

■吉益東洞(1702-73)の『方極』[15]では，五苓散を「消渇，小便不利，若しくは渇して水を飲まんと欲し，水入れば即ち吐する者を治す」とし，茵蔯五苓散を「発黄に前方（五苓散）証を兼ぬる者を治す」とする．

■福井楓亭(1725-92)の『方読弁解』[16]では，茵蔯五苓散は「黄疸病を主るの方」とし，宋代の『聖済総録』に「茵蔯五苓散は，"陰黄"で，体の色が橘のように黄色くなり，尿量減少するものを治す．"陰黄"の者は，顔色が黄ばみ，頭痛するが，発熱はなく，"人の声を聞きたがらない"（人と会いたがらないの意か？）」とあるという．そして，通常の黄疸は熱状がないもので，それには茵蔯五苓散を用いる．『傷寒論』の梔子柏皮湯，茵蔯蒿湯は熱のあるものに用い，茵蔯五苓散と

〈注1〉"濃煎茵蔯蒿湯"…"濃煎の茵蔯蒿湯"とも"茵蔯蒿を濃煎したる湯"とも読める．筆者は"濃煎茵蔯蒿湯"を，茵蔯蒿を濃く煎じた煎液で五苓散を服用するという意に解したが，これを今日の医療用漢方製剤と同じ茵蔯蒿湯（茵蔯蒿・山梔子・大黄）を濃く煎じた液で五苓散を服用するという解釈もある（3．茵蔯蒿湯参照）．許叔微『普済本事方』[6]，李東垣『内外傷弁惑論』[7]『脾胃論』[8]にも類似記載があり，やはり"濃煎茵蔯蒿湯"で五苓散を調え下すとあるため，2つの解釈が可能となっている．

は異なるという．また，陰黄の説明に隋代の『諸病源候論』を挙げる〈注2〉[17]．
■ 有持桂里(1758-1835)の『稿本方輿輗』[18]では，黄疸に茵蔯五苓散を頻用するが，茵蔯五苓散は弱い薬なので，重症例では最初に茵蔯蒿湯で下して病勢を弱めてから茵蔯五苓散を使うとある．茵蔯五苓散の項にも，「①黄疸で尿量減少するときには，勿論，茵蔯五苓散が適当だが，これにもコツがある．もし黄疸で，便秘，もしくは腹が微かに脹るなどの症状を兼ねている者は，先ず茵蔯蒿湯を用いて腸胃を一洗して，しかる後に茵蔯五苓散を用いる．そうすると，この茵蔯五苓散も効きめが上がる．②軽症では初発時より，この茵蔯五苓散を用いる．尿量減少がなければ用いない」という．要するに，茵蔯五苓散の適応となる黄疸は，軽症で小便不利が必須条件ということである．『校正方輿輗』[19]では，茵蔯五苓散と茵蔯蒿湯との違いを述べ，いずれも黄疸，尿不利などがあるが，茵蔯五苓散が小便不利を主症状とするのに対して茵蔯蒿湯は腹部膨満が主であるという．
■ 小島明(1791-1838)の『聖剤発蘊』[20]では，本処方は老人に用いる機会が多いといい，他の諸説と逆に発熱があるとする．
■ 百々漢陰(1776-1839)・百々鳩窓(1808-78)の『梧竹楼方函口訣』[21]には，「傷寒発黄，及び雑病黄症，熱を小便へ逐う」という．
■ 山田業広(1808-81)の『椿庭先生夜話』[22]には，黄疸には，茵蔯五苓散より茵蔯蒿湯，大柴胡湯の方が多く使われることなどが述べられている．
■ 浅田宗伯(1815-1894)の『勿誤薬室方函口訣』茵蔯五苓散の条[23,24]には，「この方は黄疸の軽症に用いる．尿量減少を主目標とす

る．『聖済総録』に，この処方は，陰黄で身体が橘色の如くなり，尿量減少などの症状があるものを治すと云う．陰黄の症とは，『諸病源候論』に詳しく書いてあるが，いわゆる陰症のことではない．ただ，熱状がない者を云う．もしこの処方の証で熱状がある者は，梔子柏皮湯および茵蔯蒿湯を撰用すべきである．…李東垣は"酒客病"(二日酔い)を治すのに，この茵蔯五苓散を用いるのが最も得意だった．平日酒に酔って煩悶が止まない者に，この処方を与えて，発汗また利尿をはかるのは老獪な手段である」とある．
■ なお，尾台榕堂(1799-1870)の『類聚方広義』には頭註がなかった．

4 近年の論説

■ 大塚敬節(1900-80)，小出壽，三上平太は座談会「黄疸を語る」[25]で，「【小出】…咽喉が渇くし，小便が少なくて黄疸のある者には，熱はあっても無くても茵蔯五苓散がいいと思います．…【大塚】カタル性黄疸には茵蔯五苓散を先ず用いて，次に茵蔯蒿湯を用いる場合と，反対に先ず茵蔯蒿湯を用いて次に茵蔯五苓散を用いる時とあります．心中懊悩の状態で腹が張り，咽喉が乾き小便が出ないとか，便秘する様な時は茵蔯蒿湯を用います．然し，咽喉は乾くが便秘はせず，腹も張らず，小便の出の悪い時は茵蔯五苓散の方を用います．茵蔯五苓散を用いる時は軽く，茵蔯蒿湯を用いる時は重いです．然し，この茵蔯蒿湯を用いるとよく利尿しますね．【三上】私は初めから大抵，大柴胡湯に茵蔯蒿湯の合方を用います．その場合，大便は秘結していなくても用いる事にしています」と発言している．
■ 『漢方診療医典』茵蔯五苓散の項[26]には，「本

〈注2〉『諸病源候論』の陰黄の説明…巣元方『諸病源候論』(610年刊)[17]には，「陰黄候，陽気伏して陰気盛んとなり，熱毒之に加う．故に但身面の色黄，頭痛して発熱せず．名づけて陰黄と為す」とあり，『方読弁解』に引用される『聖済総録』の文章とほぼ同じである．

方は…五苓散の証で，肝臓障害や黄疸などのあるものに用いる．茵蔯蒿湯は口渇，尿利減少，便秘，腹満などのあるものを目標に用いるが，本方の証では，口渇と尿利減少はあっても，便秘を訴えることはない．本方は肝炎，腎炎，ネフローゼ…などに用いられ，小柴胡湯に合方したり，大柴胡湯に合方したりすることもある」という．

症　例

症例 黄疸の例（大塚敬節治験）[27]

十二歳，男．五日前からの発病で，…熱が38度程あり，腹痛，嘔吐があった．…全く食欲無く，悪心があり，口渇がある．この口渇は始めからあるという．浮腫は何処にもないが，眼球結膜に少し黄疸の徴候が見える．大便は二三日出なく，小便の量も少い．腹は時々痛む．身体が痒くないかと聞くと，母親が…とても痒がって困るという．腹部は一体に陥没しているが，心下より脇下にかけて，少しく抵抗があり，この部を按すと気持がわるく，吐きそうになるという．尿を検査すると黄赤色…．そこでカタル性黄疸と診断して，茵蔯蒿湯一日分と，茵蔯五苓散を五日分与えて，自覚的苦痛は全く去った．（以下略）

鑑　別

■ **茵蔯蒿湯**

蕁麻疹，肝機能障害，浮腫で要鑑別．便秘，上腹部の不快感または膨満感がある例に用いる．口渇，胸脇苦満はない．

■ **五苓散**

浮腫で要鑑別．肝機能障害，蕁麻疹では茵蔯五苓散を用いる．

■ **十味敗毒湯**

蕁麻疹で要鑑別．体質中等度の例に幅広く使用．尿量減少，浮腫傾向，嘔気，頭痛はない．

■ **桂枝茯苓丸**

蕁麻疹で要鑑別．体質体格中等度で，いわゆる瘀血の徴候（下腹部圧痛，舌辺縁暗紫色，細静脈の鬱血と暗紫色化など）があれば用いる．便秘はない．

■ **黄連解毒湯**

蕁麻疹で要鑑別．体質中等度以上で，飲酒後，入浴後，体が熱くなると悪化する例などによい．浮腫，頭痛，嘔気はない．

引用文献

1) 張仲景：元・鄧珍本『金匱要略』，2-15b～2-16a，復刻版，p.108-109，燎原書店，1988.
2) 大塚敬節・主講：金匱要略講話，p.395，創元社，1979.
3) 孫思邈：備急千金要方，10-16a，復刻版，東洋医学善本叢書10，宋版備急千金要方・中，p.95，オリエント出版社，1989.
4) 王燾：外台秘要方，4-17b，復刻版，東洋医学善本叢書4，宋版外台秘要方・上，p.86，東洋医学研究会，1981.
5) 陳師文，他：増広太平恵民和剤局方，2-7b～8a，和刻漢籍医書集成第4輯（小曽戸洋，他編），p.44，エンタプライズ，1988.
6) 許叔微：普済本事方，8-18a，和刻漢籍医書集成第2輯（小曽戸洋，他編），p.81，エンタプライズ，1988.
7) 李東垣：内外傷弁惑論，2-26b～27a，和刻漢籍医書集成第6輯（小曽戸洋，他編），p.64-65，エンタプライズ，1989.
8) 李東垣：脾胃論，4-8a～b，和刻漢籍医書集成第6輯（小曽戸洋，他編），p.127，エンタプライズ，1989.
9) 山田正珍：傷寒論集成，7-7b～8a，近世漢方医学書集成75巻（大塚敬節，他編），p.236-237，名著出版，1983.
10) 陳言：三因極一病証方論，10-31a，和刻漢籍医書集成第1輯（小曽戸洋，他編），p.144，エンタプライズ，1988.
11) 厳用和：厳氏済生方，4-27a，和刻漢籍医書集成第4輯（小曽戸洋，他編），p.57，エンタプライズ，1988.
12) 李東垣：内外傷弁惑論，2-26b～27a，和刻漢籍医書集成第6輯（小曽戸洋，他編），p.64-65，エンタプライズ，1989.
13) 虞摶：医学正伝，2-30a，和刻漢籍医書集成第8輯（小曽戸洋，他編），p.54，エンタプライズ，1990.
14) 長沢道寿・著，中山三柳・増訂，北山友松子・増広：医方口訣集，近世漢方医学書集成63巻（大塚敬節，他編），p.78-79，名著出版，1982.
15) 吉益東洞：方極，近世漢方医学書集成12巻（大塚敬節，他編），p.377-378，名著出版，1980.
16) 福井楓亭：方読弁解，近世漢方医学書集成54巻（大塚敬節，他編），p.241，名著出版，1981.

17) 巣元方：諸病源候論, 12-2a, 復刻版, 東洋医学善本叢書 6, 宋版諸病源候論, p.75, 東洋医学研究会, 1981.
18) 有持桂里：稿本方輿輗, 11-47b～11-48b, 復刻版, 燎原書店, 1973.
19) 有持桂里：校正方輿輗, 近世漢方医学書集成 86 巻（大塚敬節, 他編）, p.424-425, 名著出版, 1982.
20) 小島明：聖剤発蘊, 4-12b～13a, 復刻版, p.222-223, 春陽堂書店, 1974.
21) 百々漢陰, 百々鳩窓：梧竹楼方函口訣, 復刻版, p.172, 春陽堂書店, 1976.
22) 山田業広：椿庭先生夜話, 近世漢方医学書集成 94 巻（大塚敬節, 他編）, p.300, 名著出版, 1982.
23) 浅田宗伯：勿誤薬室方函口訣, 近世漢方医学書集成 96 巻（大塚敬節, 他編）, p.13-14, 名著出版, 1982.
24) 長谷川弥人：勿誤薬室「方函」「口訣」釈義, p.38-39, 創元社, 1985.
25) 大塚敬節, 小出壽, 三上平太：漢方と漢薬, 9(7)：40-46, 1942.
26) 大塚敬節, 矢数道明, 清水藤太郎：漢方診療医典, 第 6 版, p.323, 南山堂, 2001.
27) 大塚敬節：小児治験八例. 漢方と漢薬, 7(9)：18-21, 1940.

参考文献

・大塚敬節：五苓散と茵蔯五苓散について. 漢方の臨床, 2(12)：3-7, 1955.

5 温経湯
unkeito

製品番号：106

[構成生薬]

当帰，桂枝，芍薬，川芎，甘草，牡丹皮，生姜，人参，半夏，麦門冬，呉茱萸，阿膠

処方の特徴

1 処方概要

温経湯は，月経障害（月経不順，月経困難など），不妊症，更年期症候群などの婦人科疾患に頻用される漢方薬である．一方で，皮膚の乾燥性症状（指掌角皮症，慢性湿疹など），冷え症などにも用いられ，多彩な効果のある処方といえる．

構成生薬の特徴は，月経異常・不妊症に用いる当帰芍薬散，月経痛や腹痛に用いる当帰建中湯，凍瘡（しもやけ）・下腹部疝痛・月経痛に用いる当帰四逆加呉茱萸生姜湯，不正出血・過多月経に用いる芎帰膠艾湯，体質中等度の者の"駆瘀血剤"である桂枝茯苓丸などが部分的に含まれる点である．また，麦門冬湯の一部も含まれ，古典的な表現でいえば"気の上逆"すなわち"冷えのぼせ"に対する作用もあると考えられる．麦門冬，人参，当帰，阿膠は"滋潤剤"とされ，皮膚粘膜の乾燥萎縮傾向のある者に用いる生薬であり，この点から温経湯は皮膚粘膜の乾燥性湿疹などに応用される．さらに，片頭痛に用いる呉茱萸湯も含む．このように，温経湯は複雑な性格をもつ．

臨床的には，排卵障害・不妊症などに用いることが多い．やや虚弱な体質で，貧血，下半身が冷えるが，当帰芍薬散と異なり浮腫傾向はなく，口唇手掌の乾燥などの体質傾向を示す者によい．

なお，温経湯は，唐以後の諸書には，調経湯，調経散の異名でも記載される．

2 使用目標と応用（表1）

温経湯の応用は，排卵障害・不妊症，黄体機能不全，多嚢胞性卵巣症候群，月経困難症，更年期症候群などの婦人科疾患が多いが，冷え症，しもやけ，湿疹，指掌角皮症，アトピー性皮膚炎，不眠症，神経症などにも用いられる．

使用目標となる症候としては，月経障害，不妊などとともに，口唇乾燥，手掌のほてり，冷えのぼせ傾向を認めることが多く，ときに手全体，口唇周辺から顔面などの皮膚や粘膜の乾燥傾向，あるいは乾燥性湿疹をともなうことがある．特徴的な腹部所見はないが，腹

表1 温経湯の使用目標と応用

- ■ 応 用
  - ・婦人科疾患：排卵障害，不妊症，多嚢胞性卵巣症候群，更年期症候群　など
  - ・皮膚疾患：指掌角皮症，乾燥性湿疹（アトピー性皮膚炎など），凍瘡（しもやけ）　など
  - ・その他：冷え症，不眠症，神経症　など
- ■ 症 候
  - ・月経障害：月経不順，月経困難，不正出血，出血過多，出血遷延　など
  - ・皮膚症状：口唇・手尖〜手掌を中心とする皮膚の乾燥硬化傾向
  - ・その他：冷えのぼせ傾向，ときに不眠　など
- ■ 腹部所見
  - ・やや軟らかい例が多い
- ■ 体 質
  - ・中等度〜やや虚弱

部全体に軟らかく，腹壁の薄いものが多いと思われる．

本処方の適応となる者の体質傾向は，中等度〜やや虚弱であり，やや胃腸虚弱で冷え症の者が多い．

全体として，当帰芍薬散の適応病態とよく似た状態に使用され，鑑別困難な場合も少なくない．

■3 不妊患者に漢方製剤を用いる場合の注意点[1)]

温経湯は，婦人科領域では排卵障害・不妊症に用いられることが多いが，一般に不妊治療に漢方製剤を用いる場合は，下記の点に注意し，漫然と投与することは避ける．

①不妊治療は長期間に及ぶ可能性があるため，漢方製剤による副作用に注意する．とくに甘草を含む芍薬甘草湯，温経湯などを投与する際には，偽アルドステロン症による低カリウム血症・ミオパシー・高血圧症などに注意し，症状，電解質，血圧のチェックを怠らないようにする．

②当帰芍薬散は従来から安胎薬として用いられ，比較的安全と考えられるが，流産などの徴候がなければ短期間の使用にとどめる．それ以外の漢方薬では，妊娠が明らかになれば中止する．

論　説

■1 原　典

張仲景『金匱要略』（＝『新編金匱方論』）巻下・婦人雑病脈証治第二十二[2)]

〔条文〕問うて曰く，婦人年五十所，下利を病みて数十日止まず，暮には即ち発熱し，少腹裏急し，腹満し，手掌煩熱し，唇口乾燥するは，何ぞや．師の曰く，此の病，帯下に属す．何を以ての故ぞ．曾て半産を経て，瘀血少腹に在りて去らず，何を以て之を知るや．其の証，唇口乾燥す．故に之を知る．当に温経湯を以て之を主るべし．…（処方構成省略）…
○赤た，婦人，少腹寒えて久しく受胎せざるを主る．兼ねて崩中去血，或は月水の来たること過多，及び期に至って来たらざるを治す．

〔大意〕婦人が50歳ぐらいで，不正出血が数十日も続く．夕方になると熱感が起こる．下腹が引きつれるように痛み，腹が張り，手掌が火照って不快になる，唇が乾燥する．これはどういうわけであろうか．先生がおっしゃるには，これは婦人病（"帯下"）である．なぜならば，かつて流産をして"瘀血"が下腹にあって去らずに残っているからである．それが何故わかるかといえば，唇が乾燥しているからである．これは温経湯の主治である．温経湯はまた，婦人が下腹が冷えて久しく妊娠しない者にもよい．あるいは不正出血，月経過多，月経が遅れて来ない場合にもよい．

〔解説〕「下利」は，ここでは不正出血と思われる〈注1〉[3-5)]．この文の最初の部分は，閉経前後の女性で不正出血，熱感，下腹痛，腹部膨満感，手掌煩熱，口唇乾燥があるときに温経湯を用いることをいい，後半部分は，不妊症，不正出血，過多月経，月経不順にこの処方を用いることをいう．

『傷寒論』『金匱要略』の処方の条文中に瘀血という語が見られるのは，この温経湯だけである〈注2〉[6)]．

〈注1〉下利：浅田宗伯は「下利，恐るらくは，是，下血の誤りならん」[3)]とし，山田業広は下痢とする[4)]が，大塚敬節[5)]に従って下血とした．

〈注2〉瘀血：『金匱要略』驚悸吐衄下血胸満瘀血病篇[6)]に「病人，胸満し，唇痿し，舌青く，口燥き，ただ水を嗽がんと欲して嚥むことを欲せず，寒熱無く，脈微大にして来ること遅く，腹満たざるに，其の人我満を言うは瘀血有りと為す」とある（27．桂枝茯苓丸の項も参照）．

2 中国医書の記載

■ 唐代の孫思邈の『備急千金要方』巻4婦人方下・赤白帯下崩中漏下第3[7]には，「崩中下血にて出血一斛なるを治す．之を服すれば即ち断ず．或は月経の来ること過多，及び期を過ぎて来らざる者，之を服するも亦た佳きの方」（大意：不正出血で出血量の多いものを治す〈注3〉[8,9]．服用すると出血が止まる．また月経が頻発するもの，月経が予定の時期より遅れるものもまた服用すると佳い処方である）とあり，以下の処方構成は温経湯に一致する．本文中には処方の名前がなく，後に"千金調経湯"と呼ばれた方である．

■ 王燾の『外台秘要方』巻34[10]には，「温経湯は，崩中去血，一斗なるを療す．之を服せば即ち断ず．月水，期を過ぎて来たらざる者，之を服するも亦た佳きの方なり」とある．

■ 宋代の陳師文らの『太平恵民和剤局方』巻9婦人諸疾[11]には，「温経湯は，衝任虚損して，月候調わず，或は来ること多くして断ぜず，或は期を過ぎて来たらず，或は崩中，血を去ること過だ多くして止まらざるを治す．また曾て損娠を経て，瘀血停留し，少腹急痛，発熱，下痢，手掌煩熱，唇乾口燥するを治す．及び，少腹に寒有りて久しく胎を受けざるを治す」とある．明らかに，『金匱要略』，『千金要方』『外台秘要方』を継承した記載である．ただし，「衝任虚損」という表現は，衝脈と任脈という経絡の虚損が一連の不調の原因と捉える点で，前記の書とは異なる．これは，任脈と太衝脈が女性の加齢と性機能の成熟，老化に密接に関与するとの『黄帝内経素問』上古天真論篇第一[12]にある考え方によるものであろう．なお，同じ宋代の『三因極一病証方論』巻18[13]にも『太平恵民和剤局方』と類似した記載がある．

■ 明代の虞摶（1438-1517）の『医学正伝』巻7婦人月経[14]には，調経散の名で記載されて，「調経散は，経水，或は前んじ，或は後れ，或は多く，或は少なく，或は月を踰えて至らず，或は一月に両び来るを治す．皆，服すべし」とある．処方構成は温経湯に一致する．

■ 龔廷賢の『万病回春』巻6調経門[15]には，千金調経湯の名で記載され，処方の記載の前に，「婦人経水，或は前だち或は後れ，或は多く或は少なく，或は月を踰えて来たらず，或は一月に両び来るは，倶に是れ調わざるの故なり」とあり，次に，「千金調経湯は，婦女，経水調わず，或は曾て小産を経，或は帯下三十六病，腹痛，口乾，或は発熱，小腹急痛，手足煩熱，六脈調わず，時々血を泄し，経水調わず，久しく懐孕せざるを治す」とある．大意は，「女性の月経が，予定の時期より早くなったり遅くなったり，あるいは出血の量が多くなったり少なくなったり，あるいは1ヵ月以上来なかったり1ヵ月に2回来たりするのは，いずれも月経が調わないためである．『千金要方』の調経湯（すなわち温経湯）は，婦女の月経が調わず，あるいはかつて流早産を経験したり，あるいは諸種の婦人病（"帯下三十六病"）で腹痛，口乾があったり，あるいは"発熱"（熱感？），下腹部が急に痛み，手足がほてり，体全体の経脈が調わず，ときどき不正出血があり，月経不順で長らく妊娠しないといった者を治す」ということである．千金調経湯と命名したのは龔廷賢かも知れない．

なお，以上のいずれも婦人科疾患に使う点に限定されている．

〈注3〉"一斛"：斛は容量の単位で，『大漢和辞典』[8]によれば，「十斗」とされる．一斗は十升であるが，度量衡は時代により異なるので，現代の一升の量と同じではないと考えられる．ちなみに，『傷寒論』の一升を大塚敬節は約200mLと推定する[9]．

3 江戸時代医家の論説（筆者意訳）

- 温経湯の記載は多くない．いわゆる後世派の『衆方規矩』，『医方口訣集』，いわゆる古方派の吉益東洞の『類聚方』『方極』『方機』，尾台榕堂の『類聚方広義』頭注にも記載を見いだせない．

- 香月牛山（1656-1740）の『牛山活套』調経[16]には，『万病回春』に似た文があり，千金調経湯を『万病回春』から引用する．

- 福井楓亭（1725-92）の『方読弁解』経閉[17]には，「温経湯は，月経の来ることが過多であったり来なかったりする，下腹部（"小腹"）の冷気によって瘀血がある者に用いる．そもそも婦人の病気は，月経が順調か否かを問うことが第一である」という．

- 和田東郭（1744-1803）は『和田泰庵方函』で，「軽症の"帯下"には，この処方に附子あるいは地黄の類を加えて治療することがある」とし，また，「婦人で，"小腹"（下腹部）に"血塊"（腹部腫瘤の意か?）があって痛み，あるいは腹が張って痛み，発熱して，手足が火照り（"五心煩熱"），唇が乾燥し，あるいは血性またはそうでない帯下（"赤白帯下"）が連綿として絶えず，あるいは大便が下痢あるいは秘結するものを治す」[18]という．温経湯に地黄を加えれば四物湯との合方となる．原典の『金匱要略』にある"下利"を下痢と解釈したものであるが，便秘にもよいとする点は目新しい．

- 有持桂里（1758-1835）の『校正方輿輗』崩漏帯下門[19]および『稿本方輿輗』[20]には，この処方は，更年期女性で出血が長引くものに用いること，唇口乾燥と手掌煩熱が最も重要な目標であること，腹満は軽いもので硬満には効かないこと，この処方の効く子宮出血は閉経に関連したもので桂枝茯苓丸や桃核承気湯の適応となる帯下とは異なること，一般に不正出血には黄連解毒湯のよい場合があり，黄連解毒湯の使用後に体の調和をはかる目的で温経湯を用いるとよい，などの記載がある．有持桂里の説はオリジナリティーが高く，臨床的にも有用なものが多い．

- 幕末の百々漢陰（1776-1839）・百々鳩窓（1808-78）の『梧竹楼方函口訣』[21]には，「此の症，婦人産後に多し．凡そ産後の下利に逢わば先ず此の方を擬して見ること，常席とすべし」と述べ，婦人の産後に使用する機会が多く，産後の下痢にまず考えるべきものとする．また，この後には，産後に限らず，老婦人の慢性下痢，婦人の不正出血が長引くもの，慢性腰痛にも用いるとある．

- 山田業広（1808-81）は『経方弁』[22]で，「この処方では，滋潤作用のある生薬が多く用いられており，直接駆瘀血作用があるのは牡丹皮だけである．唇口乾燥はその一端を挙げて体液が滋養を失っているのを示したものである．手掌煩熱も重要である．駆瘀血作用を持つ桃仁を用いず，滋潤作用をもつ地黄や阿膠を用いた意味を考えよ．処方構成を他の処方と比較すれば，桂枝湯，当帰建中湯，当帰四逆加呉茱萸生姜湯，芎帰膠艾湯，炙甘草湯，麦門冬湯の加減と考えられる部分がある．呉茱萸，半夏，麦門冬を用いたのは，"温経，通経，調経，養血，滋陰"の意である．地黄や附子を加えるのは蛇足である」という．

- 浅田宗伯（1815-94）は『勿誤薬室方函口訣』[23]で，「この処方は"胞門虚寒"というのが目的であって，虚弱な女性の月経不順，腰冷え，腹痛，頭痛，子宮出血など，さまざまな"虚寒の候"（身体虚弱で冷え症の徴候）がある者に用いる．50歳という年齢にこだわる必要はない．不正出血で唇の乾燥，手足のほてり，冷えのぼせ，腹部に塊状のものはないことなどが目標になる．桂枝茯苓丸や桃核承気湯との鑑別の必要になることがある」という．有持桂里らの説に基づくものであるが，現在の使用法の原型であろう．

4 近年の論説

- 『漢方診療医典』[24]には、「主として婦人の病気に用いられ、金匱要略によると、その目標は月経不順、子宮出血などがあって、冷え症で、下腹に膨満感があったり、下腹がひきつれたりして、掌には煩熱があり、唇口が乾燥するという点にある。…本方は更年期障害、血の道症、不妊症、手掌角皮症、湿疹、流産ぐせ、月経不順、子宮の不定期出血などに用いられる」とある。
- 大塚敬節(おおつかよしのり)(1900-80)の『症候による漢方治療の実際』では、婦人科疾患として不妊、帯下、子宮出血に用いるとあり[25]、皮膚疾患については、「この方は進行性指掌角皮症によくきく。…温経湯は手掌の湿疹ばかりでなく、胸部や背部の湿疹にもきくことがある」[26]といい、また「瘀血の証で、唇口が乾燥するものがある。これには温経湯がよくきく。温経湯は、手の甲や掌の乾燥するものにきく。私は指掌角化症に好んでこの処方を用いるが、まことによくきく。唇や掌に限ったことではない」[27]と、皮膚あるいは粘膜の乾燥に有効な例があるという。

症 例

症例 指掌角皮症（松田邦夫治験）[28]

〔患者〕32歳　女性
〔初診〕X年11月
〔既往歴〕特記すべきことなし
〔現病歴〕勤務先で強い洗剤を使うことが多い。数ヵ月前から両手指先が赤くかゆくなった。皮膚科で進行性指掌角皮症と診断され、治療を受けているが治癒せず。手指の末節腹面の皮膚が乾燥して粗く、ざらざらしている。指紋がなくなり光沢あり、一部に裂け目を作っている。最近は拡大して手掌に及び、水仕事をするとしみる。時にかゆみのために夜眠れないことがある。手のひらがほてり、口唇が乾燥する傾向がある。

〔身体的所見〕身長150cm、体重48kg。顔色は悪く、貧血性。…腹診では、腹力弱く、臍上に軽度の動悸を触れる。血圧140-84mmHg。

〔経過〕温経湯を投与。服薬後、症状は急速に軽快し、3週間後には全治廃薬した。

〔考案〕進行性指掌角皮症で虚証、陰虚証、気血虚して寒冷を帯びる。手掌煩熱、唇口乾燥があり、温経湯で短時日の間に著効を奏した例である。

鑑 別

■ **当帰芍薬散**

虚弱で冷え症の女性の月経障害、不妊症などで要鑑別。当帰芍薬散は、色白もち肌、むくみやすい、めまいなど"水毒"の要素が強い。温経湯は、口唇、手指先などに乾燥傾向がある。鑑別困難な例も多い。

■ **桂枝茯苓丸**

月経障害、更年期障害で要鑑別。桂枝茯苓丸は、体質良好（実証）で下腹部の腹筋緊張と圧痛など"瘀血の徴候"がある者に用いる。

■ **加味逍遙散**

更年期症候群、月経障害で要鑑別。ホットフラッシュ、抑うつ傾向などがある。口唇乾燥はない。

■ **当帰建中湯**

虚弱で冷え症の月経困難症で要鑑別。当帰建中湯は、虚弱な痩せ形で、下腹痛、便通異常（過敏性腸症候群傾向）のある者に用いる。

■ **当帰四逆加呉茱萸生姜湯**

虚弱者の冷え症、月経困難症などで要鑑別。当帰四逆加呉茱萸生姜湯は、冷えと痛みが強く、しもやけ、頭痛、冷えのぼせを訴える者に用いる。

■ **芎帰膠艾湯**

不正子宮出血で要鑑別。芎帰膠艾湯は、出血量が多く、貧血傾向が強い者に用いる。

■ 温清飲
指掌角皮症，子宮出血，月経障害などで要鑑別．温清飲は胃腸丈夫な者に用いる．

Evidence

1 排卵障害・不妊症に対する作用[29,30]

排卵障害および不妊症に対する漢方製剤の作用を表2，表3に示す．

安井[29]は，「温経湯は視床下部・下垂体に作用し，中枢からのホルモン分泌を改善することにより卵胞発育に好影響を与えるとともに，卵巣にも直接作用し，排卵に影響する」という〈注4〉[29]．

表2 排卵障害における漢方製剤の使い方

視床下部-下垂体性排卵障害	無排卵周期症および第一度無月経	虚証	当帰芍薬散 温経湯
		実証	桂枝茯苓丸
	クロミフェン無効の無排卵周期および第一度無月経	なし	温経湯
多嚢胞性卵巣症候群	なし	なし	温経湯 芍薬甘草湯 柴苓湯
高プロラクチン血症 高アンドロゲン血症	なし	なし	芍薬甘草湯
黄体機能不全	なし	虚証	当帰芍薬散 温経湯
		実証	桂枝茯苓丸

（文献30）により一部改変）

表3 不妊症治療における各種漢方薬の治療効果

漢方薬		排卵率（%）	妊娠率（%）
当帰芍薬散	第一度無月経	44.4	22.2
	無排卵周期症	37.8-73.7	20.0-21.4
	黄体機能不全	33.3-53.8	17.9-33.3
温経湯	第一度無月経 無排卵周期症	50.0-60.0	18
	黄体機能不全	36.4-92.3	36.4-46.7
	多嚢胞性卵巣症候群	57.9-92.3	14.3
桂枝茯苓丸	第一度無月経	40.0-75.0	20.0-35.0
	無排卵症	48.0-75.0	25.0-34.0
芍薬甘草湯	多嚢胞性卵巣症候群	50.0-88.3	12.5-38.9
	高アンドロゲン血症	43.3	17.6

（文献30）より）

〈注4〉安井は，「桂枝茯苓丸は主に卵巣に作用し，排卵ならびに黄体の維持に関係する．当帰芍薬散は中枢および卵巣に作用し，卵胞発育，排卵，黄体維持といった広い範囲に関与する」[29]という．

【臨床効果】

1．第一度無月経および無排卵周期症

安井[31]によれば，これまでの報告をまとめると排卵率50～60％，妊娠率18％という．

2．クロミフェンとの併用

吉本ら[32]は，クロミフェン clomiphene 単独治療では排卵がみられない比較的重症の無排卵周期症や第一度無月経に温経湯を併用し，症例別排卵率43.8％（7例/16例），周期別排卵率48.6％（18周期/37周期）とし，排卵誘発率45％前後という．

安井ら[33]も，クロミフェン単独で排卵がみられない症例に温経湯を併用，排卵率は症例別で54.2％，周期別で43.1％，妊娠率12.5％とし，温経湯併用により月経周期12日目の黄体形成ホルモン（Luteinizing hormone：LH）の律動性分泌が回復したことから中枢に対する効果が推察されたという．

3．多嚢胞性卵巣症候群 (polycystic ovary syndrome：PCOS)

Ushiroyama[34]によれば，PCOS 22例に温経湯を投与，8週後において，高LH血症が投与前に比しての有意に改善（$p<0.01$）され，排卵率50.0％，妊娠率14.3％であったという．非PCOS（無排卵症で高LH血症）30例では，高LH血症改善とともに，エストラジオール（Estradiol：E_2）値の有意の上昇も認められたという（投与前と比較：$p<0.0001$）．

4．黄体機能不全

Ushiroyama[35]によれば，温経湯投与によりLH低下（$p<0.05$），エストラジオール上昇（$p<0.05$），プロゲステロン（progesterone：P4）上昇（$p<0.001$），平均最大首席卵胞径の増大（$p<0.001$），卵胞期後期の子宮内膜厚の増加（$p<0.01$），黄体期の延長（基礎体温で計測：$p<0.01$）が認められ（投与前との比較），黄体機能不全の改善が79.6％に認められたという．

沖ら[36]は，クロミフェンで黄体機能不全は改善されたにもかかわらず妊娠に至らなかった11例で，クロミフェン療法直後から温経湯に切り替え，4周期以内に5例が妊娠したといい，クロミフェン周期に比較して，温経湯周期のほうが着床期プロゲステロンP4/エストラジオールE_2比が高く，着床に有利に働く可能性が示唆されたという．

沖ら[37]はまた，クロミフェンで妊娠しなかった22例〔PCOS 5例・橋本病2例・甲状腺機能異常3例・潜在性高プロラクチン（prolactin：PRL）血症10例・視床下部機能低下4例〕で，温経湯に切り替えて4周期以内に6例（潜在性高PRL血症4例・橋本病1例・インスリン抵抗性を合併したPCOS 1例）が妊娠，残る16例中の12例に，クロミフェン・温経湯併用治療を行い，3周期以内に5例が妊娠したという．

5．体外受精―胚移植との併用

体外受精IVF（In Vitro Fertilization）-胚移植ET（Embryo Transfer）のプロトコールに温経湯を組み込むことで，温経湯併用周期では受精卵の分割がすすみ，胚のクオリティが高くなり，胚移植率が高くたもてるとの説がある[38]．

【作用機序】

1．LHおよびFSH分泌促進・PRL分泌抑制

ラットでは，視床下部からのLH-RHの分泌促進[39]，下垂体からのLHと卵胞刺激ホルモン（Follicle stimulating hormone：FSH）の産生・分泌の促進およびPRLの分泌抑制[40,41]などの作用があるとされる．ヒトでは，LHの律動性分泌の改善[33,42]および血中LH値正常化作用[33]があるとされ，多嚢胞性卵巣症候群における内因性高LH状態の正常化が期待できるといわれる．

2．排卵過程への作用

排卵の過程には，卵胞周囲への白血球（好

中球）浸潤やサイトカイン（IL-1β，TNF-α）の関与など，炎症に類似した現象が起こるとされる[43]が，この過程に温経湯が関与することを示唆する下記報告がある．

Yasuiら[43]によれば，ラットの培養卵巣細胞における研究で，温経湯は性ステロイド・ホルモン（17β-エストラジオール，プロゲステロン）分泌を刺激するとともに，炎症性サイトカイン（TNF-α，IL-1β）を増加させ，好中球走化因子である cytokine-induced neutrophil chemoattractant（CINC）の産生を促進するという．なお，ラットのCINCは，ヒトのIL-8に相当するという[44]．

丹羽ら[45]のヒト顆粒膜細胞を用いた研究でも，温経湯は E_2，P4，IL-1β，IL-6，IL-8 を増加させることが報告されている．

3．黄体維持に対する効果

温経湯は，ラット排卵前期の卵胞からのプロゲステロン分泌を促進すること[46]，およびラット卵巣細胞培養系においてエストラジオールおよびプロゲステロン分泌促進効果があることが報告されている[43]．

2 周閉経期女性の末梢血流改善作用

Ushiroyamaら[47]は，下肢冷感をともなう閉経後女性の末梢血流に対するビタミンEと温経湯との効果をランダム化比較試験で検討した．下肢冷感をともなう周閉経期女性161例（42～61歳，50.4±3.8歳）を，温経湯投与群とビタミンE投与群とに無作為割付けし，投与期間8週間として，顎下，中指，第3趾の血流量を測定（レーザードップラー流量計で計測）した．結果，温経湯投与群では，趾先血流量は投与前に比して有意に増加したが，顎下，指先では変化がなかった．下肢皮膚表面（趾先）の血流量増加率は温経湯投与群がビタミンE投与群より有意に大きかった（$p<0.00001$）．上肢（指先）血流量がベースライン（投与前）の血流量より1.5標準偏差SD以上大きかった対象群では，温経湯投与により有意の低下（改善）が見られた（$p<0.0277$）．一方，ビタミンE投与群では変化がなかった．結論として，更年期女性の下肢冷感に対して，温経湯はビタミンEよりも有効であったという．

引用文献

1) 安井敏之：不妊と漢方．産婦治療，103(5)：481-490, 2011.
2) 張仲景：元・鄧珍本『金匱要略』，3-7a，復刻版，p.143, 燎原書店，1988.
3) 浅田宗伯：雑病論識，近世漢方医学書集成98巻（大塚敬節，他編），p.698, 名著出版，1982.
4) 山田業広：九折堂読書記，近世漢方医学書集成92巻（大塚敬節，他編），p.440-441，名著出版，1982.
5) 大塚敬節・主講：金匱要略講話，p.542, 創元社，1979.
6) 張仲景：元・鄧珍本『金匱要略』，2-17a，復刻版，p.111, 燎原書店，1988.
7) 孫思邈：備急千金要方，4-22a～b，復刻版，東洋医学善本叢書9，宋版備急千金要方・上，p.303-304，オリエント出版社，1989.
8) 諸橋轍次：大漢和辞典，修訂版5巻，p.613, 大修館書店，1984.
9) 大塚敬節：傷寒論解説，p.112, 創元社，1974.
10) 王燾：外台秘要方，34-39b，復刻版，東洋医学善本叢書5，宋版外台秘要方・下，p.690, 東洋医学研究会，1981.
11) 陳師文，他：増広太平恵民和剤局方，9-7a，和刻漢籍医書集成第4輯（小曽戸洋，他編），p.149, エンタプライズ，1988.
12) 重広補註黄帝内経素問，1-8a，復刻版，p.8, 国立中医薬研究所，中華民国，1979（民国68年）．
13) 陳言：三因極一病証方論，4-1b，和刻漢籍医書集成第1輯（小曽戸洋，他編），p.54, エンタプライズ，1988.
14) 虞摶：医学正伝，7-8b～9a，和刻漢籍医書集成第8輯（小曽戸洋，他編），p.227-228，エンタプライズ，1990.
15) 龔廷賢：万病回春，6-2b～3a，和刻漢籍医書集成第11輯（小曽戸洋，他編），p.218-219, エンタプライズ，1991.
16) 香月牛山：牛山活套，近世漢方医学書集成61巻（大塚敬節，他編），p.513, 名著出版，1981.
17) 福井楓亭：方読弁解，近世漢方医学書集成54巻（大塚敬節，他編），p.373, 名著出版，1981.
18) 和田東郭：和田泰庵方函，近世漢方医学集成16巻（大塚敬節，他編），p.453-454，名著出版，1979.
19) 有持桂里：校正方輿輗，近世漢方医学書集成85巻（大塚敬節，他編），p.124-125, 名著出版，1982.
20) 有持桂里：稲本方輿輗，2-46b～49a，復刻版上，燎原書店，1973.

21) 百々漢陰, 百々鳩窓：梧竹楼方函口訣, 復刻版, p.195, 春陽堂書店, 1976.
22) 山田業広：経方弁, 近世漢方医学書集成94巻（大塚敬節, 他編）, p.356, 名著出版, 1982.
23) 浅田宗伯：勿誤薬室方函口訣, 近世漢方医学書集成96巻（大塚敬節, 他編）, p.152-153, 名著出版, 1982.
24) 大塚敬節, 矢数道明, 清水藤太郎：漢方診療医典, 第6版, p.324-325, 南山堂, 2001.
25) 大塚敬節：症候による漢方治療の実際, 第5版, p.400-401, p.416, p.107-108, 南山堂, 2000.
26) 大塚敬節：症候による漢方治療の実際, 第5版, p.675, 南山堂, 2000.
27) 大塚敬節：症候による漢方治療の実際, 第5版, p.642, 南山堂, 2000.
28) 松田邦夫：症例による漢方治療の実際, p.377-378, 創元社, 1992.
29) 安井敏之：女性不妊・排卵障害. 臨床婦人科産科, 66(1)：33-41, 2012.
30) 安井敏之：不妊と漢方. 産婦人科治療, 103(5)：481-490, 2011.
31) 安井敏之, 他：排卵障害治療の実際―漢方療法―新女性学体系13巻, 武谷雄二総編集, p.262-269, 中山書店, 2000.
32) 吉本泰弘, 他：Clomiphene 無効の無排卵症に対する温経湯 - Clomiphene 併用効果, 産婦人科漢方研究のあゆみ, 5：40-42, 1988.
33) 安井敏之, 他：クロミフェン無効の正プロラクチン血性排卵障害例に対するクロミフェン―温経湯併用投与の検討. 日本不妊学会雑誌, 35(1)：86-93, 1990.
34) Ushiroyama T, et al：Effects of Unkei-to, an herbal medicine, on endocrine function and ovulation in women with high basal levels of luteinizng hormones secretion. J Reprod Med, 46：451-456, 2001.
35) Ushiroyama T, et al：Unkei-to correcting luteal phase defects. J Reprod Med, 48(9)：729-734, 2003.
36) 沖利通, 他：黄体機能不全に対するクロミフェンと温経湯の治療効果の相違. 産婦人科漢方研究のあゆみ, 26：70-74, 2009.
37) 沖利通, 他：黄体機能不全に対するクロミフェンと"温経湯"の単独および併用療法について. 産婦人科漢方研究のあゆみ, 27：67-72, 2010.
38) 後山尚久：難治性不妊に対する漢方療法. 産婦人科治療, 85：558-563, 2002.
39) 田坂慶一, 他：温経湯のLH-RH分泌促進作用. 日本産科婦人科学会雑誌, 37(12)：2821-2826, 1985.
40) Taketani Y, et al：Action of Unkei-to on cultured rat pituitary cells. Recent Advances in the pharmacology of Kampo (Japanese herbal) medicines. (eds. Hosoya E and Yamamura Y), p.184-190, Excerpta Medica, Tokyo, 1988.
41) 武谷雄二, 他：下垂体前葉に対する温経湯の直接作用. 産婦人科漢方研究のあゆみ, 4：69-73, 1987.
42) 後山尚久, 他：排卵障害例に対する温経湯の投与による内分泌変動について―ゴナドトロピンの律動性分泌を含めて―. 日本不妊学会雑誌, 35(1)：80-85, 1990.
43) Yasui T, et al：The herbal medicine Unkei-to stimulates the secretion of a cytokine-induced neutrophil chemoattractant, CINC/gro, in the rat ovarian cell culture. Am J Reprod Immunol, 49：14-20, 2003.
44) 安井敏之：周閉経期におけるエストロゲンとサイトカイン. 日本女性医学学会雑誌, 20(1)：78-85, 2012.
45) 丹羽憲司, 他：温経湯のヒト顆粒膜細胞に対する直接作用：主要活性生薬成分の分析. 産婦人科漢方研究のあゆみ, 21：61-64, 2004.
46) Usuki S：Effects of Hachimijiogan, Toki-shakuyakusan and Keishibukuryogan, Ninjinto and Unkei-to on estrogen and progesterone secretion in preovulatory follicles incubated in vitro. Am J Chin Med, 19：65-71, 1991.
47) Ushiroyama T, et al：Comparison of effects of vitamine E and Wen-jing-tang (Unkei-to), an herbal medicine, on perpheral blood flow in post-menopausal women with chilly sensation in lower extremities：a randomized prospective study. Am J Chin Med, 34(6)：969-979, 2006.

6

温清飲
unseiin

製品番号：57

〔構成生薬〕
当帰, 芍薬, 川芎, 地黄, 黄連,
黄芩, 黄柏, 山梔子

処方の特徴

1 処方概要

　温清飲は，元来は女性の不正性器出血が長引くときに用いられたが，現在では，他の出血性疾患や婦人科疾患全般はもとより，皮膚疾患，精神神経疾患など，他の慢性疾患にも用いられる，応用範囲の広い処方である．

　処方構成の点では，黄連解毒湯（黄連，黄芩，黄柏，山梔子）と四物湯（当帰，芍薬，川芎，地黄）との合方である．温清飲という名前は，「身体を温め，血を補う作用の四物湯」の"温（あたためる）"と，「実熱を清まし，消炎作用のある黄連解毒湯」の"清（さます）"とを組み合わせたことに由来するとされる[1]．

相互に拮抗する温と清を組み合わせたところに，この処方の妙味がある．ただし，四物湯と黄連解毒湯には共通する要素もある．四物湯は，子宮出血，痔出血に用いる芎帰膠艾湯の骨格部であり，黄連解毒湯もまた出血に用いる処方なので，両者の合方である温清飲も止血効果が期待できる．また四物湯，黄連解毒湯ともに精神神経症状にも用いられるので，温清飲にも同様の作用があると考えられる．

　なお，鼻炎，にきびに用いる荊芥連翹湯，湿疹に用いる柴胡清肝湯には温清飲が含まれる．いずれも，温清飲と同様の特徴を持つ乾燥性の皮膚粘膜疾患に用いるが，柴胡などの加味で鎮静，抗炎症などの作用が強められている．

2 使用目標と応用

　温清飲は，婦人科疾患（不正出血，月経不順，月経困難，過多月経，更年期症候群，いわゆる血の道症など），出血性疾患（子宮出血，出血性痔核など），皮膚疾患（アトピー性皮膚炎，皮脂欠乏性湿疹，指掌角皮症，慢性湿疹，蕁麻疹，尋常性乾癬など），精神神経疾患（神経症，不眠症など）など，多方面に応

表1　温清飲の使用目標と応用

- ■ 応　用
  - ・婦人科疾患：不正出血，月経不順，月経困難，過多月経，更年期症候群，いわゆる血の道症　など
  - ・出血性疾患：子宮出血，出血性痔核　など
  - ・皮膚疾患：アトピー性皮膚炎，皮脂欠乏性湿疹，指掌角皮症，慢性湿疹，蕁麻疹，尋常性乾癬　など
  - ・精神神経疾患：神経症，不眠症　など
- ■ 症　候
  - ・婦人科疾患：不正出血，過多月経，月経不順，月経困難，のぼせ　など
  - ・出血性疾患：子宮出血，下血，痔出血などが遷延
  - ・皮膚疾患：乾燥して分泌物がなく，赤みと熱感があり痒い
    　　　　　　皮膚乾燥萎縮（枯燥），慢性炎症，瘙痒，蕁麻疹　など
  - ・精神神経疾患：興奮，不眠，不安，焦燥感，軽うつ状態　など
  - ・その他
- ■ 体　質
  - ・中等度（胃腸虚弱ではない）

用される．

　婦人科疾患では，不正子宮出血に用いることは原典の通りであり，月経出血自体が長引いたり，多かったりする場合にも使用される．桂枝茯苓丸の適応例と思ったが無効だった例などで考慮するとよい．

　出血性疾患では，粘膜の再発性びらん，出血が目標となり，痔出血が続く例，慢性再発性口内炎，ベーチェット病によいとされる．

　皮膚疾患では，局所の性状が重視される．慢性の湿疹や皮膚炎で，患部が乾燥して分泌物がなく，いくらか赤みを帯びて熱感があり，瘙痒感で皮膚をかくと粉がこぼれ，搔爬によって出血痕を残していることが目標となる．皮膚瘙痒症，蕁麻疹，寒冷蕁麻疹，尋常性乾癬，にきび，肝斑，黒皮症などにも，よい例があるとされる．

　精神神経症状にも使用され，更年期症候群，いわゆる血の道症，神経症，軽症抑うつ状態などに用いる．興奮しやすく不眠がちな者によいと思われる．

　体質傾向としては，体格中等度で，胃腸虚弱でない（胃下垂高度でない）者が対象となる．

論　説

１ 原　典
龔廷賢『万病回春』（1587年成立）巻6血崩門[2]

〔条文〕崩漏は新久，虚実の不同あり．初めて起こり，実熱に属する者は，宜しく毒を解すべし．黄連，黄芩，黄柏，生地黄，蒲黄．…稍久しく虚熱に属するは，宜しく血を養いて火を清すべし．
○温清飲　婦人，経水住まらず〈注1〉[3]，或いは豆汁の如く五色相雑え，面色萎黄，臍腹刺痛し，寒熱往来，崩漏止まざるを治す．

〔大意〕子宮出血は，急性と慢性，あるいは虚実によって治療法は同じではない．発病初期で"実熱"に属する者は黄連，黄芩，黄柏，生地黄，蒲黄（＝黄連解毒湯から山梔子を除き生地黄と蒲黄を加えたもの）でよい．やや経過が長引いて，"虚熱"に属するものは，"血を養って火を清す"のがよい．温清飲は，月経出血が長引いたり，あるいは種々の色状の帯下があって，顔色は貧血状で，刺すような腹痛があり，さむけと熱感が交互にきて，子宮出血が止まらないものを治す．

〔解説〕"崩漏"は，『病名彙解』[4]に「血崩，崩中並びに同じ．婦人，血大いに下るを云えり．『医学入門』に云わく，忽然として暴かに下ること山の崩るるが如く然り，これを崩中と云えり」とあり，不正子宮出血で，その出血量が多いものをいう．ここでは，"実熱"は，粘膜の炎症や充血が強く，出血初期に新鮮血が勢いよく出てくる状態であろう．一方，"虚熱"は，粘膜の炎症や充血は弱いが，出血が長引き，貧血，栄養状態低下状態にあるものであろう．"血を養って火を清す"という表現が"温清"の意味を説明している．臨床的には，貧血や末梢循環障害を改善しつつ，出血の原因となる子宮内の充血や炎症を鎮める意であろう．

２ 中国医書の記載
　中国医書には筆者の調べた範囲では，記載を見いだせなかった．

３ 江戸時代医家の論説（筆者意訳）
■香月牛山（1656-1740）は『牛山方考』[5]で，女性の子宮出血で出血量の多いもの，赤白の帯下，寒熱往来，頭面の瘡などに用いるとし，また『牛山活套』[6]では，不正子宮出血（血崩）

〈注1〉原文は「経脈住まらず」だが，松田[3]により「経水」に改めた．

には虚実と新久の違いがあり，発症初期で実証には清熱解毒の剤（黄連解毒湯など）を用いるとし，温清飲などを挙げる．

■和田東郭(1744-1803)は，『蕉窓雑話』[7]では，「元気で体力のある老人などで，夜分に至って体中が甚だ痒くなって，これを強く掻くので，小さな湿疹のようなものが出てきた．そのうちに消えるが，掻けばまた出て，ついに甚だしい痒みが消えなくなるものがある．…この症には，四物湯に黄連解毒湯を合方（＝温清飲）し，浮萍を加味して用いると奇効がある」と老人性皮膚瘙痒症に温清飲を推奨する．『東郭医談』[8]には，"血燥"による"疥癬"と，吐血に温清飲加犀角・麦門冬・甘草が有効という例が載る．

■浅田宗伯(1815-94)は『勿誤薬室方函口訣』[9]で，「温清飲は，温と清とが相合する処に妙味があり，婦人の子宮出血や男性の下血が久しく止まらない者に用いて効験がある」という．下血とは消化管出血や痔核出血であろう．

■浅田宗伯の『橘窓書影』には，痔核によると思われる下血の例（紫雲膏の肛門部外用と併用）[10]，下血と子宮出血で動悸息切れして顔色不良の女性の有効例[11]，20代女性の精神障害に温清飲加大黄で効果をみた例[12]などがあり，また，「自分（＝浅田宗伯）は，老人の"頑癬"（難治性湿疹？）で数十人を治療したが，その痒痛が甚だしく患部の熱がない者は当帰飲子，あるいは十全大補湯加荊芥を用い，"血燥"（患部の乾燥と炎症の意であろう）が甚だしく熱がある者には温清飲を用いる」[13]とある．

4 近年の論説

■『漢方診療医典』[14]には，「諸出血（子宮出血，血尿，衄血，咯血），皮膚瘙痒症，皮膚炎，湿疹，蕁麻疹，面皰，肝斑，黒皮症，ベーチェット症候群，神経症，高血圧，肝障害，アレルギー性体質改善などに応用される．…湿疹で消風散の適応と思われて，しかも効果のないときは本方を用い，本方で効かないもので消風散のよいのがある」という．

■大塚敬節(1900-80)は，『症候による漢方治療の実際』[15]で，「三黄瀉心湯や黄連解毒湯だけでも止まらず，芎帰膠艾湯でも止まらない出血が，この方で止まることがある」という．

症　例

症例1 湿疹に温清飲（四物湯半量）加石膏
（松田邦夫治験）[16]

〔患者〕67歳　男性　自由業

〔現病歴〕数年前から湿疹が治らない．最近は，顔，耳，腰一面にできる．皮膚科外用薬無効．

〔身体的所見〕160cm，50kg．顔色は赤みが強く，てらてらした感じである．のぼせ症という．湿疹は頭部，顔面，耳介，腰部にひどく，頭にふけが多い．局所の地肌は赤く，がさがさして表面は一部落屑．かゆみが強く，ひっかき傷あり，血が固まっている．

〔経過〕温清飲，温清飲加荊芥，連翹，石膏は無効．そこで，温清飲（四物湯半量）加石膏を投与．20日後には湿疹消失．顔の赤みもとれた．さらに20日分投与後，中断．6ヵ月後，湿疹は再発していないことを確認．(抄)

〔注〕温清飲そのものが無効で，温清飲中の四物湯成分を減量したことは黄連解毒湯の要素を強くしたとも考えられる．また，炎症を鎮め熱をさます作用があるとされる石膏を加えたことも，黄連解毒湯の「充血をとり炎症を鎮める（冷やす）」作用を強めたと推定できる．エキス製剤であれば，やや少なめの温清飲と黄連解毒湯の併用で代用可能であろう．

症例2 寒冷蕁麻疹（筆者経験例）[17]
〔患者〕36歳　女性
〔初診〕X年10月
〔現病歴〕10年以上前から寒冷蕁麻疹が出る．冷たいものを持つだけでも指先が赤黒く腫れあがってしまう．疲れると出る．毎冬，朝の洗顔で冷水に手を入れると必ず蕁麻疹が出る．入浴後にも出る．

〔身体的所見〕身長155cm，体重50kg．栄養状態良好，色白．皮膚湿潤．大小便正常．心音純整．呼吸音正常．血圧118-70mmHg．上腹部で腹筋がやや緊張．月経周期29日，持続4日で順調．ほかに特記すべき所見なし．

〔経過〕温清飲加荊芥・連翹・薏苡仁（煎じ薬）とする．2週間後，不変．同方継続．6週後，「少しよい．以前なら出そうなときでも出ない」と，3週間分持参．以後，来院せず．X+2年12月，2年ぶりに来院．今度は知人を紹介するためだった．「あの後すぐに出なくなって再発しない」という．

鑑　別

1．皮膚疾患
■ 黄連解毒湯

皮膚炎，蕁麻疹で要鑑別．赤みと痒みが強い例では黄連解毒湯がよい．赤みはわずかな慢性例には温清飲を用いる．中高年では温清飲のよい例が多い．

■ 柴胡清肝湯

皮膚炎で要鑑別．慢性例で，温清飲無効のときに用いる．大人に用いても差し支えない．

■ 荊芥連翹湯

皮膚炎で要鑑別．鼻炎，副鼻腔炎，尋常性痤瘡，慢性扁桃炎が主症状のときに用いる．アトピー性皮膚炎だけであれば温清飲または柴胡清肝湯．

■ 消風散

全身性の皮膚炎，蕁麻疹で要鑑別．分泌物と痂皮があり，夏季悪化傾向のある例に用いる．無効時は温清飲を用いる．

■ 温経湯

進行性指掌角皮症で要鑑別．虚弱で手指が細く，口唇乾燥をともなう女性で，ほとんど掌側のみの例に用いる．胃腸の丈夫な者，手指全体の例には温清飲．

2．出　血
■ 黄連解毒湯

出血全般で要鑑別．急性期に用いる．数日以上経過していれば温清飲．

■ 芎帰膠艾湯

子宮出血，痔出血などで要鑑別．出血が遷延して貧血傾向のある例に用いる．

3．更年期症候群・産褥期自律神経失調症
■ 加味逍遙散

更年期症候群の第一選択．無効時に温清飲を考慮する．

■ 女神散

更年期症候群，産褥期ののぼせ・ほてりで要鑑別．女神散をまず用い，無効ならば温清飲を考慮する．

引用文献

1) 小曽戸洋：漢方一話　処方名のいわれ，52 温清飲．漢方診療，16(2)：27，1997
2) 龔廷賢：万病回春，6-13a〜b，和刻漢籍医書集成第11輯（小曽戸洋，他編），p.224，エンタプライズ，1991.
3) 松田邦夫：万病回春解説，p.697，創元社，1989
4) 蘆川桂洲：病名彙解，近世漢方医学書集成64巻（大塚敬節，他編），p.130-131，名著出版，1982.
5) 香月牛山：牛山方考，近世漢方医学書集成61巻（大塚敬節，他編），p.63-64，名著出版，1981.
6) 香月牛山：牛山活套，近世漢方医学書集成61巻（大塚敬節，他編），p.516，名著出版，1981.
7) 和田東郭：蕉窓雑話，近世漢方医学書集成15巻（大塚敬節，他編），p.280-281，名著出版，1979.
8) 和田東郭：東郭医談，近世漢方医学書集成16巻（大塚敬節，他編），p.230，名著出版，1979.
9) 浅田宗伯：勿誤薬室方函口訣，近世漢方医学書集成96巻（大塚敬節，他編），p.154-155，名著出版，1982.
10) 浅田宗伯：橘窓書影，近世漢方医学書集成100巻（大塚敬節，他編），p.568，名著出版，1983.

11) 浅田宗伯：橘窓書影, 近世漢方医学書集成 100 巻（大塚敬節, 他編), p.568-569, 名著出版, 1983.
12) 浅田宗伯：橘窓書影, 近世漢方医学書集成 100 巻（大塚敬節, 他編), p.712-713, 名著出版, 1983.
13) 浅田宗伯：橘窓書影, 近世漢方医学書集成 100 巻（大塚敬節, 他編), p.685, 名著出版, 1983.
14) 大塚敬節, 矢数道明, 清水藤太郎：漢方診療医典, 第 6 版, p.325, 南山堂, 2001.
15) 大塚敬節：症候による漢方治療の実際, 第 5 版, p.96, 南山堂, 2000.
16) 松田邦夫：症例による漢方治療の実際, p.343-344, 創元社, 1992.
17) 稲木一元：活, 29(3)：15, 1987.

7

越婢加朮湯
eppikajutsuto
製品番号：28

〔構成生薬〕
麻黄, 石膏, 蒼朮, 大棗, 甘草, 生姜

処方の特徴

1 処方概要

越婢加朮湯は麻黄剤の一種で，古くは浮腫に用いたが，現在は関節炎，湿疹などに使用される．

越婢湯の名称は，「発越痹気（痹気を発越する）」という義に由来し，もとは越痹湯だが，痹の字が脾にかわり，さらに婢の字に転訛したとされる〈注1〉[1]．

2 使用目標と応用（表1）

この処方は，体質的には胃腸の丈夫な者（実証）の関節炎，湿疹，結膜炎，浮腫などに用いられる．

変形性膝関節症，関節リウマチなどに用いる場合は，関節周囲の熱感，腫脹，疼痛などが目標となる．

湿疹，皮膚炎，結膜炎などに用いる場合は，皮膚粘膜の炎症が強く，充血，腫脹，浮腫または滲出性変化のあることが目標となる．分泌物の多いアレルギー性結膜炎，アレルギー性鼻炎にも用いる．湿疹では，炎症が強く水疱形成傾向があれば，滲出物がなくても用いる．

浮腫に用いることは古典にあり，近年もネ

表1 越婢加朮湯の使用目標と応用

■ 応　用
・変形性膝関節症，多発性関節炎，関節リウマチ，アトピー性皮膚炎，湿疹，アレルギー性結膜炎，浮腫，夜尿症　など
■ 症　候
・関節炎　　局所炎症症状：熱感，腫脹，疼痛，関節水腫　など
　　　　　　変形性膝関節症：よい適応，防已黄耆湯と併用
・皮膚粘膜の炎症・アレルギー
　　　　　　強い炎症，皮膚の熱感，腫脹，疼痛，浮腫，滲出性変化で分泌が著しい場合にも用いる
　　　　　　結膜炎による流涙
・浮腫　　　慎重な投与が必要
■ 体　質
・中等度以上．胃腸丈夫，栄養状態良好
■ 注　意
・虚血性心疾患には慎重投与
・高齢者にはとくに注意して用いること
・胃腸障害，排尿異常，不眠，動悸が起これば中止
・高度腎障害・心不全には用いない

〈注1〉越婢湯の名称：小曽戸[1]によれば，森立之（1807-85）は『枳園叢攷』で，『備急千金要方』と『外台秘要方』の記載，および『金匱玉函経』桂枝二越婢一湯に越脾湯とあることを挙げ，越婢湯の婢の字は脾の字の音からの転訛であり，脾の字は痹の昔の俗字体であって，脾胃の脾とは別のものである，という．この処方名は「発越痹気（痹気を発越する）」という義に由来する．『外台秘要方』で起婢湯という起の字は，越と字体が似ているところからきた誤字である．もともとは越痹湯であるが，痹が脾の字にかわり，さらに脾が婢の字に転訛したという．

フローゼ，腎炎に用いるとする書があるが，これには疑念がある．麻黄の主成分の1つプソイドエフェドリン pseudoephedrine には鎮痛抗炎症作用（114. 麻黄湯 参照）があり，非ステロイド系抗炎症薬 NSAIDs に類似する．NSAIDs は，重篤な腎障害，うっ血性心不全，腹水をともなう肝硬変などで禁忌ないし慎重投与が必要とされる．麻黄を多く含む本処方でも同様の注意が必要であろう（p.43 附記 参照）．

3 使用上の注意

前記の他，麻黄剤としての注意が必要である（114. 麻黄湯 参照）．胃腸虚弱な者，高齢者には慎重に用いる．高度腎障害，虚血性心疾患患者には用いない．また，排尿障害，不眠，動悸などが起こることがある．

論 説

1 原 典

張仲景『金匱要略』（=『新編金匱方論』）

1．『新編金匱方論』巻上・中風歴節病脈証并治第五[2]

〔条文〕『千金方』の越婢加朮湯は，肉極にて熱すれば，則ち身体の津脱し，腠理開き，汗大いに泄れ，厲風気，下焦脚弱きを治す．…○悪風には附子一枚炮を加う．

〔解説〕全体の意味は，「"肉極"で熱状があり，汗が流れるように出る，また，足の力が弱い，これには『千金要方』の越婢加朮湯がよい．悪風すれば附子を加える」ということであろう．しかし，全体として意味が判然としない．肉極については諸説ある〈注2〉[3-5]．浅田宗伯[6]は厲を「是れ後世に謂う所の脚腫風なり」と云う．すなわち，"厲風気"とは，下肢の腫脹あるいは浮腫とする．これを承けて大塚敬節[7]は，「結節性紅斑や痛風，脚の関節炎，変形性膝関節炎などに使います．要するに脚の方に炎症があったり，むくんだり，痛んだりするのに使う」という．冒頭の「『千金方』の」とは『備急千金要方』から引用された処方という意味で，ほぼ同じ条文が巻15[8]にある〈注3〉[8,9]．

2．『新編金匱方論』巻中・水気病脈証并治第十四[10]

〔条文〕裏水は，一身面目黄腫し，其の脈沈，小便利せざるが故に水を病ましむ．仮如ば小便自利せば，此れ津液を亡う．故に渇せしむるなり．越婢加朮湯之を主る〈注4〉[11]．

〔解説〕『金匱要略』水気病篇は浮腫の治療を論ずる．その冒頭に「風水」（悪風と関節痛を伴う），「皮水」（悪風なく，腹が鼓のようで口渇がない），「正水」（喘鳴を伴う），「石水」（腹満があり，喘鳴がない）などが列挙される[12]．大塚[13]は，このうち「風水」と「皮

〈注2〉肉極について：『外台秘要方』巻16に六極論[3]があり，六極とは，筋極，脈極，肉極，気極，骨極，精極とする．肉極の項[4]には「刪繁の論に曰く，凡そ肉極は脾を主るなり」とし，脾が病むと肉の色が変わり，鼠が走るように感じ，大いに発汗し，鼻の上が黄色くなり，さらには，体が重く，倦怠感を覚え，手足を挙げることもできなくなり，食欲が低下し，食べると咳をするようになり，咳をすると右脇下が痛み，痛みが肩背に放散して動かせなくなる．これを癘風と曰うとある．この論は，尾台榕堂の『類聚方広義』頭注[5]に引用される．肉極は中国古代医学の考え方であり，臨床的意味は少ないと思われる．

〈注3〉『備急千金要方』巻15肉極門・越婢湯条[8]：「津脱し」を「津液脱し」とし，「方は第七巻中に出づ」とある．同書・巻7風毒脚気門[9]には，「越婢湯は，風痺，脚弱きを治するの方」とあり，薬味は現在の越婢加朮湯に附子を加味したものである．ただし，方後の注によれば，「ここに云う越婢湯も現在の越婢湯と同じで，これに症状により附子あるいは朮を加える」とある．

〈注4〉王叔和の『脈経』巻8平水気黄汗気分脈証第八[11]にほぼ同文があり，「黄腫」を「洪腫」とし，また方後の林億注で「裏水」を「皮水」とし，「面目黄腫」を「面目浮腫」とする．

水」は「表の水」であり，「正水」と「石水」は「裏の水」だという．この条の始めの「裏水」は「皮水」とする説が強い〈注5〉[11,14-18]．大塚[19]はまた，「仮如ば小便自利…故に渇せしむるなり」（仮に小便が自然に出るとすれば，体液を失うので口渇する）は後人の注釈とする．そこで，大意は「"皮水"で，全身から顔面まで，ひどい浮腫があり，脈が沈で，小便が出ないのは，水の病である．越婢加朮湯がよい」ということ．この条は，越婢加朮湯を浮腫に使うことを示唆する．

3．『新編金匱方論』巻中・水気病脈証并治第十四[20]

〔条文〕裏水は，越婢加朮湯之を主る．甘草麻黄湯も亦た之を主る．

〔解説〕これもまた，「裏水」は「皮水」とされる〈注6〉[21]．

② 越婢湯について

越婢湯は，越婢加朮湯のもとになる処方で，同じ水気病篇にある．

『新編金匱方論』巻中・水気病脈証并治第十四[22]

〔条文〕風水，悪風し，一身悉く腫れ，脈浮にして渇せず，続いて自汗出で，大熱無きは，越婢湯之を主る．…悪風すれば附子一枚（炮）を加う．風水には朮四両を加う（『古今録験』）

〔解説〕大意は，「風水で悪風がして，身体全体が腫れて，脈が浮であり，既に一度発汗剤を用いた後で，自然に汗が出る状態で，体表部に熱感がないときには越婢湯の主治である．…風水には朮を加える」ということ．浅田宗伯は『勿誤薬室方函口訣』[23]で，「この処方は，…"大熱"（発熱）がなく，汗が出るというが目的である．故に"肺脹"（気管支喘息など），"皮水"（浮腫）などに用いる．…麻杏甘石湯も，この処方と同類である」という．『漢方診療医典』[24]には，「表邪はあるが，悪寒や発熱はなく，口渇，自汗，尿利減少などのあるものを目標にする．…喘鳴を治する効は弱く，浮腫を治す効がある．…ネフローゼ，腎炎の初期，関節炎，リウマチ，脚気，湿疹，リウマチ性紫斑病，結節性紅斑などに用いられる」という．

③ 中国医書の記載

『脈経』『千金要方』『外台秘要方』に記載があり，これらを参照して『金匱要略』の解釈が行われてきたことは前述の通りである．

④ 江戸時代医家の論説（筆者意訳）

■ 有持桂里（1758-1835）は『校正方輿輗』痛痺門[25]で，「"痛痺"（関節炎，関節リウマチなど）の治療を考えるとき，石膏と附子の使い分けが重要で，石膏を含む越婢湯類と附子剤では大きく違う」とある．ここにいう附子剤とは，桂枝加朮附湯，大防風湯などである．

■ 尾台榕堂（1799-1870）は『類聚方広義』頭注[26]で，「この処方に附子を加えて越婢加朮附湯と名づける．浮腫，身体の熱感と悪寒，関節痛および筋肉痛，あるいは口渇があって尿量減少する者に用いる」といい，また，越婢加朮湯は「眼球結膜が浮腫状に腫脹して熱いような痛みがあり，まぶたが腫れぼったく，

〈注5〉裏水は皮水とする説：王叔和『脈経』巻8 平水気黄汗気分脈証第八・越婢加朮湯条[11]の方後の注で「裏水」を「皮水」とすること，王燾『外台秘要方』巻20 水病・皮水[14]に「古今録験，皮水は越婢加朮湯，之を主るの方」とあること，『金匱要略』越婢湯方後[15]に「風水には朮四両を加う」とあることなどから，多紀元簡[16]，有持桂里[17]，浅田宗伯[18]らは裏水を皮水とする．

〈注6〉『外台秘要方』巻20 水病・皮水方[21]では，甘草麻黄湯と越婢加朮湯を別々の条として記載，「范汪，皮水，一身面目，悉く腫るるは甘草麻黄湯之を主る方」，「古今録験，皮水は越婢加朮湯，之を主るの方」とある．

眼瞼結膜も腫れ爛れて（爛瞼風－ただれ目－眼瞼炎など），痛痒く，羞明があり，眼脂と流涙の多い者を治す」という．後者は，この処方を結膜炎に使用するもとになっている．

5 近年の論説

■『漢方診療医典』[27]には，「浮腫，尿利減少などの著明なものに用いる．…腎炎，ネフローゼなどの初期の浮腫，…変形性膝関節症，関節リウマチ，急性結膜炎，フリクテン性結膜炎，翼状片，湿疹などに用いられる」とある．

■浮腫に用いる点について，大塚は，9ヵ月の妊婦で下半身の浮腫がひどい者に本処方を用いたところ，浮腫は軽減したが分娩が始まった，麻黄剤を妊婦浮腫に用いると流産することがあると古人も述べていると注意を呼びかけ[28]．麻黄の入ったものを腎臓炎の浮腫に用いて効いた例よりも失敗例が多いという[29]．

■関節炎に用いる点について，大塚[30]は「体力が充分にあって，脈にも腹にも力があり，一体に熱状のある関節炎に用いる．…防已黄耆湯と虚実の差がある．すなわち防已黄耆湯の証は筋肉が軟らかく，しまりのない者を目標にし，この方は筋肉のしまりがよく，充実したものを目標とする」という．

■皮膚疾患に用いる点について，大塚ら[31,32]は，皮膚病を湿性と乾性，陽性と陰性とに分け，越婢加朮湯は，湿性（滲出液の多いもの）で陽証（分泌物濃厚，外観汚く，悪臭あり，結痂を作る）とし，「分泌物があって，局所が湿潤し，浮腫や小便不利や口渇のあるものに用いる」という．

症例

症例1 膝関節痛に防已黄耆湯合越婢加朮湯
（松田邦夫治験）[33]

〔患者〕60歳　女性

〔現病歴〕生来健康．2年ほど前から右膝が腫れて痛むようになった．病院で変形性膝関節症といわれ，数回水を抜いてもらった．痛みは一時的に軽減するが，すぐもとにもどってしまうという．今年になってさらに痛みがひどくなり，正座はもちろんできないし，階段をおりる時に痛むようになった．膝の後が突っ張るともいう．のどが渇くほうで，よくお茶をのむ．夏はひどい汗かき…．

〔身体的所見〕身長158 cm，体重52kg．体格栄養状態はよく，色白である．右膝はかなり腫れているが，触ってもとくに痛みなどはない．…腹診すると非常に過敏で，ほとんど触れることができない．

〔経過〕…防已黄耆湯合越婢加朮湯（煎）を投与．2週間後，階段を降りる時にはまだ具合が悪いが，ずいぶん楽になった．4週間後，9分どおりよくなったという．6週間後，調子がよい．3ヵ月後，膝はすっかりよくなり，しばらく様子をみますと廃薬した．1年3ヵ月後に再診．その後，膝はすっかりよくて，まったく痛まないという．（抄）

症例2 皮膚病の例（大塚敬節治験）[34]

48歳男性．12年前から毎年10月の末になると顔面ことに頸部に発疹が生じ，それが大きいものは拇指頭大程になって，灼熱感があり，額部は凹凸甚だしく一見レプラ患者のようになり，4月頃になると自然によくなるという．越婢加朮湯を投与．3週間の服薬によってほぼ治癒．1年後も再発しない．（抄）

〔注〕本処方を皮膚病に用いることが，いつから始まったかはわからない．『漢方と漢薬』誌では，この例が最初である．

鑑別

1．関節炎
■ 防已黄耆湯（ぼういおうぎとう）

膝関節の腫脹疼痛，関節水腫に用いる．色白で皮肉が軟らかく，俗に水ぶとりと称される中年女性に適応例が多い．疲れやすく汗をかきやすい．

■ 薏苡仁湯（よくいにんとう）

亜急性ないし慢性で，軽度の熱感腫脹があり，越婢加朮湯が無効な例によい．

■ 桂枝加朮附湯（けいしかじゅつぶとう）

亜急性ないし慢性で，痩せ型，胃下垂で冷え症の虚弱者に用いる．

■ 大防風湯（だいぼうふうとう）

関節リウマチで，体力低下し，皮膚栄養状態不良，貧血傾向のある例に用いる．他の処方で治り難いときに用いるとよい．

2．湿疹・皮膚炎
■ 黄連解毒湯（おうれんげどくとう）

炎症が強い皮膚炎で要鑑別．水疱形成，浮腫傾向が認められれば越婢加朮湯，発赤腫脹が主であれば黄連解毒湯を用いる．併用することもある．

■ その他

消風散（しょうふうさん），柴胡清肝湯（さいこせいかんとう）などとの鑑別が必要．

附　記

非ステロイド系抗炎症薬 NSAIDs はシクロオキシゲナーゼ（COX-1，COX-2）を阻害する．その抗炎症作用は COX-2 阻害に基づくプロスタグランジン（PG）合成阻害によるが，同時に，COX-1 阻害により消化管障害，腎障害を起こす可能性がある．麻黄を含む漢方薬でも，鎮痛抗炎症効果とともに消化管障害を起こす例は少なくない．このことから，麻黄も腎障害を引き起こす可能性があると考えられる．また，ネフローゼ症候群など慢性腎障害患者では，腎 PG 産生が亢進し，腎機能維持に重要な役割を担っているが，このような状態で NSAIDs による腎 PG 合成阻害が生じると，腎機能悪化をきたしやすいため，重篤な腎障害患者には NSAIDs は投与禁忌とされる．腎 PG 産生が亢進する病態は，ネフローゼ症候群のほか，うっ血性心不全，腹水をともなう肝硬変なども同様であり，これらの疾患において NDAIDs 投与は必要最小限にとどめるなど，慎重に投与する必要があるとされる．

引用文献

1) 小曽戸洋：漢方一話 処方名のいわれ，26 越婢加朮湯．漢方診療，14(2)：33，1995．
2) 張仲景：元・鄧珍本『金匱要略』，1-15a，復刻版，p.49，燎原書店，1988．
3) 王燾：外台秘要方，16-7b～41a，復刻版，東洋医学善本叢書 4，宋版外台秘要方・上，p.302-319，東洋医学研究会，1981．
4) 王燾：外台秘要方，16-22a～b，復刻版，東洋医学善本叢書 4，宋版外台秘要方・上，p.309，東洋医学研究会，1981．
5) 尾台榕堂：類聚方広義，近世漢方医学書集成 57 巻（大塚敬節，他編），p.146-148，名著出版，1980．
6) 浅田宗伯：雑病論識，近世漢方医学書集成 98 巻（大塚敬節，他編），p.179，名著出版，1982．
7) 大塚敬節・主講：臨床応用金匱要略解説，p.131，創元社，1979．
8) 孫思邈：備急千金要方，15-15b，復刻版，東洋医学善本叢書 10，宋版備急千金要方・中，p.418，オリエント出版社，1989．
9) 孫思邈：備急千金要方，7-11a，復刻版，東洋医学善本叢書 9，宋版備急千金要方・上，p.609，オリエント出版社，1989．
10) 張仲景：元・鄧珍本『金匱要略』，2-10a，復刻版，p.97，燎原書店，1988．
11) 王叔和：脈経，8-9a～b，影宋版脈経，東洋医学善本叢書 7，p.79，東洋医学研究会，1981．
12) 張仲景：元・鄧珍本『金匱要略』，2-9b～2-10b，復刻版，p.96-98，燎原書店，1988．
13) 大塚敬節・主講：金匱要略講話，p.335，創元社，1979．
14) 王燾：外台秘要方，20-23a～b，復刻版，東洋医学善本叢書 4，宋版外台秘要方・上，p.389，東洋医学研究会，1981．
15) 張仲景：元・鄧珍本『金匱要略』，2-11b，復刻版，p.100，燎原書店，1988．
16) 多紀元簡：金匱要略輯義，近世漢方医学書集成 43 巻（大塚敬節，他編），p.513-515，名著出版，1980．

17) 有持桂里：校正方輿輗, 近世漢方医学書集成 86 巻（大塚敬節, 他編), p.466-468, 名著出版, 1982.
18) 浅田宗伯：勿誤薬室方函口訣, 近世漢方医学書集成 96 巻（大塚敬節, 他編), p.205, 名著出版, 1982.
19) 大塚敬節・主講：金匱要略講話, p341-343, 創元社, 1988.
20) 張仲景：元・鄧珍本『金匱要略』, 2-12a, 復刻版, p.101, 燎原書店, 1988.
21) 王燾：外台秘要方, 20-23a〜b, 復刻版, 東洋医学善本叢書 4, 宋版外台秘要方・上, p.389, 東洋医学研究会, 1981.
22) 張仲景：元・鄧珍本『金匱要略』, 2-11b, 復刻版, p.100, 燎原書店, 1988.
23) 浅田宗伯：勿誤薬室方函口訣, 近世漢方医学書集成 96 巻（大塚敬節, 他編), p.205, 名著出版, 1982.
24) 大塚敬節, 矢数道明, 清水藤太郎：漢方診療医典, 第 6 版, p.326-327, 南山堂, 2001.
25) 有持桂里：校正方輿輗, 近世漢方医学書集成 86 巻（大塚敬節, 他編), p.488, 名著出版, 1982.
26) 尾台榕堂：類聚方広義, 近世漢方医学書集成 57 巻（大塚敬節, 他編), p.146-148, 名著出版, 1980.
27) 大塚敬節, 矢数道明, 清水藤太郎：漢方診療医典, 第 6 版, p.326, 南山堂, 2001.
28) 大塚敬節：症候による漢方治療の実際, 第 5 版, p.183-184, 南山堂, 2000.
29) 大塚敬節, 他：漢方と漢薬, 9(9)：42-53, 1942.
30) 大塚敬節：症候による漢方治療の実際, 第 5 版, p.440, 南山堂, 2000.
31) 大塚敬節, 矢数道明, 清水藤太郎：漢方診療の実際, 改訂第 1 版, p.269, 南山堂, 1954.
32) 大塚敬節, 矢数道明, 清水藤太郎：漢方診療医典, 第 6 版, p.279, p.286, 南山堂, 2001.
33) 松田邦夫：症例による漢方治療の実際, p.222-224, 創元社, 1992,
34) 大塚敬節：漢方と漢薬, 2(3)：65-68, 1935,

8 黄耆建中湯
ogikenchuto

製品番号：98

〔構成生薬〕
桂皮，芍薬，甘草，生姜，大棗，黄耆，膠飴

処方の特徴

1 処方概要

　黄耆建中湯は，体力低下して疲労倦怠感を訴える者の諸症状に用いる漢方薬である．とりわけ"自汗"（自然に出る汗が多い状態），"盗汗"（寝汗）および皮膚症状を使用目標とする．

　構成生薬は小建中湯に黄耆を加えた処方である．幕末の考証学派である喜多村直寛は，黄耆建中湯を「中外両虚を建立す」[1]（身体の内外ともに虚弱な状態を改善する）とし，大塚敬節は，「小建中湯が裏急を目標とするのに対して，この処方は表裏の虚損を目標として黄耆を加えた」[2]という．

　黄耆はマメ科のキバナオウギ Astragalus membranaceus Bunge または A.mongholicus Bunge (Leguminosae)の根茎[3]である．伝統医学的視点では，薬能として，『神農本草経』に「味甘にして微温．…癰疽久敗の瘡，膿を排し，痛みを止め，大風癩疾，五痔，鼠瘻を治す．虚を補い，小児の百病を治す」[4]とあり，吉益東洞の『薬徴』[5]には「肌表の水を主治するなり．故に能く黄汗，盗汗，皮水を治す．又，旁ら身体腫あるいは不仁を治す」とある．『漢方診療医典』[6]には「止汗，利尿，強壮剤で，体表の水毒を去る．虚弱者，栄養不良，自汗，盗汗，体腫，小便不利に用いる」とある．薬理学的には[7-9]，血圧下降作用（GABAおよび黄耆のサポニン成分による），利尿作用，抗炎症・抗アレルギー作用，免疫賦活作用，抗腫瘍作用，強壮作用，抗菌作用，記憶改善作用，抗酸化作用などが報告される．

2 使用目標と応用（表1）

　本処方は，虚弱体質者や虚弱児の体質改善，大病後や手術後の体力回復のほか，湿疹，アトピー性皮膚炎，慢性中耳炎，寝汗などにも応用される．

　多くは痩せ型で，皮膚粘膜の栄養状態が悪いこと，汗をかきやすかったり寝汗をかいたりすると訴える場合が多いこと，ときに過敏性腸症候群をともない疝痛性腹痛があること，腹診で腹直筋攣急または腹部軟弱〔多くは心窩部拍水音（振水音）をともなう〕であることなどを使用目標とする．慢性的な疲労倦怠感，消化器症状（もたれ，腹満感，便秘

表1　黄耆建中湯の使用目標と応用

- ■ 応　用
  - ・虚弱体質者・虚弱児の体質改善，大病後・手術後の体力回復，湿疹，アトピー性皮膚炎，慢性中耳炎，寝汗，過敏性腸症候群　など
- ■ 症　候
  - ・疲労倦怠感，かぜをひきやすく治りにくい，腹痛（疝痛性），腹部膨満感，便秘または下痢
  - ・皮膚粘膜の栄養不良，発汗しやすい，寝汗
- ■ 腹部所見
  - ・腹直筋緊張または腹部軟弱．多くは心窩部拍水音（振水音）をともなう
- ■ 体　質
  - ・虚弱，痩せ型

または下痢など），かぜをひきやすく治りにくいなどの症状をともなうことも多い．

論　説

1 原　典
張仲景『新編金匱方論』（＝『金匱要略』）巻上・血痺虚労病脈証并治第六[10]

〔条文〕虚労裏急，諸の不足は，黄耆建中湯之を主る（小建中湯の内に黄耆一両半を加う．余は上法に依る）．

〔大意〕虚労で体力が非常に低下して腹が突っ張り，（体力，気力など）諸々が足りない状態は，黄耆建中湯の主治である．

〔解説〕この主治文は簡単過ぎてよくわからない上に，薬味の記載もない．宋代の林億らが『金匱要略』を編集刊行した際の注が前記（ ）内の文で，これにより黄耆建中湯は小建中湯に黄耆を加えたものとわかる．また，この条の直前に小建中湯の条文があり，方後の林億注には『備急千金要方』巻19小建中湯条[11]を引用するが，その末尾に「六脈俱に不足，虚寒乏気，少腹拘急，羸瘠百病，名づけて黄耆建中湯と曰う」とある．真柳[12]は，「この文は『備急千金要方』や同文を記す『肘後方』巻4に見えず，引用典拠不明であるが，林億らは黄耆建中湯の主治の一部と考えたらしい．そこで，黄耆建中湯の主治は，"虚労裏急，諸不足"と出典不明の"六脈俱に不足，虚寒乏気，少腹拘急，羸痩百病"になろう」という．後者の大意は，「全身の脈のどれも気血が不足しており，虚弱な冷え症で元気がなく，下腹痛が起こりやすく，非常に痩せている諸病に用いる」ということか．

2 中国医書の記載（筆者書き下し）
■『備急千金要方』（唐代，孫思邈）巻19腎臓・補腎第8[13]には『金匱要略』と同文がある．その直前にある小建中湯条方後の林億注[11]に

黄耆建中湯への言及があることは前述した．巻17肺臓・肺虚実第2の小建中湯条方後の林億注[14]にも黄耆建中湯への言及があるが，症候の記載はない．

■『外台秘要方』には，『金匱要略』と同文を『集験方』からの引用として黄耆建中湯を収載した後に，同薬味で分量を異にする『古今録験』黄耆湯を載せ，「虚労，裏急，少腹に引きて絞痛し，極まれば攣して卵腫縮み，疼痛するを主るの方」として記載される[15]．

■『太平恵民和剤局方』巻5諸虚門・黄耆建中湯[16]には，「男子女人，諸虚不足，小腹急痛，脇肋䐜脹，臍下虚満，胸中煩悸，面色萎黄，唇口乾燥，少力身重，胸満短気，腰背強痛，骨肉酸疼，行動喘乏，飲食すること能わず，或は労傷過度に因り，或は病後に常に復せざるに因る．並びに宜しく之を服すべし」とある．

■『三因極一病証方論』『厳氏済生方』『小児薬証直訣』『明医雑著』『医学正伝』『万病回春』には記載を見いだせなかった．

3 江戸時代医家の論説（筆者意訳）
■曲直瀬道三（1507-94）らの『衆方規矩』自汗盗汗門附録[17]には，「体表部が虚して自汗が止まらない者を治す．陽虚が甚だしい者にもっともよく用いる．…按ずるに，盗汗に当帰六黄湯を用い，自汗に黄耆建中湯を用いるのは常套手段であるが，これだけでは不十分である．…盗汗して悪寒し下肢が冷える者は陽虚に属す．黄耆建中湯に附子を加えて用いる」という．

■北尾春圃（1658-1741）の『当壮庵家方口解』[18]には，「〇表虚を実すると云うのが，この処方の主旨であり，汗を止める主薬である．気虚を治すので気虚の人が保養に飲んでもよい．このときは人参を加えることもある．…〇汗が出て止まらないときに必ず用いる．悪風，自汗によい．…小柴胡湯に合方するこ

ともある」という．次に「○腹痛が長く続いて止まない人に膠飴を加えて治したことがある」とし，「○霍乱吐瀉（＝食中毒などによる嘔吐下痢）の後，手足が冷え，眼のひとみが弱く，発汗するときに，人参を加えて効果を得たことがある．○婦人産後で，ぶらぶらして無力な者に用いることがある．人参を加えたり，あるいは養生薬に本処方をそのまま用いることもある．○男女ともにブラブラ煩いに何を用いてもはかどらないというときに，この処方で功をえたことがある」と，病後の体力低下などによいという．このほか，「熱病で汗が出て止まないときには補中益気湯と合方で用いる」，「"弱き面風"（＝軽い顔面皮膚炎?）や手指の痺れに用いる」，「皮膚化膿で膿瘍がつぶれて薄い膿が出るのは虚であり，補中益気湯加減，黄耆建中湯加当帰，白朮，木香，人参，あるいは十全大補湯を用いる」などの記載がある．

■香月牛山（1656-1740）の『牛山方考』[19]には，「黄耆建中湯は，男女ともに諸虚不足し下腹部急痛するものを治す妙剤である．…胃腸が虚弱で様々な薬が効かないときに用いる．…"淋病"（＝尿が出しぶる病気：膀胱炎，尿路結石など）で陰茎が強く引きつれるように痛んで耐え難い者，慢性下痢で裏急後重（テネスムス）があって急痛する者，脱肛や痔で痛みの強い者，あるいは月経痛で月経のくる前から長く痛むものなど，いっさいの疼痛性疾患で痛みが強く急なものに用いると，一二服で百発百中である」とある．『牛山活套』[20]には，「腹痛で虚に属する者は六君子湯に木香，炮姜，良姜を加えて用いるが，虚痛が止みがたいときには黄耆建中湯を用いる」，「"淋病"で，諸薬を用いて効がなく痛みが甚だしくてたえきれず，大声を出して暴れるほどのものに黄耆建中湯を用いてみよ．"其の効，神の如し"．…これは，自分の発明で世間の医者の知らない所である．秘すべし」という．

■吉益東洞（1702-73）の『方極』[21]には「盗汗，或は汗出ること多く，或は身重く，或は不仁する者，黄耆建中湯之を主る」とある．『類聚方』[22]，『方機』[23]もほぼ同じである．

■津田玄仙（1737-1809）の『療治経験筆記』[24]には，「人参養栄湯を諸病に用いる目的は，①毛髪堕落，②顔色無澤，③忽々健忘，④只淡不食，⑤心悸不眠，⑥周身枯渋，⑦爪枯筋涸である．黄耆建中湯を用いる目的もやはり人参養栄湯の目的とほぼ同じである．…人参養栄湯，十全大補湯，帰脾湯の類は皆，後人が仲景の黄耆建中湯に倣って組立てた処方である．構成する薬味は異なるが主旨は同じである」という．また，下痢で肛門が痛むときに，黄耆建中湯に木香，当帰を加えて用いるという[25]．これは黄耆建中湯と当帰建中湯の併用である帰耆建中湯に近い．

■百々漢陰（1776-1839）・百々鳩窓（1808-78）の『梧竹楼方函口訣』[26]には，「黄耆建中湯の証が真の虚労と云う者である．…ただ諸々の不足と云って元気の虚労したものだ．目当てとする処は，裏急（腹痛），行動喘乏（体動時の喘鳴と息切れ），腰背胸の痛みなどの症状があることである．…また生まれつき虚弱な人で，かぜをひきやすい者にも，この処方を用いてよい」という．

■尾台榕堂（1799-1870）の『類聚方広義』黄耆建中湯・頭註[27]には，「黄耆建中湯に当帰を加えて耆帰建中湯と名づける．諸の瘍，膿潰の後，なかなか治らず，体力がなくなって痩せ，煩熱，自汗盗汗し，稀い膿が止まらず，新しい肉が盛り上がってこない者を治す．もし悪寒下痢して四肢が冷える者には，さらに附子を加える」という．耆帰建中湯は帰耆建中湯とも呼ばれ，難治性の皮膚疾患などに応用される．

■浅田宗伯（1815-94）の『勿誤薬室方函口訣』[28]には，「この処方は，小建中湯の中気不足，腹裏拘急という症候を主として，それに

さらに諸虚不足の徴候を帯びているので黄耆を加えたものである．仲景が黄耆を使うときは大抵，表托止汗祛水（体表部の汗を止め水毒を除く）という目的である．この処方も外体（体表部）の不足を目的とする者と知るべきである．この処方は，虚労の症で，腹皮が背に貼りつくように痩せて，熱がなく咳する者に用いるが，微熱がある者，汗が出る者，汗が無い者のすべてに用いる」という．

4 近年の論説 （筆者抄録）

- 『漢方診療医典』[29)]には，「小建中湯証で，更に虚状のものを目標とし，盗汗のひどいもの，慢性中耳炎，痔瘻，癰，寒性膿瘍，下腿潰瘍，るいれき，カリエスなどに用いられる」という．
- 大塚敬節（1900-80）の『症候による漢方治療の実際』[30)]では，盗汗・多汗，皮膚潰瘍など，化膿症，精神異常（笑いのやまないもの），腎膀胱結石などの項に記載が見られる．
- 矢数道明（1905-2002）の『臨床応用漢方処方解説』[31)]には，「小建中湯証に似ているが，表裏ともに虚し，さらに虚状の甚だしい場合に用いる．あるいは盗汗が多く，あるいは腹痛が甚だしく，あるいは雑病のうち，痔瘻，癰疽，慢性中耳炎，カリエス，流注膿瘍，慢性潰瘍などのときには黄耆を加えて用いる．黄耆は皮膚の栄養を助け，盗汗を止め，肉芽を生じ，化膿を止める作用がある」という．

症　例

症例1 虚弱児（大塚敬節治験）[32)]

5歳の男子．体は丈夫でなく，色の白い，軟らかく肥った子供で，夏でも冬でも時々風邪を引く．風邪を引くと熱が出やすく，すぐに鼻水が出て咽喉に痰がからまり，咳も喘咳ではないが，ポツポツと出る．盗汗もあり，夜尿もする．体を丈夫にし，風邪を引かないようにしてくれという．食欲，大便は普通．聴診上ラ音および気管支カタルの徴候はない．腹直筋の拘攣や胸脇苦満もなし．はじめ人参湯を用いるも効無し．黄耆建中湯を与えて全快した．色白く，水肥りであることは黄耆を用いる場合の目標である．（抄）

症例2 蕁麻疹と湿疹に黄耆建中湯合人参湯（松田邦夫治験）[33)]

〔患者〕45歳　主婦

〔初診〕X年1月

〔現病歴〕湿疹は前胸部からあごの下，両肩にかけて，小丘疹ができてかゆい．約6年前からで皮膚科ではにきびの一種といわれた．それよりも，1ヵ月前から蕁麻疹がでてきた．夜になるととくに大腿後面の皮膚が地図上に腫れてくる．抗ヒスタミン剤を飲むとおさまる．ほかに最近月経が不順で肩がこり，のぼせやすく，動悸，発汗があり，産婦人科でホルモンのアンバランスといわれた．胃が悪く，食後みぞおちと右肩背部とが痛む．食後歩くと腹が痛む．大便1日3行．軟便で下痢しやすい．朝は起きられないし，夜も眠い．非常に疲れやすく，時々貧血を起こす．なにしろ汗をかきやすい．足が冷える．

〔身体的所見〕身長152cm，体重41kg．顔色悪く，脈沈小．舌は乾燥して舌苔なく，しみるという．夜間排尿はない．右下腹腸骨上窩に軽度の圧痛があるほか，腹診で著変はない．

〔経過〕柴胡桂枝湯加茵蔯を投与．2ヵ月後の再診時，蕁麻疹がひどくなって抗ヒスタミン剤を毎晩飲んでいるという．月経があったという．これ以後毎月規則正しくきている．それ以外の症状は変化がない．そこで考えた．腹状はそれほど虚していないようであるが，ひどく疲れるというから，明らかに虚労であり，まずこれから治してみようと，黄耆建中

湯を与える．3月，なお下腹満痛，下痢．舌の乾きを訴える．…そこで前方に人参湯を合方する．4月下旬，大変具合がよい．蕁麻疹がでなくなったほか，湿疹も消失．「湿疹は長年かかると皮膚科でいわれていたのに，すっかりよくなってうれしい」と本人はいう．下腹痛，食後腹痛もだいぶよいが，まだ汗をかきやすい．前方続服．（抄）

鑑　別

■ 小建中湯
　虚弱者の強壮剤的使用法で要鑑別．腹痛が主であれば小建中湯，皮膚粘膜などの虚弱体質改善が主であれば黄耆建中湯．

■ 当帰建中湯
　虚弱者の腹痛，過敏性腸症候群で要鑑別．月経痛，痔疾であれば当帰建中湯．

■ 桂枝加芍薬湯
　過敏性腸症候群で要鑑別．腹痛が主であれば桂枝加芍薬湯．虚弱体質改善，発汗異常改善には黄耆建中湯．

■ 補中益気湯
　多汗，寝汗，虚弱体質改善，慢性疲労で要鑑別．補中益気湯では腹痛はない．補中益気湯でも胃腸障害を起こすときには黄耆建中湯．

■ 十全大補湯
　慢性疲労，虚弱体質で要鑑別．十全大補湯では腹痛はなく，皮膚粘膜枯燥．発汗異常に用いることはまれ．

■ 柴胡桂枝乾姜湯
　寝汗で要鑑別．柴胡桂枝乾姜湯では微熱をともなうことがあり腹痛はない．

引用文献

1) 喜多村直寬：金匱要略疏義, 2-15b, 近世漢方医書集成 90 巻（大塚敬節, 他編）, p.272, 名著出版, 1982.
2) 大塚敬節：金匱要略の研究, たにぐち書店, p.196, 1996.
3) 厚生労働省：第 16 改正日本薬局方, p.1457, 2011.
4) 森立之：神農本草経, 復元本, 近世漢方医学書集成 53 巻（大塚敬節, 他編）, p.65, 名著出版, 1981.
5) 吉益東洞：薬徴, 近世漢方医学書集成 10 巻（大塚敬節, 他編）, p.50, 名著出版, 1979.
6) 大塚敬節, 矢数道明, 清水藤太郎：漢方診療医典, 第 6 版, p.405, 南山堂, 2001.
7) 鳥居塚和生：モノグラフ 生薬の薬効・薬理, p.9-20, 医歯薬出版, 2003.
8) 北川勲, 金城順英, 桑島博, 三川潮, 庄司順三, 滝戸道夫, 友田正司, 西岡五夫, 野原稔弘, 山岸喬：生薬学, 第 8 版, p.318-320, 廣川書店, 2011.
9) 木村孟淳, 他編：新訂生薬学, 改訂第 7 版, p.66-67, 南江堂, 2012.
10) 張仲景：元・鄧珍本『金匱要略』, 1-17a, 復刻版, p.53, 燎原書店, 1988.
11) 孫思邈：備急千金要方, 19-22b～23a, 復刻版, 東洋医学善本叢書 10, 宋版備急千金要方・中, p.726-727, オリエント出版社, 1989.
12) 真柳誠：漢方一話 処方名のいわれ, 92 黄耆建中湯. 漢方医学, 25(2)：37, 2001.
13) 孫思邈：備急千金要方, 19-23b, 復刻版, 東洋医学善本叢書 10, 宋版備急千金要方・中, p.728, オリエント出版社, 1989.
14) 孫思邈：備急千金要方, 17-13a, 復刻版, 東洋医学善本叢書 10, 宋版備急千金要方・中, p.555, オリエント出版社, 1989.
　※「『肘後』は, 黄耆, 人参各二両を用い, 黄耆建中湯と名づく」とある.
15) 王燾：外台秘要方, 17-32b～17-33a, 復刻版, 東洋医学善本叢書 4, 宋版外台秘要方・上, p.335-336, 東洋医学研究会, 1981.
16) 陳師文, 他：増広太平恵民和剤局方, 05-08a, 和刻漢籍医書集成第 4 輯（小曽戸洋, 他編）, p.89, エンタプライズ, 1988.
17) 曲直瀬道三・原著, 曲直瀬玄朔・増補：医療衆方規矩, 近世漢方医学書集成 5 巻（大塚敬節, 他編）, p.180-181, 名著出版, 1979.
18) 北尾春圃：当壮庵家方口解, 近世漢方医学書集成 80 巻（大塚敬節, 他編）, p.257-266, p.67, p.384, p.453, 1983.
19) 香月牛山：牛山方考, 近世漢方医学書集成 61 巻（大塚敬節, 他編）, p.266-269, 名著出版, 1981.
20) 香月牛山：牛山活套, 近世漢方医学書集成 61 巻（大塚敬節, 他編）, p.372, p.496, 名著出版, 1981.
21) 吉益東洞：方極, 近世漢方医学書集成 12 巻（大塚敬節, 他編）, p.461, 名著出版, 1980.
22) 吉益東洞：類聚方, 近世漢方医学書集成 12 巻（大塚敬節, 他編）, p.138, 名著出版, 1980.
23) 吉益東洞：方機, 近世漢方医学書集成 12 巻（大塚敬節, 他編）, p.371, 名著出版, 1980.

24) 津田玄仙:療治経験筆記, 近世漢方医学書集成 73 巻（大塚敬節, 他編）, p.415-416, 名著出版, 1983.
25) 津田玄仙:療治経験筆記, 近世漢方医学書集成 73 巻（大塚敬節, 他編）, p.459, 名著出版, 1983.
26) 百々漢陰, 百々鳩窓:梧竹楼方函口訣, 復刻版, p.144, 春楊堂書店, 1976.
27) 尾台榕堂:類聚方広義, 近世漢方医学書集成 57 巻（大塚敬節, 他編）, p.88-89, 名著出版, 1980.
28) 浅田宗伯:勿誤薬室方函口訣, 近世漢方医学書集成 96 巻（大塚敬節, 他編）, p.82, 名著出版, 1982.
29) 大塚敬節, 矢数道明, 清水藤太郎：漢方診療医典, 第 6 版, p.357, 南山堂, 2001.
30) 大塚敬節：症候による漢方治療の実際, 第 5 版, p.54-55, p.123, p.141, p.511, p.724, 南山堂, 2000.
31) 矢数道明：臨床応用漢方処方解説, 増補改訂版, p.287, 創元社, 1981.
32) 大塚敬節：大塚敬節著作集, 第 6 集, p.12-13, 春陽堂, 1981.
33) 松田邦夫：症例による漢方治療の実際, p.340-341, 創元社, 1992.

9 黄連解毒湯
orengedokuto

製品番号：15

〔構成生薬〕
黄連, 黄芩, 黄柏, 山梔子

処方の特徴

1 処方概要

　黄連解毒湯は, 炎症, 充血, 出血, 興奮などのあるときに用いる漢方薬である. その応用は多岐にわたり, 顔がのぼせて赤いような状態, あるいはアトピー性皮膚炎で赤味の強い状態, 飲酒後の赤い顔などに用いられ, そして原典では高熱を出して意識障害を起こしている状態に用いている.

　古典的漢方では, これらの症状を"火"あるいは"熱"と表現する. "火"("熱")には"実火"("実熱")と"虚火"("虚熱")とがあり, "実火"とは, "瀉剤"を用いるべき"火"であり, "補剤"を用いるべき"虚火"と対比される. "火"とは, 火が象徴するような病態, すなわち炎症, 発熱, 熱感, 充血, 興奮などを含むと考えられる.

　黄連解毒湯は, "実熱実火を治す"(香月牛山)とされ, "瀉剤"であり, "冷やす"薬である. すなわち, 抗炎症作用, 鎮静作用, 止血作用などを有すると考えられる.

　この処方は, 黄連, 黄芩, 黄柏, 山梔子の4味からなる. 4種とも苦味の強い生薬である. 黄連, 黄芩は瀉心湯類(三黄瀉心湯, 半夏瀉心湯など)と共通である. 黄連解毒湯と瀉心湯類は, 使用法の点でも類似する.

　黄連は, キンポウゲ科セリバオウレンの根茎で, 中枢抑制・平滑筋収縮・健胃・鎮痙作用, 抗菌・抗炎症・止血・止瀉などの作用がある (105. 半夏瀉心湯 参照). 黄芩は, シソ科コガネバナの根で, 抗炎症, 抗アレルギー, 胆汁分泌促進, 抗菌, 胃液分泌抑制などの作用などがある (105. 半夏瀉心湯 参照). 黄柏, 山梔子については附記1, 2 (p.54〜55) を参照のこと.

2 使用目標と応用 (表1)

　黄連解毒湯は, 皮膚の炎症や出血(皮膚炎, 湿疹, 蕁麻疹, 皮膚瘙痒症など), 粘膜の炎症や出血(鼻出血, 下血—痔出血, 胃炎, 口内炎など), 精神神経症状(自律神経失調症, 神経症, 不眠症, のぼせ, 動悸, めまいなど)に用いられ, また高血圧症(その随伴症状)にも有用とされる.

　使用目標となる症候としては, 顔面充血,

表1　黄連解毒湯の使用目標と応用

- ■ 応　用
  - ・皮膚炎, 湿疹, 蕁麻疹, 皮膚瘙痒症
  - ・鼻出血, 下血(痔出血)
  - ・自律神経失調症, 神経症, 不眠症, のぼせ, 動悸, めまい
  - ・胃炎, 口内炎
  - ・高血圧症　など
- ■ 症　候
  - ・顔面充血, のぼせ感, 興奮, 不安焦燥感, 動悸, 不眠, めまい, 頭痛, 耳鳴, 胸やけ(胃酸逆流), 口内炎, 鼻出血, 痔出血　など
- ■ 体　質
  - ・中等度以上

のぼせ感，興奮，不安焦燥感，動悸，不眠，めまい，頭痛，耳鳴，胸やけ（胃酸逆流），口内炎，鼻出血，痔出血などが挙げられる．

適応となる体質は，中等度以上である．胃腸虚弱者には用いない．

副作用として，腸間膜静脈硬化症に注意する必要がある（15. 加味逍遙散 附記1参照）．

論説

1 原典
王燾『外台秘要方』巻第一・傷寒崔氏方[1]
（p.55 附記3参照）

〔条文〕前軍督護劉車なる者，時疾を得て三日，已に汗して解す．酒を飲むに因りて，復た劇しく苦しみ，煩悶，乾嘔，口燥，呻吟，錯語して臥するを得ず．余，思いて此の黄連解毒湯の方を作る．（処方内容など一部省略）一服して目明らけく，再服して粥を進む．此において漸く差ゆ．余，以て，凡そ大熱盛んにして，煩嘔，呻吟，錯語して眠るを得ざるを療するに，皆佳し．語を伝えて，諸人，之を用いて亦た効あり．此れ，熱毒を直解し，酷熱を除く．必ずしも酒を飲みて劇しき者にはあらず．（以下略）

〔大意〕前軍督護（官職名）の劉車という者が，流行性の病気に罹患して3日，発汗によって，おおよそは治った．ところが，酒を飲んだために，また激しく苦しみだした．悶え苦しみ，吐き気が強く，口内は乾燥し，うめき声を挙げて，うわごとを言い，じっと寝ていることができない．そこで私（崔知悌）は，考えるところがあって，この黄連解毒湯を作った．一服すると，目が開き，二服目を飲ませて粥を進めた．これでようやく治癒に向かった．自分は，この処方を，非常に高熱で煩嘔，呻吟，うわごとを言って眠らない点を目標として治療に用いているが，皆よくなる．これを伝え聞いた人々も用いて効果があった．本方は熱毒を直解して酷熱を除くが，必ずしも飲酒で悪化した者に限らない．

〔解説〕ここでは，高熱をともなう急性疾患に用いている．症候性脳症状か．

2 中国医書の記載
■ 南宋代の『仁斎直指方』（楊士瀛，1264年成立）[2,3]，金代の『宣明論方』[4]（劉完素，1172年成立）には『外台秘要方』に似た記載がある．

■ 『儒門事親』〔張従正（子和）〕[5]には，小児の"瘡疱"（水泡形成性皮膚炎），"癮疹"（湿疹？ 蕁麻疹？）などに用いるとの記載がある．

■ 明代初期の『玉機微義』（劉純，1396年成立）巻10火門・黄連解毒湯[6]には，「一切の火熱毒，狂躁，煩心，口燥咽乾，熱勢の甚だしき者，及び吐下後，熱解せず，而して脈洪，喘急，鄭声，目赤く睛疼き，燥渇するを治す」とあり，眼球の充血などの症状が加わっている．"鄭声"は，ここでは譫語（うわごと）の意か．

■ 虞搏の『医学正伝』[7]には，「傷寒，大熱止まず，乾嘔，煩渇，錯語，呻吟，安臥するを得ざるを治す」という．また，火熱門[8]には，「丹渓曰く，陰虚火動は治し難し．実火は瀉すべし．黄連解毒湯の類なり．○虚火は補うべし」と，実火と虚火についての説明がある．

■ 薛己の『外科枢要』[9,10]には，「瘡瘍，焮痛，煩躁，冷を飲み，脈洪数，或いは狂言を発するを治す」とある．"焮痛"は，焼け付くような強い痛みのこと．また，『保嬰撮要』[11]には，「疹毒，吐血，乾嘔するを治す」とある．小児の皮膚感染症に用いたように思われる．

3 江戸時代医家の論説（筆者意訳）
■ 曲直瀬道三（1507-94）らの『衆方規矩』傷寒門・黄連解毒湯[12]には，「"傷寒"（重篤な急性発熱性感染症）で，高熱が続き，"乾嘔"（吐こうとするが何もでない），強い口渇があり，うわごとを言って呻吟し，眠らないもの

を治す．あるいは，発汗剤，催吐剤，瀉下剤を使用した後も解熱せず，諸々の遷延性の"熱"（"積熱"）で，"実火"に属する者に大いに効果がある」とする．

■長沢道寿（?-1637）は『医方口訣集』[13]で，まず，この処方を「三焦の実火を瀉す」とする．「三焦の実火」とは全身性炎症の意であろう．次に，「4つの構成生薬がいずれも甚だ苦くて飲みにくいので，他の処方と併用するほうがよい．水毒（"痰"）の徴候があれば二陳湯，"血病"（女性の不正性器出血などか？）の徴候があれば四物湯，"気虚"（胃腸虚弱で体力気力が低下した状態）であれば四君子湯などと合方する」という．また，極度に体力の低下した者に用いてはならないという．

■香月牛山（1656-1740）は『牛山方考』[14]で，「この方は，実熱実火を治する通用の剤なり」とし，「"傷寒"で，汗吐下の後に，熱が退かない病状を治す剤である」と述べ，『医方口訣集』に似た説明がある．

■有持桂里（1758-1835）は『校正方輿輗』癇・癲・狂・驚悸・不寐・健忘・奔豚門[15]で，「おかしい事もないのに，しきりに笑う（おかしがる）のは，"癇"（神経症？）であって，"心火が燃えている"のである．黄連解毒湯で，その"焔を撲つ"（火を消す）ならば自然によくなる」という．

■浅田宗伯（1815-94）は『勿誤薬室方函口訣』[16]で，「この処方は，胸中の熱邪を清解する聖剤である．一名を"倉公の火剤"と称する．…大熱があって下痢する者，"痧病"（コレラ[17]）などの"熱毒が深くて下痢する者"（＝感染性下痢で炎症が強く発熱する者）を治す．…この処方はまた，酒毒を解するに妙である．『外台秘要方』の文を熟読すべきである」という．コレラに用いるという点は，現代では無理であろう．

4 最近の論説

■『漢方診療医典』[18]には，「本方は陽実証の薬方で皆消炎の剤を以て成り立ち，充血を去り，精神の不安を除く効がある．また諸熱性病の経過中に用いて，日数を経過した残余余熱を解する．患者は炎症，充血による精神不安，煩悶を訴え，尿が赤く，あるいは諸出血を来し，脈は沈で力があり，心下部が痞えて抵抗がある．…諸熱性病，喀血，吐血，衄血，下血，脳充血，ノイローゼ，精神病，血尿，皮膚瘙痒症などに応用される」とある．

■大塚敬節（1900-80）の『症候による漢方治療の実際』[19]では，発熱，不眠，のぼせ，心悸亢進（動悸），高血圧症，唾液が口にたまる，めまい，結膜充血・結膜出血・眼底出血，口内炎・舌炎，湿疹・蕁麻疹などの症候に用いるという記載が見られる．

症 例

症例 人参の副作用（薬疹）に黄連解毒湯
（松田邦夫治験）[20]

昭和41年頃，当時私（松田邦夫）の父・松田権六は70歳だったと思う．…父から電話があり，体に湿疹ができてかゆくて仕方がないので見にきてくれという．すぐに飛んでいってみると驚いた．ほとんど全身に大小の赤い発疹ができている．…わずかに隆起しており，ひっかき傷で血がにじんでいる．…夜も眠れず，母を起こして背中をかかせるという．…朝鮮人参のエキスを主剤とする薬をもらったので飲んだところ，半日ばかりのうちに発疹してきたという．…皮膚科医のところへ連れて行った．…薬疹だねといってステロイド軟膏をたくさんくれた．…朝鮮人参はただちに中止した．全部で1日も飲まなかったと思う．しかし，この湿疹はその後も頑強に増え続けた．…11ヵ月が経過した後に，ようやく最後の湿疹がなくなった．…それから

10年ほど過ぎて…ある日また電話で呼び出されて行ったところ，あの悪夢が再現しつつあったのである．すでに体中に赤い発疹が十数ヵ所に見られる．…今度は朝鮮人参のお茶をもらった．お茶ならよかろうと思って飲んだところ，この始末であるという．…父は元来丈夫で，陽実証である…．黄連解毒湯を投与する．この薬を煎じ，1日量の半分を夕食前に飲む．この夜熟睡し，翌朝起きると湿疹はほとんど消えているのを見て驚きかつ喜ぶ．24時間後に湿疹はまったく消失した．…その後，朝鮮人参を単独で飲むことはなかったが，半夏瀉心湯（朝鮮人参を含むが黄連解毒湯の一部も含む）などはいくら飲んでも平気であった．（抄）

鑑別

1．湿疹・蕁麻疹・アトピー性皮膚炎など
■ 温清飲，柴胡清肝湯

温清飲は，局所の熱感，赤みとともに乾燥傾向が顕著な例に用いる．黄連解毒湯は，炎症が強く，局所の赤み，熱感が著しい例に用いる．慢性例には柴胡清肝湯（温清飲加減方である）がよい．

■ 消風散

粘稠な分泌物と痂皮形成をともなう例に用いる．腫脹や発赤は強くない．併用可．

■ 越婢加朮湯

皮膚炎で要鑑別．腫脹，浮腫が強く，水疱形成傾向のある例に用いる．黄連解毒湯は発赤，熱感が強い．併用可．

2．熱感（ほてり）・興奮・不眠・更年期症候群
■ 三黄瀉心湯

急性例では三黄瀉心湯を飲んで腹痛下痢する例に黄連解毒湯を用いる．慢性例では便秘があれば三黄瀉心湯を用いる．

■ 女神散

更年期症候群，あるいは産褥期の自律神経失調症などで，急激な熱感，顔が真っ赤になる，動悸，興奮，不眠，不安焦燥などは共通する．女神散のほうが，やや慢性例によい．鑑別困難な例も多い．併用可．

■ 加味逍遙散

更年期症候群などで，ホットフラッシュ，発汗などで要鑑別．加味逍遙散は，やや虚弱で抑うつ傾向の者に用いる．黄連解毒湯は興奮傾向．併用可．

Evidence

■ 抗炎症作用とその活性成分

〔概要〕Oshimaら[21]によれば，黄連解毒湯の構成生薬および成分について，マウスのマクロファージ様細胞系列J774.1におけるプロスタグランディンF2産生阻害活性によって抗炎症作用を調べた結果，構成生薬中の黄芩のみに阻害活性が認められた．黄芩の成分のうち，主成分であるbaicalinにはこの活性がなく，baicalinのアグリコンaglyconであるbaicaleinと，wogonin, 6-methoxywogonin, oroxylin Aに阻害活性が認められた．しかし，いずれも黄芩抽出液の阻害活性を説明できるほどの作用はなかった．そこで，これら4つの成分を抽出液中と同じ比率で組み合わせて調べたところ，wogoninとbaicaleinの組み合わせが基本的な役割を担い，6-methoxywogonin，またはoroxylin Aが，黄芩抽出液と同等の活性を示すために必要であったという．

附記

1 黄柏（オウバク）

ミカン科キハダ *Phellodendron amurense Ruprecht* または *P. chinese Schneider* (Rutaceae)の周皮を除いた樹皮[22]である．その含有成分

は, berberine, palmatine, jateorrhizine, phellodendrine などであり, 抗潰瘍作用（berberine に胃液分泌抑制作用など）, berberine に抗菌, 血圧降下, 中枢神経抑制, アセチルコリン増強, 抗炎症（COX-2阻害）などの作用, 総アルカロイドに末梢血管収縮, 運動抑制作用, phellodendrine に細胞性免疫抑制作用が認められるという[23,24]. 臨床的には, 消炎健胃, 収斂剤で, 胃腸炎, 腹痛, 黄疸, 下痢に用いるとされる[25].

2 山梔子（サンシシ）

アカネ科クチナシ Gardenia jasminoides Ellis（Rubiaceae）の果実[26]である. その含有成分は, genipin, genipopside, crocetin, crocin などで, 胆汁分泌促進, 緩下作用があり, geniposide には緩下, 胆汁分泌促進, 鎮痛, 胃液分泌抑制（胃酸分泌抑制）, crocin, crocetin に胆汁分泌促進作用が認められている[27,28]. 臨床的には, 消炎, 解熱, 利尿, 止血剤で, 充血, 衄血, 吐血, 黄疸に用いるとされる[29].

3 黄連解毒湯の原典

最も信頼できるとされる『観聚方要補』安政版に, 出典を『外台秘要方』とする[30]. 同書には「時疾, 苦しみ煩悶し, 乾嘔口燥, 呻吟, 錯語, 臥するを得ざるを療す. …熱毒を直解し, 酷熱を除く. 必ずしも酒を飲みて劇するにはあらざる者も神効あり」と記載される. その『外台秘要方』では, 黄連解毒湯を『崔氏方』からの引用とする. 真柳[31]は,「『崔氏方』は唐代7世紀の崔知悌が著した『崔氏纂要方』10巻のことであるが, 早くに散逸して今は伝わらない. それで黄連解毒湯の出典はふつう『崔氏（纂要）方』とせず, 引用文を唯一保存している『外台』とする」という. 真柳はまた「『外台』には当条文の前にも『崔氏方』からの引用文があり, 四物黄連除熱湯という方名を記すが, 恐らく黄連解毒湯の別称だろう」とし, また500年頃の『肘後百一方』にも方名はないが, 黄連解毒湯と思われる記載があるという.『肘後百一方』は,『肘後備急方』ともいわれ, 小曽戸[32]によれば, 晋代の葛洪が著した『肘後救卒方』を梁の陶弘景が補訂して『補闕肘後百一方』となり, さらに金の楊用道の附広を経た書であり, わが国では香川修庵・鑑定, 沼文進・校正の『重訂肘後百一方』〔延享丙寅（1746）刊, 宝暦7年（1757）再訂版行〕として版本があるという. この書の画像は, インターネット上の京都大学電子図書館（貴重資料画像・富士川文庫）に公開されている. それによると,『重訂肘後百一方』第二巻・治傷寒時気温病方第十三[33]に,「若し已に六, 七日, 熱極まり, 心下煩悶, 狂言, 鬼を見, 起走せんと欲するには,（略：数種の処方を列挙）. 又の方, 黄連三両, 黄柏, 黄芩各二両, 梔子十四枚, 水六升にて煎じて二升を取り, 分かちて再服す. 煩嘔, 眠るを得ざるを治す」（筆者訓読）とある. 処方名はないが, 確かに黄連解毒湯の構成生薬を記載する.

引用文献

1) 王燾：外台秘要方, 1-27a, 復刻版, 東洋医学善本叢書 4, 宋版外台秘要方・上, p.38, 東洋医学研究会, 1981.
2) 楊士瀛・撰, 朱崇正・附遺：仁斎直指方, 3-87a, 欽定四庫全書, 復刻版—四庫医学叢書, p.744-89, 上海古籍出版社, 1991.
3) 楊士瀛・撰, 朱崇正・附遺：仁斎直指方, 15-18b, 欽定四庫全書, 復刻版—四庫医学叢書, p.744-304, 上海古籍出版社, 1991.
4) 劉完素：宣明論方, 6-8b〜9a, 和刻漢籍医書集成第2輯（小曽戸洋, 他編）, p.50-51, エンタプライズ, 1988.
5) 張従正：儒門事親, 11-39a〜b, 和刻漢籍医書集成第2輯（小曽戸洋, 他編）, p.158, エンタプライズ, 1988.
6) 劉純：玉機微義, 10-15b, 和刻漢籍医書集成第5輯（小曽戸洋, 他編）, p.141, エンタプライズ, 1989.
7) 虞摶：医学正伝, 1-57b〜58a, 和刻漢籍医書集成第8輯（小曽戸洋, 他編）, p.33, エンタプライズ, 1990.

8) 虞摶：医学正伝, 2-34b, 和刻漢籍医書集成第8輯（小曽戸洋, 他編）, p.56, エンタプライズ, 1990
9) 薛己：外科枢要, 薛氏医案, 16-3a〜b, 欽定四庫全書, 復刻版―四庫医学叢書・薛氏医案, p.763-366, 上海古籍出版社, 1994.
10) 薛己：外科枢要, 薛氏医案, 19-19a, 欽定四庫全書, 復刻版―四庫医学叢書・薛氏医案, p.763-433, 上海古籍出版社, 1994.
11) 薛己：保嬰撮要, 薛氏医案, 71-31a, 欽定四庫全書, 復刻版―四庫医学叢書・薛氏医案, p.764-510, 上海古籍出版社, 1994.
12) 曲直瀬道三・原著, 曲直瀬玄朔・増補：医療衆方規矩, 近世漢方医学書集成5巻（大塚敬節, 他編）, p.69-70, 名著出版, 1979.
13) 長沢道寿・著, 中山三柳・増訂, 北山友松子・増広：医方口訣集, 近世漢方医学書集成63巻（大塚敬節, 他編）, p.25-29, 名著出版, 1982.
14) 香月牛山：牛山方考, 近世漢方医学書集成61巻（大塚敬節, 他編）, p.62-66, 名著出版, 1981.
15) 有持桂里：校正方輿輗, 近世漢方医学書集成85巻（大塚敬節, 他編）, p.370, 名著出版, 1982.
16) 浅田宗伯：勿誤薬室方函口訣, 近世漢方医学書集成96巻（大塚敬節, 他編）, p.84-85, 名著出版, 1982.
17) 落合泰蔵：漢洋病名対照録, 復刻版, p.50, 関西東洋医学会, 1977.
18) 大塚敬節, 矢数道明, 清水藤太郎：漢方診療医典, 第6版, p.330, 南山堂, 2001.
19) 大塚敬節：症候による漢方治療の実際, 第5版, p.19-20, p.6-62, p.110, p.200, p.204-205, p.275, p.560-562, p.614, p.627-630, p.695-698, 南山堂, 2000.
20) 松田邦夫：症例による漢方治療の実際, p.350-352, 創元社, 1992.
21) Oshima N, et al：Quantitative analysis of anti-inflammatory activity of orengedokuto：importance of combination of flavonoids in inhibition of PGF2 production in mouse macrophage-like cell line J774. 1. J Nat Med, 67：281-288, 2013.
22) 厚生労働省：第16改正日本薬局方, p.1459, 2011.
23) 北川勲, 金城順英, 桑島博, 三川潮, 庄司順三, 滝戸道夫, 友田正司, 西岡五夫, 野原稔弘, 山岸喬：生薬学, 第8版, p.332-334, 廣川書店, 2011.
24) 木村孟淳, 他編：新訂生薬学, 改訂第7版, p.47-49, 南江堂, 2012.
25) 大塚敬節, 矢数道明, 清水藤太郎：漢方診療医典, 第6版, p.405-406, 南山堂, 2001.
26) 厚生労働省：第16改正日本薬局方, p.1508, 2011.
27) 北川勲, 金城順英, 桑島博, 三川潮, 庄司順三, 滝戸道夫, 友田正司, 西岡五夫, 野原稔弘, 山岸喬：生薬学, 第8版, p.353-354, 廣川書店, 2011.
28) 木村孟淳, 他編：新訂生薬学, 改訂第7版, p.152, 南江堂, 2012.
29) 大塚敬節, 矢数道明, 清水藤太郎：漢方診療医典, 第6版, p.413, 南山堂, 2001.
30) 多紀元簡・著, 元胤・元堅・元昕ら改訂：『観聚方要補』安政版, 1-8a,『観聚方要補』安政版刊行委員会復刻版, p.17, 医聖社, 2013.
31) 真柳誠：漢方一話 処方名のいわれ, 13 黄連解毒湯. 漢方診療, 13(8)：29, 1994.
32) 小曽戸洋：漢方古典文献概説 5 肘後備急方. 現代東洋医学, 4(4)：97-103, 1983.
33) 葛洪・撰, 陶弘景・補訂, 香川修庵・鑑定, 沼文進・校正：重訂肘後百一方, 2-10b, 宝暦7年刊, 京都大学附属図書館蔵富士川文庫セレクト, v2pp70_fr4s0066.（http://edb.kulib.kyoto-u.ac.jp/exhibit/fr4/image/fr4shf/fr4sh0066.html）＜閲覧日 2013.6.14＞

参考文献

・矢数道明：漢方と漢薬, 4(10)：39, 1937.

10 黄連湯
おうれんとう
orento

製品番号：120

〔構成生薬〕
黄連, 甘草, 乾姜, 桂皮, 人参, 半夏, 大棗

処方の特徴

1 処方概要

黄連湯は，元来は腹痛と嘔気，嘔吐を主症状とする急性胃腸炎に用いる漢方薬であるが，現在では機能性胃腸症・心窩部痛症候群をはじめ，胃食道逆流症，口内炎などに応用される．

処方構成は，半夏瀉心湯から黄芩を除き，黄連を増量して桂皮を加えたものである．桂皮は，より虚弱者の胃痛に用いる安中散の桂皮と同じく芳香性健胃剤の意であり，胃痛によい．桂皮はまた，急性胃腸炎の下痢に用いる桂枝人参湯の桂皮の意ともされる．黄連と桂皮が含まれ，黄芩のない点で，半夏瀉心湯と安中散の中間的処方といえる．

2 使用目標と応用（表1）

1．使用目標

上腹部痛，上腹部不快感，および嘔気が主たる使用目標である．嘔吐，食欲低下，呑酸，胸やけ，げっぷなどをともなうことがある．腹部は中等度に緊張し，軟弱無力ということはない．

急性胃腸炎では，下痢よりも腹痛，嘔吐を主とするものに用い，舌に厚い白苔を見ることが多いとされる[1]．

体質的には，体格栄養中等度からやや虚弱な者が対象になる．極端に痩せて胃下垂高度な者には用いない．

2．応用

機能性胃腸症（急性胃炎，慢性胃炎）に用いる．胃食道逆流症（逆流性食道炎），口内炎，いわゆる二日酔い，急性胃腸炎にも用いることがある．

論説

1 原典

張仲景『傷寒論』巻第四・弁太陽病脈証并治下第七[2]

〔条文〕傷寒，胸中熱有り，胃中邪気有り，腹中痛み，嘔吐せんと欲する者は，黄連湯之を主る〈注1〉[3]．

表1 黄連湯の使用目標と応用

■ 応 用
・機能性胃腸症(急性胃炎，慢性胃炎)，胃食道逆流症(逆流性食道炎)，急性胃腸炎，口内炎，二日酔い　など
■ 症 候
・心窩部の痛みあるいは膨満感不快感，悪心，嘔吐，胸やけ，胃酸逆流，食欲低下，急性下痢　など
■ 所 見
・腹部はやや膨満して軽い抵抗圧痛
・急性胃腸炎では厚い舌苔（白または黄白色）
■ 体 質
・栄養中等度〜やや虚弱

〈注1〉『金匱玉函経』[3]では「嘔吐せんと欲する者」の「者」がない．

〔大意〕急性感染症（傷寒）で，胸中に熱があり，胃中に邪気があり，後者のために腹中が痛み，前者のために嘔吐しそうになる者は，黄連湯の主治である．

〔解説〕このように，急性胃腸炎で腹痛，嘔気のあるときに用いるのが元来の使用法である．"熱"という表現は"邪気"に対応した病因論的概念と思われる．

2 中国医書の記載

■ 劉純の『玉機微義』（1396年成立）寒門[4]，すなわち傷寒の経過中の治療を論じた門では，『傷寒論』の黄連湯の記載をほぼそのまま引用する．黄連湯は消化管感染症の経過中に用いるという考え方である．後年の『証治準縄』（1602-08年刊）[5]でも傷寒門腹痛[6]に小建中湯と並んで記載される．

■ 一方，虞摶（1438-1517）の『医学正伝』（1515年成立）では腹痛門にあり，劉完素からの引用として「胸中に熱有り，胃中に邪気有りて，腹内痛み甚だしく，時に嘔吐せんと欲するを治す．此の薬，陰陽を升降す」[7]とある．『傷寒論』の記載とほぼ同文だが，文頭に傷寒の二文字がなく，傷寒以外の原因による腹痛に用いうることを示した点で注目される．『医学正伝』はわが国で尊重されたので，これが，わが国で傷寒以外の腹痛に黄連湯が応用される契機になったのかもしれない．

■ 『太平恵民和剤局方』『三因極一病証方論』『素問玄機原病式』『宣明論方』『普済本事方』『儒門事親』『厳氏済生方』『医書大全』『古今医鑑』『万病回春』には記載を見いだせなかった．

3 江戸時代医家の論説（筆者意訳）

■ 吉益東洞（1702-73）は，『類聚方』[8]では「必ず心中悸，心煩，上逆の証が有るはずである」とし，『方極』[9]では「心煩，心下痞があり，嘔吐しそうになり，上衝がある者を治す」と，動悸，上腹部ないし前胸部の不快感，嘔気，のぼせ感があるという．

■ 福井楓亭（1725-1792）は，『方読弁解』[10]で「胸中に熱があり，腹中が痛み，嘔気が強いものに用いる．…黄連が主薬で，胸中の熱を解し，胃を調えることを専らとする」という．ここでいう熱は，腹痛，嘔気と並列されている点で，胸中に感じる熱感，すなわち胸やけと解しうる．以下，胸中の"熱"という用語は同様のニュアンスで使われる例が多い．

■ 稲葉文礼（？-1805）は，『腹証奇覧』[11]で「上脘中脘のあたり（上腹部）に塊のような物があって時々いたみ，心下部はむしろ痞鞕せず，食べものの臭いをかいだだけで嘔気を催し，胸苦しくて心下部がつかえて硬く，嘔吐しそうで下から上につきあげてくるもの」に用いるとする．心下痞鞕がないというのは半夏瀉心湯との違いを示す意図であろう．

■ 和久田叔虎（18世紀後半-19世紀前半）は，『腹証奇覧翼』[12]で「胸の中に熱感があって，もやもやと苦しく胃の心下から臍の上の付近が痛み，圧迫すると鞕くて吐き気がする者は黄連湯の証である．…傷寒で，腹中痛み嘔気を催すが実際に吐くことはなく，ただ乾嘔の気味があるだけである」という．

■ 津田玄仙（1737-1809）は，『療治茶談』[13]で「黄連湯の証は，諸病に甚だ多い症状である．舌上如胎〈注2〉[13-16]という四字が，この処方を用いる眼目である」とし，この胎（舌苔）

〈注2〉舌上如胎：津田玄仙は喩嘉言の説として「湿家，之を下し，舌上胎の如くなる者，丹田に熱有り胸中に寒有り．仲景，亦た此の湯を用いて以て之を治す」と引用する[13]．浅田宗伯も『勿誤薬室方函口訣』[14]で同文を引用する．しかし，喩嘉言の『傷寒尚論篇』（1648年成立）にある黄連湯の条[15]に，この文はない．また喩嘉言の『医門法律』には黄連湯がない．一方，成無己（1064？-1156？）の『注解傷寒論』（1172年刊）によく似た記載[16]がある．舌苔を重視するのは成無己の説か．

は厚く黄色味を帯び，湿潤して滑である．黄連湯は舌苔と嘔気だけで用いてよいとする．

■ 有持桂里（1758-1835）は，『校正方輿輗』の痢門では「この処方は，腹が痛んで，むかむかと嘔き気がある者を治す．一般にこの腹痛は心下より臍上までの部分で痛むものだ」[17]とし，「黄連湯の痛みは，心下にある．腹が痛むといっても心下が主である．胸脇へはかからず，心下から臍上までが痛む．…この症は，痛みを発すると必ずむかつきが来るもので，腹中雷鳴はあることもないこともある．半夏瀉心湯は腹中雷鳴が目標である」[18]という．また，腹痛門では「心下中脘の間で痛み，むかむかと嘔気がある者を治す」[19]という．すなわち，黄連湯は半夏瀉心湯と同様，下痢にも用いるが，上腹部痛と嘔気が主目標とする．

■ 多紀元堅（1795-1857）は，『傷寒論述義』[20]で「この処方（＝黄連湯）を自分は常に用いているが，霍乱の嘔吐，下痢，腹痛の治療に用いたときの効果は神の如きものである」と，霍乱（＝食中毒，急性胃腸炎など）によく効くという．

■ 尾台榕堂（1799-1870）の『類聚方広義』頭注[21]も，前記諸書と同様，霍乱などの腹痛，発熱，動悸，嘔気によいとするが，その後に「及び婦人の血気痛にて嘔して心煩，発熱，頭痛む者を治す」と月経困難症に応用できると述べている点は興味深い．

■ 本間棗軒（1804-72）は，『内科秘録』痢疾門[22]で，「小児の下痢は，本人が薬を飲もうとしないので治療しにくく，また虚脱状態に陥りやすく危険なこと，嘔吐が甚だしい者は，薬はもちろん，まったく食事ができなくなることがあり，これを噤口痢と名づける」ことを述べ，「治療法は半夏瀉心湯を主とするが，黄芩加半夏湯，黄連湯などを撰用する」という．

■ 浅田宗伯（1815-94）は，『勿誤薬室方函口訣』[23]で津田玄仙同様，喩嘉言（1585-1664？）の言を尊重して「舌上如胎の四字を一徴とすべし」とした後，「この処方は半夏瀉心湯の黄芩を桂枝に代えた処方であるけれども，その効用は大いに異なる．甘草，乾姜，桂枝，人参と組んだ趣旨は桂枝人参湯に近い．ただ桂枝人参湯は協熱利に用い，これは上熱下寒に用いる．黄連が主薬である所以である．また思うに，この桂枝は腹痛を主たる目標とする」という．宗伯はまた，『先哲医話』[23]では，「黄連湯は，霍乱で吐瀉が止まず，心腹が煩痛する者を治す」という．『橘窓書影』[24]には，「40歳余の女性が夏の急性胃腸炎にかかって，嘔吐，腹痛，心下煩満を呈し，黄連湯加茯苓が有効だった」とある．

4 近年の論説

■ 木村長久（1910-45）は，「食傷には通常黄連湯を用いる．便秘の者には大黄を加え，下痢する者には茯苓を加える．黄連湯の証は，胃部苦満感，嘔心，腹痛，食不進，舌苔等で，その腹は通常に腹力ありて，心下部に抵抗を増すものである．もし更に実証の腹であれば黄連湯よりは大柴胡湯の方がよく奏効することが多い」[25]，「（黄連湯は）日常しばしば遭遇する急性胃腸カタルに応用してよく効を奏する．その目標は，飲食の不節制より心下痞，嘔心，腹痛，食不進を来たし，半夏瀉心湯様の腹証を現す場合である．なお嘔吐，下痢をともなっていても用いてよろしい」[26]という．

■ 『漢方診療医典（第6版）』では，急性胃炎の項[27]に「胃痛，胃部の圧重感，食欲不振，悪心，嘔吐を訴え，舌に厚い白苔を生じ，口臭のあるものに用いる．腹診するに，腹部全体が緊満し，特に上腹部に抵抗が強くて，この部に圧痛のあるものを目標とする」とあり，黄連湯の項[28]に「本方は，半夏瀉心湯証に似ていて，腹痛のあるものに用いる．目標は心下痞満，圧重感，食欲不振，悪心，嘔吐，腹

痛，口臭などで，しばしば舌に黄色苔がみられる．便通は不定で，下痢することもあり，便秘することもある．…本方の応用は胃炎，胃腸炎などである」とある．

症　例

症例 逆流性食道炎に黄連湯（筆者経験例）

〔患者〕72歳　男性

〔主訴〕胸やけと嘔気

〔初診〕X年6月

〔現病歴〕X−15年胃癌で胃2/3切除．その後，腹満腹痛と水様下痢を交互に繰り返すため漢方治療を求めてX−2年6月初診．大建中湯7.5gと人参湯7.5gの併用で改善して通院中．X年4月受診時，「最近数ヵ月来，夜間などに胸やけが強くなり，吐き気がして急に吐くこともある．某病院検査で逆流性食道炎と診断され，洋薬（プロトンポンプ阻害剤）をもらったが飲みたくない．軽い胸やけは以前から時々あった．漢方薬で治療して欲しい」という．

〔身体的所見〕身長168cm，体重50kg．やせ型．皮膚枯燥．上腹部正中部に手術創．腹力やや弱く，腹直筋攣急（±）．腹部全体にガス多い．

〔経過〕大建中湯を黄連湯7.5g分3に変更．従来使用してきた人参湯7.5g分3はそのまま併用．2週後，「胃の不快感がとれ，胸やけも減った．吐き気がなくなった」．4週後，「胃と胸はすっかりよい．ときどき下腹部が少し張るので，残っていた大建中湯を飲むとよい」．以後，胃もたれが強いとき，吐き気のするとき，胃液の逆流してくるときは黄連湯を飲むと即効があるという．そうした症状がないときは人参湯を主とし，腹部ガスが多いときは大建中湯を併用して好調であった．X+4年頃から，徐々に胸やけと吐き気が強くなり，内視鏡検査で逆流性食道炎の所見が明らかなため，ランソプラゾール（15mg）の併用を始めた．その結果，諸症状改善して，再び人参湯と大建中湯の併用を希望するようになり，黄連湯の使用量は減少した．

鑑　別

■ 半夏瀉心湯

機能性胃腸症，急性胃腸炎，胃食道逆流症などで要鑑別．半夏瀉心湯は，心窩部腹筋緊張（心下痞鞕），腸が鳴るなどの特徴あり．黄連湯は胃痛と嘔気が主．ときに鑑別困難．

■ 柴胡桂枝湯

心窩部痛で要鑑別．柴胡桂枝湯は心因性に悪化傾向あり，左右上腹部の腹筋緊張傾向がある．黄連湯では，腹直筋緊張は軽微．ときに鑑別困難．

■ 安中散

心窩部痛および胸やけで要鑑別．安中散は，痩せて冷え症の虚弱者で胃下垂傾向のある者の機能性胃腸症・心窩部痛症候群（ストレス性胃炎など）によい．黄連湯は栄養状態中等度からやや虚弱な者が対象．

■ 六君子湯

機能性胃腸症で要鑑別．六君子湯は痛みよりも，食欲不振，胃もたれが主．体質的に，やや虚弱，やや痩せ型で胃下垂軽度の者が対象．

■ 人参湯

機能性胃腸症で要鑑別．人参湯は，胃もたれ，食欲不振が主で，心窩部痛，胸やけはあっても軽度である．痩せ型，虚弱で胃下垂顕著な者が対象で，安中散の適応例に似る．

引用文献

1) 大塚敬節：臨床応用傷寒論解説，p.345, 創元社, 1974.
2) 張仲景：明・趙開美本『傷寒論』, 4-18b, 復刻版, p.196, 燎原書店, 1988.

3) 張仲景：清・陳世傑本『金匱玉函経』，3-9b，8-11b，復刻版，p.152，p.394，燎原書店，1988.
4) 劉純：玉機微義，寒門和解之剤，14-30a，和刻漢籍医書集成第5輯（小曽戸洋，他編），p.174，エンタプラズ，1989.
5) 小曽戸洋：現代東洋医学，16(1)：98-101，1995.
6) 王肯堂：証治準縄，傷寒門腹痛，復刻版，証治準縄（三），p.163，上海科学技術出版社，1984.
7) 虞搏：医学正伝，4-22a，和刻漢籍医書集成第8輯（小曽戸洋，他編），p.125，エンタプライズ，1990.
8) 吉益東洞：類聚方，近世漢方医学書集成12巻（大塚敬節，他編），p.293，名著出版，1980.
9) 吉益東洞：方極，近世漢方医学書集成12巻（大塚敬節，他編），p.405，名著出版，1980.
10) 福井楓亭：方読弁解，近世漢方医学書集成54巻（大塚敬節，他編），p.65，名著出版，1981.
11) 稲葉文礼：腹証奇覧，近世漢方医学書集成83巻（大塚敬節，他編），p.92-93，名著出版，1982.
12) 和久田叔虎：腹証奇覧翼，近世漢方医学書集成84巻（大塚敬節，他編），p.379-382，名著出版，1982.
13) 津田玄仙：療治茶談，近世漢方医学書集成72巻（大塚敬節，他編），p.185-186，名著出版，1983.
14) 浅田宗伯：勿誤薬室方函口訣，近世漢方医学書集成96巻（大塚敬節，他編），p.80-81，名著出版，1982.
15) 喩嘉言：傷寒尚論篇，1-16a，和刻漢籍医書集成第15輯（小曽戸洋，他編），p.90，エンタプライズ，1978.
16) 成無己：注解傷寒論，4-27a，和刻漢籍医書集成第16輯（小曽戸洋，他編），p.192，エンタプライズ，1978.
17) 有持桂里：校正方輿輗，痢門，近世漢方医学書集成87巻（大塚敬節，他編），p.26-27，名著出版，1982.
18) 有持桂里：校正方輿輗，近世漢方医学書集成87巻（大塚敬節，他編），p.28-29，名著出版，1982.
19) 有持桂里：校正方輿輗，近世漢方医学書集成87巻（大塚敬節，他編），p.300，名著出版，1982.
20) 多紀元堅：傷寒論述義，近世漢方医学書集成110巻（大塚敬節，他編），p.130-131，名著出版，1983.
21) 尾台榕堂：類聚方広義，近世漢方医学書集成57巻（大塚敬節，他編），p.288，名著出版，1980.
22) 本間棗軒：内科秘録，痢疾門，近世漢方医学書集成21巻（大塚敬節，他編），p.233-234，名著出版，1979.
23) 浅田宗伯：先哲医話，近世漢方医学書集成100巻（大塚敬節，他編），p.296，名著出版，1983.
24) 浅田宗伯：橘窓書影，近世漢方医学書集成100巻（大塚敬節，他編），p.693，名著出版，1983.
25) 木村長久：漢方と漢薬，3(4)：68，1936.
26) 木村長久：漢方と漢薬，3(9)：91，1936.
27) 大塚敬節，矢数道明，清水藤太郎：漢方診療医典，第6版，p.96，南山堂，2001.
28) 大塚敬節，矢数道明，清水藤太郎：漢方診療医典，第6版，p.330，南山堂，2001.

11 乙字湯
otsujito

製品番号：3

[構成生薬]

当帰，柴胡，黄芩，甘草，升麻，大黄

処方の特徴

1 処方概要

乙字湯は痔疾の漢方薬であり，痔核および脱肛に用いる．

構成生薬では，柴胡・升麻が痔疾によいとされ[1]，これに消炎性健胃・駆瘀血・通利・下剤とされる大黄[2]，駆瘀血・鎮静・強壮剤とされる当帰[3]，消炎解熱剤とされる黄芩[4]を組み合わせている．柴胡，升麻，当帰，甘草の組み合わせは，虚証の脱肛や痔疾に用いる補中益気湯にも見られる．

2 使用目標と応用

この処方は軽症の痔核の疼痛，痔出血，肛門裂傷，初期軽症の脱肛に用いる．体質中等度の者を中心に広く応用できる．少量の大黄を含むので服用後に腹痛下痢を起こすものは不適応である．しばしば桂枝茯苓丸と併用する．便秘が強ければ大黄を含む漢方薬（大黄甘草湯，麻子仁丸など）を併用する．

なお，肛門周囲の湿疹や瘙痒症，女性の外陰部の湿疹や瘙痒症（痛痒いもの）にもよいとされる[5]．

論説

1 原典
原南陽『叢桂亭医事小言』

1．巻之七・蔵方・乙字湯の記載
〈注1〉[6,7]〈注2〉[8]

〔条文〕痔疾脱肛にて痛楚し，或は下血腸風，或は前陰痒痛する者を理するの方．

〔大意〕痔疾脱肛で痛み苦しみ，あるいは下血し，あるいは前陰部の痛痒い者を治す．

〔解説〕『叢桂亭医事小言』における乙字湯は，柴胡・黄芩・甘草・升麻・大黄・大棗・生姜である．現在の乙字湯は，原南陽の原方から大棗と生姜を除き当帰を加えたもので，浅田宗伯による（後述）．膓は腸の異体字．

2．乙字湯に関する原南陽自身の記載
（筆者意訳）

①下痢する病気で数回下痢をして脱肛になる者には下痢していても乙字湯で治ることがある[9]．

②尿路感染症で排尿痛に痔を併発して脱肛し，甚だしいときは肛門が腫れてますます小便が出渋るものに，乙字湯の有効な例がある[10]．

③痔疾で膿血をまじえるものには大黄牡丹

〈注1〉乙字湯の条には，この後に「諸瘡疥，洗傅の薬を禁ず．下部の瘡疥，最も之を忌む．誤りて枯薬にて洗傅し，頓に愈えて後，上逆鬱冒し，気癖の如く，繊憂細慮，或は心気不定の如き者，并びに之を主る」とあり，皮膚病とくに身体下部の外用薬治療を誤ると，皮膚症状はなおったように見えても，のぼせて鬱冒し，気の病いのようになって，細かいことを憂慮し，心気が定まらず，神経症になる者があり，これに乙字湯がよいという（文献7にも同様の記載あり）．さらにその後には，「腸風下血，久服して効無き者，理中湯に宜し」とある．

〈注2〉乙字湯の名前のいわれ：小曽戸[7]によれば，原南陽の自家蔵の秘方58処方を収録したのが『叢桂亭蔵方』で，はじめの4処方は甲字湯・乙字湯・丙字湯・丁字湯となっており，南陽は自家製の常用処方に甲・乙・丙・丁という十干の文字を付して命名した．すなわち乙字湯の名称は，原南陽創製常用の第2号処方といった意味合いで命名されたものだという．

皮湯を用いるが，これは実証に限るべきであり，慢性の下血で乙字湯を用いて効果なく，脈が浮大で力がないと見たら一も二もなく補中益気湯にすべきである」[11]．

④女性で陰部が甚だ痒く掻くと火のように感じるものは痔に属し…乙字湯を服す[12]．

2 江戸時代医家の論説

■ 津田玄仙（1737-1809）は，彼の妻の難病が原南陽（1753-1820）の治療で治ったことから南陽と親交があり，南陽の『叢桂亭医事小言』の序文を著している[13]が，その著『療治経験筆記』には「痔疾脱肛痒痛奇方」として乙字湯を挙げ，「痔疾脱肛，痛み忍び難く，或は前陰痛む者を治す．痛み無き者には効無し．…按ずるに凡ての瘡毒下部にあるに虚証をかぬるものは皆，悉く補中益気湯，升麻柴胡を倍して毎に大効をとる…．今，此の方（乙字湯）に升麻柴胡有りて瘡疥痔疾の妙方とす」[14]とある．

■ 本間棗軒（1804-72）は，乙字湯に牡丹皮・桃仁を加味して用いている．彼の『瘍科秘録』巻之一痔疾門では，乙字湯加牡丹皮桃仁を痔核切除術後[15]，脱肛[16]に使用し，痔疾主治方として人参養栄湯などとともに乙字湯を記載する[17]〈注3〉[18,19]．

■ 浅田宗伯（1815-94）の『勿誤薬室方函』乙字湯の項には「本，大棗有り．今，代うるに当帰を以てす．更に効あり」[20]と，大棗を除いて当帰を加えるという．また『勿誤薬室方函口訣』では，「此の方は原南陽の経験にて諸痔疾脱肛痛楚甚だしく或は前陰痒痛心気不定の者を治す．…此方，甘草を多量にせざれば効なし」[21]という．

3 近年の諸説

■ 大塚敬節（1900-80）らの『漢方診療医典』には，「いろいろの痔の疾患に用いられる．とくに病状がそれほど激しくないもので，虚実何れにも偏しない一般的病状を目標にして使われる．…便秘のものは大黄を増し，自然便のあるものはこれを減じ，または除いてもよい．…本方は痔核の疼痛，痔出血，肛門裂傷などによく用いられ，また脱肛の初期軽症のもの，婦人の陰部瘙痒症…などに用いて奇効があるという」という[22]．

症 例

症例 痔疾と便秘に乙字湯（筆者経験例）

〔患者〕41歳　女性　事務職
〔主訴〕痔の痛みと便秘
〔既往歴〕32歳で痔核切除手術
〔現病歴〕にきびと便秘で2年前から通院，当帰芍薬散合大黄甘草湯が有効．X年1月，仕事で多忙な日が続き，非常に疲れる．2月中頃から便秘が悪化，排便時に肛門が痛むようになった．来院5日前からは，常に残便感があり肛門が痛む．排便時に少量の出血あり．座っていると肛門部が痛んで苦しい（診察室の椅子にも体を横に傾けて片側の腰を浮かせて座っている）．

〔身体的所見〕身長152cm，体重45kg．痩せ型色白．顎ににきび数個．胸部打聴診異常なし．腹部軟，左下腹部に便塊を触知．他に特記事項なし．

〔経過〕乙字湯を投与．夜の入浴後，肛門部に紫雲膏外用を指示．7日目に来院，「乙字湯服用3回目頃から急に楽になった．大便は軟らかくなり気持ちよく出せる」という．2週後，痔の痛みなくなり，排便1日1回．

〈注3〉ほかに，臓毒（大腸癌類似の病状）門にも，臓毒で寒熱往来するものに乙字湯加桃仁牡丹皮を推奨[18]．また，『療治知要』巻之四・臓毒（三因）治法に乙字湯加桃仁牡丹皮（臓毒消瘀）とある[19]．

6週後,痔はほぼよいと.10週後,痔の症状はまったくない.以後,痔の症状が出ると乙字湯を飲み,その都度軽快した.紫雲膏は10日近く外用,以後は症状により適宜使用した.

鑑　別

■ 桂枝茯苓丸
下腹部圧痛など,瘀血の徴候が明瞭であれば用いる.便秘傾向であれば大黄を加える.乙字湯と併用されることが多い.

■ 大黄牡丹皮湯
肛門周囲炎となって肛門痛が強く,排便に苦しむ例に用いる.西洋医学的治療に併用することが多い.

■ 当帰建中湯
痩せた虚弱者の痔疾で,排便時に肛門痛のある者に用いる.過敏性腸症候群傾向がある.腹痛下痢があって乙字湯を使いにくいときによい.

■ 補中益気湯
痔疾,脱肛の軽症例で要鑑別.補中益気湯は,虚弱で下垂体質の者に用いる.強い肛門痛はない.

■ 芎帰膠艾湯など
痔出血が続くときに用いる.初期は黄連解毒湯,便秘していれば三黄瀉心湯.数日以上たてば温清飲.遷延すれば芎帰膠艾湯を用いる.

引用文献

1) 津田玄仙:療治経験筆記,近世漢方医学書集成73巻(大塚敬節,他編),p.634-636,名著出版,1983.
2) 大塚敬節,矢数道明,清水藤太郎:漢方診療医典,第6版,p.420,南山堂,2001.
3) 大塚敬節,矢数道明,清水藤太郎:漢方診療医典,第6版,p.423,南山堂,2001.
4) 大塚敬節,矢数道明,清水藤太郎:漢方診療医典,第6版,p.405,南山堂,2001.
5) 矢数道明:臨床応用漢方処方解説,増補改訂版,p.70-72,創元社,1981.
6) 原南陽:叢桂亭医事小言,近世漢方医学書集成19巻(大塚敬節,他編),p.316-317,名著出版,1979.
7) 原南陽:叢桂亭医事小言,近世漢方医学書集成18巻(大塚敬節,他編),p.357,名著出版,1979.
8) 小曽戸洋:漢方一話 処方名のいわれ,3乙字湯.漢方診療,13(3):30,1994.
9) 原南陽:叢桂亭医事小言,近世漢方医学書集成18巻(大塚敬節,他編),p.319-320,名著出版,1979.
10) 原南陽:叢桂亭医事小言,近世漢方医学書集成18巻(大塚敬節,他編),p.347,名著出版,1979.
11) 原南陽:叢桂亭医事小言,近世漢方医学書集成18巻(大塚敬節,他編),p.358-359,名著出版,1979.
12) 原南陽:叢桂亭医事小言,近世漢方医学書集成18巻(大塚敬節,他編),p.359,名著出版,1979.
13) 松田邦夫:原南陽解説,近世漢方医学書集成18巻(大塚敬節,他編),解説,p.15,名著出版,1979.
14) 津田玄仙:療治経験筆記,近世漢方医学書集成73巻(大塚敬節,他編),p.634-636,名著出版,1983.
15) 本間棗軒:瘍科秘録,近世漢方医学書集成114巻(大塚敬節,他編),p.44,名著出版,1983.
16) 本間棗軒:瘍科秘録,近世漢方医学書集成114巻(大塚敬節,他編),p.45,名著出版,1983.
17) 本間棗軒:瘍科秘録,近世漢方医学書集成114巻(大塚敬節,他編),p.57,名著出版,1983.
18) 本間棗軒:瘍科秘録,近世漢方医学書集成115巻(大塚敬節,他編),p.180,名著出版,1983.
19) 本間棗軒:療治知要,近世漢方医学書集成23巻(大塚敬節,他編),p.203,名著出版,1979.
20) 浅田宗伯:勿誤薬室方函,近世漢方医学書集成95巻(大塚敬節,他編),p.58,名著出版,1982.
21) 浅田宗伯:勿誤薬室方函口訣,近世漢方医学書集成96巻(大塚敬節,他編),p.79,名著出版,1982.
22) 大塚敬節,矢数道明,清水藤太郎:漢方診療医典,第6版,p.331,南山堂,2001.

12 葛根湯
kakkonto

製品番号：1

〔構成生薬〕

葛根，麻黄，桂皮，芍薬，甘草，大棗，生姜

処方の特徴

1 処方概要

　この処方は，感冒初期に用いる代表的な漢方薬である．後頭部の筋緊張が重要な使用目標で，緊張性頭痛，肩こりにも用いる．

　麻黄剤の一種で，桂枝湯に麻黄，葛根を加えた処方である．桂枝湯は胃腸虚弱者の感冒初期に用い，葛根湯は胃腸の丈夫な者の感冒初期に，発汗なく脈の緊張が強いものに用いる．非発熱時には，後頭部から項背部の筋緊張を緩和するためにも用いる．

　葛根は，マメ科のクズ Pueraria lobata Ohwi の周皮を除いた根[1]とされ，薬理学的には[2-4]，含有成分の daidzein, daidzin などに鎮痙作用，葛根末および葛根水性エキスに解熱作用，メタノールエキスおよび puerarin にプロスタグランディン合成抑制による抗炎症作用，daidzein, genistein, formononetin などに卵胞ホルモン様作用などが報告され，また抗アルコール作用，緩和な降圧作用なども報告されているという．臨床的[5]には，発汗，解熱，緩解剤で，発熱性疾患，感冒，項背がこわばるものに用いる．

　麻黄は，中枢興奮，解熱，鎮咳，気管支筋弛緩，抗炎症，抗アレルギーなどの作用があるとされ，胃腸の丈夫な者に用いる（114. 麻黄湯 参照）．

2 使用目標と応用（表1）

　この処方は，主に頭頚部あるいは体表部の炎症性疾患などで，項背部の筋緊張が強いことを目標に使用される．感冒でも，この項のこりが重要である．乳腺疾患にもよい場合がある．

3 使用上の注意（表2）

論 説

1 原 典

　張仲景『傷寒論』『金匱要略』（＝『新編金匱方論』）『金匱玉函経』

1．『傷寒論』巻第三・弁太陽病脈証并治中・第六〈1〉[6]

　〔条文〕太陽病，項背強ばること几几，汗無く悪風する者は，葛根湯，之を主る〈注1〉[7,8]．

　〔大意〕"太陽病"で，項から背の筋肉のこりが強く重くて動かしにくく，発汗せず，風

表1　葛根湯の使用目標と応用

■応　用
・急性上気道炎，結膜炎，外耳道炎，乳腺炎，頚肩腕症候群，緊張性頭痛，肩こり，蕁麻疹　など

■症　候
①急性上気道炎，急性感染症，急性炎症の場合
・悪寒，発熱，頭痛，項頚部こり，汗が出ない
・橈骨動脈拍動を強く触れて頻脈（脈浮緊数）
・咽喉の痛みと発赤，扁桃炎，鼻閉，粘稠鼻汁
・急性期発熱時に服用すると発汗して解熱治癒する
②慢性疾患
・後頚部から項部の筋緊張と"こり"に用いる

■体　質
・体格中等度以上で胃腸が丈夫

〈注1〉『傷寒論』巻第七・弁可発汗病脈証并治・第十六[7]にほぼ同文があり，「葛根湯，之を主る」を「葛根湯証に属す」とする．『金匱玉函経』巻第二・弁痙湿暍病第一[8]には同文がある．

にあたるとさむけ（悪風）がする者は，葛根湯の主治（適応）である．

〔解説〕『傷寒論』では，身体外部から体内に侵入して病気を引き起こす因子（"外邪"："傷寒"と"中風"）が，体を守る因子と衝突して一種の闘病反応（"熱"）が起こると考え，この反応が強く，発熱などの炎症症状が強く現われた状態を"陽病"と呼ぶ．この闘病反応の初期症状は，頭痛，悪寒，身体痛などで，一見，体表部で感じられるように思われるため，これを"表証"と呼ぶ．そして，闘病反応が体表にあるとみなされた状態を"太陽病"と呼ぶ．すなわち，"太陽病"とは，発熱性疾患初期で，"陽病で表に熱がある"とされる状態である．臨床的には，感冒などの急性感染症初期に，発熱，頭痛，項のこり，悪寒，脈"浮"（指先を当てるとすぐに触れる脈）などの徴候があれば，葛根湯の適応である．「几几」は「項背強ばる」ことの形容で，「重くて動かしにくい意」[9]とされる（p.68 附記参照）．この条について，大塚敬節は，「発熱を挙げていないが，悪風をいうからには，発熱を伴うものと考えねばならない」という[9]．

2. 『傷寒論』巻第三・弁太陽病脈証并治中・第六〈2〉[10]

〔条文〕太陽と陽明の合病は，必ず自下利す．葛根湯，之を主る〈注2〉[11,12]．

〔大意〕太陽病と陽明病の合病は，必ず自ずから下痢する．これは葛根湯の主治である．

〔解説〕"陽明病"とは，"陽病"でかつ，"闘病反応"の場が身体深部"裏"にあると見なされた状態をいう．"裏"とは消化管である．"陽明病"の症状は，便秘，腹部膨満感が主で，"譫語"（うわごと），悪風や悪寒がなく，1日の一定の時刻になると出てくる発熱（"悪熱"，"潮熱"），全身にしっとりと出る発汗などが特徴される．ここでは便秘ではなく下痢が主で，この点で"合病"とされる．"太陽病"と"陽明病"の"合病"とは，"太陽病"の症候と"陽明病"の症候とが発病初期から同時に錯綜した形で見られる状態とされる[13]．この条文は急性感染性腸炎のごく初期で発熱と下痢が同時にある者に葛根湯の適応があることを示す．ただし，大塚[14]は，下痢があっても自然に発汗している者，尿量の多い者，悪心嘔吐をともなう者，発病後日数を経た者などには用いるべきでないという．

3. 『新編金匱方論』（=『金匱要略』）巻上・痙湿暍病脈証治第二[15]

〔条文〕太陽病，汗なくして小便反って少なく，気上って胸を衝き，口噤し，語ることを得ず，剛痙を作さんと欲す．葛根湯，之を主る〈注3〉[16]．

〔大意〕太陽病のような症状（頭痛，発熱，悪寒など）があって，汗が出なければ小便が多くなるはずなのに，かえって小便が少なく，口を噤んで話すことができない．これは剛痙になろうとしているのであり，葛根湯の主治

表2 麻黄剤の使用上の注意

- 発熱して発汗している状態に用いると発汗過多に陥ることがある
- 虚血性心疾患・不整脈・重症高血圧症・高度腎障害を増悪させる可能性がある
- 消化器障害，排尿障害，不眠，頻脈，動悸，興奮などをきたすことがある
- 病後の衰弱期，著しく体力の衰えている患者，甲状腺機能亢進症の患者，高齢者には慎重に投与する
- 抗炎症剤，鎮痛解熱剤，交感神経刺激作用のある薬剤（気管支拡張剤等）などと併用すると副作用が現れやすくなるので注意が必要である

〈注2〉『傷寒論』巻第七・弁可発汗病脈証并治・第十六[11]にもほぼ同文があり，やはり「葛根湯，之を主る」を「葛根湯証に属す」とする．『金匱玉函経』巻第二・弁痙湿暍病第一[12]に同文がある．

〈注3〉『金匱玉函経』巻第二・弁痙湿暍病第一[16]に同文がある．

である．

[解説] "痙病"は筋肉の異常緊張をともなう疾患で，破傷風（テタヌス）が想定されている．ここに見られる症状は破傷風による角弓反張（オピストトーヌス）の初期症状と思われ，それに葛根湯を用いるという．口噤は口が開かないことで，そのために会話ができないと解釈できる．

2 江戸時代医家の論説

江戸期の日本で，この処方が使われ始めたのは古方派以後であろう．

- 吉益東洞（1702-73）は『方極』[17]で，葛根湯は「項背強急，発熱，悪風，或は喘，或は身疼む者を治す」とする．
- 原南陽（1752-1820）は『叢桂亭医事小言』[18]で，「鼻淵・脳漏（いずれも慢性鼻炎および副鼻腔炎の意）には葛根湯に辛夷を加えて効果がある」という．現在の葛根湯加川芎辛夷の原形である．
- 有持桂里（1758-1835）の『校正方輿輗』[19]には，「"痢"（消化管感染症による下痢．テネスムスをともなう）で，発熱は少なく腹痛が強い者には桂枝加芍薬大黄湯を用いる．もし熱が強ければ，腹痛するとしても葛根湯を用いてよい．…もし葛根湯を用いた後で脇下が痞鞕して膨満する者には，大柴胡湯を用いる」とある．
- 尾台榕堂（1799-1870）の『類聚方広義』頭注[20]には，「この処方は項背強急を主治するなり」として多数の使用法が記載され，咽喉腫痛，"時毒疿腮"（流行性耳下腺炎のこと），"疫眼腫痛"（流行性角結膜炎の意か），さらに鼻淵，脳漏などの鼻疾患が挙げられ，また"癰疽"（皮膚化膿性疾患）の初期には葛根湯で発汗するとよいという．
- 浅田宗伯（1815-94）は『勿誤薬室方函口訣』[21]で，「この処方を外感（感染症）の項背強急に用いることは小さな子供でも知っているが，古方の妙用はいろいろあって思議することができない」といい，各種加減方を紹介する．

3 近年の論説

- 『漢方診療医典』[22]には，「本方は感冒の薬として有名であるが，感冒に限らず，発熱，悪寒のある場合に，脈が浮で力があり，項背部に緊張感のあるものに用いる．発熱，悪寒のない場合でも，脈浮にして力があり，項背部に緊張感のあるものに用いる．そこで本方は感冒，流感，大腸炎，…結膜炎，角膜炎，中耳炎，外耳炎，鼻炎，副鼻腔炎，肩こり，五十肩，神経痛，蕁麻疹などに用いられる」という．

症例

症例1 感冒の例（筆者自己経験例）

〔患者〕32歳　男性　勤務医（当時）

〔主訴〕咽頭痛・頭痛

〔現病歴〕数日間，咽喉痛が続いた後，夕方から拍動性の頭痛が始まった．後頭部から背筋全体がこって重苦しい．悪寒もする．

〔身体的所見〕身長170cm，体重65kg．体温37.8度．血色良好．脈拍約90/分．橈骨動脈拍動は大きく力強い．腹筋緊張は良好．振水音はない．

〔経過〕帰宅後，葛根湯エキス2.5gを1回量とし，熱湯に溶かして生姜の絞り汁を加えて服用．その後に熱いウドンを食べ，首にタオルを巻き，布団をかぶって寝た．20分後，身体が温まってきた．悪寒が消えて気分がよくなり，そのまま眠った．目が覚めると，上半身にかなり発汗していた．頭痛は消失．着替えの際，なお軽い悪寒と咽喉痛があるため，また葛根湯1包を服用．数時間後に目覚めた時にもう1包服用した．翌朝は，わずかな咽喉痛のみとなり，通常通り勤務．この日は1日3回服用し，次の朝には咽喉痛もなくなった．

症例2 肩こりに葛根湯合桂枝茯苓丸（筆者経験例）

〔患者〕55歳 女性 主婦

〔主訴〕肩こり

〔既往歴〕51歳のとき，めまいで入院歴あり．

〔現病歴〕以前からあった肩こりが，最近数ヵ月，特にひどい．頚が回らない感じで，頚肩から手先にかけて痺れるような不快感がある．長時間前屈みで仕事をしていると悪化する．

〔身体的所見〕身長153cm，体重52kg．血色良好．胸部理学的所見異常なし．腹筋は厚く弾力があり，上腹部で緊張．左下腹部に軽度圧痛を認める．項頚部から背部にかけて筋緊張が強い．

〔経過〕葛根湯合桂枝茯苓丸を投与．7日後，「とてもよく効く．服用すると30分で肩こりが急に楽になり，頚から肩，手先にかけての嫌な痺れ感もとれる」という．3週間後，「好調で，頚の動きがよくなった」という．7週間服用でほぼ治癒，廃薬した．

〔解説〕中年女性の肩こりには葛根湯に桂枝茯苓丸を併用すると効果が高まる例がある．胸脇苦満の強い例では大柴胡湯との併用がよい．

鑑 別

1．感冒

■ 小青竜湯

感冒初期に要鑑別．小青竜湯は，くしゃみ，鼻水，鼻閉など，アレルギー性鼻炎様の症状が主である．葛根湯は，咽喉痛，頭痛などが主である．

■ 麻黄湯

感冒初期などに要鑑別．汗なく発熱，悪寒は共通．麻黄湯では，腰痛や四肢骨格筋の疼痛を訴え，通常は高熱がある．インフルエンザには麻黄湯がよい．

■ 麻黄附子細辛湯

感冒初期に要鑑別．頭痛，鼻水，咽喉痛は共通．麻黄附子細辛湯は，背筋の悪寒が強く，手足は冷たく，脈も沈んで触れにくい．

■ 桂枝湯

感冒初期に要鑑別．発汗が見られ，項頚部のこりもない．胃が弱い虚弱体質者には桂枝湯を用いる．

■ 桔梗湯

咽喉痛・扁桃炎で要鑑別．桔梗湯は咽頭痛のみで，悪寒，発熱，頭痛などはない．

■ 小柴胡湯加桔梗石膏

上気道炎・扁桃炎で要鑑別．小柴胡湯加桔梗石膏は遷延例，慢性再発例に用いる．急性症状には葛根湯がよい．

2．肩こり

肩こりには柴胡剤のよい例が多く，大柴胡湯，四逆散，柴朴湯，柴胡桂枝湯，柴胡桂枝乾姜湯，加味逍遙散などとの鑑別が必要である．慢性胃炎では，半夏瀉心湯や六君子湯で胃症状改善すると肩こりもよくなる例がある．

3．蕁麻疹

十味敗毒湯，黄連解毒湯，茵蔯蒿湯，茵蔯五苓散，香蘇散などと鑑別が必要である．

附 記

几几：これを几几とする説がある．これは，羽の短い鳥が飛び立とうとする時に首を後ろに引く様子を形容する言葉で，葛根湯で首が強ばると首を後ろに引く様子を示すとする．この場合，音は「キキ」ではなく「シュシュ」となる．この説は，成無己の『傷寒明理論』[23]にあり，喜多村直寛[24]，山田業広[25]らが賛同するが，本書では大塚敬節[26]に従い，几几とした．

引用文献

1) 厚生労働省：第16改正日本薬局方, p.1467, 2011.
2) 木村孟淳, 他編：新訂生薬学, 改訂第7版, p.69-70, 南江堂, 2012.
3) 鳥居塚和生：モノグラフ 生薬の薬効・薬理, p.47-58, 医歯薬出版, 2003.
4) 雨谷栄：生薬の謎を解く薬理講座, ⑧葛根. 漢方と最新治療, 16(4)：282-284, 2007.
5) 大塚敬節, 矢数道明, 清水藤太郎：漢方診療医典, 第6版, p.407, 南山堂, 2001.
6) 張仲景：明・趙開美本『傷寒論』, 3-8b〜9a, 復刻版, p.116-117, 燎原書店, 1988.
7) 張仲景：明・趙開美本『傷寒論』, 7-19b〜20a, 復刻版, p.332-333, 燎原書店, 1988.
8) 張仲景：清・陳世傑本『金匱玉函経』, 2-19b, 復刻版, p.104, 燎原書店, 1988.
9) 大塚敬節：臨床応用傷寒論解説, p.151, 創元社, 1974.
10) 張仲景：明・趙開美本『傷寒論』, 3-9a, 復刻版, p.117, 燎原書店, 1988.
11) 張仲景：明・趙開美本『傷寒論』, 7-20a, 復刻版, p.333, 燎原書店, 1988.
12) 張仲景：清・陳世傑本『金匱要略』, 2-19b, 復刻版, p.104, 燎原書店, 1988.
13) 大塚敬節：臨床応用傷寒論解説, p.197, 創元社, 1974.
14) 大塚敬節：臨床応用傷寒論解説, p.198, 創元社, 1974.
15) 張仲景：元・鄧珍本『金匱要略』, 1-4a〜b, 復刻版, p.27-28, 燎原書店, 1988.
　※原文では「痙湿喝病」とあるが, 通例「痙湿暍病」とされる.
16) 張仲景：清・陳世傑本『金匱要略』, 2-1b, 復刻版, p.68, 燎原書店, 1988.
17) 吉益東洞：方極, 近世漢方医学書集成12巻（大塚敬節, 他編）, p.383, 名著出版, 1980.
18) 原南陽：叢桂亭医事小言, 5-38a〜b, 近世漢方医学書集成19巻（大塚敬節, 他編）, p.163-164, 名著出版, 1979.
19) 有持桂里：校正方輿輗, 近世漢方医学書集成87巻（大塚敬節, 他編）, p.20, 名著出版, 1982.
20) 尾台榕堂：類聚方広義, 近世漢方医学書集成57巻（大塚敬節, 他編）, p.149-152, 名著出版, 1980.
21) 浅田宗伯：勿誤薬室方函口訣, 近世漢方医学書集成96巻（大塚敬節, 他編）, p.88, 名著出版, 1982.
22) 大塚敬節, 矢数道明, 清水藤太郎：漢方診療医典, 第6版, p.331-332, 南山堂.
23) 成無己：傷寒明理論, 1-14a〜15b. 和刻漢籍医書集成第1輯（小曽戸洋, 他編）, p.12, エンタプライズ, 1988.
24) 喜多村直寛：傷寒論疏義, 1-24a〜b, 近世漢方医学書集成88巻（大塚敬節, 他編）, p.119-120, 名著出版, 1981.
25) 山田業広：九折堂読書記, 近世漢方医学書集成92巻（大塚敬節, 他編）, p.15, 名著出版, 1982.
26) 大塚敬節：臨床応用傷寒論解説, p.151, 創元社, 1974.

13 葛根湯加川芎辛夷

kakkontokasenkyushin'i

製品番号：2

〔構成生薬〕

葛根，麻黄，桂皮，芍薬，甘草，
大棗，生姜，川芎，辛夷

処方の特徴

1 処方概要

葛根湯加川芎辛夷は，主として鼻炎および副鼻腔炎に用いる漢方薬である．葛根湯加味方（数種の生薬を加えた処方）の1つであり，葛根湯本来の適応症候（胃腸が丈夫，後頸部こり，頭痛など）とともに鼻炎・副鼻腔炎の症状があることを目標として用いる．臨床的には，鼻炎・副鼻腔炎に限らず，顔面頭部の炎症性疾患に広く応用できる可能性がある．

2 使用目標と応用

鼻炎，副鼻腔炎では第一選択といえる．感冒後の鼻閉，膿性鼻汁（ときに希薄な鼻汁が続く），前額部鈍痛，項頸部こりが使用目標となる．即効性で，服用後20〜30分で鼻閉や頭痛が改善する例もある．

体質体格は中等から良好で，胃腸が丈夫であることが条件となる．麻黄を含むため，高齢者，胃腸虚弱者には慎重に投与する．虚血性心疾患，高度腎障害，高度排尿障害では用いないほうが安全である．

論　説

葛根湯加川芎辛夷は『傷寒論』『金匱要略』を出典とする葛根湯に川芎と辛夷を加えた処方である．この加味の出典が明確でなく，本朝経験方とされる．その成立過程について，寺澤[1]，小山[2]，真柳[3]の論がある．

1 葛根湯加辛夷と葛根湯加川芎大黄

■ 原南陽（1752-1820）の『叢桂亭医事小言』〔文政3（1820）年刊〕には，葛根湯に辛夷を加味して副鼻腔炎（鼻淵）に用いるとある[4]．

■ 辛夷が鼻炎・副鼻腔炎によいことは江戸期の医家の多くが認めていたところで，たとえば本間棗軒（1804-72）は「脳漏には第一辛夷を主薬とす」と述べ[5]，浅井貞庵（1770-1829）も「辛夷は…鼻の病，洟を流すの鼻の塞がるのというに主薬なり」という[6]．

■ 一方，幕末に活躍した浅田宗伯（1815-94）の著書には，葛根湯加川芎・大黄を副鼻腔炎（脳漏，鼻淵）に用いるという記載が複数見られる．宗伯の『勿誤薬室方函口訣』の葛根湯の項には，「この処方を外感（感染症）の項背強急に用いることは子供でも知っていることであるけれども，古方の妙用は様々で，思議することができない．…川芎，大黄を加えて脳漏（副鼻腔炎），眼耳の痛みを治す」という[7]．また辛夷清肺湯の項には，「脳漏・鼻淵はたいてい葛根湯加川芎大黄」を用いるとの記載がある[8]．また，『橘窓書影』には葛根湯加川芎大黄の治験2例，1例は脳漏（副鼻腔炎）[9]，1例は聤耳（耳だれ，中耳炎）[10]が記載される．

■ なお，幕末の尾台榕堂（1799-1870）は『方伎雑誌』で，葛根湯加川芎大黄を動物の眼病で目やにが多いとき用いるといっている[11]．

■ 川芎，大黄という組み合わせは，真柳によれば，「1178年の『楊氏家蔵方』には，川芎・大黄の2味からなる芎黄丸があり，頭部の熱症状に効くとある．これは応鐘散の名で吉益東洞の家塾方」であるという[3]．

2 葛根湯加川芎辛夷の成立

このように別々に用いられてきた葛根湯加辛

夷と葛根湯加川芎大黄から葛根湯加川芎辛夷への変化は昭和後期に起こったと推定される．

■ 1936-1944 年と 1949 年に開講された拓殖大学漢方医学講座のテキストの"上顎洞化膿症"（＝上顎洞炎）の項（担当・矢数道明）には，【葛根湯加川芎，桔梗，大黄，石膏，辛夷】を「急性症，発熱，頭重，鼻閉塞，膿汁流出するものに用いてよし．若し亜急性，慢性に移行せるものには加減方を用ゆ」とする[12]．これは葛根湯加川芎大黄と葛根湯加桔梗石膏に辛夷を加えたと見ることができる．

■ 1954 年の大塚敬節（1900-80），矢数道明（1905-2002）らの『漢方診療の実際（改訂第 1 版）』では，「慢性鼻カタル」の項には葛根湯加川芎大黄，「上顎化膿症」では【葛根湯加川芎，大黄，桔梗，石膏，辛夷】が記載される．後者には「慢性に移行する場合によく用いられる．肥厚性鼻炎，鼻茸にも此の方を連用させてよい．手術後再発したり，荏苒として癒えないものに試みて効あることが多い．鼻病にはすべて辛夷を加えると効力を強める」とある[13]．

■ 興味深い発言を行っているのは，浅田宗伯の直弟子である木村博昭に学んだ高橋道史である．1961 年の段階で，浅田，木村流の葛根湯の加味方の1つとして「加川芎，大黄，辛夷」を挙げており，浅田流では，少なくとも木村博昭以後には，葛根湯加川芎，大黄，辛夷が用いられていたことを示唆する[14]．高橋はまた，葛根湯加味方についての論中でも「浅田方函口訣には，本方に川芎，大黄の二味を加味して，脳漏および眼耳痛を治すとあり，師木村先生はこれに更に辛夷を加えて葛根加川黄辛夷と称して，脳漏すなわち蓄膿症に用いている．また葛根桔石辛夷（葛根湯加桔梗，石膏，辛夷）も同じく蓄膿症の特効薬としている」という[15]．

■ 大塚敬節は 1962 年の段階では，「前額洞や上顎洞の蓄膿症で，前額や頬部が痛み，便秘，のぼせなどの症状があると，葛根湯に川芎 3.0，大黄 1.0 を加える」としており，葛根湯加川芎辛夷に言及していない[16]．

■ 大塚敬節門下で最初に葛根湯加川芎辛夷について述べたのは，山田光胤である．山田は，1964 年の『漢方の臨床』誌の座談会"葛根湯を語る"において，葛根湯加川芎辛夷を用いた例について発言している[17]．

■ 1972 年の大塚敬節，矢数道明らの『漢方診療医典』では，副鼻腔炎の項では，葛根湯加川芎，黄芩，桔梗，辛夷を，鼾声（いびき）・葛根湯の項では上顎洞炎があれば葛根湯加川芎，黄芩，桔梗，辛夷を用いるとし，葛根湯加川芎辛夷の記載はない[18]．

■ ところが，同じ 1972 年の大塚敬節『症候による漢方治療の実際』の「鼻痛・鼻漏・鼻閉塞」には，「葛根湯は鼻炎，副鼻洞炎などで，鼻閉塞，鼻漏などを訴えるものに広く用いられる．これに川芎と辛夷とを加えたり，川芎と大黄を加えたり，石膏を加えたりする．ことに青少年の鼻炎や副鼻洞炎にはこれを用いてよい場合が多い」と，川芎・辛夷の加味方を明言している[19]．

以上を要するに，江戸期には葛根湯加辛夷または葛根湯加川芎大黄として使用され，その後，浅田宗伯の弟子である木村博昭一門では葛根湯加川芎大黄辛夷として用いられたが，1960〜70 年前後からは葛根湯加川芎辛夷の形で広く使用されるようになったと思われる．

症　例

症例 感冒後の副鼻腔炎（松田邦夫治験）

〔患者〕18 歳　男性　学生（筆者自身である）

〔主訴〕鼻閉，頭痛

〔現病歴〕1 週間前に感冒に罹患した後，鼻閉，膿性鼻汁，後鼻漏，前額部と後頭部の痛みなどが続き，机に向かい下を向いていると頭痛がしてくる．頭がボヤッとして集中力が

なくなるなどの症状があった．耳鼻科で「ちくのう症」といわれて治療を受けたが治りきらず，1ヵ月ほど遷延していた．そこで，叔父・松田邦夫に相談，漢方薬を飲むこととした．

〔身体的所見〕身長169cm，体重61kg．胸腹部に特記すべき所見なし．

〔経過〕美味しいとはいえない煎じ薬であったが，1回服用しただけで鼻閉がとれ，後頭部の重苦しい感じや前額部の頭痛が消え，頭がすっきりしたのには驚いた．鼻汁も次第に減少，約1週間で略治した．念のため，さらに1週間服用して完治した．後年，叔父にこの漢方薬の名前を尋ねると，葛根湯加川芎辛夷であった．漢方の世界に，漢方薬が効くということを身を以て知るという形で入れたのは幸運であった．

鑑　別

■辛夷清肺湯
慢性副鼻腔炎で要鑑別．鼻閉傾向が続くもので，頭痛や項頚部痛はない．葛根湯加川芎辛夷にくらべて胃腸障害は少ないので，高齢者にも使用できる．

■荊芥連翹湯
慢性鼻炎，副鼻腔炎で要鑑別．若年者でにきびやアトピー性皮膚炎をともなうものに適する．葛根湯加川芎辛夷を用いて効かないときに用いるとよい．

■小青竜湯
アレルギー性鼻炎，慢性鼻炎で要鑑別．鼻水，くしゃみが主で，強い鼻閉や膿性鼻汁，頭痛などはない．冷え症でむくみやすい者に適する．

■桂姜棗草黄辛附湯（エキス製剤では，麻黄附子細辛湯と桂枝湯の併用で代用）
慢性鼻炎，副鼻腔炎で要鑑別．外見上，痩せ型で冷え症（陰虚証）の者が適応となる．葛根湯加川芎辛夷が無効な場合に考慮する．

引用文献

1) 寺澤捷年：葛根湯加川芎辛夷の成立に関する一考察．日本東洋医学雑誌，40(2)：79-82，1989．
2) 小山誠次：葛根湯加川芎辛夷の成立事情．日本東洋医学雑誌，45(3)：619-623，1995．「葛根湯加川芎辛夷の成立事情」及び「加味逍遙散，及び四物湯合方の出典」読後感に対する御礼と追加意見．日本東洋医学雑誌，46(1)：131，1996．
3) 真柳誠：漢方一話 処方名のいわれ，2葛根湯加川弓辛夷．漢方診療，13(2)：35，1994．
4) 原南陽：叢桂亭医事小言＜文政3（1820）年刊＞，鼻口候4-68b，近世漢方医学書集成19巻（大塚敬節，他編），p.59-60，名著出版，1979．
※これが今回調べえた範囲では葛根湯加辛夷に関する最も初期の記載である．
5) 本間棗軒：瘍科秘録＜弘化4（1847）年刊＞，8-30a，近世漢方医学書集成115巻（大塚敬節，他編），p.209，名著出版，1983．
※棗軒は，『内科秘録』＜元治元（1864）年刊＞．鼻齆（5-6b，近世漢方医学書集成21巻，p.380）でも同様の表現をしている．
6) 浅井貞庵：方彙口訣＜慶応元（1865）年成立＞，鼻病，近世漢方医学書集成78巻（大塚敬節，他編），p.459，名著出版，1981．
7) 浅田宗伯：勿誤薬室方函口訣，近世漢方医学書集成96巻（大塚敬節，他編），p.88，名著出版，1982．
8) 浅田宗伯：勿誤薬室方函口訣，近世漢方医学書集成96巻（大塚敬節，他編），p.285，名著出版，1982．
9) 浅田宗伯：橘窓書影＜明治19（1886）年刊＞，1-23a〜b，近世漢方医学書集成100巻（大塚敬節，他編），p.401-402，名著出版，1983．
10) 浅田宗伯：橘窓書影＜明治19（1886）年刊＞，1-15b〜16a，近世漢方医学書集成100巻（大塚敬節，他編），p.386-387，名著出版，1983．
11) 尾台榕堂：方伎雑誌＜明治4（1871）年刊＞，3-38a，近世漢方医学書集成58巻（大塚敬節，他編），p.299，名著出版，1980．
12) 漢方医学講義（上）：拓殖大学漢方医学講座読本［復刻版］，p.364-365，社団法人日本東洋医学会，1981．
13) 大塚敬節，矢数道明，清水藤太郎：漢方診療の実際，改訂第1版，p.237および p.239，南山堂，1954．
14) 高橋道史：道は近きにあり．葛根湯．漢方の臨床，8(4)：25-26，1961．
15) 高橋道史：浅田流漢方治療の実際，医道の日本社，p.300-302，1980．
16) 大塚敬節：通俗漢方医学講座十八．頭痛（八）．活，4(8)：1，1962．
17) 山田光胤：座談会"葛根湯"（出席者：大塚敬節，矢数道明，藤平健，相見三郎，山田光胤）．漢方の臨床，11(6)：24-33，1964．
18) 大塚敬節，矢数道明，清水藤太郎：漢方診療医典，第3版，p.250および p.256，南山堂，1972．
19) 大塚敬節：症候による漢方治療の実際，第4版，p.59，南山堂，1972．

14

加味帰脾湯
kamikihito

製品番号：137

[構成生薬]

黄耆，人参，蒼朮，茯苓，遠志，大棗，当帰，甘草，生姜，木香，酸棗仁，竜眼肉，柴胡，山梔子

処方の特徴

1 処方概要

加味帰脾湯は，比較的虚弱な者の不眠症，不安障害，神経症，動悸，貧血などに用いる漢方薬である．

処方構成は，帰脾湯に柴胡，山梔子を加味したもので，「帰脾湯の証で熱状のあるものに用いる」[1]とされる．帰脾湯は，虚弱者の不眠，健忘，動悸，貧血，抑うつ気分，神経症傾向などに用いる（18. 帰脾湯 参照）．この処方を理解するには，柴胡，山梔子について考える必要がある．

柴胡は，柴胡剤（小柴胡湯，柴胡桂枝湯，大柴胡湯など）の中心的生薬であり，抗炎症，鎮静などの作用がある．山梔子は，黄連解毒湯，加味逍遙散，茵蔯蒿湯などに含まれ，虚弱者の胸部不快感（虚煩），不眠などに用い，また利胆作用もある．柴胡と山梔子をともに含むのは加味逍遙散で，加味帰脾湯（14味）と加味逍遙散（10味）とは7味の生薬（柴胡，蒼朮，当帰，茯苓，山梔子，甘草，生姜）が共通し，似た面がある．一方，加味帰脾湯と，同じ参耆剤で柴胡を含む補中益気湯（10味）とは，8つの生薬（黄耆，蒼朮，人参，当帰，柴胡，大棗，甘草，生姜）が共通であり，やはり比較的似ているといえる．加味帰脾湯の適応を考えるときには，加味逍遙散（更年期障害，抑うつ状態，不眠，心気神経症などに使用）と補中益気湯（虚弱者の慢性疲労等に使用するが，小柴胡湯の虚証とも表現される）とを参考にできると思われる．ただし，加味帰脾湯は，加味逍遙散と補中益気湯にない遠志，酸棗仁，竜眼肉の3つの生薬を含み，これは帰脾湯と共通する部分でもある．

加味帰脾湯は，帰脾湯に似るが，鎮静作用，抗炎症作用がより強く，補剤としての性質は帰脾湯より弱くなったと考えられる．また，健忘すなわち記憶障害に用いるとする点は両者に共通である．

2 使用目標と応用 （表1）

加味帰脾湯の応用には，不眠症，神経症，抑うつ状態，更年期症候群，貧血が挙げられる．古典には健忘が挙げられるが，帰脾湯と同様，記憶障害に本当によいかは検討を要する．日常臨床では，高齢者の不眠症に用いることが多い．また，近年，耳管開放症に有効とする説がある（後述）．

症候としては，健忘，貧血，動悸，不眠，抑うつ気分，神経症傾向などが使用目標となる．

体質的には，帰脾湯同様に虚弱体質に用い

表1 加味帰脾湯の使用目標と応用

■ 応　用
　・不眠症，神経症，抑うつ状態，更年期症候群，貧血，記憶障害，耳管開放症　など
■ 症　候
　・健忘，貧血，動悸，不眠，抑うつ気分，神経症傾向　など
■ 体　質
　・虚弱〜やや虚弱

るが，帰脾湯よりはわずかに体質中等度寄りと考えられる．

論説

1 原典

薛己『内科摘要』など[2,3]

『内科摘要』巻1各症方薬・帰脾湯条には，帰脾湯に続いて加味帰脾湯の記載がある．ただし，この部分には使用法の指示がない．『内科摘要』の他の部分，および『薛氏医案』（薛氏の医学叢書で『内科摘要』も含まれる）に収載される他の医書，『女科撮要』，『口歯類要』，『正体類要』，『保嬰撮要』などにも加味帰脾湯に関する記載がある．ただし，同じ加味帰脾湯という名称でも，現在の加味帰脾湯（A）のほかに，帰脾湯に柴胡，牡丹皮，山梔子を加えた"加味帰脾湯"（B），帰脾湯に牡丹皮，山梔子を加えた"加味帰脾湯"（C）がある．以下，これらの記載の一部を紹介する．

1．『内科摘要』巻1各症方薬・加味帰脾湯[4]

〔条文〕

○帰脾湯

　思慮，脾を傷り，血を摂する能わず，血，妄行を致し，或は健忘，怔忡，驚悸，盗汗，或は心脾痛みを作し，臥すを嗜み，食少なく，大便調わず，或は肢体重く痛み，月経調わず，赤白帯下，或は思慮，脾を傷りて瘰癧を患うを治す．

○加味帰脾湯

　即ち前方に柴胡，山梔を加う．

〔大意と解説〕大意は，「帰脾湯は，なにかを過度に思いめぐらせて胃腸を損ない，"血"を統御することができず，その結果，"血"が妄行して，物忘れしやすくなったり，胸騒ぎ，動悸，寝汗，あるいは上腹部が痛み，横になって休みたがり，食欲がなく，排便が不調であり，あるいは手足も体も重く痛み，月経不順で，血性あるいは非血性の帯下があり，あるいは，過度に思いをめぐらして胃腸を損ない，下痢する者に用いる．加味帰脾湯は帰脾湯に柴胡，山梔子を加えたものである」ということ．これだけでは柴胡，山梔子を加えた理由がわからない．

2．『薛氏医案』の他の記載

『内科摘要』元気虧損内傷外感等症[5]には，「ある婦人，心に鬱屈したものを抱いているために，筋肉がひきつれ骨は痛み，のどに何かの種があるように感じる．烏薬順気散〈注1〉[6,7]などを服用したが，口や眼は歪み（顔面神経麻痺か？），肘は伸ばしたり挙げたりしにくく，喀痰がますますはなはだしく，内に熱感があり，夕方微熱が出て，食欲がなく，体はだるい．自分（薛己）は，"鬱火が脾を損ない，血が燥いて風を生じた結果であろう"と思った．そこで，これに加味帰脾湯を20日あまり投薬した．すると，身体は次第に健やかになり食欲も漸次増してきた」（筆者意訳）とある．この記載の後に前記1.の各症方薬があるので，この加味帰脾湯は（A）であろう．

『女科撮要』には，①不正出血が止まらないもの（"経漏不止"）[8]，および②陰部湿疹で痒みのあるもの（"陰瘡"で"湿痒の者"）[9]に加味帰脾湯（B），③出産後の下血（"産後便血"）[10]に加味帰脾湯（薬味の記載なし）という．『女科撮要』の中には加味帰脾湯は（B）以外が載らないようであるので，③も（B）と思われる．加味帰脾湯（B）は（A）に比べると牡丹皮が多く，加味逍遙散により近づき，薄荷と芍薬がないだけとなる．

〈注1〉烏薬順気散…『太平恵民和剤局方』諸風門・続添諸局経験秘方[6]の処方．烏薬，陳皮，白僵蚕，乾姜，麻黄，川芎，桔梗，枳殻，白芷，甘草．矢数道明[7]によれば，「脳溢血による手足疼痛，手足シビレ感，肩臂疼痛，四十腕，五十肩，顔面神経麻痺，脚気などに応用される」という．

『口歯類要』附方并註[11]では帰脾湯条の次に記載され，倦怠感，発熱，食欲不振，出血などのある胃腸虚弱者の歯痛に加味帰脾湯（B）を用いるという．

『補注明医雑著』巻6附方[12]には，「脾経の血虚，発熱等の症を治す」とあり，この加味帰脾湯は（C）である．

薛己は加味逍遙散を創方したことでも知られ，彼が加味帰脾湯（B）を用いる際には加味逍遙散との鑑別を念頭においていたであろう．（A）と（B）の違いは明確ではないが，婦人科疾患には（B）を用いたとも考えられる．（C）と（A）（B）との違いは不明である．薛己は，脾胃の虚弱な者に"思慮過制"すなわち精神的ストレスが加わって，"血虚"，出血，婦人科疾患など，"血"に関連した症状が起こり，発熱（"虚熱"）も加わったものに加味帰脾湯を用いたように思われる．

2 中国医書の記載

- 龔廷賢の『万病回春』巻4健忘[13]，および『済世全書』巻4補益[14]と巻6健忘[15]に加味帰脾湯の記載があるが，いずれも帰脾湯の条文に続いて柴胡，山梔子を加味して加味帰脾湯と名づけるとあるだけで，具体的な症候の記載がない．

3 江戸時代医家の論説（筆者意訳）

- 『衆方規矩』補益通用門[16]には，帰脾湯の記載の後に「"虚熱"には柴胡，牡丹皮，山梔子を加えて加味帰脾湯と名付ける」とある．
- 中山三柳（？-1684）は『医方口訣集』帰脾湯[17]で，「帰脾湯に柴胡，牡丹皮，山梔子を加えて加味帰脾湯と名づける」とし，「"心"と"脾"が虚耗して，むなさわぎ，動悸，健忘，夢精，不眠などの症状があって，"虚熱"を挟む者に用いる」という．

- 香月牛山（1656-1740）『牛山方考』帰脾湯[18]には，「心脾の"血"が虚する者は，"陰虚火動"〈注2〉して，発熱し，頭や額に皮膚病（瘡）を生じ，女性では月経不順，男性では小便が出渋るときには，（帰脾湯に）山梔子と柴胡を加えて奇効がある．これを加味帰脾湯と名づける．牡丹皮を加えると殊に効果がある」という．同じ香月牛山の『牛山活套』[19]では，女性の気うつ，虚弱者の不眠，精神昏迷して譫言妄語する者，女性で性行為をする毎に出血して痛む者などに用いるとする．
- 百々漢陰（1776-1839）・百々鳩窓（1808-78）の『梧竹楼方函口訣』加味帰脾湯[20]に「婦人の虚労薬である．真の"骨蒸労"（＝結核）には効かない．ただ，"血虚"で"寒熱往来"（悪寒と熱感が交互に起こる）し，夜分寝にくく，動悸や胸さわぎ（心気怔忡）などがする者は，世に多い．この湯がよい」とある．

4 近年の論説

- 大塚敬節（1900-80）は『症候による漢方治療の実際』[21]で，「原因不明の貧血，悪性貧血，再生不良性貧血に，この方を用いて著効を得たことがある（以下，悪性貧血，再生不良性貧血の治験例を記載する）」という．

症 例

症例 虚弱者の不眠（大塚敬節治験）[1]

43歳の男性．腹膜炎の既往あり．元来から虚弱体質．4，5年前より朝夕に頭痛あり，悪心を伴う．疲れやすい．脈弱，腹力なく心下振水音あり．半夏白朮天麻湯，桂枝加竜骨牡蛎湯，甘麦瀉心湯など無効．のぼせ，頭痛，不眠，疲労感と胃腸虚弱な点を考慮して，加味帰脾湯とした．服用後2週間ほどたつと安眠できるようになり，血色もよくなった．(抄)

〈注2〉陰虚火動：「47. 滋陰降火湯」の項を参照．

鑑別

■帰脾湯
加味帰脾湯とほぼ同様の使い方をする．不眠，微熱，炎症性要素があれば加味帰脾湯を用いる．帰脾湯は，より胃腸虚弱な者に用いる．

■加味逍遙散
抑うつ気分，不眠，動悸，神経症傾向で要鑑別．ホットフラッシュ，発汗，など更年期症状が強い例に用いる．加味逍遙散で胃腸障害をきたせば加味帰脾湯が選択肢の1つとなる．

■補中益気湯
虚弱者の慢性疲労，微熱，寝汗，動悸，健忘などで要鑑別．補中益気湯は抑うつ傾向，不眠はないか，あっても軽微．

■柴胡桂枝乾姜湯
虚弱者の不眠症，抑うつ状態，神経症で要鑑別．加味帰脾湯との鑑別は難しいが，胃腸症状が強ければ加味帰脾湯，帰脾湯を用いる．

■抑肝散，抑肝散加陳皮半夏
虚弱者の不眠，抑うつ気分，神経症傾向で要鑑別．焦燥感が強く怒りっぽい例には抑肝散を用いる．抑肝散加陳皮半夏で胃腸障害をきたせば加味帰脾湯．

■桂枝加竜骨牡蛎湯
虚弱者の動悸，神経症傾向で要鑑別．痩せ型，胃下垂顕著であり，のぼせて興奮しやすい傾向がある．腹部大動脈拍動強く，振水音を認める．

Evidence

I．臨床研究
■耳管開放症に対する効果
石川[22]によれば，耳管開放症患者88例に加味帰脾湯エキスを投与，評価可能であった66例の自覚症状の改善度，24例の他覚的所見の改善度を検討した結果，自覚症状では，耳閉感，改善（自声強聴の症状が改善）36例（54.5％），やや改善（症状の頻度が減少）14例（21.2％），不変16例（24.2％），悪化なし．他覚所見では，改善（病的鼓膜運動が消失）8例（33.3％），やや改善（病的鼓膜運動が軽快）9例（37.5％），不変7例であった．薬剤に起因すると思われる重篤な副作用はなかったという．

II．基礎研究
1 アルツハイマー病モデルマウスにおける対象記憶認識改善作用
Tohdaら[23]によれば，加味帰脾湯は，アルツハイマー病モデルマウス5XFDにおける対象認識記憶を有意に改善し，変成した軸索突起および前シナプス末端を回復させることが加味帰脾湯による記憶回復に関連している可能性があるという．

2 空間記憶障害改善作用（ラット）
Egashiraら[24]によれば，加味帰脾湯は，ラットにおいて，非特異的ムスカリン受容体拮抗薬であるスコポラミン，およびΔ^9-tetrahydrocannabinol（THC）により惹起される空間記憶障害を有意に改善したという．

引用文献

1) 大塚敬節：症候による漢方治療の実際，第5版，p.67-69，南山堂，2000．
2) 小山誠次；帰脾湯および加味帰脾湯の出典．日本東洋医学雑誌，47(3)：469-475，1996．
3) 小曽戸洋：漢方一話 処方名のいわれ，127 加味帰脾湯．漢方医学，28(4)：188，2004．
4) 薛己：内科摘要，薛氏医案，1-49a，欽定四庫全書，復刻版 - 四庫医学叢書・薛氏医案（一），p.［763-27］，上海古籍出版社，1991．
5) 薛己：内科摘要，薛氏医案，1-6b，欽定四庫全書，復刻版 - 四庫医学叢書・薛氏医案（一），p.［763-5］，上海古籍出版社，1991．
6) 陳師文，他：増広太平恵民和剤局方，1-39a〜b，和刻漢籍医書集成第4輯（小曽戸洋，他編），p.38，エンタプライズ，1988．

7) 矢数道明：臨床応用漢方処方解説，増補改訂版，p.642-643，創元社，1981.
8) 薛己：女科撮要，薛氏医案，3-11b，欽定四庫全書，復刻版 - 四庫医学叢書・薛氏医案（一），p.［763-61］，上海古籍出版社，1991.
9) 薛己：女科撮要，薛氏医案，3-46b，欽定四庫全書，復刻版 - 四庫医学叢書・薛氏医案（一），p.［763-79］，上海古籍出版社，1991.
10) 薛己：女科撮要，薛氏医案，4-19a，欽定四庫全書，復刻版 - 四庫医学叢書・薛氏医案（一），p.［763-97］，上海古籍出版社，1991.
11) 薛己：口歯類要，薛氏医案，10-28a，欽定四庫全書，復刻版 - 四庫医学叢書・薛氏医案（一），p.［763-248］，上海古籍出版社，1991
12) 王綸・著，薛己・補注：補注明医雑著，巻之六・附方；和刻漢籍医書集成第 8 輯（小曽戸洋，他編），p.126，エンタプライズ，1990.
13) 龔廷賢：万病回春，4-50a〜b，和刻漢籍医書集成第 11 輯（小曽戸洋，他編），p.152，エンタプライズ，1991.
14) 龔廷賢：済世全書，4-4a〜b，和刻漢籍医書集成第 12 輯（小曽戸洋，他編），p.99，エンタプライズ，1991.
15) 龔廷賢：済世全書，6-12b，和刻漢籍医書集成第 12 輯（小曽戸洋，他編），p.165，エンタプライズ，1991.
16) 曲直瀬道三・原著，曲直瀬玄朔・増補：医療衆方規矩，近世漢方医学書集成 5 巻（大塚敬節，他編），p.383-385，名著出版，1979.
17) 長沢道寿・著，中山三柳・増訂，北山友松子・増広：医方口訣集，近世漢方医学書集成 63 巻（大塚敬節，他編），p.59-61，名著出版，1982.
18) 香月牛山：牛山方考，近世漢方医学書集成 61 巻（大塚敬節，他編），p.271，名著出版，1981.
19) 香月牛山：牛山活套，近世漢方医学書集成 61 巻（大塚敬節，他編），p.435，p.457，p.461，p.548，名著出版，1981.
20) 百々漢陰，百々鳩窓：梧竹楼方函口訣．復刻版，p.154．春陽堂書店，1976.
21) 大塚敬節：症候による漢方治療の実際，第 5 版，p.74-76，南山堂，2000.
22) 石川滋：耳管開放症に対する薬物療法の試み，耳鼻咽喉科臨床，87(10)：1337-1347，1994.
23) Tohda C, et al：Kamikihi-to（KKT）rescues axonal and synaptic degeneration associated with memory impairment in a mouse model of Alzheimer' disease, 5XFD. International Journal of Neuroscience, 121：641-648, 2011.
24) Egashira N, et al：Kamikihi-to, a kampo medicine, ameliorates impairment of spatial memory in rats. Phytotherapy research, 21：126-129, 2007.

15

加味逍遙散
kamishoyosan

製品番号：24

〔構成生薬〕

柴胡，芍薬，蒼朮，当帰，茯苓，
山梔子，牡丹皮，甘草，生姜，薄荷
（ツムラ医療用漢方製剤の場合）

処方の特徴

1 処方概要

　加味逍遙散は，更年期症候群などの婦人科疾患はもちろん，炎症性疾患，抑うつ状態などの精神神経疾患などまで広く応用される漢方薬である．その作用は，神経―内分泌―免疫系にわたる広汎なものと考えられる．

　構成生薬の点では，第一に柴胡を含む柴胡剤の一種である．柴胡剤には炎症や精神神経症状に用いられる処方が多く，本剤もその1つと思われる．第二に，当帰，芍薬，茯苓，朮を含む点で当帰芍薬散にも類似し，温性駆瘀血剤の一種ともいえる．茯苓，朮はまた，いわゆる水毒に用いる生薬でもある．

　加味逍遙散という名称は，逍遙散に牡丹皮と山梔子とを加味したことに由来し，別名を丹梔逍遙散ともいう．逍遙散は，古い時代に"虚労"や"骨蒸"と呼ばれた病態，すなわち結核性と思われる慢性気道疾患に用いられた処方である．逍遙散に牡丹皮と山梔子が加わったことによって，駆瘀血作用と鎮静作用が強まり，更年期症候群などに応用が広がったとも考えられる．

　牡丹皮は，ボタン科のボタンの根皮で，ペオノール paeonol，ペオニフロリン paeoniflorin などを含み，抗炎症，抗アレルギー，血小板凝集抑制，血液凝固抑制などの作用が報告される（77. 大黄牡丹皮湯 参照）．

　山梔子は，アカネ科のクチナシ Gardenia jasminoides Ellis（Rubiaceae）の果実とされ[1]，イリドイド配糖体の geniposide（主成分），genipin などのほか，黄色色素の crocin，crocetin などを含有する．煎液は胆汁分泌促進，血圧下降，緩下作用などを示し，geniposide は緩下，胆汁分泌促進，鎮痛，胃液分泌抑制作用，crocin，crocetin は胆汁分泌促進作用などを示すとされる[2,3]．臨床的には，消炎，解熱，利尿，止血剤とされ[4]，吉益東洞が『薬徴』で「心煩を主治し，旁わら発黄を治す」[5]としたように，「胸苦しい（心煩）」という症状や黄疸（あるいは肝機能障害）を目標に使用される．また不眠，ことに高齢者の不眠に有効と思われる．山梔子は，加味逍遙散のほか，茵蔯蒿湯，黄連解毒湯，加味帰脾湯，温清飲などにも含まれる．

　薄荷は，シソ科のハッカ Mentha arvensis Linné var. piperascens Malinvaud（Labiatae）の地上部[6]で，その精油成分にはメントール menthol，menthone などが含まれる．ハッカ油，menthol には，鎮痙・腸管運動抑制，末梢血管拡張，発汗作用などがある．薄荷にはまた，鎮痛，抗炎症・抗アレルギー，抗菌作用などがあるとされる[7]．臨床的には，清涼，発汗，解熱，健胃剤とされ[8]，加味逍遙散，滋陰至宝湯，川芎茶調散，清上防風湯，荊芥連翹湯，柴胡清肝湯，防風通聖散などに含まれる．

2 使用目標と応用（表1）

　加味逍遙散の応用としては，更年期症候群・月経前症候群・月経困難症・黄体機能不全などの婦人科疾患，身体表現性障害・神経症（心気傾向の強いもの）・抑うつ状態・仮面うつ病・不眠症などの精神神経疾患，いわゆる自律神経失調症，各種心身症，いわゆる血の道症，湿疹，指掌角皮症，口内炎，冷え症，常習性便秘など，多様な疾患が挙げられる．

使用目標となる症候としては，婦人科疾患のうち，更年期症候群では，逆上感（ホットフラッシュ），動悸，異常発汗，めまい感などの，いわゆる自律神経失調症症状と，神経症傾向，不定愁訴（心気症傾向），抑うつ気分，不安焦燥感，易怒性，不眠（とくに熟眠障害や中途覚醒）などが挙げられる．更年期以外では，月経前の抑うつ気分・体調不良感，月経痛，月経不順，帯下，不眠，手足の冷え，軽症便秘傾向などを目標とすることもある．精神神経疾患では，不安抑うつ気分をともなうものに広く試みるとよい．肩こりや便秘傾向を認める例もある．腹部所見として，軽度の胸脇苦満と下腹部の圧痛，心窩部拍水音（振水音）などを見ることがあるが，必ずしもこれにこだわる必要はない．

体質体格は，中等度ないしやや弱い者が対象である．

副作用として，腸間膜静脈硬化症に注意する必要がある（p.86 附記1参照）．

論　説

１　原　典

薛己『内科摘要』『女科撮要』〈注1〉[9]

加味逍遙散は，宋代の『太平恵民和剤局方』の逍遙散に，明代の薛己が牡丹皮と山梔子を加味して作った処方である．すなわち，薛己の『薛氏医案』に収載される『内科摘要』および『女科撮要』が原典と考えられる．ただし，薛己の加味逍遙散の薬味は，今日の医療用漢方製剤の構成と比べると，薄荷と生姜がない．

1．『内科摘要』各症方薬・加味逍遙散[10]

〔条文〕肝脾血虚，発熱，或は潮熱，晡熱，或は自汗，盗汗，或は頭痛み，目渋り，或は怔忡して寧からず，或は頬赤く，口乾き，或は月経調わず，肚腹痛みを作し，或は小腹重墜し，水道渋痛し，或は腫れ痛み，膿を出だし，内熱して渇を作す等の症を治す．

〔大意〕（婦人などの慢性疲労状態で）貧血傾向があって，発熱，とくに一定の時間になると出る熱（潮熱）や夕方の発熱（晡熱）があり，自然に出る発汗や寝汗，あるいは頭痛

表1　加味逍遙散の使用目標と応用

- ■応　用
  - ・婦人科疾患：更年期症候群・月経前症候群・月経困難症・黄体機能不全　など
  - ・精神神経疾患：身体表現性障害・神経症（心気症）・抑うつ状態・仮面うつ病・不眠症・いわゆる自律神経失調症，各種心身症，いわゆる血の道症　など
  - ・その他：湿疹，指掌角皮症，口内炎，冷え症，常習性便秘　など
- ■症　候
  - ・更年期の逆上感（ホットフラッシュ）・動悸・発汗・めまい感，不定愁訴，抑うつ気分，不安焦燥感，易怒性，熟眠障害，中途覚醒，月経前の抑うつ気分・体調不良感，月経痛，月経不順，帯下，肩こり，頭痛，手足の冷え，便秘傾向　など
- ■腹部所見
  - ・特定の所見はないが，腹部は軟らかく，軽度胸脇苦満，下腹部圧痛，心窩部拍水音（振水音）のいずれかを認めることがある
- ■体　質
  - ・体格中等度〜やや弱い者

〈注1〉『観聚方要補』安政版の逍遙散の項[9]には，逍遙散の加味方として，「『女科撮要』は牡丹皮，山梔子を加えて加味逍遙散と名づく」とある．

がしたり，目が渋って不快だったり，あるいは動悸・むなさわぎ（怔忡）がして気持ちが落ちつかず，あるいは頬が赤くなり，口が乾き，あるいは月経不順で腹が痛み，あるいは下腹部が重苦しく痛み，排尿時に渋り痛み，あるいは腫れて痛みがあって膿が出て，身体に熱感があって口が渇くというような症状の者を治す．

〔解説〕条文冒頭の「肝脾血虚」の解釈は難しいが，「肝の血虚」では精神症状が出るとも解釈できるであろうし，また「脾の血虚」では通常の貧血や顔色が悪い，元気がないという状態とも解釈できるであろう．このように曖昧な表現が多いのは，この時代の医学書の記載の特徴で，しばしば苦しめられるところである．

2．『女科撮要』附方幷註・加味逍遙散[11]

〔条文〕血虚，熱有り，遍身瘙癢，或は口燥き咽乾き，発熱，盗汗，食少なく臥すを嗜み，小便濇滞等の症を治す．

〔大意〕貧血傾向（"血虚"）で，熱感があり，体中が痒く，あるいは咽喉乾燥し，発熱し，寝汗が出て，食欲がなく，寝ていたがり，小便が出渋るなどの症状を治す．

〔解説〕『内科摘要』の条文のダイジェストのようであるが，身体瘙痒に用いるとする点が異なり，この処方の応用を広げるものであろう．

2 中国医書の記載

加味逍遙散の原型である『太平恵民和剤局方』の逍遙散の記載，および今日用いられる生薬構成に一致する『万病回春』の加味逍遙散の記載について紹介する．

1．『太平恵民和剤局方』の逍遙散について

■宋代の『太平恵民和剤局方』巻9婦人諸疾門[12]には，「逍遙散は，血虚労倦にて，五心煩熱し，肢体疼痛し，頭目昏重，心忪，頬赤く，口燥き咽乾き，発熱，盗汗，食を減じ臥すを嗜み，血熱相い搏つに及び，月水調わず，臍腹脹痛し，寒熱瘧の如くなるを治す．また，室女，血弱く陰虚して栄衛和せず，痰嗽，潮熱し，肌体羸痩して，漸く骨蒸と成るを治す」とある．

大意は，「逍遙散は，貧血傾向（"血虚"）で，疲労倦怠して，身体全体に不快な熱感があり，手足が痛み，頭が重く目がくらみ，動悸がして，頬が赤く，口内は乾燥し，発熱，寝汗があり，食欲がなく横になっていたい者，および月経不順で，腹部が脹って痛み，悪寒と熱感が起こるものを治す．また虚弱な未婚女性で，湿咳，発熱，体重減少して結核（"骨蒸"）を思わせるものを治す」ということである．

逍遙散の処方構成は，甘草・芍薬・当帰・茯苓・白朮・柴胡の6味で，これを粗末とし，熱灰中で焼いた生姜と刻んだ薄荷ととも水で煎じて熱服するとの指示がある．したがって，逍遙散は前記6味であり，生姜・薄荷は煎じる際の矯味薬のような位置づけとなっている．

臨床的に見ると，この記載には，虚弱者の結核と思われる症候が多い．発熱（熱感？），咳，発汗とくに寝汗，頬の紅潮，口渇口乾，結核性腹膜炎によると思われる症状，尿路結核を疑わせる排尿痛，膿尿などである．実際には，結核でなくとも，ここに記載されるような症候を呈する患者に逍遙散，さらには，その加味方である加味逍遙散を用いうることを示唆すると思われる．

2．『万病回春』の加味逍遙散について

■明代末，龔廷賢の『万病回春』（1588年刊）巻6虚労[13]には，「虚労，熱嗽ある者は逍遙散」とし，その説明として，「肝脾血虚，発熱或いは潮熱，或いは自汗盗汗，或いは頭痛，目渋り，或いは怔忡して寧からず，頬赤く口乾き，或いは月経調わず，或いは肚腹，痛みを作し，或いは小便重墜，水道渋痛し，或いは腫れ痛みて膿を出だし，内熱して渇を作すを治す」とある．逍遙散でありながら，『太平

恵民和剤局方』ではなく『内科摘要』とほぼ同文である．ただし，処方構成は，『太平恵民和剤局方』の記載通り，方後の生姜・薄荷を加えるとしている．さらに，加減方として「牡丹皮，梔子の炒りたるを加えて，加味逍遙散と名づく」とある．

これによって，小山[14]の指摘のように，初めて今日の医療用漢方製剤と同じ10薬味の処方としての加味逍遙散となっている．

3 江戸時代医家の論説（筆者意訳）

わが国の古典では加味逍遙散よりも逍遙散の記載のほうが多い．両者は相通じるものがあると思われるので，以下に紹介する．

■ 北山友松子（?-1701）は『医方口訣集』頭注[15]で，「予，此の方を用ゆる経験，頗る多し」といい，"骨蒸"以外の症候にも用いるとして，「（貧血様の）目のくらみ」，「のぼせて，耳が聞こえにくく，口が苦く，のどが痛む」，「両胯が疼き痛み，足膝に力がない」，「婦人の気うつ，あるいは怒りっぽく，狂を発する，嫉妬が強く怒って髪をふり乱す」，「若い女性で，異常な悪寒と熱感があり，日中は人と接触するのを嫌がり夜は眠らない」などの症状に加味逍遙散を用いるという．

■ 香月牛山（1656-1740）の『牛山方考』[16]には，逍遙散は，婦人の"血虚"（貧血），疲労倦怠，動悸，悪寒と熱感，寝汗，食欲低下，臥床を嗜む，慢性の治りにくい咳嗽，次第に痩せてくる，など肺結核慢性期のような症状に用いるとし，加味逍遙散は，逍遙散の適応状態に似ていて，毎日一定の時間に発熱する（"潮熱"），発汗，寝汗，月経不順などの症候のある女性に用いるとする．

■ 香月牛山はまた，『牛山活套』[17]では，流行性耳下腺炎（蝦蟇瘟），頭痛で諸薬を用いて効果のない者，下肢痛，婦人の気うつ・気悩みで諸薬無効の者，"癲狂"（神経症・精神障害），"邪祟"（憑依状態）に似た状態，口内炎，月経不順，経閉，帯下，"瘰癧"（頚部リンパ節炎）などに用いるという．

■ 津田玄仙（1737-1809）は『療治経験筆記』[18]で，便秘に逍遙散を使用するとし，頑固な便秘に逍遙散が奏功した例を紹介する．

■ 目黒道琢（1739-98）の『餐英館療治雑話』には，「逍遙散の訣」[19]として，「逍遙散は，諸種の病気で虚熱があり，頻脈，気うつで怒りっぽく，腹証で心下痞，両脇拘攣（両側上腹部腹筋緊張）があり，…（腹部で）動悸を触れることを目標とする．…産前産後に，口舌が赤く爛れて口内炎ができる症状は，世上甚だ多い．この症状は，わずかな病気だが非常に治りにくい．…近来，逍遙散を試みてみると大変有効である．このことは…『牛山活套』に載っている．…（『牛山活套』の様々な用法を引用）…牛山の秘訣を自分も試してみたが，いずれも甚だ効果がある．ただし，適切な使用目標を知らずに用いれば効果は出にくい．諸病で，症状に対応する処方を用いても効果のないときには"肝鬱"（抑うつ状態・心身症）のためになるものと考えて，逍遙散を用いる．発熱，夕方の熱感，両脇下あるいは下腹部が軟らかく，筋脈攣急（腹直筋緊張）があり，あるいは手足心熱（手足の火照り）し，あるいは怒りっぽいなどの症候を使用目標に用いれば必ず効く」という．これは逍遙散の口訣であるが，加味逍遙散にも通ずると思われる．

■ 和田東郭（1744-1803）は『蕉窓雑話』[20]で，「抑肝散は"亢ぶる"に対して抑えると云ったのである．それ故，抑肝散には，目がさえて眠れない，あるいは性急（せっかち）で怒りっぽいなどの症状のあることが多い．…逍遙散は，抑肝散の場合ほどには"亢ぶらず"，鬱している状態なので，ただ黙々としている者である」と，抑肝散との鑑別を述べている．これも加味逍遙散にも通ずるであろう．

■ 有持桂里（1758-1835）は『校正方輿輗』で，

逍遙散を，結核（労瘵）[21]，婦人血の道の頭痛[22]，肩背痛[23]，頚部リンパ節腫脹（瘰癧）[24]などに用いるという．

■百々漢陰（1776-1839）・百々鳩窓（1808-78）は，『梧竹楼方函口訣』巻3婦人類・加味逍遙散[25]で，「この処方は，婦人の一切の申し分に用いてよく効く．今から50～60年前までは，世上の医者は，婦人の病とさえ云えば，概してこれを用いたのである」といい，この処方の使用目標は，「月経不順になり，熱の往来もあり，午後になれば，とかく逆上して両頬が赤く火照り，悪くすれば"労症"（＝結核）になりそうに思われるような者である（虚弱で痩せた者の意であろう）．…また，婦人が興奮しやすく怒りっぽく，性格が嫉妬深く，ややもすれば"火気逆衝"（ホットフラッシュ？ あるいは興奮して逆上している状態か）して顔が赤く，眥がつり，発狂でもしようかという症にも用いてよい」といい，また男性の"肝積もち"（＝癇癪持ち）に用いてよいという．この口訣が今日の使用法の原型ともいえる．

■浅田宗伯（1815-94）は『勿誤薬室方函口訣』で，逍遙散[26]については，「この処方は小柴胡湯の変化した処方で，小柴胡湯よりは少し"肝虚"（神経質で虚弱）の形があるもので，医王湯（＝補中益気湯）よりは一段軽い状態に用いる．この処方は専ら婦人の"虚労"を治すというけれども，実際には，身体が甚だしく強壮ではなく，ふだん顔色が悪く，"肝火が亢ぶり"（神経質で興奮しやすく），寒熱往来，頭痛，口苦，頬が赤い，瘧のような悪寒発熱，あるいは月経不順で申し分が絶えず，あるいは小便が淋瀝渋痛し，俗にいう"消渇"（＝糖尿病のように頻尿なこと）のようで，すべて"肝火"のために（心気症で），いろいろと申し分のあるものに効果がある」とし，また加味逍遙散[27]については，「この処方は，"清熱"が主で，上半身の"血症"（"血

の異常）に効果がある．逍遙散の症で，頭痛，顔面熱感，肩背こり，鼻出血などがあるものによい．…婦人の"淋疾"（排尿時不快感）で竜胆瀉肝湯などより一段と虚弱な者に用いて効果がある．…全身に湿疹が出て痒みが強く，他の治療が効かない者に，加味逍遙散と四物湯の合方でよいことがある．華岡青洲は，加味逍遙散に地骨皮・荊芥を加味して"鵝掌風"（＝指掌角皮症）に用いた．また，老医の伝に，大便秘結して朝夕快く通じないという者では，疾患によらず，加味逍遙散を用いると大便快通して諸病もよくなると云う」とする．いずれも実際に効果のある口訣である．

4 近年の論説

■『漢方診療医典』[28]には，「本方は…とくに婦人の神経症状を伴う諸疾患に用いられる．…小柴胡湯の証に似ていてしかも虚証に属し，胸脇苦満の症状は軽く，疲労し易く，種々の神経症状を伴うものを目標とする．主訴は四肢倦怠感，頭重，眩暈，不眠，多怒，逍遙性（不定期）灼熱感，月経異常，午後の逆上感と顔面紅潮，また背部に悪寒や蒸熱感や発汗を起こすこともある．…本方は，主として更年期障害，血の道症，月経不順，流産や人工中絶および卵管結紮後に起こる諸神経症状に用いられる．また，不妊症，結核初期症状，尿道炎，膀胱炎，帯下，産後口内炎，湿疹，指掌角皮症，肝硬変症，慢性肝炎，癇癪持ち（怒りやすい），便秘症などに応用される．さらに指掌角皮症や水虫には，地骨皮，荊芥各2.0gを加え，また婦人の頑固な皮膚病，乾性湿疹には本方と四物湯の合方がよい」とある．

■大塚敬節（1900-80）は『症候による漢方治療の実際』で，「血の道症の患者に見られる，のぼせ，頭痛，肩こり，めまい，月経不順などのあるものによい．便秘しているものに用いて，大便を快通せしめる力がある」[29]，「年

中，肩がこるとか，頭が重いとか，めまいがするとか，足が冷えるとか，のぼせるとか，とかく訴えのたえない者に用いる」[30]という．このほか，のぼせ，頭髪がぬける，便秘，帯下，肩こりなどの症候に用い[31]，また四物湯との合方を蕁麻疹・湿疹などに用いるという[32]．
■松田邦夫[33]は，加味逍遙散を男性の自律神経失調症に用いて有効であった2例を報告し，性格が大人しく女性的印象であり，体格がよくても腹壁の緊張が弱く，女性のようにふわふわした感じがする例であったという．

症 例

症例1 更年期ホットフラッシュの例（筆者経験例）

〔患者〕49歳　女性　会社員
〔主訴〕ホットフラッシュ
〔現病歴〕約1年前からホットフラッシュ，発汗を感じるようになった．同じ頃から月経不順で，最近3ヵ月は来ていない．疲れやすい．冷え症，肩こりがある．憂うつ感はないが，ときどきイライラする．
〔身体的所見〕身長160cm，体重58kg．色白で上品な感じの女性．胸部打聴診異常なし．腹部軟．皮膚湿潤，わずかに発汗．
〔経過〕医療用漢方製剤の加味逍遙散（2.5g/包：1日量3包のもの）1回1包，1日3回投与．2週後，「発汗が少し減った．よく眠れるようになった」．6週後，「あまりカーッとならなくなった．発汗が減った．足の冷えが減った」．3ヵ月後，「たまにカーッとするが，汗はほとんど出ない」．6ヵ月後，「たまに熱感ある程度．足冷え感じない」．その後，「ほとんど気にならない」と言いながらも，本人の希望で断続的に約2年間服用して治癒，廃薬．

症例2 更年期うつ状態に（筆者経験例）

〔患者〕48歳　主婦
〔初診〕X年4月
〔主訴〕胃腸不快，気持ちが沈む
〔既往歴〕妊娠2回，1回経産
〔現病歴〕1年3ヵ月前から月経不順．今は2ヵ月間ない．7ヵ月前頃より不眠，不安，無気力，憂うつ感，冷えのぼせ，灼熱感，動悸などあり，食欲低下して胃腸が不調になった．
〔身体的所見〕身長153cm，体重37kg．顔色不良．皮膚枯燥．脈沈弱．腹部軟，臍部動悸．小声で力なく話し，抑うつ的な印象あり．
〔経過〕胃の愁訴に，安中散，六君子湯などを用いたが無効．1ヵ月後，気持ちが沈むことを目標に，加味逍遙散に変更した．その2週後，「急に食欲増加して倦怠感が軽くなった．焦燥感が減り，根気が出た」．4週後，「食欲あり．目かすむ感じが楽になった．2日前から月経」．6週後，「諸症状すべて軽くなっている」．8週後，「疲労感なく熟睡できる．また月経があった」．これで閉経した．諸症状再燃なく好調のまま，1年後廃薬．

鑑 別

■ **抑肝散**
やや虚弱者の更年期症候群，神経症，不眠症，月経前緊張症などで要鑑別．構成生薬が類似する．神経症的で焦燥感が強いという点では同じでも，抑肝散は攻撃的な者に用い，加味逍遙散は抑うつ的，心気症的な者に用いる．

■ **加味帰脾湯**
虚弱者の更年期症候群，神経症，不眠症などで要鑑別．構成生薬が類似する．加味帰脾湯は，胃腸虚弱で疲れやすく，のぼせや発汗のない者に用いる．

■ **当帰芍薬散**
虚弱者の月経不順，月経痛，更年期症候群

などで要鑑別．当帰芍薬散は，排卵障害・不妊症，月経困難症，産後の諸種の障害（腰痛，たん白尿など）などに用いられ，色白ないし蒼白ぎみの冷え症の女性で，めまい・むくみなど"水毒徴候"を示す例に用い，神経症傾向はあまりない．

■ 温経湯

虚弱者の月経不順，月経痛，更年期症候群などで要鑑別．温経湯は，排卵障害・不妊症，月経困難症があり，手掌や口唇の乾燥傾向がある例に用いる．

■ 女神散

更年期症候群，神経症（産褥神経症など），心気症で要鑑別．女神散は，のぼせ，めまい感が強く，不眠，不安焦燥があり，比較的体質頑健な者に用いる．

■ 柴胡桂枝乾姜湯

虚弱者の神経症，更年期症候群，不眠症で要鑑別．柴胡桂枝乾姜湯は，動悸，いきぎれ，手足冷え，肩こり，口乾，寝汗などをともなう．鑑別困難な例も多い．

■ 補中益気湯

疲労倦怠感を主訴とする例で意外に要鑑別．補中益気湯は身体的疲労が主で，抑うつ気分は軽微．不眠，熟眠障害はなく，むしろ嗜眠傾向がある．

■ その他

柴胡加竜骨牡蛎湯（体質体格の強い人で，精神神経症状と胸脇苦満の著しい時），三黄瀉心湯・黄連解毒湯（体質体格が中等度からやや強い者で，のぼせ，赤い顔，不眠，いらいら，怒りっぽいなどの徴候が見られるとき），桂枝茯苓丸（体質体格中等度の者の更年期症候群），桃核承気湯（体質頑強で便秘，のぼせの強い者の更年期症候群など）などとの鑑別を要する例もある．

Evidence

I．臨床研究

1 更年期症候群

1．ホルモン補充療法が無効または効果不十分な例に対する効果

Hidaka[34]によれば，更年期症状があり，ホルモン補充療法が無効または効果不十分な45例の女性に加味逍遙散を4週間投与，自覚症状を Visual Analogue Scale（VAS）で評価したところ，45例におけるVASは，overall, vasomotor symptoms, psychological symptoms のいずれにおいても，投与前に比較して有意に改善した（すべて$p<0.0001$）．45例中の33例（73.3％）が有効と判断され，投与前の各種愁訴の強さを，有効例（レスポンダー群）と非有効例（ノンレスポンダー群）とで比較したところ，不眠，抑うつ，めまいの症状が，レスポンダー群において，より顕著であった（$p<0.05$）という．

2．精神症状（不安・中等度抑うつ）を有する閉経期女性への効果

Yasuiら[35]によれば，閉経期症状として精神症状（不安・中等度抑うつ）を有する76名の女性を，パロキセチン paroxetine（商品名パキシル®）10mg/日投与群38例，加味逍遙散7.5g/日投与群38例に割付けて6ヵ月間投与し，更年期症状を Greene's climacteric scale で評価，血中サイトカインレベルを測定したところ，Greene's total score は両群とも，投与前に比して有意に減少した．パロキセチン群では，interleukin（IL）-6, IL-8, IL-10, macrophage inflammatory protein（MIP）-1β, monocyte chemoattractant protein（MCP）-1 が投与前に比較して有意に低下した．一方，加味逍遙散群では，IL-6のみが投与前に比較して優位に低下したという．

3．ホルモン補充療法との比較

樋口ら[36]によれば，更年期障害35例をホルモン補充療法群11例，加味逍遙散投与群12例，両者併用群12例に分けて8週間治療後，うつ状態を評価する自己評価式抑鬱性尺度（self-rating depression scale：SDS），不安状態を評価するハミルトン不安スケール（Hamilton anxiety scale），睡眠状態を評価するピッツバーグ睡眠質問票（Pittsburg sleep quality index：PSQI）でそれぞれ評価したところ，いずれの群も投与前に比較して有意に改善し，8週後には3群間の差はなかった．ただし，加味逍遙散投与群は4週後の時点で他群よりも有意に改善していたという．日本産婦人科学会・更年期症状評価表の血管運動神経症状に関連する項目での評価では，HRT群・併用群は投与前に比べて有意に改善したが，加味逍遙散群では有意差は認められなかったという．

2 排卵障害

Kanoら[37]によれば，散発性卵巣機能障害に随証療法を行い，加味逍遙散を用いた71例中29例（40.8％）に妊娠を認めている．また同時に，排卵前期のエストラジオール値，最大卵胞径，頸管粘液量の増加，黄体期のプロゲステロンや子宮内膜厚の増加について，いずれも有意な変化を認めたという．

3 月経前症候群

月経前症候群のうち，抑うつ，不安などの気分障害がより強い月経前不快気分障害に有効とする報告がある[38]．

II．基礎研究

近年，加味逍遙散の作用機序について，サイトカインとの関連を検討した報告が見られる．

1 ホットフラッシュに対する効果[39]
ホットフラッシュ改善にIL-8が関与

Yasuiら[40]によれば，ホットフラッシュを訴える周閉経期および外科手術後閉経の女性120例を，桂枝茯苓丸群，加味逍遙散群，漢方薬を用いない対照群に割付けて6ヵ月間経過観察．血清サイトカインレベルを検査した．その結果，治療が有効であったレスポンダーの比率は，桂枝茯苓丸群73.7％，加味逍遙散群69.2％であった．桂枝茯苓丸群の血清MCP-1値は投与前に比べて有意に減少した（$p<0.0037$）．加味逍遙散群のIL-6およびMIP-1βは投与前に比べて有意に減少した（各$p<0.019$, $p<0.039$）．桂枝茯苓丸，加味逍遙散それぞれのレスポンダー群においては，投与前に比べてIL-8が有意に減少した（各$p<0.021$, $p<0.014$）．結論として，桂枝茯苓丸と加味逍遙散は，ホットフラッシュのある周閉経期女性の体温調節に関与するとされるIL-8を減少させた．桂枝茯苓丸は周閉経期女性のMCP-1を減少させたという．

すなわち，この報告では，加味逍遙散投与後に，ホットフラッシュに効果のみられた群ではIL-8が有意に低下したという．この点について，安井[39]は，ラットを用いた実験で，両側卵巣摘出術後，脳室内にLH-RHを投与すると30分後に皮膚温の上昇，すなわちホットフラッシュが見られ，1時間後には視床下部において，ヒトのIL-8に相当するcytokine-induced neutrophil chemoattractant（CINC）のmRNA増加，2時間後には血中においてCINCの増加が見られること，CINCの産生部位は視床下部paraventricular areaであり，CINCをラットに投与すると皮膚温は低下，深部体温は上昇すること，これらのことから，ヒトではIL-8が皮膚温を下げ，また深部体温を上昇させることが推定されるという．すなわち，エストロゲン低下によって起こったホットフラッシュに対して，

皮膚温を下げる IL-8 が反応性に上昇するが，加味逍遙散がホットフラッシュを軽減させたので，IL-8 は低下したという解釈である．

2 精神作用
1．抗不安作用

Mizowaki ら[41]によれば，マウスにおいて social interaction time（SI 時間：接触行動をした時間を示し，この時間が短いと不安感が強いことを示し，延長効果があれば抗不安作用を示す）を指標として検討，加味逍遙散はジアゼパムと同様に用量依存的に累積 SI 時間を増加させた．この効果は，GABA$_A$（γ-amino-butyric acid$_A$）/BZP（benzodiazepine）受容体阻害剤，および 5α-reductase 阻害剤で抑制されたという．

Toriizuka ら[42]によれば，加味逍遙散の構成生薬である山梔子，および，その主成分である geniposide は SI 時間を増加させた．加味逍遙散は脳内の GABA$_A$ 受容体を介して作用し，神経ステロイド産生に関与することが推定されるという．

2．精神症状改善には IL-6 が関与[39]

周閉経期にみられる精神神経症状に，選択的セロトニン再取り込み阻害剤 SSRI，加味逍遙散は有効であるが，IL-6 との関連が注目されている．IL-6 は，うつ病および抑うつ状態にある中年女性で高値を示すと報告される[43]．

Yasui らは，精神症状のある閉経後女性で，SSRI または加味逍遙散が有効な例では，どちらの薬剤でも，治療後に IL-6 が投与前に比べて低下することを報告している[35]．

Yasui ら[40]はまた，ホットフラッシュを有する中年女性においても，加味逍遙散は IL-6 を低下させたと報告している．

安井[39]は，IL-6 は，本来は単球，T リンパ球，血管内皮細胞，脂肪組織などから産生されるサイトカインであるが，ヒトにおいては精神的ストレスによって増加すること，視床下部—下垂体—副腎皮質系（hypothalamus-pituitary-adrenocortex axis：HPA-axis）の強力な activator であること，副腎においても産生されることから，加味逍遙散は，HPA-axis に作用する可能性があると指摘している．

附 記

1 特発性腸間膜静脈硬化症[44-49]

医療用漢方製剤の加味逍遙散・黄連解毒湯・辛夷清肺湯において，2013 年 8 月に「使用上の注意」が下記のように改訂され，副作用として注意喚起された：「腸間膜静脈硬化症：長期投与により，腸間膜静脈硬化症があらわれることがある．腹痛，下痢，便秘，腹部膨満等が繰り返しあらわれた場合，又は便潜血陽性になった場合には投与を中止し，CT，大腸内視鏡検査等を実施するとともに，適切な処置を行うこと．なお，腸管切除に至った症例も報告されている」．

1．特発性腸間膜静脈硬化症の診断

1）臨床症状：①腹痛，下痢，便秘，腹部膨満．②便潜血陽性．

2）罹患部位：①回腸末端部から直腸．②程度は右半結腸，特に盲腸・上行結腸に強い．

3）腹部 X 線・CT：①右側腹部の線状石灰化像．②大腸壁の肥厚，腸管壁ないし腸間膜に一致した石灰化像．

4）大腸内視鏡検査：①大腸粘膜の色調変化（暗青色，暗紫色，暗赤色，青銅色など）．②浮腫，狭窄，びらん・潰瘍，血管透見像消失．

5）病理組織学的検査：①静脈壁の著明な繊維性肥厚と石灰化．②粘膜下層の高度な線維化と粘膜固有層の著明な膠原繊維の血管周囲性沈着．

表2　山梔子を含む漢方薬

茵蔯蒿湯	温清飲	黄連解毒湯	加味帰脾湯	加味逍遙散
荊芥連翹湯	五淋散	柴胡清肝湯	梔子柏皮湯	辛夷清肺湯
清上防風湯	清肺湯	防風通聖散	竜胆瀉肝湯	

2．患者に対する注意喚起

原因不明の腹痛，下痢，便秘，腹部膨満感等が続く場合には，（直ちに）受診するよう，指導する．

3．確定診断後の対応と治療方針

1) 薬剤の投与を中止，経過観察．
2) 明確な治療法は確立していない．
3) 薬剤投与の中止で，症状・大腸内視鏡検査・生検所見の改善が見られたとの報告がある．
4) 一般的に予後は良好．ただし，進行，重篤化（イレウス状態）し，腸管切除術の適用となる場合がある．
5) 経過観察時は，大腸内視鏡検査を定期的（1回/1～2年程度）に実施．

4．山梔子（サンシシ）を含有する漢方薬では要注意（表2）

山梔子の成分geniposideの長期服用が本症発症に関与している可能性が指摘されており，注意が必要である．

2 薛己について[50]

薛己（1487-1559）は，中国・明代を代表する名医で，その著述ないしは校注校訂による医学叢書が『薛氏医案』（1558年以前成立）である．これには16種本と24種本とがあるが，『内科摘要』『女科撮要』はその一部で，ともに1545年頃に成立したとされる．日本では承応3年（1654），16種本の和刻刊本があり，国内に流布した．『内科摘要』には，加味逍遙散のほかにも，六君子湯，十全大補湯，人参養栄湯，帰脾湯，加味帰脾湯，補中益気湯など，今日わが国で頻用される処方が数多く解説される．日本に多大の影響を与えた明代の龔廷賢の『万病回春』には薛己の説の引用が数多く見受けられ，多くは『内科摘要』の記載そのままである．また，わが国で広く流布した甲賀通元の『古今方彙』にも『薛氏医案』所収の処方が引用されるなど，日本における薛己の影響は大きい．小曽戸洋は，「薛己は疾病治療において元気を重視し，補脾・補腎の2法を主唱した明清の先駆的温補学派である．後世に与えた影響は強く，日本の後世派医学もその恩恵に浴したが，一方では温補主義に反対する立場から非難の的となった」という．

引用文献

1) 厚生労働省：第16改正日本薬局方，p.1508，2011．
2) 鳥居塚和生：モノグラフ 生薬の薬効・薬理，p.159-166，医歯薬出版，2003．
3) 北川勲，金城順英，桑島博，三川潮，庄司順三，滝戸道夫，友田正司，西岡五夫，野原稔弘，山岸喬：生薬学，第8版，p.353-354，廣川書店，2011．
4) 大塚敬節，矢数道明，清水藤太郎：漢方診療医典，第6版，p.413，南山堂，2001．
5) 吉益東洞：薬徴，近世漢方医学書集成10巻（大塚敬節，他編），p.235-238，名著出版，1979．
6) 厚生労働省：第16改正日本薬局方，p.1569，2011．
7) 鳥居塚和生：モノグラフ 生薬の薬効・薬理，p.373-379，医歯薬出版，2003．
8) 大塚敬節，矢数道明，清水藤太郎：漢方診療医典，第6版，p.427，南山堂，2001．
9) 多紀元簡・著，元胤・元堅・元昕ら改訂：『観聚方要補』安政版，9-35b～36a，『観聚方要補』安政版刊行委員会復刻版，p.277，医聖社，2013．
10) 薛己：内科摘要，薛氏医案，2-42a～b，欽定四庫全書，復刻版，四庫医学叢書・薛氏医案1，p.[763-50]，上海古籍出版社，1994．
　※ただし，『漢方治療』連載時には，北里研究所附属東洋医学総合研究所医史研究室・小曽戸洋先生よりご提供いただいた資料を参照した．薛己：内科摘要，巻之下41丁表．
11) 薛己：女科撮要，薛氏医案，4-28a～b，欽定四庫全書，復刻版，四庫医学叢書・薛氏医案，p.[763-102]，上海古籍出版社，1994．

12) 陳師文, 他：増広太平恵民和剤局方, 9-7b～8a, 和刻漢籍医書集成第4輯（小曽戸洋, 他編）, p.149, エンタプライズ, 1988.
13) 龔廷賢：万病回春, 6-20a～b, 和刻漢籍医書集成第11輯（小曽戸洋, 他編）, p.227, エンタプライズ, 1991.
14) 小山誠次：加味逍遙散, 及び四物湯合方の出典. 日本東洋医学雑誌, 45(3)：529-534, 1995.
15) 長沢道寿・著, 中山三柳・増訂, 北山友松子・増広：医力口訣集, 近世漢方医学書集成63巻（大塚敬節, 他編）, p.61-62, 名著出版, 1982.
16) 香月牛山：牛山方考, 近世漢方医学書集成61巻（大塚敬節, 他編）, p.200-202, 名著出版, 1981.
17) 香月牛山：牛山活套, 近世漢方医学書集成61巻（大塚敬節, 他編）, p.338, p.385, p.390, p.435, p.455, p.461, p.479, p.513, p.515-516, p.518, p.583, 名著出版, 1981.
18) 津田玄仙：療治経験筆記, 近世漢方医学書集成73巻（大塚敬節, 他編）, p.534-535, 名著出版, 1983.
19) 目黒道琢：餐英館療治雑話, 近世漢方医学書集成107巻（大塚敬節, 他編）, p.323-328, 名著出版, 1983.
20) 和田東郭：蕉窓雑話, 近世漢方医学書集成15巻（大塚敬節, 他編）, p.149, 名著出版, 1979.
21) 有持桂里：校正方輿輗, 近世漢方医学書集成86巻（大塚敬節, 他編）, p.22-23, 名著出版, 1982.
22) 有持桂里：校正方輿輗, 近世漢方医学書集成87巻（大塚敬節, 他編）, p.260, 名著出版, 1982.
23) 有持桂里：校正方輿輗, 近世漢方医学書集成87巻（大塚敬節, 他編）, p.269-270, 名著出版, 1982.
24) 有持桂里：校正方輿輗, 近世漢方医学書集成87巻（大塚敬節, 他編）, p.433-434, 名著出版, 1982.
25) 百々漢陰, 百々鳩窓：梧竹楼方函口訣, 復刻版, p.197-198, 春陽堂書店, 1976.
26) 浅田宗伯：勿誤薬室方函口訣, 近世漢方医学書集成96巻（大塚敬節, 他編）, p.303-304, 名著出版, 1982.
27) 浅田宗伯：勿誤薬室方函口訣, 近世漢方医学書集成96巻（大塚敬節, 他編）, p.101-102, 名著出版, 1982.
28) 大塚敬節, 矢数道明, 清水藤太郎：漢方診療医典, 第6版, p.333, 南山堂, 2001.
29) 大塚敬節：症候による漢方治療の実際, 第5版, p.479-482, 南山堂, 2000.
30) 大塚敬節：症候による漢方治療の実際, 第5版, p.41-42, 南山堂, 2000.
31) 大塚敬節：症候による漢方治療の実際, 第5版, p.110, p.114, p.371-372, p.407-408, p.433, 南山堂, 2000.
32) 大塚敬節：症候による漢方治療の実際, 第5版, p.681-684, 南山堂, 2000.
33) 松田邦夫：加味逍遙散有効男性例―自律神経不安定症の2例. 日本東洋医学会誌, 26(3)：20-22, 1976.
34) Hidaka T, et al：Kami-shoyo-san, Kampo (Japanese traditional medicine), is effective for climacteric syndrome, especially in hormone-replacement -therapy-resistant patients who strongly complain of psychological symptoms. J Obstet Gynecol Res, 39(1)：223-228, 2013.
35) Yasui T, et al：Changes in circulating cytokine levels in midlife women with psychological symptoms with selective serotonin reuptake inhibitors and Japanese traditional medicine. Maturitas 62：146-152, 2009.
36) 樋口毅, 他：ホルモン補充療法, 加味逍遙散投与の更年期障害に対する効果の比較. 産婦人科漢方研究のあゆみ26, p.18-23, 診断と治療社, 2009.
37) Kano T, et al：Effects of traditional herbal-therapy on infertile patients diagnosed by "zheng" who had not become pregnant following application of contra indicated step up therapy. J Trad Med, 21：166-169. 2004.
38) Yamada K, et al：Effectiveness of kamishoyosan for premenstrual dysphoric disorder：Open-labeled pilot study. Psyciatry and Clinical Neurosciences, 61：323-325, 2007.
39) 安井敏之：周閉経期におけるエストロゲンとサイトカイン. 日本女性医学会学会雑誌, 20(1)：78-85, 2012.
40) Yasui T, et al：Effects of Japanese traditional medicines on circulating cytokine levels in women with hot flashes. Menopause, 18：85-92, 2011.
41) Mizowaki M, et al：Anxiolytic effect of Kami-shoyosan (TJ-24) in mice possible mediation of neurosteroid synthesis. Life sciences, 69：2167-2177, 2001.
42) Toriizuka K, et al：Anxiolytic effect of Fructus-extract containing active ingredient from Kamishoyosan (KSS), a Japanese traditional Kampo medicine. Life sciences 77：3010-3020, 2005.
43) Yasui T, et al：Association of serum cytokine concentrations with pschological symptoms in midlife women. J Reprod Immunol, 75：56-72, 2007.
44) 岩下明徳：特発性腸間膜静脈硬化症, 胃と腸, 44(2)：135-136, 2009.
45) Iwashita A, et al：Mesenteric phlebosclerosis：a new disease entity causing ischemic colitis. Dis Colon Rectum, 46：209-220, 2003.
46) 吉井新二, 他：漢方の長期服用歴を認めた腸間膜静脈硬化症の4例. 日本大腸肛門病会誌,63：389-395, 2010.
47) 吉村徹郎, 他：特発性腸間膜静脈硬化症の9症例による原因物質の検討. 第6回日本消化管学会総会学術集会抄録, p.332, 2010.
48) Hiramatsu K, et al：Mesenteric phlebosclerosis associated with long-term oral intake of geniposide, an ingredient of herbal medicine. Alimentary Pharmacology and Therapeutics, 36：575-586, 2012.
49) 日本漢方生薬製剤協会・制作, 岩下明徳・監修パンフレット：特発性腸間膜静脈硬化症と漢方薬―診断と対応, 2013年8月配布より抜粋.
50) 小曽戸洋：漢方古典文献概説42 明代の医書（その8）. 現代東洋医学, 14(4)：577-582, 1993.

参考文献

・矢数道明：加味逍遙散の臨床的研究. 日本東洋医学会誌, 14(1)：6-11, 1963.
・矢数道明：加味逍遙散, 臨床応用漢方処方解説・増補改訂版, p.90-94, 創元社, 1981.

16 甘麦大棗湯
kambakutaisoto

製品番号：72

[構成生薬]

甘草, 小麦, 大棗

処方の特徴

1 処方概要

元来は女性の"臓躁"(いわゆるヒステリー)で、あくびの多いことを目標に用いる漢方薬である。現在は、小児夜啼症などに用いる。

小麦はイネ科のコムギの種子[1)]で、「栄養、消炎、緩和、鎮静、止渇剤で神経症、自汗、盗汗に用いる」[2)]とされる。

大棗はクロウメモドキ科のナツメの果実[3,4)]で、薬理的には免疫系に対する作用、cAMP増加作用、抗潰瘍作用、鎮静作用などがある[5)]とされ、臨床的には「緩和、強壮、利尿、鎮痛剤で、筋肉の急迫牽引痛、知覚過敏を緩解し、咳、煩燥、身体攣痛、腹痛を治する」[6)]とされる。

甘草は『薬徴』[7)]に「急迫を主治す」とあり、薬理的には抗潰瘍作用、抗アレルギー作用、中枢抑制作用、副腎皮質ホルモン様作用、肝障害改善作用など、多彩な生理活性が報告される[8)]。

3つの生薬は、いずれも比較的多量に用いられている。

2 使用目標と応用（表1）

小児の夜泣きに用いる。痙攣発作（ひきつけ）、精神的興奮、不安、不眠などにも有効な場合がある。体質的には体力の低下した人が対象で、腹診で腹直筋緊張の強いこと（腹直筋攣急）が多いとされる。応用は、いわゆるヒステリー、小児夜啼症（夜泣き）、不眠症、鬱状態、神経症などが挙げられ、てんかんやチックにも有効な場合があるとされる。

小児夜啼症に用いる際は、興奮しやすい、寝つきが悪い、寝ぼけてあくびをする、夜中に泣きじゃくるなどが目標となる。飲みやすい薬で、乳児にも用いうる。てんかんなどによる痙攣では抗痙攣剤と併用するのがよいと思われる。

甘草を多量に含む（ツムラ漢方製剤では1日量中に5g）ので、偽アルドステロン症、すなわち低カリウム血症とそれによるミオパ

表1 甘麦大棗湯の使用目標と応用

- ■ 応　用
  - ・ヒステリー，小児夜啼症（夜泣き），不眠症，神経症　など
  - ・痙攣発作（ひきつけ）・チック・てんかんに有効例の報告あり
- ■ 症　候
  - ・はなはだしい精神興奮，不安，不眠
  - ・痙攣発作（ひきつけ），あくび
  - ・腹直筋の緊張亢進（腹直筋攣急）を認めることが多い
  - ・泣いた後や痙攣発作後に，あくびを繰り返すことが重要な目標
- ■ 体　質
  - ・比較的体力の低下した人
- ■ 備　考
  - ・小児夜啼症に用いる機会が多い．乳児期にも用いうる
  - ・小児にも飲みやすい薬である

チーや不整脈などに注意が必要である（55. 芍薬甘草湯 参照）.

論　説

1 原　典
張仲景『金匱要略』（=『新編金匱方論』）巻下・婦人雑病脈証并治第二十二[9]

〔条文〕婦人蔵躁，喜悲傷して哭せんと欲し，象神霊の作す所の如く，数欠伸す．甘麦大棗湯之を主る．

〔大意〕婦人のヒステリーで，悲しんで泣こうとし，ものの怪がついたように体を動かし，たびたび欠伸をする．こういう者は甘麦大棗湯の主治である[10]．

〔解説〕蔵躁は臓躁と同じ．蔵は子宮[11]，蔵躁はヒステリーとされる[12]．臨床的には，女性だけでなく男性や小児にも用いてよい．

2 中国医書の記載
■宋代の陳自明が著し，明代の薛己が注を入れた『太医院校註婦人良方大全』妊娠臓躁悲傷方論[13]には，「許学士がいうには，一婦人，理由なくしばしば，あくびをし，悲しみ泣く．これは臓躁である．甘草小麦大棗湯を用いて治癒した．また程虎郷の妻は妊娠5ヵ月で気が滅入り寂しく悲しい気持ちとなった．これも甘草小麦大棗湯で治った」（筆者意訳，以下同じ）とある．甘草小麦大棗湯は甘麦大棗湯である．この2例は鬱状態と思われる．後者は妊娠中に使用した点で注目される．

■南宋代の許叔微の『普済本事方』婦人諸疾門[14]には，「婦人臓躁を治するは大棗湯なり」とある．この大棗湯も甘麦大棗湯である．この後に，「郷里に一婦人がいた．しばしばあくびをし，故なく悲しみ泣き止まない．これは祟りだという人もいた．お祈りやお祓いを念入りに行ったが効験がない．自分は，これを見て即座に『金匱要略』の甘麦大棗湯の記載を思い出した．すぐにこの薬を服用させたところ，たちまち治った」とある．これも"あくび"，悲哀感情があり，なにか祟りを思わせる行動があったと思われる．

■明代の龔廷賢の『万病回春』婦人諸病門[15,16]にも，「一妊婦，故なくして自ら悲しむ」という例に甘麦大棗湯を服用させて治ったとある．ただし，奇異な動作を思わせる記載はない．

■『備急千金要方』『太平恵民和剤局方』『厳氏済生方』『医学正伝』『医学入門』には記載を見いだせなかった．

3 江戸時代医家の論説 （筆者意訳）
■稲葉文礼（？-1805）の『腹証奇覧』[17]には，「甘麦大棗湯の腹証は，腹皮攣急（腹壁の筋が強く緊張）して，これを圧すと内部は充実していない．いわゆる"臓躁急迫"である．これは大黄甘草湯の腹証に似ており，病人はさわがしく眼鋭く，ときどき狂を発し，しばしば欠伸して，あるいは喜び，あるいは悲しみ，あるいは笑い，あるいは泣き，その状，まるで狐狸が憑いたようである．また俗に色狂いという者にも時々この症がある」とある．

■有持桂里（1758-1835）の『校正方輿輗』には，「甘麦大棗湯は『金匱要略』に婦人臓躁とあるけれども，男女老少にかかわらず，みだりに悲傷啼哭する者，一切に用いて効がある．最近ある婦人が笑って止まず，諸薬無効であった．そこで私は沈思し，笑と哭とはともに心から出る病であると考え，甘麦大棗湯を与えたところ，日ならずして癒すことができた」[18]とあり，また「銅駝坊井筒屋小兵衛の幼い男児が昼夜啼哭してやまず，芍薬甘草湯など種々の薬で少しも効果がない．試みに甘麦大棗湯を与えたところ，1，2日で泣きやんだ．以来，甘麦大棗湯を用いて小児の啼哭を治療することが甚だ多くなった」[19]とある．

■百々漢陰（1776-1839）・百々鳩窓（1808-78）の『梧竹楼方函口訣』[20]には，「甘麦大棗

湯は，若年の婦人に多くある症である．とかく物事についてしきりに悲を生じ，あるいは鬱して無聊に堪えず，あるいは思い詰めて堪えられず，甚だしきに至っては，狂人のようになり，あるいは憑き物に憑かれたようになって何とも名状すべからざるものに用いてよくきく薬方である」という．

■尾台榕堂（1799-1870）の『類聚方広義』頭註[21]には，「この症は，未亡人や未婚の婦人で，平素から憂鬱無聊，毎夜眠れないなどの人に多く発し，発すれば悪寒発熱，戦慄錯語，心神恍惚として，じっと1ヵ所に座っていることができず，つらくて泣いてやまないという状態である．これには，この薬方を服用すると効果がある．また癇証，狂症で，前症に類似した者にも奇験がある」とある．

■本間棗軒（1804-72）の『内科秘録』[22]には，「癇の症候がなく，ただ昼も夜も笑ってばかりいてやまない者がある．これもまた癇である．甘麦大棗湯がよい」とあり，また「婦人が男子を恋慕して意を達せられず，ついに狂を発することがある．名づけて華風とも華癲ともいう．その証の陰陽に従って前件の治法（〔注〕柴胡桂枝乾姜湯，柴胡加竜骨牡蛎湯，抑肝散，三黄瀉心湯，大柴胡湯，黄連解毒湯など）を撰び用いる．また妊娠中，あるいは産後に狂を発することがある．これも治法は前方で足りるけれども，血熱の解せざる者は加味逍遙散がよい．…しきりに悲傷し，あるいは笑い，あるいは歌う者には甘麦大棗湯がよい」とある．

■浅田宗伯（1815-94）の『勿誤薬室方函口訣』[23]には，「甘麦大棗湯は婦人蔵躁を主とする薬であるけれども，…小児で啼泣して止まない者に用いると速効がある．また大人の癇に用いることがある．…客忤は大体この薬方で治る」とある．『病名彙解』に客忤は「小児のおびえやまいなり」[24]とある．

■また，宗伯の『雑病論識』[25]には『洛医彙講』（山本亡羊）から鎌田碩庵の言を引用する．概略を紹介すると，「24～25歳の婦人．熱病の後，奇病にかかった．初診は7月下旬．症状を問うと，まもなく発作が起こるので自分で視て欲しいという．しばらくすると，病婦みずから『今，発作がはじまります』と告げ，急いで枕席に就いた．すると病人の喉内に，一種の声が響いた．喘鳴，しゃっくり，嘔吐のいずれとも違う名状しがたい響きで，苦悶煩擾が甚だしい．続いて左手の親指が自然に回転しては戻り，あたかも木偶の"からくり"をみるようであった．回転運動は漸次五指すべてに及んだ．その動きは敏捷軽利であった．手の五指に続いて，腕，臂肩の順に旋転して，自制できない．母親が拇指で尺沢の辺りを強く爪するとたちまち旋転は止まったが，手は脳卒中の人のように痿軟麻痺した．左手の次は右脚の指，脚の甲，大腿部へと順に旋転運動が起こった．しばらく後，また母が委中の辺りを痛爪すると旋転は絶え，脚の痿軟不随は手のときと同じだった．さらに右手，左脚と続き，四肢の旋転がすべて終わった後，眼球，眉，皮毛，鼻尖，両耳と旋転あるいは旋揺し，やがて頭を振掉して髪を振り乱し，最後に仰向けになって腰臀をしきりに揺すぶる．母が，茶碗の冷水に草の葉を一片浮かべて与えると，たちどころに飲んで大息すること数次，しばらく瞑目したのち，急に起坐して『これが3年続き，年々発作が増しています』という．悲傷とあくびの有無を尋ねるとあるという．甘麦大棗湯を与えたところ，2日後，病婦は『服薬してから神志がのびのびとして，今夕は発作が再発する気配もない』という．4日後，病婦は『前夜たまたま一度発作があったが，以前に較べて勢いは2～3割に減っている』という．服薬40日ばかりで全治した」という．

4 近年の論説

■『漢方診療医典』[26]には,「本方は神経の興奮のはなはだしいものを鎮静し,急迫性の痙攣を緩解する効がある.患者は故なくして悲しみ,些細なことに泣き,はなはだしいときは昏迷または狂躁の状を呈する.ヒステリー,てんかん(癲癇),その他の精神病で発作がはげしく間断なく繰り返すものによい.腹直筋は棒のように,または板のように堅くなっていることが多い.…ヒステリー,舞踏病,神経症,小児夜啼症,不眠症,てんかん(癲癇),胃痙攣,子宮痙攣,痙攣性咳嗽などに応用できる」とある.

■ 大塚敬節(1900-80)の『症候による漢方治療の実際』[27]には,「これらの薬方(芍薬甘草湯,甘麦大棗湯)は乳児の夜啼きに用いて,まことに著効のあるもので,服薬したその日から夜啼きのやむことが多い.多くは芍薬甘草湯で奏効するが,これを用いて効のない時は,甘麦大棗湯,抑肝散などを用いる」とある.

症 例

症例1 外傷性てんかん? (大塚敬節治験)[28]

10歳くらいの女の子で,大阪に住んでいました.運動会で走っていまして転んで,コンクリートで頭を打って,3日くらい意識がなくて,やっと意識を取り戻したら,1日に10数回も痙攣発作を起こして,大小便を失禁し,ものも言えない,という状態が続きまして,あちこちの病院に2〜3年も通ったけれど治らなくて,だんだん身体が弱っていくので,もうダメだろうと思って郷里に連れ帰って,私に診断書を書いてもらうために診てくれと言ってきたのです.診ているうちに痙攣を起こして,ひきつれたのです.そして,さかんにあくびをするのです.…〔甘草小麦大棗湯を〕家でこしらえて,煎じてビンにつめて渡したのです.そして7日くらい飲むうちに,だんだん痙攣が起こらなくなって,3ヵ月くらいすると,ほとんどよくなったのです.…結局初めからですと6〜7ヵ月くらいかかって治りまして,学校に行くようになりました.(以下略)〈注1〉[29,30]

症例2 腹性てんかん? (松田邦夫治験)[31]

〔患者〕15歳 男子

〔現病歴〕知恵遅れ….脳波に異常があるといわれているが今まで発作はない.付添の母親の話では,約8ヵ月前から上腹部(主に右側)が痛み,食欲も落ちてきたという.N大,T大病院で精密検査を受けたが異常なしといわれた.しかし痛みは毎日くる.食事とは無関係であるという.

〔身体的所見〕身長148cm,体重38kg.脈緩,舌に白苔あり.腹診では両側の腹直筋が攣急し,臍下に正中芯を触知する.小建中湯証のように見える.…思案していた時であった.急にその子が泣きはじめたのである.診察ベッドの上で横になり,腹を押さえ,腰を折った姿勢で弱々しい泣き声をあげる.と母親がすぐに駆け寄って,また痛んできたのね,といいながら背中をなではじめた.その時あくびを始めたのである.大きなあくびをいくつも続けてする.いつもこんなですかとたずねると,母親は,痛むときにどういうわけかあくびを連発するという.

〔経過〕私はこれは腹性てんかんではないだろうかと考え処方した.甘麦大棗湯を飲んで翌日一度軽い痛みがきただけで,ぴたりと腹痛がとれた.1ヵ月の服薬で来なくなった

〈注1〉大塚は,本例を『皇漢医学要訣』[29](1932年刊),『症候による漢方治療の実際』[30](初版1963年刊)でも紹介している.

が，3ヵ月後再発．再び同方を服用すること1ヵ月で，その後再発していない．（抄）

鑑　別

■ **芍薬甘草湯**

夜泣きで要鑑別．腹が痛むと思われる泣き方をするものに頓服的に用いる．ヒステリックに泣き叫ぶものには甘麦大棗湯を用いる．

■ **抑肝散，抑肝散加陳皮半夏**

夜泣き，チックで要鑑別．あばれたり怒ったりする虚弱児に用いる．痩せ型で腹部大動脈拍動を触れる者が多い．患児の母親は，神経質で怒りっぽい者が多い．胃腸虚弱者には抑肝散加陳皮半夏を用いる．

■ **小建中湯**

夜泣きで要鑑別．腹痛を起こしやすい虚弱児に用いる．効果発現には若干時間を要する．

■ **柴胡加竜骨牡蛎湯**

神経症で要鑑別．より体格栄養状態がよく，いわゆる胸脇苦満がある．

■ **半夏厚朴湯**

不安，抑うつ状態で要鑑別．体格栄養状態は類似する．咽喉頭異常感（のどがつまる，空気が足りない感覚など）がある．あくびはない．

引用文献

1) 木村孟淳，他編：新訂生薬学，改訂第7版，p.180，南江堂，2012.
2) 大塚敬節，矢数道明，清水藤太郎：漢方診療医典，第6版，p.416，南山堂，2001.
3) 厚生労働省：第16改正日本薬局方，p.1543，2011.
4) 木村孟淳，他編：新訂生薬学，改訂第7版，p.156，南江堂，2012.
5) 鳥居塚和生：モノグラフ 生薬の薬効・薬理，医歯薬出版，p.299-307，2003.
6) 大塚敬節，矢数道明，清水藤太郎：漢方診療医典，第6版，p.420-421，南山堂，2001.
7) 吉益東洞：薬徴，近世漢方医学書集成10巻（大塚敬節，他編），p.39，名著出版，1979.
8) 鳥居塚和生：モノグラフ 生薬の薬効・薬理，医歯薬出版，p.59-73，2003.
9) 張仲景：元・鄧珍本『金匱要略』，3-6a〜3-6b，復刻版，p.141-142，燎原書店，1988.
10) 大塚敬節：金匱要略講話，p.534-537，創元社，1979.
11) 山田業広：九折堂読書記，近世漢方医学書集成92巻（大塚敬節，他編），p.435-436，名著出版，1982.
12) 落合泰蔵：漢洋病名対照録，第3版，復刻版，p.145，関東東医学会，1977.
13) 陳自明・撰，薛己・註：太医院校註婦人良方大全，15-17a，和刻漢籍医書集成第3輯（小曽戸洋，他編），p.185，エンタプライズ，1989.
14) 許叔微：普済本事方，10-11b〜10-12a，和刻漢籍医書集成第2輯（小曽戸洋，他編），p.98，エンタプライズ，1988.
15) 龔廷賢：万病回春，6-60b〜61a，和刻漢籍医書集成第11輯（小曽戸洋，他編），p.247-248，エンタプライズ，1991.
16) 松田邦夫：万病回春解説，p.774，創元社，1989.
17) 稲葉文礼：腹証奇覧，近世漢方医学書集成83巻（大塚敬節，他編），p.248-249，名著出版，1982.
18) 有持桂里：校正方輿輗，近世漢方医学書集成85巻（大塚敬節，他編），p.388-340，名著出版，1982.
19) 有持桂里：校正方輿輗，近世漢方医学書集成85巻（大塚敬節，他編），p.254-255，名著出版，1982.
20) 百々漢陰，百々鳩窓：梧竹楼方函口訣，復刻版，p.194-195，春陽堂書店，1976.
21) 尾台榕堂：類聚方広義，頭注，近世漢方医学書集成57巻（大塚敬節，他編），p.225-226，名著出版，1980.
22) 本間棗軒：内科秘録，近世漢方医学書集成21巻（大塚敬節，他編），p.420，p.406，名著出版，1979.
23) 浅田宗伯：勿誤薬室方函口訣，近世漢方医学書集成96巻（大塚敬節，他編），p.93-94，名著出版，1982.
24) 蘆川桂洲：病名彙解，近世漢方医学書集成64巻（大塚敬節，他編），p.510，名著出版，1982.
25) 浅田宗伯：雑病論識，近世漢方医学書集成98巻（大塚敬節，他編），p.679-690，名著出版，1982.
26) 大塚敬節，矢数道明，清水藤太郎：漢方診療医典．第6版，p.336，南山堂，2001.
27) 大塚敬節：症候による漢方治療の実際，第5版，p.72，南山堂，2000.
28) 大塚敬節：臨床応用金匱要略講話，p.535-536，創元社，1979.
29) 大塚敬節：皇漢医学要訣，p.174-175，鳳鳴堂書店，1932.
30) 大塚敬節：症候による漢方治療の実際（初版1963年刊），第5版，p.542，南山堂，2000.
31) 松田邦夫：症例による漢方治療の実際，p.183-184，創元社，1992.

17 桔梗湯
kikyoto

製品番号：138

〔構成生薬〕
桔梗，甘草

処方の特徴

1 処方概要

桔梗湯は，急性ないし亜急性の扁桃炎・咽頭炎などに用いる．この処方は桔梗と甘草の2味からなるが，以下の特徴がある．

1．甘草湯に桔梗を加味した処方

■甘草湯について

甘草湯は甘草のみからなり，『傷寒論』少陰病篇で「咽喉痛にはまず甘草湯を用い，治らなければ桔梗湯を用いる」と規定される（後述）．大塚敬節は「感冒で悪寒，発熱を訴えて，咽の痛むものは…葛根湯…などを用いるが，軽症の感冒で，発熱がなく，ただ咽に痛みだけ訴えるものには甘草湯を用いる．…もし甘草湯を用いて効がなく，扁桃炎を起こして咽の痛むようなものには，桔梗湯がよい」[1]という．

なお，甘草は「急迫を主治す」[2]とされ，上記使用法のほか，「胃痙攣，反射性咳嗽などに用いる．また痔核，脱肛…などで疼痛のはなはだしいものに，本方（甘草湯）を濃煎した温湿布をしても効がある．忘憂湯ともいう」[3]とされる．

■桔梗について

桔梗はキキョウ科のキキョウの根であり，「去痰，排膿剤」とされる[4-6]．薬理としては，去痰・鎮咳作用，抗炎症作用，マクロファージ貪食能亢進作用，排膿作用，抗菌作用，鎮痛・鎮静作用，解熱作用などがあるとされる[7]．

2．排膿散および排膿湯の前駆処方

排膿湯は桔梗湯加大棗・生姜，排膿散は桔梗・枳実・芍薬・鶏子黄で，いずれも桔梗が主薬である[8]．排膿散は化膿性炎症で疼痛をともなう急性期，排膿湯は化膿のごく初期および治癒過程に用いる[9]．両者の合方が排膿散及湯である．

3．桔梗と甘草を含む漢方薬

桔梗湯を含む処方には，小柴胡湯加桔梗石膏，荊芥連翹湯，柴胡清肝湯，十味敗毒湯などもある．いずれも上気道炎，扁桃炎，皮膚粘膜の化膿性炎症などに用いられる．また，清肺湯，竹筎温胆湯に含まれ，これは鎮咳去痰のためであろう．このほか，防風通聖散，五積散にも含まれる．

2 使用目標と応用

桔梗湯は，咽喉が腫れて痛みを訴えるときに体質を問わず使用できる．軽症の扁桃炎・扁桃周囲炎・急性咽頭炎で，咽喉痛はあるが，発熱，悪寒，頭痛などの全身症状がなく，抗菌薬等を使うほどではないというときによい．

エキス製剤では，一包2.5gを50～100mL程度の湯に溶かし，冷えてから少量ずつ，うがいしながら服用すると効果的である．即効が期待できる．虚弱者では他の含嗽剤よりも有効と思われる．

論説

1 原典

張仲景『傷寒論』『金匱要略』

1．『傷寒論』少陰病篇[10]

〔条文〕少陰病二三日，咽痛には甘草湯を与うべし．差えずんば桔梗湯を与う．

〔大意〕少陰病になって，2，3日の頃，のどの痛むときには甘草湯を与えてみる．それで症状が改善しなければ桔梗湯を与える．

2.『金匱要略』肺痿肺癰欬嗽上気病篇[11]

〔条文〕欬して胸満，振寒，脉数，咽乾くも渇せず，時に濁唾腥臭を出し，久久にして膿の米粥の如きを吐する者は肺癰と為す．桔梗湯，之を主る．

〔大意〕咳が出て胸が張って，悪寒戦慄があって頻脈で，のどが乾くけれども水を飲みたくはない，ときどき悪臭のする膿痰を出し，長く続くと米粥のような膿性痰を吐くようになる．これは肺癰であるから桔梗湯がよい．

〔解説〕肺癰は，慢性気管支炎，気管支拡張症，肺膿瘍などであろう．大塚敬節は，「これはおかしいと思うのですが，こんな場合に桔梗湯が効くとは思えない」[12]と述べている．この条文には桔梗白散との錯簡説[13]がある．

2 中国医書の記載

■『太平恵民和剤局方』には如聖湯の名で，「風熱の毒気，咽喉に上攻し，咽痛喉痺，腫れ塞がりて妨悶する，および肺壅して咳嗽し，膿血を咯唾し，胸満して振寒し，咽乾きて渇せず，時に濁沫を出し，気息は腥臭，久々にして濃を吐し，状，米粥の如くなるを治す．又，傷寒の咽痛を治す」[14]と記載される．

■『医学正伝』（1515年成立）には，甘桔湯の名で記載があり，冬期の咽喉腫痛，口内炎，「肺熱して口辛き者」に用いるとの記載がある[15]．

■薛鎧の『保嬰撮要』にも甘桔湯の名で記載され，「風熱上攻して咽喉疼痛する，及び喉痺妨悶するを治す」[16]とある．

3 江戸時代医家の論説

■吉益東洞（1702-73）は，「甘草湯証にして膿あるいは粘痰のある者を治す」[17]（筆者意訳，以下同）という．

■有持桂里（1758-1835）は，「甘草湯を服しても腫れと痛みがなおらない者は，膿を生じている．この状態になると喀痰なども随伴する．この症状には桔梗湯でなければ効果を得られない．…甘草，桔梗は咽喉の病気の要薬である」[18]という．

■百々漢陰（1776-1839）・百々鳩窓（1808-78）は，「概して咽喉の痛み爛れには，寒熱虚実の別なく桔梗湯を用いてよい．ただし纏喉風（ジフテリア）など毒熱がさかんな者には別に薬があり，桔梗湯では効力が足りない．桔梗湯は一切の咽喉痛の総司と知るべきである」[19]，「傷寒少陰病に限らず，一切の咽喉痛の者には腫れの有無を論ぜず，おおむね用いてよい」[20]という．

■本間棗軒（1804-72）は，『瘍科秘録』肺癰門で「後世に至って肺癰（慢性気管支炎など）を治療する処方は多いが，みな桔梗湯に基づくものである」[21]という．

■浅田宗伯（1815-94）は，「（桔梗湯は）後世方の甘桔湯で，咽痛の主薬である．また肺癰の主方とする」[22]という．

4 近年の論説

■『漢方診療医典』急性扁桃炎の項には，「咽頭痛が激しい時に，甘草湯，または桔梗湯の煎液をうがいしながらゆっくりと服用すると一時的ながら，喉の痛みが軽快する」という[23]．

■大塚敬節（1900-80）は，「急性咽頭炎にも用いるが，扁桃炎や扁桃周囲炎で悪寒や熱のないものに用いてもよい」とする[24]．

症 例

症例 咽頭炎に桔梗湯（筆者経験例）

〔患者〕65歳　女性

〔主訴〕咽喉痛

〔既往歴〕数年来，慢性胃炎で六君子湯を服用して有効．

〔現病歴〕数日来，咽喉不快感，軽い嚥下痛がある．来院時も，なんとなくヒリヒリ痛

む．発熱，悪寒，頭痛，鼻炎症状，咳はない．以前から，冷えると咽喉が痛みやすく，一度なるとなかなか治らない．

〔**身体的所見**〕146cm，50kg，顔色ふつう．咽頭後壁に軽い炎症性発赤あり．脈は沈，頻脈ではない．胸部打聴診は異常なし．腹部やや軟弱で振水音あり．血圧125-77mmHg．

〔**経過**〕桔梗湯7.5g分3投与．湯に溶かし，冷えてから少量ずつ，うがいしながら服用するように指示．六君子湯は従来通り服用．2週後の再診時「はじめて，うがいしたときに途中から痛みが楽になった．3日ぐらいで治った．よく効く」といい，以後も桔梗湯を愛用するようになった．

鑑　別

■ **小柴胡湯加桔梗石膏**
しょうさいことうかききょうせっこう

扁桃炎が遷延している場合に要鑑別．体質中等度以上で扁桃炎が強い者に用いる．多くは上腹部の腹筋緊張が強い（胸脇苦満）．
きょうきょうくまん

■ **葛根湯**
かっこんとう

扁桃炎，急性上気道炎の初期で要鑑別．体質中等度以上で，悪寒，発熱があり，咽喉痛が強い者に用いる．多くは後頭部から後頚部のこりを感じるという．

■ **麻黄附子細辛湯**
まおうぶしさいしんとう

咽喉痛で要鑑別．冷え症で虚弱な人の感冒初期で，咽喉痛，さむけ，頭痛，鼻水などがあるときに用いる．桔梗湯も虚弱な人の感冒初期によいが，さむけ，頭痛，鼻水はない．

■ **荊芥連翹湯**
けいがいれんぎょうとう

慢性再発性の扁桃炎で要鑑別．体質中等度で，鼻炎，にきびをともなう者に用いる．

引用文献

1) 大塚敬節：臨床応用傷寒論解説，p.429，創元社，1966．
2) 吉益東洞：薬徴，01-09a，近世漢方医学書集成10巻（大塚敬節，他編），p.39，名著出版，1979．
3) 大塚敬節，矢数道明，清水藤太郎：漢方診療医典，第6版，p.335，南山堂，2001．
4) 厚生労働省：第16改正日本薬局方，p.1478，2011．
5) 木村孟淳，他編：新訂生薬学，改訂第7版，p.73-74，南江堂，2012．
6) 大塚敬節，矢数道明，清水藤太郎：漢方診療医典，第6版，p.408，南山堂，2001．
7) 鳥居塚和生：モノグラフ　生薬の薬効・薬理，p.75-82，医歯薬出版，2003．
8) 大塚敬節：金匱要略講話，p.473-475，創元社，1979．
9) 大塚敬節，矢数道明，清水藤太郎：漢方診療医典，第6版，p.380，南山堂，2001．
10) 張仲景：明・趙開美本『傷寒論』，06-04a，復刻版，p.253，燎原書店，1988．
※なお，『傷寒論』の別伝本『金匱玉函経』にも同じ記載がある．清・陳世傑本『金匱玉函経』，4-5a/p.191，8-13a/p.397，復刻版，燎原書店，1988．
11) 張仲景：元・鄧珍本『金匱要略』，01-20b，復刻版，p.60，燎原書店，1988．
12) 大塚敬節：金匱要略講話，p.182-183，創元社，1979．
13) 有持桂里：校正方輿輗，肺癰門，06-27b〜06-28a，近世漢方医学書集成86巻（大塚敬節，他編），p.62-63，名著出版，1982．
14) 陳師文，他：増広太平恵民和剤局方，巻七咽喉口歯門・如聖湯，07-10a．和刻漢籍医書集成第4輯（小曽戸洋，他編），p.128，エンタプライズ，1990．
15) 虞搏：医学正伝，2-5b/p.42，5-18b/p.159，5-19b/p.160，和刻漢籍医書集第8輯（小曽戸洋，他編），エンタプライズ，1990．
16) 薛鎧：薛氏医案・保嬰撮要，肺臓門，54-38b，四庫医学叢書・薛氏医案（二），p.[764-100]，上海古籍出版社，1994．
17) 吉益東洞：方極，近世漢方医学書集成12巻（大塚敬節，他編），p.391，名著出版，1980．
18) 有持桂里：校正方輿輗，咽喉門，12-39b〜12-40a，近世漢方医学書集成87巻（大塚敬節，他編），p.234-235，名著出版，1982．
19) 百々漢陰，百々鳩窓：梧竹楼方函口訣（漢陰臆乗），巻之一傷寒，歴代漢方医書大成（電子版），西岡漢字情報工学研究所，2005（桔梗湯で検索結果に含まれる）．
20) 百々漢陰，百々鳩窓：梧竹楼方函口訣（漢陰臆乗），巻之三咽喉門・甘草湯 ○桔梗湯，復刻版，p.184，春陽堂書店，1976．
21) 本間棗軒：瘍科秘録，06-38a，近世漢方医学書集成115巻（大塚敬節，他編），p.83，名著出版，1983．
22) 浅田宗伯：勿誤薬室方函口訣，02-34a，近世漢方医学書集成96巻（大塚敬節，他編），p.235，名著出版，1982．
23) 大塚敬節，矢数道明，清水藤太郎：漢方診療医典，第6版，p.229，南山堂，2001．
24) 大塚敬節：症候による漢方治療の実際，第5版，p.229，南山堂，2000．

18

帰脾湯
kihito
製品番号：65

〔構成生薬〕

黄耆，人参，白朮，茯苓，遠志，大棗，当帰，甘草，生姜，木香，酸棗仁，竜眼肉

処方の特徴

1 処方概要

帰脾湯は，参耆剤（人参と黄耆を含む処方）であり，虚弱者に用いる"補剤"の一種である．その使用法は2つある．第一は，健忘，動悸，不眠，抑うつなどの精神神経症状に用いるもの，第二は，貧血や出血などに用いるものである．臨床的には精神神経症状への応用が多いと思われる．

1．名前の由来—五行説における脾と血の関係〈注1〉[1)]

帰脾湯の古典的解釈を理解し，現在の使い方の背景を知るには，その命名の由来がキーになる．「帰脾」とは「脾の正気が脱したのを元に帰す」意とされ[2)]，古代中国医学の五行説に基づく考え方である．すなわち，"脾"は五行の土に配当され，すべての臓腑の本幹であり，"血"や"営衛"（身体を守り栄養する仮想的因子）を主り，思慮や思考を主る．何かを過度に考えすぎると"脾"が損なわれ，その結果，"脾"を主るのは土であるので，五行の相生関係（火は土を生ずる）によって，土の母である火が影響を受ける．すなわち火の主る"心"も病み，動悸，むなさわぎ，驚きやすいという症状が現れるとしている．また，"血"の運行が乱れるので出血や貧血も起こる．さらに敷衍すれば，"脾"（土）が虚すると"肺"（金）も虚し（"土は金を生じる"による），抑うつ的・悲観的になるとされる．帰脾湯は，この状態に用いて"脾"の働きを回復させる処方として命名されたわけである．この"脾"とは，解剖学的脾臓ではなく消化器全体を指すと考えられ，"血"もまた単に血液ではなく，血液の持つ機能，血流なども包含した概念と思われる．

このような五行説は非常に空想的なもので，すべてを信じるのは難しいが，臨床的に解釈すれば，強い精神的ストレスによって，胃腸障害，動悸，不安，抑うつなどが起こっている状態に用いると思われる．また，ストレス性の消化管出血と，それによる貧血，動悸などがあるとの解釈もできよう．ただし，原典（後述）には記憶障害に有効とする記載があり，これをどう解釈するかが難しい．抑うつ状態や心身症に随伴する症状か，本当の記憶障害に有効であるのか，検証が必要であろう（p.102 Evidence 参照）．

2．生薬構成から考える

帰脾湯の処方構成は，"気虚"（元気がない，胃腸虚弱者）に用いる四君子湯（人参，朮，茯苓，生姜，大棗，甘草）に黄耆，酸棗仁，龍眼肉，当帰，遠志，木香を加えたもので，補中益気湯にも似る．酸棗仁，龍眼肉，遠志，木香などの生薬は，精神神経症状を目標に使用する漢方処方にしばしば配合され，中枢作用，鎮静作用があると推定される．遠志はとくに興味深い生薬で，記憶障害に有効ともされる．

〈注1〉『衆方規矩』帰脾湯条[1)]に，「案ずるに脾は至陰なり．血を主る．又，脾は臓腑の本にして栄衛の主なり．思慮多きときは脾を傷る．脾は意を蔵す官なるが故なり．脾を傷るときは血を摂することあたわず，また心脾は子母なり．子病むときは母従って病む．故に怔忡驚悸す」とある．栄衛は営衛ともいう．

2 使用目標と応用（表1）

帰脾湯の応用には，抑うつ状態，不眠症，神経症，更年期症候群，貧血などが挙げられる．

症候としては，抑うつ傾向，不眠（多くは熟眠障害），動悸，不安感，および不定愁訴全般が使用目標となる．

体質的には，虚弱で内臓下垂傾向のある者が対象となる．多くは胃下垂で心窩部拍水音（振水音）を認める．食欲不振，食後に眠くなるという症状も多い．

原典などでは健忘症に有効とし，他の古典にも高齢者の記憶障害に有効とする記載がある．また，吐血，下血などの出血性疾患，および紫斑病，再生不良性貧血などの血液疾患に用いるとする説もある．今後の検討を待ちたい．

なお，本剤投与により血中 1,5-AG 値の上昇する例があるとされ，糖尿病患者では注意が必要である．

論　説

1 原　典

厳用和『厳氏済生方』巻3健忘論治[3]（1253年成立）など

小曽戸[1]によれば，帰脾湯という名を持つ処方が現れたのは宋代以後とされ，厳用和の『厳氏済生方』が最も古いという．しかし，同書の帰脾湯の薬味は現在用いられる帰脾湯から当帰，遠志を除いたものである．これに当帰を加えたのは劉純の『玉機微義』（1396年成立）であり，さらに遠志を加えたのは，おそらく明代の薛己『薛氏医案』とされる[1,4]〈注2〉[5,6]．この内容の帰脾湯は，明代の嘉靖・万暦以後の医書，すなわち薛己『薛氏医案』のほか，龔廷賢『古今医鑑』，呉崑『医方考』などにも見られる[1]．

『厳氏済生方』巻3健忘論治[3]

以下は『厳氏済生方』の記載である．他書については後述する．

〔条文〕論に曰く，それ健忘とは，常々喜ば忘るる，是れなり．蓋し，脾は意と思とを主る．心も亦た思を主る．思慮過度，意舎，清ならず，神官，職せざれば，人をして健忘せしむ．之を治するの法は，当に心脾を理め，神意をして寧らかならしむべし．静思するときは則ち之を得るなり．
○帰脾湯　思慮過制，心脾を労傷し，健忘怔忡するを治す．

〔大意〕健忘というものは，常々忘れっぽくなることである．そもそも，（五行説における）"脾"は意と思とを主る〈注3〉[6,7]．"心"もまた思を主る．思慮（心配）が度を過ごすと，意欲や精神を主る器官である"心""脾"が正常に働かなくなり，健忘という症状が現れる．これを治すには，"心""脾"の働きを調整して精神と意思・意欲とを安寧にし，静

表1　帰脾湯の使用目標と応用

- ■ 応　用
  - ・不眠症，抑うつ状態，神経症，更年期症候群，貧血，健忘症　など
- ■ 症　候
  - ・不眠，抑うつ傾向，動悸，不安感，不定愁訴
- ■ 体　質
  - ・虚弱で内臓下垂傾向がある者
  - ・胃下垂で心窩部拍水音（振水音）を認める例が多い

〈注2〉『観聚方要補』安政版・帰脾湯の項[5]には，『内科摘要』[6]で当帰，遠志が加えられたとの指摘がある．

かに思考することである．帰脾湯は，何かを過度に思いめぐらして精神的に過労となり，"心"と"脾"とを消耗させた結果，物忘れしやすくなったり，むなさわぎ("怔忡"：〈注4〉)[8,9]するときに効果がある．

〔解説〕何かを過度に思い悩んだために，"忘れっぽくなり"，むなさわぎを覚えるものに帰脾湯を用いるということになる．一種の心身症であろう．ここにいう健忘は，今日でいう記憶障害かも知れないが，ストレスの強い状態で注意欠如し，いわゆる上の空で自分のやったことを覚えていないとも解釈できる．

2 中国医書の記載

■ 劉純『玉機微義』巻17 血証門補剤の帰脾湯[10]は『厳氏済生方』の帰脾湯に当帰を加えた構成で，「思慮，脾を傷り，心血を統攝すること能わず，此を以て妄行を致し，或は吐血下血するを治す」(大意：何かを心配しすぎて胃腸を損傷し，そのために"心血"を統括することができず，血が妄行し，あるいは吐血や下血をきたしたものを治す）とある．『厳氏済生方』に比べ，吐血，下血を主とする点が異なる．ストレスによる消化性潰瘍か．

■ 薛己（1487-1559）の『薛氏医案』中の『内科摘要』（1545年頃成立？）各症方薬・帰脾湯[11]では，現行の帰脾湯と同じ処方構成となり，「思慮，脾を傷り，血を摂すること能わず，血，妄行を致し，或は健忘，怔忡，驚悸，盗汗，或は心脾痛みを作し，臥すを嗜み，食少なく，大便調わず，或は肢体腫痛，月経調わず，赤白帯下，或は思慮，脾を傷りて癰痢を患うを治す」とする．『厳氏済生方』『玉機微義』の両者を承けた部分が多いが，症候に"盗汗"（寝汗），"心脾痛"（上腹部痛，胃痛），臥床を好む，食欲低下，大便不調，四肢の腫れと痛み，月経不順，帯下，下痢などが増えている．いずれも心因が関与しうる症候であろう．同書には，抑うつ状態で心腹痛のある女性に用いた治験（脾胃虧損心腹作痛等症）[12]，30歳余の女性の月経不順，抑うつ状態に用いた治験（脾胃虧損吞酸噯腐等症）[13]などが記載される．

■ 薛己が注を加えた『補注明医雑著』（1551年成立．原著は王綸）附方・帰脾湯[14]には，『内科摘要』とほぼ同文の後に，「大凡，懐抱鬱結して諸症を患う，或は薬を用い，宜しきを失するに因り，剋伐して胃を傷り，諸の別症に変ずる者，最も之を用ゆるに宜し」（大意：凝り固まった鬱を心中に抱えて諸症状を患う者，あるいは，何かの薬を服用したが，不適切なものであったために胃腸を損ない，諸種の別の症状に変化した者に最もよい）とある．

この他，『医学入門』[15,16]，『古今医鑑』[17]，『万病回春』[18]，『医方考』[19]などに記載がある．

3 江戸時代医家の論説および治験例（筆者意訳）

■ 長沢道寿（？-1637）は『医方口訣集』[20]（1681年刊）で，帰脾湯を用いる口訣を3つ挙げる．第一は「志が高く思慮深い人であるが，顔色不良，下血のある者に用いる」，第二は「先ず胃腸が損なわれた後に，健忘，動悸する者に用いる」，第三は，「種々の病気で誤った薬

〈注3〉五行説による"脾"と"思""意"…『黄帝内経素問』陰陽応象大論第五[6]に「思は脾を傷る」とあり，また，宣明五気篇第二十三[7]に「五蔵の蔵する所，心は神を蔵し，肺は魄を蔵し，肝は魂を蔵し，脾は意を蔵し，腎は志を蔵す」とある．すなわち，"脾"は"思"に"傷られ"，"意"を"蔵す"とあることが，帰脾湯の記載の元になっていると思われる．

〈注4〉怔忡：『病名彙解』[8]には「憎忡，忪悸に同じ．俗に云う，"むなさわぎ"である．怔は"おそれる"と読める．忡は"うれえる"と読める」（意訳）とあり，『漢洋病名対照録』[9]は「心忪の条」とし，心忪には「むなさわぎ」とあって「神経性心悸」とする．すなわち，精神的疲労や不安による動悸，胸騒ぎの意であるという．

を飲んだために胃腸が損なわれた場合，まず六君子湯（りっくんしとう）で胃腸の働きを助け，次に補中益気湯で元気をつけるが，なお反応せず，不調な者には帰脾湯を用いる」とする．『玉機微義』，薛己の諸書の影響が見られる．

■香月牛山（かつきぎゅうざん）（1656-1740）の『牛山方考（ぎゅうざんほうこう）』[21]には，「婦人で，姑の気にいられず，夫に寵愛されず，思い願うことが成就せず，嫉妬して腹がたつという類の者は，…動悸，驚きやすい，頭にふけが出て，手足が麻痺して臥床がちになり，食欲不振，口喝があり，陰部があるいは痒く，あるいは熱感があり，あるいは"臭蝕"（びらんして臭いがある）し，あるいは腫痛し，あるいは不正出血，帯下の症状を呈する．このような者に有効である」，「帰脾湯は婦人の一切の陰門の病に用いて非常に効果がある」，「寡婦や未婚女性が，夫を思って得られないために種々の鬱症状を生じ，鬱を解する剤で効果がない者のうち，虚弱に属する者には奇効がある」という．

■津田玄仙（つだげんせん）（1737-1809）も『療治経験筆記（りょうじけいけんひっき）』で様々な使用法[22]を述べ，とくに人参養栄湯（にんじんようえいとう），十全大補湯，帰脾湯の鑑別が必要として，「人参養栄湯は津液の枯渇を目的にとるべし．十全大補湯は気血の虚寒を目的にとるべし．帰脾湯は心脾の血虚を目的にとるべし」[23]という．

■原南陽（はらなんよう）（1752-1820）は『叢桂亭医事小言（そうけいていいじしょうげん）』[24]で，女性の出産後，"漏血"（不正出血）の後，あるいは産褥期に起こった「血の道」で，不眠，夢が多い，うなされる，動悸が強いという者は，心中に不安があるからである．酸棗仁湯（にんとう），半夏瀉心湯（はんげしゃしんとう）を用いるが，虚弱者には帰脾湯も用いるといい，また，「心労が重なり，あるいは"驚悸"（精神的ショックか）により，"怯虚"（おびえやすく虚弱）になって，今にも死ぬかと取り越し苦労し，万事を気に病み，細かいことに気を使い，少しの物音も畏れて冷や汗を流し，眼中にくもり，あるいは悲泣して涙を流し，常に黙々とし，…ただその病のことばかり考えて，いくら教えさとしても聞き入れないものは"気癖"である．…この症には帰脾湯，加味帰脾湯などを撰用する」という．

■有持桂里（ありもちけいり）（1758-1835）は『校正方輿輗（こうせいほうよげい）』癇門[25]で，人生で多年苦労してもの忘れしやすくなった人に効果があり，自分の母親が64歳で健忘状態になったときに帰脾湯でよくなったという．

■本間棗軒（ほんまそうけん）（1804-72）の『内科秘録（ないかひろく）』[26]には諸処に記載がある．傷寒門，中風門には，傷寒や中風の治癒後に精神恍惚として，もの忘れしやすかったり眠れないという者に用いるとある．健忘門には，健忘には帰脾湯が第一選択だが，気虚に属する者は補中益気湯，血虚より起こる者は八珍湯（はっちんとう）（＝四物湯＋四君子湯）もしくは八味地黄丸（はちみじおうがん）を撰用すべしとある．眩暈門では，胃腸虚弱で貧血傾向のある者の動悸，めまいに用い，真武湯（しんぶとう）と鑑別が必要とする．不寐門では，「不眠は"癇"（神経症）の一種である．最初はただ臆病になって万事を心配し，仕事，健康，他人との対応など，憂う必要のないことを憂い，恐れるに足りないことを恐れ，同じことを終日繰り返し考えて止まず，次第に精神衰弱して眠れなくなる．眠れないために，いよいよ思慮を費やし，遂に"癇証"の症状がことごとく現れ，多くは狂人となる．その原因が，精神衰弱，体液の枯渇から起こる者は，酸棗仁湯，帰脾湯などを撰用すべきである」という．また，食道通過障害（噎膈）に有効な場合があるとする．

■山田業広（やまだなりひろ）（1808-81）は『椿庭先生夜話（ちんていせんせいやわ）』[27]で，「肝症」（＝鬱病？　あるいは神経症？）の虚弱な女性に帰脾湯を用いたところ井戸に身を投げて自殺した症例を記載している．これは，鬱病回復期の事故か．

4 近年の論説

大塚敬節（1900-80）は『漢方治療の実際』[28]で，「帰脾湯は貧血，健忘，動悸，神経過敏，不眠などのあるものに用いる方で，老人などで，物忘れして困るというものによく，この症状があって眠れないものに用いる．老人でなくとも，虚弱な人を目標にする．また軽い中風で，物忘れをし，言語のもつれるものにも用いる」と述べている．

症例

症例 不眠・抑うつ状態の30歳女性（相見三郎治験）[29]

30歳 女．デザイナー，…19歳で結婚，…23歳の時離婚した．8歳になる男子を先方に置いてきて，祖母に育てられている．ここ2年間は全く仕事も手につかず，医薬を服用しているが，夜も眠れない，食欲はなく，いつも疲れている．洋裁学校を経営しているが，仕事が忙しいと…，怒りっぽくなり，いわゆる頭にきて人と調和できない．それでもう教室も閉鎖しようと考えているが，毎日死にたい死にたい，死ぬことばかり思いつめているという．…（5月8日診察）．左胸脇苦満と両側下腹部に圧痛がある．手術瘢痕は卵巣嚢腫を摘出した（痕）…．血圧100-90，脈拍95，沈緊．そこで，この患者に帰脾湯を投与した．5月29日再来．初診の時とうって変わった晴れ晴れした表情で，あの薬を飲んだら頭に来ることがなくなった．死にたい死にたいと言っていたことがうそのようで，急に別世界に生まれかわったような気がする，これからもりもりと教室の仕事をする，何と御礼を申し上げてよいかわからないと挨拶した．

〔筆者・稲木注：このように劇的な効果を見る例は稀と思われる．プラセボ効果もあるか．〕

鑑別

■加味帰脾湯
帰脾湯と同様の使い方をする．不眠が強く，微熱，ホットフラッシュがあれば加味帰脾湯を優先し，より胃腸虚弱な者に帰脾湯を用いるが，鑑別は難しい．

■補中益気湯
虚弱で胃下垂傾向あり，慢性疲労を訴える点で類似．補中益気湯に比べ，帰脾湯は抑うつ的で，不眠，動悸，健忘などをともない，貧血ぎみの例に用いる．

■十全大補湯
慢性疲労，虚弱，貧血傾向は共通．抑うつ気分，不眠はなく，皮膚粘膜の乾燥萎縮，貧血傾向がある．十全大補湯で胃腸障害をきたせば帰脾湯を用いる．

■加味逍遙散
抑うつ気分，不眠，動悸，神経症傾向で要鑑別．ホットフラッシュ，発汗，動悸など，更年期症状をともなう例が多い．胃腸障害をきたせば，加味帰脾湯または帰脾湯を用いる．

■抑肝散
虚弱者の不眠，抑うつ気分，神経症傾向は共通．焦燥感が強く怒りっぽい例には抑肝散を用いる．

■芎帰膠艾湯
子宮出血，痔出血，血尿など，慢性出血で要鑑別．抑うつ気分，不眠，胃腸症状はない．芎帰膠艾湯で胃腸障害をきたせば帰脾湯を用いる．

■四君子湯
虚弱で貧血様顔貌を呈し，気力体力のない例で要鑑別．痩せ型で，高度の胃下垂があり，心窩部拍水音（振水音）を顕著に認める例に用いる．

Evidence

1 アルツハイマー型認知症に対する改善効果

Higashiら[30]によれば，アルツハイマー型認知症の高齢者75例（84.4±6.4歳）を非投与群，牛車腎気丸（7.5g/日×3ヵ月間）投与群（対照群），帰脾湯（7.5g/日×3ヵ月間）投与群の3つに分けて無作為化比較試験を行った結果，MMSE（Mini-Mental State Examination）は，帰脾湯群において，投与前および他2群に比べて有意に改善したという．

2 アルツハイマー病モデルマウスで記憶障害を改善

Tohdaら[31]によれば，アルツハイマー病モデルマウスを用いた基礎実験で，帰脾湯はアミロイドβ（25-35）により惹起される記憶障害を改善し，神経突起およびシナプスの減少を改善したという．

引用文献

1) 曲直瀬道三・原著，曲直瀬玄朔・増補：医療衆方規矩，近世漢方医学書集成5巻（大塚敬節，他編），p.383-385，名著出版，1979．
2) 小曽戸洋：漢方一話 処方名のいわれ，60 帰脾湯．漢方診療，17：76，1998．
3) 厳用和：厳氏済生方，和刻漢籍医書集成第4輯（小曽戸洋，他編），p.36-37，エンタプライズ，1988．
4) 小山誠次：帰脾湯および加味帰脾湯の出典．日本東洋医学雑誌，47(3)：469-475，1996．
5) 多紀元簡・著，元胤・元堅・元昕らが改訂：『観聚方要補』安政版，5-42a，『観聚方要補』安政版刊行委員会復刻版，p.169，医聖社，2013．
6) 重広補註黄帝内経素問，2-5b，復刻版，p.18，国立中医薬研究所，中華民国，1979（民国68年）．
7) 重広補註黄帝内経素問，7-10b，復刻版，p.56，国立中医薬研究所，中華民国，1979（民国68年）．
8) 蘆川桂洲：病名彙解，近世漢方医学書集成64巻（大塚敬節，他編），p.680，名著出版，1982．
9) 落合泰蔵：漢洋病名対照録，9a，復刻版，関西東方医学会，1977．
10) 劉純：玉機微義，17-14b，和刻漢籍医書集成第5輯（小曽戸洋，他編），p.217，エンタプライズ，1989．
11) 薛己：内科摘要，薛氏医案，1-49a，欽定四庫全書，復刻版—四庫医学叢書・薛氏医案1，p.[763-27]，上海古籍出版社，1994．
12) 薛己：内科摘要，薛氏医案，1-15b，欽定四庫全書，復刻版—四庫医学叢書・薛氏医案1，p.[763-10]，上海古籍出版社，1994．
13) 薛己：内科摘要，薛氏医案，1-28b〜29a，欽定四庫全書，復刻版—四庫医学叢書・薛氏医案1，p.[763-16〜763-17]，上海古籍出版社，1994．
14) 王綸・撰，薛己・補注：補注明医雑著，6-3b〜4a，和刻漢籍医書集成第8輯（小曽戸洋，他編），p.126，エンタプライズ，1990．
15) 李梴：医学入門，4-101b，和刻漢籍医書集成第9輯（小曽戸洋，他編），p.380，エンタプライズ，1990．
16) 李梴：医学入門，7-92a，和刻漢籍医書集成第9輯（小曽戸洋，他編），p.555，エンタプライズ，1990．
17) 龔信，龔廷賢：古今医鑑，8-1b，和刻漢籍医書集成第11輯（小曽戸洋，他編），p.163，エンタプライズ，1991．
18) 龔廷賢：万病回春，4-50a〜b，和刻漢籍医書集成第11輯（小曽戸洋，他編），p.152，エンタプライズ，1991．
19) 呉崑：医方考，5-20a〜b，和刻漢籍医書集成第10輯（小曽戸洋，他編），p.141，エンタプライズ，1990．
20) 長沢道寿・著，中山三柳・増訂，北山友松子・増広：医方口訣集，近世漢方医学書集成63巻（大塚敬節，他編），p.59-61，名著出版，1982．
21) 香月牛山：牛山方考，近世漢方医学書集成61巻（大塚敬節，他編），p.269-271，名著出版，1981．
22) 津田玄仙：療治経験筆記，近世漢方医学書集成73巻（大塚敬節，他編），p.222，p.387，p.515，名著出版，1983．
23) 津田玄仙：療治経験筆記，近世漢方医学書集成73巻（大塚敬節，他編），p.415-416，名著出版，1983．
24) 原南陽：叢桂亭医事小言，近世漢方医学書集成19巻（大塚敬節，他編），p.129-132，名著出版，1979．
25) 有持桂里：校正方輿輗，近世漢方医学書集成85巻（大塚敬節，他編），p.396-398，名著出版，1982．
26) 本間棗軒：内科秘録，近世漢方医学書集成21巻（大塚敬節，他編），p.203，p.352，p.370-371，p.374，p.409-411，p.585-586，名著出版，1979．
27) 山田業広：椿庭先生夜話，近世漢方医学書集成94巻（大塚敬節，他編），p.267-268，名著出版，1982．
28) 大塚敬節：症候による漢方治療の実際，第5版，p.67-68，南山堂，2000．
29) 相見三郎：帰脾湯とノイローゼ治療．漢方の臨床，10(12)：8-11，1963．
30) Higashi K, et al：Effects of Kihito extract granules on cognitive function in patients with Alzheimer's-type dementia. Geriatrics and Gerontology International, 7(3)：245-251, 2007.
31) Tohda C, et al：Kihi-to, a herbal traditonal medicine, improves A beta (25-35)-induced memory impairment and losses of neurites and synapses. BMC Complementary and Alternative Medicine, 8：49, 2008. (http://biomedcentral.com/1472-6882/8/49)

参考文献

・矢数道明：帰脾湯の運用について．漢方と漢薬，4(4)：1-7，1937．

19 芎帰膠艾湯

kyukikyogaito

製品番号：77

〔構成生薬〕

当帰，芍薬，川芎，地黄，甘草，艾葉，阿膠

処方の特徴

1 処方概要

　芎帰膠艾湯は一種の止血剤である．泌尿器生殖器系の出血，痔出血などに用い，漢方的には"血虚"の傾向のあることが使用上の条件とされる．"血虚"とは，貧血，末梢循環障害，および，その結果である組織の栄養障害（皮膚粘膜の乾燥萎縮など）などを含めた病態概念と思われる．

　処方構成では，"血虚"に用いるとされる四物湯に阿膠，艾葉，甘草が加わった形であり，阿膠，艾葉に止血作用があると考えられる．ただし，歴史的には四物湯よりも本処方のほうが古く，むしろ本処方から四物湯が派生したといえよう．また，本処方と当帰芍薬散は処方構成がやや類似する．大塚敬節[1]は，「芎帰膠艾湯と当帰芍薬散は，ともに当帰，川芎，芍薬があり，前者には地黄，甘草，艾葉，阿膠があり，後者には，茯苓，朮，沢瀉がある．だから前者は多く血に働き，後者は多く水に働く」という．いわゆる気血水説による説明で，"水に働く"とは，"水毒"，すなわち浮腫傾向，水分代謝障害が当帰芍薬散適応例にはあることを指す．本処方には浮腫傾向がない．

　艾葉はヨモギ Artemisia princeps Pamp., ヤマヨモギ A. montana Pamp.（キク科 Compositae）の葉および枝先[2]で，臨床的には「温性の収斂止血剤で，吐血，出血，衄血，腹痛に用いる」[3]とされる．モグサの製造原料でもある．

2 使用目標と応用（表1）

　芎帰膠艾湯は，不正子宮出血，月経血過多，流産や分娩後の出血遷延，痔出血，血尿などに応用される．遷延性ないし慢性の出血で新鮮出血ではないこと，血色不良あるいは顔色蒼白で冷え症の傾向があること（少なくとも赤ら顔で多血質ではないこと）が使用条件となる．腹部所見に特異的なものはない．臍部近傍で腹部大動脈拍動を触知したり，下腹部が軟らかいことがある．極度の痩せ型，胃下垂高度で心窩部拍水音（振水音）顕著なものに投与すると，胃腸症状を呈することがあり，注意が必要である．

　妊娠中の子宮出血によいともされるが，現代における臨床的使用には慎重でなければならないであろう．腫瘍性出血，外科的適応の

表1　芎帰膠艾湯の使用目標と応用

- ■ 応　用
  - ・不正子宮出血，月経血過多，流産・分娩後の出血遷延，痔出血，血尿　など
- ■ 症　候
  - ・遷延性ないし慢性の出血（新鮮出血ではないこと）
  - ・血色不良または顔色蒼白で冷え症傾向
- ■ 腹部所見
  - ・腹部所見に特異的なものはない
- ■ 体　質
  - ・中等度からやや虚弱

ある出血を除外診断する必要のあることはいうまでもない．なお，気道や鼻腔からの遷延性あるいは再発性出血に有用な場合もある．

論 説

1 原 典
張仲景『新編金匱方論』（=『金匱要略』）巻下・婦人妊娠病脈証并治第二十[4]

〔条文〕師の曰く，婦人漏下の者有り，半産の後，因って続いて下血，都て絶えざる者有り，妊娠下血する者有り．仮令し，妊娠し腹中痛むを胞阻と為す．膠艾湯之を主る．芎帰膠艾湯の方（一方に乾姜一両を加う．胡洽には，婦人胎動を治するに乾姜無し）…（以下処方構成を示す：省略）

〔大意〕先生がおっしゃるには，不正出血が続く女性，流産後に性器出血が遷延するもの，妊娠中の子宮出血，妊娠中の腹痛，以上の者には膠艾湯，すなわち芎帰膠艾湯を用いる（注記：ある伝本では乾姜一両を加えるが，胡洽が婦人の胎動を治す方には乾姜がない）〈注1〉[5]．

〔解説〕漏下は不正性器出血が続くこと，半産は流産，胞阻は胎漏ともいい，妊娠中の腹痛とされる[6]．これが原型となる使い方である．なお，処方名について，真柳[5]は，芎帰膠艾湯と同一薬味の処方が，唐代7世紀の『備急千金要方』巻2と8世紀の『外台秘要方』巻33にあり（後述），ともに「膠艾湯方」と記すことから，唐代までは膠艾湯と呼んでいたが，宋代11世紀に林億らが『金匱要略』を校訂出版した際に芎帰膠艾湯の名を与えたと考えられるという．

2 中国医書の記載
■唐代，孫思邈の『備急千金要方』（以下，『千金』）巻2婦人方上・妊娠諸病第四・下血第七[7]に，「妊娠二三月上，七八月に至り，其の人，頓仆して，失踞胎動して下らず，傷損して，腰腹痛み，死せんと欲し，見るる所有るが若き，及び，胎，奔り上りて心を槍き，短気するを治するは，膠艾湯の方．（膠艾湯の処方構成は芎帰膠艾湯に同じ）」とある．大意は，「妊娠2〜3ヵ月から7〜8ヵ月に至り，妊婦が急に倒れ，胎児が不安定になって動くようになってしまった．胎児が下りてしまうことはないが，傷を受けたために，妊婦の腰や腹が死にそうなほど痛み，胎児が出てきそうなほどである．また，胎児が上に動いて，下から心をつきあげて息が切れる．このような時には膠艾湯（＝芎帰膠艾湯）を用いる」ということ．踞は「うずくまる」ことだが，山田業広（1808-81）[8]は「失踞」について「踞は據である」と注す．"失踞胎動"は，"よりどころを失って胎児が動く"ことか．

■また，『千金』巻25備急・被打第三[9]には，大膠艾湯，すなわち芎帰膠艾湯加乾姜の記載があり，「男子，傷絶し，或は高きより堕下して五臓を傷り，微なる者は血を唾し，甚だしき者は血を吐く，及び金瘡，経を傷る者を治するは，大膠艾湯の方．…此の湯，婦人産後崩傷，下血過多，虚喘，死せんと欲し，腹中激しく痛み，下血止まざる者を治して，神良なり」という．大意は，「男性で，外傷が深く，また高いところから落ちて内臓を傷つけ，軽微な者は唾に血が混じり，甚だしい者は血を吐く，および刀槍の傷で血管を傷つけた者は，大膠艾湯を用いる．…この処方は，婦人で産後出血が長引き，出血量が多く，喘鳴を生じ，瀕死状態で，腹痛も激しく，子宮出血が止まらない者を治すことに非常に効果がある」ということ．この大膠艾湯が，『金匱要略』婦人妊娠病篇の条にある注記の処方

〈注1〉芎帰膠艾湯加乾姜の注記：真柳[5]によれば胡洽は5世紀の人という．

であろう．女性の子宮出血などだけでなく，男性の外傷，全身打撲にともなう内臓出血，刀傷の出血に用いるとする点で注目される．乾姜のない現在の芎帰膠艾湯でも，こうした出血に有効な可能性を示唆すると思われる．

■ 王燾の『外台秘要方』（以下，『外台』）巻33婦人上・頓仆胎動方[10]にも，膠艾湯の名で『集験方』からの引用として，『千金』巻2とほぼ同文がある．

■ 宋代，陳師文らの『増広太平恵民和剤局方』巻9婦人諸疾附産図・膠艾湯[11]には，「血気を労傷し，衝任虚損し，月水過多，淋瀝漏下し，連日断ぜず，臍腹疼痛する，及び妊娠将摂，宜しきを失い，胎動して安からず，腹痛下墜し，或は胞絡を労傷し，胞阻漏血し，腰痛悶乱し，或は胎を損動するに因り，上りて心を槍し，奔衝短気，及び産乳に因り，衝妊の気虚し，経血を約制する能わず，淋瀝断ぜず，日月を延引し，漸く羸痩と成るを治す」とある．大意は，「過多月経血，月経出血遷延，下腹部痛のある者，および妊娠中の腹痛，切迫性流産，妊娠中の子宮出血，腰痛，動悸，息切れ，産後に元気がなく月経出血が長引き，次第に痩せる者などに用いる」ということであろう．衝妊は衝脈と任脈で生殖を主る経絡とされ，これが損なわれて諸症状が起こると考えたようである．

3 江戸時代医家の論説（筆者意訳）

■ 吉益東洞（1702-73）の『方機』[12]には，「不正性器出血，産後に子宮出血が止まらない者，下血や吐血が止まらない者に用いる」とある．

■ 稲葉文礼（?-1805）は『腹証奇覧』[13]で，芎帰膠艾湯の腹証について，「下腹部になにか物があり，圧痛を認める者が，この処方の証である．ただし，痛むとはいっても"急結"（筋性防御をともなう強い圧痛）ではなく，腹中に少し"拘攣"（腹直筋の緊張）がある程度である．およそ，この処方の証は，ときどき腹痛するものであり，あるいは大いに不正性器出血がある」と述べている．

■ 有持桂里（1758-1835）は，『校正方輿輗』に複数の使用法を記載している．妊娠中の突然の性器出血はもちろん，出血以外の諸種の治りにくい疾患に効くことが多いこと，習慣性流産に用いること[14]，あるいは，諸々の出血を止める主剤であり男女を問わないこと[15]，打撲傷・切り傷などで出血する者にも用いること[16]，大量の下血で顔色青白なる者にも用いてよいこと[17]などを書き残している．『千金』『外台』の記載を踏まえたものであろう．

■ 尾台榕堂（1799-1870）は『類聚方広義』[18]で，「痔疾による下血が，綿々として止まず，貧血状態となり，起きあがると眩暈がし，手足の力がなく下腹に刺さすような痛みのある者を治す」と，痔出血が長引くものに用いるとする．また，「血性下痢が止まらず，腹満や熱実の症がなくて唯だ腹痛し，唇や舌が乾燥する者にときに効くことがある」とする．さらに「妊娠する毎に流産する婦人があり，出産する毎に育たない者もある．こうした人には妊娠初期から始終この処方を服用させて，5ヵ月目以後は厳しく節制すれば，不育症から免れることができる．もし小便が出にくければ当帰芍薬散がよい」という．

■ 浅田宗伯（1815-94）は『勿誤薬室方函口訣』[19]で，「この方は止血の主薬である」と述べ，「不正性器出血のみならず，妊娠中の切迫流早産，打撲傷などの諸出血に用いる．四物湯は，この方を祖とする．また痔疾および一切の下血にこの処方を与えると出血が止む」とする．

4 近年の論説

■ 湯本求真（1876-1941）は『皇漢医学』[20]で，「子宮出血の頗る甚しきもの，流産後悪露尽きるの後と雖もなお続いて子宮出血止まざる

もの，妊娠中子宮出血するもの，妊娠中腹内疼痛するもの」とし，本処方の性質を「温性収斂性止血薬にして，強壮作用を兼ねるものと云うべし」という．

■『漢方診療医典』[21]では，「本方は諸種の出血，特に下半身の出血を止める目的で用いる．うっ血の傾向があって，出血が永びき，貧血の傾向のある者を目標とする．…本方は子宮出血，痔出血，腎膀胱出血，腸出血などに用いられ，流産の傾向のあるものに用いてこれを予防する効がある」とする．

■大塚敬節（1900-80）は『症候による漢方治療の実際』[22]の，出血の項では「子宮出血，流産後出血のやまないもの，妊娠中の出血などに用いることになっているが，痔出血や腎臓からの出血にも用いる．三黄瀉心湯や黄連解毒湯には，消炎，鎮静，止血の効があるので，充血，のぼせ，興奮等を目標として，上半身の出血に用いることが多く，芎帰膠艾湯は鬱血を散じ，強壮，増血の効があるので，血色がわるく，冷え症のあるものを目標とする．けれども，三黄瀉心湯を痔出血や子宮出血に用いることもあり，芎帰膠艾湯を衄血に用いることもある．また…温清飲のように黄連解毒湯に四物湯を合して用いることもある」，痔疾の項では「痔出血によく用いられるが，出血に疼痛を兼ねた者，手術後，または注射，軟膏等で，腐蝕せしめたのち，患部の瘡面癒合せず，疼痛，出血等のあるものに用いる」，不妊・流産・難産の項では「この方は妊娠中，少しづつ子宮出血があって，流産のおそれのあるときに用いる」という．

症 例

症例1 痔出血（大塚敬節治験）[23]

　28歳の婦人，蒼白の顔をしている．一見してかなり貧血している．痔から永く出血しているが，手術が恐ろしいので，医者にみせたことはないという．動くと疲れやすく，それに疲れるとのどが渇く．大便はやや硬いので，つとめて野菜や果実を食べているという．しかし便所に行くたび毎に，とぶように出血するので，便所に行くのがおそろしくてたまらないという．腹診してみると，臍上で動悸が亢進し，下腹部が少し膨満している．患者も下腹がはるような感じがあるという．そこで芎帰膠艾湯を与えたところ，大便が気持ちよく出るようになり，2週間目から少しずつ出血が減じ，1ヵ月後には，まったく止血し，血色もよくなり，動悸，息切れも次第によくなった．

症例2 過多月経に芎帰膠艾湯加大黄（松田邦夫治験）[24]

　〔患者〕47歳　主婦

　〔既往歴〕産後出血が3ヵ月間止まらなかったことがある

　〔現病歴〕2ヵ月前から月経血が多い．14日間かなり多量に出て，血塊を混ずる．産婦人科で，子宮筋腫があるが手術する程ではないと言われた．来院時も子宮出血が持続．また最近月経前後の頭痛と嘔気がひどい．月経周期は規則正しい．便秘し，3～4日に1行．毎冬，足にしもやけがひどい．

　〔身体的所見〕体質やや虚弱で顔色よくないが，腹診上特記事項なし．

　〔経過〕…芎帰膠艾湯加大黄1.0gを投与した．3ヵ月ほど飲むと，過多月経はきわめてよくなり，ちょうど冬季になったが，しもやけもまったくできない．産婦人科でも経過観察のみでよいと言われた．…（抄）

鑑 別

■**当帰芍薬散**

　不正出血や痔出血が長引き顔色が悪くなったときは芎帰膠艾湯．ふだんから貧血様で浮

腫傾向があり，月経不順，月経痛のある者には当帰芍薬散．

■ **三黄瀉心湯，黄連解毒湯**

栄養状態良好な者の急性期鮮血様出血に使用．貧血なく，炎症，充血の要素が強い者に用いる．

■ **温清飲**

亜急性ないし遷延性の不正性器出血に用いる．黄連解毒湯と芎帰膠艾湯の中間的時期である．ときに鑑別は難しい．

■ **当帰建中湯**

虚弱者の月経困難症に用いる．不正出血よりも月経痛が主たる目標．痔核，脱肛にも使用．

■ **乙字湯**

痔核で鑑別が必要．痛みと便秘が主であれば乙字湯．出血が主であれば，急性期は黄連解毒湯，遷延時に芎帰膠艾湯．

引用文献

1) 大塚敬節：症候による漢方治療の実際，第 5 版，p.379，南山堂，2000．
2) 木村孟淳，他編：新訂生薬学，改訂第 7 版，p.131，南江堂，2012．
3) 大塚敬節，矢数道明，清水藤太郎：漢方診療医典，第 6 版，p.406，南山堂，2001．
4) 張仲景：元・鄧珍本『金匱要略』，3-1b，復刻版，p.132，燎原書店，1988．
5) 真柳誠：漢方一話 処方名のいわれ，72 芎帰膠艾湯．漢方診療，18(3)：80，1999．
6) 大塚敬節・主講：金匱要略講話，p.495，創元社，1979．
7) 孫思邈：備急千金要方，2-24b，復刻版，東洋医学善本叢書 9，宋版備急千金要方・上，p.148，オリエント出版社，1989．
8) 山田業広：九折堂読書記，近世漢方医学書集成 93 巻（大塚敬節，他編），p.71，名著出版，1982．
9) 孫思邈：備急千金要方，25-23b～24a，復刻版，東洋医学善本叢書 11，宋版備急千金要方・下，p.394-395，オリエント出版社，1989．
10) 王燾：外台秘要方，33-21b～22a，復刻版，東洋医学善本叢書 5，宋版外台秘要方・下，p.653，東洋医学研究会，1981．
11) 陳師文，他：増広太平恵民和剤局方，9-11a～b，和刻漢籍医書集成第 4 輯（小曽戸洋，他編），p.151，エンタプライズ，1988．
12) 吉益東洞：方機，近世漢方医学書集成 12 巻（大塚敬節，他編），p.572，名著出版，1980．
13) 稲葉文礼：腹証奇覧，近世漢方医学書集成 83 巻（大塚敬節，他編），p.103，名著出版，1982．
14) 有持桂里：校正方輿輗，近世漢方医学書集成 85 巻（大塚敬節，他編），p.47-48 名著出版，1982．
15) 有持桂里：校正方輿輗，近世漢方医学書集成 86 巻（大塚敬節，他編），p.95，名著出版，1982．
16) 有持桂里：校正方輿輗，近世漢方医学書集成 87 巻（大塚敬節，他編），p.324-325，名著出版，1982．
17) 有持桂里：校正方輿輗，近世漢方医学書集成 87 巻（大塚敬節，他編），p.465，名著出版，1982．
18) 尾台榕堂：類聚方広義，近世漢方医学書集成 57 巻（大塚敬節，他編），p.319-321，名著出版，1980．
19) 浅田宗伯：勿誤薬室方函口訣，近世漢方医学書集成 96 巻（大塚敬節，他編），p.238，名著出版，1982．
20) 湯本求真：皇漢医学，第 3 巻，復刻版上巻，p.368-377，燎原書店，1988．
21) 大塚敬節，矢数道明，清水藤太郎：漢方診療医典，第 6 版，p.337，南山堂，2001．
22) 大塚敬節：症候による漢方治療の実際，第 5 版，p.94-95，p.379-381，p.401-402，南山堂，2000．
23) 大塚敬節：症候による漢方治療の実際，第 5 版，p.95，南山堂，2000．
24) 松田邦夫：症候による漢方治療の実際，p.315-316，創元社，1992．

20 荊芥連翹湯
keigairengyoto

製品番号：50

〔構成生薬〕

黄芩，黄柏，黄連，桔梗，枳実，荊芥，
柴胡，山梔子，地黄，芍薬，川芎，当帰，
薄荷，白芷，防風，連翹，甘草

処方の特徴

1 処方概要

荊芥連翹湯は，亜急性ないし慢性の鼻炎・副鼻腔炎・扁桃炎，および尋常性痤瘡（にきび），皮膚炎などに用いる．

この処方は，1．温清飲の加味方，2．柴胡清肝湯に類似する，3．化膿瘡に用いる漢方薬を含むという3つの側面をもつ．

1．温清飲の加味方

荊芥連翹湯は，温清飲（黄連解毒湯＋四物湯）に荊芥，連翹，柴胡，甘草，桔梗，薄荷，防風，枳実，白芷を加えた構成である．

温清飲は，"血虚"に用いるとされる四物湯と"血熱"に用いるとされる黄連解毒湯との合方である．"血虚"とは，貧血，血行障害などとともに，皮膚粘膜の乾燥萎縮傾向を伴う状態を指すことが多い．"血熱"とは，充血，真っ赤な炎症，出血，および，のぼせ，精神的興奮などをともなう状態を指すことが多い．温清飲は複雑な性格を持った処方である．出典の『万病回春』（明代）には遷延性不正子宮出血に用いるとの記載がある[1]．ところが，日本に入ると臨床経験によって徐々に応用が広げられた．現在，温清飲は体質中等度の者の不正出血，月経不順，月経困難症，更年期障害などの婦人科疾患に用いるほか，神経症や皮膚疾患（アトピー性皮膚炎など）にまで用いられている．

荊芥連翹湯を用いる際には，以上のような温清飲の特徴が基本にあることを考慮しなければならない．

2．柴胡清肝湯に類似

荊芥連翹湯と柴胡清肝湯は構成生薬がよく似ている．両者とも温清飲を含み，柴胡清肝湯から栝楼根・牛蒡子を除き，荊芥・防風・枳実・白芷を加えると荊芥連翹湯となる．臨床的にも扁桃炎・皮膚炎などに用いる点で共通する．この類似は，後述するように両処方創製の経緯によるものであるが，使用にあたっては両者を鑑別してゆく必要がある．

3．化膿瘡に用いる処方を含む

荊芥連翹湯はまた，化膿瘡・癰などの急性期に用いられる排膿散及湯（桔梗，枳実，芍薬，甘草，大棗，生姜）を内含し，さらに亜急性の化膿瘡・皮膚炎・蕁麻疹などに用いられる十味敗毒湯（10味）と桔梗・柴胡・川芎・防風・甘草・荊芥の6味が共通する．荊芥は

表1 荊芥連翹湯の使用目標と応用

- ■応用
  - ・耳鼻科疾患：慢性副鼻腔炎，慢性鼻炎，扁桃炎，中耳炎　など
  - ・皮膚科疾患：にきび，皮膚炎　など
- ■症候
  - ・耳，鼻，皮膚の慢性炎症
  - ・青年期以後に適用が多いが，小児に用いてもよい
- ■体質
  - ・中等度以上
- ■備考
  - ・効果発現は緩徐で効果判定に時日を要する

シソ科ケイガイの花穂[2,3]であり，発汗，解熱，解毒剤で，頭痛，眩暈，瘡腫，皮膚病に用いるとされる[4]．連翹はモクセイ科レンギョウの果実[5,6]で，抗菌，抗アレルギー，抗炎症などの作用がある[7]とされ，消炎，利尿，排膿剤で，瘡腫，瘰癧に用いるとされる[8]．

2 使用目標と応用（表1）

この処方は，耳鼻科疾患（慢性副鼻腔炎，慢性鼻炎，扁桃炎，中耳炎など）および皮膚科疾患（にきび，皮膚炎など）に用いられる．体質的には体格中等度の者が対象となる．比較的慢性例に用いることが多いので，効果判定には数ヵ月を要する場合もある．青年期以後に適用が多いとされるが，小児に用いても差し支えない．

論説

1 原典
1．森道伯の創方（一貫堂方）

荊芥連翹湯は森道伯の創方で，「一貫堂方」あるいは「一貫堂経験方」の1つである．柴胡清肝湯と同様，『漢方一貫堂医学』（矢数格：1964年）をもって出典とみなしうる．同書によれば，荊芥連翹湯は，『万病回春』耳病門および鼻病門に記載される2つの同名処方を合方とし，さらに黄連，黄柏を加えたものであり，「その薬能として，耳鼻両方の病気を同一の処方で治すことができる」という[9]．

2．青年期の"解毒証体質"（一貫堂）に用いる

矢数格[10]は，荊芥連翹湯を「青年期の解毒証体質を主宰する処方」とする．"解毒証体質"とは，往時であれば「結核性疾患に犯されやすい者」で，感冒によって鼻炎・扁桃炎・中耳炎・頸部リンパ節炎・気管支炎・副鼻腔炎などに罹患しやすい特徴があるという．このような体質で，少年期に扁桃炎や中耳炎に罹患しやすい者には柴胡清肝湯，青年期に蓄膿症を起こしやすい者には荊芥連翹湯を用いるとする．なお，矢数格は，解毒証体質者は，「一般に浅黒い皮膚の色を呈している．…総じて汚れた曇色の印象を受けるものである．また，骨格は概してやせ型であり，筋肉型でもある」とするが，筆者はこれにこだわる必要はないと考えている．

2 中国医書に見られる類似処方（表2）

■ 矢数格が一貫堂の荊芥連翹湯の原型として挙げた『万病回春』（龔廷賢・著．1587年成立）をみると，耳病門・荊芥連翹湯には，「両耳腫痛する者は，腎経に風熱有る也」[11]とあり，同書鼻病門・荊芥連翹湯には，「鼻淵（＝鼻炎および副鼻腔炎）は，胆，熱を脳に移す也」[12]とある．前者は耳病門の荊芥連翹湯は両耳が腫れて痛む者に用いることを示し，後

表2　3つの荊芥連翹湯と温清飲の生薬構成を比較する

	黄連	黄芩	黄柏	山梔子	当帰	芍薬	川芎	地黄	荊芥	連翹	柴胡	甘草	桔梗	枳実	防風	薄荷	白芷
医療用製剤（一貫堂方）	◎	○	◎	○	○	○	○	○	○	○	○	○	○	○	○	○	○
回春耳病門		○		○	○	○	○		○	○		○				○	
回春鼻病門		○															
温清飲	◎	○	◎	○													

者は鼻病門の荊芥連翹湯は鼻炎または副鼻腔炎に用いることを示す．

表2は，『万病回春』の上記2つの荊芥連翹湯と現在の医療用漢方製剤（一貫堂方），および温清飲の構成生薬を比較したものである．医療用製剤が，『万病回春』の2つの処方の合方に，さらに温清飲の意を含めて黄連・黄柏を加味されたものであることがわかる．温清飲の意を含む点は重要である．これによって，耳鼻科疾患のみならず，皮膚疾患などにも応用が広がったと思われる．

■なお，龔廷賢の『寿世保元』眼目門に袪風清熱散という処方がある．その構成は，荊芥連翹湯（一貫堂）から柴胡・黄柏を除き羌活・灯心草を加えた内容で，荊芥連翹湯によく似ている．その主治に，「一に論ず．暴発の眼腫，桃の如く，ならびに赤眼痛み渋りて開き難き者，袪風清熱散」[13]とある．眼疾患に用いている点は，小山誠次の指摘[14]するように，荊芥連翹湯が眼科領域に応用できる可能性を示唆すると思われる．

3 江戸時代医家の論説

■『古今方彙』には『万病回春』の2つの荊芥連翹湯がそのまま引用されている[15]．百々漢陰（1776-1839）の『漢陰臆乗』荊芥連翹湯の項には，「耳の腫痛むに用ゆ．此は耳王風の類にて矢張り外邪よりくるものなり．偬，世に流行することあるものなり．此方を定席とす」[16]とある．これは感染性，流行性の病気で耳が腫れ痛むときに本処方を用いたことを示す．

4 近年の論説

■矢数道明（1905-2002）は，『漢方後世要方解説（第6版）』[17]では，『万病回春』耳病門の処方を原方として挙げ，「○この方の主治は原方の如くであるが，耳病に限らず，解毒症体質の改善薬として広く応用される．清熱，和血，解毒作用あって，青年期における腺病体質者に発する諸病に用いてよい．一般に皮膚浅黒く，光沢を帯び手足の裏に油汗多く，主として上焦に発せる鼻炎，扁桃腺炎，中耳炎，蓄膿症等に用いられる．脈腹ともに緊張のある者である．○応用 ①青年期腺病体質改造，②急性中耳炎（加蟬退，蔓荊子），③急性上顎洞化膿症，④肥厚性鼻炎，⑤扁桃腺炎，⑥鼻衄，⑦肺浸潤初期，⑧面皰」とする．

■『臨床応用漢方処方解説・増補改訂版』[18]では，「〔応用〕…一貫堂流のいわゆる解毒症体質…または腺病性体質を改善する薬方である．本来は蓄膿症・中耳炎等に用いられる万病回春の耳病門・鼻病門の荊芥連翹湯の加減方である．この特有の体質者に発した諸病に応用される．すなわち，本方は主として青年期腺病体質の改善・急性慢性中耳炎・急性慢性上顎洞化膿症・肥厚性鼻炎等に用いられ，また扁桃炎・衄血・肺浸潤・面皰・…神経衰弱・禿髪症等に応用される．〔目標〕幼年期の柴胡清肝湯症が，青年期に達すると荊芥連翹湯症となる．皮膚の色は概してドス黒く，暗褐色を呈することが多い．脈は緊で，腹は直腹筋が全体に緊張して，肝経と胃経に相当して，腹筋の拘攣を認めることが多い」とする．

症　例

症例1 湿疹に荊芥連翹湯（松田邦夫治験）[19]

〔患者〕22歳　女性　会社員…

〔主訴〕慢性湿疹

〔既往歴〕虫垂炎のほか特記すべきものなし．

〔現病歴〕数年前から，毎年春になると項背部に湿疹ができて，かゆみがひどい．昨年からは，1年中湿疹が消えなくなった．ほかに，くしゃみ，鼻水が出やすく，肩がこる．目が疲れやすく，麦粒腫ができやすい．「眼

科の常連です」と笑う．患者は湿疹が治ったら，次はこの麦粒腫ができやすい体質を治してもらいたいとの希望であった．便通1日1行．夜間尿なし．月経は順調で痛みはない．

〔身体的所見〕身長158cm，体重51kg．体格栄養状態は良好．皮膚の色はふつうで，それほど暗褐色というほどではない．脈平，舌診に異常はない．項背部に，乾燥した湿疹があり，皮膚は軽度に色素沈着を認める．腹診でひどくくすぐったがる．そこで肌着をつけさせたまま，再び触診しようとしたが，手を近づけただけで，きゃっきゃっと笑って診察ができない．なんとかほかの話に注意をそらしながら，やっと診察を終えた．腹直筋が全体に緊張していたと考えられる．下腹部の圧痛はなかったようである．（以下略）

〔経過〕荊芥連翹湯を投与する．服薬後，消長はあったが，概して有効で，4ヵ月後には，ほぼ湿疹は消退した．また麦粒腫もできなくなった．その後休薬していたが，5ヵ月後…に来診した．みると，今度は以前より程度は軽いが，前回と同じ項背部に湿疹が再発している．前方を投与し，今度は2ヵ月で湿疹は治癒した．その後再発していない．

〔考察〕毎年春に発症し，鼻症状もあり，アレルギー傾向が強いことがうかがわれる．小青竜湯も考えられたが，腹部が極端に過敏であることから一貫堂の解毒証体質として，荊芥連翹湯を用いてみたところ，短時日のうちに湿疹の消退をみた．荊芥連翹湯は，皮膚の色が暗褐色で，腹直筋が全体に緊張し，肝経と胃経に相当して腹筋の拘攣を認めることが多いとされる．この例では，なにしろひどくくすぐったがり，腹診に難渋したので，あまりはっきりしたことはいえない．（以下略）

症例2 副鼻腔炎に荊芥連翹湯（筆者経験例）

〔患者〕19歳　男性　大学生

〔主訴〕鼻閉，鼻汁

〔既往歴〕幼児期に中耳炎

〔家族歴〕特記すべきことなし

〔現病歴〕幼時より鼻閉がちで，耳鼻科に通院し副鼻腔炎といわれてきた．鼻汁は粘稠で，後鼻漏を訴える．調子の悪いときには，頭重感，頭痛がある．かぜをひきやすく，そうすると鼻も悪化する．ほかに尋常性痤瘡がある．強い肩こりはない．

〔身体的所見〕身長173cm，体重65kg．体格中等度．栄養状態可良．皮膚は浅黒い．腹部は，腹筋が緊張し，皮下脂肪はやや薄い．腹壁を触診しようとすると，過敏でくすぐったがる．手掌には軽度の発汗あり．顔面とくに頬から顎にかけて痤瘡が散在．

〔経過〕荊芥連翹湯を投与．症状の急激な改善はなかったが，服用開始後3ヵ月頃から，徐々に鼻の調子がよくなり，かぜをひきにくくなってきた．服用1年後には，鼻の症状はすっかりなくなり，また顔の痤瘡もほとんど消失した．なにより，かぜをひかなくなり体調が非常によくなったという．

〔考察〕この例では，幼児期に発症した慢性の鼻疾患であること，皮膚や粘膜が敏感であること，手掌発汗を見る点で神経質と思われたこと，にきびがあったことなどから荊芥連翹湯を用いた．本例では，服用後にかぜを引きにくくなり，にきびが出なくなった点からも有効と認めてよいと思われる．

鑑　別

1．鼻炎・副鼻腔炎

■葛根湯加川芎辛夷

麻黄の禁忌（胃腸障害，虚血性心疾患，高度腎障害，高齢者など）なく，後頸部こりがあれば葛根湯加川芎辛夷をまず用い，無効であれば辛夷清肺湯・荊芥連翹湯を考慮する．

■辛夷清肺湯

鼻閉を主とする点で似る．再発性の扁桃炎

や中耳炎があり皮膚炎をともなう場合には荊芥連翹湯を用いる．

■ 小青竜湯

小青竜湯はアレルギー性鼻炎で鼻水，くしゃみが主．鼻閉だけの場合には鑑別しにくいこともある．

2．扁桃炎

■ 小柴胡湯加桔梗石膏

慢性再発性扁桃炎で要鑑別．炎症が強い例では小柴胡湯加桔梗石膏を用いる．

■ 葛根湯

急性例で胃腸の丈夫な者，麻黄の禁忌のない者に用いる．

■ 桔梗湯

虚弱者の初期軽症に使用．湯に溶かし冷やしてから少量ずつ，うがいしながら飲むと効果的．

■ 柴胡清肝湯

よく似ており鑑別は難しい．鼻炎症状が強ければ荊芥連翹湯を用いる．

3．尋常性痤瘡（にきび）

■ 清上防風湯

体質中等度以上で，局所が赤く化膿傾向のある例に用いる．

■ 桂枝茯苓丸加薏苡仁

体質中等度以上で，月経前後に悪化する傾向が強い例に用いる．

■ 当帰芍薬散

やや虚弱で，月経前後に悪化傾向があり，月経痛，冷え症，浮腫傾向のある例に使用．

4．皮膚炎

■ 黄連解毒湯

アトピー性皮膚炎などで要鑑別．炎症で赤みが強い例に用いる．

■ 柴胡清肝湯，温清飲

皮膚が乾燥して赤みのあるアトピー性皮膚炎などで要鑑別．鼻炎をともなうときは荊芥連翹湯を用いる．多くは鑑別困難．

■ 消風散

アトピー性皮膚炎などで要鑑別．分泌物が多く痂皮形成傾向のあるときに用いるとされるが，多くは鑑別困難．

引用文献

1) 龔廷賢：万病回春，血崩門，6-13b，和刻漢籍医書集成 11 輯（小曽戸洋，他編），p.224，エンタプライズ，1991.
2) 厚生労働省：第 16 改正日本薬局方，p.1482，2011.
3) 木村孟淳，他編：新訂生薬学，改訂第 7 版，p.137-138，南江堂，2012.
4) 大塚敬節，矢数道明，清水藤太郎：漢方診療医典，第 6 版，p.410，南山堂，2001.
5) 厚生労働省：第 16 改正日本薬局方，p.1598，2011.
6) 厚生労働省：第 16 改正日本薬局方，p.161-162，2011.
7) 鳥居塚和生：モノグラフ 生薬の薬効・薬理，p.485-492，医菌薬出版，2003.
8) 大塚敬節，矢数道明，清水藤太郎：漢方診療医典，第 6 版，p.431，南山堂，2001.
9) 矢数格：漢方一貫堂医学，第 5 版，p.63，医道の日本社，1980.
10) 矢数格：漢方一貫堂医学，第 5 版，p.36-63，医道の日本社，1980.
11) 龔廷賢：万病回春，血崩門，5-15a，和刻漢籍医書集成第 11 輯（小曽戸洋，他編），p.180，エンタプライズ，1991.
12) 龔廷賢：万病回春，血崩門，5-18a，和刻漢籍医書集成第 11 輯（小曽戸洋，他編），p.181，エンタプライズ，1991.
13) 龔廷賢：寿世保元,6-31a,和刻漢籍医書集成第 12 輯（小曽戸洋，他編），p.206，エンタプライズ，1991.
14) 小山誠次：古典に基づく エキス漢方方剤学，p.104-108，メディカルユーコン，1998.
15) 甲賀通元：古今方彙，耳病門，73b，および鼻病門，76a，歴代漢方医書大成（電子版），西岡漢字情報工学研究所，2005.
16) 百々漢陰：漢陰臆乗，耳疾類，松本一男監修，日本漢方名医処方解説 17，p.407-408，オリエント出版社，1989.
17) 矢数道明：漢方後世要方解説，第 6 版，p.39，医道の日本社，1980.
18) 矢数道明：臨床応用漢方処方解説，増補改訂版，p.130-133，創元社，1981.
19) 松田邦夫：症例による漢方治療の実際，p.130-133，創元社，1997.

21 桂枝加芍薬大黄湯

keishikashakuyakudaioto

製品番号：134

〔構成生薬〕
桂皮，芍薬，大棗，甘草，生姜，大黄

処方の特徴

1 処方概要

桂枝加芍薬大黄湯は，便秘症および過敏性腸症候群・便秘型に用いる漢方薬である．古典では，急性腸炎，感染性腸炎に用いられている．

桂枝加芍薬大黄湯は，桂枝加芍薬湯に大黄を加えた処方である．桂枝加芍薬湯は腸管の痙攣性の痛みに用いる．これに大黄を加えた本処方は，大黄という腸管刺激性下剤に桂枝加芍薬湯という鎮痙剤を併用していると考えられ，大黄のみでは腹痛を起こす例でも本処方では腹痛が起こりにくくなる．大黄には，瀉下作用だけでなく，抗菌（含有される anthraquinone 類による）・抗炎症・鎮静などの作用もある（76. 大黄甘草湯 参照）．これが感染による炎症性下痢に本処方が使用されてきた理由であろう．

2 使用目標と応用（表1）

この処方は桂枝加芍薬湯の適応に似るが，便秘傾向があり，通常の下剤を用いると腹痛下痢しやすく大便が快通しないという例に用いる．虚弱者，高齢者の便秘に使用することが多い．

腸管感染症に本処方を用いる場合，細菌性腸管感染症では抗菌剤との併用が原則であろう．ウイルス性腸炎に抗炎症効果を期待して単独で用いることもありうる．しかし，瀉下作用を示す可能性もあり，慎重に使用する必要がある．

論説

1 原典

張仲景『傷寒論』『金匱玉函経』

『傷寒論』巻第六・弁太陰病脈証幷治第十[1]
〔条文〕本と太陽病，医，反って之を下し，爾に因りて腹満し時に痛む者は，太陰に属するなり．桂枝加芍薬湯，之を主る．大実痛の者は，桂枝加大黄湯之を主る〈注1〉[2,3]（次頁脚注）．

表1 桂枝加芍薬大黄湯の使用目標と応用

- ■ 応 用
  ・便秘症，過敏性腸症候群・便秘型，急性腸炎
- ■ 症 候
  〔便秘症に用いる場合〕
  ・腹部膨満感，腹痛，便秘傾向
  ・下剤で腹痛下痢しやすい
  〔軽微な腸管感染症に用いる場合〕
  ・腹痛，腹部膨満感，下痢傾向
  ・便意が強いのに排便がなく，排便しても残便感が強い（テネスムス）
- ■ 体 質
  ・体格中等度以下
- ■ 留意点
  ・細菌性腸管感染症では抗菌薬と併用

〔大意〕急性発熱性感染症である"傷寒"の経過中に，もともとは"太陽病"として発汗によって治療すべきである者を，医者が誤って下剤を使用したために，腹が張って，ときどき痛むようになった．これは"太陰病"で，桂枝加芍薬湯を用いる．もし，便秘して腹が張るだけでなく，ひどく痛むようになれば桂枝加大黄湯（＝桂枝加芍薬大黄湯）を用いる．

〔解説〕桂枝加大黄湯は，桂枝加芍薬大黄湯の別名である．"大実痛"とは，便秘で硬便が腹につまって苦しく腹痛が強い状態か．"太陽病"は，『傷寒論』における病態分類概念の１つであり，発熱性疾患初期で，"陽病で表に熱がある"とされる状態である．臨床的には，急性腸管感染症の初期に，発熱，頭痛，項のこり，悪寒，脈"浮"（指先を当てるとすぐに触れる脈）などの徴候があれば，太陽病として，葛根湯を用いて発汗するとされる（12. 葛根湯 参照）．ここは，葛根湯などで発汗すべきところを大承気湯などの瀉下剤を用いてしまったために，病状に変化をきたした後の治療法を述べたものである．大塚敬節[4]は，前半の桂枝加芍薬湯の適応状態は「太陰病」（22. 桂枝加芍薬湯 参照）であり，後半の桂枝加芍薬大黄湯の適応状態は「陽明病」だという．

2 **江戸時代医家の論説**（筆者意訳・抄録）

桂枝加大黄湯および桂枝加芍薬大黄湯は，江戸時代の医書では"痢疾"の項に挙げられ，感染性の腹痛，下痢に用いられている．症状が強く，現在ならば抗菌薬の適応となる状態には，大黄を用いている．

■ 吉益東洞（1702-73）は，『方機』[5]で「寒下がやんで，大実痛するもの」とし，『方極』[6]で「桂枝加芍薬湯の証で大便の停滞があるものを治す」という．『方極』の使い方は，まさに現在のものである．

■ 有持桂里（1758-1835）は『校正方輿輗』で，「桂枝加芍薬大黄湯は，痢疾の初期で表証もあり，腹痛して裏急後重も甚しくないものに用いる．この表証は葛根湯などよりは軽い状態である．また痢の初期，桂枝湯などを用いるべき状態で，腹痛が少し強いものにこの処方を用いることがある．また，痢中の"調理"（穏やかに治療すること）で，その痛みの劇しいときは，まずその痛みを和らげ制するために，この処方を用いる．この痛みは小建中湯では緩まない．小建中湯の主治は，腸胃の中の"積滞"はすでに尽き，ただ拘攣して痛むものである．下痢もすでに減って後重もなく，いわゆる"腸滑"（腹痛のない軽い軟便下痢の意か？）という症状になったときである」[7]，「桂枝加芍薬大黄湯は，桂枝加芍薬湯の証で，"内に実するところ"（便秘傾向，あるいは腸管感染症では炎症のあることと思われる）があるものを治療する処方である．痢疾の初期で腹痛ははなはだしいものなど，この方を用いると思う通りに治る．また"疝瘕"（痛みをともなう腹部の塊）の腹痛，あるいは"外邪"に宿食を兼ねて痛むもの，…など，皆この方を用いて効果がある」[8]という．桂枝加芍薬湯，小建中湯との鑑別についても，「桂枝加芍薬湯は，腹痛を起こしやすい素因が腹にある人が，下痢を起こす病気に誘発されて腹痛するときに用いる薬である．…桂枝加芍薬湯の適応となる人は，腹筋の"拘攣"（腹直筋緊張亢進）や腹部の塊などがあるものである．また"毒"（注＝感染の意か）が劇しくて症状がとれない者には桂枝加芍薬大黄湯を用いる．桂枝加芍薬湯と桂枝加芍薬大黄湯の二処方の適応に似るが，体力も気力も衰えて

〈注1〉『金匱玉函経』巻第四・弁太陰病形証治第七[2]に同文があり，同・巻第六・弁発汗吐下後病形証治第十九[3]には，「其の大実病の者は，桂枝加大黄湯の証に属す」とある．

いる者には小建中湯がよい」[9]という.
■百々漢陰(1776-1839)・百々鳩窓(1808-78)の『梧竹楼方函口訣』[10]には,「この処方は全体に腹満の気味がある.その痛みは大抵は下腹部である.下腹がぽっちゃりと膨れる者もあり,これを按せば痛みが甚だしい."腸癰"(急性虫垂炎など)に疑似するようであるけれども,腸癰の痛みは錐で刺すが如くであり,小便が淋渋し,熱の勢いなど万端が格別である.この処方はそれほどではなく,そもそもの原因が疝であっても血または食であっても,ただ"小腹"(下腹)で痛むものに用いるとよい.軽いときは柴胡桂枝湯で治るものもある.この処方は今一段手強いものであるから,温下して治すのである.大黄附子湯の証にも似ている…….また婦人の無月経で下腹部が痛み,桂枝茯苓丸でも与えようかという症状で痛みの強いものに用いる.実痛とは手で按せば,いよいよ痛むものを云う.虚痛は按せば快いものである」とある.
■尾台榕堂(1799-1870)は『類聚方広義』[11,12]で,「痢疾で,発熱,"悪風"(さむけ),腹痛,"裏急後重"(下痢しても残便感が強く渋ること)する者を治す.この処方に附子を加えて桂枝加芍薬附子大黄湯と名づけ,"疝家"(腹痛を起こしやすい体質.過敏性腸症候群など)で,発熱悪寒,腹中拘攣して痛みが腰脚に"引く"(放散する)もの,あるいは"陰卵㿗腫"(睾丸が腫れ熱をもって痛むものこと)して,大小便が出にくい者を治す.また"乾脚気"(浮腫をともなわない脚気―ここでは下肢末梢神経障害か?)で"筋攣骨痛"(下肢の痛みと筋痙攣)するもの,あるいは"十指冷痺"(寒さで指趾が痛むこと)して大便し難い者を治す」という.実際に桂枝加芍薬附子大黄湯を用いる時には,桂枝加芍薬大黄湯にブシ末を加えれば代用できるであろう.
■浅田宗伯(1815-94)は『勿誤薬室方函口訣』桂枝加大黄湯[13]で,「この処方は"温下の祖剤"(温めながら下す処方の始祖)である."温下"ということは『金匱要略』に出ていて,"寒実"(消化管の働きが衰えていて,しかも便秘すること)の者には,是非ともこの策でなければならない.桂枝加芍薬大黄湯は,腹満して時に痛む場合のみならず,痢病で熱邪が薄く裏急後重する者に効がある」と,有持桂里と同じことを述べている.

3 近年の論説

■『漢方診療医典』の桂枝加芍薬湯の項[14]に「本方を用いるような場合で便秘の傾向のあるものに用いる」とし,また桂枝加芍薬湯については「冷え症で,腹満があって,腹痛するものを目標にし,腹筋は緊張している.下痢していることもある.…大腸炎…などに用いる機会がある」という.常習便秘の項[15]には,「腹が下腹で膨満し,腹直筋も緊張しているが,大柴胡湯を用いる場合のような弾力がなく,脈にも力のない患者の便秘にもちいる」とし,急性腸炎の項[16]では「下痢の回数は多いが,1回の量は少なく,腹痛と裏急後重があって,たえず便意を催すものにもちいる.多くは左腹部の腹壁は緊張して,圧痛があり,あるいはS状部に索状物をふれることがある」とし,胃アトニー症の項[17]では「胃アトニーばかりでなく,腸もアトニー状となって,便秘し,下腹部の膨満を訴えるものには,本方がよい」という.

鑑 別

1. 便秘症
■大黄甘草湯,調胃承気湯,大承気湯,麻子仁丸,潤腸湯など,大黄を含む処方との鑑別が必要となる.胃腸虚弱者の便秘,過敏性腸症候群・便秘型では,桂枝加芍薬大黄湯を優先して用い,効果が不十分ならば大黄含有量の多い他の処方に変更してゆく.

■大黄を含む漢方薬を少量でも服用すると腹痛下痢しやすい例には，大黄を含まない漢方薬を考える．腹部ガスの多い例・腸管癒着があると思われる例・高齢者ではまず大建中湯を用いる．加味逍遙散，補中益気湯，十全大補湯，八味地黄丸なども軽微な便秘傾向を改善する可能性がある．

2．腸管感染症
■葛根湯

体質頑健な者でウイルス性と思われる感染性下痢のごく初期に用いる．下痢は裏急後重（しぶり腹）をともなう．頭痛，項頚のこわばり，頻脈で"浮"などのあることが条件となる．

引用文献

1) 張仲景：明・趙開美本『傷寒論』，6-2b〜3a，復刻版，p.250-251，燎原書店，1988.
2) 張仲景：清・陳世傑本『金匱玉函経』，4-1b，復刻版，p.184，燎原書店，1988.
3) 張仲景：清・陳世傑本『金匱玉函経』，6-13b，復刻版，p.296，燎原書店，1988.
4) 大塚敬節：臨床応用傷寒論解説，p.409-410，創元社．1984.
5) 吉益東洞：方機，近世漢方医学書集成12巻（大塚敬節，他編），p.451，名著出版，1980.
6) 吉益東洞：方極，近世漢方医学書集成12巻（大塚敬節，他編），p.367，名著出版，1980.
7) 有持桂里：校正方輿輗，巻之十一，痢，桂枝加芍薬大黄湯，近世漢方医学書集成87巻（大塚敬節，他編），p.47-49，名著出版，1982.
8) 有持桂里：校正方輿輗，巻之十三，腹痛，桂枝加芍薬大黄湯，近世漢方医学書集成87巻（大塚敬節，他編），p.299-300，名著出版，1982.
9) 有持桂里：校正方輿輗，巻之十一，痢，桂枝加芍薬大黄湯，近世漢方医学書集成87巻（大塚敬節，他編），p.47-49，名著出版，1982.
10) 百々漢陰，百々鳩窓：梧竹楼方函口訣，傷寒類，桂枝加大黄湯，復刻版，p.11-12，春陽堂書店，1976.
11) 尾台榕堂：類聚方広義，近世漢方医学書集成57巻（大塚敬節，他編），p.63-64，名著出版，1980.
12) 松岡榮志・監修，関久美子・訓読補訂：傍訓類聚方広義，p.32，新樹社書林，2007.
13) 浅田宗伯：勿誤薬室方函口訣，近世漢方医学書集成96巻（大塚敬節，他編），p.175-176，名著出版，1982.
14) 大塚敬節，矢数道明，清水藤太郎：漢方診療医典，第6版，p.340，南山堂，2001.
15) 大塚敬節，矢数道明，清水藤太郎：漢方診療医典，第6版，p.116，南山堂，2001.
16) 大塚敬節，矢数道明，清水藤太郎：漢方診療医典，第6版，p.110，南山堂，2001.
17) 大塚敬節，矢数道明，清水藤太郎：漢方診療医典，第6版，p.101，南山堂，2001.

22 桂枝加芍薬湯

keishikashakuyakuto

製品番号：60

〔構成生薬〕
桂皮，芍薬，甘草，生姜，大棗

処方の特徴

1 処方概要

桂枝加芍薬湯は，過敏性腸症候群の第一選択の漢方薬である．腹痛，下痢，残便感のあるときに用い，ウイルス性腸炎などにも応用される．

この処方の生薬構成は，桂枝湯に配合される芍薬を増量した形で，桂枝湯加減方の1つである．桂枝湯が感冒初期症状に用いられるのに対して，芍薬の増量だけで，腹痛などの消化管症状に対応する処方に変わる．

芍薬はボタン科のシャクヤクの根で，成分としてはpaeoniflorinが代表である．本処方にも包含される芍薬と甘草の組み合わせ（芍薬甘草湯）は，骨格筋および平滑筋の両者の筋攣縮を弛緩させる作用があり（55．芍薬甘草湯 参照），"こむらがえり"，腹部疝痛，尿路結石の痛みなどに使用される．

桂枝加芍薬湯は，芍薬，甘草を中心に，桂皮とのバランスの上で，単なる鎮痙作用というよりも，穏やかな腸管運動調整剤とでも呼ぶべき作用を示すものと推定される．

2 使用目標と応用

主要な適応症候は，腹痛，腹部膨満感，および下痢または便秘である．過敏性腸症候群で，腹痛を伴う下痢型，および腹痛を伴う便秘下痢交替型には第一選択である．下痢は，いわゆるしぶり腹（裏急後重）で，排便直後から残便感，下腹痛が続くことが多い．腹部所見に特徴的なものはない．体質的には，体格中等度からやや虚弱者まで幅広く使用できる．

応用として，過敏性腸症候群，慢性下痢症，腸管癒着症，急性腸炎，感冒性下痢などが挙げられる．痔疾によいとの説もある．

桂枝加芍薬湯は，味も飲みやすく，頻用される処方である．

3 桂枝加芍薬湯合大建中湯（中建中湯）

大建中湯は腹部のガスが多く，ガス疝痛の起こることを目標として使用される処方である．大建中湯を桂枝加芍薬湯と組み合わせて，開腹術後の腸管癒着などによる通過障害の諸症状に使用する．すなわち，腸蠕動亢進と腹痛，腹部膨満，便秘傾向のある例が適応となる．このような患者では下剤を用いると腹痛が悪化しやすいことも目標となる．

表1 桂枝加芍薬湯の使用目標と応用

- ■応 用
  - ・過敏性腸症候群（腹痛をともなう下痢型および便秘下痢交替型），急性腸炎 など
- ■症 候
  - ・腹痛（シクシク・キューッと表現される）をともなう下痢，残便感をともなうことあり
  - ・腹部膨満感，便秘と下痢の繰り返しでも可
- ■腹部所見
  - ・特異的な所見はない
- ■体 質
  - ・幅広く用いうる．高度羸痩者では要注意

論 説

1 原 典

張仲景『傷寒論』『金匱玉函経』

『傷寒論』巻第六・弁太陰病脈証并治中第十[1]

〔条文〕本と太陽病，医反って之を下し，爾に因り，腹満し，時に痛む者は，太陰に属するなり．桂枝加芍薬湯之を主る．…〈注1〉[2-5]

〔大意〕元来は太陽病（で発汗によって治療すべき）である者を，医者が誤って瀉下剤を用いた．そのために，腹が張り，時々痛むようになった者は，太陰病に属す．これは桂枝加芍薬湯の主治である．…

〔解説〕"太陰病"の定義は，「太陰の病たる，腹満して吐し，食下らず，自利益々甚だし．時に腹自ずから痛む．若し之を下せば必ず胸下結鞕す」[6]とされる．大意は，「太陰病という病気は，腹が張っていて，吐き，食べたものが下らない．それでいて，自然に下痢し，下痢が一時的なものでなくて，ますます甚だしく，腹も時々自然に痛む．そこで，もしまだ何か腹に悪いものが残っているのかと思って下剤をかけて下すと，今度は，心下部が硬くつまってくる」[7]ということ．急性発熱性感染症の経過中で，腹満，嘔気，下痢，腹痛を主とする状態を指すと考えられる．

2 中国医書の記載

■桂枝加芍薬湯の記載はほとんどが『傷寒論』の引用のみである〈注2〉．たとえば，『玉機微義』（1396年成立）巻32腹痛門[8]には，「温散之剤」として桂枝加芍薬湯が収載され，「腹満，時に痛み，脈弱なるを治す．按ずるに，此れ太陰の例薬なり」とするといった具合である．

3 江戸時代医家の論説（筆者意訳・抄録）

■漢方の古典では，下痢を「痢疾（または痢病）」と「泄瀉」に分ける．蘆川桂洲（1600年代）の『病名彙解』では，「痢病」は「しぶりばら」[9]，「泄瀉」は「くだりはら」[10]と説明されている．桂枝加芍薬湯および桂枝加芍薬大黄湯は，江戸時代の医書では痢疾の項に挙げられ，感染性の腹痛，下痢に用いられている．症状が強く，現在ならば抗菌薬の適応となる状態には，大黄が必要とされたようである．

■有持桂里（1758-1835）は『校正方輿輗』巻11痢[11]で，桂枝加芍薬湯，桂枝加芍薬大黄湯などを"痢"に用いる場合の鑑別について，「桂枝加芍薬湯は，もともと腹痛を起こしやすい要素（"癥瘕""痼癖"）が腹にある人が，下痢を起こす病気に誘発されて腹痛するときに用いる薬である．たとえば，"宿食"で腹痛，嘔吐，下痢したあと，なお腹痛が止まらない者がそれである．桂枝加芍薬湯は，"痢毒"（注＝腸管感染の意か）はさほどでなくても，ただ痛みがはなはだしい者，あるいは下痢はおさまったのに痛みが残る者に用いる．この処方の適応となる人は，腹筋の"拘攣"（腹直筋緊張亢進）や腹部の塊などがあるものである．また"毒"（＝ここでは腸管感染の強さの意と思われる）が激しくて腹痛がとれない者には桂枝加芍薬大黄湯の適応がある．桂枝加芍薬湯と桂枝加芍薬大黄湯の

〈注1〉『傷寒論』巻第十・弁発汗吐下後病脈証并治第二十二[2]に同文があるが，「桂枝加芍薬湯方に属す」とする．『金匱玉函経』では，①巻第四・弁太陰病形証治第七[3]では，冒頭の「本と」がない．②巻六・弁発汗吐下後病形証治第十九[4]では，冒頭の「本と」がなく，「太陰に属すと為す」とし，「桂枝加芍薬湯に属す」とする．③巻七・方薬炮製[5]では，処方名を「桂枝倍加芍薬湯」とする．

〈注2〉文淵閣『四庫全書』電子版（中医薬版）で桂枝加芍薬湯を検索すると，『証治準縄』『普済方』『医宗金鑑』を始めとする19書がヒットする．いずれも『傷寒論』をほぼそのまま引用する．

2処方の適応に似るが，体力も気力も衰えている者には小建中湯がよい」という．これによれば，桂枝加芍薬湯は腹痛を起こしやすい素因のある人が腹痛を起こしたときに用いるのであり，感染性腸炎に用いる場合でも感染の程度が軽く，腹痛を主とする場合に用いるとされている．また，桂枝加芍薬大黄湯は，腸管感染で症状が激しい者に，小建中湯は桂枝加芍薬湯に似るが虚弱者に用いるとされており，臨床上有用な記載と思われる．

■ 尾台榕堂（1799-1870）は『類聚方広義』[12]で，「桂枝加芍薬湯に附子を加えて桂枝加芍薬附子湯と名付ける．桂枝加芍薬湯の証（適応状態）で悪寒する状態に用いる．また，腰から足が痙攣して突っ張り（腰脚攣急），冷えて痛んで悪寒する者に用いる」とする．これは感染性腸炎などの経過中のことであろうか．

4 近年の論説

■ 『漢方診療医典』[13]には，「本方は，冷え症で，腹満があって，腹痛するものを目標にし，腹筋は緊張している．下痢していることもある．本方は大腸炎，慢性腹膜炎，直腸炎などに用いる機会がある」とある．

症 例

症例1 過敏性腸症候群に桂枝加芍薬湯（筆者経験例）

〔患者〕50歳　男性　会社員
〔主訴〕腹痛と下痢
〔現病歴〕数年来，多忙な時期になると便秘と下痢が数日ごとに交代して起こるようになる．残便感，腹痛，腹部膨満感などをともない，冷たい飲食物で悪化する．現在は，毎日腹痛下痢で苦しい．
〔身体的所見〕身長155cm，体重45kg．痩せて小柄で，神経質そうに眉間にしわをよせて話をする．胸腹部の理学的所見には異状がない．

〔経過〕桂枝加芍薬湯7.5g/日で投与．1週間後，「服用数日後から腹痛，下痢，腹満感ともに軽快してきた」という．その後，「服用していれば症状を意識しない程度の軽い状態が続く」といって，その後も断続的に調子の悪いときだけ服用を続けた．

症例2 機能性胃腸症と過敏性腸症候群に半夏瀉心湯と桂枝加芍薬湯の併用
（筆者経験例）

〔患者〕66歳　男性　団体職員
〔初診〕X年3月
〔主訴〕下痢しやすい
〔既往歴〕特記すべきことなし
〔現病歴〕胃がもたれやすく，上部消化管内視鏡検査で機能性胃腸症といわれて半夏瀉心湯（2.5g/包，1回1包，1日3回）を4年以上服用，胃もたれは改善している．ただ，若い頃から下痢しやすく，ときどき急に下腹部が痛み出して軟便下痢をすることがある．とくに，食後すぐに便意が強くなって下痢することが多い．半夏瀉心湯を飲んでも下痢は起こる．飲酒，喫煙はしない．
〔身体的所見〕身長172cm，体重56kg．痩せ型だが血色良好．胸部理学的所見異状なし．腹筋は発達しているが，全体にガスで膨満し，心窩部で緊張がやや強い（心下痞鞕）．圧痛なし．ほかに特記すべき所見なし．
〔経過〕桂枝加芍薬湯（2.5g/包）1回1包，1日3回で追加．半夏瀉心湯は従来通り服用とした．4週後，「ほとんど下痢しなくなった．腹痛も起こらない」という．本人希望で，そのまま2処方併用を継続．半年後，「下痢せず，胃も腸も好調」という．以来3年8ヵ月を経過，途中で桂枝加芍薬湯を中断したときにまた腹痛が起こり，再度この2処方を継続している．この間に上部消化管および大腸の内視鏡検査を受け，特別の異状はなかった．

鑑別

表2に過敏性腸症候群に頻用される漢方薬を示す.

表2 過敏性腸症候群の頻用漢方薬（稲木私見）

漢方薬	主症状	ポイント
桂枝加芍薬湯	腹痛 下痢	・過敏性腸症候群の第一選択 ・便秘下痢交替型および腹痛をともなう下痢型によい
小建中湯	腹痛	・体質体格が虚弱で疲れやすい者が適応 ・腹痛がより強いときに用いる ・体質改善に長期投与する ・虚弱児の反復性臍疝痛によい
桂枝加芍薬大黄湯	便秘	・腸管刺激性下剤では腹痛下痢する者によい
半夏瀉心湯	下痢	・体格栄養状態良好 ・食後に便意切迫して下痢する例によい
真武湯（しんぶとう）	下痢	・虚弱で瘦せ型 ・水様下痢（腹痛ほとんどない）
大建中湯	腹部膨満	・腹部ガスが多い
柴胡桂枝湯（さいこけいしとう）	疝痛	・強い臍周囲痛が主の者に用いる ・桂枝加芍薬湯の併用が効果的である

Evidence

1 過敏性腸症候群に対する桂枝加芍薬湯の効果[14]

〔概要〕過敏性腸症候群と診断された患者50例を対象とするランダム化比較試験（封筒法で割付け）．臭化メペンゾラートを対照薬に，桂枝加芍薬湯を8週間投与．その結果，便通異常，腹痛，ガス症状，腹部膨満感，腹部停滞感，胸やけ・げっぷが桂枝加芍薬湯群で改善，全般的有用度も桂枝加芍薬湯群で有意に高かったという．

2 過敏性腸症候群に対する桂枝加芍薬湯の効果―多施設・ランダム化比較試験―[15]

〔概要〕Manningの診断基準を参考に，腹痛と便通異常を認め，過敏性腸症候群と診断された286例（76施設）を対象とする二重盲検ランダム化比較試験．低用量桂枝加芍薬湯（実薬の1/20濃度）を対照薬として，桂枝加芍薬湯を4～8週間投与．その結果，最終全般改善度，有用度については両群で有意差がなかった．型別解析の結果，便秘型過敏性腸症候群においては腹痛の改善度に有意差なかったが，下痢型過敏性腸症候群で有意の腹痛の改善が認められた．結論として，桂枝加芍薬湯は過敏性腸症候群，特に消化管運動亢進がその病態に関与するとされる下痢型過敏性腸症候群に有用と考えられるという．

引用文献

1) 張仲景：明・趙開美本『傷寒論』, 6-2b, 復刻版, p.250, 燎原書店, 1988.
2) 張仲景：明・趙開美本『傷寒論』, 10-25a, 復刻版, p.465, 燎原書店, 1988.
3) 張仲景：清・陳世傑本『金匱要略』, 4-1b, 復刻版, p.184, 燎原書店, 1988.
4) 張仲景：清・陳世傑本『金匱要略』, 6-13b, 復刻版, p.296, 燎原書店, 1988.
5) 張仲景：清・陳世傑本『金匱要略』, 7-7a, 復刻版, p.343, 燎原書店, 1988.
6) 張仲景：明・趙開美本『傷寒論』, 6-1b, 復刻版, p.248, 燎原書店, 1988.
7) 大塚敬節：臨床応用傷寒論解説, p.406, 創元社, 1974.
8) 劉純：玉機微義, 32-3b, 和刻漢籍医書集成第5輯（小曽戸洋, 他編）, p.339, エンタプライズ, 1989.
9) 蘆川桂洲：病名彙解, 近世漢方医学書集成64巻（大塚敬節, 他編）, p.198, 名著出版, 1982.

10) 蘆川桂洲：病名彙解, 近世漢方医学書集成 64 巻（大塚敬節, 他編），p.692, 名著出版, 1982.
11) 有持桂里：校正方輿輗, 巻之十一, 痢, 近世漢方医学書集成 87 巻（大塚敬節, 他編），p.46-47, 名著出版, 1982.
12) 尾台榕堂：類聚方広義, 近世漢方医学書集成 57 巻（大塚敬節, 他編），p.56-57, 名著出版, 1980.
13) 大塚敬節, 矢数道明, 清水藤太郎：漢方診療医典, 第 6 版, p.340, 南山堂, 2001.
14) 水野修一, 他：過敏性腸症候群に対する桂枝加芍薬湯エキスの治療効果—臭化メペンゾラートとの比較試験—, 診断と治療, 73：1143-1152, 1985.
15) 佐々木大輔, 他：過敏性腸症候群に対する桂枝加芍薬湯の臨床効果—多施設共同無作為割付群間比較臨床試験, 臨床と研究, 75：1136-1152, 1998.

23

桂枝加朮附湯
keishikajutsubuto

製品番号：18

〔構成生薬〕

桂皮，芍薬，甘草，生姜，大棗，蒼朮，附子

処方の特徴

1 処方概要

桂枝加朮附湯は，いわゆる陰虚証（胃腸虚弱で冷え症）の関節痛，神経痛などに用いる．鎮痛効果は緩徐だが，継続服用で徐々に痛みの軽減する例がある．構成生薬の面からは，『傷寒論』の桂枝加附子湯に朮を加えたものである．

附子は，キンポウゲ科のハナトリカブト，オクトリカブト，またはその同属植物の根塊[1,2]で，母根を烏頭，子根を附子という．毒性を有するために熱処理や加圧加熱処理により減毒して使用される．薬理的には，強心，血管拡張，鎮痛，抗炎症などの作用があるとされる[3]．臨床的には，大熱薬で，新陳代謝機能の極度に沈衰したものを振起復興し，利尿，強心の作用あり，熱がなくて悪寒するもの，手足関節疼痛し，または沈重，麻痺，厥冷するものに用いるとされる[4]．

蒼朮は，キク科のホソバオケラの根茎[5,6]とされる．薬理的には，利尿作用，中枢抑制作用，抗潰瘍作用，抗炎症作用などがあるとされる[7]．臨床的には，温性利尿，鎮痛剤で，腎機能減退による尿利の減少，または頻数，身体疼痛，胃内停水，胃腸炎，浮腫に用いるとされる[8]．

桂枝加朮附湯を理解するには，桂枝加朮附湯の前駆処方である桂枝加附子湯および構成生薬の類似したいくつかの処方について知る必要がある．

2 使用目標と応用

桂枝加朮附湯は，胃腸虚弱で体力乏しい冷え性の者の関節痛，神経痛，しびれ感などに用いる．痩せ型で内臓下垂があり心窩部拍水音（振水音）を認める者によい．

関節リウマチなどの関節炎，各種神経痛（三叉神経痛，坐骨神経痛，帯状疱疹後神経痛など），腰痛症などに応用される．片麻痺，下肢運動麻痺，頭痛，皮膚疾患などに用いるとの説もある．

論　説

1 原　典

吉益東洞『方機』[9]

〔条文〕湿家，骨節疼痛する者，或は半身不遂，口眼喎斜する者，或は頭疼み重き者，或は身体麻痺する者，或は頭痛劇しき者，桂枝加朮附湯之を主る．

〔大意〕水毒体質者の，関節痛，半身不随，顔面神経麻痺，頭重，身体麻痺，激しい頭痛には，桂枝加朮附湯を用いる．

〔解説〕

1）桂枝加附子湯について

桂枝加附子湯は，桂枝湯（桂皮，芍薬，甘草，生姜，大棗）に附子を加えた処方である．『傷寒論』太陽病上篇に，「太陽病，発汗，遂に漏れて止まず，その人，悪風，小便難，四肢微急，以て屈伸し難き者は，桂枝加附子湯之を主る」とある[10]．

■この処方について，吉益東洞（1702-73，以下，東洞）は『方極』で，「本方（＝桂枝湯）証にして悪寒，或いは支節微痛する者を治す」[11]とする．

■大塚敬節は，「(1) この方（＝桂枝加附子湯）を用いる目標は，…発汗止まずを，もっと拡

大して，体液の減少または栄養の不足などに置き代え，悪風を冷え症に置き代え，小便難を小便不利または尿利減少に置き代え，四肢微急難以屈伸を四肢の運動麻痺，または知覚麻痺，または疼痛に置き代えてみると，この方の応用範囲は広くなる．（2）たとえば，神経痛，脳出血の後遺症による半身不随，神経麻痺，小児麻痺などに用いられる．また古人が疝と呼んだ病気にも用いる機会が多い．疝については，…冷え症で，冷えると腹痛を起こし，または腹痛がひどくなり，疼痛があちこちに移動する．…津田玄仙は療治茶談の中で，疝について詳しく論じ，この方を冒頭にかかげて，疝の妙薬として推奨している」[12]という．

2）附子と蒼朮についての吉益東洞の説

この処方でキーになる蒼朮と附子について東洞の『薬徴』では，朮を「利水を主るなり．故に能く小便自利不利を治す．旁ら身煩疼，痰飲，失精，眩冒，下利，喜唾を治す」[13]とし，附子を「逐水を主るなり．故に能く悪寒，身体四肢及び骨節の疼痛，或いは沈重，或いは不仁，或いは厥冷するを治して，旁ら腹痛，失精，下利を治す．…附子は水気ありて而して骨節及び身体疼痛屈伸し難き者を主治す」[14]とする．

3）桂枝加苓朮附湯

桂枝加朮附湯に茯苓を加えたのが桂枝加苓朮附湯である．東洞の『方機』では，「湿家，眼目明らかならざる者，或いは耳聾，或いは肉瞤筋惕する者，桂枝加苓朮附湯之を主る」[15]とある．桂枝加苓朮附湯は苓桂朮甘湯や真武湯を包含するので，この説明になったと思われる．

4）関連処方

桂枝加朮附湯の理解には，『傷寒論』『金匱要略』の処方のうち，烏頭桂枝湯，桂枝附子湯，甘草附子湯について理解する必要がある．

烏頭桂枝湯は，蜂蜜で煎じた烏頭に桂枝湯を混和した処方である．附子と烏頭はほぼ同じと見なせるので，桂枝加附子湯の附子の代わりに烏頭を用いたものに近いといえる．『金匱要略』では，烏頭桂枝湯を，強い腹痛，足冷え，手足しびれ，知覚鈍麻，身体痛などで鍼灸や他薬が無効のときに用いるとする[16]．東洞自身は，烏頭桂枝湯を「腹中絞痛，手足逆冷，或いは不仁し，或いは身疼痛する者を治す」[17]という．

桂枝附子湯（桂皮，附子，生姜，大棗，甘草）〈注1〉[18-20]と甘草附子湯（甘草，朮，桂皮，附子）〈注2〉[21-23]の2処方は，構成生薬の点で桂枝加朮附湯に包含される．甘草附子湯は近づくだけで痛みが激しくなると記載され，桂枝附子湯は痛みで寝返りもうてないとある．いずれも神経痛やリウマチに用いるとされ，共通する桂枝・附子・朮・甘草という組み合わせに鎮痛効果があると思われる．

2 江戸時代医家の論説（筆者意訳）

- 和田東郭（1744-1803）の『蕉窓雑話』には，「産後脚膝痿弱」（出産後の下肢運動麻痺）に，桂枝加朮附湯，麻黄附子細辛湯などを用いるとする[24]．
- 原南陽（1752-1820）の『叢桂亭医事小言』は，

〈注1〉桂枝附子湯は，『傷寒論』太陽病下篇[18]と『金匱要略』痙湿暍病篇[19]に，「傷寒八九日，風湿相搏ち，身体疼煩，自ら転側すること能わず，嘔せず，渇せず，脈浮虚にして濇なる者は，桂枝附子湯之を主る」とある．大塚敬節は，「桂枝附子湯は，神経痛やリウマチの疼痛に用いられる」という[20]．

〈注2〉甘草附子湯も『傷寒論』太陽病下篇[21]と『金匱要略』痙湿暍病篇[22]にあり，「風湿相搏ち，骨節疼煩，掣痛，屈伸するを得ず，之に近づけば則ち痛み激しく，汗出で短気，小便不利，悪風，衣を去るを欲せず，或いは身微腫する者は，甘草附子湯之を主る」とある．大塚敬節らは「本方は…はげしい関節の疼痛を目標とする．…本方はリウマチ，神経痛，感冒などに用いられる」とする[23]．

疝の項では「長年にわたる腹痛は，みな疝に属すのだから，これを寒とする．桂枝加苓朮附湯，桂枝加附子湯などを用いる」[25]とし，"痛風"・"鶴膝風"の項では「この病気の人は皆，痩せて手足ともに冷える．…大防風湯，または桂枝加苓朮附湯を用いる」[26]という．"痛風"・"鶴膝風"とは，慢性多発性関節炎で，とくに関節リウマチをいうことが多い．

■尾台榕堂(1799-1870)は，『類聚方広義』で「桂枝加附子湯に朮を加えて桂枝加朮附湯と名づける．"中風偏枯"(脳卒中による片麻痺)，"痿躄"(下肢の運動障害と筋萎縮)，"痛風"(関節炎)，尿量減少あるいは頻尿によい．また…筋肉や骨の疼痛，諸種の"癰疽"(=癰と疽)で排膿が続き肉芽が盛り上がらず，遷延してなおらない者などには，外用薬(伯州散など)を併用しながら用いるとよい．…もし動悸，めまいがあり，筋肉がびくびくとふるえる者には茯苓を加えるとよい．これを桂枝加茯苓朮附湯と名づける」[27]という．

■浅田宗伯(1815-94)の『勿誤薬室方函口訣』桂枝加附子湯の項には，「桂枝加附子湯は，発汗悪風に用いるばかりでなく，その応用は広い．『備急千金要方』には産後の"漏汗"(=消耗状態で発汗が止まらないもの)，"四肢微急"(手足の筋がひきつれること)に用いている．後世方では"寒疝"(寒冷により急激に起こる腹痛)に用いる．また，桂枝加附子湯に朮を加えて"風湿"(=関節リウマチなど)などによる関節痛に用いる」[28]という．宗伯の『橘窓書影』には，フランス公使の下肢不全麻痺による歩行障害に桂枝加苓朮附湯を用いた記録がある[29]．また，宗伯の『先哲医話』華岡青洲の項には，両脚痿弱の女児で足底足背に水疱をみた例に桂枝加朮附湯を紫円と併用して治癒したとあり[30]，また"偏枯"には老若を問わず桂枝加朮附湯を用いるとある[31]．

3 近年の論説

■『漢方診療医典』では，桂枝加附子湯の解説中に，「本方(=桂枝加附子湯)に朮を加えて，桂枝加朮附湯とし，茯苓と朮とを加えて桂枝加苓朮附湯として，つぎのような病気に用いる．神経痛，リウマチ，冷え症の腹痛，半身不随，小児麻痺」とあり，脳卒中(脳出血・脳梗塞・くも膜下出血)，神経痛(三叉神経痛・肋間神経痛・坐骨神経痛)，脊髄炎(ギラン・バレー症候群)，五十肩，肩こりおよび頚・肩のこりの各項に本処方が記載される[32]．

■大塚敬節(1900-80)『症候による漢方治療の実際』には，57歳男性の慢性腹痛に桂枝加附子湯を用いた治験がある[33]．

症 例

症例1 五十肩に桂枝加朮附湯（関直樹治験）[34]

47歳女性．数年来の肩の痛みで，俗にいう五十肩．アチコチの医院で，鎮痛消炎剤をもらったが，胃をこわしてしまって続けられない．血色のよくない痩せぎすの，見るからに虚証．もちろん，冷え性．迷わず桂枝加朮附湯を処方．2週間後，今まで色々なお薬を飲んだが，今度の薬はおなかにも障らず一番飲みやすく，痛みも少し薄らいできて自分のからだにピッタリ合っている感じがする，という．冷えがとても強いため，さらに加工附子末を加え，結局8ヵ月服用し，痛みも運動制限も消失し，治癒．

症例2 坐骨神経痛に桂枝加苓朮附湯加味
　　　　　（松田邦夫治験）[35]

〔患者〕53歳　婦人
〔主訴〕坐骨神経痛
〔既往歴〕5年前に当院で，長年の低血圧性の常習頭痛が半夏白朮天麻湯を服用で治癒．

〔現病歴〕若い時からたびたびぎっくり腰を起こしていたが，数年前から坐骨神経痛に悩むようになった．上記の頭痛が治ったので，今度は神経痛も治してほしいと来診した．腰から左大腿にかけて痛み,冷えると増悪する．ひどい時には，足をひきずって歩く．疲れやすい．高度の胃下垂があり，胃腸は弱い．便通は1日1行で下痢しやすい．夜間尿はない．冬は寒がりである．

〔身体的所見〕身長158cm，体重39kg．顔色は青白く，皮膚栄養状態はあまりよくない．脈，沈小．舌は湿って苔はない．腹証は，腹部軟弱で臍上悸あり，心下振水音著名．血圧98-58mmHg．

〔経過〕桂枝加朮附湯（附子1.0）加細辛3.0を投与．1ヵ月後完治．（抄）

鑑　別

1．関節痛疾患に対して

■ 大防風湯

虚弱者の慢性関節炎，関節リウマチで要鑑別．大防風湯は貧血枯燥した者によい．桂枝加朮附湯は，大防風湯で胃腸障害が出る者によい．

■ 薏苡仁湯

慢性関節炎，関節リウマチで要鑑別．薏苡仁湯の鎮痛効果は強いが，胃腸虚弱者，心疾患・腎障害患者には要注意．桂枝加朮附湯は胃腸虚弱者によい．

■ 越婢加朮湯

関節炎で要鑑別．越婢加朮湯は局所炎症が強い状態に使用．桂枝加朮附湯は虚弱者の遷延性炎症によい．

■ 防已黄耆湯

虚弱者の膝関節症などで要鑑別．肥満して浮腫傾向あり，局所の熱感がない者は防已黄耆湯．痩せて冷えが強い者は桂枝加朮附湯．

2．神経痛に対して

■ 麻黄附子細辛湯

三叉神経痛，帯状疱疹後神経痛で要鑑別．麻黄附子細辛湯は胃腸が丈夫な者によい．

■ 五苓散

三叉神経痛などで要鑑別．体質やや虚弱，冷えなく浮腫傾向のある者によい．

■ 疎経活血湯

坐骨神経痛で要鑑別．疎経活血湯は胃腸が丈夫な者によい．

■ 八味地黄丸

坐骨神経痛で要鑑別．主に高齢者で腰痛や排尿障害をともなう者によい．

引用文献

1) 厚生労働省：第16改正日本薬局方，p.1576，2011．
2) 木村孟淳，他編：新訂生薬学，改訂第7版，p.90-91，南江堂，2012．
3) 鳥居塚和生：モノグラフ 生薬の薬効・薬理，p.401-413，医歯薬出版，2003．
4) 大塚敬節，矢数道明，清水藤太郎：漢方診療医典，第6版，p.427-428，南山堂，2001．
5) 厚生労働省：第16改正日本薬局方，p.1537，2011．
6) 木村孟淳，他編：新訂生薬学，改訂第7版，p.108-109，南江堂，2012．
7) 鳥居塚和生：モノグラフ 生薬の薬効・薬理，p.225-238，医歯薬出版，2003．
8) 大塚敬節，矢数道明，清水藤太郎：漢方診療医典，第6版，p.419-420，南山堂，2001．
9) 吉益東洞：方極，1-5b，近世漢方医学書集成12巻（大塚敬節，他編），p.456，名著出版，1980．
10) 張仲景：明・趙開美本『傷寒論』，2-15b，復刻版，p.90，燎原書店，1988．
11) 吉益東洞：方極，1-2a～1-2b，近世漢方医学書集成12巻（大塚敬節，他編），p.367-368，名著出版，1980．
12) 大塚敬節：臨床応用傷寒論解説，太陽病上篇・桂枝加附子湯〔臨床の眼〕，p.160，創元社，1974．
※津田玄仙の説は，療治茶談，五臓疝気類方，5-1a～5-1b，近世漢方医学書集成72巻（大塚敬節，他編），p.481-482，名著出版，1983．にある．
13) 吉益東洞：薬徴，朮，1-29a～1-34a，近世漢方医学書集成10巻（大塚敬節，他編），p.79-89，名著出版，1979．
14) 吉益東洞：薬徴，朮，2-31a～1-35b，近世漢方医学書集成10巻（大塚敬節，他編），p.155-164，名著出版，1979．
15) 吉益東洞：方極，1-5b～1-6a，近世漢方医学書集成12巻（大塚敬節，他編），p.456-457，名著出版，1980．

16) 張仲景：元・鄧珍本『金匱要略』, 腹満寒疝宿食病篇, 1-27b～1-28a, 復刻版, p.74-75, 燎原書店, 1988.
17) 吉益東洞：方極, 1-2a, 近世漢方医学書集成12巻（大塚敬節, 他編), p.367, 名著出版, 1980.
18) 張仲景：明・趙開美本『傷寒論』, 4-18b～4-19a, 復刻版, p.196-197, 燎原書店, 1988.
19) 張仲景：元・鄧珍本『金匱要略』, 1-6a, 復刻版, p.31, 燎原書店, 1988.
20) 大塚敬節：臨床応用傷寒論解説, p.346-347, 創元社, 1974.
21) 張仲景：明・趙開美本『傷寒論』, 4-19b～4-20a, 復刻版, p.198-199, 燎原書店, 1988.
22) 張仲景：元・鄧珍本『金匱要略』, 1-6b, 復刻版, p.32, 燎原書店, 1988.
23) 大塚敬節, 矢数道明, 清水藤太郎：漢方診療医典, 第6版, p.335, 南山堂, 2001.
24) 和田東郭：蕉窓雑話, 近世漢方医学書集成15巻（大塚敬節, 他編), p.501-502, 名著出版, 1979.
25) 原南陽：叢桂亭医事小言, 近世漢方医学書集成18巻（大塚敬節, 他編), p.395-396, 名著出版, 1979.
26) 原南陽：叢桂亭医事小言, 近世漢方医学書集成18巻（大塚敬節, 他編), p.481-488, 名著出版, 1979.
27) 尾台榕堂：類聚方広義, 桂枝加附子湯・頭注, 近世漢方医学書集成57巻（大塚敬節, 他編), p.68-69, 名著出版, 1980.
28) 浅田宗伯：勿誤薬室方函口訣, 近世漢方医学書集成96巻（大塚敬節, 他編), p.176, 名著出版, 1982.
29) 浅田宗伯：橘窓書影, 近世漢方医学書集成100巻（大塚敬節, 他編), p.580-583, 名著出版, 1983.
30) 浅田宗伯：橘窓書影, 近世漢方医学書集成100巻（大塚敬節, 他編), p.144, 名著出版, 1983.
31) 浅田宗伯：橘窓書影, 近世漢方医学書集成100巻（大塚敬節, 他編), p.160, 名著出版, 1983.
32) 大塚敬節, 矢数道明, 清水藤太郎：漢方診療医典, 第6版, p.240, p.154, p.155, p.160, p.192, p.193, 南山堂, 2001.
33) 大塚敬節：症候による漢方治療の実際, p.318-319, 南山堂, 1979.
34) 関直樹：新版漢方医学, p.242, 日本漢方医学研究所, 1990.
35) 松田邦夫：症例による漢方治療の実際, p.214, 創元社, 1992.

24 桂枝加竜骨牡蛎湯
keishikaryukotsuboreito

製品番号：26

〔構成生薬〕

桂皮，芍薬，甘草，大棗，生姜，竜骨，牡蛎

処方の特徴

1 処方概要

桂枝加竜骨牡蛎湯は，虚弱者の神経症，自律神経失調症などに用いる処方である．古典では，男性の性機能障害（陰萎）への効果が強調されている．

竜骨は，大型哺乳動物の化石化した骨[1]で，主として炭酸カルシウムからなり，ヒドロキシアパタイト，その他の無機物を含み，微量の有機物（アミノ酸）の含有が予想されるという[2]．臨床的には，鎮静，収斂を目的に，動悸，精神不安，不眠，遺精，精力減退などに用いるとされる[3]．

牡蛎は貝類であるイタボガキ科カキ Ostrea gigas Thunberg (Ostreidae) の貝殻[4]で，成分は炭酸カルシウム，リン酸カルシウム，ケイ酸塩および微量の硬たん白とされ[5]，臨床的には，鎮静，収斂，制酸を目的に，精神不安，不眠，失精，寝汗，胃酸過多などに用いるとされる[6]．

竜骨，牡蛎の両者を含む処方は，本処方のほかに柴胡加竜骨牡蛎湯がある．適応対象となる体質の強弱（虚実）が異なるものの，いずれも神経症，心身症に用いられ，特に心因性の性機能障害，円形脱毛，動悸（心臓神経症）など，通した病態に用いる点で興味深い．なお，牡蛎のみを含む処方には，柴胡桂枝乾姜湯，安中散がある．

2 使用目標と応用（表1）

虚弱で神経質な者が，易疲労倦怠，精力減退，動悸，冷えのぼせ（足は冷えて顔はのぼせる），心因性性機能障害（陰萎，ED），脱毛などを訴えるときに用いる．多くは痩せた細長い体型である．腹壁は薄く突っ張り，心窩部拍水音（振水音）を認め，大動脈拍動を触れる（図1）．これは虚弱で神経質な者に多い腹部所見であるが，この処方を選択する

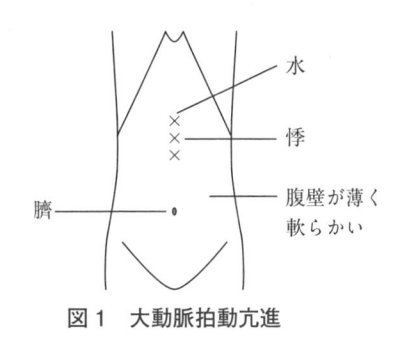

図1 大動脈拍動亢進

表1 桂枝加竜骨牡蛎湯の使用目標と応用

- ■ 応 用
  - ・不定愁訴，身体表現性障害，自律神経失調症，神経症，心因性性機能障害，遺精，夜尿症，円形脱毛症，不眠症 など
- ■ 症 候
  - ・性欲減退，陰萎，疲労倦怠感，動悸，不眠，陰茎や陰嚢の冷え，足冷え，のぼせ，脱毛，ふけが多い
- ■ 腹部所見
  - ・腹壁が薄く，筋肉未発達．臍部で大動脈拍動を触れる
  - ・下腹部で腹直筋が緊張している者がある
- ■ 体 質
  - ・虚弱者，多くは痩せ型

上で重要な指標となる．

応用としては，神経症（性的な夢を見て熟睡できないというもの，心臓神経症など），不眠症（就眠熟眠とも障害されているもの），心因性性機能障害，びまん性あるいは円形脱毛，小児夜尿症などがある．また，遺精（精液が漏れる），早漏，夢精，陰茎や陰嚢が冷える，髪が抜けて困るというものに用いて有効な場合があるとされる．

論　説

1 原　典

張仲景『新編金匱方論』（＝『金匱要略』）巻上・血痺虚労病脈証并治第六[7]

〔条文〕夫れ失精家は，少腹弦急し，陰頭寒く，目眩し（一に目，眶痛に作る），髪落ち，脈極虚なり．芤遲なるは清穀亡血と為す．失精の脈は諸を芤動微緊に得．男子は失精，女子は夢交，桂枝竜骨牡蛎湯，之を主る〈注1〉[8]．

桂枝加竜骨牡蛎湯の方（原注：『小品』に云う．虚羸，浮熱，汗出づる者は，桂を除き，白薇，附子各三分を加う．故に二加竜骨湯と曰う，と．）

〔大意〕失精家（精気の衰えている人）〈注2〉[9]は，腹直筋が下腹部で突っ張り，陰部が冷え，めまいがする（原注：まぶたが痛む，とする一本もある）．髪が抜け落ち，脈は非常に力がない．"芤"で徐脈となるのは，脱水をきたす程の激しい下痢，あるいは出血による高度の貧血である．失精の脈は，短く動いて少しく緊である．男子は夢精をしたり，女子は夢中で交わるようになる．これは桂枝竜骨牡蛎湯（＝桂枝加竜骨牡蛎湯）の主治（適応）である．桂枝加竜骨牡蛎湯の方（原注：『小品方』に云うことには，虚弱で羸痩し，発熱，発汗している者は，桂枝を除き，白薇と附子を加える．これを二加竜骨湯と云う）

〔解説〕失精家（精気が衰えて性欲の衰えた人）で，下腹部不快感，陰部冷え，めまい（または眼痛？），脱毛，虚脈，夢交といった症状があれば，桂枝加竜骨牡蛎湯を用いるということ．眶は，まぶた．芤の脈とは，「葱のように外側は固くて内がからっぽのような状態をしている脈」[10]とされ，虚脈の1つ．原注の「小品に云う云々」は，王燾『外台秘要方』巻16虚労夢失精方・小品竜骨湯[11]による〈注3〉[11]．

『小品』は『小品方』で，この書は中国でも失われた書とされていたが，1984年に日本で再発見された．発見者の小曽戸[12]によれば，『小品方』は六朝時代の5世紀後半に陳延之の撰により成立，唐代には医生の必習教科書とされ，内容は張仲景の医学を伝え，『金匱要略』の原形を推定させるという．白薇は，「かがいも科ふなばらそう Cynanchum atratum, Bunge.」とされる[13]．本条について，大塚敬節は，「それ失精家は小腹弦急，陰頭寒く，目眩し，髪落つ，桂枝加竜骨牡蛎湯，之を主る」が本来の文であり，「脈極虚」から「女子夢交」までは後人の注釈文だから除いて考えると意味がわかるという[14]．

〈注1〉『脈経』巻第八平血痺虚労脈証第六[8]では，「目眩」を「目眶痛」，「一に目眶痛に作る」を「一に目眩に作る」，「女子は夢交」を「女子は夢に交通し」，「桂枝竜骨牡蛎湯」を「桂枝加竜骨牡蛎湯」とする．

〈注2〉失精：失精について，『諸病源候論』巻4虚労病諸病・虚労失精候[9]には，「腎気虚損し，精を蔵する能わざるが故に，精，漏失す．其の病，小腹弦急，陰頭寒，目眶痛み，髪落つ．其の脈をして数にして散ならしむるは，失精の脈なり．凡そ，脈芤動微緊なるは，男子の失精なり」とある．

〈注3〉小品竜骨湯：王燾『外台秘要方』巻16虚労夢失精方[11]には，「小品竜骨湯，療夢失精，諸脈浮動，心悸少急，隠処寒，目眶疼，頭髪脱ける者を療す．七日許一剤を常として良きに至るの方．…（処方構成：竜骨，甘草，牡蛎，桂心，芍薬，大棗，生姜）虚羸，浮熱，汗出づる者は，桂を除き，白薇三分，附子三分の炮じたるを加うるが故に二加竜骨湯と曰う．（以下略）」とある．

2 中国医書の記載

■唐代の『外台秘要方』虚労夢失精方[15]には，前記・小品竜骨湯の前に桂心湯の名で本処方が記載され，「(深師方である）桂心湯は，虚して喜ぶ夢に女邪と交接し，精，自ずから出づるを為すを療するの方．（一に喜湯と名づく）」という．男性の夢精に用いるとする説である．なお，同書・風狂恐失志喜忘妄言方には，桂枝加竜骨牡蛎湯に類似した竜骨湯という処方があり，鬱病などに用いるとされる〈注4〉[16-18]．

3 江戸時代医家の論説（筆者意訳および抄録）

■福井楓亭（1725-1792）の『方読弁解』[19]には，「遺精する者には，この処方を用いる．遺精というものは下焦が冷えるために起こるので，湯火で腰を温め，また毎夜就寝前に三陰交に灸をすれば，その夜は発症しない」とある．

■和久田叔虎（18世紀後半-19世紀前半）の『腹証奇覧翼』[20]には，「この処方の腹証は，上腹部臍上に大動脈拍動が強く，下部腹直筋の緊張亢進がある．ホットフラッシュ（衝逆），めまい，冷えのぼせ，ひどい虚脈（虚芤）のものは，桂枝加竜骨牡蛎湯の適応である」，「失精家ばかりでなく，いわゆる虚労，抑うつ状態，血尿，尿の白濁，小児の夜泣き・ひきつけなどにも応用できる．理由なく脱毛が起こったものによいという説がある」という．

■有持桂里（1758-1835）の『稿本方輿輗』[21]には，「○桂枝加竜骨牡蛎湯は，およそ小建中湯の証で動悸のたかぶるものに用いる．この動悸は胸から腹にあるものである．この症状は遺精などと併発しやすい．癇（神経症）にこの処方を用いるときは，動悸を目標にするが，多くは遺精する．金持ちで生活に余裕のある人に多い症状である．さて動悸は，小建中湯にも桂枝加竜骨牡蛎湯にもある．心中煩悸のところへ小建中湯を用いても悪くはないが効かない．桂枝加竜骨牡蛎湯には不眠，往来寒熱，夜夢が多いなどの症状が随伴するものである．○桂枝加竜骨牡蛎湯は，癇症に多い．健忘でも狂癇でも不眠でも腹中拘攣（腹直筋緊張）して動悸（腹部大動脈拍動を触れるもの）がたかぶるものに用いる．いずれにせよ，小建中湯の適応症状に似て動悸がたかぶるところへ用いる処方である」とある．

■同じく有持桂里の『校正方輿輗』[22]では，「桂枝加竜骨牡蛎湯の腹証は，心下部が窪んだ様で緊張が弱く，下腹部も軟弱で一部腹筋が緊張し，臍部で動悸を触れる．これが失精夢交を診察する際の秘訣だ」とし，また，恥ずかしがって病状を黙ったままの年少の患者を遺精夢交の類と考え，この処方を与えてよくなった例を述べている．そして，「失精，夢交の症にふつうは腎虚の薬を与えるが，思いの外，精神的なこと（神情）に関係した者が多く，10人中8，9人に及ぶ．この病気には桂枝加竜骨牡蛎湯を用いる場合がある．また，瀉心湯類を用いてよいことがある」という．

■目黒道琢（1739-1798）の『餐英館療治雑話』遺精之訣[23]には，「失精の類に，後世方は六味丸を使い，古方は桂枝加竜骨牡蛎湯を使う．しかし，これだけではうまくいかないことがある．四逆散がよい者もある」という．

■尾台榕堂（1799-1870）『類聚方広義』頭註[24]には，「生来体質虚弱な者が色欲過剰に

〈注4〉『外台秘要方』風狂恐失志喜忘妄言方・竜骨湯：桂枝加竜骨牡蛎湯から芍薬，大棗を除き，茯苓，遠志，麦門冬を加えた内容で，「宿驚，失志，忽忽として悲傷し，楽しまず，陽気起たざるを療するの方」[16]とある．大意は「驚きやすく，無気力で，思いまどって嘆き悲しみ，楽しむことができず，陰萎になっている者を竜骨湯が治す」ということ．大塚敬節らは竜骨湯を鬱病などに用いるとする[17]．浅田宗伯の『勿誤薬室方函口訣』[18]では帰脾湯との鑑別が必要と記載される．

なると，血精が減耗し，身体は羸痩し，顔色が悪くなり，常に微熱があって手足がだるく，口唇が乾燥し，下腹が突っ張って痛み，胸腹の動悸が甚だしく，やがては死を待つばかりである．桂枝加竜骨牡蛎湯を長服し，厳に閨房を慎み，摂生に努めれば身体は回復する．○婦人が心気鬱結して，胸腹の動悸が甚だしく，悪寒と熱感が交互に起こり，常に月経不順，夢が多くて驚きおそれ，夢で鬼と交わって精を漏らし，身体は次第に痩せて，労瘵（結核）に似てくる．未亡人や未婚女性で情欲が妄動して満たされない者に，この症が多く，桂枝加竜骨牡蛎湯がよい．○桂枝加竜骨牡蛎湯，桂枝去芍薬加蜀漆竜骨牡蛎湯，桂枝甘草竜骨牡蛎湯の3つの処方は，いわゆる癇家（神経症）で，上衝，眩暈，耳鳴，胸腹に動悸があり，夢寝驚起，精神恍惚とし，あるいは故無く悲愁する者ならば，証に随って撰用するとよい」とある．

■本間棗軒（1804-72）の『内科秘録』[25]には，「遺精は『本事方』の名称，失精は『金匱要略』の名称である．治療法には，固精と補腎とがある．固精には桂枝加竜骨牡蛎湯，補腎には八味地黄丸がよい．また，人参湯，味麦益気湯加山茱萸・薯蕷のよいこともある．疝の遺精には，烏苓通気湯，当帰四逆湯などを用いる」とある．

■浅田宗伯（1815-94）『勿誤薬室方函口訣』[26]には，「桂枝加竜骨牡蛎湯は虚労失精の主方であるが，小児の遺尿に活用して効果がある．故尾州殿の64歳余の老女，小便頻数で一時間に5，6回も厠に通い，下腹部が引きつれていたが，他に苦しむところはなかった．桂枝加竜骨牡蛎湯を長服して治った」とある．

4 近年の論説

■大塚敬節（1900-80）は，"桂枝加竜骨牡蛎湯の覚え書"として，「○桂枝加竜骨牡蛎湯は，桂枝湯に竜骨と牡蛎を加えたもので，精力減退，疲労を主訴とするものに用いるが，夜尿症，遺精，神経症，不眠症などにも用いる．陰茎や陰囊が冷えるというものや，髪が抜けて困るというものに用いて効を得たことがある．○桂枝加竜骨牡蛎湯証では，足が冷えて，のぼせるという症状を訴えるものがある．臍部で動悸が亢進し，下腹部で腹直筋が突っ張っているものがある」[27]という．大塚敬節はまた，『症候による漢方治療の実際（第5版）』の脱毛の項[28]では「円形脱毛症ではなく，どことなく脱毛が多く，のぼせて，ふけが多く，疲れやすいというものに用いる」，精神症状の項[29]では「体力のあまり強壮でない，疲れやすい人の神経症に用いる機会がある」，性欲減退・遺精の項[30]では「遺精，早漏，性欲減退などによく用いられる」という．

症 例

症例1 自律神経失調症（松田邦夫治験）[31]

〔患者〕46歳　男性　自営業

〔主訴〕動悸，発汗，頭痛など

〔家族歴・既往歴〕特記すべきことなし

〔現病歴〕4年前にかぜでかかりつけの医者から薬をもらって飲んだが，その直後に看護婦から電話があり，1回2錠と薬袋にあったのは間違いで1錠にしておいてください，といわれた途端に気持ちが悪くなり，くらくらして横になった．これが始まりで，急にくらくらしたり人の話が耳にはいらなかったりするようになった．動悸，発汗，頭痛がしたりする．なんとなく興奮しやすく疲れやすい．緊張がとれず，肩が上がってしまう．冬は手足が冷えやすい．顔がのぼせやすい．ときどき下痢．ときに寝汗．大病院で異常ないといわれた．

〔身体的所見〕161cm，58kg．一見して神経質らしく，いらいらした様子で，顔つきは憂鬱そうである．血色がすぐれず，なんとなく

生気に乏しい．脈は触れやすいが力がなく，舌は湿潤し舌苔はない．腹壁の皮下脂肪はうすく，両側腹直筋は軽く突っ張っている．臍部で腹部大動脈拍動は著明に亢進し，目視できる．血圧 120-70mmHg．

〔経過〕桂枝加竜骨牡蛎湯を投与．その後の症状は動揺し，時々下痢したりしたが前方を継続．3ヵ月後にはほとんどすべての自覚症状がとれた．ようやく本人も漢方薬を信頼し，しばらく続けるといったが，その後，連絡なく廃薬．（抄）

症例2 「動悸・気持ちが落ち着かない」に桂枝加竜骨牡蛎湯 （筆者経験例）

〔患者〕48歳　女性　主婦
〔主訴〕動悸・気持ちが落ち着かない
〔初診〕X 年 7 月
〔既往歴〕子宮筋腫で子宮全摘（43歳）
〔現病歴〕前記手術後から特に不調で，不眠，動悸，不安，焦燥感，ほてり，頭痛，めまい…などがある．最近は，不眠と肩こりがひどい．不安障害，うつ状態，パニック障害などの診断で，levomepromazine（ヒルナミン®），amitriptyline（トリプタノール）を就寝前に服用している．

〔身体的所見〕身長158cm，体重55kg．痩せ型．胸部理学的所見に異常はない．腹部全体に軟らかい．軽い抑うつ不安状態と思われる．

〔経過〕数ヵ月に1回，断続的に通院してきたが，加味逍遙散，柴胡桂枝乾姜湯，抑肝散，半夏厚朴湯など無効．X＋2年9月，動悸，のぼせ，ほてり感を強く訴えたため，桂枝加竜骨牡蛎湯（7.5g/日）とした．1週後，熱感と動悸が改善．同処方を継続したところ，次第に落ち着き，翌年5月には，amitriptyline 半量で眠れる，動悸，のぼせなどが改善，気持ちも安定する，パニック発作も起こりにくくなったといって，欠かさず飲むように

なった．X＋10年余，なお服用中で，alprazolam（ソラナックス®）を時々服用する程度という．

鑑　別

■ 柴胡桂枝乾姜湯

虚弱者の動悸，神経症で要鑑別．柴胡桂枝乾姜湯の適応症状には抑うつ傾向，肩こり，頭痛などがあり，腹筋緊張が上腹部でやや強い．鑑別困難な例も多い．

■ 抑肝散加陳皮半夏

虚弱者の動悸，神経症で要鑑別．腹部軟弱で心窩部拍水音（振水音），腹部大動脈拍動を触れるなどは類似．焦燥感強く，怒りっぽい，攻撃的な点が目標．

■ 加味逍遙散

虚弱者の動悸，神経症で要鑑別．女性の更年期障害，軽度抑うつ状態，心気症傾向に用いる．患者の関心は自己の身体の不全感に向かう傾向がある．

■ 小建中湯

虚弱者の動悸で要鑑別．腹直筋の緊張または軟弱，心窩部拍水音（振水音）は共通．神経症傾向なく，腹痛を訴える例に用いる．腹部大動脈の拍動が顕著な例には桂枝加竜骨牡蛎湯．

■ 八味地黄丸

陰萎で要鑑別．体質体格が頑健で体力があり，上腹部の緊張良好だが，下腹部臍下の筋緊張の減弱．腰痛，排尿障害などをともなうことが多い．

■ 柴胡加竜骨牡蛎湯

神経症傾向，陰萎，動悸，不眠などで要鑑別．体質体格が頑健で，腹筋が発達し，上腹部筋緊張が強い（胸脇苦満）．心窩部拍水音（振水音）はない．

引用文献

1) 厚生労働省：第16改正日本薬局方, p.1594, 2011.
2) 木村孟淳, 他編：新訂生薬学, 改訂第7版, p.230, 南江堂, 2012.
3) 大塚敬節, 矢数道明, 清水藤太郎：漢方診療医典, 第6版, p.431, 南山堂, 2001.
4) 厚生労働省：第16改正日本薬局方, p.1588, 2011.
5) 木村孟淳, 他編：新訂生薬学, 改訂第7版, p.223, 南江堂, 2012.
6) 大塚敬節, 矢数道明, 清水藤太郎：漢方診療医典, 第6版, p.429, 南山堂, 2001.
7) 張仲景：元・鄧珍本『金匱要略』1-16a, 復刻版, p.51, 燎原書店, 1988.
8) 王叔和：脈経, 8-7b, 復刻版, 東洋医学善本叢書7, 影宋版脈経, p.78, 東洋医学研究会, 1981.
9) 巣元方：諸病源候論, 巻四虚労諸病, 虚労失精候, 4-4b, 復刻版, 東洋医学善本叢書6, 宋版諸病源候論, p.168-169, 東洋医学研究会, 1981.
10) 大塚敬節・主講：金匱要略講話, p.142, 創元社, 1979.
11) 王燾：外台秘要方, 16-40a〜b, 復刻版, 東洋医学善本叢書4, 宋版外台秘要方・上, 東洋医学研究会, p.318, 1981.
12) 小曽戸洋：日本医史学雑誌, 32(1)：1, 1986.
※発見された残巻部は復刻されている（陳延之：小品方, 前田育徳会尊経閣文庫蔵『小品方・黄帝内経明堂古鈔本残巻』, 北里研究所付属東洋医学総合研究所, 1992.). ただし, この中に桂枝加竜骨牡蛎湯あるいは二加竜骨湯の記載はない.
13) 李時珍：本草綱目, 草部第13巻, 新注校定国訳本草綱目第4冊, p.375-378, 春陽堂書店, 1979.
14) 大塚敬節・主講：金匱要略講話, p.143, 創元社, 1979.
15) 王燾：外台秘要方, 16-39b, 復刻版, 東洋医学善本叢書4, 宋版外台秘要方・上, p.318, 東洋医学研究会, 1981.
16) 王燾：外台秘要方, 15-3a〜15-3b, 復刻版, 東洋医学善本叢書4, 宋版外台秘要方・上, p.279, 東洋医学研究会, 1981.
17) 大塚敬節, 矢数道明, 清水藤太郎：漢方診療医典, 第6版, p.316, 南山堂, 2001.
18) 浅田宗伯：勿誤薬室方函口訣, 近世漢方医学書集成96巻（大塚敬節, 他編）, p.74, 名著出版, 1982.
19) 福井楓亭：方読弁解, 近世漢方医学書集成54巻（大塚敬節, 他編）, p.368, 名著出版, 1981.
20) 和久田叔虎：腹証奇覧翼, 近世漢方医学書集成84巻（大塚敬節, 他編）, p.22-25, 名著出版, 1982.
21) 有持桂里：稿本方輿輗, 8-23a〜8-23b, 復刻版中巻, 燎原書店, 1973.
22) 有持桂里：校正方輿輗, 近世漢方医学書集成86巻（大塚敬節, 他編）, p.43-47, 名著出版, 1982.
23) 目黒道琢：餐英館療治雑話, 近世漢方医学書集成107巻（大塚敬節, 他編）, p.240-243, 名著出版, 1983.
24) 尾台榕堂：類聚方広義, 近世漢方医学書集成57巻（大塚敬節, 他編）, p.78-80, 名著出版, 1980.
25) 本間棗軒：内科秘録, 近世漢方医学書集成22巻（大塚敬節, 他編）, p.213-218, 名著出版, 1979.
26) 浅田宗伯：勿誤薬室方函口訣, 近世漢方医学書集成96巻（大塚敬節, 他編）, p.177, 名著出版, 1982.
27) 大塚敬節：漢方診療30年, p.10, 創元社, 1959.
28) 大塚敬節：症候による漢方治療の実際, 第5版, p.114, 南山堂, 2000.
29) 大塚敬節：症候による漢方治療の実際, 第5版, p.495, 南山堂, 2000.
30) 大塚敬節：症候による漢方治療の実際, 第5版, p.417, 南山堂, 2000.
31) 松田邦夫：症例による漢方治療の実際, p.168-169, 創元社, 1992.

参考文献

・大塚敬節：桂枝加竜骨牡蛎湯について, 漢方の臨床, 5(1)：22-32, 1958.

25 桂枝湯
keishito

製品番号：45

〔構成生薬〕
桂皮，芍薬，甘草，生姜，大棗

処方の特徴

1 処方概要

桂枝湯は，虚弱者の感冒初期に用いる漢方薬である．また，この処方に生薬を加減することで多くの漢方薬が派生した．その出発点としても重要である．

桂皮はクスノキ科 Cinnamomum cassia Blume の樹皮または周皮の一部を除いたもの[1,2]とされる．薬理的には[3]，発汗解熱，鎮痛鎮静，鎮痙，抗潰瘍，局所麻酔，副腎からのカテコールアミン遊離，抗アレルギー，血圧降下，抗血栓，抗菌，抗腫瘍など，多彩な作用があるとされる．桂皮の作用の多くは，精油成分の cinnamic aldehyde（ケイアルデヒド）によるとされ，その総説がある[4,5]．古典的には，『神農本草経』[6]に「菌桂は，味辛温，百病を主り，精神を養い，顔色を和げ，諸薬の先聘通使を為し，久しく服すれば身を軽くし老いず，面に光を生じ，相好を華し，常に童子の如し」（菌桂は，百病を主治し，精神を養い，顔色をよくし，諸薬を導く効果がある），「牡桂は，味辛温．…上気咳逆，結気，喉痺吐吸するを治し，関節を利し，中を補い気を益す．久服すれば，神を通じ身を軽くし老いず」〔牡桂は，気の上逆，咳嗽，気の結集（気の鬱滞？），咽喉不快感などを治し，関節の動きを円滑にし，中焦の元気を補い気力を増進する．長く服用すると心神が健やかになり老化を防ぐ〕とある．『薬徴』[7]には，「衝逆を主治するなり．旁ら，"奔豚"（下から突き上げてくるような激しい動悸），頭痛，発熱，"悪風"（風にあたったときだけ悪寒を感じること），汗出で身痛むを治す」という．"衝逆"は"気の上逆"とも呼ばれ，上半身から顔の熱感があり，下半身とくに足先は冷えてくる状態で，これを古人は，眼に見えない"気"という一種のエネルギーのようなものが体内の下から上に向かって突き上げ逆流してくると考えた．『古方薬議』[8]には，「味辛温，関節を利し，筋脈を温め，煩を止め，汗を出し，月閉を通じ，奔豚を泄し，諸薬の

表1 桂枝湯の使用目標と応用

- ■応用
  - ・感冒（初期および回復期），急性上気道炎，鼻炎，頭痛，発汗 など
- ■症候
  - ・悪寒，発汗傾向，頭痛，頭重感，咽喉痛，鼻水，くしゃみ，ときに頭部顔面のぼせ感，動悸
- ■所見
  - ・脈 "浮弱"（すぐに触れるが弱いもの）
  - ・上半身の皮膚湿潤（発汗）するものが多い
  - ・顔面やや紅潮する例がある
  - ・筋肉が未発達，心窩部拍水音（振水音）を認めることもある
- ■体質
  - ・やや虚弱
- ■留意点
  - ・葛根湯，小青竜湯，麻黄附子細辛湯などで胃腸障害をきたす例に用いる
  - ・桂枝湯で胃腸障害が出れば香蘇散を用いる

先聘通使と為る」とある．

2 使用目標と応用（表1）

虚弱者の感冒初期で，発熱，悪寒，発汗，頭痛，咽喉痛などがあるときに用いる．わずかずつ発汗している点と，橈骨動脈拍動が"浮弱"（後述）で頻脈傾向のある点が重要とされる．感冒の発病後に弱い悪寒と微熱のみ続く者，麻黄湯や葛根湯で発汗後に微熱，弱い悪寒，発汗傾向，軽い頭痛などが残る者などにも用いる．

胃腸虚弱で，麻黄を含む葛根湯や麻黄湯などでは胃腸障害を呈する者が対象となる．

3 桂枝湯から変化した処方群（桂枝湯類）

桂枝湯は，漢方医学の三大古典の1つである『傷寒論』（後漢，張仲景・著）において最初に登場する処方である．『傷寒論』には，桂枝湯は，急性発熱性疾患の初期（"太陽病"）で，"中風"（軽症感冒など）と呼ばれる病態に用いるとする．『傷寒論』は，中国では，"傷寒"すなわち重篤な急性発熱性疾患（腸チフス，インフルエンザなど）の治療を論じた書とのみ解されたが，江戸期のわが国では，『傷寒論』に述べられた治療方法は"万病"（すべての疾患）の治療に通じる基本原則と考えられ，『傷寒論』とその姉妹書である『金匱要略』の処方が尊重された．幕末の尾台榕堂は桂枝湯を「経方の権興」，浅田宗伯は「衆方の祖」と呼んだ．多数の漢方薬の始まり，原点となる処方という意味である．

桂枝湯の構成生薬の比率を変えたり，他の生薬を加えたりした処方（桂枝湯去加方）は，その適応症候の変化が，変化した生薬の臨床的意味を示すと解釈できるため，漢方薬を理解する上で重要である．

1．桂皮と芍薬を中心とする処方

桂枝湯の骨格は，桂皮，芍薬，甘草の3つの生薬であるが，桂皮と芍薬とのバランスの変化による使用法の変化は興味深い．

桂枝加桂湯は，桂枝湯の桂皮だけを増量した処方で，頭痛，冷えのぼせ，動悸など，"気の上衝"と呼ばれる症候に用いられる．桂枝加芍薬湯は，芍薬だけを増量した処方で，腹痛，腹部膨満などに用いられる．桂枝去芍薬湯は，芍薬だけを除いた処方で，『傷寒論』に「脈促胸満の者」（不整脈と胸部不快感か）に用いるとある．桂枝甘草湯は，桂皮と甘草のみからなり，激しい動悸と冷えのぼせに用いる．芍薬甘草湯は，芍薬と甘草のみからなり，「こむらがえり」に用い，腹痛にも応用される．

2．他の生薬を加えた処方（加味方）・他の処方と混合した処方（合方）

桂枝湯に他の生薬を加味した処方としては，関節炎に用いる桂枝加朮附湯，神経症に用いる桂枝加竜骨牡蛎湯，皮膚疾患に用いる桂枝加黄耆湯などがある．

桂枝加芍薬湯に膠飴を加えれば虚弱者の滋養強壮剤ともいうべき小建中湯となり，黄耆建中湯，当帰建中湯，さらには当帰四逆加呉茱萸生姜湯へと変化する．いずれも腹痛を訴える虚弱者に用いる．

桂枝麻黄各半湯は，桂枝湯と麻黄湯の中間的状態の感冒などに用いる．葛根湯も桂枝湯に麻黄と葛根を加えた処方である．小青竜湯も桂皮，芍薬，甘草という骨格を持つ．柴胡桂枝湯は桂枝湯と小柴胡湯との合方で，上気道から下気道までの炎症に用いるほか，消化器症状などにも応用される．動悸に用いられる炙甘草湯，柴胡加竜骨牡蛎湯には，桂枝去芍薬湯が含まれる．

論　説

1 原　典

張仲景『傷寒論』『金匱要略』（=『新編金匱方論』）『金匱玉函経』

桂枝湯の記載は『傷寒論』だけでも40条以上あるとされる[9]。その中で，下記の『傷寒論』太陽病上篇の条文が重要である．

1．『傷寒論』弁太陽病脈証并治上第五[10]

〔条文〕太陽の中風，陽浮にして陰弱，陽浮なるは熱自ずから発す．陰弱なるは汗自ずから出づ．嗇嗇として悪寒し，淅淅として悪風し，翕翕として発熱し，鼻鳴，乾嘔する者は，桂枝湯，之を主る〈注1〉[11]．

2．『傷寒論』弁太陽病脈証并治上第五[12]

〔条文〕太陽病，頭痛，発熱，汗出で悪風するは，桂枝湯之を主る〈注2〉[13]．

〔解説〕上記1．2．，2つの条文が最も基本的な使用法を示す．『傷寒論』のこの前の部分には，「太陽の病たる，脈浮，頭項強痛して悪寒す」という太陽病の定義，「太陽病，発熱，汗出で，悪風，脈緩なるは，名づけて中風と為す」という中風の定義がある．要するに，桂枝湯は，急性発熱性疾患の初期軽症例で，発熱，悪寒または悪風（風にあたると「さむけ」がすること），汗が自然に出て，頭痛，うなじの強ばり，鼻炎症状などがあり，脈が"浮弱"の状態に用いるということ．脈"浮"とは「指を軽く当てても，すぐにわかる脈で，力を入れて圧すと抵抗がなく，消えそうになる」，"弱"とは「綿を圧すような力のない脈で，少し力を入れて圧すと消えてなくなる」とされる[14]．なお，「嗇嗇」，「淅淅」，「翕翕」は，悪寒，悪風，発熱を強調する言葉で，現代日本語の「ゾクゾク」などにあたる．『傷寒論』にはこのほか，桂枝湯を「気の上衝」と呼ばれる状態に使うこと，桂枝湯の働きは「解肌」であることなどが記載される[15]．「解肌」とは，『傷寒論輯義』[16]には「解肌とは，肌表の邪気を解散するなり」とあり，桂枝湯が悪寒など体表面で感じられる症状（表証）を治癒に向かわせ，発汗異常を調整することを指すと思われる．

3．『新編金匱方論』（=『金匱要略』）婦人産後病証治第二十一[17]

〔条文〕産後風，之に続きて数十日解せず，頭微しく痛み，悪寒し，時々熱有り，心下悶し，乾嘔，汗出づ，久しきと雖も陽旦の証，続いて在るのみ．陽旦湯を与うべし．（即ち桂枝湯方）

〔大意〕産後にかぜにかかり，いつまでも治らずに数十日が経過し，頭が少し痛み，悪寒して時々発熱する．心窩部が不快で，吐きそうになり，汗が出る．これは経過が長引いていても桂枝を用いるべき症候が続いているのである．陽旦湯則ち桂枝湯を与えるべきである[18]．

4．服用方法の規定[19]

前記1．の条文の後には，桂枝湯の効果を高めるための服用上の注意が記載される．

〔条文〕服し已って須臾にして，熱稀粥一升餘を啜り，以って薬力を助け，温覆すること一時許りならしむ．遍身漐漐として微しく汗あるに似たる者は益々佳なり．水の流離する如くならしむべからず．病必ず除かれず．若し一服にして汗出で，病差ゆれば後服を停む．必ずしも剤を盡くさず．もし汗せずんば，更に服すること，前法に依る．…もし病重きときは，一日一夜服し，周時これを観る．…生冷，粘滑，肉麺，五辛，酒酪，臭悪等の物を禁ず．

〔大意と解説〕大意は，「服用後しばらくし

〈注1〉『金匱玉函経』[11]では「陽浮にして陰濡弱，…濡弱なるは汗自ずから出づ」とする．濡は軟である．
〈注2〉『金匱玉函経』[13]も同文である．

て熱い粥をすすって薬が発汗する力を助けること，布団に入って身体を冷やさないようにすること，しっとりと全身に少しずつ発汗するのがよいのであって，流れるような大発汗では病気は治らないこと，もし一服で治れば後は飲まないこと，発汗しなければ更に続けて服用すること，重病人では一昼夜服用して医者は片時もそばを離れず観察していなければいけないこと，生もの，冷たいもの，ぬるぬると粘っこいもの…などは一緒に食べてはいけない」という注意である．これらは臨床的にも妥当であり，とくに服用後に温かい飲食物を摂取して保温に気を配ることは重要である．

2 中国医書の記載

- 『増広太平恵民和剤局方』巻之二治傷寒附中暑・呉直閣増諸家名方・桂枝湯[20]に前記1.の条文が載る．方後に，「春の初めまでは桂枝湯を用い，春の末から夏至の前までは黄芩を加え，夏至の後は知母と石膏，あるいは升麻を加える．もし病人が虚寒であれば加減をせず，汗がなければ服用を中止する」という．
- 『三因極一病証方論』傷風証治[21]に，1.の条文とほぼ同文を引用後に，煩熱，発汗，瘧状などの症状が記載される．『傷寒論』の他の条文を要約したと解される．

3 江戸時代医家の論説（筆者意訳）

- 吉益東洞（1702-73）は，『方機』[22]では，「頭痛，発熱，汗が出て悪風する者は桂枝湯の正証（典型的な適応症候群）である．頭痛の一証だけでも，桂枝湯を投与してよい．もし咳嗽，嘔逆して頭痛するのであれば，この処方では治せない．悪寒，鼻鳴，乾嘔は外邪の候である．この処方が主治する．脈浮弱，あるいは浮数にして悪寒する者は，すべての証が具わっていなくても，この処方を用いる．脈浮数弱は桂枝湯の脈状である．汗吐下の後に，…また発熱して汗が出て身疼痛する者は，なお，この処方を用いるべきである．もし脈浮緊で疼痛すれば，桂枝湯で治せる状態ではない」とあり，『方極』[23]では，「上衝，頭痛，発熱，汗出で悪風する者を治す」とする．
- 原南陽（1752-1820）は『叢桂亭医事小言』で，「傷寒初起の治方は，上衝，頭痛，脈浮で，悪風寒熱，汗の出るものは桂枝湯．項背がこわばれば桂枝加葛根湯．脈浮緊で，ひどいときは熱強く，悪寒，頭疼，身痛，喘咳するものには麻黄湯．項背がこわばるものには葛根湯．寒熱が頻繁に往来して咳が出るものは桂枝麻黄各半湯．咳するものは小青竜湯．渇するものは大青竜湯の類を撰用する」[24]といい，また「産後にかぜをひき，悪寒，発熱，咳嗽するものは，決して軽々しく対応してはいけない．常の病気の発散でよい．葛根湯，桂枝麻黄各半湯などを用いるところが多い．もちろん大青竜湯，小青竜湯などを用いることは当然であるけれども，少し麻黄を遠慮する気味があったほうがよい．邪気の薄いものは桂枝湯，あるいは桂枝加葛根湯で取り扱う」[25]という．
- 尾台榕堂（1799-1870）は『類聚方広義』頭注[26]で，「桂枝湯は蓋し経方の権輿なり」とし，「『傷寒論』が桂枝湯から始まり，『金匱要略』が瓜呂桂枝湯から始まっているのは偶然ではない．これらの書において桂枝湯は衆方の嚆矢となっている．張仲景の処方はおよそ200余りあり，そのうちで桂皮を用いるものは約60，さらにその中でも桂皮を主薬（処方の中心になる生薬）とするものは30に近い．桂枝湯が他の処方に比べて変化が最も多いことに着目すべきである」という．権輿は，物事の始まり，発端の意．嚆矢（鏑矢）は，戦いの開始を告げるために放つ，音響の生じる矢．転じて，ものごとの始まりの意がある．
- 浅田宗伯（1815-94）も『勿誤薬室方函口訣』[27]で，「この方は衆方の祖であり，古方で，

この処方に胚胎するものは100以上ある．その変化運用の妙はいいようもないほどである」と，この処方の重要性を強調する．

4 近年の論説

- 『漢方診療医典』[28]では，「（桂枝湯は）血行をさかんにし，身体を温め，諸臓器の機能をたかめる作用があり，感冒のような熱のある病気に用いるときには，悪寒または悪風，発熱，頭痛があって，脈浮弱であるものを目標とする．この場合，汗が自然に，にじみ出るような状態のものもあるが，汗の出ていないものにも用いてよい．熱のない一般雑病に用いるときには，悪風や悪寒はないが，脈は弱である．…本方は感冒，神経痛，頭痛，寒冷による腹痛，虚弱体質，妊娠悪阻などに用いられる」という．
- 湯本求真（1876-1941）[29]が，「臨床上に於いては皮膚鬆粗にして弛緩し，自汗し易き体質と，上衝症とを主目的」として桂枝を使用すべきだと述べていることは，桂枝湯を用いる際に参考になると思われる．

症 例

症例1 感冒で解熱後に悪風などが残った例
（大塚敬節治験）[30]

10歳の少年．2日前突然，寒気がして38度の熱が出たので，かぜだろうと考えて市販のかぜ薬をのんだ．その夜，汗が出て，翌朝体温はほとんど平常になったが，悪風があり，頭が重く，からだがだるいという．脈は浮いているが弱い．食欲は変わらない．そこで桂枝湯を与えたが，1日分をのみ終わらないうちに，悪風が去り，頭痛もとれて，元気になった．

症例2 感冒で発汗が続いた例（杵渕彰自験）[31]

42歳　男子．体格やや肥満．これまで感冒には葛根湯が有効なことが多かった．X年3月，急に悪寒，全身倦怠感が始まり，数時間後に体温39度台になった．葛根湯を夜と朝に服用したが，効果がなく，悪寒戦慄が続いた．翌日の夕方，麻黄湯を服用．身体が温まり発汗したが，その晩，発汗が止まらない状態が続く．翌朝体温37度台にはなったものの，悪寒と熱感が交互にきて背筋を冷汗様の汗が流れ気持ちが悪い．柴胡桂枝湯を服用したが，その晩も汗が止まらない．そこで，翌朝，発汗が止まらないこと，発汗により悪寒を感じていること，顔だけのぼせたような熱感があることなどから桂枝湯を服用した．服用後すぐに身体が温まり，汗も急に減少した．その後，3日間桂枝湯を服用して治癒した．（抄）

鑑 別

1．感冒初期の発熱に用いる場合

- **葛根湯**

発熱，悪寒は共通．胃腸が丈夫で体格のよい者が適応．項頸部がこり，ほとんど発汗していない点が異なる．咽喉痛の強い例が多い．

- **麻黄湯**

汗なく，発熱，悪寒し，腰痛や四肢骨格筋の疼痛を訴える例に使用．胃腸が丈夫で体格のよい者が適応．インフルエンザに適応が多い．

- **麻黄附子細辛湯**

強い悪寒，頭痛，鼻水，咽喉痛を訴えることが多い．脈は沈んで触れにくいことが多く，ときに徐脈．冷え症で寒がりの人が多い．

- **香蘇散**

胃腸虚弱者，高齢者に使う点で桂枝湯に似る．香蘇散は，桂枝湯でも胃の具合の悪くなる人，抑うつ気分の見られる人などに用いられる．

2. 感冒後の発汗・微熱

■柴胡桂枝湯

感冒後に，頭痛，悪寒，発汗が残るときに要鑑別．柴胡桂枝湯では，消化器症状や，ふしぶしの痛みがある．桂枝湯無効例に用いてもよい．

■柴胡桂枝乾姜湯

感冒後に，寝汗，微熱，頭痛などが残るときに要鑑別．柴胡桂枝乾姜湯は虚弱で冷え症で動悸，不眠をともなうことが多い．

■補中益気湯

解熱後も発汗傾向がある時に要鑑別．補中益気湯は，寝汗が出て疲労感がとれないときに用いる．元来から虚弱な人である．

■白虎加人参湯

感冒後の発熱，発汗で要鑑別．白虎加人参湯は，口渇が強く，汗が流れるように出て止まらず，少し悪寒があって手足は冷え，顔がなんとなくのぼせるというときに用いる．

引用文献

1) 厚生労働省：第16改正日本薬局方，p.1484，2011.
2) 木村孟淳，他編：新訂生薬学，改訂第7版，p.50-51，南江堂，2012.
3) 鳥居塚和生：モノグラフ 生薬の薬効・薬理，p.91-101，医歯薬出版，2003.
4) 原田正敏：桂皮の薬理．現代東洋医学，3(1)：31-35，1982.
5) 田端守，他：桂皮の薬効・薬理．現代東洋医学，13(4)：546-553，1992.
6) 森立之：神農本草経，1-5b〜6a，復元本，近世漢方医学書集成53巻（大塚敬節，他編），p.34-35，名著出版，1981.
7) 吉益東洞：薬徴，近世漢方医学書集成10巻（大塚敬節，他編），p.221-222，名著出版，1979.
8) 浅田宗伯・著，木村長久・校訓：和訓古方薬議・続録，復刻版，p.1-4，春陽堂書店，1982.
9) 真柳誠：漢方一話 処方名のいわれ，41 桂枝湯．漢方診療，15(2)：21，1996.
10) 張仲景：明・趙開美本『傷寒論』，2-13b〜14a，復刻版，p.86-87，燎原書店，1988.
11) 張仲景：清・陳世傑本『金匱玉函経』，2-16a，復刻版，p.97，燎原書店，1988.
12) 張仲景：明・趙開美本『傷寒論』，2-14a，復刻版，p.87，燎原書店，1988.
13) 張仲景：清・陳世傑本『金匱玉函経』，2-16a，復刻版，p.97，燎原書店，1988.
14) 大塚敬節，矢数道明，清水藤太郎：漢方診療医典，第6版，p.42-44，南山堂，2001.
15) 張仲景：明・趙開美本『傷寒論』，2-15a，復刻版，p.89，燎原書店，1988.
16) 多紀元簡：傷寒論輯義，1-26a，近世漢方医学書集成41巻（大塚敬節，他編），p.87，名著出版，1980.
17) 張仲景：元・鄧珍本『金匱要略』，3-4b，復刻版，p.138，燎原書店，1988.
18) 大塚敬節・主講：金匱要略講話，p.514-515，創元社，1980.
19) 張仲景：明・趙開美本『傷寒論』，2-14a，復刻版，p.87，燎原書店，1988.
20) 陳師文，他：増広太平恵民和剤局方，2-20a〜b，和刻漢籍医書集成第4輯（小曽戸洋，他編），p.50，エンタプライズ，1988.
21) 陳言：三因極一病証方論，4-1b，和刻漢籍医書集成第1輯（小曽戸洋，他編），p.54，エンタプライズ，1988.
22) 吉益東洞：方機，近世漢方医学書集成12巻（大塚敬節，他編），p.447-449，名著出版，1980.
23) 吉益東洞：方極，近世漢方医学書集成12巻（大塚敬節，他編），p.365，名著出版，1980.
24) 原南陽：叢桂亭医事小言，近世漢方医学書集成18巻（大塚敬節，他編），p.137，名著出版，1979.
25) 原南陽：叢桂亭医事小言，近世漢方医学書集成19巻（大塚敬節，他編），p.123-125，名著出版，1979.
26) 尾台榕堂：類聚方広義，近世漢方医学書集成57巻（大塚敬節，他編），p.47，名著出版，1980.
27) 浅田宗伯：勿誤薬室方函口訣，近世漢方医学書集成96巻（大塚敬節，他編），p.173，名著出版，1982.
28) 大塚敬節，矢数道明，清水藤太郎：漢方診療医典，第6版，p.339-341，南山堂，2001.
29) 湯本求真：皇漢医学，上巻，復刻版，p.98，燎原書店，1988.
30) 大塚敬節：症候による漢方治療の実際，第5版，p.4，南山堂，2000.
31) 杵渕彰：桂枝湯，新版漢方医学，p.245-247，日本漢方医学研究所，1990.

参考文献

・大塚敬節，三上平太，荒木正胤：桂枝湯の研究．漢方と漢薬，11(1)：34-60，1944.
・大塚敬節：漢方診療三十年，桂枝湯の覚え書，p.74，創元社，1959.

26 桂枝人参湯
keishininjinto

製品番号：82

〔構成生薬〕
人参，蒼朮，甘草，乾姜，桂皮

処方の特徴

1 処方概要

桂枝人参湯は，人参湯に桂皮を加えた処方であり，人参湯と桂枝甘草湯との合方と見ることもできる．古典的には，急性感染性腸炎による下痢に用いると規定されているが，臨床的には，人参湯を用いるべき陰虚証の人で桂皮の適応症状となる頭痛，動悸などがある際に用いるという使用法も行われ，現在ではむしろ後者のほうが実際的であろう．

人参湯は古典的には"裏寒"に用いるとされ，胃腸機能の低下した者の慢性胃炎様症状や水様下痢などに用いられる．

桂皮は，吉益東洞の『薬徴』では「衝逆を主治するなり．旁ら奔豚，頭痛，発熱，悪風，汗出で身痛むを治す」[1]とあり，これをうけて『漢方診療医典』には「発汗，解熱，鎮痛剤で，頭痛，発熱，逆上，悪風，体痛に用いる」[2]とある．また，桂枝甘草湯は『傷寒論』に「発汗過多，其の人，手を又んで自ら心を冒い，心下悸し，按を得んと欲するは，桂枝甘草湯之を主る」[3]とあり，激しい動悸に使用している．桂枝人参湯を頭痛や動悸に用いるのは，これらによる．

2 使用目標と応用

胃腸虚弱者に見られる下痢，頭痛，動悸，悪寒，悪風などを目標に用いる．多くは痩せ型の下垂体質者で，慢性胃炎症状や心窩部拍水音（振水音）をともなう．

応用として，急性または慢性胃腸炎による下痢，胃腸虚弱者の感冒初期，常習頭痛などが挙げられる．

論 説

1 原 典
張仲景『傷寒論』太陽病下篇[4]

〔条文〕太陽病，外証未だ除かず，而れども数之を下し，遂に協熱して利し，利下止まず，心下痞鞕，表裏解せざるは，桂枝人参湯之を主る．

〔大意〕「太陽病で外証（悪寒，頭痛など）がまだ残っているにもかかわらず，数回にわたって，これを下したため，結果として，体表には熱があり，裏（胃腸）には寒があって下痢する状態（協熱而利）〈注1〉[5]となって，下痢が止まらず，心下痞鞕し，表裏ともに病邪が残っているときには，桂枝人参湯を用いる」．

2 中国医書の記載
■唐代，孫思邈の『千金翼方』にも同文の記載があるが，協熱而利を挟熱而利とする[6]．協と挟の通用することを示すものとされる．

3 江戸時代医家の論説（筆者意訳）
■吉益東洞（1702-73）の『方極』には，「人参湯の証で上衝急迫が劇しい者を治す」[7]とある．上衝急迫とは，動悸，冷えのぼせなどであろうが，頭痛も含まれると解釈できる．

〈注1〉協熱而利：「体表に熱があり，裏に寒があって，下痢すること．協と挟は通用し，協はさしはさむの意」とされる[5]．

この考え方が，下痢以外の症状に本処方を用いる契機となった．

■ 有持桂里(1758-1835)の『校正方輿輗』には，「この処方は，外邪があって泄瀉(痛みをともなわない下痢)するものによい．また痢疾(感染性下痢で渋るもの)の初期にもこの処方を用いるべき状態がある」[8]とあり，また「初期に泄瀉か痢疾かわからない者，あるいは泄瀉が一両日続いた後に膿血便が出て痢疾となった者には，この処方がよい．これは私自身が試みた結果である」[9]とする．

■ 尾台榕堂(1799-1870)は，「頭痛，発熱，汗が出る，悪風，肢体倦怠，心下支撐，水様下痢が激しい者は，夏秋の間に多く見られる．この処方がよい．按ずるに，人参湯は吐利を主り，桂枝人参湯は下痢で表症のある者を主る」[10]という．心下支撐は心下支結と同じで，両側腹直筋の緊張．

■ 浅田宗伯(1815-94)も『勿誤薬室方函口訣』で，「この処方は協熱利を治す．下痢を治すのに理中丸を用いることと似ているが，心下痞があって表症を帯びるため，『金匱要略』の人参湯に桂枝を加えたのである．この処方名は意味があって定められたものである．痢疾の最初にこの処方を用いる場合がある．その症は，腹が痛み，便血なく，悪寒が烈しく脈緊の者である．この処方を与えると，すっと弛むものである．発汗の適応と誤ってはならない」[11]とする．発汗の適応とは葛根湯のことであろう．

4 近年の論説

■ 湯本求真(1867-1941)の『皇漢医学』には，「本方証は表裏の二証合併せしものとも云い得べく，また陰陽の二証混淆せしものとも称し得るものにして，表は熱あれども裏は寒なるものなれば，之を確認するにあらざれば本方は軽用すべからず」[12]とする．

■ 大塚敬節(1900-80)は，「人参湯を用いるような患者で，悪寒，発熱があると，この方を用いる．急性大腸炎の発病当初には，この方を用いることがある．発病が水様性の下痢で始まり，腹痛，裏急後重が軽く，悪寒が強く，脈がしまっているものには，この方を用いる．もし悪寒，発熱があって，下痢していても，裏急後重が強ければ葛根湯を用いなければならない」と述べ，『治痢攻徴篇』という書に「痢疾の初め頭痛と悪寒があり，脈が沈遅のもの或いは悪風があって，脈が浮弱で数十行も下痢するものには桂枝人参湯がよい」とあるという[13]．

■ 矢数道明(1905-2002)は，「本方は主として感冒や流行性感冒で，発熱・脈浮弱・頭痛・悪寒などの表証があり，平素冷え症で軟便，裏(腸)に寒のあるもの，また急性腸炎・大腸炎に用いることが多く，偏頭痛・常習性頭痛・小児急癇等に用いた報告がある．〔目標〕頭痛・発熱・汗が出，悪風等の表熱の症状があって，心下痞鞕・下痢があるもの，あるいは心腹疼痛・心下悸・四肢倦怠・足冷え・小便自利等を目標とする．脈は浮弱で数，…腹証は心下痞鞕とあるが痞のこともあり，必発とはいいがたい．人参湯の裏寒の証に表証を兼ねているというのがねらいである．冷え症で下痢しやすく，虚証の人に用いられる」[14]という．

■ 『漢方診療医典』には，「表裏ともに虚する場合」の治療原則として，「表も裏もともに虚している場合に，表裏を同時に治する場合と，裏を先に治して，あとで表を治する場合とがある」として，「たとえば表に熱があって，悪寒または悪風があり汗がにじみ出ているのに，一方では下痢がある．これは表に熱があって，裏に寒があるけれども，ともに重篤な状態ではないので，桂枝人参湯を用いて，表裏を同時に治するのである」という．もし裏の症状が重篤な場合には，「先に裏を治し，後で表を治するようにする」として，

「四逆湯を用いて裏を救い，あとで桂枝湯を用いて表を治する」という[15]．
■ 松田邦夫は，「人参湯は裏寒を目標に用い，桂枝人参湯は協熱利，すなわち表熱，悪寒，下痢を目標に用いられる．急性腸炎の初期などで体表に熱があり，悪寒または悪風があり汗がにじみ出ているのに，一方では裏に寒があって下痢するものに用いる．脈は弱く，テネスムスをともなうことはない．常習頭痛に用いるのは気虚に気逆を伴う場合である．体質は疲れやすく，血色はすぐれず，胃腸が弱い．食欲があまりなく，下痢傾向が認められる．心窩部のつかえ感，心下痞鞕をみることが多い．通常動悸しやすい者が多い」[16]という．

症 例

症例1 ときどき熱の出る下痢患者（大塚敬節治験）[17]

患者は3歳の男子で，かぜをひきやすく，かぜをひくと喘息様のせきの出るくせがある．今度の病気は，15日ほど前からで，1日2～3行の水瀉様の下痢があり，ときどき熱が出るという．食欲はない．桂枝人参湯を与える．3日分で下痢がやみ，食もすすむようになった．

症例2 頭痛に桂枝人参湯（松田邦夫治験）[16]

〔患者〕65歳　主婦

〔現病歴〕…以前から頭痛持ちで，頭痛薬を飲むことが多い．1年前来診したときは，五苓散が有効であった．その後もゴルフをやり過ぎると胸や背中が痛み，肩がこり，頭痛がする．偏頭痛の形でくるときはかなり強い痛みで吐くことがある．寒けがしやすく夏はクーラーがこたえ，寒いと頭痛がする．朝頭痛がすることもある．最近は毎日頭痛がひどい．今回は胃がもたれ，腹がごろごろ鳴り，下痢しやすい．背中の胃の後ろあたりが張る．便通は日に数回でいつも軟便である．…口内炎ができやすい．のぼせやすいが動悸はしない．夜間尿は1～2回．

〔身体的所見〕身長153cm，体重51kg．もっぱらゴルフに熱中しているため，日焼けして一見丈夫そうである．しかし，よく見ると肌や筋肉が柔らかく，脈も弱い．舌には歯痕が著明である．腹部は軟弱ではないが腹筋の緊張が弱い．軽度の心下痞鞕とメテオリスムスを認める．

〔経過〕今回は桂枝人参湯を投与．10日後，頭痛と胃のもたれがすっかり消失した．下痢もしなくなったので大変調子がよい．口内炎もよくなってきた．1ヵ月後，「頭痛はまったく起きず，下痢もしないのでしばらく休薬する．頭痛が起きたらすぐ駆けつけてくる」といって廃薬．4ヵ月後…まで来院せず．

鑑　別

1．感染性腸炎・下痢の場合

■ 人参湯

胃腸虚弱で冷え症の者（陰虚証）の下痢で要鑑別．頭痛，動悸，悪風・悪寒はない．

■ 真武湯

胃腸虚弱で冷え症の者（陰虚証）の下痢で要鑑別．頭痛や，胃もたれや食欲不振などの胃症状もない．

■ 葛根湯

急性腸炎の下痢で要鑑別．体質頑健で冷えがないこと（陽実証），しぶり腹，腹痛をともなうものに時に用いる．

■ 五苓散

下痢で要鑑別．口渇，尿量減少傾向があり，ときに嘔吐する者に用いる．冷えや胃症状はない．

■ 半夏瀉心湯

下痢で要鑑別．体質中等度以上で心下痞鞕がある．

2．頭痛

■ 五苓散
冷えや胃腸機能低下はない．

■ 呉茱萸湯
多くは片頭痛型で下痢・動悸はない．

■ 半夏白朮天麻湯
胃下垂・胃腸虚弱は共通だが，桂枝人参湯のほうが冷え症で痩せ型が多い．桂枝人参湯では，めまいはない．

引用文献

1) 吉益東洞：薬徴，2-17a〜2-20a，近世漢方医学書集成10巻（大塚敬節，他編），p.221-227，名著出版，1979．
2) 大塚敬節，矢数道明，清水藤太郎：漢方診療医典，第6版，p.410，南山堂，2001．
3) 張仲景：明・趙開美本『傷寒論』，3-15b〜3-16a，復刻版，p.130-131，燎原書店，1988．
4) 張仲景：明・趙開美本『傷寒論』，4-16a，復刻版，p.190，燎原書店，1988．
※なお，『傷寒論』発汗吐下後病篇（明・趙開美本『傷寒論』，10-23b，復刻版，p.462，燎原書店，1988），および『金匱玉函経』（清・陳世傑本『金匱玉函経』，3-7b，6-14a，7-7b，復刻版，p.148，p.297，p.344，燎原書店，1988．）にも載る．
5) 大塚敬節：臨床応用傷寒論解説，p.335，創元社，1974．
6) 孫思邈：千金翼方，傷寒上，9-16b，復刻版，東洋医学善本叢書13，p.462，元版千金翼方・上，オリエント出版社，1989．
7) 吉益東洞：方極，世漢方医学書集成12巻（大塚敬節，他編），p.373，名著出版，1980．
8) 有持桂里：校正方輿輗，8-22b〜8-23a，近世漢方医学書集成86巻（大塚敬節，他編），p.274-275，名著出版，1982．
9) 有持桂里：校正方輿輗，11-7b〜11-8a，近世漢方医学書集成87巻（大塚敬節，他編），p.22-23，名著出版，1982．
10) 尾台榕堂：類聚方広義，頭注，近世漢方医学書集成57巻（大塚敬節，他編），p.93-95，名著出版，1980．
11) 浅田宗伯：勿誤薬室方函口訣，近世漢方医学書集成96巻（大塚敬節，他編），p.174-175，名著出版，1982．
12) 湯本求真：皇漢医学1巻，復刻版，p.209-210，燎原書店，1927．
13) 大塚敬節：症候による漢方治療の実際，第5版，p.351，南山堂，2000．
14) 矢数道明：臨床応用漢方処方解説，増補改訂版，p.144-147，創元社，1981．
15) 大塚敬節，矢数道明，清水藤太郎：漢方診療医典，第6版，p.56，南山堂，2001．
16) 松田邦夫：症例による漢方治療の実際，p.132-133，創元社，1992．
※なお，桂枝人参湯の常習頭痛への応用については，藤平の論文（日東医誌，15(2)：27-31，1964）も参考になる．
17) 大塚敬節：漢方診療三十年，p.237，創元社，1980．

27 桂枝茯苓丸
keishibukuryogan

製品番号：25

〔構成生薬〕
桂枝，茯苓，牡丹皮，桃仁，芍薬

処方の特徴

1 処方概要

　元来，原典の『金匱要略』では，妊娠中に腹中に塊があって不正性器出血を起こすものに用いるとあり，現在でも主として産婦人科領域で用いる漢方薬である．

　しかし，同時に，歴史的経緯によって臨床的意味づけが変化した面があり，"瘀血"に用いられる漢方薬，すなわち"駆瘀血剤"の1つとされる．したがって，本処方を用いるには"瘀血"について考えざるをえない（p.152 附記 参照）．

2 臨床からみた瘀血の概念とその治療（表1，表2）

　瘀血は漢方医学独特の仮想的病理概念であり，その実体はなお未解明である．そこで，臨床的には，表2のような徴候を認めた例は"瘀血"と呼ばれる病態にあると想定し，いわゆる駆瘀血剤の使用を考慮すればよいであろう．実際には，表2のすべての徴候を示す例はほとんどない．また，自覚症状には非特異的なものが多く，それだけで瘀血とするのは難しい．重要なのは皮膚粘膜所見と腹部所見（腹証，図1）であろう．このような徴候を認めた場合，虚実にしたがって駆瘀血剤を選用する．実証であれば，桃仁，牡丹皮を含む処方，桂枝茯苓丸，桃核承気湯，大黄牡丹皮湯，通導散などが候補となる．

表1　臨床的にみた瘀血の病態概念

- 漢方独特の仮想的病理概念の1つ
- 現代医学には対応する概念がない
- うっ血，微小循環障害，凝固線溶系異常などの複合した病態か？
- 臨床的には，瘀血の徴候を認めれば，駆瘀血剤の使用を考える

表2　瘀血を考慮すべき徴候

- ■ 産婦人科疾患や症状
  - 月経痛，月経不順，無月経，過多月経，過少月経，帯下，不妊症，習慣性流産，流早産の既往，更年期症候群，産褥神経症，いわゆる血の道症
- ■ その他の疾患や症状
  - 頭痛，めまい，ホットフラッシュ
  - 口乾（水で口をすすぎたいが，飲みたくはない）
  - 腹部の膨満感（他覚的には膨満していない）
  - 手足の冷え，冷えのぼせ
  - 全身または局所の煩熱（体温は変化しない）
  - 痔核，大便が黒い
  - 精神症状，いわゆる不定愁訴
- ■ 皮膚粘膜の所見
  - 口唇歯肉や舌辺縁が暗紫色
  - 皮膚がくすんで，どす黒い，さめ肌（甲錯）
  - 小静脈うっ血（細絡），下肢静脈瘤，打撲傷，皮下出血，粘膜下出血，鼻出血，痤瘡，蕁麻疹，湿疹　など
- ■ 腹部所見
  - 下腹部の筋緊張亢進と圧痛（経産婦や虚弱者では，この所見がないことが多い）
- ■ 既往歴
  - 外傷，事故，手術歴（とくに下腹部）

表3 桂枝茯苓丸の使用目標と応用

- ■ 応 用
  - ・産婦人科領域：排卵障害，黄体機能不全，月経困難症，更年期症候群，子宮筋腫，子宮内膜症　など
  - ・その他：打撲傷，痔核，冷え症，のぼせ，頭痛，めまい，肩こり　など
- ■ 症 候
  - ・産婦人科的症候：月経不順，月経困難，無月経，無排卵周期，不妊，ホットフラッシュ，帯下　など
  - ・その他：唇舌暗紫色，皮膚がどす黒い，さめ肌(甲錯)，小静脈うっ血(細絡)，手足冷え　など　⇒表2参照
- ■ 腹部所見
  - ・下腹部腹筋の緊張と圧痛（認めない例もある）
- ■ 体 質
  - ・体格中等度～頑健
- ■ 備 考
  - ・便秘していなくても，少量の大黄を併用すると有用な例が多い

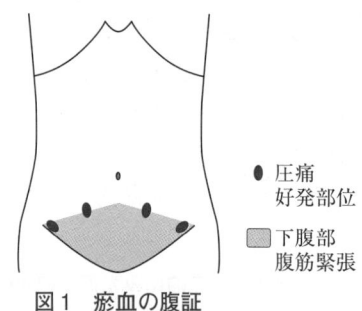

図1　瘀血の腹証

● 圧痛好発部位
▨ 下腹部腹筋緊張

3 使用目標と応用（表3）

桂枝茯苓丸の応用として，産婦人科領域では，排卵障害，黄体機能不全，月経困難症，更年期症候群，子宮筋腫，子宮内膜症などが挙げられる．また，打撲傷，痔核，冷え症，のぼせ，頭痛，めまい，肩こりなどにも用いられる．

適応例で見られる症候としては，産婦人科疾患では，月経痛，月経不順，無月経，更年期ホットフラッシュなどである．産婦人科疾患以外では，多様な愁訴があるが，"瘀血"を考慮すべき徴候（表2）があれば，本処方の使用を考える．体質的には，中等度の者が対象となる．

論 説

1 原 典

張仲景『新編金匱方論』（＝『金匱要略』）巻下・婦人妊娠病脈証并治第二十[1)]

〔条文〕婦人，宿癥病あり，経断ちて未だ三月に及ばず，而れども漏下を得て止まず，胎動きて臍上に在る者は，癥痼妊娠を害すと為す．六月にして動く者は，前三月，経水利するの時の胎なり．血下る者は，断ちて後，三月の衃なり．血の止まざる所以は，其の癥去らざるが故なり．当に其の癥を下すべし．桂枝茯苓丸之を主る．

〔大意〕婦人に，以前から腹に塊があった．月経が止まってからまだ3ヵ月も経たないのに，子宮出血があって止まらない．そして胎児が動いて臍の上にまである．これは腹の中のしこりが害をなして，妊娠を邪魔しているからである．桂枝茯苓丸で，腹中の塊を取ればよい．

〔解説〕「六月にして動くもの」から「血止まらざる所以の者はその癥去らざるが故なり」までは後人の注釈とされる．「胎動」について，蘆川桂洲の『病名彙解』には「妊娠の中，胎動いて病をなすなり」[2)]とある．これによれば，単に胎児が動くことではなく，なんらかの妊娠後期の異常をさすものと推定される．現在の実地臨床では，本文のような使い方はされていないと思われる．

2 中国医書の記載

■ 宋代の陳自明が著した『婦人大全良方』には，奪命円の名称で記載され，「専ら，婦人の小産にて，下血至りて多く，子，腹中に死

し，其の人，増寒，手指唇口，爪甲青白，面色黄黒なるを治す．或は胎上りて心を搶けば，則ち悶絶し，死せんと欲し，冷汗自ずから出で，喘満，食せず，或は毒物を食し，或は誤りて草薬を服し，胎気を傷動し，下血止まず．胎尚お未だ損せざれば之を服して安んずべし．已に死せば，之を服して下すべし．胎の腐爛するに至り，腹中危うきこと甚だしければ，立ちどころに取り出だすべし」（『観聚方要補』安政版・巻9婦人産前より引用〈注1〉[3]）という．大意は，「婦人の流早産で，大量の子宮出血があり，胎児が腹中で死亡し，妊婦は悪寒がして，手指・唇口・爪甲が青白く，顔色が黄黒となるものを治す．あるいは，胎児が"上って搶けば"（動悸がして），死にたくなるほど悶え苦しみ，冷汗が出て，喘鳴がして息苦しく，食べられず，あるいは毒物を食べたり誤って"草薬"（激しい薬の意と思われる）を服用して，胎児が傷つけられて子宮出血が止まらない者に用いる．胎児がなお無事ならば服用すると安胎の効果がある．すでに胎児が死んでいれば，この薬を服用すると下るはずである．亡くなった胎児が腐爛するまでになると，腹中は甚だしく危険であり，ただちに取りだすべきである」ということである．『金匱要略』とは異なる使い方である．

■明代，虞搏の『医学正伝』（1515年成立）には桂枝茯苓丸の名はないが，巻7婦人科中・胎前[4]に，「生子下血過多方」として桂枝茯苓丸と同薬味の処方が記載され，「子を生むに，血下ること過多く，子，腹中に死し，増寒し，手指甲青く，面色黄黒，胎上りて心を搶き，悶乱して，死せんと欲し，冷汗自ずから出で，喘満，食さず，或は毒物を食らい，或は誤りて草薬を服し，胎を傷りて，下血止まず，胎尚いまだ損ぜざれば，安んずべし．若し死せば即ち下ること，極めて妙なり」とある．『婦人大全良方』とほぼ同じである．

■『婦人大全良方』に明代の薛己が注釈を加えた『太医院校註婦人良方大全』は，『婦人大全良方』に大幅な加筆改変が加えられたため，注釈者の薛己の書のようであるが，その巻12妊娠誤服毒薬胎動方第10[5]には，「奪命丹は，小産，或いは毒薬にて唇口爪青黒，其の胎已に死せるを治す」とあり，これも本来の『婦人大全良方』の要約版であろう．

■明代の龔廷賢の『万病回春』巻6産育にも，「催生湯」の名で桂枝茯苓丸と同薬味の方があり，「産母の腹痛，腰痛を候い，胞漿水の下るを見て，方に服すべし」[6]（大意：分娩時に母体の陣痛の状態を観察して，羊水が出てきたならば，桂枝茯苓丸料を服用させる）とある．産育門は出産時の異常とその処置を述べた部であり，その冒頭には，異常分娩の種類と経過，産後の胎盤残留，あるいは子宮内胎児死亡，稽留流産などについての記載がある．本条文がこのような中にあることを考えれば，「産母の腹痛，腰痛」とは陣痛の意と解釈してよいと思われる．「胞漿水下るを見て云々」は，破水した後は桂枝茯苓丸を服用させて，分娩を促進させるという意であろう．

3 江戸時代医家の論説（筆者意訳）

■『衆方規矩』巻之下・婦人科には，「催生湯」の名で『万病回春』と同文がある[7]．

■吉益東洞（1702-73）は『方機』[8]では，「子宮出血（漏下）が止まらず，胎児の動き（胎動）が臍上に在る者．婦人で，突き上げてくるような逆上感（衝逆）があり，頭がクラクラ（頭眩）して，心下部で動悸があり，あるいは筋肉の細かい痙攣（肉瞤筋惕）が起こる者．…月経が止まり，顔や足がむくむ者．…

〈注1〉『婦人大全良方』奪命円：中国医学最初の産婦人科専門医書とされるが，同書を直接参照することができなかったので，最も優れた処方集とされる『観聚方要補』安政版・巻9婦人産前[3]から引用した．

瘀血の症状をともなう病気（血症の変）で，手足に煩しい熱感があり，小便が出にくい（尿量が少ない）者（以下略）」などに桂枝茯苓丸を使うという．

■東洞はまた『方極』[9]では，桂枝茯苓丸の使用目標を「拘攣，上衝，心下悸，経水に変有り，或は胎動ずる者」（大意：腹筋の緊張亢進あるいは攣縮，冷えのぼせまたはホットフラッシュ，心下部の動悸，月経の異常，妊娠後期の異常のある者）だと簡略化して述べている．また，「これ唯だに婦人の病を治するのみにはあらざるの方なり」と，男性にも使用できるともいっている．

■福井楓亭（1725-92）は『方読弁解』小産門[10]で，「『万病回春』は，桂枝茯苓丸を催生湯と名づけ，産母腹痛，腰痛を候い，胞漿水下るを見て，方に服す云々と曰う．妊娠中に流産（小産）しそうになり，その痛みが腰の"八髎"から始まって陣痛が起こり，下腹部の痛みが甚だしい者は，安胎の処方を用いても救うことはできない．速やかに桂枝茯苓丸を作って服用させるならば，流産（"堕胎"）の後に，悪露がよく出て，瘀帯することなく，後日の患いを免れるはずである．『回春』に説くところは，通常の出産における催生の効を述べたものと思われる．正常の出産でこの処方を服用すれば，出産後に悪露がよく下り，渋滞の患いはなくなる」という．八髎は仙骨部の8つの経穴の総称．

■和田東郭（1744-1803）は『蕉窓雑話』[11]で，産後に悪露が出きらず続くときに用いるとし，桂枝茯苓丸だけでは効果が不十分なので大黄を加えるとよいという．大黄を加えると桂枝茯苓丸の効果が高まることは，多くの臨床医家が指摘しており，筆者も参考にしている．

■有持桂里（1758-1835）は『校正方輿輗』で，「出産直前に使用すれば出産を促進し，産後には，悪露が停滞して（＝胎盤などの一部が遺残する意か），腹痛，発熱悪寒などを起こした者を治す．また母体内で死亡した胎児や出産後の胎盤の排出を促進する．産前後の様々な疾患に用いうる．…常に大黄を加えるべきである」[12]，「月経が来ない（続発性無月経），来ても少ない（月経過少），あるいは予定よりも早く，あるいは遅れ，あるいは1ヵ月に2回，2ヵ月に1回など，月経のないのとありすぎるのと，常態を失した者（月経周期の異常）などに用いると，みな効果がある．つねに大黄を加えて，丸薬ではなく煎じ薬として使用してよい．ただし，"積結久癥（＝慢性腫瘍性の腹部病変？）"となってしまってはこの処方では治らない」[13]，「内部に"瘀滞（＝瘀血か）"があって不正子宮出血が続く（漏下）者には，止血剤（芎帰膠艾湯など）をいくら用いても止まらない．これには桂枝茯苓丸を与えて"瘀"を除くのがよい」[14]という．

■百々漢陰（1776-1839）・百々鳩窓（1808-78）は，『梧竹楼方函口訣』[15]で，「桂枝茯苓丸は，下地に瘀血が滞って塊をなし，そこへ妊娠して，胎児の成長が塊のために妨げられ，胎児が動いたり不正出血が止まらない者に用いる．要するに瘀血を除いて胎児を育てる手段である．またそのほか，女性で，瘀血が下腹部に滞って，いろいろな訴えをする者，および，出産の前後にかかわらず，瘀血が原因のあらゆる月経障害の者には，すべてこの処方を総司として用いる．ある婦人が，夜になると逆上（ホットフラッシュ）して眠れず，また眩暈に苦しんでいた．そこで瘀血によるものとして桂枝茯苓丸に大黄を加えて与えたところ奇効があった．友人の奥劣斎は，およそ女性のいっさいの病気は大抵は桂枝を含む処方に加味してよく治るものである．桂枝茯苓丸は女性においては誠に聖薬である，といっている．いかにも道理である」という．

■尾台榕堂（1799-1870）は『類聚方広義』

桂枝茯苓丸・頭注[16]で，「○産後に悪露が出きらなければ，様々な病気が錯綜して起こり，ついには救うこともできなくなる．そのため，その治療は瘀血を駆逐することが至って重要である．これには桂枝茯苓丸がよい．また分娩時に本処方を用いれば，"催生"（出産を促す）に効果がある．○月経が不順で，ときどき頭痛し，腹中拘攣，あるいは手足がしびれて麻痺（瘖痺）する者を治す．あるいは月経の度に，頭が重くめまいがして，腹中から腰脚がひきつれるように痛む者，産後すでに数十日を経過して他に特別な症状はないが，ときどき臍周囲に刺すような痛みがあったり，痛みが腰から下肢の方に放散する者，閉経後に，のぼせて頭痛し，眼中に"翳"（？）が生じ，眼球結膜が充血（"赤脈縦横"）して痛んだりまぶしかったりして，腹中拘攣する者に用いる．あるいは，妊婦が転倒して胎児が母体内で死亡し，子宮出血が続き，下腹部が攣痛する者も，桂枝茯苓丸を用いれば死亡した胎児はすぐに娩出される．また血尿をともなう排尿障害（血淋），消化管出血，子宮出血などに用いると効果がある．すべて大黄を加えて煎じて服用するのがよい．（以下略）」という．

■浅田宗伯（1815-94）は『勿誤薬室方函口訣』[17]で，「桂枝茯苓丸は，瘀血が原因で起こる"癥瘕"（腹部の腫瘤様病変）を取り去るのが主旨であり，すべて瘀血より生ずる諸種の症状に活用するとよい．原南陽は甘草，大黄を加えて"腸癰"（虫垂炎）を治すという．自分の門（流派）では，大黄，附子を加えて"血分腫"〈注2〉[18]および産後の"水気"（浮腫）を治す．また，桂枝茯苓丸と桃核承気湯との区別は，桃核承気湯には"狂の如く，少腹急結"があり，桂枝茯苓丸には"癥去らざるが故なり"を使用目標とする．また温経湯のような"上熱下寒"はない」という．

4 近年の論説

■『漢方診療医典』[19]には，「本方は瘀血証を目標に用いる．腹診によって，下腹部に抵抗のある部位を認め，この部に圧痛があれば，瘀血証の目標とする．このような患者の腹部は一般に弾力に富んで，緊張のよいものが多く，貧血の傾向はなく，また軟弱無力なものは少ない．…本方は婦人科疾患，ことに子宮およびその付属器の炎症に用いられ，また月経不順による諸種の障害，月経困難症，子宮筋腫，打撲傷，痔核，蕁麻疹，湿疹等に用いられる」とある．

■大塚敬節（1900-80）の『症候による漢方治療の実際』には，瘀血による出血，諸種の化膿症，浮腫，腹痛（月経困難症など），月経異常（月経困難症・稀発月経・過少月経・無月経など），疼痛（瘀血による），腰痛，視力障害，蕁麻疹・湿疹などに用いるとの記載がある[20]．なかでも，打撲の項で「原南陽は桂枝茯苓丸に甘草と生姜を加えて，甲字湯と名づけて打撲の後遺症に用い，浅田宗伯は桂枝茯苓丸に大黄と附子を加えて打撲による疼痛を治している」[21]といい，また不妊・流産・難産の項で「当帰芍薬散を用いる婦人が，虚弱で，疲れやすく，色が白く，筋肉のしまりがわるいのに反し，桂枝茯苓丸を用いる婦人は，筋肉がしまり，血色もよい．このような婦人の不妊症に，この方のきく場合がある」[22]と述べている．

症　例

症例1 更年期症候群（矢数道明治験）[23]

42歳主婦．…昨年の夏頃から胸苦しく，息がつまるようになり，フラッとして今にも

〈注2〉血分腫：「月経閉止による浮腫」とされる[18]．

倒れそうになる．…頭痛，めまい，肩こり，動悸，全身倦怠という不快な訴えに絶えず悩まされていた．子供は3人，搔把手術を3回して，9年前に避妊手術を受けた．月経は毎月あるが極めて少ない．体格，栄養，顔色等は普通である．腹証は，臍傍と臍下の硬結，抵抗，圧痛が甚だしく，瘀血症候としての下腹部反応が顕著であるとともに，左右（特に右）の季肋部の抵抗と圧痛，即ち胸脇苦満の季肋下反応が全部揃っているのであった．両側腹部の肝胆経に沿うても甚だしい緊張が触知できる．…まず桂枝茯苓丸料を与えてみたのである．本方10日分の服薬によって主訴のほとんどが消失…．服用後4日目より自覚症が好転し始め，永い間の慢性鼻炎もよくなったという．引き続き服用中である．（抄）

症例2 無月経（松田邦夫治験）[24]

〔患者〕24歳　女性　商社勤務
〔既往歴〕特記すべきことなし
〔現病歴〕3年前，ダイエットしたところ，それまで順調であった月経が不順となり，やがて無月経となった．翌年から産婦人科の治療を受けている．ホルモン投与を受けると，誘発月経はあるが，月経痛（腰・腹痛）がひどい．基礎体温は不規則で排卵は認められない．冬季は冷えのぼせ傾向が著しい．大小便正常．

〔身体的所見〕身長160cm，体重55kg．体格栄養状態は良好．筋肉の緊張はよい．腹診で，右下腹部とくに右腸骨上窩および，これと臍とを結ぶ線上中間点に著明な圧痛を認め，軽く圧迫しても飛び上がるほど痛がる．

〔経過〕桂枝茯苓丸を投与．ホルモン治療も併用．3ヵ月後，ホルモン投与を受けなくても月経があるようになった．月経痛もまったく消失し，患者は驚喜した．6ヵ月後，基礎体温曲線は正常化，排卵期に卵白様帯下をみるようになった．7ヵ月後，退職し結婚した．

症例3 不眠症（松田邦夫治験）[25]

〔患者〕28歳　女性　商社勤務
〔現病歴〕2年前に，失恋してから不眠症となり，毎日睡眠薬を常用するようになったという．

〔身体的所見〕初診時一見して，顔色がどす黒い．とくに目の下が黒く，パンダのようである．便秘がちで肩がこる．ほかに痔があり，排便時の出血と疼痛を訴える．体質はかなり実証である．腹診すると，臍上に動悸が強く，左下腹部に強い圧痛（瘀血の腹証）を認める．

〔経過〕治療は，酸棗仁湯から始めて，抑肝散加陳皮半夏，柴胡加竜骨牡蛎湯と変えて，次々に投与したが，3ヵ月を経ても，少しも効果がなかった．止むを得ず，腹証により桂枝茯苓丸料を与えたところ，2日目に，月経と関係なく大量の子宮出血があった．驚いた本人は，産婦人科へ駆け込んだが，異常なしといわれた．出血は，5日目まで続いた．ところが，服薬翌日から眠れるようになり，睡眠薬をすっかりやめることができた．同時に，痔も全治した．便秘，肩こりもよくなった．桂枝茯苓丸料は，通算40日でやめたが，その後も順調に経過した．

鑑　別

■ **当帰芍薬散**

排卵障害，黄体機能不全，月経困難症，更年期症候群などで要鑑別．中肉中背～痩せ型で冷え症，やや貧血様，むくみやすい体質の者に用いる．腹部は全体に軟らかい例が多い．

■ **桃核承気湯**

黄体機能不全，月経困難症，更年期症候群など，および瘀血の徴候のあるときに要鑑別．体格中等度以上で，いわゆる瘀血の徴候があり，頭痛，のぼせ，月経困難，精神不穏，便秘などの症状が強い例に用いる．左下腹部腸骨窩に強い圧痛と筋緊張（小腹急結）を認め

ることが多い.

■ 大黄牡丹皮湯

婦人科疾患および瘀血の徴候のあるときに要鑑別.体格中等度以上で瘀血の徴候があり,便秘して,下腹部とくに右腸骨窩付近に比較的強い圧痛と抵抗・緊張を認める例に用いる.往昔は急性虫垂炎に用いられた.

■ 通導散

元来は外傷性皮下出血,打撲傷に使用された処方であるが,これも駆瘀血剤の要素を持ち,月経不順,更年期症候群にも使用する.体質は中等度以上で,便秘がちの例が適応となる.

■ 温経湯

婦人科疾患で要鑑別.比較的虚弱で冷え症体質の者の,無月経,月経不順,月経痛,更年期症状などに用いる.下腹部圧痛はない.指掌角皮症をともなう例がある.

■ 加味逍遙散

婦人科疾患で要鑑別.比較的虚弱な者の,更年期症候群,不定愁訴に頻用する.神経症的,抑うつ的な傾向が強い.

Evidence

1 排卵障害・黄体機能不全

安井[26]は,桂枝茯苓丸は,主に卵巣に作用し,排卵ならびに黄体の維持に関係するとしている.

【臨床効果】

安井ら[27]によれば,桂枝茯苓丸単独療法における効果について,無排卵周期症で75％(6/8),第1度無月経で40％(2/5)に排卵,またそれぞれ25％(2/8),20％(1/5)に妊娠を認めたとする報告(五十嵐,1985),および,無排卵周期症で48.3％(14/29),第1度無月経で75％(12/16)の排卵,またそれぞれ34.8％(8/23),35.7％(5/14)に妊娠を認めたとする報告(矢内原ら,1982)などがあるという.

最近では,赤松[28]が,排卵障害,黄体機能障害,機能性不妊症83例を対象に,無排卵が投与後排卵したもの,不妊・無排卵が妊娠したもの,内膜像・高温期の延長が見られ黄体期の改善が認められたものなどを「改善」としたときに,桂枝茯苓丸単独または症例により適宜西洋薬を併用して,無排卵周期症での有効率48.3％,妊娠率34.8％,第1度無月経での有効率75.0％,妊娠率35.7％であったという.

【作用機序】

Yasuiら[29]によれば,ラット卵巣細胞培養系を用いた研究において,桂枝茯苓丸は,インターロイキンinterleukin (IL) 1-βを介した好中球走化因子cytokine-induced neutrophil chemoattractant (CINC) 産生を用量依存的に促進し,この効果は当帰芍薬散よりも強かった.CINCはヒトのIL-8に相当し,好中球の集族と活性化を介して排卵過程で重要な役割を担うとされる.すなわち,桂枝茯苓丸のCINC産生促進効果は排卵過程に関係することが考えられるという.

また,Usuki[30]によれば,ラット卵巣を用いた還流実験から,桂枝茯苓丸には,黄体からのプロゲステロン分泌促進作用があるという.

2 更年期症候群

【臨床効果】

1. ホットフラッシュと冷えに対する桂枝茯苓丸とホルモン補充療法との有効性の比較(Ushiroyamaら,2005)[31]

〔概略〕更年期愁訴を有する閉経後女性352例が対象.①ホットフラッシュを呈する129名とホットフラッシュのない166名で四肢血流量(レーザードップラー流量計で測定)を検討した結果,ホットフラッシュのある群は,

ホットフラッシュのない群に比べて顎下および指趾先端の血流が有意に多かった（$p<0.0001$）．またホットフラッシュのある群では，ない群に比べて足の第3趾の血流がすくなかった（$p<0.0001$）．②ホットフラッシュのある140例を，ホルモン補充療法（HRT）群70例と桂枝茯苓丸投与群70例に無作為割付け．脱落9例を除き，HRT群64例と桂枝茯苓丸投与群67例で血流変化を比較した結果，投与前に比して，顎下の血流量は両群とも有意に減少（いずれも $p<0.0001$），指先の血流量も両群とも投与前に比して有意に減少（HRT群：$p<0.036$，桂枝茯苓丸群：$p<0.0001$），趾先の血流量は桂枝茯苓丸投与群でのみ有意に上昇した（$p<0.002$）．投与前に対する血流の変化率では，顎下，指先，趾先のいずれにおいても桂枝茯苓丸投与群が，HRT群に比し有意に改善率が大きかったという．

2．更年期ホットフラッシュ改善効果
（庄子ら，2006）[32]

〔概略〕ホットフラッシュを主訴とする更年期女性11例で，ホットフラッシュスコア＝ホットフラッシュのつらさ・強度の visual analogue scale（VAS）値×1日平均出現回数として評価，桂枝茯苓丸投与により，このスコアが投与前に比べて有意に改善したという（$p<0.05$）．

【作用機序】[33,34]

1．桂枝茯苓丸のホットフラッシュ軽減効果はカルシトニン遺伝子関連ペプチドが関与する（Noguchi ら，2003）[35]

〔概略〕ラットにおいて，卵巣切除により，カルシトニン遺伝子関連ペプチド calcitonin gene-related peptide（CGRP）誘発性の皮膚温上昇と血管拡張とが増強されただけでなく，内因性 CGRP の血清濃度低下と CGRP 受容体のアップレギュレーション（CGRP 受容体数増加）を誘起した．桂枝茯苓丸の経口投与は，容量依存的に，17β-エストラジオール 17β-estradiol（略称 エストラジオール：E_2）静注と同様に効果的に，血清 CGRP 濃度を正常化させることにより，卵巣切除ラットにおいて観察される一連の皮膚温 CGRP 関連反応を正常化させた．ただし，桂枝茯苓丸は，E_2 のホルモン補充療法とは異なり，卵巣切除による血清 E_2 濃度低下と子宮重量減少には影響を与えない．すなわち，桂枝茯苓丸は血清 E_2 活性には影響を与えないという．

〔解説〕更年期における卵巣機能低下の結果，血中 E_2 濃度低下により血中 CGRP 濃度が低下，それに対応して CGRP 受容体数の増加（CGRP 感受性亢進）が誘起されるという．この状態で，なんらかの原因による一過性の CGRP 放出が起こると，CGRP は強力な血管拡張作用を持つので，末梢血管が拡張して過度の血管拡張すなわちホットフラッシュが発現することになる．これに対して桂枝茯苓丸は，血中 CGRP 濃度低下を正常化して，CGRP 感受性亢進を抑制して，ホットフラッシュ発現を抑えるという．なお，桂枝茯苓丸が E_2 活性に影響を与えないことは，桂枝茯苓丸が，ホルモン補充療法が禁忌となる卵巣切除後・閉経期女性ホットフラッシュ治療に有用となる可能性を示唆するという．

2．ホットフラッシュを有する中年女性の血中サイトカインレベルに対する桂枝茯苓丸の効果（Yasui ら，2011）[36]

〔概略〕ホットフラッシュを訴える周閉経期および術後閉経女性を対象とする臨床研究で，桂枝茯苓丸は monocyte chemoattractant protein（MCP）-1 値を投与前に比べて有意に減少させた．また，ホットフラッシュに有効であった治療群では投与前に比して有意に IL-8 を有意に低下させたという（15．加味逍遙散 Evidence 参照）．

3 その他の疾患・症状に対する効果
【アトピー性皮膚炎】
1．アトピー性皮膚炎改善効果を実証
（Makino Tら，2007）[37,38]

〔概略〕アトピー性皮膚炎患者36名に桂枝茯苓丸を4～6週間併用し，その前後でSCORing Atopic Dermatitis（SCORAD）index，VASスコアを計測して治療改善度を評価し，また血中thymus and activation-regulated chemokine（TARC）値を測定した．TARC値はアトピー性皮膚炎で有意に上昇し，治療効果を反映するとされる．結果，内服前後で，SCORAD index，VASスコア，TARC値が有意に低下した．アトピー性皮膚炎に対して桂枝茯苓丸は有用な治療法になり得る．桂枝茯苓丸は皮膚微小血管の炎症改善に有効という．なお，瘀血スコアと治療改善度とは関連がなかったことから，瘀血症状に神経質にならずに使用できる可能性があるという．

2．皮膚微小血管内皮細胞からの炎症性サイトカイン産生を抑制（Yoshihisaら，2010）[39]

〔概略〕ヒト皮膚微小血管内皮細胞を用いて，桂枝茯苓丸および，その活性成分であるペオニフロリン paeoniflorin の，リポ多糖体 lipopolysaccharide（LPS）で誘起される炎症性サイトカイン産生抑制効果を検討した結果，桂枝茯苓丸・ペオニフロリンともに，migration inhibitory factor（MIF）IL-6, IL-8, tumor necrosis factor（TNF）-αの産生を抑制した．さらに，桂枝茯苓丸・ペオニフロリンともに，cycloxygenase（COX）-2およびinducible nitric oxide synthase（iNOS）の発現を抑制した．これらの結果は，桂枝茯苓丸が皮膚疾患患者の微小血管の炎症を改善するために有用な可能性を示唆するという．

3．アトピー性皮膚炎の慢性期苔癬化に有効（Mizawaら，2012）[40]

〔概略〕アトピー性皮膚炎患者45例に従前の治療法に加えて桂枝茯苓丸を追加4～6週間投与した結果，SCORAD indexおよびVASスコアが有意に改善（$p<0.01$），血清LDH値も有意に改善（$p<0.01$）．中等度以上の改善を示した群26例では苔癬化を88.5%に認め，やや改善以下から治療効果を認めなかった群19例では苔癬化は42.1%であった．さらに，9～67週間の長期投与例では，苔癬化スコアの高い患者で治療効果が高かった．すなわち，桂枝茯苓丸はアトピー性皮膚炎，とくに苔癬化をともなう例において有効であるという．

【内皮機能改善効果・動脈硬化進展抑制効果（？）】

桂枝茯苓丸の内皮機能保護効果および動脈硬化進展抑制効果に関連する複数の報告がある．動脈硬化進展に関与する soluble vascular cell adhesion melecule（sVCAM）-1を減少させる効果[41,42]，コレステロール負荷ウサギの動脈硬化進展を抑制する効果[43]，コレステロール負荷ウサギ・自然発症高血圧症ラット・自然発症糖尿病ラットの内皮機能改善効果[44-46]などの報告である．

また，すでに紹介したように，ホットフラッシュを訴える周閉経期および術後閉経女性でMCP-1低下が報告[36]される．この点について安井[33]は，MCP-1は，進展中のアテローマを含めた活動性炎症部位への単球の集族を引き起こす中心的なケモカインであり，その表現は内皮細胞によって強化される．それゆえ，桂枝茯苓丸は内皮機能に有益な効果を有する可能性がある．ホットフラッシュのあった女性では，冠動脈および大動脈石灰化がより多いとするデータがあり，桂枝茯苓丸はホットフラッシュを改善することにより動脈硬化進展を予防する可能性があると述べている．

以下は，ヒトでの内皮機能改善効果を直接示した報告である．

メタボリック症候群関連因子を有する患者の内皮機能改善効果（Nagataら，2012）[47]

〔概略〕メタボリック症候群の診断基準の因子を少なくとも1つ持つ患者92例の内皮機能を reactive hyperemia peripheral arterial tonometry（RH-PAT）で評価した．桂枝茯苓丸投与により，内皮機能を示す natural logarhithmic scaled reactive hyperemia index（L_RHI）が対照期間（非投与期間）に比して有意に上昇（改善）した．また，血清中の nonesterified fatty acid（NEFA＝free fatty acid），malondialdehyde（MDA），VCAM-1 も有意に低下した．この結果から，桂枝茯苓丸は，メタボリック症候群関連因子を有する患者の内皮機能に有益な効果を持つことが示唆されたという．MDA は脂質酸化ストレスの指標とされる．

附 記

■瘀血について

瘀血という用語は，『金匱要略』に見られる．この書は，後漢の張仲景の『傷寒雑病論』の雑病の部分が独立してできたとされるが，同書・驚悸吐衄下血瘀血病篇には，「病人，胸満し，唇痿し，舌青く，口燥き，ただ水を嗽がんと欲して嚥むことを欲せず，寒熱無く，脈微大にして来ること遅く，腹満たざるに，其の人，我満すと言うは瘀血有りと為す」[48]（大意：病人が，胸が一杯になったように感じ，唇の色が悪く，下が青く，口が乾燥するので，水で口を漱いで潤いをつけようとし，飲みたいわけではなく，悪寒も熱感もなく，脈は微大で徐脈であり，外見では腹は膨満していないのに，病人自身は自分の腹が張っていると訴えるのは，瘀血があるのである）とあり，今日，瘀血の徴候とされる症状のいくつかが列挙される．また，婦人雑病篇温の温経湯の条文[49]にも，「少腹裏急，腹満，手掌煩熱，唇口乾燥するは，何ぞや．師の日く，此の病，帯下に属す．何を以ての故ぞ．曾て半産（＝流産）を経て，瘀血少腹に在りて去らず」（意味は 5. 温経湯 参照）とあり，瘀血の語が見られる．

『金匱要略』と対をなす『傷寒論』には，瘀血という語はないが，"蓄血"という表現がある．陽明病篇に，「陽明証，其の人，喜忘なるは，必ず蓄血あり．…屎鞕しと雖も，大便反って易く，其の色必ず黒し．抵当湯に宜し．（以下略）」[50]（大意：陽明病期の症候があり，病人がしばしば忘れるのは必ず蓄血がある．…大便が硬くても反って出やすく，その色は必ず黒い．これには抵当湯がよい）とあるのが，それである．この抵当湯は桃仁・大黄および動物性生薬の水蛭・䗪虫を含み，後代には陳旧性瘀血に用いるとされる処方である．太陽病中篇には「…其の人，狂を発する者は，熱下焦にあるを以て，小腹まさに鞕満すべし．小便自利の者は，血を下せば，すなわち愈ゆ．…抵当湯之を主る」[51]ともある．"傷寒"という重篤な感染症の経過中に，瘀血（＝蓄血）によって「忘れっぽくなる」，「狂を発する」という症状が起こるという点が興味深い．また，小腹鞕満という，後に瘀血の腹証とされる用語がはじめて使用されている．

このような『傷寒論』『金匱要略』に見られる瘀血の概念は時代とともに，多くの疾患や症状を包含する形で多彩な変化を遂げる．一例を挙げると，明代の『古今医鑑』（1576年成立，1577年刊）[52]には，「通導散は，跌撲，傷損，極めて重く，大小便通ぜず，乃ち瘀血散ぜず，肚腹膨張し，心腹を上り攻め，悶乱して，死に至らんとする者を治す．先ず此の薬を服して，瘀血を打ち下し，然して後に方に損を補う薬を服すべし」〔大意：通導散は，打撲傷が極めて重く，大便も小便も通じない

で，瘀血が生じ，腹部は膨満し，悶え苦しんで瀕死の状態にある者を治す．どんなに衰弱しているように見えても，まずこの薬でうっ滞した血（瘀血）を瀉下した後に，損なわれた体力を補う薬を用いるべきである」とある．ここで言う"瘀血"とは，記載される症状からみて，打撲による皮下出血，筋肉組織内の出血やうっ血ばかりなく，内臓出血や腹腔内出血などを含むと思われる．

こうした経緯をまとめるものとして，昭和初期に刊行された湯本求真の『皇漢医学』[53]には，現在の瘀血の概念の直接の原型とも呼ぶべき記載が見られる．まず，「瘀血」とは「汚穢なる血液，…変化したる非生理的血液にして既に血液たるの資格を喪失せるのみならず，反って人体を害する毒物」とする．瘀血の原因としては，まず月経閉止を挙げる．治療には，「通経剤（無月経を回復する薬）すなわち駆瘀血剤」であり，陽実証の瘀血には桃仁，牡丹皮を含む処方，陰虚証の瘀血には，当帰，川芎を含む処方，陳久性の瘀血には䗪虫，水蛭，虻虫，乾漆を含む処方を用いるとする．また，女性の瘀血は産後の「悪露排泄不全」によることも少なくない，瘀血は男性にも見られ，遺伝，打撲等の外傷性溢血などがその原因になるという．そして，「瘀血の腹証」として，「下腹部において抵抗物を触知し，按ずるに疼痛を訴え，かつ宿便，結石，寄生虫，妊娠子宮を否定するときは，みな悉く之を瘀血となし，治瘀血剤を撰用すべきものにして，この抵抗物および圧痛を以て瘀血の腹証と称す」という．また，「瘀血の外証」として，「ただ水を漱ぐことを欲し，嚥むことを欲せざる」，「舌青き」（「舌にうっ血ある」），他覚的には変化がないのに自覚的な腹満感を訴えるもの，皮膚の「甲錯」すなわち「皮膚魚鱗の如く亀甲の皺紋の如き」を列挙している．

現在の古典的漢方における瘀血の概念は，このような先人の経験に基づいて形成されてきたものである．

引用文献

1) 張仲景：元・鄧珍本『金匱要略』，3-1a〜b，復刻版，p.131-132，燎原書店，1988.
2) 蘆川桂洲：病名彙解，近世漢方医学書集成64巻（大塚敬節，他編），p.279，名著出版，1982.
3) 多紀元簡・著，元胤・元堅・元昕ら改訂：観聚方要補 安政版，9-1b〜2a，『観聚方要補』安政版刊行委員会復刻版，p.260，医聖社，2013.
4) 虞摶：医学正伝，7-49a，和刻漢籍医書集成第8輯（小曽戸洋，他編），p.248，エンタプライズ，1990.
5) 陳自明・撰，薛己・校注：太医院校註婦人良方大全，12-21b，婦人大全良方，和刻漢籍医書集成第3輯（小曽戸洋，他編），p.157，エンタプライズ，1989.
6) 龔廷賢：万病回春，6-41a〜b，和刻漢籍医書集成第11輯（小曽戸洋，他編），p.238，エンタプライズ，1991.
7) 曲直瀬道三・原著，曲直瀬玄朔・増補：医療衆方規矩，近世漢方医学書集成5巻（大塚敬節，他編），p.351，名著出版，1979.
8) 吉益東洞：方機，近世漢方医学書集成12巻（大塚敬節，他編），p.570-571，名著出版，1980.
9) 吉益東洞：方極，近世漢方医学書集成12巻（大塚敬節，他編），p.410，名著出版，1980.
10) 福井楓亭：方読弁解，近世漢方医学書集成54巻（大塚敬節，他編），p.383-384，名著出版，1981.
11) 和田東郭：蕉窓雑話，近世漢方医学書集成15巻（大塚敬節，他編），p.500，名著出版，1979.
12) 有持桂里：校正方輿輗，近世漢方医学書集成85巻（大塚敬節，他編），p.66-68，名著出版，1982.
13) 有持桂里：校正方輿輗，近世漢方医学書集成85巻（大塚敬節，他編），p.100，名著出版，1982.
14) 有持桂里：校正方輿輗，近世漢方医学書集成85巻（大塚敬節，他編），p.125-126，名著出版，1982.
15) 百々漢陰，百々鳩窓：梧竹楼方函口訣，復刻版，p.192，春陽堂書店，1976.
16) 尾台榕堂：類聚方広義，近世漢方医学書集成57巻（大塚敬節，他編），p.318-319，名著出版，1980.
17) 浅田宗伯：勿誤薬室方函口訣，近世漢方医学書集成96巻（大塚敬節，他編），p.179-180，名著出版，1982.
18) 大塚敬節，矢数道明，清水藤太郎：漢方診療医典，第6版，p.503，南山堂，2001.
19) 大塚敬節，矢数道明，清水藤太郎：漢方診療医典，第6版，p.341，南山堂，2001.
20) 大塚敬節：症候による漢方治療の実際，第5版，p.96-97，p.148-150，p.181-182，p.322-323，p.388-389，p.453，p.464-465，p.603-607，p.684-688，南山堂，2000.
21) 大塚敬節：症候による漢方治療の実際，第5版，p.120-121，南山堂，2000.
22) 大塚敬節：症候による漢方治療の実際，第5版，p.400，南山堂，2000.

23) 矢数道明：桂枝茯苓湯の臨床的研究．日本東洋医学会雑誌，12(2)：5-10，1961．
24) 松田邦夫：症例による漢方治療の実際，p.296-297，創元社，1992．
25) 松田邦夫：症例による漢方治療の実際，p.153-154，創元社，1992．
26) 安井敏之：女性不妊・排卵障害．臨床婦人科産科，66(1)：33-41，2012．
27) 安井敏之，他：F漢方療法，排卵障害治療の実際，新女性医学体系13，武谷雄二・総編集，p.262-269，中山書店，2000．
28) 赤松達也：月経異常と漢方．臨床婦人科産科，65(4)：459-463，2011．
29) Yasui t, et al：Stimulatory effect of the herbal medicine Keishi-bukuryo-gan on a cytokine-induced neutrophil chemoattractant, in the rat ovarian cell culture. Am J Reprod Immunol, 50(1)：90-97, 2003.
30) Usuki S：Effects of Hachimijiogan, Toki-shakuyakusan and Keishibukuryogan, Ninjinto and Unkei-to on estrogen and progesterone secretion in preovulatory follicles incubated in vitro. Am J Chin Med, 19(1)：65-71, 1991.
31) Ushiroyama T, et al：Comparing the effects of estrogen and herbal medicine on peripheral blood flow in post-menopausal women with hot flashes：hormone replacement therapy and gui-zhi-fu-ling-wan, a Kampo medicine. Am J Chin Med, 33(2)：259-267, 2005.
32) 庄子忠宏，他：桂枝茯苓丸のホットフラッシュに対する改善効果，産婦人科漢方研究のあゆみ，23：80-84, 2006．
33) 安井敏之：周閉経期におけるエストロゲンとサイトカイン．日本女性医学学会雑誌，20(1)：78-85, 2012．
34) 安井敏之・監修：加味逍遙散と桂枝茯苓丸による更年期障害のホットフラッシュ発現抑制効果．漢方医学，35(1)：24-25, 2011．
35) Noguchi T, et al：Effects of the japanese herbal medicine Keishi-bukuryo-gan and 17β-estradiol on calcitonin gene-related peptide-induced elevation of skin temperature in ovarectomized rats. J Endocrinol, 176(3)：359-366, 2003.
36) Yasui T, et al：Effects of Japanese traditional medicines on circulating cytokine levels in women with hot flashes. Menopause, 18(1)：85-92, 2011.
37) Makino T, et al：Keishibukuryogan (Gui-Zhi-Fu-Ling-Wan), a Kampo formula decreases the disease activity and the level of serum thymus and activation-regulated chemokine (TARC) in patients with atopic dermatits. J Trad Med, 24(5)：173-175, 2007.
38) 清水忠道：漢方療法の新しいエビデンス．アトピー性皮膚炎の病態と治療アップデート．アレルギー・免疫，18(10)：1502-1508, 2011．
39) Yoshihisa Y, et al： The traditional Japanese formula Keishibukuryogan inhibits the production of inflammatory cytokines by dermal endothelial cells. Mediators of Inflammation, Article ID 804298, 8pages, 2010. doi：10.1155/2010/804298.
40) Mizawa M, et al：Effectiveness of Keishibukuryogan on chronic-stage lichenification associated with atopic dermatits. ISRN Dermatology, 2012, Article ID 158598, 6pages. doi：10.5402/2012/158598.
41) Nozaki K, et al：Keishi-bukuryo-gan (Gui-Zhi-Fu-Ling-Wan), a kampo formula, decreases disease activity and soluble vascular adhesion molecule-1 in patients with rhuematic arthritis. Evid Based Complement Alternat Med, 3：359-364, 2006.
42) Nozaki K, et al：Effects of keishibukuryogan on vasular function in adjuvant-induced arthritis in rats. Biol Pharm Bull, 30(6)：1042-1047, 2007.
43) Sekiya N, et al：Keisi-bukuryo-gan prevents the progression of atherosclerosis in cholesterol-fed rabbit. Phytother Res, 13(3)：192-196, 1999.
44) Sekiya N, et al：Keishi-bukuryo-gan preserves the endothelium dependent relaxation of thoracic aorta in cholesterol-fed rabbit by limiting superoxide generation. Phytother Res, 16(6)：524-528, 2002.
45) Kasahara Y, et al：Effects of Keishi-bukuryo-gan (Gui-Zhi-Fu-Ling-Wan) on endothelial function in spontaneously hypertensive rats. J Trad Med, 18(3)：113-118, 2001.
46) Goto H, et al： Effects of Keishi-bukuryo-gan on vascular function and hemorheological factors in spontaneously diabetic (WBN/kob) rats. Phytomedicine, 11(2-3)：188-195, 2004.
47) Nagata Y, et al：Effect of Keishibukuryogan on endothelial function in patients with at least one component of diagnostic criteria for metabolic syndrome：a controlled clinical trial with crossover design. Evid Based Complement Alternat Med, Article ID 359282, 10pages, 2012. doi：10.1155/2012/359282.
48) 張仲景：元・鄧珍本『金匱要略』，2-17a，復刻版，p.111，燎原書店，1988．
49) 張仲景：元・鄧珍本『金匱要略』，3-7a，復刻版，p.143，燎原書店，1988．
50) 張仲景：明・趙開美本『傷寒論』，5-16a〜b，復刻版，p.233-234，燎原書店，1988．
51) 張仲景：明・趙開美本『傷寒論』，3-29b〜30a，復刻版，p.158-159，燎原書店，1988．
52) 龔信，龔廷賢：古今医鑑，16-5a〜b，和刻漢籍医書集成第11輯（小曽戸洋，他編），p.353，エンタプライズ，1991．
53) 湯本求真：皇漢医学，第1巻，復刻版上巻，p.33-55，燎原書店，1988．

参考文献

・湯本求真：桂枝茯苓丸，皇漢医学，第3巻，復刻版下巻，p.194-202，燎原書店，1976．

28 桂枝茯苓丸加薏苡仁
keishibukuryogankayokuinin

製品番号：125

〔構成生薬〕
桂皮，茯苓，牡丹皮，桃仁，芍薬，薏苡仁

処方の特徴

1 処方概要

桂枝茯苓丸加薏苡仁は，『金匱要略』婦人雑病篇を出典とする桂枝茯苓丸に薏苡仁（はとむぎ）を加えたものである．桂枝茯苓丸はいわゆる駆瘀血剤の代表であり，薏苡仁は疣贅（いぼ）をはじめとする皮膚疾患に用いられる．

2 使用目標と応用（表1）

この処方は，尋常性痤瘡（にきび），手足のあれ，肝斑（しみ）をはじめとする皮膚疾患および月経困難症，月経不順，いわゆる血の道症（更年期・月経障害・異常分娩後の自律神経失調症および精神神経症状の総称）などの婦人科疾患に用いる．子宮筋腫によいとする説もある．

臨床上の使用目標は"瘀血の徴候"で，下腹部腹筋の緊張と圧痛，舌縁暗紫色化，顔色や皮膚の色が青黒くくすむこと，痤瘡が赤黒いことなどが着眼点となる（27. 桂枝茯苓丸参照）．体質的には，中等度を中心に，やや虚弱者からやや肥満した者まで幅広く用いることができる．

3 効果を高めるには

便秘している際には大黄を加えるか，大黄を含む漢方薬（桃核承気湯，大黄牡丹皮湯，通導散，大黄甘草湯，調胃承気湯，大承気湯，麻子仁丸など）と併用すると効果的である．

論 説

1 原型は甲字湯

■ 小曽戸によれば，この処方の直接の出典は大塚敬節・矢数道明らの昭和の漢方諸書によると思われるが，そのヒントは江戸時代の名医・原南陽（1752-1820）の『叢桂亭医事小言』に収載される甲字湯の加減方にあると思われるという[1]．

甲字湯は桂枝茯苓丸に甘草と生姜を加えた処方で，『叢桂亭医事小言』には[2]，「瘀血を理する方」とあり，「婦人の病気の十に八，九は瘀血に属するものである．閉経，腰背痛，脚の痛み，急性慢性の腹痛，天気に左右される頭痛や肩こりなどが時々起こるのは，皆，瘀血に属するもので，甲字湯が有効である」

表1 桂枝茯苓丸加薏苡仁の使用目標と応用

- ■ 応 用
  - ・尋常性痤瘡，手足のあれ，その他の皮膚疾患（肝斑など），月経困難症，月経不順，いわゆる血の道症（更年期症候群など），子宮筋腫（？）など
- ■ 症 候
  - ・下腹部圧痛，舌縁暗紫色など，いわゆる瘀血の徴候
- ■ 体 質
  - ・中等度
- ■ 留意点
  - ・便秘時は大黄を加えるか，大黄を含む漢方薬を併用するとよい

といい，その加減方の1つとして「腸癰には薏苡仁を加う」とする．腸癰とは虫垂炎であろうから，これに甲字湯加薏苡仁がよいということになる．虫垂炎に用いるという点では，現代では臨床的価値はないが，これが桂枝茯苓丸加薏苡仁の原型といえる．

2 現在の使い方は昭和以後

この処方の現在の使用法は，大塚敬節，矢数道明らによるところが大きい．

■1936-44年と1949年に開講された拓殖大学漢方医学講座のテキストの中で矢数道明(1905-2002)は，痤瘡に用いる処方として桃核承気湯・大黄牡丹皮湯・桂枝茯苓丸加薏苡仁を挙げ，「体質強壮，便秘の傾向あり，瘀血によるもの，腹証を詳にしてこれら三方を選用す」とし，また桂枝茯苓丸加薏苡仁は，「婦人卵巣機能障害による手掌角皮症に対してよく奏効することあり．もし貧血気味のものは当帰芍薬散料加薏苡仁を用いる」と述べている[3]．

■1954年の『漢方診療の実際（改訂第1版）』面皰（にきび）の桂枝茯苓丸加薏苡仁・桃核承気湯の項では，「壮実証の者で，前二方（清上防風湯，荊芥連翹湯）が効かなく，上衝して鬱血性の傾向があり，口唇・舌などが黒紫色を呈し，左側下腹部に抵抗・圧痛があり，瘀血による面皰には桂枝茯苓丸加薏苡仁，便秘して更に実証のものには桃核承気湯を用いる」とある[4]．

■大塚敬節(1900-80)は『症候による漢方治療の実際』では「桂枝茯苓丸は手掌角皮症や，手掌，手甲などの荒れるものに用いられる．この際は薏苡仁を加えて用いる」[5]といい，1986年の『漢方診療医典』肝斑（しみ）の項では「肥り気味で，下腹に抵抗圧痛のある，うっ血性の人に生じたものは本方（桂枝茯苓丸料）でよいことがある．薏苡仁6.0を加え，便通のないときは大黄1.0を加える」[6]とし，またにきび[7]，いぼ[8]，卵巣のう腫[9]の治験例を報告している．

症 例

症例 痤瘡に桂枝茯苓丸加薏苡仁と桃核承気湯を併用した例（筆者経験例）

〔患者〕23歳　女性　会社員

〔主訴〕痤瘡（にきび）

〔病歴〕高校時代から，にきびがあったが，1年前の就職後から悪化，とくに月経前により悪化する．ひどい時は化膿して熱をもつ．皮膚科の治療で抗菌薬を長期服用して落ち着いたが，なお額と顎に赤みをともなう痤瘡が散在している．漢方薬を試してみたいという．月経順調だが月経痛があり鎮痛剤を使用する．便秘で市販下剤を使っている．

〔身体的所見〕160cm，57kg．顔色良好．腹部全体に弾力あり，右腸骨上窩に軽度圧痛．浮腫なし．

〔経過〕桂枝茯苓丸加薏苡仁7.5g分3毎食前と桃核承気湯2.5g分1就寝前を併用．2週後，なお便秘とのことで桃核承気湯5g分2に増量．4週後，この間の月経では痤瘡が悪化せず，全体によいという．その後，次第に改善，服用していれば本人も気にならない状態が続くようになった．3年余り継続服用した．

〔解説〕桃核承気湯の併用は，便秘をともなう痤瘡では便通をつけるほうが効果的であり，とくに大黄を用いるとよいからである．大黄には瀉下作用だけでなく，抗菌，抗炎症，いわゆる駆瘀血作用がある．

鑑 別

■**清上防風湯**

大塚敬節は，「体格は比較的しっかりして

いて，顔面赤く充血の傾向でのぼせなどのあるもの，痤瘡も赤味をもち化膿するものもある．便秘がなくても大黄を加味してよいことがある」という[10]．桂枝茯苓丸加薏苡仁と鑑別困難な例もある．併用してもよい．

■ 当帰芍薬散加薏苡仁

大塚敬節は，「腹診によって瘀血の腹証を証明できないことが多いが，下腹や腰が重い，月経困難症がある，月経不順があるという場合がある．痤瘡の数は前の二方のものより少なく，隆起もひどくなく，幅もあまり広くないし，化膿することも珍しい」とし，また「当帰芍薬散の証かと思ったものが，意外に桂枝茯苓丸の証であることがある」という[10]．医療用漢方製剤では当帰芍薬散の製剤とヨクイニンの製剤を併用する．

■ 加味逍遙散加薏苡仁

大塚敬節は，「この薬方は，当帰芍薬散と，桂枝茯苓丸との中間にあって，少しく清上防風湯の気味もあるところに用いる」とする[10]．医療用漢方製剤では，加味逍遙散とヨクイニンを併用する．

■ 荊芥連翹湯

鼻炎，扁桃炎，皮膚炎をともなう尋常性痤瘡に用いる．また，他の処方が無効な例に用いてよいことがある．

■ 十味敗毒湯

膿疱性痤瘡に用いる．桂枝茯苓丸加薏苡仁あるいは清上防風湯と併用することもある．

引用文献

1) 小曽戸洋：漢方一話 処方名のいわれ，119 桂枝茯苓丸加薏苡仁．漢方医学，27(5)：24，2003．
2) 原南陽：叢桂亭医事小言，巻之七，叢桂亭蔵方，近世漢方医学書集成 19 巻（大塚敬節，他編），p.315-316，名著出版，1979．
3) 漢方医学講義・上，拓殖大学漢方医学講座読本，復刻版，p.345-346，p.350，日本東洋医学会，1981．
4) 大塚敬節，矢数道明，清水藤太郎：漢方診療の実際，改訂第 1 版，p.275-276，南山堂，1954．
5) 大塚敬節：症候による漢方治療の実際，第 4 版，p.569，南山堂，1972．
6) 大塚敬節，矢数道明，清水藤太郎：漢方診療医典，第 3 版，p.307-308，南山堂，1972．
7) 大塚敬節：経験録 (69)．活，17(10)：1，1976．
8) 大塚敬節：漢方治療の実際 (六)．活，8(4)：1，1966．
9) 大塚敬節：経験録 (4)．活，12(1)：1，1970．
10) 大塚敬節：経験録 (75)．活，18(4)：1／経験録 (76)．活，18(5)：1，1976．

29 啓脾湯
keihito

製品番号：128

〔構成生薬〕
人参，蓮肉，山薬，蒼朮，茯苓，
山査子，陳皮，沢瀉，甘草

処方の特徴

1 処方概要

　啓脾湯は，虚弱者の慢性下痢症，過敏性腸症候群，機能性胃腸症などに用いる漢方薬である．"脾" とは消化器であり，「脾を啓く」とは，"脾" の機能低下で飲食物が消化管内に鬱積した状態を開き導く意とされる[1]．同じように慢性下痢症に使われる真武湯とは異なり，附子を含まないため，小児から大人まで使用できる，飲みやすい薬である．

　構成生薬のうち，人参，蒼朮，茯苓，甘草は四君子湯で，消化吸収機能が低下した胃腸虚弱者に用いる処方である．四君子湯に陳皮を加えると異功散と呼ばれる処方となり，さらに蓮肉，山薬，山査子，沢瀉を加えたのが本処方である．

　山査子はバラ科のサンザシまたはオオミサンザシの偽果[1,2]で，「健胃，消化，整腸剤で，食欲不振，腹痛，下痢に用いる」[3] とされる．

2 使用目標と応用（表1）

　啓脾湯は虚弱児の下痢に最もよく用いる．大人や高齢者の下痢に用いてもよい．腹痛や嘔吐をともなうことは少ない．虚弱で疲れやすく，泥状便〜水様便が続く，あるいは慢性的に下痢がちであるという例に用いる．特に明け方の下痢が続くときによいとされる．胃腸型感冒の後に下痢症状だけが続く例や下痢を主とする過敏性腸症候群にも試みてよい．また，虚弱者の食欲不振，胃もたれなどの胃症状にも有効な場合がある．

　慢性下痢に用いる場合，体質虚弱な痩せ型である点を処方選択のポイントとする．人参湯，真武湯に類似して，これらが無効の場合に用いると考えてもよい．

論　説

1 原　典

　啓脾湯は，元来は丸薬（啓脾丸）である．原典は，龔廷賢の『万病回春』(1587) 巻 7 とされてきた．しかし，小山[4] が，『万病回春』に先行する龔信・龔廷賢の『古今医鑑』(1576) にすでに記載があり，さらに，『回春』と同薬味・類似条文の小児啓脾丸が張時徹『摂生衆妙方』(1550) 巻 10 にあることを指摘，啓脾丸（湯）の初出典とした．これについて真

表1　啓脾湯の使用目標と応用

- ■ 応　用
  - ・虚弱者の急性および慢性下痢症（とくに小児），過敏性腸症候群，機能性胃腸症，下痢しやすい胃腸虚弱体質の改善
- ■ 症　候
  - ・慢性下痢，不消化便〜水様便 1〜2 回／日
  - ・食後に下痢しやすい，腹痛・テネスムス・嘔吐はない
- ■ 体　質
  - ・虚弱，痩せて顔色が悪い
- ■ 備　考
  - ・人参湯，四君子湯，六君子湯，真武湯の無効例に試みる

柳⁵⁾は，同じ処方構成で「小児」の付かない啓脾丸が丁鳳『医方集宜』(1554)巻3にあること，『医学入門』(1575)巻6など『回春』以前の書に『万病回春』とほぼ同じ条文で載ることを指摘して，啓脾丸(湯)の出典は，構成薬とするなら『摂生衆妙方』，方名まで含めるなら『医方集宜』まで遡らせるのが妥当という．

以下，1.『万病回春』から年代を遡行する形で，2.『古今医鑑』，3.『医学入門』を紹介し，また小山の『古典に基づく エキス漢方方剤学』より4.『摂生衆妙方』を引用させていただく⁴⁾．

1．龔廷賢『万病回春』(1587) 巻之七小児泄瀉門⁶⁾

〔条文〕○啓脾丸　食を消し，泄を止め，吐を止め，疳を消し，黄を消し，脹を消し，腹痛を定め，脾を益し胃を健やかにす．(処方内容省略) 小児，常に傷食を患えば，之を服して立に愈ゆ．

2．龔信，龔廷賢『古今医鑑』(1576) 幼科傷食門⁷⁾

〔条文〕○啓脾丸　食を消し，泄を止め，吐を止め，疳を消し，黄を消し，脹を消し，腹痛を定め，元気を益し，脾胃を健やかにす．…小児，常に食傷諸疾を患うには，之を服して立に愈ゆ．

3．李梴『医学入門』(1575) 巻六⁸⁾

〔条文〕啓脾丸　(処方構成略) 大人，小児の脾積，五更瀉を治し，疳黄脹を消し，腹痛を定む．常に服すれば，肌を生じ，脾を健やかにし，胃を益す．或は散と為して服するも亦た好し．

4．張時徹『摂生衆妙方』(1550) 巻11⁴⁾

〔条文〕小児啓脾丸　食を消し，瀉を止め，吐を止め，疳を消し，黄を消し，腸を消し，肚疼を定め，常に服すれば胃を益し，肌を生じ，脾を健やかにし，胃を開く．

〔大意と解説〕1．2．4．はほぼ同じで，大意は「啓脾丸は，食べた物の消化をよくし，下痢を止め，嘔吐を止め，子供の気持ちを落ち着かせ，顔色をよくし，腹がはるのを消し，腹痛をしずめ，胃腸の働きを益して健やかにする．…いつもおなかをこわしやすい小児に，この薬を飲ませれば，たちどころに回復する」ということ．3．のみ表現は異なるけれども，脾積は胃腸虚弱者の慢性消化器症状，五更瀉 (p.161 附記 参照) は「明け方の水様下痢」であるから，主旨はほぼ同じである．ただ，『医学入門』のみが大人にも用いることを示唆する．いずれも啓脾丸すなわち丸剤として記載される．これを湯剤 (煎じ薬) にしたのが，今日の日本で用いられる啓脾湯である．現在の啓脾湯はまた，啓脾丸の薬味のうちの白朮が蒼朮に変わっている．この点について真柳⁵⁾は，「中国では李東垣以降，脾を補うのは蒼朮より白朮が優れるという説が一般化した．他方，日本では江戸中期の古方派以降，水をさばくのは蒼朮が優れるとの説が普及した．ならば白朮を蒼朮に置きかえ，丸剤を湯剤にしたのは日本での変方に違いない」という．

2 中国医書の記載

■ 『万病回春』より後に龔廷賢が著した『済世全書』(1616 年序刊) 泄瀉門⁹⁾には，啓脾湯と同じ生薬構成で参苓健脾丸と名づけられた処方がある．その主治は，「老人，小児，脾虚久しうして，溏泄を作すを治す．一に云く，脾泄瀉を治す，と．五更の時候の瀉は，是なり．(処方内容省略) 小児食積を兼治す」とされ，『医学入門』に似る．以下『万病回春』とほぼ同文があって最後に「即ち啓脾丸」とある．大意は，参苓健脾丸 (啓脾丸) は「老人でも小児でも，胃腸機能の低下が長く続き，水様下痢 (溏泄) になる者を治す．胃腸虚弱者の水様下痢 (脾泄瀉) にもよい．脾泄瀉とは五更瀉 (明け方の水様下痢) のことである．…あわせて小児の慢性の消化器症状 (食積)

をも治す」ということ．これも，小児および胃腸虚弱な大人，老人の，水様下痢，明け方の下痢を主とする慢性胃腸症状に啓脾湯(丸)が使用できることを示している．

3 江戸時代医家の論説（筆者意訳）

啓脾湯（丸）に関する記載は少ない．
- 北尾春圃(1658-1741)の『当壮庵家方口解』[10]には，啓脾丸或湯として「脾胃（胃腸）の調子を調え，清しながら補い，下痢（瀉）を止める剤と知るべきである．山楂子と陳皮があるから食べたものを消化する．大人でも子供でも，この意で用いる．何の症でも，この意である．〇啓脾湯は小児疳瀉（虚弱で神経質な小児の水様下痢）の主剤である．大便が常に不調というものによい．あるいは散薬にして用いてもよい．〇病後に用いるとよい．…異功散，七味白朮散，啓脾湯は常用するとよいと知った．これらは脾胃を清補する処方である．…〇産後に大便が不調な者に，半年この薬を常用したところ，よく効いて完治した」という．
- 加藤謙斎(1669-1724)『医療手引草』[11] 泄瀉門・啓脾丸には，「14歳に到るまでの者で，常に消化不良（停食）で諸疾を患うならば常用させるとよい」とある．要するに，下痢しやすくかぜなどひきやすい子に，長期服用約させて体質改善をはかる薬であるという意である．14歳までとは大人になる前という意であろうが，『黄帝内経素問』上古天真論篇[12]の「女子は…二七にして天癸至り，任脈通じ，太衝の脈盛んなれば，月事，時を以て下る．故に，子有り」（女性は14歳で任脈が通じ…月経が始まり，子を産むことができるようになるという意）を受けてのものであろうか．

4 近年の論説

- 矢数道明(1905-2002)は，『漢方後世要方解説』[13]で「小児疳瀉と呼ぶ所謂小児の消化不良症に最もしばしば用いられるものである．他に大人にても脾胃虚弱即ち慢性胃腸炎にて諸薬応ぜぬ水瀉性下痢に広く応用される．余は腸結核の初期に用いて卓効を収めたことがある．脈腹共に虚状にして微熱あるもよい」とし，応用として，小児の消化不良症，慢性胃腸炎，…病後の胃腸強壮剤を挙げる．
- 大塚敬節(1900-80)[14]は，「慢性の下痢に用いる．真武湯や胃風湯を用いるような下痢で，これらを用いても効を見ない時に用いてみるがよい．裏急後重はなく，腹痛はないか，あっても軽い．泡沫の多い下痢便のことが多い．1日に1，2回位の下痢が続く．このような時に私は啓脾湯を用いるが，参苓白朮散を用いてもよい」という．

症 例

症例 2歳女児の感冒後に長引く下痢（筆者経験例）

〔患者〕2歳 女児

〔主訴〕発熱嘔吐後に下痢が続く

〔既往歴〕在胎38週で出生．生下時2,415g．数日間保育器に入った．

〔現病歴〕7日前から発熱，嘔吐，腹痛．嘔吐は数回でおさまり解熱したが，水様下痢が4日以上続く．1日に5〜6回で，食後に腹を押さえて「おなか痛い」といい，泥状ないし水様便を排泄する．排便後は腹痛がなくなる．水を飲みたがる．食欲低下し，やや元気がない．室内で遊んでいる．じっと寝ていることはない．機嫌は悪くない．以前から虚弱でかぜをひきやすく，腹痛下痢しやすい．ジュースやアイスクリームを食べた後は下痢する．

〔身体的所見〕身長は同年齢の子供と同程度．痩せ型で手足が細い．顔色ふつう．口内湿潤し，脱水傾向はない．軽いアトピー性皮膚炎あり．腹部は腹筋が緊張しているが，本人がくすぐったがるため所見がとれない．手

足の先が冷たい．

〔経過〕五苓散エキス5g/日（朝夕2回）としたが，1日半服用でも下痢が止まらない．そこで啓脾湯5g/日（朝夕2回）に変更した．2回目を服用後からほぼ普通便になり，食欲も増して3日で平常に戻った．

鑑別

■ **真武湯**

慢性下痢で要鑑別．痩せ型，低体温，手足冷たい者，高齢者に使用．水様下痢で腹痛はない．小児では附子剤で副作用を起こしやすいので，真武湯を啓脾湯に変える．

■ **人参湯**

急性および慢性下痢で要鑑別．胃下垂，振水音顕著で，腹痛なく下痢し，食欲不振，手足冷え，低体温傾向，元気がない，体重減少などを認める．人参湯のほうが消化吸収機能低下が著しく，冷えの強いことを目標とする．

■ **六君子湯**

軽度下痢，不消化傾向で要鑑別．機能性胃腸症の症状（胃もたれ，食欲低下など）が主であれば六君子湯．通常，腹痛はない．

■ **桂枝加芍薬湯**

慢性下痢で要鑑別．桂枝加芍薬湯は過敏性腸症候群で，腹痛（疝痛様），腹部膨満感などが比較的強い例に用いる．

■ **小建中湯**

胃腸虚弱で痩せた小児の体質改善薬に用いる点で要鑑別．反復性臍疝痛と下痢が主であれば小建中湯を用いる．

附記

■ **五更瀉**

暁方に起こる水瀉性下痢のことで，鶏鳴下痢とも呼ばれる[15]．また五更泄ともいう．五更瀉も五更泄も，五更に起こる泄瀉の意．五更とは，夜間を5つに分けた最後の時間帯で，明け方のこと．もともと宮廷の警備が一更ごとに更わることに由来する言葉という．泄瀉は『病名彙解』[16]に「俗にいう，くだりはら也」とあり，下痢の意．

五更瀉，すなわち五更泄に関しては斉藤ら[17]の文献調査がある．これを参考に文献を調べると，宋以前の文献には「五更泄」類似の表現は発見できず，五更という時間性を強調した泄瀉の表現としては，南宋の『普済本事方』[18]に，「毎五更初欲暁時必溏痢一次」（毎日五更の初め，明け方近くなると，必ず一回泥状の下痢をする）とあり，これを"腎泄"と名づけるという記載が早期のものである．ここでは，五更の下痢，すなわち五更瀉が腎泄とされている．明代には，薛己『内科摘要』[19]（1545年頃成立）二神丸の条に「脾腎虚弱，侵晨五更に瀉を作す」とあり，続く五味子散の条に「腎泄は，侵晨五更に瀉を作す…に在り」とある．侵晨は明け方，早朝の意である．後者は，「腎泄とは，早朝，五更の頃に下痢するもの」と説明するが，前者は脾腎虚弱でも「侵晨五更に瀉を作す」とも云っている．また，前記の通り，『医学入門』（1575年成立）啓脾丸条に五更瀉の語がある．龔廷賢の『寿世保元』（1615年自序）泄瀉門[20]には「五更泄は腎泄なり」とあり，『済世全書』（1616年序刊）啓脾丸の条にも前記のように「五更の時候の瀉」の表現がある．「腎泄」とは「"腎"の失調から起こる泄瀉」の意で，"病機"すなわち古人が信じたという意味での"病状の起こる機序"の観点からの名称であり，「五更泄」は「五更という時間帯に起こる泄瀉」の意で症候論的名称である．斉藤ら[17]によれば，"五更にのみ起こる泄瀉"としての"腎泄"の説は12世紀中頃に現れ，腎泄はその後，腎虚泄瀉，脾腎瀉，五更腎泄，脾腎泄，晨泄，瀼泄など，さまざまな名称を与えられたという．また，腎泄と五更泄は，もともとは同じ

症状を指したが，腎泄は対象時間が拡大し，五更泄は原因が多様化したことで，それぞれの内包する意味は完全には一致しなくなったという．

わが国でも五更瀉の説は知られており，批判的見解もある．福井楓亭(1725-92)は『方読弁解』[21]で，真武湯は「後世派が五更瀉と称する，夜陰になると下痢する者に用いて著効がある．これを後世派では脾腎瀉と称して八味丸の類を用いるが，誤りである」という．本間棗軒(1804-72)の『内科秘録』[22]には，「五更瀉は老人に多い．…日中は平穏で苦しむところがないが，夜に入ると腹が微満するのを覚え，一睡して五更の頃になると必ず腹中雷鳴して，盆を傾けるような下痢が毎晩あって長く止まらない．食事量が減って体重減少し遂に死地に陥る者もある．烏苓通気湯加附子，参苓白朮散，真武湯を撰用する」という．

引用文献

1) 厚生労働省：第16改正日本薬局方, p.1507, 2011.
2) 木村孟淳, 他編：新訂生薬学, 改訂第7版, p.151, 南江堂, 2012.
3) 大塚敬節, 矢数道明, 清水藤太郎：漢方診療医典, 第6版, p.412, 南山堂, 2001.
4) 小山誠次：古典に基づく エキス漢方方剤学, p.162-165, メディカルユーコン, 1998.
5) 真柳誠：漢方医学, 28(1)：46, 2004.
6) 龔廷賢：万病回春, 7-21a, 和刻漢籍医書集成第11輯（小曽戸洋, 他編), p.259, エンタプライズ, 1991.
7) 龔信, 龔廷賢：古今医鑑, 13-44a, 和刻漢籍医書集成第11輯（小曽戸洋, 他編), p.296, エンタプライズ, 1991.
8) 李梃：医学入門, 6-33a, 和刻漢籍医書集成第9輯（小曽戸洋, 他編), p.474, エンタプライズ, 1993.
9) 龔廷賢：済世全書, 2-42b, 和刻漢籍医書集成第12輯（小曽戸洋, 他編), p.56, エンタプライズ, 1991.
10) 北尾春圃：当荘庵家方口解, 近世漢方医学書集成80巻（大塚敬節, 他編), p.360-361, 名著出版, 1983.
11) 加藤謙斎：医療手引草, 中編下・泄瀉門, 60a, 歴代漢方医書大成（電子版), カイテル, 2005（啓脾湯および啓脾丸で検索の結果).
12) 重広補註黄帝内経素問, 1-8a, p.8, 国立中医薬研究所, 中華民国, 民国68年.
13) 矢数道明：漢方後世要方解説, p.34, 医道の日本社, 1980.
14) 大塚敬節：症候による漢方治療の実際, 第5版, p.354, 南山堂, 2000.
15) 大塚敬節, 矢数道明, 清水藤太郎：漢方診療医典, 第6版, p.504, 南山堂, 2001.
16) 蘆川桂洲：病名彙解, 近世漢方医学書集成64巻（大塚敬節, 他編), p.692, 名著出版, 1982.
17) 斉藤宗則, 他：「五更泄」に関する文献調査. 全日本鍼灸学会雑誌, 57(2)：31-46, 2007.
18) 許叔微：普済本事方, 普済本事方続集, 6b〜7a, 和刻漢籍医書集成第2輯（小曽戸洋, 他編), p.44-45, エンタプライズ, 1988.
19) 薛己：内科摘要, 薛氏医案, 各症方薬, 二神丸, 五味子散, 2-31a〜b, 欽定四庫全書, 復刻版：四庫医学叢書・薛氏医案, 上海古籍出版社, p.[763-44], 1994.
20) 龔廷賢：寿世保元, 3-26a, 和刻漢籍医書集成第12輯（小曽戸洋, 他編), p.88, エンタプライズ, 1978.
21) 福井楓亭：方読弁解, 近世漢方医学書集成54巻（大塚敬節, 他編), p.347-348, 名著出版, 1981.
22) 本間棗軒：内科秘録, 近世漢方医学書集成21巻（大塚敬節, 他編), p.255-256, 名著出版, 1979.

30 香蘇散
kososan

製品番号：70

[構成生薬]
香附子，蘇葉，陳皮，甘草，生姜

処方の特徴

1 処方概要

香蘇散は，虚弱者の感冒初期に用いる漢方薬の1つである．古典的な漢方の考え方では"気剤"とされ，半夏厚朴湯などと同様，抑うつ不安状態，不定愁訴，心身症などにも応用される．また，"食毒"を消すとして，魚などが原因で起こった消化器症状や蕁麻疹などにも用いられる．

蘇葉は紫蘇葉とも呼ばれ，シソ科のシソ *Perilla frutescens* Britton var. *acuta* Kudo またはチリメンジソ *P. frutescens* Britton var. *crispa* Decaisne (*Labiatae*) の葉および枝先[1]で，薬理学的には[2,3]，水性エキスに睡眠延長・自発運動抑制などの鎮静作用があり，これは精油成分 perillaldehyde と stigmasterol との共存が活性成分とされる．また，解熱作用，抗アレルギー作用，免疫賦活作用（インターフェロン誘起活性，Th2タイプ・サイトカインの産生抑制により Th1/Th2 バランスが Th2 へ傾くのを防ぐ効果など），抗胃潰瘍作用，抗菌作用などがあるとされる．臨床的には[4]，発汗，解熱，鎮咳，利尿剤で，感冒，神経症，喘，咳に用いるとされる．香蘇散のほか，参蘇飲，半夏厚朴湯，神秘湯などに含まれる．

香附子はカヤツリグサ科のハマスゲ *Cyperus rotundus* Linné (*Cyperaceae*) の根茎[5]であり，成分は α-cyperone，cyperol などで[6]，臨床的には[7]，芳香健胃，鎮静，鎮痛駆瘀血剤で，消化不良，下痢，腹痛，月経不順，婦人病に用いるとされる．

2 使用目標と応用（表1）

虚弱者の軽症感冒，胃腸型感冒に用いる．抑うつ状態，更年期症候群，いわゆる血の道症，月経障害（無月経，月経困難など），過敏性腸症候群，蕁麻疹などにも有効な場合が

表1　香蘇散の使用目標と応用

- ■応　用
  - ・感冒（軽症），胃腸型感冒，蕁麻疹（とくに魚による），抑うつ状態，更年期症候群，いわゆる血の道症，月経障害（無月経，月経困難など），過敏性腸症候群など
- ■症　候
  - ①感冒
  - ・発病初期で，微熱，軽い悪寒，頭痛，頭重感，倦怠感程度
  - ・高熱，強い悪寒や頭痛，激しい咳はない
  - ・耳閉感が強い例では小柴胡湯と併用（柴蘇飲）
  - ②感冒以外への応用
  - ・抑うつ不安傾向，不定愁訴，頭重，胸部心窩部不快感など
  - ・ときに腹痛などの胃腸症状にも有用
  - ・魚による蕁麻疹に有効な場合がある
- ■体　質
  - ・虚弱者・高齢者によい
  - ・腹部軟弱，心窩部拍水音（振水音），痩せ型，脈が小さく弱い
  - ・葛根湯，麻黄附子細辛湯，桂枝湯で胃腸障害が起こる者

ある．安全性が高く，高齢者の感冒などにも用いられる．

感冒における使用目標は，発病初期で，微熱，軽い悪寒，頭痛，頭重感，倦怠感程度であり，高熱，強い悪寒や頭痛，激しい咳がないことである．他の感冒薬—葛根湯，小青竜湯，麻黄附子細辛湯，桂枝湯などで胃腸障害が起こる例によい．胃腸虚弱で，多くは痩せ型（虚証）であり，脈が小さく弱い，腹部軟弱，心窩部拍水音（振水音）を認める．耳管炎を併発して耳閉感のある例では，小柴胡湯と併用する．これを柴蘇飲と呼ぶ〈注1〉[8]．

感冒以外では，抑うつ不安傾向，不定愁訴があり，頭重，胸部心窩部の不快感などを主訴とする者に用いられる．腹痛，魚による蕁麻疹などにも有効例がある．

論　説

1 原　典

宋代・陳師文，他『太平恵民和剤局方』巻之二・治傷寒附中暑・紹興続添方[9]

〔条文〕四時の瘟疫傷寒を治す〈注2〉[9]．

〔大意と解説〕四時は四季，すなわち春夏秋冬．瘟疫は急性伝染病の意．傷寒は重篤な感染症であるから，ここではインフルエンザか．大意は，「四季を通じて急性伝染病や急性発熱性疾患を治す」ということ．この処方は紹興続添方，すなわち紹興年間（1131-62）の増補版から収載されたものである．内容は，陳皮，香附子，紫蘇葉，甘草で，現在の医療用漢方製剤と比べると，生姜が含まれない．

真柳[10]は，『世医得効方』（1337）傷寒門に載る香蘇散が，『和剤局方』の原方に蒼朮・葱白・生姜が加わっており，これが江戸前期の『衆方規矩』より原方に葱白・生姜の加味を指示するもととなり，さらに現在の香蘇散に至ったのだろうという．実地臨床には本条文のみでは不十分であり，江戸時代医家も指摘する通り，インフルエンザなどの重篤な感染症に有効とは思われない．

2 中国医書の記載

■ 南宋代の厳用和の著，『厳氏済生方』（1253）には，「春の感冒で，頭痛，発熱，身体強痛するときに香蘇散を使用する，夏は五苓散，秋は金沸草散，冬は五積散をそれぞれ用いる」（筆者意訳）という[11]．このように季節により同じ感冒でも薬を変えるとする説は根強かったようである．ただし，同書には香蘇散の内容の記載はない．

■ 元代の危亦林の『世医得効方』巻1傷寒・和解—香蘇散条[12]には，「四時の傷寒，傷風，傷湿，傷食を治す．大人，小児，皆，服すべし」とある．『和剤局方』の香蘇散に蒼朮，生姜，葱白を加えた内容で，真柳の指摘通りである．

■ 龔廷賢の『寿世保元』巻之二・四時感冒[13]には，「一に論ず，四時の傷寒，瘟疫，頭疼，寒熱往来，及び内外両感の症を治す．春月に病を得れば宜しく此の方を用ゆべし」とあり，生姜，葱白を入れる．

筆者の調べ得た範囲では，中国医書において香蘇散をそのまま使用した例は，ほとんど

〈注1〉柴蘇飲：香蘇散と小柴胡湯の合方を柴蘇飲と呼ぶ．『勿誤薬室方函口訣』柴蘇飲[8]の項に，「此の方は小柴胡湯の証で鬱滞を兼ぬる者に用ゆ．耳聾を治するも少陽の余邪，鬱滞して解せざるが故なり．其の他，邪気表裏の間に鬱滞する者に活用すべし」という．耳聾はここでは耳閉の意であろう．感冒後に耳閉感がとれないときによい．耳管炎などと思われる．

〈注2〉香蘇散の伝承：方後に，「嘗て白髪の老人有り．此の方を授けて一富人の家に与う．其の家，合施す．大疫に当たりて城中の病める者，皆愈ゆ．其の後，疫鬼，富人に問う．富人，実を以って告ぐ．鬼の曰く，此の老，三人に教うと．稽顙して退く」[9]とある．稽顙は，ひたいを地につけて敬礼する，ぬかずくの意．古い伝承であろう．

見いだせなかった．

3 江戸時代医家の論説（筆者意訳）

■『衆方規矩』[14]では感冒門冒頭に香蘇散があり，「四時の傷寒，感冒で，頭痛，発熱，悪寒がして，"内外両感の証"（体表部の症状と胃腸症状とが同時にある状態）を治す．…思うに，この処方は気鬱を発散して気分を快くする剤である．そこで，耳鳴，頭重感，頭痛，眩暈する者，咳嗽喀痰があって発熱を繰り返す者，…温泉（有馬のような湯のこと）に入浴してかぜをひき，のぼせて顔が赤く頭痛する症など，すべてをことごとく治す．…婦人が足が冷えて上気するもの…などに，この処方を与えて奇効を得たことがある．…頭痛がして，咽が乾き，胸・腹・脇の痛みが続く者には，升麻葛根湯と合方して効果があり，数百人を治療できたので，香葛湯と名づけた」などの記載がある．

■北尾春圃（1658-1741）は『当壮庵家方口解』[15]で，「かぜを少しひいて薬を用いるか用いないかというぐらいのところに用いる薬であり，地黄や人参を含む薬では胃腸障害を起こす場合によい」とし，「あしらい薬の主方」であって，この薬に加減したり，他の薬と合方したりして用いる薬という．

■『医方口訣集』[16]では，中山三柳（1614-84）は香蘇散を用いる4つの口訣として，「第一は軽症初期の感冒に之を用いて発汗すること，第二は気鬱の人で，胸膈妨悶走痛し，気重く，頭疼する者に用いて鬱を解すること，第三は鬱熱で，汗が出ないで熱感と悪寒とが交互に起こり続く者，ただしこの場合は柴胡，山梔子を加えて用いる，第四は，女性が精神的な悩みのために不定期に悪寒発熱する者で，出産前後を問わずに用いる」という．同書頭注で，北山友松子（?-1701）は，「気鬱で胸が不快に感じ，頭痛がして爽やかでない者には，香蘇散を用いて気をめぐらす」といい，「大いに能く食毒を消解する」，「紫蘇は胃を開き，食を下し，魚蟹の毒を解す」[17]とする．

■岡本一抱（?-1716）も『方意弁義』[18]で，「酒を飲み過ぎて頭痛し，あるいは，なますの類を食べ過ぎて気分の悪いものによい」という．

■津田玄仙（1737-1809）も『療治茶談』[19]で，「（食中毒などで）魚毒と見たならば香蘇散を主とする」とする．

■香月牛山（1656-1740）は，『牛山活套』[20]では「四時の感冒，軽き症には男女老若を言わず，先ず香蘇散を用ゆべし」といい，『牛山方考』[21]では「この方は気を散じ気を快くし，鬱を散ずる剤である．故に，耳鳴，頭痛，眩暈，咳嗽，痰喘，腹痛，瘧疾を治す．…気鬱する者，婦人，未婚女性，未亡人，尼僧といった人たちが，気鬱の上に，風寒暑湿という外邪に感じて発症したときには香蘇散を用いると，はなはだ奇効がある」という．

■和田東郭（1744-1803）の『蕉窓方意解』[22]には，「実際に病人に使ってみると，傷寒，瘟疫などの激しい症状に用いるべき薬ではない．ただ微熱，微悪寒，頭痛，しばしばくしゃみをして水様鼻汁が出るなどの症状がある感冒に用いて効果がある．…男女とも気滞で胸中心下部が痞塞し，食欲がなく，黙々として動作に懶く，あるいは心下部が急に収縮するように痛み，脇下部が苦しく張るという時には，大柴胡湯，小柴胡湯などを用いるけれども治り難く，かえって薬味が重いのを嫌い，いよいよ食べられない病人がある．このようなところに，この薬を用いれば胸中心下は，たちまちスッキリとして非常によく効くことがある」とあり，『蕉窓雑話』[23]には「ある大名の姫君が抑うつ状態になった．髪を切りすてさせ，城の門を閉ざして，庭の中で思うぞんぶん走り廻らせた．思った通り，走り廻ったあげくに疲れ切ったところへ温かい酒を多く飲ませた．すると，酔っぱらって熟睡し，

目覚めて後，気分が爽やかになった．そのとき，香蘇散を用いて，ついにまったく治ってしまった」という古林見宜（1579-1657）の症例が紹介されている．

■ 浅田宗伯（1815-94）は『勿誤薬室方函口訣』[24]で，「この処方は気剤の中でも"揮発の功"（=鬱を改善する効果の意か）がある．…昔，西京に一婦人がいた．心腹痛を患い，諸医が手を尽くしても治すことができなかったが，一老医が香蘇散を用いたところ3日分で急によくなった．その昔，征韓の役で加藤清正の医師がこの処方で兵卒を治療したことも気鬱を揮発させるためであった．『和剤局方』の主治に拘泥してはいけない．また，蘇葉は食積を解する能がある．故に食毒・魚毒より起こった腹痛または喘息に紫蘇を多量に用いると即効がある」と述べている．

4 近年の論説

■ 『漢方診療医典』[25]では，「本方は発表の剤で感冒の軽症に用いる．すなわち，葛根湯では強きにすぎ，桂枝湯では胸に泥んで受け心が悪いというものによい．元来，気のうっ滞を発散し，疎通する剤で，感冒に気のうっ滞を兼ねたものに最もよい．脈は葛根湯や桂枝湯の証の如く浮とはならず，概して沈むことが多い．…自覚症状として訴えるものは，胸中心下に痞塞の感があり，ときに心下や腹中に痛みを発し，気分が勝れず，動作にものうく，頭痛，頭重，耳鳴，眩暈などの神経症状を伴う．…平常呑酸，嘈囃，嘔気など胃障害のある人の感冒によく奏功する．しかし，自汗のあるものや，はなはだしく衰弱している者の感冒には用いられない．…感冒の軽症，胃腸型の流行性感冒，魚肉の中毒，蕁麻疹，所謂血の道，月経閉止，月経困難症，神経衰弱，ヒステリーおよび柴胡剤，建中湯類の応ぜぬ腹痛などに応用される」という．

症　例

症例1　かぜに香蘇散（筆者経験例）

〔患者〕65歳　女性

〔主訴〕頭痛・悪風

〔既往歴〕うつ病で抗うつ剤，高血圧症で降圧剤を服薬中

〔現病歴〕数日来，なんとなく気力がない．咽喉は痛くないが，だるくて横になっていたい．風にあたると皮膚の感じが変で，さむけを感じる（悪風）．頭が重く，帽子を被っているような感じがする．食欲もすこし落ちている．いつもかぜをひくとこうなる．市販のかぜ薬では胃が悪くなる（以上を，ぽそぽそと単調に小声で訴える）．

〔身体的所見〕身長145cm，体重50kg．顔色はやや青白く沈鬱な印象．皮膚が柔らかく，いわゆる"水ぶとり"である．胸部理学的所見は異常なし．腹部は軟弱で心窩部拍水音あり．四肢は冷たい．咽喉に変化は認めない．脈は小さく沈んで触れにくい．頻脈ではない．

〔経過〕香蘇散を投与．1週間後，「薬を飲んだその日から少しずつよくなった．2～3日後には頭痛も，さむけもなくなった．よく効いた」という．しかも，「治ってからも，そのまま薬を飲んでいたら，なんとなく気分がよい．しばらく続けて飲みたい」といい，数ヵ月以上服用を続けた．

症例2　蕁麻疹に香蘇散（筆者経験例）

〔患者〕17歳　女子　高校生

〔主訴〕蕁麻疹

〔既往歴〕幼児期よりアトピー性皮膚炎．初診時には両肘窩部のみ

〔現病歴〕2ヵ月前，イカの刺身を食べた後から出始めた．毎日，食後に出る．夕方から夜に出やすい．全身に出るが，とくに上半身に出やすく，頭髪の中にも出て，痒みが強い．疲れると出る．冷え症で冬は足にしもやけが

できる．

〔身体的所見〕身長152cm，体重39kg．痩せ型，色白，血色ふつう．皮膚湿潤．左右前腕部に地図状に赤い蕁麻疹を認める．胸部理学的所見に異常なし．脈は沈弱．腹部は軟らかい．大便1～4日に1回でやや硬便．

〔経過〕香蘇散7日分を投与．3日後に電話あり，「服薬翌日から，むしろひどく出るようになって，今まで出なかった左足にも出る．頭髪中にも出て痒い．頭がボーッとして雲の上を歩いているような感じがする」という．瞑眩〈注3〉[26-28]の可能性を考え，服用継続をすすめた．6日後に来院，「電話した翌日から徐々に軽くなり，今は大分よい」という．2週後，「以前よりずっとよい」．3週後，「ほとんど出ない」といって中断．7週後，「昨日からまた蕁麻疹が出る」という．再度7日分投与．9週後，「薬をやめても，蕁麻疹は出ない」というので廃薬．半年後，再発していないことを確認した（父親談）．

〔解説〕これは瞑眩というよりも，便秘のまま香蘇散を用いたためかも知れない．皮膚病で便秘しているときには少量でも大黄を入れるべきとされている．

鑑　別

1．感冒初期
■ 桂枝湯
虚弱者で要鑑別．発汗，頭痛，咽喉痛，悪寒を認め，脈は，よく触れるが弱い（浮弱）．香蘇散は，発汗なく抑うつ的．

■ 麻黄附子細辛湯
虚弱者・高齢者で要鑑別．咽喉痛，頭痛，頭重，鼻水，くしゃみなどとともに，悪寒と冷えが強いものに用いる．胃腸虚弱ではない．

■ 葛根湯
体質中等度でもときに要鑑別．葛根湯は，胃腸の丈夫な体質中等度以上の者に用いるが，極度の疲労時には香蘇散がよい例がある．

2．その他
■ 半夏厚朴湯
軽症不安抑うつ状態で要鑑別．体質体格中等度からやや虚弱で，咽喉頭部になにかつかえるという例に用いる．香蘇散は痩せ型の虚弱者．

■ 加味逍遙散
更年期女性の抑うつ状態で要鑑別．香蘇散のほうが虚弱者向き．

引用文献

1) 厚生労働省：第16改正日本薬局方，p.1538, 2011.
2) 木村孟淳，他編：新訂生薬学，改訂第7版，p.129, 南江堂，2012.
3) 鳥居塚和生：モノグラフ　生薬の薬効・薬理，p.279-288, 医歯薬出版，2003.
4) 大塚敬節，矢数道明，清水藤太郎：漢方診療医典，第6版，p.414, 南山堂，2001.
5) 厚生労働省：第16改正日本薬局方，p.1490, 2011.
6) 木村孟淳，他編：新訂生薬学，改訂第7版，p.102-103, 南江堂，2012.
7) 大塚敬節，矢数道明，清水藤太郎：漢方診療医典，第6版，p.412, 南山堂，2001.
8) 浅田宗伯：勿誤薬室方函口訣，近世漢方医学書集成96巻（大塚敬節，他編），p.233, 名著出版，1982.
9) 陳師文，他：増広太平恵民和剤局方，巻之二・治傷寒附中暑・紹興統添方・香蘇散，2-11a, 和刻漢籍医書集成第4輯，p.46, 1988.
10) 真柳誠：漢方一話　処方名のいわれ，65 香蘇散．漢方診療，17(6)：128, 1998.

〈注3〉瞑眩：漢方薬が著効を示す直前に，短期間だけ思いがけない症状が見られ，その後，原疾患が急速に改善するという稀な現象．瞑眩という言葉は，四書五経の1つで中国最古の歴史書である『書経』（別名：『尚書』）に見られ，その商書・説命上[26]に「若し薬，瞑眩せずんば，厥の疾瘳えず」（若薬弗瞑眩厥疾弗瘳）とある．吉益東洞は，この言葉を金科玉条とした（『医断』など）．東洞の『医事或問』[27]には，幼少からの慢性胃腸病患者に生姜瀉心湯を与えたところ，ひどい吐瀉を起こして仮死状態となったが，眼ざめるとともに宿病が完治した例をあげる．近年では，松田邦夫[28]が複数の瞑眩例を報告している．

11) 厳用和：厳氏済生方，和刻漢籍医書集成第4輯（小曽戸洋，他編），p.16，エンタプライズ，1988.
12) 危亦林：世医得効方，1-41b～42a，文淵閣『四庫全書』電子版，迪志文化出版有限公司―新樹社書林，香港―東京，2009,（左にて「香蘇散」で検索，『世医得効方』の項に見られる）
13) 龔廷賢：寿世保元，2-38a～b，和刻漢籍医書集成第12輯（小曽戸洋，他編），p.58，エンタプライズ，1991.
14) 曲直瀬道三・原著，曲直瀬玄朔・増補：医療衆方規矩，傷寒門，近世漢方医学書集成5巻（大塚敬節，他編），p.37-42，名著出版，1979.
15) 北尾春圃：当荘庵家方口解，近世漢方医学書集成80巻（大塚敬節，他編），p.143-144，名著出版，1983.
16) 長沢道寿・著，中山三柳・増訂，北山友松子・増広：医方口訣集，新増，近世漢方医学書集成63巻（大塚敬節，他編），p.129-130，名著出版，1982.
17) 長沢道寿・著，中山三柳・増訂，北山友松子・増広：医方口訣集，頭注，近世漢方医学書集成63巻（大塚敬節，他編），p.130，名著出版，1982.
18) 岡本一抱：方意弁義，近世漢方医学書集成9巻（大塚敬節，他編），p.206-210，名著出版，1979.
19) 津田玄仙：療治茶談，翼・食傷，近世漢方医学書集成73巻（大塚敬節，他編），p.82，名著出版，1983.
20) 香月牛山：牛山活套，近世漢方医学書集成61巻（大塚敬節，他編），p.323，名著出版，1981.
21) 香月牛山：牛山方考，近世漢方医学書集成61巻（大塚敬節，他編），p.41-48，名著出版，1981.
22) 和田東郭：蕉窓方意解，近世漢方医学書集成16巻（大塚敬節，他編），p.114-120，名著出版，1979.
23) 和田東郭：蕉窓雑話，近世漢方医学書集成15巻（大塚敬節，他編），p.211-212，名著出版，1979.
24) 浅田宗伯：勿誤薬室方函口訣，近世漢方医学書集成96巻（大塚敬節，他編），p.97-98，名著出版，1982.
25) 大塚敬節，矢数道明，清水藤太郎：漢方診療医典，第6版，p.343-344，南山堂，名著出版，2001.
26) 重訂版・十三経注疏，商書・説命上，復刻版，北京・中華書局，1993.
27) 吉益東洞：医事或問，1-14a～16b，近世漢方医学書集成11巻（大塚敬節，他編），p.331-342，名著出版，1979.
28) 松田邦夫：瞑眩の臨床経験．日本東洋医学会誌，24(3)：25-28，1974.
 ※松田邦夫：症例による漢方治療の実際，創元社，1992，にも瞑眩の症例が記載される．

31 五虎湯 (gokoto)

製品番号：95

〔構成生薬〕
麻黄，杏仁，石膏，甘草，桑白皮

処方の特徴

1 処方概要

　この処方は，気管支拡張，鎮咳去痰，抗炎症などの作用を併せ持ち，気管支炎，気管支喘息，喘息性気管支炎などに用いる．漢方的には麻黄剤（麻黄を含む漢方薬群）の一種で，麻杏甘石湯（麻黄，杏仁，甘草，石膏）に桑白皮を加えた内容であり，麻杏甘石湯とほぼ同じ病態に用いる．

　麻杏甘石湯は，粘稠な痰，強い咳き込み，喘鳴をともなう気管支炎や喘息に用いられ，感冒急性期のような発熱や身体痛はないことが条件となる（116. 麻杏甘石湯 参照）．これらの使用目標は五虎湯も同じである．

　桑白皮はクワ科のマグワの根皮[1,2]で，消炎利尿，解熱，鎮咳剤とされる[3]．五虎湯は，この桑白皮が加わった分だけ鎮咳去痰作用が強められたことになるが，臨床的に見るとわずかな差しかない．ただ，薬の風味は若干異なる．

2 使用目標と応用（表1）

　粘稠な痰がからみ，これを喀出するために咳き込むことが主要な使用目標である．急性上気道炎に引き続いて起こった気管支炎で解熱後に用いることが多い．また，咳嗽喀痰に喘鳴や呼吸困難をともなう例にも使用され，喘息性気管支炎，気管支喘息，小児喘息に応用される．気管支喘息では，発作時に頓服として用いると即効が期待できる．気管支拡張剤と併用するときには次の使用上の注意を参照していただきたい．

　この処方は他の漢方製剤と併用すると有用である．①気管支炎・喘息性気管支炎で微熱が残る場合には，小柴胡湯または柴朴湯と併用すると抗炎症作用が強まる．抗菌薬と併用することが少なくない．②咳き込みを主とする気管支炎や咳喘息では，麦門冬湯との併用が効果的である．③小児喘息には麦門冬湯または二陳湯との併用で効果的な場合がある．④五虎湯が有効でも若干の食欲低下など胃腸症状が出る場合には，五虎湯を減量して二陳湯または六君子湯と併用するとよい（後述の五虎二陳湯の意）．

3 使用上の注意

　この処方には麻黄が含まれ，麻黄には交感神経興奮様作用を有するエフェドリン，抗炎症作用を有するプソイドエフェドリンなどが含有されるため，使用に当たっては以下の患者には慎重に投与する必要がある．①著しく体力の低下した患者（原則として用いない），②胃下垂の強い胃腸虚弱者（胃腸障害をきたしやすく，多くは適応でない），③狭心症，

表1　五虎湯の使用目標と応用

- ■ 応　用
  - ・気管支炎，気管支喘息
- ■ 症　候
  - ・粘稠な痰がからんで出るまで咳き込む
  - ・ときに喘鳴，笛声音
- ■ 体　質
  - ・中等度以上
  - ・小児に頻用．高齢者はまれ
- ■ 併　用
  - ・麦門冬湯（咳き込み強いとき）
  - ・柴朴湯・小柴胡湯（炎症強いとき）
- ■ 備　考
  - ・麻黄の副作用に注意

心筋梗塞の患者，それらの既往のある者，重篤な不整脈のある者，④高度の腎障害患者，⑤高齢者（前記①～④の可能性があるため），⑥重症高血圧症の患者，⑦前立腺肥大症などで排尿障害のある患者（排尿障害が増悪する可能性がある），⑧甲状腺機能亢進症の患者．これらの患者でなくても，服用後に食欲不振，胃部不快感，不眠，発汗過多，動悸，排尿障害，精神興奮などの現れることがあるので注意が必要である．

麻黄を含む他の漢方製剤（葛根湯，小青竜湯，麻黄湯，麻杏甘石湯，越婢加朮湯，神秘湯，薏苡仁湯など），気管支拡張剤などとの併用では交感神経興奮様効果が増強され，副作用も出やすくなる．非ステロイド系抗炎症剤との併用では胃腸障害が起こりやすくなる．

論　説

1 原　典

五虎湯は，龔廷賢の『万病回春』（1587年成立）が原典とされることが多いが，同じ著者の『古今医鑑』（1576年成立）にすでに記載がある（小山の指摘[4]）．ここでは，両者を紹介する．

1．龔信，龔廷賢『古今医鑑』喘急門[5]

〔条文〕五虎湯　傷寒の喘急を治す．

〔解説〕大意は「五虎湯は"傷寒"の喘息発作に用いる」ということ．"傷寒"は，急性で症状の強い感染症の意で，感冒で症状の強いもの，インフルエンザなどを含む．"喘急"は喘鳴をともなう呼吸困難状態と考えられる．したがって，五虎湯は，感染に引き続いて起こった喘鳴をともなう気管支炎または気管支喘息に用いるという主旨になる．

2．龔廷賢『万病回春』喘急門[6,7]

〔条文〕傷寒にて喘急する者は，宜しく表を発すべし．

○五虎湯：傷寒の喘急を治す．…痰有れば二陳湯を加う．…虚喘，急なるを治するには，先ず五虎湯を用いて表散して後，小青竜湯に杏仁を加えたるを用う．

〔解説〕表を発するために五虎湯を用いるとするが，この発表の意は傷寒論のそれとは異なったニュアンスで理解すべきであろう．「痰有れば二陳湯を加う」とは，喀痰が多いときは二陳湯を合方せよということであるが，後述するように現在のエキス剤の五虎湯と二陳湯の併用とは意味が異なる．虚喘は，現在では麻黄剤や柴胡剤を用いても無効な虚弱者の喘息として理解されているが，ここでは小青竜湯を用いる程度のものという意であろう．

3．五虎湯の原型

■『古今医鑑』[5]では，五虎湯の構成生薬について，「麻黄，杏仁，石膏，甘草，細茶に，桑白皮を加え，煎じる際に，生姜，葱白を入れる」と記載する．すなわち，麻杏甘石湯にまず細茶を加えた処方があり，これに桑白皮，生姜，葱白が加えたものということになる．この表現から，麻杏甘石湯加細茶が元来の五虎湯と考えられる（小山の指摘[4]）．

■宋代の楊士瀛が撰し，明代の朱崇正が附遺を加えた『仁斎直指方』の喘嗽門・附諸方[8]に，麻黄，杏仁，甘草，細茶，石膏からなる五虎湯（すなわち麻杏甘石湯加細茶）が記載され，「喘急短気を治す」とある．これは朱崇正の付け加えた処方であり，同書序文[9]によれば朱崇正の附遺は嘉靖年間（1522-66）に行われたとあるので，『古今医鑑』に先行する．『仁斎直指方』の五虎湯が原型ということになる．

4．五虎湯の構成生薬について

現在使用されている医療用漢方製剤では，五虎湯を麻杏甘石湯加桑白皮としており，古典とは異なる．細茶を除いたのは後述する『勿誤薬室方函』の説によるものであろう．なお，エキス剤には含まれないが，細茶，生

姜，葱白にも意味があると思われる．

細茶は，通常飲用に用いる緑茶のことで，カフェインが含有され，中枢性交感神経興奮様作用がある．麻黄のエフェドリンとは相乗作用が想定される．茶の実を喘息発作に用いるという民間療法もある[10]．医療用製剤の五虎湯エキスを飲むときに，緑茶で飲むとよいとも考えられる．

葱白はユリ科のネギの白根で，民間薬として単独で感冒に用いられ，また乳児の鼻閉には白根をはぎ，ネバネバしたところを鼻根にはりつけるとよいとされる[11]．

5．五虎二陳湯について

五虎二陳湯も気管支炎や喘息で，喀痰の多いもの，やや胃の弱い者によい処方である．しかし，五虎二陳湯は単なる五虎湯と二陳湯との合方ではない．

五虎二陳湯は，『古今医鑑』哮吼門[12]に「哮吼，喘急，痰盛んなるを治す」とあり，『万病回春』哮吼門[13]にも，「哮吼は肺竅中に痰気あり．〇五虎二陳湯：哮吼，喘急，痰盛んなるを治す」とある．哮吼，喘急ともに喘息のことである．この条文中の痰は気道の中にあるとあるので喀痰の意であろう．構成生薬は，麻黄，杏仁，石膏，甘草，細茶，橘皮，半夏，茯苓，人参，生姜，木香，沈香，葱白である（『万病回春』では甘草がない）．五虎湯といいながら桑白皮がなく，麻杏甘石湯加細茶と二陳湯の合方に，人参，沈香，木香，葱白を加えた処方である．このことから見ても，龔廷賢は『仁斎直指方』の処方構成（麻杏甘石湯加細茶）を以て五虎湯と考えていたことがうかがわれる．

五虎二陳湯をエキス剤で代用しようとすれば，二陳湯よりも六君子湯を五虎湯に併用したほうが本来の方意に近いと思われる．

2 中国医書の記載

■五虎湯については，『厳氏済生方』『三因極一病証方論』『玉機微義』『証治要訣』『医書大全』『明医雑著』『医学正伝』『医学入門』『医方考』に記載を見いだせなかった．

■五虎湯そのものではないが，『太平恵民和剤局方』の華蓋散[14]は，麻黄，杏仁，甘草，桑白皮，陳皮，茯苓，紫蘇子と，やや似た内容であり，「肺，風邪に感じて，咳嗽上気し，胸膈煩満し，項背拘急し，声重く鼻塞がり，頭昏目眩し，痰気利せず，呀呷，声有るを治す」とする点でも，参考にされた可能性があるように思われる．

3 江戸時代医家の論説（筆者意訳）

■香月牛山（1656-1740）は，『牛山活套』喘急門[15]で，「哮吼の症は喘息と同じである．喉中で水鶏の声の如きものが聞こえるのを哮吼というと『医学正伝』にも出ている．これは主として肺竅（＝気道）の中に痰があるためである．五虎二陳湯を用いる」とする〈注1〉[16]．

■浅井貞庵（1770-1829）は，『方彙口訣』喘急門[17]で，「五虎湯は，喘息に通常用いる薬である．ただし，寒冷の時期に寒えを受けて，外表が収まり，裏分は鬱熱ができて喘促するものに用いる．胃熱の余程ある症でないと用いられない．…五虎湯を二陳湯に合方し，人参を加えて五虎二陳湯と唱える．…五虎二陳湯にすると痰を取ることが主となる」という．

■浅田宗伯（1815-94）は，『勿誤薬室方函』[18]では「細茶は必ずしも用いなくてよい」とし，『勿誤薬室方函口訣』[19]では「この処方は麻杏

〈注1〉哮吼：虞搏の『医学正伝』哮喘門には，「哮は声響くを以て名づけ，喘は気息するを以ていう．それ喘促して喉中に水鶏の声の如くなる者，之を哮吼と謂う．気促して而して連属し，以て息すること能わざる者，之を喘と謂う」[16]とある．

甘石湯の変方で，喘急を治す．小児に最も効果がある」という．今日の医療用漢方製剤に細茶が含まれないのは，宗伯の説によるものと思われる．

4 近年の論説

■ 高橋道史[20]は，「五虎湯は喘鳴の主方薬として用いられているが，必ずしも喘息とは決定していないようである．私は喘息のほか，気管支炎にもよく用いて奏効を得ている，即ち胸部に気管支音の笛声や，喘鳴があれば，この方の行く所である」という．

■ 松田邦夫[21]は，気管支喘息の治療について「発作時には現代医学的処置によるが，小青竜湯（泡沫様痰，アレルギー性），麻杏甘石湯（喘咳，自汗），五虎湯（麻杏甘石湯証の小児），華蓋散（麻杏甘石湯を投与できない虚弱児）などが用いられる．寛解期には小柴胡湯と麻杏甘石湯の併用（喘咳，咳き込み型，胸脇苦満），柴朴湯（呼吸困難，心身症型，胸脇苦満），小青竜湯（泡沫様痰，水毒，アレルギー型）などが用いられる」という．

症　例

【症例】小児の咳き込みに五虎湯（筆者経験例）

〔患者〕6歳　女児　小学校1年生
〔主訴〕感冒後に続く咳き込み
〔現病歴〕数日前にかぜをひいた．熱はなく，鼻水，痰のからむ咳が続く．とくに寝入りばなに強い咳が出る．咳はゴンゴンいう感じで1日中止まらない．他院で抗菌薬，気管支拡張剤などを処方されたが効果がない．
〔身体的所見〕身長110cm，体重17kg．脈浮弱，胸部理学的所見に異常ない．聴診上，喘鳴や気道狭窄音はなかった．舌，腹診上も特記すべき所見はない．
〔経過〕ツムラ五虎湯エキス5g分3で処方．後日の話では，五虎湯を服用したら咳は30分で止まったが，数時間するとまた出る．そこで再度服用したらまた止まった．翌日には咳もなく，元気になったとのことであった．

鑑　別

■ 麻杏甘石湯

気管支炎，喘息で要鑑別．五虎湯とほぼ同じであるが，小児では五虎湯を用いることが多い．子供は味の点から五虎湯を好むものが多いようである．

■ 小青竜湯

気管支炎，喘息で要鑑別．薄い痰が泡状になって多量に出ることが目標となる．アレルギー性鼻炎をともなうことが多い．

■ 麻黄湯

感冒時の咳嗽で要鑑別．麻黄湯は，乳幼児の発熱初期に用い，ときに咳嗽をともなう例にも用いられる．この点で五虎湯に似る場合があるが，一般に五虎湯は発病初期の発熱時から用いることは稀である．

■ 麦門冬湯

解熱後の気管支炎，咳き込み型の気管支喘息で要鑑別．麦門冬湯は喀痰がほとんどなく，むせるような咳き込みが特徴．五虎湯は，痰がからんで，それを喀出するために咳き込むものに用いる．この場合，痰が出れば咳き込みはおさまる．鑑別困難な例では，両者を併用してもよい．

■ 神秘湯

気管支喘息で要鑑別．神秘湯は喘鳴と呼吸困難が主で，咳き込みや気道分泌は少ない．

■ 竹筎温胆湯

気管支炎で要鑑別．粘稠な喀痰と咳嗽は共通．不眠をともなう者，五虎湯で胃が悪くなる者には竹筎温胆湯がよい．

■ 清肺湯

気管支炎で要鑑別．粘稠な喀痰が出ることは共通．清肺湯は経過が長びいた慢性例で用

いる．経過の短い例では柴朴湯と五虎湯の併用を用いる．

引用文献

1) 厚生労働省：第16改正日本薬局方，p.1538，2011.
2) 木村孟淳，他編：新訂生薬学，改訂第7版，p.53-54，南江堂，2012.
3) 大塚敬節，矢数道明，清水藤太郎：漢方診療医典，第6版，p.419，南山堂，2001.
4) 小山誠次：古典に基づく エキス漢方方剤学，p.170-173，メディカルユーコン，1998.
5) 龔信，龔廷賢：古今医鑑，喘急門，4-45a，和刻漢籍医書集成第11輯（小曽戸洋，他編），p.101，エンタプライズ，1991.
6) 龔廷賢：万病回春，和刻漢籍医書集成第11輯（小曽戸洋，他編），p.89，エンタプライズ，1991.
7) 松田邦夫：万病回春解説，p.275，創元社，1989.
8) 楊士瀛・撰，朱崇正・附遺：仁斎直指方，喘嗽門附諸方，欽定四庫全書・子部・仁斎直指 8-32b，復刻版，p.［744］-220，上海古籍出版社，1991.
9) 楊士瀛・撰，朱崇正・附遺：仁斎直指方，喘嗽門附諸方，欽定四庫全書・子部・仁斎直指 1-1b，復刻版，p.［744-1］，上海古籍出版社，1991.
10) 大塚敬節：漢方と民間薬百科，p.241-242，主婦の友社，1966.
11) 大塚敬節：漢方と民間薬百科，p.266-267，主婦の友社，1966.
12) 龔信，龔廷賢：古今医鑑，哮吼門・五虎二陳湯，4-43a，和刻漢籍医書集成第11輯（小曽戸洋，他編），p.100，エンタプライズ，1991.
13) 龔廷賢：万病回春，2-97a〜97b，和刻漢籍医書集成第11輯（小曽戸洋，他編），p.90，エンタプライズ，1991.
14) 陳師文，他：増広太平恵民和剤局方，和刻漢籍医書集成第4輯（小曽戸洋，他編），p.80，エンタプライズ，1988.
15) 香月牛山：牛山活套，近世漢方医学書集成61巻（大塚敬節，他編），p.369，名著出版，1981.
16) 虞搏：医学正伝，和刻漢籍医書集成第8輯（小曽戸洋，他編），p.69，エンタプライズ，1990.
17) 浅井貞庵：方彙口訣，近世漢方医学書集成77巻（大塚敬節，他編），p.529，名著出版，1981.
18) 浅田宗伯：勿誤薬室方函，近世漢方医学書集成95巻（大塚敬節，他編），p.131，名著出版，1982.
19) 浅田宗伯：勿誤薬室方函口訣，近世漢方医学書集成96巻（大塚敬節，他編），p.202-203，名著出版，1982.
20) 高橋道史：浅田流漢方診療の実際，p.291，医道の日本社，1980.
21) 松田邦夫：症例による漢方治療の実際，p.5，創元社，1992.

32

五積散
goshakusan

製品番号：63

〔構成生薬〕

蒼朮，陳皮，当帰，半夏，茯苓，甘草，
桔梗，枳実，桂皮，厚朴，芍薬，生姜，
川芎，大棗，白芷，麻黄

処方の特徴

1 処方概要

この処方は，寒冷によって起こる痛み，とくに腰痛，関節痛，神経痛などに用いる．また月経不順，更年期症候群，自律神経失調症などにも用いる．古典的考え方では，"寒湿"による諸症状が目標とされる．

構成生薬のうち量が多いのは蒼朮，陳皮，当帰，半夏，茯苓で，二陳湯加蒼朮，当帰と解釈できる．すなわち，冷え（寒）と水毒（湿）に対する要素が主と考えられる．なお，上記構成生薬に白朮が加わった医療用漢方製剤もある．

2 使用目標と応用

応用として，冷えによって発症増悪する疼痛（腰痛，坐骨神経痛，肘痛，上腕痛，頭痛，その他の神経痛，関節痛），感冒初期（老人・虚弱者の冬季感冒），月経痛・月経不順・更年期症候群，急性胃腸炎・過敏性腸症候群，冷え症などが挙げられる．

症候として，下半身が冷えて上半身がほてること，および腰痛，神経痛，関節痛，腹痛などを呈することを目標とする．腰以下の冷えだけの例もある．冷えが強ければ附子（ブシ末など）を加える．女性の慢性腰痛によい．また，老人・虚弱者の軽い感冒初期にも使用する．悪寒，身体痛，軽い発熱，倦怠感が目標となる．体質中等度からやや虚弱者に用いる．

論　説

1 原　典

1．原典に関しては諸説ある

五積散の原典に関しては諸説あるが，小曽戸[1]によれば，今日用いられる五積散は，『太平恵民和剤局方』（以下，『和剤局方』）の初版である大観原本に収録され，これに由来するものと思われるという〈注1〉[1,2]．

2．陳師文，他『太平恵民和剤局方』巻之二・治傷寒附中暑・五積散[3]の記載

〔条文〕中を調え，気を順らし，風冷を除き，痰飲を化す．脾胃宿冷，腹脇脹痛，胸膈停痰，嘔逆悪心，或いは外，風寒に感じ，内，生冷に傷られ，心腹痞悶，頭目昏痛，肩背拘急，肢体怠惰，寒熱往来，飲食進まざるを治す．及び婦人の血気調わず，心腹撮痛，経候匀しからざる，或いは閉じて通ぜざる，並びに宜しく之を服すべし．

〔大意〕おなか（中焦）を調え，気をめぐ

〈注1〉五積散の原典：『観聚方要補』安政版[2]には，『蘇沈良方』を原典とし，「内外，寒に感ずるを治す．一切の気を和し，血絡を通ず」とある．一方，小曽戸[1]は，①北宋の大観中（1107-10）に出版された『和剤局方』初版本に既に五積散が収載されている．②それ以前にも五積散という処方が存在したらしく，北宋の『蘇沈良方』や『博済方』に載っているが，両書とも現伝本には書誌学上の問題がある．『蘇沈良方』の成書は南宋以降であり，『博済方』は『永楽大典』（1407）の引用文からうかがうしかない．ただし，『和剤局方』直後に編纂された『聖済総録』等には五積散の類方が載っている．③五積散の出典を『（仙授）理傷続断秘方』とするむきがあるが，同書は唐代（846年頃）の作と称されるものの，従来の中国の目録類には一切著録されず，その伝承はすこぶるあやしい．内容的にもとても唐代の書とは考えにくく，南宋をさかのぼるのは無理であろう（于文忠説）．④今日に用いられる五積散は『和剤局方』に由来するものと思われる，という．

らし，風寒を除き，水毒を解消する．胃腸が慢性的に冷えて腹や脇腹が脹って痛み，胸膈内に水毒が停滞し，悪心嘔吐する者，あるいは身体の外からは風寒の影響を受け，内からは生ものや冷たい飲食物で傷害され，腹部全体がつかえて苦しく，目がくらんで頭痛し，肩や背がひきつれ，手足がだるく，悪寒と発熱が交互に起こり，食欲がない者を治す．また，女性の月経不順，月経痛，無月経にも用いる．

〔解説〕撮痛は「つまむような痛み」．消化器症状，身体痛，月経障害に用いることが見られる．方後の調製法〈注2〉[4]および加減方は省略した．"五積"は〈注3〉[1,5-11]を参照されたい．

2 中国医書の記載

■『三因極一病証方論』(1161年成立)には，「太陰の傷寒，脾胃和せざる，及び積聚有りて腹痛するを治す」[12]，「寒湿に感ずると，脾胃の気，腰痛を蔽うとを治すに，最も効あり」[13]とあり，胃腸炎，腹痛，寒冷湿度による症状，腰痛に用いるとする．ほかに産科領域での記載[14]もある．

■『厳氏済生方』(1253年成立)には，「冬，風寒に冒されて，発熱，頭痛，汗がなく，悪寒するときに，五積散がよい」[15]，「寒によって，腎経が損傷を受けて腰痛で仰向けになれないという者を治す」[16]と感冒，腰痛への使用法が記載される（筆者意訳）．

■『証治要訣』(14世紀後半)では，傷風寒附感冒門[17]で感冒などに用いる際に麻黄附子細辛湯との鑑別が必要とし，臂痛門[18]では，天候気候変化や重いものを提げたために起こった"臂痛"（肘，あるいは肩から手首まで）によいとし，腰痛門[19]では，疲れて急に起こった腰痛に駆瘀血剤と併用する，腰痛で足に痛みが波及するものに用いるという．

■『医学入門』(1575年成立)には，「此の方，大いに寒邪に感冒して，頭疼身痛，項強ばり，拘急，悪寒嘔吐，腹痛，及び傷寒発熱，頭疼悪風，内，生冷に傷られ，外，風寒に感じ，并びに寒湿，経絡に客し，腰脚痠疼し，及び婦人経脈調わず，及び腹痛，帯下等の症を治す」[20]とある．

■龔信・龔廷賢の『古今医鑑』中寒門・五積散[21]には，「寒邪，卒かに中りて直に陰経に入る等の症を治す」とあり，方後に，「大いに，回生起死の功有り．寒を温め湿を燥するの聖薬なり．…余，常に以く，防風通聖散は熱燥を治するの薬，生料五積散は寒湿を治するの薬なり」とある．『万病回春』中寒門[22]，『済世全書』中寒門[23]には『医学入門』中寒門とほぼ同文がある．『万病回春』臂痛門[24]にも記載がある．

3 江戸時代医家の論説 （筆者意訳）

■『衆方規矩』中寒門[25]には『医学入門』とほぼ同文があり，「風寒湿に感じて上腕から肘がいたみ，あるいは身体がしびれる者にこれを用いる．…虚弱の人で，寒さのために疝気痛を起こしたときにもまたよい．…この薬は，寒湿を除くので，痛みがある者に必ず用いる．○頭痛，ひじの痛み，腹痛，腰痛，"脚

〈注2〉『和剤局方』五積散・方後の記載：調製法として，肉桂（桂皮）と枳殻（枳実）以外を末とし，とろ火で色が変わるまで炒り，冷えた後に肉桂，枳殻の末を加え，生姜を加えて煎じて服すとある．この方法で作ったものを熟料五積散と呼び，生薬をそのまま煎じたものを生料五積散と呼ぶ[4]．

〈注3〉五積：五積の「積」は積聚の積である．『金匱要略』五臓風寒積聚病篇[5]，『諸病源候論』巻十九・積聚諸病・積聚候[6]，『難経』五十五難[7]，『病名彙解』積聚[8]などによれば，積は陰気の留滞で五臓に起因し，按じて動かないもの，聚は陽気の留滞で六腑に起因し，固定しないものということになる．五つの積については，五臓の別によって肝積・心積・脾積・肺積・腎積とする説（『万病回春』など[9,10]）と，病毒の別によって気積・血積・痰積・寒積・食積とする説（『医学入門』[11]）とがある[1]．

気の痛風"（下肢痛？）などで，発熱があって足が冷えるときには，この薬を与えるとよい」とする．

■岡本玄冶（1587-1645）の『玄冶薬方口解』腰痛門[26]には，「老年の婦人，顔が赤く，頭が痛み，上半身が熱く，腰が冷えて痛み，脈細数な者は五積散である．…腰痛には必ず用いる．あるいは冷えによる疝気（腹痛），足の痺れ，"寒湿"（冷えと湿度による関節痛など），月経不順，冷えと水毒による腹痛，瘀血の症候の治療に用いる」とある．

■香月牛山（1656-1740）の『牛山活套』には，老人の感冒，老人の冬の咳，寝ていて手を身体の下においてしまったり，乳母が子供に腕を枕として起こった上腕の痛み，寒冷による上腕の痛み，冷えて起こった背痛，腰痛，腰から大腿の筋肉痛，"痛風"（関節リウマチなど）で虚寒に属する者に用いるとする[27]．

■北尾春圃（1658-1741）の『当壮庵家方口解』[28]には，「婦人が冷えたときの症候の主薬である．…婦人の腹痛，腰痛，あるいは冷えると云うことを目安に用いて速効がある」とする．

■津田玄仙（1737-1809）の『療治経験筆記』巻之四[29]には，「この薬を用いる目的は，①腰が冷え痛むこと，②腰から股にかけて痙攣性に筋肉がひきつれること，③上半身がのぼせて下半身は冷えること（上熱下冷），④下腹痛，この4つの症状を目的に用いる．…○この処方を用いる心得は，およそ諸病で寒湿が原因である病人には皆用いてよいと知るべきである」とある．

■目黒道琢（1739-98）の『饕英館療治雑話』[30]には，「ひじの痛み，腹痛，腰痛，脚気，関節痛などの病気では，頭痛，発熱，悪寒などの表証があって足が冷えるのは当然である．冬の腰痛，あるいは腰が立たず，上気して顔が熱く，悪寒する者には必ず効く．顔が火照っているのに足が冷えるという点が目標となる．婦人で両股が痛み，足が冷えるときには附子を加えて効がある」とある．

■浅井貞庵（1770-1829）の『方彙口訣』には，「傷寒，中寒の初期に用いて温めながら発散する薬である」，「全身手足がしびれていたんだり，腫れたり，痙攣したり，うずいたりするときに用いると妙効がある」，「寒湿の二字を基本とする．…寒湿が腰足の経脈へ入り，だるく痛むものである」とあり[31]，また「上腕および全身が麻痺するのによい」，「外から寒邪を受け，中は冷物に傷られ，内外が冷えて腹痛するものに用いる」とある[32]．

■浅田宗伯（1815-94）の『勿誤薬室方函口訣』[33]には，「風寒を駆散し発表するほかに，内を温め血を和する意があるので，風寒湿の気に感じて表症もあり，内には従来の疝積があって，臍腹疼痛する者に最も有効である」とある．

4 近年の論説

■木村長久[34]は，「軽症の坐骨神経痛に五積散加附子を用うることがある．…平素寒冷水湿に遭い，俗に所謂冷えを引き込んだ者で腰脚痛，胸背痛を覚ゆる者に用いて効がある．腹証としては…腹部菲薄にして軟弱，所々に腸管の強剛を触るる者に用いている．此の方は二年ほど前に魚商で腰腹股に神経痛様の痛みを覚ゆる者に始めて用いて効を得てより前記の腹証を参考にしてしばしば試みているが概して成績がよい様である」という．

■関直樹[35]は，「下半身が冷えるわりに上半身がほてる（上熱下冷）と訴える者の，腰痛，神経痛，関節痛，消化器疾患，冷え症など．構成生薬が多いので，"散弾銃"的な薬と思われがちだが，効くときは短時間でドラマチックに効く．上熱下冷は中年女性にしばしば認められるので，女性の慢性腰痛によく用いられる．便秘を伴う場合には大黄を，冷えが強い場合には附子を加えるとよい」という．

症　例

症例1 腰椎椎間板ヘルニア（関直樹治験）[35]

〔患者〕41歳　女性

〔現病歴〕腰椎椎間板ヘルニア．他医で洋薬（消炎鎮痛剤）を4ヵ月服用するも効果なし．徐々に悪化．初診時，右ラセーグ50°，S1神経根の脱落症状あり，上熱下冷著明．特に下肢の冷えが強い．

〔経過〕五積散＋加工附子末を投与．1年服薬し，完治．

症例2 腰痛に五積散（筆者経験例）

〔患者〕64歳　女性

〔主訴〕腰痛

〔現病歴〕高血圧症を降圧剤で治療中である．X年7月受診時，「3〜4週間前から右腰に鈍痛があり，鎮痛剤を飲んでもよくならない．重いものを持って腰を捻ってから始まり，プールで泳いだら悪化した」という．

〔身体的所見〕身長165cm，体重64kg．腹部は軟らかく，特別の所見はない．

〔経過〕以前に同様の腰痛があった時に疎経活血湯が無効だった．そこで，五積散（2.5g/包）1包ずつ1日3回服用とした．3週間後に再診，「とてもよく効いた．服用数日で痛みがほとんど取れた」という．その後もときどき腰の鈍痛を訴え，いつも五積散が有効であった．

鑑　別

■ **八味地黄丸**

腰痛で要鑑別．胃腸丈夫な高齢男性で，腹部に臍下不仁，小腹軟，臍下正中芯のある例が多い．

■ **当帰芍薬散**

月経痛，冷え症，更年期症候群，腰痛で要鑑別．虚弱で貧血傾向，浮腫傾向がある．

■ **当帰四逆加呉茱萸生姜湯**

冷え症，腰痛，坐骨神経痛，頭痛などで要鑑別．冷えが高度，しもやけできやすい．

■ **疎経活血湯**

坐骨神経痛で要鑑別．より胃腸が丈夫なもの．

■ **桂枝加朮附湯**

神経痛で要鑑別．冷えが強く，より胃腸が虚弱な者に用いる．

■ **麻黄附子細辛湯**

感冒で要鑑別．悪寒，咽喉痛，頭痛のあるやや虚弱者に用いる．胃腸症状はない．

引用文献

1) 小曽戸洋：漢方一話 処方名のいわれ，58 五積散．漢方診療，17：48，1998．
2) 多紀元簡・著，元胤・元堅・元昕ら改訂：『観聚方要補』安政版，1-9b〜10a，『観聚方要補』安政版刊行委員会復刻版，p.18，医聖社，2013．
3) 陳師文，他：増広太平恵民和剤局方，2-04a〜05a，和刻漢籍医書集成第4輯（小曽戸洋，他編），p.42-43，エンタプライズ，1988．
4) 矢数道明：五積散の運用について．漢方と漢薬，3(11)：1-10，1936．
5) 張仲景：元・鄧珍本『金匱要略』，2-2b，復刻版，p.82，燎原書店，1988．
6) 巣元方：諸病源候論，19-1a〜b，東洋医学善本叢書6，宋版諸病源候論，p.103，東洋医学研究会，1981．
7) 著者不明，明・王九思，他編：難経集注，臓腑積聚第九，4-22b〜23a，復刻版，台湾中華書局，中華民国，1977（民国66年）．
8) 蘆川桂洲：病名彙解，近世漢方医学書集成64巻（大塚敬節，他編），p.599-600，名著出版，1982．
9) 虞摶：医学正伝，巻之三，積聚，3-37a，和刻漢籍医書集成第8輯（小曽戸洋，他編），p.98，エンタプライズ，1990．
10) 龔廷賢：万病回春，巻之三，積聚，3-58b，和刻漢籍医書集成第11輯（小曽戸洋，他編），p.119，エンタプライズ，1991．
11) 李梴：医学入門，巻之四下，積聚，4-83a，和刻漢籍医書集成第9輯（小曽戸洋，他編），p.371，エンタプライズ，1990．
12) 陳言：三因極一病証方論，傷寒証治，04-10a〜10b，和刻漢籍医書集成第1輯（小曽戸洋，他編），p.58，エンタプライズ，1988．
13) 陳言：三因極一病証方論，不内外因腰痛論，13-17a，和刻漢籍医書集成第1輯（小曽戸洋，他編），p.177，エンタプライズ，1988．
14) 陳言：三因極一病証方論，17-20bおよび28b，和刻漢籍医書集成第1輯（小曽戸洋，他編），p.229および

p.233, エンタプライズ, 1988.
15) 厳用和：厳氏済生方, 傷寒論治大要, 01-24b, 和刻漢籍医書集成第4輯（小曽戸洋, 他編）, p.16, エンタプライズ, 1988.
16) 厳用和：厳氏済生方, 腰痛論治, 04-07b, 和刻漢籍医書集成第4輯（小曽戸洋, 他編）, p.47, エンタプライズ, 1988.
17) 伝・戴元礼：証治要訣, 02-02b〜04b, 和刻漢籍医書集成第7輯（小曽戸洋, 他編）, p.12-13, エンタプライズ, 1989.
18) 伝・戴元礼：証治要訣, 05-05a〜05b, 和刻漢籍医書集成第7輯（小曽戸洋, 他編）, p.39, エンタプライズ, 1989.
19) 伝・戴元礼：証治要訣, 05-08a, 和刻漢籍医書集成第7輯（小曽戸洋, 他編）, p.40, エンタプライズ, 1989.
20) 李梴：医学入門, 7-76a〜b, 和刻漢籍医書集成第9輯（小曽戸洋, 他編）, p.547, エンタプライズ, 1990.
21) 龔信, 龔廷賢：古今医鑑, 3-36b〜37b, 和刻漢籍医書集成第11輯（小曽戸洋, 他編）, p.71-72, エンタプライズ, 1991.
22) 龔廷賢：万病回春, 中寒門, 02-46b〜02-47a, 和刻漢籍医書集成第11輯（小曽戸洋, 他編）, p.64-65, エンタプライズ, 1991.
23) 龔廷賢：済世全書, 中寒, 1-33b, 和刻漢籍医書集成第12輯（小曽戸洋, 他編）, p.27, エンタプライズ, 1991.
24) 龔廷賢：万病回春, 中寒門, 05-64b, 和刻漢籍医書集成第11輯（小曽戸洋, 他編）, p.204, エンタプライズ, 1991.
25) 曲直瀬道三・原著, 曲直瀬玄朔・増補：医療衆方規矩, 近世漢方医学書集成5巻（大塚敬節, 他編）, p.81-86, 名著出版, 1979.
26) 岡本玄冶：玄冶薬方口解, 近世漢方医学書集成101巻（大塚敬節, 他編）, p.204-205, 名著出版, 1983.
27) 香月牛山：牛山方考, 近世漢方医学書集成61巻（大塚敬節, 他編）, p.322, p.366, p.378, p.379, p.380, p.380, p.381, p.383, 名著出版, 1981.
28) 北尾春圃：当壮庵家方口解, 近世漢方医学書集成80巻（大塚敬節, 他編）, p.365-368, 名著出版, 1983.
29) 津田玄仙：療治経験筆記, 近世漢方医学書集成73巻（大塚敬節, 他編）, p.457-458, 名著出版, 1983.
30) 目黒道琢：餐英館療治雑話, 近世漢方医学書集成107巻（大塚敬節, 他編）, p.167-168, 名著出版, 1983.
31) 浅井貞庵：方彙口訣, 近世漢方医学書集成77巻（大塚敬節, 他編）, p.193, p.271, p.322, 名著出版, 1981.
32) 浅井貞庵：方彙口訣, 近世漢方医学書集成78巻（大塚敬節, 他編）, p.311, p.538, 名著出版, 1981.
33) 浅田宗伯：勿誤薬室方函口訣, 近世漢方医学書集成96巻（大塚敬節, 他編）, p.201-202, 名著出版, 1982.
34) 木村長久：神経痛経験方. 漢方と漢薬, 4(11)：96-98, 1937.
35) 関直樹：新版漢方医学, 五積散, p.254, 日本漢方医学研究所, 1990.

33 牛車腎気丸

goshajinkigan

製品番号：107

〔構成生薬〕
地黄，山茱萸，山薬，沢瀉，茯苓，牡丹皮，桂皮，附子，牛膝，車前子

処方の特徴

1 牛車腎気丸とは

牛車腎気丸は，八味地黄丸に牛膝と車前子を加えた処方である．元来は八味地黄丸の適応病態（"腎虚"，"下焦の虚"）で，浮腫，尿量減少，腰痛の強いものなどに用いるとされる．

牛膝は，ヒユ科ヒナタイノコズチの根[1,2]で，疎経活血湯（坐骨神経痛，筋肉痛，関節痛などに使用），大防風湯（多発性関節痛などに使用）などにも含まれる．車前子は，オオバコ科オオバコの種子[3,4]で，消炎，利尿，解熱，強壮剤とされ[5]，五淋散，清心蓮子飲，竜胆瀉肝湯に含まれる．いずれも尿路感染症などに用いられる漢方薬である．

八味地黄丸に牛膝と車前子が加わると利尿，鎮痛作用などが強まると思われる．

2 使用目標と応用（表1）

牛車腎気丸は，八味地黄丸の適応症候群に似て，末梢神経障害，腰痛，浮腫傾向などが主たる症状の状態に用いる．

八味地黄丸の適応症候群（103．八味地黄丸参照）とは，症候としては，①腰以下の運動器の機能低下（腰痛，ころびやすい，すり足歩行など），②泌尿生殖器の機能低下（男性では前立腺肥大症状や性機能障害，女性では尿失禁や再発性膀胱炎など），③ときに腎機能低下（軽度），④高齢者特有の細胞内脱水を思わせる諸症状（夜間尿増加，下肢浮腫，起床時の口乾など．"枯燥"）のほか，手足の冷えやほてり，下肢のしびれ感，坐骨神経痛，末梢神経障害などが挙げられる．体質的には，中等度以上で胃腸は丈夫，栄養障害はほとんどなく，服用後に胃腸障害のないことも条件となる．腹部所見（腹証）では，上腹部は腹筋の厚みがあって緊張がよく心窩部拍水音（振水音）がないこと，下腹部は腹筋が全体に薄く軟らかい（小腹軟），あるいは下腹部正中部分のみが軟弱（臍下不仁）であることが多い．年齢的には中年〜高齢者ほど使用頻度が高くなる．

表1　牛車腎気丸の使用目標と応用

- ■応用
  - 糖尿病や抗癌剤による末梢神経障害，慢性腰痛，坐骨神経痛，再発性尿路感染症，尿失禁，前立腺肥大症，陰痿，浮腫　など
- ■症候
  - 腰以下の運動機能低下（腰痛，ころびやすい，すり足歩行）
  - 泌尿生殖器機能低下（男性−前立腺肥大症状，性機能障害，女性−尿失禁，再発性膀胱炎）
  - 皮膚粘膜乾燥萎縮，手足の冷えやほてり，下肢のしびれ感
  - ときに腎機能低下（軽度），夜間尿増加，下肢浮腫
  - 坐骨神経痛，末梢神経障害　など
- ■腹部所見
  - 上腹部腹筋緊張良好・心窩部拍水音（振水音）なし
  - 下腹部は腹筋軟弱（小腹軟），下腹部正中のみ軟弱（臍下不仁）
- ■体質
  - 中等度以上で胃腸は丈夫

応用としては，糖尿病や抗癌剤による末梢神経障害，慢性腰痛，坐骨神経痛，再発性尿路感染症，尿失禁，陰萎，前立腺肥大症などが挙げられる．

論　説

1 原　典
南宋代・厳用和『厳氏済生方』（1253年成立）
水腫門，加味腎気円[6]

〔条文〕腎虚にて，腰重く，脚腫れ，小便利せざるを治す．

〔大意〕腎虚で，腰が重く，下肢が腫れ，小便の出が悪いものを治す．

〔解説〕水腫門すなわち浮腫の治療を論じた項にあることにも留意する必要がある．真柳[7]によれば，『厳氏済生方』を出典とする多くの処方が江戸期処方集である『古今方彙』[8]，『観聚方要補』[9]，『勿誤薬室方函』などに転載され，中には現在も使用される当帰飲子・加減腎気丸（＝牛車腎気丸）・帰脾湯・柿蔕湯などの名処方があるという．なお，牛車腎気丸は，原典の加味腎気円（圓）のほか，後述するように，加味腎気丸，済生腎気丸，加減済生腎気丸，加減腎気丸，加減腎気円，金匱腎気丸，加減金匱腎気丸などの別名がある．

2 中国医書の記載
■薛己（1487-1559）の『薛氏医案』に収載される『女科撮要』[10]では，加減済生腎気丸の名で記載され，「脾腎虚し，腰重く脚腫れ，湿飲留積して，小便利せず，或は肚腹腫脹し，四肢浮腫し，気喘の痰甚だしく，或は已に水症と成るを治す．其の効，神の如し」とあり，『内科摘要』各症方薬[11]でも同名で記載されるが，水症が蠱症となっている．水症は浮腫であろう．蠱症の意味は不明だが，後述の記載を勘案すると，ここでは鼓腸すなわち腹満の意か．浮腫に付随して喘息様状況となっていることから肺水腫，心不全などが示唆されるが，現代では他に有効な治療法があるので，臨床的意義は小さいであろう．

■龔廷賢（1539 ?-1632 ?）の『万病回春』補益門[12,13]には，加減金匱腎気丸の名で「脾腎虚し，腰重く，脚腫れ，小便利せず，或は肚腹脹痛，四肢浮腫，或は喘急痰盛，已に蠱症となるを治す．其の効，神の如し．此の症，多くは脾腎の虚弱による．其の宜しきを失し，元気復た傷れて変症の者を治するは，此の薬にあらざれば救うこと能わず」とある．『万病回春』の記載は薛己の著からの引用と考えられる．

3 江戸期医書の論説 （筆者意訳）
■北尾春圃（1658-1741）『当荘庵家方口解』では，八味地黄丸[14]の項に「小便が通じないときには車前子，牛膝を加えて妙がある」とあり，加減腎気丸[15]の項には原典を『万病回春』補益門とし，その記載を引用して「虚弱者の尿量低下に用いる．腹水（鼓腸）浮腫によい．小児の浮腫（腫脹）によい」という．ここでも利尿効果を強調している．

■香月牛山（1656-1740）の『牛山方考』[16]には，『万病回春』とほぼ同文があり，金匱腎気丸を挙げる．その後に産後浮腫に応用できることを述べている．淋症門[17]では，「久淋（慢性膀胱炎様症状）の多くは腎虚である．六味丸，八味丸を用いよ．加減金匱腎気丸（牛車腎気丸）も効が有る」という．

■有持桂里（1758-1835）の『校正方輿輗』では，水腫門[18]に加味腎気圓（済生方）として記載，「腎気が虚衰して水を収めて調節することができず，水気が腰脚にあふれて浮腫をなす者を治す．この症には皮膚のゴソゴソとして垢がついたように見える者がある」とし，鼓腸門・加味腎気圓[19]では『内科摘要』の記載を引用後に「腰痛，脚の浮腫，小便不

利は腎気丸本来の症候であって人みな熟知するところである．喘急で痰が多く，鼓脹（"蠱症"）になっているときに用いる者は稀である．そこでここに先哲の治案を挙げて諸子に告げるのである」という．

- 津田玄仙（1737-1809）の『療治経験筆記』では，加減腎気円[20]として「この方を用いるには先ず第一に腎虚の症状がないか，よく観察すべきである．腎虚は足腰が弱く冷気を覚え，かつ浮腫の状態を見ると腰以下が腫れ強く，睾丸も陰茎も浮腫が強く見えるものである．これが腎の虚症である．この薬を用いてよい」とある．
- 片倉鶴陵（1751-1822）の『産科発蒙』（1799年刊）には加味腎気丸[21]として記載，産後浮腫で顔色が貧血様で下半身が虚している者に用いるとある．
- 百々漢陰（1776-1839）・百々鳩窓（1808-78）の『梧竹楼方函口訣』には，加味腎気円として記載され，脚気類[22]では「八味丸の症で浮腫の甚しい者に用いる．下焦虚寒の症である」，水腫類[23]では「腎虚で，水はけが悪く，小便不利し，腰より以下が腫満する者に用いる．転じて産後の浮腫に用いる．虚弱な女性の産前から浮腫傾向があって産後日数を経過したのに，とかく腰以下に浮腫傾向が残り，年月を経てもなおらず，はなはだしい者では腫満する者に用いてよい処方である．…あるいは産後に気血が大いに虚衰し，腰以下に浮腫傾向があって腰がぬけて立つことができない者，みな此の処方を用いてよい．…そのほか一切の虚腫に用いてよい」，婦人類[24]では「産後の浮腫に用いる」という．
- 浅田宗伯（1815-94）の『勿誤薬室方函』では，牛車腎気丸料[25]として「治腎虚腰重脚腫小便不利」と『厳氏済生方』の記載が引用され，八味丸料[26]では「牛膝，車前子を加えて済生腎気丸と名づける」とある．『勿誤薬室方函口訣』の牛車腎気丸[27]には，「八味丸の症で，腰が重く脚が腫れ，あるいは痿弱する者を治す」とある．なお，痿症方の項[28]に「脚気の痿症（運動麻痺）には済生腎気丸，大防風湯の類がよい」とある．

症　例

1 古典の症例（浅田宗伯の症例）

症例1 麻疹後の下肢運動麻痺[29]

小河街の村上主殿（後に内記と改名），麻疹後下痢が止まらず，腰以下痿弱となり起歩することができない．山田昌榮ら，2, 3の医者が治療したが無効．私は真武湯を与え，4, 5日で下痢が大いに減少，連用数日で下痢はまったく止まったが，痿弱は変わらない．そこで，済生腎気丸を与えた．数ヵ月で起歩は常の通りに回復した．

症例2 性機能障害[30]

峯山侯（京極主膳正），参政を務め，日夜勤労し，おのずから上盛下虚（上半身は元気だが下半身が元気なく）し，陰痿になって房中に入ることができない．私がこれを診察するに，他に特別な理由もなく，しかも下腹が"虚軟"（筋肉の力がなく軟らかい）で陰嚢に寒冷を覚えるばかりである．そこで，済生腎気丸に鹿角を加え，蜜煉で服用させた．数十日で意のままになるようになったという．

2 近年の治験

症例 糖尿病性末梢神経障害に牛車腎気丸料
（松田邦夫治験）[31]

〔患者〕66歳　主婦
〔主訴〕両足先のしびれと痛み
〔既往歴〕15年前に糖尿病に罹患，運動・食事療法のみで現在まで治療．
〔現病歴〕6年前から両足先がしびれ痛む．血糖はよくコントロールされており，糖尿病性神経炎と診断された．いろいろ治療を受け

たが，症状は一進一退でよくならなかった．10ヵ月前に坐骨神経痛を起こし，そのときは坐薬でおさまった．しかし最近，再び右坐骨神経痛が起こり，夜は痛みのために眠れない．右大腿部の外側から右膝蓋骨にかけて押しつぶされるように耐えがたい痛みがある．坐薬を使うと少し効くが，後になるともっと悪くなる．ほかの飲み薬はまったく無効という．この痛みのため食欲がなく，体重が2kg減った．両足のほてりがひどく，冬であるにもかかわらず，夜寝るときには布団から足を出す．便秘がちで，夜間尿は4～5回．

〔身体的所見〕身長148cm，体重48kg．体格栄養状態は良好．痛みのために顔をしかめており，顔色がひどく悪い．脈状は緊張よく，舌に異常はない．腹診でも腹筋の緊張は保たれており，特別の腹証を認めない．

〔経過〕牛車腎気丸料を投与．1週間後，足の状態がよくなって夜よく眠れるようになった．1ヵ月後，足のしびれと痛みは著明によくなってきた．家事に意欲が出て元気になった．足先のしびれはまだ少し残っているが，大変具合がよい．なにしろ顔色がよくなった．2ヵ月後，顔色も食欲もよい．全身状態良好．足のしびれ，痛みはまったくない．（筆者抄録）

鑑別

■ 八味地黄丸

鑑別は難しい．浮腫，末梢神経障害が主ならば牛車腎気丸を優先．

■ 六味丸

排尿障害で要鑑別．のぼせ，熱感があれば六味丸を優先する．

■ 補中益気湯

慢性疲労，性機能障害で要鑑別．胃腸虚弱，食後眠くなるという者に用いる．牛車腎気丸や八味地黄丸で胃腸障害が起これば考慮する．

■ 十全大補湯

慢性疲労，冷え症などで要鑑別．腰痛や浮腫は通常はない．

■ 疎経活血湯

腰痛症，坐骨神経痛で要鑑別．乾燥傾向は共通だが，排尿障害，浮腫はない．

■ 五苓散

浮腫で要鑑別．単純な初期の浮腫によい．口渇をともなうことが多い．

■ 桂枝加朮附湯

末梢神経障害で要鑑別．牛車腎気丸で胃腸障害を起こす例によい．

Evidence

I．臨床研究

抗癌剤による末梢神経障害に有効とする報告がある．

1 paclitaxel/carboplatin療法における末梢神経障害悪化を抑制（Kakuら，2012）[32]

〔概要〕卵巣癌または子宮体癌（子宮内膜癌）でパクリタキセルpaclitaxel／カルボプラチンcarboplatin化学療法を施行され，末梢神経障害を発症した患者を，無作為にビタミンB12単独投与群（牛車腎気丸非投与群）14名と〔ビタミンB12＋牛車腎気丸〕投与群15名とに割付け，6週間投与した．結果，VAS，自覚症状質問票では両群間に有意差を認めなかったが，神経障害の評価基準であるNational Cancer Center Terminology Criteria for Adverse Events v.3.0（NCI-CT-CAE：CAE）のgrade分類で，牛車腎気丸非投与群では，grade 3の神経毒性neurotoxicityが2名（14.3％）出現したのに対して，牛車腎気丸投与群では出現しなかった．電流知覚閾値（Current Perception Threshold：CPT）評価では，投与前に比べて投与6週後の時点で，異常閾にあるCPT値を示した

ものの割合は，非投与群よりも投与群で有意に低かった．このことは，牛車腎気丸が末梢神経障害の悪化を阻止できる可能性を示唆するという．

2 FOLFOX療法での末梢神経障害を抑制
（Nishioka ら，2011）[33]

〔概要〕切除不能または再発性大腸直腸癌患者で modified FOLFOX 療法で治療された 45 名を，牛車腎気丸投与群 22 例と非投与群（対照群）23 例に分け，神経障害について，DEB-NTC（Neurotoxicity Criteria for Debiopharm）により評価した．結果，神経障害の grade 分類で grade 3 以上の末梢神経障害の頻度は，対照群に比して，牛車腎気丸投与群で有意に低かった（$p<0.01$）．

II．基礎研究—牛車腎気丸の作用機序 [34-37]

糖尿病モデル動物を用いた実験で，牛車腎気丸は，脊髄内において，内因性オピオイドペプチドであるダイノルフィン dynorphin の遊離を介した κ オピオイド受容体刺激が痛覚を抑制すること，この作用は牛車腎気丸の構成生薬である修治附子によると思われること，および NO の産生促進を介する末梢循環改善作用が関与すると思われることが報告されている[38-41]．

オキサリプラチン oxaliplatin 誘発性末梢神経障害モデルによる検討で，牛車腎気丸の予防投与は，冷感過敏を抑制するが，疼痛過敏および坐骨神経軸索障害は抑制しなかったとの報告もある[42]．

引用文献

1) 厚生労働省：第16改正日本薬局方，p.1492，2011.
2) 木村孟淳，他編：新訂生薬学，改訂第7版，p.76，南江堂，2012.
3) 厚生労働省：第16改正日本薬局方，p.1517，2011.
4) 木村孟淳，他編：新訂生薬学，改訂第7版，p.171，南江堂，2012.
5) 大塚敬節，矢数道明，清水藤太郎：漢方診療医典，第6版，p.415，南山堂，2001.
6) 厳用和：厳氏済生方，5-4b～5-5a，和刻漢籍医書集成第4巻（小曽戸洋，他編），p.62，エンタプライズ，1988.
7) 真柳誠：『厳氏済生方』『厳氏済生続方』解題，和刻漢籍医書集成4巻（小曽戸洋，他編），解説p.2，1988.
8) 甲賀通元：古今方彙（1747年初版），水腫門，金匱腎気丸，歴代漢方医書大成（電子版）V2.0，2007.
9) 多紀元簡・著，元胤・元堅・元昕ら改訂：『観聚方要補』安政版，加味腎気圓，2-7b，『観聚方要補』安政版刊行委員会復刻版，p.46，医聖社，2013.
※元簡は『金匱要略輯義』八味地黄丸の条でも済生方加味腎気円の記載を引用する〔近世漢方医学書集成43巻（大塚敬節，他編），p.251-252，名著出版，1980〕.
10) 薛己：薛氏医案，女科撮要，4-32a～b，欽定四庫全書，上海古籍出版社，p.［763-104］，1994.
11) 薛己：薛氏医案，女科撮要，2-46b～2-47a，欽定四庫全書，上海古籍出版社，p.［763-52］，1994.
12) 龔廷賢：万病回春，4-4b～4-5a，和刻漢籍医書集成第11輯（小曽戸洋，他編），p.129-130，エンタプライズ，1991.
13) 松田邦夫：万病回春解説，東洋医学選書，p.401，創元社，1989.
14) 北尾春圃：当壮庵家方口解，近世漢方医学書集成80巻（大塚敬節，他編），p.52，名著出版，1983.
15) 北尾春圃：当壮庵家方口解，近世漢方医学書集成80巻（大塚敬節，他編），p.57，名著出版，1983.
16) 香月牛山：牛山方考，3-33b，近世漢方医学書集成61巻（大塚敬節，他編），p.278，名著出版，1981.
※なお，水腫門（同書，2-6b／p.444）にも加減金匱腎気丸の名で記載される．
17) 香月牛山：牛山方考，2-32b，近世漢方医学書集成61巻（大塚敬節，他編），p.496，名著出版，1981.
※このほか，小便閉門にも記載がある（同書，2-34a／p.499）.
18) 有持桂里：校正方輿輗，9-9b～9-11a，近世漢方医学書集成86巻（大塚敬節，他編），p.374-377，名著出版，1982.
※『稿本方輿輗』水腫門にも記載あり（11-12a～11-13a，復刻版，中巻11巻，燎原書房，1973）
19) 有持桂里：校正方輿輗，9-23b～9-24a，近世漢方医学書集成86巻（大塚敬節，他編），p.402-403，名著出版，1982.
20) 津田玄仙：療治経験筆記，近世漢方医学書集成73巻（大塚敬節，他編），p.229-230，名著出版，1983.
21) 片倉鶴陵：産科発蒙，近世漢方医学書集成82巻（大塚敬節，他編），p.435，p.441，名著出版，1982.
22) 百々漢陰，百々鳩窓：梧竹楼方函口訣，復刻版，p.61，春陽堂書店，1976.
23) 百々漢陰，百々鳩窓：梧竹楼方函口訣，復刻版，p.89，春陽堂書店，1976.
24) 百々漢陰，百々鳩窓：梧竹楼方函口訣，復刻版，p.199，春陽堂書店，1976.
25) 浅田宗伯：勿誤薬室方函，近世漢方医学書集成95巻（大塚敬節，他編），p.131，名著出版，1982.
26) 浅田宗伯：勿誤薬室方函，近世漢方医学書集成95巻

(大塚敬節, 他編), p.21, 名著出版, 1982.
27) 浅田宗伯：勿誤薬室方函口訣, 近世漢方医学書集成 96 巻 (大塚敬節, 他編), p.202, 名著出版, 1982.
28) 浅田宗伯：勿誤薬室方函口訣, 近世漢方医学書集成 96 巻 (大塚敬節, 他編), p.17-18, 名著出版, 1982.
29) 浅田宗伯：橘窓書影, 2-24b〜2-25a, 近世漢方医学書集成 100 巻 (大塚敬節, 他編), p.524-525, 名著出版, 1983.
30) 浅田宗伯：橘窓書影, 3-23b, 近世漢方医学書集成 100 巻 (大塚敬節, 他編), p.611, 名著出版, 1983.
※『橘窓書影』には他にも多数の症例がある. 2-13a (同書, p.501), 3-11a (同書, p.585) など.
31) 松田邦夫：症例による漢方治療の実際, p.118, 創元社, 1992.
32) Kaku H, et al：Objective evaluationn of the alleviating effects of Goshajinkigan on peripheral neuropathy induced by paclitaxel/carboplatin therapy：a multcenter collaborative study. Exp Ther Med, 3：60-65, 2012.
33) Nishioka M, et al：The kampo medicine, Goshajinkigann, prevents neuropathy in patients treated by FOLFOX regimen. Int J Clin Oncol, 16：322-327, 2011.
34) 江頭伸昭, 他：日本から発信！抗がん薬による痛みへの対応法－オキサリプラチンによる末梢神経障害の発現機序と治療薬の基礎的エビデンス, 日本薬理学雑誌, 141：66-70, 2013.

35) 江見泰徳：漢方薬の作用機序を巡って (2) 消化器がん化学療法下補助療法としての漢方薬の作用点. 臨床消化器内科, 28 (2) 231-236, 2013.
36) 掛地吉弘, 他：癌治療における漢方治療：最新のエビデンス. 医学のあゆみ, 243(2)：191-197, 2012.
37) 大平征宏：末梢神経障害の漢方治療－臨床・基礎研究によるエビデンス. 医学のあゆみ, 242(11)：879-884, 2012.
38) 後藤和宏：牛車腎気丸の抗侵害受容作用機序—ダイノルフィンと一酸化窒素の関与—. ペインクリニック. 19(8)：1179-1185, 1998.
39) Suzuki Y, et al：Effects of Gosha-jinki-gan, a kampo medicine, on peripheral tissue blood flow in streptozotocin-induced diabetic rats. Methods Find. Exp. Clin Pharmacol, 20：321-328,1998.
40) Suzuki Y, et al：Antinociceptive effect of Gosha-jinki-gan, a kampo medicine, in streptozotocin-induced diabetic mice. Jpn J Pharmacol, 79：169-175, 1999.
41) Suzuki Y, et al：Antinociceptive mechanism of Gosha-jinki-gan in streptozotocin-induced diabetic animals：Role of nitric oxide in periphery. Jpn J Pharmacol, 79：387-391, 1999.
42) Ushio S, et al：Goshajinkigan reduces oxaliplatin-induced prepheral neuropathy without affecting anti-tumour efficacy in rodents. Eur. J Cancer,48：1407-1413, 2012.

34 呉茱萸湯

goshuyuto

製品番号：31

[構成生薬]

呉茱萸，人参，大棗，生姜

処方の特徴

1 処方概要

呉茱萸湯は，今日では片頭痛などの常習性頭痛に頻用される漢方薬である．古典的には，食中毒など（霍乱）で嘔吐が止まらないときに用いるとの記載が主であり，この処方の主証（本質的な使用目標となる症候）は乾嘔とする説もある[1]．しかし，今日ではこうした病態に用いることは少ないものと思われる．

構成生薬はわずか4種のみであるが，こうした簡単な漢方薬は，本処方が頭痛と嘔吐を目標とするように，比較的単純な症状を目安に即効を期待して用いるものが多い．

呉茱萸はミカン科のゴシュユの果実[2,3]で，臨床的には健胃，利尿，鎮痛などの効果があるとされ[4]，薬理的には，カルシウム拮抗作用，鎮痛作用などが知られている[5]．呉茱萸湯のほか，当帰四逆加呉茱萸生姜湯，温経湯に含まれる．いずれも臨床的には，いわゆる冷え性で胃腸がやや虚弱なことを目標に，頭痛（呉茱萸湯，当帰四逆加呉茱萸生姜湯），月経痛（3処方とも）などに使用される．

2 使用目標と応用（表1）

片頭痛では第一選択となる．頭痛時に即効性を期待できる．頭痛のないときに継続服用させて頭痛頻度の低下を期する目的に使用することも多い．閃輝暗点だけのときにも用いる．緊張性頭痛，習慣性頭痛，肩こりにも有効な場合がある．

トリプタン製剤，カルシウム拮抗剤と併用することに特に問題はない．トリプタン系薬剤使用量の多い場合，呉茱萸湯を非発作時も使用するとトリプタン系薬剤の使用量減少が期待できる．

体質的には虚弱で冷え性の者が多いが，中等度まで幅広く使用できる．

頭痛以外では，嘔気，嘔吐，げっぷ，呑酸，吃逆などに用いる．この場合，頭痛をともなうこともともなわないこともある．嘔気・嘔吐によいことは古人も推奨している．筆者も，西洋医薬の鎮嘔剤，数種の漢方薬（小半夏加茯苓湯，二陳湯，六君子湯，人参湯など）が無効な嘔吐に，呉茱萸湯が有効であった例を経験している．そのほか，月経痛に応用されることがある．

表1 呉茱萸湯の使用目標と応用

- ■ 応用と症候
  - ・片頭痛（閃輝暗点をともなうもので第一選択）
  - ・緊張性頭痛，混合性頭痛，肩こり
  - ・閃輝暗点
  - ・嘔気・嘔吐，月経痛　など
- ■ 体　質
  - ・体質中等度〜虚弱者まで幅広く使用可能
- ■ 備　考
  - ・継続服用で片頭痛の発作頻度低下が期待できる
  - ・トリプタン製剤，カルシウム拮抗剤と併用可

論　説

1 原　典
張仲景『傷寒論』『金匱要略』（＝『新編金匱方論』）『金匱玉函経』

1.『傷寒論』巻第六・弁厥陰病脈証并治第十二[6]．
〔条文〕乾嘔して涎沫を吐し，頭痛する者は，呉茱萸湯之を主る〈注1〉[7]．

〔大意〕嘔気が強いが吐こうとしても出ない（乾嘔）で，唾液ばかり吐き，頭痛がする場合には呉茱萸湯を用いる．

〔解説〕片頭痛に用いる根拠となる条文である．一方，以下の条文では頭痛を挙げず，嘔吐などに用いることが述べられている．

2.『傷寒論』巻第五・陽明病脈証并治第八[8]
〔条文〕穀を食して嘔せんと欲するは陽明病に属するなり．呉茱萸湯，之を主る〈注2〉[9]．

〔大意〕食べると吐きそうになるのは陽明病に属する．呉茱萸湯の主治である．

〔解説〕これだけでは意味が不明確である．大塚敬節[10]は，食事をしなければ嘔することはないという意があり，陽明病に属するとは少陽病に属する柴胡剤（小柴胡湯など）の適応でないことを述べたものとする．

3.『傷寒論』巻第六・少陰病脈証并治第十一[11]
〔条文〕少陰病，吐利し，手足逆冷，煩躁死せんと欲する者は，呉茱萸湯之を主る〈注3〉[12]．

〔大意〕少陰病で，嘔吐下痢し，手足が冷え，ひどくもだえ苦しんで死ぬのではないかと思われるほどの場合は，呉茱萸湯の主治である．

〔解説〕少陰病は，「少陰の病たる，脈微細，但だ寝ねんと欲するなり」[13]とあり，大塚[14]は「裏に寒があって」起こるとする．

4.『新編金匱方論』（＝『金匱要略』）巻中・嘔吐噦下利病脈証治第十七[15]
〔条文〕嘔して胸満する者は，呉茱萸湯之を主る．

〔大意〕（吐いても吐かなくても）吐き気があって胸がいっぱいになったように感じられるときには呉茱萸湯の主治である．

2 中国医書の記載
■唐代の孫思邈の『備急千金要方』第十六胃腑・反胃[16]には「治噫酢咽方」として記載される．これは噫気（おくび）と酸水が咽に上がってくるのを治す処方という意であろう．

■王燾の『外台秘要方』の巻六噫醋方七首[17]には「延年療食訖醋咽多噫呉茱萸湯方」という記載がある．大意は，「食べ物がつかえて咽に酸っぱい水が上がり，おくびが多い者を治すには呉茱萸湯方」ということであろう．延年は書名で『延年方』．この条の出典を示す．

■宋代では，『三因極一病証方論』（1174年成立）気嘔証治[18]に茱萸人参湯の名で記載され，「気嘔，胸満ち，食を納めず，涎沫を嘔吐し，頭疼むを治す」とある．気嘔は実際に物が出てこない嘔吐，つまり乾嘔と同じであろう．

■明代の『医学正伝』（1515年成立）では，「厥陰の頭項強痛，或は痰沫を吐し，厥冷して其の脈浮緩なるを治す」[19]，「陰厥，吐利，手足逆冷，煩躁して死せんと欲するを治す」[20]とあり，頭痛に言及する．

■『医学入門』（1575年成立）巻六嘔吐[21]には古参萸湯の名で記載され，「気虚，胃寒，嘔吐，冷涎，陰症を治す．乾嘔に通用す」とある．元気がなく，胃腸に冷えがあり，嘔吐し，冷たい（うすい？）唾液が出て，陰証の

〈注1〉『金匱玉函経』[7]では「涎沫を吐し」と「頭痛する者」の間に「而して」があり，「者」がない．
〈注2〉『金匱玉函経』[9]では，「嘔せんと欲するは」を「嘔せんと欲する者は」とする．
〈注3〉『金匱玉函経』[12]では，「吐利し」と「手足逆冷」の間に「而して」がある．

者によい，乾嘔に広く用いるという意であろう．以上は，いずれも『傷寒論』，『金匱要略』の使い方と基本的には同じである．

■ 頭痛や嘔気・嘔吐以外への使い方としては，『医方考』(1584年成立) 七疝門[22]に呉茱萸加附子湯(呉茱萸湯に附子を加えたもの)があり，「寒疝腰痛，睾丸に牽引し，屈して伸ばさず，尺内脈の来ること沈遅なる者，此の方，之を主る」とある．寒疝は元来は冷えによる腹痛であるが，ここでは痛みが腰や睾丸に放散している状態に呉茱萸湯加附子がよいという．

■『太平恵民和剤局方』『厳氏済生方』『普済本事方』『宣明論方』『儒門事親』『明医雑著』『万病回春』には記載を見いだせなかった．

3 江戸時代医家の論説 (筆者意訳)

日本での使い方も当初は嘔気・嘔吐，あるいは腹痛などを主とする記載が多く，幕末にかけて徐々に頭痛に言及するものが増えてゆくように見える．また，噫気(おくび，げっぷ)から噦逆(しゃっくり)への応用も述べられている．

■ 吉益東洞(1702-73)は，『方機』[23]で『傷寒論』陽明病篇の条文に注釈して，「方意は気逆を以て主証と為す」という．気逆は「気の上衝」と同じで，冷えのぼせ，頭痛などを呈するとされる病態であるが，ここでは何を指すのか明らかではない．

■ 福井楓亭(1725-92)は，『方読弁解』[24]で「霍乱(食中毒，急性胃腸炎など)で悪物を吐き尽くして後に，ただ吐き気だけが止まらない者に用いることがある」とする．

■ 目黒道琢(1739-98)は，『餐英館療治雑話』[25]で「呉茱萸湯の証は手足が厥冷するが底冷えせず，手足の指の表面から冷える．…呉茱萸湯の証は心下に必ず痞塞する物があって煩躁する．…夏の霍乱で吐瀉の後に手足が厥冷して煩躁を発する証がときどきある．凡

庸な医者は嘔吐下痢の後だからと確かな根拠もなく虚証と思い，四逆湯，附子理中湯の類を連用し，反って煩躁を増悪させてしまう．このような症状に遭遇した場合は心下部の状態によって弁別すべきである．もし心下痞鞕があれば呉茱萸湯を用いる」とする．

■ 和田東郭(1743-1803)は，『東郭医談』[26]で「呉茱萸湯を用いる症では痰を吐くが，甚だしく粘稠で引っ張っても切れにくいものである．ただし，水を吐く者もあるので注意が必要である．この処方の適応する者では腹が差し込む場合，十のうち九は左側が差し込む．左へ差し込み粘痰を吐く者には呉茱萸湯を用いる」という．東郭の『和田泰庵方函』[27]にも同様の記載がある．

■ 稲葉文礼(?-1805)は，『腹証奇覧』[28]で「柴胡を用いて治らないものに，ときどき呉茱萸湯の証がある．…柴胡の証でただ胸満するものが呉茱萸湯の証である」という．

■ 有持桂里(1758-1835)は，『稿本方輿輗』[29]では「およそ疝で(痛みが)陰嚢にひく者は呉茱萸湯が効く．右の陰嚢が腫大することなく，ただ引きつるものによい．…当帰四逆加呉茱萸生姜湯でもよいが，やはりなるべく呉茱萸湯を用いたほうがよい．…呉茱萸湯は嘔も目的だけれども，陰嚢から胸脇へかけて，さし込んでくるとき用いることがある．…常々試みるに，疝で陰部にかかるものは呉茱萸湯が最もよく効く」という．これは『医方考』の説を受けたものであろう．また，頭痛への応用について，「持病の頭痛でも新たに始まった頭痛でも嘔吐のある頭痛ならば呉茱萸湯を用いてよい．…この処方は，げっぷ(噫気)や呑酸にも効く．…この処方は数年も続く慢性腹痛で黄色い水(胃液?)を吐いたり食べた物を吐く者に用いて効果がある」[30]という．『校正方輿輗』でも「噫気吐酸呑酸等には，呉茱萸湯は実に要方である．…(『傷寒論』少陰病篇にある頭痛などの症状につい

て）起死回生の効果がある」[31]，「噦（しゃっくり）に，はなはだ効果がある．ただし陰位の者に用いるべきで，陽証には適当ではない」[32]，「この湯のゆくところは嘔吐を第一の目的とする．したがって，他医が小半夏加茯苓湯などを投じて効かず，どうしようもなくなったときに呉茱萸湯が意外の効を奏することがある」[33]，「嘔吐ある頭痛には，この処方を少しずつ与えれば早く治まるものだ」[34]という．

■尾台榕堂（1799-1870）は，『類聚方広義』頭注[35]で「噦逆（しゃっくり）に，この処方のよい者がある」とし，さらに霍乱，脚気衝心などに用いるという．

■浅田宗伯（1815-1894）は，『勿誤薬室方函口訣』[36,37]で「この処方は，濁飲（胃中に停留した水毒が上逆して頭痛，めまい，嘔吐などを起こすと考えたもの）を下降させるのが主である．そこで涎沫（唾液，喀痰）を吐くのを治し，頭痛を治し，ものを食べると吐きそうになるのを治し，煩躁（悶え苦しむ）吐逆（激しい嘔吐）を治す．『肘後方』（『肘後備急方』．晋代・葛洪の著）には吐醋（酸っぱい水を吐く）嘈囃（胸やけ）を治し，後世においては噦逆（吃逆，しゃっくり）を治すとある」という．

4 近年の論説

■湯本求真（1876-1941）は，『皇漢医学』[38]で，「（『傷寒論』厥陰病篇の条文について）この頭痛は『続医断』に…呉茱萸湯は乾嘔主にして頭痛客たり．故に頭痛末にあり．凡そ客なる者は動きて主なる者は動かず…と称するが如く，この頭痛は其の客証たるに過ぎずして乾嘔実に主証たるものなれば，これを以て其の類証と鑑別すべし」という．

■『漢方診療医典』[39]には，「本方は発作的に濁飲が上逆して起こる諸症を治する効がある．濁飲とは汚濁せられた病的な水飲をさしている．そこで本方は片頭痛，吃逆，嘔吐，急性吐瀉病などに用いられる．本方は腹証上は，心下痞鞕または心下膨満がみられ，半夏瀉心湯や小柴胡湯，茵蔯蒿湯などの腹証に似ている．胃部に振水音を証明することがあるが，これは必発ではない．また，この部に寒冷を訴えるものがある．脈は沈遅のものが多い．殊に発作時には，この脈になることが多い．また発作時には，手足の厥冷，煩躁が見られる」とある．

■大塚敬節（1900-80）は，『症候による漢方治療の実際』[40]の頭痛の項で「発作性にくる激しい頭痛に用いる．多くは片頭痛の型でくる．発作のはげしい時は，嘔吐がくる．…発作の起こるときは，項部の筋肉が収縮するから，肩からくびにかけてひどくこる．…耳の後ろから，こめかみにまで連なる．このくびのこり具合が，この処方を用いる一つの目標になる」というが，この症状はむしろ筋緊張性頭痛のようにも思われる．このすぐ後で症例をあげ，呉茱萸湯の頭痛は必ずしも片頭痛でないといっている．このほか，肩こり，吃逆，悪心・嘔吐，冷えなどの項に記載がある．

症 例

症例 片頭痛で長期経過を観察しえた例
（筆者経験例）

〔患者〕26歳　女性　団体職員
〔初診〕X年10月
〔主訴〕頭痛
〔現病歴〕4～5年前から特に誘因なく頭痛が起こり始めた．急に頭の片側がズキズキと痛み出し，半日から1日ぐらい続く．一度起こると嘔吐しないと治らない．天気の悪い日，雨の前，寒い日などに起こりやすい．最近は週に1,2回痛む．元来，冷え症．月経は順調，月経痛がある．

〔身体的所見〕身長162cm，体重46kg．瘦

せて顔色は青白い．手足が冷たい．腹部は軟弱で心窩部拍水音（振水音）を認める．橈骨動脈拍動は小さく触れにくい（沈）．大便1～2日に1回，やや軟便．他に異常なし．

〔経過〕呉茱萸湯（煎じ薬）を投与（毎日連用）．3週後，「この3週間，まったく頭痛が起こらない．腹の張る感じもない．薬を飲むと体が暖まる」という．5週後，「この2週間で軽い頭痛が2回あっただけである」といって2週間分の薬を持って帰った．以後中断した．3ヵ月後に再診．「前回以後，まったく頭痛が起こらなかった」という．以後，頭痛のない状態が続き，通院を中断した．しかし，X+6年頃から再び片頭痛が起こるようになり，再び呉茱萸湯を服用して治まった．途中，煎じ薬をエキス剤に変えても有効であった．以後も頭痛の続く時期だけ年間数ヵ月分程度の服用を続け，20年余りを経過した．

鑑 別

■ **当帰四逆加呉茱萸生姜湯**

頭痛，冷え，下腹部痛で要鑑別．頭痛よりも下腹部痛，月経障害（女性の場合），末梢循環障害（しもやけ）が主症状である点が目標．吐き気，嘔吐など胃症状は通常ない．

■ **五苓散**

頭痛，嘔吐で要鑑別．典型例では口渇，尿量減少，浮腫傾向，水様下痢のいずれかがあるが，頭痛以外に症状のない場合にはどちらかの処方が無効であれば他を用いる．

■ **小半夏加茯苓湯**

吐き気，嘔吐で要鑑別．めまい感，動悸，軽い口渇はあるが，頭痛は通常ない．

■ **半夏白朮天麻湯**

頭痛で要鑑別．症状は，めまいが主で，頭痛，頭重感，慢性胃炎症状（食欲不振，もたれ）をともなう虚弱者に使用．心窩部拍水音（振水音）を認める．強い頭痛や激しい嘔吐

はない．

■ **釣藤散**

頭痛で要鑑別．頭痛は午前中，とくに起床時の例が多く，中高年で高血圧症があり，慢性脳循環障害を疑わせる例に用いる機会が多い．体質的にはやや虚弱で痩せた者が多い．

Evidence

■ **呉茱萸湯のレスポンダー限定多施設・ランダム化二重盲検比較試験**[41]

Odaguchi らは，慢性頭痛患者に呉茱萸湯を投与し，有効性の認められた患者（レスポンダー）を対象に，レスポンダー限定多施設・ランダム化二重盲検比較試験を実施した．第一ステージでは，慢性頭痛患者91名に呉茱萸湯を4週間投与，60名が呉茱萸湯の有効なレスポンダーと判断された．第二ステージでは，呉茱萸湯レスポンダー53名を呉茱萸湯群28名とプラセボ群25名に分け，12週間投与した．その結果，呉茱萸湯群において，頭痛発症頻度は，投与開始前に比しても（$p<0.001$），プラセボ群に比しても（$p<0.008$）有意に減少した．片頭痛の患者のみについての評価でも発症頻度を有意に抑制したという．

引用文献

1) 湯本求真：皇漢医学，第3巻，復刻版，p.327-337，燎原書店，1976．
2) 厚生労働省：第16改正日本薬局方，p.1496，2011．
3) 木村孟淳，他編：新訂生薬学，改訂第7版，p.149，南江堂，2012．
4) 大塚敬節，矢数道明，他：漢方診療医典，第6版，p.411，南山堂，2001．
5) 鳥居塚和生：モノグラフ 生薬の薬効・薬理，p.122-129，医歯薬出版，2003．
6) 張仲景：明・趙開美本『傷寒論』，6-23b，復刻版，p.292，燎原書店，1988．
7) 張仲景：清・陳世傑本『金匱玉函経』，4-13b，復刻版，p.208，燎原書店，1988．
8) 張仲景：明・趙開美本『傷寒論』，5-17b，復刻版，

p.236, 燎原書店, 1988.
9) 張仲景：清・陳世傑本『金匱玉函経』, 3-20a, 復刻版, p.173, 燎原書店, 1988.
10) 大塚敬節：臨床応用傷寒論解説, p.390, 創元社, 1974.
11) 張仲景：明・趙開美本『傷寒論』, 少陰病篇, 6-8b, 復刻版, p.262, 燎原書店, 1988.
12) 張仲景：清・陳世傑本『金匱玉函経』, 4-5a, 復刻版, p.191, 燎原書店, 1988.
13) 張仲景：明・趙開美本『傷寒論』, 少陰病篇, 6-5b, 復刻版, p.256, 燎原書店, 1988.
14) 大塚敬節：臨床応用傷寒論解説, p.451, 創元社, 1974.
15) 張仲景：元・鄧珍本『金匱要略』, 2-18b, 復刻版, p.114, 燎原書店, 1988.
16) 孫思邈：備急千金要方, 16-7a, 復刻版, 東洋医学善本叢書9, 宋版備急千金要方・上, p.495, オリエント出版社, 1989.
17) 王燾：外台秘要方, 6-40a, 復刻版, 東洋医学善本叢書4, 宋版外台秘要方・上, p.128, 東洋医学研究会, 1981.
18) 陳言：三因極一病証方論, 11-14b, 和刻漢籍医書集成第1輯（小曽戸洋, 他編）, p.151, エンタプライズ, 1988.
19) 虞摶：医学正伝, 頭痛門, 4-9b, 和刻漢籍医書集成第8輯（小曽戸洋, 他編）, p.119, エンタプライズ, 1990.
20) 虞摶：医学正伝, 厥証門, 5-51a, 和刻漢籍医書集成第8輯（小曽戸洋, 他編）, p.176, エンタプライズ, 1990.
21) 李梴：医学入門, 6-73b, 和刻漢籍医書集成第9輯（小曽戸洋, 他編）, p.494, エンタプライズ, 1990.
22) 呉崑：医方考, 和刻漢籍医書集成第10輯（小曽戸洋, 他編）, p.153-154, エンタプライズ, 1990.
23) 吉益東洞：方機, 近世漢方医学書集成12巻（大塚敬節, 他編）, p.550, 名著出版, 1980.
24) 福井楓亭：方読弁解, 近世漢方医学書集成54巻（大塚敬節, 他編）, p.74, 名著出版, 1981, なお p.116 にも同様の記載あり.
25) 目黒道琢：餐英館療治雑話, 近世漢方医学書集成107巻（大塚敬節, 他編）, p.40-45, 名著出版, 1983.
26) 和田東郭：東郭医談, 近世漢方医学書集成16巻（大塚敬節, 他編）, p.181, 名著出版, 1979.
27) 和田東郭：和田泰庵方函, 近世漢方医学書集成16巻（大塚敬節, 他編）, p.448, 名著出版, 1979.
28) 稲葉文礼：腹証奇覧, 近世漢方医学書集成83巻（大塚敬節, 他編）, p.35-37, 名著出版, 1982.
29) 有持桂里：稿本方輿輗, 5-53b～5-53a, 復刻版, 燎原書店, 1973.
30) 有持桂里：稿本方輿輗, 10-27b～10-28b, 復刻版, 燎原書店, 1973.
31) 有持桂里：校正方輿輗, 近世漢方医学書集成86巻（大塚敬節, 他編）, p.195, 名著出版, 1982.
32) 有持桂里：校正方輿輗, 近世漢方医学書集成86巻（大塚敬節, 他編）, p.217, 名著出版, 1982.
33) 有持桂里：校正方輿輗, 近世漢方医学書集成86巻（大塚敬節, 他編）, p.251-252, 名著出版, 1982.
34) 有持桂里：校正方輿輗, 近世漢方医学書集成87巻（大塚敬節, 他編）, p.263, 名著出版, 1982.
35) 尾台榕堂：類聚方広義, 頭註, 近世漢方医学書集成57巻（大塚敬節, 他編）, p.295-296, 名著出版, 1980.
36) 浅田宗伯：勿誤薬室方函口訣, 近世漢方医学書集成96巻（大塚敬節, 他編）, p.197-198, 名著出版, 1982.
37) 長谷川弥人：勿誤薬室「方函」「口訣」釈義, p.481-483, 創元社, 1985.
38) 湯本求真：皇漢医学, 第3巻, 復刻版, p.327-337, 燎原書店, 1976.
39) 大塚敬節, 矢数道明, 他：漢方診療医典, 第6版, p.343, 南山堂, 2001.
40) 大塚敬節：症候による漢方治療の実際, p.1, 174, 228, 282, 401, 南山堂, 1979.
41) Odaguchi H, et al：The efficacy of goshuyuto, a typical Kampo (Japanese herbal medicine) formula, in preventing episodes of headache. Curr Med Res Opin. 22：1587-1597, 2006.

参考文献

・矢数道明：呉茱萸湯に就て, 漢方と漢薬, 2(5)：2-15, 1935.
・大塚敬節：呉茱萸湯について, 漢方の臨床, 8(2)：3, 1961.

35 五淋散
gorinsan

製品番号：56

〔構成生薬〕
茯苓，黄芩，甘草，地黄，車前子，沢瀉，
当帰，木通，山梔子，芍薬，滑石
(ツムラ医療用漢方製剤の場合)

処方の特徴

1 処方概要

　五淋散は，尿路の炎症（膀胱炎，尿道炎など）に用いる漢方薬の1つである．

　構成生薬のうち，滑石は主として含水ケイ酸アルミニウムと二酸化ケイ素からなる鉱物[1,2]で消炎性利尿止渇剤[3]とされ，車前子はオオバコの種子[4,5]で利尿，胆汁分泌促進，鎮咳去痰などの作用があるとされ[6]，木通はアケビ科のアケビまたはミツバアケビのつる性の茎[7,8]で，利尿，抗炎症，抗潰瘍などの作用があるとされる[9]．山梔子は臨床的に消炎，解熱，利尿，止血剤とされる[10]．黄芩は抗炎症，抗アレルギー，抗菌などの作用があるとされ[11]，ここでは清心蓮子飲に含まれる黄芩と同じ主旨であろう．茯苓，沢瀉はいわゆる利水剤であり，芍薬，甘草には鎮痙鎮痛作用を期待できよう．当帰，地黄，芍薬は四物湯から川芎を除いたものと見ることができ，免疫賦活や血行改善効果などが考えられる．

2 使用目標と応用

　膀胱および尿道の炎症性疾患で，それほど症状の強くない例に使用できる．竜胆瀉肝湯ほど実証でなく，また膀胱炎症状も強くなく，しかも清心蓮子飲ほど慢性・虚証でもないという程度の状態に用いられる．明白な細菌感染をともなう場合には抗菌薬との併用が無難であろう．尿路結石症に使用できる可能性もある．

論説

1 原典

　医療用漢方製剤の五淋散には，その構成生薬（薬味）の数が少ないものと多いもの（前記ツムラ医療用漢方製剤）とがある．少ないほうの出典は，宋代の『太平恵民和剤局方』（以下，『局方』）とされる[12]．多いほうは少ないほうに数種の薬味を加えたもので，明代の『古今医鑑』が出典といえる．

陳師文，他『太平恵民和剤局方』巻之六治積熱門・宝慶新増方[13]

〔条文〕腎気不足，膀胱に熱有りて水道通ぜず，淋瀝して宜らず，出づること少なく，起すこと多く，臍腹急痛し，蓄作時有り，労倦すれば即ち発し，或は尿，豆汁の如きを治す．或は砂石の如く，或は冷淋，膏の如く，或は熱淋，便血する，並びに皆，之を治す．

〔大意〕"腎気の不足"のために，膀胱に"熱"（炎症）を生ずると，尿道が通じなくなり，淋瀝（尿がたらたらと少しずつしか出ない）して排尿困難になり，排尿の量が少ないわりには頻尿で，下腹部が強く痛み，ときどき急に引き攣れるように痛み，疲れると発症し，尿が豆汁のようなものを治す．また，砂のような石が混じり，あるいは排尿時の尿道熱感がなく油のような尿で出渋り，あるいは排尿時に不快な熱感があって血尿が出るもの，これらすべてを治す．

【『古今医鑑』の記載】：龔信・龔廷賢の『古今医鑑』（1576年成立）巻之八・淋閉門[14]では，冒頭が『局方』の「腎気不足」に対して「肺気不足」となっている．以後はほぼ同じで，『局方』の「不宜」を「不通」，「便血」を「尿血」としている程度の違いである．

〔構成生薬〕『局方』の五淋散は，赤茯苓，当帰，甘草，山梔子，赤芍薬の6味からなる．『古今医鑑』の五淋散は，『局方』の6味に黄芩が加味された7味であり，さらに「一方に，生地黄，沢瀉，木通，滑石，車前子，各等分を加う」とあって，この加味方が現在のツムラ医療用漢方製剤の五淋散である．

〔解説〕小曽戸[12]は，五淋散は『局方』の第4改訂版ともいうべき南宋宝慶中(1225-27)の新増処方の1つであり，『局方』を北宋大観中(1107-10)に最初に編纂した陳師文らのあずかり知らぬところのものと指摘，五淋とは隋代の巣元方らが編纂した病理病態学書『諸病源候論』(610)により，石淋，労淋，血淋，気淋，膏淋をいうとする．『局方』の主治条文も『諸病源候論』の記載に由来するという．すなわち『諸病源候論』巻14・淋病諸侯[15]に「諸淋は，腎虚するに由って膀胱熱するが故なり．膀胱と腎とは表裏をなし，ともに水を主る．…腎虚すれば，則ち小便数，膀胱熱すれば則ち水下ること渋る．数にして渋なれば則ち淋瀝して宜らず．故にこれを謂いて淋となす．その状，小便出づること少なく，起すこと数．小腹弦急して痛み臍に引く．…」とあるのによる．なお，日本の医書では，『古今医鑑』に倣って冒頭を"肺気不足"とするものが少なくない〈注1〉[16]．これは，五行説では「金は水を生ず」ので，金である肺の気が不足すると水が不足して「膀胱」（解剖学的な膀胱とは相違があるが）に「熱」（ここでは炎症の意）が生じ，「淋」（小便の出渋り痛む病気の総称）を引き起こすという考えである．

2 中国医書の記載
■楊士瀛の『仁斎直指方』[17](1264年成立[18])には，「五淋散　諸淋を治す」とあり，薬味は『局方』のそれに黄芩を加えたものである．小山[19]はこれが黄芩の加味の典拠であると指摘する．

■龔廷賢が後に著した『万病回春』(1587年成立)にも『局方』『古今医鑑』とほぼ同文がある[20]．『万病回春』の五淋散の前には五淋についての説明があり，「気淋は，小便渋って常に余瀝あり．沙淋は，茎中痛み，努力して沙石の如し．血淋は尿血，結熱して茎痛む．膏淋は，尿出でて膏に似たり．労淋は，労倦すれば即ち発る」[21]という．石淋を沙淋とするだけで，『諸病源候論』の五淋病と基本的に同じである．臨床的には，気淋は心因性の頻尿や残尿感．沙淋あるいは石淋は砂のような尿路結石による陰茎の痛みか．血淋は排尿痛をともなう血尿であるから出血性膀胱炎など．膏淋は油ぎった尿ということであるから乳糜尿か．労淋は疲れると尿が出渋ること．

3 江戸期医書の論説（筆者意訳）
■『衆方規矩』淋病門には，『万病回春』の文を引用した後，「案ずるに諸の淋を治するの主薬なり」[22]という．

■岡本玄冶(1587-1645)は，『玄冶方考』[23]で「熱証の淋病五淋倶に通用す」と，熱証であることを強調する．ここでいう熱証とは炎症が比較的強い意か．

■香月牛山(1656-1740)は，『牛山活套』淋症門[24]で「（淋症の）初発は先ず五淋散，…竜胆瀉肝湯の類に加減して用いよ」と，尿路感染初期に用いることを示唆する．

■福井楓亭(1725-92)は，『方読弁解』[25]で「尋常の淋疾に用ゆ．湿毒内攻の者にあらず」という．湿毒は梅毒と思われる．

■浅井貞庵(1770-1829)は，『方彙口訣』[26]

〈注1〉たとえば，浅井貞庵は，五淋散条記載の症状について「此の原因はというと，肺気不足膀胱熱ありの八字なり，金生水の出来ざるのぞ．」という[16]．

で「小水通ぜず，濁りて豆の汁の如く，或いは塩気凝りて砂石の如く，或いは膏の光彩あるが如く，熱気強くして血の交じり出るのなり」と，排尿困難，尿の混濁，尿路結石，血尿などのあるときに用いるとする．

4 近年の論説

■ 矢数道明（1905-2002）は，尿道炎，膀胱炎，膀胱結石，腎臓結石，淋疾，虫垂炎などに応用されるという[27]．

■ 『漢方診療医典』の尿道炎の項には「慢性に経過し前記の処方（猪苓湯，竜胆瀉肝湯，黄耆建中湯）の効かないものには本方がよい」とあり，前立腺炎の項には「慢性に経過し頻尿，排尿困難，排尿時違和感などを目標に用いる」とある[28]．

鑑 別

■ 猪苓湯

膀胱炎の比較的急性期に使用．体質体格は中等度．排尿痛などの症状もそれほど重くないものに用いる．

■ 猪苓湯合四物湯

再発性膀胱炎に予防的に長期服用させる．有効な場合，1～2ヵ月程度で膀胱炎罹患頻度が減少する．胃腸の虚弱者には，下記の清心蓮子飲を用いる．また高齢者には八味地黄丸が頻用される．

■ 竜胆瀉肝湯

膀胱炎，尿道炎，前立腺炎などの急性期に使用．体質体格は中等度からやや実証で，排尿痛などの症状が顕著な例によい．

■ 清心蓮子飲

胃腸虚弱で羸痩傾向の見られる者（虚証）に用いられる．膀胱炎症状自体は軽微だが，いつまでも治らない例に比較的長期に使用する．多くは神経質で不定愁訴をともなう．

■ 八味地黄丸，牛車腎気丸

初老期以後に使用頻度の高い処方である．膀胱機能が低下し，残尿，失禁などの排尿異常をともなう場合によい．胃腸虚弱者では食欲低下などをきたすことがあり，注意を要する．

引用文献

1) 厚生労働省：第16改正日本薬局方，p.1470, 2011.
2) 木村孟淳, 他編：新訂生薬学, 改訂第7版, p.229, 南江堂, 2012.
3) 大塚敬節, 矢数道明, 清水藤太郎：漢方診療医典, 第6版, p.407, 南山堂, 2001.
4) 厚生労働省：第16改正日本薬局方, p.1517, 2011.
5) 木村孟淳, 他編：新訂生薬学, 改訂第7版, p.171, 南江堂, 2012.
6) 宮田健：車前子, 漢方薬理学（高木敬次郎・監修）, p.362-363, 南山堂, 1997.
7) 厚生労働省：第16改正日本薬局方, p.1590, 2011.
8) 木村孟淳, 他編：新訂生薬学, 改訂第7版, p.62-63, 南江堂, 2012.
9) 鳥居塚和生：モノグラフ 生薬の薬効・薬理, p.459-464, 医歯薬出版, 2003.
10) 大塚敬節, 矢数道明, 清水藤太郎：漢方診療医典, 第6版, p.413, 南山堂, 2001.
11) 鳥居塚和生：モノグラフ 生薬の薬効・薬理, p.21-28, 医歯薬出版, 2003.
12) 小曽戸洋：漢方一話 処方名のいわれ, 51 五淋散. 漢方診療, 16(1)：18, 1997.
13) 陳師文, 他：増広太平恵民和剤局方, 巻之六治積熱門, 宝慶新増方, 6-7b, 和刻漢籍医書集成第4輯（小曽戸洋, 他編）, p.112 エンタプライズ, 1988.
14) 龔信, 龔廷賢：古今医鑑, 8-18b, 和刻漢籍医書集成第11輯（小曽戸洋, 他編）, p.171, エンタプライズ, 1991.
15) 巣元方：諸病源候論, 淋病諸候, 14-4b, 復刻版, 東洋医学善本叢書6, 宋版諸病源候論, p.85, オリエント出版社, 1981.
16) 浅井貞庵：方彙口訣, 巻九・淋証, 近世漢方医学書集成 78巻（大塚敬節, 他編）, p.382, 名著出版, 1981.
17) 楊士瀛・撰, 朱崇正・附遺：仁斎直指方, 巻16 諸淋門, 16-15a, 四庫医学叢書・仁斎直指外四種, p.[744-325], 上海古籍出版社, 1991.
 ※筆者の確認したのは, この明の朱崇正が附遺を加筆した版であり, この部分が楊士瀛の筆になるものか否かは判定できないかです．
18) 小曽戸洋：漢方古典文献概説. 24 南宋代の医薬書（その6）. 現代東洋医学, 10(2)：94-103, 1989.
19) 小山誠次：私なりの山本流漢方. 福岡医師漢方研究会会報, 21(9)：1-13, 2000.
20) 龔廷賢：万病回春, 淋証門, 4-66a～b, p.160／小児雑病門, 7-41a～b, 和刻漢籍医書集成第11輯（小曽

戸洋，他編），p.269，エンタプライズ，1991.
21) 龔廷賢：万病回春，淋証門，4-66a，和刻漢籍医書集成第 11 輯（小曽戸洋，他編），p.160，エンタプライズ，1991.
22) 曲直瀬道三・原著，曲直瀬玄朔・増補：医療衆方規矩，淋病門，近世漢方医学書集成 5 巻（大塚敬節，他編），p.296-297，名著出版，1979.
23) 岡本玄冶：玄冶方考，近世漢方医学書集成 101 巻（大塚敬節，他編），p.500，名著出版，1983.
24) 香月牛山：牛山活套，淋症門，近世漢方医学書集成 61 巻（大塚敬節，他編），p.493，名著出版，1981.
25) 福井楓亭：方読弁解，近世漢方医学書集成 54 巻（大塚敬節，他編），p.325，名著出版，1981.
26) 浅井貞庵：方彙口訣，近世漢方医学書集成 78 巻（大塚敬節，他編），p.382，名著出版，1981.
27) 矢数道明：臨床応用漢方処方解説，増補改訂版，p.658，創元社，1981.
28) 大塚敬節，矢数道明，清水藤太郎：漢方診療医典，第 6 版，p.273，南山堂，2001.

36 五苓散
goreisan

製品番号：17

〔構成生薬〕
沢瀉，猪苓，茯苓，朮，桂皮

処方の特徴

1 処方概要

　五苓散は，浮腫，腎炎・ネフローゼ症候群，急性胃腸炎，下痢症，頭痛，めまいなど，様々な症状・疾患に用いる漢方薬である．共通するのは，体液の調節機構の障害，細胞内外の水代謝の変動と考えられる病態である．

　伝統的な考え方では，このような水代謝の変動を，"痰飲"，"痰"，"湿"，"水飲"，"水毒"などと呼び，近年では"水滞"ともいう（97. 二陳湯 参照）．以下，"水毒"という呼称を用いる．"水毒"のある者では表1の徴候のいずれかを示すとされる．五苓散でも，これらの徴候を認める例が多い．

　処方構成の点では，猪苓，沢瀉，茯苓，朮はいずれも，いわゆる"利水"作用があるとされる．"利水"作用とは"水毒"の調整作用の意で，浮腫のあるときにのみ利尿作用を示すという水分代謝調整作用をいう．桂皮は，"表熱を去り，気の上衝を治す"[1]とされ，発汗解熱，鎮痛鎮静などの作用があるとされる[2]（25. 桂枝湯 参照）．処方の中心的生薬は猪苓である（87. 猪苓湯 参照）．

2 使用目標と応用（表2）

1．一般的な使用目標

　五苓散は，古典的考え方では，口渇と尿量減少がある時に用いる．また，浮腫，めまい，頭痛，嘔吐，下痢，発熱などの，いずれかの症状があれば，この処方の適応病態にある可能性が高いと考えられる．ただし，慢性疾患では，口渇や尿量減少を認めない例も少なくない．この場合，"水毒"徴候を認め，かつ適合する体質傾向にあることをもって本処方を選択する．

　体質的には，新陳代謝の盛んな者（陽証）の処方であり，新陳代謝の低下した冷え性の者（陰証）には用いない．小児は代謝が盛んであるから"陽"の傾向が強いと考えられ，また成人に比べて体重に占める体液の比率が高いので，"水毒"状態に陥りやすいとされる．

表1　"水毒"を考える臨床的徴候

- ■ 全身的または局所的浮腫傾向
  - ・腎性，心臓性を問わない浮腫
  - ・朝起床時の眼瞼や手指の浮腫感
  - ・夕方の下肢浮腫
  - ・舌の浮腫傾向で辺縁に歯痕を認める（歯痕舌）
  - ・体表部の水疱や浮腫（クインケ浮腫を含む）
- ■ 体液分泌の障害
  - ・胃液の過剰な貯留〔心窩部拍水音（振水音）〕
  - ・水様下痢
  - ・尿量の異常（減少または過多）
  - ・鼻腔や気道の粘液分泌障害（鼻水，くしゃみ，水様喀痰，異常乾燥など）
  - ・発汗傾向
- ■ その他
  - ・頭痛，めまい，動悸　など

小児では五苓散を用いる機会が多い．

2．疾患・症状ごとの使用目標

■消化器症状を主とする感冒・周期性嘔吐

ウイルス性と思われる急性胃腸炎の初期で，発熱，嘔吐，水様下痢，腹痛などがあるときに用いる．小児に用いることが多く，口渇が強くて水を飲みたがるが，飲んだ直後に噴き出すように吐いてしまい，そうするとまた口渇を訴えて水を飲みたがるという症状が特徴的である．下痢は無形軟便ないし水様で，腹痛は軽く，テネスムス（しぶり腹）はない．周期性嘔吐にも用いる．

■常習頭痛

片頭痛にしばしば奏功する．水毒徴候がなくてもよい．

■めまい・動揺病（車酔い）

回転性めまい，または身体動揺感に用いる．頭痛をともなうことが多い．車酔いで吐きやすい者にも用いる．

■腎炎・ネフローゼ症候群

柴苓湯を用いることが多いが，胃腸障害を起こす例では五苓散を用いる．

■三叉神経痛

"陽証"の例に用いる．"陰証"には麻黄附子細辛湯などが使用される．

■"二日酔い"

頭痛，嘔気だけでも用いる．口渇があって水を飲むが，すぐに吐いてしまう，尿量減少し，むくみ感もあるという例は，よい適応である．

■その他

クインケ浮腫，小児ストロフルスなどに用いる．日射病・熱中症などにも用いるが，補液を優先するのはいうまでもない．

なお，近年，慢性硬膜下血腫の改善効果があるとの報告がある．

3．関連処方

■茵蔯五苓散

五苓散に茵蔯蒿を加えた処方．肝炎，蕁麻疹，浮腫などに用いる．

■柴苓湯

小柴胡湯と五苓散の合方．急性胃腸炎，腎炎・ネフローゼ症候群，浸出性中耳炎，炎症性腸疾患などに用いる．

論　説

1 原　典

張仲景『傷寒論』『金匱要略』（＝『新編金匱方論』）『金匱玉函経』

以下，主要な条文を紹介する．

1．『傷寒論』巻第三・太陽病脈証并治中第六・（その1)[3]

〔条文〕太陽病，発汗後，大いに汗出で，胃中乾き，煩躁して眠るを得ず，水を飲むを得んと欲する者は，少々与えて之を飲ましめ，胃気をして和せしむれば，則ち愈ゆ．若し脈浮，小便利せず，微熱，消渇の者は，五苓散

表2　五苓散の使用目標と応用

■応　用
- 急性胃腸炎，周期性嘔吐，常習頭痛，めまい，動揺病（車酔い），腎炎・ネフローゼ症候群，三叉神経痛，"二日酔い"，クインケ浮腫，小児ストロフルス，日射病・熱中症（暑気あたり）　など

■症　候
- 急性疾患では口渇・尿量減少が重要
- 浮腫，めまい，頭痛，嘔吐，下痢，発熱などをともなう
- 慢性疾患では"水毒"徴候（表1）が目標

■体　質
- 新陳代謝の盛んな者（陽証）
- 小児に用いる機会が多い

之を主る〈注1〉[4,5]．（即ち猪苓散，是なり）〈注2〉[6,7]

〔大意〕太陽病を発汗した後，表証はなくなったが，汗が多量に出たために脱水気味となって，口渇を訴え，煩躁して眠れず，水を飲むことを欲するという症状が現れた．このような者には少しずつ水を与えれば自然に治る．もし発汗後に脈が浮で，尿量減少し，微熱があり，口渇の激しい者に，五苓散を用いる．

〔解説〕五苓散は元来は散薬であって，この条文の後に，5種の生薬を粉末として，おも湯で飲み，あとで温かい湯を多く飲むと，やがて汗が出て治るとある．大塚敬節[8]は，「五苓散は，口渇と尿利の減少を目標として，熱のないものにも用いる．その応用は広い」という．

2．『傷寒論』巻第三・太陽病脈証并治中第六・（その2）[9]

〔条文〕中風，発熱六七日，解せずして煩し，表裏の証有り，渇して水を飲まんと欲し，水入れば則ち吐する者は，名づけて水逆と曰う．五苓散之を主る〈注3〉[10]．

〔大意〕"太陽の中風"で，発熱が6，7日も続いて治らず，煩して，しかも表証も裏証もあり，口渇があって水を飲もうとするが，水を飲むとすぐに吐いてしまう．これは水逆である．これには五苓散を用いる．

〔解説〕大塚[11]によれば，この時期には少陽病期に入って小柴胡湯の適応になることが多いが，ここでは表証も裏証もあるので，小柴胡湯証ではなく五苓散の証である．ここにいう表証とは発熱して悪寒または悪風があることであり，裏証とは口渇があって水を飲むが吐くことであるという．

3．『傷寒論』巻第七・弁霍乱病脈証并治第十三[12]

〔条文〕霍乱，頭痛，発熱，身疼痛し，熱多く，水を飲まんと欲する者は，五苓散之を主る．寒多く，水を用いざる者は理中丸之を主る．

〔大意〕"霍乱"（食中毒，急性胃腸炎など）で嘔吐と下痢があって，さらに頭痛，発熱，身体疼痛などもあり，水を飲みたがる者は，五苓散を用いる．一方，嘔吐，下痢があっても，胃腸の働きが衰弱して水を欲しがらない者には，理中丸を用いる．

〔解説〕急性胃腸炎で嘔吐，下痢がある場合に，五苓散と理中丸の鑑別が必要なことを述べている．理中丸は，人参湯の構成生薬（人参・朮・甘草・乾姜）を丸薬にしたもの．

4．『新編金匱方論』（=『金匱要略』）巻中・痰飲咳嗽病脈証并治第十二[13]

〔条文〕仮令えば，痩人臍下に悸有り，涎沫を吐して癲眩す．此れ水也．五苓散之を主る．

〈注1〉弁発汗後病脈証并治第十七[4]にもほぼ同文があり，「五苓散之を主る」を「五苓散に属す」とする．また，『金匱玉函経』巻第二・弁太陽病形証治第三[5]にも類似文があるが，「水を飲むを得んと欲する者には少々与えて之を飲ましめ，胃気をして和せしむれば則ち愈ゆ」を「其の人，水を引くを欲すれば当に稍や之を飲ましめ，胃中をして和せしむれば則ち愈ゆ」とし，「五苓散之を主る」を「五苓散を与えて之を主る」とする．

〈注2〉「即ち猪苓散，是なり（即猪苓散是）」…「五苓散とはすなわち猪苓散のことである」という意味の注である．小曽戸[6]によれば，幕末の優れた考証学者・森立之に「五苓散原名猪苓散」（『枳園叢攷』所収）という論文があり，『傷寒論』太陽病中篇のこの注，および複数の古文献にこれを裏付ける記載があることから，『金匱要略』嘔吐噦下利病篇にある，3味からなる同名異方の猪苓散（猪苓・茯苓・白朮）との混同を避けるために，5味の猪苓散を五味猪苓散と称するようになり，後世，これがつまって五苓散の名称ができたという説が述べられているという．この説については，山田業広[7]も「友人森立夫曰く，五苓散の名義，…疑うらくは是れ五物猪苓散の略せし者ならんと．業広按ずるに，此の説是に似たり」と同意している．

〈注3〉『金匱玉函経』巻第二・弁太陽病形証治第三[10]にもほぼ同文があり，「名づけて水逆と曰う」を「此れ水逆と為す」とする．

〔大意〕たとえば痩せた人で臍の下に動悸があり，泡状の唾を吐いて，起きていられないほど激しいめまいが起こるのは，"水毒"である．五苓散を用いる．

〔解説〕この条により，五苓散をめまいに用いる．『金匱要略』には，この他に『傷寒論』と同文が記載がある〈注4〉[14]．

【総合解説】以上のように，五苓散は，急性発熱性疾患の経過中に，脈浮で，発熱，口渇，尿量減少，嘔吐，下痢，頭痛などのある時に，使用された処方である．有効な場合，服用後すみやかに発汗および利尿がついて症状が改善することが多い．大塚[15]は，「五苓散で，汗と小便が出る場合に，どちらが先に出るかというと，熱があって，のどが渇いて，小便が出ないで，吐く場合には，飲むとすぐに吐気が止まり，30分くらいすると小便がたくさん出て，汗ばんできます．それで熱も下がってきます」という．また，『金匱要略』では五苓散をめまいに用いており，現在も利用される．五苓散の記載は，他にも『傷寒論』太陽病下篇〈注5〉[16,17]などにある．

2 中国医書の記載

1．『備急千金要方』『外台秘要方』の記載

■唐代の孫思邈の『備急千金要方』(以下，『千金』)巻9傷寒上[18]に「五苓散は，天行の熱病，但だ狂言煩躁して安からず，精彩言語，人と相い主当せざるを主るの方」とある．大意は，「流行性熱病で，わけのわからないことをいったり，苦しんで落ち着かず，態度("精彩")や話し方が他の人にきちんと対応できない状態を治す処方」〈注6〉ということであろう．
■唐代の王燾の『外台秘要方』(以下，『外台』)巻1傷寒上・諸論傷寒八家[19]および巻3天行・天行狂語[20]にも，『千金』の上記記載とほぼ同文がある．これは，"傷寒""天行熱病"，すなわち急性発熱性感染症による精神症状に五苓散を用いたことを示すと解釈できる〈注7〉．この記載は『傷寒論』『金匱要略』『金匱玉函経』になく，別系統の古い起原による可能性がある．
■『千金』[21]『千金翼方』[22]『外台』[23]には，この他にも『傷寒論』『金匱要略』と類似の記載がある．

2．その他の中国医書における記載

五苓散は多数の中国医書に記載される．ここでは下記を紹介する．
■宋代の陳師文らの『増広太平恵民和剤局方』巻2・治傷寒門[24]には，「傷寒，温熱病，表裏未だ解せず，頭痛，発熱，口燥き咽乾き，煩渇して水を飲み，或は水入れば即ち吐し，或は小便利せざるを治す．及び，汗出でて表解して煩渇止まざる者，宜しく之を服すべし．

〈注4〉消渇小便利淋病篇[14]に，『傷寒論』太陽病中篇①の「脈浮，小便利せず…」，および太陽病中篇②の「渇して水を飲まんと欲し，…」と同文がある．

〈注5〉五苓散の他の記載…『傷寒論』巻第四・太陽病脈証并治下第七[16]に，「病，陽に在り，応に汗を以て之を解すべし．反って冷水を以て，之に潠き，若しくは之に灌げば，其の熱劫されて去るを得ず，彌々更に益す煩し，肉上粟起す．意，水を飲まんと欲し，反って渇せざる者には，文蛤散を服さしむ．若し差えざる者は五苓散を与う．…」(大意：病邪が陽にあり，発汗によって解すべきであるのに，反って冷水を吹きかけたり，そそいだりして解熱させようとすると，その熱はおびやかされて去ることができず，患者はますます不快になり，皮膚に鳥肌が立ったようになる．水を飲みたいと思うのに，実際に飲むとすぐに嫌になって飲めない．これには文蛤散を与える．これで治らなければ，五苓散を用いる)とある．なお，『金匱玉函経』[17]では，「応」を「当」とし，「反って」の前に「而れども」があり，「彌」がなく，「肉上」を「皮上」，「反って渇せざる者」を「反って渇せず」，「若し差えざる者」を「若し差えざれば」とする．

〈注6〉この条は難読であったため，東京学芸大学教授・松岡榮志先生にご指導をいただいた．先生に感謝申し上げます．

〈注7〉高熱による譫妄状態，症候性脳症状，もしくはインフルエンザ脳症のような病態に五苓散の有効な可能性があるということか．近年，五苓散が脳浮腫などに有効とされることを考え合わせると興味深い．

また，霍乱，吐利，燥渇引飲を治す．（以下略）」とある．『傷寒論』『金匱要略』の文に類似し，大意も同じであろうが，温熱病などの用語に変化が見られる．
■陳言の『三因極一病証方論』（宋代，1161年成立）[25]では，"傷暑"（俗にいう夏ばて・夏まけ），"疫"（伝染性熱病），"衄血"（鼻出血），黄疸，"淋"（ここでは真夏の尿量減少），"痰飲"による"癲眩"（めまい）などに用いるとする．『傷寒論』『金匱要略』にはない"傷暑"や衄血に用いるとする点が注目される．
■龔廷賢の『万病回春』[26]では，瘟疫門に「秋は通常ならば涼しいはずであるのに，反って長雨が降れば，冬に"湿鬱"という病気になる．五苓散は，これに用いる」とある．"湿鬱"は，鬱証門に「湿鬱は，周身の関節走注疼痛す．陰雨に遇えば即ち発す．脈沈細にして濡なり」とあり，全身の多発性関節痛で，長雨で冷えると発症あるいは悪化するという意味らしい．関節リウマチなどか．中暑門には「夏の暑気あたりで，熱感のある口渇があり，痛みのない下痢をするのは，"陰"と"陽"を分けて利すればよい．五苓散は　暑気あたりで，ひどく喉が渇いて，体になんとなく熱感があってほてり，頭痛がして，"霍乱"で痛みのない下痢をしたり，小便が濃縮されて少なく，精神が恍惚としてしまう者を治す」とある（筆者意訳）．精神恍惚とする者に用いるとは，『千金』巻9の記載によるものか．

3　江戸時代医家の論説（筆者意訳）
■曲直瀬道三（1507-94）らの『衆方規矩』中湿門[27]には，「日射病などで，発汗の後，脱水状態（"中暍"）となり，息が乾いて尿量が減り，のどが渇くなどの症状がある者に使用する．…思うに"湿"（水毒）を治す処方である．ことに小便の出が悪く，排尿時に不快感があるという者には，この薬を与えるべきである」という．

■香月牛山（1656-1740）は『牛山方考』[28]で，「五苓散は，"傷寒"，"瘟疫"，"中湿"，"中暑"，諸々の熱症（急性発熱性感染症）で，尿量減少と強い口渇がある者を治す．あるいは瀉下剤を使うのが早すぎたために起こった"心下痞満"（心窩部がつかえて膨満する状態）を治し，あるいは熱病で下痢するものを治す聖剤である．…春と夏の変わり目（湿度の高い時期）になると，傷寒のようで，汗が自ずから出て手足や身体が重くて痛み，尿量が減り，下痢するなどの症がある者を"風湿"と名づける．…五苓散を用いて"水を分け"，"湿を除く"と治る．…盛夏の暑い時期（伏暑）に，身熱して，大いに渇するときには白虎加人参湯と合方すると奇効がある」という．
■北尾春圃（1658-1741）は『当壮庵家方口解』[29]で，「"泄瀉"の主方である．大便が水のように下るものによい．夏の間に多い．…"脾胃鬱滞"（胃もたれ・腹部膨満感か）があって下痢（瀉）するときは胃苓湯である．五苓散は"脾胃"に滞りはなくて，ただ水様下痢するときによい」という．
■吉益東洞（1702-73）の『方極』[30]には「消渇，小便利せざる，若しくは渇して水を飲まんと欲し，水入れば則ち吐する者を治す」とあり，『方機』[31]には「大いに汗出でて煩躁し，小便利せず，身熱し，消渇する者，正症なり．汗を発して脈浮数，煩渇する者もまた用うべし」とある．
■百々漢陰（1773-1839）・百々鳩窓（1808-78）の『梧竹楼方函口訣』[32]では，"傷寒"，"霍乱"（理中湯条），"中暑"，"中湿"に用いるとする．いずれも小便不利を重要な症候とし，中暑ではこれに渇が加わり，傷寒，霍乱ではさらに発熱もある．
■尾台榕堂（1799-1870）は，『類聚方広義』頭注[33]で，「"霍乱"で，嘔吐・下痢した後，手足が冷えて"煩躁"し，のどが渇いて水を飲むことを止められない，けれども水も薬も

吐いてしまうという者がある．…これには，水を飲みたがるたびに五苓散を与える．ただし，1服分（1貼）を2〜3回に分けて（少量ずつ）飲ませるのがよい」という．また，眼病に五苓散を用いることがあり，苓桂朮甘湯との鑑別が必要になる．小児の亀頭部の水腫，あるいは陰嚢が赤く腫れるもの（陰嚢水腫？）に用いるという．

- 浅田宗伯（1815-94）は『勿誤薬室方函口訣』[34]で，「五苓散は，"傷寒で口渇尿不利"が"正証"（使用目標となる最重要の症候群）であるが，"水逆の嘔吐"，"蓄水の巓眩"（水毒によるめまい）などにも用いて応用が広い．浮腫にも用いる」という．

4 最近の論説

- 『漢方診療医典』[35]には，「本方は表に邪熱があって，裏に停水のあるものを治する効があり，口渇と尿利の減少を目標にして，諸種の疾患に用いられる．また水逆の嘔吐も，本方の目標である．水逆の嘔吐は，口渇と尿利の減少があって，水をのむとすぐに吐出し，また水を飲み，また水を吐くというものをいう．熱のある場合では脈が浮数となり，汗は出ない．五苓散をのむと，尿利がつき，発汗して下熱する．水逆の嘔吐も，五苓散をのむと嘔吐がやみ，尿が出るようになる」という．
- 大塚敬節（1900-80）は『症候による漢方治療の実際』[36]で，乳幼児の感冒・急性胃腸炎，頭痛・三叉神経痛，口渇と発汗，腎炎・ネフローゼの浮腫，心悸亢進（動悸），唾液が口にたまる・流涎，嘔吐・悪心，腹痛・下痢，口渇，排尿異常に用いるとする．

症　例

症例1 小児の急性胃腸炎による下痢（筆者経験例）

〔患者〕4歳　女児

〔主訴〕下痢

〔現病歴〕母親の話では，3日ほど前に，だるそうにしていると思ったら，急に嘔吐が始まり，発熱38度で軽い腹痛を訴えるようになった．嘔吐は数回で止まったが，食欲がなく，下痢が始まった．熱は1日で微熱程度になり，お粥は食べられるようになったが，水様下痢がとまらず，昨日は3回ほどあった．食事のたびにトイレに行く．腹痛はない様子．のどが渇くといって，しきりに水を飲みたがる．排尿回数はいつもと変わらない．元気はないが，室内で遊んでいる．幼稚園で同じようなかぜがはやっているとのことであった．

〔身体的所見〕身長95cm，体重15kg．小柄で痩せ型．大人しく診察台に寝ている．色白で顔色普通．理学的所見に異常ない．腹部は軟らかく圧痛なし．脱水や浮腫の徴候を認めない．体温36.5度．

〔経過〕五苓散エキス（1日量7.5gの医療用製剤）1回2gずつ，1日3回食前服用で3日分を処方．後日の母親からの報告では，その日の午後から服用を始め，その晩は1回下痢したが，翌日の朝3回目を飲んだ頃から下痢は止まって朝食後に1回軟便があっただけで済んだ．そのまま回復して3日目の朝には元気に幼稚園に行ったとの話であった．

症例2 頭痛（松田邦夫治験）[37]

〔患者〕64歳　女性　無職

〔現病歴〕以前から頭痛を起こして，時々来診していた．…裕福な家庭の令夫人で，最近ゴルフにこっている．やり過ぎると肩がこり，そうすると頭痛がする．また寒いと頭痛がしてくるという．何でもないのに，さむけがする．くびがこる．…繰り返し質問しても，口渇，尿不利はないという．

〔身体的所見〕身長153cm，体重51kg．体格，栄養は良好で血色もよい．脈，腹に異常なく，便通正常．夜間尿なし．血圧116-68mmHg．

〔経過〕どうも訴えがとりとめもなく，主証がつかみにくい．思いあぐねていると，患者は，「下痢すると，その後は頭痛が治る」というのである．これを聞いた私は，ふと五苓散を投与してみる気になった．これを1週間服用して再診に現れた患者は，見るからに嬉色満面という様子で，次のように述べた．「今日まで，こちらで色々の漢方薬を頂いた．今までは効いたといっても，少しは鈍い痛み，頭重といったものは残っていた．しかし，今度は初めてとても良く効いた．全く頭痛がなくて，こんな嬉しいことはない．ただ，おかしいことは，今まで昼間はほとんど排尿はなかったのに，何回も行くようになった．それに夜も1回ぐらいだったのが，3回も行くようになった．」

鑑 別

1．口渇・嘔吐・嘔気
■ 小半夏加茯苓湯
　急性胃腸炎の嘔気で要鑑別．発熱なく，口渇も軽い．頭痛はない．
■ 人参湯
　胃腸炎の嘔気で要鑑別．痩せ型で胃下垂顕著〔心窩部拍水音（振水音）〕であり，慢性的に上腹部愁訴がある．
■ 白虎加人参湯
　熱中症，日射病などで要鑑別．嘔吐，下痢，浮腫傾向はない．

2．下 痢
■ 桂枝加芍薬湯
　急性胃腸炎初期で要鑑別．腹痛（しぶり腹）が主．嘔気や頭痛はない．
■ 半夏瀉心湯
　水様下痢で要鑑別．胃炎症状，心下痞鞕，腹鳴がある．
■ 真武湯
　水様下痢で要鑑別．痩せ型で，冷え，低体温，顔色蒼白がある．

3．尿不利・むくみ
■ 八味地黄丸
　浮腫で要鑑別．比較的高齢で，軽度腎機能低下，前立腺肥大症状，腰痛，夜間頻尿，ときに尿失禁などをともなう．五苓散は若年者に用いる．
■ 当帰芍薬散
　めまい，むくみで要鑑別．貧血，足冷え，月経障害をともなう例に用いる．

4．頭 痛
■ 呉茱萸湯
　片頭痛で要鑑別．口渇や尿量減少があれば五苓散から用いるが，多くは鑑別が難しい．筆者は，まず呉茱萸湯を用い，無効例に五苓散を用いている．

5．めまい・身体動揺感
■ 苓桂朮甘湯
　鑑別は困難であるが，口渇，浮腫傾向があれば五苓散から用いる．
■ 半夏白朮天麻湯
　頭痛，頭重感，胃もたれがあり，痩せて胃下垂のある例に用いる．
■ 真武湯
　身体動揺感で要鑑別．顔色蒼白，冷え症，低体温，痩せ型の例（陰虚証）に用いる．体力が衰え，フラフラして倒れそうな感じを訴える．

Evidence

Ⅰ．臨床研究
1 嘔気・嘔吐に五苓散坐薬の二重盲検比較試験（吉田ら，1990）[38]
　〔概要〕五苓散坐薬を作成し，補中益気湯坐薬を対照に二重盲検比較試験を行い，幼少児の嘔吐に対する有効性を検討した．すなわち，嘔吐を主訴に来院した小児（男児21例，女児13例．1〜9歳）に，ナンバリングした

坐薬を二重盲検法で投与し，30分後に水分を与え，吐き気・嘔吐の有無により，有効，やや有効，無効の3群に分けて判定した．結果，五苓散坐薬群16例では有効12例（75％），補中益気湯坐薬群18例では有効5例（28％）で，両群間に有意差（$p<0.05$）があり，副作用例はなかったという．

2 五苓散の慢性硬膜下血腫に対する効果の臨床研究

1．超高齢者の慢性硬膜下血腫に対する五苓散料の効果（村松ら，2005）[39]

〔概要〕80歳以上の11例（再発4例，初発7例）に投与．6例有効と報告する．

2．慢性硬膜下血腫に対する五苓散の有用性（宮上ら，2009）[40]

〔概要〕慢性硬膜下血腫，22例，27血腫に4週間以上投与した結果，23血腫で消失または縮小した．治療効果は3～4週頃より現れた．副作用はなかったという．

II．基礎研究

アクアポリンaquaporin（AQP）は細胞膜に存在する膜たん白質で，水分子のみを選択的に通過させることができるため，水チャネルwater channelと呼ばれる．アクアポリンはピーター・アグレPeter Agreによって1992年に発見され，アグレはその功績により2003年にノーベル化学賞を受賞した．

近年，五苓散の水分代謝調節メカニズムは，アクアポリンに対する作用であることが報告されている．

1 五苓散の尿量増加作用・抗浮腫作用はアクアポリン阻害作用による（磯濱）[41-43]

〔概要〕AQPは，現在までに13種類のアイソフォームが同定されている．各AQP類の欠損マウスの表現型の解析により，腎に存在するAQP1，AQP2，AQP3の欠損で著明な尿量増加を生じること，脳型のAQP4欠損では脳浮腫の形成が抑制されること，外分泌腺細胞に存在するAQP5の欠損では唾液，汗および気道液の分泌が低下することなどが知られる．

五苓散はAQP3，4，5の活性を有意に抑制し，AQP1，2には著明な作用を示さない．代表的なアクアポリン阻害剤である塩化水銀は，AQP4以外のすべてのAQP類の活性を抑制し，五苓散のAQP阻害作用は水銀とは異なると考えられる．

腎にはAQP1，2，3が存在し，これらのいずれのAQP欠損によっても多尿が生じることから，五苓散の尿量増加は主としてAQP3の阻害に依存すると推定される．

AQP4は，血液脳関門（BBB）を形成する毛細血管周囲のアストロサイト足突起，浸透圧調節で重要な視床下部グリア細胞，脳室周囲などに発現し，BBBの水透過性や脳脊髄液調節への関与，脳損傷・脳浮腫の病態への関与が推定される．AQP4欠損マウスでは急性水中毒による死亡率が低下する．このことから，AQP4阻害剤は脳浮腫抑制薬となりうる．急性水中毒による脳浮腫誘発実験で，マウスの生存率は，対照群がすべて80分以内に死亡したのに対して，五苓散を前投与した群では80％が24時間以上生存した．

五苓散と同様のAQP阻害作用は，五苓散の構成生薬のうち蒼朮および蒼朮に含まれるマンガンに認められる．蒼朮中のマンガン含有成分が，五苓散の主たる活性成分の1つと考えられるという．

2 腎および脳におけるアクアポリンに対する五苓散の効果（Kuritaら，2011）[44]

〔概要〕腎および脳における利尿と水バランス調整との関連において，AQP1，2，3，4およびバソプレッシンvasopressin 2R（V2R）mRNAの発現に対する五苓散の効果が検証

された．

ラットに，温水に溶解した五苓散（低投与量：$100\,mg\,kg^{-1}$，高投与量 $300\,mg\,kg^{-1}$）が，生理食塩水負荷とともに与えられ，腎の皮質と髄質，および前脳（終脳）における，AQP1，2，3，4 および V2R の mRNA が測定された．

低投与量の五苓散は，尿排泄量（投与 24 時間後）の増加，腎皮質における AQP3 mRNA の低下，および腎髄質における AQP2 と AQP3 の mRNA の低下を惹起した．高投与量の五苓散では有意差がなかった．V2R mRNA 発現は変化しなかった．

また，前脳においては，変化が検出できなかったという．

引用文献

1) 大塚敬節，矢数道明，清水藤太郎：漢方診療医典，第 6 版，p.344，南山堂，2001．
2) 大塚敬節，矢数道明，清水藤太郎：漢方診療医典，第 6 版，p.410，南山堂，2001．
3) 張仲景：明・趙開美本『傷寒論』，3-17b〜18a，復刻版，p.134-135，燎原書店，1988．
4) 張仲景：明・趙開美本『傷寒論』，8-10a〜b，復刻版，p.361-362，燎原書店，1988．
5) 張仲景：清・陳世傑本『金匱玉函経』，2-25a，復刻版，p.115，燎原書店，1988．
6) 小曽戸洋：漢方一話 処方名のいわれ，15 五苓散．漢方診療，13(9)：18，1994．
7) 山田業広：九折堂読書記，太陽病第六，近世漢方医学書集成 92 巻（大塚敬節，他編），p.49，名著出版，1982．
8) 大塚敬節：臨床応用傷寒論解説，p.241-244，創元社，1974．
9) 張仲景：明・趙開美本『傷寒論』，3-18b，復刻版，p.136，燎原書店，1988．
10) 張仲景：清・陳世傑本『金匱玉函経』，2-25a，復刻版，p.115，燎原書店，1988．
11) 大塚敬節：臨床応用傷寒論解説，p.246-247，創元社，1974．
12) 張仲景：明・趙開美本『傷寒論』，7-2b，復刻版，p.298，燎原書店，1988．
13) 張仲景：元・鄧珍本『金匱要略』，2-6a，復刻版，p.89，燎原書店，1988．
14) 張仲景：元・鄧珍本『金匱要略』，2-8a，復刻版，p.93，燎原書店，1988．
15) 大塚敬節・主講：金匱要略講話，p.320-322，創元社，1979．
16) 張仲景：明・趙開美本『傷寒論』，4-8b〜9b，復刻版，p.176-178，燎原書店，1988．
17) 張仲景：清・陳世傑本『金匱玉函経』，2-25a，復刻版，p.115，燎原書店，1988．
18) 孫思邈：備急千金要方，9-12b，復刻版，東洋医学善本叢書 10，宋版備急千金要方・中，p.26，オリエント出版社，1989．
19) 王燾：外台秘要方，1-6a，復刻版，東洋医学善本叢書 4，宋版外台秘要方・上，p.27，東洋医学研究会，1981．
20) 王燾：外台秘要方，3-25b，復刻版，東洋医学善本叢書 4，宋版外台秘要方・上，p.73，東洋医学研究会，1981．
21) 孫思邈：備急千金要方，10-16a，18-21a，復刻版，東洋医学善本叢書 10，宋版備急千金要方・中，p.95，p.653，オリエント出版社，1989．
22) 孫思邈：千金翼方，9-14a，9-17a，復刻版，東洋医学善本叢書 13，元版千金翼方・上，p.457，p.463，オリエント出版社，1989
23) 王燾：外台秘要方，2-4a，2-7b，4-17b，8-8a，復刻版，東洋医学善本叢書 4，宋版外台秘要方・上，p.43，p.45，p.86，p.153，東洋医学研究会，1981．
24) 陳師文，他：増広太平恵民和剤局方，2-7b，和刻漢籍医書集成第 4 輯（小曽戸洋，他編），p.44，エンタプライズ，1988．
25) 陳言：三因極一病証方論，和刻漢籍医書集成第 1 輯（小曽戸洋，他編），p.68，p.84，p.117，p.144，p.163，p.171，エンタプライズ，1988．
26) 龔廷賢：万病回春，2-49b，2-76b，2-54b，和刻漢籍医書集成第 11 輯（小曽戸洋，他編），p.66，p.79，p.68，エンタプライズ，1991．
27) 曲直瀬道三・原著，曲直瀬玄朔・増補：医療衆方規矩，近世漢方医学書集成 5 巻（大塚敬節，他編），p.112-115，名著出版，1979．
28) 香月牛山：牛山方考，近世漢方医学書集成 61 巻（大塚敬節，他編），p.70-71，名著出版，1981．
29) 北尾春圃：当壮庵家方口解，近世漢方医学書集成 80 巻（大塚敬節，他編），p.289-290，名著出版，1983．
30) 吉益東洞：方極，近世漢方医学書集成 12 巻（大塚敬節，他編），p.377，名著出版，1980．
31) 吉益東洞：方機，近世漢方医学書集成 12 巻（大塚敬節，他編），p.471-473，名著出版，1980．
32) 百々漢陰，百々鳩窓：梧竹楼方函口訣，復刻版，p.19，p.35，p.38，p.41，春陽堂書店，1976．
33) 尾台榕堂：類聚方広義，近世漢方医学書集成 57 巻（大塚敬節，他編），p.114，名著出版，1980．
34) 浅田宗伯：勿誤薬室方函口訣，近世漢方医学書集成 96 巻（大塚敬節，他編），p.196-197，名著出版，1982．
35) 大塚敬節，矢数道明，清水藤太郎：漢方診療医典，第 6 版，p.344，南山堂，2001．
36) 大塚敬節：症候による漢方治療の実際，第 5 版，p.21，p.27-31，p.56，p.172-175，p.194-196，p.276，p.296-298，p.333-335，p.618，p.715-716，南山堂，2000．
37) 松田邦夫：症例による漢方治療の実際，p.127-128，創元社，1997．
38) 吉田政己，他：幼小児嘔気．嘔吐に対する五苓散坐薬の有効性について―第 2 報 補中益気湯座薬との二重盲検法―．和漢医薬学会誌，7(3)：506-507，1990．
39) 村松正俊，他：脳神経外科，33(10)：965，2005．
40) 宮上光祐，他：脳神経外科，37(8)：765，2009．

41) 礒濱洋一郎：漢方の薬理，からだの科学増刊これからの漢方医学，佐藤弘編，p.113-119，日本評論社，2011.
42) 礒濱洋一郎：炎症・水毒　和漢薬によるアクアポリン水チャネルの機能調節．漢方と最新治療，17(1)：27-35，2008.
43) 礒濱洋一郎：五苓散の利水作用―アクアポリン機能調節，第16回天然薬物の開発と応用シンポジウム講演要旨集．薬学雑誌，126（supple.5）：70-73，2006.
44) Kurita T, et al：Effects of Gorei-san：A traditional Japanese Kampo Medicine, on Aquaporin 1, 2, 3, 4 and V2R mRNA Expression in Rat. J Med Sci, 11(1)：30-38, 2011.

参考文献

・大塚敬節：五苓散について．漢方と漢薬，4(6)：1-7，1937.
・大塚敬節：五苓散と茵蔯五苓散について．漢方の臨床，2(12)：3-7，1955.
・矢数道明：五苓散による治験とその応用について，漢方の臨床，4(12)：3-12，1957.
・矢数道明：五苓散の「証」（適応指示）と水分代謝異常について．漢方の臨床，15(1)：25-31，1968.

37 柴陥湯
saikanto

製品番号：73

[構成生薬]

柴胡，半夏，黄芩，人参，甘草，大棗，生姜，黄連，栝楼仁

処方の特徴

1 処方概要

柴陥湯は柴胡剤の一種で，気管支炎などで咳をすると胸が痛む者に用いる．処方構成は小柴胡湯と小陥胸湯の合方，すなわち小柴胡湯加黄連・栝楼仁である．

1．小陥胸湯

小陥胸湯は『傷寒論』の処方で，黄連，栝楼仁，半夏よりなる．

栝楼仁（瓜呂仁）は，ウリ科のキカラスウリの種子[1,2]で，臨床的には「消炎性解熱，鎮咳，去痰，鎮痛剤」[2]とされる．

小陥胸湯は，"結胸"と呼ばれる病態のうち"小結胸"に用いるとされる．『傷寒論』には，「小結胸は，正しく心下に在り，之を按ずれば則ち痛み，脈浮滑なる者は，小陥胸湯之を主る」[3]とある．

大塚敬節は，「結胸は，これを按ぜずして自ずから痛み，痞鞕は按じても痛まない．小結胸は，これらの二者の中間に位し，これを按ずるときは痛み，按じない時は痛まない．またその結胸の部位も，心下にのみ限局して，脇下または下腹にまで波及しない．そして脈は沈緊ではなくて，浮滑である．…これは小陥胸湯の主治である」[4]という．結胸という言葉で表される病態は明確ではないが，胸部疾患にともなって前胸部から心窩部の痛みがあり，上腹部が硬く緊張して圧痛をともなう状態と思われる．

臨床的には，小陥胸湯は，「心下部がつまった感じを訴え，この部を按圧すると硬くて痛み，あるいは胸苦しく，あるいは呼吸促迫があり，あるいは咳嗽ときに胸痛を訴え，喀痰が切れにくいものを目標とする．…本方は諸種の熱病，とくに肺炎，気管支炎，胸膜炎，胃炎，肋間神経痛などに用いられる」[5]とされる．

2．小柴胡湯

一方，小柴胡湯は周知の通り，急性症では"往来寒熱"（弛張熱），"胸脇苦満"などを目安に感冒や気管支炎などに用いられる．胸脇苦満は，季肋部から肋骨弓上下の痛み，同部の筋肉の緊張と圧痛を認めるため，結胸に似ているとも思われる（60．小柴胡湯 参照）．

3．柴陥湯

小陥胸湯と小柴胡湯とを組み合わせた柴陥湯は，小柴胡湯の適応である気管支炎などで，より炎症充血が強く胸痛をともなう状態に用いられることになる．

なお，黄連は苦味健胃剤であり，柴陥湯には胃炎などに用いる半夏瀉心湯（半夏，黄芩，人参，甘草，大棗，黄連，乾姜）のほぼすべてが含まれている点を考慮すれば，胃炎症状をともなう気管支炎にも一定の効果が期待できる．

2 使用目標と応用（表1）

感冒，気管支炎などで，発熱，咳嗽，喀痰（粘稠）があり，咳をすると胸痛が起こる者に用いる．病人は，咳をすると胸が痛むので咳をできるだけ我慢していることが多い．炎症の強い状態であり，抗菌薬，抗炎症剤と本処方を併用すると，より早く胸痛および咳嗽が改善する．体質体格は中等度の者が対象となる．

胸膜炎に本処方が有効とする説がある．柴陥湯のみでどこまで対応できるかは不明であ

表1　柴陥湯の使用目標と応用

- ■応　用
  - ・気管支炎
- ■症　候
  - ・咳嗽，喀痰（粘稠），ときに発熱
  - ・咳をすると胸が痛むこと
- ■体　質
  - ・中等度
- ■併　用
  - ・抗菌薬，抗炎症剤との併用可
- ■注　意
  - ・ごく稀に間質性肺炎の副作用

り，通常の治療に併用するのが実際的であろう．

副作用として，ごく稀に薬剤性間質性肺炎が起こりうるので留意する必要がある．

論　説

1 原　典

小柴胡湯，小陥胸湯ともに『傷寒論』の処方であるが，①この両者を合方すること，②それを柴陥湯と呼ぶことの2点は後世のものである．以下，真柳の論[6]によって，この点を述べる．

■幕末から明治初期に活躍した名医・浅田宗伯および尾台榕堂は，この合方を柴陥湯と呼んで臨床に応用していた．宗伯の『勿誤薬室方函口訣』にも柴陥湯が記されるが，宗伯はこの合方が『医方口訣』すなわち『医方口訣集』(1681年刊)にあると記している．しかし，実際には同書に柴陥湯という名称の処方は記載されず，小柴胡湯の項に加減方として小陥胸湯との合方があるに過ぎない．このように柴陥湯という名称の出典が不明なため，本処方は日本人の開発であろうと考えられ，「本朝経験方」とされてきた．しかし，近年，小山[7]によって，これが誤りで上記①②ともに中国医書に記載のあることが明らかとなった．すなわち，①合方として用いる点は金元四大家の一人　劉完素の『習医要用直格』(1182年以前に刊)に記載があり，さらにそれより古い『傷寒活人書』(朱肱, 1107年)にまで遡及できるという．また，②名称の点は『医学入門』(李梴, 1575年成立)に記載がある．

2 中国医書の記載

■小山によれば，『傷寒活人書』に，「結胸で脈が浮で表証があれば，小陥胸湯に小柴胡湯を兼用する」とあるという〈注1〉[8]．また，真柳によれば，『習医要用直格』の結胸の項に，「結胸で脈浮の者は表証が残っているので瀉下してはいけない，小陥胸湯および小柴胡湯で和解するのがよい」とあるが，2つの処方を合方すると明言してはいないという〈注2〉[7]．そして，両者を合方することを明確に述べたのは，『傷寒標本心法類萃』とされる〈注3〉[7]．

■柴陥湯の名は，明代の『医学入門』に見られ，「柴陥湯は，即ち小柴胡湯に小陥胸湯を

〈注1〉小山によれば，『傷寒活人書』巻第十・七十五「心下緊満し，之を按じて石硬にして痛むを問う」には，「其の脈，寸口浮，関，尺皆沈或いは沈緊は名づけて結胸と曰う．結胸を治するは大率当に下すべし．（仲景曰く，之を下せば和らぐと．）然るに脈浮と大とは皆下すべからず．之を下せば死す．尚宜しく汗を発すべし．（仲景いう，結胸脈浮は下すべからずして只小陥胸湯を用うべしと．大抵脈浮は是れ表証有り，兼ねて小柴胡湯等を以て先ず表を発し，表証罷れば方に結胸を下す薬を用いて便ち安んず．…）」とあるという[8]．

〈注2〉真柳によれば，劉完素（＝劉河間）の『習医要用直格』は1182年以前に刊行されたが，その初版は現存せず，現存本で最も古いのは元代の1313年に刊行された『劉河間傷寒直格』という一種の叢書に収められ，東京の静嘉堂文庫にあるその原本を見ると，『習医要用直格』巻2の結胸の項目に次の記載があるという：「汗下の後，大便せざること五六日，舌乾きて渇し，日晡に少しく潮熱あり．心より少腹に至りて鞕満して痛み，近づくべからず．脈はなお沈緊滑数，或いはただ関の脈が沈緊の者は通ずるに宜し．大陥胸湯，或いは丸にてこれを下す．或いは脈浮の者，表いまだしりぞかざる也．これを下すべからず．これを下さば死す．宜しく小陥胸湯および小柴胡湯の類にて和解すべし」[7]．

合す．結胸の痞気，初起の表に有る，および水結，痰結，熱結等の症あるを治す」[8]とある．大意は，「柴陥湯は小柴胡湯と小陥胸湯の合方であり，結胸で表証があって"水結"，"痰結"，"熱結"などの症状があるときに用いる」ということであろう．"水結"，"痰結"，"熱結"の意味は明らかではないが，喀痰，発熱などをともなって上腹部から前胸部が硬く圧痛のある状態と思われる．

■ 真柳は，「『医学入門』は江戸初期に初めて和刻本となり，江戸時代に計11回も復刻され流行した書である．したがって本書により，"柴陥湯"という処方名がわが国に知られた可能性は大である」[6]という．

3 江戸時代医家の論説 （筆者意訳）

■『医方口訣集』[9]小柴胡湯条には，「もし下して後，胸中満する者は，瀉下剤を使うことが早すぎたために，邪気が虚に乗じて入ったのである．小柴胡湯に小陥胸湯を合方して服用せよ」とある．

■ 浅田宗伯（1815-94）の『勿誤薬室方函口訣』[10]には，「この処方は，『医方口訣集』にいう通り，誤って下した後に，邪気が虚に乗じて心下に聚り，それによって胸中の熱邪がいよいよ心下の水と併結する者を治す．この症で，一等重いものは大陥胸湯〈注4〉であるけれども大抵は柴陥湯で防げる．また"馬脾風"（＝喘息性気管支炎）〈注5〉[11]の初期に竹筎を加え用いる．その他，痰と咳があって胸が痛むものに応用するとよい」とある．

■ 浅田宗伯の『先哲医話』[12]には，多紀元堅（1795-1857）の治験として，「ある壮年の男が，脚が弱く脛が腫れ，喘鳴，息切れがして熱が高い．診察すると，疫病の邪気が痰（＝水毒）を挟んでいるので，柴胡陥胸湯（柴陥湯）に利水剤を兼用したところ，すみやかに治癒した」という記載がある．

■ 尾台榕堂（1799-1870）の『方伎雑誌』には，肺結核の喀血と思われる2例に柴陥湯を用いた記載がある．その第一は，「16，7歳女子の咳嗽，喀血，弛張熱（寒熱往来），無月経，体重減少，抑うつ状態で結核の初期に似た者に，柴陥湯と三黄瀉心湯の兼用，および寝汗が出て動悸，口燥などがあるときは柴胡桂枝乾姜湯に転じるという治療を行い，3ヵ月余で諸症軽快した」[13]とある．その第二は，「30歳余男子で，咳嗽喀血し，悪寒発熱が続き，強い咳で，たびたび喀血し，起坐呼吸で安眠できず，舌唇が燥いて貧血状，頻脈で消耗状態にある者に，柴陥湯加桔梗の大量投与を行ったところ10日ほどで喀血が止まり寒熱咳逆が軽減した．その後，散歩できる程度に回復したが，再燃．柴陥湯加桔梗と三黄瀉心湯を交互に用いたところ，症状軽快して出血も止まり，次第に元気を回復して職場復帰できた」[14]という例である．いずれも三黄瀉心湯を併用したのは，止血効果を期待したからであろう．

■ 浅田宗伯の『橘窓書影』にも治験例があるが，2例紹介する．第一は「40余歳の大酒家で"支飲"の症（心臓性喘息）のある者が，

〈注3〉 真柳によれば，「この書（前記・『習医要用直格』）を劉河間の弟子らしき人が増補したと思われる，『傷寒標本心法類萃』という書がある．13世紀頃の成立かも知れないが，明の1601年に刊行された『古今医統正脈全書』という叢書に収められ，現在に伝わっている．これには先の劉河間の文章にさらに追加し，"脈浮，下すべからざる者は小陥胸湯に小柴胡湯を合す"と両処方の合方を明言している」という[7]．

〈注4〉 大陥胸湯：重篤な"結胸"〔胸郭の痛み，呼吸促迫，心中懊憹（＝悩），心下堅を来す病態〕に用いるとされ，大黄，芒硝，甘遂（トウダイグサ科ユーホルビアの根：駆水剤，峻下剤）からなる激しい瀉下剤である．

〈注5〉 馬脾風：蘆川桂洲（1600年代）の『病名彙解』では，「『医学綱目』に云く，小児肺脹喘満し，胸高く気急に両脇動き，陥下して坑をなし，鼻竅脹れ，悶乱嗽渇し，声嗄れて鳴かず，痰涎閉塞する，俗に馬脾風という」[11]という．これによれば，小児喘息，小児の喘息性気管支炎と思われる．

ある日，"外邪に感じた"（＝感冒にかかった）のに入浴したところ，呼吸困難，痰喘胸痛して"結胸"の状となった．柴陥湯を与えて呼吸困難と胸痛はやや治まった．後，補中益気湯加味方などを用いて回復した」[15]．第二は「ある女性，外邪に感じて頭痛発熱し，某医の治療数日で治らなかった．痰咳，胸痛が激しく，口が煩渇して飲食できず，脈浮数で力がない．柴陥湯加竹筎を与えると解熱して胸痛も止んだ．ただ，心煩して眠れず食欲がないので竹筎温胆湯を与えたら改善した（以下略）」[16]というものである．

4 近年の論説

現在の日本で柴陥湯が用いられるのは，浅田宗伯の影響が大きい．宗伯の弟子・木村博昭の嗣子である木村長久，博昭門下の高橋道史ら，昭和前期を中心に活躍した諸先輩の著作には，結核性肋膜炎に柴陥湯が著効を奏するとの記載が多く見られる．

■木村長久[17]は，「此方には縁があって，先父が肋膜炎に対して特効的に用いた関係上，そのまま承け継いで肋膜炎，肺炎，気管支炎，肺結核に濫用している．…経験上肋膜炎にはしばしば著効を奏するから，肋膜炎には傷寒論の結胸証に当たるものがあるのだと考えるだけのものである．…とにかく気管支炎，肋膜炎，肺結核には捨つべからざる薬方と考えている．…気管支炎で，咳嗽，喀痰をともない，咳嗽時に胸部にひびいて疼痛を訴え，痰の切れが悪く，略出時に咽喉が痛む様に感じる場合には本方がよく奏功する．…肋膜炎に対しては大多数において成績がよかった．即ち服薬を開始すると2，3日で気分がよくなり，食欲が出る．熱も目立って下がってくるというのが多い．肋膜炎は安静にしていれば治る病気であるから，本方がどの程度に有効であるかを判定することは困難であるが，少なくとも患者の報告から，病状の観察から有効と考えざるを得ない．…肋膜炎のすべてが柴陥湯で治ると考えたら間違いである．なかには柴陥湯の服用によって反って病勢の悪化する者もある．大多数においては良結果が得られるから，まず此方を投与して，1，2週間の経過を観察し，不適当と思われたら他に転方することにしている．不適当な場合としては肺結核が相当に進行していて，…末期に近い状態にあるものである．もう1つは無力性体質の場合．…これには柴胡剤は適当しない様である．…最近になって柴陥湯を溜飲症の嘈囃甚だしい者に用いている」という．"溜飲症の嘈囃甚だしい者"とは，胸やけの強い者ということであるから，胃食道逆流症に柴陥湯が有効ということを示唆し，興味深い．

■高橋道史[18]もまた，「浅田流では，肋膜炎と診断すれば，症の如何を問わず，必ず本方（柴陥湯）を投薬したものである」と述べて，胸膜炎に有効とするが，同時に柴陥湯の有効なのは「初期の病症」という．

■以上をふまえて，『漢方診療医典』[19]では，急性・慢性気管支炎の項に「強い咳が出て，痰が切れにくく，咳のたびに胸にひびいて痛むものに用いる」とあり，肺炎の項に「大葉性肺炎で悪寒はなくなったが熱があり，咳が強く痰が切れにくく胸痛と胸部の重圧感，呼吸困難などを訴えるものに用いる」とあり，胸膜炎の項に，胸膜炎の初期軽症に小柴胡湯を用いるとした後，「小柴胡湯を用いるような患者で胸痛と咳の激しいものに用いる」とある．また，薬方解説の部では「柴陥湯は，小柴胡湯証に似て，心下部が特に硬くふくれて，この部に圧痛があるものを目標に胸膜炎，肝炎などに用いられる」という．

鑑別

気管支炎等において以下との鑑別が必要であろう．

■ 小柴胡湯

類似した状態に用いる．咳嗽，喀痰は共通するが，炎症が強く痛みの強いときには柴陥湯を用いる．

■ 小柴胡湯と麻杏甘石湯の併用

咳き込み，粘稠な痰は共通．胃炎様症状があれば柴陥湯を試みる．

■ 小柴胡湯加桔梗石膏

扁桃炎で咽喉部の炎症が強い例に用いる処方であるが，ときに鑑別が必要．嚥下で咽喉が痛めば小柴胡湯加桔梗石膏，咳をして胸が痛めば柴陥湯．

■ 柴胡桂枝湯

感冒，気管支炎で要鑑別．咳嗽，喀痰に加えて，頭痛，発汗，鼻炎症状，身体痛，胃炎症状があれば柴胡桂枝湯．

■ 竹茹温胆湯

咳嗽，粘稠痰は共通．竹茹温胆湯は，より虚弱で不眠傾向のある者に用いる．

引用文献

1) 木村孟淳，他編：新訂生薬学，改訂第7版，p.180，南江堂，2012.
2) 大塚敬節，矢数道明，清水藤太郎：漢方診療医典，第6版，p.407-408，南山堂，2001.
3) 張仲景：明・趙開美本『傷寒論』，4-8a，復刻版，p.175，燎原書店，1988.
4) 大塚敬節：臨床応用傷寒論解説，p.306-307，創元社，1984.
5) 大塚敬節，矢数道明，清水藤太郎：漢方診療医典，第6版，p.p.356，南山堂，2001.
6) 真柳誠：病院薬剤師のための漢方製剤の知識，柴陥湯①．日病薬誌，33(5)：594-595，1997.
7) 小山誠次：古典に基づく エキス漢方方剤学，柴陥湯，p.198-202，メディカルユーコン，1998.
8) 李梃：医学入門，巻2，傷寒用薬の賦，3-90a，和刻漢籍医書集成第9輯（小曽戸洋，他編），p.304，エンタプライズ，1990.
9) 長沢道寿・著，中山三柳・増訂，北山友松子・増広：医方口訣集，小柴胡湯，近世漢方医学書集成63巻（大塚敬節，他編），p.84，名著出版，1982.
10) 浅田宗伯：勿誤薬室方函口訣，近世漢方医学書集成96巻（大塚敬節，他編），p.232，名著出版，1982.
11) 蘆川桂洲：病名彙解，近世漢方医学書集成64巻（大塚敬節，他編），p.104，名著出版，1982.
12) 浅田宗伯：先哲医話，近世漢方医学書集成100巻（大塚敬節，他編），p.298-299，名著出版，1983.
13) 尾台榕堂：方伎雑誌，近世漢方医学書集成58巻（大塚敬節，他編），p.143，名著出版，1980.
14) 尾台榕堂：方伎雑誌，近世漢方医学書集成58巻（大塚敬節，他編），p.157-158，名著出版，1980.
15) 浅田宗伯：橘窓書影，近世漢方医学書集成100巻（大塚敬節，他編），p.654-655，名著出版，1983.
16) 浅田宗伯：橘窓書影，近世漢方医学書集成100巻（大塚敬節，他編），p.723-724，名著出版，1983.
17) 木村長久：浅田家方函の研究—小柴胡湯の合方（上）．漢方と漢薬，5(11)：50-54，1938.
18) 高橋道史：柴陥湯と肋膜炎．漢方の臨床，16(7)：15-18，1969.
19) 大塚敬節，矢数道明，清水藤太郎：漢方診療医典，第6版，p.68，p.77，p.81，p.358，南山堂，2001.

38 柴胡加竜骨牡蛎湯
saikokaryukotsuboreito

製品番号：12

〔構成生薬〕
柴胡，半夏，桂枝，茯苓，黄芩，
大棗，人参，牡蛎，竜骨，生姜
（ツムラ医療用漢方製剤の場合）

処方の特徴

1 処方概要

　柴胡加竜骨牡蛎湯は柴胡剤の一種で，精神神経系の症候に対して頻用される漢方薬である．古典的には，"胸満煩驚"という症状と，体質中等度以上で"胸脇苦満"を認めることを目標に用いられる．

　処方構成の面では，現在の医療用漢方製剤は，小柴胡湯から甘草を除き，桂枝，茯苓，竜骨，牡蛎を加えたものと見なしうる．桂枝は頭痛，動悸，冷えのぼせなどに，竜骨・牡蛎は動悸，興奮，陰萎などに，茯苓はむくみ，動悸，尿量減少などに，それぞれ使用される生薬である．

　柴胡加竜骨牡蛎湯と柴胡桂枝乾姜湯とは，柴胡，黄芩，桂枝，牡蛎が共通し，しかも動悸，興奮，不眠などの精神症状に使用される点で似ている．両者の違いは，前者が実証に，後者がやや虚証に用いる点である．柴胡加竜骨牡蛎湯はまた，神経症，動悸，陰痿，円形脱毛症などに用いる点で，桂枝加竜骨牡蛎湯とも似る．桂枝加竜骨牡蛎湯は柴胡桂枝乾姜湯よりもさらに虚証に用いる．

　なお，元来の柴胡加竜骨牡蛎湯は大黄が配合されるが，ツムラ医療用漢方製剤には含まれない．他社の医療用漢方製剤には大黄が含まれるものもある．

2 使用目標と応用（表1）

　応用には，精神神経系の様々な疾患が挙げられる．神経症，不安抑うつ状態，自律神経失調症，不眠症，更年期症候群，性機能障害（陰痿），いわゆる血の道症，神経衰弱などである．円形脱毛症，小児夜啼症などにも用いられる．また高血圧症，慢性腎臓病などによいともされる．ただし，降圧作用は微弱である．

　症候としては，不安焦燥感，抑うつ気分，不眠，興奮などの気分の変調と，動悸，胸部

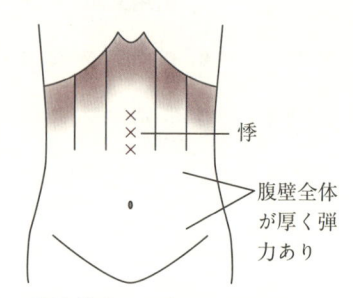

図1　胸脇苦満＋大動脈拍動亢進

表1　柴胡加竜骨牡蛎湯の使用目標と応用

- ■ 応用
  - ・神経症，不安抑うつ状態，自律神経失調症，不眠症，更年期症候群，性機能障害（陰痿），いわゆる血の道症，神経衰弱，ヒステリー，円形脱毛症，小児夜啼症，てんかん　など
  - ・高血圧症，動脈硬化症，慢性腎臓病　など
- ■ 症候
  - ・不安焦燥感，抑うつ気分，不眠，興奮，動悸，胸部不快感，肩こり，めまい感，心気症傾向
  - ・腹筋緊張良好，とくに上腹部で緊張（胸脇苦満），大動脈拍動を触知することが多い
- ■ 体質
  - ・中等度以上

不快感，肩こり，めまい感など，心気症傾向が主である．身体的所見としては，腹壁が厚く腹筋が緊張していて，上腹部腹筋が緊張（胸脇苦満）している者が多い．臍部で大動脈拍動を触知することも多い（図1）．

体質的には，中等度以上が対象となる．痩せて胃下垂高度の者には用いない．

論説

1 原典

張仲景『傷寒論』『金匱玉函経』

『傷寒論』巻第三・太陽病脈証并治中第六[1]

〔条文〕傷寒八九日，之を下し，胸満煩驚，小便不利，譫語，一身盡く重く，転側すべからざる者は，柴胡加竜骨牡蛎湯之を主る〈注1，2〉[2-7]．

〔大意〕"傷寒"（急性発熱性伝染性疾患）の発病後8～9日頃，瀉下剤（大承気湯など）の適応と思われる症候があったので下したところ，次のような病状を呈するように変わった．すなわち，胸から上腹部が膨満したように苦しく，精神状態が不安定になって，少しのことにも驚きやすく，小便は出にくく，うわ言を言い，全身が重くて，自分で寝返りもできないという状態である．これは柴胡加竜骨牡蛎湯の主治である．

〔解説〕大塚敬節は，「この章は少陽の壊証で，白虎湯および桂枝附子湯の証に似るものを挙げて，柴胡加竜骨牡蛎湯の証を明らかにしている．…この（柴胡加竜骨牡蛎湯）の証は，三陽の合病の白虎湯の証で，"腹満，身重く，以て転側し難い"ものに似ているが，…陽明が主となっている．また桂枝附子湯の証は"身体疼煩，自ら転側する能わず"とあって，太陽と少陰にまたがって，陰の症状の甚だしいものである．この章の"胸満，煩驚，転側すべからず"は，少陽，陽明にまたがって，少陽を主とする場合である」[8]と解説している．これは山田正珍の論によるものであろう〈注3〉[9-12]．

2 中国医書の論説

■ 晋代の王叔和の撰とされる『脈経』巻7・病発汗吐下以後証第八[13]には，『傷寒論』とほぼ同文があるが，「一身盡く重く」の「盡く重く」がない．

■ 唐代の孫思邈の『千金翼方』巻9傷寒・太陽病用柴胡湯法第四[14]にも『傷寒論』とほぼ同文があり，やはり「盡く重く」がない．

■ 唐代の王燾の『外台秘要方』巻1傷寒上[15]に『千金翼方』からの引用として『傷寒論』と同文があり，それには「盡く重く」が脱落せずに残っている．

〈注1〉『傷寒論』弁発汗吐下後病脈証并治第二十二[2]では「之を主る」を「に属す」とする．『金匱玉函経』巻第二・弁太陽病形証治第三[3]には「者」の字がない．巻第六・弁発汗吐下後病形証治第十九[4]には「盡く重く」の2字がなく，前記同様に「者」がなく，「之を主る」を「に属す」とする．

〈注2〉原方では，構成生薬に鉛丹（赤色酸化鉛）が含まれるが，これは有害であり，現在では不要とされている[5]．大黄も含まれるが，ツムラ医療用漢方製剤では除かれている．方後に「本と柴胡湯と云う．今，竜骨等を加う」（『千金翼方』にも同文あり）とある．『金匱玉函経』[6]でも末尾に「本の方は，柴胡湯に竜骨・牡蛎・黄丹・桂・茯苓・大黄を内れる」とある．黄丹は鉛丹，桂は桂皮の別名である．これにより，真柳[7]は，「柴胡湯」とは小柴胡湯去甘草と推測でき，また柴胡加竜骨牡蛎鉛丹桂枝茯苓大黄湯を略して現在の名になったかという．

〈注3〉山田正珍の説：『傷寒論集成』[9]で正珍は，劉棟が，この柴胡加竜骨牡蛎湯の記載が，桂枝加附子湯の条[10]および白虎加人参湯の条[11]と類似しており，鑑別が必要と述べていることを引用，これに対して正珍は「桂枝附子湯は身体疼煩を以て主と為し，白虎湯は腹満，譫語を以て主と為し，柴胡加竜骨牡蛎湯は胸満煩驚を以て主と為す．其の身重く転側すべからざるは，三証倶に同じ」という．なお，劉棟とは，白水田良（1723-84）のことで，『傷寒論劉氏伝』（1773年刊）の著者である[12]．

3 江戸時代医家の論説（筆者意訳）

■吉益東洞（1702-73）の『類聚方』[16]には，「為則（＝東洞）按ずるに，まさに胸腹に動有るの証なるべし」とあり，また『方機』小柴胡湯の項[17]には，「本方（＝小柴胡湯）症にして胸腹に動有る者，失精する者…，胸満煩驚する者…柴胡加竜骨牡蛎湯之を主る」とある．これらによって『傷寒論』の字句を離れて処方を用いる機運が生じ，精神症状に広く応用するに至ったと思われる．

■目黒道琢（1739-98）は『饗英館療治雑話』[18]で，「この処方は"癇症"（神経症など）ならびに"癲狂"（精神障害など）に用いて効果があることは『傷寒類方』〈注4〉に記載が見える．当今の病人は疝気と気滞と肝鬱の3つの証が7～8割である．肝鬱が遷延すると癇症となる．婦人はとくに肝鬱ならびに癇症が多い」と述べ，津田玄仙（1737-1809）の『療治茶談』沈香天麻湯〈注5〉[19-23]の条[24]にある，癇症を鑑別する25の口訣のうち，特に有用なものは，「○物事に臆病になり少しのことにも驚きやすく，他の人が木にのぼり屋根にあがるのをみても危うく思って胸さわぎがする，○頭が重く足が軽い（頼りない），○気が逆上して肩や背の筋がこる，○眩暈（めまい）がする，○井戸の中に沈むように覚え，急にのぼせて顔がほてり足は氷のように冷え，胸中は言いようもなく悶え苦しむ，○寝ていると人に足をひっぱられるように感じて驚く」であるとし，これに加えて，自分の経験から「○怒りっぽい，○もの悲しくて時々泣き出したくなるような気持ちになる，○身体が浮き上がるように覚える，○手足が痛む，○手足がひきつれる，○腹中一面に動悸が強い」という症候を挙げる．これらのうち2,3があれば癇症であり，沈香天麻湯，竹筎温胆湯加味方，柴胡加竜骨牡蛎湯，半夏白朮天麻湯などから，症状の寒熱・虚実・軽重深浅を考慮して選用するという．そして，柴胡加竜骨牡蛎湯では，"胸満"が重要であるとする．

■有持桂里（1758-1835）も『校正方輿輗』[25]で，「この処方は胸満煩驚が主症であって，その他の症状はみな客症である．ただ胸満煩驚の四字の上に工夫して運用すれば様々な疾患に使用できる．世間に癇だの気疾だのと称するものはみな煩驚である．柴胡腹と称する者が多いが，これ即ち胸満である．それには，この処方が誠に最上の良方である」といい，また「"客忤"〈注6〉[23]，胸満，動気の甚だしい者によい」とし，動悸，ひきつけが1年余も続いて衰弱した小児に本処方を用いた治験例を記載している．

■尾台榕堂（1799-1870）は『類聚方広義』頭注[26]で，本処方の使用法を，「精神障害（狂症）で，胸腹の動悸が甚だしく，少しのことにも驚き恐れ，人と会うのを避けて，じっと座って独り言を言い，昼も夜も寝ない，あるいは猜疑心が異常に強く，あるいは自殺企図があり，安眠しないという者によい．また，神経症（癇症）で，ときどき悪寒と熱感が交

〈注4〉『傷寒類方』：清代の徐大椿の著．

〈注5〉沈香天麻湯：『観聚方要補』安政版[19]によれば，元代の羅天益の『衛生宝鑑』が出典で，「驚癇発搐，痰喘壅塞し，目に白睛多く，項背強急し，喉に一声あり，一時ばかり，省むるの方り，神思痴の如く，脈沈弦にして急なるを治す．鎮墜寒涼の剤を多服するも，復た其の気を損ず」とし，薬味を沈香，川烏頭，益知，甘草，薑屑，当帰，独活，羌活，天麻，黒附子，半夏，防風の12味とする．方後に『玉機微義』では薑屑を白僵蚕としているとの注記がある．上記症候は，痙攣性疾患，とくに，てんかん発作を思わせる．『漢方診療医典』[20]では構成生薬を，薑屑を白僵蚕，黒附子を附子として記載する．なお，沈香は香木，伽羅のことで，ジンチョウゲ科（Thymelaeaceae）のアキラリア Aquilaria 属の植物の材，特にその材質中に黒色の樹脂が沈着した部分と規定され，鎮静効果があるとされる[21,22]．

〈注6〉客忤：『病名彙解』には「小児の，おびえやまいなり」[23]とある．

互に起こり，抑うつ状態で悲哀気分があり，熟睡せずに夢が多く，人に接するのを嫌がり，暗い部屋に独りでいて，ほとんど"労瘵"（慢性消耗性疾患のような衰弱した状態）になどの症状のある者にも用いる．狂症，癇症のいずれであっても，胸脇苦満，上逆（＝冷えのぼせ，ホットフラッシュなど），胸や腹の動悸などを使用目標とするべきである」という．これは現在の使用法とほぼ同じであろう．

■浅田宗伯（1815-94）は『勿誤薬室方函口訣』[27]で，「"雑病"（慢性疾患）では柴胡桂枝乾姜湯の適応と間違えやすい．なぜならば，どちらも動悸を主症状とするからである．柴胡桂枝乾姜湯は虚候に用い，柴胡加竜骨牡蛎湯は実候に用いる」という．

4 近年の論説

■『漢方診療医典』[28]には，「本方は腹証上では，大柴胡湯または小柴胡湯に似て胸脇苦満があり，心下部膨満の感があり，腹部特に臍上に動悸の亢進を認めることが多い．症状としては神経過敏，興奮，動悸，息切れ，不眠などがあり，精神の錯乱，痙攣などを起こすこともある．便秘の傾向がある．…神経症，てんかん（癲癇），ヒステリー，神経性心悸亢進症，陰萎，高血圧症，動脈硬化症，脳出血，心臓弁膜症，バセドウ病，不眠症などに用いられる」とある．

■大塚敬節（1900-80）の『症候による漢方治療の実際』[29]には，頭痛，不眠，心悸亢進（動悸），高血圧症，帯下，性欲減退・遺精，肩こり，精神症状，麻痺・痙攣・異常運動，めまいなどの項に記載され，たとえば心悸亢進（動悸）の項には，「この方を用いる目標は胸満，煩驚である．そこで上腹部から胸部にかけて膨満し，物に驚きやすく神経が過敏になり，臍部で動悸が亢進し，大便は秘結し，心悸亢進のあるものに用いる．この方は神経性の心悸亢進に用いるばかりでなく，バセドウ氏病，高血圧症，更年期障害などの患者で，以上のべたような徴候のあるものに用いる」とある．

症　例

症例1 血の道症（松田邦夫治験）[30]

〔患者〕54歳　女性

〔主訴〕更年期不定愁訴

〔既往歴〕24歳で肝炎に罹患．32歳と34歳の2回，帝王切開．37歳で乳癌のため左乳房切除を受けている．

〔現病歴〕4年前から肩がこり，疲れやすい．時々動悸がする．その他，頭痛，発汗・冷えのぼせ傾向が出てきた．月経はやや多い他は特別のことはない．1年前から月経がなくなり，諸症状は次第に増悪してきた．すなわち，時ならず逆上，顔面紅潮，動悸，発汗がくる．肩がこる．疲れやすい．時に息切れし，めまい感がある．寝つきがわるい．またいつも便秘して困っている．以前に，加味逍遙散を服用したことがあるが，結局よくならなかったという．

〔身体的所見〕身長150cm，体重63kg．体格，栄養状態良好．顔面紅潮ぎみ．脈は大きく緊張が良い．腹部はやや膨隆し，さわると冷たいのは皮下脂肪のせいであろう．押さえると上腹部はかたく，右季肋部から心下部にかけて著明な「胸脇苦満」を認め，臍の上に大動脈拍動を強く触れる．血圧120-80mmHg．

〔経過〕加味逍遙散証よりはるかに実証なので，柴胡加竜骨牡蛎湯（煎じ薬．大黄5g/日）を投与する．4ヵ月間服用して諸症状はほとんど取れたので，自分で服薬を中止したところ，急に上逆，発汗，動悸などが出現し，日を追って悪くなるので慌てて来診．「今年の夏，中止してみて，薬がこんなに効いていたのがわかった」と述べ，前方を持って帰って行った．

症例2 抑うつ状態（筆者経験例）

〔患者〕52歳　男性　理髪業
〔初診〕X年10月
〔主訴〕食欲不振と頭重感
〔既往歴・家族歴〕特記すべきことなし
〔現病歴〕初診の数ヵ月前から，食欲不振，不安焦燥感が起こり，何を考えても心配事につながるようになった．また熱感や悪寒を感じることもある．頭に熱感がありボーッとして重い．寝つきが悪く，夜中に目が覚める．とくに午前中が不調で気分が沈む．他院の上部消化管内視鏡検査では異常なかった．安定剤は効かなかった．排便1日1回．残便感あり．
〔身体的所見〕身長154cm，体重53.5kg（3ヵ月前55kg）．顔色良好．皮膚湿潤．胸腹部に特記すべき所見なし．胸脇苦満を中等度に認める．
〔経過〕はじめ半夏厚朴湯，加味逍遙散などを投与したが無効．断続的に通院してきたが，翌年8月になっても効果なく，不眠，頭重感，頭部熱感，倦怠感，抑うつ気分などが続いていた．そこで，柴胡加竜骨牡蛎湯去大黄（煎じ薬：エキス剤と同じ生薬構成）を投与したところ，3週間後に，「睡眠薬がなくともよく眠れる．頭重感，頭部熱感はなくなった．イライラ感もなく，気分が落ち着いてきた．食欲もある」と言う．4週間目には，「好調でほとんど症状はない．ただ，最近腰が痛んで足が冷える」という．ここで八味地黄丸に変更，約4ヵ月服用して腰痛，足冷えも改善し，気分も良好とのことで廃薬した．4年後に息子さんが来院，「父はその後もまったく好調」とのことであった．
〔注〕本例は遷延性抑うつ状態から，わずか4週間の柴胡加竜骨牡蛎湯服用で回復したように見える．他剤無効であったこと，服薬中止後も再燃しなかったことから有効例と考えた．通院途中，本人が「長年商売をするための借金があったが，発症の数ヵ月前に全額返済完了した．気持ちが楽になるよりも，かえって働く張り合いが消えたように感じた」と述べたことがある．いわゆる「荷おろし」によって発症した抑うつ状態であったと考えられる．

鑑　別

■ **大柴胡湯**

不眠，抑うつ状態，陰萎などがあり，体質中等度以上で胸脇苦満が強い例で要鑑別．柴胡加竜骨牡蛎湯のほうが，焦燥感，不安感が強く，神経質な印象を受ける．鑑別の難しい例も多い．

■ **四逆散**

神経症・心身症傾向があり，体質中等度以上で胸脇苦満を認める例で要鑑別．四逆散は腹痛，下痢など消化器症状が多い．柴胡加竜骨牡蛎湯は，動悸，胸苦しさなどの胸部症状を訴える例が多い．

■ **加味逍遙散**

更年期症候群，軽症抑うつ状態などで要鑑別．加味逍遙散はやや虚弱で腹部は軟らかく胸脇苦満は軽微．柴胡加竜骨牡蛎湯は体質中等度以上で，腹筋も厚く緊張して胸脇苦満を認める．

■ **抑肝散**

不安焦燥状態，不眠，不穏状態などで要鑑別．抑肝散は，怒りっぽく焦燥感が強い，興奮しやすく感情がたかぶりやすいのが特徴．体質的にもやや虚弱．

■ **柴胡桂枝乾姜湯**

動悸，不眠，不安焦燥感などで要鑑別．柴胡桂枝乾姜湯は，虚弱で痩せ型の者に用いる．柴胡加竜骨牡蛎湯は体質体格中等度以上．

■ **桂枝加竜骨牡蛎湯**

動悸，不眠，陰萎などが共通．桂枝加竜骨牡蛎湯は，痩せて腹壁の弛緩した虚弱者に用いる．

■半夏厚朴湯
　咽喉部から前胸部の不定愁訴があり，抑うつ，不安気分のある例で鑑別を要する．半夏厚朴湯では，上腹部から季肋部の腹筋緊張は弱く，胸脇苦満はない．ときに鑑別困難．併用もありうる．

Evidence

■柴胡加竜骨牡蛎湯の作用機序について
（溝口ら，2007/2009）[31-33]

　柴胡加竜骨牡蛎湯は，興奮・不安状態にある場合には鎮静的に作用し，逆に鎮静状態や抑うつ状態にある場合には刺激的に作用する．

1. 柴胡加竜骨牡蛎湯の抗うつ作用機構[31,32]
　うつ病患者では，デキサメサゾン（DEX）抑制試験において，DEXによる血中コルチゾルに対するネガティブフィードバック反応が減弱している［視床下部-下垂体-副腎皮質系（HPA-axis）の機能障害］．薬物治療で，うつ症状が寛解しても，HPA-axisの機能障害が継続している患者では高率に再発するとの臨床報告がある．慢性ストレスによるHPA-axisの機能障害は，axisそのものの機能低下ではなく，axisを高位で制御する前頭前野のフィードバック機能の低下に基づくと考えられる．前頭前野ではグルココルチコイド受容体（GR）の減少が確認され，この減少がフィードバック機能低下の原因と考えられる．副腎摘出動物では，抑うつ状態と前頭前野のセロトニンおよびドーパミンの放出量が減少した．以上により，仮説：「慢性ストレスにより前頭前野のGRが減少し，GRを介したグルココルチコイド作用が低下する．この作用の低下が，前頭前野の神経系の機能低下を招き，抑うつ状態が発生するとともに，HPA-axisの機能障害の原因にもなる」が導かれるという．

　ラットを用いた実験で，柴胡加竜骨牡蛎湯は，前頭前野と海馬において，GR減少を改善することにより，慢性ストレス（浸水または拘束）誘起性のフィードバック機能の低下を有意に抑制した．すなわち柴胡加竜骨牡蛎湯は，HPA-axisの障害（神経内分泌システムの異常）を改善したという．

2. 柴胡加竜骨牡蛎湯の抗不安作用[33]
　ラットを用いた実験で，柴胡加竜骨牡蛎湯は単回投与では抗不安作用を示さなかったが，繰り返し投与で慢性ストレス誘発性不安を有意に改善した．一方，ジアゼパムは単回投与で抗不安作用を示したが，繰り返し投与しても慢性ストレス誘発性不安は改善しなかった．柴胡加竜骨牡蛎湯には，ジアゼパムと同等の抗不安作用はないが，慢性ストレス誘発性の不安状態を改善する能力がある．この作用機序はいまだ明らかとなっていないが，前頭前野のセロトニン神経系やGABA神経系の関与が想定されている．

引用文献

1) 張仲景：明・趙開美本『傷寒論』，3-26a，復刻版，p.151，燎原書店，1988．
2) 張仲景：明・趙開美本『傷寒論』，10-21a～b，復刻版，p.151，燎原書店，1988
3) 張仲景：清・陳世傑本『金匱玉函経』，2-30a，復刻版，p.125，燎原書店，1988．
4) 張仲景：清・陳世傑本『金匱玉函経』，6-14b，復刻版，p.298，燎原書店，1988．
5) 大塚敬節：柴胡加龍骨牡蠣湯方に就いて．漢方と漢薬，1(7)：1-8，1934．
6) 張仲景：清・陳世傑本『金匱玉函経』，7-15b，復刻版，p.360，燎原書店，1988．
7) 真柳誠：漢方一話 処方名のいわれ，11 柴胡加竜骨牡蛎湯．漢方診療，13(7)：28，1994．
8) 大塚敬節：臨床応用傷寒論解説，p.279-281，創元社，1974．
9) 山田正珍：傷寒論集成，3-52a～55a，近世漢方医学書集成74巻（大塚敬節，他編），p.447-453，名著出版，1983．
10) 張仲景：明・趙開美本『傷寒論』，4-18b～19a，復刻版，p.196-197，燎原書店，1988
11) 張仲景：明・趙開美本『傷寒論』，5-11b～12a，復刻版，p.224-225，燎原書店，1988
12) 小曽戸洋：日本漢方典籍辞典，p.214，大修館書店，1999．

13) 王叔和：脈経, 7-25a, 復刻版, 東洋医学善本叢書 7, 影宋版脈経, p.66, 東洋医学研究会, 1981.
14) 孫思邈：千金翼方, 9-10a, 復刻版, 東洋医学善本叢書 13, 元版千金翼方・上, p.449, オリエント出版社, 1989.
15) 王燾：外台秘要方, 1-23b〜24a, 復刻版, 東洋医学善本叢書 4, 宋版外台秘要方・上, p.36, 東洋医学研究会, 1981.
16) 吉益東洞：類聚方, 近世漢方医学書集成 12 巻（大塚敬節, 他編）, p.204, 名著出版, 1980.
17) 吉益東洞：方機, 近世漢方医学書集成 12 巻（大塚敬節, 他編）, p.494, 名著出版, 1980.
18) 目黒道琢：饗英館療治雑話, 近世漢方医学書集成 107 巻（大塚敬節, 他編）, p.31-38, 名著出版, 1983.
19) 多紀元簡・著, 元胤・元堅・元昕ら改訂：『観聚方要補』安政版, 10-14a, 『観聚方要補』安政版刊行委員会復刻版, p.291, 医聖社, 2013.
20) 大塚敬節, 矢数道明, 清水藤太郎：漢方診療医典, 第6版, p.462, 南山堂, 2001.
21) 難波恒雄：和漢薬百科図鑑［Ⅱ］, 全改訂新版, p.181-184, 保育社, 1993.
22) 大塚敬節, 矢数道明, 清水藤太郎：漢方診療医典, 第6版, p.417, 南山堂, 2001.
23) 蘆川桂洲：病名彙解, 近世漢方医学書集成 64 巻（大塚敬節, 他編）, p.510-512, 名著出版, 1982.
24) 津田玄仙：療治経験筆記, 近世漢方医学書集成 72 巻（大塚敬節, 他編）, p.111-119, 名著出版, 1983.
25) 有持桂里：校正方輿輗, 近世漢方医学書集成 85 巻（大塚敬節, 他編）, p.372-374, p.255-256, 名著出版, 1982.
26) 尾台榕堂：類聚方広義, 近世漢方医学書集成 57 巻（大塚敬節, 他編）, p.170-172, 名著出版, 1980.
27) 浅田宗伯：勿誤薬室方函口訣, 2-23b〜24a, 近世漢方医学書集成 96 巻（大塚敬節, 他編）, p.214-215, 名著出版, 1982.
28) 大塚敬節, 矢数道明, 清水藤太郎：漢方診療医典, 第6版, p.345, 南山堂, 2001.
29) 大塚敬節：症候による漢方治療の実際, 第5版, p.36, p.70, p.189, p.205-207, p.411-412, p.417-418, p.429, p.485-488, p.522-525, p.563-564, 南山堂, 2000.
30) 松田邦夫：症例による漢方治療の実際, p.319-320, 創元社, 1992.
31) 溝口和臣：科学的に検証する漢方薬のエビデンス（17）ストレスと柴胡加竜骨牡蛎湯. 薬局, 60(12)：130-134, 2009.
32) Mizoguchi K, et al：Saikokaryukotsuboreito, a herbal medicine, prevents chronic stress-induced dysfunction of glucocorticoid negative feedback system in rat brain. Pharmacol Biochem Behav, 86：55-61, 2007.
33) Mizoguchi K, et al：Saikokaryukotsuboreito, a herbal medicine, prevents chronic stress-induced anxiety in rats：comparison with diazepam. J Nat Med, 63：69-74, 2009.

参考文献

・湯本求真：皇漢医学, 第2巻, 復刻版上巻, p.112-120, 燎原書店, 1976.
・清水藤太郎：柴胡加龍骨牡蛎湯と鉛丹. 漢方と漢薬, 1(8)：046, 1934.
・矢数道明：柴胡加竜骨牡蛎湯の運用について. 日本東洋医学雑誌, 3(1)：9-16, 1953.

39 柴胡桂枝乾姜湯

saikokeishikankyoto

製品番号：11

〔構成生薬〕

柴胡，黄芩，栝楼根，桂皮，牡蛎，乾姜，甘草

処方の特徴

1 処方概要

柴胡桂枝乾姜湯は，柴胡剤（小柴胡湯，柴胡桂枝湯，柴胡加竜骨牡蛎湯など）の一種で，柴胡剤の中では最も虚弱な者（虚証）に用いられる．対象となる疾患症状は，気道などの炎症症状および不眠などの精神神経症状である．

処方中の，柴胡，黄芩，甘草は小柴胡湯と共通する．これに，頭痛・動悸などに用い鎮痛・健胃作用もある桂皮，鎮静・制酸・止渇作用を持つ牡蛎，健胃作用とともに体を"温める"作用を持つ乾姜，解熱・止渇作用があり"滋潤"作用のある栝楼根（瓜呂根）の4種の生薬が加えられている．

栝楼根は *Trichosanthes kirilowii* Maximowicz，キカラスウリ *T. kirolowii* Maximowicz var. *japonicum* Kitamura またはオオカラスウリ *T. bracteata* Voigt（Cucurbitaceae）の皮層を除いた根とされ[1]，臨床的には，解熱，止渇剤で，虚証の口渇に用いる[2]．

2 使用目標と応用（表1）

この処方の応用には，感冒，気管支炎，慢性閉塞性肺疾患などの呼吸器疾患，不眠症，神経症などの精神神経疾患，更年期症候群，いわゆる血の道症，各種心身症などが挙げられる（一部は健保適用外）．

症候としては，感染症・発熱性疾患に用いる場合には，亜急性期から慢性期で，微熱，発汗傾向，咳嗽，息切れなどが使用目標となる．慢性疾患に用いる場合には，体力が低下した者で不眠，動悸，息切れ，肩こり，発汗傾向，寝汗，口渇，口乾，手足の冷えなどの症状が使用目標となる．抑うつ，不安，冷えのぼせ，頭痛を認める例もある．

体質的には虚弱者が対象となる．腹部が軟らかく，臍部で大動脈拍動を触れるものが多い．"胸脇苦満"（季肋部腹筋緊張）は弱い（図1）．

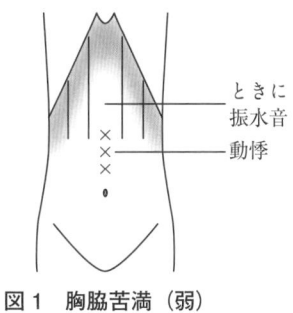

ときに振水音
動悸

図1 胸脇苦満（弱）

表1 柴胡桂枝乾姜湯の使用目標と応用

■ 応用
　・感冒，気管支炎，慢性閉塞性肺疾患，不眠症，神経症，更年期症候群，血の道症，各種心身症　など
■ 症候
　・発熱性疾患：亜急性〜慢性期，微熱，発汗傾向，咳嗽，息切れ　など
　・慢性疾患：不眠，動悸，息切れ，肩こり，発汗傾向，寝汗，口渇，口乾，手足の冷え　など
　　　　　　　ときに，冷えのぼせ，頭痛など
■ 体質
　・虚弱：腹部軟，心窩部拍水音（振水音），"胸脇苦満"弱い〜ほとんどない

論　説

1 原　典

張仲景『傷寒論』『金匱要略』（=『新編金匱方論』）『金匱玉函経』

1．『傷寒論』巻第四・弁太陽病脈証并治下第七[3]

〔条文〕傷寒五六日, 已に汗を発し, 而も復た之を下し, 胸脇満微結, 小便利せず, 渇して嘔せず, 但だ頭汗出で, 往来寒熱, 心煩する者は, 此れ未だ解せずと為すなり. 柴胡桂枝乾姜湯之を主る〈注1〉[4-7].

〔大意〕"傷寒" に罹患後, 5, 6日を経過した. すでにその間に発汗剤を与えたが病気は治らず, またこれに下剤を与えて下したために, 体液を失って脱水傾向が生じ, 胸脇部がやや緊張して張り（軽微な胸脇苦満）, 尿量が減っている. 口渇はあるが, 嘔吐はない. それとともに頭頸部にだけ汗が出て, 弛張熱があり, 胸苦しい. このような状態の者は, まだ治っていないのである. 柴胡桂枝乾姜湯の適応である.

〔解説〕柴胡桂枝乾姜湯は, 柴胡姜桂湯とも, 単に姜桂とも呼ばれる. 湯本求真[8]は,「已に汗を発し而も復た之を下しと曰うによりて之をみれば, 此の汗下の誤治なるや明なり. 故に此の錯治と本来体質薄弱なるとに因り, 胸脇満微結以下の変証を来すなり. …胸脇満微結とは胸脇苦満の軽微なるもの…」と

いう. 大塚敬節[9]は本条の解説で, 柴胡桂枝乾姜湯は「少陽の邪を解するとともに, 体液を潤し, 上衝の気をしずめる効」があり,「柴胡剤のうち, 一番虚している場合に用いる薬方」という.

2．『新編金匱方論』（=『金匱要略』）巻上・瘧病脈証并治第四・附外台秘要方[10]

〔条文〕柴胡桂姜湯は, 瘧, 寒多く, 微しく熱あり, 或いは但だ寒して, 熱せざるを治す.（一剤を服せば神の如し）

〔大意〕柴胡桂枝乾姜湯は, "瘧" で, 悪寒が多く, 熱感はわずかなもの, あるいはただ悪寒するだけで熱感のない者を治す.（一剤を飲むだけで神のようによく効く）

〔解説〕この条は,『外台秘要方』からの引用の部にある. 柴胡桂姜湯は柴胡桂枝乾姜湯の別名. 瘧は通常マラリアのことであるが, マラリアに類似して数日おきに悪寒と発熱とを繰り返すものと解釈すれば, 応用が広がる.

2 中国医書の記載

■唐代の王燾の『外台秘要方』[7]には, 小柴胡桂薑湯の名で『傷寒論』太陽病下篇とほぼ同文がある. 真柳[11]は, この方名と,『傷寒論』小柴胡湯[12]方後の加減〈注2〉の内容により, 柴胡桂枝乾姜湯を小柴胡湯の加減方と見なせるという. 以後の中国医書では, 柴胡桂枝乾姜湯の名称ではなく, 柴胡桂姜湯あるいは桂薑湯として記載される例を散見する〈注3〉[13-16].

〈注1〉弁発汗吐下後病脈証并治第二十二[4]にも同文があるが,「柴胡桂枝乾姜湯之を主る」を「柴胡桂枝乾姜湯に属す」とする.『金匱玉函経』巻第三・弁太陽病形証治下[5]では,「心煩する者」の「者」がない. 巻第六・弁発汗吐下後病形証治第十九[6]では,「傷寒五六日」の後ろに「其の人」が入り,「心煩する者」が「而して煩す」,「未だ解せずと為す也」の「也」がなく,「之を主る」を「の証なり」とする.『外台秘要方』[7]では, 冒頭を「傷寒六七日」とし,「胸脇満微結」の「微」がなく, 方名を「小柴胡桂薑湯」とし,「之を主る」を「に属す」とする.

〈注2〉『傷寒論』小柴胡湯方後の加減：「若し渇すれば, 半夏を去り, …栝楼根…を加う. …若し胸下痞鞕すれば, 大棗を去り, 牡蛎…を加う. …若し渇せず外に微熱ある者は, 人参を去り桂枝…を加う. 若し欬する者は, 人参, 大棗, 生姜を去り, …乾姜を加う」とある.

〈注3〉文淵閣『欽定四庫全書』電子版で検索すると, 柴胡桂枝乾姜湯の名称ではなく, 柴胡桂姜湯（『仁斎直指方』[13]『世医得効方』[14]『医壘元戎』[15]）あるいは桂薑湯（『三因極一病証方論』[16]）で記載がある. いずれも瘧の薬とし,『金匱要略』に類似した文がある.

❸ 江戸時代医家の論説（筆者意訳）

1．感染症および慢性呼吸器疾患への応用

■ 有持桂里（1758-1835）は『校正方輿輗』[17]で，「"虚労"は，その初め多くは風邪が誘因となる．…また"留飲"（振水音の意か）のある人は，しばしば"微風"（軽い感冒？）をこうむり，遂に"労状"（結核類似状態）となる者がある．これらの症はすべて柴胡桂枝乾姜湯がよい」という．

■ 尾台榕堂（1799-1870）の『類聚方広義』[18]には，「"労瘵"（慢性期結核），"肺痿"（肺気腫など），"肺癰"（慢性気管支炎，気管支拡張症，肺化膿症など），"癲疾"（癲，癇），"瘰癧"（頚部リンパ節炎），"痔瘻"などが長く治らず，次第に衰弱疲憊し，"胸満"（息苦しいの意か），乾嘔，悪寒発熱を繰り返し，動悸がして煩悶し，寝汗，"自汗"（発汗しやすい状態），"痰嗽"（湿咳）あるいは乾咳し，咽喉乾燥，大便は軟便下痢，小便は出にくく，顔色不良で，精神的苦痛もあり，強い薬は飲めないという者には，柴胡桂枝乾姜湯がよい」という．

■ 本間棗軒（1804-72）は，『内科秘録』の"傷寒"（重症発熱性疾患，インフルエンザなど）では「柴胡桂枝湯，小柴胡湯などを10日余り服用して，"往来寒熱"がなお止まず，あるいは悪寒戦慄して…腹部が微満あるいは拘急し，舌に白苔があり発熱するときは，自汗が多く出たり，あるいは頭汗のみ出たり，あるいは盗汗が出たりする．その上に，口渇があって水を飲むことを欲する者は，柴胡桂枝乾姜湯がよい」[19]といい，また「"潮熱"は午後あるいは夕方，一定の時刻に発するもので，…瘧あるいは往来寒熱などの証にまぎらわしい．しかし，潮熱には悪寒のない点が鑑別となる．…老人で，"潮熱"が毎日同じような具合で続き，数十日間も止まないものがある．これも柴胡桂枝乾姜湯がよい．もしこれで効果がないときには，…補中益気湯を選用する」[20]という．また，"天行中風"（インフルエンザなど）では，「"少陽病"の状態で長引いて治らず，寝汗の出る者には柴胡桂枝乾姜湯がよい」[21]という．虚労[22]では「盗汗の多く出るものには柴胡桂枝乾姜湯」という．

2．精神神経疾患などへの応用

■ 吉益東洞（1702-73）の『建殊録』[23]には，「書を読み学問に励んでいたある学生が，あるとき発奮して7日間寝ずに机に向かったら，独り言を言い，意味もなく笑い，訳もなく人をののしるなどの奇行を見せて周囲が精神の異常を感じるようになった」という例に，主として柴胡桂枝乾姜湯を飲ませて治した記載がある．

■ 東洞の子，吉益南涯（1750-1813）の『成蹟録』[24]にも，「欝々として楽しまず，密室にじっと座って人に会うのを嫌う」状態が6年間続いた男性に本方が有効であったという例がある．

■ 和田東郭（1744-1814）の『蕉窓雑話』には，柴胡桂枝乾姜湯加呉茱萸茯苓の形で，抑うつ状態に使うことが記載される[25]．

■ 浅田宗伯（1815-94）は『勿誤薬室方函口訣』[26]で，「婦人で，…ときどき"衝逆"（ホットフラッシュ様の上逆感）があり，肩や背がひどくこる者に柴胡桂枝乾姜湯が有効である」とする．

■ 本間棗軒は，『内科秘録』不寐[27]で，「不眠で，脈弦数で"虚里の悸動"（心尖拍動）が顕著な者は，柴胡加竜骨牡蛎湯，柴胡桂枝乾姜湯，桂枝加竜骨牡蛎湯を撰用する」という．また，"強中病"（陰茎の病的持続勃起状態）の項[28]には，「"瘧"（マラリア）で，悪寒戦慄して高熱が出るときに必ず陰茎が勃起して，たちまち自ら感じ，精液を漏らす」という少年に柴胡桂枝乾姜湯を与えて瘧が治るとともに"失精"も治ったという例の記載がある．

ほかに無月経[29]，耳鳴[30]によいなどの説がある．

4 最近の論説

- 『漢方診療医典』[31]では，柴胡桂枝乾姜湯は「柴胡加竜骨牡蛎湯の虚証に用いる．そこで体力が弱く，血色すぐれず，心悸亢進，息切れ，口乾などがあり，脉にも腹にも力がなく，腹部で動悸が亢進し，または心下で振水音を証明し，柴胡剤であるにもかかわらず，胸脇苦満は顕著でないことが多い．また手足が冷えやすく，下痢または軟便になりやすい．…肺炎，流感，肺結核，胸膜炎，腹膜炎，…神経症，血の道症，不眠症，…などに用いられる」という．

- 大塚敬節（1900-80）は『症候による漢方治療の実際』[32]で，熱と悪寒，頭痛，盗汗・多汗，不眠，出血（喀血），心悸亢進（動悸），胸痛，咳嗽・嗄声，帯下，肩こり，視力障害（結膜炎？），口乾などの症候に用いるという．

症　例

症例1 慢性閉塞性肺疾患？で「息苦しい」という67歳男性（筆者経験例）

〔患者〕67歳　男性　公務員
〔主訴〕息苦しい，食欲不振
〔初診〕X年8月
〔既往歴〕腸閉塞（62歳）．40年以上のヘビースモーカー．
〔現病歴〕10年以上前から咳や痰が多い．4～5年来，なんとなく息苦しさを感じる．労作時に悪化し，最近は安静時など，一日中感じる日が多い．時々動悸もする．数年前に近医でX線検査等を受け，慢性気管支炎と診断された．このため禁煙した．疲れやすく，胃も不調で食欲がない．胃造影検査では慢性胃炎と胃下垂といわれた．
〔身体的所見〕身長162cm，体重48kg．痩せ型で皮膚は色艶が悪く乾燥．顔面は青白い．チアノーゼはない．舌は乾燥ぎみ．胸部聴診上ラ音はない．呼吸促迫もない．心音純整．腹部は全体に薄く軟弱で大動脈拍動を触れる．腹直筋上部が緊張している．血圧130-75mmHg．脈拍60/分．
〔経過〕人参養栄湯エキス2週間投与で無効．柴胡桂枝乾姜湯エキスに変更．2週後，「息苦しさがいくらか楽になった．咳痰も若干減った．しかし，食欲がない」と言うので六君子湯エキスを併用．4週後，「息苦しさが減り，食欲も出てきた．咳痰はまだある」．6週目，「息苦しさはほぼなくなった．食欲ある．うすい痰が出る」．そのまま服用を続け，3ヵ月後，高尾山にハイキングに行ったが大丈夫だったと言う．4ヵ月後，「息苦しさはなく，食事が大変美味しい．体重50kg」．以後2年6ヵ月を経過，感冒時に一時息苦しさを訴えたが，おおむね好調．体重50～51kg前後．X+2年1月末，「体調よく，この冬はかぜをひかなかった．久しぶりに会った友人から血色がよく見違えたといわれた．咳は出ない．うすい痰が少し出るが，息苦しさはない．何でも美味しい．健診で胸部X線検査を受け，大きな異常はないといわれた」とのことであった．

症例2 気管支喘息（筆者経験例）

〔患者〕18歳　男子　高校3年生
〔初診〕X年9月
〔主訴〕気管支喘息
〔既往歴〕扁桃摘出術（5歳）
〔現病歴〕6～7歳頃からの喘息で，しばらく落ち着いていたが，数ヵ月前から発作が頻発する．発作は以前から季節を問わずに起こるが，9～10月は一年中で最も悪い．発作が始まると急に息苦しくなり，ヒューヒューと音が聞こえる．咳や痰は出ない．発作は気管支拡張剤などの内服と点滴で抑えている．ステロイド剤は使っていない．鼻水もよく出る．母親は，「受験生なので来年の受験までなん

とか落ち着かせてほしい」という．

〔身体的所見〕身長168cm，体重55kg．痩せ型．神経質．顔色普通．皮膚は乾燥気味．胸部は細長い．打聴診に異常はない（非発作時）．腹部は軟らかく皮下脂肪が薄い．両側季肋下部で軽度の腹筋緊張（軽微な胸脇苦満）あり．

〔経過〕柴胡桂枝乾姜湯（煎剤）を投与．2週後，「はじめ3日は毎晩軽い発作があった．その後も時々ゼイゼイする」．4週後，「この2週間はゼイゼイもない」．2ヵ月後，「発作はない．体調もよい．鼻水は多い」と言う．以後，煎剤をエキス剤に変更して服用を続けたが，発作なく，翌年の受験も無事に終了した．西洋医薬の発作止めを飲むことはなかった．翌春まで6ヵ月服用して中止．翌秋に患者祖母が来院，元気に大学生活をおくっているとのことであった．

鑑　別

1．呼吸器疾患
■ 小柴胡湯，柴朴湯

全般的適用が類似．小柴胡湯・柴朴湯は，体格中等度で腹部の肉付きよく，上腹部の筋緊張（胸脇苦満）が比較的明確な者に用いる．

■ 柴胡桂枝湯

感冒などで要鑑別．柴胡桂枝湯は，頭痛，身体痛，不快な発汗を目標とする．柴胡桂枝乾姜湯は，長引く微熱，寝汗，倦怠感，動悸，息切れなどが目標．

■ 補中益気湯

感冒などが遷延し，疲労倦怠感，盗汗があるときに要鑑別．補中益気湯は疲労倦怠感が強く，皮膚は湿潤している．柴胡桂枝乾姜湯は神経質で，皮膚粘膜乾燥傾向がある．

2．精神神経症状
■ 加味逍遙散

精神神経症状全般で要鑑別．更年期でホットフラッシュ，抑うつ状態があれば加味逍遙散を用いる．鑑別困難な例も多い．

■ 抑肝散

不眠，神経症などで要鑑別．怒りっぽく攻撃的で焦燥感の強い点が目標．柴胡桂枝乾姜湯では，易怒性や攻撃性は少ない．

■ 桂枝加竜骨牡蛎湯

痩せて神経質な者の動悸，息切れ，不眠，不定愁訴で要鑑別．肩こり，背中のこりを訴える者には柴胡桂枝乾姜湯，胃腸虚弱者には桂枝加竜骨牡蛎湯．

■ 帰脾湯，加味帰脾湯

虚弱者の抑うつ状態，不眠で要鑑別．帰脾湯・加味帰脾湯は，虚弱で疲労倦怠感が強い．

■ 柴胡加竜骨牡蛎湯

不眠，動悸，神経症などで要鑑別．柴胡加竜骨牡蛎湯は，体格良好，頑健な体質，胸脇苦満が強い者に用いる．

引用文献

1) 厚生労働省：第16改正日本薬局方，p.1474, 2011.
2) 大塚敬節，矢数道明，清水藤太郎：漢方診療医典，第6版，p.407, 南山堂，2001.
3) 張仲景：明・趙開美本『傷寒論』, 4-11a, 復刻版，p.181, 燎原書店，1988
4) 張仲景：明・趙開美本『傷寒論』, 10-14b, 復刻版，p.444, 燎原書店，1988
5) 張仲景：清・陳世傑本『金匱玉函経』, 3-4b, 復刻版，p.142, 燎原書店，1988.
6) 張仲景：清・陳世傑本『金匱玉函経』, 6-5a, 復刻版，p.279, 燎原書店，1988.
7) 王燾：外台秘要方，2-22a, 復刻版，東洋医学善本叢書4, 宋版外台秘要方・上，p.52, 東洋医学研究会，1981.
8) 湯本求真：皇漢医学，第2巻，復刻版上巻，p.97-112, 燎原書店，1976.
9) 大塚敬節：臨床応用傷寒論解説，p.315-317, 創元社，1974
10) 張仲景：元・鄧珍本『金匱要略』, 1-11b〜12a, 復刻版，p.42-43, 燎原書店，1988.
11) 真柳誠：漢方一話 処方名のいわれ，10 柴胡桂枝乾薑湯．漢方診療，13(6)：30, 1994.
12) 張仲景：明・趙開美本『傷寒論』, 3-22b〜23a, 復刻版，p.144-145, 燎原書店，1988.
13) 楊士瀛・撰，朱崇正・附遺：仁斎直指方，12-8a, 欽定四庫全書，復刻版 - 四庫医学叢書，p.［744-270］，上海古籍出版社，1991.

14) 危亦林：世医得効方, 2-33b, 文淵閣『欽定四庫全書』電子版, 新樹社書林, 2009,（「柴胡桂薑湯」で検索した結果）.
15) 王好古：医塁元戎, 5-30a, 文淵閣『欽定四庫全書』電子版, 新樹社書林, 2009,（「柴胡桂薑湯」で検索した結果）.
16) 陳言：三因極一病証方論, 6-15a〜b, 和刻漢籍医書集成第1輯（小曽戸洋, 他編）, p.86, エンタプライズ, 1988.
17) 有持桂里：校正方輿輗, 近世漢方医学書集成86巻（大塚敬節, 他編）, p.24-25, 名著出版, 1982.
18) 尾台榕堂：類聚方広義, 近世漢方医学書集成57巻（大塚敬節, 他編）, p.169, 名著出版, 1980.
19) 本間棗軒：内科秘録, 近世漢方医学書集成21巻（大塚敬節, 他編）, p.169-170, 名著出版, 1979.
20) 本間棗軒：内科秘録, 近世漢方医学書集成21巻（大塚敬節, 他編）, p.186-187, 名著出版, 1979.
21) 本間棗軒：内科秘録, 近世漢方医学書集成21巻（大塚敬節, 他編）, p.220, 名著出版, 1979.
22) 本間棗軒：内科秘録, 近世漢方医学書集成21巻（大塚敬節, 他編）, p.473-474, 名著出版, 1979.
23) 吉益東洞：建殊録, 近世漢方医学書集成11巻（大塚敬節, 他編）, p.240, 名著出版, 1979.
24) 吉益南涯：成蹟録, 近世漢方医学書集成38巻（大塚敬節, 他編）, p.57, 名著出版, 1980.
25) 和田東郭：蕉窓雑話, 近世漢方医学書集成15巻（大塚敬節, 他編）, p.388-390, 名著出版, 1979.
26) 浅田宗伯：勿誤薬室方函口訣, 近世漢方医学書集成96巻（大塚敬節, 他編）, p.216-217, 名著出版, 1982.
27) 本間棗軒：内科秘録, 近世漢方医学書集成21巻（大塚敬節, 他編）, p.409, 名著出版, 1979.
28) 本間棗軒：内科秘録, 近世漢方医学書集成22巻（大塚敬節, 他編）, p.219-220, 名著出版, 1979.
29) 和田東郭：東郭医談, 近世漢方医学書集成16巻（大塚敬節, 他編）, p.201-202, 名著出版, 1979.
30) 有持桂里：校正方輿輗, 近世漢方医学書集成87巻（大塚敬節, 他編）, p.186, 名著出版, 1982.
31) 大塚敬節, 矢数道明, 清水藤太郎：漢方診療医典, 第6版, p.346, 南山堂, 2001.
32) 大塚敬節：症候による漢方治療の実際, 第5版, p.9, p.48, p.55, p.70-71, p.108, p.196, p.228, p.240, p.410, p.430, p.614, p.623, 南山堂, 2000.

40 柴胡桂枝湯
saikokeishito

製品番号：10

〔構成生薬〕
柴胡，半夏，黄芩，甘草，桂皮，
芍薬，大棗，人参，生姜

処方の特徴

1 処方概要

柴胡桂枝湯は，①急性上気道炎などの呼吸器疾患，②胃炎・胃十二指腸潰瘍・胆石症・膵炎・過敏性腸症候群などの消化器疾患，③精神神経症状，いわゆる血の道症，心身症，および④肝機能障害などに応用される漢方薬である．

処方構成の点では，柴胡を含む漢方薬（柴胡剤）の一種であり，小柴胡湯と桂枝湯との"合方"である．これが柴胡桂枝湯の名称の由来でもある〈注1〉[1]．

表1 柴胡桂枝湯の感冒・気道症状に対する使用目標

- ■上気道から下気道の炎症症状
  - ・発症後数日以上を経過している（例外もある）
  - ・微熱，軽い悪寒，発汗・寝汗，胸部不快感（胸脇苦満）
  - ・咳嗽，喀痰をともなうこともある
- ■全身症状をともなうもの
  - ・頭痛，身体痛，筋肉痛，口が苦く粘る，食欲低下，軽い嘔気
  - ・ときに腹痛を訴える
- ■体 質
  - ・中等度～やや虚弱

古典的使用法では，急性発熱性疾患で小柴胡湯と桂枝湯のそれぞれの適用症状が混在した状態に用いるとされ，また別に比較的急性の腹痛に用いるとされる．このほか，臨床的には，体質中等度（虚実中間程度）で"胸脇苦満"（季肋部腹筋緊張）と"腹直筋攣急"（腹直筋上部の緊張）という腹部所見（腹証）があることを目標に幅広く応用される，重要な漢方薬である〈注2〉[2]．

2 使用目標と応用（表1～表3）

1．感冒などの急性発熱性疾患の亜急性期症状に対する応用

急性感染症では，桂枝湯と小柴胡湯の2つの適応症状が混在するような状況に用いる．桂枝湯の症状とは上気道炎症状で，頭痛，発熱，悪寒，発汗傾向などである．小柴胡湯の症状とは咽喉扁桃部から下気道の炎症症状で，咽喉痛，口腔内違和感，咳嗽，喀痰などと，嘔気・食欲低下などの胃炎様症状である．

表2 柴胡桂枝湯の慢性疾患に対する使用目標

- ■腹部所見が重要
  - ・腹筋：中等度に発達～やや薄い，中等度緊張～やや軟
  - ・"胸脇苦満"（苦満肋骨弓下部の腹筋が軽度緊張）
  - ・上腹部腹直筋の緊張が強い（認めない例もある）
- ■以下のいずれかの自覚症状（複数も可）
  - ・上腹部の不快感や痛み
  - ・腹部疝痛（とくに臍疝痛）
  - ・身体痛（頭痛，筋肉痛，肋間痛，関節周囲痛，腰痛など）
  - ・肩こり
- ■心身症傾向（ストレスで悪化する傾向）を認めることが多い
- ■体 質
  - ・中等度～やや痩せ型

〈注1〉柴胡桂枝湯の名称：真柳[1]によれば，宋改による『傷寒論』の復刻（1065年）以前の書である『太平聖恵方』（992年）に『傷寒論』の一部が引用され，「小柴胡桂枝湯」の名で記載されるという．

〈注2〉頻用処方：大塚敬節は，柴胡桂枝湯を自分の4大常用処方の1つという．なお，他の3つは，大柴胡湯，半夏瀉心湯，八味丸という[2]．

表3　柴胡桂枝湯を応用できる疾患（筆者私見）

- ■ 呼吸器
  - ・感冒，急性上気道炎，気管支炎，気管支喘息（再発予防に），インフルエンザ解熱後の諸症状
- ■ 消化器
  - ・機能性胃腸症（心窩部痛症候群），いわゆる神経性胃炎・痙攣性胃炎，胃十二指腸潰瘍（再発予防に補助的に）
  - ・過敏性腸症候群（疝痛型），急性胃腸炎，潰瘍性大腸炎（？），胆石症，胆道ジスキネジー，慢性膵炎，肝機能障害　など
- ■ 神経筋
  - ・常習頭痛，緊張性頭痛，肩こり，いわゆる肋間神経痛，腰痛症
- ■ 精　神
  - ・神経症，自律神経失調症，不眠症，心身症，てんかん（？）
- ■ 小　児
  - ・反復性臍疝痛，虚弱児（体質改善），夜尿症
- ■ 婦　人
  - ・更年期症候群，いわゆる血の道症
- ■ その他
  - ・蕁麻疹　など

（保険適用でないものもあり要注意）

柴胡桂枝湯の適応状態では，これらが混在し，ほかに筋肉痛や関節痛をともなう例もある．急性例では，特有の腹部所見（胸脇苦満と腹直筋攣急）がなくても，体質中等度からやや虚弱な者であれば用いてよい．

2．腹痛を主とする消化器疾患に対する応用

腹痛をきたす種々の消化器疾患に応用される．上腹部痛では，胃炎，胆石症，胆嚢ジスキネジー，慢性膵炎などであるが，このほか，胃十二指腸潰瘍，胆嚢炎などでも西洋薬に併用されることがある．臍疝痛・下腹部痛では，過敏性腸症候群，急性胃腸炎などであり，潰瘍性大腸炎によい場合もあると思われる．腹部所見で，胸脇苦満と腹直筋攣急を認める例が多いが，必発ではない．腹部全体が軟弱で心窩部拍水音（振水音）のする例には用いない．適応体質は中等度からやや虚弱までである．

3．上記以外の応用

頭痛，身体痛，あるいは心身症，神経症，更年期症候群，自律神経失調症などにも応用されることがある．体質中等度からやや虚弱な者で，特徴的な腹部所見（胸脇苦満と腹直筋攣急）があり，心因性悪化傾向を持つ点を目標とする．このような使用法は，江戸時代以来の臨床経験に基づくものである．また肝機能障害にも応用される．

論　説

1　原　典

張仲景『傷寒論』『金匱玉函経』『金匱要略』（＝『新編金匱方論』）

1．『傷寒論』巻第四・弁太陽病脈証幷治下第七[3]

〔条文〕傷寒六七日，発熱，微悪寒，支節煩疼，微嘔，心下支結，外証未だ去らざる者は，柴胡桂枝湯之を主る．〈注3〉[4-7]

〔大意〕"傷寒"（急性発熱性感染症）に罹患して6〜7日経つが，なお発熱して体の奥からの微かな悪寒（"微悪寒"）を感じ，四肢

〈注3〉『傷寒論』巻第七・弁可発汗病脈証幷治第十六[4]には同文がある．『金匱玉函経』巻第三・弁太陽病形証治第四[5]では「支節」を「肢節」とし，同巻第五・弁不可発汗病証治第十三[6]では「微悪寒」を「微悪風」，「之を主る」を「に属す」とし，また同巻第六・弁発汗吐下後形証治第十九[7]も「之を主る」を「に属す」とする．

関節の不快な疼痛（"支節煩疼"）などの"表証"（太陽病の徴候とされる身体表面の症状）が残り，それに加えて微かな嘔気，上腹部腹直筋の緊張（"心下支結"）（図1）など，"少陽病"（亜急性期）の徴候も出てきた．この場合，発熱，"支節煩疼"という"外証"（体表面に近い部分の症状の意．消化器症状を"内証"と呼ぶのに対応する）がなお残れば，柴胡桂枝湯の主治である[8]．

〔解説〕湯本求真[9]は，「この条の病症は太陽病の桂枝湯の証が未だ去らないうちに既に少陽病に転入して小柴胡湯証を合併したものである．それ故，桂枝湯と小柴胡湯との合方である柴胡桂枝湯を用いたのであり，条文中の証は2処方の証が交錯したものである」（筆者意訳）という．同様のことは吉益東洞らも述べている．

2.『新編金匱方論』（＝『金匱要略』）巻上・腹満寒疝宿食病脈証治第十・附方[10]

〔条文〕外台柴胡桂枝湯の方は，心腹卒中痛の者を治す．

〔大意〕『外台秘要方』の柴胡桂枝湯は，胸や腹が，にわかに痛んでくる者を治す．

〔解説〕この条文中に寒疝の文字はないが，腹満寒疝宿食病篇の中の記載であるから，"寒

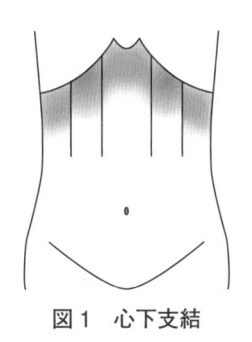

図1　心下支結

疝"による心腹卒中痛に用いると考えられる．大塚敬節[11]は，「今までなんともなかったのが，急に痛くなるのです．こんなところから，柴胡桂枝湯が胆囊結石などの痛みや胃炎の痛みなどに使われるわけです」という．なお，『外台秘要方』の表現は少し異なる（次項参照）．

2 中国医書の記載

■ 唐代，王燾の『外台秘要方』巻7寒疝腹痛[12]に，「又，寒疝にて腹中痛む者を療するは，柴胡桂枝湯の方」とある．寒疝は冷えると腹痛がすることである〈注4〉[13,14]．『金匱要略』と実際上の意味は同じであろう．

■ 明代，劉純の『玉機微義』巻14寒門発表之剤[15]（1396年成立）には，「柴胡桂枝湯は，傷寒，発熱潮熱，脈弦，自汗，或いは渇し，或いは利するを治す」とある．

■ 王綸・撰，薛己・注の『補注明医雑著』6巻附方[16]には，「柴胡桂枝湯は，傷風にて，発熱，自汗し，或いは痰気上攻等の症を治す」（大意：傷風で，発熱して発汗し，喀痰が上がってくるなどの症状を治す）とある．傷風は，現在の感冒に該当すると思われる．この附方の部は，明代の薛己が追加したところと思われるので，薛己がこの処方を用いていたことがわかる．

■ 陳自明・撰，薛己・校注の『太医院校註婦人良方大全』巻3婦人中風自汗方論第六[17]には，「柴胡桂枝湯は，傷風にて，発熱，自汗し，或いは鼻鳴乾嘔し，或いは痰気上攻する等の症を治す」とある．これも薛己の加筆した部分と思われる．前掲書とほぼ同文で"鼻鳴乾嘔"（鼻炎症状と嘔気）が加わっているだけである．

〈注4〉寒疝：『外台秘要方』自身には，「『病源』に，疝とは痛むなり．此れ陰気，内に積し，寒気結び搏ちて散ぜず，臓腑虚弱，風冷邪気相撃つときは則ち腹痛，裏急するが故に，寒疝は腹痛なりと云うなり」[13]とある．ここに引用された『諸病源候論』（隋代，巣元方）の巻20疝病諸[14]には，「疝とは痛むなり」（諸疝候），「寒疝とは，陰気，内に積せば，則ち衛気行らず，衛気行らざれば則ち寒気盛んなり．故に悪寒して，食を欲せず，手足厥冷，臍を繞って痛み，白汗出ださしむ．寒に遇えば即ち発するが故に寒疝と云うなり」（寒疝候）とある．

❸ 江戸時代医家の論説（筆者意訳）

■吉益東洞（1702-73）は『方極』で，柴胡桂枝湯は「小柴胡湯証と桂枝湯の二方の証，相合する者を治す」[18]という．彼の定義する小柴胡湯証とは「胸脇苦満，あるいは往来寒熱，あるいは嘔する者」[19]，桂枝湯証とは「上衝，頭痛，発熱，汗出で悪風する者を治す」[20]である．いずれも主として急性発熱性疾患に対するものである．

■目黒道琢（1739-98）は『饗英館療治雑話』柴胡桂枝湯の訣[21]で，「体質薄弱な人が，かぜをひいたのに節制を怠り，あるいは誤って強い発汗剤を服して雨のように発汗したり，…あるいは邪が残って去らない，あるいは発汗が適切でないために邪が再び侵入し，悪風，悪寒，発熱，自汗，盗汗，あるいは咳が出て痰がなく，五心煩熱，元気がなく，食欲がなく，脈は数で力なく，心尖拍動（巨里の動）が高ぶり，身体が痩せて，まるで労瘵と同じような症候を"風労"という．…（補中益気湯などを与える医者もあるが）…このようなときに柴胡桂枝湯を用いれば，蒸々として戦慄して発熱し汗が出て解す」という．ここまでは『傷寒論』の使い方といえる．道琢はさらに，「またこの処方は，婦人の血気和せず，身体疼痛する者ならば，大黄を加えて用いると奇効がある」という．すなわち，女性の瘀血による症状に柴胡桂枝湯加大黄がよいという．これは，柴胡桂枝湯の使い方を広げる言葉である．

■有持桂里（1758-1835）は『稿本方輿輗』巻5癥瘕・柴胡桂枝湯[22]で，「この論（『傷寒論』）に支節煩疼とあるように，なるほど，この処方は疼みによく効くものである．手足の痛みや腰の痛みなどにも効果がある．大小柴胡湯の症で身体のどこかに痛みがある者には柴胡桂枝湯を用いるとよく効く．また柴胡桂枝湯は，心腹痛に用いることがある．…2, 3日前から心痛腹痛して治らないという者に用いれば効果がある．卒かにとはいっても，たった今，起こった者だけではない．…腹証で心下支結とか柴胡の脇下硬満（＝胸脇苦満），いずれにしても柴胡の腹証がなければ心腹痛に使っても効かない」という．

■尾台榕堂（1799-1870）は『類聚方広義』頭注[23]で，「疝家で，腰腹の"拘急痛"（ひきつれるような痛み）が胸脇に連なり，悪寒発熱が交互に起こり，"心下痞鞕"（上腹部で腹筋緊張）し，嘔する者を治す」とあり，また「婦人が理由もなく，寒けや熱感を覚え，頭痛，めまい，みぞおちに何かつかえる感じ，嘔吐，悪心，手足の脱力感や，しびれがあり，抑うつ状態で人と会うのを嫌がり，あるいは頻繁にあくびをする者，これを俗に血の道という．これには柴胡桂枝湯がよい．また，瀉心湯を兼用するとよい」と述べている．後者は目黒道琢らの記載に類似する．血の道は，月経前症候群，産褥神経症，更年期症候群などであろう．

■浅田宗伯（1815-94）は『勿誤薬室方函口訣』[24]で，感冒，腹痛などへの使用法を述べた後に，「柴胡桂枝湯に大黄を加えて婦人の無月経に用いる場合がある」という．

❹ 近年の論説

■木村長久[25]（1910-45．浅田宗伯の学統を継いで1930年代に活躍）によれば，「此の方（＝柴胡桂枝湯）を用いるには，その腹候を知らなくてはならぬ」とし，「柴胡桂枝湯の腹候は之（＝胸脇苦満）に加うるに"任脈通り"（＝腹部正中）に腹筋の拘急（＝緊張）を強く触れるのである．これが定型的の腹候で，此の方を用いるには絶えず此の貌を念頭に置かなくてはならぬが，実際には此の貌が著明でない場合も多い．…胃腸虚弱症に見るが如き，腹壁薄くして力なく，ダブダブの者は此の方の証ではない様である」という．また感冒に用いるときには，「初め葛根湯を以て発汗し，

表熱の体勢は解したが，余熱残りたる模様にてサッパリせず，頭重，微寒熱，食不進等を訴える場合に用いて具合がよい．又，軽き感冒を四五日押して服薬せず，発汗剤を用うべき勢いもなく，又その時期も過ぎて少陽証を現している場合に初めから柴胡桂枝湯を処することがある」という．以下，応用について，「腹部の疾患には此の方の適応する場合がかなり多い．…婦人の子宮周囲炎，附属器炎…等にて，下腹部一帯に緊張し，自発痛，圧痛，帯下多量を訴える場合に余は多く折衝飲(せっしょういん)を用いているが，柴胡桂枝湯，或は加大黄もまた有効である．…胃潰瘍，胃酸過多症より来たる心下部不快感ないし疼痛…疼痛は空心時に劇しく，少量の食物摂取によって緩解する．或は食後直ちに訴えるものもあり，不定時のものもある．この症にてその腹候が前述の如くであれば柴胡桂枝湯にて著効がある．…痢疾の初期，悪寒発熱のある場合には先ず葛根湯を用いると病勢大いに緩むのであるが，その時期を過ぎて，発熱なおあり，微しく悪寒もあり，裏急後重，腹痛下痢，粘液膿血便を出す者に柴胡桂枝湯加大黄を用いるとよく奏功する．…痢疾大勢解して後一二ヶ月に至るも，左下腹部不快感，圧痛，便通軟らかくして渋る気味あり，或は永く粘液の出ることがある．是もまた柴胡桂枝湯にて全治する者が多い．（以下略）」という．

■大塚敬節(おおつかよしのり)(1900-80)は『症候による漢方治療の実際（第5版）』で，熱と悪寒，頭痛，腹痛，月経異常，精神症状，麻痺・痙攣・異常運動（癲癇）などに用いるとし，自験例として，感冒1例，神経症・血の道症3例，癲癇1例を記載する[26]．

■相見三郎(あいみさぶろう)(1903-80．大塚敬節の門下)は，柴胡桂枝湯を，てんかん，潰瘍性大腸炎，夜尿症，神経症，チック症，円形脱毛症，喘息，蕁麻疹，片頭痛，起立性調節障害，自律神経失調症などに応用できると主張した[27-33]．ただし，相見は小柴胡湯合桂枝加芍薬湯(しょうさいことうごうけいしかしゃくやくとう)，すなわち柴胡桂枝湯の芍薬を増量する形で用いていた．

■松田邦夫は，『症例による漢方治療の実際』の「処方選択のポイント」で，腹痛，消化性潰瘍再発予防，過敏性腸症候群，胆囊ジスキネジー，てんかん，肋間神経痛，肩こり・五十肩・肩の痛み，虚弱児の体質改善，更年期障害，蕁麻疹，慢性湿疹・アトピー性皮膚炎，帯状疱疹後神経痛に柴胡桂枝湯の使用を考えるとし[34]，腹痛，"胆囊下垂症"（胆囊ジスキネジー？），てんかん，血の道症，蕁麻疹，アトピー性湿疹，円形脱毛症の症例に，柴胡桂枝湯またはその加味方が有効だったという[35]．

症 例

症例1 感冒（筆者自己経験例）

〔患者〕55歳（当時） 男性 医師
〔主訴〕倦怠感，発汗，頭痛，身体痛
〔既往歴〕スギ花粉症
〔現病歴〕咽喉痛が始まって2日ほどしてから葛根湯を服用した．発汗して咽喉の痛みは軽くなったが，なんとなく気だるく，少し動いても発汗し，汗が出ないときに軽い悪寒があり，後頸部に頭痛がした．手足がだるく，運動後のような筋肉痛を感じた．口中が苦く乾燥した．食欲低下し，腹部膨満感があり，ときに軽い腹痛を感じた．

〔身体的所見〕身長169cm，体重68kg．体温37.3℃．頭部から上半身がわずかに発汗して皮膚が湿潤していた．他に特記すべき所見はない．

〔経過〕柴胡桂枝湯の医療用エキス製剤（2.5g/包）1包を湯に溶かして飲んだ．20～30分後ほどすると，肩の力が抜けるような感覚が起こって楽になり，頭痛を感じなくなった．そのうちに動いても汗が出なくなっ

た．1時間後には腹部の不快感がなくなり，食欲が出てきた．その日，3回ほど服薬し，それで治ってしまった．

症例2 **かぜをひきやすい虚弱児**（筆者経験例）
〔患者〕5歳8ヵ月　男児
〔主訴〕かぜをひきやすいこと（母親談）
〔既往歴〕4ヵ月前に急性腎炎．2ヵ月前に猩紅熱
〔現病歴〕数年来かぜをひきやすく，1度ひくと治りにくい．1週間前からまた発熱している．来院時も微熱，咽喉痛があり，食欲がない．寝汗をかく．ときどき臍周囲が痛み，下痢がちである．幼稚園で一番小さい．
〔身体的所見〕身長99cm，体重13.5kg．やや痩せ型．両側扁桃は肥大顕著で発赤．胸部理学的所見に異常なし．腹部では腹直筋が緊張し，触わるとくすぐったがる．
〔経過〕柴胡桂枝湯（煎じ薬：成人の1/2量）を投与．1ヵ月後，母親は「解熱した．その後は発熱していない．食欲が出て体重が1kg増えた」という．2ヵ月目頃から腹痛が起こらなくなった．4ヵ月目の10月に数回発熱したが，数日で治癒．以後，ほとんどかぜをひかず，発熱もその後の6ヵ月間で1回のみ．幼稚園を休まなくなった．初診より1年後，治癒廃薬した．数年後，母親より伝言あり，好調とのことであった．

症例3 **血の道症に柴胡桂枝湯加大黄**（松田邦夫治験）[36]
〔患者〕49歳　主婦
〔初診〕X年5月
〔主訴〕（更年期不定愁訴）
〔現病歴〕最近，月経が不順になった．いらいらする．かーっとのぼせてくる．急に汗をかく．寝つきが悪い．肩がこる．月経の前後には必ず頭痛がする．冬はとくに足の冷えがひどい．便秘して，下剤を常用している．

〔身体的所見〕身長153cm，体重53kg．体格，栄養状態良好．腹診で，軽度の両側胸脇苦満があり，右腸骨上窩に瘀血と思われる圧痛を認める．血圧128-70mmHg．
〔経過〕はじめ加味逍遙散加大黄3.0gを投与．しばらくは，これで調子よいといっていた．ところが，4ヵ月ほどして時々腹痛を訴えるようになり，発汗やいらいら感が悪化した．患者は一時服薬を中断した．半年後に再診．その後，前の症状がすべて増悪した，月経はいよいよ不順で月に2回くる，かーっと熱くなる，空腹時に臍上が痛む，腰から背中にかけて痛む，起床時に心下が痛む，げっぷが多い，腹がはる，と訴えた．そこで柴胡桂枝湯加大黄3.0gを投与した．これを服用すると種々の症状が消失し，とくに胃腸の調子が大変よくなった．3ヵ月間服用を続けているうちに月経はなくなった．X+1年夏，薬が2週間ほど切れたところ，てきめんに汗をかくようになり胃腸の痛みも悪化した．前方服薬を再開したところ，すぐに腹痛が消失，同時に，上衝，発汗，いらいら感が消失した．6ヵ月間服薬を続けた後，廃薬した．以後，再発していない．（抄）

鑑　別

1．感冒・気管支炎の場合
■ **小柴胡湯**
頭痛，悪寒，四肢の痛みなどはない．鑑別の難しい場合がある．
■ **柴胡桂枝乾姜湯**
悪寒，微熱，発汗傾向，咳，痰などは類似．より虚弱で痩せ型の胃腸虚弱者が対象で，動悸，息切れ，倦怠感をともなう例に用いる．
■ **桂枝湯**
虚弱者の感冒で，高熱は下がったが，微熱，発汗傾向，頭痛，悪風，脈「浮」などの「表証」が残るときに用いられる．身体痛，嘔気，

胸脇苦満感などはない．

2．腹痛を主訴とする場合
■安中散
　機能性胃腸症，いわゆる神経性胃炎などで要鑑別．痩せ型で，腹壁が薄く軟弱であり，心窩部拍水音（振水音）を認める者が多い．しばしば柴胡桂枝湯と併用する．

■半夏瀉心湯
　機能性胃腸症で要鑑別．体質体格中等度の者で，心下痞鞕（上腹部，剣状突起下で腹壁の緊張が亢進し膨隆しているもの）を目標とする．胸脇苦満，腹直筋攣急はない．

■四逆散
　消化性潰瘍，過敏性腸症候群などで要鑑別．柴胡桂枝湯よりも体格栄養状態良好で，皮下脂肪が比較的厚く，腹筋も全体に厚く弾力に富む．腹証はやや類似する．

■当帰湯
　上腹部痛で要鑑別．痛みが肩から背中に突き抜けるように放散する点がこの処方の特徴．多くは顔色不良で手足の冷えを訴える．

■小建中湯
　虚弱児の反復性臍疝痛などで要鑑別．顔色不良で，痩せて皮下脂肪が薄く，心窩部拍水音（振水音）などを認める例に用いる．鑑別困難なときにはまず小建中湯を用い，無効な場合に柴胡桂枝湯を用いるのが定石．

■桂枝加芍薬湯
　過敏性腸症候群の疝痛型で要鑑別．桂枝加芍薬湯が無効な例の中に柴胡桂枝湯の奏功する者がある．

3．その他
■加味逍遙散
　更年期症候群で要鑑別．加味逍遙散の無効な例の中に柴胡桂枝湯の有効な例がある．

■抑肝散
　神経症・心身症と思われる例で要鑑別．抑肝散は焦燥感が強く，感情のたかぶりやすいことが特徴．柴胡桂枝湯は身体症状，とくに消化器症状が主．

Evidence

1 慢性膵炎に対する柴胡桂枝湯の作用機序

　元雄らは，膵炎に対する柴胡桂枝湯の作用について，自然発症慢性膵炎モデルであるWBN/Kobラットを用いた一連の基礎研究を報告している[37,38]．

　WBN/Kobラットにおいて，膵組織中のpancreatits-associated protein（PAP）mRNAは，正常膵では発現せず，膵炎発症前から発現し初め，そのピークは発症と一致するが，柴胡桂枝湯はPAP発現を抑制したことから膵炎発症を遅れさせると考えられた[39]．

　次いで，WBN/Kobラットに6種類の漢方薬（柴胡桂枝湯・半夏瀉心湯・加味逍遙散・六君子湯・当帰湯・牛車腎気丸）を経口投与したところ，柴胡桂枝湯投与群では非投与群に通常みられる12週齢での膵炎発症が完全に抑制された[40]．さらに，tumor necrosis factor（TNF）-α，interleukin（IL）-6などの炎症性サイトカインなどの発現抑制が見出され，抗炎症作用が確認された[41]．

　WBN/Kobラットにおいて，柴胡桂枝湯投与群では非投与群に比べて，マロリー・アザン染色からみた膵線維化，transforming growth factor（TGF）-β，α平滑筋アクチン α-smooth muscle actin（α-SMA），Ⅲ型コラーゲン（type Ⅲ collagen）の発現が有意に抑制されていた[42]．

　また，TUNEL法による検討とアポトーシス関連因子であるFas・Fasリガンドの発現抑制効果とにより膵腺房細胞に対する抗アポトーシス作用が示唆された[41,43]．

　さらに，柴胡桂枝湯およびそれに含まれる桂枝湯は，manganese superoxide dismutase（Mn-SOD）の発現増加，およびinducible nitric oxide synthase（iNOS）の発現抑制効果

を示した．これらの結果から膵臓の虚血による慢性膵炎に有効と推察されたという[41,44]．

元雄らは，以上により，柴胡桂枝湯は抗炎症・抗線維化・抗アポトーシス・抗酸化の4つの作用機序により慢性膵炎に有効であるとする[37,41]．

2 膵外分泌刺激作用（新井ら，2001）[45]

柴胡桂枝湯をラットに投与すると膵液量，タンパク分泌量は用量依存的に有意に増大し，この作用はコレシストキニン cholecystokinin（CCK）受容体拮抗薬で有意に抑制され，また抗ラット・セクレチン抗体併用で完全に消失した．柴胡桂枝湯は，膵外分泌促進作用を有し，この作用はCCK，セクレチン secretin 分泌を介するものと考えられたという．

3 その他

ラットにおいて薬剤（ANIT）で惹起された肝障害に対する改善作用[46]，ラットにおいて消化管虚血／再灌流で誘起された微小血管機能障害による肝細胞障害に対する改善作用（一酸化窒素NO産生増強による）[47]，薬剤性のラット急性粘膜病変進展を抑制する効果[48]などの報告がある．

引用文献

1) 真柳誠：漢方一話 処方名のいわれ，9柴胡桂枝湯．漢方診療，13(6)：18，1994.
2) 大塚敬節：臨床応用傷寒論解説，p.314，創元社，1974.
3) 張仲景：明・趙開美本『傷寒論』，4-10b～11a，復刻版，p.180-181，燎原書店，1988.
4) 張仲景：明・趙開美本『傷寒論』，7-23b，復刻版，p.340，燎原書店，1988.
5) 張仲景：清・陳世傑本『金匱玉函経』，3-4b，復刻版，p.142，燎原書店，1988.
6) 張仲景：清・陳世傑本『金匱玉函経』，5-5a～b，復刻版，p.223-224，燎原書店，1988.
7) 張仲景：清・陳世傑本『金匱玉函経』，6-8a，復刻版，p.285，燎原書店，1988.
8) 大塚敬節：臨床応用傷寒論解説，p.313-315，創元社，1974.
9) 湯本求真：皇漢医学，第2巻，復刻版上巻，p.91-97，燎原書店，1976.
10) 張仲景：元・鄧珍本『金匱要略』，1-28a～b，復刻版，p.75-76，燎原書店，1988
11) 大塚敬節・主講：金匱要略講話，p.242-243，創元社，1979.
12) 王燾：外台秘要方，7-35a～b，復刻版，東洋医学善本叢書4，宋版外台秘要方・上，p.146，オリエント出版社，1989.
13) 王燾：外台秘要方，7-34a，復刻版，東洋医学善本叢書4，宋版外台秘要方・上，p.145，オリエント出版社，1989.
14) 巣元方：諸病源候論，20-1a～b，東洋医学善本叢書6，宋版諸病源候論，p.107，東洋医学研究会，1981.
15) 劉純：玉機微義，14-22b，和刻漢籍医書集成第5輯（小曽戸洋，他編），p.170，エンタプライズ，1989.
16) 王綸・撰，薛己・注：補注明医雑著，6-17a，和刻漢籍医書集成第8輯（小曽戸洋，他編），p.133，エンタプライズ，1990.
17) 陳自明・撰，薛己・校注：太医院校註婦人良方大全，3-27b～28a，和刻漢籍医書集成第3輯（小曽戸洋，他編），p.43，エンタプライズ，1989.
18) 吉益東洞：方極，近世漢方医学書集成12巻（大塚敬節，他編），p.385，名著出版，1980.
19) 吉益東洞：方極，近世漢方医学書集成12巻（大塚敬節，他編），p.384，名著出版，1980.
20) 吉益東洞：方極，近世漢方医学書集成12巻（大塚敬節，他編），p.365，名著出版，1980.
21) 目黒道琢：餐英館療治雑話，近世漢方医学書集成107巻（大塚敬節，他編），p.85-88，名著出版，1983.
22) 有持桂里：稿本方輿輗，5-28a～31a，復刻版上巻，燎原書店，1973.
23) 尾台榕堂：類聚方広義，近世漢方医学書集成57巻（大塚敬節，他編），p.167-169，名著出版，1974.
24) 浅田宗伯：勿誤薬室方函口訣，近世漢方医学書集成96巻（大塚敬節，他編），p.215-216，名著出版，1982.
25) 木村長久：柴胡桂枝湯に就て．漢方と漢薬，1(8)：1-6，1934.
26) 大塚敬節：症候による漢方治療の実際，第5版，p.8-9, p.48, p.337-338, p.395, p.489-491, p.525，南山堂，1972.
27) 相見三郎：小柴胡湯合桂枝加芍薬湯によるてんかんの治験（第2報）．日本東洋医学会雑誌，13(4)：5-8，1963.
28) 相見三郎：柴胡桂枝湯による癲癇の病名治療について．日本東洋医学会雑誌，19(1)：33-36，1968.
29) 相見三郎：柴胡桂枝湯による癲癇の治療その成績と考察及び脳波所見に及ぼす影響について．日本東洋医学会雑誌，27(3)：1-18，1976.
30) 相見三郎：潰瘍性大腸炎の漢方的治療と考察．日本東洋医学会雑誌，12(2)：20-21，1961.
31) 相見三郎：柴胡桂枝湯による夜尿症の病名治療．日本東洋医学会雑誌，20(4)：32-35，1970.
32) 相見三郎：精神身体症の診断と治療．日本東洋医学会雑誌，14(3)：15-16，1963.

33) 相見三郎：自律神経症候群に対する柴胡桂枝湯の応用．日本東洋医学会雑誌，16(1)：41-46，1965.
34) 松田邦夫：症例による漢方治療の実際，p.56-58, p.127, p.190-191, p.236, p.295, p.328, 創元社, 1997.
35) 松田邦夫：症例による漢方治療の実際，p.71-72, p.95-96, p.181-183, p.320-321, p.331-334, p.367-369, p.398, 創元社, 1997.
36) 松田邦夫：症例による漢方治療の実際，p.320-321, 創元社, 1992.
37) 山川淳一, 他：漢方による消化器疾患治療のポイント．消化器の臨床, 14(3)：290-294.
38) 元雄良治, 他：膵疾患の漢方治療とエビデンス．肝胆膵, 44(3)：367-375, 2002.
39) Su SB, Motoo Y, et al：Expression of pancreatitis-associated protein (PAP) in rat spontaneous chronic pancreatitis：effect of herbal medicine Saiko-keishi-to (TJ-10). Pancreas, 19：239-247, 1999.
40) Motoo Y, et al：Effect of herbal medicine Saiko-keishi-to (TJ-10) on rat spontaneous chronic pancrtitis：comparison with other herbal medicines. Int J Pancreatol, 27：123-129, 2000.
41) Motoo Y, et al：Molecular mechanisms of therapeutic effects of Saiko-keishi-to on spontaeous chronic pancreatitis in the WBN/Kob rat. J Trad Med, 20：143-149, 2003.
42) Su SB, Motoo Y, et al：Antifibrotic effect of the herbal medicine Saiko-keishi-to (TJ-10) on chronic pancreatitis in WBN/Kob rat. Pancreas, 22：8-17, 2001.
43) Su SB, et al：Suppressive effect of herbal medicine saikokeishito on acinar cell apoptosis in rat spontaneous chronic pancreatitis. Pancreatology, 7：28-36, 2007.
44) Motoo Y, et al：Effect of herbal medicine Keishi-to (TJ-45) and its components in vivo and in vitro. Pancreatology, 1：102-109, 2001.
45) 新井一郎, 他：柴胡桂枝湯の意識下ラットにおける膵外分泌刺激作用の検討, 膵臓 16：4-9, 2001.
46) Ohta Y, et al：Saikokeishito extract exerts a therapeutic effect on α-naphthylisothiocyannate-induced liver injury in rats through attenuation of enhanced neutrophil infiltration and oxidative stress in liver tissue. J Clin Biochem Nutr, 40：31-41, 2007.
47) Horie Y, et al： Japanese herbal medicine, Saiko-keishi-to, prevents gut ischemia/reperfusion-induced liver injury in rats via nitric oxide. World J Gastroenterol, 10(15)：2241-2244, 2004.
48) Ohta Y, et al：Saikokeishito extract prevents progression of acute gastric mucosal lesions induced by compound 48/80, a mast cell degranulator, in rats. J Trad Med, 23：101-111, 2006.

参考文献

・矢数道明：心窩部疼痛を訴える諸疾患に対する「柴胡桂枝湯加牡蛎小茴香」の運用について．日本東洋医学雑誌, 7(1)：10-14, 1956.
・大塚敬節：柴胡桂枝湯証について．日本東洋医学雑誌, 13(2)：13-22, 1962.

41 柴胡清肝湯
saikoseikanto

製品番号：80

〔構成生薬〕

柴胡，黄芩，黄柏，黄連，栝楼根，
甘草，桔梗，牛蒡子，山梔子，地黄，
芍薬，川芎，当帰，薄荷，連翹

処方の特徴

1 処方概要

柴胡清肝湯は，いわゆる癇の強い若年者の湿疹・慢性扁桃炎などに用いる．

真柳[1,2]は，「柴胡を主薬とし，肝の熱を清ますという意味で柴胡清肝湯と名付けられている．この方名あるいは類似した名の処方は，中国の明代 16 世紀以降の医書にあわせて 10 種類近くの記載が発見できる．しかし現在の日本で用いられている本方はそれら中国の処方を基礎にはしているが，日本で独自に創製されたものである」という．

この処方は温清飲（黄連解毒湯＋四物湯）に柴胡，栝楼根，甘草，桔梗，牛蒡子，薄荷，連翹を加えた構成である．柴胡，黄芩，甘草は小柴胡湯の一部，桔梗を加えて小柴胡湯加桔梗石膏の方意とも解釈できる．栝楼根（瓜呂根）は天花粉と同じくウリ科キカラスウリの根[3,4]で，解熱，止渇剤とされる[5]．牛蒡子はキク科ゴボウの種子[6,7]，解熱，解毒，利尿剤で，瘡毒などに用いるとされる[8]．この処方は，鎮静効果があり乾燥して赤みのある湿疹に用いる温清飲，頭頸部の炎症とくに扁桃炎，リンパ節炎，中耳炎等に用いる小柴胡湯あるいは小柴胡湯加桔梗石膏の意を含み，抗炎症作用をもつ栝楼根・牛蒡子，皮膚炎に用いる連翹なども含む．薄荷は清涼，発汗，解熱，健胃剤とされる[9]．

2 使用目標と応用

体質中等度，やや神経質な者の皮膚炎，頸部リンパ節炎，慢性扁桃炎などに用いる．小児に用いることが多いが，成人でもよい．

慢性再発性炎症が対象となるため，比較的長期（数ヵ月以上）服用して効果判定する必要がある．

論　説

1 原　典

1．森道伯の創方（一貫堂方）[1,2]

柴胡清肝湯は，明治後期から昭和初期に活躍した森道伯（1867-1931）の創方である．彼は師・遊佐大蓁の遊佐一貫堂に因み，自ら「一貫堂療院」を称した．この一貫堂で森道伯が創方応用した処方を，「一貫堂方」あるいは「一貫堂経験方」と呼ぶ．一貫堂では本方を柴胡清肝散と呼び，1933 年の森道伯の三回忌に矢数格が著した『一貫堂医学大綱』に初めて掲載されたが，一般には，同書を増訂出版した『漢方一貫堂医学』（矢数格：1964年）をもって出典とされる．

2．"解毒証体質"に用いる

一貫堂では，病人を 3 種の体質に大別し，治療方針を定めた．第一は婦人に多い"瘀血証体質"で，通導散を代表処方とする．第二は，風毒・食毒・水毒などが体内に蓄積して脳卒中を起こしやすい"臓毒証体質"で，防風通聖散を代表処方とする．第三が扁桃炎・"瘰癧"（結核性頸部リンパ節炎）などの感染症に罹患しやすい"解毒証体質"で，柴胡清肝湯，荊芥連翹湯，竜胆瀉肝湯を用いるとする[10]．

"解毒証体質"とは，四物黄連解毒湯（当帰，芍薬，川芎，地黄，黄連，黄芩，黄柏，山梔子，連翹，柴胡）を基本とする処方によって治療すべき群の意とされる．四物黄連解毒湯は，四物湯と黄連解毒湯との合方の意だが，

黄連解毒湯は，通常用いる『外台秘要方』(唐代)の4味の黄連解毒湯(黄連・黄芩・黄柏・山梔子)ではなく，これに柴胡，連翹を加えた6味の黄連解毒湯とされる[11]〈注1〉[12]．解毒証体質には，柴胡清肝湯，荊芥連翹湯および竜胆瀉肝湯〈注2〉[13]を用い，このうち柴胡清肝湯は四物解毒湯に栝楼根，桔梗，牛蒡子，薄荷，甘草を加味した処方である．

3．一貫堂医学における柴胡清肝湯の使用目標

解毒証体質者の小児は，かぜにかかり，扁桃炎を併発しやすく，また気管支炎も容易に起こすので，柴胡清肝湯を服用させて，これらの病気を起こしにくくする．また，小児の発熱，癇疾(神経質な小児，小児結核)，麻疹，瘰癧，耳病などにも，この処方を用いるという[14]．すなわち柴胡清肝湯は，いわゆる癇が強く，かつて腺病質と呼ばれた小児に用い，感冒・気管支炎・喉頭炎・咽頭炎・鼻炎・頚部リンパ節炎・中耳炎などの炎症性疾患に広く応用できると考えられる．

なお解毒証体質者は，小児期は柴胡清肝湯，青年期には荊芥連翹湯，女性や泌尿器疾患の場合には竜胆瀉肝湯の適応となることが多いとされる[15]．

2 中国医書および日本の医書に見られる類似処方

一貫堂方としての柴胡清肝湯の成立には，前述の四物解毒湯に栝楼根，桔梗，牛蒡子，薄荷，甘草の5味を加えた歴史的背景が問題であり，これは明代の様々な柴胡清肝湯ないし類似処方の方意を兼有させるためとされる[1]．

■最も古いと思われるものは，王綸の『明医雑著』に薛己が1551年に増補した『補注明医雑著』にある2種の柴胡清肝散である．

第一の柴胡清肝散(以下，"柴胡清肝散・薛己A")は，柴胡，黄芩，黄連，山梔子，当帰，川芎，地黄，牡丹皮，升麻，甘草の10味からなり，「肝胆二経，風熱怒火，頚項腫痛，結核(＝頚部リンパ節腫脹して結節を作った状態)して消せず，或は寒熱往来し，痰水を嘔吐するを治す．また婦人の暴怒，肝火内動，経水妄行し，胎気安からざる等の症を治す」とある[16]．前半は頚部リンパ節炎など，後半は女性の月経不順などで怒りっぽいものに用いるとする．

第二の柴胡清肝散(以下，"柴胡清肝散・薛己B")は，柴胡，黄芩，人参，山梔子，川芎，連翹，桔梗，甘草の8味からなり，「肝胆三焦の風熱瘡瘍，或は怒火増寒発熱，或は瘡毒，両耳の前後に結び，或は身の外側より足に至り，或は胸乳，小腹より下りて両脇の内側に及び足に至る等の症を治す」とある[17]．すなわち，皮膚炎，発熱悪寒，耳の前後のリンパ節腫脹，体幹から下肢，胸，乳腺部，下腹部，両側脇腹などに至る病変に用いるということであろう．

■なお，薛己の父，薛鎧・撰，薛己・訂の『保嬰撮要』発熱症には，柴胡清肝湯・薛己Bが記載され，「鬢疽，及び肝胆三焦の風熱怒火の症，或は項胸痛みを作し，或は瘡毒発熱するを治す」とある[18]．もしこの処方が薛己ではなく薛鎧の創方であるとすれば，『補注明医雑著』よりも『保嬰撮要』の記載が最

〈注1〉龔廷賢の『万病回春』(1587年成立)傷寒門[12]に，この6味の黄連解毒湯があり，「傷寒の大熱止まず，煩燥，乾嘔，口渇し，喘満し，陽厥極めて深く，蓄熱内に甚しく，及び汗吐下の後，寒涼の諸薬その熱を退くること能わざるを治す」とある．

〈注2〉一貫堂における竜胆瀉肝湯もまた，現在ひろく使用されている薛氏の竜胆瀉肝湯(地黄，当帰，木通，黄芩，車前子，沢瀉，甘草，山梔子，竜胆)に芍薬，川芎，黄連，黄柏，薄荷，防風を加えたものとなっている．

も早期のものということとなる（小山誠次の指摘）[19]．大意は，鬢疽は耳の際，頭の左右側面にできる化膿瘡，これに加えて項部や胸部が痛み，皮膚炎，発熱のあるものに用いるという．

■陳実功の『外科正宗』（1617年刊）鬢疽門には，以上とは異なる組成の柴胡清肝湯（以下，柴胡清肝湯・正宗）がある．すなわち川芎，当帰，芍薬，地黄，柴胡，黄芩，山梔子，天花粉，防風，牛蒡子，連翹，甘草で，「鬢疽の初起，未だ成らざるを治す．陰陽表裏を論ずることなく，倶に之を服すべし」とある[20]．この柴胡清肝湯が一貫堂方に最も近い．

■柴胡清肝散・薛己Aは，1615年の『寿世保元』[21]に引用され，『勿誤薬室方函』がそのまま転載している[22]．また『古今方彙』火証門[23]は薛己から直接引用している．

■柴胡清肝散・薛己Bは，同じ薛己の『外科枢要』（1571年刊）附方[24]に引用され，それを『医学入門』（1575年刊）外科門[25]，日本の『古今方彙』瘰癧門[26]が引用している．

3 江戸時代医家の論説

1．柴胡清肝散・薛己Aについて述べたもの

■浅田宗伯（1815-94）『勿誤薬室方函口訣』には，「此の方は口舌唇の病に効あり．…畢竟する処，清熱和血の剤にして，上部に尤も効ある者と知るべし」[27]とある．

■百々漢陰（1776-1839）・百々鳩窓（1808-78）『梧竹楼方函口訣』諸家類には，「此の方は室女に多くある症にて…頚筋下へ，グリグリの出来るものあり．外症は寒熱往来するなり．其のグリグリ，日を経て膿潰え，1つぶれては又，1つふき出し，1つなおればまた1つというようにいくつも度々に消長し，日を累ね年を経て愈えず，さまでに外症は患うる所なけねども右の症にて…延引する者あり．此方，殊のほか能く効を奏す．○…婦人平生肝火の盛んに月水不調，加味逍遙散の症にて今一等肝火の強き者に宜し」[28]とある．

2．柴胡清肝散・薛己Bについて述べたもの

■香月牛山（1656-1740）の『牛山方考』には，「肝胆の経の腫物，或は瘰癧気腫の類，未だ潰えざる，或は耳項胸乳脇肋の腫物，或は耳内痒く，或は停耳（みみだれ），或は便毒，嚢癰，或は下疳瘡の類，以上の諸証…」[29]に用いるという．

■長沢道寿（?-1637）らの『医方口訣集』中巻[30]に，「肝胆三焦の風熱怒火，或は往来寒熱発熱，或は頭に瘡毒を発する〈注3〉等の症を治す」とあり，その後に「愚按ずるに，…小児感冒の後，余熱往来し，或は時ならずして寒熱発熱し，或は頭面に瘡腫を発し，項頸に結核を生じ，或は耳内痒痛して水を出だし，或は胸脇間に痛みを作す等の症，皆，この方に宜し」とある．

3．『外科正宗』の柴胡清肝湯

■『梧竹楼方函口訣』外科類に，「此は鬢疽の薬なり．…また男女に限らず，肝火の強き人，一種して発熱して其の熱上へさしてくると頭痛を発す．多くは偏頭痛にくる者なり．又，老人火気の盛んに上逆強く，或は火は頭上に凝りて痛みをなし，或は牙床へ凝りて耳に連なりて痛みをなす者，…此の方，…撰び用ゆべし．…○一老婆，肝火にて偏頭風を患う．…此の方を用い，速やかに効を得たり．○又，一老婆，稟受火盛んにして少しの病を得ると雖も直ちに頭上へ凝りて偏痛忍ぶべからず，其の度毎に此の方を用ゆれば速やかに治することありき」[31]とある．

〈注3〉これは『補注明医雑著』の記載を簡略化したものであろう．これについて北山友松子（?-1701）は頭注で「頭発瘡毒は薛氏は原と鬢疽に作る」というが，こちらは『保嬰撮要』によるものであろう．

4 近年の論説

■ 矢数道明（1905-2002）は『漢方後世要方解説（第6版）』[32]で，「…小児腺病体質に発する瘰癧，肺門リンパ腺腫，扁桃腺肥大等，上焦における炎症充血を清熱，和血，解毒せしめる能がある．…本方を続服して体質改造を図るときは，諸リンパ腺の疾患を治し，結核の予防治療に効がある．○〔応用〕①小児腺病体質改造，②肺門リンパ腺炎，③扁桃腺肥大，④アデノイド，⑤瘰癧，⑥麻疹後解毒，⑦皮膚病」とする．

■『漢方診療医典』では，「小児腺病性体質の改善薬として，またその体質者に発した諸病に用いられる．…一般に痩せ型，または筋肉型…．腹診上では腹直筋の緊張があり，…くすぐったいといって，手を払いのけるものが多い．…本方は小児腺病体質の改善薬，…頚部リンパ腺腫，慢性扁桃炎，咽喉炎，アデノイド，皮膚病，微熱，…いわゆる疳症，…神経症などに応用される」[33]といい，虚弱体質の項で「本方は小柴胡湯と同じく，胸腺リンパ体質の改善とくに扁桃炎，滲出性中耳炎を繰り返す例に用いられる」[34]，急性・慢性中耳炎の項で「一般に痩せ型，皮膚の浅黒い色，腹直筋緊張，胸脇苦満などが参考となる」[35]という．

症 例

症例1 北山友松子の治験（『医方口訣集』頭注）[30]

「自分は，ある小児を治療した．頭部に"禿瘡"（皮膚炎で脱毛状態）を生じたので，他医が数種の薬を与えて治った．その後，ある日，急に発熱悪寒を発し，頚部で数個のリンパ節腫脹を生じ，頚を回して振り返ることもできなくなった．そこで柴胡清肝湯を投与した．すると解熱し，腫大したリンパ節も縮小してなおった」．（筆者意訳）

症例2 アトピー性湿疹に柴胡清肝湯（松田邦夫治験）[36]

〔患者〕12歳　男児　小学生

〔現病歴〕8歳頃からアトピー性湿疹といわれている．とくに臀部から大腿部の湿疹で，温まるとかゆい．かくと血が出る．喘息はない．夏でも汗をあまりかかない．冬は寒がりである．かぜをひきやすい．二便正常．

〔身体的所見〕身長145cm，体重35kg．青い顔をしている．頭に痂皮形成がある（頭瘡）．発疹は，肘，臀部，腰から大腿，足にかけてひどい．胸から上には発疹しない．脈，舌に特記すべきことはない．腹診上，両側腹直筋が突っ張っており，触るとくすぐったがる．

〔経過〕柴胡清肝湯を投与したところ，…2ヵ月後，かゆみは非常によくなった．3ヵ月後，湿疹はほとんど目立たなくなった．かゆみはまったくない．皮膚の表面はまだなめらかではない．…7ヵ月後，足の湿疹はまったくきれいになった．頭がときどきかゆいという．9ヵ月後，…調子がよいので，中止して様子を見ることにさせる．廃薬後，7ヵ月を経た先日，母親自身が来診．子供はすっかりよくなっていて，再発の様子はなく，かぜもひかず，丈夫になったとのこと．

鑑 別

■ 小柴胡湯・小柴胡湯加桔梗石膏

扁桃炎を繰り返す小児で要鑑別．柴胡清肝湯は腹部をくすぐったがることが特徴とされるが，例外も多い．小柴胡湯を用いて無効なときに柴胡清肝湯を用い，炎症の強いときは小柴胡湯加桔梗石膏を用いる．

■ 消風散

アトピー性皮膚炎などで要鑑別．消風散は痒みが強く分泌物があり掻爬痕や痂皮の多いものに用いるとされ，柴胡清肝湯は温清飲の加減方なので乾燥した皮膚に用いるとされる

が，例外も少なくないため鑑別は難しい．筆者は柴胡清肝湯から使用することが多い．

■ 温清飲

アトピー性皮膚炎などで要鑑別．乾燥性湿疹でかゆみが強い点は共通．柴胡清肝湯のほうが，神経質でおなかをくすぐったがる点が異なるとされる．多くは鑑別困難．

■ 荊芥連翹湯

慢性扁桃炎，慢性湿疹で要鑑別．荊芥連翹湯は，思春期以後で，鼻炎，副鼻腔炎，にきびをともなう者に用いる．柴胡清肝湯は比較的若年者に用いるが，思春期以後に用いることもあり，鑑別が難しいことがある．

引用文献

1) 真柳誠：日本病院薬剤師会雑誌，32(1)：93-94，1996．
2) 真柳誠：漢方一話 処方名のいわれ，75 柴胡清肝湯．漢方診療，18(5)：4，1999．
3) 厚生労働省：第16改正日本薬局方，p.1474, 2011．
4) 木村孟淳，他編：新訂生薬学，改訂第7版，p.71，南江堂，2012．
5) 大塚敬節，矢数道明，清水藤太郎：漢方診療医典，第6版，p.407，南山堂，2001．
6) 厚生労働省：第16改正日本薬局方，p.1496, 2011．
7) 木村孟淳，他編：新訂生薬学，改訂第7版，p.150，南江堂，2012．
8) 大塚敬節，矢数道明，清水藤太郎：漢方診療医典，第6版，p.409，南山堂，2001．
9) 大塚敬節，矢数道明，清水藤太郎：漢方診療医典，第6版，p.427，南山堂，2001．
10) 矢数格：漢方一貫堂医学，第5版，p.4-6，医道の日本社，1980．
11) 矢数格：漢方一貫堂医学，第5版，p.53-55，医道の日本社，1980．
12) 龔廷賢：万病回春，傷寒門，2-36a～36b，和刻漢籍医書集成第11輯（小曽戸洋，他編），p.59，エンタプライズ，1991．
13) 矢数格：漢方一貫堂医学，第5版，p.63-64，医道の日本社，1980．
14) 矢数格：漢方一貫堂医学，第5版，p.109-112，医道の日本社，1980．
15) 矢数格：漢方一貫堂医学，第5版，p.112-114，医道の日本社，1980．
16) 王綸・著，薛己・注：補注明医雑著，附方，6-12a，和刻漢籍医書集成第8輯（小曽戸洋，他編），p.130，エンタプライズ，1990．
17) 王綸・著，薛己・注：補注明医雑著，附方，6-53a～53b，和刻漢籍医書集成第8輯（小曽戸洋，他編），p.151，エンタプライズ，1990．
18) 薛鎧・撰・薛己・訂：保嬰撮要，発熱症門，欽定四庫全書・薛氏医案巻五十九，p.764-197，上海古籍出版社，1994．
19) 小山誠次：古典に基づく エキス漢方方剤学，p.217-221，メディカルユーコン，1998．
20) 陳実功：外科正宗，鬢疽論，2-66a～66b，和刻漢籍医書集成第13輯（小曽戸洋，他編），p.93，エンタプライズ，1991．
21) 龔廷賢：寿世保元，繭唇門，6-22a～22b，和刻漢籍医書集成第12輯（小曽戸洋，他編），p.201，エンタプライズ，1991．
※「肝経怒火，風熱の脾に伝わり，唇腫れ裂け，或は唇の繭唇を患うには，柴胡清肝散」とある．
22) 浅田宗伯：勿誤薬室方函，近世漢方医学書集成95巻（大塚敬節，他編），p.148，名著出版，1982．
23) 甲賀通元：古今方彙，火症門，44a，歴代漢方医書大成（電子版），2005-β版．
24) 薛己：外科枢要，治瘡瘍各症附方，欽定四庫全書・薛氏医案巻十六，p.763-370，上海古籍出版社，1994．
25) 李梃：医学入門，外科薬方，7-26a，和刻漢籍医書集成第9輯（小曽戸洋，他編），p.521，エンタプライズ，1990．
26) 甲賀通元：古今方彙，癧癰門，67b，歴代漢方医書大成（電子版），2005-β版．
27) 浅田宗伯：勿誤薬室方函口訣，近世漢方医学書集成96巻（大塚敬節，他編），p.229，1982．
28) 百々漢陰，百々鳩窓：梧竹楼方函口訣，巻之二諸火類，復刻版，p.80，春陽堂書店，1976．
29) 香月牛山：牛山方考，小柴胡湯条，近世漢方医学書集成61巻（大塚敬節，他編），p.61，名著出版，1981．
30) 長沢道寿・著，中山三柳・増訂，北山友松子・増広：医方口訣集，中巻五十八，近世漢方医学書集成63巻（大塚敬節，他編），p.219-220，名著出版，1982．
※中巻の新増部分は，中山三柳の手になるものである．
31) 百々漢陰，百々鳩窓：梧竹楼方函口訣，巻之二諸火類，復刻版，p.217，春陽堂書店，1976．
32) 矢数道明：漢方後世要方解説，第6版，p.38，医道の日本社，1980．
33) 大塚敬節，矢数道明，清水藤太郎：漢方診療医典，第6版，p.346-347，南山堂，2001．
34) 大塚敬節，矢数道明，清水藤太郎：漢方診療医典，第6版，p.176，南山堂，2001．
35) 大塚敬節，矢数道明，清水藤太郎：漢方診療医典，第6版，p.222，南山堂，2001．
36) 松田邦夫：症例による漢方治療の実際，p.371-372，創元社，1997．

42 柴朴湯
saibokuto

製品番号：96

[構成生薬]

柴胡，半夏，茯苓，黄芩，大棗，
人参，厚朴，甘草，蘇葉，生姜

処方の特徴

1 処方概要

柴朴湯は，気管支喘息，気管支炎，不安障害，咽喉頭異常感症に用いる漢方薬である．

処方構成は，『傷寒論』『金匱要略』の処方である小柴胡湯と半夏厚朴湯との"合方"〈注1〉である．柴朴湯は，小柴胡湯の適応症候と半夏厚朴湯の適応症候とが併存する状態に用いる．

2 使用目標と応用（表1）

小柴胡湯は，体質体格中等度の者で，やや慢性化した炎症性疾患（感冒，気管支炎，気管支喘息など）が適応となる．半夏厚朴湯は，咽喉頭異常感，不安焦燥状態，軽症抑うつ状態などが適応となる．両者を組み合わせた柴朴湯は，気管支喘息，気管支炎，咽喉頭異常感症のほか，咳嗽をきたす疾患全般，重篤な基礎疾患のない胸部不快感（閉塞感，重圧感，圧迫感など），呼吸困難感，空気飢餓感，気道狭窄感などに応用される．

1．気管支喘息

柴朴湯は喘息に頻用され，小児にも成人にも用いられる．発作頻度の減少と発作強度の軽減を期待して非発作時も連用する．通常，数ヵ月以上連用する必要があり，有効な場合には他剤を減量できる．また，かぜをひきにくくなる，食欲が増すなどの効果が見られる例もある．

ステロイド吸入療法との併用に，とくに問題は指摘されていない．気道炎症抑制という点では相加的作用を期待できる．

直接的な気管支拡張作用は弱いので，気管支拡張剤を適宜併用する．漢方薬では，麻杏甘石湯，五虎湯，小青竜湯など，麻黄を含む漢方薬にβ刺激薬類似の気管支拡張作用があるので，これらの漢方薬と併用することが多い．

2．気管支炎

気管支炎で，咽喉部や前胸部に切れにくい痰がつかえて出にくく，息苦しいと訴える例に用いて有効な場合がある．麻杏甘石湯などの麻黄剤，麦門冬湯などと併用することが多

表1　柴朴湯の使用目標と応用

- ■ 応　用
  - ・気管支喘息，気管支炎，不安障害，咳嗽，咽喉頭異常感症
- ■ 症　候
  - ・上腹部腹筋緊張（"胸脇苦満"）があり，不安傾向のある例が多い
  - ・気管支喘息（非発作時に連用して発作頻度減少と強度軽減をはかる）
  - ・気管支炎（切れにくい痰がつかえて息苦しいと訴える例によい）
  - ・咽喉頭異常感症（半夏厚朴湯に似て遷延する例・慢性例）
- ■ 体　質
  - ・中等度

〈注1〉合方（ごうほう・がっぽう）：2つの漢方処方を併せて作成した処方のこと．両処方の構成生薬を混合して煎じて作る．共通生薬は多い方の分量によるとされる．

い．抗菌薬使用後も咳嗽や微熱がおさまらない例に用いることが多い．

3．咽喉頭異常感症・不安障害など

咽喉部に何かがつまっている，ひっかかっている，吐き出すことも飲み込むこともできないという例，とくに経過の遷延している例によい場合が多い．いわゆる心臓神経症にも有効な可能性がある．

論 説

1 原 典

柴朴湯は日本近世（近代）の創方（本朝経験方）らしい[1]．小柴胡湯合半夏厚朴湯を慣用的に省略して，柴朴湯と呼ぶようになったと思われる．

■ 小柴胡湯合半夏厚朴湯に関する記載は，筆者の調べ得た範囲では，戦前の漢方研究雑誌である『漢方と漢薬』昭和9年6月号に湯本求真が"百日咳"に対して用いるとして挙げている論文[2]が最初のようである〈注2〉[3]．気管支喘息に用いるという記載ではないが，"百日咳"とされる状態が，いわゆる咳喘息とも解釈できる．

■ 小柴胡湯合半夏厚朴湯を気管支喘息に用いるという最初の記載は，筆者の調べた範囲では，1955年の『漢方の臨床』座談会「喘息を語る」[4]の中に見られる．この中で細野史郎は，「小児喘息には発作期には麻杏甘石湯や五虎湯，時には小青竜湯をやり，発作の静まっている中間期には小柴胡湯合半夏厚朴湯をやるようにしています」と述べ，矢数道明は「発作がやんだ後では，体質に応じて投薬しますが，現在やっているものの中には虚証の胃腸の弱い人に補中益気湯，それほどでない小児や青年に小柴胡湯合半夏厚朴湯などを用いています」と述べている．

■ また，1966年の日本東洋医学会総会のシンポジウム＜気管支喘息について＞の記録[5,6]では，京都の細野八郎は「発作のある時には麻黄剤を用い，発作軽減するに従い柴胡剤を用いて仕上げをしている」といい，麻黄剤でかえって悪化する例に，喘四君子湯，蘇子降気湯などとともに柴朴湯を用いると述べ，柴朴湯という名称をおそらく初めて公式の場で用いている．

2 近年の論説

■ 大塚敬節（1900-80）は『症候による漢方治療の実際（第4版）』（1972）[7]の呼吸困難の項に，小柴胡湯合半夏厚朴湯として，「大柴胡湯を用いる患者よりも，やや体格が劣勢で，胸脇苦満も軽く，便秘の傾向のないものによい」という．

■『漢方診療医典（第4版）』（1979）[8]では，小柴胡湯合半夏厚朴湯として記載がある．呼吸困難の項に「胸脇苦満…と腹部膨満とがあって，呼吸困難のある場合には，大柴胡湯合半夏厚朴湯または大柴胡湯加厚朴杏仁を用い，胸脇苦満も腹部膨満も軽微のものは，小柴胡湯合半夏厚朴湯または小柴胡湯加厚朴杏仁を用いる．気管支喘息のような場合でも，これらを用いて全治せしめることができる」，気管支喘息の項に「胸脇苦満も，上腹部の膨満，抵抗も，ともに軽微のものを目標とする．患者の多くは痩せ型で，胃腸があまり丈夫でないものが多い」，小児・百日咳の項に「神経質の小児は，百日咳の発作をおそれて，絶えず不安におそわれ，そのため，食欲も減退する．このようなものに用いる」とある．

〈注2〉『皇漢医学』第2巻・半夏厚朴湯の項[10]には，「其の証だに存すれば，葛根湯たると小柴胡湯たるとを問わず皆之（＝半夏厚朴湯）を合方して佳なり」とある．

症例

症例1 成人の気管支喘息の例（大塚敬節治験）[9]

　ある夜，私は喘息発作で苦しんでいる32歳の婦人を診察した．その際，腹診をしようとしたが，息が苦しくて仰臥できないので，坐って前かがみになっているままで腹をさすってみた．胸脇苦満はないようである．この患者は少女時代から喘息があったが，最近次第にひどくなり，呼吸困難ばかりでなく，咳が頻発する．脈は小さく沈んでふれにくい．私は処方の選定にまよった．そしてとにかく小青竜湯を与えてみた．ところが2ヵ月ほどこれをのんだが，あまり効果がなく，相変わらず，咳と呼吸困難の発作がくるという．そこで一日，発作のおさまっている時に，診察してみた．ところが腹診すると，左右に著明ではないが胸脇苦満がある．この程度の胸脇苦満は坐位で診察すると証明できない場合が多い．さきに坐ったままの恰好で診察した時に，胸脇苦満をみおとしたのは，このためである．腹直筋はあまり緊張していない．そこで私はこれに小柴胡湯合半夏厚朴湯を与えた．すると，これをのみ始めて，喘息発作は全く起こらなくなった．かぜをひいてひどい咳をした時も呼吸困難は来なかった．そこで約3年，患者はこれをのみつづけた．その間1回の発作もなく，体重も4kg増加した．そして休薬してから約2年になるが発作は起こらない．

症例1 心因性咳嗽の疑われた例（筆者経験例）[10]

〔患者〕58歳　女性

〔現病歴〕2年前の夫の死以来，発作性に咳き込む．咳き込むと，嘔吐しそうになる．咽喉不快感がいつもあり，粘稠痰が咽喉部にへばりつくように感じる．人込みの中に出た後や，緊張したときなど嫌なことがあると咳き込む．咳は睡眠中に出ない．検査は異常ない由．

〔身体的所見〕身長145cm，体重55kg．色白の肥満型で栄養状態良好．胸部打聴診に異常はない．上腹部全体の筋緊張亢進．

〔経過〕はじめ大柴胡湯，次に半夏厚朴湯を投与したが，いずれも無効．そこで柴朴湯を投与．2週後，「服用10日で，まったく咳痰が出なくなった」と喜ぶ．その後，来院せず．3ヵ月後および1年後の来院時，「再発しない」という．（抄）

鑑別

■ **半夏厚朴湯**

　咽喉異物感，咽喉頭異常感症，不安障害で要鑑別．発症後の経過が短い例，急性例に用いる．半夏厚朴湯無効例および慢性例には柴朴湯を用いる．

■ **茯苓飲合半夏厚朴湯**

　不安障害傾向のある慢性胃炎で要鑑別．心窩部がガスで膨満し，げっぷ，胸やけなどの上腹部愁訴が強く，不安障害傾向のある慢性胃炎に用いる．

■ **神秘湯**

　気管支炎，気管支喘息，咳で要鑑別．気道分泌物が少なく，呼吸困難感，気道狭窄音を主とする喘息に用いる．柴朴湯と麻杏甘石湯の合方に近い処方構成である．麻黄を含むのでβ刺激剤類似の気管支拡張作用があるが，体質的には中等度以上が対象である．胃腸虚弱者，狭心症，腎不全併発例などには用いない．

■ **大柴胡湯合半夏厚朴湯**（エキス製剤では大柴胡湯と半夏厚朴湯の併用）

　気管支炎，気管支喘息で要鑑別．肥満型で腹部全体の弾力と緊張が強く，特に上腹部で胸脇苦満の著しいことを目標とする．呼吸困難を主とする発作が起こる点は共通．

■ 小柴胡湯合麻杏甘石湯（エキス製剤では小柴胡湯と麻杏甘石湯の併用）

気管支炎，気管支喘息で要鑑別．切れにくい痰がからみ咳き込むというタイプの発作が起こる気管支喘息・小児喘息に用いる．非発作時にも連用する．乳幼児を中心とする小児喘息に有効な例が多い．咳き込み発作を特徴とする喘息様気管支炎にも有効性が高い．麻杏甘石湯が麻黄を含むので，神秘湯同様の注意が必要である．

■ 柴胡桂枝乾姜湯

不安障害，慢性気道症状で要鑑別．虚弱で痩せて神経質な者が対象となる．虚弱者の気管支炎・喘息に有効例がある．

Evidence

1 ステロイド依存性喘息に対する柴朴湯の効果[11]

〔概略〕ステロイド依存性の成人喘息患者112名を封筒法にて割付けし，多施設ランダム化比較試験を実施．投与期間は7.5g/日を12週間投与．臨床症状，および発作スコア・治療スコアと両スコアから算定した喘息スコアを比較した．結果として，柴朴湯群64例，対照群（非投与群）48例であり，症状改善度において，中等度以上改善は柴朴湯群21例（32.8％）で対照群5例（10.4％）に比して有意に優れ（$p<0.001$），また，やや改善以上も柴朴湯群39例（60.9％）に対して対照群14例（29.1％）に比して優れていた有意（$p<0.001$）．喘息スコアにおいても柴朴湯群は対照群より有意に改善した．柴朴湯群の2例（3.1％）でステロイド離脱が可能となった．対照群では離脱例はなかった．ステロイドの50％減量ができたのは柴朴湯群11例（17％）で対照群3例（6.2％）に比して有意に優れていた（$p<0.01$）．副作用は柴朴湯群1例（腹痛と腹部不快感）であった．柴朴湯は気管支喘息の治療に有効で，ステロイド減量離脱に有用とする．

2 喘息児における気道過敏性および運動誘発喘息に対する柴朴湯の効果[12]

〔概略〕軽症～中等症のアトピー型気管支喘息児22例（7～15歳，平均12歳，男子12名，女性10名）に柴朴湯5g/日を1日2回に分けて3ヵ月間投与．気道過敏検査（アセチルコリン吸入試験およびヒスタミン吸入試験），運動誘発試験，血液生化学検査，肺機能検査を施行．投与前と投与後12週で比較．結果として，全般改善度では改善以上が72.8％，軽度改善以上では100％．気道過敏検査，運動誘発試験とも有意に改善した．

3 小児喘息に対する柴朴湯の効果[13]

〔概略〕軽症および中等症の気管支喘息43例，柴朴湯投与群22例（男子12例，女子10例．年齢7.4±3.05歳），対照群（トラニラスト投与群）21例（男子16例，女子5例．年齢6.3±3.72歳）を比較．柴朴湯群には柴朴湯エキスを7歳未満2.5g/日，7歳以上5g/日を，また対照群にはトラニラスト5mg/kg/日を，いずれも1日2回または3回に分けて12週間投与．期間中は喘息日誌の記載を義務付け．4, 8, 12週後に評価．発作回数はトラニラスト群が4～6週後で投与開始前よりも有意に減少，11～12週後では柴朴湯群が投与開始前よりも有意に減少．全般改善度（症状の推移や服薬内容の減少をもとに主治医が判定）では，4週後ではトラニラスト群が柴朴湯群よりも軽度改善以上が多かったが，8週後以降では逆転し，12週後には軽度改善以上が，柴朴湯群95.0％，トラニラスト群73.7％であった．有用度（全般改善度，患児もしくは保護者の印象および副作用などをあわせて総合的に判定）では，8週後，12週後では柴朴湯群がトラニラスト群

を上回ったが有意差はなかった．

4 柴朴湯の薬理[14-20]

　細胞反応型アレルギーのうち遅発型気道反応の抑制，好酸球性炎症の抑制，T細胞遊走抑制，ステロイド依存性喘息患者のグルココルチコイド受容体回復作用，気管支平滑筋β受容体のupregulation（またはdownregulation抑制），好塩基球からのヒスタミン遊離抑制，好中球PAF産生抑制などが報告されている．

引用文献

1) 小曽戸洋：漢方一話 処方名のいわれ，90柴朴湯．漢方医学，24(6)：295，2000．
2) 湯本求真：百日咳の療法 (1)．漢方と漢薬，1(2)：8，1934．
3) 湯本求真：皇漢医学，第2巻，復刻版上巻，p.408，燎原書店，1988．
4) 細野史郎，矢数道明，他：座談会「喘息を語る」．漢方の臨床，3(1)：32-44，1956．
5) 細野八郎，他：日本東洋医学雑誌，16(4)：49，1966．
6) 細野八郎，他：日本東洋医学雑誌，17(2)：10-22，1966．
7) 大塚敬節：症候による漢方治療の実際，第4版，p.258，南山堂，1972．
8) 大塚敬節，矢数道明，清水藤太郎：漢方診療医典，第4版，p.26，p.71，p.181，南山堂，1979．
9) 大塚敬節：症候による漢方治療の実際，第4版，p.258，南山堂，1972．
10) 稲木一元：現代東洋医学，8(1)：32-33，1987．
11) Egashira Y, Nagano H：A multicenter clinical trial of TJ-96 in patients with steroid-dependent bronchial asthma - a comparison of groups allocated by the envelope method. Ann N Y Acad Sci, 685：580-583, 1993.
12) 渡部創：気管支喘息児における気道過敏性および運動誘発喘息に対する柴朴湯の長期投与効果について．日本東洋医学雑誌，41(4)：233-239，1991．
13) 伊藤節子，三河春樹：小児気管支喘息の治療における柴朴湯の効果について—トラニラストとの比較試験・多施設共同研究結果について—．基礎と臨床，26(9)：3993-3998，1992．
14) 岡本章一：難治喘息の治療に関する研究（第1編）—モルモット喘息モデルにおける細胞反応型アレルギーに対する柴朴湯の効果．岡山医学雑誌，106：305-314，1994．
15) 東田有智，他：柴朴湯のリンパ球に及ぼす影響，漢方と免疫・アレルギー，8：10-16，1994．
16) Toda, M. et al：Effect of an Herbal Preparation, Saiboku-to (TJ-96), on Antigen-Induced Airway Hyperresponsiveness and Eosinophil Infiltration in Actively Sensitized Guinea Pigs. Annals of the New York Academy of Sciences, 685：561-571, 1993.
17) 中島重徳，他：柴朴湯のステロイド依存性喘息に対する効果とグルココルチコイドレセプターへの影響．漢方医学，11(2)：28-34，1987．
18) 玉置淳：気道平滑筋β-アドレノレセプターと漢方．アレルギーの領域，2(2)：192-196，1995．
19) 高石敏昭，他：ヒト好塩基球からのヒスタミン遊離に及ぼす柴朴湯の影響，漢方と免疫・アレルギー，3：140-145，1989．
20) 仲村恒敬，他：柴朴湯のPAF産生抑制作用，漢方と免疫・アレルギー，7：37-42，1993．

43 柴苓湯 saireito

製品番号：114

〔構成生薬〕
柴胡，半夏，黄芩，人参，大棗，甘草，生姜，沢瀉，猪苓，蒼朮，茯苓，桂皮

処方の特徴

1 処方概要

　柴苓湯は，小柴胡湯と五苓散との合方である．すなわち，両処方の構成生薬を混合した組成である．元来は感染性の急性下痢に使用されたが，近年では腎炎・ネフローゼ症候群，潰瘍性大腸炎，滲出性中耳炎など，難治性疾患に応用されている．

2 使用目標と応用（表1）

　柴苓湯を急性ないし亜急性の炎症性疾患に用いるときには，小柴胡湯の適応症状と五苓散の適応症状が併存することを目標とする．すなわち，小柴胡湯の適応症状である，炎症症状・発熱（多くは弛張熱）・嘔気・口が苦い感覚・胸脇部の不快感などとともに，五苓散の適応症状である浮腫・口渇・尿量減少・下痢（多くは水様）などがあるときに，この処方を用いる．古典的には感染性下痢（とくに夏季）で発熱をともなう例によいとされてきた．これは，急性胃腸炎による嘔吐・下痢で脱水症状のあるときには，炎症を鎮める小柴胡湯に，嘔気や下痢を鎮めて水分代謝を調整する五苓散を組み合わせた本方の有用性が高いということであろう．

　慢性症に用いる場合には，亜急性〜慢性の炎症性疾患で水分代謝障害のあることを使用目標とする．水分代謝障害の有無は，非特異的な浮腫傾向，すなわち朝顔がむくむ，手指が腫れぼったく握りにくい，舌の歯圧痕，夕方足がむくむなどの症候，あるいは滲出性病変，水疱形成，局所的浮腫などがあることで考慮される．この面での応用は，慢性腎炎・ネフローゼ症候群，滲出性中耳炎などであろう．このほか，柴苓湯にはステロイド様作用およびステロイド剤の副作用軽減効果があるとする研究報告もある．

　応用としては，急性胃腸炎，炎症性腸疾患（潰瘍性大腸炎など），慢性腎炎・ネフローゼ症候群，滲出性中耳炎，浮腫（術後などを含む），ステロイド剤と併用（減量，副作用軽減の目的で）などが挙げられる．

表1　柴苓湯の使用目標と応用

- ■ 応　用
  - ・急性胃腸炎，炎症性腸疾患（潰瘍性大腸炎など），慢性腎炎・ネフローゼ症候群，滲出性中耳炎，浮腫，ステロイド剤と併用（減量，副作用軽減の目的で）　など
- ■ 症　候
  - ・急性炎症：発熱（弛張熱），胸脇部不快感，口渇，下痢など
  - ・亜急性〜慢性炎症で体液代謝障害（滲出性炎症，浮腫，下痢など）があるもの
- ■ 体　質
  - ・中等度

論　説

1 原　典

　真柳[1]によれば，柴苓湯の名は南宋代1264年の『仁斎直指方』にあるが，この柴苓湯は小柴胡湯と五苓散の合方から桂枝・大棗を除いた構成であり〈注1〉[2,3]，現在の形，すなわち小柴胡湯と五苓散の2つを合方して柴苓湯と呼ぶ最初の記載は元代1337年の『世医得効方』に見えるので，方名の初出なら1264年の『仁斎直指方』，小柴胡湯と五苓散を合方して柴苓湯と呼ぶ初出なら1337年の『世

『医得効方』,とすべきであろうという〈注2,3〉[4-6].

危亦林『世医得効方』巻二・大方脈雑医科・痎瘧・通治[7]

〔条文〕小柴胡湯と五苓散を合和し,柴苓湯と名づく.傷風,傷暑,瘧を治するに大効あり.服する毎に,姜三片,麦門冬二十粒の心を去りたる,地骨皮少し許りの煎湯にて服す.

〔大意〕小柴胡湯と五苓散を合方して柴苓湯と名づける."傷風","傷暑","瘧"の治療に大いに効果がある.服用するたびに,生姜,麦門冬,地骨皮を少量の煎湯を加えて服用する.

〔解説〕"傷風"は感染症,"傷暑"は夏季の感染症,"瘧"は一般にマラリアを指す.ただし,"瘧"は,マラリアに限らず,マラリアのように急激な悪寒戦慄とそれに続く発熱を周期的に繰り返す感染症を含めた呼称と思われる.

2 中国医書の記載

柴苓湯に関する記載は少なからぬ中国医書に見られるが,ここでは,江戸期の日本に与えた影響の大きい『万病回春』の記載を紹介する.
■明末の龔廷賢『万病回春』の瘧疾門[8]には,「瘧,寒熱を発し,渇を作す者は,宜しく陰陽を分利すべし.○柴苓湯 瘧,寒熱を発し,病,半表半裏に在って陰陽を分かたざるを治す」(大意:瘧病で,悪寒発熱し,口渇する者は,病が"半表半裏"にあって"陰陽が分かれていない"からである.この場合は,"陰と陽とを分けて利するべき"で,柴苓湯を用いる)とある.発熱門[9]には,「一切の発熱増寒の者は,邪,半表半裏に在るなり.○柴苓湯 即ち小柴胡湯合五苓散なり」(大意は瘧疾門と同じ.増寒の増は憎で,悪寒のこと)とある."半表半裏"は"表"が体表,"裏"が消化管で,その中間部."陰陽が分かれていない"の意味は不明確で,悪寒と発熱と交錯している意にもとれるし,"陰の気"と"陽の気"が分かれていないで混在しているという抽象的意味のようでもある.両者とも,下痢には言及していない.

3 江戸時代医家の論説 (筆者意訳)

■曲直瀬道三(1507-94)らの『衆方規矩』傷寒門・小柴胡湯の条[10]には,「瘧で,悪寒発熱して,口渇があり,病が表と裏とにあって,陰証と陽証との分かれていない者には,小柴胡湯に五苓散を合方した柴苓湯を用いる」とあり,『万病回春』の記載とほぼ同じである.中湿門・五苓散の条[11]には,「傷寒で第三,四病日頃に,悪寒と発熱が交互にきて自然に下痢する者は,五苓散に小柴胡湯を合方して柴苓湯と名づける.およそ発熱して悪寒のするものは,邪気が半ばは表,半ばは裏にあるので,柴苓湯を用いるのがよい.…五苓散は"湿瀉"(水様下痢)を治して身体下部の"湿"(水毒)を退ける.柴苓湯は"瘧"の"寒熱"(悪寒発熱)を治す」という.こ

〈注1〉『仁斎直指方』の柴苓湯:巻2附証治賦[2]に,「柴苓湯は傷寒の泄瀉・身熱を治す」とあり,巻13霍乱吐瀉・附諸方[3]に「柴苓湯は,陰陽を分理し,瀉を治し,熱を解す」とあり,薬味は小柴胡湯と五苓散の合方から桂枝・大棗を除いた構成になっている.

〈注2〉『観聚方要補』安政版・柴苓湯の項[4]にも,原典を『世医得効方』とし,「傷風,傷暑,瘧を治す.小柴胡湯合五苓散,麦門冬二十粒,地骨皮少し許り,煎服す」とある.

〈注3〉小柴胡湯に五苓散を兼用する記載は,小山[5]の指摘のように,宋・元間の『太平恵民和剤局方指南総論』[6]に「和解の証候は,傷寒傷風,往来寒熱,胸脇間痛み,乾嘔及び大便秘する者は,小柴胡湯一貼を与うべし.重き者は半貼を再服す.方に効あり.或は言う,渇する者,或は小便渋なれば,五苓散を兼服す.…」とある.

れも『万病回春』の記載に近い．

■ 北尾春圃（1658-1741）の『当壮庵家方口解』[12]には，柴苓湯について，「瘧の主方である．瘧の発作の合間には平胃散を併用するとよい．…○大便が水のような下痢をして，熱感を覚える"熱瀉"によい．…○毎日一定の時間に起こる頭痛に柴苓湯を用いてよいことがある．…これは"瘧"の属である」という．

■ 津田玄仙（1737-1809）の『療治経験筆記』巻2[13]には，「この柴苓湯の症は大変多く見られる．小柴胡湯を用いる場合には五苓散の症を確かめ，五苓散の症を見たならば小柴胡湯の症がないか確かめるように心がけるべきである」とある．

■ 浅田宗伯（1815-94）の『勿誤薬室方函口訣』[14]には，「柴苓湯は小柴胡湯の症で，煩渇，下痢する者を治す．"暑疫"（暑い時期の感染症）には格別の効果がある」という．

4 近年の論説

■ 木村長久（1910-45）[15]は，「急性胃腸カタルにて，発熱，煩渇，下痢する者に用いて効がある．かような症は夏期に多い．感冒から胃腸カタルを起こした場合にもよい」という．木村長久は，その父・木村博昭が浅田宗伯門下であり，江戸期の漢方を昭和まで継承した一人である．ここには伝統的使用法として急性胃腸炎への応用が紹介されるが，腎疾患に用いる旨の記載はない．

■ 『漢方の臨床』誌を検索すると，柴苓湯を腎疾患に用いることを漢方の定石として述べた初期の記載と思われるのは，1962年の西岡[16]の論文「薬局の漢方（Ⅰ）腎臓病」で，「扁桃腺炎…などにより二次的に発した急性腎炎には，柴胡と茯苓の合方を用いる．例えば小柴胡湯加黄連茯苓，柴苓湯，柴胡桂枝乾姜湯加茯苓など」とある．その後，矢数道明（1905-2002）[17]が座談会でネフローゼ症候群に柴苓湯を使用した例を発言しており，また1967年の矢数道明・戸田秀実のネフローゼ症候群に柴苓湯有効例の報告[18]などが見いだされる．この頃には腎疾患に柴苓湯を用いることが定式化されていたと思われる．

症　例

症例 胃腸型感冒に柴苓湯（青山廉平自己経験例）[19]

62歳男性，医師．身長167cm，体重80kg．平素丈夫で著患を知らず．

昭和63年1月26日夕方より倦怠感始まる．食欲なく，夕食後に嘔気あり．発熱37.8度．葛根湯エキスを服用して就寝．頭痛，悪寒はない．脈沈やや頻脈．次第に気分が悪くなり，腹痛始まる．午後10時頃より激しい嘔吐が続く．すぐに腹痛を伴って猛烈な下痢が始まった．嘔吐と下痢のためにトイレから離れることができない．短時間，寝室に戻ってもすぐにトイレに入る．朝まで，この状態が続く．ひどい脱力感あり．翌朝，下痢が続き，倦怠感と軽度の熱感あり．その上，強い口渇，乏尿，口苦を覚える．口内がカラカラに乾き，排尿しようとしても濃い黄色の尿がタラタラと出る程度．

そこで，口渇，尿不利，口苦を目標に，柴苓湯5gを服用．無理に診療を開始したが，椅子から立ち上がったり，座ったりすると便意が強くて苦しい．しかし，いつのまにか診療に没頭していた．昼頃に気が付くと，倦怠感も口苦もすっかりよくなって気分もすっきりしていた．午後，尿量やや増加したが，普段より少ない．午後6時帰宅後，柴苓湯5gを再び服用．その後，この日初めての食事をとったが，便意を催すことはなかった．翌日の1月28日には発熱なく尿量もほぼ正常，大便はやや軟便程度．倦怠感なし．（抄）

鑑　別

1．下　痢
■ 五苓散
口渇，尿不利，浮腫あるが，発熱傾向は軽微な者に用いられる．発病初期，あるいは解熱後に使用する機会がある．

■ 桂枝加芍薬湯
腹満，腹痛があり，過敏性腸症候群と思われる者に用いられる．

■ 半夏瀉心湯
胃炎症状，心窩部腹壁膨満と圧迫による不快感（心下痞鞕），腹鳴がある者に用いる．

■ 胃苓湯
感染性ではなく，冷飲食物などの過剰摂取に続いて起こった水様下痢が適応．腹部膨満感は胃苓湯のほうが強い．

■ 真武湯，人参湯，啓脾湯など
痩せて栄養状態の悪い虚弱者の慢性不消化便（ないし水様）下痢に用いる．

2．むくみ・腎炎・ネフローゼ症候群
■ 五苓散
柴苓湯で胃腸障害などの副作用をきたす例に用いる．

■ 八味地黄丸，牛車腎気丸
中高年で罹病期間の長い軽症腎機能低下例に用いる．服用後に胃腸障害を起こした例は不適．若年層では柴苓湯．

■ 当帰芍薬散
慢性腎炎で要鑑別．虚弱で冷え症の女性の浮腫・慢性腎炎に試みる．

Evidence

❶ 滲出性中耳炎[20]
〔概要〕小児滲出性中耳炎42例64耳に対して，柴苓湯とセファランチン cepharanthine とでランダム化比較試験を行った．聴力改善とティンパノグラム改善より判定した有効例の比率は，柴苓湯群（32耳）43.8%，セファランチン投与群（32耳）18.8%であり，柴苓湯群がセファランチン群に比べて有意に高かった（χ^2テスト，$p<0.05$）．小児滲出性中耳炎の保存療法として柴苓湯は有用と結論する．

❷ 慢性糸球体腎炎・ネフローゼ症候群に対する効果[21]
〔概要〕関東地区24施設を受診した1次性の慢性糸球体腎炎・ネフローゼ症候群227例（うち197例は組織診断あり）を解析対象とする非ランダム化比較試験．柴苓湯24週間連続投与により以下の結果：①主治医判定による診断別全般改善度は，やや改善以上で，慢性糸球体腎炎40.3%（うち IgA 腎症46.1%），ネフローゼ症候群56.1%．判定基準により求めた診断別たん白尿%改善度は，やや改善以上で，慢性糸球体腎炎46.8%（うち IgA 腎症51.7%），ネフローゼ症候群53.7%．②組織病型別では，微小変化群，膜性腎症，増殖性糸球体腎炎の順に効果がみられた．この3病型については，尿たん白排泄量の減少，腎機能の維持効果が認められた．一般に腎機能において，軽症ないし中等度までの低下群で，高度低下群に比し，尿たん白減少効果が強い傾向が認められた．③併用薬剤別では，「主にステロイド剤と抗血小板剤」に柴苓湯を併用した群において尿たん白%改善度が，やや改善以上で61.5%であった．柴苓湯単独投与群でも52.9%の改善度が得られ，このうち，増殖性糸球体腎炎においては63.9%の改善度を示した．④特に問題になる副作用は認められなかった．以上により，柴苓湯は，腎炎・ネフローゼ症候群の治療薬として有用性をもつものと認められるという．

❸ 小児 IgA 腎症に対する効果[22]
〔概要〕巣状・微小メサンギウム増殖を示

す小児期IgA腎症101例を2年間経過観察．経過観察完了は柴苓湯群46例，対照群48例．柴苓湯治療群では，治療終了時，1日尿たん白量，早朝尿潜血の程度とも治療前に比して有意に減少，対照群では変化がなかった．尿所見正常化率は，柴苓湯群（46％）が対照群（10％）より有意に多かった（$p<0.001$）．副作用例はなかったという．

4 術後浮腫・炎症に対する有効性[23]

〔概要〕人工股関節全置換術後の女性患者17名を対象とするランダム化比較試験．柴苓湯を手術2日前から術後2週まで投与．他の治療は同じとした．術前後の下肢各箇所の周囲径・炎症を比較検討．結果，①柴苓湯投与群は術後3週目で下腿・中足指関節・足関節部分での浮腫軽減，②CRP値；柴苓湯群は8名中6名で術後2週に陰性化，対照群は陰性化例なし．股関節機能に差はなかった．副作用はなかったという．

5 潰瘍性大腸炎

複数の症例集積研究[24-27]があり，有効とされている．

引用文献

1) 真柳誠：漢方一話 処方名のいわれ，108柴苓湯．漢方医学，26(5)：234，2002.
2) 楊士瀛・撰，朱崇正・附遺：仁斎直指方，2-25b，四庫医学叢書，p.744-42，上海古籍出版社，1991.
3) 楊士瀛・撰，朱崇正・附遺：仁斎直指方，13-18a，四庫医学叢書，p.744-285，上海古籍出版社，1991.
4) 多紀元簡・著，元胤・元堅・元昕ら改訂：『観聚方要補』安政版，3-40a，『観聚方要補』安政版刊行委員会復刻版，p.98，医聖社，2013.
5) 小山誠次：エキス製剤一四七処方の出典見直し．漢方の臨床，45(12)：12-25，1998
6) 増広太平恵民和剤局方指南総論，2-5a，和刻漢籍医書集成第4輯（小曽戸洋，他編），p.253，エンタプライズ，1988.
7) 危亦林：世医得効方，2-33b，文淵閣『欽定四庫全書』電子版，新樹社書林，2009，（「柴苓湯」で検索した結果）．※ただし，連載時は北里研究所付属東洋医学総合研究所医史文献研究室長の小曽戸洋先生に資料をご提供いただいた．
8) 龔廷賢：万病回春，3-2b，和刻漢籍医書集成第11輯（小曽戸洋，他編），p.91，エンタプライズ，1991.
9) 龔廷賢：万病回春，3-73b，和刻漢籍医書集成第11輯（小曽戸洋，他編），p.127，エンタプライズ，1991.
10) 曲直瀬道三・原著，曲直瀬玄朔・増補：医療衆方規矩，近世漢方医学書集成5巻（大塚敬節，他編），p.65，名著出版，1979.
11) 曲直瀬道三・原著，曲直瀬玄朔・増補：医療衆方規矩，近世漢方医学書集成5巻（大塚敬節，他編），p.114，名著出版，1979.
12) 北尾春圃：当荘庵家方口解，近世漢方医学書集成80巻（大塚敬節，他編），p.291-292，名著出版，1983.
13) 津田玄仙：療治経験筆記，近世漢方医学書集成73巻（大塚敬節，他編），p.334，名著出版，1983.
14) 浅田宗伯：勿誤薬室方函口訣，近世漢方医学書集成96巻（大塚敬節，他編），p.226，名著出版，1982.
15) 木村長久：浅田家方函の研究・小柴胡湯の合方（上）．漢方と漢薬，5(11)：52，1938.
16) 西岡一夫：薬局の漢方（I）腎臓病．漢方の臨床，9(7)：50，1962.
17) 矢数道明，他：座談会・最近の診療を語る．漢方の臨床，10(6)：26，1963.
18) 矢数道明，戸田秀実：ネフローゼに柴苓湯その他．漢方の臨床，14(8)：40-42，1967.
19) 青山廉平：柴苓湯の自験例．活，30(2)：28，1988.
20) 佐藤宏昭，他：滲出性中耳炎へのツムラ柴苓湯の治療効果．耳鼻臨床，81(9)：1383-1387，1988.
21) 東條静夫，吉利和，長沢俊彦，他：慢性糸球体腎炎，ネフローゼ症候群における医療用漢方製剤：柴苓湯（TJ114）の臨床効果〔第1報〕―多施設オープン試験―．腎と透析，31(3)：613-625，1991.
22) 吉川徳茂，他：巣状・微小メサンギウム増殖を示す小児期IgA腎症における柴苓湯治療のプロスペクティブコントロールスタディ．日本腎臓学会誌，39(5)：503-506，1997.
23) Kishida Y, et al：Therapeutic effects of Saireito（TJ-114), a traditional Japanese herbal medicine, on post-operative edema and inflammation after total hip arthroplasty. Pytomedicine, 14：581-586, 2007.
24) 松生恒夫，他：潰瘍性大腸炎に対する柴苓湯の効果，和漢医薬学会誌，7：270-271，1990.
25) 松生恒夫，他：潰瘍性大腸炎に対する柴苓湯の効果（第II報），和漢医薬学会誌，8：516-517，1991.
26) 松生恒夫，他：潰瘍性大腸炎に対するツムラ柴苓湯の効果．臨床と研究，69(8)：2676-2678，1992.
27) 松生恒夫，他：ProgMed，19：879-885，1999.

参考文献

・池田勝久，他：滲出性中耳炎の和漢薬（ツムラ柴苓湯）による治療効果．耳鼻臨床，79(12)：2111-2116，1986.
・中島務，他：滲出性中耳炎に対するツムラ柴苓湯の治療効果．耳鼻臨床，82(7)：1025-1030，1989.
・田中久夫：滲出性中耳炎に対する柴苓湯の有効性，ProgMed，16：907-909，1996.

44

三黄瀉心湯
san'oshashinto
製品番号：113

〔構成生薬〕
黄連, 黄芩, 大黄

処方の特徴

1 処方概要

三黄瀉心湯は，体質が中等度以上の者の，のぼせ，焦燥感，便秘，鼻出血，痔出血などに用いる．この処方は，1．瀉心湯類の1つ，2．黄連解毒湯と類似，3．黄連剤の1つという3つの観点から考える必要がある．

1．瀉心湯類

瀉心湯類とは黄連，黄芩を含む処方群であり，半夏瀉心湯などが含まれる．大塚敬節は，「瀉と寫とは音が同じで通用する．…補瀉の瀉ではない．元来瀉心湯は痞の為に設けられたものである．痞とは気が結ぶの名であって，傷寒論に謂うところの気痞する者が是である．故に寫心というは，心気の鬱結を輸寫するの義である」[1]〈注1〉[2]という．

2．黄連解毒湯

黄連解毒湯は黄連，黄芩，黄柏，山梔子で，本処方に似る．鑑別は難しいが，三黄瀉心湯には大黄のある点が目安となる．大黄には瀉下作用のほか，抗菌，向精神，抗炎症などの作用があるとされ[3,4]，臨床的にも「消炎性健胃，駆瘀血，通利，下剤で，結毒を排除し，胸腹痛，腹痛，便秘，尿利異常，黄疸，瘀血，腫膿に用いる」[5]とされる．

3．黄連剤

黄連はキンポウゲ科オウレンの根茎[6,7]で，臨床的には「消炎性苦味健胃剤で，充血または炎症があって心中煩し，消化不良，動悸，精神不安，心下痞，吐，下，腹痛に用いる」[8]とされる．黄連を主薬とする処方群を黄連剤と呼ぶ（三黄瀉心湯，黄連解毒湯，半夏瀉心湯，清上防風湯，女神散など）．

2 使用目標と応用（表1）

三黄瀉心湯は，のぼせ，顔面潮紅（少し黒みを帯びた赤），不安焦燥感，気分が落ち着かない，心下部つかえ感，便秘，脈に力のあるなどを目標とする．胸やけ，胸苦しさ，不眠，めまい感，動悸，肩こりをともなうこともある．体格中等度以上に用い，胃下垂高度な虚弱者には用いない．

応用として，自律神経失調症，神経症，更年期症候群，不眠症，胃炎，諸出血（鼻出血，

表1　三黄瀉心湯の使用目標と応用

- 応用
  - 自律神経失調症，神経症，更年期症候群，不眠症，鼻出血・痔出血，胃炎，便秘症，皮膚炎，二日酔いなど
- 症候
  - のぼせ，顔面潮紅（少し黒みを帯びた赤），不安焦燥感，不眠，動悸
  - 心下部つかえ感，胸やけ，便秘，肩こり　など
- 体質
  - 体格中等度以上
  - 胃下垂高度な虚弱者には用いない

〈注1〉 大塚敬節の"瀉心"の論は，山田正珍『傷寒考』[2]による．

痔出血など），便秘症などが挙げられる．脳血管障害，高血圧症（随伴症状改善に），口内炎，二日酔い，黄疸，皮膚炎によいとの説もある．

論　説

1 原　典
張仲景『傷寒論』『金匱要略』（＝『新編金匱方論』）『金匱玉函経』

原典では三黄瀉心湯ではなく，大黄黄連瀉心湯，瀉心湯と呼ばれている．以下に主要な条文を紹介する．1，2，3は，この順に一連の文である．2の附子瀉心湯は本処方に附子を加味したものであり，本処方を理解する上で重要と思われる．

1．『傷寒論』巻第四・弁太陽病脈証并治下第七〈1〉[9]

〔条文〕心下痞，之を按じて濡，其の脈関上浮なる者は，大黄黄連瀉心湯，之を主る〈注2〉[10]．

〔大意〕（太陽病を誤って発汗し，さらに瀉下療法を行った後，）心下部がつかえ（心下痞），これを按圧すると軟らかく，脈が浮であれば，大黄黄連瀉心湯を用いる．

〔解説〕上記条文の後に，大黄黄連瀉心湯の薬味は大黄と黄連と記載されるが，方後で校訂者の林億らが，黄芩があるはずだと注する．賛同する註釈家は多く，大塚[11]もその一人である．本書では，これに従う．濡は軟に同じ，柔らかいこととされる[12]．なお，この条と次の附子瀉心湯での使用法は"振出し"，すなわち薬を短時間熱湯に漬けて薬液を絞り出す方法である．『金匱要略』では，通常の煎じ方の指示がある．

2．『傷寒論』巻第四・弁太陽病脈証并治下第七〈2〉[13]

〔条文〕心下痞し，而して復た悪寒し汗出づる者は，附子瀉心湯，之を主る〈注3〉[14]．

〔大意〕心窩部がつかえて，一度止んだ悪寒がまた始まり，汗が出るようであれば，附子瀉心湯を用いる．

〔解説〕附子瀉心湯は，瀉心湯（＝三黄瀉心湯）に附子を加えた処方であり，悪寒があるときに附子を加えたことがわかる．

3．『傷寒論』巻第四・弁太陽病脈証并治下第七〈3〉[13]

〔条文〕本と之を下すを以ての故に，心下痞するには，瀉心湯を与う．痞解せず，其の人，渇して口燥煩，小便利せざる者は，五苓散之を主る〈注4〉[14]．

〔大意〕誤って瀉下剤を使ったために，心下痞があるのであれば瀉心湯を与える．痞がなおらず，のどが渇いて，胸苦しく，尿も出ないという者には五苓散を用いる．

〔解説〕ここで，瀉心湯は心下痞があれば用いるとされる．これが基本的な使用法であろう．

4．『新編金匱方論』（＝『金匱要略』）巻中・驚悸吐衄下血胸満瘀血病脈証治第十六[15]

〔条文〕心気不足，吐血，衄血するは瀉心湯之を主る．瀉心湯の方（亦た霍乱を治す）

〔大意〕気分が落ち着かず，吐血，鼻出血するときは瀉心湯がよい（また，食中毒で吐下するときにも用いる）[16]．

〔解説〕心気不足は，『備急千金要方』[17]では心気不定とする．本書では，これに従う．

〈注2〉『金匱玉函経』[10]では「関上浮なる者は」を「関上自ずから浮なるは」とする．
〈注3〉『金匱玉函経』[14]では冒頭の「心下痞し」の上に「若し」がある．
〈注4〉『金匱玉函経』[14]に同文がある．

2 中国医書の記載

三黄瀉心湯には，瀉心湯，三黄湯，三黄丸・三黄円（丸薬），三黄散・大黄散（散剤）などの別名がある．

- 唐代，孫思邈の『備急千金要方』には，傷寒発黄門に「黄疸，身体，面，皆，黄なるを治するは三黄散の方」，消渇門に「巴郡の太守，三黄丸を奏す．男子の五勞七傷にて，消渇，肌肉生ぜざる，婦人の帯下にて手足寒熱する者を治する方」[18]とある．

- 宋代の『太平恵民和剤局方』積熱門には，「三黄円　丈夫婦人三焦の積熱，上焦に熱有れば，眼目を攻衝して，赤腫，頭項胸痛，口舌，瘡を生じ，中焦に熱有れば，心膈，煩燥，飲食を美とせず，下焦に熱有れば，小便赤渋，大便秘結，五蔵倶に熱し，即ち痔（＝痔）癰瘡痩を生じたるを治す．及び五般，痔疾，糞門腫痛，或いは鮮血を下すを治す」[19]とある．

- 金元四大家の一人，劉完素（1120-1200）の『宣明論方』には，「大黄黄連瀉心湯　傷寒成病，痞已まず，心腹も亦た実熱煩満，或いは譫妄して脉沈，他証無き者を治す」[20]とある．

- 明代の虞摶（1438-1517）の『医学正伝』（1515年成立）には，火熱門に「三黄丸　三焦の火盛，消渇，肌肉生ぜざるを治す」とある[21]．

- 呉崑（1551-1620？）の『医方考』（1584年成立）には，「三黄瀉心湯　心膈の実熱，狂躁し，面赤き者は，此の方之を主る」とある[22]．狂躁と面赤を目標とした点で，現在の使用法に近い．

3 江戸時代医家の論説（筆者意訳）

- 甲賀通元（18世紀前半）の『古今方彙』（1747年刊）には，「心火，胸膈実熱，面赤く狂燥なる者を治す」[23]とあり，『医方考』に近い．

- 吉益東洞（1702-73）の『方機』には，「心下痞，之を按じて濡なる者，正症なり．心気不足，吐血，衄血する者．心煩，心下痞する者．若し悪寒せば附子瀉心湯之を主る」[24]とある．

- 目黒道琢（1739-98）の『餐英館療治雑話』三黄瀉心湯之訣には，「心下痞して便秘し，上気することを標的とする．…あるいは口舌に瘡を生じ，あるいは逆上して眼が赤いという類に用いる．…また痔疾で，肛門が腫れ痛み鮮血を下す者には，大いに効がある．…鮮の字が眼目である．…"二日酔い"で，心下痞，あるいは胸が不快という者にも用いる」[25]という．

- 有持桂里（1758-1835）の『校正方輿輗』には瀉心湯の名で記載され，「古方を好む医者は，口舌や歯牙の疾患にこの処方を多く使用する」（鵞口門），「癲狂癇で熱実の者は，総じてこの処方がよい」（癇癲狂驚悸不寐健忘奔豚門），「吐血や衄血だけでなく，下血，血尿，歯齦出血，舌の出血，耳の出血などにも用いる」（諸失血門），「脳卒中の急な例も緩やかな例も救うことができる」（中風門），「"牙疳"（歯槽膿漏？）で出血が止まらない者に用いる」（牙疳門），「高所から墜落したり，打撲や圧迫で身体を損傷したりしたときには，気逆してめまいするものだ．まず至急に瀉心湯を与えるとよい」（打撲金瘡破傷風門）などとある[26]．

- 百々漢陰（1776-1839）・百々鳩窓（1808-78）の『梧竹楼方函口訣』には瀉心湯として記載され，諸火類門では，「狂，吐血衄血，喘息，血性下痢，突然の上腹部痛で他薬無効の者などに用いるとよい」とし，「17歳女子，麻疹罹患後，解熱しないうちに狂を発した．夜むなさわぎがして，少しのことにも驚悸して眠れない．抑肝散は無効．首筋に癰を発し，暗室に坐すようになった．隣家の下駄の音にも驚くため隣家に下駄を禁じてもらった．ある医者が"火熱のなす所"として三黄瀉心湯を処方したところ治癒した．癰も続いて潰れて治った」という例を挙げる[27]．

- 尾台榕堂（1799-1870）の『類聚方広義』瀉心湯・頭註には、「脳卒中で卒倒して人事不省となり、発熱、歯をくいしばる、脈洪大、鼾をかいて眠り大呼吸をし、しきりにあくびをする者、あるいは意識回復の後、片麻痺、運動麻痺、言語障害、顔面神経麻痺、発語障害、よだれを流して泣き笑いし、あるいは精神恍惚として人形のように動かない者には、この処方がよい．…〇二日酔いに有効なことは甚だ妙である．〇飲酒家で、鬱熱して下血する者、痔疾が腫れ痛み下血する者、…出産前後のめまいや"鬱冒"、あるいは狂の如き者、眼が痛み血管が充血怒張し、顔に熱感があり酔っているが如き者、…心気恍惚とする者、狂を発して眼光熒々として大言壮語して昼夜眠ろうとしない者、以上の諸症で、心下痞、心中煩悸の症があれば瀉心湯を用いる」[28]とある．
- 本間棗軒（1804-72）の『内科秘録』には、「（卒中風の）初発は三黄湯」（中風門）、「（癲癇で）卒倒して歯をくいしばり、手足が痙攣し、意識障害のある者には…まず三黄瀉心湯」（癲癇門）、「崩漏（不正子宮出血）で血暈するときは、まず三黄瀉心湯、もしくは三黄瀉心湯合四物湯（婦人門崩漏）」、「（小児の）急性ひきつけには、まず三黄瀉心湯」（小児門驚風）などの記載がある[29]．

4 近年の論説

- 大塚敬節（1900-80）は、瀉心湯証にしばしば現れる症状として、顔面の充血（少し黒みを帯びて紅くなる．桜色ではない）、気分がいらいらとして落着きを失う、心胸中に熱感を訴う（胸やけ、口内炎、ときに心胸痛）、出血（鮮血で、貧血の状がない）、心下痞（心下痞満の状があって、これを按ずるに堅硬ならずして底力のある者）、不眠・頭重・めまい・肩こり、便秘を挙げる[30]．
- 大塚敬節らの『漢方診療医典』には、「のぼせ、顔面潮紅、気分の不安定などがあって、便秘し、脈に力のあるものを目標とする．腹診するに、胸脇苦満や腹直筋の攣急はなく、心下につかえる気分はあっても、表面の筋肉は緊張していないことが多い．しかし、軟弱無力の腹ではなく、弾力と底力がある．…本方は脳充血、脳出血、喀血、吐血、衄血、子宮出血、痔出血などに用いられ、また切創その他の出血で、驚きと不安の状がある時に、頓服として用いて、気分を落ち付け、止血の効を発揮する．ただし出血が永びいて、貧血が著しいもの、脈の微弱なものには用いないがよい．以上の他に、高血圧症、神経症、不眠、胃潰瘍、胃炎、血の道症、更年期障害、皮膚病、眼病、てんかん、精神病、火傷などにも用いられる」[31]とある．

症　例

症例1 のぼせ・めまい・悪心・頭重・耳鳴を訴える高血圧症患者（大塚敬節治験）[32]

高血圧症の59歳婦人．一昨日よりめまいがあり、頭を少し動かしても、悪心、嘔吐があり、頭が重い．顔は上気して潮紅しているが、足は冷たい．耳鳴がある．大便は2〜3日出ないという．三黄瀉心湯を与える．2週間で、以上あげた諸種の症状は消散した．その後、2年ほどたって、これと同じような発作があり、この時も三黄瀉心湯でよくなった．

症例2 鼻出血の止まらない患者に三黄瀉心湯（大塚敬節治験）[33]

51歳男性．会社で仕事中に衄血が出はじめた．他の医師で、タンポンをされ、止血剤の注射を受けた．ところが、4日たっても衄血は止まず、患者はすっかり不安になって、このまま死ぬのではないかと思うようになった．色の白い方で、鼻頭に氷嚢をあてているが、それでも顔色は潮紅色を呈し、脈は浮大

である．大便は，流動食を流しこんでいるのに，毎日一行ある．動くと出血がひどくなるので，ねたきりで，尿も便器でとっている．心下部は食べていない割につかえる．胸脇苦満や腹直筋拘攣はない．三黄瀉心湯の計6日分で治癒した．

鑑　別

■ 黄連解毒湯

のぼせ，焦燥感，出血で要鑑別．便秘があれば三黄瀉心湯．

■ 半夏瀉心湯

心下痞で要鑑別．半夏瀉心湯は心下痞鞕，腹鳴下痢が多い．精神症状，便秘，のぼせが強ければ三黄瀉心湯．

■ 女神散

焦燥感，のぼせ感で要鑑別．胸やけ，便秘，出血があれば三黄瀉心湯．

■ 清上防風湯

顔面の充血，炎症で要鑑別．痤瘡が主ならば清上防風湯．便秘，焦燥感があれば三黄瀉心湯．

■ 芎帰膠艾湯

出血で要鑑別．三黄瀉心湯は初期で鮮血．芎帰膠艾湯は慢性で貧血傾向ある者．

引用文献

1) 大塚敬節：瀉心湯に就て（1），漢方と漢薬，5(10)：4-12，1938．／瀉心湯に就て（2），漢方と漢薬，5(12)：33-38，1938．
2) 山田正珍：傷寒考，1-16a，近世漢方医学書集成第75巻（大塚敬節，他編），p.505，名著出版，1983．
3) 鳥居塚和生：モノグラフ 生薬の薬効・薬理．p.289-298，医歯薬出版，2003．
4) 木村孟淳，他編：新訂生薬学，改訂第7版，p.109-111，南江堂，2012．
5) 大塚敬節，矢数道明，清水藤太郎：漢方診療医典，第6版，p.420，南山堂，2001．
6) 厚生労働省：第16改正日本薬局方，p.1462，2011．
7) 木村孟淳，他編：新訂生薬学，改訂第7版，p.99-101，南江堂，2012．
8) 大塚敬節，矢数道明，清水藤太郎：漢方診療医典，第6版，p.406，南山堂，2001．
9) 張仲景：明・趙開美本『傷寒論』，4-13a，復刻版，p.185，燎原書店，1988．
10) 張仲景：清・陳世傑本『金匱玉函経』，3-6a，復刻版，p.145，燎原書店，1988．
11) 大塚敬節：臨床応用傷寒論解説，p.324，創元社，1974．
12) 浅田宗伯：傷寒論識，近世漢方医学書集成97巻（大塚敬節，他編），p.360-363，1982．／山田業広：九折堂読書記，近世漢方医学書集成92巻（大塚敬節，他編），p.101-102，1982．
13) 張仲景：明・趙開美本『傷寒論』，4-13b，復刻版，p.186，燎原書店，1988．
14) 張仲景：清・陳世傑本『金匱玉函経』，3-6b，復刻版，p.146，燎原書店，1988．
15) 張仲景：元・鄧珍本『金匱要略』，2-18a，復刻版，p.113，燎原書店，1988．
16) 大塚敬節・主講：金匱要略講話，p.414-416，創元社，1979．
17) 孫思邈：備急千金要方，巻十三心臓，13-10a，復刻版，東洋医学善本叢書10，宋版備急千金要方・中，p.267，オリエント出版社，1989．
18) 孫思邈：備急千金要方，傷寒門，10-16a，復刻版，東洋医学善本叢書10，宋版備急千金要方・中，p.95．／21-10b，復刻版，東洋医学善本叢書11，宋版備急千金要方・下，p.95，オリエント出版社，1989．※なお，『千金翼方』巻十五・補益解散発動にも三黄湯がある（15-7a，復刻版，東洋医学善本叢書13，元版千金翼方・上，p.723，オリエント出版社，1989.）．
19) 陳師文，他：増広太平恵民和剤局方，治積熱門・呉直閣増諸家名方，6-8b，和刻漢籍医書集成第4輯（小曽戸洋，他編），p.112，エンタプライズ，1988．
20) 劉完素：宣明論方，傷寒門，6-8a〜b，和刻漢籍医書集成第2輯（小曽戸洋，他編），p.50，エンタプライズ，1988．
21) 虞摶：医学正伝，2-39a，和刻漢籍医書集成第8輯（小曽戸洋，他編），p.59，エンタプライズ，1990．同，口病門，5-17a，p.159，にもある．
22) 呉崑：医方考，火門，2-3a，和刻漢籍医書集成第10輯（小曽戸洋，他編），p.45，エンタプライズ，1990．
23) 甲賀通元：古今方彙，目録・火証，歴代漢方医書大成（電子版），カイテル，2005．（三黄瀉心湯を検索の結果）
24) 吉益東洞：方機，瀉心湯，1-29b〜30b，近世漢方医学書集成12巻（大塚敬節，他編），p.504-506，名著出版，1980．
25) 目黒道琢：餐英館療治雑話，三黄瀉心湯之訣，1-6b〜1-7a，近世漢方医学書集成107巻（大塚敬節，他編），p.20-21，名著出版，1983．
26) 有持桂里：校正方輿輗，鷲口，3-34b，p.230／癇癲狂驚悸不寐健忘奔豚門，5-25b，p.370，近世漢方医学書集成85巻（大塚敬節，他編），名著出版，1982．同，諸失血門，6-40a〜b，p.87-88／中風門，8-50b〜8-51a，p.330-331，近世漢方医学書集成86巻，1982．同，牙歯門，12-25b，p.206／打撲金瘡破傷風門，13-33b，p.322，近世漢方医学書集成87巻，1982．他に，口舌門，12-31b〜12-32a，p.218-219，近世漢方医学書集成87巻，1982．などにもある．
27) 百々漢陰，百々鳩窓：梧竹楼方函口訣，諸火類，復刻

版，p.76，春陽堂書店，1976.
※痢病門，p.48／諸血類，p.86 にもある.

28) 尾台榕堂：類聚方広義，瀉心湯・頭註，近世漢方医学書集成 57 巻（大塚敬節，他編），p.200-202, 名著出版，1980.

29) 本間棗軒：内科秘録，中風門卒中風，4-29a～4-30a, p.353-355／癲癇門，5-18a，p.403，近世漢方医学書集成 21 巻（大塚敬節，他編），名著出版，1979. 同，婦人門崩漏，11-30b，p.326／小児門驚風，12-23a, p.381，近世漢方医学書集成 22 巻，1979.

30) 1) により一部改変. 三黄瀉心湯の総論としては，湯本求真『皇漢医学』（復刻版，燎原書店，1976）の「大黄黄連瀉心湯に関する師論註釈」（第 2 巻, 復刻版上巻, p.284-296）および「瀉心湯に関する師論註釈」（第 2 巻, 復刻版上巻, p.303-318）も詳しい.

31) 大塚敬節，矢数道明，清水藤太郎：漢方診療医典, 第 6 版，p.347-348, 南山堂, 2001.

32) 大塚敬節：漢方診療三十年，創元社, p.188-189, 1980.

33) 大塚敬節：漢方診療三十年，創元社, p.189-190, 1980.

45 酸棗仁湯
sansoninto

製品番号：103

[構成生薬]
酸棗仁，知母，川芎，茯苓，甘草

処方の特徴

1 処方概要

酸棗仁湯は不眠に用いる漢方薬の一種である．疲れているのに眠れないものによいとされる．西洋医薬の睡眠薬のように患者の状態を問わず即効性を示すという類の薬ではない．

酸棗仁はクロウメモドキ科サネブトナツメの種子[1,2]．収斂性神経強壮剤，鎮静剤で，神経症性不眠，多眠症に用いるとされる[3]．

2 使用目標と応用

心身ともに疲れて体力低下した者の不眠，就眠障害に用いる．慢性疾患で消耗状態の者，高齢者などで，疲れているのに夜になるとかえって目がさえて眠れないものによいとされる．動悸をともなうこともある．精神障害にともなう高度不眠に有効な可能性は低い．即効性は乏しく，効果発現まで数週間を要することもある．眠前頓服では無効例が多い．

この処方は単に不眠だけで用いては有効率が低く，効果に個人差が大きいので使用法が難しい．今後，使用目標がより明確化されることを望む．

論 説

1 原典

張仲景『金匱要略』（＝『新編金匱方論』）巻上・血痺虚労病脈証并治第六[4]．
酸棗湯の名称で記載される．

〔条文〕虚労虚煩，眠るを得ざるは，酸棗湯，之を主る．

〔大意〕慢性疲労状態で，虚煩して眠れないときには酸棗湯（＝酸棗仁湯）を用いる．

〔解説〕大塚敬節は，「常に疲れて弱って，些細なことがらが気になって眠れないものを主治するというわけです」という[5]．

2 中国医書の記載

■ 孫思邈の『備急千金要方』胆虚実門には同名の酸棗湯があり，「虚労煩擾，奔気，胸中に在り，眠るを得ざるを治するの方」とあるが，その内容は酸棗仁，人参，桂皮，生姜，石膏，茯苓，知母，甘草である[6]．

3 江戸時代医家の論説（筆者意訳）

■ 百々漢陰（1776-1839）・百々鳩窓（1808-78）は『梧竹楼方函口訣』で「酸棗仁湯は，虚人，あるいは老人，あるいは長病人で，とかく夜になると目がさえて眠れないという者に用いる．そのうち，熱が甚だしく胸中が煩して不眠のものには千金の酸棗仁湯がよい．同じ不眠を治療するにも，酸棗仁湯（金匱）は前記の通り，虚人，あるいは長病人，あるいは老人で，心気が労れて眠れないものに用いて効果がある」という[7]．

■ 尾台榕堂（1799-1870）の『類聚方広義』頭注には，「諸病が久しく愈えず，身体が弱って疲れはて，身に熱があり寝汗をかき，動悸がして眠れず，口が乾いて喘々と咳をし，大便はゆるく，小便が出渋り，飲食の味が感じられない者には，この処方がよい．健忘（もの忘れしやすい），驚悸（ものに驚き動悸し

やすい），怔忡（むなさわぎ）の3つの症状で酸棗仁湯のよい場合がある．…脱血過多で，精神がぼーっとなって，眩暈，不眠，煩熱，寝汗，浮腫を見わす者には，酸棗仁湯と当帰芍薬散の合方（併用）がよい．吉益東洞先生が，一病人，昏々として眠り続けて死んだようになり，5，6日を経過したという者を治すときに酸棗仁湯を用いて即効があった．円機活法と謂うべきである」という[8]．

■浅田宗伯（1815-94）の『勿誤薬室方函口訣』には，「此の方は心気を和潤して安眠せしめる方策となる」といい，不眠に用いる処方として，温胆湯，甘草瀉心湯および酸棗仁湯の3つを挙げ，「帰脾湯は，この処方（酸棗仁湯）に始まる」という[9]．

4 近年の論説

■大塚敬節（1900-80）らは『漢方診療医典』の不眠症の項で「心身が疲労して眠ることのできないものに用いる．慢性病の人，老人などで，夜になると目がさえて眠れないというものによい」という[10]．

鑑　別

■帰脾湯，加味帰脾湯

不眠で要鑑別．体質虚弱，抑うつ傾向がある例に使用．貧血，動悸，神経過敏，物忘れしやすいなどの症状をともなうことがある．

■竹筎温胆湯

不眠で要鑑別．感冒の解熱後など，咳と痰が多くて眠れないものに用いる．

■加味逍遙散

不眠で要鑑別．更年期女性で軽度抑うつ状態にある例には加味逍遙散を用いる．

■抑肝散

不眠で要鑑別．焦燥感，易怒性の強い例には抑肝散がよい．就眠障害に即効を示す例もある．

引用文献

1) 厚生労働省：第16改正日本薬局方，p.1511，2011．
2) 木村孟淳，他編：新訂生薬学，改訂第7版，p.170，南江堂，2012．
3) 大塚敬節，矢数道明，清水藤太郎：漢方診療医典，第6版，p.413，南山堂，2001．
4) 張仲景：元・鄧珍本『金匱要略』，1-17b，復刻版，p.54，燎原書店，1988．
5) 大塚敬節：金匱要略講話，創元社，p.158-159，1979．
6) 孫思邈：備急千金要方，12-3b，復刻版，東洋医学善本叢書9，宋版備急千金要方・中，p.186，オリエント出版，1989．
7) 百々漢陰，百々鳩窓：梧竹楼方函口訣，復刻版，p.145，春陽堂書店，1976．
8) 尾台榕堂：類聚方広義，110b〜111a，近世漢方医学書集成57巻（大塚敬節，他編），p.266-267，名著出版，1980．
9) 浅田宗伯：勿誤薬室方函口訣，酸棗人湯，近世漢方医学書集成96巻（大塚敬節，他編），p.218，名著出版，1982．
10) 大塚敬節，矢数道明，清水藤太郎：漢方診療医典，第6版，p.308-309，南山堂，2001．

46 三物黄芩湯
sammotsuogonto

製品番号：121

〔構成生薬〕
黄芩，苦参，地黄

処方の特徴

1 処方概要

　三物黄芩湯は，手足のほてりに用いる漢方薬である．元来は産褥期の発熱に使用されたが，現在では手足のほてりをともなう皮膚疾患など，さまざまな疾患に応用される．古典的漢方では"血熱"と呼ぶ病態が適応とされる．

　苦参はマメ科クララの根[1,2)]．「健胃，利尿，解熱，鎮痛，殺虫剤で，瘡腫，水腫に用いる」とされる[3)]．苦参は湿疹に用いる消風散にも用い，また苦参のみを煎じた苦参湯（苦参煎）は，皮膚瘙痒症などで痒みの強いときに局所洗浄剤または湿布薬として使用される[4)]．

2 使用目標と応用

　手掌や足底がほてって気持ちが悪いということが使用目標となる．元来は産褥熱に用いられたが，現在では，手足のほてることを目安に，更年期症候群，自律神経失調症，不眠症，慢性湿疹，掌蹠膿疱症などに応用される．更年期や月経時の頭痛，口内炎などに有効とする説もある．体質中等度以上．胃下垂顕著な虚弱者には慎重に投与する必要がある．苦みが強い点に留意．

論説

1 原典
張仲景『新編金匱方論』（＝『金匱要略』）巻下・婦人産後病脈証并治第二十・附方[5)]．

〔条文〕千金の三物黄芩湯は，婦人，草蓐に在り，自ら発露して風を得，四肢，煩熱に苦しむ者を治す．頭痛する者には小柴胡湯を与え，頭，痛まず，但だ煩する者は，此の湯，之を主る．

〔大意〕『千金方』の三物黄芩湯は，婦人が産褥期に身体を露出させたため，（外邪である）"風"が入り，手足がほてって，だるくて苦しむ者に用いる．頭痛する者には小柴胡湯を与え，頭痛せずにただ煩する者には三物黄芩湯を用いる．

〔解説〕「千金」は『備急千金要方』から引用の意〈注1〉[6)]．

2 中国医書の記載
- 孫思邈の『備急千金要方』婦人中風門に記載がある[7)]．『金匱要略』とは若干異なる．
- 陳自明の『婦人大全良方』産後寒熱方論には，「小柴胡湯は，傷風，四肢煩熱，頭疼を治す．頭，疼まずして煩を作すは三物黄芩湯」とある[8)]．

3 江戸時代医書の論説（筆者意訳）
- 有持桂里（1758-1835）の『校正方輿輗』産前後門には，「出産時には身体を露わにして力を入れているので，他をかえりみる余裕

〈注1〉「千金」：『金匱要略』が北宋政府の校正医書局で林億・高保衡・孫奇らによって校正出版される際，張仲景より後の医書の中から仲景の処方と見なされたものが選び出され，「附方」と称して篇末に補入された．本処方は，唐代の『備急千金要方』（『千金方』と略される）から引用された．小曽戸[6)]は，「この三物黄芩湯は宋代の『金匱要略』に追加されたもので，張仲景方とはいいがたい．とすれば，本方の出典は孫思邈の『千金方』とするのがむしろ適切ともいえる」という．

はない．この時に，風寒の邪気が身体の弱ったのに乗じて侵入することがある．また血気が回復するのをまたずに軽挙妄動して邪に感じることもある．これはみな，"草辱に在りて自ずから発露して風を得る"の類である．その症状が，悪寒発熱，頭痛，脈浮ならば油断なく解肌の薬を与えるべきである．"出産直後の発汗はよろしくない"といって邪気をそのままにすると煩熱の症に変わる恐れがある．煩熱となってもなお頭痛する者には小柴胡湯を用いればよい．頭痛せず，ただ煩するのは三物黄芩湯の主治である．この症状には小柴胡湯加地黄，加味逍遙散なども用いるが，三物黄芩湯の即効性には及ばない．ただ惜しむらくは，この薬は苦くて飲みにくい」という[9]．

■ 尾台榕堂（1799-1870）の『類聚方広義』頭注には，「三物黄芩湯は，結核などの慢性咳嗽，男女の諸種の"血症"で，肢体煩熱が甚だしく，口舌が乾涸し，心気鬱塞する者を治す．夏になるごとに手掌足底が煩熱して堪え難く，夜になるといっそう甚だしく，眠れなくなる者を治す．諸失血の後に身体煩熱倦怠し，手掌足底の熱が甚だしく，唇舌が乾燥する者を治す．…小柴胡湯は，四肢煩熱して頭痛，悪風，嘔吐して飲食できないなどの症状の者を治す．三物黄芩湯は，外症はすでに解したが，ただ四肢煩熱が甚だしく，あるいは胸苦しくて煩する者を治す」という[10]．

■ 浅田宗伯（1815-94）『勿誤薬室方函口訣』には，「この処方は褥労（産褥熱）のみならず，婦人血症の頭痛に奇効がある．また乾血労（無月経をともなう消耗状態）にも用いる．いずれも頭痛と煩熱が目標である．この症は，俗に"疳労"と称し，女子が17，8歳のときに患うことが多い．…一老医の伝に，手掌煩熱赤紋ある者を瘀血の症候とする．"乾血労"で，この瘀血の候があって他の症候がない者を，この処方の治療目標とする．…すべて婦人で血熱が解せず，諸薬に反応しない者を治す．

旧友・尾台榕堂の長女，産後の血熱が治らず，午後の頭痛が甚だしくほとんど褥労の状を呈した．私は，この薬を処方し，漸々に治癒した．それ以後，この症状が出てきたときには自分で調剤してこれを服用するという」とある[11]．

4 近年の論説

■ 大塚敬節（1900-80）は，『金匱要略』三物黄芩湯の解説で，「三物黄芩湯の患者は，四肢煩熱に苦しむという状態が強いですね．足の裏が非常にやけて氷などをあてて冷やすと気持ちがよいくらいで，布団の中に足を入れて眠れないということを訴えます．…膿疱症で，手足の裏の皮が厚くなってくる病気の人に，手足がやけませんか，と聞きましたら，非常にやけて冷たいものにあてていると気持ちがよいというので，四肢煩熱とみて，三物黄芩湯を使いましたら，きれいによくなりました．…膿疱症でも，三物黄芩湯でなく，駆瘀血剤を使わなければ駄目なこともあります．…苦参や黄芩が入っていますから，この薬方は陽証で，陰証ではありませんね」という[12]．

■ 大塚敬節はまた，『症候による漢方治療の実際』頭痛の項で「血熱からくる頭痛に用いる．血熱は，産後の婦人に多く見られ，その特徴は，煩熱と口乾である」という[13]．

■ 矢数道明（1905-2002）は，「本方は主として産褥熱に用いられ，また肺結核，ノイローゼ，不眠症，自律神経失調症，口内炎，…，産褥中の感冒で四肢煩熱して煩え苦しむもの，…蕁麻疹，…乾癬（熱感と痒みがあって乾燥して赤くなっているもの），婦人血の道，更年期障害，頭痛，夏まけして手足煩熱して夜甚だしく眠れぬもの…などに応用される」という[14]．

■ 大塚敬節，矢数道明ら共著の『漢方診療医典』には，「産褥熱に限らず，四肢が煩熱に

苦しむものを目標にしている．四肢に煩熱のある場合には，患者は手足に気持ちの悪い熱感をおぼえて，蒲団から外に出して，冷たいものに触れるのを好む．古人は，このような状態を血熱とよんだ．本方はこのような症状のものに用いる」と述べ，産褥熱，不眠症，膿疱症，湿疹，口内炎などに用いるとする[15]．

症 例

症例1 手足がぽかぽかほてって眠れない患者
（大塚敬節治験）[16]

33歳の女性，4年前にお産をした．その後，不眠が続き，どうしても治らないという．どんなふうに眠れないかと問うに，手足がやけて，ほてって，それが苦しくて眠れない．手足の煩熱さえなければ，眠れるが，これがどうしても治らないという．その他には，別に苦しいところはない．三物黄芩湯を与える．1週間分をのんで来院したときは，6〜7時間は眠れるようになり，手足の煩熱もよくなったと喜ぶ．

症例2 「手の皮がむける」に三物黄芩湯
（松田邦夫治験）[17]

〔患者〕39歳　男性　会社員
〔現病歴〕10年来，両手掌の皮が冬になるとむける．真皮が全面に出て，痛くて仕方がないので包帯を巻いている．ほかに何か症状はないかと聞くと，顔や手に汗をかきやすいという．ほかにはとたずねると，口唇が乾燥しやすい，口渇もあるという．
〔経過〕そこで…三物黄芩湯を与えた．これを飲むと3日で治った．本当に3日で治ったのかと聞くと，3日で痛みは消えたが，完全に包帯をはずしたのは半月後であるという（これは翌年冬に聞き出した結果である）．それから毎冬，手が荒れたから例の薬をくれといってくる．苦くないか，と聞くと，苦いけど，飲めばすぐによくなるから苦にならないという．

鑑 別

■八味地黄丸
手足ほてりで要鑑別．胃腸の丈夫な点は共通．八味地黄丸は，加齢にともなう腰痛，排尿障害，性機能障害などを訴え，腹診で上腹部に比べて下腹部（とくに臍下部）の軟らかいこと（少腹軟，臍下不仁）が特徴．手足が，夏はほてり冬は冷えるというものが多い．

■補中益気湯
虚弱者の手足ほてりで要鑑別．補中益気湯は胃腸虚弱で疲れやすいものの手足のほてりに用いる．浅田宗伯の『橘窓書影』には，補中益気湯に黄柏を加えた処方で夏になると足の煩熱のために眠れない者を治した例が記載される[18]．

■加味逍遙散
手足の不快な熱感を訴えるときに要鑑別．更年期症候群，月経障害，月経前症候群などにともなって手足の熱感を訴えるときに用いる．

■温経湯
手掌ほてり感で要鑑別．虚弱で冷え症の女性で，月経痛，月経不順，更年期症候群，指掌角皮症などにともなって，手のほてり感を訴えるときは温経湯を用いる．口唇乾燥をともなうことも多い．

■その他
手足煩熱は，地黄剤（四物湯，温清飲，六味丸など），駆瘀血剤（桂枝茯苓丸など）などの適応例でも見られることがある．

引用文献

1) 厚生労働省：第16改正日本薬局方，p.1481，2011.
2) 木村孟淳，他編：新訂生薬学，改訂第7版，p.74-75，南江堂，2012.
3) 大塚敬節，矢数道明，清水藤太郎：漢方診療医典，第6版，p.410，南山堂，2001.
4) 大塚敬節，矢数道明，清水藤太郎：漢方診療医典，第6版，p.298，南山堂，2001.
5) 張仲景：元・鄧珍本『金匱要略』，3-5a，復刻版，p.139，燎原書店，1988.
6) 小曽戸洋：漢方一話 処方名のいわれ，115 三物黄芩湯．漢方医学，27(3)：36，2003.
7) 孫思邈：備急千金要方，3-12a，復刻版，東洋医学善本叢書9，宋版備急千金要方・上，p.203，オリエント出版，1989
8) 陳自明・編，薛己・校註：太医院校註婦人良方大全，22-1b，和刻漢籍医書集成第3輯（小曽戸洋，他編），p.225，エンタプライズ，1989.
9) 有持桂里：校正方輿輗，巻之一婦人方上産前後，1-23a～1-24a，近世漢方医学書集成85巻（大塚敬節，他編），p.79-81，名著出版，1982.
10) 尾台榕堂：類聚方広義，頭注，128a-128b，近世漢方医学書集成57巻（大塚敬節，他編），p.301-302，名著出版，1980.
11) 浅田宗伯：勿誤薬室方函口訣，近世漢方医学書集成96巻（大塚敬節，他編），p.218-219，名著出版，1982.
12) 大塚敬節：金匱要略講話，p.519-521，創元社，1979.
　※なお，煩熱については，村松らの以下の論文があり，三物黄芩湯，駆瘀血剤，六味丸，八味地黄丸，加味逍遙散などを用いるという〔村松睦，平木陽一：煩熱の臨床（第1報）．日本東洋医学雑誌，32(4)：1-4，1982.〕.
13) 大塚敬節：症候による漢方治療の実際，p.24-25，南山堂，1979.
　※なお，水虫に有効な場合もあるとする（同 p.584-585）.
14) 矢数道明：臨床応用漢方処方解説，増補改訂版，p.206-209，創元社，1981.
15) 大塚敬節，矢数道明，清水藤太郎：漢方診療医典，第6版，p.348，南山堂，2001.
16) 大塚敬節：漢方診療三十年，p.201，創元社，1959.
17) 松田邦夫：症例による漢方治療の実際，p.381-382，創元社，1992.
18) 浅田宗伯：橘窓書影，4-22a，近世漢方医学書集成100巻（大塚敬節，他編），p.689，名著出版，1983.

47 滋陰降火湯
jiinkokato

製品番号：93

〔構成生薬〕
当帰，芍薬，地黄，天門冬，麦門冬，陳皮，蒼朮，知母，黄柏，甘草

処方の特徴

1 処方概要

滋陰降火湯は，気管支炎などに用いる漢方薬である．主として乾性咳嗽に用いる点で麦門冬湯と似るが，より遷延した慢性例が対象となることが多い．"枯燥"，すなわち皮膚粘膜の乾燥萎縮など，身体全体に"潤いのない"ことも特徴とされる．

古典的には，"陰虚火動"に用いるとされる．"陰虚火動"は，元来は結核の症候を指しての表現と思われるが，その後，古典的中国医学特有の観念論的展開により，多彩な症状に敷衍され，それらに本処方が有用とされた．その臨床的妥当性には検証が必要である．

構成生薬のうち，当帰，芍薬，地黄は，"血虚"（血液機能の低下状態の意．貧血や手足の冷えなどを呈する）に用いる四物湯から川芎を除いたものであり，天門冬，麦門冬は気道の滋潤作用，知母，黄柏は抗炎症作用，陳皮，黄柏は健胃作用，蒼朮は水分代謝調整作を持つと思われる．

2 使用目標と応用（表1）

滋陰降火湯の使用目標は，解熱後の乾性咳嗽である．この咳は，間歇的で夜間悪化傾向があり，コタツや布団に入って身体が温まると咳き込むという特徴がある．多くは遷延性ないし慢性である．皮膚粘膜全体の乾燥傾向があり，咽喉乾燥感，口が乾く感じ，皮膚の乾燥萎縮（皺が多い）などをともなうことが少なくない．兎糞・便秘傾向も多い．有効例では，服用後数日程度から徐々に症状改善をみることが多い．胃下垂顕著な虚弱体質者には用いない．

応用には，気管支炎，遷延性咳嗽，慢性閉塞性肺疾患（COPD）などが挙げられる．腎盂炎，糖尿病，夢精遺精，房事過度による諸症などに有用とする説もあるが，筆者には疑問に思われる．

論説

1 原典と関連中国医書の記載について

原典は，明代の龔廷賢の『万病回春』巻4虚労である．同じ著者らが先に著した『古今医鑑』（1576年成立）にも滋陰降火湯があるが，その生薬構成は現在の滋陰降火湯から麦門冬

表1 滋陰降火湯の使用目標と応用

- ■応　用
  - ・気管支炎，遷延性咳嗽，慢性閉塞性肺疾患（COPD）など
- ■症　候
  - ・咳嗽（午後から夜間に悪化）
  - ・喀痰（ない〜粘稠痰少量）
  - ・咽喉乾燥感・口乾
- ■体　質
  - ・やや虚弱〜中等度以上
  - ・中高年齢に用いる機会が多い

を除き，川芎，乾姜を加えたものである．そして，この『古今医鑑』の滋陰降火湯は，王綸の『明医雑著』(1502年)にある補陰瀉火湯と処方構成が同じで，使用法を指示する条文も『明医雑著』の引用である．すなわち，『明医雑著』の補陰瀉火湯が『古今医鑑』で滋陰降火湯に改名され，次いで『万病回春』で加減されて現在の処方構成になったことになる．以下，『万病回春』，『明医雑著』，『古今医鑑』の記載，および『万病回春』の咳嗽の部を紹介する．

1．龔廷賢『万病回春』(1587年成立) 巻之四・虚労[1)]

〔条文〕虚労は陰虚して相火動ず(陰虚火動は治し難し．虚労，補を受けざる者は治し難し)．
○滋陰降火湯　陰虚火動，発熱，咳嗽，吐痰，喘急，盗汗，口乾くを治す．此の方と六味丸と，相兼ねて之を服す．大いに虚労を補い，神効あり．(以下略)

〔大意と解説〕『万病回春』では，処方名の前文も，その処方の適応病態を表現するので，処方名の後の本文と一緒に解釈する必要がある．前文は，「"虚労"すなわち，気血の消耗状態では，("陽の気"よりも"陰の気"が不足しやすく)〈注1〉[2)]，そのため"陰虚火動"する．すなわち，陰である"水"が不足して，"火"をコントロールできなくなり，"相火"(体内にあるとされる，一種の生体エネルギー源のようなもの)が"動じて"(正常でない状態となる意と思われる)，"虚火"が炎上する」という意であろう．"虚火"は"補"の治療の必要な"火"であり，この場合の"火"は炎症などをいうと思われる．これが，"陰虚火動"についての，ここでの説明である〈注2〉[3)]．注釈があり，「"陰虚火動"は治しにくい．"虚労"で，"補"を受け入れられない者は治しにくい」という．"補"は，"虚労"に対応する"補"の治療である．次の本文では，この病態に対応する処方として，「滋陰降火湯は，陰虚火動で，発熱，咳嗽，喀痰，喘鳴と息苦しさ，寝汗，口の乾きがあるものを治す」という．これによって，滋陰降火湯を用いるべき具体的症候がわかる．さらに，「滋陰降火湯と六味丸を併用すると，大いに虚労を補って，神のような効果がある」とあるので，前文にいう"補"とは，滋陰降火湯，および六味丸を指していると考えられる．また，前文の「補を受け入れられない者」とは，これらの処方を服用できないものと解される．

〈注1〉「"陽の気"よりも"陰の気"が不足しやすく」："陰虚火動"説のもとには朱丹渓の"陽有余陰不足"説がある．この説は，朱丹渓の『格致余論』巻1[2)]にあり，「人は天地の気を受け，以て生ず．天の陽気は気と為り，地の陰気は血と為る．故に気は常に有余し，血は常に不足す」という．続いて，この説の根拠を述べているが，要するに「地は天の中に居す」，天は地より広いからという，まことに素朴な考え方である．この論中には，君火，相火の説もある．

〈注2〉陰虚火動：『万病回春』虚労門[3)]では，"陰虚火動"の症状として，嗽，喘，痰，吐血，衄血，盗汗，遺精(精液が漏れること)，脚手心熱(手足の芯がほてること)，皮焦(皮膚の浅黒くなることか？)，午後の悪寒と夜間の発熱，げっぷ，動悸，嘔吐，煩燥，胸腹痛，下痢，面白唇紅，めまい，腰背痛，四肢困倦無力，尿の赤色，嗄声，咽喉の瘡，蓐瘡などを挙げる．これから察するに，本来は結核慢性期の消耗状態あるいはそれに類似した病態を指した用語と思われる．

〈注3〉滋陰降火：真柳[4)]によれば，『四庫全書提要』(1782)が「朱丹渓(1282-1358)は滋陰降火を重んじた」，と丹渓『格致余論』の解題に記して以来，滋陰降火は丹渓流の代名詞となったが，丹渓自身の書に滋陰降火の語はなく，劉純『玉機微義』(1396)巻8論痰飲致欬に丹渓の言葉として引く「補陰降火」を，劉純が按語で「滋陰降火」に言い換えたのが，丹渓と滋陰降火を結びつけた早い用例であるという．これ以降，『丹渓心法』(1450-56)，『医学正伝』(1515)，『古今医統』(1564)，『医学入門』(1575)などに滋陰降火の表現が多用されており，こうした16世紀後半からの流行と議論があって，龔信・龔廷賢父子が改称した滋陰降火湯の方名も生まれたのだろうという．

結局，"虚労"によって生じた"陰虚火動"という病態に対応するのが"滋陰降火"という治療法で，それを担うのが滋陰降火湯であることになる〈注3〉[4]．"陰虚火動"自体は，古典的中国医学特有の空想的病理論であり，臨床的に重要なことは，滋陰降火湯がどのような具体的病状に用いると考えられていたかという点であろう．"虚労"すなわち，結核のような慢性消耗性疾患で体力を失い，"陰虚"すなわち体内の水分が不足していると思わせるような状態となり，それとともに，気道の慢性炎症がある状態，それがこの処方の適応と考えてよいと思われる．症候に口乾が入っているのは，体液が不足している状態を示唆するものであろう．高齢者などに多い，細胞内脱水の徴候ともいえる．

2．王綸『明医雑著』労瘵[5]

〔条文〕男子二十前後，色欲過度にして，精血を損傷すれば，必ず陰虚火動の病を生じ，睡中に盗汗し，午後に発熱し，哈哈として咳嗽し，倦怠無力，飲食進むこと少なし．甚だしきときは則ち痰涎，血を帯び，咯唾に血を出だす，或は咳吐，衄血，身熱し，脈沈数，肌肉消痩す．此を労瘵と名づく．最も重くして治し難し．…今，一方を後に製し，色慾の症，先ず，潮熱，盗汗，咳嗽，倦怠を見すを治す．…主方，補陰瀉火湯…．

〔大意〕20歳前後の男性が性欲過剰で，そのために精血を損なうと，必ず陰虚火動の病に陥る．これは，睡眠中に寝汗をかき，午後には発熱し，咳が出て，倦怠感，無力感があり，食欲がない．甚だしいときには，喀痰に血液が混じり，喀血し，あるいは咳き込み，鼻出血し，身体に熱があり，脈は沈んで頻脈で，痩せてくる．これを"労瘵"（結核の意）という．最も重病で難治である．…今，後述の一方（すなわち補陰瀉火湯）を創製した．これは，性欲による症状で，"潮熱"（潮の満干のように一定の時間になると出る熱），寝汗，咳嗽，倦怠といった症状が現れたものを治す．…主方は，補陰瀉火湯…（以下に，川芎，熟地黄，芍薬，当帰，黄柏，知母，生地黄，甘草，天門冬，白朮，陳皮，乾姜，生姜の薬味が記載される）．

〔解説〕この条の前半は労瘵の症状の説明であり，後半が補陰瀉火湯の適応症状である．性欲過度が労瘵の誘因になると考えたため，"色欲の症"といっているのであろう．これを除けば，補陰瀉火湯の適応症状は，発熱（潮熱），寝汗（盗汗），咳嗽，倦怠，および労瘵の症状の咳嗽・血痰などであり，滋陰降火湯とほぼ同じである．

3．龔信・龔廷賢『古今医鑑』虚労門[6]

〔条文〕凡そ陰虚の証，毎日午後，悪寒発熱し，晩に至りて赤た，微汗を得て解す．…〔方〕滋陰降火湯　王節斎曰く，（以下，2.『明医雑著』とほぼ同文）．

〔解説〕処方前文の意味は，「陰虚の証では，毎日午後になると悪寒発熱するが，夕方になると少し発汗して解熱する」ということで，本文では，王節斎，すなわち王綸の『明医雑著』の記載を引用する．前記のように，この滋陰降火湯は，補陰瀉火湯と同薬味だが，方後に「竹瀝・童便・姜汁を加えて同服す」とある．

4．『万病回春』巻之二・咳嗽[7]

〔条文〕午より後，夜に至って嗽多き者は，陰虚に属す（黄昏に嗽多き者は，火気浮かぶ，少しく涼薬を加う）．火嗽は，声あって，痰少なく，面赤く，身熱し，脈数なる者，是れなり．乾咳嗽，無痰の者は，是れ痰鬱，火邪，肺に在りて治し難し．労嗽は，盗汗，痰多く，寒熱を作し，脈数大にして力なき，是れなり．以上四つの者，皆是れ労力，酒色，内傷，或は憂思，鬱結，陰虚火動して嗽する者は，倶に後方に宜し．

○滋陰降火湯．

〔大意〕①午後から夜間に咳が多くなる者

は，陰虚に属す（黄昏どきに咳が多いのは，火の気が浮かんでくるからである．これには少し冷やす薬を加える）．②"火嗽"は，咳をする音だけで痰が少なく，顔が赤くなり，身体には熱があり，頻脈になるものである．③乾いた咳嗽で痰がないものは，痰が欝し，"火邪"（ここでは炎症か）が肺にあるので治り難い．④"労嗽"というのは，寝汗があり，痰が多く，悪寒発熱があり，脈は頻数で大きいが力がないものである．以上（①～④）の4つは，みな，身体的疲労，酒色過度，"内傷"（糖尿病などのように身体内部に原因がある疾患），あるいは精神的疲労のために"陰虚火動"して咳する者で，いずれも滋陰降火湯がよい．

〔解説〕午後から夜間に悪化する咳，乾咳が特徴としつつ，他方で体力低下した状態の咳（労嗽）では，寝汗とともに，痰が多いという．

2 江戸時代医家の論説（筆者意訳）
■『衆方規矩』[8]は，労嗽門で『万病回春』虚労の記載を引用の後，「思うに，陰虚火動，労瘵の主方である．…発熱，痰嗽，自汗，口乾する者（で），…元気虚損の極まった者に与える」とし，産後の発熱，咳嗽，口乾，寝汗などにも有効例があったという．痰症門では，午前の咳痰には栝楼枳実湯，午後の咳嗽には滋陰降火湯がよいという．虚損が極まった者に用いるとする点には，反論が出た．
■北尾春圃(1658-1741)の『当壮庵家方口解』[9]には，「虚労による咳嗽に主方とするのは誤りである．…この処方は労咳（肺結核）には宜しくない．…発熱，咳嗽，吐痰，盗汗と云う症状がはっきりと見られるようになってから滋陰降火湯を与えるのは虚実の誤りである．…滋陰降火湯は，…"脾胃"（胃腸）全き者によい」とある．
■浅井貞庵(1770-1829)も『方彙口訣』[10]で，「胃腸の弱い者に用いてはいけない」（火証）とする．なお，「この処方は午後から夜分にかけて咳が出ること…が目当てである．栝楼枳実湯とは反対の方である」（咳嗽）と，栝楼枳実湯との鑑別については『衆方規矩』と同意見である．栝楼枳実湯も気管支炎で粘稠な痰のからまるときに用いる処方（煎じ薬のみ）だが，早朝から正午ごろまで咳嗽の強いものによいとされる[11]．
■香月牛山(1656-1740)の『牛山活套』[12]では，慢性咳嗽で滋陰至宝湯などと鑑別が必要とする．その他，青年の"にきび"，耳鳴，遺精，壮年期の多尿，産後の慢性咳嗽など，多方面に応用する記載がある．陰虚火動の拡大解釈によるものである．

3 近年の論説
■矢数有道(1908-46)[13]は，北尾春圃に賛同し，滋陰降火湯の適応証を「1. 皮膚 浅黒きこと．2. 大便 便秘すること．鞭きこと．服薬して下痢せぬこと．3. 呼吸音 乾性ラ音たるべきこと」とし，本方の禁忌を「1. 皮膚 青白きこと．2. 大便 下痢するもの，軟らかきもの，服薬して下痢するもの．3. 呼吸音 湿性ラ音のもの」とする．
■大塚敬節(1900-80)は，「昼間はほとんど咳が出ないのに，夜中に強い咳が出る．痰はほとんど出ない．のどのおくが乾燥気味で俗にいう空咳である．このような患者は，…大便も下痢するということはなく，硬い方である．色も浅黒い人が多い．これには，滋陰降火湯という処方がよく効く．…老人の頑固な咳に，この処方を用いる機会が多く，殊に冬は暖房をする関係で，この処方の適応症がある」[14]と言い，また，「冬になると咳が出て，夜間眠れないという老人には滋潤剤の応ずるものが多い．この場合は，のどの奥が乾燥して湿りがなく，痰がなかなか出ない．咳は強く大きい．顔が赤くなる．火鉢や炬燵にあた

ると，ひどくなる．…滋陰降火湯等でよくなる」[15]という．

症例

症例1 声が嗄れた老人（大塚敬節治験）[16]

73歳，色の浅黒い頑丈な男子．1ヵ月ほど前から，咳が出ていたが，だんだん声が嗄れて出なくなった．咳はあまり出ないが，痰がのどにからむ．それに，のどの奥の方が乾燥した気分であるという．これに滋陰降火湯を与えた．1週間目ぐらいから，少しずつ声が出るようになり，2ヵ月あまりで平常通り話が出来るようになった．（抄）

症例2 乾咳に滋陰降火湯（筆者経験例）

〔患者〕73歳　男性
〔初診〕X年6月
〔主訴〕夜間の咳
〔既往歴・家族歴〕特記すべきことなし
〔現病歴〕約1年前から，夜布団に入ると咳き込む．咳は乾燥性．痰がのどにひっかかる．発熱はない．
〔身体的所見〕身長150cm．体重48kg．皮膚は浅黒く乾燥性．胸部打聴診は異常なし．腹筋全体が軽く緊張．

〔経過〕滋陰降火湯エキス7.5g分3投与．2週後，咳は著明に減少．4週後，治癒．翌年2月，感冒後，また布団に入ると乾咳．同薬14日分投与．以後中断．同年12月再診，「前回すぐに治った．しかし，また乾咳が出る」という．再度，同薬投与．このときも，これで治癒した．

鑑別

以下，咳嗽で鑑別の必要な処方について述べる．

■ 麦門冬湯（表2）
非常に類似．日中を中心とする咳き込み．

■ 麻杏甘石湯
粘稠な痰が多く，喘鳴をともなうことが多い．胃腸は丈夫．主に若年者に用いる．

■ 竹筎温胆湯
粘稠な痰が多くて咳込み，そのために眠れない者．微熱が残る者．

■ 参蘇飲
胃腸虚弱で気うつ傾向がある．痰は多くはない．咳き込むことは少ない．

■ 清肺湯
亜急性〜慢性の気管支炎で粘稠な痰が多い者に用いる．体質は中等度．

表2　滋陰降火湯と麦門冬湯の鑑別

	麦門冬湯	滋陰降火湯
咳嗽の性状	乾性咳嗽 発作的に咳き込む（むせる） 気道過敏が基本にある	乾性咳嗽 間欠性で発作的ではない 気道が乾き，体が温まると咳き込む
昼夜の違い	昼間 ＞ 夜間	午後から夜間悪化傾向 夜布団に入って暫くすると咳き込む
急性・慢性	急性〜亜急性が多い	亜急性〜慢性が多い
皮膚粘膜	変化なし	潤いなく乾燥萎縮（枯燥） 咽喉乾燥・口乾 便秘・兎糞傾向
効果発現	比較的即効性	比較的緩徐

■滋陰至宝湯

亜急性〜慢性の気管支炎で粘稠な痰が多い者に用いる．体質はやや虚弱．神経質．

引用文献

1) 龔廷賢：万病回春, 4-20a〜b, 和刻漢籍医書集成第11輯（小曽戸洋，他編），p.137, エンタプライズ, 1991.
2) 朱丹渓：格致余論, 1-2a〜5a, 和刻漢籍医書集成第6輯（小曽戸洋，他編），p.437-438, エンタプライズ, 1989.
3) 龔廷賢：万病回春, 和刻漢籍医書集成第11輯（小曽戸洋，他編），p.137, エンタプライズ, 1991.
4) 真柳誠：漢方一話 処方名のいわれ, 88 滋陰降火湯. 漢方医学, 24(5)：240, 2000.
5) 王綸：明医雑著, 1-49a〜51a, 和刻漢籍医書集成第8輯（小曽戸洋，他編），p.29-30, エンタプライズ, 1990.
6) 龔信, 龔廷賢：古今医鑑, 7-16a〜b, 和刻漢籍医書集成第11輯（小曽戸洋，他編），p.148-149, エンタプライズ, 1991.
7) 龔廷賢：万病回春, 2-91a〜b, 和刻漢籍医書集成第11輯（小曽戸洋，他編），p.87, エンタプライズ, 1991.
8) 曲直瀬道三・原著, 曲直瀬玄朔・増補：医療衆方規矩, 近世漢方医学書集成5巻（大塚敬節，他編），p.172-178, p.187, 名著出版, 1979.
9) 北尾春圃：当荘庵家方口解, 近世漢方医学書集成80巻（大塚敬節，他編），p.79-83, 名著出版, 1983.
10) 浅井貞庵：方彙口訣, 近世漢方医学書集成77巻（大塚敬節，他編），p.343, p.495-496, 名著出版, 1981.
11) 大塚敬節, 矢数道明, 清水藤太郎：漢方診療医典, 第6版, p.333-334, 南山堂, 2001
12) 香月牛山：牛山活套, 近世漢方医学書集成61巻（大塚敬節，他編），p.365-366, p.472, p.475, p.492, p.498, p.519-520, 名著出版, 1981.
13) 矢数有道：滋陰降火湯について．漢方と漢薬, 5(8)：1-11, 1938.
14) 大塚敬節：大塚敬節著作集3巻, p.206-207, 春陽堂書店, 1980.
15) 大塚敬節：大塚敬節著作集3巻, p.259, 春陽堂書店, 1980.
16) 大塚敬節：漢方診療30年, p.376, 創元社, 1980.

48 滋陰至宝湯
jiinshihoto

製品番号：92

〔構成生薬〕
当帰，芍薬，白朮，茯苓，陳皮，知母，香附子，地骨皮，麦門冬，貝母，薄荷，柴胡，甘草

処方の特徴

1 処方概要

　滋陰至宝湯は，虚弱者の慢性気管支炎，気管支拡張症などに用いる漢方薬の1つで，鎮咳去痰，抗炎症作用を有すると推定される．古典に記載される適応症状（後述）は，"虚労"すなわち結核慢性期の状態を思わせる．

　この処方は，『太平恵民和剤局方』の逍遙散[1]（当帰，芍薬，柴胡，茯苓，朮，生姜，甘草，薄荷）に，陳皮，知母，麦門冬，地骨皮，貝母，香附子を加えたものである．逍遙散は，結核などの慢性気道感染症状で微熱などが続く状態に用いられた．逍遙散に牡丹皮と山梔子を加えると加味逍遙散になる．滋陰至宝湯の適応病態は，加味逍遙散のそれに近く，虚弱者の微熱（ホットフラッシュ），寝汗，疲労倦怠感などが共通すると思われる．

　逍遙散から滋陰至宝湯になるときに加えられた生薬には，鎮咳去痰および抗炎症作用を有するものが多い．貝母は，鎮咳去痰，排膿作用を有し，慢性気管支炎に用いられる清肺湯にも含まれる．麦門冬は粘稠な痰で咳き込む気管支炎に用いられ，麦門冬湯，清肺湯，滋陰降火湯，竹筎温胆湯などに含まれる．知母は，清涼，解熱，鎮咳作用などを有するとされ，滋陰降火湯などに含まれる．香附子は"気剤"で，抑うつ状態に用いる香蘇散などに含まれる．

2 使用目標と応用（表1）

　慢性閉塞性肺疾患（COPD）で，咳嗽，粘稠で切れにくい痰，喘鳴，胸部不快感を呈する者に用いる．痩せ型の虚弱体質であることがポイントである．発熱（微熱程度），軽い悪寒や寝汗，咽喉痛，倦怠感，労作時の動悸，体重減少傾向などを認めることが多い．COPDでなくても，遷延する気道炎症に有用で，扁桃炎，感冒後の微熱持続などにも有効な場合がある．

　気道症状以外では，月経不順，貧血傾向，抑うつ気分，無気力感，頭重感などを呈する例がある．男性よりも女性に使用する機会が多いとする説がある．

　応用として，慢性閉塞性肺疾患（COPD）（慢性気管支炎，肺気腫），気管支拡張症，気管支炎，気管支喘息などが挙げられる．非定型抗酸菌症，肺結核，MRSA感染など，難治

表1　滋陰至宝湯の使用目標と応用

- ■ 応 用
  - ・慢性閉塞性肺疾患（慢性気管支炎，肺気腫），気管支炎，肺結核・非定型抗酸菌症（補助療法として）
- ■ 症 候
  - ・亜急性～慢性の咳，切れにくい痰，喘鳴，ときに乾咳
  - ・上気道炎で，微熱が続く，咽喉痛，扁桃炎に有効な例あり
- ■ 体 質
  - ・やや虚弱，多くは痩せ型
- ■ 備 考
  - ・清肺湯の適応に似るが，虚弱者向き

性気道感染症にも応用の可能性がある．

論　説

1 原　典

　滋陰至宝湯の原典は，従来『万病回春』（龔廷賢．1587年成立）とされてきたが，より古い『古今医鑑』（龔信・龔廷賢．1576年成立）と考えられる〈注1〉[2,3]．

1．龔信・龔廷賢『古今医鑑』婦人虚労門[4]

〔条文〕滋陰至宝湯（雲林製）：婦人の諸虚百損，五労七傷，経脈調わず，肢体羸痩するを治す．此の薬，専ら経水を調え，血脈を滋し，虚労を補い，元気を扶け，脾胃を健やかにし，心肺を養い，咽喉を潤し，頭目を清し，心悸を定め，神魂を安んじ，潮熱を退け，骨蒸を除き，喘嗽を止め，痰涎を化し，盗汗を収め，泄瀉を止め，欝気を開き，胸膈を利し，腹痛を療し，煩渇を解し，寒熱を散じ，体疼を去り，大いに奇効あり．尽く述ぶべからず．

〔大意〕滋陰至宝湯（龔廷賢創方）：婦人が，体力を低下させる諸種の原因によって消耗状態に陥り，慢性疲労状態で，月経不順になり，身体が羸痩してくるものを治す．この薬は，専ら月経を調整し，貧血を改善して身体に潤いをつけ，衰弱した体力を補い，元気をつけ，胃腸の働きを盛んにし，"心肺"（ここでは呼吸器の意か？）の働きを賦活し，咽喉に潤いをつけ，頭や眼をすっきりさせ，動悸を鎮め，精神を安定させ，不定の発熱や微熱が続くものを治し，"骨蒸"（結核）を除き，喘鳴をともなう咳嗽を鎮め，痰を除き，寝汗をおさえ，下痢を止め，気分の沈むものを明るくし，胸をさっぱりとさせ，腹痛を治し，不快な口渇をとり，悪寒や熱感を散らし，身体の疼痛を

なくす，といった点で非常に効果がある．その薬効は幅広く，すべて述べ尽くすことはできない．

2．龔廷賢『万病回春』婦人虚労門[5]

　この部の記載は，滋陰至宝湯の条に先立ち「虚労，熱嗽，汗有る者」とあり，その下に逍遙散と滋陰至宝湯の2処方が並記される．したがって，滋陰至宝湯と逍遙散の使用法が類似すること，いずれも虚労，熱嗽，発汗という点が目標となることがわかる．虚労は虚弱で疲れやすいことであるが，結核を意味することが多い．熱嗽は，熱すなわち発熱や炎症の強いときの咳嗽喀痰の意であろう．この部における滋陰至宝湯の条文は，細かい字句の違いはあっても『古今医鑑』のそれと意味は同じである．

2 中国医書の記載

1．滋陰至宝湯の記載

■『三因極一病証方論』『厳氏済生方』『宣明論方』『普済本事方』『医書大全』『医学正伝』『太医院校註婦人良方大全』『医方考』には，滋陰至宝湯の記載を見いだせなかった．本処方は中国では，ほとんど使用されなかったと思われる．

2．逍遙散について

　前述のように，滋陰至宝湯は逍遙散加味方なので，参考のために紹介する．

■『太平恵民和剤局方』婦人諸疾門[1]には，逍遙散の主治として「血虚（貧血傾向）で，疲労倦怠して，身体全体に不快な熱感があり，手足が痛み，頭が重く目がくらみ，動悸がして，頬が赤く，口内は乾燥し，発熱，寝汗があり，食欲がなく横になっていたい．月経不順で，腹部が脹って痛み，悪寒と熱感が起こ

〈注1〉滋陰至宝湯の原典：滋陰至宝湯の原典は，従来『万病回春』とされてきたが，より古い『古今医鑑』に龔廷賢創方として『万病回春』とほぼ同文が記載されている（小山[2]の指摘）ので，当面これを原典とみなしうる．なお，小山[3]によれば『古今医鑑』の初刊本には済陰至宝湯の名で記載されているという．

るものを治す．また虚弱な未婚女性で，湿咳，発熱，体重減少して結核を思わせるものを治す」（筆者意訳）とある〈注2〉[2,6]．

3 江戸時代医家の論説 （筆者意訳）

■ 曲直瀬道三(まなせどうさん)（1507-94）らの『衆方規矩(しゅうほうきく)』労瘵門[7]には，「虚労，熱咳で汗のある者は滋陰至宝湯がよい．汗がない者は茯苓補心湯(ぶくりょうほしんとう)がよい．この2処方は，まさに表裏の関係にある処方である．滋陰至宝湯は逍遙散に加味した処方である．婦人の"虚労"（慢性消耗状態．結核を含む）で悪寒発熱するものに逍遙散で効果がないときには滋陰至宝湯を与えるとよい．男子の虚労の症で，滋陰降火湯を与えようとするときに，まず先に滋陰至宝湯を与えたほうが安全な場合がある．」という．茯苓補心湯は，参蘇飲(じんそいん)と四物湯(しもつとう)の合方であり，慢性の咳，痰，女性の虚労に用いる点などで類似する．滋陰降火湯の咳は乾性だが，ときに粘稠痰をともなうので，滋陰至宝湯と鑑別が必要になることがある．滋陰降火湯は地黄を含み，胃腸障害を起こすことがあるので，このようにいったものであろう．

■ 香月牛山(かつきぎゅうざん)（1656-1740）の『牛山方考(ぎゅうざんほうこう)』[8]には「滋陰至宝湯は，男女ともに，虚労，咳嗽，発熱，自汗，盗汗などの症状を治す妙剤である」という．同じ香月牛山の『牛山活套(ぎゅうざんかっとう)』には，①「慢性の咳が続き，自汗盗汗が出て，体力低下と体重減少が甚だしく，潮熱（一定の時間になると出る熱）が出る者は，多くは労咳（肺結核）になる．咳嗽があれば早く止める必要がある．滋陰至宝湯，滋陰降火湯の類を用いる」[9]，②「未婚女性が月経が止まって咳嗽発熱する者には，…滋陰至宝湯，加味逍遙散に川芎(せんきゅう)，香附子，陳皮，貝母，紅花を加えて用いると奇効がある」[10]，③「婦人の虚労は，七情の気が鬱結して，あるいは月経が調わずに，変じて虚労（ここでは結核）となるのである．始めは発熱，自汗，盗汗，喀血して，次第に羸痩し，咳嗽，吐血して救いようのない状態に陥る．また産後の貧血，あるいは産後百日以内に房事を過ごし，気血耗散して前症となるものを，産後の蓐労と云って治し難い．まず逍遙散加減，滋陰至宝湯，滋陰降火湯，十全大補湯(じゅうぜんたいほとう)の類に加減して用いる」[11]，④「産後血熱の症で，治療によりその熱の大半が退いたが，余熱があって蓐労（産後の結核など）となろうとするものには，加味逍遙散を用い，咳嗽があれば滋陰至宝湯を用いよ」[12]とする．②は，続発無月経と気道症状の両者に滋陰至宝湯が対応できる場合があることを示唆する．③は十全大補湯などとの鑑別の必要なことを示す．④は産褥期の気管支炎に滋陰至宝湯が使用できること，加味逍遙散との鑑別が必要なことを示す．

4 近年の論説

■『漢方診療医典』では，気管支拡張症の項[13]では「肺結核に併発した気管支拡張症で，せき，痰の他に，食欲不振，盗汗などがあって，衰弱しているものに用いる」といい，肺結核の項[14]では「慢性の経過をたどる場合であるが，病気が進み，熱もあり，せき，口渇，盗汗などがみられるものによい．婦人の患者では，月経不順のものが多い」という．

■ 大塚敬節(おおつかよしのり)（1900-80）[15]は，「男女とも，衰弱して，痩せている患者で，慢性の咳が出て，熱が出たり，盗汗が出たりするものによい．

〈注2〉逍遙散：『万病回春』発熱門[6]にも逍遙散があり，「気血両虚で，汗が出て潮熱する者」に用いるとされる．この「血虚で，汗が出て潮熱する者」には人参養栄湯，「気虚で，汗が出て潮熱する者」には補中益気湯など，「血虚で，汗がなくて潮熱する者」には茯苓補心湯（参蘇飲と四物湯の合方）など，「女子の血虚で，汗が出て潮熱する者」にも茯苓補心湯など，鑑別すべき処方が記載される．茯苓補心湯は滋陰至宝湯と同じ婦人虚労門[2]にも記載され，「虚労，熱咳，汗無き者」に用いる処方の1つとされる（15．加味逍遙散の項も参照）．

私は肺結核が永びき，熱はさほどなく，咳がいつまでも止まらず，息が苦しく，食が進まず，貧血して血色のすぐれないものに用いている」という．

■矢数道明（1905-2002）は，「結核または不明の微熱長びき，衰弱の傾向あるものに用いる．虚弱婦人に多い」[16]といい，また「滋陰至宝湯は，結核または肺炎，流感などの発熱の後，ときに高熱を出し，または微熱長びき，衰弱の傾向あるものに用いる．特に虚証の婦人の微熱発熱に用いられる．小柴胡湯より虚証で，加味逍遙散のようで，それが適用しないものによい」[17]という．

症 例

症例1 扁桃炎がはれて微熱が続く例（矢数道明治験）[18]

14歳男子．初診 昭和56年10月．主訴は9ヵ月前から微熱が続くこと．いままでもたびたび扁桃腺炎を起こしたことがあった．耳鼻科で扁桃腺の化膿と言われて1月に手術．しかし，その後もたびたびかぜをひき，微熱が続き，高いときは38度くらいになり，咳嗽，盗汗もある．舌白苔，咽が赤い．胸脇苦満を認める．よって小柴胡湯加桔梗石膏の内服，黄柏末液で含嗽させた．3週間後に熱感がなくなったが，37.1度の微熱がとれない．滋陰至宝湯にした．1ヵ月の服用で全く平熱となり，体力が回復した．（抄）

症例2 更年期女性の気管支炎（筆者治験例）

〔患者〕55歳 女性 主婦
〔初診〕X年11月
〔主訴〕咳嗽，喀痰，発汗とのぼせ
〔既往歴〕肺結核（27歳）
〔現病歴〕数年前から毎年冬になるとかぜをひきやすく，咳と痰が残って数ヵ月以上続く．今も咳痰がある．痰は粘稠で出にくい．軽い息切れを感じることがある．本年2月と6月の胸部X線像では陳旧性肺結核像のみ．10年来の通年性アレルギー性鼻炎で鼻水が多い．また，閉経（51歳）前後から発汗，のぼせ，焦燥感，抑うつ気分，頭痛などが続く．足冷える．睡眠は可．

〔身体的所見〕身長151cm，体重56kg．栄養良好，チアノーゼなし．胸部打聴診異常なし．心音純整．前脛骨部浮腫なし．腹部やや緊張して軽い胸脇苦満あり．右下腹部に軽度の腹筋緊張と圧痛を認めた．心窩部拍水音（振水音）なし．顔貌はやや抑うつ的．

〔検査所見〕血算，血液生化学検査，尿検査に異常なし．

〔経過〕麦門冬湯2週間，次に参蘇飲2週間投与したが無効．やはり咳と粘稠な痰が続くというので，第4週より滋陰至宝湯9g分3とした．第8週，「すごくよくなった．咳も痰もおさまってしまった」と喜んでくれた．同処方継続．第12週，「咳痰はその後も出ない」というので治療終了した．

鑑 別

1．咳嗽，喀痰を主とする場合
■清肺湯

気管支炎，慢性気管支炎で要鑑別．清肺湯は体質体格中等度で粘稠な膿性痰が多いものに使用．滋陰至宝湯適応例は虚弱で体力低下した者．

■滋陰降火湯

やや虚弱な者の気管支炎で要鑑別．虚弱で皮膚粘膜枯燥し，咳き込み，粘稠痰がある点は似るが，滋陰降火湯は皮膚粘膜の乾燥萎縮傾向があり栄養状態は可良．滋陰至宝湯は虚弱者で粘稠な痰とそれを出すための咳が主症状．滋陰降火湯は夜間，寝入りばなに乾咳で咳き込む．滋陰至宝湯は朝方の湿性咳嗽．

■ 参蘇飲

虚弱者の気管支炎で要鑑別．湿性咳嗽で喀痰が多い点は共通．参蘇飲のほうが，より痩せて体質虚弱，胃下垂顕著な人向き．

■ 竹筎温胆湯

気管支炎で要鑑別．不眠，真っ赤な顔で咳き込むことが目安．体質は中等度から虚弱者向け．滋陰至宝湯はより虚弱で慢性的に粘稠な膿性痰が続く者に使用．

2．微熱，発熱，寝汗を主とする場合

■ 加味逍遙散

虚弱者の発熱，微熱で要鑑別．更年期症候群，自律神経失調症が主．滋陰至宝湯は多かれ少なかれ気道症状が主の例に用いる．

■ 補中益気湯

虚弱者の発熱，微熱，寝汗，発汗傾向で要鑑別．虚弱者や慢性消耗性疾患で疲労倦怠感が強く，無気力感，食欲低下が続く例に使用．滋陰至宝湯は気道症状が主．

■ 十全大補湯

虚弱者の微熱，寝汗で要鑑別．全身の疲労倦怠が強く貧血傾向，皮膚枯燥傾向がある．滋陰至宝湯は気道症状が主で，貧血傾向，皮膚枯燥傾向はほとんどない．

■ 人参養栄湯

微熱，軽い咳嗽，喀痰で要鑑別．人参養栄湯は疲労，倦怠感が主．滋陰至宝湯は咳嗽，粘稠痰などに主眼を置いて用いる．

■ 柴胡桂枝乾姜湯

似ているが，柴胡桂枝乾姜湯は，比較的亜急性期で微熱，寝汗，動悸が主．膿粘性痰ではない．滋陰至宝湯適応例はより虚弱で多くは慢性気管支炎様症状が主．

引用文献

1) 陳師文，他：増広太平恵民和剤局方，09-07b～09-08a，和刻漢籍医書集成第4輯（小曽戸洋，他編），p.149，エンタプライズ，1988.
2) 龔廷賢：万病回春，06-21a，和刻漢籍医書集成第11輯，p.228，エンタプライズ，1991.
3) 小山誠次：古典に基づく エキス漢方方剤学，p.248-252，メディカルユーコン，1998.
4) 龔信，龔廷賢：古今医鑑，11-12b～11-13a，和刻漢籍医書集成第11輯（小曽戸洋，他編），p.241-242，エンタプライズ，1991.
5) 龔信，龔廷賢：古今医鑑，06-20b～06-21a，和刻漢籍第医書集成11輯（小曽戸洋，他編），p.227-228，エンタプライズ，1991.
6) 龔廷賢：万病回春，03-70b～03-74b，和刻漢籍医書集成第11輯（小曽戸洋，他編），p.125-127，エンタプライズ，1991.
7) 曲直瀬道三・原著，曲直瀬玄朔・増補：医療衆方規矩，近世漢方医学書集成5巻（大塚敬節，他編），p.171-172，名著出版，1979.
8) 香月牛山：牛山方考，近世漢方医学書集成61巻（大塚敬節，他編），p.202，名著出版，1981.
9) 香月牛山：牛山活套，近世漢方医学書集成61巻（大塚敬節，他編），p.365-366，名著出版，1981.
10) 香月牛山：牛山活套，近世漢方医学書集成61巻（大塚敬節，他編），p.515，名著出版，1981.
11) 香月牛山：牛山活套，近世漢方医学書集成61巻（大塚敬節，他編），p.519-520，名著出版，1981.
12) 香月牛山：牛山活套，近世漢方医学書集成61巻（大塚敬節，他編），p.540，名著出版，1981.
13) 大塚敬節，矢数道明，清水藤太郎：漢方診療医典，第6版，p.75，南山堂，2001.
14) 大塚敬節，矢数道明，清水藤太郎：漢方診療医典，第6版，p.78-79，南山堂，2001.
15) 大塚敬節：症候による漢方治療の実際，p.249，南山堂，1972.
16) 矢数道明：臨床応用漢方処方解説，増補改訂版，p.660，創元社，1982.
17) 矢数道明：漢方の臨床，27(4)：203，1980.
18) 矢数道明：漢方の臨床，29(2)：105，1982.

49

紫雲膏
shiunko

製品番号：501

〔構成生薬〕
ゴマ油（胡麻），当帰，紫根，
サラシミツロウ（白蝋），豚脂

処方の特徴

◼1 処方概要

紫雲膏は，火傷，痔疾，および炎症性あるいは角化性皮膚疾患に使用される漢方の軟膏である．

紫根 Lithospermi Radix はムラサキ科のムラサキ Lithospermum erythrorhizon Sieb. et Zuccarini（Boraginaceae）の根とされる[1]．Shikonin などを含み，抗菌作用，抗炎症作用，抗腫瘍作用などがあり，近年では抗HIV ウイルス作用が注目されている[2]．古典には，紫根煎液服用で麻疹が予防でき，罹患しても軽症で済むとの記載[3]もある．紫根の抗ウイルス作用を示唆すると思われ，興味深い．『神農本草経』には紫草の名で収載され，「心腹の邪気，五疸を治し．中を補い，気を益し，九竅を利し，水道を通ず」[4]とある．『漢方診療医典』では，「解熱，解毒，利尿剤で，瘡腫に用いる．また紫雲膏として外用する」[5]という．

サラシミツロウ White Beewax（白蝋）は「ミツロウ」を漂白したもの．ミツロウ Yellow Beewax（蜜蝋，黄蝋とも称す）は，ヨーロッパミツバチまたはトウヨウミツバチなどのミツバチの巣から得たロウを精製したもの[6]．軟膏基剤で，融点をあげるために用いるとされる[7]．

◼2 使用目標と応用

熱傷（火傷，湯傷），痔核による疼痛，肛門裂傷などが適用となる．脱肛軽症例にも用いられる．皮膚の乾燥性疾患で化膿傾向のないもの，すなわち皸裂（ひび，あかぎれ），皮膚の乾燥，いわゆる肌荒れにもよい．凍瘡，凍傷，疣贅（いぼ），鶏眼（うおのめ），胼胝（たこ），あせも，ただれ，外傷，褥瘡などにも応用される．乾燥性湿疹，尋常性乾癬などに有用な場合もあると思われる．原典の使用法である頭部白癬など真菌感染症については，抗真菌薬の外用あるいは内服による治療を優先すべきであろう．

禁忌として，本剤成分に対して過敏症の既往のある患者，重度（重症）の熱傷・外傷のある患者，化膿性の創傷で高熱のある患者，患部の湿潤やただれのひどい患者には，これらの症状が悪化するおそれがあるので使用しないこととされる．なお，紫雲膏は独特のにおいと色調（暗赤紫色）のため患者から敬遠されることもあるので注意が必要である．

論説

◼1 原典

紫雲膏（別名，潤肌膏．原典では紫雲）は華岡青洲（1760-1835）の創方で，明代の陳実功『外科正宗』（1617年刊）白禿瘡門にある潤肌膏に青洲が豚脂を加えて改良したものである．

1．華岡青洲『春林軒膏方』の記載[8]

〔条文〕紫雲（一名，潤肌膏）：禿瘡〈注1〉[9]，乾枯，白斑，痒みを為し，毛髪脱落，手足破裂皸〈注2〉[10,11]などの症を治す．

〔大意〕頭部白癬，皮膚が乾燥して枯れ枝のような状態，白く斑状のもの，痒みがあり，髪が抜け，手足にあかぎれ・ひびなどの症状によい．

2．潤肌膏：陳実功『外科正宗』の記載

■ 白禿瘡門の記載〈注3〉[11]

〔条文〕潤肌膏：禿瘡，乾枯，白斑，痒みを作し，髪脱するを治す．

■ 手足破裂門の記載[12]

〔条文〕手足破裂の破裂は乾枯の象なり．…潤肌膏，之を潤す．其の甚だしきは，当帰飲子を兼服して妙と為す．

〔解説〕『春林軒膏方』の記載が，『外科正宗』白禿瘡門と手足破裂門の記載とに基づくことは明らかである．潤肌膏については，多紀元堅（1795-1858）の『雑病広要』にも記載がある〈注4〉[13-15]．

3．神効当帰膏

華岡青洲『貼膏攷』に神効当帰膏が記載される[16]．内容は，当帰，黄蝋，胡麻油で，紫雲膏から紫根と豚脂を除いたものである．この神効当帰膏は元来『太平恵民和剤局方』瘡腫傷折門[17]に記載される軟膏で，使用法として「湯火傷，初起燎漿〈注5〉[18]，熱毒侵展し，焮赤疼痛，毒気壅盛，腐化して膿を成すを治す．瘡口を斂し，肌肉を生じ，熱毒を抜き，疼痛を止む」とある．すなわち神効当帰膏は，熱傷火傷の初期に水疱ができて局所が熱をもち腫れ痛み，化膿傾向のあるときに用いるということである．紫雲膏の応用に参照されたと考えられる．

2 江戸時代医家の論説（筆者意訳）

■ 華岡青洲に自著はなく，弟子達の記録が残っているが，その中では"癰疽"（皮下に膿瘍を作る化膿症）の治りぎわで肉があがってくるとき[19]，手足破裂（あかぎれ）[20]，外科手術後の創部[21]，あるいは刀傷（金瘡）[22]などに外用するとの記載が見られる．

■ 華岡青洲の弟子である本間棗軒（1804-72）の『瘍科秘録』には，「肌肉を潤し疼痛を止め肉を長ず」[23]とし，痔疾脱肛[24]，各種手術後[25]，脱毛[26]，火傷[27]，癰で切開排膿後などに肉が上がり始めたとき[28]などに用いる機会があるとする〈注6〉[29-31]．

■ 浅田宗伯（1815-94）の『勿誤薬室方函』には，「肌を潤し肉を平らにす．瘡の痕，色変ずる者，之を貼すれば常に復す」とある[32]．また，宗伯の治験録『橘窓書影』には痔核，肛門痛の2例が記載される[33]．

3 近年の論説

■ 紫雲膏の製法については，浅田宗伯に連なる木村長久（1910-45）[34]が昭和初期の『漢方と漢薬』に詳記しており，以後，これが参考とされるようになったと思われる．

■ 渡邊武ら[35]は，紫雲膏の製法に関する基礎的研究とともに古今の記載を紹介，紫雲膏は，切傷，擦過傷，打撲傷等の外傷，凍傷，火傷，螫刺（虫咬傷），潰瘍，痔疾，痔瘻，脱肛，

〈注1〉禿瘡：「しらくも」すなわち頭部白癬[9]．

〈注2〉手足破裂皸：手足破裂は「あかぎれ」[10]．皸は皹と同じで「ひび」．『広辞苑』（岩波書店）：ひび（皹）．「『あかぎれ』はその甚だしいもの」とある．

〈注3〉「白禿瘡は，膝理開くことを司り，外風，襲い入り，結聚して散ぜず，気血，潮せざるを致せば，皮肉枯れ，発して白禿と為る．久しいときは則ち髪落ち，根，栄養する無し．如し禿斑光潤にして痒からざれば内血已に潮す．薑を以て，潤肌膏を蘸し，常に擦すれば其の髪，漸に生ず．（以下略）」とある．

〈注4〉「皮燥き眉脱するを治す」とあり，内容は当帰・紫草・麻油・黄占，出典を『癰瘍全書』とする[13]．黄占は『用薬須知後編』[14]に黄蝋とある．『癰瘍全書』は，『雑病広要』採択書目[15]に『諸風癰瘍全書』（清・釋傳傑）とある．

〈注5〉燎漿について，『九折堂読書記』[18]に，「燎漿は火瘡に似たり．名づけて燎瘡と曰う」とある．第二度火傷で水疱形成した状態と思われる．『貼膏攷』では，燎漿を燎疽とする．

〈注6〉このほか，梅瘡（梅毒の皮膚病変），天然痘の経過中の鼻炎[29]，頭瘡で鍼を刺した後[30]などにも用いるとする．なお，『療治知要』[31]にも記載がある．

糜爛,湿疹,乾癬,角化症,水虫,うおのめ,胼胝,水疱,面皰,疣贅,皸裂,あかぎれ,かぶれ,あせも等に応用するという.

■ 矢数道明(1905-2002)[36]は,「肌の乾燥や荒れ,潰瘍や増殖性,また皮膚の色素異常を目的としている.しかし,必ずしも乾燥したもののみに限るという訳ではなく,ときには湿性のものに効くこともあり,また排膿や瘙痒のあるものには奏功し難いというが,ときによく効くこともあるようである」とし,広く皮膚疾患に応用されるが,とくに乾癬,角皮症,水虫,疣贅(いぼ),胼胝(たこ),鶏眼(うおのめ),外傷(切傷,擦過傷,打撲傷),褥瘡,火傷,潰瘍,下腿潰瘍,糜爛などによく奏効するようであるという.

■ 大塚敬節(1900-80),矢数道明ら共著の『漢方診療医典』[37]には,「よく肌を潤し,肉を平らにするというもので,漢方外科のうちもっとも重要なものとされている.肌の乾燥,荒れ,潰瘍,増殖性の皮膚異常を目標とする.しかし必ずしも乾燥したものと限らないし,排膿や痒みのあるものにも効くことがある.…総じていえば消炎,止血,殺菌,鎮痛,強壮,肉芽形成促進,傷臭防止除去など,広範な作用がある.以上の目標に従って本方は湿疹,乾癬,角皮症,…,うおのめ,たこ,膿痂疹,面皰,疣贅,とびひ,あせも,かぶれ,わきが,円形脱毛症,…などの皮膚疾患,外傷,凍傷,褥瘡,火傷,…潰瘍,下腿潰瘍,瘻孔,痔,痔瘻,脱肛,…,びらん(糜爛)など…に広く応用される」とする.

症 例

症例1 掌蹠の荒れ症に温清飲と紫雲膏(矢数道明治験)[38]

75歳男子,初診昭和56年7月.主訴としては7年前から,手のひらと足の裏が,ざらざらに乾いて皮がむけ,赤い地肌となり,痛みを訴えるようになった.病院では接触性皮膚炎という診断であった.…食欲,便通,睡眠ともに普通.分泌物はなく膿疱症ではない.栄養は普通で顔色は赤い方,…両手掌も赤い地肌で,ザラザラして皸裂を生じ,皮が剥げている.足の裏は両方とも踵から半分中央の部分までがザラザラで皸裂を生じ,下腹部,両腕関節の内側も赤くザラザラして皮が剥げている.腹部は力があって膨満し,右の胸脇苦満がある.…温清飲に薏苡仁を加えて与え,紫雲膏を外用させた.漸次快方に向かい,4ヵ月後には大体70%快方に向かい,年末には80%好転してきた.…7年来皮膚科専門の治療によっても好転しなかったものが,よくここまでよくなったと喜ばれた(抜粋).

症例2 火傷(大塚敬節治験例)[39]

先年…の家で診察をしていた時,台所で女の悲鳴をきき,びっくりしてたずねてみると,てんぷら油がとびちって,お嬢さんが,顔,手などに火傷をしたという.そこで持ち合わせの紫雲膏をぬってあげたところ,たちまち疼痛を忘れ,あとも残らずに治ってしまった.…スキーで転倒して,顔の皮のすりむけたものに用いて,たちまち治ったこともある.

症例3 子供のうおのめに紫雲膏湿布(松田邦夫治験)[40]

〔患者〕長女 小学生

〔経過〕足の裏にいつもうおのめを作るのであるが,弱虫で灸治は熱いから嫌だというので,仕方なく紫雲膏を塗ってバンドエイドを貼っておいた.この紫雲膏の湿布は有効で,これできれいに治ってしまった.子供などは,皮膚が柔らかいから,子供のうおのめ程度なら紫雲膏単独でも有効であろう.

引用文献

1) 厚生労働省：第16改正日本薬局方, p.1513, 2011.
2) 鳥居塚和生：モノグラフ 生薬の薬効・薬理, p.207-214, 医歯薬出版, 2003.
3) 片倉鶴陵：青嚢瑣探, 上巻・麻疹予防, 1-36a〜1-36b, 近世漢方医学書集成81巻（大塚敬節, 他編）, p.89-90, 名著出版, 1982.
※麻疹の流行時に紫根を服用した一家が無事であったとの記載がある.
4) 森立之：神農本草経, 復元本, 近世漢方医学書集成53巻（大塚敬節, 他編）, p.74-75, 名著出版, 1981.
5) 大塚敬節, 矢数道明, 清水藤太郎：漢方診療医典, 第6版, p.413-414, 南山堂, 2001.
6) 厚生労働省：第16改正日本薬局方, ミツロウ, サラシミツロウ, p.1305, 2011.
7) 大塚敬節, 矢数道明, 清水藤太郎：漢方診療医典, 第6版, p.430, 南山堂, 2001.
8) 華岡青洲：春林軒膏方, 23b〜24a, 近世漢方医学書集成30巻（大塚敬節, 他編）, p.238-239, 名著出版, 1980.
※春林軒は華岡青洲の堂号. 松岡恕庵『用薬須知後編』は, 香油を「ゴマノアブラ也」(1-19a, 近世漢方医学書集成55巻, 1980)とする. マンテイカは, 同じく『用薬須知後編』猪の項に「猪脂 ブタノアブラ. …蛮名マンテイカという」(3-14a, 前同)とある.
9) 華岡青洲：瘍科瑣言, 白禿瘡, 近世漢方医学書集成29巻（大塚敬節, 他編）, p.223, 名著出版, 1980.
※「俗にいう, しらくもなり」とある.
10) 華岡青洲：瘍科瑣言, 手足皸裂, 近世漢方医学書集成29巻（大塚敬節, 他編）, p.220, 名著出版, 1980.
※「俗にいう, あかぎれなり」とある.
11) 陳実功：外科正宗, 白禿瘡第一百八, 潤肌膏, 4-72b, 和刻漢籍医書集成第13輯（小曽戸洋, 他編）, p.202, エンタプライズ, 1988.
12) 陳実功：外科正宗, 手足破裂第一百四, 4-68b〜4-69a, 和刻漢籍医書集成第13輯（小曽戸洋, 他編）, p.200-201, エンタプライズ, 1991.
13) 多紀元堅：雑病広要, 第四十, 潤肌膏, 近世漢方医学書集成52巻（大塚敬節, 他編）, p.389, 名著出版, 1981.
14) 松岡恕庵：用薬須知後編, 雑著目録・諸薬異号, 4-9b, 近世漢方医学書集成55巻（大塚敬節, 他編）, p.440, 名著出版, 1980.
15) 多紀元堅：雑病広要, 近世漢方医学書集成48巻（大塚敬節, 他編）, p.32, 名著出版, 1981.
16) 華岡青洲：貼膏攷, 近世漢方医学書集成30巻（大塚敬節, 他編）, p.269, 名著出版, 1980.
17) 陳師文, 他：増広太平恵民和剤局方, 8-25a, 和刻漢籍医書集成第4輯（小曽戸洋, 他編）, p.143, エンタプライズ, 1979.
18) 山田業広：九折堂読書記, 千金方, 1-60a, 近世漢方医学書集成93巻（大塚敬節, 他編）, p.131, 名著出版, 1982.
19) 華岡青洲：瘍科瑣言, 近世漢方医学書集成29巻（大塚敬節, 他編）, p.103-104, 名著出版, 1980.
20) 華岡青洲：瘍科瑣言, 手足破裂, 近世漢方医学書集成29巻（大塚敬節, 他編）, p.220, 名著出版, 1980.
※紫雲膏と加味逍遙散加荊芥地骨皮を併用するという. 『燈火医談』にも記載あり（同, p.341-342）.『燈火医談』にはまた, 「ひび」には紫雲膏を塗り込めるべしとある（同, p.351）.
21) 華岡青洲：青洲先生治験録, 兎唇の術後, p.484-485／燈火医談, 倒睫（さかさまつげ）の外科的処置後, p.357-358／鎖陰の切断手術後, p.364-365, 近世漢方医学書集成29巻（大塚敬節, 他編）, 名著出版, 1980.
22) 華岡青洲：燈火医談, 後編, 近世漢方医学書集成29巻（大塚敬節, 他編）, p.373, 名著出版, 1980.
※また乳癰に用いるとの記載あり（同, p.277-278）.
23) 本間棗軒：瘍科秘録, 近世漢方医学書集成114巻（大塚敬節, 他編）, p.64-65, 名著出版, 1983.
24) 本間棗軒：瘍科秘録, 痔疾, 近世漢方医学書集成114巻（大塚敬節, 他編）, p.44-47, 名著出版, 1983.
25) 本間棗軒：瘍科秘録, 兎缺（＝口唇裂）, p.269／鎖陰, p.277／鎖肛, p.282／駢拇枝指（生まれつき二指が付いたもの）, p.295, 近世漢方医学書集成114巻（大塚敬節, 他編）, 名著出版, 1983.
26) 本間棗軒：瘍科秘録, 油風（毛髪の禿落すること）, 近世漢方医学書集成114巻（大塚敬節, 他編）, p.365-367, 名著出版, 1983.
27) 本間棗軒：瘍科秘録, 湯溌火燒（ヤケド）, 近世漢方医学書集成114巻（大塚敬節, 他編）, p.384, 名著出版, 1983.
28) 本間棗軒：瘍科秘録, 癰疽, 近世漢方医学書集成115巻（大塚敬節, 他編）, p.22, 名著出版, 1983.
29) 本間棗軒：瘍科秘録, 梅瘡／p.121, 天然痘の経過中の鼻炎／p.288-289, 近世漢方医学書集成114巻（大塚敬節, 他編）, 名著出版, 1983.
30) 本間棗軒：続瘍科秘録, 近世漢方医学書集成116巻（大塚敬節, 他編）, p.372, 名著出版, 1984.
31) 本間棗軒：療治知要, 近世漢方医学書集成23巻（大塚敬節, 他編）, p.45-46, p.143, p.228-229, 名著出版, 1979.
32) 浅田宗伯：勿誤薬室方函, 近世漢方医学書集成95巻（大塚敬節, 他編）, p.289, 名著出版, 1982.
33) 浅田宗伯：橘窓書影, 近世漢方医学書集成100巻（大塚敬節, 他編）, p.545-546／p.568, 名著出版, 1983.
34) 木村長久：［質疑応答］紫雲膏の製法. 漢方と漢薬, 1(6)：99, 1934.
35) 渡邊武, 後藤実：漢方方剤の煎出法に関する研究（第4報）―紫雲膏の研究―. 日本東洋医学雑誌, 5(4)：19-25, 1955.
36) 矢数道明：漢方外用薬の特質とその応用―紫雲膏の運用について. 漢方の臨床, 18(04-05合併号)：358-367, 1971.
※旧・中将湯ビル診療所薬局長だった高橋国海の工夫した紫雲膏製法を詳しく紹介している点でも重要. 紫雲膏の製法については, 海老塚吉次：紫雲膏の製法. 漢方の臨床, 12(8)：471-472, 1965. などもある.
37) 大塚敬節, 矢数道明, 清水藤太郎：漢方診療医典, 第6版, p.349-350, 南山堂, 2001.
38) 矢数道明：漢方の臨床, 29(2)：23-24, 1982.
39) 大塚敬節：症候による漢方治療の実際, 第4版, p.488, 南山堂, 1979.
40) 松田邦夫：いぼの灸治療追試とその考察. 漢方の臨床, 28(5)：24-29, 1981.
※このほかに, 灸で焼いた後に紫雲膏を外用した有効例として, ウイルス性いぼ3例, ほくろ（？）1例, うおのめ1例を報告.

50 四逆散
shigyakusan

製品番号：35

〔構成生薬〕
柴胡，芍薬，枳実，甘草

処方の特徴

1 処方概要

四逆散は，腹痛をともなう消化器疾患のほか，心身症，抑うつ状態などに用いる漢方薬の1つである．

柴胡を含む処方（柴胡剤）の1つである．柴胡は，中枢抑制，抗炎症，抗潰瘍などの作用，免疫系に対する作用，ステロイド様作用などが知られている[1]．ただし，本処方は黄芩を含まない点で他の柴胡剤とは異なる．処方中の柴胡，枳実，芍薬は，大柴胡湯から黄芩，半夏，大黄，大棗，生姜を除いたものと見ることができ，大黄などを含まないことから，大柴胡湯よりやや虚証に用いると解釈される．

本処方はまた，芍薬甘草湯，枳実芍薬散を含む．芍薬甘草湯は，"こむらがえり"の薬であるが，骨格筋と内臓筋とを問わず，急性の筋痙攣に即効がある．枳実芍薬散（枳実，芍薬）は，『金匱要略』婦人産後病篇の処方で，産後の腹痛に用いるとされる[2]．

2 使用目標と応用（表1）

現代では主として慢性疾患に用いられる．急性胃炎，慢性胃炎，胃潰瘍（再発予防），過敏性腸症候群，胆石症など，腹痛をきたす疾患が対象となる．このほか，心身症，神経症，鼻炎，副鼻腔炎にも応用される．

重要なポイントは，体質中等度以上で胸脇苦満があることである．腹壁の緊張があり，とくに腹直筋が上腹部で強く緊張している．肩から背の筋肉の厚みがあって緊張していることが多い．

急性疾患に用いることはまれであろうが，急性腸管感染症などに応用のできる可能性がある．

論 説

1 原 典

張仲景『傷寒論』『金匱玉函経』

『傷寒論』巻第六・弁少陰病脈証并治中第十一[3]

〔条文〕少陰病，四逆，其の人，或いは欬し，或いは悸し，或いは小便利せず，或いは腹中痛み，或いは泄利下重の者は，四逆散之を主る〈注1〉[4]．

表1　四逆散の使用目標と応用

- ■ 応　用
  - ・急性胃炎，慢性胃炎，胃潰瘍（再発予防），過敏性腸症候群，胆石症，胆嚢ジスキネジー，心身症，神経症，鼻炎，副鼻腔炎　など
- ■ 症　候
  - ・腹痛，肩こり，背こり，心因性悪化傾向，軽度抑うつ状態，不眠傾向　など
- ■ 腹部所見
  - ・胸脇苦満，腹直筋が上腹部で緊張
- ■ 体　質
  - ・中等度以上

〔大意〕"少陰病"（のように見える状態）で，手足が非常に冷たくなり，病人は咳が出たり，動悸がしたり，小便が出にくかったり，腹痛したり，あるいは裏急後重（テネスムス，しぶり腹）をともなう下痢であったりするときには，四逆散の主治である．

〔解説〕四逆散の四逆とは，四肢逆冷の意とされる〈注2〉[5,6]．少陰病とは，「少陰の病たる，脈微細，ただ寝ねんと欲するなり」[4]とされ，基本的には"裏寒"，すなわち内臓機能とくに消化器系機能の低下と，それによって起こる全身的な新陳代謝低下状態をいい，真武湯などの"温める"薬を用いるべき状態とされる．この条では，少陰病の処方として四逆散が記載されるが，これは本来の少陰病ではない．実際は"裏熱"（内臓とくに消化器系の機能の異常亢進，炎症など）であるのに，かえって手足がひどく冷える（四肢厥冷）という病態，すなわち，いわゆる"熱厥"〈注3〉[8-12]であり，これに四逆散を用いると解釈される．この条は意味が通じにくく，なんらかの錯簡があると思われる．湯本求真[13]，大塚敬節[14]は，四逆散は，この原典の指示を目標とせず，腹証などによって慢性疾患に用いるという．

2 中国医書の記載

- 孫思邈の『千金翼方』巻10[15]には『傷寒論』とほぼ同文があるが，「或いは泄利下重の者」を「或は洩利下重」とする．意味は同じであろう．王燾の『外台秘要方』巻2傷寒小便不利方[16]には，『千金翼方』のこの部分が引用される．
- この他，『玉機微義』[17]『医学入門』[18]『医方考』[19]『万病回春』[20]などに記載が見られるが，臨床的なものはない．

3 江戸時代医家の論説（筆者意訳）

1．和田東郭

- 四逆散の臨床的価値を再認識して慢性疾患に応用したのは，江戸中期に京都で活躍した和田東郭（1744-1803）を嚆矢とする．『蕉窓雑話』は東郭の言行を弟子達が記録した書で，これには「東郭先生が，四逆散という処方を棄廃されていたものの中より取り上げ用いられた．それ以後，世の医者がしばしば用いるようになった」[21]と記載される．
- 東郭自身が執筆した『蕉窓方意解』[22]には，「四逆散は大柴胡湯の変方で，その目標とする腹形は，心下および両季肋下に強い"聚り"（腹筋緊張）があり，その"凝り"（腹筋緊張）が胸中にも及ぶほどである．また，両側の脇腹も強く"拘急"（腹筋緊張）する．…全体

〈注1〉同文が『金匱玉函経』巻第四・弁少陰病形証治第八[4]にある．

〈注2〉四逆：四逆とは四肢逆冷する意とされる[5]．成無己（1064-1156？）の『注解傷寒論』（1144年成立）巻6[6]には，「四逆とは，四肢が温まらないことである．傷寒の邪が三陽にあるときは手足は必ず熱する．邪が伝わって太陰に到れば手足は自ずから温かい．少陰に到れば邪熱が次第に深くなるので四肢は逆して温かではなくなる．厥陰に及べば手足は厥冷する．これ（厥冷）もまた逆より甚だしい．四逆散は，この陰に伝わった熱を散ずるのである」とある．

〈注3〉熱厥：手足は冷えるが，その原因が"裏熱"とされる状態（表寒裏熱）．『黄帝内経素問』厥論篇第四十五[8]に，「黄帝問うて曰く，厥の寒熱とは何ぞや．…岐伯，対えて曰く，陽気，下より衰うれば則ち，寒厥を為す．陰気，下より衰うれば則ち熱厥を為す」とある．王冰の注に，「厥とは気逆上するを謂うなり」，「陽とは足の三陽脈を謂う．陰とは足の三陰脈を謂う．下とは足を謂うなり」とある．巣元方の『諸病源候論』巻12・寒熱厥候[9]には，「夫れ厥とは逆なり．陰陽の二気，卒に衰絶し，常度より逆する有るを謂う．若し陽気，下より衰うれば，則ち寒厥を為す．陰気，下より衰うれば則ち熱厥を為す」という．『証治要訣』巻2[10]は，傷寒の経過中の熱厥の症候を述べ，寒厥との鑑別を「熱厥は，手足冷ゆと雖も指甲却って煖なり．寒厥の指甲（手背）を并せて倶に冷ゆるが若からず．此れ陰陽を弁ずる要法なり」とする．わが国の『病名彙解』[11]の寒厥と熱厥の項に『証治要訣』からの引用がある．多紀元堅の『雑病広要』[12]には厥について詳しい論がある．

の腹の形，心下および季肋下の様子をよく会得して，その症候が具わっていれば，手足の冷えが強くとも，この薬で治すことができる．本当の少陰病の四肢厥逆とは，脈や腹の様子が大いに違う．…自分は長年この薬を疫病や雑病に用いて様々な病気を治してきた．その例は数え切れない．希代の霊方である」としている．『蕉窓雑話』では，「小建中湯類の腹証は，"攣急"（硬直して棒状の腹筋）を皮下に浅く触れ，腹皮も薄い．大柴胡湯および四逆散などは，"腹皮の今一つ裏で攣急し上皮は厚いようである"（皮下が厚く，緊張した腹筋をやや深く触れる）」といい，また「建中湯の攣急は専ら"中脘"（上腹部正中近傍）にあって皮下の浅いところで触れる．四逆散の攣急は主として季肋下にあって皮膚からやや深いところに触れる」という[23]．また，産後に抑うつ的になり頭冒感を覚えた女性に，四逆散に生地黄と紅花を加えて有効だった例[24]が記載される．

2．東郭以後の使用法

■ 目黒道琢（1739-98）は『饗英館療治雑話』[25]に，「四逆散の訣」として，「心下が常につかえ，両季肋部で腹直筋が張って緊張しており，とくに左側で強い．胸中まで何かがつまっているような不快感がある．ものごとに怒りっぽく，背中や肩がこる．これらの症状はみな"肝鬱"の症候である．…和田家では，慢性疾患患者を100人治療すれば50～60人に四逆散加減を用いると，門人の話である．…自分も近年，この処方を用いてみると効果がある．"疝気"に有効例が多い」という．

■ 原南陽（1752-1820）は，「四逆散は，和田東郭の得意とする処方で，疝をよく治すようである．…もっとも即効はないようである」（『寄寄方記』[26]）といい，四逆散に牡蠣，呉茱萸を加えて蔓倩湯と名づけ，急性および慢性の腹痛発作，胃炎様症状などに用いている．すなわち，『叢桂亭医事小言』に，「蔓倩湯は，

陳久の腹痛発作，"澼嚢"（胃拡張，慢性胃炎など），嘈囃，食べたものを吐くという者を治す」[27]とある．

■ 有持桂里（1758-1835）は『校正方輿輗』で，「大柴胡湯を用いるべき場合に似て，症状がやや緩やかな者に"徐々に"（比較的長く）用いてよい．"痃癖"（肩こり），腹部疝痛に用いる良剤である」[28]といい，また，「痢病（急性腸管感染症）で，大柴胡湯を用いて解熱後に，腹痛，"拘攣"がなお強い者に用いてよい．…四逆散は痢病も調理薬というほどのものであろう」[29]という．

■ 百々漢陰（1776-1839）・百々鳩窓（1808-78）は，『梧竹楼方函口訣』[30]で，『傷寒論』の条文の主治は疑わしく，薬味から考えて"腹中痃癖"に用いるという．痃癖は通常は肩こりの意だが，ここでは再発性腹痛の意であろう．

■ 幕末の尾台榕堂（1799-1870）は『類聚方広義』頭注[31]で，「痢疾で，何日も下痢が止まらず，胸脇苦満，心下痞塞があり，腹中が硬く張って痛み，裏急後重する者を治す」とし，真武湯，桂枝人参湯と鑑別が必要という．

■ 山田業広（1808-81）は『椿庭先生夜話』[32]で，四逆散は東郭が主張するほどには効かないという．これは業広の正直な感想であろう．

4 近年の論説

■ 湯本求真（1876-1941）は『皇漢医学』第2巻[13]で，「本方証は真の少陰病にあらず，本方もまた少陰病の主方たる四逆湯と異なり，熱薬たる乾姜，附子を有せざれば，陰証を治するの能力なし．然るに師が本方証に少陰病四逆といい，方名もまた四逆と名づくるは，…本方が少陰病の寒厥に疑似する熱厥を治する場合を示さんがためなり．…本方は，通常，冒頭の五字に拘わることなく，左記腹証を主目的とし，その人，或は云々の師論および諸家の所説を副目的として運用すべし」とし，

「本方の腹証は大柴胡湯に酷似すれども，異なるところは，…内部空虚にして，按ずるに抵抗なし」という．

■細野史郎[33]は，和田東郭の研究を通じて四逆散を様々な疾患に使用するようになったと述べ，子息・細野八郎[34]は，四逆散の使用目標を，「腹証というよりも，むしろ気をひらくということに重きをおいて四逆散を用いるようになりました．…気分が憂鬱であること，ねつきが悪い，大便がすっきり出ない，こんな人で脈にどちらかというと力があり，更に特有の腹証があれば猶よろしい」と述べている．

■『漢方診療医典』[35]では，四逆散の使い方を，「大柴胡湯よりは虚証で，小柴胡湯よりは実証のものを目標とする．そこで腹証では胸脇苦満が認められ，腹直筋が季肋下で拘攣している．本方は柴胡剤の証で，手足の厥冷するものを治し，また俗にいう癇のたかぶるものに用いる．…本方の応用は大柴胡湯および小柴胡湯に準ずるが，胆嚢炎，胆石症，胃炎，胃潰瘍，鼻炎，神経症，血の道症などに用いる機会がある」という．

■大塚敬節（1900-80）は『症候による漢方治療の実際』[36]で，腹痛，性欲減退・遺精，鼻炎・副鼻腔炎に用いるとする．

症 例

腹痛などの消化器症状に関する症例報告は意外に少ない．筆者は過敏性腸症候群，胆石症に有効と思われる例を経験している．ここでは副鼻腔炎の例を紹介する．

[症例] 副鼻腔炎（大塚敬節治験）[37]

28歳男子．半年ほど前から蓄膿症の治療中であるが，よくならない．1ヵ月ほど前に鼻中隔弯曲の手術をうけた．主訴は，7～8年来の後頭痛．鼻汁が多くて，後鼻漏もある．不眠がある．大便1日1行．腹診で左右季肋下より臍傍にかけて腹直筋が棒のように硬い．四逆散加茯苓，辛夷，薏苡仁を与えた．服用後，頭が軽くなり，睡眠がとれるようになった．3ヵ月ほど服薬し，かぜもひかなければ，鼻もつまらず，鼻汁も流れるようなことがなくなり，服薬を中止した．（抄）

鑑 別

■大柴胡湯

胆石症，抑うつ状態などで要鑑別．体質中等度以上で，強い胸脇苦満，肩こりがある点は共通．四逆散のほうが胸脇苦満は軽く，便秘もない．

■柴胡桂枝湯

腹痛，肩こりなどで要鑑別．四逆散は柴胡桂枝湯よりも実証，すなわち栄養状態がよく，腹筋が厚く，緊張も強い．

■柴胡加竜骨牡蛎湯

神経症，心身症で要鑑別．栄養状態良好で胸脇苦満が強い点は共通．柴胡加竜骨牡蛎湯では腹部大動脈拍動を認めることが多いが，鑑別困難な例も多い．

■抑肝散

神経症，精神不穏，不眠傾向で要鑑別．抑肝散は痩せ型で腹筋緊張が弱いこと，怒りっぽくて感情失禁することなどが目標．

■半夏瀉心湯

過敏性腸症候群で要鑑別．体質的には類似．半夏瀉心湯は心下痞鞕（心窩部膨隆して弾性硬），四逆散は胸脇苦満と季肋下部腹直筋緊張，ときに鑑別困難．

■桂枝加芍薬湯

過敏性腸症候群で要鑑別．桂枝加芍薬湯無効例で，栄養状態良好な者に四逆散を用いる．

引用文献

1) 鳥居塚和生：モノグラフ 生薬の薬効・薬理，p.141-150，医歯薬出版，2003.
2) 張仲景：元・鄧珍本『金匱要略』，3-3b，復刻版，p.89，燎原書店，1988.
3) 張仲景：明・趙開美本『傷寒論』，6-11b～12a，復刻版，p.268-269，燎原書店，1988.
4) 張仲景：清・陳世傑本『金匱玉函経』，4-6a，復刻版，p.193，燎原書店，1988.
5) 小曽戸洋：漢方一話 処方名のいわれ，33 四逆散．漢方診療，14(4)：31，1995.
6) 成無己：注解傷寒論，6-10a～b，和刻漢籍医書集成第16輯（小曽戸洋，他編），p.66，エンタプライズ，1992.
7) 張仲景：明・趙開美本『傷寒論』，6-5b，復刻版，p.252，燎原書店，1988.
8) 重広補註黄帝内経素問，12-11a，復刻版，p.92，国立中医薬研究所，中華民国，1979（民国68年）．
9) 巣元方：諸病源候論，12-7b，復刻版，東洋医学善本叢書6，宋版諸病源候論，p.78，東洋医学研究会，1981.
10) 伝・戴元礼：証治要訣，和刻漢籍医書集成第7輯（小曽戸洋，他編），p.19，エンタプライズ，1989.
11) 蘆川桂洲：病名彙解，近世漢方医学書集成64巻（大塚敬節，他編），p.229-230，p.312，名著出版，1982.
12) 多紀元堅：雑病広要，近世漢方医学書集成52巻（大塚敬節，他編），p.281-288，名著出版，1981.
13) 湯本求真：皇漢医学，第2巻，復刻版上巻，p.150-155，燎原書店，1988.
14) 大塚敬節：臨床応用傷寒論解説，p.443-445，創元社，1974.
15) 孫思邈：千金翼方，10-5b，復刻版，東洋医学善本叢書13，元版千金翼方・上，p.500，オリエント出版社，1989.
16) 王燾：外台秘要方，2-23a，復刻版，東洋医学善本叢書4，宋版外台秘要方・上，p.53，東洋医学研究会，1981.
17) 劉純：玉機微義，32-6a，和刻漢籍医書集成第5輯（小曽戸洋，他編），p.340，エンタプライズ，1989.
18) 李梴：医学入門，和刻漢籍医書集成第9輯（小曽戸洋，他編），p.301，エンタプライズ，1989.
19) 呉崑：医方考，和刻漢籍医書集成第10輯（小曽戸洋，他編），p.29-30，エンタプライズ，1990.
20) 龔廷賢：万病回春，和刻漢籍医書集成11輯（小曽戸洋，他編），p.61，エンタプライズ，1991.
21) 和田東郭：蕉窓雑話，近世漢方医学書集成15巻（大塚敬節，他編），p.62，名著出版，1979.
22) 和田東郭：蕉窓方意解，近世漢方医学書集成16巻（大塚敬節，他編），p23-25，名著出版，1979.
23) 和田東郭：蕉窓雑話，近世漢方医学書集成15巻（大塚敬節，他編），p.61-62，p.63，名著出版，1979.
24) 和田東郭：蕉窓雑話，近世漢方医学書集成15巻（大塚敬節，他編），p.506，名著出版，1979.
25) 目黒道琢：餐英館療治雑話，近世漢方医学書集成107巻（大塚敬節，他編），p.106-107，名著出版，1983.
26) 原南陽：寄奇方記，近世漢方医学書集成20巻（大塚敬節，他編），p.275，名著出版，1979.
27) 原南陽：叢桂亭医事小言,近世漢方医学書集成19巻（大塚敬節，他編），p.320，名著出版，1979.
28) 有持桂里：校正方輿輗，近世漢方医学書集成85巻（大塚敬節，他編），p.325-326，名著出版，1982.
29) 有持桂里：校正方輿輗，近世漢方医学書集成87巻（大塚敬節，他編），p.39，名著出版，1982.
30) 百々漢陰，百々鳩窓：梧竹楼方函口訣，復刻版，p.20，春陽堂書店，1976.
31) 尾台榕堂：類聚方広義，近世漢方医学書集成57巻（大塚敬節，他編），p.354-355，名著出版，1980.
32) 山田業広：椿庭先生夜話,近世漢方医学書集成94巻（大塚敬節，他編），p.315，名著出版，1982.
33) 細野史郎：和田東郭と漢方医学観．漢方の臨床，10(9-10合併)：5-49，1963.
34) 細野八郎：聖光園グループ座談会（出席者：坂口弘，細野八郎，矢数道明，他）．漢方の臨床，17(10)：9-26，1970.（p.16での発言）
35) 大塚敬節，矢数道明，清水藤太郎：漢方診療医典，第6版，p.350，南山堂，2001.
36) 大塚敬節：症候による漢方治療の実際，第5版，p.335-336，p.419，p.583，南山堂，2000.
37) 大塚敬節：漢方診療三十年，p.165，創元社，1980.

51 四君子湯
shikunshito

製品番号：75

〔構成生薬〕

人参，朮，茯苓，甘草，生姜，大棗

処方の特徴

1 処方概要

四君子湯は，虚弱者の機能性胃腸症，食欲低下などに用いる漢方薬である．

古典的表現では，"脾胃虚弱"すなわち胃腸虚弱で食欲がない者に用いるとされ，"気虚"に用いるとも表現される．"気虚"とは，消化吸収機能低下によって気力体力の低下した状態を指すと思われる．

この処方は，人参湯（人参，朮，甘草，乾姜）から乾姜を除き，茯苓，生姜，大棗を加えた構成である．本処方に二陳湯を合方する，すなわち陳皮と半夏を加えると六君子湯になる．さらに，四君子湯と四物湯とを合方すると八珍湯，これにさらに桂皮と黄耆とを加えると十全大補湯になる．

四君子湯は加減方が多く，四君子湯類あるいは四君子湯加減と呼ばれる．四君子湯と関連する処方には，六君子湯，補中益気湯，帰脾湯，加味帰脾湯，清心蓮子飲，半夏白朮天麻湯などがある．

2 使用目標と応用（表1）

四君子湯は，消化吸収機能の低下とそれにともなう気力体力の衰えが第一の使用目標となる．痩せて顔色が悪く貧血様であることが多い．多くは胃下垂高度で，食欲不振，腹鳴，下痢などの消化器症状とともに，元気がない，気力がない，非常に疲れてだるいなどの訴えがある．食後に眠くてたまらない，手足がだるい，かぜをひきやすいなどの愁訴も多い．

腹部は腹筋や皮下脂肪の発達が不良で軟弱である．胃下垂の徴候である心窩部拍水音（振水音）を認める（図1）．上腹部正中線上に解剖学的白線（正中芯）を触れることが多く，ときに下腹部にも触れる．脈は，細く沈んで触れにくく弱い．

応用としては，機能性胃腸症（慢性胃炎，胃下垂・胃アトニー症）をはじめ，慢性下痢（腹痛なし）などがある．癌，結核，慢性閉塞性肺疾患（COPD），抗癌剤使用などで食欲低下して衰弱した者にも，食欲回復とそれによる全身状態改善を目的に広く用いる．胃腸虚弱体質の改善，胃腸虚弱者の痔疾，脱肛などにも用いる．

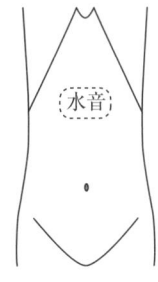

図1 心窩部拍水音（振水音）

上腹部腹壁をたたくと水音がする腹壁の軟らかい例が多い

表1 四君子湯の使用目標と応用

■応用
・機能性胃腸症（慢性胃炎），慢性下痢，食欲低下して衰弱〔癌・結核・慢性閉塞性肺疾患（COPD）・抗癌剤使用などによる〕
・痔核，脱肛　など

■症候
・食欲不振，胃もたれ，嘔気，腹満感，腹鳴，下痢傾向，疲れやすい，無気力，食後嗜眠，手足倦怠，かぜをひきやすい

■所見
・胃下垂高度〔心窩部拍水音（振水音）顕著〕，正中芯，脈沈細弱　など

■体質
・虚弱，痩せ型，顔色不良，冷え症

論説

1 原典

　従来，四君子湯の原典は『太平恵民和剤局方』とされてきた〈注1〉[1,2]．しかし，先行する『聖済総録』に四君子湯に相当する処方が記載されるとの指摘がある〈注2〉[3-6]．ここでは，後世への影響がより大きいとされる『太平恵民和剤局方』の記載を紹介する．

　陳師文，他『増広太平恵民和剤局方』治一切気門○続添諸局経験秘方[7]

　〔条文〕栄衛気虚，蔵腑怯弱，心腹脹満，全く食を思わず，腸鳴泄瀉，嘔噦吐逆するを治す．大いに宜しく之を服すべし．…常に服すれば脾胃を温和し，飲食を進益し，寒邪瘴霧の気を辟く．

　〔大意〕身体内部を養う栄気と外表部を守る衛気とが共に虚し，五臓六腑が虚弱で，心窩部から上腹部が張って苦しく，まったく食欲がない，腸が鳴る，下痢する，嘔吐，噦逆（しゃっくり）する，このようなものによい．大いにこの薬を服用するがよい．…常に服用すると，胃腸の機能を整え盛んにし，食欲を増して，外からの邪気の侵入を防ぐ．

　〔解説〕栄衛の気とは，『黄帝内経素問』痺論篇第43[8]によれば，栄は水穀の精気で，五臓を調和し六腑にそそぎ，よく脈に入る，故に脈をめぐって上下し，五臓を貫き，六腑にからまる，とあるから，食物が消化吸収された栄養的因子を指すと思われる．衛は水穀の悍気で，脈の中に入らずに皮膚や肉の中をめぐっている気とされ，これに逆らえば病み，これに従えば癒えるとあるから，身体を病気から守る因子を指すと思われる．噦逆は，しゃっくりの強いもの．瘴は山川に生じて熱病を起こす湿熱の毒気．

　『太平恵民和剤局方』では四君子湯は，人参，茯苓，甘草，白朮のみからなり，この四味を君子にたとえている．大棗，生姜はまだ入れられていない．続添諸局経験秘方は南宋代1241～51年に増補された部分[9]で，ここに本処方が載る．

2 中国医書の記載（筆者意訳）

1．四君子湯は気虚に用いるという考え方

■四君子湯を"気虚"に用いるとする考え方は，朱丹渓（1281-1358）に始まるとされる．『黄帝内経素問』以来，気血が人体内部の生理的活性因子とされてきたが，朱丹渓は気血に痰を加えて気血痰説を唱え，三者の変動で病態を説明，それに基づく治療理論を唱えたとされる．『明医雑著』（王綸・撰，1502年成立）医論[10]には，「丹渓先生，病を治するに，気血痰の三者より出でず．故に，用薬の要に三有り．気には四君子湯を用い，血には四物湯を用い，痰には二陳湯を用う」とある通りである．

■朱丹渓自身の著作，『格致余論』（1347年成

〈注1〉「用いられた資料の優秀性からして，その記載の信頼性は現代中国の処方集をはるかに凌ぐ」[1]とされる『観聚方要補』安政版は，四君子湯の原典を『太平恵民和剤局方』とする[2]．

〈注2〉小山[3]は，『聖済総録』に四君子湯の異名同方（構成生薬が等しい処方）が2つあることを指摘した．巻63嘔吐門嘔吐には，順気湯[4]（白朮，白茯苓，人参，甘草，煎じるときに生姜・大棗を加える）があり，「胃中和せず，気逆，乾嘔，飲食下らざるを治する順気湯方」とある．巻80水気偏身腫満には，白朮湯[5]（白朮，赤茯苓，人参，甘草）があり，「水気，渇して腹脇脹満するを治する白朮湯方」とある．前者の気逆は，ここでは噯気の意か．乾嘔は吐く動作だけで何も出てこないこと．後者は浮腫で，口渇があり，腹脇部に膨満感があるときに用いるということのようである．両処方とも，人参よりも，朮・茯苓の分量が多い．小曽戸[6]によれば，『聖済総録』は，宋の徽宗の命によって北宋政和年間（1111-18）に編纂された宋代最大の医学全書であるが，刻版完成直後に起こった靖康の変（1126）で，刻版とその版木は金軍に略奪され，その存在が知られなくなり，その後，金の大定年間（1161-89），元の大徳4（1300）年に印刷刊行された．しかし，中国に伝存しえたのはわずかとされる．後世への影響という点では『太平恵民和剤局方』に及ばない．

立），『局方発揮』（1347年以後に成立）には上記の考え方を述べた部分を見いだせなかったが，朱丹渓の高弟で明の太祖の侍医にも任ぜられた戴元礼（戴思恭，1324-1405）の作とされる『（丹渓先生）金匱鉤玄』[11]の『四庫全書』本[12]には，「血虚は四物，主と為す．気虚は四君子，主と為す．熱は解毒を以て主と為す．痰は二陳を以て主と為す」とある．ここでは，気虚，血虚，熱，痰と4つに分けられ，熱に黄連解毒湯を挙げている点が興味深い．丹渓の弟子の時代にはまだ気血痰説というほど固まっていなかったのだろうか．

■後年の虞摶の『医学正伝』（1515年成立）は気血痰説を端的に表現する．巻之三虚損門[13]に，四君子湯は「気虚を治す」，四物湯は「血虚を治す」，四君子湯と四物湯の合方である八物湯（＝八珍湯）は「気血両虚を治す」，六君子湯は「気虚に痰を挟むを治す」，四君子湯と四物湯の合方に桂枝と黄耆の加わった十全大補湯は「気血倶に虚して寒暑を挟むを治す」とある〈注3〉[14]．

2．四君子湯は脾胃不調・飲食不思に用いるという表現

■一方，熊宗立の『医書大全』（正式名『新編名方類証医書大全』，1446年自序）は，わが国で最初に刊行された中国医書であり，またそれより抄出作製された『医方大成論』は江戸時代前中期に最も広く流布した書とされる[15]が，その脾胃門[16]には，四君子湯を「脾胃調わず，飲食を思わざるを治す」とあって，気虚という表現を用いていない〈注4〉[16]．熊宗立はまた小児門[17]で，四君子湯は「脾胃を調え，飲食を進む」と，胃腸の虚弱な児に四君子湯を用いると食欲が出ると推奨している．

■薛己（1487頃-1559）は明代の代表的医家で，その著述および校定書を集めた『薛氏医案』は江戸時代わが国でもよく用いられたとされる[18]．その中の薛己の代表的自著『内科摘要』巻一[19]では，四物湯に続いて四君子湯を挙げ，「脾胃虚弱で，食欲がほとんど進まず，肢体腫脹し，腹痛し，あるいは大便に形がなく，痩せて顔色不良で，あるいは胸膈虚痞し，痰と咳があって呑酸する者を治す」とする．これも気虚という言葉を使っていない．中心となるのは脾胃虚弱と飲食少進である．咳嗽，喀痰があるのは，肺結核などに用いることを示すものか．方後に「姜棗にて水煎して服す」とあり，生姜と大棗を加える現在の四君子湯の内容となっている．

■龔廷賢の著書もまた江戸時代に多く読まれたが，父親・龔信との共著『古今医鑑』（1576年成立）補益門[20]には，四君子湯を「大いに陽気虚衰を補う」とする．これは『医学正伝』の「気虚を治す」を換言した表現であろうか．また「按ずるに，この方は"気分"（気による症状？）を治す聖薬である」という．

■龔廷賢は『万病回春』（1588年刊）補益門[21]では，四君子湯は「脾胃虚弱，飲食思うこと少なく，或は大便実せず，体痩せ，面黄ばみ，或は，胸膈虚痞，痰嗽呑酸，或は脾胃虚弱，善く瘧痢を患うる等の症を治す」という．『古今医鑑』と説明が変わり，薛己の『内科摘要』をもとにしていることは明らかである．瘧痢に用いるとする点が追加され，『内科摘要』で「飲食少進」とした表現を「飲食少思」に改めている．わが国の四君子湯の解説に「飲食少思」としているものは『万病回春』を参照したと推定される．胸膈虚痞について，岡

〈注3〉『医学正伝』：このほか，中風門では，半身不随で左側のものは血に属すので四物湯加桃仁紅花竹瀝姜汁，右側は痰と気に属すので二陳湯合四君子湯加竹瀝姜汁を用いるとする[14]．

〈注4〉『医書大全』脾胃門・四君子湯[16]：方後に「一方，橘紅を加え，異功散と名づく．又の方，陳皮，半夏を加え，六君子湯と名づく」とある．この六君子湯の記載は，現在原典と推測されている『医学正伝』に先行するものか．

本一抱[22]は「痞とは俗にいう"つかえ"で，虚実の区別がある．実痞は，胸膈内に滞るものがあってつかえるものをいう．一方，虚痞は，胸膈内につかえるものがないにもかかわらず，つかえ感のあるものをいう」という．

■呉崑は，『医方考』（1584年）で，「四君子湯は，顔色蒼白で，話し方がかすかで弱く，四肢に力がなく，脈が虚弱な者に用いる」[23]と述べている．また，『医学正伝』同様，右の半身不随に四君子湯加竹瀝姜汁を用いる[24]とし，尿失禁（とくに急病で失禁する者）[25]，手足の麻痺[26]，高齢者あるいは虚弱者の痔出血で下剤を用いて貧血虚脱状態の者[27]，突然の意識消失（暴死）[28]にも四君子湯を用いるという．これらは，わが国の長沢道寿の引用するところとなる．

3．気虚と脾胃虚弱

以上のように，中国医書における四君子湯の記載には，"気虚"を治すと概念的に示すものと，"脾胃不調"または"脾胃虚弱"（胃腸が虚弱）と"飲食少思"（食欲不振）とを治すと具体的症候で示すものとに分けられる．前者は気虚という全身的な病態があり，それに対応するのが四君子湯と考え，後者は消化機能低下を賦活することが四君子湯の最も重要な作用と考えるのであろう．消化吸収機能が低下して衰弱した状態を気虚と呼んだと理解すれば両者は別ものではない．わが国の諸医書も概ねそのような理解を示している．

3 江戸時代医家の論説

■曲直瀬道三（1507-94）らの『衆方規矩』補益通用門[29]には，「脾胃調わずして，飲食を思わざるを治す．一切補気の本薬なり」とあり，具体的症候とともに，気虚に用いることを補気と表現する．

■北尾春圃（1658-1741）は，『当壮庵家方口解』[30]で「だらりと草臥れて目がくらみ，よろりとして弱々しく憊れた者には，四君子湯だけをすらりと用いれば何病でもよい」と直感的な表現を行っている．

■長沢道寿（?-1637）らの『医方口訣集』[31]には初めに，「およそ諸病，気虚の者は之を主る」とあり，以下『医方考』気門の四君子湯の記載を引用する．次に，口訣として呉崑の『医方考』の内容を列挙する．自己の見解としては，一切の下血，下痢，子宮出血などで，すっかり元気がなくなった者によいという．さらに，道寿の考えとして，「この方は脾胃を調える剤である」と述べ，「蓋し脾胃を調うとは，すなわち気虚を補うなり」という．卓見であろう．

■岡本一抱（1654-1716）は，『方意弁義』[32]で「脾胃を補い，元気を養う，おおむね気虚の主方である．…一切の気虚は，もともと脾胃の気虚より起こるので，四君子湯を以て総じて気虚の主方とするのである」という．

■香月牛山（1656-1740）は，『牛山活套』補益門[33]で「諸の病気で，虚損（体力を失って身体を損なうこと）すれば，必ず補薬を用いて元気を補益すべきである」とし，以下に『医学正伝』虚損門を引用する．

■和田東郭（1744-1803）は，『蕉窓方意解』[34]で「四君子湯は，胃腸虚弱で食欲がない点を第一の標的として用いるべきである．…四君子湯，六君子湯はいずれも食欲がなくて気力の薄い点をもって主症状とする．脈や腹もまたこれに準じて力が薄く軟弱である．これは，柴胡剤，半夏瀉心湯などの脈腹とは雲泥の差がある．…腹部は，全体になんとなく緊張が弱く，ブワブワとしたようである」という．

■津田玄仙（1737-1809）は，『療治経験筆記』[35]で「虚弱者の痔疾に有用で，補中益気湯で治らぬ痔が四君子湯で治る例がある」という．口訣として，「唇に血色が少ないときは，四君子湯正面の症だと知るべきである．ただ，これは痔や下血の病人をみるときの口訣だ」といい，「補中益気湯は手足倦怠の1つを使

用目的とし，四君子湯は顔色が貧血様で唇の色の血色が少ないことの2つを目的にとって用いる．これが補中益気湯と四君子湯の目的の相違するところである」(抄) という．

■ 浅井貞庵（あさいていあん）(1770-1829) は，『方彙口訣』補益門[36]で，「この四君子湯は名高い処方であって，目的とするところは脾胃虚弱の四字である．俗にいう"脾胃が弱って，あたかも草臥（くたび）れたような"状態である」という．諸気門[37]では，「この処方を用いる目的は，何となく脾胃の陽気が虚して乏しいことだ」とし，その徴候は，顔色が悪いこと，言葉の軽微なこと，手足の力がないこと，脈動が虚弱なことで，どことなく脾胃が衰弱しているのだという．

■ 浅田宗伯（あさだそうはく）(1815-94) は，『勿誤薬室方函口訣』[38]で「この方は気虚を主とする．故に，一切脾胃の元気が虚して諸症を見（あら）す者には，この方に加減斟酌（しんしゃく）して治療すべきである」という．

4 近年の論説

■ 『漢方診療医典（第6版）』四君子湯[39]では，「本方は胃腸機能のはなはだしく衰えた虚証のものに用いる．食欲不振，嘔吐，腹鳴下痢し，脈は洪大にして無力，あるいは細小にして頻数，腹力は一体に乏しく，心下に力がない．顔色萎白の兆があって，言語に力がなく，四肢倦怠するものを目標とする」という．

症 例

症例 萎縮性胃炎で食欲不振の女性（筆者経験例）

〔患者〕69歳　女性
〔主訴〕食欲不振
〔現病歴〕数年来，食欲がなく，食べても少量でいっぱいになって食べられない．いつも胃が重い．痛みはない．3年余で体重が6kg減った．最近の胃X線検査で萎縮性胃炎，胃下垂であった．疲れやすく手足が冷える．息切れはない．

〔身体的所見〕身長155cm，体重46kg．痩せ型．血色やや不良．皮膚は乾燥萎縮．浮腫なし．胸部打聴診は異常ない．腹部軟弱で舟底状，圧痛なく腫瘤もない．舌は薄く乾燥ぎみ．脈は小さく触れにくい．血圧146-84mmHg．小さな元気のない声でゆっくり話す．動作も緩慢な印象あり．

〔経過〕六君子湯エキス5g/日，安中散エキス5g/日などを用いたが，効果がなかった．3週間後より四君子湯エキス5g/日に変更．これを飲み始めてから，少しずつ食欲が出て胃の重い感じが取れてきた．4ヵ月後には体重が1kg増加．その後も多少の波はあるが，服用していると胃の調子がよく元気でいられるという．ただ，数週間中断するとまた胃が重くなるため，継続して服用を続け，3年以上経過した．なにしろ飲んでいると胃がすいて食べられる，元気だという．

鑑　別

■ **人参湯（にんじんとう）**
四君子湯に比べてさらに全身的な新陳代謝低下状態にあり，冷えが強い．

■ **六君子湯（りっくんしとう）**
食欲不振は同じだが，四君子湯ほどの低栄養状態，羸痩はない．中肉中背からやや痩せ型で，食欲不振を呈するような慢性胃炎に用いる．

■ **補中益気湯（ほちゅうえっきとう）**
虚弱者が疲労倦怠感を訴える時に用いる点で共通．補中益気湯は四肢倦怠と疲労感が主であり，四君子湯は胃腸虚弱，食欲不振が主．

■ **十全大補湯（じゅうぜんたいほとう）**
疲労倦怠，貧血傾向は類似するが，十全大補湯では胃腸症状は少ない．十全大補湯で胃腸障害を起こす例では，補中益気湯，六君子湯，四君子湯などを用いる．

■ 帰脾湯(きひとう)

基本的には虚弱者のうつ状態，不眠などに用いる処方．胃腸虚弱だが，それが主症状ではない．疲労倦怠感を訴える点は似る．

■ 真武湯(しんぶとう)

胃腸虚弱で低栄養状態にある点で共通．真武湯は，代謝が低下し，低体温傾向，水様下痢のある例に使用．鑑別困難なことは多い．

引用文献

1) 多紀元簡・著，元胤・元堅・元昕ら改訂：『観聚方要補』安政版，解説，『観聚方要補』安政版刊行委員会復刻版，p.310，医聖社，2013．
2) 多紀元簡・著，元胤・元堅・元昕ら改訂：『観聚方要補』安政版，1-32b〜33a，『観聚方要補』安政版刊行委員会復刻版，p.29-30，医聖社，2013．
3) 小山誠次：古典に基づく エキス漢方方剤学，p.258-262，メディカルユーコン，1998．
4) 聖済総録，63-20a，復刻版，東洋医学善本叢書36，宋刻大徳本聖済総録・2，p.354，オリエント出版社，1994．
5) 聖済総録，80-21a，復刻版，東洋医学善本叢書37，宋刻大徳本聖済総録・3，p.164，オリエント出版社，1994．
6) 小曽戸洋：漢方古典文献概説18．北宋代の医薬書（その2），現代東洋医学，8(4)：86-95，1987．
7) 陳師文，他：増広太平恵民和剤局方，3-41a，和刻漢籍医書集成第4輯（小曽戸洋，他編），p.75，エンタプライズ，1988．
8) 重広補註黄帝内経素問，12-4b〜8b，復刻版，p.88-90，国立中医薬研究所，中華民国，1979（民国68年）．
9) 真柳誠：漢方一話 処方名のいわれ，70四君子湯．漢方診療，18(2)：52，1999．
10) 王綸：明医雑著，和刻漢籍医書集成第8輯（小曽戸洋，他編），p.5，エンタプライズ，1990．
11) 真柳誠，小曽戸洋：漢方古典文献概説34．元代の医薬書（その6），現代東洋医学，12(4)：103-109，1991．
12) 戴元礼：金匱鉤玄，翻刻門，1-32b，文淵閣『欽定四庫全書』電子版（「四君子湯」で検索した結果）．
　　※なお1-33bにも「氣虚四君子湯為主．血虚四物湯為主」とある．
13) 虞搏：医学正伝，巻之三，虚損門，3-47a，和刻漢籍医書集成第8輯（小曽戸洋，他編），p.103，エンタプライズ，1990．
14) 虞搏：医学正伝，中風門，1-36b，和刻漢籍医書集成第8輯（小曽戸洋，他編），p.22，エンタプライズ，1990．
15) 小曽戸洋：『名方類証医書大全』解題，和刻漢籍医書集成第7輯（小曽戸洋，他編），p.2，エンタプライズ，1989．
16) 熊宗立：医書大全，脾胃門，8-12b，和刻漢籍医書集成第7輯（小曽戸洋，他編），p.113，エンタプライズ，1989．
17) 熊宗立：医書大全，小児方門下，調理脾胃，24-4b，和刻漢籍医書集成第7輯（小曽戸洋，他編），p.251，エンタプライズ，1989．
18) 小曽戸洋：漢方診療，13(12)：38，1994．
19) 薛己：薛氏医案―内科摘要，元気内傷外感等症，1-45b，p.763-25，上海古籍出版社，1994．
20) 龔信，龔廷賢：古今医鑑，補益門，7-2b，和刻漢籍医書集成第11輯（小曽戸洋，他編），p.141，エンタプライズ，1991．
21) 龔廷賢：万病回春，補益門，4-2a，和刻漢籍医書集成第11輯（小曽戸洋，他編），エンタプライズ，p.1281991．
22) 岡本一抱：方意弁義，巻之一，近世漢方医学書集成9巻（大塚敬節，他編），p.32，名著出版，1979．
23) 呉崑：医方考，気門，3-33b〜34a，和刻漢籍医書集成第10輯（小曽戸洋，他編），p.88，エンタプライズ，1990．
24) 呉崑：医方考，中風門，1-4a，和刻漢籍医書集成第10輯（小曽戸洋，他編），p.11，エンタプライズ，1990．
25) 呉崑：医方考，小便不禁門，4-40b，和刻漢籍医書集成第10輯（小曽戸洋，他編），p.122，エンタプライズ，1990．
26) 呉崑：医方考，痿痺門，5-4b〜5-5a，和刻漢籍医書集成第10輯（小曽戸洋，他編），p.133-134，エンタプライズ，1990．
27) 呉崑：医方考，痔漏門，6-4b，和刻漢籍医書集成第10輯（小曽戸洋，他編），p.169，エンタプライズ，1990．
28) 呉崑：医方考，暴死門，6-10a〜b，和刻漢籍医書集成第10輯（小曽戸洋，他編），p.172，エンタプライズ，1990．
29) 曲直瀬道三・原著，曲直瀬玄朔・増補：医療衆方規矩，近世漢方医学書集成5巻（大塚敬節，他編），p.363，名著出版，1979．
30) 北尾春圃：当荘庵家方口解，近世漢方医学書集成80巻（大塚敬節，他編），p.9，名著出版，1983．
31) 長沢道寿・著，中山三柳・増訂，北山友松子・増広：医方口訣集，近世漢方医学書集成63巻（大塚敬節，他編），p.14-18，名著出版，1982．
32) 岡本一抱：方意弁義，近世漢方医学書集成9巻（大塚敬節，他編），p.14-30，名著出版，1979．
33) 香月牛山：牛山活套，近世漢方医学書集成61巻（大塚敬節，他編），p.419，名著出版，1981．
34) 和田東郭：蕉窓方意解，近世漢方医学書集成16巻（大塚敬節，他編），p.80，名著出版，1979．
35) 津田玄仙：療治経験筆記，巻之二四君妙疳，近世漢方医学書集成73巻（大塚敬節，他編），p.328，名著出版，1983．
36) 浅井貞庵：方彙口訣，巻之七，補益門，近世漢方医学書集成78巻（大塚敬節，他編），p.184-185，名著出版，1981．
37) 浅井貞庵：方意口訣，近世漢方医学書集成78巻（大塚敬節，他編），p.95，名著出版，1981．
38) 浅田宗伯：勿誤薬室方函口，近世漢方医学書集成96巻（大塚敬節，他編），p.261，名著出版，1982．
39) 大塚敬節，矢数道明，清水藤太郎：漢方診療医典，第6版，p.352，南山堂，2001．

52 七物降下湯
shichimotsukokato

製品番号：46

〔構成生薬〕

当帰, 芍薬, 川芎, 地黄, 黄柏, 黄耆, 釣藤鈎

処方の特徴

1 処方概要

七物降下湯は高血圧症に用いる漢方薬であり，大塚敬節の創製になる．

大塚の説明では，「高血圧が長く続き，最低血圧が高く，腎硬化症の傾向のあるものに効く．もちろん最低血圧も，そんなに高くないし，腎硬化の傾向のないものに用いてよい．時には胸脇苦満があって，大柴胡湯の適応のようにみえるもので，柴胡剤を用いても，効のないものに用い，この方で奏効することもある」という[1]．

2 使用目標と応用

高血圧症で，やや虚弱な体質の者に用いる機会があると思われる．

筆者は，漢方薬の降圧効果は西洋医薬の降圧剤に比べれば小さいので，高血圧症治療の基本は降圧剤と考え，高血圧治療ガイドラインに準じて治療を行っている．しかし，通常の降圧剤とは違うメカニズムでいくらかでも降圧を期待できるならば，それなりに有用と思う．

そこで，筆者は本処方を，高血圧症の初期軽症例，軽度腎障害がある例，通常の降圧剤で副作用が出て困る例などに試みに用いている．

論 説

■今回調べ得た範囲では，七物降下湯に関する最も初期の記載は，1954年の『漢方診療の実際（改訂第1版）』高血圧症の項に【四物湯加黄柏，黄耆，釣藤】として見られ，「虚証の患者で柴胡剤や大黄を用いることのできないものに用いる．大塚の経験では，これで著効を得るものがある．腎障害を起こし，尿中に蛋白などの出るものに，これを用いて蛋白も消失し，血圧の下がるものがある．大塚は此の方を"七物降下湯"と命名している」[2]とある．

■大塚は，後年の『症候による漢方治療の実際』で，この処方を創った経緯を解説している．それによれば，自身が52歳で眼底出血を発症，このとき初めて高血圧症（145～170/90～105mmHg）に気づき，八味丸・黄連解毒湯・抑肝散・炙甘草湯・柴胡加竜骨牡蛎湯などを試みたが無効．そこで四物湯に釣藤，黄耆，黄柏を加えた処方を作った．服用1週間ほどで，血圧は120/80mmHg内外となった．

四物湯は止血の効を意味し，釣藤は脳血管の痙攣を予防する効があるらしいこと，黄耆には毛細血管拡張作用があるらしいこと，黄柏を入れたのは地黄が胃にもたれるのを予防するためであったという[3]．

■七物降下湯という方名は「馬場辰二先生からいただいた」という[1]．馬場辰二（1878-1958）は，鹿児島出身で東大医学部を銀時計（主席）で卒業．医局時代に漢方に熱中し，教授と対立して医局を去り，市井の開業医として恬淡とした生涯を送られた，吉田茂首相が大変信頼をおかれた主治医であったという[4,5]．

引用文献

1) 大塚敬節：治験例（三）"高血圧症に七物降下湯". 活, 11(12)：2, 1970.
2) 大塚敬節, 矢数道明, 清水藤太郎：漢方診療の実際, 改訂第1版, p.110, 南山堂, 1954.
3) 大塚敬節：症候による漢方治療の実際, 第4版, p.456-458, 南山堂, 1972.
4) 真柳誠：漢方一話 処方名のいわれ, 42 七物降下湯. 漢方診療, 15(2)：21, 1996.
5) 大塚恭男：名前の効用. 現代東洋医学, 16(4)：647, 1995.

53

四物湯
shimotsuto

製品番号：71

〔構成生薬〕
当帰，芍薬，川芎，地黄

処方の特徴

1 処方概要

四物湯は，婦人科疾患，冷え症，末梢循環障害などに用いる漢方薬の1つである．古典的考え方では，"血虚"に用いるとされ，"気虚"に用いるとされる四君子湯とならぶ基本処方である．

1．"血虚"に用いるという考え方

四物湯を"血虚"に用いるとする考え方は，金元四大家の一人，朱丹溪（1281-1358）に始まるとされる（後述．また51．四君子湯 参照）．血虚とは，"血"の不足または機能低下の意であるが，臨床的には，貧血，血流減少およびそれに起因する諸種の症状をいうと考えられ，一部，精神症状や免疫能低下なども含まれるようにも思われる．症候的には，動悸，息切れ，めまい感，手足の冷え，疲労倦怠，皮膚粘膜の乾燥萎縮傾向，睡眠障害，知覚異常などを包括した症候群である．

2．処方構成

四物湯は，子宮出血，痔出血などに用いる芎帰膠艾湯（『金匱要略』）から発達したとされる．芎帰膠艾湯から阿膠，艾葉，甘草を除くと四物湯となる．

四物湯自体は臨床的に頻用される処方とはいえないが，四物湯を基礎とする処方群（四物湯類）には，共通する病態があり，それを理解する上で重要である．

四物湯関連処方には以下がある．

■ **当帰飲子**
慢性の乾燥性湿疹に用いる．"血虚"の特徴とされる"枯燥"すなわち皮膚粘膜の乾燥萎縮により湿疹が生じたものとされる．

■ **疎経活血湯**
いわゆる坐骨神経痛，腰痛，肩甲関節周囲炎などの身体痛に用いる．

■ **温清飲**
黄連解毒湯との合方で，四物湯の「温める」作用と黄連解毒湯の「清ます」作用との組み合わせの妙がある．元来は女性の不正出血に用いる処方であるが，現在は乾燥性の湿疹，皮膚炎などにも用いる．鼻炎，にきびに用いる荊芥連翹湯，湿疹などに用いる柴胡清肝湯に温清飲が含まれる．

■ **十全大補湯**
四物湯に四君子湯を合方し，さらに桂枝・黄耆を加えた構成．いわゆる気血両虚で，体力栄養状態の衰え，冷え，貧血傾向のある者に用いる．

■ **大防風湯**
十全大補湯に類似した処方構成で，関節リウマチ，変形性関節症などで関節変形が進行した虚弱者に用いる．

■ **七物降下湯**
この処方を創った大塚敬節は，拡張期血圧の高い高血圧症や，腎炎または腎硬化症のある高血圧症に用いるという．

■ **猪苓湯合四物湯**
慢性，再発性の下部尿路疾患に用いる．中年女性に用いる機会が多い．

■ **連珠飲（四物湯と苓桂朮甘湯との合方）**
貧血，動悸，めまい，耳鳴，頭痛，浮腫などのあるものに用いる．更年期前後の女性で，軽いめまい感や動悸が続く例に用いるとよい．エキス製剤では，両処方を1：1に混合して用いれば代用できる．

2 使用目標と応用（表1）

四物湯の応用には，第一に産婦人科疾患が挙げられる．月経障害（月経痛，月経不順，過多月経），出産後あるいは流産後の諸症状（疲労倦怠など），更年期症候群，いわゆる血の道症などである．応用の第二には，末梢循環障害，冷え症などと，それに付随する皮膚粘膜の乾燥萎縮をともなう疾患として，凍瘡（しもやけ），指掌角皮症，肝斑（しみ）などが挙げられる．不眠を訴えることもある．

臨床上の使用目標となる症候は多岐にわたり，わかりにくい．"血虚"の意味内容をどう捉えるかによって違うからである．一般的には，貧血傾向，顔色不良，皮膚粘膜の「枯燥」（乾燥萎縮傾向），手足の冷え，月経異常などの症状が見られることを目標とする．腹部は軟らかく腹部大動脈拍動を触れることが多い．服用後に「身体が温まる」，「なんとなく元気が出る」という例では有効なことが多い．

体質的には体格中等度からやや虚弱な者まで広く使用できる．胃腸虚弱者〔胃下垂顕著で上腹部に心窩部拍水音（振水音）を認める者〕では，服用後に胃腸障害を起こすことがある．

論 説

1 原 典

小曽戸[1]によれば，四物湯は，北宋の大観中（1107-10）に刊行された初版『太平恵民和剤局方』5巻本の第4巻中に収録された処方で，方名は『和剤局方』に端を発するという〈注1〉[1]．

陳師文，他『太平恵民和剤局方』巻9 婦人諸疾[2]

〔条文〕栄衛を調益し，気血を滋養し，衝任虚損，月水調わず，臍腹疼痛，崩中漏下，血瘕塊硬，発歇疼痛，妊娠宿冷，将理宜しきを失し，胎動じて安からず，血下りて止まず，及び産後虚に乗じ，風寒，内に搏ち，悪露下らず，結して瘕聚を生じ，小腹堅痛，時に寒熱を作すを治す．…（薬味等略）…若し妊娠胎動して安からず，下血止まざる者は，艾十葉，阿膠一片を加え同煎，前方の如くす．或は血藏虚冷，崩中去血過多も赤た，膠艾を加えて煎ず．

〔大意〕"栄衛"（生体を栄養する栄気と生体を防御する衛気）〈注2〉[3,4]を調益し，"気血"

表1 四物湯の使用目標と応用

- ■ 応 用
  - ・産婦人科疾患：月経障害（月経痛，月経不順，過多月経），出産後あるいは流産後の諸症状（疲労倦怠など），更年期症候群，いわゆる血の道症　など
  - ・その他：末梢循環障害，冷え症，凍瘡（しもやけ），指掌角皮症，肝斑（しみ）　など
- ■ 症 候
  - ・貧血傾向，顔色不良，皮膚粘膜乾燥萎縮傾向，手足の冷え，月経障害，不眠　など
- ■ 腹部所見
  - ・腹部は軟らかく腹部大動脈拍動を触れることが多い．
  - ・心窩部拍水音（振水音）は通常は認めないか，あっても軽微である．
- ■ 体 質
  - ・体格中等度～やや虚弱

〈注1〉近年，四物湯の出典は，唐代の『理傷続断方』とする見解があるが，小曽戸[2]によれば，同書は，唐代の作ではなく，南宋時代の成立と推断され，北宋の『和剤局方』を遡ることはありえないという．

〈注2〉栄衛…『黄帝内経素問』第十二・痺論[3]に「栄は水穀の精気なり．五藏を和調し，六府を灑陳し，乃ち能く脈に入るなり．故に脈を循って上下し陳，五藏を貫き，六府を絡う．衛は水穀の悍気なり．其の気，慓疾滑利，脈に入る能わざるなり．故に皮膚の中，分肉の間に循って，肓膜に薫じ，胸腹に散ず．其の気に逆らうときは則ち痛み，其の気に従えば則ち愈ゆ」（経文のみ．注疏は略）とある．「灑陳」は「うるおす」[4]

を滋養し，生殖を主る衝脈と任脈とが虚して損なわれ，そのために，月経不順で，臍部腹部で"疗痛"（急激な強い腹痛）（94. 当帰芍薬散 参照）し，不正出血，硬い"血瘕"（下腹部の腫瘤か），間欠的な痛みがあるもの，また，妊娠したが，慢性的な冷えがあり，胎が動いて安定せず，子宮出血が止まらないもの，および出産後の体力低下に乗じて（外邪である）"風寒"が体内で衝突し，産後の悪露が排出されず，体内で凝り固まって"瘕聚"（しこり）を生じ，下腹部が堅く痛み，ときに悪寒発熱を起こすものを治す．…もし妊娠して胎児が安定せず，子宮出血が止まらない者には艾葉と阿膠を加えて同様に煎じる．あるいは子宮（血藏）が"虚冷"（機能低下の意か）し，多量の不正出血するものもまた阿膠，艾葉を加えて煎じる．

〔解説〕婦人の月経不順，月経痛，不正出血，妊娠中の子宮出血，産後の不調，下腹痛，発熱などに用いるという主旨である．栄衛および気血は，古人が人体の生命活動の過程で必要不可欠な因子としたもの．衝任は奇経八脈中の衝脈と任脈で，古人は，この2つの経絡の異常が月経異常，不妊，帯下などを引き起こすと考えた．方後の加減は，出血があるときに阿膠，艾葉を加味するとし，これに甘草が加われば芎帰膠艾湯となる．宋代の医書である『和剤局方』の記載には，後代のような「血虚」に用いるという表現はない．

2 中国医書の記載

■南宋代12世紀半ばの医書である『普済本事方』[5]には，「婦人，栄衛の気虚し，風冷を挟み，胸脇膨脹して，腹中疗痛し，経水，期を愆まり，或いは多く或いは少なく，崩傷漏下し，腰腿痛重し，面色青黄にして，臥するを嗜み，力無きを治す．胎を安んじ，痛みを止どめ，虚を補い，血を益すには四物湯」とあり，腹痛（月経痛？），月経周期の異常，月経血の量的異常，不正出血，妊娠中の出血，下肢の疼痛，貧血（？），無気力で横臥していたがる状態に用いたことがわかる．

■1446年に刊行された『医書大全』（熊宗立・編）[6,7]には，月経不順，あるいは婦人の様々な原因による慢性疲労状態，産前後の諸病に加減して用いるとある．

■明代，王綸の『明医雑著』（1502年成立）巻1医論[8]には，「丹渓先生，病を治するに気血痰の三者を出でず．故に用薬の要は三有り．気には四君子湯を用い，血には四物湯を用い，痰には二陳湯を用う」とあり，巻1続医論[9]には「気虚せば気を補うに四君子湯を用い，血虚せば血を補うに四物湯を用う」とある．ここで，今日の気血水説の原型である気血痰説が登場し，その提唱者は金元四大家の最後の一人であった朱丹渓とされること，気血痰説の中では"血虚"に四物湯を用いると位置づけられたことがわかる（51. 四君子湯も参照）．

■後年の虞摶(1438-1517)の『医学正伝』（1515年成立）巻3虚損門[10]には，四君子湯は「気虚を治す」，四物湯は「血虚を治す」，四君子湯と四物湯の合方である八物湯は「気血両虚を治す」とある．

宋代の医書の記載が具体的，臨床的であるのに対して，明代の医書では抽象的あるいは観念論的表現が多くなるように思われる．

3 江戸時代医家の論説（筆者意訳・抄録）

■『衆方規矩』巻下・補益通用[11]には，「四物湯は，血虚の発熱で，あるいは寒熱往来，あるい夕方に発熱して頭目がすっきりしないもの，あるいは煩躁して眠らず，胸膈が脹るもの，あるいは脇が痛むものを治す，一切の補血の本薬である．…按ずるに，四物湯は血虚を補益するための主薬である．自分は，長年にわたり血虚，発熱，挫閃跌撲，月経の調理，鼻出血，下血などに四物湯加減を用いて

奇効を得ている」とある.
- 北尾春圃（きたおしゅんぽ）（1658-1741）『当壮庵家方口解（とうそうあんかほうくげ）』[12]に，四物湯は「○大便が泄瀉（＝下痢）するものには用い難い．…○四物湯の本方は，大方の人々はそのままでは用いず，加減して用いる．しかし，自分は，『和剤局方』の四物湯本文の条下に着目して，すらりと（素直に）本方を用いて意外な利き目を得たことがある」という．
- 香月牛山（かつきぎゅうざん）（1656-1740）は『牛山方考（ぎゅうざんほうこう）』の四物湯条[13]で，「この方は，血虚栄弱，一切の血病，婦人の調経補血の本薬である」という．
- 香月牛山はまた『牛山活套（ぎゅうざんかっとう）』補益[14]では，「補益とは病名ではない．諸々の病によって，虚損すれば必ず補薬を用いて元気を補益すべきである．気虚すれば四君子湯に加減して用いる．血虚すれば四物湯に加減して用いる．脾胃虚せば六君子湯に加減して用いる．気血ともに虚せば八物湯または十全大補湯に加減して用いる．腎気が虚せば六味丸，八味丸，…の類を見合わせて用いる」という．
- 浅田宗伯（あさだそうはく）（1815-94）は『勿誤薬室方函口訣（ふつごやくしつほうかんくけつ）』[15]で，「この処方は，『局方』の主治から薬品を勘考すると，血道を滑らかにするための手段である．それゆえ，血虚はもちろん，瘀血，血塊の類が臍腹に滞積して，種々の害をなすものに用いれば，たとえば戸や障子が開け閉めにきしむようになったときに上下の溝へ油を塗るように，活血して通利をつけるのである．一概に血虚を補うとのみ考えるのは誤りである．…」という．

4 近年の論説

- 『漢方診療医典』[16]には，「本方は婦人病の聖薬と称され，血行をよくし，貧血を補い，また所謂"婦人の血の道"と称する婦人科的疾患に起因する神経症状を鎮静する効能がある．しかし，婦人に限らず，男子にもまた用いられる．…口唇が蒼白となるほど貧血が強度のもの，および胃腸虚弱にして大便の泄瀉しやすいものなどには用いられない．一般に貧血の症があって皮膚枯燥，脈は沈んで弱く，腹は軟弱で臍上に動気を触れる者などを目標として用いる．…月経異常，白帯下，子宮出血，産前産後の諸病，たとえば…産後の舌糜爛，産後の痿躄（いへき），血の道，中風，皮膚病，諸貧血症などに用いられるが，多くの場合，本邦にそれぞれの加減方として応用されることが普通である．…小柴胡湯と合して産褥熱に用いる．苓桂朮甘湯と合して連珠飲と称し，心臓病で，貧血，動悸，浮腫状のある者を目標として用いる．四君子湯と合方して八珍湯と称し，諸衰弱症，貧血して胃腸の虚弱なものに強壮補血剤として用いる」という．

鑑　別

- 四物湯類（しもつとう）（前記参照）
- 当帰芍薬散（とうきしゃくやくさん）

婦人科疾患全般で要鑑別．当帰芍薬散は，冷え症で月経異常，月経困難症，不妊症などのある若い女性に使用する機会が多い．一般に水毒傾向があり，顔や手足のむくみ感を自他覚的に認める．四物湯は乾燥傾向がある．

- 加味逍遙散（かみしょうようさん）

月経障害，更年期症候群で要鑑別．加味逍遙散は，体質体格中等度からやや虚弱な人に用いることが多い点では四物湯に類似するが，皮膚粘膜の枯燥傾向はない．しばしば両処方を併用する．更年期症候群で加味逍遙散の適応となる場合に，手足の皮膚の乾燥や冷えが強ければ四物湯を併用するとよい．

引用文献

1) 小曽戸洋：漢方一話 処方名のいわれ，66 四物湯．漢方診療，17(6)：148, 1998.

2) 陳師文, 他：増広太平恵民和剤局方, 9-10a〜b, 和刻漢籍医書集成第4輯（小曽戸洋, 他編）, p.150, エンタプライズ, 1988.

3) 重広補註黄帝内経素問, 12-7b, 復刻版, p.90, 国立中医薬研究所, 中華民国, 1979（民国68年）.

4) 松田邦夫：万病回春解説, p.1025-1026, 創元社, 1989.

5) 許叔微：普済本事方, 巻第十・婦人諸疾門, 10-1a, 和刻漢籍医書集成第2輯, （小曽戸洋, 他編）, p.93, エンタプライズ, 1988.

6) 熊宗立：医書大全, 婦人調経衆疾論, 21-2a, 和刻漢籍医書集成第7輯（小曽戸洋, 他編）, p.223, エンタプライズ, 1989.

7) 熊宗立：医書大全, 産後門経験加減四物湯, 22-17b, 和刻漢籍医書集成第7輯（小曽戸洋, 他編）, p.239, エンタプライズ, 1989.

8) 王綸：明医雑著, 1-2b, 和刻漢籍医書集成第8輯（小曽戸洋, 他編）, p.5, エンタプライズ, 1990.

9) 王綸：明医雑著, 1-39a, 和刻漢籍医書集成第8輯（小曽戸洋, 他編）, p.24, エンタプライズ, 1990.

10) 虞搏：医学正伝, 巻之三, 虚損門, 3-47a, 和刻漢籍医書集成第8輯（小曽戸洋, 他編）, p.103, エンタプライズ, 1990.

11) 曲直瀬道三・原著, 曲直瀬玄朔・増補：医療衆方規矩, 近世漢方医学書集成5巻（大塚敬節, 他編）, p.368-376, 名著出版, 1979.

12) 北尾春圃：当壮庵家方口解, 1-10a〜12a, 近世漢方医学書集成80巻（大塚敬節, 他編）, p.25-29, 名著出版, 1983.

13) 香月牛山：牛山方考, 2-35a〜41a, 近世漢方医学書集成61巻（大塚敬節, 他編）, p.181-193, 名著出版, 1981.

14) 香月牛山：牛山活套, 1-51a〜b, 近世漢方医学書集成61巻（大塚敬節, 他編）, p.419-420, 名著出版, 1981.

15) 浅田宗伯：勿誤薬室方函口訣, 近世漢方医学書集成96巻（大塚敬節, 他編）, p.260, 名著出版, 1982.

16) 大塚敬節, 矢数道明, 清水藤太郎：漢方診療医典, 第6版, p.352, 南山堂, 2001.

54 炙甘草湯
shakanzoto

製品番号：64

〔構成生薬〕
炙甘草，桂皮，麻子仁，大棗，人参，
生姜，生地黄，麦門冬，阿膠

処方の特徴

1 処方概要

炙甘草湯は，慢性疲労状態で動悸を主訴とするときに用いる漢方薬である．不整脈，バセドウ病に有効とする説もある．

処方構成上の特徴は，地黄，麦門冬，阿膠，人参などの滋潤剤を含むこと，動悸・頻脈・不整脈に用いる桂枝甘草湯，桂枝去芍薬湯を含むことである．人参と地黄の組み合わせは十全大補湯と共通する．本処方には一種の補剤の側面がある．麻子仁，地黄には緩下剤としての作用もある．

2 使用目標と応用

体力低下した者が疲労倦怠と動悸を訴える場合に用いる．心気症，神経症傾向は少ない．皮膚粘膜の乾燥萎縮傾向（枯燥）が見られる例が多く，手足の不快な"ほてり"（煩熱），口乾，大便硬などの症状をともなうこともある．服用後に胃腸障害の起こる者は不適応である．

応用としては，慢性消耗性疾患患者や更年期女性などに見られる明確な原因のない動悸，バセドウ病で抗甲状腺剤の補助療法として，あるいは軽症不整脈などが挙げられる．

危険な不整脈，重篤な基礎疾患が背景にある不整脈への投与にはきわめて慎重でなくてはならない．甘草が多いので，副作用症状（浮腫，血圧上昇，低カリウム血症など）に注意する．

論 説

1 原 典

張仲景『傷寒論』『金匱要略』（＝『新編金匱方論』）『金匱玉函経』

1．『傷寒論』巻第四・弁太陽病脈証并治下第七〈注1〉[1]

〔条文〕傷寒，脈結代，心動悸するは，炙甘草湯之を主る．（以下略）

〔大意〕急性発熱性感染症の経過中に現れた不整脈と自覚症状としての動悸とに対しては炙甘草湯を用いる．

〔解説〕後半の省略部分は脈に関する註釈であるが，唐代の孫思邈の『千金翼方』[2]にはなく，張仲景本来の条文ではないとされる．結と代について，『脈経』[3]には「結脈は，往来緩にして時に一止し，復た来るなり．…代脈は，来ること数にして中止し，自ずから還ること能わず，因りて復た動く」とある．結を通常の脈拍欠損と考えれば上室性あるいは心室性期外収縮，代を頻脈後に比較的長い休止期があってまた回復するものと考えれば発作性頻拍，洞機能不全症候群，心房細動などであろうか．

2．『新編金匱方論』（＝『金匱要略』）巻上・血痺虚労病脈証并治第六・附[4]

〔条文〕千金翼の炙甘草湯（一に復脈湯と云う）は，虚労不足，汗出でて悶し，脈結悸を治す．行動常の如きは，百日を出でずして危うし．急なる者は十一日にして死す．

〔大意〕『千金翼方』の炙甘草湯（別名，復脈湯）は，体力低下した疲労状態で，発汗し

〈注1〉『金匱玉函経』巻第三弁太陽病形証治下第四[1]に，ほぼ同文があるが，「心動悸」を「心中驚悸」とする．

て苦しみ，不整脈と動悸がある者を治す．日常の行動に変化のない者でも，100日以内に危うい状態に陥る．急な場合は11日で死ぬ．
〔解説〕予後に関して日数を挙げているのは後人の説とする意見が多い．復脈湯とは，脈を正常に復帰させる処方という意であろう．確かに，『千金翼方』[5]には復脈湯の名称で記載されている．ここでは，傷寒ではなく「虚労不足」による不整脈を適応とする点が目新しい．虚労は慢性疲労状態であり，結核などの慢性消耗性疾患も含まれる．

3．『新編金匱方論』(=『金匱要略』)巻上・肺痿肺癰欬嗽上気病脈証并治第七・附[6]

〔条文〕外台の炙甘草湯は，肺痿，涎唾多く，心中温液の者を治す．

〔大意〕『外台秘要方』の炙甘草湯は，慢性消耗性肺疾患（肺痿＝肺結核など）で，涎や唾のような喀痰が多く，上腹部でムカムカと悪心がするときに用いる．

〔解説〕多紀元簡の『金匱要略輯義』[7]には，沈明宗の説として「温温液液とは即ち泛泛として悪心するの意なり」とあり，嘔気の形容という．『外台秘要方』では肺痿方の項[8]に記載され，その前には甘草乾姜湯がある．また，他にも虚弱者の咳嗽に用いる処方が並んでいる．ところで，陳言の『三因極一病証方論』(宋代)肺痿門に温液湯[9]という処方がある．その条文は，「肺痿，涎唾多く，血を出し，心中温液たるを治す」であって，内容は「甘草（炙る）」のみである．炙甘草湯の本条には何か錯簡があるのかも知れない．

2 中国医書の記載 （筆者意訳）

■『玉機微義』(1396年成立)虚損門調理之剤[10]には『金匱要略』血痺虚労病篇と同文がある．『医方考』(1584年成立)[11]には，傷寒の処方として『傷寒論』太陽病下篇の条文が記載される．

■『医学入門』(1575年成立)では，傷寒門に「内虚の動悸は必ず煩を生ず」とあり，その註として「怔忡（むなさわぎ）する意である．…おおよそ，先に煩して後に動悸がする者は虚である．これは小建中湯，玄武湯（真武湯）である．脈代は炙甘草湯である．酒を少し許り入れる．発汗して後に冒眩する者は桂枝甘草湯である．先に動悸がして後に煩す者は熱であり，小柴胡湯である．…譫語（うわごと）があり，小便が出ない者は柴胡加竜骨牡蛎湯である．小便が赤い者は五苓散である」[12]とある．また，「一切の滋補の剤はみな，この処方から始まり変化したものである」[13]とし，「虚労を治す」[14]という．

■『太平恵民和剤局方』『三因極一病証方論』『厳氏済生方』『医書大全』『証治要訣』『普済本事方』『明医雑著』『医学正伝』『古今医鑑』『万病回春』には記載を見いだせなかった．

3 江戸時代医家の論説 （筆者意訳）

■北尾春圃（1658-1741）の『当壮庵家方口解』には，「十全大補湯はこの薬をもとにしてできたという．…この処方の意は，涼しくして元気を補うことである．温補ではない．平補と冷補の間の薬だから面白い」[15]とあり，また，自身が動悸を感じた経験から炙甘草湯の意を知ったという[16]．

■津田玄仙（1737-1809）の『療治茶談』[17]には症例がある．第一例は炙甘草湯の治験，第二例は炙甘草湯の適用に似るが結果的には人参養栄湯で治ったという．第一例は「26歳の女性，最初に感冒様症状があり，その後自汗や盗汗，頭痛など，奇妙な症状がいろいろと出てきた．衆医の治療は無効だった．腹部をみると腹一面に動悸がある．特に胃脘の下，臍中にかけて最も甚だしい．そこで炙甘草湯を与えたところ，翌日から急速によくなった．…外邪によって津液が枯燥している場合には炙甘草湯，外邪の有無にかかわらず気血の虚

弱甚だしい場合には人参養栄湯を用いる」という.
■ 目黒道琢(1739-98)の『饗英館療治雑話』[18]には,「寒熱を発し,咳嗽,自汗,盗汗,胸中痞悶,眩暈,耳鳴,夢中独語,悪夢を見るなど,様々な変わった症状を現し,腹は臍下から心下一面に動悸があり,巨里の動が強いというような証に遇ったならば,いろいろな怪証に惑わされることなく,ただ脈虚数と腹の動悸を目標として,炙甘草湯を長く服用させるべきである」という.
■ 有持桂里(1758-1835)の『校正方輿輗』労瘵肺痿失精盗汗陰痿門・炙甘草湯[19]には,「炙甘草湯は,仲景の治傷寒脈結代心動悸の聖方である.孫真人(=孫思邈)はこれを用いて虚労を治し,王刺史(=王燾)はこれを用いて肺痿を治した.…この処方の妙は脈結代にある.故に一名を復脈湯という.何病でも脈結代するものは先ずこの処方を用いるとよい.結代とは脈が打ちぎれすることである.…治方は(結でも代でも)ただこの一方で済むので,結代と連称したのである.…後世,血気を調えて虚労不足を補う処方の多くが,この処方より生まれたように思われる」という.
■ 百々漢陰(1776-1839),百々鳩窓(1808-78)の『梧竹楼方函口訣』[20]には,「心動悸して脈の打ちぎれする者が,この処方の目当である.血虚して労になった者に用いる.婦人などの俗にいう瘀血で,不正出血が止まないもの,あるいは心配をして心脾の二臓を破り,血症が生じて次第に悪化して血が燥いて虚労になった者によく効く.ただし,"熱"のない症であることを知っていなければいけない.平常痩せて血分の燥く人が,ある日,急に声が出なくなり,百方効なく,肺痿虚労になろうという傾向のある者に用いるとよく効く.いずれにしても,この処方は動悸を目当とすべきである」という.

■ 尾台榕堂(1799-1870)の『類聚方広義』頭註[21]には,「骨蒸労嗽(=肺結核)で,肩をもたげて喘鳴呼吸促迫し,夢が多くて眠れず,自汗盗汗し,痰の中に血糸があり,寒熱が交互に発し,両頰紅赤,心尖拍動が著しく,悪心して嘔吐しそうな者には,炙甘草湯がよい」とある.
■ 浅田宗伯(1815-94)の『勿誤薬室方函口訣』[22]には,「炙甘草湯は,心動悸を目的とする」とする.また「"人迎"の辺りの"結脈が凝滞"して呼吸促迫する者に効果がある.…『局方』の人参養栄湯と治療目標がほぼ同じで,炙甘草湯は外邪によって津液が枯渇し,腹部に動気がある者を主とし,人参養栄湯は外邪の有無にかかわらず気血が衰弱して動気が肉下にある者を主とする.後世の人参養栄湯や滋陰降火湯は,炙甘草湯から出たものなので,この2方の場合はたいてい炙甘草湯でよい.ただし,結と悸という症は人参養栄湯や滋陰降火湯では治せない」という.人迎は経穴名で,喉頭隆起の両外側にある.この付近で"結脈が凝滞"するとは甲状腺腫大を指すとも解釈できるので,呼吸促迫と考え合わせてバセドウ病とする説がある.
■ 浅田宗伯の『橘窓書影』[23]には,「御金改役である後藤吉次郎の40余歳になる母親が,傷寒の後に心中動悸が甚だしくなり,時々咽喉に迫って息切れがし,咽喉の外側の肉が腫大して肉瘤の如くなった.脈は虚数,身体は羸痩して枯れた柴の如くなり,腹は虚軟で,背骨が触れるほどで,飲食が進まない」という症例に,炙甘草湯加桔梗を与えたところ,「数十日にして動悸は次第におさまり,肌肉がついてきて,咽喉の腫大も自然に減ってきた.呼吸も楽になり,気持ちよく散歩できるようになった.後,輿に乗って奥州弘前に去った.身体のほうは,まったく問題がなかったという」という症例がある.これを木村長久はバセドウ病とするが,亜急性甲状腺炎また

は橋本病の急性増悪も考えられよう．

4 近年の論説

■ 木村長久（1910-45）[24]は浅田宗伯の学統に連なる戦前の医師であるが，「バセドウ病に浅田宗伯先生は炙甘草湯を用いた」といい，『勿誤薬室方函口訣』および『橘窓書影』の記載を挙げる．そして，［バセドウ病に炙甘草湯を用いて経過良好なものが2例あった］として報告している．その第一例では「41歳女．3年程以前から心悸亢進を覚え，身体が疲れやすく，人並みに働けないことを残念に思っていた．…バセドウ病と診断された．…本年（1937年）6月16日の初診で，主訴は身体の疲れやすいことと心悸亢進である．体格中等，栄養普通，…甲状腺はかなり大きくて丁度小さい鶏卵を2つならべたように見える．眼球突出は認められず，脈は軟で100至，腹部は陥凹して無力性，臍傍の動悸亢進す．…之に対し炙甘草湯加桔梗を連用せしめたる所，3週目より身体に力が付いた感じがあり，以前程疲れなくなった．…8月2日に来院したが腺腫は著明に小さくなっていて初診時に比してその半分位になった」という．甲状腺腫が炙甘草湯で縮小するというのは本当だろうか．

■ 『漢方診療医典』[25]には，「本方は別名を復脈湯ともいい，心悸亢進と脈の結滞とを目標にして用いるが，脈の結滞のない場合にも用いてよい．本方を用いる患者は，栄養が衰え，皮膚が枯燥し，疲労しやすく，手足の煩熱，口乾などがある．…本方はバセドウ病，心臓病，産褥熱，肺結核などに用いる機会がある」とある．

症 例

[症例] **動悸・不整脈**（松田邦夫治験）[26]

〔患者〕64歳　女性

〔現病歴〕数年前から時々動悸あり．心電図検査で，心肥大，心筋障害といわれた．高血圧症で降圧剤服用中．項背部のこり，足の脱力感，ときどきカーッと熱くなる，発汗などの症状もある．

〔身体的所見〕身長149cm．体重54kg．体格栄養は良好．脈はときどき結滞．腹部で動悸が亢進．血圧 152-92mmHg．

〔経過〕はじめ大柴胡湯合桂枝茯苓丸を投与したが，不整脈と動悸には無効．炙甘草湯に変方後，3週間後には動悸はまったく消失した．また元気が出て疲れなくなり，のぼせ，発汗などもよくなった．（抄）

鑑 別

1．虚弱体質にともなう動悸と考えられる場合

十全大補湯，人参養栄湯，補中益気湯，小建中湯，四君子湯 など．

2．神経症にともなう動悸と考えられる場合

柴胡加竜骨牡蛎湯，柴胡桂枝乾姜湯，桂枝加竜骨牡蛎湯，半夏厚朴湯，加味逍遙散，苓桂朮甘湯，甘麦大棗湯 など．

引用文献

1) 張仲景：明・趙開美本『傷寒論』，弁太陽病脈証并治下，4-20b～4-21a，復刻版，p.200-201，燎原書店，1988．

2) 孫思邈：千金翼方，9-20a，復刻版，東洋医学善本叢書13，元版千金翼方・上，p.469，オリエント出版社，1989．

3) 王叔和：脈経，1-2b，復刻版，東洋医学善本叢書7，影宋版脈経，p.3，東洋医学研究会，1981．

4) 張仲景：元・鄧珍本『金匱要略』，1-18a，復刻版，p.55，燎原書店，1988．

5) 孫思邈：千金翼方，9-20a，復刻版，東洋医学善本叢書13，元版千金翼方・上，p.756，オリエント出版社，1989.
6) 張仲景：元・鄧珍本『金匱要略』，1-21a，復刻版，p.61，燎原書店，1988.
7) 多紀元簡：金匱要略輯義，近世漢方医学書集成43巻（大塚敬節，他編），p.300，名著出版，1980.
8) 王燾：外台秘要方，10-2b，復刻版，東洋医学善本叢書4，宋版外台秘要方・上，p.189，東洋医学研究会，1981.
9) 陳言：三因極一病証方論，13-11a，和刻漢籍医書集成第1輯（小曽戸洋，他編），p.174，エンタプライズ，1977.
10) 劉純：玉機微義，和刻漢籍医書集成第5輯（小曽戸洋，他編），p.247，エンタプライズ，1989.
11) 呉崑：医方考，1-30b，和刻漢籍医書集成第10輯（小曽戸洋，他編），p.24，エンタプライズ，1990.
12) 李梴：医学入門，和刻漢籍医書集成第9輯（小曽戸洋，他編），p.282，エンタプライズ，1990.
13) 李梴：医学入門，和刻漢籍医書集成第9輯（小曽戸洋，他編），p.317，エンタプライズ，1990.
14) 李梴：医学入門，和刻漢籍医書集成第9輯（小曽戸洋，他編），p.543，エンタプライズ，1990.
15) 北尾春圃：当壮庵家方口解，近世漢方医学書集成80巻（大塚敬節，他編），p.239-241，名著出版，1983.
16) 北尾春圃：当壮庵家方口解，近世漢方医学書集成80巻（大塚敬節，他編），p.490-492，名著出版，1983.
17) 津田玄仙：療治茶談，近世漢方医学書集成72巻（大塚敬節，他編），p.44-48，名著出版，1983.
18) 目黒道琢：饗英館療治雑話，近世漢方医学書集成107巻（大塚敬節，他編），p.92-94，名著出版，1983.
19) 有持桂里：校正方輿輗，近世漢方医学書集成86巻（大塚敬節，他編），p.33-36，名著出版，1982.
20) 百々漢陰，百々鳩窓：梧竹楼方函口訣，復刻版，p.22，春陽堂書店，1976.
21) 尾台榕堂：類聚方広義，近世漢方医学書集成57巻（大塚敬節，他編），p.350-351，名著出版，1980.
22) 浅田宗伯：梧竹楼方函口訣，近世漢方医学書集成96巻（大塚敬節，他編），p.250-251，名著出版，1982.
23) 浅田宗伯：橘窓書影，3-30b～3-31a，近世漢方医学書集成100巻（大塚敬節，他編），p.624-625，名著出版，1983.
24) 木村長久：漢方と漢薬，4(9)：15-18，1937.
25) 大塚敬節，矢数道明，清水藤太郎：漢方診療医典，第6版，p.354，南山堂，2001.
26) 松田邦夫：活，30(10)：8，1989.
27) 張仲景：清・陳世傑本『金匱玉函経』，3-10a，復刻版，p.153，燎原書店，1988.

55 芍薬甘草湯
shakuyakukanzoto

製品番号：68

[構成生薬]
芍薬，甘草

処方の特徴

1 処方概要

芍薬甘草湯は，基本的には急激に起こった筋痙攣を弛緩させる漢方薬である．とくに「こむらがえり」は最もよい適応である．

芍薬は，ボタン科のシャクヤクの根[1,2]で，薬理作用は，鳥居塚[3]によれば，①甘草と組み合わされると骨格筋の収縮抑制作用を発現して鎮痙作用を現す，②内分泌系に作用しエストロゲン分泌促進，血液凝固線溶系に作用し，血液循環を改善するなどがある，③中枢神経系に作用し抗てんかん作用を示すなどとされる．臨床的には腹満，腹痛，下痢，有痛性筋痙攣など[4]を目標とする漢方薬に配合され，また駆瘀血剤，化膿性疾患に用いる薬などにも配合される．①に該当するのは芍薬甘草湯，桂枝加芍薬湯，小建中湯類，柴胡桂枝湯，四逆散，大柴胡湯であり，②は当帰芍薬散，温経湯，桂枝茯苓丸，芎帰膠艾湯，四物湯類であろう．③に該当するのは柴胡桂枝湯類（芍薬倍量：エキス剤では小柴胡湯合桂枝加芍薬湯）であろう．そのほか桂枝湯，排膿散及湯，真武湯など多くの漢方薬に芍薬が配合される．

なお，芍薬甘草湯のように構成生薬が2，3種類程度の漢方薬は，ごく単純な使用目標に頓服的に用いて即効を現すものが多い．

2 使用目標と応用（表1）

急激に起こった強い有痛性筋痙攣を目標とする．平滑筋と骨格筋とを区別する必要はないと思われる．体質体格も問わない．頓服で使用されることが多いが，毎晩のように就寝後数時間以内に足がつると訴える例では，就寝前1回のみ投与でも有効である．通常，即効性で効果判定は容易である．小児夜啼症に用いるときは，腹痛に波があるように間歇的に啼くことを目標にするとされる．

応用としては，急性の有痛性筋痙攣（こむらがえり），腹痛（過敏性腸症候群疝痛型），月経痛，いわゆるギックリ腰，乳児夜啼症（腹痛による），尿路結石（猪苓湯と合方）などがある．横隔膜痙攣（しゃっくり）に用いるようになったのは，近年の経験によるものであろう．

使用上の注意として，エキス製剤では甘草含有量が比較的多いので偽アルドステロン症に留意する必要がある〈**注1**〉[5]（次頁脚注）．

また，いうまでもなく，こむらがえりは，脱

表1 芍薬甘草湯の使用目標と応用

■ 応 用
- こむらがえり（有痛性筋痙攣）・腹痛（過敏性腸症候群など）
- 月経痛（月経前日から服用）・乳児夜啼症
- 尿路結石（猪苓湯と併用）・横隔膜痙攣（しゃっくり）
- いわゆるギックリ腰・不妊症の一部（高アンドロゲン血症など）

■ 症 候
- 急激に強く起こった有痛性筋痙攣に頓服で使用
- 平滑筋と骨格筋とを区別する必要はない

水，電解質異常，妊娠，肝硬変，糖尿病，腎不全，血液透析，甲状腺機能低下症，神経原性筋萎縮をきたす疾患（脊髄性筋萎縮症，多発神経炎など），下肢静脈瘤などで起こりやすい点に留意して鑑別を行う．

論説

1 原典

張仲景『傷寒論』弁太陽病脈証并治上第五[6]

〔条文〕傷寒，脈浮，自汗出で，小便数，心煩，微悪寒，脚攣急するに，反って桂枝湯を与う．之を得て便ち厥し，咽中乾き，煩躁，吐逆の者には，甘草乾姜湯を作りて，之を与う．若し厥癒え，足温なる者には，更に芍薬甘草湯を作りて，之を与う．

〔大意と解説〕大意は，「傷寒の経過中，脈浮，自汗があり，これに悪寒が加われば桂枝湯証であるが，この場合は，ほかに，小便数（＝頻尿），胸内苦悶，脚攣急が加わるので，単純な表証ではない．ところが，これを桂枝湯証と誤って桂枝湯を与えてしまった．すると，すぐに手足厥冷し，のどが乾き，唾液分泌が止まり，胸苦しく，手足を動かして悶え，ひどく嘔吐するようになった．このような危急の状態を救うには，まず甘草乾姜湯を作って与えるのがよい．これを飲んで手足の冷えが改善し，温かくなって咽喉乾燥，煩躁，吐逆はとれた．しかし，脚攣急ははじめから続いている．そこで，さらに芍薬甘草湯を作って与えるとよい」ということ[7]．

2 中国医書の記載

■ 筆者の調べ得た範囲では，明代の虞摶の『医学正伝』[8]に，「芍薬甘草湯は四時の腹痛を治す」とある記載を見いだしたのみであった．『太平恵民和剤局方』『厳氏済生方』『三因極一病証方論』『普済本事方』『宣明論方』『儒門事親』『万病回春』には記載を見いだせなかった．

3 江戸時代医家の論説

■ 吉益東洞（1702-73）の『方極』[9]には「拘攣急迫する者を治す」とあり，『方機』[10]には「脚攣急する者」とある．東洞以後，多くの医師がこれに従って使用するようになったと思われる．

■ 幕末の百々漢陰（1776-1839）・百々鳩窓（1808-78）は『梧竹楼方函口訣』[11]で，「一切，手脚の筋攣急するに用いてよし」とし，小児で股の筋肉が引きつって歩行困難な者に用いてよいという．

■ 浅田宗伯（1815-94）も『勿誤薬室方函口訣』[12]で，「この処方は脚攣急を治すのが主であるけれども，諸家は，腹痛や，脚気で両足または膝頭が痛んで屈げ伸ばしできない者，その他，諸種の急激な痛みに応用している」と言っている．

■ 有持桂里（1758-1835）は，『校正方輿輗』[13]で脚攣急以外の使用法として，「小児の夜泣

〈注1〉甘草による偽アルドステロン症[5]：高血圧，低カリウム血症，代謝性アルカローシス，低カリウム血症性ミオパチーなどを示し，臨床症状の頻度は四肢脱力・筋力低下が約60％，高血圧が35％で，この2者が本症発見の契機として最も多いとされる．このほか，痙攣（こむらがえり），頭重感，全身倦怠感，動悸などを生じることもある．血圧上昇，浮腫のほか，体重増加，不整脈，心電図異常（T波平低下，U波出現，ST低下，低電位）などを認めることがある．横紋筋融解症を生ずると赤褐色尿が認められる．低カリウム血症が高度になれば，うっ血性心不全，心室細動，心室頻拍（Torsades de Pointesを含む）などにより，極めて重篤な状態に陥る可能性がある．1：2で女性の発症が多く，全体の80％が50〜80歳代で，低身長，低体重など体表面積が小さい者や高齢者に生じやすい．小柄なお祖母ちゃんは要注意ということである．低カリウム血症をきたしうる薬剤，すなわち利尿薬，インスリン，グリチルリチン製剤，副腎皮質ステロイド，甲状腺ホルモンなどとの併用時には特に注意が必要である．

きは腹痛による者が多い」とし,「芍薬甘草湯はもともとは腹痛の薬ではないが,今の医者は,小児の腹痛に遇えば必ずこの処方を用いている」という.

■ 尾台榕堂(おだいようどう)(1799-1870)も『類聚方広義(るいじゅほうこうぎ)』頭註[14]で,「腹中がひきつれるように強く痛む者を治す.小児で夜啼きが止まず,痙攣性腹痛が甚しい者にもまた奇効がある」といっている.

4 近年の論説

■ 『漢方診療医典』[15]には,「頓服として用いる方剤で急迫性の筋肉の攣急を目標とする.…四肢の頭痛,腎石,胆石などの疝痛発作などに頓服として用い鎮痛の効がある」とある.

■ 大塚敬節(おおつかよしのり)(1900-80)は,『症候による漢方治療の実際』の不眠の項[16]で「乳児の夜啼きに用いて,まことに著効のあるもので,服薬したその日から夜啼きのやむことが多い.…効のない時は,甘麦大棗湯(かんばくだいそうとう),抑肝散(よくかんさん)などを用いる」とし,腹痛の項[17]では「はげしい腹痛発作に頓服として用いる.その目標は腹直筋の拘急にあり,このさい疼痛が手,足にまで及んで,ひきつれることがある」とする.

症 例

症例1 脚痙攣(古典の症例)[18]

ある人力車夫が空腹をこらえて,強いて遠隔地まで走り,家に帰ると同時に倒れてそれきり歩けなくなり,脚が痙攣を起こしてその苦しみはたえられないという.そこで友人の薮井修庵(やぶいしゅうあん)が芍薬甘草湯を与えたところ,即効を得た(抄).

症例2 妊婦の腓腹筋攣縮(ひふくきんれんしゅく)(筆者経験例)

〔患者〕29歳 主婦
〔主訴〕夜間に足がつる(こむらがえり)
〔既往歴・家族歴〕特記すべきことなし
〔妊娠歴〕流産1回(27歳時).
〔現病歴〕妊娠6ヵ月のこと.夜間睡眠中に足がつるようになった.ひどいときは毎晩である.その都度,夫が起きて足の筋肉のマッサージを行い,一応はおさまって眠るが,完全に回復するわけではなく,翌朝まで足の芯が痛むように感じると訴える.
〔身体的所見〕やや痩せ型.妊娠に相応の変化以外,特記すべき所見はない.
〔経過〕芍薬甘草湯エキス1包2.5gを,夜間のこむらがえり時に頓服した.すると,5~10分程度で筋攣縮がおさまり痛まなくなるという.しかも,翌朝も足の筋肉痛は残らないという.その後,1~2ヵ月ほど頓服的に服用していたが,いつのまにか足はつらくなくなった.出産も満期安産で,女児が誕生した.

鑑 別

1. こむらがえり
■ 八味地黄丸

芍薬甘草湯が急性期に頓服的に用いるのに対して,八味地黄丸は経過の長い「こむらがえり」に根治的作用を期待して用いるものである.胃腸虚弱者には使用しない.

2. 腹 痛
■ 桂枝加芍薬湯(けいしかしゃくやくとう)

過敏性腸症候群疝痛型で要鑑別.桂枝加芍薬湯は定時に服用する処方であり,その適応となる腹痛は芍薬甘草湯ほど激しくない.

■ 柴胡桂枝湯(さいこけいしとう)

過敏性腸症候群疝痛型で要鑑別.ストレス性に悪化する腹痛に用いる機会があるが,即効性には欠ける.

3. 小児夜啼症
■ 甘麦大棗湯(かんばくだいそうとう)

寝ぼけて,あくびをしながら泣くものによいとされる.

■ 抑肝散(よくかんさん)

あばれたり，怒ったりするものによいとされる．普段から怒りっぽいことも目標．

Evidence

1 肝硬変患者の筋痙攣に対する効果(熊田ら，1999)[19]

〔概要〕週2回以上の筋痙攣を有する肝硬変症患者126例を対象に芍薬甘草湯の効果についてプラセボ対照二重盲検群間比較試験を行い，プラセボ群（61例）に比して芍薬甘草湯群（65例）は，筋痙攣回数改善度，最終全般改善度（筋痙攣の出現回数，持続時間，痛みの程度の推移を総合判断）とも有意に優れていたという．

2 芍薬甘草湯の作用メカニズム[20,21]

〔概要〕芍薬甘草湯は，芍薬の主成分ペオニフロリン paeoniflorin と甘草の成分であるグリチルリチン glycyrrhizin とのブレンド効果によって，神経筋シナプス遮断作用に基づく筋弛緩効果を現すとされる．すなわち，ペオニフロリンは神経筋シナプスにおいて Ca^{2+} の細胞内への流入を抑制し，グリチルリチンは Ca^{2+} 存在下で $Phospholipase_{A2}$ を介して K^+ の流出入を制御する．この両者のブレンド効果によりアセチルコリン受容体が抑制されて，神経筋シナプス遮断作用が生じ，筋弛緩作用が発現する．その結果，筋収縮で生じた筋虚血は改善し，虚血にともなう筋肉痛は消失するとされる．

引用文献

1) 厚生労働省：第16改正日本薬局方，p.1514, 2011.
2) 木村孟淳，他編：新訂生薬学，改訂第7版，p.81-82, 南江堂，2012.
3) 鳥居塚和生：モノグラフ 生薬の薬効・薬理，p.215-223, 医歯薬出版，2003.
4) 大塚敬節，矢数道明，清水藤太郎：漢方診療医典，第6版，p.415, 南山堂，2001.
5) 重篤副作用疾患別対応マニュアル・偽アルドステロン症（平成18年11月厚生労働省）http://www.mhlw.go.jp/topics/2006/11/dl/tp1122-1d01.pdf（2012-02-24参照）
6) 張仲景：明・趙開美本『傷寒論』，太陽病中篇，2-19a〜2-19b, 復刻版，p.132-133, 燎原書店，1988.
7) 大塚敬節：臨床応用傷寒論解説，p.183-190, 創元社，1974.
8) 虞搏：医学正伝，腹痛門，和刻漢籍医書集成第8輯（小曽戸洋，他編），エンタプライズ，p.125.
9) 吉益東洞：方極，近世漢方医学書集成12巻（大塚敬節，他編），p.392, 名著出版，1980.
10) 吉益東洞：方機，近世漢方医学書集成12巻（大塚敬節，他編），p.517, 名著出版，1980.
11) 百々漢陰，百々鳩窓：梧竹楼方函口訣，復刻版，p.23, 春陽堂書店，1976.
12) 浅田宗伯：勿誤薬室方函口訣，近世漢方医学書集成96巻（大塚敬節，他編），p.247, 名著出版，1982.
13) 有持桂里：校正方輿輗，近世漢方医学書集成85巻（大塚敬節，他編），p.253, 名著出版，1982.
14) 尾台榕堂：類聚方広義，近世漢方医学書集成57巻（大塚敬節，他編），p.222, 名著出版，1980.
15) 大塚敬節，矢数道明，清水藤太郎：漢方診療医典，第6版，p.354, 南山堂，2001.
16) 大塚敬節：症候による漢方治療の実際，第5版，p.72, 南山堂，2000.
17) 大塚敬節：症候による漢方治療の実際，第5版，p.331, 南山堂，2000.
18) 堀越兆淳：芍薬甘草湯治験，温知医談，32号，1881（復刻版，2巻，p.702, 同朋舎，1979）．
19) 熊田卓，他：TJ-68 ツムラ芍薬甘草湯の筋痙攣（肝硬変に伴うもの）に対するプラセボ対照二重盲検群間比較試験．臨床医薬，15(3)：499-523, 1999.
20) 木村正康：漢方方剤による病態選択活性の作用機序．代謝，29（臨時増刊号）：9-35, 1992.
21) 木村正康：芍薬甘草湯による骨格筋の弛緩作用．漢方医学，35(2)：154-155, 2011.

56 十全大補湯
juzentaihoto

製品番号：48

〔構成生薬〕
黄耆，桂皮，地黄，芍薬，川芎，
蒼朮，当帰，人参，茯苓，甘草
（ツムラ医療用漢方製剤の場合）

処方の特徴

1 処方概要

十全大補湯は，虚弱で体力低下し，貧血，末梢循環障害（冷え症）などのある者が難治性あるいは遷延性の諸疾患に罹患した際などに，循環改善，栄養状態改善，免疫能賦活（あるいは免疫調整），組織の治癒機転促進などを期待して用いられる漢方薬の1つであり，多様な疾患に応用される．

1．補剤・参耆剤の一種

古典的な考え方では，"補剤"の代表的処方であり，参耆剤の1つである．補剤とは，消化吸収機能賦活と全身の栄養状態改善を通じて，生体の防御機能回復および治癒機転促進を目的に用いられる処方群である．参耆剤とは人参，黄耆の両生薬を含む一群の漢方薬で，十全大補湯のほか，人参養栄湯，補中益気湯などが含まれる．参耆剤は補剤の性質を持つ．

2．四君子湯合四物湯加桂皮・黄耆

構成生薬の観点から見れば，十全大補湯は，四君子湯（人参，朮，茯苓，甘草）と四物湯（当帰，芍薬，川芎，地黄）を合わせて桂皮と黄耆を加えた形である．

四君子湯は"気虚"つまり「元気がない」状態に用いる処方とされる．岡本一抱が，「一切の気虚はもともとは脾胃の気虚より起こるので，四君子湯を以て総じて気虚の主方とす

る」（筆者意訳）[1]といったように，消化吸収機能低下を改善して，心身の活動性が低下した状態を回復させる処方と考えられる（51. 四君子湯 参照）．

四物湯は，"血虚"に用いる処方とされる．"血虚"とは，"血"の不足または機能低下の意であり，臨床的には，貧血，血流減少，およびそれに起因する諸種の精神身体症状および免疫能低下などが含まれる概念と思われる（53. 四物湯 参照）．

四君子湯と四物湯との合方（両者の生薬構成を混合してできる新たな処方）を八物湯，あるいは八珍湯と呼ぶ（p.318 附記 参照）．八物湯に，さらに黄耆と桂皮を加えると十全大補湯になる．

黄耆は，『神農本草経』に「癰疽久敗の瘡，膿を排し，痛みを止め，大風癩疾，五痔，鼠瘻を治す．虚を補い，小児の百病を治す」[2]，『薬徴』[3]に「肌表の水を主治するなり．故に能く黄汗，盗汗，皮水を治す．又，旁ら身体腫あるいは不仁を治す」とあり，薬理学的には，利尿，抗炎症・抗アレルギー，免疫賦活，強壮，抗菌などの作用があるとされる（8. 黄耆建中湯 参照）．

桂皮は，"大熱"[4]薬，すなわち，低下した身体機能を賦活して身体を"温める"薬とされ，附子に似た面がある．また，安中散や黄連湯に含まれるように胃の薬という面もある（25. 桂枝湯 参照）．

以上を総括すると，十全大補湯は，低下した消化器機能を回復して栄養吸収を促し，末梢循環・微小循環を促進して組織の栄養状態を改善，さらに免疫能を賦活または調整し，組織の潜在的脱水傾向を改善し，"冷え"を温めると表現できるように思われる．

3．名称について

十全大補湯という名称について，小曽戸[5]は，「"十全"とは…"十中一つとして欠陥のない""完全無欠""万全"という意である．

…"十全"とは薬物構成の完璧さと薬効の完璧さを兼ねて称したものであろう。"大補"とはむろん"大いに補う"の意にほかならない」という。

2 使用目標と応用（表1）

十全大補湯は，悪性腫瘍，手術後，産後，あるいは大病後などの体力低下と衰弱に用いられることが多い．難治性あるいは再発性感染症，慢性疲労，貧血，冷え症，寝汗などにも用いられる．悪性腫瘍では，抗癌剤治療や放射線療法による骨髄抑制，食欲不振，全身倦怠などの副作用軽減を目的に用いることが多いが，再発および転移の抑制に有効とする報告もある．近年では，エリスロポエチン抵抗性腎性貧血，反復性中耳炎，肝硬変（肝発癌予防），アトピー性皮膚炎などにも有効とする報告があり，その応用は広い．

症候としては，体力低下，疲労倦怠感，貧血傾向，皮膚粘膜の乾燥萎縮傾向などを使用目標にする．皮膚粘膜病変では，潰瘍形成，瘻孔形成，肉芽形成不良など，組織の治癒機転が不良な状態を目標とする．適応となる者の体質傾向は，体力低下した虚弱者であり，痩せ型，顔色不良，冷え症の者である．手足の冷えも大多数の例に見られる徴候である．

虚弱体質者であっても，腹痛下痢のある者に本処方を用いると悪化することがある．また，胃下垂が甚だしく心窩部拍水音（振水音）の顕著な者に用いると，悪心嘔吐，腹痛，下痢，食欲不振などをきたすことがある．悪性腫瘍で食欲不振がある者に用いた場合，服用後に食欲低下の悪化，嘔気，腹痛などを呈する例もあるので注意を要する．いずれの場合も，食後服用，減量，六君子湯（りっくんしとう）などとの併用で服用できる例もある．

論　説

1 原　典

陳師文（ちんしぶん），他『増広太平恵民和剤局方（ぞうこうたいへいけいみんわざいきょくほう）』巻5
補虚損（附骨蒸）

小曽戸[5]によれば，十全大補湯は大観年間（1107-10）に陳師文らが編纂した『和剤局方』の原典にはなく，南宋の紹興年間（1131-62）に呉直閣（ごちょっかく）が諸家の名方を選んで追加した126処方の1つであり，厳密には区別する必要があるという．この部の後ろにある添続諸局経験秘方にも十全飲（じゅうぜんいん）〈注1〉[6]の名称で記載される．以下，両者を紹介する．

表1　十全大補湯の使用目標と応用

- ■応　用
  - ・悪性腫瘍：化学療法・放射線療法の副作用軽減，再発・転移の予防
  - ・体力低下：手術後，産後，大病後，慢性疲労　など
  - ・難治性再発性感染症：反復性中耳炎，MRSA感染　など
  - ・その他：エリスロポエチン抵抗性腎性貧血，アトピー性皮膚炎，痔瘻，慢性肝炎・肝硬変（肝発癌予防），貧血，冷え症，寝汗　など
- ■症　候
  - ・体力低下，疲労倦怠感，貧血傾向，皮膚粘膜乾燥萎縮，食欲不振，無気力，顔色不良，栄養不良，手足の冷え，寝汗　など
  - ・皮膚粘膜病変では潰瘍形成，瘻孔形成，肉芽形成不良　など
- ■体　質
  - ・虚弱：比較的痩せ型，皮膚粘膜枯燥，貧血

〈注1〉十全飲：添続諸局経験秘方の十全飲は，南宋の淳祐年間（1241-52）に増改された180処方の1つであり[6]，呉直閣増諸家名方の十全大補湯の記載より後年のものである．

1．呉直閣増諸家名方・十全大補湯[7]〈注2〉[8]

〔条文〕男子婦人，諸虚不足，五労七傷，飲食進まず，久病にて虚損し，時に潮熱を発し，気，骨脊を攻め，拘急疼痛，夜夢遺精，面色痿黄，脚膝力無く，一切の病後，気旧の如からず，憂愁思慮し，気血を傷動し，喘嗽中満，脾腎の気弱く，五心煩悶するを治す．並びに皆之を治す．此の薬，性温にして熱せず，平補にして効あり．気を養い，神を育み，脾を醒まし，渇を止め，正を順らし，邪を辟く．脾胃を温暖して，其の効具さに述ぶるべからず．

〔大意〕男女ともに，諸種の過労や病気によって食欲がなく，長い病気のために体力衰え，ときどき発熱し，背骨に鋭い痛みを感じ，夢の中で射精し，顔色が悪く貧血ぎみで，足や膝の力が弱り，病後に気力が回復せず，気分が憂鬱で晴ればれとせず，"気血"が損なわれ，咳をして腹が脹り，内臓の働きが衰え，身体全体が苦しく落ち着かない．このような場合には皆，この処方を用いる．この薬は穏やかで体力を増す作用がある．

〔解説〕ここに記載されるのは，慢性疾患によって衰弱し，食欲不振，遷延性発熱，身体痛，遺精，貧血，筋力低下，抑うつ気分，咳嗽，気力の低下，全身倦怠感などの症状がある状態であろう．"潮熱"は，ここでは一定の時間になると出る熱と思われる．「骨脊を攻め」とは，骨結核による脊椎の痛みかも知れない．"痿黄"は顔色不良で黄色味を帯びていることで，貧血をいうことが多い．全体として，時代背景を考えると結核症が最も考えられるが，肺癌などでもこの状態になることは考えられる．十全大補湯の適応(証)は，本来はこのように具体的な症候を中心に表現されている．条文中に，"気血を傷動し"という言葉があるが，文脈全体の中での位置づけは軽い．この時代では，現代でいう「体力がない」「元気がない」という程度の意味合いであろう．なお，方後の指示には大棗・生姜を加えて煎じることが指示されている．医療用漢方製剤（エキス製剤）には大棗・生姜がないが，筆者は，煎剤で用いるときに大棗・生姜を入れて用いることが多い．

2．添続諸局経験秘方・十全飲[9]

〔条文〕諸虚百損，栄衛和せず，形体羸痩，面色痿黄，脚膝酸疼，腰背倦痛，頭眩，耳重く，口苦舌乾，骨熱内煩，心忪，多汗，飲食進退，寒熱往来，喘嗽吐衄，遺精，失血，婦人の崩漏，経候調わず，凡そ病後，旧に復せず，及び憂慮して，血気を傷動するを治す．此の薬，平補にして効有り，最も宜しく之を服すべし．

〔解説〕薬味は十全大補湯そのものである．前記の十全大補湯の条文中にないのは，吐衄（鼻出血），失血（貧血の意か），婦人崩漏（激しい子宮出血），経候不調（月経不順），心忪（動悸）などの症状である．

2 中国医書の記載

■ 明代（1368-1644）前半に活躍した劉純の『玉機微義』（1396年成立）巻9熱門・升陽滋陰之剤[10]には，「局方・十全大補湯は，諸虚不足，五労七傷，飲食進まず，久病虚損，時に潮熱を発する者を治す」とあり，巻19虚損門・補気血之剤[11]には，「局方・十全大補湯は，心肺の損及び胃損にて，飲食，肌膚を為さざるを治す」とある．「飲食，肌膚を為さざる」とは，皮膚の栄養状態が悪い意であろう．

■ 虞搏の『医学正伝』（1515年成立）・虚損門[12]には，「四君子湯は気虚を治す．…四物

〈注2〉『観聚方要補』[8]には，出典を『和剤局方』とし，「男子婦人，諸虚不足，五労七傷，一切病後，気旧の如からざるを治す」とある．1．の条文の抜粋である．

湯は血虚を治す．…八物湯は気血両虚を治す」とあり，「十全大補湯は，気血倶に虚して寒暑を挾むを治す」とある．四君子湯と四物湯を合方した八物湯に，桂枝と黄耆を加味したのが十全大補湯であることから，このような表現をしたものである．現代まで影響を与えた考え方といえる．

■ 薛己（1487-1559）は，この処方を頻用したようである．彼の著書には十全大補湯に関する記載が非常に多い．

■ 王綸の『明医雑著』に薛己が注を加えて補訂した『補注明医雑著』巻6附方[13]には，「十全大補湯は，気血倶に虚し，発熱悪寒，自汗盗汗，肢体倦怠，或いは頭痛，眩暈，口乾，渇を作すを治す．又，久病虚損，口乾，食少なく，咳して下利〈注3〉[14,15]し，驚悸発熱，或いは寒熱往来，盗汗自汗，哺熱内熱，遺精白濁，或いは二便，血を見わし，小腹，痛みを作し，小便短少，大便乾濇，或いは大便滑泄，肛門下墜，小便頻数，陰茎痒痛等の症を治す」（大意：十全大補湯は，気血ともに虚し，発熱悪寒し，自然に汗が出たり寝汗をかいたり，身体全体がだるい，あるいは頭痛，めまい，口乾，口渇があるものを治す．また，長い病気で体力が衰え，口内が乾燥し，食欲がなく，咳が出て，下痢し，神経がたかぶり動悸がして熱感がある，あるいは悪寒発熱を繰り返し，寝汗自汗があり，夕方に微熱が出て身体がほてる，遺精して小便が白く濁る，あるいは大小便に血が混じり，下腹が痛み，小便が出渋り，大便は乾燥して出にくい，あるいは大便が滑らかに下り，脱肛し，頻尿で，陰茎が痛痒い，などの症状に用いる）とある．これは薛己が加筆した部分と思われるが，後年の医書に引用が見られる．

■ 薛己の著作を集めた『薛氏医案』所収の『内科摘要』（1545年頃成立）各症方薬[16]には，「十全大補湯は…，遺精白濁，自汗盗汗，或いは内熱，哺熱，潮熱，発熱，或いは口乾，渇を作し，喉痛舌裂，或いは胸乳膨脹，脇肋痛みを作し，或いは臍腹陰冷，便溺餘滴，或いは頭頸時に痛み，眩暈目花する，或いは心神寧からず，寝ねて寝ねず，或いは形容，充せず，肢体痛みを作し，或いは鼻，気の冷えたるを吸い，急ぎ趍れば気促する〈注4〉[17]を治す．此れ皆，是れ，無根の虚火なり．但だ此の薬を服せば，諸症悉く退く」とある．"目花"は"目がくらむ"ことであろう．文末は，冷たい空気を吸ったり早足で息が切れることか．

■ 薛己の『薛氏医案』巻6『保嬰金鏡録』（1550年自序）各症方薬・十全大補湯[18]には，「気血虚弱，或いは稟賦足らず，寒熱自汗，食減り体痩せ，発熱，渇を作し，頭痛眩暈するを治するには，最も宜しく之を用うるべし」とある．

■ 『太医院校註婦人良方大全』（陳自明・著，薛己・注）の薛己の注と思われる部分には，十全大補湯に関する記載が多い[19]．大量の子宮出血，貧血をともなう精神不安，身体痛，結核と思われる症状，流産後の出血などに用いるとあり，また，産後には頻用したようで，動悸，むなさわぎ（"心驚"），意識混濁？（中

〈注3〉『補注明医雑著』では「咳而下利」とあり，これを引用したと思われる『万病回春』では「咳而不利」とある．「利」とは「…②とほす．とおる．…⑤よい，よろしい．⑥都合がよい．…⑦なめらか」とされる[14]．前者の「下利」は，利を痢と考えれば，大便が下痢することと解釈できる．後者の「不利」は，下痢しないと解釈することもできるが，咳の後にあるので「喀痰がなめらかに出ない」とも解釈できる．また，「（尿）不利」の意とも解釈できる．本文中では，前者を下痢，後者を喀痰が出にくいこととしたが，恐らく，これは「不」が正しく，「下」は誤植ではないかと思われる．『補注明医雑著』『万病回春』のいずれかを引用したと思われる『衆方規矩』では「利せず」（不利）と記載されている[15]．

〈注4〉原文「鼻吸気冷急趍気促」：訓読しにくい箇所である．趍は，「音はチまたはシュ．①行くことのおそいさま．②はしる．趣（シュ・スウ）の俗字」とされる[17]．

風恍惚），極度の体力低下（"虚極生風"），発汗が止まらない（虚汗不止），痙攣（四肢筋攣），全身の痛み，腰痛，悪露が止まらないなどに用いるとある．

■呉崑の『医方考』（1584年成立）巻3虚損労療門・十全大補湯[20]には，「肉極なる者は，肌肉消痩し，皮膚枯槁す．此の方，之を主る」とある．

■龔廷賢『万病回春』（1588年刊）の巻4補益[21]には『補注明医雑著』巻6附方の記載がほぼそのまま引用される．また，巻8癰疽には2つの記載があり，「十全大補湯は，癰疽を治す．潰えて後，気血を補い，飲食を進むるに，実に切要となす．凡そ膿血出づること多く，陰陽両虚するに，此の薬，廻生起死の功あり．但だ経絡を分たず，時令を載せず．医者，類に触れて之を長とすれば可なり．或いは腫平らかに，痛み寛やかなるを見さば，遂に以て安しとなす．慢って省ることを知らざれば，補益調養の功なし．癒えて後，虚するが症，復た見るれば，因って転じて他病と為りて，危劇の者多からん」[22]（大意：十全大補湯は，皮膚化膿瘡に用いる．排膿が始まった後，体力をつけて食欲を促進するのに重要な薬である．およそ血膿がたくさん出て気血ともに虚して衰弱の甚だしい病人には起死回生の効果がある．全身のどこにでも，また一年中いつでも使ってよい．医たる者，化膿に限らず，皮膚疾患の多くの場合に十全大補湯を頻用するとよい．腫れがひいて痛みが治ればよい．油断して摂生を怠ると効果がない．化膿はなおっても体力が衰えてくると余病を併発して重篤な状態に陥る者が多いであろう）とあり，また，「十全大補湯は，瘡瘍，気血虚弱，腫痛して癒えず，或いは潰瘍，膿消し，寒熱，自汗，盗汗，食少なく，体倦み，発熱，渇を作し，頭痛，眩暈して中風の状に似たるを治す」[23]（大意：十全大補湯は，蜂窩織炎・膿瘍などで，気力体力ともに衰え，痛みと腫れがひかず，あるいは皮膚潰瘍を形成して，悪寒発熱，自汗盗汗があり，食欲がなく，身体がだるく，発熱口渇，頭痛，めまいなど，感冒のような症状があるときによい）ともある．

■薛己の諸書と『万病回春』とは，わが国に大きな影響を与えたことが知られており，十全大補湯の使用法についても，これらによるところが大きいと思われる．

3 江戸時代医家の論説（筆者意訳）

■曲直瀬道三（1507-94）らの『衆方規矩』補益通用[15]の記載は，薛己の『補注明医雑著』および『万病回春』からの引用と思われる記載に始まり，多数の加減方が記載される．「産後乳汁が自ずから出てしまうものに，十全大補湯を用いたら癒えた．産前に乳汁が自ずから出る者にもまた用いてよい」と，異常な乳汁分泌に用いている点が興味深い．婦人科門[24]には，「産後の要薬である．…十全大補湯を用いて以て元気を補うべきである．もし効果が不十分ならば附子を加える」という．

■長沢道寿（？-1637）は『医方口訣集』[25]で，「気血が虚して冷える（"寒する"）者，下半身の元気が衰えた者（下元気衰者）は，十全大補湯がよい」とし，「冬季厳寒の頃には，老人や虚弱者には，淡く煎じて1日1，2回服用させて養生の助けとする」という使い方を述べている．

■北尾春圃（1658-1741）は『当壮庵家方口解』[26]で，「○気血両虚で虚冷した者に用いる剤である．虚が甚だしいときには附子を加える．…○この処方の適応例では，寒を恐れ，足が冷え，目つきがぼんやりとして，どこやら少し熱もあるけれども実熱ではない．…○十全大補湯は"仮熱"を除く剤である．…○四君子湯，補中益気湯，六君子湯と用いているうちに，どこやら血燥き，潤わせたいと思うようなときに用いる．…○病後の熱が

すっきりと消えて保養によい薬である．○出産直前あるいは産に臨んで元気の弱い者に用いるとよい．出産時に恥骨結合（交骨）が十分開かない者は虚であり，十全大補湯がよい．産後に恥骨結合が閉じないものも虚であり，十全大補湯である．…○出産後の血暈で，目がくらむといって脈が弱いときに用いることがある．…○癰疽が潰えて後には必ず用いる剤である．…○脱肛が収まらないもの，あるいは産後の子宮脱にも用いる」という．

■香月牛山(1656-1740)は『牛山方考』[27]で，「この処方は，男女を問わず，元来から体力がなく，日常生活や食事の不摂生，慢性疲労，あるいは過度の心労などのために，微熱（晡熱・潮熱）が続き，寝汗をかいたり，口が乾燥したり，咽が痛んだり，舌炎を起こしたり，めまい，目がくらむ，心身不穏，膀胱炎，胸脇部痛，腰痛などが起こったり，身体が痩せて冷えを畏れるなどの症状がある．…この薬を服用して体力の根本を固めれば諸症状は自ずから止むものだ（一部略）」とし，以下，加減方を挙げて，めまい，手足の麻痺，夢遺精（睡眠中の射精），肺結核，産後および流産後の衰弱，大量出血，皮膚の慢性化膿性疾患で難治なもの，脳血管障害後の四肢麻痺など，様々な疾患に用いるという．

■福井楓亭(1725-92)は『方読弁解』[28]で，「瘡瘍があり，気血ともに虚し，羸痩する者には十全大補湯を用いるとよい例がある．流注，瘰癧などで強く虚する者にも用いる」という．瘡瘍は皮膚病，とくに癤・癰など，流注は結核性寒性膿瘍・リンパ膿腫[29]．

■和田東郭(1744-1803)は『蕉窓方意解』[30]で，「十全大補湯の主治は，薛氏の云うところに従うとよい．黄耆を用いるのは，人参に力を合わせて自汗盗汗を止め，表気を固める意図からである．肉桂（=桂皮）を用いるのは，人参，黄耆に力を合わせて，遺精白濁，あるいは大便滑泄（痛みのない軟便下痢），小便

短少あるいは小便頻数を治して，また他の九味の薬を引導してそれぞれの病処に達するの意であろう」という．

■津田玄仙(1737-1809)は『療治経験筆記』で，
①「産前に乳汁が"自然に"（理由なく）出ることを"乳泣"という．これは気血の大虚である．生れてくる子は必ず育つことができない．急いで止めなければならない．十全大補湯に黄芩，阿膠を加え，白芍薬を倍にして用いる」[31]．

②「人参養栄湯，十全大補湯，帰脾湯の類は皆，後人が仲景の黄耆建中湯に倣って組み立てた変方である．薬品は変わるけれども，処方の意味は結局同じことであり，それ故，その目的も同じことである．しかし，三方の心得は，皆それぞれに少しずつの区別がある．…人参養栄湯は津液の枯渇を目的にとる．十全大補湯は気血の虚寒を目的にとる．帰脾湯は心脾の血虚を目的とする．これが三方の区別である」[32]という．

■浅井貞庵(1770-1829)は『方彙口訣』で，
①「温かい手で按腹すれば病人が嬉しがるというのがこの処方の目的である．古人もこのことを述べている．温かい手で按えて快いというのは，真底，陽の虚している処がある証拠である．その症では，悪寒と熱感があって虚労の症状を現し，寝汗が出る，頭痛も眩旋もする，食も少なく，咽の具合が悪く，腹は力が脱け，大便は渋ったり下ったりする，小便は多く精が泄れたりするなど，諸証を現すが根は1つのことである．…思うに，産後の脱血による戦慄，虚人の腹痛，瘍の"起発しない"（膿瘍が熟すことがない）ものなど，気血元陽の不足している者には，附子を加えると甚だ奇効を見る」[33]，

②「この処方は，気血両虚で盗汗の出るものに用いる」[34]，

③「この処方は，気血ともに不足して目旋するものに用いる．…産後の血暈にも使って

よい．もし痰を挟むものには，陳皮，半夏の二味を加える」[35]．

④「この処方は，気血の不足が原因の歯痛に用いる．故に，老人の歯痛によい」[36]．

⑤「この処方は，心労で気血が不足している眼病に用いる」[37]という．

■華岡青洲（1760-1835）は『瘍科方筌』[38]で，「十全大補湯は，潰瘍（＝皮膚潰瘍）で，発熱したり，悪寒したり，痛んだり，膿が多かったり，膿が希薄であったり，自汗盗汗があったり，膿瘍ができたのに自潰しなかったり，あるいは膿瘍が潰れたあとの孔がふさがらなかったりするものを治す」という．

■本間棗軒（1804-72）は『瘍科秘録』[39]で，「瘰癧（結核性頸部リンパ節炎）で漏口が多く，疲労の状を現すものには，"断截の法"（外科的処置）を施すのが難しい．『外科正宗』の夏枯草湯〈注5〉[40,41]，あるいは十全大補湯を用いるとよい」という．

■本間棗軒は『内科秘録』で，汗証（自汗・盗汗）で「血虚する者には，十全大補湯を与える」[42]という．

■百々漢陰（1776-1839）・百々鳩窓（1808-78）の『梧竹楼方函口訣』[43]で，「様々な原因により体力の衰弱した状態（"諸虚百損"）や，老人虚弱者全般で，いろいろな症状があるが，これといって捉えどころがなく，病気を攻めるような治療を行うべきところもないという病人に用いる．およそ皮膚膿瘍が潰膿した後には，たいていは，この処方に附子などを加えるとよいものである」という．

■浅田宗伯（1815-94）は『勿誤薬室方函口訣』[44]で，「この処方は，『和剤局方』の主治によれば，"気血が虚す"というのが八物湯の目的であり，"寒"（冷え）が黄耆，桂枝の目的である．また"下元気衰"というのも桂枝の目的である．また，薛立斎（＝薛己）の主治によれば，黄耆を用いるのは，人参と力を合わせて自汗・盗汗（寝汗）を止め，"表気を固める"（皮膚の働きを盛んにして引き締める）狙いである．肉桂（桂枝）を用いるのは，人参，黄耆と力を合わせて，遺精（睡眠中に射精すること）や白濁（小便の白く濁る病気．膀胱炎？　精液が漏れて尿に混じる？），あるいは大便滑泄（下痢），"小便短少あるいは頻数"（頻尿で少量ずつしか出ない）であるのを治すためである．また九味の薬を引導して，それぞれの病処に達するためである．これらの意を理解して諸病に運用すべきである」という．

4 近年の論説

■『漢方診療医典』[45]には，「本方は慢性諸病の全身衰弱すなわち虚証に用いるもので，貧血，食欲不振，皮膚枯燥，羸痩などを目標とする．脈も腹もともに軟弱で，皮膚は艶なく，はなはだしいものは悪液質を呈してくる．病勢が激しく活動性のもの，熱の高いものなどには用いられない．また本方服用後に食欲減退，下痢，発熱などを来すものには禁忌とすべきである．…本方は以上の目標をもって，諸種の大病後または慢性病などで疲労，衰弱を来している場合，諸貧血病，産後および手術後の衰弱，痢疾後，マラリアの後，癰疽，痔瘻，カリエス，瘰れき，白血病，夢精，諸出血，脱肛などに用い，また久病後の微熱や，視力減退などにも広く応用される」とある．現代医療の眼から見ると効果の疑わしい疾患も適用に挙げられているが，補助的に用いれば症状改善などに役立つ可能性があるのかも

〈注5〉夏枯草湯：『外科正宗』巻2 瘰癧論に，「瘰癧馬刀にて，已に潰ゆるか未だ潰えざるかを問わず，日久しくして漏を成し，形体消痩し，飲食甘からず，寒熱，瘧の如く，漸く労瘵と成るを治して，並びに効あり」[40]とある．内容は，夏枯草，当帰，白朮，茯苓，桔梗，陳皮，生地黄，柴胡，甘草，貝母，香附子，白芍薬，白芷，紅花．夏枯草は，シソ科のウツボグサ[41]．

しれない.

■大塚敬節(1900-80)の『症候による漢方治療の実際(第5版)』[46]では,疲労倦怠,貧血,帯下,腰痛,麻痺などの項に記載される.

症　例

症例1 **手術後創部の排膿が止まらなかった例**(高橋道史治験)[47]

　助産婦A子,52歳.一昨年,腸閉塞の手術を受けた.その後いつからとはなく,手術創と抜糸した跡から膿漿液が出るようになった.毎日通院して治療を受けているが,少しも良くならないと云って来院した.

　中肉中背で元気はあるが,顔色やや蒼白で生気が乏しい.舌は黄苔を帯び,口唇は乾燥している.脈は沈んで微細遅.食欲はあるが疲れやすい.臍下より陰阜上まで,一直線の刀痕と,抜糸した跡から,膿汁と漿液が排出し,周囲は湿潤びらんしている.胸脇苦満,心下痞鞕はないが,臍の左側に抵抗圧痛がある.

　顔色と脈状から,虚証で血気不足があり,長い闘病生活から気力の消耗もあると思われた.そこで,虚労,気血不足を補う目的で,十全大補湯を投与した.

　服薬後,日を追って好転し,2ヵ月後には膿漿液は拭うが如く去り,刀痕から腐肉がなくなり,新しい肉芽が出て来た.3ヵ月で顔色も良くなり,疲労も回復したので廃薬した.(抄)

症例2 **脊髄性進行性筋萎縮症(?)と診断された歩行困難**(松田邦夫治験)[48]

〔患者〕70歳　男性
〔主訴〕歩行困難
〔初診〕X年5月

〔現病歴〕3つの大学病院で脊髄性進行性筋萎縮症と診断された.両手の指と左足がしびれて痛む.立ち上がると体が揺れる.その他,左眼瞼下垂,時々複視がある.朝は頭が重い.胸がつまる.口が乾く.大便1日1行.夜間尿2回.

〔身体的所見〕身長167cm,体重65kg.脈弦緊.舌に白苔あり.腹証は特記すべきものはない.血圧158-86mmHg(降圧剤服用中).

〔経過〕八味地黄丸料加釣藤3g・黄柏1gを投与.1ヵ月後,中腰で靴紐が結べるようになったという.2ヵ月後,歩き始めに体が揺れる.X年12月,疲れと口乾を訴える.X+1年3月,歩行ますます困難.とくに歩きはじめはヨロヨロする.足が冷える.他処方に変方したが効果が見られず,X+1年4月,歩行困難が増悪.X+1年5月,非常に疲れ,病状も悪化.血圧180-90mmHg.そこで十全大補湯加附子2gに変方したところ,1週間後,疲れがとれ,痛いところが減ってきた.X+1年9月,右腕の力が出てきた.歩行時の横揺れが少し減少.血圧144-82mmHg.X+1年11月,自分で起き上がれるようになった.外出意欲が出てきた.大股で歩けるようになった.X+2年2月,血圧140-70mmHg.自覚的に非常によくなった.「最近力が出てきた.歩くのが苦にならなくなった」という.病院からも,もう悪い時に来るだけで良いといわれた.(抄)

症例3 **慢性副鼻腔炎**(筆者経験例)

〔患者〕84歳　男性
〔初診〕X年11月
〔主訴〕後鼻漏
〔既往歴〕40歳:胆石で胆嚢摘出術.82歳:直腸ポリープ

〔現病歴〕2～3年来通年性に後鼻漏,喀痰が多く,耳鼻科で慢性副鼻腔炎として治療されたが改善しない.手足冷え.採血結果持参:血清クレアチニン1.3,T. chol. 246.

〔身体的所見〕身長150cm,体重52kg.顔色普通.皮膚は乾燥して皺がより薄い("枯

燥")．腹部は全体に軟らかく，下腹部正中に索状物を触れる（正中芯）．心窩部拍水音（振水音）なし．

〔経過〕十全大補湯の医療用漢方製剤（2.5g/包）1回1包で1日3回服用とした．ほぼ2週間おきに通院され，後鼻漏は徐々に軽快し，6ヵ月後には略治，廃薬した．翌年5月，感冒に罹患，感冒症状は香蘇散で軽快したが，副鼻腔炎が再燃した．そのため，再度十全大補湯を服用した．再び順調に回復し，2ヵ月後には「ほぼよい状態」とのことで廃薬した．

鑑　別

■ 補中益気湯
疲労倦怠で要鑑別．胃下垂，脱肛などの内臓下垂傾向，および多汗傾向がある．貧血，皮膚粘膜の乾燥萎縮傾向はない．

■ 人参養栄湯
大病後などで気力体力ともに衰えた者で要鑑別．人参養栄湯は，精神恍惚としてもの忘れのひどい者，慢性の呼吸器疾患患者，皮膚枯燥が強い者に用いる．多くは鑑別困難．

■ 六君子湯
十全大補湯に似て，疲労倦怠感，食欲低下，無力感などを訴えるが，胃腸虚弱で十全大補湯を服用すると胃痛，胃もたれなどを起こす例に用いる．貧血，皮膚粘膜の乾燥萎縮傾向はない．

■ 小建中湯，黄耆建中湯
虚弱者で要鑑別．小建中湯・黄耆建中湯は多少とも過敏性腸症候群の傾向があって腹痛をともなう．十全大補湯で胃腸障害を起こす例に用いる．

■ 大防風湯
関節リウマチで，体力衰え，貧血傾向のある例に用いるときに要鑑別．十全大補湯は疲労倦怠感，皮膚粘膜枯燥，冷えの強い例に用いる．多くは鑑別困難．

Evidence

I．臨床研究

十全大補湯には，発癌抑制，再発・転移抑制，抗癌剤の副作用軽減，放射線療法の副作用軽減，難治性感染症の改善，貧血改善などについて多くの臨床報告がある．以下，筆者にとり興味深く思われたものを紹介する．

1 発癌抑制効果

1．肝硬変の肝発癌抑制効果（樋口ら，2002）[49]

〔概要〕肝硬変患者を対象に，1991年7月より1997年9月までの期間に，封筒法により十全大補湯使用群，非使用群に無作為割付けを行い，長期予後，肝癌発生の検討を行った．小柴胡湯，インターフェロンを用いた場合は，その時点で脱落とした．試験開始より1年以内に肝癌の発生した症例は除外した．1年以内に脱落した例は検討から除外した．結果として，十全大補湯使用群24例（B型8例，C型15例，B型＋C型1例），非使用群28例（B型5例，C型22例，B型＋C型1例）で，両群間の背景因子に有意差はなかった．肝硬変全体での累積生存曲線をKaplan-Meier法で作成，Log-rank test（Mantel-Cox test），Breslow Gehan-Wilcoxon test, Peto-Peto-Wilcoxon testで順位検定を行い，両群間で比較を行ったところ，Chi-squareは各々4.066, 6.467, 5.217，p 値は各々0.0438, 0.0109, 0.0224となり，非使用群に比して十全大補湯使用群で有意に生命予後が良好であった．C型肝硬変のみでの比較では有意差はなかった．肝硬変全体での肝癌発生の累積ハザード曲線をKaplan-Meier法で作成，Log-rank test（Mantel-Cox test），Breslow Gehan-Wilcoxon test, Peto-Peto-Wilcoxon testで順位検定を行い，両群間で比較を行ったところ，Chi-squareは各々5.265, 5.578, 5.921,

p値は各々0.0218, 0.0182, 0.0150となり，非使用群に比して十全大補湯使用群で有意に肝細胞癌の発生が少なかった．C型肝硬変のみでの比較では，Breslow Gehan-Wilcoxon test, Peto-Peto-Wilcoxon testでは，非使用群に比して十全大補湯使用群で有意に肝細胞癌の発生が少ないという結果であったが，Log-rank test（Mantel-Cox test）では有意差がなかったという．

2．5-FU経口剤との併用で胃癌における累積生存率を改善（山田ら，2004）[50]

〔概要〕胃癌術後患者94名を，5-FU（fluorouracil）と十全大補湯の併用群43名と5-FU単独投与群（非併用群）51名とに無作為割付け（封筒法），観察期間5年で生存率・臨床病期別の生存率で評価．結果，5年生存率は両群間で有意差なし．臨床病期別評価では，Stage I・II患者は併用群35例，非併用群42例で，2年および5年生存率は両群間で有意差なし．Stage III・IV患者は併用群8例，非併用群9例で，2年・5年生存率は併用群で87%・25%，非併用群で22%・0%となり，十全大補湯併用群に生存期間の有意の延長が認められた（Log-rank test $p=0.0057$）．〈注6〉

3．肝細胞癌手術後の再発抑制と生存期間改善（Tsuchiyaら，2008）[51]

〔概要〕肝細胞癌で，血管浸潤がなく，根治的手術（肝部分切除または術中マイクロウェーブ照射凝固）を施行された肝細胞癌患者を対象とする後方視的単一施設オープン研究．総計48例を，十全大補湯投与群10例と対照群38例に無作為割付け．原発肝細胞癌手術後，最長6年間の経過を観察．投与前の臨床検査では，indocyanine green（ICG）停滞率が投与群が対照群より大きかったことを除くと，他のすべての背景因子で両群間に有意差なし．最終分析時点で，平均観察期間は25.8ヵ月，肝細胞癌再発は，十全大補湯投与群で4例，対象群で26例であった．Kaplan-Meier法による検討で肝内無再発生存率は投与群が対象群より有意に大きかった（$p<0.05$, Log rank test）．肝内無再発生存期間の中央値は，十全大補湯投与群では49ヵ月，対象群では24ヵ月であり，有意差が認められた（$p=0.023$，ハザード比0.391，95%信頼区間 CI=0.173-0.879, Log rank test）．肝内無再発生存患者の単変量解析では，腫瘍のステージが予後不良と関連する有意の変数であり，これに対して，十全大補湯治療が臨床結果の改善と関連する有意の変数であった．単変量解析で0.2以下のp値を示した変数を用いて行われた多変量解析では，十全大補湯投与が術後の肝内無再発生存の改善と関連する唯一の独立因子であった．なお，腫瘍径の大小で補正した場合でも，十全大補湯投与は有意の因子であったという（以下は基礎研究p.316の項で紹介）．

2 抗癌剤の副作用軽減と免疫能賦活

1．食道癌・胃癌・大腸癌術後化学療法に対する細胞性免疫賦活（山田ら，1992）[52]

〔概要〕食道癌46例・胃癌（亜全摘53例，全摘40例）・大腸癌35例術後患者計174名を①十全大補湯投与群75名〔食道癌19例・胃癌（亜全摘25例，全摘19例）・大腸癌12例〕と②非投与（対照）群99名〔食道癌27例・胃癌（亜全摘28例，全摘21例）・大腸癌23例〕に無作為割付け（封筒法）．術後1ヵ月以内に抗癌剤が投与された症例を，③十全大補湯と抗癌剤併用投与群〔食道癌10例・胃癌（亜全摘16例，全摘15例）・大腸癌8例〕と，④抗癌剤単独投与群〔食道癌10例・胃癌（亜

〈注6〉この記録は第14回外科漢方研究会における口演抄録である．この点に難点があるが，内容の重要性から紹介した．

全摘15例，全摘16例）・大腸癌14例〕として別に比較検討．術後6ヵ月目まで検討．対応のあるWilcoxon testで検定．結果，i）ヘモグロビン（Hb）・赤血球数（RBC）は，胃癌全摘術の抗癌剤併用例において，対照群に比し，投与群で術後2ヵ月（Hb：$p<0.01$，RBC：$p<0.05$）と3ヵ月（Hb・RBCともに$p<0.05$）で有意に増加．ii）白血球数は，胃癌全摘術群の抗癌剤併用例において，対照群に比し，投与群で術後2ヵ月で，有意に低下が抑制された（$p<0.05$）．iii）PHAリンパ球幼若化反応は，食道癌の術後1ヵ月・3ヵ月および胃癌全摘術後の3ヵ月・4ヵ月において，対照群に比し投与群で有意に改善された（$p<0.05$）．NK細胞活性は，抗癌剤併用例の食道癌1ヵ月と胃癌全摘術1ヵ月において，投与群は対照群に比し有意に改善（低下状態からの回復促進）した（$p<0.05$）という．

2．癌化学療法の白血球減少を改善（鈴木ら，1995）[53]

〔概要〕胃癌，大腸癌，乳癌で術後に化学療法を行った90例を，化学療法施行時に，十全大補湯投与群47例，非投与群43例に無作為割付けしたランダム化比較試験（封筒法）．白血球減少が始まった時期（4000/mm^{3}未満，以下白血球減少開始時期）は投与群が非投与群に比して長く（$p<0.01$），減少開始時期からnadir期（最低値となる時期）までの期間も投与群が非投与群に比して有意に長かった（$p<0.01$）．nadirから4000/mm^{3}まで回復するのにかかった期間には有意差がなかったという．

3．婦人科癌化学療法による骨髄抑制を改善（藤原ら，1999）[54]

〔概要〕婦人科悪性腫瘍手術後に化学療法が行われた14例（子宮内膜癌4例・卵巣癌10例）60クールを対象として，十全大補湯（7.5g/日，20クールは21日間・10クールは28日間）併用と非投与（30クール）とに分けたランダム化比較試験（cross-over法）．結果，①白血球数：抗癌剤投与直前値と投与後最低値との差（投与前後の差）は，十全大補湯投与群が非投与群に比して，減少数が有意に少なかった（$p<0.01$）．②好中球数：抗癌剤投与前後の差は，十全大補湯投与群が非投与群に比して，減少数が有意に少なかった（$p<0.01$）．③G-CSF（白血球数2000/μl未満で使用）の使用量（本数/クール）：投与群が非投与群に比して有意に少なく（$p<0.01$），ほぼ半数であった．④赤血球数：投与前後の差は，投与群が非投与群に比して，減少数が有意に少なかった（$p<0.01$）．⑤ヘモグロビン値：投与前後の差は，投与群が非投与群に比して，減少数が有意に少なかった（$p<0.01$）．⑥血小板数：投与前後の差は，投与群が非投与群に比して，減少数が有意に少なかった（$p<0.05$）という．

4．Tegafur徐放製剤との併用効果（戸田ら，1998）[55]

〔概要〕Tegafur（TF）徐放製剤（SF-SP）と十全大補湯の併用により，正常組織5-FU濃度が非投与群に比して有意に低値となり，腫瘍組織5-FU濃度には有意差がなかった．Thiymidine Phosphorylase（TP）によるTFから5-FUへの変換活性は，腫瘍組織と正常組織との変換率の比が，併用群で比投与群に比して有意に高値であった．すなわち，十全大補湯は，TFから5-FUへの変換を正常組織では抑制，腫瘍組織では促進している可能性があるという．また，投与群で非投与群に比して有意の肝障害抑制効果が見られたという．

5．その他

抗癌剤の副作用軽減効果については，ほかに複数の症例集積研究がある[56-58]．

3 癌放射線療法の副作用軽減
放射線療法による食欲不振・倦怠感などを改善（橋本ら，1990）[59]

〔概要〕放射線療法83例を十全大補湯投与群43例と非投与群40例に分けて比較．食欲不振，全身倦怠感，悪心・嘔吐，下痢で非投与群に比して投与群で改善効果を認めたとする．

4 貧　血
1．透析患者のエリスロポエチン抵抗性貧血に対する効果（Nakamotoら，2008）[60]

〔概要〕エリスロポエチン recombinant human erythropoietin（rHuEPO）抵抗性貧血のある透析患者42名（Hb<10.0g/dL，rHuEPO 9000U/week または 15U/kg/week で治療）を，十全大補湯投与群（経口7.5g/日，22例）と非投与群（対照群，20例）とに無作為割付けを行ったランダム化比較試験．12週間の治療後，ヘモグロビンHb値は，非投与群ではHb 8.3±0.7g/dLから8.5±0.5g/dLと有意な変化は認めなかったが，十全大補湯投与群ではHb 8.4±1.1g/dLから9.5±1.3g/dLと有意な（$p=0.0272$）増加がみられた．また，血清CRP値が，十全大補湯群において，投与前に比して有意の低下を示した（$p<0.0438$）．非投与群では有意の変化はなかった．十全大補湯投与群においては，Hb値とCRP値との間に，有意の負の相関を認めた（$p<0.0066$）．結論として，十全大補湯は，透析患者におけるエリスロポエチン抵抗性の貧血に対して有効である．この効果は，少なくともその一部は，透析患者における十全大補湯の抗炎症作用機序によるものと思われたという．

2．術前自己血貯血に対するEPOとの併用効果（青江ら，2007）[61]

〔概要〕婦人科悪性腫瘍術前に800mL以上の自己血貯血した患者120名のうち，血前Hb値14.0g/dL未満で鉄剤静注を行った103例を，ⅰ）EPOのみ投与した群（非投与群）52例，ⅱ）EPO投与に十全大補湯を併用した群（併用群）51例に無作為に割付けて比較検討．結果，貯血による赤血球数およびヘマトクリット値の減少幅は，併用群ⅱ）は非投与群ⅰ）に比べて有意に少なかった（$p<0.05$）．ヘモグロビン増加量も併用群ⅱ）は非投与群ⅰ）に比べて有意に大きかった（$p<0.05$）という．

3．術前自己血貯血に対する効果（Kishidaら，2009）[62]

〔概要〕人工股関節置換術または寛骨臼回転骨切り術を施行された女性18例18hipsを対象に，十全大補湯投与（術前21日から術前日まで7.5g/日投与）群9例9hipsと非投与群9例9hipsに分けて検討．術前自己血貯血が術前21日，14日，7日に行われた．全例で各回400mL合計1200mLが貯血された．Hb値は，術前21日，14日，7日，術後1，4，7，14日に記録された．結果，術前計測値は，多変量解析ANOVAで解析された．手術時失血量には両群間で有意差がなかった．術前21日におけるHb値に有意差なかった．手術前期間におけるHb値には有意差があり（$p<0.04$），投与群で高値であった．貯血前（術前21日）と最終回貯血（手術前7日）におけるHb値の差は，投与群で0.7g/dLであるのに対して，非投与群では1.5g/dLであった．手術翌日に全例で，すべての貯血を自己血輸血された．十全大補湯は術後には投与されていなかったが，投与群では術前21日Hb値の70%以下の例はなかったのに対して，非投与群では70%以下が術後2週まで続く例が数例あった．投与群で副作用は認められなかった．結論として，十全大補湯は，術前自己血貯血による貧血の治療に有用であるという．

5 難治性感染症—小児反復性中耳炎
1. 中耳炎に罹患しやすい小児に対する効果 (Maruyamaら, 2009)[63]

〔概要〕化膿性中耳炎を反復する乳幼児24例に十全大補湯を3ヵ月間投与. 21例で継続服用可能であった (compliance 87.5%). 急性中耳炎罹患頻度 (回／月) は投与前後で有意に減少 ($p<0.000$). 発熱持続時間 ($p<0.000$), 抗菌剤投与日数 (日／月) ($p<0.001$), 受診回数 (回／月) ($p<0.001$), 救急受診回数 (回／月) ($p<0.000$) は, いずれも有意に減少した. 十全大補湯を継続服用できた21例中, 20例は寛解状態となり, 外科的処置を必要としなくなった. 3ヵ月の投与期間終了後, 21例中14例は化膿性中耳炎などの再発により再投与を行った. 急性中耳炎罹患頻度は服用期間中に比して中止後に有意に増加 ($p<0.04$), 再投与後には中止期間に比して有意に低下 ($p<0.05$) したという. 〈注7〉[64]

2. 小児反復性中耳炎に対する効果 (坂井田ら, 2011)[65]

〔概要〕小児反復性中耳炎25例 (男児14例, 女児11例. 月齢2～26ヵ月—平均12.5ヵ月) に約3ヵ月間の十全大補湯内服を指示 (0.15g/kgBW/day), 投与前後における急性中耳炎罹患頻度, 重症度, 鼻咽腔細菌検査結果について検討. 投与前の急性中耳炎罹患頻度 (平均1.8回／月) と比較し, 投与中, 投与終了後は平均0.39回／月 ($p<0.0001$) と有意に減少した. 重症度は, 投与前後で改善する例, 不変例など, 症例により異なる傾向を示した. 鼻咽腔細菌検査結果は特に変化を認めなかった. ペニシリン耐性肺炎球菌の保有率は約75%であった. 投与終了後再燃した3症例に再投与を行った. うち2例は再投与後の経過は良好であったが, 1例は再発を繰り返し, 最終的に外来抗菌薬静注療法を選択した. 小児反復性中耳炎において, 十全大補湯の投与が急性中耳炎予防に有効であることを確認したという.

II. 基礎研究

十全大補湯の作用機序に関しては, マクロファージ活性化, 細胞障害活性増強, インターフェロン interferon (IFN)-γ 産生増強, サイトカイン (IL-2, IL-4, IL-5, IL-6, IL-12 など) 産生増強などの作用, 自然免疫系の受容体である Toll-like receptor シグナル伝達経路を介する Th1/Th2 バランスに対する作用, 造血幹細胞に対する作用, 発癌抑制および転移抑制作用など, 多数の報告がある. 以下は, 筆者に興味深く思われた報告である.

1 発癌抑制・転移抑制とその機序
1. 腫瘍細胞の悪性化進展を経口投与により抑制 (Ohnishiら, 1996)[66]

〔概要〕C57BL/6マウスにおいて移植可能な繊維肉腫 BMT-11 より分離された自発退縮型 QR-32 腫瘍細胞は, 正常同系マウスに皮下あるいは静脈内移植されると25日目までに自然退縮するが, 異物であるゼラチンスポンジと同時に皮下移植されると, 致死的増殖性を獲得した悪性腫瘍 QRsP に不可逆的に変わる. この実験モデルにおいて, 十全大補湯を移植後7日間経口投与すると, ゼラチンスポンジと同時移植された QR-32 腫瘍細胞の増殖を用量依存的に抑制した ($p<0.01$). 十全大補湯を投与されなかったマウスはすべて65日目までに死亡したが, 十全大補湯を投与されたマウスは著しく長い生存期間を示した ($p<0.01$). 十全大補湯を移植前7日間経口投与した場合にも, 同様に腫瘍細胞の増殖を抑制した. 悪性腫瘍となった QRsP 腫瘍

〈注7〉丸山には同様の報告がある[64].

細胞をゼラチンスポンジなしでマウスに移植した場合，同一遺伝子型マウスにおいては致死的である．十全大補湯を，QRsP腫瘍細胞移植後7日間経口投与すると腫瘍増殖は抑制され，マウス生存期間の延長が認められるが，その効果はより少なかった．

2．経口投与による癌転移抑制効果
(Ohnishi ら，1998)[67]

〔概要〕colon 26-L5 結腸癌細胞を門脈に注入する前7日間，十全大補湯（4mg/day, 20mg/day, 40mg/day）を経口投与した群は，副作用なく，いずれも非投与群に比して用量依存的に顕著に癌細胞の肝転移を抑制し，生存率を改善した．とくに十全大補湯（40mg/day）を投与した群では病理組織学的に微小転移もほとんど認められず，有意な生存期間の延長が観察された．L5細胞の肝転移は，Natural Killer(NK)細胞を選択的に除去するanti-asialo GM1血清，またはマクロファージを除去できる2-chloroadenosineで前処置したBALB/cマウス，およびT細胞欠損ヌードマウスであるBALB/c nu/nuマウスでは，正常マウスに比べて促進された．これらのことは，NK細胞，マクロファージ，T細胞が腫瘍細胞の転移抑制に重要な役割を果たすことを示唆する．十全大補湯は，anti-asialo GM1で前処置したマウスおよび無処置のマウスにおけるcolon 26-L5癌細胞の肝転移を有意に抑制したが，2-chloroadenosine前処置マウス，およびT細胞欠損ヌードマウスでは，転移を抑制しなかった．また，十全大補湯経口投与は，腹膜滲出液マクロファージを活性化して腫瘍細胞に対して増殖抑制的にさせた．こうした結果から，十全大補湯の経口投与は，colon 26-L5癌細胞の転移を抑制すること，それは恐らく宿主免疫系におけるマクロファージおよび/またはT細胞の活性化を介した機序によるものと推測された．

3．十全大補湯の転移抑制効果の発現は四物湯構成成分に基づく
(Ohnishi ら，1998)[68]

〔概要〕colon 26-L5癌細胞の肝転移は十全大補湯の7日間前投与によって用量依存的に抑制される．B16-BL6 melanoma細胞の肺転移も同様に十全大補湯経口投与により抑制される．十全大補湯の構成成分である四物湯の経口7日間前投与は，肝転移を有意に抑制した．しかし，同じように十全大補湯の構成成分である四君子湯には転移抑制効果を認めなかった．四物湯を含む温清飲は肝転移を抑制した．一方，地黄を含まない当帰芍薬散，川芎を含まない人参養栄湯には転移抑制効果がなかった．このことから，地黄および川芎が十全大補湯の転移抑制効果に重要な役割を担う可能性があると思われた．補中益気湯もまた前投与により有意の肝転移抑制効果を示した．これは十全大補湯とは異なる機序によるものと思われた．

4．十全大補湯の悪性化進展抑制と転移抑制作用およびその機序
(Saiki, 2000)[69]

〔概要〕済木育夫による，十全大補湯の腫瘍細胞の悪性化進展抑制と転移抑制およびそれらの機序に関するレビューである．十全大補湯による癌化抑制（肝細胞，膀胱上皮細胞，乳腺腫瘍の癌化抑制に関する報告を紹介），悪性化進展抑制（十全大補湯が宿主の免疫応答を増強することに加えてanti-oxidant誘導とPGE2産生減少に作用する可能性があるという），転移抑制，腫瘍細胞の増殖抑制などの作用，癌における生存率の改善，他の治療法との併用効果，化学療法・放射線療法時の有害作用からの防御，および他の漢方薬，四物湯，補中益気湯などとの作用機序の違いが解説される．済木ら自身の研究[66-68]などにより，i）十全大補湯の転移抑制効果は四物湯の成分に起因すると考えられること，ii）その機序は，マクロファージを介してT細胞

が転移抑制する経路，およびマクロファージが直接的にエフェクター細胞として抗転移効果を示すと考えられること，iii) これに対して同じように colon 26-L5 癌細胞の肝転移抑制作用を示す補中益気湯では主として NK 細胞を介した経路が関与していることが示唆されたという．〈注8〉[70-71]

5．インターフェロンとの併用による腎癌転移抑制効果の増強（Muranishi ら，2000）[72]

〔概要〕マウス腎癌細胞の肺転移モデルを用いて，十全大補湯と interferon-α A/D との併用効果を検討した結果，併用群では各単独投与群と比較して有意の肺転移抑制効果増強と interferon-α の副作用軽減が認められた．また単独ではともに腎癌肺転移の抑制効果を認めない interferon-γ と十全大補湯とを併用すると有意の著しい肺転移抑制効果を示したという．

6．十全大補湯と人参養栄湯の肝癌転移抑制効果には臓器選択性がある（Matsuo ら，2002）[73]

〔概要〕BALB/c マウスにおいて colon 26-L5 結腸癌細胞を門脈内に注入することにより形成される肝転移，および同細胞の尾静脈内移入により形成される肺転移に対する十全大補湯および人参養栄湯の経口投与（注入前7日間）による抑制効果を検討した．十全大補湯は肝転移を有意に抑制したが，肺転移は抑制しなかった．一方，人参養栄湯は肝転移は抑制せず，肺転移を有意に抑制した．このように，同一の癌細胞と同系のマウスの転移病態モデルを用いて，2つの方剤の臓器選択的な転移抑制効果が観察されたという．

7．十全大補湯は Toll-like receptors（TLRs）信号伝達系を介して IL-12 産生を促進する（Chino ら，2005）[74]

〔概要〕自然免疫系の受容体である Toll-like receptors（TLRs）信号伝達系に対する十全大補湯の効果が検討された．

TLRs は，マクロファージと樹状細胞 dendric cells に発現しており，病原特異的分子パターン pathogen-specifc molecular patterns（PAMPs）を認識する．TLRs によって病原が認識されると，炎症誘発性サイトカイン群 pro-inflammatory cytokines と共刺激分子群 co-stimulatory molecules の産生誘導によって自然免疫の迅速な活性化が引き起こされる．活性化された自然免疫は，引き続き有効な獲得免疫へと受け継がれる．いくつかの TLRs に対するリガンドが同定されている．リポ多糖体 Lipopolysaccharide（LPS）は，グラム陰性菌の外部細胞膜の主要な構成要素であるが，これは TLR4 を最も刺激する PAMPs である．LPS は，核内因子 nuclear factor-κB（NFκB）と分裂促進因子活性化タンパク質キナーゼ mitogen-activated protein kinese（MAPK）パスウェイ（回路）の強力な誘起物質であり，インターロイキン interleukin（IL)-12 のような炎症誘発性サイトカインの産生を含む，免疫刺激性反応を引き起こしうる．IL-12 は，LPS のような細菌産生物に反応してマクロファージによって産生され，細胞性免疫反応および抗腫瘍免疫において重要な役割を果たす．

これまでに十全大補湯は肝における IL-12 産生を増加させ，マクロファージ依存性様式で NKT 細胞を増加させるとの報告，また，十全大補湯の経口投与により，マウスの colon 26-L5 癌細胞の転移抑制が抑制され，この効果はマクロファージ欠損マウスでは消失

〈注8〉済木による日本語のレビュー[70,71]もあるので参照されたい．

するとの報告があった．これらの結果から，十全大補湯がTLR信号系に影響を与えてマクロファージに効果を及ぼす可能性が示唆された．また，IL-12は癌免疫療法において強力な抗腫瘍サイトカインとして用いられている．

この報告では，マウスから分離された腹膜滲出液マクロファージ peritoneal exudate macrophages（PEMs）における，TLR4 を介した IL-12 産生に注目し，十全大補湯が，LPS 誘起性の IL-12 p40 の産生を，NFκB と MAPK の TLR4 介在性活性化を特異的に調整することによって，増強することを見出した．

十全大補湯を7日間経口投与された BALB/c マウスと非投与マウスからそれぞれ分離された PEMs を用いて，LPS 誘起性の IL-12 p40 産生を比較した結果，十全大補湯は，マクロファージにおける TLR4 介在性 IL-12 p40 産生を促進した．十全大補湯は，TLR4 のマクロファージ表面への発現には影響を与えず，マクロファージ細胞内の TLR4 シグナル伝達系に影響を与えた．すなわち，IL-12 産生に促進的な NFκB・p38 系を活性化し，抑制的な細胞外シグナル調節キナーゼ extracellular signal-regulated kinase（ERK）・c-Jun N 端末キナーゼ c-Jun N-terminal kinase（JNK）系を抑制することが判明した．このような結果から，マクロファージにおける IL-12 産生増強には，十全大補湯による TLR4 信号伝達回路の選択的調整が関与することが示唆された．なお，この現象を Th1/Th2 バランスの点からみると，十全大補湯が Th1 応答，すなわち細胞性免疫を誘導することを意味する．IL-12 はマクロファージによって産生され，Th1 細胞を選択的に刺激して，抗腫瘍免疫を含む Th1 応答を誘起するからであるという．

8．十全大補湯の肝発癌抑制は Kuffer 細胞を介した酸化ストレスと炎症性サイトカイン発現との抑制による（Tsuchiya ら，2008）[51]

〔概要〕（p.310 臨床研究部分の続き）雄性マウスに肝発癌性を有する diethylnitrosamine（DEN）とともに，十全大補湯を含む食餌または含まない通常食餌を22週間投与した．結果，十全大補湯は，肝腫瘍発現を抑制し，DEN で誘起される，酸化による DNA 損傷，炎症細胞の浸潤と Kuffer 細胞からのサイトカイン（TNFα，IL-1β，IL-6）発現を減少させた．以上の結果から，十全大補湯の保護作用の機序には，Kuffer 細胞の抑制が含まれると考えられる．すなわち，肝における前炎症性サイトカインと酸化物質 oxidants を減少させることが，肝内無再発生存を改善する可能性があるという．

9．十全大補湯は IL-12 と IL-18 の誘導を介して NKT 細胞を活性化する（Fujiki, 2008）[75]

〔概要〕十全大補湯を長期服用している患者では IL-18 が健常人に比して有意に増加していた．また，自己免疫疾患患者でも，IL-18 が増加していた．十全大補湯を投与されたマウスの肝には Natural Killer T（NKT）細胞浸潤が観察され，IL-12，IL-18 が発現していた．培養リンパ球細胞を用いた実験で，十全大補湯を添加すると，早期に IL-12，次いで IL-18 の産生が誘導され，その後に interferon-γ が発現した．経口投与された十全大補湯は，早期段階で IL-12，慢性期段階で IL-18 の発現を誘導，それに引き続いて NKT 細胞活性化が誘起される．これらの活性化が抗腫瘍効果に寄与すると考えられるという．

10．十全大補湯はメラノーマ細胞の肺転移を抑制する（Matsuda ら，2011）[76]

〔概要〕マウスにおける実験で，十全大補湯は静注された B16 メラノーマ細胞の肺転

移を抑制した．十全大補湯はまた，B16 メラノーマ細胞のマウス後肢から肺への転移を抑制した．この作用は，NK 細胞，NKT 細胞のいずれかに対する抗体により消失した．interferon-γ に対する抗体は，ほとんど影響を与えなかったが，IL-12 抑制物質は，十全大補湯の腫瘍細胞転移抑制作用を減弱させた．これらの結果から，経口投与された十全大補湯は IL-12 産生を促進，それによって NK 細胞，NKT 細胞が活性化され，B16 メラノーマ細胞の肺転移が抑制されたことが示唆されるという．

11．十全大補湯はメラノーマ細胞により惹起される血管新生を抑制する

(Ishikawa ら，2012)[77]

〔概要〕マウスにおける実験で，十全大補湯は静注された B16 メラノーマ細胞の肺転移を有意に抑制した．十全大補湯はまた，マウス後肢に皮下注射された B16 メラノーマ細胞の腫瘍サイズ増大を抑制した．十全大補湯は，血管新生のもととなる血管内皮成長因子 vascular endothelial growth factor (VEGF) の産生を抑制，その結果として転移を制限したという．

② 免疫賦活

十全大補湯は ISGF3-IRF7 シグナルカスケードを介してインターフェロンα反応を加速させる (Munakata ら，2012)[78]

〔概要〕十全大補湯の作用は，宿主の免疫学的性質および腸内細菌相に強く影響を受けるとされてきた．IQI-GF (germfree：無菌)，IQI-SPF (specific pathogen free)，Balb/c SPF の 3 系統のマウスにおいて，大腸および小腸における遺伝子発現プロフィールに対する十全大補湯の影響をマイクロアレイ分析によって検討した．結果，2 週間の十全大補湯投与の影響を最も受けた遺伝子は，type1 interferon (IFN) 関連遺伝子であり，シグナル伝達兼転写活性化因子 signal transducers and activator of transcription (Stat) 1，インターフェロン活性化遺伝子ファクター interferon-stimulated gene factor (ISGF) 3，インターフェロン調節因子 IFN regulatory factor (IRF) 7 が含まれる．これらは，IFN 産生カスケードのフィードバック・ループにおいて決定的役割を果たすものである．IQI-SPF マウスでは，十全大補湯は，定常状態における IFN 関連遺伝子発現レベルを増加させた．しかし，IQI-GF および Balb/c SPF マウスでは，反対の効果を示した．プロモーター分析では，IFN 関連遺伝子のプロモーター・シークエンスが十全大補湯の主たるターゲットであることが示唆された．十全大補湯を事前投与しておくと，IFN 誘導物質 ABMP の効果 (IFN 産生を，IQI 系統ではアップレギュレート・Balb/c 系統ではダウンレギュレートする) を加速した．このことは，type1 IFN の遺伝子発現に対する十全大補湯の効果とよく一致する．結論として，マイクロアレイ分析の示すところでは，十全大補湯のターゲットは，ISGF3-IRF7 カスケードに含まれる遺伝子の定常状態におけるレベルを調節する転写機構であり，その効果は血統と腸内細菌相に依存して双方向性と考えられるという．

③ 中枢神経系における作用

1．マイクログリア・マクロファージ貪食能を増強 (Liu ら，2008)[79]

〔概要〕マイクログリア microglia は中枢神経系における主要な常在免疫要素であり，かつ貪食細胞である．活性化されたマイクログリアは中枢神経系における貪食細胞の役割を果たすとともに炎症プロセスを伝達する．病因における活性化マイクログリアの関与は，アルツハイマー病 Alzheimer's desease (AD) を含む，いくつかの神経学的疾患において証

明されてきた．十全大補湯は，免疫反応と食作用 phagocytosis を賦活する作用を有することが報告されている．これまでのところ，十全大補湯のマイクログリアと AD における効果はよくわかっていない．この報告では，マウスのマイクログリアおよび骨髄由来のマクロファージ bone marrow-derived macrophage（BMM）の活性化と貪食能能における十全大補湯の効果を検討した．十全大補湯にはマイクログリアを活性化する能力があった．それは，顕著な形態学的変化と活性化のマーカーである CD11b の細胞表面への発現とによって確認された．さらに，十全大補湯は，過剰な nitric oxide（NO）産生を生じさせずに，マイクログリアの増殖を誘導し，マイクログリアの食作用を増強することが明らかとなった．さらに，マウスに十全大補湯を投与すると，BMM は繊維状のアミロイド β 1-42 に対してより効果的に食作用を示した．これらの知見は，AD および他のマイクログリア活性化が関与する神経疾患に対して，十全大補湯が治療手段となりうる可能性を示唆する．

2．アルツハイマー病モデルラットのアミロイドβ減少効果（Hara ら，2010）[80]

〔概要〕十全大補湯の経口投与により，末梢マクロファージの非特異的活性化を誘起することが，アルツハイマー病（AD）治療に有益可能性があるかを検討した．アミロイド amyloid-β（Aβ）タンパク precursor transgenic mice を AD のモデルとして用いた．活性化マクロファージは骨髄から血液脳関門 blood brain barrier（BBB）を通過して，マイクログリア microglia に変化する．そして，マイクログリアが老人斑に集積した Aβ を貪食する．この研究で，経口投与された十全大補湯は，マウスの脳における CD11b-positive ramified microglia を増加した．ポリクローナル・アンチ Aβ 抗体で染色した脳切片の免疫組織化学的検索で，Aβタンパク

の減少が認められた．ELISA 法で決定された，脳のホモジェネートの不溶分画においても，Aβ値は減少していた．すなわち，十全大補湯による末梢マクロファージ活性化は，AD 治療の新たな治療手段となる可能性があるという．

4 その他

1．肝部分切除後の高アンモニア血症抑制（Imazu ら，2006）[81]

〔概要〕十全大補湯はマウスにおいて，肝部分切除後の腸内細菌相の変動を抑え，安定化させることによって，高アンモニア血症を抑制する．

2．十全大補湯自体には直接的な強い生理活性は認められない（Takeda ら，2004）[82]

〔概要〕十全大補湯には，中枢神経系，自律神経系，呼吸数，心血管系，消化器系，腎機能に対する明らかな作用がないという．

附　記

■八物湯・八珍湯

1．原典について

『観聚方要補』安政版[83]には八物湯が記載され，原典を元代の『医塁元戎』（王好古）とし，同書に「経水行りて後，疼みを作す者を治す．気血倶に虚すなり」とあるとする．また，元の『瑞竹堂経験方』（沙圖穆蘇）[84]が八珍湯と名づけたとある．

しかし，文淵閣『欽定四庫全書』電子版（新樹社書林，2009）で検索すると，『観聚方要補』安政版が参照したものとは伝本が異なるのか，「八物湯」では該当記載が見当たらず，代わりに「四君子湯と四物湯を合して八珍湯と為す．女子の不孕（＝不妊），癃閉（＝尿閉），遺溺（＝遺尿），嗌乾（＝咽喉乾燥）を治す．女子，熱薬を服するに因り嗌乾く者も赤た亡血損気の致す所なり．八珍湯に宜し」という

記載がある．ただし，この場合の四君子湯は，「人参，縮砂，白茯苓，甘草」とある[85]．同書・四物湯の項にも，「四物と縮砂四君子湯と各半，八珍湯と名づく．胎気を保ち，人をして孕せしむ」[86]とある．以上によれば，文淵閣『四庫全書』の『医塁元戎』にあるのは八珍湯であり，処方構成も現在の四君子湯の朮を縮砂に変えた"縮砂四君子湯"と四物湯の合方である．

文淵閣『欽定四庫全書』電子版で「八物湯」を検索した結果のうち，比較的古いと考えられるのは，『仁斎直指方』（楊士瀛・撰，朱崇正・附遺．1264年成立）で，「八物湯は，気血を平補し，引用を調和す」とある[87]．その処方構成は四物湯合四君子湯（大棗・生姜はない）である．なお，この書では八珍湯（『御薬院方』）として「血気を治し，脾胃を理す」とあり，その処方構成は四物湯合四君子湯（大棗・生姜を含む）とする[88]．

2．中国医書の記載

薛己の『薛氏医案』巻1『内科適要』各症方薬[89]には八珍湯として記載があり，「気血虚弱，悪寒発熱，煩躁，渇を作し，或いは時ならず寒熱，眩暈昏憒，或いは大便実せず小便赤淋，或いは飲食思うこと少なく，小腹脹痛等の症を治す」とある．「昏憒」は，昏も憒も「くらむ」こと．

龔廷賢の『万病回春』巻4補益門・八珍湯[90]には，「肝脾傷損，血気虚弱，悪寒発熱，或いは煩躁して渇を作し，或いは寒熱昏憒，或いは胸膈利せず，大便実せず，或いは飲食，思うこと少なく，小腹脹痛する等の症を治す」（大意：気血が大いに衰え，悪寒発熱，胸苦しい，のどが渇く，目がくらむ，大便が軟らかい，食欲不振，下腹が張って痛むなどの症状がある者に用いる）とある．

3．江戸時代医家の論

浅井貞庵は『方彙口訣』巻7補益・八珍湯[91]で，「此の方は即ち名高き八物湯なり．気血両虚の薬ぞ．…気血共に虚する症にても，病が緩やかなれば両方とも補い，また病が急迫なる時は一方の甚だしきを補うべきぞ．此の方が即ち，病の緩やかなる時に気血共に補う薬ぞ．…此の本文（=『万病回春』の記載参照）に，"肝脾傷損血気虚弱"と有るが病の根本なり．…其の気と云うは，身体を温めることを主る．血は一身を濡すことを主る．…気が虚すると温かみが脱け，血が衰えると燥き乾くところが出来る．其の段にはいつも此の八物を用いんならず（=用いなければいけない）」という．

香月牛山は『牛山方考』[92]で，「此の方は気血両虚の者を治するの聖薬なり」といい，薬味の加減で，口舌の瘡，歯齦腫潰，寒熱往来自汗盗汗，便血吐血衄血の諸症・諸々の出血，怔忡煩悶（動悸息切れ），婦人の不正出血など，数多くの疾患症状に加減して用いることを記載する．

引用文献

1) 岡本一抱：方意弁義，近世漢方医学書集成9巻（大塚敬節，他編），p.20，名著出版，1979．
2) 森立之：神農本草経，復元本，近世漢方医学書集成53巻（大塚敬節，他編），p.65，名著出版，1981．
3) 吉益東洞：薬徴，近世漢方医学書集成10巻（大塚敬節，他編），p.50，名著出版，1979．
4) 大塚敬節，矢数道明，清水藤太郎：漢方診療医典，第6版，p.410，南山堂，2001．
5) 小曽戸洋，真柳誠：漢方一話 処方名のいわれ，44 十全大補湯．漢方診療，15(3)：21，1996．
6) 小曽戸洋：『太平恵民和剤局方』解題，和刻漢籍医書集成第4輯（小曽戸洋，他編），解説 (1)-(9)，名著出版，1988．
7) 陳師文，他：増広太平恵民和剤局方，5-21b，和刻漢籍医書集成第4輯（小曽戸洋，他編），p.96，名著出版，1988．
8) 多紀元簡・著，元胤・元堅・元昕ら改訂：『観聚方要補』安政2-54a，『観聚方要補』安政版刊行委員会復刻版，p.69，医聖社，2013．
9) 陳師文，他：増広太平恵民和剤局方，5-31a～b，和刻漢籍医書集成第4輯（小曽戸洋，他編），p.101，エンタプライズ，1988．
10) 劉純：玉機微義，9-33a～b，和刻漢籍医書集成第5輯（小曽戸洋，他編），p.132，エンタプライズ，1989．
11) 劉純：玉機微義，19-19a，和刻漢籍医書集成第5輯（小曽戸洋，他編），p.249，エンタプライズ，1989．

12) 虞摶：医学正伝, 3-47a～b, 和刻漢籍医書集成第8輯（小曽戸洋, 他編）, p.103, エンタプライズ, 1990.
13) 王綸・著, 薛己・注：補注明医雑著, 6-2b～3a, 和刻漢籍医書集成第8輯（小曽戸洋, 他編）, p.125-126, エンタプライズ, 1990.
14) 諸橋轍次：大漢和辞典, 修訂版2巻, p.1324, 大修館, 1984.
15) 曲直瀬道三・原著, 曲直瀬玄朔・増補：医療衆方規矩, 近世漢方医学書集成5巻（大塚敬節, 他編）, p.378-382, 名著出版, 1979.
16) 薛己：内科摘要, 薛氏医案, 1-47a～b, 欽定四庫全書, 復刻版 - 四庫医学叢書・薛氏医案, p.［763-26］, 上海古籍出版社, 1994.
17) 諸橋轍次：大漢和辞典, 修訂版10巻, p.852, 大修館, 1985.
18) 薛己：内科摘要, 薛氏医案, 6-44a, 欽定四庫全書, 復刻版 - 四庫医学叢書・薛氏医案, p.［763-173］, 上海古籍出版社, 1994.
19) 陳自明・著, 薛己・注：太医院校註婦人良方大全, 1-25b, 3-41a, 4-1b, 5-12b, 6-2a, 6-23a～b, 7-19b, 13-4a～b, 19-2b, 19-3b, 19-5a, 19-5b, 19-7a, 19-13a, 20-1b, 20-3b, 20-4a, 和刻漢籍医書集成第3輯（小曽戸洋, 他編）, p.24, p.50, p.53, p.71, p.76, p.87, p.101, p.162, p.204, p.205, p.206, p.207, p.210, p.212, p.213, p.213, エンタプライズ, 1989.
20) 呉崑：医方考, 3-9a～b, 和刻漢籍医書集成第10輯（小曽戸洋, 他編）, p.76, エンタプライズ, 1990.
21) 龔廷賢：万病回春, 4-3a, 和刻漢籍医書集成第11輯（小曽戸洋, 他編）, p.129, エンタプライズ, 1991.
22) 龔廷賢：万病回春, 8-9a, 和刻漢籍医書集成第11輯（小曽戸洋, 他編）, p.283, エンタプライズ, 1991.
23) 龔廷賢：万病回春, 8-12b, 和刻漢籍医書集成第11輯（小曽戸洋, 他編）, p.284, エンタプライズ, 1991.
24) 曲直瀬道三・原著, 曲直瀬玄朔・増補：医療衆方規矩, 近世漢方医学書集成5巻（大塚敬節, 他編）, p.356-357, 名著出版, 1979.
25) 長沢道寿・著, 中山三柳・増訂, 北山友松子・増広：医方口訣集, 近世漢方医学書集成63巻（大塚敬節, 他編）, p.40-43, 名著出版, 1982.
26) 北尾春圃：当壮庵家方口解, 近世漢方医学書集成80巻（大塚敬節, 他編）, p.34-40, 名著出版, 1983.
27) 香月牛山：牛山方考, 近世漢方医学書集成61巻（大塚敬節, 他編）, p.239-24, 名著出版, 1981.
28) 福井楓亭：方読弁解, 近世漢方医学書集成54巻（大塚敬節, 他編）, p.483, 名著出版, 1981.
29) 落合泰蔵：漢洋病名対照録, 復刻版, p.76, 関西東方医学会, 1977.
30) 和田東郭：蕉窓方意解, 近世漢方医学書集成16巻（大塚敬節, 他編）, p.98-99, 名著出版, 1979.
31) 津田玄仙：療治経験筆記, 近世漢方医学書集成73巻（大塚敬節, 他編）, p.179, 名著出版, 1983.
32) 津田玄仙：療治経験筆記, 近世漢方医学書集成73巻（大塚敬節, 他編）, p.415-416, 名著出版, 1983.
33) 浅井貞庵：方彙口訣, 近世漢方医学書集成78巻（大塚敬節, 他編）, p.216-217, 名著出版, 1981.
34) 浅井貞庵：方彙口訣, 近世漢方医学書集成78巻（大塚敬節, 他編）, p.293, 名著出版, 1981.
35) 浅井貞庵：方彙口訣, 近世漢方医学書集成78巻（大塚敬節, 他編）, p.302-303, 名著出版, 1981.
36) 浅井貞庵：方彙口訣, 近世漢方医学書集成78巻（大塚敬節, 他編）, p.480-481, 名著出版, 1981.
37) 浅井貞庵：方彙口訣, 近世漢方医学書集成78巻（大塚敬節, 他編）, p.495, 名著出版, 1981.
38) 華岡青洲：瘍科方筌, 近世漢方医学書集成30巻（大塚敬節, 他編）, p.352, 名著出版, 1980.
39) 本間棗軒：瘍科秘録, 近世漢方医学書集成114巻（大塚敬節, 他編）, p.75, 名著出版, 1983.
40) 陳実功：外科正宗, 2-55a～b, 和刻漢籍医書集成第13輯（小曽戸洋, 他編）, p.88, エンタプライズ, 1991.
41) 難波恒雄：和漢薬百科図鑑［Ⅱ］, 全改訂新版, p.119-121, 保育社, 1993
42) 本間棗軒：内科秘録, 近世漢方医学書集成22巻（大塚敬節, 他編）, p.229, 名著出版, 1979.
43) 百々漢陰, 百々鳩窓：梧竹楼方函口訣, 復刻版, p.151, 春陽堂書店, 1976.
44) 浅田宗伯：勿誤薬室方函口訣, 近世漢方医学書集成96巻（大塚敬節, 他編）, p.262-263, 名著出版, 1982
45) 大塚敬節, 矢数道明, 清水藤太郎：漢方診療医典, 第6版, p.354-355, 南山堂, 2001.
46) 大塚敬節：症候による漢方治療の実際, 第5版, p.53, p.77, p.413, p.468, p.538, 南山堂, 2000.
47) 高橋道史：老医の雑言と治験. 漢方の臨床, 6(3)：22-26, 1959.
48) 松田邦夫：症例による漢方治療の実際, p.186-187, 創元社, 1992
49) 樋口清博, 他：臨床研究—十全大補湯による肝発癌抑制効果の検討：肝硬変症例を対象に. 肝胆膵, 44(3)：341-346, 2002.
50) 山田卓也, 他：胃癌における5-FU経口剤と十全大補湯（TJ-48）の併用効果に関する無作為比較試験. Prog Med, 24：2746-7, 2004.
51) Tsuchiya M, et al：Protective effect of Juzen-taiho-to on hepatocarcinogenesis is mediated through the inibition of Kuffer cell-mediated oxidative stress. Int J Cancer, 123：2503-2511, 2008.
52) 山田輝司, 他：食道癌・胃癌・大腸癌術後における十全大補湯投与の臨床的検討—手術侵襲と術後化学療法の細胞性免疫への影響について—. 和漢医薬学会誌, 9：157-64, 1992.
53) 鈴木眞一, 他：癌化学療法患者における十全大補湯（TJ-48）の白血球減少症に及ぼす効果の検討. Progressin Medicine, 15：1968-71, 1995.
54) 藤原道久, 川本義之：婦人科癌化学療法による骨髄抑制に対する十全大補湯の有用性. 日本産婦人科学会中国四国合同地方部会雑誌, 47(2)：153-157, 1999.
55) 戸田智博, 他：大腸癌に対するTegafur徐放製剤（SF-SP）と十全大補湯（JTX）の術前および術後併用療法の検討—とくに組織内濃度とThiymidine Phosphorylase（TP）活性について—. 癌の臨床, 44(3)：317-323, 1998.
56) 小坂昭夫, 他：抗癌剤副作用軽減効果に対するツムラ十全大補湯（TJ-48）の有用性とQOLに及ぼす影響. Prog Med, 14：2259-2264, 1994.
57) 小坂昭夫, 他：QOLからみた抗癌剤副作用軽減に対するツムラ十全大補湯（TJ-48）の意義. Prog Med, 13：1072-1079, 1993.

58) 山縣俊之, 他：肺癌化学療法時の骨髄抑制に対する十全大補湯の効果. Therapeutic Research, 19(3)：705-708, 1998.

59) 橋本省三, 他：癌の放射線療法時の副作用. 産婦人科の世界（1990 増刊号 - 新・産婦人科の漢方），42：176-184, 1990.

60) Nakamoto H, et al：Orally administrated Juzen-taihoto/TJ-48 ameliorates erythropoietin (rHuEPO) -resistant anemia in patients on hemodialysis. Hemodial Int, 12 Suppl 2：S9-S14, 2008.

61) 青江尚志, 他：術前自己血貯血における十全大補湯の効果. Pharma Medica, 25：11-14, 2007.

62) Kishida Y, et al：Juzentaihoto (TJ-48), a traditional japanese herbal medicine, influences hemoglobin recovery during preoperative autologous blood donation and after hip surgery. Int J Clin Pharmacol Ther, 47 (12) 716-721, 2009.

63) Maruyama Y, et al：Effects of Japanese herbal medicine, Juzen-taiho-to, in otitis-prone children - a preliminary study. Acta Otolaryngol, 129(1)：14-18, 2009.

64) 丸山裕美子：小児反復性中耳炎に対する漢方補剤の有効性～感染症における宿主サポートの効果～. 東京小児科医会報, 28(1)：71-76, 2009.

65) 坂井田麻祐子, 莊司邦夫：十全大補湯を用いた小児反復性中耳炎の治療経験. 小児耳鼻咽喉科, 32(3)：323-328, 2011.

66) Ohnishi Y, et al：Inhibitory effect of a traditional chinese medicine, Juzen-taiho-to, on progressive growth of weakly malignant clone cells deraived from murine fibrosarcoma. Jpn J Cancer Res,87(10)：1039-1044, 1996.

67) Ohnishi Y, et al：Oral administration of a Kampo (Japanese herbal) medicine Juzen-taiho-to inhibits liver metastasis of colon 26-L5 carcinoma cells. Jpn J Cancer Res, 89(2)：206-213, 1998.

68) Ohnishi Y, et al：Expression of the anti-metastatic effect induced by Juzen-taiho-to is based on the content of Shimotsu-to constituents. Biol Pharm Bull, 21(7)：761-765, 1998.

69) Saiki I：A Kampo medicine "Juzen-taiho-to" - Prevention of malignant progression and metastasi of tumor cells and the mechanisms of action. Biol Pharm Bull, 23(6)：677-688, 2000.

70) 済木育夫：現代医学からみた東洋医学⑩漢方薬の抗腫瘍効果とその作用機序―補剤を用いた癌転移の抑制, 医学のあゆみ・別冊, p.44-48, 2003.

71) 済木育夫：がんの転移と漢方薬. 科学, 75(7)：842-845, 2005.

72) Muranishi Y, et al：Effects of interferon-α A/D in combination with the Japanese and Chinese traditional herbal medicine Juzen-taiho-to on lung metastasis of murine renal cell carcinoma. Anticancer Res, 20：2931-2938, 2000.

73) Matsuo M, et al：Organ selectivity of Juzen-taiho-to and Ninjin-yoei-to in the expression of antimetastatic efficacy. J Trad Med, 19：93-97, 2002.

74) Chino A, et al：Juzentaihoto, a Kampo medicine, enhances IL-12 production by modulating Toll-like receptor 4 signaling pathways in murine peritoneal exudate macrophage. Int Immunopharmacol, 5(5)：871-882, 2005.

75) Fujiki K, et al：IL-12 and IL-18 induction and subsequent NKT activation effects of the Japanese botanical medicine Juzentaihoto. Int J Mol Sci, 9(7)：1142-1155, 2008. doi：10.3390/ijms9071142.

76) Matsuda T, et al：Suppressive effect of Juzen-taihoto on lung metastasis of B16 melanoma cells in vivo. Evid Based Complement Alternat Med, 2011：743153, 5pages, 2011. doi：10.1093/ecam/nen081.

77) Ishikawa S, et al：Suppressive effect of Juzentaihoto on vascularization induced by B16 melanoma cells in vitro and in vivo. Evid Based Complement Alternat Med, 2012：945714, 9pages, 2012. doi：10.1155/2012/945714.

78) Munakata K, et al：Microarray analysis on germfree mice elucidates the primary target of traditional Japanese medicine Juzentaihoto：acceleration of IFN-α response via affecting the ISGF3-IRF7 signaling cascade. BMC Genomics, 13：30, 2012. http://www.biomedcentral.com/1471-2164/13/30.

79) Liu H, et al：Juzen-taiho-to, an herbal medicine, activetes and enhances phagocytosis in microglia/macrophages. Tohoku J Exp Med, 215：43-54, 2008.

80) Hara H, et al：The therapeutic effects of the herbal medicine, Juzen-taiho-to, on amyloid -β burden in a mouse model of Alzheimer's disease. J Alzheimer's disease, 20：427-439, 2010.

81) Imazu Y, et al： Juzentaihoto reduces post-partial hepatectomy hyperammonemia by stabilizing intestinal microbiota. J Trad Med, 23：208-215, 2006.

82) Takeda S, et al：General pharmacological properties of Juzen-taiho-to. 応用薬理, 66 (5-6)：283-293, 2004.

83) 多紀元簡・著, 元胤・元堅・元昕ら改訂：『観聚方要補』安政版, 9-41b,『観聚方要補』安政版刊行委員会復刻版, p.280, 医聖社, 2013.

84) 松岡榮志・監修, 関久美子・他, 中国医学文献研究会・編訳：中国医学史レファレンス辞典, p.251, 白帝社, 2011.

85) 王好古：医塁元戎, 11-6a. 文淵閣『四庫全書』電子版, 新樹社書林, 2009.（「八珍湯」で検索した結果）

86) 王好古：医塁元戎, 11-4b～5a. 文淵閣『四庫全書』電子版, 新樹社書林, 2009.（「八珍湯」で検索した結果）

87) 楊士瀛・撰, 朱崇正・附遺：仁斎直指方, 9-16a～b, 欽定四庫全書. 復刻版 - 四庫医学叢書, p.［744-232］, 上海古籍出版社, 1991.

88) 楊士瀛・撰, 朱崇正・附遺：仁斎直指方, 6-79b, 欽定四庫全書. 復刻版 - 四庫医学叢書, p.［744-178］, 上海古籍出版社, 1991.

89) 薛己：内科摘要, 薛氏医案, 1-47a～b, 欽定四庫全書, 復刻版 - 四庫医学叢書・薛氏医案, p.［763-26］, 上海古籍出版社, 1994.

90) 龔廷賢：万病回春, 4-2b, 和刻漢籍医書集成第11輯（小曽戸洋, 他編）, p.128, エンタプライズ, 1991.

91) 浅井貞庵：方彙口訣, 近世漢方医学書集成78巻（大塚敬節, 他編）, p.212-215, 名著出版, 1981.

92) 香月牛山：牛山方考, 近世漢方医学書集成61巻（大塚敬節, 他編）, p.233-238, 名著出版, 1981.

57 十味敗毒湯
jumihaidokuto

製品番号：6

〔構成生薬〕

桔梗，柴胡，川芎，茯苓，独活，防風，甘草，荊芥，生姜，樸樕
（ツムラ医療用漢方製剤の場合）

処方の特徴

1 処方概要

十味敗毒湯は，化膿性腫物や膿瘍形成傾向のある皮膚の化膿性疾患に用いる漢方薬の一種である．蕁麻疹，湿疹などにも用いる機会がある．

桔梗はキキョウ科のキキョウの根[1,2]で，去痰，排膿剤[3]とされる．十味敗毒湯とよく似た病態に用いられる排膿散及湯も桔梗が主薬の1つである．

防風はセリ科のボウフウの根[4,5]で，発汗，解熱，鎮痛剤で，感冒，頭痛，身体疼痛に用いるとされる[6]．

荊芥はシソ科のケイガイの花穂[7,8]で，発汗，解熱，解毒剤で，頭痛，眩暈，瘡腫，皮膚病に用いるとされる[9]．

樸樕はブナ科のクヌギなどの樹皮[10,11]で，医療用漢方製剤では十味敗毒湯以外に配合例はない．樸樕は桜皮で代用されることもある．桜皮はバラ科のヤマザクラの樹皮[12]で，鎮咳，収斂剤で，瘡腫に用いる[13]とされる．

独活は古来，羌活とともに基原植物に混乱があった[14]が，現在はウコギ科のウドの根茎[15]とされる．独活の代わりに羌活を用いた医療用漢方製剤もある．羌活（唐羌活）はセリ科の *Notopterygium incisum* Ting ex H. T. Chang または *Notopterygium forbesii* Boisseu (*Umbelliferae*) の根茎および根[16,17]とされる．

2 使用目標と応用

症候的には，膿瘍，癤，膿疱を形成する皮膚疾患，癰や癤が多発したり再発しやすい体質者に用いる．経験的に蕁麻疹，乳腺炎，リンパ節炎などのほか，アトピー性皮膚炎，膿疱性痤瘡などにも有用な場合があるとされる．体質体格中等度の者に応用される．胃下垂高度の虚弱者では有効例は少ないと思われる．

古典的には，皮膚の化膿性感染症の最初期は葛根湯，小膿疱を形成する直前で癤疔のように皮膚局所の炎症性腫脹疼痛が強い時期は排膿散及湯，醸膿が進んで膿瘍形成が進む時期は十味敗毒湯，膿瘍が破れ皮膚糜爛して潰瘍を形成する時期には托裏消毒飲〈注1〉[18-20]，排膿がいつまでも続いて治癒せず，全身状態も悪化しつつある時期には千金内托散〈注2〉[20-22]を用いると考えられる．現代にあっては，抗菌薬投与の時期と十味敗毒湯の適応となる時期は類似する．抗菌薬のみで完治が期待できる場合には十味敗毒湯の出番はないが，抗菌薬で完治しない場合，抗菌薬が使いにくい場

〈注1〉托裏消毒飲：化膿性疾患，リンパ節炎，痔核などで慢性化して治りにくい状態に用いる．以下は，大塚敬節の説による[18]；十味敗毒湯と千金内托散の中間の時期によいとされる．托裏消毒飲と托裏消毒散とは混同されることが多い．托裏消毒散は『外科正宗』[19]の処方で，人参，川芎，芍薬，黄耆，当帰，朮，茯苓，金銀花，白芷，甘草，皂角刺，桔梗の12味からなる参耆剤である．托裏消毒飲は『万病回春』[20]の処方で，朮，茯苓，芍薬，人参，甘草がなく，防風，穿山甲，栝楼根，陳皮の4味が加わる．癰疽に限らず，一切の腫物で，十味敗毒湯を用いて後，自潰するかどうかわからない段階では托裏消毒飲を用い，自潰して後は，その人の身体の虚実によって内托散を用いる．自潰しそうで口の開かないものには托裏消毒散を用いる．托裏消毒散を用いて，自潰した後は内托散を用いる．托裏消毒散と内托散とは内容が似ているので，自潰後に引き続き托裏消毒散を用いてもよい．

合には，十味敗毒湯を用いてもよいであろう．また，皮膚潰瘍などには托裏消毒飲や内托散を用いるべきであるが，エキス剤のみの場合，内托散などの参耆剤で補うという主旨を生かして，同じ補剤である補中益気湯や十全大補湯を用いても一定の効果が期待できよう．

蕁麻疹には，発病直後は黄連解毒湯，茵蔯五苓散などを用いるが，経過が長い例，再発を繰り返す例などに十味敗毒湯の適応があると思われる．

論説

１ 原典
華岡青洲『瘍科方筌』

■ 癰疽門・十味敗毒散（家方）[23]

〔条文〕癰疽，及び諸般の瘡腫起りて，増寒壮熱，焮痛する者を治す．

■ 疔瘡・十味敗毒散[24]

〔条文〕諸疔瘡，発熱悪寒，頭痛，焮腫疼痛する者を治す．

〔解説〕十味敗毒湯の生みの親である華岡青洲（1760-1835）は，自ら開発した経口全身麻酔薬，通仙散によって世界初の乳癌摘出手術を成功させたことで名高い（この手術は文化元年の1804年10月13日だったという）．条文の大意は，前者は「皮膚の化膿性腫物（癰，癤など）で発熱悪寒し，局所の灼熱痛がある者を治す」，後者は，「面疔で発熱悪寒，頭痛して灼熱感をともなう腫脹疼痛がある者を治す」ということ．処方名は「十味敗毒散」となっているが，方後に「水煎」とあり，十味敗毒散料すなわち十味敗毒湯として用いることが指定されている．処方内容は，柴胡，桔梗，羌活，川芎，荊芥，防風，茯苓，甘草，桜箘，生姜である．桜箘は，桜の幹のあま肌の部分を削ったもの[25]とされ，現在は桜皮で代用される．現在使用されている医療用エキス製剤の十味敗毒湯は，羌活を独活とするもの，桜皮を樸樕とするもの，および各生薬分量の異なるものなどがある．

〔荊防敗毒散〕

十味敗毒湯は，明代の『万病回春』（龔廷賢・著）の荊防敗毒散をもとに作られたとされる．

『万病回春』癰疽門[26]には，「癰疽，疔腫，発背，乳癰等の症を治す．増寒壮熱，甚しきは，頭痛，拘急し，状，傷寒に似たり．一，二日より四，五日に至るは，一，二剤にして即ち其の毒衰う．軽き者は，内，自ら消散す」とあり，癰，面疔，背部の重篤な化膿症，乳腺炎などに用いていたことがわかる．内容は，防風，荊芥，羌活，独活，柴胡，前胡，薄荷，連翹，桔梗，枳殻，川芎，茯苓，金銀花，甘草，生姜である．

真柳は，「華岡青洲は荊防敗毒散に次の改変を加えた．まず15味もの薬味を10味に整理する．すなわち前胡・薄荷・羌活・連翹・枳殻・金銀花の6味を除き，樸樕（ないし桜皮）の一味を加え，それらに代えた．処方は薬味が少ないほど，作用がシャープになるからである．次に散剤を改め，湯剤とした．湯剤は散剤より吸収性にすぐれ，効果も早いからである」[27]という．

なお，桜箘を樸樕に代えて，十味敗毒湯と呼んだのは浅田宗伯である[28]．

〈注2〉内托散・千金内托散：化膿性疾患，リンパ節炎，痔核などで治りにくい状態に用いる．内容は，人参，黄耆，川芎，防風，桔梗，厚朴，桂皮，当帰，白芷，甘草の10味からなる参耆剤の一種である．大塚敬節は，自潰して排膿していて，肉芽の発生のよくないものや，外傷や手術のあとで創面がいつまでも治らないものに用いるという[21]．『万病回春』の托裏消毒飲の次に，千金内托散の名前で記載される[20]．浅田宗伯も原典を『千金』とする[22]が，筆者は『備急千金要方』で未だ記載を見いだせていない．

2 中国医書の記載

■十味敗毒湯は日本の処方であるから中国医書に記載はないが，前述の荊防敗毒散については，若干の経緯がある．『万病回春』に先行する龔信・龔廷賢の『古今医鑑』(1576年成立)癰疽門[29]には，連翹敗毒散の名前で『万病回春』とほぼ同文がある．処方内容も同じである．なお，小山[30]によれば，荊防敗毒散の原型となったのは，『太平恵民和剤局方』の人参敗毒散とされる〈注3〉[31-35]．

3 江戸時代医家の論説 (筆者意訳)

■華岡青洲自身の『瘍科瑣言』[36]には，「癰疽(化膿性腫物)の初期には葛根湯，あるいは十味敗毒散を用いる．粘稠な膿には石膏の配剤された処方を用いる．薄い膿には黄耆，当帰，附子を含む剤を用いる．うつ熱して便秘する者には大柴胡湯，黄連解毒湯などを用いる．寝汗があれば黄耆建中湯などを用いる．膿性分泌物が出尽くして肉芽のあがりが遅い者には，附子剤がよい．十全大補湯加減などを用いる」(抄)といった具合に鑑別法が記載されている．

■有持桂里(1758-1835)の『校正方輿輗』[37]には「十一味敗毒湯」(＝十味敗毒散加金銀花)として，『万病回春』の荊防敗毒散の条文とほぼ同じ記載がある．

■本間棗軒(1804-72)の『瘍科秘録』[38]には，癰疽の治療法として「初め悪寒発熱を発し，頭項強痛等の表証が備わるものは葛根湯，荊防敗毒散(原文では荊防排毒散)，十味敗毒散を撰用して専らに発表すべきである．漸く膿気を催せば千金内托散がよい」とあって，華岡青洲とほぼ同主旨である．

■浅田宗伯(1815-94)の『勿誤薬室方函口訣』[39]には，「この処方は華岡青洲が荊防敗毒散の内容を取捨加減した処方で，荊防敗毒散よりもその力は優れている」という．また内補散[40]の項では，「癰疽に限らず，一切の腫物で，初めに熱があるときは十味敗毒湯を用い，膿が潰えているかどうかわからないときは托裏消毒飲を用い，口が潰えて排膿が始まっていることを見定めて，その虚実に随って此の処方を与えるべきである」とする．これが前述の考え方の典拠である．

4 近年の論説

■『漢方診療医典(第6版)』[41]には，「本方は華岡青洲の家方で癤，癰を発しやすいフルンクローゼおよび湿疹の治療に用いられる．…本方は常に連翹を加味して用いられる．…本方の応用としては，癤，癰の初期に解毒剤として用いられ，軽症であれば，そのまま内消する．…フルンクローゼに対しては体質改善の目的で用いられ，湿疹に対してもしばしば著効がある．蕁麻疹にも応用される．…本方は小柴胡湯の応ずる体質で解毒の効を求める場合に適する」とある．

■大塚敬節(1900-80)の『症候による漢方治療の実際(第5版)』[42]は，耳痛の項には「この方は外耳の癤で，葛根湯加桔梗石膏を用いて効のないもの，及び湿疹などのために炎症

〈注3〉荊防敗毒散の原型：明の薛己(1487-1559)が撰した『薛氏医案』巻十「口歯類要」附方并註の人参敗毒散の項に，「防風，荊芥を加えて，荊防敗毒散と名づく」とある．その後には，「一切の表症，瘡瘍，焮痛し，寒熱を発し，或は拘急，頭痛し，脈細にして力有る者を治す」[31]とある．この人参敗毒散は，宋代の『増広太平恵民和剤局方』傷寒門が原典で，そちらには「傷寒時気，頭痛項強，壮熱悪寒，身体煩疼，及び寒壅，咳嗽，鼻塞がり，声重く，風痰，頭痛，嘔噦，寒熱，並びに瘖，之を治す」[32]とあって，急性感染症に用いたと思われる．ただし，処方内容は，『和剤局方』が人参，茯苓，甘草，前胡，川芎，羌活，独活，桔梗，柴胡，枳殻，生姜，薄荷であるのに，『薛氏医案』では，薄荷と生姜を除いている．人参敗毒散は，敗毒散の名前でも知られ，『三因極一病証方論』(1161年成立)[33]や，『証治要訣』(14世紀後半成立)[34]，熊宗立『医書大全』[35]にも記載があるが，いずれも皮膚症状への言及はない．

が外耳道に拡がり，外耳道の内壁が全体的に腫脹しているような時に用いる．炎症がはげしい時は，これに更に石膏を加えるとよい」とあり，化膿症・その他の腫物の項には「この方は，癰，癤，リンパ腺炎，乳房炎その他の炎症性の瘡腫の発病初期で，悪寒，発熱があって，腫れ痛むものに用いる．有持桂里は，十味敗毒湯は，癰疽，疔腫，一切の瘡毒，焮痛，寒熱，脈緊の者を治すといい，このようなところへ，葛根湯，葛根加大黄湯，葛根加朮附などを用いても具合のわるいもので，この敗毒湯にまさるものはない」と述べている．私もこれらの病気に葛根湯を用いて効のなかった例をもっている．しかし，本間棗軒も述べているように，癰や疔の発病初期で，悪寒，発熱を主訴とする時期には，葛根湯を用いてよい場合があると思う．

症　例

症例1 皮膚化膿と腋下リンパ節炎（大塚敬節治験）[43]

32歳の女性，左の拇指にけがをしたところが化膿し，そのため腋下のリンパ腺が腫れて痛み，悪寒，発熱を訴える．そこで拇指には紫雲膏をぬって，十味敗毒湯を与えたところ，翌日には悪寒も発熱もとれ，2，3日でリンパ節の腫脹はそのまま消散した．

症例2 フルンクロージス（大塚敬節治験）[43]

36歳の女性．1年中顔面，頸部などに癤ができている．1つ治るとまたできるので，いろいろ抗生物質やペニシリンなども用いているがよくならないという．患者は中肉，中背で，血色はあまりよくない．糖尿病はない．商売柄，毎夜酒を少しずつのむという．私はこれに十味敗毒湯を与えたが，1ヵ月ほどのむと癤の出るのがやんだ．休薬したところ1ヵ月後に再燃，さらに3ヵ月ほど服薬をつ

づけて全治した．

症例3 蕁麻疹に十味敗毒湯加大黄（松田邦夫治験）[44]

〔患者〕62歳　男性　会社員
〔主訴〕蕁麻疹
〔既往歴〕心電図異常（心筋虚血），痔手術，蓄膿症，ぎっくり腰など．脂肪肝と言われている．
〔現病歴〕4～5年前から蕁麻疹に悩まされている．最近はほとんど毎日，特に手背，膝蓋部にできる．膨疹は帽針頭大から径3cmぐらいである．軟便で日に2～3行．
〔身体的所見〕身長174cm，体重82kg．体格栄養良好．舌はやや乾燥，白苔あり．脈，腹に特に所見なし．
〔経過〕十味敗毒湯を2週間分投与．2日後電話あり．服薬後，急に悪化してきたという．服薬開始の翌日に少し悪くなったが，翌々日，すなわち今日になってさらに悪化したという．膨疹は5～10cm大に盛り上がり，かゆみがひどく，昨夜は眠れなかったという．そこでただちに大黄0.5gを追加したところ，蕁麻疹は急速に消退した．便通は大黄追加により，数日間下痢状となったが，その後は大したことはなく，患者もこのほうが残便感なく気持ちよいというので，そのまま継続することにした．2週間後の再診時には，蕁麻疹はほとんど出なくなっていた．2ヵ月後，蕁麻疹はまったく出なくなり廃薬した．
〔考察〕便秘がちの人の皮膚疾患に十味敗毒湯を用いるときは，必ず下剤を併用しないと，ときに皮疹の悪化を見ることがあるので注意を要する．（抄）

症例4 蕁麻疹（筆者経験例）

〔患者〕49歳　女性　美容師
〔主訴〕蕁麻疹
〔既往歴〕虫垂炎（20歳），大腸憩室症（3年

前指摘）

〔現病歴〕8ヵ月前に特に誘因なく急に蕁麻疹が起こった．以後，毎日全身に出る．蕁麻疹の出ていないときでも，なんとなく痒みがあり，眠れない．入浴で悪化する．下着のあたる所が，特に痒い．便秘すると悪化する．複数の皮膚科治療で改善しない．

〔身体的所見〕身長151cm，体重48kg．色白で中肉中背．皮膚描記現象（＋）．心音順整．呼吸音正常．血圧100-60mmHg．月経は順調で痛みなどもないという．大便1日1行，残便感あり．腹部で中等度胸脇苦満を認める．

〔経過〕十味敗毒湯加大黄0.5g（煎じ薬）を投与．1週間後，「大分よい．軟便．」．3週間後，「蕁麻疹は，2週目頃からあまり出なくなった．下着のゴムがあたる所は，まだ痒くなる」．5週間後，「蕁麻疹は，ほとんど出ない．下着のあたる所だけ，すこし痒みある程度」という．さらに2週間分を服用して完治した．

鑑 別

■ 排膿散及湯

化膿性皮膚疾患で要鑑別．初期軽症で膿瘍形成前後までの時期に用いる．

■ 消風散

皮膚炎で要鑑別．粘稠な分泌物で痂皮を形成して痒みが強い例に用いる．化膿傾向があれば十味敗毒湯を考慮する．

■ 荊芥連翹湯

顔面の痤瘡，鼻炎で要鑑別．化膿傾向，膿疱形成傾向は弱い．

■ 茵蔯五苓散

蕁麻疹で要鑑別．浮腫傾向がある者に用いる．しかし，多くは鑑別困難．

■ 黄連解毒湯

湿疹，蕁麻疹で要鑑別．局所の充血，腫脹，発赤が強い例に用いる．化膿傾向はない．

引用文献

1) 厚生労働省：第16改正日本薬局方, p.1478, 2011.
2) 木村孟淳，他編：新訂生薬学，改訂第7版, p.73-74, 南江堂, 2012.
3) 大塚敬節，矢数道明，清水藤太郎：漢方診療医典，第6版, p.408, 南山堂, 2001.
4) 厚生労働省：第16改正日本薬局方, p.1581, 2011.
5) 木村孟淳，他編：新訂生薬学，改訂第7版, p.92, 南江堂, 2012.
6) 大塚敬節，矢数道明，清水藤太郎：漢方診療医典，第6版, p.429, 南山堂, 2001.
7) 厚生労働省：第16改正日本薬局方, p.1482, 2011.
8) 木村孟淳，他編：新訂生薬学，改訂第7版, p.137-138, 南江堂, 2012.
9) 大塚敬節，矢数道明，清水藤太郎：漢方診療医典，第6版, p.410, 南山堂, 2001.
10) 厚生労働省：第16改正日本薬局方, p.1581, 2011.
11) 木村孟淳，他編：新訂生薬学，改訂第7版, p.54-55, 南江堂, 2012.
12) 木村孟淳，他編：新訂生薬学，改訂第7版, p.56, 南江堂, 2012.
13) 大塚敬節，矢数道明，清水藤太郎：漢方診療医典，第6版, p.406, 南山堂, 2001.
14) 山崎幹夫，奥山恵美：独活－漢方薬理学（高木敬次郎・監修）, p.182-183, 南山堂, 1997.
15) 厚生労働省：第16改正日本薬局方, p.1557, 2011.
16) 厚生労働省：第16改正日本薬局方, p.1479, 2011.
17) 木村孟淳，他編：新訂生薬学，改訂第7版, p.102, 南江堂, 2012.
18) 大塚敬節：症候による漢方治療の実際，第4版, p.500-505, 南山堂, 1972.
19) 陳実功：外科正宗，和刻漢籍医書集成第13輯（小曽戸洋，他編）, p.36, エンタプライズ, 1991.
20) 龔廷賢：万病回春，和刻漢籍医書集成第11輯（小曽戸洋，他編）, p.282, エンタプライズ, 1991.
21) 大塚敬節：症候による漢方治療の実際，第4版, p.505-506, 南山堂, 1972.
22) 長谷川弥人：勿誤薬室「方函」「口訣」釈義, p.366, 創元社, 1985.
23) 華岡青洲：瘍科方筌，近世漢方医学書集成30巻（大塚敬節，他編）, p.345, 名著出版, 1980.
24) 華岡青洲：瘍科方筌，近世漢方医学書集成30巻（大塚敬節，他編）, p.379, 名著出版, 1980.
25) 大塚敬節：症候による漢方治療の実際，第4版, p.497, 南山堂, 1972.
26) 龔廷賢：万病回春, 8-3b, 和刻漢籍医書集成第11輯（小曽戸洋，他編）, p.280, エンタプライズ, 1991.
27) 真柳誠：漢方診療, 13(4)：23, 1994.
28) 浅田宗伯：勿誤薬室方函，近世漢方医学書集成95巻（大塚敬節，他編）, p.180-181, 名著出版, 1982.
29) 龔信, 龔廷賢：古今医鑑，和刻漢籍医書集成第11輯（小曽戸洋，他編）, p.329, エンタプライズ, 1991.
30) 小山誠次：古典に基づく エキス漢方方剤学, p.298, メディカルユーコン, 1998.

31) 薛己：薛氏医案, 10-32a, 復刻版, p.[763-250], 上海古籍出版社, 1991.
32) 陳師文, 他：増広太平恵民和剤局方, 2-1a, 和刻漢籍医書集成第4輯（小曽戸洋, 他編）, p.41, エンタプライズ, 1988
33) 陳言：三因極一病証方論, 和刻漢籍医書集成第1輯（小曽戸洋, 他編）, p.82, エンタプライズ, 1988
34) 伝・戴元礼：証治要訣, 和刻漢籍医書集成第7輯（小曽戸洋, 他編）, p.8, エンタプライズ, 1989.
35) 熊宗立：医書大全, 和刻漢籍医書集成第7輯（小曽戸洋, 他編）, p.67, エンタプライズ, 1989.
36) 華岡青洲：瘍科瑣言, 癰疽門, 近世漢方医学書集成29巻（大塚敬節, 他編）, p.105-107, 名著出版, 1980.
37) 有持桂里：校正方輿輗, 癰疽門, 近世漢方医学書集成87巻（大塚敬節, 他編）, p.411-412, 名著出版, 1982.
38) 本間棗軒：瘍科秘録, 癰疽門, 近世漢方医学書集成115巻（大塚敬節, 他編）, p.14-15, 名著出版, 1983.
39) 浅田宗伯：勿誤薬室方函口訣, 近世漢方医学書集成96巻（大塚敬節, 他編）, p.282, 名著出版, 1982.
40) 浅田宗伯：勿誤薬室方函口訣, 近世漢方医学書集成96巻（大塚敬節, 他編）, p.149, 名著出版, 1982.
41) 大塚敬節, 矢数道明, 清水藤太郎：漢方診療医典, 第6版, p.355, 南山堂, 2001.
42) 大塚敬節：症候による漢方治療の実際, 第5版, p.566, 南山堂, 2000.
43) 大塚敬節：症候による漢方治療の実際, 第5版, p.133, 南山堂, 2000.
44) 松田邦夫：症例による漢方治療の実際, p.330-331, 創元社, 1997.

58 潤腸湯
junchoto

製品番号：51

〔構成生薬〕
地黄, 当帰, 黄芩, 枳実, 杏仁,
厚朴, 大黄, 桃仁, 麻子仁, 甘草

処方の特徴

1 処方概要

　潤腸湯は習慣性便秘に用いる漢方薬である．同時に，いわゆる滋潤剤であり，やや体力低下して体液減少傾向のある者，とくに高齢者の便秘によい．
　厚朴, 枳実, 大黄は，便秘腹満などに用いる小承気湯で，これに麻子仁, 芍薬, 杏仁を加えると常習性便秘に用いる麻子仁丸になる．麻子仁丸から芍薬を除き，地黄, 当帰, 桃仁, 黄芩, 甘草を加えたのが潤腸湯である．地黄, 当帰はいわゆる滋潤剤であり，麻子仁, 杏仁, 桃仁は一種の潤滑油のような緩下作用を持ち，厚朴, 枳実は腸管内のガスを除くとされる[1]．
　地黄剤の一種である点で，八味地黄丸, 十全大補湯などと同様，皮膚枯燥を目安に高齢者に用いる機会が多い．

2 使用目標と応用

　体液が欠乏して大腸の粘滑性を失ったために起こった常習便秘によいとされ，高齢者や虚弱者の便秘症に頻用される．適応例では，皮膚乾燥してシワがより（枯燥），腹壁は弛緩して便塊を触知，兎糞便が多い．
　大黄甘草湯, 麻子仁丸など，他の大黄製剤で腹痛下痢するものによい例がある．

論　説

1 原　典

龔廷賢『万病回春』（1587年成立）大便閉門[2,3]

〔条文〕身熱, 煩渇し，大便通ぜざるは，是れ熱閉なり．
○久病の人，虚して大便通ぜざるは，是れ虚閉なり．
○汗の出ずること多きによって大便通ぜざるは，津液枯竭して閉ず．
○風証にして大便通ぜざるは，是れ風閉なり．
○老人，大便通ぜざるは，是れ血気枯燥して閉ず．
○虚弱並びに産婦，及び失血して大便通ぜざるは，血虚して閉ず．
○多く辛熱の物を食し，大便通ぜざるは実熱なり．並びに潤腸湯に宜し．
○潤腸湯　大便閉結して，通ぜざるを治す．

〔解説〕大意は，「身体に熱感があり，ひどくのどが乾いて便秘するのは"熱閉"である．
○慢性病の人が，体力が衰えて便秘するのは"虚閉"である．
○発汗過多によって便秘するのは，体液不足によるのである．
○"風"によって便秘するのは"風閉"である．
○老人の便秘は，血気ともに不足して"枯燥"（枯れ枝のように乾燥している意で，皮膚粘膜や身体組織が体液不足や循環障害に陥った状態）して便秘するのである．
○虚弱者，産婦，および"血"を失って便秘するのは"血虚"（貧血，循環障害など）で便秘するのである．
○辛くて食べると熱くなる物を多食して便秘するのは"実熱"である．以上のいずれの便秘にも潤腸湯がよい．
○潤腸湯は，大便が閉結して通じないものを治す」．
　この後に処方構成が記載される〈注1〉．

2 中国医書の記載

『万病回春』に先行する諸書に潤腸湯の類似処方がある[4,5].

■ 李東垣(1180-1251)の『蘭室秘蔵』(1251年成立？)大便結燥門にある潤腸湯は，生地黄，生甘草，大黄，熟地黄，当帰，升麻，桃仁，紅花で，「大腸結燥して通ぜざるを治す」[6]とある．結燥であるから乾燥した硬便の意であろう．

■ 『古今医鑑』(1576年成立)閉結門の潤腸丸は，当帰，地黄，枳殻，桃仁，麻子仁で，「老人，血少なく腸胃乾燥し，大便閉結し，幾日も行らず，甚だしきは七八日に至れども下り難く，色，猪糞の如く，小なること羊糞の如くなる者を治す」[7]とある．小さくて乾燥した便塊が出るというのである．

■ 『万病回春』の潤腸湯は，これらの潤腸湯を参考に成立したものであろう．

3 江戸時代医家の論説

■ 曲直瀬道三(1507-94)の『啓廸集』(1574年刊)老人門秘結には，明代の王永輔の医書『恵済方』[8,9]からの引用として「老人の便秘には大黄や巴豆を用いてはいけない．体液が枯渇しているからである．もし用いれば，ますます消耗し，便通があった後に必ず再び以前よりも便秘が悪化する．潤腸湯や潤腸丸の類を用いよ」[10](筆者意訳．以下同じ)とある．

■ 有持桂里(1758-1835)の『校正方輿輗』には，「津液枯燥によって，大便が通じ難いものには，潤腸湯がよい」[11]とある．

■ 百々漢陰(1776-1839)・百々鳩窓(1808-78)の『梧竹楼方函口訣』には，「老人虚人，血燥の人で，便秘して大黄だけでは用いにくいという者に用いる薬である．"潤燥"(枯燥を潤す)して大便を通じさせる手段である．この薬の適応となるものでは，ただ大黄ばかり飲めば，いたずらに腹痛するだけで大便は少しずつ出るばかりである．潤腸湯を用いて"潤燥"すれば快く通ずる」[12]という．

4 近年の諸説

■ 矢数道明(1905-2002)は，「潤腸湯は麻子仁丸の変方で，滋潤の剤である．体液欠乏し，大腸の粘滑性を失したために起こった，弛緩性又は痙攣性の常習性便秘に用いてよく奏功する．他の下剤を用いて通利せぬという便秘には一応試みるべきであろう．本方の適応症は，老人などに殊に多く，皮膚枯燥し，腹部は堅く，或いは腹壁は弛緩して大腸内に硬い糞塊が累々と触れることがある．便は堅くコロコロした兎糞様のものが多い．動脈硬化症，慢性腎炎などに合併して起こった老人の常習性便秘で，津液枯燥のあるものによい．…本方は滋潤性下剤，即ち粘滑性緩下剤として優れた効果があるものの如くである」[13]という．

症 例

症例 高齢者の長年の便秘（矢数道明治験）[13]

75歳男性．25年来の便秘に悩んでいた．いろいろの下剤を服用したが，なんとしても気持ちのよい通じがない．少しでも強い下剤をのむと，竹筒から水を流すように下痢し，とても不快でたまらない．灌(浣)腸をしても水だけが放出して便通はない．…身長162cm程．骨組みのしっかりした老人で，顔色はドス黒く，気性がはげしく言語も元気．口が乾いて夜半に眼がさめると口の中一杯に粉を含んだようにカサカサに燥いて，唾液が枯れ果てて口がきけないほどであるという．…腹は堅く，硬固な便塊は触れないが，左下

〈注1〉原典では，当帰，熟地黄，生地黄，麻子仁，桃仁，杏仁，枳殻，厚朴，黄芩，大黄，甘草である．医療用漢方製剤では生地黄，熟地黄を乾地黄とし，枳殻を枳実で代用．

腹部は硬い．下腹は軟らかく力がない．…皮膚は渋紙のように乾燥している．コロコロした兎の糞のようなのが辛うじて出るという．潤腸湯を1日分飲んだ翌朝，硬軟適度の有形便がこころよくあったので，患者は便所の中で快哉を叫んだ．20年間，かつてない爽快さであったという．服用20日目に来院したときは，口中の乾燥感も舌苔もとれ，皮膚がつやつやして滑らかとなり，腰痛や肩凝りもとれ，…薬を服用していると毎日快便があって気持ちがよいという．（以下略）

鑑　別

■ 麻子仁丸

緩和な下剤で，体質を問わず，常習性便秘に用いる．高齢者で麻子仁丸を飲むと腹痛下痢しやすい者のなかに潤腸湯のよい例がある．

■ 大黄甘草湯・調胃承気湯

常習性便秘に使用する．これで快便の得られないときに麻子仁丸や潤腸湯を考慮する．

■ 桂枝加芍薬大黄湯

痙攣性便秘に用いる．他の大黄製剤で腹痛下痢をきたしやすい例によい．虚弱で痩せた者に用いることが多い．

■ 八味地黄丸

大黄は入らないが，高齢者の軽い便秘によい場合がある．胃は丈夫で，夜間頻尿などの前立腺肥大症様症状と口渇や腰痛をともなうことが目標．

■ 大建中湯

非常に虚弱で体力の低下した者，寝たきりの高齢者などの便秘に有効な場合がある．腹部がガスで膨満していること，下剤（大黄製剤を含む）では腹痛下痢して快便とならないものに用いる．

引用文献

1) 大塚敬節，矢数道明，清水藤太郎：漢方診療医典，第3版，p.384-385，南山堂，1972.
2) 龔廷賢：万病回春，4-74a〜b，和刻漢籍医書集成第11輯（小曽戸洋，他編），p.164，エンタプライズ，1991.
3) 松田邦夫：万病回春解説，p.511-512，創元社，1989.
4) 小山誠次：古典に基づく エキス漢方方剤学，p.300-303，メディカルユーコン，1998.
5) 小曽戸洋：漢方一話 処方名のいわれ，46 潤腸湯．漢方診療，15(4)：31，1996.
6) 李東垣：蘭室秘蔵，4-34a〜b，和刻漢籍医書集成第6輯（小曽戸洋，他編），p.222，エンタプライズ，1989.
7) 龔信，龔廷賢：古今医鑑，8-27a，和刻漢籍医書集成第11輯（小曽戸洋，他編），p.176，エンタプライズ，1991.
8) 矢数道明：日本医学中興の祖曲直瀬道三，近世漢方医学書集成2巻（大塚敬節，他編），p.33，名著出版，1979.
9) 真柳誠，他：中国医籍渡来年代総目録（江戸期），日本研究，7：151-183，2001-04補訂，1992. http://mayanagi.hum.ibaraki.ac.jp/materials/edo-Chimed.html（参照 2012-01-26）．
10) 曲直瀬道三：啓迪集，6-58a，近世漢方医学書集成3巻（大塚敬節，他編），p.285，名著出版，1979.
11) 有持桂里：校正方輿輗，大便閉，巻八，近世漢方医書集成86巻（大塚敬節，他編），p.291-292，名著出版，1982.
12) 百々漢陰，百々鳩窓：梧竹楼方函口訣，秘結類，巻三，復刻版，p.191，春陽堂書店，1976.
13) 矢数道明：常習性便秘に対する潤腸湯の指示について．漢方の臨床，4(7)：3-11，1957.

59 小建中湯
しょうけんちゅうとう
shokenchuto

製品番号：99

〔構成生薬〕
桂皮，芍薬，甘草，生姜，大棗，膠飴

処方の特徴

1 処方概要

小建中湯は，虚弱者，虚弱児の腹痛などの症状に用いる漢方薬である．長期服用で体が丈夫になることが期待できる"体質改善"薬である．

この薬は，腹痛，腹満などに用いる桂枝加芍薬湯に，膠飴を加えた処方構成であり一種の強壮剤になる．黄耆建中湯，当帰建中湯などとともに建中湯類と呼ばれる．

膠飴は，サツマイモ，もしくはイネのデンプンまたはイネの種皮を除いた種子を加水分解し，糖化したものとされ，主にマルトースを含むほか，グルコース，マルトトリオースなどを含む場合があるとされる[1,2]．臨床的には，滋養，緩和，鎮痛剤で，急迫症に用いるとされる[3]．

2 使用目標と適応疾患（表1）

小建中湯は，胃腸虚弱で痩せ型の者に用いられることが多い．痩せていなくても筋肉が弛緩した下垂体質者（腹部軟弱な者）に使用する機会が少なくない．肥満して元気そうに見える者でも，急性疾患や重労働などのために体力を消耗した状態では，本処方を用いる可能性がある．

適応症候は，腹痛を主とする場合と，疲労倦怠，動悸，息切れなどを主とする場合とがある．随伴症状は多彩だが，かぜをひきやすい，鼻出血，排尿障害，手足のほてり，月経痛などが多いと思われる．

腹部所見では，"腹直筋攣急"または"腹直筋拘攣"，すなわち腹直筋が棒状に緊張した状態（図1）と，腹筋が薄く弛緩して腹部全体が軟弱な状態とが多い．胃下垂の所見である心窩部拍水音（振水音）もしばしば見られる．

応用としては，過敏性腸症候群，老若を問

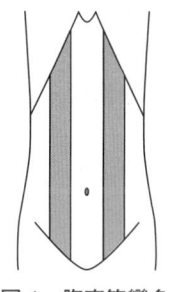

図1 腹直筋攣急

表1 小建中湯の使用目標と応用

- ■ 応 用
  - ・虚弱児の体質改善，夜尿症，夜啼症，過敏性腸症候群，慢性胃腸炎，虚弱者の月経痛，疲労倦怠，動悸 など
- ■ 症 状
  - ・疲労倦怠（動悸・息切れ）
  - ・腹痛（反復性臍疝痛）が多い
  - ・かぜをひきやすい，鼻出血しやすい など
- ■ 腹部所見
  - ・腹直筋攣急あるいは腹部軟弱無力（蛙腹）
- ■ 体 質
  - ・虚弱，痩せ型，血色不良

わず虚弱者の腹痛・便秘・下痢のほか，虚弱児の体質改善・夜尿症・夜啼症に用いる．易疲労，全身倦怠感，動悸，頻尿，月経痛，腰痛症などにもよい場合がある．

3 関連処方（図2）

■ 黄耆建中湯

小建中湯に黄耆を加えた処方であり，虚弱者の体質改善，皮膚症状に用いる．

■ 当帰建中湯

桂枝加芍薬湯に当帰を加えた処方であり，月経痛・痔疾に用いる．

■ 中建中湯（小建中湯合大建中湯）

小建中湯と大建中湯との合方を大塚敬節は中建中湯と呼んだ．術後癒着などによる消化管通過障害で腹痛の強いもの，ガスが多く腹満感の強い過敏性腸症候群などに用いる．

論 説

1 原 典

張仲景『傷寒論』『金匱玉函経』『金匱要略』（=『新編金匱方論』）

1.『傷寒論』巻第三・弁太陽病脈証并治中第六[4]

〔条文〕傷寒，陽脈濇，陰脈弦にして，法は当に腹中急痛すべし．先ず小建中湯を与う．差えざる者は，小柴胡湯之を主る〈注1〉[5]．

〔大意〕傷寒にかかって脈を軽く圧迫すると渋る脈で，強く圧迫すると弓の弦に触れるような脈である．この場合，当然，腹痛を訴えるはずであるが，腹痛が起こらないうちから小建中湯を与えて"裏の虚"を"補う"のがよい．それでも病気が完全に治らない者には，小柴胡湯を用いる（60. 小柴胡湯 参照）．

〔解説〕大塚[6]は，「体温が高く上がっているのに，舌苔がなく，また口が苦くなく，食事の味が変わらないで，小便が着色せず清澄である者，四肢がだるく，またはからだがだるい者，陽脈濇，陰脈弦の者，脈洪大であって力のない者，脈微弱の者などは，裏虚の証」だから，「小柴胡湯を用いる前に，小建中湯で，その裏虚を補うべきである」と解説している．

2.『傷寒論』巻第三・弁太陽病脈証并治中第六[7]

〔条文〕傷寒，二三日，心中悸して煩する者は，小建中湯之を主る．

〔大意〕傷寒の第二，第三病日頃は本来ならば太陽病で表証のある頃であるのに，胸に動悸がして不快だという者は，元来から体質虚弱で"裏が虚している"（胃腸が弱っている）からで，"表証"（発熱，頭痛，悪寒など）が

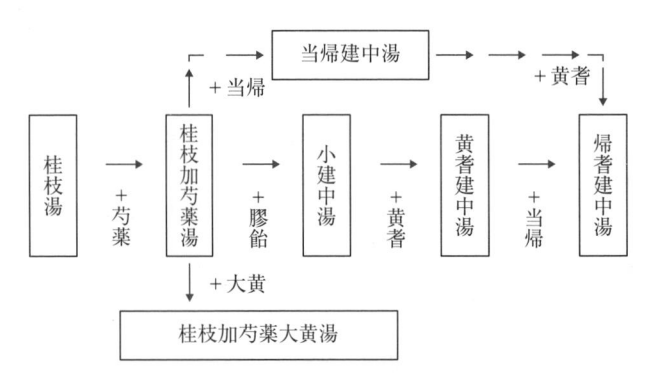

図2 建中湯類・桂枝湯・桂枝加芍薬湯・桂枝加芍薬大黄湯の関係

〈注1〉『金匱玉函経』巻二・弁太陽病形証治第三[5]にほぼ同文があり，「濇」を「渋」とし，「差えざる者は小柴胡湯之を主る」を「差えざれば，小柴胡湯を与え，之を主る」とする．

あっても麻黄湯などで発汗させてはいけない．まず小建中湯で"裏の虚を補う"必要がある[8]．

〔解説〕感冒初期などで，体力のない者が動悸を訴える場合には，葛根湯などではなく，小建中湯を用いるということである．

3．『新編金匱方論』(=『金匱要略』)巻上・血痺虚労病脈証并治第六[9]

〔条文〕虚労，裏急，悸，衄，腹中痛み，夢に失精し，四肢痠疼，手足煩熱，咽乾口燥する者は，小建中湯之を主る．

〔大意〕非常に体力を消耗した状態で，腹が突っ張り，動悸がしたり，鼻血が出たり，腹が痛んだり，夢の中で射精したり，手足がだるくて痛んだり，あるいは手足がほてって不快だったり，唾液が足りずに口や喉が乾燥したりする者には小建中湯を用いる[10]．

〔解説〕虚弱者の体質改善に本処方を用いるのは，この条文による．

4．『新編金匱方論』(=『金匱要略』)巻中・黄疸病脈証并治第十五[11]

〔条文〕男子の黄，小便自利するは，当に虚労の小建中湯を与うべし．

〔大意と解説〕急性肝炎などの黄疸では尿量が減って茵蔯蒿湯や茵蔯五苓散を用いるが，病気が重くなり，反って小便がたくさん出るときには，病人は体力を消耗しているのだから，小建中湯で補ってやらなければならないという意味である[12]．男子に限る必要はない．虚弱者の慢性肝炎に，六君子湯や補中益気湯などを用いることと同主旨である．

5．『新編金匱方論』(=『金匱要略』)巻下・婦人雑病脈証并治第二十二[13]

〔条文〕婦人，腹中痛むは，小建中湯之を主る．

〔解説〕女性の腹痛と限定した点が注目される．月経痛に用いるもとになった条文であろう．

2 中国医書の記載（筆者読み下し）

■『備急千金要方』巻17肺臓・肺虚実第2[14]には，「肺と大腸と倶に足らず，虚寒の気にて，小腹拘急，腰痛，羸瘠，百病を治するは小建中湯の方」とあり，本処方が載る．巻19腎臓・補腎第8[15]には，「凡そ男女，積労虚損に因り，或は大病後，常に復せず，四体沈滞を苦しみ，骨肉疼酸，吸吸少気，行動喘惙，或は小腹拘急，腰背強痛，心中虚悸，咽乾唇燥，面体の色少なく，或は飲食に味無く，陰陽廃弱，悲憂惨寂，臥すこと多く起つこと少なき者，積年にして，軽き者は百日にして，漸やく瘦削を致して，五蔵の気竭きれば則ち復振すべきこと難し．之を治するには小建中湯の方を以てす」とある．これも今日の補剤の意で用いるということである．

■『外台秘要方』巻1傷寒[16]には，『傷寒論』太陽病中編の条文2.とほぼ同文があるが，「傷寒一，二日」とする．また，巻17虚労心腹痛[17]には，芍薬湯の異名で収載され，「『古今録験』，虚労にて，腹中痛み，夢に失精し，四肢痠疼，手足煩熱，咽乾口燥する，并びに婦人の少腹痛を療する，芍薬湯の方」とある．『古今録験方』からの引用とし，内容は『金匱要略』の条文3.と5.を併せたものといえる．

■成無已の『注解傷寒論』巻3[18]には，『金匱玉函経』と同文を載せ，「建中とは建脾なり．『内経』に曰く，脾は緩を欲す．急ぎ甘を食し，以て之を緩す．膠飴，大棗，甘草の甘，以て中を緩す」と注釈を加える．すなわち，小建中湯の方名の建中とは建脾（脾胃を健やかにする）という意味であり，膠飴，大棗，甘草の甘味が中を緩やかにするからだという〈注2〉[19]．

3 江戸時代医家の論説（筆者意訳・抄）

■長沢道寿（？-1637）らの『医方口訣集』[20]には，胃腸が虚弱で衰えた者では，理中湯（=

人参湯）との鑑別が必要とし，嘔吐や下痢などがあれば理中湯を用い，裏急，悸，衄，腹中痛，失精，四肢痠痛，手足煩熱，咽乾口燥などがあれば小建中湯を用いるとする．
■吉益東洞（1702-73）は，『方極』[21]では，「裏急，腹皮拘急，および急痛する者を治す」とし，『方機』[22]では「腹中急痛…あるいは拘攣する者，これその正証なり」といい，産婦で手足煩熱，咽乾き，口燥き，腹中拘攣する者に用いるとする．
■福井楓亭（1725-1792）は『方読弁解』[23]で，「この処方は月経が終わって後に腹痛する者に与えることがある．四物湯の行くところと同じである」という．
■目黒道琢（1739-98）は『饗英館療治雑話』[24]で，この処方が"諸虚百損"（あらゆる消耗状態）に用いられると述べ，腹痛に用いる場合は，腹が軟らかで力ない（虚軟）のに，その中に腹筋が攣急しており，痛んだり引きつったりし，手で痛む場所を按ずると，反って快くて痛みの緩むのを標的とするという．
■尾台榕堂（1799-1870）は『類聚方広義』[25]で，血痺虚労病篇の条文3.の症状には小建中湯よりも黄耆建中湯がよいとする．
■浅田宗伯（1815-94）は『勿誤薬室方函口訣』[26]で，小建中湯は「中気が虚して，腹中が引っぱり痛むのを治す．古方書に"中"と云うのは，すべて脾胃のことであって，"建中"というのは脾胃を建立するという意味である」〈注2〉[19]とし，腹筋の攣急について，「強く按せば底に力なく，たとえば琴の糸を上から按すような感じのものに用いる」とし，「全

体に腹がぐさぐさとして力がなく，その中に，ここかしこと凝りのある者には，小建中湯が効く．この処方は，後世の十全大補湯，人参養栄湯で，補虚調血の妙がある．症に臨んで汎く運用すべし」という．

4 近年の論説

■『漢方診療医典』[27]の小建中湯の項では，「一種の強壮剤で，平素から身体の虚弱の者で疲労しやすいもの，または平素は頑丈であった者が無理を重ねて，ひどく疲労しているようなときに応用の機会がある．腹診すると，腹壁が薄くて，腹直筋が腹表に浮かんで，緊張しているものと，腹部が軟弱で，腸の蠕動が腹壁を透して望見できるものとがある．後者の場合は，大建中湯の腹証との区別がむずかしい．症状としては疲労倦怠を主訴とするもの，腹痛を主訴とするものがあり，心悸亢進，盗汗，衄血，夢精，手足の煩熱，四肢の倦怠疼痛感，口乾，小便自利などの症状がみられる．…本方は応用範囲が広く，殊に乳幼児に用いる場合が多く，虚弱児童の体質改善，夜尿症，夜啼症，胃炎，小児の感冒…などの経過中に，急に腹痛を訴える場合などに用いられる．また…関節炎，神経症，乳児のヘルニア，喘息，紫斑病…などに効がある」という．腹痛の項では「上腹にも下腹にも疼痛が現れ，また痛む部位の移動するものには桂枝加芍薬湯，小建中湯，桂枝加附子湯，大建中湯，附子粳米湯，芍薬甘草湯…などがある．このように疼痛が移動する傾向のものには，虚証が多い」とある．そして，腹診法の項では，「腹

〈注2〉小建中湯の方名の由来：真柳[19]は次のようにいう；古くは建中湯といえば小建中湯を指したらしい．成無已は建中の中を中焦，すなわち脾胃の意に解した．浅田宗伯もこれを受けて「脾胃を建立する」意としている．しかし，6世紀初の旧態が残る敦煌出土の『輔行訣臓腑用薬法要』には「建中補脾湯」の名で小建中湯と同一薬味の処方が記され，中と脾とは別の意味で用いられている．山田業広（1808-81）は，「小建中湯の中，脾土の謂いに非ず」という論文を『医学菅錐内集』に収め，「『傷寒論』『金匱要略』『脈経』等には，小建中湯が小腹痛，つまり「下焦」の腹痛も治す記載がある．ならば建中の中を，「中焦」と判断することはできない．結局，「中」とは『傷寒論』『金匱要略』の小建中湯条文にある，腹中痛の「腹中」全般を指しているのである」という．すなわち，建中湯とは「腹の中を建て直す湯剤」の意である．

壁がうすくて弾力が乏しく，指頭で皮膚をつまむことのできるようなものには，虚証の患者が多く，小建中湯，人参湯，真武湯などを用いる患者には，このような腹証のものがある」（腹壁の厚薄）とし，腹直筋が上下とも緊張しているのは「小建中湯，黄耆建中湯，芍薬甘草湯，桂枝加芍薬湯などを用いる目標」（腹皮拘急）とし，正中芯について「正中芯は…腹壁の皮下に，正中線に沿って鉛筆の芯のようなものを触れるものをいう．…臍上から臍下へ向かって一貫している正中芯は，真武湯，小建中湯，人参湯などを用いる目標」とする．

■ 大塚敬節（おおつかよしのり）（1900-80）は『症候による漢方治療の実際』[28]で，虚弱児の常習頭痛，疲労倦怠および虚弱児の体質改善，黄疸，虚弱児の鼻出血，動悸，腹痛，便秘，"癇"（かん）（きわめて神経質な性格）による動悸で桂枝加竜骨牡蠣湯（けいしかりゅうこつぼれいとう）適応症に似たもの，虚弱児の結膜乾燥症・動脈硬化症による眼底出血・眼痛，口乾，激しい歯痛，虚弱児の夜尿症などに用いることがあるという．

症 例

症例1 **虚弱児の体質改善**（大塚敬節治験）[29]

S少年は小学校2年生であるが，血色がすぐれず元気がない．学校から帰ると，疲れたといって，ゴロゴロしている．腹壁に弾力が乏しく，皮がうすい．尿は近い方であるが，遺尿はない．下痢もない．食欲は普通だが，ちっとも体重が増加しないという．小建中湯を与えた．2，3ヵ月たつと，顔に生気が充満し，疲れを訴えなくなり，朝も起こさなくても，ひとりで起きるようになった．かぜをひいてもすぐ治るようになり，学校の成績もよくなった．（抄）

症例2 **腰痛と腹痛に**（松田邦夫治験）[30]

〔患者〕53歳　主婦
〔主訴〕腰痛（ようつう）と腹痛
〔既往歴〕24年前に帝王切開．数年前から時々「のどのつまり」あり，半夏厚朴湯有効．
〔現病歴〕1年前から右脇腹が痛む．胃腸の検査は異常なかった．しかし，痛みはよくならず，最近では右側胸部から右腰にかけてかなり強く痛むようになった．食事との関係はなく，ただ温めるとよい．二便正常．2年前閉経．
〔身体的所見〕身長157cm，体重58kg．体格栄養良好．腹証は腹力が保たれ，やや上腹部の腹筋の緊張亢進を認める．
〔経過〕半夏厚朴湯（はんげこうぼくとう），次いで小柴胡湯を投与したが，腹痛と腰痛は不変．考えてみると，腹痛と腰痛は温めるといつも良いというので，意外と虚証かも知れないと思われた．そこで小建中湯に変方した．今度は急に良くなり，1週間後には腹痛も腰痛も止まった．その後，痛みはなく，半年間服用を続けて廃薬した．（抄）

鑑 別

1．腹部症状を主とする場合

■ **人参湯**（にんじんとう）
胃腸症状全般で要鑑別．痩せ型は共通．手足冷え強く低体温傾向あり，顔色不良の者が適応．下痢でも腹痛はない．心窩部拍水音（振水音）著明．

■ **真武湯**（しんぶとう）
胃腸症状全般で要鑑別．痩せ型は共通．人参湯に似て，手足冷え強く低体温傾向あり，顔色不良．下痢は水様性で腹痛軽微．倦怠感が顕著．

■ **大建中湯**（だいけんちゅうとう）
腹痛，腹部膨満で要鑑別．腹部ガスが多く腸蠕動が著しい．腹痛の強い例が多いが，腹部膨満だけの者もある．

■ 桂枝加芍薬湯

過敏性腸症候群で要鑑別．疲労倦怠感，動悸があれば小建中湯．

■ 柴胡桂枝湯

反復性臍疝痛で要鑑別．体格中等度で腹壁も厚みと弾力があり，胸脇苦満を認める．

2．疲労倦怠感・動悸を主とする場合

■ 補中益気湯

虚弱で疲れやすい者で要鑑別．倦怠感が主で腹痛はない．

■ 十全大補湯

虚弱で疲れやすい者で要鑑別．貧血，皮膚粘膜枯燥がある．腹痛はない．

■ 桂枝加竜骨牡蛎湯

動悸で要鑑別．体格は類似．神経症的で，のぼせ，不眠，性機能障害などを訴える．腹痛はない．

■ 炙甘草湯

動悸で要鑑別．腹痛はない．胃腸は丈夫．

3．その他

■ 小柴胡湯

感冒の経過中，および虚弱児の体質改善などで鑑別が必要になることがある．

■ 葛根湯，六味丸

夜尿症で鑑別が必要になる例がある．

引用文献

1) 厚生労働省：第16改正日本薬局方, p.1488, 2011.
2) 北川勲, 金城順英, 桑島博, 三川潮, 庄司順三, 滝戸道夫, 友田正司, 西岡五夫, 野原稔弘, 山岸喬：生薬学, 第8版, p.484-485, 廣川書店, 2011.
3) 大塚敬節, 矢数道明, 清水藤太郎：漢方診療医典, 第6版, p.411, 南山堂, 2001.
4) 張仲景：明・趙開美本『傷寒論』, 3-23b〜24a, 復刻版, p.146-147, 燎原書店, 1988.
5) 張仲景：清・陳世傑本『金匱玉函経』, 2-28b〜29a, 復刻版, p.122-123, 燎原書店, 1988.
6) 大塚敬節：臨床応用傷寒論解説, p.266-269, 創元社, 1974.
7) 張仲景：明・趙開美本『傷寒論』, 3-24a, 復刻版, p.147, 燎原書店, 1988.
8) 張仲景：元・鄧珍本『金匱要略』, 1-16b, 復刻版, p.52-53, 燎原書店, 1988.
10) 大塚敬節・主講：金匱要略講話, p.150-154, 創元社, 1979.
11) 張仲景：元・鄧珍本『金匱要略』, 2-16a, 復刻版, p.109, 燎原書店, 1988.
12) 大塚敬節・主講：金匱要略講話, p.398, 創元社, 1979.
13) 張仲景：元・鄧珍本『金匱要略』, 3-8b, 復刻版, p.146, 燎原書店, 1988.
14) 孫思邈：備急千金要方, 17-13a, 復刻版, 東洋医学善本叢書10, 宋版備急千金要方・中, p.555, オリエント出版社, 1989.
15) 孫思邈：備急千金要方, 19-22b〜23a, 復刻版, 東洋医学善本叢書10, 宋版備急千金要方・中, p.726-727, オリエント出版社, 1989.
16) 王燾：外台秘要方, 1-11a, 復刻版, 東洋医学善本叢書4, 宋版外台秘要方・上, p.30, 東洋医学研究会, 1981.
17) 王燾：外台秘要方, 17-33b, 復刻版, 東洋医学善本叢書4, 宋版外台秘要方・上, p.336, 東洋医学研究会, 1981.
18) 成無己：仲景全書-注解傷寒論, 3-32a〜33a, 和刻漢籍医書集成第16輯（小曽戸洋, 他編）, p.170-171, エンタプライズ, 1992.
19) 真柳誠：小建中湯の出典条文と方名の所以. 漢方と最新治療, 11(2)：167-170, 2003.
20) 長沢道寿・著, 中山三柳・増訂, 北山友松子・増広：医方口訣集, 近世漢方医学書集成63巻（大塚敬節, 他編）, p.65-67, 名著出版, 1982.
21) 吉益東洞：方極, 近世漢方医学書集成12巻（大塚敬節, 他編）, p.371, 名著出版, 1980.
22) 吉益東洞：方機, 近世漢方医学書集成12巻（大塚敬節, 他編）, p.460, 名著出版, 1980.
23) 福井楓亭：方読弁解, 近世漢方医学書集成54巻（大塚敬節, 他編）, p.374, 名著出版, 1981.
24) 目黒道琢：餐英館療治雑話, 近世漢方医学書集成107巻（大塚敬節, 他編）, p.56-59／p.267-269, 名著出版, 1983.
25) 尾台榕堂：類聚方広義, 近世漢方医学書集成57巻（大塚敬節, 他編）, p.86-88, 名著出版, 1980.
26) 浅田宗伯：勿誤薬室方函口訣, 近世漢方医学書集成96巻（大塚敬節, 他編）, p.297, 名著出版, 1982.
27) 大塚敬節, 矢数道明, 清水藤太郎：漢方診療医典, 第6版, p.356-357, p.41, p.47, p.50, p.53, 南山堂, 2001.
28) 大塚敬節：症候による漢方治療の実際, 第5版, p.44, p.52, p.83, p.105, p.200, p.315, p.367, p.495, p.616, p.623, p.646, p.723, 南山堂, 2000.
29) 大塚敬節：症候による漢方治療の実際, 第5版, p.52-53, 南山堂, 2000.
30) 松田邦夫：症例による漢方治療の実際, p.74, 創元社, 1992.（抄録）

60 小柴胡湯
shosaikoto

製品番号：9

〔構成生薬〕

柴胡，半夏，黄芩，人参，大棗，甘草，生姜

処方の特徴

1 処方概要

小柴胡湯は，慢性肝炎，気管支炎など，亜急性ないし慢性の炎症性疾患に用いる漢方薬であり，また慢性胃腸障害などにも用いる．柴胡を含む柴胡剤(表1)の代表的処方である．

1．伝統的考え方による使用法

小柴胡湯は，原典の『傷寒論』では，"傷寒"という疾病の経過中の"少陽病"と呼ばれる病態に用いる処方とされる(p.344 附記1参照)．小柴胡湯を用いる上で重要な臨床的症候は，急性発熱性疾患では"往来寒熱"(弛張熱)，慢性疾患では"胸脇苦満"(後述)である．こうした徴候に加えて，"陰病"(痩せ型の低栄養状態で低体温傾向があり，強い冷えのあるもの)ではないと判断されれば用いて差し支えない．

小柴胡湯は別名を"三禁湯"という．汗吐下－①発汗(葛根湯，麻黄湯などを用いること)，②嘔吐(吐剤を用いること，現在は行われない)，③瀉下(大承気湯などの大黄剤を用いること)のいずれの治療法も行えない病態，すなわち"三禁"の病態が適応であり，"病邪"を"和解"させると表現される．

2．柴胡

柴胡は，セリ科のミシマサイコ Bupleurum falcatum Linné (Umbelliferae) の根[1]で，薬理学的には[2-10]，サイコサポニン類，サポゲニン類などの成分が知られており，中枢抑制(強い鎮痛，鎮静，睡眠延長など)，抗炎症作用(炎症抑制，血管透過性亢進低下など)，解熱，利尿，抗潰瘍，肝たん白合成促進，肝グリコーゲン量増加，コレステロール低下，細胞膜保護作用が認められている．含有成分のサイコサポニンa，dに肝障害抑制・抗炎症作用，BR5-Ⅰ・BR-2Ⅱbに抗補体作用が認められている．臨床的には[11]，「解熱剤で，胸脇苦満，寒熱往来，呼吸器病に用いる」とされる．

2 使用目標と応用 (表2)

1．急性疾患

急性症における小柴胡湯の適応症候は，発病後数日以上を経過し，悪寒と熱感が交互にくる発熱(往来寒熱)，夕方の微熱，胸肋部が張ったような不快感あるいは鈍痛(胸脇苦満)，口が苦い，食欲不振，嘔気などである．咳，痰，あるいは軽いめまい感などをともなう場合も少なくない．

表1　柴胡を含む漢方薬（広義の柴胡剤）

処方の出典	漢方薬
『傷寒論』『金匱要略』(狭義の柴胡剤)	大柴胡湯　柴胡加竜骨牡蛎湯　四逆散 小柴胡湯（およびその類縁漢方薬：柴朴湯，柴苓湯，柴陥湯など） 柴胡桂枝湯　柴胡桂枝乾姜湯
『傷寒論』『金匱要略』以外	加味逍遙散　抑肝散　抑肝散加陳皮半夏　神秘湯　竹筎温胆湯 十味敗毒湯　滋陰至宝湯　荊芥連翹湯　柴胡清肝湯　乙字湯 補中益気湯　加味帰脾湯

応用には，急性上気道炎，扁桃炎，扁桃周囲炎，咽喉頭炎，気管支炎，中耳炎，外耳道炎，耳下腺炎，リンパ節炎などが挙げられる．いずれも必要に応じて西洋医薬と併用するのが実際的である．

体温が高くても，自覚的な悪寒が強く，顔色蒼白で手足の指先が非常に冷たく，小さく弱く触れにくい脈で徐脈傾向がある場合には，漢方的には"陰"と考えられるので用いない．

2．慢性疾患

慢性症では，遷延性ないし慢性の炎症性諸疾患に用いる．"胸脇苦満"（図1）と呼ばれる腹部所見を認めることが重要な使用目標とされる．体格中等度で栄養状態良好の者が対象となる．痩せた虚弱者には用いない．

"胸脇苦満"とは，季肋部の不快な膨満感という自覚症状を意味する場合と，肋骨弓下縁付近の腹筋緊張亢進および同部の圧迫時不快感という他覚所見を指していう場合とがあるが，慢性症では後者の腹部所見をいう．なお，肝硬変などの肝腫大，脾腫大，腫瘍性疾患，神経質で腹壁に触れると緊張する者などを胸脇苦満と誤ることがあり，注意を要する．

慢性疾患における応用には，慢性肝炎，遷延性ないし慢性気管支炎，気管支喘息などが挙げられる．慢性胃腸障害，産後回復不全などにも用いる．その他，感冒に罹患しやすく，咽喉炎，扁桃炎，気管支炎を繰り返す者，扁桃肥大がありかぜをひきやすいという例に，いわゆる体質改善効果を期待して用いる．

3．使用上の注意

間質性肺炎，薬剤性肝障害，膀胱炎などの副作用が報告されている．とくに間質性肺炎について，以下の【警告】と【禁忌】が定められている．

【警告】①本剤の投与により，間質性肺炎が起こり，早期に適切な処置を行わない場合，死亡等の重篤な転帰に至ることがあるので，患者の状態を十分観察し，発熱，咳嗽，呼吸困難，肺音の異常（捻髪音），胸部Ｘ線異常等があらわれた場合には，ただちに本剤の投与を中止すること．②発熱，咳嗽，呼吸困難等があらわれた場合には，本剤の服用を中止し，ただちに連絡するよう患者に対し注意を行うこと．

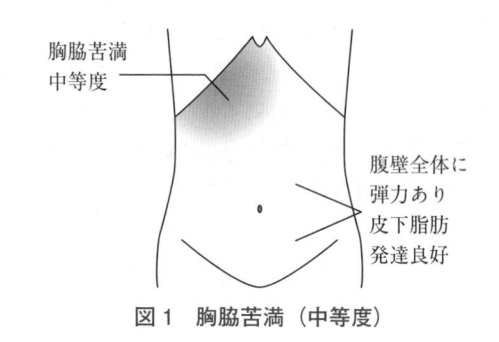

図1　胸脇苦満（中等度）

表2　小柴胡湯の使用目標と応用

- ■ 急性疾患（かぜ症候群など）
  - ・発病後数日以上経過し，弛張熱や午後に微熱が出る者
  - ・発熱して，口乾，口苦，食欲不振などの消化器症状がある者
  - ・感冒，咽喉頭炎，扁桃炎，耳下腺炎，中耳炎，頚部リンパ節炎，気管支炎
- ■ 慢性疾患
  - ・虚実中間程度の体質者で胸脇苦満を認め，肩こり，食欲不振，口が苦いなどの非特異的徴候をともなう者
  - ・再発性咽喉炎，再発性または慢性扁桃炎，再発性中耳炎
  - ・遷延性または慢性気管支炎，気管支喘息
  - ・慢性胃腸障害，慢性胃炎
  - ・急性または慢性肝炎，肝機能障害　など
- ■ 副作用
  - ・間質性肺炎，薬剤性肝障害　など

【禁忌】次の患者には投与しないこと：①インターフェロン製剤を投与中の患者．②肝硬変，肝癌の患者（間質性肺炎が起こり，死亡等の重篤な転帰に至ることがある）．③慢性肝炎における肝機能障害で血小板数が10万/mm^{3}以下の患者（肝硬変が疑われる）．

論説

1 原典
張仲景『傷寒論』『金匱要略』（＝「新編金匱方論」）『金匱玉函経』

小柴胡湯に関する記載は多いが，ここでは主要な条文のみ解説する．なお，小建中湯，三物黄芩湯との鑑別を述べた条文は，これらの処方の項で述べた．

1．『傷寒論』巻第三・弁太陽病脈証并治中第六〈1〉[12]

〔条文〕傷寒五六日，中風，往来寒熱，胸脇苦満，嘿嘿として〈注1〉[13-19]飲食を欲せず，心煩，喜嘔，或は胸中煩して嘔せず，或は渇し，或は腹中痛み，或は脇下痞鞕し，或は心下悸して小便利せず，或は渇せず，身に微熱あり，或は欬する者は，小柴胡湯之を主る〈注2〉[20,21]．

〔大意〕"傷寒"（急性発熱性の重篤な疾患）にかかったが，病気の勢いが緩慢で，発病後5，6日頃から，悪寒がやむと熱が出，熱が下がると悪寒するという型の発熱（往来寒熱）に変わり，胸から脇にかけ何かがつまったように苦しく（胸脇苦満），食欲がなく，胸苦しさを覚え，しばしば吐くようになった．これは小柴胡湯を用いるべき病状（主治）である．ところが，ときとして，胸苦しくても吐かないこともあり，口が渇いたり腹が痛んだり，脇下がつかえて硬かったり，心下部で動悸がしたり，小便が少なかったり，あるいは，口渇なく，身体の内に熱がこもっていたり，あるいは咳の出ることもある．このような場合も，小柴胡湯を用いる[22]．

〔解説〕尾台榕堂は「此の章，小柴胡湯の正症なり」（『類聚方広義』）と，本条文が小柴胡湯の最も本質的な病態（正証）を示すという[23,24]．この条文は小柴胡湯を急性の熱病に用いる際の典拠となるが，一般雑病（急性熱病以外の慢性疾患）に用いるときは，胸脇苦満を目標として応用し，他の条を参照する[22]．

2．『傷寒論』巻第四・弁太陽病脈証并治下第七[25]

〔条文〕婦人中風，七八日，続いて寒熱を得，発作時あり，経水適ま断つ者は，此れ，熱，血室に入ると為す．其の血，必ず結す．故に瘧状の如く，発作時あらしむ．小柴胡湯之を主る〈注3〉[26]．

〔大意〕婦人が月経の途中で，感冒のような軽い発熱性疾患にかかり，普段より早く月経が止まってしまった．これは熱が"血室"に入ったからである．これにともなって，まるでマラリアのように，悪寒と熱感が突発的に繰り返し起こるようになり，7，8日を経過した者は，小柴胡湯の主治である．

〈注1〉嘿嘿：「嘿」は「黙」と同じとされるが，喩嘉言[13]は「嘿嘿は昏昏の意にして静黙に非ざるなり」とする．この説は，多紀元簡[14]，尾台榕堂[15]も引用する．昏は「くらい」意である．ここから「嘿嘿」を抑うつ状態を示すとする解釈が生じたようで，湯本求真[16]は，「精神鬱々として言語飲食する気力なきなり」とし，大塚敬節[17]も「気分が重くて，だまりこくっている状」とする．しかし，浅田宗伯[18]は「飲食を欲せざるの皃」（食欲不振の形容）とする．山田業広[19]は，静かなこととする．

〈注2〉ほぼ同文が弁可発汗病脈証并治・第十六[20]にもある．ただし，「傷寒五六日，中風，往来寒熱」を「中風，往来寒熱，傷寒五六日以後」，「心煩」を「煩心」，「小柴胡湯，之を主る」を「小柴胡湯に属す」とする．『金匱玉函経』[21]では，「傷寒五六日，中風，往来寒熱」を「中風五六日，傷寒，往来寒熱」，「脇下痞鞕」を「脇下痞堅」，「身に微熱あり」を「外に微熱有り」とし，「或は欬する者」の「者」がない．

〈注3〉『金匱玉函経』[26]に同文がある．

〔解説〕大塚敬節[27]は，血室を子宮と解する者が多いが，自分は肝を血室にあてているという．

3．『新編金匱方論』（＝『金匱要略』）巻中・黄疸病脈証并治第十五[28]）

〔条文〕諸黄，腹痛して嘔する者は，柴胡湯に宜し．〔必ず小柴胡湯．（以下略）〕

〔大意〕諸種の黄疸で，腹痛して嘔吐する者には柴胡湯がよい．〔林億ら注：必ず小柴胡湯である．（以下略）〕

〔解説〕黄疸で腹痛と嘔吐のある状態に柴胡を含む処方を用いるという主旨である．林億らの注は小柴胡湯とするが，大柴胡湯なども考えうる．大塚[29]は，嘔吐があるから，大柴胡湯よりは小柴胡湯と考えてよいとする．この条文が小柴胡湯を慢性肝炎などに用いる典拠と解釈できる．

❷ 中国医書の記載

■隋代，巣元方の『諸病源候論』巻8・傷寒病諸候下・壊傷寒候[30]には，「本と太陽病，解せず，少陽に転入し，脇下牢満，乾嘔，食する能わず，往来寒熱，尚お未だ吐下せず，其の脈沈緊なれば，小柴胡湯を与う」とある．

■唐代，孫思邈の『備急千金要方』巻10・傷寒下・労復第二[31]には，黄竜湯の名前で記載され，「傷寒瘥えて後，更に頭痛，壮熱，煩悶するの方」とあり，林億らの注として「仲景，小柴胡湯と名づく」とある．真柳[32]は，「黄竜とは中華（中央）を守る神で，その東を青竜，西を白虎，南を朱雀，北を玄武（真武）がそれぞれ守護する．白虎湯・真武湯や大小の青竜湯は神々の名に由来するが，小柴胡湯も身体の中央を守る処方と考えられ，黄竜湯と呼ばれたに違いない」という．

■同じ唐代の王燾『外台秘要方』巻1・傷寒上[33]には，前記『傷寒論』太陽病中篇1.の条文とほぼ同文が記載される．

■宋代，陳師文らの『増広太平恵民和剤局方』巻2・傷寒付中暑門[34]には，「傷寒，温熱病にて，身熱，悪風，頸項強急，胸満脇痛，嘔噦，煩渇，寒熱往来，身面皆黄ばみ，小便不利，大便秘渋（一本硬に作る）するを治す．或は，経を過ぎて未だ解せず，或は潮熱除かず，及び，瘥えて後の労復の発熱疼痛，婦人の傷風にて頭痛煩熱，経血適ま断ちて寒熱瘧の如く，発作時有り，及び産後傷風の頭痛煩熱，並びに宜しく之を服すべし」とある．『傷寒論』『金匱要略』の記載をつなぎ合せた内容であるが，"温熱病"など，新たな用語も混入し始めている．

■宋代，陳言『三因極一病証方論』[35] 巻4・傷寒証治に見られる小柴胡湯の記載も大部分は『傷寒論』『金匱要略』の内容を総合したものであるが，少陽病について「足の少陽胆経の傷寒」，「少陽は胆を主る」として，「之に伝う」という表現が見られる．すなわち，小柴胡湯の病態を，『傷寒論』でいう"少陽病"ではなく，少陽胆経という経絡を伝わって病邪が体に侵入するとする伝経説〈注4〉[36-40]で説明する考え方である．

■明代の『医学正伝』[41]『万病回春』[42]にも，『傷

〈注4〉伝経説：経絡説は，元来は『黄帝内経素問』，『難経』などの鍼灸医学の論であり，『傷寒論』『金匱要略』が症候論的に病態を定義した三陰三陽病の考え方とは異なる．このように『内経』系医書の記載を根拠に『傷寒論』を説明する論法は，成無己（1064頃－1156頃）から始まるといわれる．真柳[36]は，「『注解傷寒論』の成無己注は内経系医書，とりわけ『内経』至真要大論など「運気七篇」の所説に立脚し，『傷寒論』の研究・解釈に革新的な一面を拓いた」という．伝統的表現では，小柴胡湯の適応を"半表半裏証"，その作用を"和解"と表現するが，これらも成無己に始まる．成無己の『傷寒明理論』（金代，1142年成立）胸脇満第十四[37]には「脇満は半表半裏に属すること，明らかなり」とあり，『注解傷寒論』（1144年序）には，小柴胡湯について「此れ邪気は表裏の間にあり，此れを半表半裏証と謂う」[38]，「柴胡湯を与え，以て之を和解すべし」[39]とある．ただし，山田業広[40]は和解の剤とすることに反論している．

寒論』『金匱要略』類似の記載があるが，いずれも伝経説による．
■李梴の『医学入門』(明代，1575年脱稿）巻3・傷寒用薬賦[43]には，治療理念としての和解を「其の内熱を和し，其の外邪を解す．傷寒方の王道なり」として小柴胡湯を挙げ，「又，三禁湯と名づく．汗を発し，大小便を利することを禁ずる者，此に宜し．少陽半表半裏症を本治す」という．

3 江戸時代医家の論説 (筆者意訳)

■香月牛山(1656-1740)の『牛山方考』[44]には，「小柴胡湯は，傷寒の4,5日頃で，寒熱往来，胸痛，嘔吐，頭痛，"耳聾"(耳閉)，便秘があり，邪が半表半裏にあって熱が甚だしい者によく用いる薬で，傷寒和解の薬である．…実に神方である」といい，以下に合方として，黄連解毒湯(発熱，錯語，心煩，不眠の者)，平胃散(発熱，心下痞，悪心の者)，五苓散("湿熱"の感染症)，香蘇散(耳閉，頭重の者)を挙げる．『牛山活套』[45]にも同様の記載がある．

■吉益東洞(1702-73)は『方極』[46]で，「胸脇苦満，あるいは寒熱往来，あるいは嘔する者を治す」といい，"胸脇苦満"の重要性を強調した．東洞のこの考え方が現在の使用法の原型となっている．

■福井楓亭(1725-92)の『方読弁解』[47]には，「出産後，"皮膚がまだ閉じていない"(体力が回復していない意か?)のに，思うまま湯浴みして風冷に襲われ，発熱，煩渇する者に用いる」と，産後の感冒によいという．

■目黒道琢(1739-98)は『餐英館療治雑話』[48]で，「この方は，ただ"傷寒"の"半表半裏の証"のみならず，その応用はきわめて広い．およそ万病で往来寒熱する者には価千金と古人も賞賛している」といい，その使用目標は，いわゆる胸脇苦満と往来寒熱であるとする．以下，桂枝湯合方（柴胡桂枝湯），四物湯合方（柴物湯），香蘇散合方（柴蘇飲）に言及している．

■原南陽(1752-1820)は『叢桂亭医事小言』[49]で，耳下から頸部のリンパ節炎("瘰癧"，"馬刀瘡"，"馬刀狭癭"，"痰核"など)に小柴胡湯加石膏がよいという．

■稲葉文礼(?-1805)は『腹証奇覧』に「小柴胡湯の証」[50]として胸脇苦満の図(図2)を載せ，胸脇苦満が軽度の者の腹診法として，脇下肋骨の端，すなわち肋骨弓下縁で，指頭を"かかげみる"(図では，指先を頭側内方に押し入れている)と，手ごたえのあるものだという．そして，胸脇苦満さえあれば小柴胡湯を用いるとする．文礼の弟子，和久田叔虎(18世紀後半-19世紀前半)の『腹証奇覧翼』にも「小柴胡湯証の図」[51]がある．

■有持桂里(1758-1835)は，『校正方輿輗』[52]では黄疸に用いるという．『稿本方輿輗』[53]では，産後の頭痛，閉経時の諸症状，帯下，"癥疝"による腹痛，梅毒，癇(抑肝散を用いるような場合に小柴胡湯のよい例があるという)，虚労(結核?)，鼻出血，嘔吐(小児の吐乳を含む)，黄疸，"瘧"(マラリアとその類似熱性疾患)，"瘟疫"(流行性熱病)，瘰癧(頸部リンパ節炎)などに用いるという．

■尾台榕堂(1779-1870)の『類聚方広義』

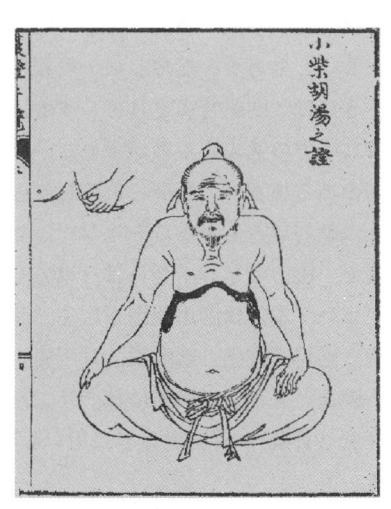

図2 『腹証奇覧』前編上

小柴胡湯・頭注[54]には，「柴胡の諸方は皆，"瘧"（マラリア様疾患．周期的に発熱する熱病の意か）によい．胸脇苦満のあることがその目安となる」とし，流行性耳下腺炎（時毒・傷寒発頤），頭部丹毒（頭瘟[55]）などで，胸脇苦満，往来寒熱，咽乾喉燥する者に用いるとし，痘瘡，小児の発熱，吐乳，中耳炎（？）などへの応用を記載する．

■ 浅田宗伯（1815-94）は『勿誤薬室方函口訣』[56,57]で，「小柴胡湯は，"往来寒熱"，"胸脇苦満"，"黙々として飲食を欲せず"，"嘔吐"，あるいは"耳聾"が使用目標である．…小柴胡湯は総て両脇の"痞鞕拘急"を目標として用いられる．いわゆる胸脇苦満がこれである．…また小児"食停"（消化不良）に外邪を併発したり，"瘧"のようなものも，この処方で治る．また慢性の便秘は，この処方でほどよく大便を通じ，病が治るものである．…後世，三禁湯と名づけたのは，汗吐下を禁ずる状態に用いるからである」とする．

4 近年の論説

■ 『漢方診療医典』[58]には，「熱のあるものに本方を用いるときは少陽病の熱型である往来寒熱，または身熱があって，胸脇苦満のあるものを目標にする．その他に，口苦，舌白苔，咽喉乾燥，食欲不振，心煩，悪心，嘔吐などを訴えることもある．熱のない一般雑病に用いるときには，胸脇苦満を目標にする．小児には特に本方の適するものが多い．一体に胸脇苦満のある患者は，腹部にある程度の緊張があり，軟弱無力ということはない．もし脈が微弱で，腹力のない場合には，本方を用いないがよい．本方は応用範囲が広く，諸種の熱性病，感冒，流感，咽喉炎，耳下腺炎，肺炎，胸膜炎，気管支炎，肺結核，リンパ腺結核，肝炎（黄疸），胃腸炎などに用いられる」とある．

■ 大塚敬節（1900-80）は『症候による漢方治療の実際』[59]で，発熱，有熱時の頭痛，諸種の化膿性疾患，「感冒・気管支炎・流感・肋膜炎・肺結核などで，みぞおちがつかえて食欲が減少し，舌がねばり，あるいは白苔がつき，あるいは口が苦く，胸が重苦しく，咳嗽するもの」，「熱のある病気で…食を欲せず，あるいは悪心または嘔吐のあるもの」，「肝炎，胆囊炎，流感，猩紅熱，腎炎などの初期にみられる嘔吐」，肩こり，てんかん（桂枝加芍薬湯と合方），中耳炎，視力障害，口周囲の乾燥発赤，湿疹・蕁麻疹，かぜその他の呼吸器疾患一般などに用いるという．

症　例

症例1 反復性扁桃炎に小柴胡湯加桔梗石膏
（筆者経験例）

〔患者〕36歳　主婦

〔主訴〕生理のたびにかぜをひきやすい．

〔既往歴・妊娠歴〕27歳：流産．28歳：第一子帝王切開にて出産．30歳：第二子妊娠，子宮頚管縫縮術で満期産．

〔現病歴〕第二子出産後頃から体が疲れやすくなりかぜをひきやすくなった．最近は毎月の月経前になると扁桃炎を繰り返す．高熱が出たこともある．解熱後も咳と痰が続いて治りにくい．耳の奥の痛みと耳閉感が起こりやすい．抗菌薬は胃が悪くなり下痢するので飲みたくないと言う．

〔身体的所見〕身長157cm，体重50kg．栄養良好．皮膚湿潤．腹部に軽い胸脇苦満を認める．咽頭後壁は発赤が強い．両側扁桃は肥大，発赤腫脹して膿が付着．

〔経過〕葛根湯，柴胡桂枝湯，当帰芍薬散などを2～6週間ずつ服用したが無効．6ヵ月余り経過の後，小柴胡湯加桔梗石膏にした．その1ヵ月後から，症状が軽くなるというので，同処方を継続．6ヵ月目にはほとんど症状がなくなった．約4年間服用して完治廃薬した．

症例2 肝炎に小柴胡湯合茵蔯蒿湯（松田邦夫治験例）[60]

48歳男性，商社社長．初診は，昭和45年11月．若い時から精力的で商社の歴史に残る大儲けを達成し，現在は大商社の社長になっている人物である．…慢性肝炎であった．…中肉中背で，腹診上両側胸脇苦満があり，左下腹部に圧痛が著明である．そこで小柴胡湯合茵蔯蒿湯（大黄1.0）を主方とし，桂枝茯苓丸を兼用とした．…その後多忙に拘らず，真面目に服用を続け，翌46年9月の診察では，瘀血圧痛が消失していたので桂枝茯苓丸を打切り，以後は小柴胡湯合茵蔯蒿湯のみとした．そして47年1月には肝機能が全く正常化したので打切って様子をみようとしたところ，漢方薬を長く飲んでいると何か副作用がありますかという．そこでこの薬はそんなことはないと答えると，体調がよいのでぜひ続けたいというので，以後も継続することにした．出張が多いので，途中からエキス剤に変えて昭和61年…まで16年間，ほとんど1日も欠かさずに飲み続けている．（抄）

鑑　別

■ **大柴胡湯**

肝炎などで要鑑別．体質体格頑健で胸脇苦満が強い．多くは便秘している．高血圧，脂肪肝，肥満，胆石症，抑うつ傾向，肩こりなどを認める例が多い．

■ **柴胡桂枝湯**

感冒などの急性発熱性疾患では，小柴胡湯適用例に似るが，頭痛，悪寒，発汗，身体痛などをともなう者に用いる．慢性疾患では，腹痛や頭痛があり，心身症傾向のある疾患で，胸脇苦満と腹直筋の緊張が強いことが使用の目安にされる．

■ **柴胡桂枝乾姜湯**

咽喉炎，気管支炎などの回復期に鑑別が必要．柴胡桂枝乾姜湯は，痩せ型の虚弱者で寝汗，微熱が続く，動悸，息切れなどを訴える例が多い．

■ **補中益気湯**

感冒回復期で微熱が残る例で要鑑別．補中益気湯は体質虚弱で元来から疲れやすい者に寝汗，微熱などが続くときに用いる．肝炎などの慢性疾患でも要鑑別で，この場合は疲労倦怠感の強い点が目安となる．

■ **半夏瀉心湯**

体質体格は小柴胡湯に類似するが，胃炎症状，胃のつかえ感，不消化便下痢，腹鳴などを認める例に用いる．

■ **小建中湯**

感冒にかかりやすい小児の体質改善で要鑑別．小建中湯は，血色の悪い痩せ型の下垂体質で腹痛を訴える例に使用される．

Evidence

■ **小柴胡湯の感冒に対するプラセボ対照二重盲検比較試験**（加地ら，2001）[61]

〔対象・方法〕発症後5日間以上経過した感冒患者のうち，咳嗽，口中不快，食欲不振，倦怠感のいずれかをともなう者（20～75歳）を対象に，プラセボ対照二重盲検群間比較試験を54施設で施行．ツムラ小柴胡湯またはプラセボを1回2.5g 1日3回で1週間投与した．総症例数331例（小柴胡湯170例）であった．解析対象は，主解析対象250例，安全性268例，有用性217例．解析方法は，Wilcoxon順位和検定（W）．Fisher正確確率検定（F）を用いた．

〔結果〕①全般改善度：投与群＞プラセボ群（W：$p<0.001$）．改善以上の率；投与群64.1％＞プラセボ群43.7％（F：$p<0.001$）．②症状別改善度：投与3～4日後の咽喉痛・倦怠感，投与終了後の痰の切れ・食欲不振・関節痛・筋肉痛で有意改善．改善以上の率は

全症状で投与群がプラセボ群より高値．③概括安全性度－有意差なし．副作用発現頻度－有意差なし．④有用度：投与群＞プラセボ群（W：$p<0.001$）．有用以上の率；投与群69.9％＞プラセボ群43.3％（F：$p<0.001$）．

〔結論〕小柴胡湯は感冒の治療薬として有効性，安全性ともに優れた薬剤であることが確認されたという．

附 記

1 『傷寒論』における治療の考え方

『傷寒論』では，身体外部から体内に侵入して病気を引き起こす因子を，邪，邪風，邪気などと呼ぶ．邪が体内に入ると，体を守る因子との衝突による一種の闘病反応が起こるとする．体力のある健常者などで，この闘病反応が強く，発熱などの炎症症状が強く現われた病態を陽病と呼ぶ．反対に，体力がなく身体機能が低下した虚弱者などで，この闘病反応が弱く，本来ならば発熱すべきところを発熱できず，悪寒や手足の冷えが強い病態を陰病と呼ぶ．陽病は3つの病期，太陽病，少陽病，陽明病に分け，陰病は太陰病，少陰病，厥陰病に分ける．邪は身体表層部（表）から身体深部（裏）へ向かって侵入してゆくとされ，体の反応も邪の侵入部位に応じて特有の症候を呈するとされた．陽病で，邪が表にある状態を太陽病，裏にある状態を陽明病，その中間を「半表半裏に邪がある」として少陽病と呼んだ．外邪が表にあるときに生じる症候群を表証，裏にあるときに生じる症候群を裏証，半表半裏にあるときに生じる症候群を半表半裏証と呼んだ．このように陽病を3つの病期に分ける理由は，それによって治療方針を変える必要があるからとされる．すなわち，太陽病の表証には発汗または解肌，陽明病の裏証には瀉下，少陽病の半表半裏証には中和を原則とするとされる．

臨床的にみると，"表"は体表，"裏"は消化管と見なしうる．感冒初期などで，頭痛，悪寒，身体痛など，体表部の異常として感じられるような症状が表証に相当し，一方，便秘，下痢，腹痛など，消化器症状が裏証に相当する．では，両者の中間である"半表半裏証"，すなわち"少陽病"の症状とはどのようなものか．『傷寒論』では，"少陽病"について「少陽の病為る，口苦く，咽乾き目眩くなり」[62]とし，また，熱型として"往来寒熱"を呈するとする．臨床的に考えると，小柴胡湯は少陽病の中心的処方とされるが，その適応症状あるいは疾患自体が"少陽病"に該当するといういい方をしてもよいであろう．すなわち，扁桃炎，中耳炎，気管支炎，肝炎などで前記症候を示す状態であろう．

もちろん，このような『傷寒論』の考え方は古人が臨床経験に基づいて想起した疑似ロジックである．現代医療の中にあるわれわれは批判的に受容すべきであろう．

2 小柴胡湯の加減方・他の漢方薬との併用（表3）

小柴胡湯は他の漢方薬と組み合わせて用いられることが多い．柴朴湯，柴苓湯，柴胡桂枝湯，柴陥湯，小柴胡湯加桔梗石膏は，医療用漢方製剤にある．そのほか下記のような組み合わせがある．

■柴蘇飲（小柴胡湯＋香蘇散）

耳閉感の強い中耳炎，耳管炎によい．『衆方規矩』小柴胡湯[63]に，「にわかに耳が聞こえなくなり頭が鬱する（＝頭重感）ものには香蘇散を合方して百発百中である」という．浅田宗伯の『勿誤薬室方函』[64]には本朝経験方として「熱病（傷寒）の後の耳閉（"耳聾"）を治す」とあり，『勿誤薬室方函口訣』[65,66]には「この処方は小柴胡湯の証で鬱滞を兼ねる者に用いる」という．

表3　小柴胡湯の類縁処方（医療用エキス製剤にあるもの）

処方名	加味された処方生薬	臨床応用
■医療用エキス製剤にあるもの		
柴朴湯	半夏厚朴湯	気管支喘息，気管支炎，不安障害 など
柴苓湯	五苓散	浮腫，腎炎・ネフローゼ症候群，急性胃腸炎 など
柴胡桂枝湯	桂枝湯	胃炎，胃潰瘍，胆石症，感冒，腹痛 など
柴陥湯	小陥胸湯	気管支炎 など
小柴胡湯加桔梗石膏	桔梗・石膏	扁桃炎，急性上気道炎，中耳炎 など
■医療用エキス製剤の併用で代用できるもの		
柴蘇飲	香蘇散	中耳炎，耳閉，頭重 など
柴胡解毒湯	黄連解毒湯	上気道炎などで発熱強い者，皮膚疾患で赤味の強い者 など
柴胡四物湯	四物湯	小柴胡湯の適用で枯燥傾向のあるもの

■ 柴胡解毒湯（小柴胡湯＋黄連解毒湯）

　小柴胡湯の適応となりうる疾患で，顔が赤く熱感をともなう場合，および皮膚炎で局所が真っ赤で熱を持っている場合，不明の発熱を繰り返す場合などに用いられる．『勿誤薬室方函』[67]によれば，『医学正伝』に「少陽陽明の合病，脇痛，嘔逆，自利，脈弦長にして沈実なるを治す」とあるという〈注5〉[68]．『勿誤薬室方函口訣』[69,70]では「この処方は，傷寒のみならず，すべて胸中に"蘊熱"（こもった熱，久しく続く熱の意）があり，咽喉に"瘡腫"（咽喉頭部の炎症か），びらんを生じ，あるいは目が赤く頭に"瘡"（皮膚病）があり，あるいは色々な"瘡"が"内攻"（皮膚の病気が内臓に波及する意）し，発熱して煩悶する者を治す．古人のいう通り，もろもろの"瘡瘍"（皮膚化膿症）は…柴胡を用いるのが定石である．そのうち，熱毒の甚だしい者は，黄連解毒湯を合する」という．

■ 柴胡四物湯（小柴胡湯＋四物湯）

　柴物湯ともいう．小柴胡湯の適応疾患で，貧血と皮膚粘膜乾燥萎縮のある者に用いる．『勿誤薬室方函』[71]には，『保命集』が原典とし，「日久しく虚労，微かに寒熱有るを治す．即ち小柴胡湯，四物湯の合方，一名，三元湯」とあり，『勿誤薬室方函口訣』[72,73]には，「この処方は小柴胡湯の証で血虚を帯びる者に宜しい．『保命集』には虚労寒熱を主とするけれども，広く活用すべし．この処方は小柴胡加地黄湯に比べると血燥を兼ねる者に効験がある」という．また，『先哲医話』多岐桂山（元簡）の項[74]では，「麻疹で余熱が残る者は柴胡四物湯がよい．多岐蒝庭（元堅）は，麻疹の後はたいてい清潤を主とする．この処方がよいという」とある．

■ その他
① 麻杏甘石湯・五虎湯

　気管支炎，気管支喘息（咳き込み型）で，

〈注5〉『医学正伝』の記載：柴胡解毒湯という処方の記載はなく，症例を紹介した部に「其の脈…弦長にして沈…少陽と陽明，仍お在り，小柴胡湯合黄連解毒湯を与えて三服にして脇痛，嘔逆，皆除く」という記載がある[68]．

粘稠な痰がからみ咳き込む者，咳き込んでいるうちに喘鳴と呼吸困難の起こる者に用いる．胃腸の丈夫な者が対象．

② 茵蔯蒿湯・茵蔯五苓散

いずれも胆汁分泌促進作用があり，慢性肝炎や胆石症で小柴胡湯と併用する．便秘がちの者には茵蔯蒿湯，そうでない者には茵蔯五苓散を用いる．

③ 桂枝茯苓丸

小柴胡湯の適応病態に加えて，いわゆる瘀血の徴候（舌暗紫色化，細静脈のうっ血，下腹部の膨満と圧痛，女性では月経異常など）があるときに併用する．

引用文献

1) 厚生労働省：第16改正日本薬局方, p.1498, 2011.
2) 木村孟淳, 他編：新訂生薬学, 改訂第7版, p.77-78, 南江堂, 2012.
3) 北川勲, 金城順英, 桑島博, 三川潮, 庄司順三, 滝戸道夫, 友田正司, 西岡五夫, 野原稔弘, 山岸喬：生薬学, 第8版, p.274-276, 廣川書店, 2011.
4) 鳥居塚和生：モノグラフ 生薬の薬効・薬理, p.143-150, 医歯薬出版, 2011.
5) 雨谷栄, 荻原幸夫：薬理・化学からみた小柴胡湯のすべて（1）. 現代東洋医学, 10(1)：68-76, 1989.
6) 雨谷栄, 荻原幸夫：薬理・化学からみた小柴胡湯のすべて（2）. 現代東洋医学, 10(2)：70-78, 1989.
7) 雨谷栄, 荻原幸夫：薬理・化学からみた小柴胡湯のすべて（3）. 現代東洋医学, 10(3)：74-84, 1989.
8) 雨谷栄, 荻原幸夫：薬理・化学からみた小柴胡湯のすべて（4）. 現代東洋医学, 10(4)：80-90, 1989.
9) 雨谷栄, 荻原幸夫：薬理・化学からみた小柴胡湯のすべて（5）. 現代東洋医学, 11：81-90, 1990.
10) 雨谷栄, 荻原幸夫：薬理・化学からみた小柴胡湯のすべて（6）. 現代東洋医学, 11：471-477, 1990.
11) 大塚敬節, 矢数道明, 清水藤太郎：漢方診療医典, 第6版, p.412, 南山堂, 2001.
12) 張仲景：明・趙開美本『傷寒論』, 3-22a～b, 復刻版, p.143-144, 燎原書店, 1988.
13) 喩嘉言：傷寒尚論篇, 3-2b, 和刻漢籍医書集成第15輯（小曽戸洋, 他編）, p.121, エンタプライズ, 1979.
14) 多紀元簡：傷寒論輯義, 近世漢方医学書集成41巻（大塚敬節, 他編）, p.326-331, 名著出版, 1980.
15) 尾台榕堂：類聚方広義, 近世漢方医学書集成57巻（大塚敬節, 他編）, p.156, 名著出版, 1980.
16) 湯本求真：皇漢医学, 第2巻, p.8, 復刻版上巻, 燎原書店, 1988.
17) 大塚敬節：臨床応用傷寒論解説, p.263, 創元社, 1974.
18) 浅田宗伯：傷寒論識, 近世漢方医学書集成97巻（大塚敬節, 他編）, p.224-227, 名著出版, 1982.
19) 山田業広：九折堂読書記, 近世漢方医学書集成92巻（大塚敬節, 他編）, p.57, 名著出版, 1982.
20) 張仲景：明・趙開美本『傷寒論』, 7-23a, 復刻版, p.339, 燎原書店, 1988.
21) 張仲景：清・陳世傑本『金匱要略』, 2-28b, 復刻版, p.122, 燎原書店, 1988.
22) 大塚敬節：臨床応用傷寒論解説, p.262-264, 創元社, 1974.
23) 尾台榕堂：類聚方広義, 近世漢方医学書集成57巻（大塚敬節, 他編）, p.153-165, 名著出版, 1980.
24) 松岡榮志・監修, 関久美子・訓読補訂, 尾台榕堂・原著：傍訓・類聚方広義－小柴胡湯, p.118-126, 新樹社書林, 2007.
25) 張仲景：明・趙開美本『傷寒論』, 4-10a, 復刻版, p.179, 燎原書店, 1988.
26) 張仲景：清・陳世傑本『金匱要略』, 3-4a, 復刻版, p.141, 燎原書店, 1988.
27) 大塚敬節：臨床応用傷寒論解説, p.312-313, 創元社, 1974.
28) 張仲景：元・鄧珍本『金匱要略』, 2-16a, 復刻版, p.109, 燎原書店, 1988.
29) 大塚敬節・主講：金匱要略講話, p.397-398, 創元社, 1979.
30) 巣元方：諸病源候論, 84b, 復刻版, 東洋医学善本叢書6, 宋版諸病源候論, p.58, 東洋医学研究会, 1981.
31) 孫思邈：備急千金要方, 10-9a, 復刻版, 東洋医学善本叢書10, 宋版備急千金要方・中, p.81, オリエント出版社, 1989.
32) 真柳誠：漢方一話 処方名のいわれ, 8小柴胡湯. 漢方診療, 13(5)：31, 1994.
33) 王燾：外台秘要方, 1-22a～b, 復刻版, 東洋医学善本叢書4, 宋版外台秘要方・上, p.35, 東洋医学研究会, 1981.
34) 陳師文, 他：増広太平恵民和剤局方, 2-1b, 和刻漢籍医書集成第4輯（小曽戸洋, 他編）, p.41, エンタプライズ, 1988.
35) 陳言：三因極一病証方論, 4-8b～9b, 和刻漢籍医書集成第1輯（小曽戸洋, 他編）, p.57, エンタプライズ, 1988.
36) 真柳誠：『注解傷寒論』解題, 和刻漢籍医書集成第16輯（小曽戸洋, 他編）, 解題, p.2, エンタプライズ, 1979.
37) 成無己：傷寒明理論, 1-16a～17b, 和刻漢籍医書集成第1輯（小曽戸洋, 他編）, p.12-13, エンタプライズ, 1979.
38) 成無己：注解傷寒論, 3-16b～17b, 和刻漢籍医書集成第16輯（小曽戸洋, 他編）, p.36-37, エンタプライズ, 1979.
39) 成無己：注解傷寒論, 3-19b, 和刻漢籍医書集成第16輯（小曽戸洋, 他編）, p.38, エンタプライズ, 1979.
40) 山田業広：経方弁, 近世漢方医学書集成94巻（大塚敬節, 他編）, p.344-345, 名著出版, 1982.
41) 虞搏：医学正伝, 和刻漢籍医書集成第8輯（小曽戸洋, 他編）, p.30, エンタプライズ, 1990.

42) 龔廷賢：万病回春，2-33b～34a，和刻漢籍医書集成第11輯（小曽戸洋，他編），p.58，エンタプライズ，1991.
43) 李梴：医学入門，3-111b～112b，和刻漢籍医書集成第9輯（小曽戸洋，他編），p.315，エンタプライズ，1990.
44) 香月牛山：牛山方考，近世漢方医学書集成61巻（大塚敬節，他編），p.51-62，名著出版，1981.
45) 香月牛山：牛山活套，近世漢方医学書集成61巻（大塚敬節，他編），p.325-340，名著出版，1981.
46) 吉益東洞：方極，近世漢方医学書集成12巻（大塚敬節，他編），p.384，名著出版，1980.
47) 福井楓亭：方読弁解，近世漢方医学書集成54巻（大塚敬節，他編），p.418，名著出版，1981.
48) 目黒道琢：餐英館療治雑話，1-1b～6a，近世漢方医学書集成107巻（大塚敬節，他編），p.10-19，名著出版，1983.
49) 原南陽：叢桂亭医事小言，労療，4-7a，近世漢方医学書集成18巻（大塚敬節，他編），p.421，名著出版，1979.
50) 稲葉文礼：腹証奇覧，1-4a～6a，近世漢方医学書集成83巻（大塚敬節，他編），p.23-27，名著出版，1982.
51) 和久田叔虎：腹証奇覧翼，近世漢方医学書集成84巻（大塚敬節，他編），p.100-109，名著出版，1982.
52) 有持桂里：校正方輿輗，9-37a，近世漢方医学書集成86巻（大塚敬節，他編），p.429-430，名著出版，1982.
53) 有持桂里：稿本方輿輗，1-55a，2-19a，2-52a，4-53b，5-19a，6-12b，7-23b，8-22a，9-15b，9-65a，10-27a，11-49b，12-60b，14-41b，16-28a，17-30a，復刻版，燎原書房，1973.
54) 尾台榕堂：類聚方広義，近世漢方医学書集成57巻（大塚敬節，他編），p.153-165，名著出版，1980.
55) 落合泰蔵：漢洋病名対照録，明治21年（1888），p.61，復刻版，関西東方医学会，1977.
56) 浅田宗伯：勿誤薬室方函口訣，近世漢方医学書集成96巻（大塚敬節，他編），p.294-295，名著出版，1982.
57) 長谷川弥人：勿誤薬室「方函」「口訣」釈義，p.707-713，創元社，1985.
58) 大塚敬節，矢数道明，清水藤太郎：漢方診療医典，第6版，p.358，南山堂，2001.
59) 大塚敬節：症候による漢方治療の実際，第5版，p.5，p.48，p.145，p.239，p.285，p.299，p.429，p.525，p.566，p.614，p.642，p.688，p.735，南山堂，2000.
60) 松田邦夫：症例による漢方治療の実際，p.92-93，創元社，1992.
61) 加地正郎，他：TJ-9ツムラ小柴胡湯の感冒に対するPLACEBO対照二重盲検群間比較試験．臨床と研究，78(12)：2252-2268，2001.
62) 張仲景：明・趙開美本『傷寒論』，5-21a，復刻版，p.243，燎原書店，1988.
63) 曲直瀬道三・原著，曲直瀬玄朔・増補：医療衆方規矩，近世漢方医学書集成5巻（大塚敬節，他編），p.63-69，名著出版，1979.
64) 浅田宗伯：勿誤薬室方函，近世漢方医学書集成95巻（大塚敬節，他編），p.150-151，名著出版，1982.
65) 浅田宗伯：勿誤薬室方函口訣，近世漢方医学書集成96巻（大塚敬節，他編），p.233，名著出版，1982.
66) 長谷川弥人：勿誤薬室「方函」「口訣」釈義，p.564，創元社，1985.
67) 浅田宗伯：勿誤薬室方函，近世漢方医学書集成95巻（大塚敬節，他編），p.147，名著出版，1982.
68) 虞摶：医学正伝，2-65b，和刻漢籍医書集成第8輯（小曽戸洋，他編），p.37，エンタプライズ，1979.
69) 浅田宗伯：勿誤薬室方函口訣，近世漢方医学書集成96巻（大塚敬節，他編），p.228，名著出版，1982.
70) 長谷川弥人：勿誤薬室「方函」「口訣」釈義，p.554，創元社，1985.
71) 浅田宗伯：勿誤薬室方函，近世漢方医学書集成95巻（大塚敬節，他編），p.145-146，名著出版，1982.
72) 浅田宗伯：勿誤薬室方函口訣，近世漢方医学書集成96巻（大塚敬節，他編），p.225-226，名著出版，1982.
73) 長谷川弥人：勿誤薬室「方函」「口訣」釈義，p.547-548，創元社，1985.
74) 浅田宗伯：先哲医話，近世漢方医学書集成100巻（大塚敬節，他編），p.282，名著出版，1983.

61

小柴胡湯加桔梗石膏
shosaikotokakikyosekko

製品番号：109

〔構成生薬〕
柴胡，半夏，黄芩，人参，甘草，
大棗，生姜，桔梗，石膏

処方の特徴

① 処方概要

小柴胡湯加桔梗石膏は扁桃炎などに用いる漢方薬である．

本処方は小柴胡湯に桔梗と石膏を加えた構成であり，小柴胡湯加石膏と小柴胡湯加桔梗との合方といえる[1]．小柴胡湯は，原典である『傷寒論』に「耳の前後腫れ」[2]と記載され，耳下腺炎，中耳炎，瘰癧，リンパ節炎などに用いられる[3]．小柴胡湯加石膏は，小柴胡湯の適応で熱や炎症が強いものに用いられる．小柴胡湯加桔梗には，咽喉痛などに用いる桔梗湯（桔梗，甘草）および化膿創などに用いる排膿湯（桔梗，甘草，大棗，生姜）が包含される．両者を併せた小柴胡湯加桔梗石膏は，扁桃炎，中耳炎，リンパ節炎，耳下腺炎などで炎症と化膿傾向が強いときに用いるといえる．

吉益東洞は桔梗を「濁唾腫膿を主治するなり．旁ら咽喉痛を治す」とし，石膏を「煩渇を主治するなり．旁ら，譫語，煩躁，身熱を治す」という[4]．『漢方診療医典』では，桔梗を「去痰，排膿剤で，粘痰あるもの，膿腫に用いる」，石膏を「清涼，解熱，止渇，鎮静剤で，身熱があって舌に白苔があり，口舌乾燥して，渇して水を飲みたがるに用いるとする」という[5]．

② 使用目標と応用

急性ないし慢性の扁桃炎，急性上気道炎に用いる．体質中等度．上腹部腹筋の緊張（胸脇苦満）が重視される．虚弱で腹部軟弱な者や心窩部拍水音（振水音．胃下垂の徴候）の顕著な者には用いない．抗菌薬との併用は問題ない．

扁桃炎や上気道炎のほか，中耳炎，頚部リンパ節炎，耳下腺炎，乳腺炎などに応用される．麻疹，副鼻腔炎にも有用な可能性がある．

論　説

① 原　典

本処方は本朝経験方である．

1．華岡青洲の創製とする説

浅田宗伯の『先哲医話』（1880年刊）和田東郭の項には，「感冒で咽喉が腫れて薬液も通らないほどのものには駆風解毒湯加桔梗石膏を冷服する」（筆者意訳，以下同）とした後，小柴胡湯加桔梗石膏も用いると述べて「青洲翁，曾て之を用う」という[6]．

村瀬豆洲（1830-1905）の『方彙続貂』（1889年刊）では本処方を春林軒すなわち華岡青洲の創製とし，「時毒，頭風を治す」とする[7]．時毒は耳下腺炎[8]，頭風は頭部感染症であろう[9]．

いずれも本処方が華岡青洲の創製であることを示唆する．

2．浅田宗伯の説

浅田宗伯の著書に本処方に関する記載が見られ，麻疹や頭部丹毒などに用いるという．

1）『方読便覧』頭瘟の項

葛根湯加桔梗石膏，大柴胡湯加桔梗石膏とともに「小柴胡桔石湯」（＝本処方）を用いるとある[10]．頭瘟は頭部丹毒とされる[11]．

2）『麻疹心得続録』

長谷川によれば「小柴胡加桔梗石膏湯，麻疹発して後，胸脇苦満，嘔吐，煩渇し，飲食

進まざるを主とす」とあるという[12].

3)『勿誤薬室方函口訣』

「時毒（耳下腺炎），頭瘟（頭部丹毒）の類は，その初めは葛根湯加桔梗石膏で発汗する．発汗後，腫れ痛んで治らない者は小柴胡湯加桔梗石膏がよい」[13]とある.

4)『橘窓書影』麻疹治療の論

「麻疹を治療するのに，その初期は発散清熱を主とする．葛根湯加升麻牛蒡または葛根湯加桔梗石膏で治る場合がある．邪気が表裏の間に散漫（拡がって蔓延）し，嘔気，口渇，煩悶，咽喉痛があって食欲なく，皮疹が皮膚の間に隠々とする者には小柴胡湯加桔梗石膏で治る場合がある」[14]という.

2 江戸時代医家の論説—小柴胡湯加石膏について

本処方に関する記載は浅田宗伯以前には見いだせない．そこで本処方の前身の1つである小柴胡湯加石膏を中心に論ずる.

■ 加藤謙斎（1669-1724）の『医療手引草』上編（1766年刊）には「古方家では虚労（肺結核など）で悪寒発熱が強ければ小柴胡湯加石膏を用いる．…まだ元気があって寝ついてしまわないうちに使う処方と思われる」[15]（筆者意訳）とある．今回調べ得た範囲では，小柴胡湯加石膏に関する最も古い記載である.

■ 目黒道琢（1739-98）は『餐英館療治雑話』小柴胡湯之訣では，「さてこの処方（小柴胡湯）を用いる標的は，左脇が拘攣もしくは凝っていて按ずると少し痛み往来寒熱する者ならば効かないということがない．いわゆる胸脇苦満である．…頭痛で頭がはり裂けそうで熱が甚だしい者には石膏を加えると効果がある」[16]という.

では，小柴胡湯加石膏をどんな疾患や症状に用いたのか.

■ 吉益南涯（1750-1813）は，瘧の治験例を残している[17]．瘧はマラリアのように間欠的に発熱する疾患である．同様の熱型を示す疾患ならば現代でも応用できる可能性があろう.

■ 原南陽（1752-1820）は，瘰癧および馬刀瘡に用いるという[18]．いずれも頚部リンパ節炎の意である.

■ 華岡青洲（1760-1835）は，小柴胡湯加石膏を多用した．『瘍科瑣言』には，乳鵞および喉痺に用いている[19]．乳鵞も喉痺も扁桃腺炎であり[20]，これが今日の使い方の祖形であろう．青洲は，ほかにも頚部リンパ節炎（瘰癧[21]），流行性耳下腺炎（痄腮[22]），蝦蟆瘟[23,24]，時毒[25]，発頤[26]），頭部丹毒（大頭瘟[27]），乳腺炎（乳癰[28]），頭部顔面疔瘡[29]などに用いている.

■ 本間棗軒（1804-72）も華岡青洲と同様に，頚部リンパ節炎[30]，耳下腺炎[31]，乳腺炎[32]に用いるが，ほかに中耳炎（聤耳）[33]，鼻炎・副鼻腔炎（鼻淵・脳漏[34]）にも用いるとする.

■ 浅田宗伯（1815-94）も『方読便覧』聤耳（中耳炎）の項で「初起は葛根加桔石湯，柴胡加石膏湯」[35]とする.

■ なお小柴胡湯加桔梗については，吉益東洞（1702-73）の『東洞先生投剤証録』に2例の治療記録を見いだしたのみであった．難解だが，1例は結核性リンパ節炎，他は歯槽膿漏かと思われる[36].

3 近年の論説と治験

■ 湯本求真（1876-1941）は，小柴胡湯加石膏は「耳下腺炎，耳後及び頚部淋巴腺炎，乳嘴突起炎を治し，また…睾丸炎を療して卓効を得たり」といい，また「之（小柴胡湯）に桔梗を加うれば即ち小柴胡湯，…排膿湯合方の意となる．余の経験によれば，此の二方合方（＝小柴胡湯加桔梗石膏）証は肺結核に頗る多し．もし熱熾，口舌乾燥等あるときは更に石膏を加うべし」という[37].

■ 大塚敬節（1900-80），矢数道明（1905-2002）

らの『漢方診療医典』では，急性甲状腺炎，「（麻疹で）頚部リンパ節腫脹，気管支炎，中耳炎などが併発した場合」，流行性耳下腺炎で「2，3日たって耳下腺が腫れて発熱し，舌に苔ができ食欲があまりないもの」，中耳炎で「発病後数日を経過して，悪寒，発熱があり口苦く，舌に白苔があり，耳痛，難聴，膿汁の出」て「熱が強くて煩悶，口渇を訴えるもの」，副鼻腔炎で「それほど強壮にみえない人，またやや虚弱の傾向のある者に発したもの」，急性扁桃炎で「2，3日を過ぎ熱がさめず，咽痛むもの」，扁桃肥大症で「胸脇苦満を認め，頚部リンパ節が腫れたり，神経過敏の傾向があるもの」，いびきなどに本処方を用いるという[38]．

症例

症例1 急性頚部リンパ腺炎（木村長久治験）[39]

現病歴．6歳女児．4月25日，頭痛と頚が痛いという．熱が39度に近く，右の頚が腫れている．医師に診てもらったらリンパ腺炎であると云われた．それから局部に氷嚢を当てて臥床した．その後，病勢は漸次熾になり，腫脹と疼痛のために頚の運動がさまたげられ，頭を左側に傾けた位置をとり，起臥が楽にできなくなった．熱は38度より40度の間を往来し，時々悪寒がある．食欲は減退し盗汗が出る．…余の許を訪れたのが5月13日である．

主訴．右頚腺腫，疼痛，頭痛，食欲不振，盗汗，往来寒熱（熱は最高40度に至る）．

現症．体格中等，栄養中等の女児．…脈はやや数であるが著変はない．舌には一面に白苔かかる．扁桃腺の肥大なし．…右頚腺部鳩卵大に腫脹隆起し，圧に対して過敏，波動を触れず，表皮の発赤なし．腹壁厚くして弛緩す．臍傍に抵抗強き所ありて圧痛あり．便通は秘結す．

処方．小柴胡湯加桔梗石膏

経過．投薬後5日目，すなわち5月18日に再来す．診察室に入るや非常に良くなったことを感謝された．先ず頚は自由に動くようになり，頚部の腫脹は外観では左右比較して殆ど分からないぐらいになり，触診するとまだ指頭大の硬い部分があって強く圧すれば痛い．熱は平熱になり，元気が平常通りに回復した．…何もかも良くなって前日とは見違えるようである．薬は前方を続けさすべく，5日分投与した．5月23日，全治を告ぐ．頚腫の腫脹はまったく触れず．

考案．…小柴胡湯加桔梗石膏を用いて頚腺腫，耳下腺腫を急速に軽快せしめた同様の例をしばしば経験している…．小柴胡湯加桔梗石膏は急性扁桃炎，乳房炎にも応用しているが，頚部リンパ節炎および耳下腺炎に著効があるようである．
　　　　　　　　　　　　　（原文のまま）

症例2 扁桃炎をともなうアトピー性皮膚炎
（松田邦夫治験）[40]

〔患者〕6歳　女児　小学生

〔主訴〕全身の湿疹

〔現病歴〕生後間もなくから湿疹が全身にできた．かゆみが強く，皮膚科でアトピー性皮膚炎と診断され，塗り薬をもらってつけていたが，一向によくならない．湿疹は1年中できているが，毎年4月頃はとくに悪いという．喘息はないが，ふだんからかぜをひきやすい．のどを痛めやすく，扁桃炎を患ってすぐ高熱を出す．便秘がちで2日に1行．

〔身体的所見〕身長125cm，体重24kg．顔色，栄養状態はふつう．全身，とくにあごの下や肘，膝の後などに小丘疹が密集し，発赤してかゆみが強く，ひっかいたあとが見られる．浸出液はなく，皮膚は乾燥しているが，落屑は見られない．両側の扁桃腺は赤く，中等度に腫脹している．左頚部リンパ節も腫脹している．

〔経過〕小柴胡湯加桔梗石膏を投与．3ヵ月後，湿疹は完全になくなった．初診以後，一度もかぜをひかないし，のどの腫れもなくなった．便通もよくなった．いつの間にか湿疹がどこにもなくなったという．生後間もなくからの湿疹であるから，発症後6年たっていたが，わずか3ヵ月余で完治したと，付き添いの母親は大変な喜びようであった．後1ヵ月服用して廃薬．

〔考案〕アトピー性皮膚炎に小柴胡湯加桔梗石膏が奏効することがある．扁桃肥大のある場合に有効例が多いようである．

鑑　別

■ 葛根湯

扁桃炎，中耳炎初期，乳腺炎で要鑑別．初期で無発汗の状態では葛根湯．遷延した状態では小柴胡湯加桔梗石膏．炎症が強いときには両者を併用する．

■ 柴胡桂枝湯

急性上気道炎で要鑑別．発汗傾向，頭痛，胃腸症状があれば柴胡桂枝湯．咽喉痛が強く扁桃炎が主であれば小柴胡湯加桔梗石膏．

■ 桔梗湯

扁桃炎・上気道炎で要鑑別．虚弱者では桔梗湯．体質中等度以上では小柴胡湯加桔梗石膏．桔梗湯は湯に溶かして冷やしてから少量ずつ，うがいしながら服用．

引用文献

1) 湯本求真：皇漢医学，2巻，復刻版上巻，p.42-43，燎原書店，1976．
2) 張仲景：明・趙開美本『傷寒論』，5-14b，復刻版，p.230，燎原書店，1988．
3) 大塚敬節：臨床応用傷寒論解説，p.381，創元社，1974．
4) 吉益東洞：薬徴，1-27a／p.75，1-1a／p.23，近世漢方医学書集成10巻（大塚敬節，他編），名著出版，1979．
5) 大塚敬節，矢数道明，清水藤太郎：漢方診療医典，第6版，p.408，p.418，南山堂，2001．
6) 浅田宗伯：先哲医話，1-28b，近世漢方医学書集成100巻（大塚敬節，他編），p.70，名著出版，1983．
7) 村瀬豆洲：方彙続貂，中寒，9b，近世漢方医学書集成60巻（大塚敬節，他編），p.365，名著出版，1981．
8) 落合泰蔵：漢洋病名対照録，明治21（1888）年，復刻版，p.90，関西東方医学会，1977．
※ 痄腮すなわち耳下腺炎の項に「之を蝦蟆瘟，或は時毒と為す」とある．
9) 蘆川桂洲：病名彙解，3-26b，近世漢方医学書集成64巻（大塚敬節，他編），p.310-311，名著出版，1982．
10) 浅田宗伯・著，長谷川弥人・校注：方説便覧，続・浅田宗伯選集，第2集，p.11，谷口書店，1991．
11) 落合泰蔵：漢洋病名対照録，明治21（1888）年，復刻版，p.61，関西東方医学会，1977．
12) 長谷川弥人：勿誤薬室「方函」「口訣」釈義，小柴胡湯，p.707-713，創元社，1985．
13) 浅田宗伯：勿誤薬室方函口訣，牛蒡芩連湯，2-18a，近世漢方医学書集成96巻（大塚敬節，他編），p.203，名著出版，1982．
※ なお，黄連橘皮湯の項にも頭瘟に「柴胡桔石（＝小柴胡湯加桔梗石膏）」を用いるとある（1-37b，同p.84）．
14) 浅田宗伯：橘窓書影，2-21a〜b，近世漢方医学書集成100巻（大塚敬節，他編），p.517-518，名著出版，1983．
15) 加藤謙斎：医療手引草，上編坤・虚労門，23a，歴代漢方医書大成［電子版］（全文検索版）V2.0，カイテル，2007による．
※ 小柴胡湯加石膏で検索した結果，リストの最初にある．
16) 目黒道琢：餐英館療治雑話，1-1a〜1-6a，近世漢方医学書集成107巻（大塚敬節，他編），p.10-19，名著出版，1983．
17) 吉益南涯：成蹟録，2-1a〜b，近世漢方医学書集成38巻（大塚敬節，他編），p.73-74，名著出版，1980．
18) 原南陽：寄奇方記，近世漢方医学書集成20巻（大塚敬節，他編），p.304-305，名著出版，1979．
※ 本書には癧瘍に柴胡加石膏湯すなわち小柴胡湯加石膏を用いるとある．叢桂亭医事小言，巻之四労瘵門，4-7a〜b，近世漢方医学書集成18巻，p.421-422，1979．には馬刀瘡，瘰癧の治療に小柴胡湯加石膏を挙げる．
19) 華岡青洲：瘍科瑣言，28a〜29a，近世漢方医学書集成29巻（大塚敬節，他編），p.151-153，名著出版，1980．
20) 落合泰蔵：漢洋病名対照録，明治21（1888）年，復刻版，p.90本文／p.91-92頭注，関西東方医学会，1977．
21) 華岡青洲：瘍科瑣言，11b〜13b，近世漢方医学書集成29巻（大塚敬節，他編），p.118-122，名著出版，1980，柴石と記載．
22) 華岡青洲：瘍科瑣言，60a〜b，近世漢方医学書集成29巻（大塚敬節，他編），p.215-216，名著出版，1980．
23) 華岡青洲：瘍科瑣言，29b〜30a，p.154-155／燈火医談，2-17a，p.403，近世漢方医学書集成29巻（大塚敬節，他編），名著出版，1980．
24) 華岡青洲：瘍科方筌，柴胡加石膏，近世漢方医学書集成30巻（大塚敬節，他編），p.379，名著出版，1980．

25) 華岡青洲：瘍科瑣言，29b〜30a，近世漢方医学書集成 29 巻（大塚敬節，他編），p.154-155，名著出版，1980．

26) 華岡青洲：瘍科瑣言，41b，近世漢方医学書集成 29 巻（大塚敬節，他編），p.178，名著出版，1980．
※発頤を耳下腺炎とするのは文献 8) p.90 による．

27) 華岡青洲：燈火医談，2-17a，近世漢方医学書集成 29 巻（大塚敬節，他編），p.403，名著出版，1980．

28) 華岡青洲：瘍科瑣言，37a〜38a，近世漢方医学書集成 29 巻（大塚敬節，他編），p.169-171／瘍科方筌，乳疾門，近世漢方医学書集成 30 巻，p.435，名著出版，1980．
※乳癰を乳腺炎とするのは文献 8) p.141 による．

29) 華岡青洲：瘍科方筌，疔瘡門，p.379／諸瘍門，p.466，近世漢方医学書集成 30 巻（大塚敬節，他編），名著出版，1980．
※頭部顔面の疔瘡あるいは諸腫物．

30) 本間棗軒：内科秘録，瘰癧，1-26a，近世漢方医学書集成 114 巻（大塚敬節，他編），p.75，名著出版，1983．柴胡加石と記載．

31) 本間棗軒：続瘍科秘録，蝦蟆瘟，5-11b，近世漢方医学書集成 116 巻（大塚敬節，他編），p.374，名著出版，1984．

32) 本間棗軒：療治知要，乳癰／p.54-55，乳核／p.56，乳漏／p.57-58，乳頭破裂／p.200，近世漢方医学書集成 23 巻（大塚敬節，他編），名著出版，1979．

33) 本間棗軒：瘍科秘録，聤耳，8-26b，近世漢方医学書集成 115 巻（大塚敬節，他編），p.202，名著出版，1983．
※聤耳を「俗にいう，みみだれのことなり」という（p.197）．続瘍科秘録，5-6b，近世漢方医学書集成 116 巻，p.364，1984．にも膿耳流注（膿性耳漏）に小柴胡湯加石膏を用いるとある．

34) 本間棗軒：瘍科秘録，脳漏，8-28〜30b，近世漢方医学書集成 115 巻（大塚敬節，他編），p.210，名著出版，1983．

35) 浅田宗伯・著，長谷川弥人・校注：方読便覧，続・浅田宗伯選集，第 2 集，p.35，谷口書店，1991．

36) 吉益東洞：東洞先生投剤証録，近世漢方医学書集成 11 巻（大塚敬節，他編），p.472，p.474，名著出版，1979．

37) 湯本求真：皇漢医学，2 巻，復刻版上巻，p.35，p.53，燎原書店，1976．

38) 大塚敬節，矢数道明，清水藤太郎：漢方診療医典，第 6 版，p.144，p.172，p.174，p.220-221，p.226，p.228，p.230，南山堂，2001．より抜粋

39) 木村長久：漢方と漢薬，4(7)：1-2，1937．
※なお，木村長久のこの論の後に，和田正系が小柴胡湯加石膏の有効 3 例（42 歳農夫の咽頭扁桃炎，小児の発熱咳嗽，53 歳漁夫の急性胃腸炎，36 歳女性の発熱咳嗽）を報告している（小柴胡湯治験，同 p.4-7）．

40) 松田邦夫：症例による漢方治療の実際，p.366-367，創元社，1992．

62 小青竜湯
shoseiryuto

製品番号：19

[構成生薬]

麻黄，桂皮，芍薬，甘草，
半夏，乾姜，細辛，五味子

処方の特徴

1 処方概要

小青竜湯は，アレルギー性鼻炎，アレルギー性結膜炎，気管支炎，気管支喘息，急性上気道炎などに用いる漢方薬である．

1．構成生薬について

麻黄を含む麻黄剤の一種であり，急性上気道炎，鼻炎などに用いる点で，麻黄湯，葛根湯，桂枝麻黄各半湯などと類似する．

五味子はモクレン科のチョウセンゴミシ Schisandra chinensis Baillon の果実[1]で，薬理学的には[2-5]，含有成分の gomishin A に中枢抑制，鎮静，筋弛緩，鎮咳，肝障害改善，抗アレルギーなどの作用，schizandrin に鎮痛，中枢抑制，肝障害抑制作用などが報告され，臨床的には[6]鎮咳去痰作用などがあるとされる．小青竜湯のほか，苓甘姜味辛夏仁湯，人参養栄湯，清暑益気湯などに含まれる[7]．

細辛は，ウマノスズクサ科のウスバサイシンの根[8]で，抗アレルギー，抗ヒスタミン，鎮咳などの作用があり，精油に解熱鎮痛作用などがあるとされる[9,10]（115．麻黄附子細辛湯参照）．

甘草と乾姜の組み合わせは，甘草乾姜湯の意である．甘草乾姜湯は「手足の厥冷，多尿，多唾を目標にして用いる．尿も唾液も希薄である」[11]とされるが，気道から希薄な分泌物が出る場合にも同様の効果があると考えられる．

2．名称について

小青竜湯の名前の由来は，中国の四神伝承による．四神は四獣とも呼ばれる想像上の神秘的存在で，東を守る青竜，西の白虎，南の朱雀，北の玄武である．小青竜湯は，処方中の麻黄が青いことから青竜に擬して命名されたとされる．なお，白虎湯は石膏の白，玄武湯（現在は真武湯と呼ぶ）は附子の黒，朱雀湯（十棗湯．エキス剤なし）は大棗の赤（＝朱）によるとされる[12,13]〈注1〉[13]．

2 使用目標と応用（表1）

小青竜湯は，アレルギー性鼻炎，アレルギー性結膜炎，気管支炎，気管支喘息，急性上気道炎などに応用される．

症候としては，鼻炎症状（鼻水，くしゃみ，鼻閉），気道症状（咳嗽，水様喀痰，ときに喘鳴や呼吸困難），結膜炎症状（流涙，かゆみ，充血）などであるが，そのほかに"水毒"体質の徴候を使用目標とする．すなわち，ふだんから朝顔がむくみやすい，舌縁に歯の痕が見られるなどである．足が冷えるという訴えも多い．

体質的には，頑健な者からやや虚弱な者まで広く用いる．

3 使用上の注意

麻黄剤共通の注意として，虚血性心疾患，

〈注1〉小青竜湯の名称：小曽戸[13]は，「小青竜湯の小はむろん大青竜湯の大の字に対するもので，もともと青竜湯といえば小青竜湯を指したらしく，石膏を配した作用の峻烈な大青竜湯と区別すべく小の字が付されたと考えられる．…参考までに，『医心方』（巻10・治通身水腫方第19）には『張仲景方』から引用された青竜湯（治四肢疼痛面目附腫）が載っているが，その薬物構成は，麻黄・細辛・干薑（乾姜）・半夏の4味からなっている」という．

表1 小青竜湯の使用目標と応用

- ■ 応 用
  - ・アレルギー性鼻炎，アレルギー性結膜炎，気管支炎，気管支喘息，急性上気道炎 など
- ■ 症 候
  - ・鼻炎：鼻水，くしゃみ，鼻閉が主症状．感冒でも鼻炎様症状
  - ・気管支炎・気管支喘息：咳嗽，水様喀痰，ときに喘鳴や呼吸困難
  - ・結膜炎：流涙，かゆみ，充血
- ■ 体 質
  - ・体質頑健な者から，やや虚弱な者まで広く用いる
  - ・"水毒"体質症状：朝顔や手がむくむ，舌縁に歯の痕など
  - ・冷え症：足が冷えるという訴えも多い

高度腎障害には用いない．高齢者，腹部軟弱で心窩部拍水音（振水音）が著明な例，高度の痩せ型例などには慎重な投与が必要である．服用後に胃腸障害，動悸，不眠，排尿異常などを呈するときは中止する（114．麻黄湯 参照）．

論 説

1 原 典

張仲景『傷寒論』『金匱要略』（＝『新編金匱方論』）『金匱玉函経』

1．『傷寒論』巻第三・弁太陽病脈証并治中第六〈1〉[14]

〔条文〕傷寒，表解せず，心下水気あり，乾嘔，発熱して欬し，或は渇し，或は利し，或は噎し，或は小便利せず，小腹満し，或は喘する者は，小青竜湯，之を主る〈注2〉[15,16]．

〔大意〕"傷寒"と呼ばれる比較的重篤な急性発熱性疾患の発病初期で，発熱，悪寒，頭痛などの体表部の症候（表証）が解消せず，この体表部の邪気の影響で，体質的素因として潜在していた心下部の"水飲"（水毒）が動かされ，吐きそうになるが内容は出ず，発熱して咳込み，あるいは渇し，あるいは下痢し，あるいはむせび，あるいは小便の出が悪くて下腹が膨満し，あるいは喘鳴がする．このような者は，小青竜湯の主治（適用）である．

〔解説〕これは感冒の経過中などに，元来から水毒体質の人で，発熱，悪寒，咳嗽，喘鳴などのあるときに使用することを示す．大塚敬節[17]は，「表証を主として心下に水気あるものの証治を論じた」と表現する．なお，「心下水気あり」を心窩部拍水音とする説もあるが，概念的なものと考えるべきであろう．

2．『傷寒論』巻第三・弁太陽病脈証并治中第六〈2〉[18]

〔条文〕傷寒，心下水気あり，欬して微喘，発熱，渇せず．湯を服し已って，渇する者は，此れ寒去り，解せんと欲するなり．小青竜湯之を主る〈注3〉[19-21]．

〈注2〉『傷寒論』巻七・弁可発汗病脈証并治第十六[15]にほぼ同文があるが，「小青竜湯，之を主る」を「小青竜湯に宜し」とする．『金匱玉函経』巻第二・弁太陽病形証治第三[16]には，「傷寒，表解せず，心下水気有り，欬して発熱，或は渇し，或は利し，或は噎し，或は小便利せず，小腹満し，或は微喘するは，小青竜湯，之を主る」とある．

〈注3〉『傷寒論』巻七・弁可発汗病脈証并治第十六[19]にほぼ同文があるが，「小青竜湯，之を主る」を「小青竜湯証に属す」とする．『金匱玉函経』巻第二・弁太陽病形証治第三[20]には，ほぼ同文があるが，「此れ寒去り，解せんと欲するなり」を「此れ寒去り，解せんと欲すると為すなり」とする．『金匱玉函経』巻第二・弁太陽病形証治第三[21]にも，ほぼ同文があるが，「湯を服し已って，渇する者」を「湯を服し已って，而して渇する者」，「此れ寒去り，解せんと欲するなり」を「此れ，寒去らんと為し，解せんと欲すると為すなり」，「小青竜湯，之を主る」を「小青竜湯証に属す」とする．

〔大意〕傷寒で，"心下に水気があり"，咳をして微かに喘鳴があり，発熱しても口渇がない者は，小青竜湯の主治である．もし，この薬を服用後に口渇を覚えるならば，これは心下の水飲が去って，病気が治る徴候である．

〔解説〕「心下の水気を主として表証のなお残存するものの証治を述べたもの」[22]とされる．

1.2.，2つの条文は小青竜湯を感冒などに使用する場合に相当し，その条件は，体質的に水毒の要素があって，悪寒，発熱，頭痛などの症状に，咳嗽，喘鳴などが加わってきた状態であることを示している．

3．『新編金匱方論』(＝『金匱要略』)巻中・痰飲咳嗽病脈証并治第十二・附方[23]

〔条文〕欬逆倚息，臥することを得ざるは，小青竜湯之を主る．

〔大意〕強く咳込んで苦しく，何かに寄りかかっていなければいられず，仰臥できない者には，小青竜湯を用いる．

〔解説〕気管支喘息や気管支炎に小青竜湯を用いるのは，この条文に従ったと考えられる．幕末の尾台榕堂[24](1799-1870)は，「小青竜湯の症(＝証)は，傷寒云々の二章，及び咳逆倚息，臥するを得ずの章，是れなり」と述べ，前記3つの条文が標準的な適応症候だとしている．

4．『新編金匱方論』(＝『金匱要略』)巻中・痰飲欬嗽病脈証并治第十二[25]

〔条文〕溢飲を病む者は，当に其の汗を発すべし．大青竜湯，之を主る．
○小青竜湯も亦た，之を主る．

〔大意〕"溢飲"は大青竜湯または小青竜湯で発汗させるとよい．

〔解説〕溢飲は，この痰飲咳嗽病篇の首に，「飲水流れ行き，四肢に帰し，当に汗出づべくして汗に出でず，身体疼重す．之を溢飲と謂う」[26]とあり，全身性浮腫である．腎炎，ネフローゼ，心不全なども考えられるが，筆者は，麻黄の薬理を考えると腎性および心臓性浮腫に麻黄剤を使うべきではないと考える．小青竜湯に関する条文は上記以外にも見られる〈注4〉[27]．

5．『新編金匱方論』(＝『金匱要略』)巻上・肺痿肺癰欬嗽上気病脈証并治第七・小青竜加石膏湯[28]

〔条文〕肺脹，欬して上気，煩躁して喘し，脈浮の者は，心下，水有り．小青竜加石膏湯，之を主る．

〔大意〕"肺脹"(＝喘息)で，咳が出て呼吸困難("上気")があり，"煩躁"(もだえ苦しむ)して喘鳴があり，脈が"浮"である者は，"心下に水飲があるのである"．小青竜加石膏湯(＝小青竜湯加石膏)の適応である．

〔解説〕小青竜加石膏湯は小青竜湯に石膏を加えた処方であり，小青竜湯を考える上で重要である．肺脹について，『金匱要略』には「上気，喘して躁する者は，肺脹に属す．風水を作さんと欲す．汗を発すれば則ち愈ゆ」[29](呼吸困難でゼイゼイして，身体が苦しくて，じっとしていられず，動きまわって苦しむ者は肺脹である．…発汗すればよくなる)とあり，小青竜湯および越婢加半夏湯〈注5〉[30,31]

〈注4〉巻下・婦人雑病脈証并治第二十二[27]に，「婦人，涎沫を吐し，医，反って之を下し，心下即ち痞するは，当に先ず其の涎沫を吐するを治すべし．小青竜湯，之を主る．涎沫止めば，乃ち，痞を治す．瀉心湯，之を主る」とある．

〈注5〉越婢加半夏湯：『新編金匱方論』(＝『金匱要略』)巻上・肺痿肺癰欬嗽上気病脈証并治第七[30]に，「欬して上気するは，此を肺脹と為す．其の人喘し，目脱状の如く，脈浮大の者は越婢加半夏湯，之を主る」(咳き込んで息苦しいのは，肺脹である．その人が喘鳴があり，目がむくんで飛び出したようになっていて，脈が浮大であれば，越婢加半夏湯の主治である)とある．大塚[31]は，「目脱状の如く」とは「顔がむくんだようになること」とする．越婢加半夏湯の構成生薬は，麻黄，石膏，甘草，生姜，大棗，半夏である．医療用漢方製剤のエキス剤にはないが，越婢加朮湯と半夏厚朴湯または小半夏加茯苓湯の併用で近似できよう．

を使う場合とされる[32]．

2 中国医書の記載

- 『備急千金要方』には，巻9傷寒・発汗吐下後[33]，巻17肺臓・肺痿[34]，巻18大腸腑・咳嗽[35-37]に，前記『傷寒論』等の条文と類似した記載がある〈注6〉[34]．
- 『外台秘要方』には，巻8溢飲方[38]，巻9十咳方[39]，巻10肺脹上気方[40,41]に類似記載がある〈注7〉[38]．
- 陳言の『三因極一病証方論』では，巻4傷寒証治[42]に前記1.の条文と類似の記載があり，巻13痰飲治法[43]には，「溢飲，支飲にて倚息し，臥することを得ざる，及び喘満する者を治す」と，前記3.4.の条文を混合したような記載がある．
- 『増広太平恵民和剤局方』巻2傷寒附中暑[44]には，「傷寒，表解せず，心下水気有り，乾嘔発熱，欬嗽微喘するを治す．又，溢飲にて身体疼重する，及び欬逆倚息，安臥するを得ざる，或いは形寒え冷を飲むに因り，内，肺経を傷られ，咳嗽喘息し，涎沫を嘔吐するを治す．並びに之を服するに宜し」と前記1.3.4.の条文が混合されるが，最後の部分で経絡説が混入している．

3 江戸時代医家の論説 （筆者意訳）

小青竜湯の臨床的な使用法は，『傷寒論』の記載，江戸時代の諸医家の記載を通じて現代に至るまで，さほど変化していない．

- 吉益東洞（1702-73）は『方極』[45]で，小青竜湯は，「咳喘，上衝，頭痛，発熱，悪風，あるいは乾嘔する者を治す」という．
- 津田玄仙（1737-1809）は『療治経験筆記』[46]

で，「この処方を諸病に用いる目的は，痰沫，咳嗽，無熱である．痰沫とは，出る痰がはなはだ薄く水に立つ沫の様なものを云うのである」という．

- 原南陽（1752-1820）は『叢桂亭医事小言』巻之二傷寒門[47]で，傷寒の「治法は，上衝，頭痛，脈浮で悪風寒熱汗の出るものは桂枝湯，項背強ばるならば桂枝加葛根湯，脈浮緊で，ひどいときは熱強く悪寒頭痛，身体痛，喘咳するには麻黄湯，項背強ばるには葛根湯，寒熱しばしばに往来して咳するは桂枝麻黄各半湯，咳するは小青竜湯」という．巻之四痰・喘息・咳嗽・哮証では，「咳嗽，喘と皆，麻黄の主治とする．その原因が外邪によって表証に属するからである．小青竜湯を用いる．熱が強く口渇すれば大青竜湯，往来寒熱するものは咳に頓着せずに柴胡桂枝湯を与える」という．

- 浅田宗伯（1815-94）は『勿誤薬室方函口訣』[48]で，「この処方は，"表解せず心下水気ありて"喘咳する者を治す．また"溢飲"（＝浮腫）の咳嗽にも用いる．咳嗽"喘急"（喘息発作）が，寒暑に至れば必ず起こり，痰沫を吐いて臥することができないなどは，心下に水飲があるからである．この処方がよい．もし"上気"（呼吸困難）"煩躁"（もだえ苦しむこと）があれば石膏を加えた小青竜加石膏湯がよい．また，胸痛，頭痛，悪寒，発汗のあるときには発汗剤を与えることは禁法であるけれども，咳して発汗する症にやはり小青竜湯で押し通す症がある．麻杏甘石湯を汗が出る者に用いるのも，この意である．…この処方を諸病に用いる目的は，痰沫，咳嗽，無裏熱の症を主とする．もし"老痰"（慢性

〈注6〉『備急千金要方』巻17肺臓・肺痿の記載[34]は，前記5.の条文の「煩躁して喘し」を「咽燥きて喘し」と変えるだけであるが，処方名を「麻黄湯」とする．その薬味は，小青竜加石膏湯から甘草を除き乾姜を生姜としたもので，宋臣の注に，生姜には「仲景は乾姜を用ゆ」とし，方後に，「仲景は甘草を加えて小青竜加石膏湯と名づけた」（意訳）とある．

〈注7〉『外台秘要方』：溢飲方の記載[38]は前記4.の条文と類似するが，処方名を青竜湯とする．

の喀痰）になって"熱候が深い"（炎症が難治である）者には，清肺湯，清湿化痰湯の類がよい」という．

4 近年の論説

■『漢方診療医典』の小青竜湯の項[49]には，「本方は表に邪があって，裏に水毒のあるものに用いる．多くは平素から胸脇に水毒のあるものが，外邪に誘発されて起こる諸種の症状を治する．このような患者は感冒にかかると，気管支炎または喘息性気管支炎を起こして，咳嗽が頻発し，喘鳴，息切れを訴えて，泡沫様の痰を喀出する．本方は気管支炎，気管支喘息，…アレルギー性鼻炎，…結膜炎などに用いられ（以下略）」という．

■大塚敬節（1900-80）は『症候による漢方治療の実際』[50]で，咳嗽（喘息），呼吸困難（気管支喘息，気管支炎，肺気腫），くしゃみ，蕁麻疹（喘息患者の）などの項に本処方を挙げる．

■松田邦夫[51]の『症例による漢方治療の実際』には，春先だけ体調不良でゴルフもできなくなるという風変わりな主訴の61歳男性に，若い頃にひどいくしゃみ，鼻水をともなう喘息の既往があり，しかもその発作が頻発した時期とゴルフができなくなるという時期とが一致したことから小青竜湯を与えて治癒した例，5歳男児の慢性中耳炎が小青竜湯加桔梗石膏で治癒した例が記載されている．

症 例

症例1 **アレルギー性鼻炎**（筆者経験例）

〔患者〕39歳 男性 内科開業医（筆者友人）
〔主訴〕鼻水，くしゃみ
〔初診〕X年2月
〔既往歴・家族歴〕特記すべきことなし
〔現病歴〕数年来，2月下旬から4月下旬まで鼻水，くしゃみが頻発し，ときに鼻閉も起こる．血液検査なども含めて確実なスギ花粉症だが，抗アレルギー剤はどれも眠くなって仕事に差し支えるので使いたくないという．
〔身体的所見〕身長175cm，体重72kg．血色良好．胸腹部に特記すべき所見はない．浮腫傾向も明瞭ではない．
〔経過〕小青竜湯エキス1回3gを湯に溶かして使用．服用後15〜20分ぐらいで鼻水，くしゃみは止まって普通の状態になるという．効果は数時間で消えるが，1日3〜4回服用すると一応満足できる状態が維持できるとのこと．結局5月初めまで服用したが，今年は花粉症を気にせず仕事ができたという．

症例2 **アレルギー傾向の強い気管支喘息**
（筆者経験例）

〔患者〕33歳 女性 主婦
〔主訴〕喘息発作（喘鳴と呼吸困難が主）
〔初診〕X年10月
〔既往歴・家族歴〕特記すべきことなし
〔現病歴〕27歳で第1子出産後，かぜをひくたびに喘鳴と咳き込みが起こるようになった．第2子妊娠中の30歳頃，某大学病院で喘息と診断された．この頃から徐々に発作回数が増加した．3週間前にかぜをひき，はじめは咳き込みだけだったが，次第に悪化，今は毎晩発作が起こる．発作時は，まず息苦しくなり，徐々に喘鳴がしてきて白色痰が多量に出る．発作止めの錠剤を服用しても完全におさまらない．毎朝くしゃみ，鼻水が出る．胃弱で冷え症．中学生まで毎年しもやけができた．
〔身体的所見〕身長159cm，体重48kg．色白痩せ型．栄養良．両眼瞼部に軽いむくみ．皮膚は軟らかく，やや浮腫状．胸部に喘鳴，笛声音，湿性ラ音を聴取．心音純整．腹部は軟らかく皮下脂肪は中等度．下肢浮腫はない．
〔経過〕従来の西洋医薬に併用として，柴朴湯1回1包（2.5g）1日3回内服とした．

しかし，7日後も発作が毎晩続き，鼻水，くしゃみも多いという．そこで，小青竜湯1回1包（3g）1日3回内服に変更．服用数日後から発作が軽く短くなり，2週後には発作が著しく減少，週1回以下になった．3ヵ月後，「かぜをひいたが，発作にはならなかった」．6ヵ月後，「発作はない．ときどき少しゼイゼイする程度」という．X＋1年10月には，「かぜをひいても発作にならない．去年とはまったく違う．たまに少しゼイゼイするが，服薬すると楽になる」．X＋2年秋には，「ずっと発作がない．鼻水とくしゃみは軽くはなったが，まだ毎朝ある．薬を飲むのを怠ると鼻水などの症状が強い」という．その後，X＋5年5月まで，喘鳴や呼吸困難などを本人が自覚するようなことはないが，「身体が冷えると鼻水やくしゃみが出やすい」と服用を継続した．

〔解説〕ステロイド吸入療法の普及より大分以前の古い例である．現代では，ステロイド吸入を基本とし，小青竜湯などの漢方薬は補助的なものとなる．アレルギー性鼻炎のある人の気管支炎，気管支喘息には小青竜湯の有用例が多い．

鑑　別

1．感冒初期
■ 葛根湯

発熱，頭痛，項部こり，咽喉痛が主．小青竜湯は，鼻水，くしゃみが主．

■ 麻黄附子細辛湯

鼻水，くしゃみは共通．麻黄附子細辛湯は，悪寒が強い虚弱者に用いる．

■ 桂枝湯

胃腸虚弱者で，微熱，発汗傾向のあるときに用いる．くしゃみ，鼻水は軽い．

2．鼻　炎
■ 葛根湯加川芎辛夷

鼻炎，副鼻腔炎で，鼻閉，粘膿性鼻汁，頭痛，首肩のこりが強い例に用いる．

■ 麻黄附子細辛湯（＋桂枝湯）

慢性難治例で，冷え症の者に用いる．他処方で無効のときに試みるとよい．

3．気管支炎・咳嗽
■ 麻杏甘石湯，五虎湯

粘稠痰がからみ咳き込む例に用いる．小児の咳き込みによい．小柴胡湯または柴朴湯と併用すると効果的である．

■ 麦門冬湯

乾咳で，むせるように咳き込むときに用いる．咳喘息，気道過敏による咳には麦門冬湯，アトピー咳嗽には小青竜湯．

4．気管支喘息
■ 神秘湯

乾性咳嗽，笛声音，呼吸困難を主とし，気道分泌物の少ない例に用いる．

■ 苓甘姜味辛夏仁湯

冷え症の胃腸虚弱者に用いる．呼吸困難，喘鳴，咳嗽，水様痰を主とする状態などは小青竜湯適応例に似るが，胃腸障害を起こす例によい．

■ 柴朴湯

非発作時に服用させ，発作の頻度減少と強度減弱が目的．

Evidence

1 小青竜湯の気管支炎に対するプラセボ対照二重盲検比較試験（宮本ら，2001）[52]

〔目的・対象・方法〕ツムラ小青竜湯（TJ-19）の有効性，安全性を客観的に評価するため，プラセボを対照とした二重盲検比較試験を実施．試験薬剤は1回1包（3g），1日3回，原則として食前または食間に1週間投与．登録総症例数は226例．34例が不採用．192例

(TJ-19群101例，プラセボ群91例）が有効性の主解析（PPS）となった．安全性解析対象は200例，有用性解析対象は178例．

〔結果〕①全般改善度において，TJ-19群はプラセボ群に比較し優れている傾向が確認され，有効性が示唆された．背景因子・ベースライン値の「体格」，「前日のくしゃみ」について拡張Mantel法で調整を行った結果，TJ-19群はプラセボ群に比較し，有意に優れていることが確認された．②気管支炎の主要症状である，「咳の回数」，「咳の強さ」の症状別改善度において，TJ-19群はプラセボ群に比較し，有意に優れ，症状消失例が多く，症状消失率も高いことが確認された．③概括安全度は群間に有意差なし．副作用発生率も群間に有意差なし．両群とも重篤な副作用の発生はなかった．④有用度において，TJ-19群はプラセボ群に比較し有意に優れていることが確認された（Wilcoxon $p=0.033$）．

〔結論〕TJ-19は気管支炎の治療薬として有効性，安全性に優れていることが確認されたという．

❷ 小青竜湯の通年性鼻アレルギーに対するプラセボ対照二重盲検比較試験（馬場ら，1995）[53]

〔目的〕通年性鼻アレルギーに対する小青竜湯の有効性と安全性および有用性を客観的に評価するためにプラセボ対照二重盲検比較試験を行った．

〔対象と方法〕61施設の耳鼻咽喉科を受診し，中等度以上の典型的症状を示した年齢12歳以上の通年性鼻アレルギー患者220例を，無作為に小青竜湯（TJ-19）投与群110例とプラセボ群110例に割付け．投与期間2週間，1回3gで1日3回服薬．他薬併用は原則禁止．

〔結果〕解析対象症例は217例．年齢および鼻炎の病型で偏りが認められたため拡張Mantel法で調整．その結果，最終全般改善度は，小青竜湯群では中等度改善以上44.6%（著明改善12.0%・中等度改善12.8%）であり，プラセボ群の18.1%（各5.3%・12.8%）に比して有意に優れていた（U検定：$p<0.001$）．症状別には，くしゃみ発作（U検定：$p<0.001$），鼻汁（U検定：$p<0.008$），鼻閉（U検定：$p<0.001$）において小青竜湯群はプラセボ群に比して有意に優れていた．副作用発現率は両群間で有意差はなかった．重篤な副作用はなかった．有用度採用例（189例）のうち，小青竜湯群の有用度（有用以上）は46.2%，プラセボ群22.9%に比して有意に優れていた（U検定：$p<0.001$）．

〔結論〕小青竜湯は通年性鼻アレルギーに対して有効，安全かつ有用であることが確認されたという．

引用文献

1) 厚生労働省：第16改正日本薬局方，p.1497, 2011.
2) 木村孟淳，他編：新訂生薬学，改訂第7版，p.150-151, 南江堂，2012.
3) 鳥居塚和生：モノグラフ 生薬の薬効・薬理，p.131-139, 医歯薬出版，2003.
4) 油田正樹：五味子の薬理・生化学．現代東洋医学，6(4)：58-64, 1985.
5) 田口平八郎：五味子の化学．現代東洋医学，6(4)：65-74, 1985.
6) 大塚敬節，矢数道明，清水藤太郎：漢方診療医典，第6版，p.411, 南山堂，2001.
7) 稲木一元：五味子の漢方処方．現代東洋医学，6(4)：51-57, 1985.
8) 厚生労働省：第16改正日本薬局方，p.1501, 2011.
9) 木村孟淳，他編：新訂生薬学，改訂第7版，p.78, 南江堂，2012.
10) 鳥居塚和生：モノグラフ 生薬の薬効・薬理，p.151-158, 医歯薬出版，2003.
11) 大塚敬節，矢数道明，清水藤太郎：漢方診療医典，第6版，p.334-335, 南山堂，2001.
12) 湯本求真：皇漢医学，第1巻，復刻版上巻，p.344, 燎原書店，1988.
13) 小曽戸洋：漢方一話 処方名のいわれ，17 小青竜湯．漢方診療，13(10)：19, 1994.
14) 張仲景：明・趙開美本『傷寒論』，3-11a〜12a, 復刻版，p.121-123, 燎原書店，1988.
15) 張仲景：明・趙開美本『傷寒論』，17-22b〜23a, 復刻版，

p.338-339，燎原書店，1988

16) 張仲景：清・陳世傑本『金匱玉函経』，2-20b，復刻版，p.106，燎原書店，1988.

17) 大塚敬節：金匱要略講話，p.212-213，創元社，1979.

18) 張仲景：明・趙開美本『傷寒論』，3-12a，復刻版，p.123，燎原書店，1988.

19) 張仲景：明・趙開美本『傷寒論』，17-23a，復刻版，p.339，燎原書店，1988.

20) 張仲景：清・陳世傑本『金匱玉函経』，2-20b，復刻版，p.106，燎原書店，1988.

21) 張仲景：清・陳世傑本『金匱玉函経』，5-11b，復刻版，p.236，燎原書店，1988.

22) 大塚敬節：金匱要略講話，p.212-213，創元社，1979.

23) 張仲景：元・鄧珍本『金匱要略』，2-6b，復刻版，p.90，燎原書店，1988.

24) 尾台榕堂：類聚方広義，近世漢方医学書集成57巻（大塚敬節，他編），p.138-141，名著出版，1980.

25) 張仲景：元・鄧珍本『金匱要略』，2-4a，復刻版，p.85，燎原書店，1988.

26) 張仲景：元・鄧珍本『金匱要略』，2-3a，復刻版，p.83，燎原書店，1988.

27) 張仲景：元・鄧珍本『金匱要略』，3-6b，復刻版，p.142，燎原書店，1988.

28) 張仲景：元・鄧珍本『金匱要略』，1-21a，復刻版，p.61，燎原書店，1988.

29) 張仲景：元・鄧珍本『金匱要略』，1-18b，復刻版，p.56，燎原書店，1988.

30) 張仲景：元・鄧珍本『金匱要略』，1-20b～21a，復刻版，p.60-61，燎原書店，1988.

31) 大塚敬節：金匱要略講話，p.184，創元社，1979.

32) 大塚敬節：金匱要略講話，p.170，創元社，1979.

33) 孫思邈：備急千金要方，9-26a，復刻版，東洋医学善本叢書10，宋版備急千金要方・中，p.53，オリエント出版社，1989.『傷寒論』条文1.と同じ.

34) 孫思邈：備急千金要方，17-28b，復刻版，東洋医学善本叢書10，宋版備急千金要方・中，p.586，オリエント出版社，1989. 条文5.と類似.

35) 孫思邈：備急千金要方，18-6a，復刻版，東洋医学善本叢書10，宋版備急千金要方・中，p.623，オリエント出版社，1989. 条文3.と同じ.

36) 孫思邈：備急千金要方，18-7b，復刻版，東洋医学善本叢書10，宋版備急千金要方・中，p.626，オリエント出版社，1989. 条文5.と類似.

37) 孫思邈：備急千金要方，18-20b，復刻版，東洋医学善本叢書10，宋版備急千金要方・中，p.652，オリエント出版社，1989. 条文4.と類似.

38) 王燾：外台秘要方，8-6b，復刻版，東洋医学善本叢書4，宋版外台秘要方・上，p.152，東洋医学研究会，1981. 条文4.と類似.

39) 王燾：外台秘要方，9-24b，復刻版，東洋医学善本叢書4，宋版外台秘要方・上，p.182，東洋医学研究会，1981. 条文3.と類似.

40) 王燾：外台秘要方，10-9a，復刻版，東洋医学善本叢書4，宋版外台秘要方・上，p.193，東洋医学研究会，1981. 条文5.と類似.

41) 王燾：外台秘要方，10-10a，復刻版，東洋医学善本叢書4，宋版外台秘要方・上，p.193，東洋医学研究会，1981. 条文5.と類似.

42) 陳言：三因極一病証方論，4-6b，和刻漢籍医書集成第1輯（小曽戸洋，他編），p.56，エンタプライズ，1988.

43) 陳言：三因極一病証方論，13-3a，和刻漢籍医書集成第1輯（小曽戸洋，他編），p.170，エンタプライズ，1988.

44) 陳師文，他：増広太平恵民和剤局方，2-3a，和刻漢籍医書集成第4輯（小曽戸洋，他編），p.42，エンタプライズ，1988.

45) 吉益東洞：方極，近世漢方医学書集成12巻（大塚敬節，他編），p.382，名著出版，1980.

46) 津田玄仙：療治経験筆記，近世漢方医学書集成73巻（大塚敬節，他編），p.171，名著出版，1983.

47) 原南陽：叢桂亭医事小言，近世漢方医学書集成18巻（大塚敬節，他編），p.137，名著出版，1979.

48) 浅田宗伯：勿誤薬室方函口訣，近世漢方医学書集成96巻（大塚敬節，他編），p.293-294，名著出版，1982.

49) 大塚敬節，矢数道明，清水藤太郎：漢方診療医典，第6版，p.358-359，南山堂，2001.

50) 大塚敬節：症候による漢方治療の実際，第5版，p.234，p.249，p.587，p.701，南山堂，2000.

51) 松田邦夫：症例による漢方治療の実際，p.171，p.286，創元社，1992.

52) 宮本昭正，他：TJ-19 ツムラ小青竜湯の気管支炎に対する Placebo 対照二重盲検群間比較試験. 臨床医薬，17(8)：1189-1214，2001.

53) 馬場駿吉，他：小青竜湯の通年性鼻アレルギーに対する効果―二重盲検比較試験―（Double-blind clinical trial of Sho-seiryu-to (TJ-19) for perennial nasal allergy）．耳鼻臨床，88(3)：389-405，1995.

63 小半夏加茯苓湯

shohangekabukuryoto

製品番号：21

〔構成生薬〕
半夏，生姜，茯苓

処方の特徴

1 処方概要

小半夏加茯苓湯は，悪心，嘔吐の第一選択である．

半夏はカラスビシャク Pinellia ternata Breitenbach (Araceae) のコルク層を除いた塊茎[1,2]で，薬理的には鎮吐作用，抗消化性潰瘍作用，鎮咳去痰作用，免疫系に対する作用，抗炎症作用などがあるとされ[3]，臨床的には，鎮嘔，鎮吐，鎮静，去痰剤で，胃内停水，悪心，嘔吐，咳などに用いられるとされる[4]．真柳[5]は，半夏の薬名は中国での開花が5～7月で「夏の半ばに生える」からだろうという．

生姜は，ショウガ Zingiber officinale Roscoe (zingiberaceae) の根茎[6,7]で，薬理的には鎮吐，鎮痙，抗潰瘍，消化促進作用があるとされ[8]，臨床的には健胃鎮嘔剤で嘔家の聖薬とされる[9]．

茯苓はマツホド Wolfiporia cocos Ryvarden et Gilbertson (Poria cocos Wolf) (Polyporaceae) の菌核で，通例，外層をほとんど除いたもの[10,11]で，薬理的には，鳥居塚によれば[12]，異常な水分代謝や電解質代謝を正常化する作用と呼ぶべきものがあるとされ，また抗潰瘍や抗ストレス作用，および中枢神経系への作用があるとされる．臨床的には，胃内停水，動悸，めまい，口渇などに用いられるとされる[13]．

小半夏加茯苓湯は半夏厚朴湯，二陳湯，半夏白朮天麻湯，釣藤散，参蘇飲などに含まれる．

2 使用目標と応用（表1）

疾患を問わず，悪心，嘔吐があるときに用いる．薬物性の悪心，嘔吐にも用いる．頓服使用が多いが，常用しても差し支えない．体質体格によらず幅広く使用できる．嘔気のために本来飲ませたい薬を服用できないときに，まず本処方を与え，嘔気が鎮まったところで必要と思われる処方を飲むという使用法もある．めまい，動悸によい場合もあるとされる．

医療用エキス製剤は，湯に溶かし，ヒネショウガの絞り汁を加えると効果が高まる．嘔気の強い場合には，氷などで冷やして少量ずつ服用させる．

妊娠悪阻に用いることは古来より知られているが，使用には慎重であるべきであろう．なお，鎮嘔作用は対症療法的であり，原疾患の検索が必要なことはいうまでもない．

表1 小半夏加茯苓湯の使用目標と応用

- ■ 症候と応用
    - ・諸疾患および薬剤による嘔気・嘔吐
    - ・機能性胃腸症
- ■ 体 質
    - ・幅広く使用可

論 説

1 原 典

張仲景『金匱要略』（=『新編金匱方論』）

1．『新編金匱方論』巻中・痰飲咳嗽病脈証并治第十二[14]

〔条文〕卒かに嘔吐し，心下痞し，膈間に水ありて眩悸する者は，小半夏加茯苓湯之を主る[14]．

〔大意〕突然嘔吐し，心下部がつかえ，胸

膈の中に水があって，めまいや動悸がする者は小半夏加茯苓湯の主治である．

2．『新編金匱方論』巻中・痰飲咳嗽病脈証并治第十二・附方[15]

〔条文〕先ず渇し，後に嘔するは，水，心下に停まると為す．此れ飲家に属す．小半夏加茯苓湯之を主る[15]．

〔大意〕まず口渇があって，その後で嘔気がするのは，水が心下に停滞するからである．これは飲家に属する．小半夏加茯苓湯の主治である．

〔解説〕小半夏加茯苓湯は，小半夏湯に茯苓を加えた処方なので，小半夏湯の条文も参照する必要がある．同じ痰飲咳嗽病篇で1．の条文の少し前に，①「嘔家は本より渇す．渇する者は解せんと欲すと為す．今，反って渇せざるは，心下に支飲有るが故なり．小半夏湯之を主る」[16]（嘔気のある人は本来は口渇がある．口渇があれば治癒傾向があると見なせる．ところが，今，反って口渇がないのは，心窩部に水毒の一種である"支飲"があるからである．これは小半夏湯の主治である）とあり，また嘔吐噦下利病篇には，②「諸々の嘔吐，穀，下るを得ざる者は，小半夏湯之を主る」[17]（諸種の嘔吐で，食べたものが胃に下がってゆくことができないときには小半夏湯を用いる）とある．支飲は，咳嗽，呼吸困難，起坐呼吸，喘鳴，浮腫のある病態とされる〈注1〉[18-20]．ただし，上記①における支飲は，心下部に水飲が停滞しているという意味であろう．小半夏湯と小半夏加茯苓湯とを比較すると，後者では眩悸，すなわちめまいと動悸が加わっている．

小半夏加茯苓湯は，1．の条文が最も重要で，突然に嘔吐し，心下部に不快感があって，めまいや動悸がする者が小半夏加茯苓湯の適応となることを示す．嘔吐，めまい，動悸に用いる点で五苓散との鑑別が必要となる．

2 中国医書の記載

■唐代の孫思邈『備急千金要方』[21]には，「嘔家は渇せず．渇する者は解せんと欲すと為す．本，渇し，今，反って渇せざるは，心下に支飲有るが故なり．小半夏湯之を主る．茯苓を加うるに宜しきは，是，先ず渇し，却って嘔す．此れ，水，心下に停まると為す．小半夏加茯苓湯之を主る．卒かに嘔吐し，心下痞し，膈間に水ありて眩悸する者は，小半夏加茯苓湯之を主る」とあって，前記『金匱要略』の条文が混在している．「嘔家は渇せず」は，『金匱要略』とは逆になっている．

■『太平恵民和剤局方』[22]には茯苓半夏湯の名で記載され，「停痰留飲，胸膈満悶，咳嗽嘔吐，気短悪心，以て飲食下らざるを致すを治す．並びに宜しく之を服す」（胃が悪くて痰飲が停留し，胸膈が一杯になったような不快感があり，咳嗽，嘔吐し，息切れがして嘔気がある．このために食べることができないものに用いる）とある．咳嗽，息切れを適用に加えている．

■宋代の『三因極一病証方論』[23]には，処方構成が小半夏加茯苓湯と同じ大半夏湯という処方が記載されるが，『金匱要略』の1．の条文とほぼ同じである．

■陳自明（12〜13世紀頃の人）『婦人大全良方』に明の薛己が校注を加えた『太医院校註婦人良方大全』[24]には大半夏湯の名で記載され，「痰飲，脾胃和せず，咳嗽，嘔吐，飲食，入らざるを治す．半夏，白茯苓，生姜（各二銭）．右，姜水にて煎じ服す．胃痞すれば，

〈注1〉支飲は，「欬逆椅息，短気，臥するを得ず，其の形，腫の如きは，之を支飲と謂う」[18]とあり，また「支飲も亦た喘して臥するを得ず，短気を加えず」[19]とある．これによれば，支飲は，咳嗽，呼吸困難，起坐呼吸，喘鳴，全身性浮腫傾向のある病態である．長谷川[20]は，心不全，肺気腫，肺性心，慢性気管支炎などを広く指しているようであるという．ただし，この部における支飲は，これでは意味が合わない．

陳皮を加え，如し応ぜずんば，四七湯も亦た善し」〔痰飲で，胃腸が不調で，咳嗽，嘔吐して食べられないものに用いる．もし胃が痞えれば陳皮を加える．治らなければ四七湯(半夏厚朴湯)がよい〕とある．小半夏加茯苓湯に陳皮を加えると二陳湯(小半夏加茯苓湯加陳皮・甘草)に近づく．胃が痞えれば半夏厚朴湯(小半夏加茯苓湯加厚朴・蘇葉)がよいというのは興味深い．

3 江戸時代医家の論説および治験例（筆者意訳）

- 吉益東洞(1702-73)の『方機』[25]には，「嘔吐して渇せざる者」に小半夏湯を用い，「もし心下痞し眩悸する者は小半夏加茯苓湯之を主る」とある．
- 福井楓亭(1725-92)は『方読弁解』で，「留飲(胃下垂，胃アトニーの意か)があって嘔吐して食べられず，心下部が痞えて硬くなっていたり，めまいがするものに，この処方を使うとよいときがある．…およそ飲食が進まない者，消耗性疾患で日を経て食が進まない者には，小半夏加茯苓湯の生姜を2倍にして用いると食欲が回復して治ることがある」[26]，「慢性の瘧(繰り返し発熱する疾患－マラリアなど)で食欲がない場合，生姜を増量すると効果が高まる」[27]，「妊娠悪阻，留飲があって嘔吐し，食べられない者に用いる」[28]という．
- 和田東郭(1744-1803)は『蕉窓雑話』で，「小半夏加茯苓は症候により生姜を絞り汁にして入れることがある」[29]とし，また妊娠悪阻に用いる[30]とする．
- 有持桂里(1758-1835)は『校正方輿輗』で，「小半夏湯は嘔吐を治すための総司主剤(中心となる薬)である．何であれ食べた物が胃に納まらず，甚だしいときには湯水も受けない者に汎用する」[31]，「小半夏加茯苓湯は，乳幼児の吐乳でよだれや痰が多く，よだれや痰を出すものによい」[32]，「およそ嘔吐に用いるには少し冷まして用いるのがよい．これは法外の法である」[33]などという．
- 百々漢陰(1776-1839)・百々鳩窓(1808-78)の『梧竹楼方函口訣』[34]には，小半夏湯は心下に水毒があって嘔吐する者を治す処方である．小半夏加茯苓湯は暑い時期の病に最もよい」とする．
- 尾台榕堂(1799-1870)の『類聚方広義』小半夏湯頭注[35]には，「いろいろな病気で嘔吐が甚だしい者に用いる．また，病人が本来必要な湯薬を嫌がり，悪心，嘔吐し，そのときの症状に対応した処方を服すことができない者は皆，小半夏加茯苓湯を兼用すべきである．この処方は嘔吐の主薬である．もし嘔吐して口が渇き，水を飲んだ後にすぐに嘔吐し，嘔と渇とがともに甚だしい者は小半夏湯の主治ではない．小半夏加茯苓湯，五苓散，茯苓沢瀉湯を撰用すべきである」とする．
- 本間棗軒(1804-72)は『内科秘録』で，「食中毒などで嘔吐下痢した後，発熱して口渇が強いときは五苓散がよい．水逆の嘔吐も五苓散の目標となる．もし五苓散で止まないときは小半夏加茯苓湯を用いる．…嘔吐下痢の後，食欲がなく，下痢が長く続く者は胃苓湯がよい」[36]，「頭痛とめまいがして嘔吐する者は半夏白朮天麻湯を与える．それを服用して嘔吐が止まらない者には，半夏瀉心湯もしくは小半夏加茯苓湯を撰用すべきである」[37]，「胃脘痛すなわち胃痛を治すには…，建中湯，千金当帰湯，もしくは安中散を撰用すべきである．嘔吐して薬の納まりかねる者には半夏瀉心湯，小半夏加茯苓湯を撰用すべきである」[38]，「(胃の疼みで，)嘔吐が甚だしいものは安中散，五苓散加赤石脂，小半夏加茯苓湯等を撰用すべきである」[39]などという．
- 浅田宗伯(1815-94)は『勿誤薬室方函口訣』の小半夏湯の項[40]では「この処方は嘔家の聖剤である．水毒による嘔吐にはきわめて

よい．水毒の症候は，心下痞鞕し，背中の七八椎の処に手掌の大きさぐらいだけが冷たい」とし，小半夏加茯苓湯の項[41]では「この処方は小半夏湯の症に停飲を兼ねて渇する者を治す．また停飲があって嘔吐，不食，心下痞硬，あるいは頭眩する者に効果がある」とする．

4 近年の論説

■『漢方診療医典（第6版）』[42]には，「本方は嘔吐を目標に用いるが，五苓散の水逆性の嘔吐と区別しなければならない．本方も，胃内停水があって，嘔吐のあるものに用いるが，五苓散証のようなはげしい口渇はなく，悪心がある．…本方は妊娠嘔吐，諸種の嘔吐，急性胃腸炎などに用いられる」とある．

■ 大塚敬節（1900-80）は『症候による漢方治療の実際（第5版）』[43]で，「悪心，嘔吐を主訴とするものに用いる．悪阻の嘔吐や種々の薬物による胃障害からくる嘔吐に用いる．…小半夏加茯苓湯証の嘔吐と五苓散証の嘔吐とは区別しなければならない．小半夏加茯苓湯証でも，口渇のあることがあるが，その程度は到底五苓散の比ではない．また五苓散証では多量の水を1回にパッと吐くが，小半夏加茯苓湯証では，何回にも少しずつ吐くし，悪心の状が吐いたあとにも残る．…もし小半夏加茯苓湯を用いて，却って吐くようであれば，五苓散の証ではないかと反省してみるがよい」という．

症　例

症例 感冒後の嘔気（筆者経験例）

〔患者〕22歳　女性

〔現病歴〕突然の39度の発熱，悪寒，頭痛，全身の疼痛があった．

〔経過〕インフルエンザと思われたので麻黄湯を用いたところ，発汗解熱した．しかし，その後に嘔気，口苦，咳が残った．小柴胡湯を与えようとしたが，嘔気が強く服用できない．そこで，小半夏加茯苓湯エキスを溶かし，少量ずつ冷服させた．15分程で嘔気が鎮まり，小柴胡湯を服用できた．これを1日服用して治癒した．

鑑　別

■ 二陳湯

小半夏加茯苓湯に陳皮，甘草を加えたもの．やはり悪心，嘔吐に用いる．小半夏加茯苓湯との鑑別は困難．筆者は，やや経過が長い例，慢性胃炎によると思われる例に二陳湯を用いている．悪心，嘔吐以外にも痰飲（水毒）による諸病に広く応用するとされる．

■ 六君子湯

二陳湯に四君子湯を合方した処方．やや虚弱体質者の機能性胃腸症で，食欲低下，胃もたれなどをともなう慢性例に用いる．抗癌剤などによる薬剤性の嘔気にもよい．

■ 五苓散

悪心，嘔吐で要鑑別．小半夏加茯苓湯には，心下痞があるとされること，口渇がないか，あっても軽微なことがポイントであろう．五苓散の嘔吐は，口渇があって尿量が減少し，水を飲んでもすぐに吐く，吐くとまた水を飲みたがるという形（水逆の嘔吐）をとることが多い．急性胃腸炎などで，口渇，尿量減少，噴出性嘔吐がある例には五苓散を用いる．

■ 人参湯

悪心，嘔吐，悪阻で要鑑別．胃下垂顕著で痩せ型の虚弱者で，薄い唾液が口中にあふれて悪心があるというときには人参湯を用いる．冷たい小半夏加茯苓湯を飲むと反って具合が悪く，温かい飲み物のほうがよいという患者によい．

■ 半夏厚朴湯

悪心，嘔吐，悪阻で要鑑別．不安神経症傾向，咽喉頭異常感があれば半夏厚朴湯．

■ 半夏瀉心湯

悪心，嘔吐で要鑑別．体質中等度で心下痞鞕（上腹部のつかえ感と腹筋緊張）があれば半夏瀉心湯．腹鳴，下痢をともなう例が多い．

■ 呉茱萸湯

悪心，嘔吐で要鑑別．頭痛にともなう例に用いる．頭痛がなくても，他剤無効ならば試みる．体質を問わない．

引用文献

1) 厚生労働省：第16改正日本薬局方, p.1571, 2011.
2) 木村孟淳, 他編：新訂生薬学, 改訂第7版, p.116, 南江堂, 2012.
3) 鳥居塚和生：モノグラフ 生薬の薬効・薬理, p.381, 医歯薬出版, 2003.
4) 大塚敬節, 矢数道明, 清水藤太郎：漢方診療医典, 第6版, p.427, 南山堂, 2001.
5) 真柳誠：漢方診療, 12(11)：21, 1994.
6) 厚生労働省：第16改正日本薬局方, p.1521, 2011.
7) 木村孟淳, 他編：新訂生薬学, 改訂第7版, p.104-106, 南江堂, 2012.
8) 鳥居塚和生：モノグラフ 生薬の薬効・薬理, p.239-249, 医歯薬出版, 2003.
9) 大塚敬節, 矢数道明, 清水藤太郎：漢方診療医典, 第6版, p.416, 南山堂, 2001.
10) 厚生労働省：第16改正日本薬局方, p.1575, 2011.
11) 木村孟淳, 他編：新訂生薬学, 改訂第7版, p.194-195, 南江堂, 2012.
12) 鳥居塚和生：モノグラフ 生薬の薬効・薬理, p.391, 医歯薬出版, 2003.
13) 大塚敬節, 矢数道明, 清水藤太郎：漢方診療医典, 第6版, p.428, 南山堂, 2001.
14) 張仲景：元・鄧珍本『金匱要略』, 2-5b, 復刻版, p.88, 燎原書店 1988.
15) 張仲景：元・鄧珍本『金匱要略』, 2-5b, 復刻版, p.92, 燎原書店 1988.
16) 張仲景：元・鄧珍本『金匱要略』, 2-5b, 復刻版, p.88, 燎原書店 1988.
17) 張仲景：元・鄧珍本『金匱要略』, 2-5b, 復刻版, p.115, 燎原書店 1988.
18) 張仲景：元・鄧珍本『金匱要略』, 2-3a, 復刻版, p.83, 燎原書店 1988.
19) 張仲景：元・鄧珍本『金匱要略』, 2-3a〜b, 復刻版, p.83-84, 燎原書店, 1988.
20) 長谷川弥人：勿誤薬室「方函」「口訣」釈義, p.765, 創元社, 1985.
21) 孫思邈：備急千金要方, 18-21a, 復刻版, 東洋医学善本叢書9, 宋版備急千金要方・上, p.653, オリエント出版社, 1989.
22) 陳師文, 他：増広太平恵民和剤局方, 治痰飲（附咳嗽）門, 茯苓半夏湯, 4-13b, 和刻漢籍医書集成第4輯（小曽戸洋, 他編）, p.84, エンタプライズ, 1988.
23) 陳言：三因極一病証方論, 痰飲叙論, 13-4b, 和刻漢籍医書集成第1輯（小曽戸洋, 他編）, p.170, エンタプライズ, 1988.
24) 陳自明・撰, 薛己・校注：太医院校註婦人良方大全, 婦人風痰積飲嗽咳方論第15, 6-29a, 和刻漢籍医書集成第3輯（小曽戸洋, 他編）, p.90, エンタプライズ, 1989.
25) 吉益東洞：方機, 近世漢方医学書集成12巻（大塚敬節, 他編）, p.543-544, 名著出版, 1980.
26) 福井楓亭：方読弁解, 近世漢方医学書集成54巻（大塚敬節, 他編）, p.149, 名著出版, 1981.
27) 福井楓亭：方読弁解, 近世漢方医学書集成54巻（大塚敬節, 他編）, p.177, 名著出版, 1981.
28) 福井楓亭：方読弁解, 近世漢方医学書集成54巻（大塚敬節, 他編）, p.386, 名著出版, 1981.
29) 和田東郭：蕉窓雑話, 近世漢方医学書集成15巻（大塚敬節, 他編）, p.344, 名著出版, 1979.
30) 和田東郭：蕉窓雑話, 近世漢方医学書集成15巻（大塚敬節, 他編）, p.483, 名著出版, 1979.
31) 有持桂里：校正方輿輗, 近世漢方医学書集成86巻（大塚敬節, 他編）, p.183-184, 名著出版, 1982.
32) 有持桂里：校正方輿輗, 近世漢方医学書集成85巻（大塚敬節, 他編）, p.213, 名著出版, 1982.
33) 有持桂里：校正方輿輗, 近世漢方医学書集成86巻（大塚敬節, 他編）, p.184-185, 名著出版, 1982.
34) 百々漢陰, 百々鳩窓：梧竹楼方函口訣, 復刻版, p.99, 春陽堂書店, 1976.
35) 尾台榕堂：類聚方広義, 頭註, 近世漢方医学書集成57巻（大塚敬節, 他編）, p.278-279, 名著出版, 1980.
36) 本間棗軒：内科秘録, 近世漢方医学書集成21巻（大塚敬節, 他編）, p.277, 名著出版, 1979.
37) 本間棗軒：内科秘録, 近世漢方医学書集成21巻（大塚敬節, 他編）, p.375, 名著出版, 1979.
38) 本間棗軒：内科秘録, 近世漢方医学書集成21巻（大塚敬節, 他編）, p.548-549, 名著出版, 1979.
39) 本間棗軒：内科秘録, 近世漢方医学書集成21巻（大塚敬節, 他編）, p.600, 名著出版, 1979.
40) 浅田宗伯：勿誤薬室方函口訣, 近世漢方医学書集成96巻（大塚敬節, 他編）, p.299, 名著出版, 1983.
41) 浅田宗伯：勿誤薬室方函口訣, 近世漢方医学書集成96巻（大塚敬節, 他編）, p.299-300, 名著出版, 1983.
42) 大塚敬節, 矢数道明, 清水藤太郎：漢方診療医典, 第6版, p.359, 南山堂, 2001.
43) 大塚敬節：症候による漢方治療の実際, 第5版, 南山堂, p.295-296, 2000.

64 消風散
shofusan

製品番号：22

〔構成生薬〕

当帰，地黄，防風，蝉退，知母，苦参，胡麻，
荊芥，蒼朮，牛蒡子，石膏，甘草，木通

処方の特徴

1 処方概要

　消風散は，湿疹，皮膚炎に用いる代表的な漢方薬の1つである．

　小曽戸[1]によれば，現在"かゆい"という意味で常用される"瘙痒"という熟語は中国の宋代に成語となったが，そのもとは隨代の『諸病源候論』（610年刊）に「邪が皮膚に客し，風が掻けば則ち痒し」[2]とある病理観によるものであり，これが唐代に"風搔痒"（風が皮膚を掻いて痒い）となり，さらに宋代に"風瘙痒"となったが，ここから風の字が省略されて"瘙痒"となったのであり，消風散という名前の由来も，このような"風"を消散させることを目的とするからだという．

2 使用目標と応用（表1）

　慢性湿疹で浸出性炎症が強いものに用いる．患部の熱感と発赤が強く，痒みがあり，粘稠で臭いの強い分泌物が多く出て痂皮形成傾向のあるものが適応となる．ただし，すでに外用ステロイド薬を用いている状態では必ずしもこの通りではない．皮膚乾燥して痂皮形成が少ないものにも用いてよい．古典では夏期悪化傾向があるとされるが，これも冷房の発達した現代では例外が多い．

　臨床的には，慢性湿疹，皮膚炎全般に有用な可能性がある．実際に使用して効果をみながら有効と思われれば続けるという使い方が実際的であろう．温清飲，当帰飲子など他剤無効の例に用いてよい可能性がある．

　体質は，いわゆる実証から虚実中間証まで幅広い者が対象となる．

　応用として，慢性湿疹，アトピー性皮膚炎のほか，慢性蕁麻疹，あせも，にきびなどに奏効する可能性がある．

　臨床では，消風散に限らず，漢方薬のみでアトピー性皮膚炎が改善する例は少ない．痒みを抑える薬効もそれほど強くはない．外用ステロイド薬などと併用するのが実際的であろう．なお，消風散エキスに黄連解毒湯エキスを併用すると有用な場合がある．

表1　消風散の使用目標と応用

- ■応用
  - ・慢性湿疹，アトピー性皮膚炎のほか，慢性蕁麻疹，あせも，にきび　など
- ■症候
  - ・慢性湿疹で浸出性炎症が強いもの
  - ・患部の熱感と発赤が強く，痒みがあり，粘稠で臭いの強い分泌物が多く出て痂皮形成傾向のあるもの
  - ・外用ステロイド薬使用時は皮膚炎全般に試行錯誤的に使用して効果をみる
  - ・皮膚乾燥して痂皮形成も少ないものにも用いてよい
  - ・温清飲，当帰飲子などが無効例に試みてよい
- ■体質
  - ・中等度以上
- ■併用
  - ・黄連解毒湯と併用すると有用な場合がある

論　説

1 原典

陳実功『外科正宗』（1617年刊）疥瘡論[3]

〔条文〕風湿，血脈に浸淫し，瘡疥を生ずるを致し，搔痒絶えざる，及び，大人，小児の風熱，癮疹，遍身に雲片斑点，乍ち有り，乍ち無きを治して並びに効あり．

〔大意〕外邪である風湿が血脈をおかし，皮膚炎を生じて痒みが続くものを治す．また大人でも子供でも風熱の蕁麻疹で，全身に雲のような斑点が出たり引っ込んだりするものに効果がある．

〔解説〕瘡疥は，湿疹，皮膚炎全体を指すことが多い．癮疹は，『病名彙解』[4)]に「『丹台玉案』癮疹門に云，癮疹と云ものあり．…隠々然として皮膚の間にあり．発するときは多くは癢して不仁す」とあり，蕁麻疹と思われる．『外科正宗』では，このほか白屑風[5)]，座痱瘡[6)]，鈕叩風[7)]の項にも消風散が記載される．矢数道明[8)]は，白屑風を"しらくも"，座痱瘡を"あせも"，鈕叩風を"風湿による皮膚瘙痒症"とする．『病名彙解』では白屑風を"ふけ"とする[9)]．

❷ 中国医書の記載

■『医宗金鑑』（呉謙ら編纂，1742）の外科・編輯外科心法要訣・鈕扣風[10)]には，「鈕扣風は，胸頸の間に生じ，風湿結聚して搔癢すること難く，延及すれば片浸汁水を成す．…〔消風散〕鈕扣風，搔癢度無く，抓破して津水あり，亦た津血有る者を治す」とある．鈕扣風は，胸から頸部にかけての皮膚炎の名称で，痒みが強く爪で搔くので分泌物が出て血も混じっている状態と思われる．アトピー性皮膚炎を彷彿とさせる（小山[11)]の指摘）．

❸ 江戸時代医家の論説（筆者意訳）

■福井楓亭（1725-92）の『方読弁解』[12)]には，「小さな化膿性の湿疹があって分泌物の多い者に用いる．膿の分泌が多く，血燥する者は当帰飲子がよい」とある．化膿性湿疹によいという説は百々漢陰も述べているが，少数派のようである．

■目黒道琢（1739-98）の『餐英館療治雑話』[13)]には，「この処方は，疥その他一切の湿熱が，血脈に浸淫して，瘡疥を生じて痒もものを治す．…半年，一年と長引いて，痒みが強く，引っ搔けば出てくるが，搔かねば消えてしまう．またジトジトと脂っぽい水様の液が出たり，あるいは乾いて治ったようでもまたその痕から出てきたり，あるいは病人が腹の内に熱感を覚え，時々発熱のようにカッと上気し，夜に入ればとりわけ痒みが甚しいなどの症候には，この処方を用いるのが標準である．…小児で毎年夏になると，湿疹ができて痒みが強く，夜寝られない者は，世上に多い．…消風散から石膏と胡麻を除いて用いると妙効がある」とある．

■百々漢陰（1776-1839）・百々鳩窓（1808-78）の『梧竹楼方函口訣』[14)]にも，「小さな湿疹で化膿傾向があり，全身が痒くて堪えがたく，熱すなわち炎症が盛んな者に用いるとよい．すみやかに痒みを止めて湿疹を燥かす処方である」とある．また，この記載の後に「頭上風刺，婦人粉刺」とあり，にきびなどに用いるという意と思われる．

■浅田宗伯（1815-94）の『勿誤薬室方函口訣』[15)]には，「この処方は，風湿が血脈に浸淫して瘡疥を発する者を治すものである．30歳ほどのある婦人，年々夏になると全身に悪瘡を発し，皮膚が木皮の如く，痒みがあって，ときに希薄な分泌物が多く耐え難い．諸医が治療を試みたが治らなかった．私はこの消風散を用いたところ，1ヵ月で効果が見られ，3ヵ月でまったく治った」とある．大塚敬節はこの症例に触発されて初めて消風散を用いたという．

❹ 近年の論説

■昭和初期から活躍した小出壽[16)]は「三十年来，丁度松の皮の様に全身になっていて痒くて寝られず，それに消風散…をやって1ヵ月で治って喜ばれたことがありました」という．

■『漢方診療医典』[17)]には，「この方は内熱があって，分泌物が強く，瘙痒のはなはだしい

皮膚病に用いるものである．すなわち頑固な湿疹で，分泌物があって痂皮を形成しその外見が汚穢で，地肌に赤味を帯び，痒みが強く，口渇を訴えるものを目標とする．…本方は頑固な湿疹，蕁麻疹，…，あせも，皮膚瘙痒症，苔癬，夏期に悪化するいろいろの皮膚疾患に応用される．本方の証と思われ，しかも効なきときは温清飲を試みるがよい」とあり，蕁麻疹[18]，湿疹[19]，乾癬[20]，"アレルギー性皮膚炎"（アトピー性皮膚炎）[21]の項に記載される．
■ 大塚敬節（1900-80）の『症候による漢方治療の実際』[22]には，「湿疹で分泌物が多く，痂皮を形成し，かゆみの強いものによい．口渇を訴えるものが多い」とある．
■ 矢数道明（1905-2002）の『臨床応用漢方処方解説』[23]には，「内熱があって，分泌物強く，瘙痒の甚だしい皮膚病に用いる．…頑固な湿疹で，分泌物が多く，痂皮を形成し，地肌が赤みを帯び，痒みが強く，口渇を訴えるのを目標とする」とある．
■ 松田邦夫[24]は，「私は，小児湿疹に治頭瘡一方や消風散を愛用する．両者の局所所見は酷似し鑑別が難しい．前者は主として頭瘡，すなわち頭部湿疹に用いられ，後者は全身性の湿疹によいといい，好発部位に違いがあるとされる．しかし，実際には鑑別がむずかしいことが多く，一方が効かないときに他方に変方するとよい場合も多い．このほか，年齢による差もあるようである．私は，女児では初潮以前に治頭瘡一方を多用し，初潮以後には消風散を用いることが多い．消風散無効例に温清飲有効例があることはよく知られている．その際，皮膚枯燥は参考になる．ただ私は最近，温清飲証のように見えて，これを用いるとかえってかゆみが増悪する例を経験することが多い．そのような場合，黄連解毒湯を用いると急に好転する．温清飲中の四物湯の温がかゆみを増悪させて悪い場合があるようである」という．

症 例

症 例 湿疹に消風散2例（大塚敬節治験）[25]

私がはじめて消風散を用いたのは，昭和21，2年の頃である．ある日，体格のよい，血色のよい30歳位の女性が来院した．足におできができて，いつまでも治らないという．診ると右の下腿にくるみ大の円い発疹があり，じゅくじゅくと汁が出て，いつまでも治らないという．かゆいが，なるべくかかないようにしているという．私はこれに桂枝茯苓丸，十味敗毒湯，防已黄耆湯などを用いたが，効がないばかりか，却ってよくない．（略：上記の浅田宗伯の記載例と比べて）私の患者は，患部は下腿の一部分に限局はしているが，発病が5月下旬で，分泌物が流れる点，この例によく似ている．そこで消風散にしたところ，分泌物が減じ，かゆみも軽くなり，1ヵ月足らずで治った．その後，湿疹で分泌物が多く，貨幣状に痂皮を作るものにこの方を用いると，まことによくきくことを知った．（以下略）

次の患者は，色の浅黒い36歳の男性，7年前より湿疹にかかり，皮膚科にかかったり，温泉に行ったりしたが治らない，…．初診は昭和29年11月29日．湿疹は顔面一面と手足にひろがり，瘙痒がひどい．患部からは分泌物が流れ，それがところどころに痂皮を作っている．口渇があり，大便は1日1行ある．私はこれに消風散を与え，…1週間毎の来院のたびに，患部がきれいになり，多少の一進一退はあったが，昭和30年6月には9分通り全快した．（以下略）

鑑 別

■ 温清飲

皮膚乾燥傾向のある湿疹・皮膚炎に用いる．古典では，冬期悪化傾向があれば温清飲，夏

期悪化傾向があれば消風散とされる．また鑑別困難なときには，片方で効かなければ他方を用いるとされる．

■ 当帰飲子(とうきいんし)

湿疹・皮膚炎で，炎症自体はさほどでもないが皮膚乾燥傾向が強いという例に用いる．冷え症で貧血様顔色のものが多い．局所の熱感があれば温清飲または黄連解毒湯を考慮する．

■ 黄連解毒湯(おうれんげどくとう)

皮膚炎，蕁麻疹などで炎症が強く，局所が発赤充血して熱感が強いものに用いる．アトピー性皮膚炎では消風散と併用すると効果的な場合がある．

■ 治頭瘡一方(ちずそういっぽう)

頭部を中心とする皮膚炎に用いる．小児期に用いることが多い．ときに，消風散との鑑別は困難．

■ 十味敗毒湯(じゅうみはいどくとう)

化膿傾向のある皮膚病変，蕁麻疹，皮膚炎などに幅広く用いる．痒みが強く分泌物と痂皮形成傾向があれば消風散を用いる．

■ 柴胡清肝湯(さいこせいかんとう)

温清飲に類似した処方で，乾燥傾向のある湿疹・皮膚炎に用いる．消風散との鑑別は困難な場合がある．

■ 白虎加人参湯(びゃっこかにんじんとう)

ほてり，熱感，乾燥傾向のある皮膚炎に用いる．ときに口渇を訴える．消風散は分泌物と痂皮形成傾向を目標とする．しかし，多くは鑑別困難．

引用文献

1) 小曽戸洋：漢方診療，13(11)：31，1994.
2) 巣元方：諸病源候論，2-11b，復刻版，東洋医学善本叢書 6，宋版諸病源候論，p.31，東洋医学研究会，1981.
　※本書にこの文章を見いだすことができなかった．風諸病風瘙痒候に「此由遊風在於皮膚逢寒身体疼痛遇熱則瘙痒」(此れ遊風，皮膚に在るに由り，寒に逢えば身体疼痛し，熱に遇えば則ち瘙痒す) とある．
3) 陳実功：外科正宗，疥瘡論，4-43b～4-44a，和刻漢籍医書集成第 13 輯 (小曽戸洋，他編)，p.188，エンタプライズ，1991.
4) 蘆川桂洲：病名彙解，近世漢方医学書集成 64 巻 (大塚敬節，他編)，p.88-89，名著出版，1982.
5) 陳実功：外科正宗，疥瘡論，4-58b，和刻漢籍医書集成第 13 輯 (小曽戸洋，他編)，p.195，エンタプライズ，1991.
6) 陳実功：外科正宗，疥瘡論，4-61b，和刻漢籍医書集成第 13 輯 (小曽戸洋，他編)，p.197，エンタプライズ，1991.
7) 陳実功：外科正宗，疥瘡論，4-67b，和刻漢籍医書集成第 13 輯 (小曽戸洋，他編)，p.200，エンタプライズ，1991.
8) 矢数道明：臨床応用漢方処方解説，増補改訂版，p.279，創元社，1981.
9) 蘆川桂洲：病名彙解，近世漢方医学書集成 64 巻 (大塚敬節，他編)，p.106，名著出版，1982.
10) 呉謙，他：医宗金鑑，復刻版，外科 (1)，p.102-103，大中国国書公詞，中華民国，1982 (民国 71 年)．
11) 小山誠次：古典に基づく エキス漢方方剤学，p.330，メディカルユーコン，1998.
12) 福井楓亭：方読弁解，近世漢方医学書集成 54 巻 (大塚敬節，他編)，p.460，名著出版，1981.
13) 目黒道琢：餐英館療治雑話，近世漢方医学書集成 107 巻 (大塚敬節，他編)，p.252，名著出版，1983.
14) 百々漢陰，百々鳩窓：梧竹楼方函口訣，復刻版，p.220，春陽堂書店，1976.
15) 浅田宗伯：勿誤薬室方函口訣，近世漢方医学書集成 96 巻 (大塚敬節，他編)，p.312，名著出版，1982.
16) 小出壽：座談会"皮膚病を語る"．大塚敬節，矢数有道，木村長久，小出壽，矢数道明，気賀林一，漢方と漢薬，5(8)：67，1938.
17) 大塚敬節，矢数道明，清水藤太郎：漢方診療医典，第 6 版，p.360-361，南山堂，2001.
18) 大塚敬節，矢数道明，清水藤太郎：漢方診療医典，第 6 版，p.275，南山堂，2001.
19) 大塚敬節，矢数道明，清水藤太郎：漢方診療医典，第 6 版，p.287，南山堂，2001.
20) 大塚敬節，矢数道明，清水藤太郎：漢方診療医典，第 6 版，p.292，南山堂，2001.
21) 大塚敬節，矢数道明，清水藤太郎：漢方診療医典，第 6 版，p.295，南山堂，2001.
22) 大塚敬節：症候による漢方治療の実際，第 5 版，p.655-658，南山堂，2000.
23) 矢数道明：臨床応用漢方処方解説，増補改訂版，p.278-282，創元社，1981.
24) 松田邦夫：症例による漢方治療の実際，p.278-282，創元社，1992.
25) 大塚敬節：症候による漢方治療の実際，第 5 版，p.655-658，南山堂，2000.

65 升麻葛根湯
shomakakkonto

製品番号：101

〔構成生薬〕
葛根，芍薬，升麻，甘草，生姜

処方の特徴

1 処方概要

升麻葛根湯は，元来は瘡疹あるいは痘疹と呼ばれた"発疹をともなう急性伝染性熱病"に用いられ，後に麻疹初期の常用処方と見なされるに至った．現在では，感冒初期や皮膚炎などに応用される．

升麻は，キンポウゲ科のサラシナショウマおよびその同属植物の根茎．解熱，解毒，鎮痛剤で，身熱，無汗，頭痛，咽喉痛，麻疹，瘡腫に用いるとされる[1]．薬理学的にも，抗炎症作用，体温降下作用，鎮痛作用，肛門部潰瘍抑制作用などが認められている[2]．升麻葛根湯のほか，補中益気湯，乙字湯，紫根牡蛎湯などにも含まれる．

葛根は，マメ科のクズの根．発汗，解熱，緩解剤で，熱性病，感冒，項背が強急する（項頸部の筋緊張が強い状態）に用いるとされる[3]．本処方のほか，葛根湯，桂枝加葛根湯，参蘇飲などにも含まれる．

2 使用目標と応用

伝統的使用法では，麻疹の前駆期から発疹期初期で，頭痛，発熱，身体痛，眼痛，鼻の乾燥感，鼻出血，不眠などがあるときに用いるとされる．体質的には中等度からやや虚証が対象となる．麻疹による発熱期間を短縮し，重症化を防ぐ可能性があるとの報告[4]もあり，現代でも一定の臨床的有用性を期待できる可能性がある．

麻疹以外への応用としては，感冒初期，皮膚炎，水痘，扁桃炎軽症例などに有効な可能性があるとされる．

論 説

1 原典

龔廷賢『万病回春』巻2・傷寒[5]

〔条文〕升麻葛根湯 傷寒の頭痛，時疫，増寒壮熱，肢体痛み，発熱悪寒，鼻乾き，睡るを得ざるを治し，兼て寒暄時ならず，人多く疫を病み，たちまち煖にして衣を脱ぐを治す．及び瘡疹の已発未発，疑似の間，宜しく服すべし．（以下加減方は省略）

〔大意〕升麻葛根湯は，"傷寒"（重篤な急性発熱性感染症）の頭痛，流行性の疫病による強い悪寒・発熱，身体痛，鼻が乾いて眠れないものを治す．兼ねて季節外れの暑さ寒さで疫病が流行し，急に体があつくなって衣服をぬぐものを治す．また"瘡疹"（発疹）が，出るか出ないかという時期に服用するとよい．

〔解説〕時疫は流行性熱病．増寒は憎寒，悪寒に同じ．寒暄は季節の寒暖のこと．現在の5味からなる升麻葛根湯は，『万病回春』（1587年成立）が出典とされる（真柳[6]による）．なお，『万病回春』では，巻3斑疹[7]，および巻7痘瘡[8]にも升麻葛根湯が載る．

2 中国医書の記載

生姜のない4味の升麻葛根湯については，『太平恵民和剤局方』（以下，『和剤局方』）および先行する諸書に記載がある（p.373 附記1参照）．ここでは『和剤局方』以下を紹介する．

■宋代の『和剤局方』（陳師文ら）〈注1〉[6] 巻2傷寒門[9]には，「大人小児，時気瘟疫にて，頭痛発熱し，肢体煩疼するを治す．及び瘡疹，已発及び未発，疑弐の間，並びに宜しく之を

服すべし」（大意：大人でも子供でも，流行性疾患で頭痛，発熱，手足が疼いて痛むものに用いる．また，発疹などで，発疹が已に出ているもの，これから出ようとするもの，その中間などにもこの薬を用いる）．『万病回春』の主治条文は，『和剤局方』の条文に類似し，龔廷賢がこれを下敷きにした可能性が高いとされる[6]．

■ 明代，『医学正伝』（虞摶，1515年成立）傷寒門・葛根湯には，「如し陽明の正病を見わし，頭目痛み，鼻乾き，汗無く，肌肉疼痛せば，本方（＝葛根湯）中より麻黄桂枝を去りて升麻一銭半を加え，芍薬を倍し，微汗を取りて愈ゆ．升麻葛根湯と名づく」[10]とあり，また斑疹門には「升麻葛根湯は，傷寒陽明実熱の発斑を治す」[11]とある．傷寒門の使用法は感染症への対応であるが，斑疹門の使用法は必ずしも感染症ではない皮膚症状に用いるとも理解できる．

3 江戸時代医家の論説（筆者意訳）

■ 曲直瀬道三（1507-94）らの『衆方規矩』傷寒門には，「陽明の症で，目がいたみ鼻がかわき，眠らず，自汗があって熱を悪む者を治す」[12]とあり，小児門には，「"癮疹"は紅点が出て，蚤の刺したようである．升麻葛根湯がよい．…思うに"癮疹"を治す最上の処方である」[13]という．癮疹は，蕁麻疹を指すこともあるが，ここでは麻疹の意であろう．

■ 岡本玄治（1587-1645）の『玄治方考』[14]には，「予（自分）が，この処方を用いるときに，口訣が4つある」とし，①「"陽明の証"で，悪寒発熱するものは熱が肌表にある．升麻葛根湯を用いる」，②「冬は寒いのが当たり前である．反って温かいと，即ち"不正の気"を受ける．この病気を"冬温"という．升麻葛根湯の主治である」，③「"瘟疫"（急性伝染病）および"傷寒"で発斑する者にはこの処方を用いる」，④「痘疹がまだ出ていないか，あるいは少し出てきた者には，升麻葛根湯を用いて発表し，発疹が大いに出た後にはこの処方は用いない」とする．

■ 北尾春圃（1658-1741）の『当壮庵家方口解』には，小柴胡湯との併用，黄連解毒湯との併用，あるいは眼病に用いることなどの記載がある[15]．

■ 加藤謙斎（1669-1724）の『医療手引草』には，「この薬は諸々の医書に感冒門に載せてあるけれども感冒にはあまり効果がない薬である．…紫蘇葉を加えると，小児の感冒には型どおりの効果がある」[16]といい，「古書には升麻葛根湯を服用して発疹が出てきたら中止せよとある．表を発し過ぎて悪いという．しかし，これも一概に守れぬこともある．直ちに中和の剤になおすこともある」[17]という．

■ 香月牛山（1656-1740）は『牛山方考』で，「痘疹を治する最上の方なり」とし，種々の加減方を記載するが，数種の生薬を加えることで，麻木（四肢麻痺），癮疹（蕁麻疹），口内炎，発黄（黄疸），丹毒（猩紅熱）などに奇効があるという[18]．

■ 香月牛山はまた『牛山活套』で「傷寒発斑の症（麻疹など）には，小柴胡湯と升麻葛根湯とを合方して連翹または玄参を加えて用いるとよい」[19]，「乳幼児の頭部湿疹には荊防敗毒散などを用いることもあるが，虚に属する者には四君子湯と升麻葛根湯を合方して連翹を加えると奇効がある」[20]という．これなど使ってみたくなる．

■ 和田東郭（1744-1803）の『蕉窓雑話』には「痘の療治なども至って簡単にしてもすむものだ．最初にまず升麻葛根湯類を用いるのが通常当然のことだ」[21]という．

■ 原南陽（1752-1820）も，「痘治療専門家の

〈注1〉升麻葛根湯は，大観年間（1107-10）に成立したとされる第1版『和剤局方』の部分にある[6]．

書いたどの医書にも，升麻葛根湯を初期発熱の主方としている」[22]という．

4 近年の諸説

■ 矢数有道（1908-46）[23]は，麻疹（p.373 附記2参照）の「前駆期あるいはカタル期」には「原則として升麻葛根湯を専用する．痘瘡ならびに麻疹に対する本方の価値は，既に古人の定評あるところである」とし，「本方の適応症は，葛根湯の如く太陽陽明合病の場合である．すなわち頭疼，身痛，発熱，悪寒，無汗は，表症であって太陽病であり，反って，口渇，目痛，鼻乾不得臥の徴候は無論陽明病である」という．また『医方集解』を引用して，升麻葛根湯は麻疹の前駆期にのみ用い，発疹後は他に転方するを常道としているという．要するに升麻葛根湯は，麻疹の発疹期以前であり，葛根湯の如く頭痛，発熱，悪寒，無汗などとともに，口渇，眼痛み，鼻乾き臥床できないときに用いるとする〈注2〉．

■ 矢数道明（1905-2002）は，「森道伯先生は大正7年の流行性感冒の時，呼吸器性の者には小青竜湯加杏仁，石膏で，脳症には升麻葛根湯加白芷，川芎，細辛それから胃腸系のものには香蘇散加茯苓，白朮，半夏の三方でほとんど解決した」[24]といい，また「麻疹・痘瘡・猩紅熱などのように，発疹をともなう熱性病の初期，または流感の頭痛甚だしく脳症状のあるものに用いる．目痛み，鼻乾き，衄血し，不眠などがある．流行性感冒，麻疹，猩紅熱，水痘，衄血，眼充血，皮膚病，扁桃腺炎などに応用される」[25]という．

■ 大塚敬節（1900-80）と矢数道明は，1954年刊の『漢方診療の実際』では，「麻疹は熱毒であるから補剤を用いることは極めてまれである．…【升麻葛根湯】麻疹は鮮紅色の皮疹が十分に出るのを佳徴とする．潜伏期および前駆期に特有のカタル症状を発し，麻疹の疑いを持ち，或は診断した時には速やかに本方を与え，発疹を促す．本方は麻疹初期の代表的なもので，十分発疹が完了するまで服用させる．一般には本方だけで十分である」とする．升麻葛根湯のほかに葛根湯，桂枝加葛根湯，葛根黄連黄芩湯，竹葉石膏湯，小柴胡湯，小柴胡湯加桔梗石膏，柴胡清肝湯，小青竜湯合麻杏甘石湯，二仙湯（黄芩・芍薬），五物解毒湯（川芎・金銀花・大黄・荊芥・十薬）を挙げる[26]．後の『漢方診療医典（第6版）』では，升麻葛根湯は「麻疹の初期に用いて，発疹を促進し，経過を順調にする効がある．発疹が出そろうまで飲ましてよい」とし，このほか葛根湯，葛根黄連黄芩湯，竹葉石膏湯，小柴胡湯，小柴胡湯加桔梗石膏，柴胡清肝湯，真武湯，四逆湯，小青竜湯合麻杏甘石湯，二仙湯，五物解毒湯，補中益気湯，黄耆建中湯，柴胡桂枝乾姜湯，十全大補湯，人参養栄湯などを挙げる[27]．後者では補剤の使用を認めている．

■ 阿部[4]は，1993年2～8月に経験した麻疹64例のうち，経過を把握できた升麻葛根湯18例，西洋薬群18例について検討．①発熱日数の比較で，西洋薬群に比べて升麻葛根湯群は38度以上の発熱日数が優位に少なかった．②西洋薬群では肺炎1例，12日間以上の発熱者1例の合計2例の入院があったが，升麻葛根湯群では全例外来で経過観察しえた．したがって，升麻葛根湯投与群のほうが治癒が早く重症化が少ないと考えられたという．

〈注2〉ここでいう麻疹の前駆期あるいはカタル期とは，成書にある「発熱，咳嗽，鼻汁，眼脂，羞明などの上気道炎および結膜炎の症状があり，口腔粘膜にコプリック斑および粘膜疹を生ずる時期．発疹期は，前駆期の3～4日後に，いったん体温が下降後，再び体温が上昇し，同時に特有の発疹が現われる状態」のことと思われる．なお矢数は，古来，麻疹ではとくに体を冷やすことが戒められ，冷やせば悪化するとしてきているという．

鑑別

1．発熱時
■葛根湯，桂枝加葛根湯，小柴胡湯および小柴胡湯加桔梗石膏などとの鑑別が必要である．いずれも，升麻葛根湯よりも実証で症状が顕著である．発疹が出きってからは升麻葛根湯は用いず，柴胡清肝湯，白虎加人参湯などが考えられよう．

2．慢性皮膚病変に使用する場合
■十味敗毒湯，柴胡清肝湯，温清飲などとの鑑別が問題となると思われる．

附記

１ 生姜のない升麻葛根湯
小山[28]は，『小児斑疹備急方論』（董汲・撰，1093年序[6]）に載る升麻散，『傷寒活人書』（1108年成立[6]）に載る升麻湯が，いずれも生姜のない4味の方に一致し，類似した主治条文があることを報告する．なお，有持桂里（1758-1835）は『稿本方輿輗』[29]で，升麻葛根湯の原方は『備急千金要方』の芍薬四物解肌湯だという．すなわち，「これはもと『千金』に出でて…小児の傷寒に用いたる方なり」とし，「按ずるに升麻葛根湯はこの解肌湯より出でたる方なり．即ち此の方の黄芩を去りて甘草に代えたるが升麻葛根なり」という．確かに，孫思邈の『千金要方』巻5には，「治少傷寒芍薬四物解肌湯方」[30]とあり，その薬味は芍薬，黄芩，升麻，葛根とある．

２ 歴史的経緯からみた麻疹・ハシカ
矢数有道[31]によれば，麻疹の病症が明らかに記載されたのは，宋代の『三因極一病証方論』とされる．同書には「細粟，麻の如き者，俗に呼んで麻と為す．即ち膚疹也」[32]とある〈注3〉[33]．麻疹という病名をはじめて命名したのは明代の龔信という．龔信の『古今医鑑』（1576年成立）には痘瘡との鑑別として麻疹の名があり，治療法を論ずる[34]．龔信の子である龔廷賢の『万病回春』（1587年成立）[35]，『寿世保元』（1615年刊）[36]，『済世全書』（1616年刊）[37]にも麻疹の項がある．『済世全書』以外は，いずれも升麻葛根湯を第一に記載する．矢数有道によれば，日本で麻疹を「ハシカ」と呼ぶのは，鎌倉時代の『万安方』瘡疹の部に疹をハシカと読んだことによるという．「ハシカとは稲麦の芒で，喉に芒の立った様にイライラする（アンギナ徴候）故にハシカという」とする．

引用文献

1) 大塚敬節，矢数道明，清水藤太郎：漢方診療医典，第6版，p.416，南山堂，2001．
2) 鳥居塚和生，編著：モノグラフ 生薬の薬効・薬理，p.251-258，医歯薬出版，2003．
3) 大塚敬節，矢数道明，清水藤太郎：漢方診療医典，第6版，p.407，南山堂，2001．
4) 阿部勝利：麻疹に対して西洋薬治療と比較した升麻葛根湯の臨床効果．漢方の臨床，32(6)：22-27，1995．
5) 龔廷賢：万病回春解説，2-31a，和刻漢籍医書集成第11輯（小曽戸洋，他編），p.57，エンタプライズ，1991．
6) 真柳誠：漢方一話 処方名のいわれ，95 升麻葛根湯．漢方診療，25(3)：140，2001．
7) 龔廷賢：万病回春解説，3-69a〜b：和刻漢籍医書集成第11輯（小曽戸洋，他編），p.125，エンタプライズ，1991．
8) 龔廷賢：万病回春解説，7-49b〜50a：和刻漢籍医書集成第11輯（小曽戸洋，他編），p.273，エンタプライズ，1991．
9) 陳師文，他：増広太平恵民和剤局方，傷寒門，2-5a，和刻漢籍医書集成第1輯（小曽戸洋，他編），p.43，エンタプライズ，1988．
10) 虞摶：医学正伝，1-50b，和刻漢籍医書集成第8輯（小曽戸洋，他編），p.29，エンタプライズ，1990．
11) 虞摶：医学正伝，2-10a，和刻漢籍医書集成第8輯（小曽戸洋，他編），p.44，エンタプライズ，1990．
12) 曲直瀬道三・原著，曲直瀬玄朔・増補：医療衆方規矩，

〈注3〉『三因極一病証方論』巻16斑瘡証治には升麻湯の名で記載され，「大人小児，風寒温疫に傷られ，頭痛，寒熱，体疼，斑瘡已に発し，未だ発せざるを治す．並びに服すべし」[33]とある．

近世漢方医学書集成 5 巻（大塚敬節，他編），p.58，名著出版，1979.

13) 曲直瀬道三・原著，曲直瀬玄朔・増補：医療衆方規矩，近世漢方医学書集成 5 巻（大塚敬節，他編），p.359，名著出版，1979.

14) 岡本玄冶：玄冶方考，近世漢方医学書集成 101 巻（大塚敬節，他編），p.298-300，名著出版，1983.

15) 北尾春圃：当壮庵家方口解，近世漢方医学書集成 80 巻（大塚敬節，他編），p.178，名著出版，1983.

16) 加藤謙斎：医療手引草，傷寒附感冒門・升麻葛根湯，上編乾 34b〜35a, 復刻版, 歴代漢方医書大成（電子版），西岡漢字情報工学研究所，2005.（升麻葛根湯で検索した結果に含まれる）

17) 加藤謙斎：医療手引草，傷寒附感冒門・升麻葛根湯，上編坤 112b, 復刻版, 歴代漢方医書大成（電子版），西岡漢字情報工学研究所，2005.（升麻葛根湯で検索した結果に含まれる）

18) 香月牛山：牛山方考，近世漢方医学書集成 61 巻（大塚敬節，他編），p.48-51，名著出版，1981.

19) 香月牛山：牛山活套，近世漢方医学書集成 61 巻（大塚敬節，他編），p.328，名著出版，1981.

20) 香月牛山：牛山活套，近世漢方医学書集成 61 巻（大塚敬節，他編），p.566，名著出版，1981.

21) 和田東郭：蕉窓雑話，近世漢方医学書集成 16 巻（大塚敬節，他編），p.544，名著出版，1979.

22) 原南陽：叢桂亭医事小言，近世漢方医学書集成 19 巻（大塚敬節，他編），p.225，p.277-278，名著出版，1979.

23) 矢数有道；麻疹内攻と其の漢方医学的治療法（二）．漢方と漢薬，2(7)：30-34，1935.

24) 矢数道明：漢方と漢薬，8(1)：55，1941.

25) 矢数道明：臨床応用漢方処方解説，p.663-664，創元社，1981.

26) 大塚敬節，矢数道明，清水藤太郎：漢方診療の実際，p.10-12，南山堂，1954.

27) 大塚敬節，矢数道明，清水藤太郎：漢方診療医典，第 6 版，p.172，南山堂，2001.

28) 小山誠次：古典に基づく エキス漢方方剤学，p.335，メディカルユーコン，1998.
※なお，「薰汲」は下記により「菫汲」に改めた．
蕭衍初，真柳誠：中国新刊の日本関連古医籍—最近十年の復刻書より—．漢方の臨床，39(11)：1431-1444，1992.

29) 有持桂里：稿本方輿輗，14-47b，復刻版，燎原書店，1973.

30) 孫思邈：備急千金要方，5-24b，復刻版，東洋医学善本叢書 9，宋版備急千金要方・上，p.374，オリエント出版，1989.

31) 矢数有道：麻疹内攻と其の漢方医学的治療法（一）．漢方と漢薬，2(5)：27-33，1935.

32) 陳言：三因極一病証方論，16-1a，和刻漢籍医書集成第 1 輯（小曽戸洋，他編），p.206，エンタプライズ，1988.

33) 陳言：三因極一病証方論，16-2a，和刻漢籍医書集成第 1 輯（小曽戸洋，他編），p.206，エンタプライズ，1988.

34) 龔信，龔廷賢：古今医鑑，14-47a〜50b，和刻漢籍医書集成第 11 輯（小曽戸洋，他編），p.326-327，エンタプライズ，1991.

35) 龔廷賢：万病回春，7-58b〜60b，和刻漢籍医書集成第 11 輯（小曽戸洋，他編），p.277-278，エンタプライズ，1991.

36) 龔廷賢：寿世保元，8-80b〜83b，和刻漢籍医書集成第 12 輯（小曽戸洋，他編），p.294-296，エンタプライズ，1991.

37) 龔廷賢：済世全書，7-46b〜48b，和刻漢籍医書集成第 12 輯（小曽戸洋，他編），p.213-214，エンタプライズ，1991.

66 辛夷清肺湯
shin'iseihaito

製品番号：104

〔構成生薬〕
辛夷，黄芩，山梔子，麦門冬，百合，
石膏，知母，甘草，枇杷葉，升麻

処方の特徴

1 処方概要

　辛夷清肺湯は，慢性の鼻炎，副鼻腔炎に頻用する処方である．

　処方構成の面からは辛夷が重要である．辛夷は，モクレン科のタムシバ *Magnolia salicifolia* Maximowicz またはコブシ *M. kobus* De Candolle，*M. biondii* Pampanini，*M. sprengeri* Pampanini またはハクモクレン *M. heptapeta* Dandy（*M. denudata* Desrousseaux）のつぼみ[1,2]で，味は辛く，香りの強い新鮮なものが良品とされる．やはり副鼻腔炎に用いる葛根湯加川芎辛夷にも含まれる．『神農本草経』巻上[3]では，「五蔵身体の寒風，風頭，脳痛，面䵟〈注1〉[4]を治す」とある．小曽戸[5]によれば，辛夷の来歴は古く，紀元前2世紀の馬王堆漢墓出土医書『五十二病方』に辛夷に同定できる記述があるという．

2 使用目標と応用

　辛夷清肺湯は鼻閉を主とする慢性副鼻腔炎，鼻炎に用いる．麻黄を含まないので，や や胃腸の弱い人まで幅広く使用できる点に利用価値がある．

　副作用として間質性肺炎，腸間膜静脈硬化症（p.86，15．加味逍遙散 附記1参照）に注意が必要である．

論　説

1 原　典

陳実功『外科正宗』巻之四[6]

　〔条文〕鼻痔は，肺気，清からざるに由り，風湿鬱滞して成る．鼻内の瘜肉，結して榴子の如く，漸く大となり下垂し，孔竅を閉塞し，気をして宣通するを得ざらしむ．辛夷清肺飲を内服し，外には礞砂散〈注2〉[7-9]を以て，日を逐って之を点ずれば，漸く化して水と為り，乃ち愈ゆ．兼ねて飲食を節し，厚味を断ち，急暴を戒め，房慾を省けば，愈えて，庶は再発せず．

　○辛夷清肺飲（略）：肺熱にて，鼻内の瘜肉，初めは榴子の如く，日後，漸く大となり，孔竅を閉塞し，気，宣通せざるを治す．之を服せ．

　〔大意と解説〕『外科正宗』は明代の陳実功が著し，万暦45年（1617年）に出版された外科領域に関する治療法を述べた書である．辛夷清肺飲の名称で記載される．

　鼻痔とは，いわゆる鼻茸（鼻ポリープ）であり，瘜肉も同じであろう．大意は前半も後半もほぼ同じで，「鼻の炎症があって，鼻の中にポリープ状のものができ，はじめはザクロの種のようで，日毎に次第に大きくなり，鼻孔を閉塞して呼吸がしにくいものを治す」

〈注1〉面䵟：䵟は，音は「カン」，意味は「くろ，黒いろ，面の黒い気」[4]．面䵟とは，顔色が黒い，悪いの意であり，顔色不良の意か．あるいは，鼻炎患者にしばしば見られる目の下のいわゆるクマか．

〈注2〉礞砂散：礞は「すな，小いし」[7]．礞砂散は，『外科正宗』の辛夷清肺飲の次に記載[8]があり，礞砂（アンモニウム塩類の一種[9]），軽粉（水銀粉，甘汞[9]），氷片（竜脳香の樹脂[9]），雄黄（硫化ヒ素鉱の一種[9]）からなる散剤である．『外科正宗』では，これを「草桔（わらしべ）で鼻痔に外用すると次第に水になって癒える」[8]という．

ということ，点鼻薬と食事療法などにも言及する．なお，この処方に関する中国医書の記載は，筆者の調べた範囲では見いだせなかった．

❷ 江戸時代医家の論説（筆者意訳）

■華岡青洲（はなおかせいしゅう）(1760-1835)の『瘍科瑣言（ようかさげん）』は，『外科正宗』の目次の病名に準拠して，病状，診断，治療等について述べており[10]，その鼻痔門には，「服薬は辛夷清肺飲にてよし」[11]とあり，『瘍科瑣言』に用いた処方を解説した『瘍科方筌（ようかほうせん）』[12]にも記載される．『燈火医談（とうかいだん）』鼻痔門[13]にも載る．わが国で辛夷清肺湯を普及させたのは華岡青洲か？

■華岡青洲に学んだ本間棗軒（ほんませんけん）(1804-72)の『内科秘録（ないかひろく）』鼻齆（びよう）[14]には，「鼻齆は，『諸病源候論（しょびょうげんこうろん）』[15]に記載され，また『外台秘要方（げだいひようほう）』[16]などに"鼻，香臭を聞かず"とも"鼻，塞がりて利せず"ともあり，要するに鼻が塞がって，香りや臭いがわからなくなることである．感冒で鼻が利かないのは，病気が治るにつれて自然に通じ，鼻痔や鼻淵などで鼻が塞がるのは治療をすれば治って嗅覚は回復する．しかし，鼻齆は発熱，悪寒などの症状がなく，痛みもなく，鼻水や鼻汁もない．軽症のように見えるが治りにくい．…この病気を治す処方は辛夷を君主の薬とし，辛夷清肺飲，丹渓の鼻淵一方〈注3〉などを内服し，蒂辛散（ていしんさん）〈注4〉を鼻中へ吹きいれるとよい」とある．

■本間棗軒はまた，『瘍科秘録』脳漏門[17]で，脳漏という言葉は『諸病源候論』[18]にあり，鼻淵は『黄帝内経素問（こうていだいけいそもん）』に出ているという．確かに『素問』気厥論篇第三十七[19]に「鼻淵は，濁涕下りて止まざるなり」（鼻淵では，鼻汁が流れ下って止まらない）とある．脳漏

も鼻淵も，慢性鼻炎，副鼻腔炎の意である．そして，脳漏の治療には辛夷を主とすると述べ，発病初期で頭痛の強い者には防風通聖散加辛夷（かしんい），もし効かなければ辛夷清肺飲などを用い，慢性化して膿性鼻汁が多く，虚候をおびるものには補中益気湯加藿香辛夷（ほちゅうえっきとうかかっこうしんい）を与え，さらに虚脱したものは十全大補湯，また川芎茶調散（せんきゅうちゃちょうさん），小柴胡湯加桔梗石膏（しょうさいことうかききょうせっこう）が効くこともあるという．このほか，五物解毒湯（ごもつげどくとう）（荊芥，金銀花，川芎，十薬，大黄）加辛夷を挙げる．鼻痔門[20]には，鼻痔は古書に鼻中息肉とも瘜菌ともいい，日本では「はなたけ」（＝鼻ポリープ）というとする．治療法として切除術などを述べ，いくら治療しても再発する例が多いことを述べている．内服としては，辛夷清肺飲，防風通聖散加辛夷，五物解毒湯加辛夷がよいとする．

■浅田宗伯（あさだそうはく）(1815-94)の『勿誤薬室方函口訣（ふつごやくしつほうかんくけつ）』[21]には，「辛夷清肺湯は，「脳漏，鼻淵，鼻中瘜肉，或いは鼻香臭を聞かざる等の症，凡て熱毒に属する者に用いて効あり」という．鼻炎，副鼻腔炎，鼻ポリープ，嗅覚脱などで炎症性のものによいということであろう．また，「脳漏，鼻淵」はたいてい葛根湯加川芎大黄（かっこんとうかせんきゅうだいおう）などを用いて治療すれば治るが，「熱毒あり，疼痛甚だしき者」，すなわち炎症が強く痛む者は，辛夷清肺湯でなければ治せないという．いずれも本間棗軒の説によるものであろう．

❸ 近年の論説

■戦前の雑誌『漢方と漢薬』には辛夷清肺湯を取り上げた記事は見いだせなかった．戦後の『漢方の臨床』では，長浜善夫（ながはまよしお）[22]が「本年（1954年）六月号の『薬局の領域』という雑

〈注3〉丹渓鼻淵一方：『内科秘録』鼻齆門・辛夷清肺飲の次に鼻淵一方（丹渓）と記載され，黄芩，蒼朮，半夏，辛夷，細辛，川芎，白芷，石膏，葛根からなる．

〈注4〉蒂辛散：『内科秘録』鼻淵一方（丹渓）の次に記載される．瓜蒂（かてい），細辛の2味を細末とし，鼻の中へ吹き込むとある．細辛を一種の点鼻薬として使用したのは興味深い．

誌に栗原愛塔氏が"漢方と蓄膿症"という記事を書いておられたが，そこには葛根湯加味方や補中益気湯の他に次のような珍しい処方が紹介されてある．辛夷清肺散（辛夷清肺湯と同じ）」と述べている．

■ 西洋医学的病名に従って頻用漢方薬を解説した最初期のテキストである『漢方診療の実際』（1941年刊）[23]には耳鼻科関連の記載がなく辛夷清肺湯の記載もないが，その改訂版（1954年刊）には，上顎洞化膿症の項[24]に「辛夷清肺湯」として「蓄膿症，肥厚性鼻炎，鼻茸，嗅覚欠（欠）如等の症で，熱毒による者によい．かつ疼痛を伴う者で前記の処方の効がない時に用いる」とある．ここにある前方とは，葛根湯（および加川芎大黄桔梗石膏辛夷），荊芥連翹湯加辛夷，大柴胡湯，防風通聖散加辛夷，桂姜棗草黄辛附湯，補中益気湯，十全大補湯などである．

■ 『漢方診療医典』は，『漢方診療の実際』を継承して1969年に第1版が刊行された．その第3版・副鼻腔炎の項[25]には，上顎洞炎や肥厚性鼻炎，鼻茸，嗅覚欠如症，鼻閉塞のはなはだしいものなどで，葛根湯，葛根湯加味方（葛根湯加川芎辛夷など），荊芥連翹湯加辛夷，小柴胡湯（加桔梗石膏），大柴胡湯，防風通聖散，四逆散などが無効で，熱毒があって疼痛をともなうものに試みるがよいとある．ほかに鑑別として，麗澤通気湯，苓桂朮甘湯，半夏白朮天麻湯，補中益気湯，十全大補湯，桂姜棗草黄辛附湯などを挙げる．

症 例

症例 鼻閉に辛夷清肺湯（筆者経験例）

〔患者〕15歳　男子　高校1年生
〔初診〕X年10月
〔主訴〕鼻閉，鼻水，くしゃみ
〔既往歴・家族歴〕特記すべきことなし
〔現病歴〕幼児期から，ほとんどいつも鼻閉，鼻水，くしゃみがあり，某耳鼻科にてアレルギー性鼻炎といわれた．両側のひどい鼻閉で，睡眠中も口を開けて眠るため苦痛である．白色粘稠な後鼻漏もある．症状の季節変動はない．

〔身体的所見〕身長175cm，体重63kg．皮膚浅黒く，やや瘦せ型．「にきび」あり．鼻声である．腹部は過敏で，くすぐったがって腹診できない．

〔経過〕葛根湯加川芎辛夷，葛根湯加桔梗石膏，小青竜湯，荊芥連翹湯，柴胡清肝湯，柴胡桂枝湯などのエキス剤を数ヵ月ずつ投与したが効果はなかった．X+2年3月，「やはり不調で，鼻閉が強い」という．辛夷清肺湯エキスに変更した．2週後，「3，4日前から少し鼻閉が減ったよう」という．6週後，「大分よい．鼻閉が減った．日中は右側だけ．後鼻漏はほとんどなくなった」．4ヵ月後，「くしゃみは出ない．鼻の奥が少しつまるが，以前より随分軽い」．6ヵ月後，「鼻閉はわずかで，苦痛はない．今はにきびが気になる．その薬が欲しい」という．辛夷清肺湯を中止，清上防風湯に変えた．その2週後，「最近，また鼻閉が悪化した」という．再度，辛夷清肺湯とした．4週後，母親の言では，「大分よい様子．以前のように，いつも鼻づまりで鼻声ということがなくなった．寝ているときに口を開けていびきをかいていたが，最近はかなり軽い．薬はよく効いていると思う」という．以後も服用し，よい状態が続いた．

鑑 別

■ **葛根湯加川芎辛夷**

軽症あるいは急性期の副鼻腔炎，鼻閉の強い鼻炎などに用いる．胃腸虚弱者，高齢者，麻黄の禁忌のある例には用いない．辛夷清肺湯は，鼻閉を主訴とする慢性例によい．

■小青竜湯

アレルギー性鼻炎で鼻水，くしゃみ，鼻閉などの続く状態に用いるが，慢性例で小青竜湯無効であれば辛夷清肺湯にする．

■麻黄附子細辛湯

アレルギー性鼻炎，慢性副鼻腔炎などに用いる点では類似．ただし，これらの疾患に用いる場合，麻黄附子細辛湯はしばしば桂枝湯と併用される．辛夷清肺湯よりも冷え症で顔色不良，低体温傾向など，陰の徴候を認めるものに用いる．

■荊芥連翹湯

慢性副鼻腔炎，慢性鼻炎に，にきび，皮膚病変（アトピー性皮膚炎など）をともなう例によい．ときに鑑別は困難．

■防風通聖散

急性期の鼻炎，副鼻腔炎で要鑑別とされる．

引用文献

1) 厚生労働省：第16改正日本薬局方，p.1527, 2011.
2) 木村孟淳，他編：新訂生薬学，改訂第7版，p.140, 南江堂，2012.
3) 森立之：神農本草経，復元本，近世漢方医学書集成53巻（大塚敬節，他編），p.50, 名著出版，1981.
4) 諸橋徹次：大漢和辞典，修訂版12巻，p.1017(13613), 大修館書店，1986.
5) 小曽戸洋：漢方一話 処方名のいわれ，98 辛夷清肺湯．漢方医学，25(5)：228, 2001.
6) 陳実功：外科正宗，鼻痔第五十七，4-18a〜b, 和刻漢籍医書集成第13輯（小曽戸洋，他編），p.175, エンタプライズ，1991.
7) 諸橋徹次：大漢和辞典，修訂版8巻，p.397(8533), 大修館書店，1985.
8) 陳実功：外科正宗，鼻痔第五十七，4-19a, 和刻漢籍医書集成第13輯（小曽戸洋，他編），p.176, エンタプライズ，1991.
  ※この和刻本で，草桔の文字の左に（わらしべ）とルビがふられている．この書の翻刻・注記を行った荻野元凱によるものか（同書解説 p.6 参照）．
9) 赤松金芳：新訂和漢薬，p.1017, p.1036, p.227, p.991, 医歯薬出版，1994.
10) 宗田一：華岡青洲解説，近世漢方医学書集成29巻（大塚敬節，他編），解説 p.56, 名著出版，1980.
11) 華岡青洲：瘍科瑣言，近世漢方医学書集成29巻（大塚敬節，他編），p.189, 名著出版，1980.
12) 華岡青洲：瘍科方筌，近世漢方医学書集成30巻（大塚敬節，他編），p.496, 名著出版，1980.
13) 華岡青洲：燈火医談，近世漢方医学書集成29巻（大塚敬節，他編），p.317, 名著出版，1980.
14) 本間棗軒：内科秘録，近世漢方医学書集成21巻（大塚敬節，他編），p.379-383, 名著出版，1979.
15) 巣元方：諸病源候論，29-2, 復刻版，東洋医学善本叢書6, 宋版諸病源候論，p.140, 東洋医学研究会，1981.
16) 王燾：外台秘要方，22-18, 復刻版，東洋医学善本叢書5, 宋版外台秘要方・下，p.420, 東洋医学研究会，1981.
17) 本間棗軒：瘍科秘録，脳漏門，近世漢方医学書集成115巻（大塚敬節，他編），p.205-212, 名著出版，1983.
18) 巣元方：諸病源候論，脳瘻，34-5, 復刻版，東洋医学善本叢書6, 宋版諸病源候論，p.163, 東洋医学研究会，1981.
19) 重広補註黄帝内経素問，気厥論篇第三十七，10-11b, 復刻版，p.420, 国立中医薬研究所，中華民国，1979（民国68年）．
20) 本間棗軒：瘍科秘録，鼻痔門，近世漢方医学書集成115巻（大塚敬節，他編），p.285-292, 名著出版，1983.
21) 浅田宗伯：勿誤薬室方函口訣，近世漢方医学書集成96巻（大塚敬節，他編），p.285, 名著出版，1982.
22) 長浜善夫：漢方の臨床，1(3)：5-10, 1954.
23) 大塚敬節，矢数道明，木村長久，清水藤太郎：漢方診療の実際，南山堂，1941.
24) 大塚敬節，矢数道明，清水藤太郎：漢方診療の実際，改訂版，p.239-240, 南山堂，1954.
25) 大塚敬節，矢数道明，清水藤太郎：漢方診療医典，第3版，p.249-251, 南山堂，1972.

67 参蘇飲
jinsoin

製品番号：66

〔構成生薬〕
前胡，人参，蘇葉，茯苓，桔梗，半夏，陳皮，
枳実，葛根，甘草，生姜，大棗，（木香）
（ツムラ医療用漢方製剤は木香なし）

処方の特徴

1 処方概要

　この処方は，虚弱者や高齢者の急性上気道炎，気管支炎に用いる処方の1つである．

　生薬構成の特徴は，第一に二陳湯を基本骨格とする点である．二陳湯はいわゆる水毒（痰飲）に用いられ，その加減方は消化器系，呼吸器系の疾患に広く用いられる．第二は，機能性胃腸症・運動機能不全型に有用な六君子湯をほぼ包含することである（朮を除く）．第三は，蘇葉，枳実，木香，陳皮など，"気うつ"（軽症抑うつ状態など）に用いるとされる生薬を多く含むことである．"気うつ"傾向のある虚弱者の感冒初期に用いる香蘇散もほぼ包含される（香附子を除く）．

　前胡は Peucedanum praeruptorum Dunn またはセリ科のノダケ Angelica decursiva Franchet et Savatier（Peucedanum decursiva Maximowicz）の根で，成分としてクマリン類を含み，薬理的には抗炎症作用などが認められている[1-3]．臨床的には，解熱，鎮痛，去痰剤で，感冒，頭痛，喘咳に用いるとされる[4]．

2 使用目標と応用（表1）

　虚弱者の感冒や気管支炎で湿性咳嗽のあるときに用いる．発熱悪寒はあっても軽微である．軽い鼻炎症状や咽喉痛をともなう例にも用いてよい．乾性の強い咳き込みや気道狭窄音の強い喘息様状態などには無効と思われる．

　体質的には胃腸虚弱者が対象となる．腹部軟弱で心窩部拍水音（振水音）を認め，ふだんから胃が弱い（食が細い，胃もたれしやすいなど）．やや神経質で抑うつ傾向があり，頭重感，頭痛などをともなう例も少なくない．

　虚弱な高齢者の感冒初期には香蘇散を頻用するが，これが遷延して軽い咳嗽が続くときに用いる．

論　説

1 原　典[5]

　本方の出典は一般に宋代の『増広太平恵民和剤局方』（以下，『局方』）とされる．たしかに淳祐年間（1241-52）に出版された『局方』第5版・傷寒門に収載される．しかし，その方後に「木香のない十味の参蘇飲が『易簡方』に載る」と付記される．結局，本方の出典は小山[6]によれば，『易簡方』（12世紀後半成立）の作者・王碩の師である陳言が著した『三因極一病証方論』（以下，『三因方』と略す）（1161年成立）まで遡ることができるという．ただし『局方』『三因方』ともに木香が入るので，木香がない参蘇飲に一致するのは『易簡方』の方である〈注1〉[7]．

陳言『三因極一病証方論』巻之十三・痰飲叙論・参蘇飲[8]．

〔条文〕痰飲，胸中に停積し，中脘閉じ，嘔吐，痰涎，眩暈，嘈煩，忪悸，噦逆，及び，

表1　参蘇飲の使用目標と応用

- ■応　用
  - ・感冒，気管支炎，咳嗽
- ■症　候
  - ・湿性咳嗽
  - ・胃もたれ，食欲低下
  - ・抑うつ傾向
- ■体　質
  - ・胃腸虚弱，下垂体質

痰気，人に中りて関節に停留して手脚軃曳し，口眼喎邪し，半身不遂，食し已われば即ち嘔し，頭疼，発熱し，状，傷寒の如きを治す．…噦する者には乾葛を加え，腹痛には芍薬を加う．

〔大意〕"痰飲"（水毒）が胸中に蓄積し，胃が悪くなって，嘔吐，喀痰，めまい，胸苦しさ，動悸，吃逆，および痰気（＝水毒）が人にあたって関節に停留（関節腫脹の意か）し，手足筋力低下，顔面神経麻痺，半身不随となり，食後に嘔吐，頭痛，発熱して，その病状がまるで"傷寒"（急性発熱性感染症）のような者を治す．…吃逆する者は葛根を加え，腹痛には芍薬を加える．

〔解説〕『三因方』では，痰飲（水毒）が胸中に蓄積して，胃腸症状，気道症状などのほか，関節症状，顔面神経麻痺，半身不随が起こったときに参蘇飲を用いるとする．『病名彙解』[9]によれば，嘈とは「俗に云う，むねのかくなり．胸痺も亦た同じ」とあり，前胸部不快感であろう．ここでは胸やけ，あるいは胸苦しさか？ 軃曳の軃は「垂れ下がる」[10]，曳は「ひきずる」の意で，軃曳とは筋力低下と思われる．なお，『三因方』参蘇飲の処方構成は，前胡・人参・紫蘇葉・茯苓・桔梗・木香・半夏・陳皮・枳殻・甘草・生姜・大棗の12味で，方後に「噦する者には乾葛を加う」とあることによって葛根を加えれば，現在の処方構成の13味となる．ただし，医療用漢方製剤では，枳殻を枳実とし，また木香が含まれない製剤もある．

〔参考〕
陳師文，他『増広太平恵民和剤局方』巻之二傷寒門淳祐新添方〈注1〉・参蘇飲[11]
〔条文〕感冒にて，発熱，頭疼するを治す．或いは痰飲凝節に因り，兼ねて以て熱を為す，並びに宜しく之を服すべし．…餘熱有らば宜しく更に徐々に之を服すべし．自然に平治す．痰飲発熱に因るは，但だ連日頻りに此の薬を進む．熱退くを以て期と為す．預め止むべからず．…兼ねて大いに中脘痞満，嘔逆，悪心を治す．胃を開き，食を進むこと，以て此れに踰えることなし．…一切の発熱，皆能く効を取る．必ずしも其の所因に拘わらず．小児，室女も亦た宜しく之を服すべし．…『易簡方』は木香を用いず，只だ十味なるのみ．

〔大意〕感冒で，発熱，頭痛する者を治す．あるいは"痰飲"（水毒）が関連して発熱する者を治す．上腹部不快感，嘔吐，吃逆，嘔気などの胃腸症状にもよい．子供などにも使用できる．

〔解説〕淳祐新添方は，宋の淳祐年間（1241-52）に新たに追加された処方．

2 中国医書の記載

参蘇飲に関する記載は諸書に見られ，比較的よく用いられたものと思われる．

■ 熊宗立の『医書大全』（1446年刊）では，傷寒門[12]に，「風邪に感冒し，発熱，頭疼，咳嗽，声重く，涕唾稠粘するを治す．此の薬，大いに肌熱を解し，中を寛くし膈を快くし，或いは労瘵とならんと欲して潮熱往来する，並びに能く之を治す」とある．治咳嗽門痰嗽[13]には「上膈に熱有り，咳嗽して声重きを治す」，痰飲門[14]には「痰飲，胸膈に停積して咳嗽気促するを治す」とある．これらを『三因方』，『局方』と比べると，「声重，涕唾稠粘」（声が重く粘稠な痰がからむ）と，"肌熱"（微熱の意か），"潮熱"（夕方など一定の時間に出る熱）などを目標とするという点に特徴が

〈注1〉『易簡方』参蘇飲：『観聚方要補』安政版[7]は，参蘇飲の出典を『易簡方』とし，「一切の発熱，頭疼，体痛を治す．兼ねて痰気上壅，咽喉不利を治す」とあり，薬味を前胡・人参・紫蘇葉・乾葛・半夏・茯苓・枳殻・陳皮・甘草・桔梗として姜棗水煎の指示がある．方後に，「『局方』は木香を加う」とある．

ある．
- 『補注明医雑著』（王綸・著）の薛己（1487-1559）注では，「風寒に感冒し，発熱，咳嗽する」者に用いるほか，痘瘡初期に用いるという[15]．
- 李梃の『医学入門』（1575年成立）傷寒用薬賦[16]では，熊宗立の表現を引用した後に，「内，七情に因りて，痰，胸を塞壅し，潮熱する等の症を治す」と心因性に胸部閉塞感などを訴えることなども目標とするとしている．
- 龔信・龔廷賢の『古今医鑑』（1576年成立）咳嗽門[17]では，「四時の感冒，発熱，頭疼，咳嗽，声重く，涕唾稠粘，中脘痞満，痰水を嘔吐するを治す．中を寬くし，膈を快くす．脾を傷ることを致さず．此の薬，大いに，肌熱潮熱の，将に労瘵の症と成らんと欲するを解して神効あり」（四季を問わず，感冒で，発熱，頭痛，咳嗽，声嗄れがあり，喀痰が濃く粘り，心下部が痞えて膨満感があり，嘔吐する者によい．胃腸の調子を改善して傷めることがない．微熱など，結核にもなろうかというときによい）とある．処方構成は，現在の医療用漢方製剤に一致する．木香は「気盛んなれば之を去る」とあり，方後の加減に「咳嗽で喀痰の中に血が混じるときには四物湯を加えて茯苓補心湯と名づける」という〈注2〉[18]．
- 同じ龔廷賢の『万病回春』（1587年成立）咳嗽門[19]には『古今医鑑』とほぼ同文がある．小児咳嗽門[20]では小児の感冒による咳嗽喘急に参蘇飲を用いるとする．
- 呉崑の『医方考』（1584年成立）では，感冒門[21]に，「労倦感冒」（肉体労働などで疲労したときの感冒），妊娠感冒に用いるとある．また，薛己と同じく痘瘡に用いるとする[22]．

3 江戸時代医家の論説 （筆者意訳）

- 『衆方規矩』感冒門[23]では『古今医鑑』と同文（すなわち『万病回春』とも同文）の後に，「思うに，一年のどの時季でも，咳嗽喀痰があり胸が痛む者に宜しい．この処方は胃腸を損ねず，食欲を増し，気を順す．かぜをひいたときにとりあえず発散する処方である」とする．小児に用いること，虚弱者には人参を増量すること，かぜをひき，熱が出て頭が痛み，咳をして痰があり，喘鳴と息切れがあって胸がつかえて苦しいというときに専らこの処方を用いることなどの記載がある．
- 長沢道寿（？-1637）らの『医方口訣集』新増・参蘇飲[24]も『古今医鑑』と同文を載せた後，「愚按ずるに…老人虚人，及び小児，或いは労倦，或いは妊娠感冒の者，皆之を用うべし」とする．妊娠感冒に用いる点などは呉崑の影響であろう．老人，虚人，小児などに用いるとする点が注目される．
- 香月牛山（1656-1740）の『牛山方考』[25]は，『古今医鑑』とほぼ同文である．一方，『牛山活套』[26]では，感冒門に「感冒で熱が甚だしく悪寒し，咳嗽も甚だしく咽痛み，声音が重く濁り，声が嗄れて出ないという類には参蘇飲を用いる．鼻が塞って咳嗽し，あるいは鼻水を流すというのもよい．脈は，多くは浮濇である．…秋の感冒で咳をするときによい」とあり，咳嗽門にも同様の記載がある．喘急門には「喘息の治療は初発はまず参蘇飲を用いるほうがよい」とある．

〈注2〉茯苓補心湯：出典と思われる『三因方』巻之八には，「心虚労病，怔忡して楽しまず，心腹痛みて以て言い難く，心寒え恍惚として喜悲愁恚怒し，衄血して，面黄ばみ，煩悶し，五心熱して渇し，独語して覚えず，咽喉痛み，舌本強ばり，冷汗出でて善忘，恐走するを苦しむを治す，及び，婦人懐妊，悪阻，吐嘔，眩暈，四肢怠惰，全く食を納めざるを治す」（心小腸経虚実寒熱証治門）[18]とあり，処方構成は現在の参蘇飲と四物湯の合方から木香，葛根を除き，乾姜を加えた内容である．『古今医鑑』『万病回春』では参蘇飲と四物湯の合方で，参蘇飲の適応症状があって，喀痰に血液が混じるときに合方するという．

■福井楓亭（1725-92）の『方読弁解』27)では，傷寒門および痰喘咳門に記載があり，いずれも小青竜湯との鑑別が重要とする．参蘇飲は「かぜで咳が出て，外傷内傷を兼ねる症」であり，小青竜湯は「表症あって心下水飲あるが如き」咳とする．

■浅井貞庵（1770-1829）の『方彙口訣』28)では，「この処方は名高い妙方である．…かぜをひいて発熱し，咳が出て胸が痞え，痰も粘るというときに用いる．…近来，この処方を用いる人がひどく少なく，ただ咳といえば小青竜湯などを用いるが，小青竜湯では行き届かないものがあるので，この処方が必要である．…"脾胃"（胃腸）に障害を与えることのない薬である．…真底からの"寒邪"や"水気"であれば小青竜湯を用いてよい．…気分も痰も"脾胃"の弱りも種々あるときには，この処方を用いて軽く胸を開き，外邪を発散するのである」（咳嗽門）という．

■百々漢陰（1776-1839）・百々鳩窓（1808-78）の『梧竹楼方函口訣』29)では，「感冒に痰飲を兼ねたる者に用う．雑症すべて痰を目当てとして用う」（傷寒門）という．

4 近年の論説

■矢数道明（1905-2002）30)は，「胃の弱い人で，葛根湯や桂枝湯が胸につかえるという，感冒に咳嗽を兼ねたものによい．感冒，気管支炎，肺炎，酒毒，気鬱，悪阻などに応用される」という．

症 例

症例 感冒後に続く気管支炎（筆者経験例）

〔患者〕25歳　女性　事務職
〔主訴〕咳嗽
〔既往歴・家族歴〕特記事項なし
〔現病歴〕5週間ほど前から咳が続く．咳は1日中出る．とくに夜間に咳き込み目覚める．寝つきも悪い．痰はやや粘稠だが，膿性ではない．鼻水も出る．はじめに微熱が続いた．その後は日によって熱感を覚えたり寒気を感じたりする．1週間前より咽喉部に何かがひっかかっているような異和感がある．身体がだるく，とくに食後に著しい．元来胃腸虚弱であったが，かぜ薬を服用後，さらに悪くなり食欲もなくなった．月経痛，アレルギー性鼻炎あり，冷え症である．

〔身体的所見〕身長157cm，体重43kg．痩せ型．顔色青白く陰うつな印象．皮下脂肪は薄く栄養やや不良．血圧100-60mmHg．脈は沈んで触れにくい．心音・呼吸音は正常．腹部は全体に軟らかい．手足は冷たい．診察中も頻回に痰のからんだ咳をする．

〔経過〕参蘇飲（煎じ薬）7日分投与．6日後，笑顔で入室．「咳はほとんどなくなった．夜中の咳がなくなって眠れる．食欲も出てきた．のどのつかえ感もない．なお疲労感が強い」という．診察中も咳は出ない．そこで気管支炎は治癒として補中益気湯に変えた．

鑑　別

■**香蘇散**

胃下垂顕著な虚弱者の感冒で要鑑別．香蘇散は初期で頭重，倦怠感が目標．参蘇飲は，咳嗽，喀痰など気管支炎症状があるときに用いる．

■**苓甘姜味辛夏仁湯**

虚弱者の気管支炎で要鑑別．苓甘姜味辛夏仁湯は水様喀痰が多く，喘鳴，気道狭窄，呼吸困難感があり，冷えの強い例に用いる．

■**麻黄附子細辛湯**

虚弱者の感冒，気管支炎で要鑑別．麻黄附子細辛湯は，悪寒が強く，頭痛，咽喉痛，鼻水，くしゃみ，咳嗽，喀痰などを目標とするが，参蘇飲はより虚弱で胃下垂が強い．

■ 小青竜湯
　気管支炎で要鑑別．小青竜湯は比較的胃腸が丈夫でアレルギー性鼻炎などのアレルギー素因を認める例に用いる．

■ 麦門冬湯
　気管支炎で要鑑別．麦門冬湯は咳反射が亢進して咳き込む状態．参蘇飲は湿性咳嗽で，喀痰を出すために咳が出る．

■ 竹筎温胆湯
　気管支炎で要鑑別．竹筎温胆湯は体質中等度からやや虚弱で，咳痰と不眠が目標．参蘇飲は虚弱者向きで，不眠になるほど強い咳き込みはない．

■ 清肺湯
　慢性気管支炎で要鑑別．清肺湯は比較的胃腸が丈夫な人で粘膿性痰が多いとき．参蘇飲は急性から亜急性期の湿咳であり，膿性痰でも粘稠度は高くない．

引用文献

1) 厚生労働省：第16改正日本薬局方, p.1532, 2011.
2) 木村孟淳, 他編：新訂生薬学, 改訂第7版, p.83, 南江堂, 2012.
3) 北川勲, 金城順英, 桑島博, 三川潮, 庄司順三, 滝戸道夫, 友田正司, 西岡五夫, 野原稔弘, 山岸喬：生薬学, 第8版, p.278-280, 廣川書店, 2011.
4) 大塚敬節, 矢数道明, 清水藤太郎：漢方診療医典, 第6版, p.419, 南山堂, 2001.
5) 真柳誠：漢方一話 処方名のいわれ, 61 参蘇飲. 漢方診療, 17(4)：80, 1998.
6) 小山誠次：古典に基づく エキス漢方方剤学, p.341-346, メディカルユーコン, 1998.
7) 多紀元簡・著, 元胤・元堅・元昕ら改訂：『観聚方要補』安政版, 1-14b〜15a, 『観聚方要補』安政版刊行委員会復刻版, p.20-21, 医聖社, 2013.
8) 陳言：三因極一病証方論, 13-5b〜13-6a, 和刻漢籍医書集成第1輯（小曽戸洋, 他編）, p.171, エンタプライズ, 1988.
9) 蘆川桂洲：病名彙解, 近世漢方医学書集成64巻（大塚敬節, 他編）, p.498-499, 名著出版, 1982.
10) 諸橋轍次：大漢和辞典, 修訂版2巻, p.1174, 大修館書店, 1984.
11) 陳師文, 他：増広太平恵民和剤局方, 2-16b〜2-17a, 和刻漢籍医書集成, 第4輯（小曽戸洋, 他編）, p.48-49, エンタプライズ, 1988.
12) 熊宗立：医書大全, 3-11b, 和刻漢籍医書集成第7輯（小曽戸洋, 他編）, p.67, エンタプライズ, 1989.
13) 熊宗立：医書大全, 5-21a, 和刻漢籍医書集成第7輯（小曽戸洋, 他編）, p.90, エンタプライズ, 1989.
14) 熊宗立：医書大全, 6-10b, 和刻漢籍医書集成第7輯（小曽戸洋, 他編）, p.95, エンタプライズ, 1989.
15) 王綸・著, 薛己・注：補注明医雑著, 5-38a, 6-54b, 和刻漢籍医書集成第8輯（小曽戸洋, 他編）, p.121, p.151, エンタプライズ, 1990.
16) 李梴：医学入門, 3-78a, 和刻漢籍医書集成第9輯（小曽戸洋, 他編）, p.298, エンタプライズ, 1990.
17) 龔信, 龔廷賢：古今医鑑, 4-40a〜41a, 和刻漢籍医書集成第11輯（小曽戸洋, 他編）, p.98-99, エンタプライズ, 1991.
18) 陳言：三因極一病証方論, 8-4b〜5a, 和刻漢籍医書集成第1輯（小曽戸洋, 他編）, p.98-99, エンタプライズ, 1988.
19) 龔廷賢：万病回春, 2-89a, 和刻漢籍医書集成第11輯（小曽戸洋, 他編）, p.86, エンタプライズ, 1991.
20) 龔廷賢：万病回春, 7-27a, 和刻漢籍医書集成第11輯（小曽戸洋, 他編）, p.262, エンタプライズ, 1991.
21) 呉崑：医方考, 1-51b, 和刻漢籍医書集成第10輯（小曽戸洋, 他編）, p.35, エンタプライズ, 1990.
22) 呉崑：医方考, 6-13a〜6-13b, 和刻漢籍医書集成第10輯（小曽戸洋, 他編）, p.174, エンタプライズ, 1990.
23) 曲直瀬道三・原著, 曲直瀬玄朔・増補：医療衆方規矩, 感冒門, 近世漢方医学書集成5巻（大塚敬節, 他編）, p.42-46, 名著出版, 1979.
24) 長沢道寿・著, 中山三柳・増訂, 北山友松子・増広：医方口訣集, 近世漢方医学書集成63巻（大塚敬節, 他編）, p.130-132, 名著出版, 1982.
25) 香月牛山：牛山方考, 近世漢方医学書集成61巻（大塚敬節, 他編）, p.33-39, 名著出版, 1981.
26) 香月牛山：牛山活套, 近世漢方医学書集成61巻（大塚敬節, 他編）, p.320-321, p.364, p.367, p.369, 名著出版, 1981.
27) 福井楓亭：方読弁解, 近世漢方医学書集成54巻（大塚敬節, 他編）, p.67-68, p.190-191, 名著出版, 1981.
28) 浅井貞庵：方彙口訣, 近世漢方医学書集成77巻（大塚敬節, 他編）, p.489-493, 1981.
29) 百々漢陰, 百々鳩窓：梧竹楼方函口訣, 復刻版, p.27, 春陽堂書店, 1976.
30) 矢数道明：臨床応用漢方処方解説, 増補改訂版, p.666-667, 創元社, 1981.

68 神秘湯
shimpito

製品番号：85

〔構成生薬〕
麻黄，杏仁，厚朴，蘇葉，柴胡，陳皮，甘草

処方の特徴

1 処方概要

　神秘湯は，気管支喘息および気管支炎に用いる漢方薬の一種である．

　構成生薬をみると，喘息に頻用される麻杏甘石湯と柴朴湯とを混ぜて簡略化したような内容となっている．すなわち麻黄，杏仁，甘草は，麻杏甘石湯から石膏を除いたものであり，これに柴朴湯の中から柴胡，厚朴，蘇葉を混ぜて，さらに鎮咳去痰作用と健胃作用を持つ陳皮[1]を加えた形である．

　気管支炎や気管支喘息の漢方治療において，気管支拡張・鎮咳去痰の作用をもつ麻黄剤（小青竜湯，麻杏甘石湯，五虎湯など）と，抗炎症剤とも免疫調整剤ともいえる柴胡剤（小柴胡湯，柴朴湯など）とを組み合わせることは定石の1つであるが，麻黄・柴胡ともに含む医療用漢方製剤は神秘湯のみである．

2 使用目標と応用（表1）

　神秘湯は，気管支喘息，喘息性気管支炎，小児喘息，気管支炎，慢性閉塞性肺疾患（COPD）などに用いる．喘息の場合，発作時に，呼吸困難感が強く，咳き込みや喀痰は少なく，気道狭窄音を主とする例に有効と思われる．気管支炎でも気道狭窄音が聴かれるときによい．非発作時にも気道の炎症をとる目的で継続して服用する．アレルギー性鼻炎はないか，あっても軽微な例が多い．体質体格は中等度の者が対象となる．

　吸入ステロイド療法が喘息の基本治療となった現在では，本処方単独で気管支喘息に対処できる例は少ないと思われる．しかし，1つの処方の中に抗炎症作用を有する柴胡などの生薬とβ刺激薬と同等の気管支拡張作用を持つ麻黄とが含まれる便利な漢方薬であるから，軽症例などでは利用されてもよいと思われる．

　COPDでも，1秒量の低下が軽い段階に用いるとよい可能性がある．気道のリモデリングが進行した段階での効果は限定的と思われる．なお，肺気腫に有効とする説もあるが，肺気腫は高齢者に多く，神秘湯のような麻黄剤の適応となる例は少ないであろう．

　ツムラ医療用漢方製剤における麻黄の量は，神秘湯(5g)＞麻杏甘石湯・五虎湯(各4g)＞小青竜湯(3g)である．神秘湯は効果も強い反面，麻黄の副作用に注意が必要である．すなわち，体力の衰えた者，胃腸虚弱な者，高齢者，重症高血圧症・虚血性心疾患・高度腎障害・排尿障害・甲状腺機能亢進症などの患者には慎重に投与する必要がある．

表1　神秘湯の使用目標と応用

- ■ 応　用
  - ・気管支喘息，気管支炎，小児喘息　など
- ■ 症　候
  - ・呼吸困難感を主とする発作に短時間で効果
  - ・気道狭窄音・笛声音が主で湿性ラ音の少ない発作によい
  - ・咳嗽は多くは乾咳で軽い．喀痰は少ない
  - ・非発作時の連用で発作予防を期待できる
- ■ 体　質
  - ・中等度以上
- ■ 併　用
  - ・吸入ステロイド薬との併用可
  - ・β刺激薬とは相加作用あり

論 説

1 原 典

浅田宗伯『勿誤薬室方函』『勿誤薬室方函口訣』，王燾『外台秘要方』

1．浅田宗伯の創方―『勿誤薬室方函』『勿誤薬室方函口訣』の記載（筆者意訳）

小曽戸[2]によれば，今日，医療用漢方製剤として用いられる神秘湯は浅田宗伯の創方であり，神秘湯という処方名は薬効が霊妙であることを意味するという．

浅田宗伯の『勿誤薬室方函』[3]には，「久咳，奔喘し，坐臥し得ず，并びに喉裏呀声，気絶するを療す」とある．呀は"口を張るさま"とされ，呀喘（口を開いてあえぐ）の語もある[4]ので，呀声とは呼吸苦のために口を大きく開き，呼吸するときに"ハアハア"といった喘ぐ声がするさまではないか．したがって，大意は，「咳嗽が続き，呼吸促迫して喘鳴があり，座ることも横臥することもできず，しかも，喉の奥から口を大きく開けて喘ぐ音が聞こえ，呼吸困難が強い者を治す」ということであろう．この後に，処方構成は麻黄・蘇葉・橘皮・柴胡・杏仁の5味とし，あるいは厚朴と甘草の2味を加えてもよいとある．後者を加えた7味の処方が現在の神秘湯である．なお，『勿誤薬室方函』では，この後に，「『柵繁本草』（唐代，楊損之・撰）[5]では，前記5味に生姜・石膏の2味を加え，橘皮湯と名づける」とある．

また，『勿誤薬室方函口訣』[6]には，「神秘湯は『外台秘要方』の処方（後述）を原型にしている．神秘湯という名前の処方は，王碩の『易簡方』，楊士瀛の『仁斎直指方』，李東垣の『医学発明』にもあって，それぞれ構成薬物に若干の違いがある．これらのうち，最も効果のある『外台秘要方』の処方をもとに，わが浅田門下では厚朴と甘草を加える．これは，『易簡方』〈注1〉の降気湯の方意にもとづくものである」[2]（筆者意訳）とある．

2．『外台秘要方』の記載

王燾の『外台秘要方』[7]（唐代，752年）には，『備急』からの引用として『勿誤薬室方函』と同文があり，構成薬物も『勿誤薬室方函』と同じである．ただし，神秘湯という固有の処方名の記載はない．『備急』は『備急方』，すなわち『肘後備急方』〈注2〉[8]と思われる．

2 中国医書の記載

■唐代の『備急千金要方』[9]（以下，『千金』）には，「肺熱にて気上りて欬息奔喘するを治するは，橘皮湯の方」とし，橘皮・麻黄・紫蘇・柴胡・生姜・杏仁・石膏の7味の処方を記載する．これは『外台秘要方』より古い記載であり，前記『柵繁本草』の加味と一致する〈注3〉[10-13]．すなわち，この橘皮湯から生姜・石膏を除き，厚朴・甘草を加えると現在の神秘湯になる．

〈注1〉小曽戸[1]によれば，『易簡方』は，南宋代（12世紀後半）の医方書で，その中の降気湯と称する処方の解説に「上気喘急して横になっていられない者には，甘草・当帰・前胡・厚朴・肉桂・陳皮・半夏・紫蘇子からなる降気湯を用いればよいが，さらに症状が激しい者には，陳皮・紫蘇・人参・五味子・桔梗からなる神秘湯を投与するのがよい」とあるという．

〈注2〉『肘後備急方』は葛洪（283 ? -343 ?）・原撰，陶弘景（456-536）・増改，金代に楊用道の補訂を経て現在に伝わったとされる[8]．

〈注3〉『千金』にはまた，「気上りて臥するを得ざるを治するは，神秘方」[10]とあるが，構成は橘皮・生姜・紫蘇・人参・五味子で，『外台』神秘湯とは異なる．これは『外台秘要方』[11]にも引用される．さらに，『三因極一病証方論』[12]にも，神秘湯の名で前記『千金』神秘方の条文が引用され，ここでは生姜に代えて桔梗が加わっている（以上は，『古典に基づく エキス漢方方剤学』[13]を参考にした）．

3 江戸時代医家の論説（筆者意訳）

■ 神秘湯については，浅田宗伯（1815-94）以外に記載が見いだせない．神秘湯と似た処方について『橘窓書影』に記載がある〈注4〉[14]．

4 近年の論説

■ 矢数道明（1905-2002）は『臨床応用漢方処方解説・増補改訂版』で，「呼吸困難を主訴とし，比較的痰少なく，気うつの神経症を兼ねた気管支喘息に用いる．気管支喘息・肺気腫・小児喘息等に応用される」[15]という．

■ 『漢方診療医典』も，「本方は呼吸困難を主訴とし，比較的痰は少なく，気うつの神経症を兼ねた気管支喘息に用いられる．一般に腹力弱く，心下部もそれほど緊張せず，わずかに胸脇苦満を認め，喀痰は少なく，呼吸困難が強いものを目標とする．…小柴胡湯証の体質者に発する喘息に用いることが多い．…気管支喘息，小児喘息，肺気腫などに応用される」[16]という．

症　例

症例1 喘息（浅田宗伯治験）[17]

鶴牧候（水野備前守），数年"哮喘"（喘息）を患い，毎月必ず数回発作が起こる．発作のときは肩で息をして横臥できず，冷汗が流れて，2，3日は何も食べられない．清川玄道父子が多年治療してきたが症状は変わらない．そこで千金神秘湯加厚朴杏仁（＝現在の神秘湯）を与え，発作が激しいときは麻黄甘草湯を別に服用させた．すると，その後は喘鳴と呼吸困難は大いに減り，発作は1ヵ月1回，さらに2，3ヵ月に1回となり，発作時に食べられないということもなくなった．戊辰の兵乱後はますます軽くなり，全治廃薬した．（筆者意訳・抄）

症例2 喘息（高橋道史治験）[18]

高校1年生，17歳男．整った体格だが，幼少時から喘息に苦しめられて顔色さえず神経質．初診は1958年2月．これまで複数の病院，大学病院で治療を受け，最近は毎日注射をしているが，発作は1日2回は起こる．1回は必ず夜間に起こり，呼吸困難で横臥できず，柱によりかかって苦しむうちに咳と少量の痰を出した後，おさまる．しかし，胸郭内がすっきりせず，気道狭窄音がしばらく残る．胸部を診察すると，笛声音など著明．呼吸やや困難．呼吸切迫しているため仰臥位をとれず腹診できない．食欲やや不振．神秘湯加厚朴甘草（＝現在の神秘湯）を投与．発作時頓服として麻黄甘草湯を処方．20日後には気道狭窄音が減少，呼吸困難も軽くなった．2ヵ月後ほぼ寛解．しかし，服用中断．7ヵ月後の11月末，再診．再発して入院3ヵ月，発作が続いているという．診察すると以前と同じであった．腹診で両腹直筋が緊張，胸脇苦満があった．処方は以前通りとしたところ服薬20日で再び良好な結果を得た．（筆者抄）

症例3 気管支喘息（矢数道明治験）

矢数道明は，『漢方の臨床』に1964～1990年の間，神秘湯有効例を4回報告した[19-22]．

〈注4〉浅田宗伯の『橘窓書影』には，外台橘皮湯（麻黄，紫蘇，橘皮，杏仁，石膏，柴胡）を「右の六味を後世では神秘湯と名づける．蓋し『栅繁方』の主治の語による．自分は，あるいは石膏を去って厚朴を加えて用いる（＝現代の神秘湯とほぼ同じ）」とし，「思うに『外台』に備急の神秘方とあるのは橘皮・生姜・紫蘇・人参・五味子である．また喉裏呀声気絶の神秘湯は麻黄・乾蘇葉・橘皮・柴胡・杏仁である．王碩の『易簡方』の神秘湯は橘皮・紫蘇・人参・五味子・桔梗である．楊子瀛の『仁斎直指方』にはこの処方に檳榔・半夏・桑白皮・甘草・生姜を加えてあり，李東垣の『医学発明』の神秘湯には『易簡方』中の五味子・桔梗を去って桑白皮・茯苓・生姜を加えてある．歴代良医は各々取捨選択して運用し効を奏していた」とある[14]．

内訳は小児9例，成人2例の11例である．
1例を紹介する．

18歳男子の気管支喘息に長期服用例[20]

初診は昭和32年8月，当時18歳の男子学生．生後まもなく頭部湿疹が出て，翌年これが治ったころから喘息が始まった．家族に喘息患者が何人かいる．1年中発作が起こる．毎晩2時頃になると呼吸困難で寝ていられなくなり，ボスミン吸入をする．楽になるとまた眠る．喀痰は少量，少し喉にからまる．口渇発汗はない．食欲普通．痩せて顔色蒼白．幼児から発作の連続で発育遅く，16歳ぐらいにしか見えない．腹は両腹直筋緊張し，胸脇苦満がある．左肺に少しギーメンが聞こえる．はじめ柴朴湯を投与したが効果なく，3回目の診察から神秘湯に変方．これは気分がよいというので継続．以後，軽い発作はあるものの1年近く1日も休まず通学できた．昭和34年も大変軽くてすんだ．35年5月頃，もうまったく治ったように思われるという．ほとんど神秘湯だけを続け，昭和36年も学校を休まず，夜間発作も数えるほどしかない．北海道を1人で旅行した．体格一変して肥った．37～38年も発作なく，いかにも健康そうになった．（抄）

鑑　別

■ **麻杏甘石湯，五虎湯**

①**麻杏甘石湯または五虎湯の単独使用**

体質頑健な者の喘息に用いる点で共通．麻杏甘石湯・五虎湯は，粘稠な痰がからみ，それを喀出するまで咳き込み，喘鳴する点が目標．神秘湯は呼吸困難が主．

②**麻杏甘石湯または五虎湯と半夏厚朴湯との併用**

呼吸困難を主とする喘息発作に用いる点で共通．この併用は即効性．ときに鑑別は困難．

③**麻杏甘石湯または五虎湯と小柴胡湯との併用**

①の場合で，連用により体質改善をはかるときに使用．

④**麻杏甘石湯または五虎湯と柴朴湯との併用**

③に似るが，呼吸困難感がより強い，あるいは心因性悪化傾向がみられる場合に用いる．

■ **小青竜湯**

喘息で要鑑別．喘鳴，喀痰が多く，アレルギー性鼻炎を随伴する点が目標．

■ **柴朴湯**

息切れ，呼吸困難感を主とする喘息に用いる点で共通．柴朴湯は，非発作時に継続服用して発作の頻度減少と強度減弱を目的とする．神秘湯は即効性があるが，柴朴湯よりは胃腸障害をきたす可能性がある．

■ **麦門冬湯**

喘息で要鑑別．麦門冬湯は，むせるような咳き込みが目標．

附　記

■ **神秘湯で喘息の悪化する例があるとする説について**

これは，細野史郎の「大人の喘息に神秘湯を1日分与え，まさに窒息死にまで追いやらんとしたことがありました」[23]という発言，およびこれを追認する武藤の説[24]に始まるが，細野の発言は説明不十分であり，武藤の論も解釈の分かれる内容である．大塚敬節(1900-80)は「神秘湯のせいじゃないでしょう」[23]といい，矢数道明も「私は相当数神秘湯を用いたが，まだひどい悪化例はない」[15]という．生薬アレルギーなども考えられるので細野の説を否定はできないが，頻度はかなり低いと思われる．

引用文献

1) 大塚敬節, 矢数道明, 清水藤太郎：漢方診療医典, 第6版, p.409, 南山堂, 2001.
2) 小曽戸洋：漢方一話 処方名のいわれ, 80 神秘湯. 漢方医学, 24(1)：36, 2000.
3) 浅田宗伯：勿誤薬室方函, 近世漢方医学書集成 95 巻（大塚敬節, 他編）, p.165, 名著出版, 1982.
4) 諸橋轍次：大漢和辞典, 巻 2, p.911-912, 大修館書店, 1974.
5) 岡西為人：本草概説, p.80-81, 創元社, 1977.
6) 浅田宗伯：勿誤薬室方函口訣, 近世漢方医学書集成 96 巻（大塚敬節, 他編）, p.258, 名著出版, 1982.
7) 王燾：外台秘要方, 巻九咳嗽門・久欬坐臥不得方, 9-19b, 復刻版, 東洋医学善本叢書 4, 宋版外台秘要方・上, p.180, オリエント出版社, 1981.
8) 小曽戸洋：中国医学古典と日本, p.334-345, 塙書房, 1996.
9) 孫思邈：備急千金要方, 巻第十七肺臓・肺虚実第二, 17-8b, 復刻版, 宋版備急千金要方・中, 東洋医学善本叢書 10, p.546, オリエント出版社, 1989.
10) 孫思邈：備急千金要方, 積気第五, 17-21a, 復刻版, 宋版備急千金要方・中, 東洋医学善本叢書 10, p.571, オリエント出版社, 1989.
11) 王燾：外台秘要方, 巻第十肺痿肺気上気欬嗽・上気及気逆急牽縄不得臥方, 10-26b, 復刻版, 東洋医学善本叢書 4, 宋版外台秘要方・上, p.201, オリエント出版社, 1981
12) 陳言：三因極一病証方論, 巻之十三・喘脈証治, 13-9b, 和刻漢籍医書集成第 1 輯（小曽戸洋, 他編）, p.173, エンタプライズ, 1988.
13) 小山誠次：古典に基づく エキス漢方方剤学, p.347-350, メディカルユーコン, 1998.
14) 浅田宗伯：橘窓書影, 1-9a～1-9b, 近世漢方医学書集成 100 巻（大塚敬節, 他編）, p.373-374, 名著出版, 1983.
15) 矢数道明：臨床応用漢方処方解説, 増補改訂版, p.314-318, 創元社, 1981.
16) 大塚敬節, 矢数道明, 清水藤太郎：漢方診療医典, 第6版, p.362, 南山堂, 2001.
17) 浅田宗伯：橘窓書影, 2-36b～2-37a, 近世漢方医学書集成 100 巻（大塚敬節, 他編）, p.548-549, 名著出版, 1983.
18) 高橋道史：紫蘇子湯と神秘湯及びその治験例. 漢方の臨床, 2(4)：52-55, 1959.
 ※なお, 高橋は老人の慢性気管支炎には, 紫蘇子湯加杏仁桑白皮（柴胡 3, 橘皮 3, 半夏 3, 厚朴 3, 杏仁 3, 桑白皮 3, 桂皮 3, 当帰 3, 紫蘇子 2, 甘草 2g）がよいという.
19) 矢数道明：温知堂経験録 4. 漢方の臨床, 11(5)：24-27, 1964.
20) 矢数道明：温知堂経験録 45. 漢方の臨床, 17(5)：21-22, 1970.
21) 矢数道明：温知堂経験録 132. 漢方の臨床, 27(10)：24-25, 1980.
22) 矢数道明：温知堂経験録 135. 漢方の臨床, 28(2)：19-20, 1990.
23) 細野史郎, 大塚敬節, 矢数道明, 他：座談会・喘息を語る. 漢方の臨床, 6(5)：36-44, 1959.
24) 武藤敏文：神秘湯異変. 漢方の臨床, 7(8)：16-17, 1960.

69 真武湯
shimbuto

製品番号：30

〔構成生薬〕
茯苓，芍薬，生姜，朮，附子

処方の特徴

1 処方概要

真武湯は，冷え症で虚弱な者の諸症状に用いる．伝統的には"陰虚証の水毒"に用いるとされ，痩せて胃下垂高度の人の慢性下痢に有用である．

附子は，冷え，基礎代謝低下などに用いる．茯苓，朮（白朮または蒼朮）は水分代謝障害改善，芍薬は鎮痙，生姜は健胃などの作用があると思われる．

真武湯の名称は，原典の『傷寒論』では玄武湯であったが，宋代に玄武から真武に改められたとされる〈注1〉[1-4]．

2 附子について[5-11]

附子は，キンポウゲ科のハナトリカブト *Aconitum carmichaeli* Debeaux またはオクトリカブト *A. japonicum* Thunberg の根塊を高圧蒸気処理等により加工したものである．トリカブトの母根を烏頭，子根を附子という．トリカブトの根は有毒だが，その毒性は加熱により低下する．成分は aconitine, mesaconitine, hypaconitine, hygenamine, corynei-ne などである．薬理としては，aconitine, mesaconitine, hypaconitine に鎮痛作用，アコニチン系アルカロイドに抗炎症作用，附子エキスに新陳代謝亢進，肝たん白質合成促進作用などが認められている．その他，強心作用，刺激伝導系への作用，血管拡張作用，神経系への作用（知覚減退など）などがある．臨床的には，「大熱薬で，新陳代謝機能の極度に沈衰したものを振起復興し，利尿，強心の作用あり，熱がなくても悪寒するもの，手足関節疼痛し，または沈重，麻痺，厥冷するものに用いる」とされる．

医療用漢方製剤に含まれる附子は減毒加工され，用法用量を守れば比較的安全であるが，中毒の初期症状として，舌と口唇周囲のしびれ・動き，胸部から心窩部の不快感，身体動揺感，頭痛，悪心，嘔吐などに注意が必要である．

3 使用目標と応用（表1）

代謝機能低下した冷え症かつ消化吸収機能低下した虚弱者（陰虚証）であり，体内の水分代謝異常（水毒）による浮腫・めまい・下痢などがあることを目標とする．体質として，痩せ型・低体温で体全体が冷え，腹部所見（腹証）で腹部軟弱または薄く緊張し，皮下脂肪および筋層が薄く，心窩部拍水音（振水音）を認める．

下痢に用いる場合，不消化便〜水様便で腹痛は軽く，排便後に倦怠感が強くなる点が目標となる．とくに高齢者の明け方の下痢（五更瀉・鶏鳴下痢）によい．

〈注1〉真武湯の名前の由来：玄武は青竜・白虎・朱雀とともに四神の1つで，北方を守護する黒い亀である．五行説では水で，色は黒，五臓では腎に配当される．玄武を真武に改めた理由は避諱である．中国では死者に対して生前の名前，すなわち諱を称することは憚られた．そのかわり死後に贈り称された名が諡である．宋王朝では，皇帝の死後，その諱の文字は使用禁止になり，別字に置き換えるよう法令が出された．宋朝の始祖の諱が玄朗であったため，玄武から真武への改称指示がなされた[1]．これには山田正珍[2]，喜多村直寛[3]，浅田宗伯[4]らの論がある．

感冒に用いる場合，発熱しても顔色不良で悪寒と手足冷えがあり，倦怠感が強く，"虚脈"（力がない，沈微，浮弱遅など）であることが目標となる．

応用は，慢性下痢症，過敏性腸症候群，機能性胃腸症（慢性胃炎，胃アトニー症，胃下垂症など），めまい（身体動揺感），末梢循環障害（冷え症，全身の冷え），感冒，慢性の倦怠感，浮腫，皮膚瘙痒症などである．高齢者の無力性肺炎に有効例がある[12]．

論　説

1 原　典
張仲景『傷寒論』『金匱玉函経』

1．巻第三・弁太陽病脈証并治中第六[13]
〔条文〕太陽病，汗を発し，汗出でて解せず，其の人，仍お発熱し，心下悸，頭眩，身瞤動，振振として地に擗れんと欲する者は，真武湯，之を主る〈注2〉[14-16]．

〔原注〕擗を「一に僻に作る」とする．

〔大意〕"太陽病"で，服薬して発汗させたが病気が治らず，依然として発熱が続き，心下部で動悸がし，めまいがあり，からだがびくびくと痙攣し，ゆらゆら揺れて地に倒れそうになる者は，太陽病が少陰病に転じたので，真武湯を用いる[17]．

2．巻第六・弁少陰病脈証并治第十一[18]
〔条文〕少陰病，二三日已まず，四五日に至って，腹痛し，小便利せず，四肢沈重疼痛し，自から下利する者は，此れ水気有りと為す．其の人，或いは欬し，或いは小便利し，或いは下利し，或いは嘔する者は，真武湯，之を主る〈注3, 4〉[19-22]．

〔大意〕"少陰病"にかかって2,3日経つが，症状は続き，4,5日目になって，腹が痛み，小便が出ず，四肢が重だるく疼き痛み，自然に下痢をするようになった．これは水気があるためである．この際，咳が出ることもあり，小便がよく出ることもあり，下痢することもあり，吐き気のすることもある．いずれも真武湯を用いる[23]．

〔解説〕上記のうち真武湯に典型的な適応症候群（正面の証）を示すのは少陰病篇の条

表1　真武湯の使用目標と応用

- ■ 応　用
  - ・過敏性腸症候群，慢性下痢症，機能性胃腸症（慢性胃炎，胃下垂症など），本態性低血圧症，めまい（身体動揺感），末梢循環障害（冷え症），浮腫，感冒，皮膚瘙痒症　など
- ■ 症　候
  - ・易疲労，冷え症，痩せ型，低体温，手足・体幹部が冷たい，慢性下痢・不消化便～水様下痢・早朝下痢の場合（腹痛軽く排便後に倦怠感が強くなる，体重減少傾向）
- ■ 腹部所見
  - ・軟弱または薄く緊張，皮下脂肪・腹筋は薄い，心窩部拍水音（振水音）
- ■ 体　質
  - ・代謝機能低下した冷え症の虚弱者（陰虚証）
  - ・浮腫・下痢などの水分代謝異常（水毒）

〈注2〉ほぼ同文が巻第八・弁発汗後脈証并治第十七[14]にあるが，「真武湯主之」を「属真武湯」（真武湯に属す）とする．『金匱玉函経』巻第二・弁太陽病形証治第三[15]にもほぼ同文があり，冒頭を「太陽病，発其汗不解」とし，「身瞤動」を「身瞤而動」とする．『金匱玉函経』巻第六・弁発汗吐下後病形証治第十九[16]にも類似文があり，冒頭を「太陽病発其汗而不解」とし，最後を「属玄武湯証」とする．

〈注3〉『金匱玉函経』巻第四・弁少陰病形証治第八[19]にもほぼ同文があり，「自下利者」を「而利」とし，「或小便利」を「或小便自利」とする．

〈注4〉「或下利」について，山田正珍[20]，尾台榕堂[21]らは「或不利」の誤りとし，大塚敬節[22]も同意見である．

であり，太陽病中篇の条は変則的な適応症候群（変証）とされる[24]．なお，『傷寒論』では，少陰病は「脈微細，但だ寝ねんと欲す」と定義される[25]．

2 中国医書の記載

■ 唐代の『備急千金要方』[26]，『千金翼方』[27]には『傷寒論』とほぼ同文が玄武湯として載る．南宋の『普済本事方』[28]，明代の『玉機微義』[29]，『医書大全』[30]，『医学正伝』[31]には，『傷寒論』の条文に類似した記載がある．金の成無己の『傷寒明理薬方論』[32]には「真武は北方の水神也．而して腎に属し，以て水を治む．…真武湯は少陰病を主る．少陰は腎水なり」という．真武湯の記載は少ない．『太平恵民和剤局方』『三因極一病証方論』『厳氏済生方』『儒門事親』『宣明論方』『内外傷弁惑論』『脾胃論』『明医雑著』『古今医鑑』『万病回春』には記載を見いだせなかった．

3 江戸時代医家の論説（筆者意訳ならびに抄録）

■ 福井楓亭（1725-92）は『方読弁解』[33]で，真武湯は「後世派が五更瀉と称する，夜陰になると下痢する者に用いて著効がある」という．

■ 目黒道琢（1739-98）は『餐英館療治雑話』[34]で，「"夾陰の感冒"，"夾陰の傷寒"には，初めから真武湯のゆく証がある」という．"夾陰感冒"とは「房事を過ごしてひいたかぜ，または下地に腎虚がある上にひいたかぜ」で，「熱があっても足が冷える」点が目標とされる[35]．

■ 和田東郭（1744-1803）は，『蕉窓雑話』[36]では「疫病で高熱，ひどい口渇，うわごとなどの症状があると，大部分の医者は，これは白虎湯の証，あるいは承気湯の証だと診立てる．…しかし，真武湯の有効な場合などもある」といい，また「慢性下痢には証によって真武湯を用いる」という．『導水瑣言』[37]では，"虚腫"に真武湯あるいは真武湯合理中湯を用いるという．

■ 稲葉文礼（？-1805）は『腹証奇覧』後編[38]で，「真武湯の適応には腹底に寒冷を覚える者が多い」とし，半身不随の者に真武湯を用いるという．

■ 和久田叔虎（18世紀後半-19世紀前半）の『腹証奇覧翼』[39]には，「苓桂朮甘湯と真武湯とは，心下悸，頭眩，身振振とするという点で似る．けれども苓桂朮甘湯は…起きれば頭眩するが，臥座していれば自発することはない．真武湯は起臥いずれでも頭眩して，かつ振々とふるえて地に倒れるばかりになる」，「苓姜朮甘湯は腰の冷気をぬくもので，腰冷重痛の証を主に用いる．真武湯は臍下の冷気をぬくもので，腰の患はない」とある．

■ 原南陽（1752-1820）の『叢桂亭医事小言』[40]には，傷寒で「熱勢くじけた後，自汗などがあり，脈を診ようとするとき，手がことのほか，ぶるぶると震えるものに真武湯がしばしば有効だった」という．

■ 有持桂里（1758-1835）の『校正方輿輗』[41]には，「便意がなくて下痢する者，尿量減少して足に浮腫がある者など，真武湯証の中の一，二をともなう痢にも用いる．また大便失禁（遺屎）する者もこの処方の証である．…真武湯の下痢では裏急後重はない」とある．

■ 百々漢陰（1776-1839）・百々鳩窓（1808-78）の『梧竹楼方函口訣』[42]には，真武湯は「小便不利，大便下痢，腹痛を目標に用いる．…とかく下痢がなかなか止まらない者に活用する」，「老人や虚弱者で，腹痛下痢と咳嗽が久しく治らない者を治す．○80歳近い一老婦人．毎夜，腹痛下痢，咳嗽が続いて止まらない，百方効なく，真武湯を用いて奇効があった」とある．

■ 尾台榕堂（1799-1870）の『類聚方広義』[43]には，「痿躄病（＝下肢運動麻痺）で，腹が

拘攣（＝腹筋緊張）し，脚が冷えて不仁（＝知覚障害？）し，小便不利，あるいは失禁する者を治す．腰疼，腹痛，悪寒，下痢一日数回で夜間最も甚だしいものは痾痢と称する．真武湯がよい．また，慢性下痢で浮腫を呈し，あるいは咳し，あるいは嘔吐する者にもよい．産後下痢して，腹鳴腹痛，小便不利，肢体がだるくて脱力感があり，あるいは麻痺し，浮腫があり，悪寒発熱し，咳嗽が止まらず，次第に"労"（慢性消耗性疾患．結核など）のようになる者は最も難治である．真武湯がよい」とある．

■本間棗軒（1804-72）の『内科秘録』[44]には，「五更瀉は老人に多い．…日中は平穏で苦しむところがないが，夜に入ると腹が微満するのを覚え，一睡して五更の頃（＝明け方）になると必ず腹中雷鳴して，盆を傾けるような下痢が毎晩あって長く止まらない．…参苓白朮散，真武湯を撰用する」とある．

■浅田宗伯（1815-94）の『勿誤薬室方函口訣』[45]には，真武湯は「内に水気有りと云うのが目的で，…あるいは麻痺不仁，手足引きつるを覚え，あるいは浮腫小便不利，その腫は虚濡で力なく，あるいは腹以下に浮腫があって上半身は痩せている，その脈は微細，あるいは浮虚で，心下痞悶が強く，飲食がまずく感じる者，あるいは四肢沈重疼痛して下痢する者に用いて効がある」とする．

4 近年の論説

■『漢方診療医典』[46]では，「本方は…少陰病の葛根湯とも称せられ，応用が広い．…発汗しても熱が下がらず，さむけがあり，足が冷え，脈の弱いものに用いることがある．本方は新陳代謝が沈衰しているために，水毒が腸胃に滞留して，あるいは腹痛，下痢を来たし，あるいはめまい，心悸亢進などの症状を呈するものを治す．腹部は軟弱で，時々ガスのために膨満し，脈は沈微または遅小弱，浮遅弱などを現し，倦怠疲労感がはなはだしく，手足が冷えやすく，あるいは悪寒があり，一体に生気の乏しい者を目標にする．真武湯の下痢は慢性のものが多いが，急性のものにもみられ，下痢は水様で，裏急後重はない．排便の直前に，腹痛を訴えることがある．…諸種の熱病，内臓下垂症，胃腸弛緩症，慢性腸炎，…慢性腎炎，蕁麻疹，湿疹，脳出血，脊髄疾患による運動および知覚麻痺に用いる」とする．

■大塚敬節（1900-80）は『症候による漢方治療の実際』[47]で，発熱悪寒，疲労倦怠，浮腫，下痢，冷え，めまい，皮膚瘙痒症（高齢者），高齢者のかぜ症候群・下痢に用いるとする．

症　例

症例 下痢（松田邦夫治験）[48]

46歳主婦．主訴は下痢．10年前の膵炎罹患以来，下痢しやすい．冷え症で冬はカイロを腹に入れる．初診の少し前から下痢が止まらなくなった．他医治療無効．1日数回の軟便ないし水様下痢．排便後のテネスムスはない．身体が冷えるとすぐに下痢する．腹に力がない．食欲がない．昼食後は眠くてたまらない．身長153cm，体重40kg．顔色青白く栄養不良．脈沈小．舌湿潤無苔．腹診で腹部陥凹，腹壁軟弱無力，心下振水音あり，臍上動悸著明．臍下正中芯を認める．真武湯を投与．1週間後，下痢が止まってきた．2ヵ月後，下痢はまったくない．食欲あり昼間眠くならなくなった．体調良好．（抄）

鑑　別

■**五苓散**

浮腫，水様下痢，めまいなどで要鑑別．口渇があり血色良好な者に使用．真武湯は血色不良で低体温の者．

■ 人参湯(にんじんとう)

痩せ型で顔色不良の者の下痢，冷えで要鑑別．胃炎症状あり，薄い唾液が多い．真武湯は胃症状よりも水様下痢と倦怠感が主．しばしば鑑別困難．しばしば真武湯と併用．

■ 桂枝加芍薬湯(けいしかしゃくやくとう)

腹痛下痢で要鑑別．腹痛がやや強く，排便後も残便感がある．過敏性腸症候群では第一選択．真武湯は腹痛弱く，低体温，冷えがある者．

■ 小建中湯(しょうけんちゅうとう)

虚弱者の慢性下痢で要鑑別．めまい，浮腫はない．虚弱児には小建中湯を使用．成人ないし高齢者で冷えが強い例に真武湯を用いる．

■ 啓脾湯(けいひとう)

胃腸虚弱者の下痢で要鑑別．よく似た体質．小児の下痢では真武湯に優先して用いる．しばしば鑑別困難．

■ 苓桂朮甘湯(りょうけいじゅつかんとう)

めまい，身体動揺感，立ちくらみで要鑑別．内耳性めまいでは第一選択．のぼせ，上衝をともなうことがある．冷えが強い虚弱者には真武湯．

■ 半夏白朮天麻湯(はんげびゃくじゅつてんまとう)

めまい感，身体動揺感で要鑑別．緊張性頭痛をともなうことが多い．胃炎症状，心窩部拍水音（振水音）がある．

引用文献

1) 小曽戸洋：漢方一話 処方名のいわれ，28 真武湯．漢方診療，14(3)：18，1995．
2) 山田正珍：傷寒論集成，近世漢方医学書集成75巻（大塚敬節，他編），p.333，名著出版，1983．
3) 喜多村直寛：傷寒論疏義，近世漢方医学書集成89巻（大塚敬節，他編），p.470，名著出版，1981．
4) 浅田宗伯：傷寒識，近世漢方医学書集成97巻（大塚敬節，他編），p.208-209，名著出版，1982．
5) 厚生労働省：第16改正日本薬局方，p.1576，2011．
6) 木村孟淳，他編：新訂生薬学，改訂第7版，p.90-91，南江堂，2012．
7) 北川勲，金城順英，桑島博，三川潮，庄司順三，滝戸道夫，友田正司，西岡五夫，野原稔弘，山岸喬：生薬学，第8版，p.252-254，廣川書店，2011．
8) 鳥居塚和生：モノグラフ 生薬の薬効・薬理，p.401-413，医歯薬出版，2003．
9) 高山廣光，坂井進一郎：附子の成分・化学．現代東洋医学，15(2)：70，1994．
10) 尾山力，雨谷栄：附子の薬効・薬理．現代東洋医学，15(2)：78，1994．
11) 大塚敬節，矢数道明，清水藤太郎：漢方診療医典，第6版，p.427-428，南山堂，2001．
12) 松田邦夫：症例による漢方治療の実際，p.35-37，創元社，1992．（抜粋）
13) 張仲景：明・趙開美本『傷寒論』，3-20b，復刻版，燎原書店，1988，p.140．
14) 張仲景：明・趙開美本『傷寒論』，8-10b～11a，復刻版，p.362-363，燎原書店，1988．
15) 張仲景：清・陳世傑本『金匱玉函経』，2-26b，復刻版，p.118，燎原書店，1988．
16) 張仲景：清・陳世傑本『金匱玉函経』，6-4a，復刻版，p.277，燎原書店，1988．
17) 大塚敬節：臨床応用傷寒論解説，p.259-260，創元社，1974．
18) 張仲景：明・趙開美本『傷寒論』，6-10b～6-11a，復刻版，p.266-267，燎原書店，1988．
19) 張仲景：清・陳世傑本『金匱玉函経』，4-5b～6a，復刻版，p.192-193，燎原書店，1988．
20) 山田正珍：傷寒論集成，近世漢方医学書集成75巻（大塚敬節，他編），p.331，名著出版，1983．
21) 尾台榕堂：類聚方広義，近世漢方医学書集成57巻（大塚敬節，他編），p.244，名著出版，1980．
22) 大塚敬節：臨床応用傷寒論解説，p.440，創元社，1974．
23) 大塚敬節：臨床応用傷寒論解説，p.439-441，創元社，1974．
24) 大塚敬節：真武湯について．漢方と漢薬，7(11)：1-12，1940．
25) 張仲景：明・趙開美本『傷寒論』，6-5b，復刻版，p.256，燎原書店，1988．
26) 孫思邈：備急千金要方，巻第九傷寒上・発汗吐下後第九，9-26b，復刻版，宋版備急千金要方・中，東洋医学善本叢書10，p.54-55，オリエント出版社，1989．（太陽病中篇の条文がある）
27) 孫思邈：千金翼方，巻第十・少陰病状第二，10-4b～10-5a，復刻版，元版千金翼方・上，東洋医学善本叢書13，p.498-499，オリエント出版社，1989．（少陰病篇の条文がある）
28) 許叔微：普済本事方，8-13b，和刻本籍医書集成第2輯（小曽戸洋，他編），p.79，エンタプライズ，1988．
29) 劉純：玉機微義，① 12-7a／p.154，② 14-26a／p.172，③ 32-4a／p.339，和刻漢籍医書集成第5輯（小曽戸洋，他編），エンタプライズ，1989．
30) 熊宗立：医書大全，3-9b～3-10a，和刻漢籍医書集成第7輯（小曽戸洋，他編），p.66，エンタプライズ，1989．
31) 虞搏：医学正伝，1-54b，和刻漢籍医書集成第8輯（小曽戸洋，他編），p.31，エンタプライズ，1990．

32) 成無己：傷寒明理薬方論，4-22a～4-23a，和刻漢籍医書集成第1輯（小曽戸洋，他編），p.48，エンタプライズ，1988．
33) 福井楓亭：方読弁解，近世漢方医学書集成54巻（大塚敬節，他編），p.347-348，名著出版，1981．
34) 目黒道琢：餐英館療治雑話，近世漢方医学書集成107巻（大塚敬節，他編），p.63-64，名著出版，1983．
35) 加藤謙斎：医療手引草，上編乾，1-38a，歴代漢方医書大成（電子版），カイテル，2005．
36) 和田東郭：蕉窓雑話，近世漢方医学書集成15巻（大塚敬節，他編），p.38-39，p.81，p.84，名著出版，1979．
37) 和田東郭：導水瑣言，近世漢方医学書集成16巻（大塚敬節，他編），p.389-390，名著出版，1979．
38) 稲葉文礼：腹証奇覧，近世漢方医学書集成83巻（大塚敬節，他編），p.203-209，名著出版，1982．
39) 和久田叔虎：腹証奇覧翼，近世漢方医学書集成84巻（大塚敬節，他編），p.418-421，p.427，名著出版，1982．
40) 原南陽：叢桂亭医事小言，近世漢方医学書集成18巻（大塚敬節，他編），p.189，p.339-340，名著出版，1979．
41) 有持桂里：校正方輿輗，近世漢方医学書集成87巻（大塚敬節，他編），p.54-56，名著出版，1982．
42) 百々漢陰，百々鳩窓：梧竹楼方函口訣，復刻版，p.20，p.104，春陽堂書店，1976．
43) 尾台榕堂：類聚方広義，近世漢方医学書集成57巻（大塚敬節，他編），p.243，名著出版，1980．
44) 本間棗軒：内科秘録，近世漢方医学書集成21巻（大塚敬節，他編），p.255-256，名著出版，1979．
45) 浅田宗伯：勿誤薬室方函口訣，近世漢方医学書集成96巻（大塚敬節，他編），p.251-252，名著出版，1982．
46) 大塚敬節，矢数道明，清水藤太郎：漢方診療医典，第6版，p.361，南山堂，2001．
47) 大塚敬節：症候による漢方治療の実際，第5版，p.15-17，p.52，p.176-177，p.347-349，p.422，p.558，p.704，p.736，p.740，南山堂，2000．
48) 松田邦夫：症例による漢方治療の実際，p.79-80，創元社，1992．

70 清上防風湯
seijobofuto

製品番号：58

[構成生薬]

防風, 荊芥, 連翹, 山梔子, 黄連, 黄芩, 薄荷, 川芎, 白芷, 桔梗, 枳実, 甘草

処方の特徴

1 処方概要

この処方は，顔面頭頸部の皮膚の炎症性疾患，とくに尋常性痤瘡に用いる．

処方構成のうち，白芷，黄連，枳実〈注1〉を除く部分は，防風通聖散（川芎，黄芩，連翹，防風，桔梗，山梔子，荊芥，薄荷，甘草，生姜，麻黄，大黄，芒硝，白朮，当帰，芍薬，石膏，滑石）と共通であり，類縁処方といえる．防風通聖散と同様に，"陽実証"（胃腸丈夫で元気のある人）の皮膚炎に使用できるが，防風通聖散とは異なり，上半身，主に頭頸部の化膿性炎症に用いられる．

黄連，黄芩，山梔子は黄連解毒湯から黄柏を除いたものと見ることができる．黄連解毒湯は，上半身とくに顔面頭部の"のぼせ"，発赤，炎症，充血などに用いる処方である．荊芥，連翹は，十味敗毒湯，荊芥連翹湯などにも含まれ，皮膚の化膿性疾患に用いられる生薬である．桔梗は，桔梗湯，排膿散及湯，十味敗毒湯などに用いられ，これも化膿性疾患に有用な生薬である．白芷，川芎は頭頸部の炎症性疾患，とくに鼻炎・副鼻腔炎にしばしば使用される．川芎は，皮膚疾患・鼻疾患に用いる処方の中では葛根湯加川芎辛夷，川芎茶調散，十味敗毒湯，防風通聖散などに含まれる．白芷は，慢性化膿性炎症や皮膚潰瘍に用いる内托散，托裏消毒散などにも含まれる．

2 使用目標と応用

使用目標は，顔面頭頸部の尋常性痤瘡（にきび），瘡，癤，皮膚炎，湿疹などである．にきびは赤みが強く隆起している例が多い．湿疹，皮膚炎では顔面局所が赤い．体質体格中等度から頑健な者が対象である．

便秘であれば，大黄または大黄を含む漢方製剤を加える．三黄瀉心湯，桃核承気湯，大黄牡丹皮湯，防風通聖散など，大黄を含む製剤と併用してもよい．

表1 清上防風湯の特徴

- ■ 応 用
  - ・尋常性痤瘡（にきび），顔面頭頸部の瘡・癤・皮膚炎・湿疹
  - ・酒皶鼻，鼻炎，副鼻腔炎，眼球結膜の炎症性充血　など
- ■ 症 候
  - ・痤瘡は赤みが強く隆起している
  - ・顔面の局所が赤く炎症を起こしている
- ■ 体 質
  - ・体格中等度〜頑健
- ■ 備 考
  - ・便秘時は大黄／大黄含有漢方製剤を加える

〈注1〉枳実：処方構成のうち原典では枳殻（ミカンまたはナツミカンの果皮）となっているが，現在の医療用漢方製剤では枳実（ダイダイまたはナツミカンの未熟果実）で代用される．

論　説

1 原　典

龔信・龔廷賢『古今医鑑』（1576年成立）巻之九，面病門[1]

〔条文〕上焦の火を清し，頭面瘡癤，風熱毒を治す．

〔大意〕上半身（上焦）の炎症をしずめ，顔面の皮膚化膿巣や，外因性の皮膚炎を治す．

〔解説〕この処方の原典を龔廷賢『万病回春』（1587年成立）とする書があるが，同じ著者の先行する『古今医鑑』（1576年成立）に既に記載があり，内容的にも同じである．上焦は中焦（上腹部）・下焦（下腹部以下）に対する言葉で，胸から上を指す．ここでは，主として頭頸部の意と思われる．「火」は「熱」と同じ意で，炎症性変化で局所の熱感の強いものか．したがって，尋常性痤瘡などで，局所の皮膚の発赤熱感が強く，化膿傾向の著しいものが相当すると思われる．『万病回春』の記載は，『古今医鑑』とほぼ同じであるが，以下に紹介する．

〔参考〕『万病回春』面病門の条文[2,3]

面に瘡を生ずるは，上焦の火なり．
○清上防風湯：上焦の火を清し，頭面に瘡癤，風熱毒を生ずるを治す．

2 江戸時代医家の論説（筆者意訳）

■『医方口訣集』[4]で，中山三柳（1614-84）は，この処方を，頭痛眩暈，頭部顔面の皮膚炎，耳が痛み膿の出る者，歯が痛み歯齦が腫れる者（ただし，生地黄を加えて用いるとする），酒皶鼻に用いるとする．北山友松子（?-1701）は，これに注を加えて「（金元四大家の一人で攻下派である）張子和が，頭部顔面腫脹には，防風通聖散（加生姜，葱，豆豉）を用いるといっている．思うに，『古今医鑑』の清上防風湯は，おそらく防風通聖散の加減法であろう．“風火炎上して"頭面腫れ痛むのを治す処方であり，防風通聖散に比較すれば，穏やかで効果が顕著である．ただし，患者が強壮で邪気が盛んであり炎症が強い者は，防風通聖散でなければ効果がない」という．防風通聖散との類似性は既に述べたとおりである．原典を『古今医鑑』とする点が注目される．

■香月牛山（1656-1740）は『牛山活套』[5]で，「面に瘡を生ずるのは上焦の火である．清上防風湯，東垣の清上瀉火湯あるいは白芷升麻湯の類を用いる〈注2〉[6,7]．顔面に膿汁が出る者には荊防敗毒散，甚だしい者には防風通聖散を用いる」と，鑑別を述べている．医療用漢方製剤（エキス製剤）では，前記の説と同様に防風通聖散との鑑別が必要なことがわかる．荊防敗毒散は，華岡青洲の創った十味敗毒湯の原形である（57．十味敗毒湯 参照）．したがって十味敗毒湯も鑑別すべき処方となる．

■浅井貞庵（1770-1829）は『方彙口訣』[8]で，基本的に原典の記載を肯定した形で，「この処方は，“上焦の風熱"を冷やす常套手段の薬である．故に頭部顔面の吹き出物，腫れ物に効果がある」とする．

■華岡青洲（1760-1835）も『瘍科方筌』[9]で，「頭面，瘡癤を生じ，風熱の毒あるを治す」と原典そのものである．

■幕末の百々漢陰（1776-1839）・百々鳩窓（1808-78）も『梧竹楼方函口訣』[10]で，これらの諸説を受けて「この処方は"上焦の火気"により頭面に"瘡"（皮膚炎）を生ずるものを治

〈注2〉清上瀉火湯・白芷升麻湯：清上瀉火湯は，李東垣（1180-1251）『蘭室秘蔵』頭痛門[6]にあり，荊芥，川芎，蔓荊子，当帰，蒼朮，黄連，生地黄，藁本，甘草，升麻，防風，黄柏，黄耆，黄芩，知母，羌活，柴胡，細辛，紅花である．白芷升麻湯も同書・瘡瘍門[7]にあり，甘草，升麻，桔梗，白芷，当帰，生地黄，黄芩，連翹，黄耆，桂皮，紅花である．

す薬である」とし，荊防敗毒散では一段弱い，防風通聖散では強過ぎるという場合に用いるという．

■ 浅田宗伯（1815-94）は『勿誤薬室方函口訣』[11]で，「この処方は，風熱が上半身（上焦）で熾で，頭部顔面に皮膚化膿症など（瘡癤や毒腫など）があるが，ただ上半身だけのことで，腹部以下（中下二焦）には異常がなく，上焦だけを清解発散すればよいときの手段である．そのため防風通聖散のように芒硝，大黄，滑石の類は用いていないのである」という．また，『方読便覧』[12]では，「清上防風湯は爛目（ただれ眼）を治す」という．顔面の皮膚だけでなく，眼の粘膜の炎症にも有効とする説である．

3 近年の論説

■ 大塚敬節（1900-80）は，『症候による漢方治療の実際』[13]の鼻痛・鼻漏・鼻閉塞の項で，「私は，これを尋常性痤瘡（にきび）に用いるが，また副鼻腔炎を頭面の風熱毒とみたてて，この方を用いる場合がある．私は此の方を用いて，にきびと副鼻腔炎とを同時に治したことがある」といい，瘙痒・発疹・変色のある皮膚の項では「顔面のフルンケルや面皰（にきび）に用いられる．特に体力の強壮な青年男女の面皰に用いてよくきく．顔色赤みを帯び，発疹も充血の傾向があって，隆起の著明なものを目標として用いる．…私の経験では，清上防風湯で効のある場合は，3ヵ月ほどで8，9分通りはよくなる．もしこれを2ヵ月も飲んで効がなければ，処方を変更した方がよい」という．

■ 『漢方診療医典』[14]では，「青年男女に発する実証の面皰（にきび），頭部湿疹，眼目充血，酒皶鼻などに応用される」という．

症　例

症例 にきびと副鼻腔炎とを同時に治した例（大塚敬節治験）[15]

21歳の未婚の婦人，…．また黄色の膿様の鼻汁が沢山出る．医師から蓄膿症があるといわれた．顔面にはにきびが出ていて，そのにきびが赤みを帯びている．脈は沈んでいて力がある．舌には茶褐色の苔があって，乾燥している．便秘の傾向がある…．腹は膨満はしていないで，一体に硬い．…清上防風湯に薏苡仁を入れて用いた．すると，その翌月…，右側の鼻より多量の鼻汁が出た．そしてにきびは減少し，2ヵ月もたたないうちに，ほとんど治ってしまった．鼻はその後も，時々塞がったり，頭が重かったりしたが，ひきつづきこれを用い，6ヵ月あまりで全快した．

鑑　別

■ 桂枝茯苓丸（加薏苡仁）

栄養状態良好な人（とくに女性）の尋常性痤瘡で，下腹部圧痛，舌縁暗紫色，毛細血管怒張（細絡）など（いわゆる瘀血の徴候）を認めた場合に用いる．赤黒いにきびで月経前に悪化するものに用いる．便秘しているときには，生薬・大黄を含む漢方薬（桃核承気湯，防風通聖散など）を併用する．清上防風湯と併用する場合もある．

■ 当帰芍薬散

栄養状態やや不良な人（主に女性）の尋常性痤瘡で，赤みや炎症所見の軽微なもの（いわゆる白にきび）に用いる．冷え症で，月経困難，月経不順などをともなうものが多い．

■ 十味敗毒湯

尋常性痤瘡で化膿傾向が強い例に用いる．男女を問わない．のぼせ感，顔の赤みなどは軽い例に用いる．

■ 排膿散及湯

化膿傾向が著しく，痛みをともなうような例が適応とされるが，このような例では抗菌薬が必要であり，両者併用が実際的であろう．

■ 防風通聖散

栄養状態良好ないし肥満傾向がある者で，顔面の皮膚の炎症が強く，便秘するものに用いる．

■ 黄連解毒湯，三黄瀉心湯

顔面の皮膚炎で，のぼせ感，顔の赤み，焦燥感などが強い例に用いる．便秘の例には三黄瀉心湯を用いる．清上防風湯に併用するとよい場合がある．

■ 荊芥連翹湯

鼻炎，副鼻腔炎などをともなう例，顔面の皮脂分泌は多いが体幹部皮膚は乾燥傾向のある例などに用いる．即効を見る例は少ない．

引用文献

1) 龔信，龔廷賢：古今医鑑，9-12a〜b，和刻漢籍医書集成第11輯（小曽戸洋，他編），p.190，エンタプライズ，1991.
2) 龔廷賢：万病回春，巻五，面病門，5-11a〜b，和刻漢籍医書集成第11輯（小曽戸洋，他編），p.178，エンタプライズ，1991.
3) 龔廷賢・原著，松田邦夫・訓読：万病回春解説，p.555，創元社，1989.
4) 長沢道寿・著，中山三柳・増訂，北山友松子・増広：医方口訣集，近世漢方医学書集成63巻（大塚敬節，他編），p.173，名著出版，1982.
5) 香月牛山：牛山活套，近世漢方医学書集成61巻（大塚敬節，他編），p.471-472，名著出版，1981.
6) 李東垣：蘭室秘蔵，和刻漢籍医書集成第6輯（小曽戸洋，他編），p.192，エンタプライズ，1989.
7) 李東垣：蘭室秘蔵，和刻漢籍医書集成第6輯（小曽戸洋，他編），p.238-239，エンタプライズ，1989.
8) 浅井貞庵：方彙口訣，近世漢方医学書集成78巻（大塚敬節，他編），p.437，名著出版，1981.
9) 華岡青洲：瘍科方筌，近世漢方医学書集成30巻（大塚敬節，他編），p.481，名著出版，1980.
10) 百々漢陰，百々鳩窓：梧竹楼方函口訣，復刻版，p.177，春陽堂書店，1976.
11) 浅田宗伯：勿誤薬室方函口訣，近世漢方医学集成96巻（大塚敬節，他編），p.308，名著出版，1982.
12) 浅田宗伯：方読便覧，続・浅田宗伯選集第2集，p.26，谷口書店，1991.
13) 大塚敬節：症候による漢方治療の実際，第5版，p.585，p.678-679，南山堂，2000.
14) 大塚敬節，矢数道明，清水藤太郎：漢方診療医典，第6版，p.363，南山堂，2001.
15) 大塚敬節：症候による漢方治療の実際，第5版，p.585，南山堂，2000.

71 清暑益気湯
seishoekkito

製品番号：136

〔構成生薬〕
人参，黄耆，陳皮，蒼朮，麦門冬，
当帰，黄柏，甘草，五味子

処方の特徴

1 処方概要

　清暑益気湯は，俗にいう"暑気あたり""夏ばて"などの薬である．"暑気あたり""夏ばて"は，漢方の古典では，傷暑，注夏病，中夏病，中暑病などと呼ばれた（p.402 附記1参照）．症状は，倦怠感，易疲労，気力低下，食欲低下，下痢などであり，高温多湿によって起こる不快な身体症状全般を表現した用語であろう．冷房の発達した現代でも，虚弱者・高齢者などでは起こりうる．

2 処方構成について

　医療用漢方製剤の清暑益気湯は，補中益気湯から升麻，柴胡を去り，黄柏，五味子，麦門冬を加えた構成である．人参と黄耆を含む点では参耆剤で，いわゆる補剤の仲間である．構成生薬中の人参，五味子，麦門冬は，生脈散である．生脈散（p.402 附記2参照）は，高齢者や虚弱者が暑さなどで，"元気の弱い脈"になったときに用いるとされる．

3 使用目標と応用（表1）

　清暑益気湯は，いわゆる暑気あたり，夏痩せ，夏まけ，夏ばてに用いるとされる．すなわち，高温多湿という環境変化に身体が適応できない状態に用いると考えられる．食欲不振，下痢，体重減少，疲労感，倦怠感，漠然とした息苦しさ，手足の重い感じなど，多彩な愁訴が対象となりうる．

　体質中等度からやや虚弱者が対象だが，元来から胃腸虚弱な人に用いることが多い．一見頑健でも，長時間戸外で仕事をする人などが"夏ばて"を訴えるときにも用いることがある．

　なお，いうまでもなく，脱水が原因のときには補液治療を優先する．

論　説

1 原　典

　清暑益気湯は，李東垣の『内外傷弁惑論』（1247年成立）を出典とする15味（黄耆，蒼朮，升麻，人参，白朮，陳皮，神麹，沢瀉，黄柏，当帰，青皮，麦門冬，葛根，五味子，甘草）の処方がまず創方された．その後，これを簡略化したのが『医学六要』を出典とする9味の清暑益気湯で，現在の医療用漢方製剤はこれである．

表1　清暑益気湯の使用目標と応用

- ■応　用
  - ・いわゆる暑気あたり，夏痩せ，夏まけ，夏ばて，疲労倦怠感
- ■症　候
  - ・食欲不振，下痢，体重減少，何となく胸苦しい，手足がほてる，じわじわと汗が出て疲れる，寝汗がひどい，眠れない，食後に眠くてたまらない，全身がだるくて何もやる気がしない　など
- ■体　質
  - ・中等度～やや虚弱

1．李東垣『内外傷弁惑論』巻1暑傷胃気論[1]

〔条文〕…時に，長夏に当たりて湿熱大いに勝り，蒸々として燻んなり．人，之に感ずれば，多くは四肢困倦，精神短少，動作に懶く，胸満気促，肢節沈疼，或いは気高ぶって喘し，身熱して煩し，心下膨痞し，小便黄にして少なく，大便溏にして頻りなり．或いは痢に，黄糜，或は泔色の如きを出し，或いは渇し，或いは渇せずして飲食を思わず，自汗し，体重く，或いは汗少なき者は，血，先ず病みて気病まざるなり．…（脈の議論等を省略）…宜しく，清燥の剤を以って，之を治すべし．之を名づけて，清暑益気湯と曰う．之を主る〈注1〉[2]．

〔大意〕真夏の頃（長夏）に，湿気と暑熱が盛んなときに，人がこれに感じると，多くは手足がだるく疲れ，無気力となり，動作にものうく，胸がいっぱいになったようで息切れがし，手足の関節がうずき，息があがってあえぎ，体がほてって煩わしく，胃のあたりが張ってつかえ，小便は黄色で少なく，黄色または米のとぎ汁色の不消化便を下痢し，食欲不振，発汗，体が重い，あるいは汗が少ないなどの症状があるときに清暑益気湯を用いる．

〔解説〕糜は「粥」，泔は「米のとぎ汁」．長夏は，夏の日の長い頃，または，陰暦6月すなわち現在の7月頃の意．

2．明代・張三錫『医学六要』近製清暑益気湯

治方彙・巻4に同名の清暑益気湯があり，治証は李東垣『内外傷弁惑論』の清暑益気湯と同じとするという〈注2〉[3-5]．ただし，前述のように，薬味を減じて9味とする．これを近製清暑益気湯という．近製は，前述のように補中益気湯加減方と見ることもできる．浅田宗伯によれば，近製は李東垣の原方より即効性とされる（後述）．

2 中国医書の記載

■ 楊士瀛の『仁斎直指方』（1264年成立[6]）巻3中暑証治[7]では，清暑益気湯を「東垣方」とし，「長夏，湿熱，人を蒸し，人，之に感じ，四肢困倦，精神減少，動作に懶く，胸満，気促，下肢疼痛，或は気高くして喘し，身熱して煩し，心下膨悶，小便黄にして数，大便溏にして頻，或は痢し，或は渇し，飲食を思わず，自汗，体虚すを治す」とし，『内外傷弁惑論』より簡潔に表現される．意味はほぼ同じである．

■ 『医学入門』（李梴，1575年成立）の暑門[8]には，「其の人，素と虚，胃弱，或は大病大労の後，縦暑中傷する者は，清暑益気湯に宜し」，「若し外，暑気に触れ，内，冷食に傷られ，以て外熱内寒を致すときは清暑益気湯に宜し」，「暑重く，尿赤き者は清暑益気湯」とある．この清暑益気湯も15味の方である[9]．なお，「春末夏初に遇う毎に，頭疼み，脚軟え，食少なく，体熱するは，注夏病と名づく．補中益気湯より升，柴を去り，黄柏，芍薬，五味子，麦門冬を加う」[10]という記載もあり，浅田宗伯がこれに言及する（後述）．

■ 『玉機微義』[11]『明医雑著』[12]『医学正伝』[13]『万病回春』[14]には，『内外傷弁惑論』の処方が記載され，類似文がある．

〈注1〉李東垣の『脾胃論』（1249年成立？）長夏湿熱胃困尤甚用清暑益気湯論[2]にもほぼ同文がある．

〈注2〉『医学六要』の記載：この書を直接見ることができなかったため，多紀元簡『観聚方要補』[3]および真柳[4]による．なお，『医学六要』の出版年を小曽戸[5]は1609年とし，真柳は1585年とするが，真柳の論のほうが新しい．また，小曽戸[5]によれば，近製清暑益気湯は，寛永前期（1630年頃）に京都で出版された和刻本『医学六要』から『古今方彙』（当時のベストセラー処方集）に取り込まれ，それを通じてわが国漢方界で繁用されるに至ったという．

3 江戸時代医家の論説（筆者意訳）

- 長沢道寿（？-1637）は『医方口訣集』[15]で，15味の清暑益気湯について，①胃腸虚弱で気力体力のない人が，暑湿にあって，熱証をあらわし，虚熱を兼ねるものに用いる．②真夏に養生の薬を求められたときに清暑益気湯を少量与えるのもよいという．

- 香月牛山（1656-1740）は『牛山方考』[16]で，「李東垣の清暑益気湯は，夏，高湿度と暑さに感ずる者，発熱，煩渇する者を治して神のようによく効く．張三錫が云うには，古方の清暑益気湯は長夏の湿熱に感ずる者のために創られた．今，暑さによる汗のために体表部の気が傷られ，元気虚弱にして発熱する者には宜しくない．そこで新製（＝近製）を定めたと云う」という．

- 浅井貞庵（1770-1829）は『方彙口訣』で，『内外傷弁惑論』の清暑益気湯について，「ひとくちに云えば，胃腸の弱い人が暑気に打ち負けて煩うのである．胃腸の弱い人が土用の頃より何となく暑さに打たれて，ついには熱を持ち，手足は力なく，働くことも困難になり，根気がなく，元気が弱り，動作は面倒になり，胸はつかえ，息はせわしく，節々も痛み，呼吸は高ぶり，体全体がはぽかぽかとほてり，胸先はせつなく，小便は黄ばんでときどき出るが，出ても快通しない．大便は下痢気味である．また口が渇いて湯茶を飲もうとするが，本当の食欲がなく，自然に汗が出て体が弱っているというようなところへ用いるのが当然の薬である」[17]といい，近製清暑益気湯については「李東垣の清暑益気湯より薬味を選出して作った処方である．今，実際に用いると功がある．医王湯（＝補中益気湯）に五味子，麦門冬湯を加えたのと主旨は同じである．李東垣の清暑益気湯は薬味が多いので，それを減じたのである．とかく暑邪に打たれて元気の弱った老人や，虚弱の者や，大病の後によい．熱感がぽかぽかとあって身体の疲れたときに用いる」[18]という．

- 浅田宗伯（1815-94）は『勿誤薬室方函口訣』で，『内外傷弁惑論』の清暑益気湯[19]については，「この処方は注夏病の主剤である．虚弱な人が，夏になると羸痩して倦怠し，下痢し，息切れして喘し，四肢煩熱する者を治す．この処方は李東垣の創意で，薬味が多過ぎるきらいがある．即効をとるには近製の方を用いるべきである．老人などの持薬にはこの（李東垣の）方がよい」といい，『医学六要』の近製清暑益気湯[20]については，「この処方は注夏病を主治とする．『医学入門』に，"春末夏初にあう毎に，頭疼み，脚軟え，食少く，体熱するのは，注夏病と名づける．その治療には，補中益気湯より升麻，柴胡を去り，黄柏，五味子，麦門冬を加えて用いる"とあるが，これは近世・清暑益気湯と一類の薬である．…注夏病はたいてい，この近製清暑益気湯を服用させて，『万葉集』に載っているように鰻鱺（うなぎ）を餌食とし，閨房を遠ざければ，秋冬に至って回復するものである．…」という．

4 近年の論説

- 大塚敬節（1900-80）は『症候による漢方治療の実際』[21]で，「これは俗にいう，なつ病みの薬として知られ，盛夏の候になると，食欲が減じ，水のようなものばかり欲しくなり，からだがだるく，気力の乏しくなったものに用いる．また，この方は肝炎にも用いる機会があり，とかく盛夏の候の肝炎にしばしば用いて効を得たことがある」という．

鑑別

■ 補中益気湯

暑気あたり，疲労倦怠等で要鑑別．補中益気湯は，背景に慢性疾患のある例が多い．下痢などの胃腸症状は少ない．季節に関係なく

用いる．補中益気湯を用いて，のぼせる例には清暑益気湯のよいことがある．

■ 六君子湯

暑気あたり，食欲不振で要鑑別．体質体格等は清暑益気湯，補中益気湯と似るが，六君子湯は主に食欲不振，胃もたれなどの胃腸症状が目標．

■ 人参湯

食欲不振，下痢などの胃腸症状を主訴とし，元来から痩せて虚弱な例に用いる．清暑益気湯の無効な例，清暑益気湯で腹痛下痢を起こす例によい．

■ 五苓散，茵蔯五苓散

暑気あたりで要鑑別．五苓散は口渇が強く，冷水を多く飲みたがり，嘔気，嘔吐，尿量減少，軟便下痢，ときに浮腫を認める例に用いる．肝障害があれば茵蔯五苓散を用いる．倦怠感が強ければ清暑益気湯．

■ 胃苓湯

水様下痢，口渇，食欲低下，腹部膨満感を目標に用いる．この薬には五苓散が含まれる．体質中等度の者が対象．感染性下痢との鑑別が必要．

■ 白虎加人参湯

日射病や熱射病などに用いる．口渇，多汗，ほてりが目標．腹痛，下痢など，消化器症状はない．

附 記

1 中暑病・中夏病

古来，"夏ばて"は，傷暑，注夏病，中夏病，中暑病など，さまざまな名前で呼ばれてきた．『黄帝内経素問』刺志論[22]には，「傷暑」について「気虚して身熱するは，之を暑に傷らるに得」とある．香月牛山の『牛山活套』中暑・中暍・注夏病[23]には，「注夏病と云うのは，春の末，夏の初めより，頭痛し，身に微熱があって，手足の裏がほてり，身体が倦み疲れ，小便が黄ばみ，好んで昼寝をし，脚が軟弱になって，歩くとすぐに疲れ，顔色が悪く，身体は痩せてきて，飲食が進まなくなるものだ．日本では俗にこれを"夏じけ"，または"夏やせ"の病と云う」（意訳）とある．

2 生脈散

人参，麦門冬，五味子．李東垣の『内外傷弁惑論』巻1暑傷胃気論[24]が出典とされる．浅田宗伯は『勿誤薬室方函口訣』生脈散[25]で，「此の方，世に『千金方』より出づると称すれども確かならず．張潔古，李東垣より専ら用い始めしなり．其の旨は，寒は血を凝し，暑は気を傷ると云いて，暑と云うものは至ってよく人の元気をそこなうものなり．尤も老人，虚人などの暑につかるること甚だしく，六脈力なく，甚だしきに至っては結代するものあり．此の方にて元気を引き立て脈を生ずると云う意なり．ただし，暑中には限らず，一切元気弱き脈の病人には医王（補中益気湯）や真武（真武湯）に此の方を合して用ゆべし」という．

引用文献

1) 李東垣：内外傷弁惑論，1-25a，和刻漢籍医書集成第6輯（小曽戸洋，他編），p.49，エンタプライズ，1989.
2) 李東垣：脾胃論，和刻漢籍医書集成第6輯（小曽戸洋，他編），p.102-103，エンタプライズ，1989.
3) 多紀元簡：観聚方要補，1-30b〜31a，近世漢方医学書集成45巻（大塚敬節，他編），p.110-111，名著出版，1980.
4) 真柳誠：漢方一話 処方名のいわれ，126 清暑益気湯．漢方医学，28(3)：142，2004.
5) 小曽戸洋：漢方古典文献概説48 明代の医薬書（その14）．現代東洋医学，16(2)：269-273，1995.
6) 小曽戸洋：漢方古典文献概説24 南宋代の医薬書（その6）．現代東洋医学，10(2)：94-103，1989.
7) 楊士瀛・撰，朱崇正・附遺：仁斎直指方，3-69b〜70a，欽定四庫全書，復刻版 - 四庫医学叢書，p.[744-80〜81]，上海古籍出版社，1991.
8) 李梴：医学入門，4-5b〜6b，和刻漢籍医書集成第9輯（小曽戸洋，他編），p.331，エンタプライズ，1990.
9) 李梴：医学入門，通用古方詩括，7-79b，和刻漢籍医書集成第9輯（小曽戸洋，他編），p.549，エンタプラ

イズ，1990．

10) 李梃：医学入門, 4-6b～7a, 和刻漢籍医書集成第9輯（小曽戸洋，他編），p.331-332，エンタプライズ，1990．

11) 劉純：玉機微義, 11-9a～b, 和刻漢籍医書集成第5輯（小曽戸洋，他編），p.149，エンタプライズ，1989

12) 王綸：明医雑著, 1-47b, 和刻漢籍医書集成第8輯（小曽戸洋，他編），p.28，エンタプライズ，1990．

13) 虞摶：医学正伝, 2-25b～26a, 和刻漢籍医書集成第8輯（小曽戸洋，他編），p.52，エンタプライズ，1990．

14) 龔廷賢：万病回春, 2-53b～54a, 和刻漢籍医書集成第11輯（小曽戸洋，他編），p.68，エンタプライズ，1991．

15) 長沢道寿・著，中山三柳・増訂，北山友松子・増広：医方口訣集，近世漢方医学書集成63巻（大塚敬節，他編），p.117-119，名著出版，1982．

16) 香月牛山：牛山方考，近世漢方医学書集成61巻（大塚敬節，他編），p.255-256，名著出版，1981．

17) 浅井貞庵：方彙口訣，近世漢方医学書集成77巻（大塚敬節，他編），p.291-292，名著出版，1981．

18) 浅井貞庵：方彙口訣，近世漢方医学書集成77巻（大塚敬節，他編），p.310，名著出版，1981．

19) 浅田宗伯：勿誤薬室方函口訣，近世漢方医学書集成96巻（大塚敬節，他編），p.306-307，名著出版，1982．

20) 浅田宗伯：勿誤薬室方函口訣，近世漢方医学書集成96巻（大塚敬節，他編），p.311-312，名著出版，1982．

21) 大塚敬節：症候による漢方治療の実際，第5版，p.288，南山堂，2000．

22) 重広補註黄帝内経素問, 14-6a, 復刻版, p.103, 国立中医薬研究所，中華民国，1979（民国68年）．

23) 香月牛山：牛山活套，近世漢方医学書集成61巻（大塚敬節，他編），p.344-345，名著出版，1981．

24) 李東垣：内外傷弁惑論, 1-27b, 和刻漢籍医書集成第6輯（小曽戸洋，他編），p.50，エンタプライズ，1989

25) 浅田宗伯：勿誤薬室方函口訣, 2-49a, 近世漢方医学書集成96巻（大塚敬節，他編），p.265，名著出版，1982

72 清心蓮子飲
seishinrenshiin

製品番号：111

〔構成生薬〕
麦門冬，茯苓，蓮肉，黄芩，車前子，人参，黄耆，地骨皮，甘草

処方の特徴

1 処方概要

清心蓮子飲は，虚弱者の慢性泌尿生殖器症状に用いる処方である．

本処方は，胃腸虚弱者に用いる四君子湯の加減方であり，補剤である参耆剤（人参，黄耆を含む処方）でもある．また，消炎解熱作用を有する黄芩なども含まれる．

蓮肉はスイレン科のハス Nelumbo nucifera Gaertner (Nymphaeaceae) の通例，内果皮の付いた種子でときに胚を除いたもの[1]で，薬理学的には子宮平滑筋弛緩作用などが報告される[2]．臨床的には，滋養強壮，強精剤で，胃腸炎，陰痿，神経衰弱に用いるとされる[3]．

2 使用目標と応用（表1）

泌尿生殖器の亜急性ないし慢性炎症に用いる．泌尿器系では，残尿感，頻尿，尿道痛，ときに血尿，尿失禁など，尿道炎あるいは膀胱炎様の症状が慢性・再発性に起こることが特徴である．男性では，会陰部不快などの慢性前立腺炎様症状に有用な場合がある．生殖器系では，女性の帯下，男性の遺精，夢精などに使用される．帯下に用いるときには，米のとぎ汁様である点が目安とされる．神経質で愁訴が多い点も特徴である．

体質虚弱で，痩せ型，下垂体質，冷え症，顔色不良で，疲れやすい，食欲がない，食後にだるくて眠くなる，胃もたれなどの症状も見られる．腹部全体が軟らかく心窩部拍水音（振水音）を認めることが多い．

応用には，尿道炎・膀胱炎で症状遷延する例，前立腺症，慢性前立腺炎，腎結石症，尿失禁，膀胱神経症などのほか，女性の帯下，萎縮性腟炎，遺精，夢精，性的神経症などが挙げられる．

論説

1 原典

陳師文，他『増広太平恵民和剤局方』巻之五・治痼冷附消渇・宝慶新増方[4]

〔条文〕心中蓄積，時に常に煩躁し，因りて思慮労力，憂愁抑欝し，是れ，小便白濁，或は沙漠有るを致し，夜夢走泄，遺瀝渋痛，便赤きこと血の如く，或は酒色過度に因りて上盛下虚し，心火炎上し，肺金は尅を受け，口舌乾燥し，漸く消渇を成し，睡臥安からず，四肢倦怠，男子の五淋，婦人の帯下赤白，及び病後の気，収斂せず，陽外に浮かび，五心煩熱するを治す．薬性温平にして冷ならず，熱ならず，常に服せば，心を清し，神を養い，精を秘し，虚を補い，腸胃を滋潤し，気血を調順す．…発熱には柴胡，薄荷を加えて煎ず．

表1 清心蓮子飲の使用目標と応用

■応 用
・遷延性または再発性の尿道炎・膀胱炎，前立腺肥大症，前立腺症，尿失禁，心因性頻尿，膀胱神経症，腎結石症，女性の帯下，老人性腟炎，遺精，夢精，泌尿生殖器系の不定愁訴など

■症 候
・残尿感，頻尿，排尿後不快感，尿道痛，会陰部不快感，血尿，尿失禁，女性の帯下（米のとぎ汁様），男性の遺精，夢精 など

■腹部所見
・腹壁軟，心窩部拍水音（振水音）

■体 質
・虚弱体質（虚証），痩せ型，冷え症，神経質

〔大意〕心労が続いたために疲労抑うつ状態となり，その結果，小便が白濁したり，"沙漠"（細かい砂や粗い砂のような物）〈注1〉[5]が混じったりするような場合，あるいは夜間に遺精夢精し，尿が出渋って痛み，血尿が出たり，あるいは不摂生な生活（酒色過度）のために，口舌が乾燥して安眠できず，手足がだるい，男子では五淋〈注2〉[6-9]，女子では血性または無色の帯下となり，これに加えて病後に元気が回復せず，体全体に不快な熱感がある者，これらを治す．

2 中国医書の記載

■『証治要訣』（14世紀後半成立．1443年刊）白濁門[10]には，「若し溺（＝尿）赤く下濁も赤た赤く，口渇し，時に発熱する者は，…或は清心蓮子飲…」とある．

■熊宗立の『医書大全』（1446年刊）巻13[11]には，「上盛下虚，心火炎上，口苦く咽乾き，煩渇，微熱，小便赤く渋り，或は淋と成らんと欲する，並びに宜しく之を服すべし」（諸淋），「心経の薀熱，渇を作し，小便赤渋するを治す」（消渇），「心虚して熱有り，小便赤く濁り沙漠有るを治す」（赤白濁）という記載がある．

■呉崑の『医方考』（1584年成立）淋渋門[12]には，「労淋の者，此の方，之を主る．○労に遇いて即ち発する者は，名づけて労淋と曰う．此れ体弱きを以ての故に労に任えざるなり」とある．

■龔廷賢（1539？-1632？）の『万病回春』（1587年成立）巻4濁証門[13]には『和剤局方』とほぼ同文が載るが，白濁を赤濁とする．『寿世保元』濁症門[14]にもほぼ同文がある．

3 江戸時代医家の論説 （筆者意訳・抄録）

■曲直瀬道三（1507-94）らの『衆方規矩』淋病門[15]には，「心に虚熱があり，尿が濁るのを治す主方である．○老壮にかかわらず，元気がなくて常に残尿感がある者に，この処方を長く服ませて，皆，効果があった」という．

■北尾春圃（1658-1741）の『当壮庵家方口解』[16]には，「白濁，つまり小便が白くとろとろと濁るときに用いる主方である．夢遺にも用いる．帯下にもよい．咽乾き消渇となるものに用いるとよい．…○婦人の排尿痛によい．男子にも用いる．婦人の帯下にもよい．…○婦人の帯下は，…白崩というのは，米のとぎ汁のように白いもので，月経が来たように多量に出ることがある．それに清心蓮子飲がよい」という．

■香月牛山（1656-1740）は，『牛山活套』[17]では，「健忘には昼は帰脾湯，清心蓮子飲の類を加減して用い，夜は六味丸を用いるとよい」（健忘門），「小便が赤（＝血尿）または白に濁るのは，多くは思慮の人，憂鬱の人で，清心蓮子飲に加減して用いるとよい」（濁症門），「遺精（夜間睡眠中の射精）で，年少者が禁欲した場合以外は，先ず清心蓮子飲に加減してもちいる．…遺溺にも用いる」（遺精門）という．『牛山方考』[18]では，「清心蓮子飲は，遺精，便濁，遺瀝，男子の五淋，婦人の赤白

〈注1〉「沙漠」（音は「しゃばく」または「さばく」）：沙は細かな砂，漠は粗い砂とされる[5]．

〈注2〉五淋：「五淋」は五種の淋の意．古典における「淋」は淋菌感染ではない．『金匱要略』に「淋の病たる，小便粟状の如く，小腹弦急して，痛み臍中に引く」[6]とあり，『病名彙解』（1686年刊）淋病の項[7]に「小便滴瀝，渋痛なり」とある．五淋については，隋代の『諸病源候論』（610年刊）諸淋候[8]には「石淋，労淋，血淋，気淋，膏淋有り」とあり，明代の『万病回春』淋病門[9]にも同じ5種の淋を挙げる（ただし，石淋を沙淋とする）．気淋は，神経性に尿が出そうで出なくて気持ちの悪いもの．石淋または沙淋は尿路結石にともなう排尿障害．血淋は血尿と排尿痛のあるもの．膏淋は脂ぎった尿が出て淋瀝することで膿性の場合も含むか．労淋は心身の過労が原因で尿の淋瀝するものとしている．

帯下の症を治するための妙剤である．心中煩躁，思慮過度し，あるいは酒色過度し，…口が苦く咽が乾き，徐々に消渇となって，四肢倦怠，五心煩熱するものを治す」という．

■津田玄仙（1737-1809）は『療治経験筆記』[19]で，「この処方を諸病に広く用いる目的は，小便の"余瀝"する傾向である．"余瀝"とは，小便の通りが悪く，あとに残る感じがあって，一度にさっぱりと通じて終わるのではなく，雨のしずくがたれるように，小便の終わり際に，ぽたりぽたりと通ずる気味があることである．…そのほか，手の芯が熱く渇くことがあれば尚更よい」，「この処方が"労淋"を治して効があることは『名医方考』（=『医方考』）にある．労淋とは，とかく身に過ぎて働き，あるいは力仕事でもすると"淋病"が発することを云う．私も試みたが，なるほど効果がある．また，この処方は諸病で小便余瀝を覚える者に用いると効がある．これは，烏巣先生（=加藤謙斎）の口訣である」という．

■浅井貞庵（1770-1829）は『方彙口訣』[20]で，「虚弱者が心身の疲労などで，婦人の帯下，残尿感，排尿痛などが起こった場合には清心蓮子飲，加味逍遙散，六味丸，八味地黄丸，補中益気湯，五苓散などの加減を用いる」，「同じ淋でも，この薬は心腎の虚した人に用いる．淋の虚症である」という．

■浅田宗伯（1815-94）は『勿誤薬室方函口訣』[21]で，「この処方は，…気淋，白濁などの症をなす者を治す．また遺精の症で，桂枝加竜骨牡蛎湯の類を用いて効のない者は…，この処方がよい．もし…妄夢失精する者は竜胆瀉肝湯がよい．そもそも，この処方は脾胃を調和することを主とする．…五淋湯（=五淋散）…を用いるべきところに比べれば虚候の者に用いる．『名医方考』には労淋に対する治効が記載される．加藤謙斎は小便余瀝を覚ゆる者に用いている．自分の数年来の経験では，労働や力仕事をして淋を発した者と，痔

家などで小便は相応に出るが残尿感があってすっきりしない者に効果がある．また，咽が乾く傾向があって小便余瀝の感じを覚えるものは，より一層この処方の目標にかなっている」という．

4 近年の論説

■木村長久（1910-45）[22]は，白濁を慢性膀胱炎とし，「大抵憂鬱の人，思慮を労するの人に此の症多し．清心蓮子飲に宜し」とする．結石などによる血尿に清心蓮子飲，猪苓湯合四物湯で効果があるという．

■大塚敬節（1900-80）[23]は，「この方は四君子湯をもとにして組み立てた方剤であるから，平素より胃腸が弱く，地黄剤を用いると，食欲がなくなったり，大便がゆるんだりして，とかく胃腸にさわるものに用いる．その目標は尿の淋瀝で，まだ尿が出そうでいて出ないで気持のわるいものに用いてよく効く．また尿がちょくちょくもれるものにも用いる．八味丸を用いる証によく似ていて，胃腸虚弱で，八味丸を用いることのできないものを目標にして用いるとよい．この方の応ずる患者は，冷え症で，神経質の傾向がある」という．

症　例

症例 胃腸虚弱者の膀胱炎（筆者経験例）

〔患者〕75歳　女性

〔初診〕X年12月

〔主訴〕残尿感，頻尿

〔現病歴〕4～5年来，膀胱炎を繰り返す．今回は3ヵ月前からで，はじめ頻尿，下腹部不快，残尿感があり，近医で膀胱炎と診断されて抗菌薬を服用，一時よくなったが，胃腸障害を起こして中止した．以後，残尿感が続き，すっきりしない．頻尿ぎみで夜間尿2～3回．元来胃腸が弱く，抗菌薬を飲むと胃が悪くなる．冷え症で，子供の頃は凍瘡になった．

〔身体的所見〕身長145cm，体重36kg．瘦せ型，顔色蒼白．皮膚栄養状態不良．心音順整．呼吸音正常．橈骨動脈拍動は小さく触れにくい．腹部は軟らかい．臍下正中芯あり，臍部に大動脈拍動を触れる．手足は冷たい．

〔経過〕清心蓮子飲（2.5g/包）を1回1包，1日3回で処方．2週後，「なお残尿感，頻尿傾向あるが，以前よりよい」という．5週後，「だいぶ楽になった．残尿感は軽くなった．食欲が出てきた」．8週後，「とてもよい．排尿は気持ちよくできる」という．その後も1日2包程度で継続的に服用，初診より9ヵ月後「膀胱炎は再発しない」，12ヵ月後「頻尿，残尿感はまったくない」といい，廃薬した．

鑑　別

■ **八味地黄丸**（はちみじおうがん）

慢性前立腺炎，前立腺症，再発性膀胱炎，萎縮性膣炎などで要鑑別．比較的高齢で胃腸丈夫な者．

■ **猪苓湯**（ちょれいとう）

尿路感染症で要鑑別．清心蓮子飲に比較して急性期から亜急性期に使用．

■ **猪苓湯合四物湯**（ちょれいとうごうしもつとう）

慢性再発性尿路感染症で要鑑別．猪苓湯合四物湯は胃腸丈夫な者に用いる．血尿にも用いる．

■ **竜胆瀉肝湯**（りゅうたんしゃかんとう）

膀胱炎，帯下で要鑑別．竜胆瀉肝湯は，胃腸が丈夫な者で，排尿痛，残尿感が強いときに用いる．

■ **五淋散**（ごりんさん）

膀胱炎で要鑑別．他処方の無効例に用いてよいことがある．清心蓮子飲より胃腸の丈夫な者向き．

引用文献

1) 厚生労働省：第16改正日本薬局方，p.1598, 2011.
2) 木村孟淳，他編：新訂生薬学，改訂第7版，p.178, 南江堂, 2012.
3) 大塚敬節，矢数道明，清水藤太郎：漢方診療医典，第6版，p.431-432, 南山堂, 2001.
4) 陳師文，他：増広太平恵民和剤局方，5-25b～5-26a, 和刻漢籍医書集成第4輯（小曽戸洋，他編），p103, エンタプライズ, 1988.
5) 浅井貞庵：方彙口訣，近世漢方医学書集成78巻（大塚敬節，他編），p.366, 名著出版, 1981.
6) 張仲景：元・鄧珍本『金匱要略』，巻中・消渇小便利淋病脈証并治第十三，2-8a, 復刻版，p.93, 燎原書店, 1988.
7) 蘆川桂洲：病名彙解，近世漢方医学書集成64巻（大塚敬節，他編），p.199, 名著出版, 1982.
8) 巣元方：諸病源候論，14-5a, 復刻版，東洋医学善本叢書6, 宋版諸病源候論，p.86, 東洋医学研究会, 1981.
9) 龔廷賢：万病回春，4-66a, 和刻漢籍医書集成第11輯（小曽戸洋，他編），p.160, エンタプライズ, 1991.
10) 伝・戴元礼：証治要訣，8-4b, 和刻漢籍医書集成第7輯（小曽戸洋，他編），p.51, エンタプライズ, 1989. ※処方構成は姉妹書の『証治類方』にあり，『和剤局方』と同じことが確認できる（伝・戴元礼：証治類方，8-4a, 同書，p.121）．
11) 熊宗立：医書大全，13-5b, 9a, 13a, 和刻漢籍医書集成第7輯（小曽戸洋，他編），p.156, p.158, p.160, エンタプライズ, 1989.
12) 呉崑：医方考，4-43a～4-43b, 和刻漢籍医書集成第10輯（小曽戸洋，他編），p.124, エンタプライズ, 1990.
13) 龔廷賢：万病回春，4-59a～b, 和刻漢籍医書集成第11輯（小曽戸洋，他編），p.157, エンタプライズ, 1991.
14) 龔廷賢：万病回春，5-65a, 和刻漢籍医書集成12輯（小曽戸洋，他編），p.176, エンタプライズ, 1991.
15) 曲直瀬道三・原著，曲直瀬玄朔・増補：医療衆方規矩，近世漢方医学書集成5巻（大塚敬節，他編），p.298-300, 名著出版, 1979.
16) 北尾春圃：当壮庵家方口解，近世漢方医学書集成80巻（大塚敬節，他編），p.353-356, 名著出版, 1983.
17) 香月牛山：牛山活套，近世漢方医学書集成61巻（大塚敬節，他編），p.427, p.490, p.492, p.497, 名著出版, 1981.
18) 香月牛山：牛山方考，近世漢方医学書集成61巻（大塚敬節，他編），p.171-172, 名著出版, 1981.
19) 津田玄仙：療治経験筆記，近世漢方医学書集成73巻（大塚敬節，他編），p.214, p.649-650, 名著出版, 1983.
20) 浅井貞庵：方彙口訣，近世漢方医学書集成78巻（大塚敬節，他編），p.365-366, p.386, 名著出版, 1981.
21) 浅田宗伯：勿誤薬室方函口訣，近世漢方医学書集成96巻（大塚敬節，他編），p.304-305, 名著出版, 1982.
22) 木村長久：通俗醫法捷徑演義―白濁・尿血．漢方と漢薬，3(11)：75-78, 1936.
23) 大塚敬節：症候による漢方治療の実際，p.442-443, 南山堂, 1979.

73 清肺湯
seihaito

製品番号：90

〔構成生薬〕

黄芩，桔梗，陳皮，桑白皮，貝母，杏仁，
山梔子，天門冬，大棗，竹筎，茯苓，
当帰，麦門冬，五味子，生姜，甘草

処方の特徴

1 処方概要

　この処方は，慢性閉塞性肺疾患（COPD）の第一選択ともいうべき漢方薬である．

　処方構成は，鎮咳去痰および抗炎症作用のある生薬が主となっている．貝母はアミガサユリの鱗茎[1,2]で，鎮咳，去痰，排膿剤[3]で，粘膿性の切れにくい喀痰が長く続くときに用いるものとされ，清肺湯の構成生薬中で最も重要な生薬の1つである．貝母は滋陰至宝湯，桑白皮は五虎湯，五味子[4]は小青竜湯・麻黄附子細辛湯・苓甘姜味辛夏仁湯・清暑益気湯・人参養栄湯などにも含まれる．竹筎は竹筎温胆湯など，杏仁は麻黄湯・麻杏甘石湯・五虎湯・神秘湯など，天門冬は滋陰降火湯など，麦門冬は麦門冬湯・滋陰降火湯・滋陰至宝湯・竹筎温胆湯などにそれぞれ含まれている．いずれも気管支炎や気管支喘息に用いる漢方薬である．また，黄芩は小柴胡湯・大柴胡湯・柴胡桂枝乾姜湯など，桔梗は竹筎温胆湯・参蘇飲など，山梔子は黄連解毒湯・加味逍遙散などにそれぞれ含まれ，いずれもここでは抗炎症作用を担うと推定される．

2 使用目標と応用（表1）

　咳嗽と膿性痰が長く続く例に用いる．粘稠な膿性痰を出そうと咳き込み，やっと痰が出ても切れにくくて出きらず，痰が出た後もすぐにまた上がってくるので出そうと咳き込む．これを繰り返す．痰が胸中にあって喘鳴があり，息切れする．声は嗄れて咽喉が痛む．このようなときに用いる．比較的体力が保たれている者が対象となる．

　慢性閉塞性肺疾患（慢性気管支炎，肺気腫），気管支拡張症，気管支喘息などの慢性呼吸器疾患に用いる．感冒に引き続いて起こった遷延性気管支炎でも，咳嗽喀痰が多いときに用いる機会がある．

　副作用として間質性肺炎があるので注意する必要がある．

論　説

1 原　典

龔廷賢『万病回春』咳嗽門[5]〈注1〉[6-8]

〔条文〕痰嗽とは，嗽動すれば便ち痰声有り，痰出づれば嗽止む，是れなり（嗽して痰多きは，是れ脾虚なり）．肺脹嗽とは，嗽するときは則ち喘満，気急す（喘急して眠ることを得ざる者は治し難し）．久嗽止まず，労怯と成り，若し久しく嗽して声唖する，或いは喉に瘡を生ずる者は，是れ，火，肺金を傷るなり（俱に治し難し．若し気血衰敗し，声唖し，音を失すれば，亦た治し難し）．（以上の三条は俱に後方に宜し）

〇清肺湯：一切の咳嗽，上焦，痰盛んなるを

表1　清肺湯の使用目標と応用

- ■応　用
  - ・気管支炎，慢性閉塞性肺疾患（慢性気管支炎，肺気腫），気管支拡張症，気管支喘息
- ■症　候
  - ・遷延性咳嗽，慢性咳嗽
  - ・粘稠な膿性痰が多い
  - ・強い咳が連続して出る，粘膿性痰が出るまで続く
  - ・声が嗄れたり喉が痛んだりすることが多い
- ■体　質
  - ・中等度

治す．…痰火咳嗽，面赤く身熱し紅痰を喀出するは，芍薬，生地黄，紫苑，阿膠，竹瀝を加え，五味子，杏仁，貝母，桔梗を去る．…咳嗽，身熱するには，柴胡を加う．（以下略）

〔大意〕痰嗽とは，痰が多く，咳をすると痰の音がして，痰が出ると咳もおさまるものである〔咳をして痰が多いのは脾虚（胃腸虚弱）である〕．肺脹〈注2〉嗽とは，咳とともに喘鳴があり，胸が一杯になったようで息苦しく呼吸促迫するものである（喘鳴と呼吸困難があって眠れないものは難治である）．慢性の咳が治らずに労怯〈注3〉9)となり，もし咳が長く続いて声が嗄れたり，あるいは咽喉部に炎症を起こしている者は，これこそ，火（ここでは炎症の意であろう）が肺を損傷したのであり，いずれも難治である．以上の3つの病状はともに次の処方がよい．

○清肺湯：あらゆる咳嗽で，胸から上に喀痰の多いものを治す．…炎症の強い咳嗽で，顔が赤く，身体に熱感があり，血痰の出るときは，芍薬，生地黄，紫苑，阿膠，竹瀝を加え，五味子，杏仁，貝母，桔梗を去る．…咳嗽，発熱には柴胡を加え．

〔解説〕清肺湯の使い方として，気道から痰の音がして喀痰が多く咳き込むもの（痰嗽），咳とともに喘鳴と胸満感があって呼吸が苦しいもの（肺脹嗽），慢性咳嗽で嗄声，咽喉炎のあるものの3つを挙げ，一切の咳嗽で喀痰量の多いものによいとする．方後の血痰のあるときの加減は紅痰加減方10)と呼ばれる．血痰では貝母は除いたほうがよいとされる11)．咳嗽発熱には柴胡を加えるという加味に準じて，発熱時や炎症の強いときにエキス剤では小柴胡湯を併用するとよい．

2 中国医書の記載

■ この処方は明代末の『万病回春』（龔廷賢・著，1587年成立）が原典とされる．確かに筆者の調べた範囲でも，これ以前の書に載っていない．しかし，次の興味ある記載を見いだした．

■『万病回春』に先行する『明医雑著』（王綸・著，1502年成立）には，咳嗽治療の主方を杏仁五味子湯12)（杏仁，茯苓，橘紅，五味子，桔梗，甘草）とする．橘紅は陳皮とほぼ同じ〈注4〉13)なので，全生薬が清肺湯に含まれ，清肺湯の原型の1つと考えられる．

■『万病回春』に先行する『古今医鑑』（1576年成立）咳嗽門には，清肺湯に似た3つの処方がある．清金降火湯（陳皮，半夏，茯苓，桔梗，枳穀，貝母，前胡，杏仁，黄芩，石膏，瓜呂仁，甘草），二母寧肺湯（知母，貝母，黄芩，山梔子，石膏，桑白皮，茯苓，瓜呂仁，陳皮，枳実，五味子，甘草），潤肺豁痰寧嗽湯（陳皮，半夏，茯苓，甘草，黄柏，黄芩，知母，貝母，天門冬，麦門冬，紫苑，款冬花，桔梗，熟地黄，当帰）である14)．いずれも，黄芩，陳皮，貝母，茯苓，甘草が清肺湯と共通する．おそらく，これらの処方を母胎として清肺湯が創られたのであろう．

〈注1〉清肺湯の原典：今日の医療用漢方製剤は，『万病回春』の清肺湯に比べて竹筎が多い．小山6)は，竹筎の加わった清肺湯は『漢方一貫堂医学』7)（1964）が出典で，森道伯によるものという．真柳8)もこれに賛同する．竹筎を加味した理由は，真柳によれば，『万病回春』で痰や咳が強い場合には原方に竹瀝を加味するとされるが，竹瀝は生のハチク（淡竹）の稈（いわゆる茎）を火であぶり，切断面からにじみ出た汁を集めたもので，液体のため入手も保存も難しいため，これに代わるものとして，竹の稈の外皮を削りさり内側の白色部分を細長い糸状に削ったものである竹筎で代用したのであろうという．

〈注2〉肺脹：喘息などで呼吸困難をともなう状態（p.411 附記 参照）．

〈注3〉労怯：怯は「弱い」9)の意．肺結核などで体力低下した状態．虚労と同じ．

〈注4〉橘紅：岡本一抱の『和語本草綱目』橘皮13)の修治に「医書に橘紅というは白きを去る者なり」とある．すなわち橘（ミカン）の皮の裏の白い筋を削り取ったものが橘紅．陳皮は陳橘皮．

❸ 江戸時代医家の論説

江戸時代には肺結核が蔓延し，虚労，労瘵など，様々な名で呼ばれていた．清肺湯がこれらの病名に有効とする記載は少なくないが，結核にこの薬が効いたとは考えにくい．症状のよく似た別の呼吸器疾患に奏効したと解釈するのが妥当であろう．

■『衆方規矩』咳嗽門[15]には「痰火，咳嗽，面目赤く，身熱し，紅痰を吐くを治す」とある．『医方口訣集』[16](1681年刊)には「痰嗽を治するの要剤なり」とある．香月牛山（1656-1740）は「一切の咳嗽で，胸から上（上焦）に痰が多くてふさがるような者は清肺湯を用いるべきである」とする[17]．有持桂里（1758-1835）は「この薬を用いる目的は慢性咳嗽が止まらず，"労"となろうかという者を目的にして用いるとよい」とする[18]．本間棗軒（1804-72）は，微熱が続き，咳嗽，声嗄れがあって衰弱した者に用いるとする[19]．『梧竹楼方函口訣』[20]は，「肺の炎症（"熱"）が強くて，咳が止まらないときに用いる」とする．いずれも原典を踏まえた記載であろう．

■浅井貞庵（1770-1829）は，参蘇飲と比較して，「この方は参蘇飲と反対の薬である．参蘇飲は温めて燥かす．この方は冷やして潤おす．参蘇飲は外邪を散らして気の鬱滞を行らし，脾胃の湿気を取る．この清肺湯は虚労の傾向で気道に喀痰が多く，その痰が粘着性の痰である」という[21]．有持桂里は，声が嗄れて咽喉痛がある者においては麦門冬湯との鑑別が必要であり，また，小青竜湯加石膏を用いて効果がなく，"労嗽"（＝結核性咳嗽）になろうかというときにも用いるという[18]．

■浅田宗伯（1815-94）は，「この処方は，"痰火"（炎症が強く痰の多い）咳嗽の薬であるが"虚火"に属す．…"肺熱"（気道の炎症）があり，とかく咳が長引いている者によい」とまとめている．虚火とは，瀉剤の適応とならない"火"の意であり，麻黄剤や柴胡剤の効かない気道炎症というニュアンスであろう．実際，清肺湯はこれらの無効な湿咳に有効なときがある[22]．

❹ 近年の論説

■矢数道明（1905-2002）[23]は，「気管支炎が長引き，慢性化して体力疲労の候があり，皮膚枯燥し，しかもなお胸部にわずかに熱が残り，せきこみひどく，胸部にギーメンをきき，乾いた痰がなかなか切れないというものに用いている」とし，慢性気管支炎，気管支喘息，肺気腫，肺結核，気管支拡張症などに用いるという．

■『漢方診療医典』[24]には，「本方は慢性の経過をとっている胸部疾患で，胸部に熱が残り，咳嗽，喀痰が永びきなかなか止まぬものに用いる．痰が多く，劇しい咳が続き，しかも痰は粘稠で切れにくい，長びくと咽が痛んだり，声が嗄れたり，ムズムズしたりする．痰が出るまで激しい咳が続くことが多い．…本方証は麦門冬湯の証に似ているが，痰の切れは麦門冬湯よりはよく，その量が多い．上逆は軽い．以上の目標に従って，慢性気管支炎，慢性咽喉炎，…気管支拡張症，気管支喘息，…などに応用される」という．気管支拡張症の項[10]では，「病気があまり進行せず体力もあまり衰えていない場合に用いる．これを服用していると喀痰が減じ，咳も軽くなる．喀血の傾向のあるものには貝母を去って用いた方が安全である」という．

症 例

症例 気管支炎に清肺湯を使用，一時増悪後に軽快した例（筆者経験例）

〔患者〕63歳　農家の婦人
〔初診〕X年7月
〔主訴〕喘鳴をともなう咳・粘膿性痰
〔現病歴〕約2年前から咳痰が続くように

なり，ときに息切れ，動悸，喘鳴を自覚するようになった．2ヵ月前の感冒罹患後より悪化．喀痰は，量は多くないが粘膿性で出しにくく喘鳴あり，夜は痰がつかえて眠れない．呼吸困難はない．

〔身体的所見〕小柄だが，がっちりした体型（身長152cm，体重42kg）．両側で呼期優位の乾性および湿性ラ音を聴取．心音純整．腹部やや軟．前脛骨部浮腫なし．

〔経過〕清肺湯エキスを投与．服用後数日間，一時的に喀痰量が増加したが，その後は減少．3週目には諸症状軽快，眠れるようになった．4週後にはほとんど咳痰がなくなり，ラ音も消失した．本人希望により休薬．以後，感冒罹患のたびに症状再燃，その都度，清肺湯数週間の服用で軽快して休薬という経過を繰り返した．他院検査で，胸部X線像およびCT像に異常なく，軽度の肺機能低下（%VC 74.4%，FEV1.0% 60.9%）があるが，血液ガス分析正常であった．その後も断続的に清肺湯を服用して3年間通院．

鑑　別（表2）

■ **滋陰至宝湯**

慢性閉塞性肺疾患で粘稠な喀痰の出る例で要鑑別．清肺湯に比べ，体質体格の虚弱な者に用いる．鑑別の難しい場合も多い．

■ **滋陰降火湯**

慢性咳嗽で要鑑別．昼よりも夜間に咳き込み，ごく少量の粘性痰を出すときに用いる．清肺湯は，粘膿性で喀痰の量が多い．

■ **竹筎温胆湯**

膿性痰と咳嗽で要鑑別．竹筎温胆湯は亜急性期の気管支炎で微熱や不眠があるときに用いる．清肺湯は慢性期で微熱や不眠はない．

■ **麦門冬湯**

咳嗽で要鑑別．清肺湯が粘稠な膿性痰を比較的多量に喀出するのに対して，麦門冬湯は乾性咳嗽（発作的咳き込み）が主で喀痰はほとんどない．虚弱者の慢性乾性咳嗽では補中益気湯と併用するとよい．

■ **麻杏甘石湯**

粘稠で切れにくい痰が類似．清肺湯は慢性例，麻杏甘石湯は亜急性期の気管支炎や気管支喘息に用いる．小柴胡湯または柴朴湯と併用するとよい．

■ **小青竜湯**

気管支炎で要鑑別．咳嗽，喘鳴，呼吸困難感は共通．小青竜湯は水様痰が多く，アレルギー性鼻炎をともなう例が多い．

附　記

■ **肺脹は喘息など**

本間棗軒の『内科秘録』[25]に「喘息は素問に出でて古今通名なり．…哮喘，哮吼の類は

表2　慢性閉塞性肺疾患に用いる漢方薬（筆者私見）

体　質	粘膿性痰	乾　咳
普通 ↓ ↓ ↓ 虚弱・痩せ	清肺湯	滋陰降火湯
	滋陰至宝湯 （＋補中益気湯）	麦門冬湯 ＋補中益気湯

喘声を以て名づけたるにて別証に非ず」とある．肺脹の語は，『金匱要略』肺痿肺癰咳嗽上気病篇に，a)「上気，喘して躁するは肺脹に属す」[26]，b)「咳して上気するは，此れ肺脹と為す」[27] とある．上気は息切れ，呼吸困難，喘は喘鳴，躁は煩躁の意であるから，a)は「呼吸困難と喘鳴があって苦しがるのは肺脹である」，b)は「咳をして呼吸が苦しいのは肺脹である」という意になる．肺脹についての考察は多紀元簡[28]，山田業広[29] らも行っている．長谷川弥人[30]は，「肺脹とは，気管支喘息をはじめ，百日咳…などを包括した呼吸困難を来たす気道・肺疾患を広く指していると思われる」という．すなわち，肺脹には，気管支喘息，慢性閉塞性肺疾患など，喘鳴と呼吸困難をきたす諸疾患が含まれると考えられる．なお，喘息の語については，丸山昌朗の「内経における喘息の考察」[31]に詳しい．『重広補註黄帝内経素問』を検索すると多数見られ，たとえば陰陽応象大論第五[32]に「視喘息聴音声而知所苦」とある．咳嗽については，『黄帝内経素問』に咳論第三十八[33]がある．

引用文献

1) 厚生労働省：第16改正日本薬局方，p.1564, 2011.
2) 木村孟淳，他編：新訂生薬学，改訂第7版，p.115-116, 南江堂，2012.
3) 大塚敬節，矢数道明，清水藤太郎：漢方診療医典，第6版，p.425, 南山堂，2001.
4) 稲木一元：五味子の漢方処方．現代東洋医学，6(4)：51, 1985.
5) 龔廷賢：万病回春，咳嗽門，2-90a～91a，和刻漢籍医書集成第11輯（小曽戸洋，他編），p.86-87，エンタプライズ，1991.
6) 小山誠次：古典に基づくエキス漢方方剤学，p.372-377，メディカルユーコン，1998.
7) 矢数格：漢方一貫堂医学，p.174, 医道の日本社，1964.
8) 真柳誠：漢方一話 処方名のいわれ，85清肺湯．漢方医学，24(4)：175, 2000.
9) 諸橋徹次：大漢和辞典，修訂版巻4, p.4417(1017), 大修館書店，1984.
10) 矢数道明：臨床応用漢方処方解説，増補改訂版，p.361-365, 創元社，1981.
11) 大塚敬節，矢数道明，清水藤太郎：漢方診療医典，第6版，p.74, 南山堂，2001.
12) 王綸：明医雑著，和刻漢籍医書集成第8輯（小曽戸洋，他編），p.16-17, エンタプライズ，1990.
13) 岡本一抱：和語本草綱目，15-12b, 近世漢方医学書集成8巻（大塚敬節，他編），p.370, 名著出版，1979.
14) 龔信，龔廷賢：古今医鑑，和刻漢籍医書集成第11輯（小曽戸洋，他編），p.99, エンタプライズ，1991.
15) 曲直瀬道三・原著，曲直瀬玄朔・増補：医療衆方規矩，近世漢方医学書集成5巻（大塚敬節，他編），p.192-194, 名著出版，1979.
16) 長沢道寿・著，中山三柳・増訂，北山友松子・増補：医方口訣集，新増，近世漢方医学書集成63巻（大塚敬節，他編），p.157, 名著出版，1982.
17) 香月牛山：牛山活套，近世漢方医学書集成61巻（大塚敬節，他編），p.364, 名著出版，1981.
18) 有持桂里：稿本方輿輗，痰飲咳嗽門，7-22a, 復刻版，燎原書店，1973.
19) 本間棗軒：内科秘録，虚労門，近世漢方医学書集成21巻（大塚敬節，他編），p.476, 名著出版，1979.
20) 百々漢陰，百々鳩窓：梧竹楼方函口訣，復刻版，p.106, 春陽堂書店，1976.
21) 浅井貞庵：方彙口訣，近世漢方医学書集成77巻（大塚敬節，他編），p.493, 名著出版，1981.
22) 浅田宗伯：勿誤薬室方函口訣，近世漢方医学書集成96巻（大塚敬節，他編），p.307-308, 名著出版，1982.
23) 矢数道明：清肺湯の運用について．漢方の臨床，9(2)：5-9, 1962.
24) 大塚敬節，矢数道明，清水藤太郎：漢方診療医典，第6版，p.365-366, 南山堂，2001.
25) 本間棗軒：内科秘録，喘満門，7-6b, 近世漢方医学書集成21巻（大塚敬節，他編），p.532, 名著出版，1979.
26) 張仲景：元・鄧珍本『金匱要略』，1-18b, 復刻版，p.56, 燎原書店，1988.
27) 張仲景：元・鄧珍本『金匱要略』，1-20b, 復刻版，p.60, 燎原書店，1988.
28) 多紀元簡：金匱要略輯義，近世漢方医学書集成43巻（大塚敬節，他編），p.276, 名著出版，1980.
29) 山田業広：九折堂読書記，近世漢方医学書集成92巻（大塚敬節，他編），p.276-277, 名著出版，1982.
30) 長谷川弥人：勿誤薬室「方函」「口訣」釈義，創元社，p.791-792, 1985.
31) 丸山昌朗：内経における喘息の考察．漢方の臨床，3(1)：14-16, 1956.
32) 重広補註黄帝内経素問，2-9b, 復刻版，p.20, 国立中医薬研究所，中華民国，1979（民国68年）.
33) 重広補註黄帝内経素問，2-9b, 復刻版，p.79-80, 国立中医薬研究所，中華民国，1979（民国68年）.

74 川芎茶調散

senkyuchachosan

製品番号：124

[構成生薬]

白芷，甘草，羌活，荊芥，川芎，細茶，防風，薄荷，香附子

処方の特徴

1 処方概要

　この処方は，本来は頭頸部の炎症性疾患（感冒）に用いるものである．この場合，頭痛，頭重感，鼻閉などが使用目標となる．転じて，頭痛と鼻閉をともなう鼻炎などに応用されたり，頭痛全般に応用されるようになった．とくに女性の月経時，産後あるいは更年期の頭痛によいとされる．

　処方構成の点では，薄荷，川芎，白芷，細辛は鼻炎などの鼻閉に用いる処方にしばしば配合される．慢性の鼻炎，副鼻腔炎，扁桃炎，にきびに用いられる荊芥連翹湯とは，薄荷，川芎，白芷，防風が共通する．葛根湯加川芎辛夷とは川芎，小青竜湯・麻黄附子細辛湯とは細辛がそれぞれ共通する．構成生薬のほとんどに鎮痛鎮静作用があると思われる．薄荷，荊芥，川芎，細辛，防風などには，わずかだが身体を温める作用があるので，冷えのある人にもよいであろう．麻黄がないので胃腸障害などを起こす可能性は低い．

2 使用目標と応用（表1）

　実地臨床では，感冒時の頭痛，鼻閉だけでなく，頭痛一般に広く応用される．また，感冒後の鼻炎や副鼻腔炎にともなう頭痛にも使用できる．更年期症候群にもよい例がある．筆者自身は，緊張型と思われる頭痛によい例を経験しているが，片頭痛にもよい可能性がある．

　ポイントは，感冒・鼻炎・頭痛に用いる他の漢方薬，すなわち葛根湯，葛根湯加川芎辛夷，麻黄附子細辛湯，荊芥連翹湯，辛夷清肺湯などが無効か胃腸障害で服用できない例でも用いうることである．

論　説

1 原典

陳師文，他『増広太平恵民和剤局方』巻之二・傷寒門，呉直閣増諸家名方[1]

〔条文〕川芎茶調散：丈夫，婦人，諸風上り攻め，頭目昏重，偏正頭疼〈注1〉[2]，鼻塞がり，声重く，傷風，壮熱，肢体煩疼，肌肉蠕動〈注2〉[3]，膈熱痰盛んに，婦人の血風〈注

表1　川芎茶調散の使用目標と応用

■ 応用
- 鼻閉，鼻汁，頭痛をともなう感冒初期
- 頭痛をともなう鼻炎・副鼻腔炎
- いわゆる血の道症，緊張性頭痛など

■ 症候
- 感冒：頭痛，咽喉痛，鼻閉，鼻汁など
- 頭痛：緊張性頭痛，更年期前後の頭痛，感冒後の頭痛
- 更年期症候群：頭痛，肩こりをともなう者によい

■ 体質
- 中等度〜やや胃腸虚弱者まで使用可．高齢者も可

〈注1〉偏正頭疼：『衆方規矩』感冒門・香蘇散の条に「偏はかたかたの痛み，正は両方のいたみ」という注がある[2]．
〈注2〉蠕動：浅井貞庵『方彙口訣』に「蠕動はびくびくするの」[3]とある．

3)⁴⁾攻め痓ぎ〈注4〉⁵⁾，太陽穴〈注5〉⁶,⁷⁾疼むを治す．但だ是れ風気に感ぜば，悉く皆之を治す．壱本に細辛無くして香附子…有り．…食後に茶清にて調え下す．常服すれば頭目を清す．

〔大意〕川芎茶調散は，男女を問わず，諸々の風邪が上攻して，目がくらみ頭が重い，頭の片側あるいは全体が痛む，鼻閉，声が出にくい，発熱，手足が煩わしく疼く，肌肉がひきつれる，胸に熱感を感じて痰が多いという症状に用いる．女性では"血風攻注"という状態（月経時の感冒などか）で，こめかみが痛むものを治す．

〔解説〕処方構成について，細辛がなく香附子が入る伝本もあるという．飲み方の指示として，「各生薬を散剤として食後にお茶で飲む．常に服用すると頭や目がすっきりする」という．

❷ 中国医書の記載

この処方については，前記『和剤局方』の方後の記載のように，細辛と香附子のいずれを含むかによって2派に分かれる．

■今回，筆者が調べ得た範囲で，細辛を含み香附子を含まない記載が見いだせる医書中で最も古いのは『玉機微義』（1396年自序刊）であった．同書・傷風門には「諸風上り攻め，頭目昏疼，鼻塞がり声重きを治す」⁸⁾とあり，また頭痛門には「諸風上り攻め，偏正頭疼を治す」⁹⁾とある．『医書大全』（1446年自序刊）巻之一・風門¹⁰⁾，『医学正伝』（1515年成立）巻之四・頭痛門¹¹⁾にも同様の記載がある．また，『医学入門』（1575年成立）では，「"外因風"で起こる脈浮，発汗，項のこわばり，発熱に用いる」¹²⁾，「もともと"痰"（＝水毒）がある者が沐浴して涼を取ったり酔っぱらって眠ってしまったりして，賊風が脳，項部，耳，鼻に入り，頭頚部より上，耳目口鼻眉稜の間に1ヵ所，自分の身体ではないかのような場所があって，頭皮に感覚がなかったり，口舌で味を感じなかったり，あるいは耳鳴り，あるいは目の痛み，あるいは眉稜骨の上下がひきつれるように痛み，あるいは鼻で臭いがわからなくなったり，あるいはただ"あくび"をして"眩冒"（くらくらして頭が重い）の状をなす．甚だしいときには項がこわばり硬く身体が拘急（ひきつれる）する．これには川芎茶調散がよい」¹³⁾などの記載がある．

■一方，香附子を含み細辛を含まない構成の本処方が記載されるのは，『証治要訣』（14世紀後半成立．1443年刊）で，「頭風には熱薬を用いる者多し．間々熱を挟めども熱剤に勝えざる者有り」¹⁴⁾として，その処方の1つに「茶調散」すなわち本処方があるという．処方内容は同書の処方集である『証治類方』に記載される¹⁵⁾．『古今医鑑』（1576年成立）頭痛門には，「諸風上り攻め，頭目昏沈，偏正頭痛，鼻塞がり声重く，増寒壮熱，肢体煩し，肌肉蠕動，膈熱痰盛，婦人の血，攻注して，太陽穴痛むを治す．但だ風気に感じて皆然り」（処方内容は香附米あり細辛なし）とある¹⁶⁾．意味は『和剤局方』とほぼ同じであるが，この書に続く『万病回春』（1587年成立）もほぼ同文である¹⁷⁾．

〈注3〉血風：蘆川桂洲『病名彙解』に「玉案（＝『丹台玉案』）に云わく，血風は経水逆上し脳間をせめ頭目悶迷して人事を省みず，甚だしうして満面満頭皆赤斑となるに至る．此れ経水適臨み，風邪に感冒するに因りて致すところなり．○此の症，産後に風邪を受くるものに間これあり」⁴⁾とある．月経時，あるいは産後などに感冒に罹患して起こる頭痛などの症状をいうと思われるが，いわゆる血の道症の意を含むか．

〈注4〉攻痓：痓（シュ），注に同じ⁵⁾．

〈注5〉太陽穴：こめかみ．『衆方規矩』感冒門・香蘇散の条に「両方の目のうえ」とある⁶⁾．また，浅井貞庵の『方彙口訣』にも，「按ずるに「太陽穴痛」は即ち両太陽（こめかみ）の痛みならん」とある⁷⁾．

■ 細辛と香附子のいずれを含むにしても，ほぼ同じように，感冒後の頭痛，鼻炎症状などに用いられてきたと思われる．なお現在，医療用漢方製剤として使用されているのは香附子を含むタイプである．
■『三因極一病証方論』『厳氏済生方』『普済本事方』『明医雑著』『補注明医雑著』『太医院校註婦人良方大全』『医方考』には記載を見いだせなかった．

3 江戸時代医家の論説（筆者意訳）
■『衆方規矩』頭痛門には，「思うに，この処方は，風気に冒されたときや，あるいは婦人の血風の頭痛に，最も妙効がある」[18]とあり，女性の血の道の頭痛，すなわち月経時や更年期症候群の頭痛によいとする．この点は，中国医書の説を受けているがニュアンスが若干異なる．
■ 長沢道寿（？-1637）らの『医方口訣集』には，中山三柳（1614-84）の新増方として記載され，北山友松子（？-1701）の注に「自分が思うに，"感風気"（風気に感ず）の3文字がこの薬を用いる上の大原則をよく表現している．元来から風気を蓄えている人や，かぜで薬を飲んでかぜの治り際にただ頭痛する人には，この処方を用いるのがよい．これすなわち風気がなお上部に留まっているからである．諸風上攻（諸風上り攻む）の4字もまた，この薬を使用する際の目標となる．」[19]とある．
■ 香月牛山（1656-1740）の『牛山活套』には，「頭痛の証，外感内傷何れの病にも兼ねて見るる者なり．其の所々に依りて治方を考うべし．多くは外来の風寒暑湿の気に感じて致すなれば発散するなり．軽き者は川芎茶調散を散薬にて用うれば効を取るなり．或いは芎芷香蘇散を用うべし」[20]とある．軽症の頭痛に広く使用できることがわかる．
■ 福井楓亭（1725-92）の『方読弁解』には，「一切の頭痛に用ゆ」とあり，「川芎散に比すれば熱軽き者，宜し」[21]とある．
■ 有持桂里（1758-1835）の『校正方輿輗』には，「この処方は，内因外因及び偏正を問わず，一切の頭痛に用いて効験あり」[22]とある．
■ 浅井貞庵（1770-1829）の『方彙口訣』には，「この処方もよく用いる．使用目標といえば"諸風上攻"であり，婦人では"血風攻注"とあるのが原則である．風熱を軽く散らす薬である」[23]とある．

以上のように，この処方は，当初はかぜにともなう頭痛に用いられたが，その後，頭痛一般にも広く用いられるようになったと考えられる．

4 近年の論説
■ 大塚敬節（1900-80），矢数道明（1905-2002）らの『漢方診療医典』，大塚敬節の『症候による漢方治療の実際』，矢数道明の『臨床応用漢方処方解説』などには記載がない．

症 例

症例1 常習頭痛（杵渕彰治験）[24]

〔患者〕35歳　男性　会社員
〔主訴〕頭痛
〔現病歴〕10代から，しばしば頭痛があり，最近頻繁に起きるようになった．頭痛は拍動性のもので，部位は一定しない．鎮痛剤を使用すると一応おさまるが，頭に芯があるような不快感が残るという．

〔身体的所見〕身長172cm，体重68kg，腹証では特記事項なし．脈はやや沈．

〔経過〕頭痛している時に服薬開始．服薬後，その日のうちに頭痛が軽くなり，鎮痛剤を使用しないですんだ．いままでは，鎮痛剤を使用しないと1日中痛みが続いていた．その後，半年間継続服用し，激しい頭痛は起きなくなった．

症例2 更年期女性の頭痛（筆者経験例）

〔患者〕48歳　女性　主婦
〔主訴〕常習頭痛
〔既往歴・家族歴〕特記事項なし
〔現病歴〕数年以前より疲れたり冷えたりすると頭痛がする．たいていは後頭部から前額部が重苦しく痛む程度であるが，ひどいときはずきずきする．鎮痛剤を飲めば一応おさまるが，胃が悪くなるのでできるだけ飲みたくない．1年来，月経が不順になってきた．ホットフラッシュはない．肩こりがひどい．
〔身体的所見〕身長158cm，体重56kg．顔色正常．胸部打聴診異常なし．腹部は全体に軟らかい．他に特別な所見はない．
〔経過〕まず加味逍遙散を投与するも3週間服用で不変．週に数回は頭痛がする日があるという．川芎茶調散エキス7.5g分3とする．2週後，頭痛がまったく起こらなくなった，肩こりも軽くなり，胃腸も問題ないという．その後，約半年を経て，「服用していると頭痛は起こらない．一度試しに休薬してみたら1週間ぐらいで再び軽い頭痛が起こり出したので続けて飲むようにしている．ただ1日2回で大丈夫」という．なお継続中．

鑑　別

■ 葛根湯

感冒初期の頭痛，後頭部項頸部の緊張性頭痛で要鑑別．葛根湯は胃腸が丈夫で麻黄の禁忌（心疾患，腎機能低下，排尿障害など）のない者に用いる．筋肉の発達の良好な例が多い．

■ 葛根湯加川芎辛夷

鼻炎・副鼻腔炎による鼻閉，頭痛，頭重で要鑑別．胃腸が丈夫で麻黄の禁忌のない者に用いる．

■ 麻黄附子細辛湯（悪寒が強い）

感冒初期などの頭痛で要鑑別．多くは痩せ型の冷え症で平熱が低い傾向がある．さむけが強いことが使用目標となる．

■ 桂枝湯（頭痛が主要症状ではない）

感冒初期に要鑑別．発熱，咽喉痛，鼻炎症状などは共通．発汗傾向があることと，頭痛が軽いことが使用目標．

■ 香蘇散

感冒初期に要鑑別．頭重，気うつが主で，鼻閉，強い頭痛はないことが多い．発熱，発汗傾向も弱い．高齢者には安全性が高い．

■ 辛夷清肺湯

鼻炎，鼻閉で要鑑別．鼻閉が主で頭痛が主ではない．胃腸は中等度の人．

■ 半夏白朮天麻湯

常習性頭痛で要鑑別．頭重または頭痛，身体動揺感または頭位性眩暈があり，胃下垂顕著で顔色不良．やや神経質で虚弱な人が多い．

■ 呉茱萸湯

常習性頭痛で要鑑別．前兆をともなう古典的片頭痛が目安である．筋緊張性頭痛にも一定の効果がある．

■ 五苓散

常習性頭痛で要鑑別．呉茱萸湯に類似して，やや軽症の片頭痛．

■ 当帰四逆加呉茱萸生姜湯

月経時の頭痛で要鑑別．月経困難症で冷えが強いもの．

■ 加味逍遙散

月経時の頭痛で要鑑別．更年期症候群の頭痛に用いる点は共通だが，加味逍遙散には不定愁訴，自律神経失調症状がある．

引用文献

1) 陳師文，他：増広太平恵民和剤局方，巻之二・傷寒門，呉直閣増諸家名方，2-21a，和刻漢籍医書集成第4輯（小曽戸洋，他編），p.51，エンタプライズ，1988．
2) 曲直瀬道三・原著，曲直瀬玄朔・増補：医療衆方規矩，近世漢方医学書集成5巻（大塚敬節，他編），p.37，名著出版，1979．
3) 浅井貞庵：方彙口訣，近世漢方医学書集成78巻（大

塚敬節，他編），p.427，名著出版，1981.
4) 蘆川桂洲：病名彙解，近世漢方医学書集成 64 巻（大塚敬節，他編），p.408，名著出版，1982.
5) 諸橋轍次：大漢和辞典，修訂版 7 巻，p.1159，大修館書店，1985.
6) 曲直瀬道三・原著，曲直瀬玄朔・増補：医療衆方規矩，近世漢方医学書集成 5 巻（大塚敬節，他編），p.37，名著出版，1979.
7) 浅井貞庵：方彙口訣，近世漢方医学書集成 78 巻（大塚敬節，他編），p.427，名著出版，1981.
8) 劉純：玉機微義，3-3b，和刻漢籍医書集成第 5 輯（小曽戸洋，他編），p.62，エンタプライズ，1989.
9) 劉純：玉機微義，34-6b，和刻漢籍医書集成第 5 輯（小曽戸洋，他編），p.349，エンタプライズ，1989.
10) 熊宗立：医書大全，1-10b，和刻漢籍医書集成第 7 輯（小曽戸洋，他編），p.50，エンタプライズ，1989.
11) 虞摶：医学正伝，4-10a，和刻漢籍医書集成第 8 輯（小曽戸洋，他編），p.119，エンタプライズ，1990.
12) 李梴：医学入門，4-24b，和刻漢籍医書集成第 9 輯（小曽戸洋，他編），p.340，エンタプライズ，1990.
13) 李梴：医学入門，4-26b，和刻漢籍医書集成第 9 輯（小曽戸洋，他編），p.341，エンタプライズ，1990，筆者意訳.
14) 伝・戴元礼：証治要訣，5-1b，和刻漢籍医書集成第 7 輯（小曽戸洋，他編），p.37，エンタプライズ，1989.
15) 伝・戴元礼：証治類方，5-2a，和刻漢籍医書集成第 7 輯（小曽戸洋，他編），p.107，エンタプライズ，1989.
16) 龔廷賢，龔信：古今医鑑，9-4a，和刻漢籍医書集成第 11 輯（小曽戸洋，他編），p.186，エンタプライズ，1991.
17) 龔廷賢：万病回春，5-3b，和刻漢籍医書集成第 11 輯（小曽戸洋，他編），p.174，エンタプライズ，1991.
18) 曲直瀬道三・原著，曲直瀬玄朔・増補：医療衆方規矩，近世漢方医学書集成 5 巻（大塚敬節，他編），p.247-248，名著出版，1979.
19) 長沢道寿・著，中山三柳・増訂，北山友松子・増広：医方口訣集，近世漢方医学書集成 63 巻（大塚敬節，他編），p.182-183，名著出版，1982.
20) 香月牛山：牛山活套，近世漢方医学書集成 61 巻（大塚敬節，他編），p.382，名著出版，1981.
21) 福井楓亭：方読弁解，近世漢方医学書集成 54 巻（大塚敬節，他編），p.11，名著出版，1981.
  ※同書によれば，川芎散は，川芎，香附子，石膏，細辛，甘草，荊芥，薄荷，菊花，茵陳，槐花，羌活，防風.
22) 有持桂里：校正方輿輗，近世漢方医学書集成 87 巻（大塚敬節，他編），p.258-259，名著出版，1982.
23) 浅井貞庵：方彙口訣，近世漢方医学書集成 78 巻（大塚敬節，他編），p.427，名著出版，1981.
24) 杵渕彰：川芎茶調散，新版漢方医学，p.307，日本漢方医学研究所，1990.

75 疎経活血湯
sokeikakketsuto

製品番号：53

〔構成生薬〕

芍薬，地黄，川芎，蒼朮，当帰，桃仁，茯苓，威霊仙，羌活，牛膝，陳皮，防已，防風，竜胆，甘草，白芷，生姜

処方の特徴

1 処方概要

疎経活血湯は，腰痛・坐骨神経痛をはじめとする，関節痛・筋肉痛・神経痛などの痛みに用いる漢方薬の1つである．

処方構成は，"血虚"に用いるとされる四物湯（当帰・芍薬・川芎・地黄）を骨格とする．"血虚"は，末梢循環障害，貧血などを包含した漢方独特の病態概念である（53．四物湯 参照）．四物湯に加えて，"駆瘀血"作用のある生薬（桃仁など），"利水"作用のある生薬（蒼朮・茯苓・陳皮・防已・牛膝・威霊仙・羌活・竜胆），あるいは鎮痛作用があるとされる生薬（蒼朮・羌活・威霊仙・防已・防風・白芷）などが含まれる．

1．大防風湯との類似について

この処方は，大防風湯に類似する．四物湯加防風，羌活，牛膝，朮，生姜，甘草は両者に共通で，これに桃仁，茯苓，威霊仙，防已，竜胆，陳皮，白芷を加えると疎経活血湯になり，黄耆，杜仲，人参，大棗，附子を加えると大防風湯になる．大防風湯が，胃腸虚弱で栄養障害，貧血，手足の冷え，新陳代謝低下などをともなう慢性の関節痛，関節リウマチなどに用いられるのに対して，疎経活血湯は，関節痛あるいは関節周囲の痛みで，胃腸障害，栄養低下，新陳代謝低下などの見られない例に用いる．

2．処方名について

方名の「疎」は「疏」と同じで，「とおる」「とおす」の意である[1]．小曽戸[2]は，「疎経」とは「経脈を通じる」，「活血」とは「血を活性化する」という意であるという．

2 使用目標と応用（表1）

疎経活血湯は，慢性の坐骨神経痛や腰痛症を呈する状態に用いることが多く，変形性腰椎症，腰部脊柱管狭窄症などが適応となる．また，他の部位の筋肉痛，関節痛，神経痛，さらには肩こりなどにも応用される．筆者は，肩関節周囲炎，頚肩腕症候群に用いて有効例を経験している．症状は，夜間悪化，飲酒過多による悪化，極度の疲労で誘発されるなどの特徴があるとされるが，これらは必須条件ではない．体質的には，体格中等度の人が適応である．胃腸虚弱者では胃腸障害が起こりやすい．

鎮痛剤の要素もあるが，循環改善剤などの意もあり，鎮痛薬で効果の不十分な例などに用いると，思わぬ効果を得られることがある．効果判定には2～4週間程度を要する．

表1 疎経活血湯の使用目標と応用

- ■応用
  - ・変形性腰椎症，腰部脊柱管狭窄症，坐骨神経痛，腰痛症，その他の関節痛・筋肉痛・神経痛全般
- ■症候
  - ・腰痛，坐骨神経痛，筋肉痛，諸種の神経痛，肩こり　など
  - ・夜間悪化，飲酒過多で悪化，極度の疲労で誘発などの傾向
- ■体質
  - ・中等度．胃下垂顕著な胃腸虚弱者では胃腸障害が起こりやすい

論 説

1 原 典

龔廷賢『古今医鑑』[3]『万病回春』[4]

疎経活血湯の原典は，明代の龔廷賢(1539？-1632？)[5]の撰になる『万病回春』(1587年成立)とされてきた．しかし，小山[6]の指摘するように，龔廷賢が『万病回春』より前に著した『古今医鑑』(1576年成立)に「疎筋活血湯」と名づけられた処方があり，その薬味は疎経活血湯に一致，指示条文もほぼ同じである．『古今医鑑』は龔廷賢が父の龔信より授かった資料に自己の蒐集した資料を加えて編纂した医方集である[7]．龔廷賢は，『古今医鑑』の疎筋活血湯を『万病回春』で疎経活血湯と改名したことになる．したがって，疎経活血湯の原典は，処方名の点では『万病回春』であるが，実質的には『古今医鑑』である．以下，『古今医鑑』疎筋活血湯の記載を紹介する．

〔条文〕疎筋活血湯（雲林製す）　遍身走痛して刺すが如く，左足痛むこと，尤も甚だしきを患う．左は血に属す．多くは酒色の傷る所に因り，筋脈空虚にして，風寒湿熱を被り，内に感じ，熱，寒に包まるるときは則ち痛み，経絡を傷るときは則ち夜重し．宜しく以て筋を疎し，血を活かし，湿を行らすべし．此れ白虎歴節風には非ず．

〔大意〕疎筋活血湯（雲林が創製）は，全身に刺されるような痛みが走り，とくに左足で著しく（これは「左は血に属す」からである），多くは飲酒や房事過度により起こり，夜間に重い傾向がある痛みに用いる．「白虎歴節風」ではない．

〔解説〕雲林は龔廷賢の号で，龔廷賢自身が創製したという．『万病回春』痛風門の記載では，処方名を疎経活血湯に変えただけでなく，「筋を疎し」を「経を疎し」とするなど，若干の違いがある〈注1〉[4]．「白虎歴節風」は，多発性関節炎で痛みの激しいものであり，関節リウマチなどを指す〈注2〉[8,9]．山田業精〈注3〉[10,11]は『温知医談』[12]で，「必ずしも足の左右及び昼軽く夜重しの文に拘泥すべからず」とし，「宜しく以って経を疎し，血を活かし，湿を行らすべし」と「これ白虎歴節風にあらざるなり」の二句が，この処方の方意を尽くすという．この条文の臨床的ポイントは，①全身に刺すような痛みが走る，②下肢に痛みが強い，③飲酒や房事過度が誘因となる，④関節リウマチなど，強い多発性関節炎ではないという4点であろう．「酒色損傷」すなわち，酒色過度によって誘発されるとある点を，松田[13]は「極度の疲労」に置き換えてもよいのではないかという．

2 中国医書の記載

■ 朱丹渓（1281-1358）の『格致余論』(1347年成立)痛風論[14]には，「東陽の傳文という

〈注1〉龔廷賢『万病回春』痛風門・疎経活血湯の記載[4]：はじめの「患」を「治」，「酒色所傷」を「酒色損傷」，「筋脈空虚」を「筋脈虚空」，「痛み経絡を傷る」を「痛み筋絡を傷る」，「夜重く」の前に「昼は軽く」が加わり，「筋を疎し」を「経を疎し」とする．『古今医鑑』と若干の違いはあるが，大意は同じ．

〈注2〉白虎歴節風：蘆川桂洲『病名彙解』歴節風[8]に「風湿血虚にて身中の節々めぐり痛むなり．その痛み甚だしくして虎の咬むごときものを白虎歴節風と云えり」とある．『漢方診療医典』白虎風[9]の説明には，「白虎歴節風ともいう．関節の腫れ痛む病気．多発性関節リウマチ」とある．

〈注3〉山田業精：大塚敬節[10,11]によれば，山田元昌（業精）は，山田業広（1808-1881）の第二子で，明治の漢方医としては特異の道を歩み，若くして大学東校（東京大学の前身）において西洋医学を修めた．『和漢医林新誌』に「漢洋道不異論」を載せ，漢方医学の生きる道は西洋医学との提携にあるとした．その父，山田椿庭（業広）は幕末の考証学者で，森鷗外の『伊沢蘭軒』に描かれた蘭軒門下の五哲の一人．大塚敬節は「私は常日頃，業広の学と術に敬服するものであり，業精の先駆者としての炯眼に注視する者である」という．

60余歳の者が，性急に労作をなして両脚の激しい痛みを患った．動かすと痛みが悪化する．自分はこれを診察し，虚を兼ねているので，血を補い，血を温めれば治るとみた．そこで，四物湯加桃仁・陳皮・牛膝・甘草を煎じて生姜を加えて熱飲させたところ，30～40日ほどでよくなった」（筆者意訳）と，下肢痛の治験を記載する（以下同様の2例があるが省略）．この四物湯加味方を疎経活血湯の骨格と見ることは可能であろう〈注4〉[15]．
■明代の虞摶（1438-1517）の『医学正伝』痛風門には加味四物湯[16]という処方があり，「白虎癧節風の証を治す」という．その処方構成は四物湯加桃仁・牛膝・陳皮・茯苓・甘草・白芷・竜胆であり，疎経活血湯から蒼朮，威霊仙，防已，羌活，防風，生姜を除いた形である．方後に，「○痛み，上に在る者は風に属す．羌活，桂枝，威霊仙を加う．○下に在る者は湿に属す．牛膝，防已，木通，黄柏を加う」などの加減方がある．その一部を採用すれば疎経活血湯により近づく〈注4〉[15]．龔廷賢が「白虎歴節風に非ず」と記したのは，この処方の条文を念頭においていたと考えられる．

3 江戸時代医家の論説（筆者意訳）
■曲直瀬道三（1507-94）らの『衆方規矩』痛風門[17]には，「思うに，多発関節痛（"痛風"）で血虚に属する者を治す．故に全身に痛みが走り，日中は軽く夜は重くなる．…酒色に傷られるとか，邪が経絡の虚に乗じて痛風となるというときに，この薬を与えるとよい」とある．
■香月牛山（1656-1740）の『牛山活套』[18]には，「痿症」（手足の筋萎縮をともなう運動麻痺）

で，"湿熱"（関節リウマチとその類似疾患など）に属する者には，疎経活血湯，あるいは独活寄生湯の類を加減して用いるとよい」とある．筋肉痛などをともない，手足の筋力低下，筋萎縮の起こる疾患に疎経活血湯の有効な可能性があるということか．
■華岡青洲（1760-1835）の『瘍科方筌』[19]には，諸瘍（諸種の皮膚疾患）・痛風（多発性関節痛）・湿腫（浮腫）などで「体全体に痛みが走り，刺されるような者を治す」とある．
■百々漢陰（1776-1839）・百々鳩窓（1808-78）の『梧竹楼方函口訣』[20]には，「疎経活血湯は，平生から酒や肉を嗜む人が体内で湿熱をかもし，その上，房事過度で血脈が虚損し，外は風寒湿気に感じて，左足が痛むという者に用いる．この症は，"痛風"に似ているけれども，痛風は関節の痛みであり，この症は関節に限らない．髀や脛など，いずれと所を定めない．左というが左右に限らず，上半身や臂（上腕，肘）の痛みもある．概して酒色家に多い症状である」とある．

4 近年の論説
■矢数道明（1905-2002）は，この処方が自分の師である森道伯（1867-1931）の好んで運用したもので，急性関節炎や熱性初発よりは，慢性症で血虚あるいは血滞による陳旧諸症に応用して効果があるといい，急性慢性筋肉リウマチ，関節リウマチ，神経痛，痛風，閉経，中風，月経痛などに応用するという[21]．『臨床応用漢方処方解説』[22]では，「瘀血と水毒と風寒を兼ね，筋肉，関節，神経に疼痛を発し，とくに腰より以下に発した痛みを目標にして用いる」という．
■矢数道明，大塚敬節（1900-80）らの共著

〈注4〉小山[6]は，四物湯加味方を『丹渓心法』（朱丹渓の門下および私淑者の著作叢書とされる[15]）で"痛風"（関節痛）に用いたことに始まり，『医学正伝』の加味四物湯を経て，『古今医鑑』の疎筋活血湯となり，『万病回春』で疎経活血湯と改名されたという．確かに，朱丹渓の撰になる『格致余論』に前述の処方例が記載される点でも，疎経活血湯の源流は朱丹渓にあると考えうるであろう．

である『漢方診療医典』[23]には，「瘀血と水毒があり，そこへ風寒が加わり，筋肉，関節，腰部などに疼痛を発し，とくに腰より以下に発した痛みを目標にして用いる．…筋肉リウマチ，…腰痛，坐骨神経痛，痿躄（下肢麻痺），…半身不随…などに応用される」とある．

症　例

症例1 腰痛・坐骨神経痛（松田邦夫治験）[24]

〔患者〕65歳　男性　自由業
〔初診〕X年4月
〔主訴〕腰痛・坐骨神経痛
〔家族歴〕特記すべきことなし
〔既往歴〕20年前に交通事故をして今も右足が曲がらない．また今までに3回ギックリ腰をしている．整形外科では背骨がずれていると言われた．
〔現病歴〕4ヵ月前から左側の腰から足にかけて痺れて痛むようになった．最近は右膝も痛む．ふだんから冷えるほどではないが，温めると痛みはよくなる．また天候が悪くなる前は痛む．腰はとくに立ち上がるときに痛い．朝は痛みのために起きづらい，などと言う．
〔身体的所見〕身長165cm，体重58kg．体格栄養状態ふつう．二便正常．血圧114-60mmHg．
〔経過〕疎経活血湯（煎じ薬）を投与．2週後に来診．腰から足にかけての痛みはだいぶ軽減してきたという．初診より5週後，痛みは全く消失した．

症例2 高齢女性の坐骨神経痛（筆者経験例）

〔患者〕76歳　女性
〔初診〕X年10月
〔主訴〕右臀部から下肢背面の痛み
〔既往歴〕2年前から高血圧症，高脂血症で当院通院治療中．
〔現病歴〕2日前から右臀部より下肢背面の痛みが始まった．整形外科で局所注射したが，痛みが取れず，とくに朝が痛い．歩行はできる．
〔身体的所見〕身長153cm，体重53kg．体格中等度．腹部は，やや軟らかい．腹部および腰部に圧痛はない．特記すべき所見なし．
〔経過〕疎経活血湯（2.5g/包）1回1包，1日3回毎食後服用とする．2週後再診，「服用後，痛みは数日で急に改善した．実は，以前から右の尾骶骨付近あるいは臀部から下腿にかけて時々痛むことがあり，整形外科で坐骨神経痛といわれ鎮痛剤を処方されたが，あまり効かなかった．今回の薬を飲むとよいので，続けたい」というので，継続服用とした．すると，雨が降る前，冬の寒い時期には痛むことがあるが，強い痛みを起こすことはなくなり，前に比べたら随分痛まないといって服用を続け，3年半を経過した．

鑑　別

■八味地黄丸，牛車腎気丸

胃腸の丈夫な者の腰痛症，坐骨神経痛で要鑑別．初老期以後で，下腹部が軟らかい（小腹軟），臍下正中部で腹壁が縦に溝状に軟らかい（小腹不仁）などの所見が見られ，また男性では前立腺肥大様症状，女性では尿失禁などの排尿障害，あるいは末梢神経障害をともなう例に用いる．鑑別困難な例も多い．

■当帰四逆加呉茱萸生姜湯

腰痛症，腰部脊柱管狭窄症などで要鑑別．痩せ型，冷え性，顔色不良で，冬は凍傷にかかりやすく，冷えると腰痛が悪化する例に用いる．

■当帰芍薬散

女性の腰痛で要鑑別．妊娠出産後に発症した腰痛，月経と関連して増悪する腰痛で，冷え症，むくみやすい例に用いる．

■桂枝加苓朮附湯

関節痛，筋肉痛，神経痛で要鑑別．痩せ型

で冷え症の虚弱体質で，他処方で胃腸障害をきたす者に用いる．痛みの程度は軽いが治りにくい例が多い．

■ 大防風湯(だいぼうふうとう)

慢性の関節痛・筋肉痛で要鑑別．疎経活血湯で胃腸障害が起こる例，疲労倦怠感が著しく冷え症の虚弱者に用いる．

引用文献

1) 諸橋轍次：大漢和辞典，修訂版7巻，p.1145，大修館書店，1985．
2) 小曽戸洋：漢方一話 処方名のいわれ，48 疎経活血湯．漢方診療，15(5)：26，1996．
3) 龔信，龔廷賢：古今医鑑，10-37b〜10-38a，和刻漢籍医書集成第11輯（小曽戸洋，他編），p.230，エンタプライズ，1991．
4) 龔廷賢：万病回春，5-68b〜5-69a，和刻漢籍医書集成第11輯（小曽戸洋，他編），p.206-207，エンタプライズ，1991．
5) 小曽戸洋：漢方古典文献概説49，明代の医薬書（その15）．現代東洋医学，16(3)：432-439，1995．
6) 小山誠次：エキス製剤一四七処方の出典見直し．漢方の臨床，45(12)：1708-1721，1998．
7) 小曽戸洋：『古今医鑑』解題，和刻漢籍医書集成第11輯（小曽戸洋，他編），解説，p.1，エンタプライズ，1991．
8) 蘆川桂洲：病名彙解，近世漢方医学書集成64巻（大塚敬節，他編），p.295，名著出版，1982．
9) 大塚敬節，矢数道明，清水藤太郎：漢方診療医典，第6版，p.524，南山堂，2001．
10) 大塚敬節：至誠の医人椿庭山田業広と業精．漢方の臨床，9 (11-12合併号)：247-281，1962
11) 大塚敬節：温知医談の復刊に際して，温知医談，復刻版第1巻，p.1-18，同朋舎，1979．
12) 山田業精：疎経活血湯治験，温知医談58号，温知医談，復刻版第3巻，p.1296-1301，同朋舎，1979．
13) 松田邦夫：症例による漢方治療の実際，p.203，創元社，1992．
14) 朱丹渓：格致余論，1-18a〜19a，和刻漢籍医書集成第6輯（小曽戸洋，他編），p.445-446，エンタプライズ，1989．
15) 虞摶：医学正伝，4-54a〜b，和刻漢籍医書集成第8輯，（小曽戸洋，他編），p.141，エンタプライズ，1990．
16) 曲直瀬道三・原著，曲直瀬玄朔・増補：医療衆方規矩，近世漢方医学書集成5巻（大塚敬節，他編），p.235-237，名著出版，1979．
17) 香月牛山：牛山活套，近世漢方医学書集成61巻（大塚敬節，他編），p.467，名著出版，1981．
18) 華岡青洲：瘍科方筌，近世漢方医学書集成30巻（大塚敬節，他編），p.457，名著出版，1980．
19) 真柳誠，小曽戸洋：漢方古典文献概説34，元代の医薬書（その6）．現代東洋医学，12(4)：103-109，1991．
20) 百々漢陰，百々鳩窓：梧竹楼方函口訣，復刻版，p.65，春陽堂書店，1976．
21) 矢数道明：疎経活血湯に就て．漢方と漢薬，3(4)：1-6，1936．
22) 矢数道明：臨床応用漢方処方解説，p.374-377，創元社，1982．
23) 大塚敬節，矢数道明，清水藤太郎：漢方診療医典，第6版，p.368，南山堂，2001．
24) 松田邦夫：症例による漢方治療の実際，p.201，創元社，1992．

76 大黄甘草湯
daiokanzoto

製品番号：84

〔構成生薬〕
大黄，甘草

処方の特徴

1 処方概要
この処方は，主として便秘に用いられる．体質体格を問わず，広く使用できる．

2 使用目標と応用
医療用漢方製剤における大黄甘草湯の効能・効果は「便秘症」のみである．有効な場合，爽快感のある排便が得られる．単独で用いることは少なく，便秘を目標として他の漢方薬に併用することが多い．必ずしも7.5g分3とする必要はなく，2.5g分1（通常は就寝前服用），5g分2または分1（就寝前）などのようにしてよい．

大黄には，後述するように，瀉下作用のみならず，抗菌，向精神，抗炎症，血中尿素窒素低下などの作用がある．

3 大黄とその処方
1．大黄について
大黄は漢方治療全体を通じて重要な生薬である．以下は主に鳥居塚による[1]．

①基原
大黄は，タデ科（*Polygonaceae*）の *Rheum palmatum* L., *R. tanguticum* Maximowicz, *R. officinale* Baillon, *R. coreanum* Nakai またはそれらの種間雑種の通例，根茎とされる[2]．

②薬能
『神農本草経』には「瘀血，血閉の寒熱を下し，癥瘕，積聚，留飲宿食を破り，腸胃を蕩滌す．陳を推し，新を致す．水穀を通利し，中を調え食を化し，五蔵を安和す」[3]とあり，吉益東洞の『薬徴』には「結毒を通利するを主る．故に能く，胸満，腹満，腹痛，および便閉，小便不利を治す．傍ら，発黄，瘀血，腫膿を治す」[4]とある．これらを承けて大塚敬節らは「消炎性健胃，駆瘀血，通利，下剤」[5]とする．

③成分と薬理[6-9]
Sennoside A〜F，およびアントラキノン誘導体の rhein, aloe-emodin, emodin などのほか，rhatannin, lyndleyin などが知られている．Sennoside A は腸内細菌により rhein anthrone に変化して瀉下作用を発現する．Rheinoside 類に瀉下作用が認められている．アントラキノン類に抗菌作用，低分子タンニン類に活性酸素消去作用，rhathannin に強い BUN 低下作用，RG-tannin に向精神作用，lindleyin に抗炎症，鎮痛作用が認められている．

2．大黄を含む医療用漢方製剤について
大黄を含む医療用漢方製剤（表1）は，大黄の量が多いほど瀉下作用が強い．臨床的には，これらを ①便秘を主目標とする群（麻子仁丸，大承気湯，調胃承気湯，潤腸湯，桂枝加芍薬大黄湯），②便秘以外を主目標とする群（前記以外）に大別できる（鑑別 表2参照：大承気湯は両者に入る）．

3．大黄を含む漢方製剤使用上の注意
①瀉下作用の個人差
大黄の瀉下作用には個人差が大きいので，用法および用量に注意すること．とくに過敏性腸症候群・便秘型は要注意．

②大黄製剤の併用
大黄を含む複数の漢方製剤の併用時には，大黄が過量とならないよう留意する必要がある．

③妊婦および妊娠の可能性のある女性に対する投与

妊婦および妊娠の可能性のある女性には投与しないことが望ましい．大黄の子宮収縮作用，骨盤内臓器の充血作用により，流早産の危険性があるとされる．

④授乳中の投与は要注意

大黄に含まれるアントラキノン誘導体が母乳中に移行し，乳児の下痢を引き起こすことがあるとされる．

論　説

1 原　典

張仲景『金匱要略』嘔吐噦下利病脈証治第十七[10]

〔条文〕食し已って即ち吐するは，大黄甘草湯之を主る．

〔大意〕食後すぐに嘔吐するときには大黄甘草湯を用いる．

〔解説〕大塚[11]は，「むかむかしたりする嘔気はなくて，食べ終わると，すぐに吐くわけです．…五苓散のように，溜めておいて一度にパーッと吐くのと違う」[7]という．臨床的にみて，大黄甘草湯を嘔吐だけに用いるのは考えにくい．

2 中国医書の記載

1．大黄甘草湯

■唐代・王燾の『外台秘要方』[12]（752年成立）には，「胃反（嘔吐を繰り返す状態），吐水および吐食を療するの方」[8]とある．

2．将軍湯

■龔廷賢（1539 ?－1632 ?）の『寿世保元』（1615年成立）癲狂門には，将軍湯という処方がある．これは大黄だけからなり，「癲狂の諸病

表1　下剤（大黄・芒硝）を含む医療用漢方製剤

処　方	大　黄	芒　硝
大黄甘草湯	4	
麻子仁丸	4	
通導散	3	1.8
桃核承気湯	3	0.9
三黄瀉心湯	3	
大黄牡丹皮湯	2	1.8
大承気湯	2	1.3
調胃承気湯	2	0.5
潤腸湯	2	
桂枝加芍薬大黄湯	2	
防風通聖散	1.5	0.7
大柴胡湯	1	
茵蔯蒿湯	1	
治打撲一方	1	
治頭瘡一方	0.5	
乙字湯	0.5	

（数字は1日量中の含有グラム数：ツムラ医療用漢方製剤のもの）

を治す」[13]とあって，幻覚妄想などをともなう精神障害に用いられたと思われる．大黄の作用の一端がうかがわれて興味深い．

3 江戸時代医家の論説（筆者意訳）

- 吉益東洞（1702-73）の『方機』[14]には「大便通ぜず急迫する者」，『方極』[15]には「秘閉急迫者」とある．
- 目黒道琢（1739-98）の『饗英館療治雑話』[16]には，「反胃の証は，すべて脾胃（＝胃腸）の虚から来るものであるが，ときに津液（体液）が燥き，大便が久しく燥結して通じなくなる証では，胃中に鬱熱を生じて吐することがある．これには大黄甘草湯で便通をはかると嘔吐がやむ．これはいわゆる『南薫（南風）を求むれば，必ずまず北牖（北の窓）を開け』という理である．しかし反胃は，もともと脾胃の虚より来る病なので，この方を用いて一度大便が通じたならば薬方を転ずるべきである．ただ標（表に現れた症状）を治するだけの薬である．…虚証であっても大便が久しく燥結する者には，この処方を用いる」[12]という．
- 有持桂里（1758-1835）は『校正方輿輗』[17]で，「胃反（＝反胃）で便秘している者には，証に随って処方を撰用し，それに加えて1日おきに就寝時に大黄甘草湯を併用するとよい」[13]という．実際的な方法であろう．

表2 大黄を含む漢方薬の使い分け

漢方薬	ポイント
■ 便秘を主症状とする場合	
麻子仁丸	高齢者・虚弱者の便秘に用いるとされるが，それにこだわらず，大黄甘草湯で十分改善の得られない者に用いる
潤腸湯	高齢者・虚弱者の便秘，とくに兎糞便を使用目標とするとされる．大黄が少ない点からも潤腸湯のほうが緩徐な作用を示す
大承気湯	心身症傾向，腹部膨満感，腹痛，残便感があり，大黄甘草湯や麻子仁丸では強すぎ，桂枝加芍薬大黄湯では弱いという例に用いる
調胃承気湯	大黄甘草湯半量程度で排便はあるが，なお残便感，腹満などがあるときに用いる
桂枝加芍薬大黄湯	過敏性腸症候群の傾向があり，少量の大黄でも腹痛下痢を起こす場合に用いる
■ 便秘以外の症状を目標とする場合	
通導散	体格頑健，更年期症候群，月経障害など
桃核承気湯	体格中等度以上，更年期症候群，月経前症候群，強い月経痛，その他の月経障害，頭痛，のぼせなど
三黄瀉心湯	体格中等度以上，顔面紅潮，のぼせ，不眠，更年期症候群など
大黄牡丹皮湯	体格中等度以上，月経障害，痔核，肛門周囲炎，急性虫垂炎など
大承気湯	体格中等度以上，便秘，腹満，神経症，高血圧傾向など
防風通聖散	体格中等度以上，肥満（太鼓腹），暑がり，多汗，湿疹，皮膚炎など
大柴胡湯	体格中等度以上，強い胸脇苦満，肩こり，不眠，肝障害，胆石症，高血圧症など
茵蔯蒿湯	体格中等度，蕁麻疹，慢性肝炎，胆石症など
治打撲一方	打撲傷，便秘傾向（服用後に下痢しなければ使用可）
治頭瘡一方	乳幼児などの頭部湿疹（服用後に下痢しなければ使用可）
乙字湯	痔疾（服用後に下痢しなければ便秘がなくても使用可）

4 近年の論説

■『漢方診療医典』常習便秘の項[18]には，大黄甘草湯・調胃承気湯を同時にとりあげて，「大承気湯のような腹満がなく，便秘もあまり強度でないものに用いる」[14]という．

鑑別

便秘だけに着目すれば，大黄を含むすべての漢方薬が鑑別対象となるが，とくに麻子仁丸，潤腸湯，大承気湯，調胃承気湯，桂枝加芍薬大黄湯との鑑別が必要である．

使い分けの第一のポイントは大黄の量である．大黄の瀉下作用は投与量に依存する．第二のポイントは塩類下剤である芒硝を含有するか否かである．同一の大黄の量であれば芒硝の加わったもののほうが瀉下作用は強い．また，大黄は長期使用により瀉下効果が低下してくることがあるが，このときは芒硝を含む製剤に変更するとよい．第三のポイントは大黄，芒硝以外の生薬の役割である．大承気湯，麻子仁丸などの厚朴，枳実には腹部膨満や腹痛を抑える作用がある．麻子仁丸，潤腸湯の構成生薬には一種の潤滑油のような役割がある．

以上を勘案して筆者は表2のように用いているが，試行錯誤によるほかない場合も少なくない．

Evidence

■機能性便秘に対する大黄甘草湯の効果[19,20]

〔概要〕対象は，治療が必要と考えられる機能性便秘156例で，これを大黄甘草湯の常用量・低用量・プラセボの3群に無作為割付けし，2〜4週間投与した多施設（26施設）による二重盲検ランダム化比較試験を行った．その結果，常用量群とプラセボ群との間に有意差が認められたが，最終全般改善度，有用性には，プラセボ群との間に有意差を認めなかった．しかし，多くの症例で作用が強く，下痢や腹痛が生じ，服薬中止例が多かったことが原因として考えられたため，効きすぎ例の取り扱いを再検討し，総合評価判定基準に基づいて再判定した結果，プラセボ群と比較して最終全般改善度，有効性，有用性において有意差をもって優れていることが判明したという．

引用文献

1) 厚生労働省：第16改正日本薬局方，p.1539，2011.
2) 木村孟淳，他編：新訂生薬学，改訂第7版，p.109-111，南江堂，2012.
3) 森立之：神農本草経，復元本，近世漢方医学書集成53巻（大塚敬節，他編），p.92，名著出版，1981.
4) 吉益東洞：薬徴，近世漢方医学書集成10巻（大塚敬節，他編），p.147-148，名著出版，1979.
5) 大塚敬節，矢数道明，清水藤太郎：漢方診療医典，第6版，p.420，南山堂，2001.
6) 西岡五夫：現代東洋医学，12(2)：80，1991.
7) 大浦彦吉，横澤隆子：現代東洋医学，12(2)：87，1991.
8) 北川勲，三川潮，庄司順三，他：生薬学，第5版，p.261-264，廣川書店，1997.
9) 鳥居塚和生：モノグラフ 生薬の薬効・薬理，p.289-298，医歯薬出版，2003.
10) 張仲景：元・鄧珍本『金匱要略』，2-20a，復刻版，p.117，燎原書店，1988.
11) 大塚敬節：金匱要略講話，p.435，創元社，1979.
12) 王燾：外台秘要方，8-24a，復刻版，東洋医学善本叢書4，宋版外台秘要方・上，p.161，東洋医学研究会，1981.
13) 龔廷賢：寿世保元，和刻漢籍医書集成第12輯（小曽戸洋，他編），p.149，エンタプライズ，1991.
14) 吉益東洞：方機，近世漢方医学書集成12巻（大塚敬節，他編），p.512，名著出版，1980.
15) 吉益東洞：方極，近世漢方医学書集成12巻（大塚敬節，他編），p.390，名著出版，1980.
16) 目黒道琢：餐英館療治雑話，近世漢方医学書集成107巻（大塚敬節，他編），p.76-78，名著出版，1983.
17) 有持桂里：校正方輿輗，近世漢方医学書集成86巻（大塚敬節，他編），p.197-199，名著出版，1982.
18) 大塚敬節，矢数道明，清水藤太郎：漢方診療医典，第6版，p.117，南山堂，2001.
19) 三好秋馬，他：ツムラ大黄甘草湯エキス顆粒（医療用）(TJ-84)の二重盲検法による便秘症に対する臨床効果．消化器科，18：299-312，1994.
20) 三好秋馬，他：新たな判定基準によるツムラ大黄甘草湯エキス顆粒（医療用）(TJ-84)の便秘症に対する臨床効果．消化器科，22：314-328，1996.

77 大黄牡丹皮湯
daiobotampito

製品番号：33

〔構成生薬〕

大黄，牡丹皮，桃仁，芒硝，冬瓜子

処方の特徴

1 処方概要

大黄牡丹皮湯は，婦人科疾患（月経困難症，月経不順など），痔核，便秘などに用いられる漢方薬であり，古典では急性虫垂炎などに用いられている．

伝統的な考え方では，体質頑健な者（実証）に使用される駆瘀血剤の一種である．瘀血は，静脈系のうっ血，微小循環障害などと関連した症候群とされ，臨床的には，桂枝茯苓丸，桃核承気湯などの適応となる病態である．瘀血に用いる一群の漢方薬が駆瘀血剤である．

この薬の処方構成は，牡丹皮・桃仁が桂枝茯苓丸と，大黄・桃仁・芒硝が桃核承気湯と共通する．すなわち，本処方の冬瓜子を除く部分は，便秘傾向のある実証の者に用いる駆瘀血剤に共通の構成である．大黄牡丹皮湯は，実証の駆瘀血剤の中でも，腸管および骨盤内臓器の炎症性疾患に用いられることが多い．

牡丹皮はボタン科のボタン Paeonia suffruticosa Andrews（Paeonia moutan Sims）(Paeoniaceae) の根皮[1]である．成分として，ペオノール paeonol，ペオニフロリン paeoniflorin などが知られている．薬理作用としては，抗炎症，抗アレルギー（抗ヒスタミン作用など），免疫賦活（マクロファージ活性化など），血小板凝集抑制，血栓形成抑制，血液凝固抑制，子宮平滑筋弛緩などの作用が報告され，paeonol には，抗菌，中枢抑制，抗炎症，胃液分泌抑制，鎮痙などの作用が認められている[2,3]．

桃仁はバラ科のモモ Prunus persica Batsch または P. persica Batsch var. davidiana Maximowicz (Rosaceae) の種子[4]である．成分として，アミグダリン amygdalin，プルナシン prunasin などが知られている．薬理作用としては，抗炎症，鎮痛，血液凝固抑制，線溶活性亢進，緩下，抗アレルギー，抗菌，活性酸素消去などの作用が報告される[5,6]．

冬瓜子はウリ科のトウガン Benincasa cerifera Savi または B. cerifera Savi forma emarginata K. Kimura et Sugiyama (Cucurbitaceae) の種子[7]であり，臨床的には「消炎，利尿，緩下，排膿剤で，癰腫に用いる」[8]とされ，免疫賦活・抗腫瘍作用があるともされる[9]．

2 使用目標と応用（表1）

大黄牡丹皮湯は，骨盤内臓器（大腸，膀胱，尿道など）の炎症性疾患や婦人科疾患などで下腹部の痛みを訴えるときに用いられることが多い．また，皮膚疾患に用いられることもある．応用として，痔核，肛門周囲炎，子宮付属器炎，月経不順，月経困難症，更年期症候群，膀胱炎，尿道炎，前立腺炎，副睾丸炎，湿疹，蕁麻疹，尋常性痤瘡，化膿性皮膚疾患，常習便秘などが挙げられる．

症候としては，"瘀血の徴候"，および骨盤内臓器の炎症あるいはうっ血症状が主であり，便秘をともなう点が重要である．"瘀血の徴候"は，"瘀血の腹証"（回盲部圧痛が多い），皮膚粘膜うっ血（口唇歯肉あるいは舌縁暗紫色，皮下小静脈うっ血など），月経障害（月経痛，月経不順など），痔核などである．精神神経症状は少ない．便秘は適応例の大部分に認められるが，便秘がなくても服用後に不快な腹痛や下痢が起こらなければ用いてよい例もある．

歴史的には急性虫垂炎や赤痢に使用された処方である．これは大黄の抗菌作用を利用したものであるが，この処方に腸管の炎症を抑制する作用があるためでもある．肛門周囲炎，尿道炎などに用いられることも，抗菌抗炎症作用および局所うっ血を改善して炎症性腫脹を軽減する作用によると考えれば首肯される．

このように考えれば，抗菌薬や外科手術による治療を基本としつつも，これに補完的に用いる領域がありうるであろう．実際，大腸憩室炎への応用の試みなどがある．

なお，本処方は，体質体格頑健で筋肉のしまりがよく，栄養状態良好なこと（陽実証）が使用対象の基本的条件となる．体力の低下した状態に用いれば悪化させることもありうるので注意が必要である．

表1 大黄牡丹皮湯の使用目標と応用

- ■応用
  - ・婦人科疾患：月経困難症，月経不順，更年期症候群 など
  - ・大腸肛門疾患：痔核，肛門周囲炎 など
  - ・泌尿器疾患：膀胱炎，尿道炎，前立腺炎，副睾丸炎
  - ・皮膚疾患：湿疹，蕁麻疹，尋常性痤瘡，諸種の化膿性皮膚疾患
  - ・便秘症 など
- ■症候
  - ・"瘀血の徴候"：口唇歯肉・舌縁暗紫色，小静脈うっ血，皮膚甲錯 など
  - ・婦人科疾患：月経痛，月経困難，月経不順 など
  - ・その他：排尿痛，排尿後不快感，会陰部不快感 など
    便秘
- ■腹部所見
  - ・瘀血の腹証：右下腹部の圧痛・腹筋緊張
- ■体質
  - ・中等度以上．頑健で筋肉質あるいは固太りが多い（陽実証）

論 説

1 原典

張仲景『金匱要略』（=『新編金匱方論』）巻中・瘡癰腸癰浸淫病脈証并治第十八[10]

〔条文〕腸癰なる者は，少腹腫痞し，之を按ずれば即ち痛むこと淋の如く，小便自調し，時々発熱し，自から汗出で，復た悪寒す．其の脈遅緊なる者は，癰未だ成らず，之を下すべし．当に血あるべし．脈洪数なる者は，癰已に成る．下すべからざるなり．大黄牡丹皮湯之を主る．…（処方構成省略）…膿有れば当に下るべし．膿無ければ当に血を下すべし．

〔大意〕"腸癰"というものは，下腹が腫れ抵抗を感じるようになっている．下腹部を押さえると，痛みが放散し，"淋"（尿路感染症）のようであるが，尿は自然に気持ちよく出る．時々，発熱，自汗，悪寒がある．脈が徐脈で緊張がよい（"遅緊"）場合はまだ化膿していないので，大黄牡丹皮湯で下すべきである．しかし脈が大きく幅広く頻脈（"洪数"）の場合はすでに化膿してしまっているので，下してはいけない．…服薬後，体内に膿があれば膿が下るはずである．膿がなければ血が下るはずである．

〔解説〕"腸癰"とは，虫垂炎を指すことが多いが，腸管の"癰"（化膿性腫物），限局性腹膜炎，膿瘍の意をも含む．大黄牡丹皮湯の適応となる"腸癰"は，急性虫垂炎である．一方，『金匱要略』で，"腸癰"でも遷延して限局性腹膜炎などを起こして身体が衰弱した状態に使われたのが，大黄牡丹皮湯の前に記載される薏苡附子敗醤散[10]である〈注1〉[11]．なお，大塚[12]は，ここに記載される「淋の如き」という症状から，大黄牡丹皮湯を肛門周囲炎，赤痢，尿路結石にも使うという．

2 中国医書の記載

この処方に関する中国医書の記載は少ない．

- 唐代の孫思邈の『備急千金要方』巻23腸癰[13]には「治腸癰大黄牡丹湯方」（腸癰を治するは大黄牡丹皮湯の方）として本処方が記載される．
- 明代の虞搏の『医学正伝』（1515年成立）巻6瘡瘍[14]には，朱丹溪の言葉として，「腸癰の治法，要略（=『金匱要略』）は薏苡附子敗醤散を以てし，千金（=『備急千金要方』）は大黄牡丹皮湯を以てす」とあり，大黄牡丹皮湯の薬味を記載する程度であった．
- 『和剤局方』『宣明論方』『儒門事親』『方病回春』には記載を見いだせなかった．

3 江戸時代医家の論説（筆者意訳）

- 江戸初期に流布した『衆方規矩』，その後のいわゆる後世派の長沢道寿（?-1637）らの『医方口訣集』，香月牛山（1656-1740）『牛山方考』『牛山活套』には記載を見いだせない．
- 吉益東洞（1702-73）の『方機』[15]には，この処方の使用目標を，「①"腹癰"で，圧痛があり，時々発熱し，自然に汗が出て悪寒する者，②腹中に"堅塊"（腫瘤）があり，月経不順の者，③腹が鼓のように膨満し，"青筋"（静脈怒張）を生じ，あるいは腫れ，小便が出ない者，④下腹部に"堅塊"（腫瘤）があり，小便が"淋瀝する"（出渋る）者」とする．"腹癰"は腸癰のことと思われる．
- 吉益東洞は，『方極』[16]では，「臍下に堅塊有り，之を按すれば即ち痛み，及び便膿血の者を治す」とある．すなわち，急性虫垂炎のみならず，下腹部の圧痛，膿血便，腹部腫瘤，月経不順などに用いるという．
- 原南陽（1752-1820）は『叢桂亭医事小言』で，①痔疾で下血に濃血が混じるものに大黄牡丹皮湯を用いるが，これは実証に限るべきである．陳旧性で乙字湯が効かず，脈が浮大で力

がなければ，一も二もなく補中益気湯にすべきである[17]，②帯下，月経不順，続発無月経には，甲字湯（桂枝茯苓丸料加甘草，生姜），折衝飲（桂枝，牡丹皮，桃仁，芍薬，当帰，川芎，延胡索，牛膝，紅花）の類を用いればよく，ときに大黄牡丹皮湯なども用いる[18]という．
- 有持桂里（1758-1835）の『稿本方輿輗』には，①巻2経閉[19]（=続発無月経）には「是は血塊の痛みをなす者に用ゆ」，②巻8腸癰[20]（=虫垂炎など）には「（腸癰の）初期はたいてい大黄牡丹皮湯である．…治らないで薏苡附子敗醤散の適応となるものもある．これは100人に1人ほどである．…腸癰で痛む者は大黄牡丹皮湯の適応である」，③巻14痢[21]には「大黄牡丹皮湯は痢疾の治療において，他家では用いない妙手である．痢疾（感染性下痢）で経過が長びき，瘀物が下って止まない者には，腸癰の治療をしてよい．この瘀物とは，魚の脳髄のような汚い便や膿血便を下すものである」とし，また「痔は瘀血によって起こるものである．…大黄牡丹皮湯で効果がある」と述べている．
- 百々漢陰（1776-1839）・百々鳩窓（1808-78）もまた『梧竹楼方函口訣』[22]で，"腸癰"（虫垂炎）の初期で，発熱（"壮熱"）して，"瘟疫"（伝染病）に似て脈が"散大"のときに使用するという．
- 尾台榕堂（1799-1870）は，『類聚方広義』頭註[23]で，①身体諸処の化膿性皮膚疾患（諸"癰疽"，"疔毒"），陰部の潰瘍やびらん性疾患（"下疳"，"便毒"），尿路感染症（"淋疾"），痔疾，頚部リンパ節炎（"瘰癧"），その他の難治性皮膚粘膜疾患（"流注"，"陳久疥癬"，"結毒瘻瘡"，"無名悪瘡"）で濃血が尽きず，腹壁緊張し，腹に塊があるようで，便秘だけでなく小便も出にくい者に用いる…，②産後

〈注1〉 薏苡附子敗醤散：薏苡仁，附子，敗醤からなる．敗醤はオミナエシ科オトコヘシまたはオミナエシの根[11]．

に悪露が下らず，尿量が減り，小便が出にくく，下腹が膨満して痛み，身体全体がむくみ，便秘する者，および産後の悪露が尽きず，数日を経過して悪寒発熱し，頻脈で，下腹部あるいは腰から大腿部に強い痛みがあり，"癰"（化膿巣，ここでは産褥感染症か？）の初期と思われる者に用いる，③月経不順，帯下，血性あるいは非血性の下痢，下腹が堅く小便が赤く出渋り，浮腫傾向のある者などに用いる，という．

■尾台榕堂は『方伎雑誌』[24]では，月経がなくなって妊娠と思われたまま11ヵ月以上を経過した月経閉止に本処方を与え，数日後に紫色の下血があって，翌月には月経が発来し，その後まもなく妊娠した例を記載している．

■浅田宗伯（1815-94）は『勿誤薬室方函口訣』[25]で，「大黄牡丹皮湯は，"腸癰"の膿が潰える以前に用いる薬だが，桃核承気湯と似ている．そこで先人は，瘀血衝逆に運用した．およそ桃核承気湯の証で小便不利する者は，この処方を用いるとよい．そのほか，痔疾や尿路感染症などに用いて効がある．いずれも排血利尿の効果があるからである．また，下痢する病気で魚の脳のようなものを下す者は，本処方が有効である．…痢疾で長く治らない者には，…陽証は本処方を用い，陰証は薏苡附子敗醤散を用いると云う．これは後藤艮山，奥村良筑が見いだしたことである」という．

4 近年の論説

■『漢方診療医典』[26]には，「本方は一種の駆瘀血剤で，桃核承気湯証に似ていて，急迫症状は少なく，桂枝茯苓丸証に似ていて，それよりも実証で，便秘するものによい．本方は腹診によって，下腹部に抵抗圧痛を証明し，便秘がある．この腹証は右下腹に現れることが多いが，別にこれに拘泥する必要はない．本方は虫垂炎に用いられるが，この際には疼痛が盲腸部に限局し，発熱，口渇，便秘があって，脈が遅緊であるものを目標とする．脈が洪数であれば化膿している徴候であるから，本方で下してはならない．本方は下半身の炎症性疾患に用いられることが多く，虫垂炎の他に，肛門周囲炎，結腸炎，直腸炎，赤痢，痔疾，子宮および附属器の炎症，骨盤腹膜炎，横痃，淋疾，淋毒性副睾丸炎，腎盂炎，尿管結石，膀胱炎などにも用いる」とある．

■大塚敬節（1900-80）は，『症候による漢方治療の実際』[27]で，下腹部・臀部・外陰部付近の化膿性腫物で便秘傾向のあるもの，急性虫垂炎による腹痛，細菌感染による下痢，痔核・肛門周囲炎，月経異常，頑固な蕁麻疹・湿疹，激しい排尿痛と尿淋瀝などに使用するという．

症 例

症例 虫垂炎（松田邦夫治験）[28]

10年前に，私（＝松田邦夫）の家内が虫垂炎になった．友人の外科医にみてもらったところ，虫垂炎に間違いない，切れば簡単であるといわれた．しかし，家内は切りたくないというし，私も試してみたかったので，大黄牡丹皮湯（煎じ薬）を用いることにした．大黄10g/日，芒消10g/日として大黄牡丹皮湯を飲ませたところ，はじめは思ったほど下痢をしなかった．そのうちに痛みがとれ，熱も下がるにつれて，ひどい下痢が始まった．私はこれを見てなるほどと思った．大黄は瀉下作用のある生薬であるが，病人に炎症のある間は，下痢させる働きよりも，まず消炎作用のほうが強く現れ，たいして下痢を起こさない．炎症が治ってくると，はじめて下痢が始まるのであった．（抄）

鑑 別

■桃核承気湯

婦人科疾患，皮膚疾患などで要鑑別．体質

体格中等度以上（より実証），便秘，下腹部膨満と圧痛は類似．桃核承気湯では，下腹部圧痛の多くは左下腹部（左腸骨窩付近）で，のぼせ，頭痛，精神症状などをともなう例が多い．大黄牡丹皮湯では，のぼせ，頭痛，精神症状はなく，腹部（とくに下腹部・骨盤内）の感染や炎症性疾患の症状が見られる．

■ 桂枝茯苓丸

婦人科疾患，皮膚疾患など全般的に要鑑別．体質良好（実証）で瘀血の徴候のある者に用いる点で共通．下腹部圧痛は軽く，便秘や腹痛はない．

■ 通導散

婦人科疾患（月経不順，月経痛，更年期症候群など）で要鑑別．体格栄養状態良好で便秘傾向のある点で似る．下腹部圧痛や炎症症状は少ない．

■ 当帰芍薬散

月経不順，無月経などで要鑑別．中肉中背～痩せ型，体質虚弱，冷え性で貧血傾向，色白もち肌，むくみやすいなどの面で異なる．

■ 乙字湯

痔疾で便秘，肛門痛がある例で要鑑別．ただし，大黄牡丹皮湯のほうが症状が強い．肛門周囲炎には大黄牡丹皮湯がよい．

引用文献

1) 厚生労働省：第16改正日本薬局方, p.1581, 2011.
2) 鳥居塚和生：モノグラフ 生薬の薬効・薬理, p.437-447, 医歯薬出版, 2003.
3) 北川勲, 金城順英, 桑島博, 三川潮, 庄司順三, 滝戸道夫, 友田正司, 西岡五夫, 野原稔弘, 山岸喬：生薬学 第8版, p.314-315, 廣川書店, 2011.
4) 厚生労働省：第16改正日本薬局方, p.1555, 2011.
5) 鳥居塚和生：モノグラフ 生薬の薬効・薬理, p.345-352, 医歯薬出版, 2003.
6) 北川勲, 金城順英, 桑島博, 三川潮, 庄司順三, 滝戸道夫, 友田正司, 西岡五夫, 野原稔弘, 山岸喬：生薬学 第8版, p.303-304, 廣川書店, 2011.
7) 厚生労働省：第16改正日本薬局方, p.1551, 2011.
8) 大塚敬節, 矢数道明, 清水藤太郎：漢方診療医典, 第6版, p.423, 南山堂, 2001.
9) 木村孟淳, 他編集：新訂生薬学, 改訂第7版, p.172-173, 南江堂, 2012.
10) 張仲景：元・鄧珍本『金匱要略』, 2-24a, 復刻版, p.125, 燎原書店, 1988.
11) 大塚敬節, 矢数道明, 清水藤太郎：漢方診療医典, 第6版, p.425, 南山堂, 2001.
12) 大塚敬節・主講：金匱要略講話, p.466-469, 創元社, 1979.
13) 孫思邈：備急千金要方, 23-13a, 復刻版, 東洋医学善本叢書11, 宋版備急千金要方・下, p.240, オリエント出版社, 1989.
14) 虞摶：医学正伝, 6-38b～39a, 和刻漢籍医書集成第8輯（小曽戸洋, 他編）, p.203-204, エンタプライズ, 1990.
15) 吉益東洞：方機, 近世漢方医学書集成12巻（大塚敬節, 他編）, p.510-512, 名著出版, 1980.
16) 吉益東洞：方極, 近世漢方医学書集成12巻（大塚敬節, 他編）, p.390, 名著出版, 1980.
17) 原南陽：叢桂亭医事小言, 近世漢方医学書集成18巻（大塚敬節, 他編）, p.358-359, 名著出版, 1979.
18) 原南陽：叢桂亭医事小言, 近世漢方医学書集成19巻（大塚敬節, 他編）, p.139-141, 名著出版, 1979.
19) 有持桂里：稿本方輿輗, 2-14b～15a, 復刻版上巻, 燎原書店, 1973.
20) 有持桂里：稿本方輿輗, 9-48b～50a, 復刻版中巻, 燎原書店, 1973.
21) 有持桂里：稿本方輿輗, 14-20a～21a, 復刻版下巻, 燎原書店, 1973.
22) 百々漢陰, 百々鳩窓：梧竹楼方函口訣, 復刻版, p.158, 春陽堂書店, 1976.
23) 尾台榕堂：類聚方広義, 頭注, 近世漢方医学書集成57巻（大塚敬節, 他編）, p.210-211, 名著出版, 1980.
24) 尾台榕堂：方技雑誌, 近世漢方医学書集成58巻（大塚敬節, 他編）, p.129-130, 名著出版, 1980.
25) 浅田宗伯：勿誤薬室方函口訣, 近世漢方医学書集成96巻（大塚敬節, 他編）, p.121-122, 名著出版, 1982.
26) 大塚敬節, 矢数道明, 清水藤太郎：漢方診療医典, 第6版, p.369-370, 南山堂, 2001.
27) 大塚敬節：症候による漢方治療の実際, 第5版, p.148-150, p.324, p.360, p.376-377, p.391-392, p.684-688, p.722, 南山堂, 2000.
28) 松田邦夫：症例による漢方治療の実際, p.261, 創元社, 1992.

参考文献

・湯本求真：皇漢医学, 第3巻, 復刻版下巻, p.202～216, 燎原書店, 1976.
・龍野一雄：大黄牡丹皮湯について. 漢方と漢薬, 10(12): 854-863, 1942.
・龍野一雄：大黄牡丹皮湯について（二）. 漢方と漢薬, 11(2): 63-69, 1943.
・龍野一雄：大黄牡丹皮湯について（三）. 漢方と漢薬, 11(3): 121-130, 1943.

78 大建中湯
daikenchuto

製品番号：100

〔構成生薬〕
人参，乾姜，山椒，膠飴

処方の特徴

1 処方概要

大建中湯は，元来，腸閉塞を思わせる症状，すなわち腹部にガスが多く腸蠕動が亢進して強い腹痛を呈する病態に用いられてきた処方である．今日では開腹術後腸管麻痺，腸管癒着症に頻用され，過敏性腸症候群，高齢者の便秘症などにも応用されている．

1．山椒

構成生薬中で重要なのは山椒である．山椒はミカン科のサンショウ *Zanthoxylum piperitum De Candolle*（Rutaceae）の成熟した果皮で，果皮から分離した種子をできるだけ除いたものと規定される[1]．

『神農本草経』には下品に蜀椒として記載され，「味辛温，邪気，咳逆を主り，中を温め，骨節皮膚の死肌，寒湿痺痛を逐い，気を下す．久しく服すれば，頭白からず，身を軽くし，年を増す」[2]（邪気によって生じた病気，激しい咳き込みを主治し，体内を温め，関節や皮膚について，その色が死んだように悪い肌，寒気や湿気で腫れて痛むのを治し，気を下す．長く服用すると頭髪の白くなるのを防ぎ，健康で長寿でいられる）とある．

明代の李時珍の『本草綱目』蜀椒には，「寒を散じ，湿を除き，鬱結を解し，宿食を消し，三焦を通じ，脾胃を温め，右腎命門を補い，蛔虫を殺し，泄瀉を止む」[3]とある．

香川修庵（1683-1755）の『一本堂薬選』には，「腹内冷痛，癥疾を療し，蛔虫を殺し，脾胃を温めて寒を散ずる」[4]とある．

以上をまとめて『漢方診療医典』では，「温性健胃，整腸，利尿，駆虫剤で，慢性胃腸炎，…胃下垂，胃アトニー，回虫症に用いる」[5]とする．

薬理の面からは，山椒は，腸管血流改善，消化管運動促進，局所知覚麻痺，抗菌，駆虫などの作用があるという[6]．

山椒を含む他の漢方薬としては当帰湯がある．これもまた腹満，腹痛，胸部痛を目標に使用する．

2．処方名の由来

処方名の建中とは「中焦を建てる」，すなわち，おなかの働きを健やかにする意であり，小建中湯に使用目的が似るが働きが優っている意で大建中湯としたとされる[7,8]．

近年，大建中湯に関する臨床研究および基礎研究は大きく進展している（Evidence 参照）．

2 使用目標と応用（表1）

1．腹部の症状所見

■ 腹部ガス疝痛・腸蠕動亢進

古典的には，急激な強い疝痛様腹痛で，ガスがたまって痛む，腹部軟弱で腸蠕動を望見できる，腸グル音著明というものに用いる．虚弱者が適応であるが，一見充実した腹のようでも，ガスで膨満していたり，腸蠕動を自覚したり，温めると改善するという例に用いて効果のある場合が少なくない．腹満と腸の動きを自覚することが重要である．体質的には冷え症が多い．

■ 腹　部

腹壁弛緩して軟弱で力がない．全体にガスで膨満し，腸蠕動亢進しているものが多い．けれども，反対に腹が張って腸の運動が外からまったく見えないときにも有効な例がある．数としては前者のほうが多い．

2．応用

機能性イレウス，術後通過障害，過敏性腸症候群，ガス疝痛などに用いる．そのほか，尿路結石の痛み発作で芍薬甘草湯無効のときに鎮痙剤として用いるとする説がある．また，癒着を防止する作用があることからクローン病に有用とする説，肝血流量を増加させるので肝硬変によいなどの意見もある．

3．"中建中湯"（大塚敬節の創方）

小建中湯との合方を中建中湯と称す．過敏性腸症候群，腹部手術後の癒着による通過障害，麻痺性イレウスなどに用いることがある．

論 説

1 原 典

張仲景『金匱要略』（=『新編金匱方論』）巻上・腹満寒疝宿食病脈証并治第十[9]

〔条文〕心胸中，大いに寒え痛み，嘔して飲食する能わず，腹中寒え，上衝して皮起こり，出で見るれば頭足あり，上下痛みて触れ近づくべからざるは，大建中湯之を主る〈注1〉．

〔大意〕腹から胸にかけて，非常に冷えて痛み，吐き気が強くて飲んだり食べたりできない．腹の皮がもり上がって，むくむくと動き，あたかも頭や足があるようで，上下する．腹痛が激しいので触れることもできない．このような状態は，大建中湯を用いる．

〔解説〕これは，腸蠕動が異常に亢進して腹痛が強く，あるいは逆蠕動を起こしている様子を描写したと推定される．大建中湯を腸閉塞および類似病態に用いたと考えられる．

2 中国医書の記載

1．大建中湯の記載は少ない

■唐代，孫思邈の『備急千金要方』巻16 胃腑門痼冷積熱第八には，「大建中湯．治心胸中大寒大痛．嘔不能飲食．飲食下咽．自知偏従一面下流有声決決然．若腹中寒気上衝．皮起出見有頭足上下而痛其頭不可触近方」[10]（読み下し文：大建中湯は，心胸中，大いに寒え大いに痛み，嘔して飲食する能わず，飲食，咽を下れば，自ずから，偏に一面より下流し，声有ること決決然たるを知る．若し腹中の寒気上衝すれば，皮起こり出で見われ，頭足有り，上下して痛み，其の頭，触れ近づくべからざるを治するの方）とある．読みにくい文章であるが，前半および最後は『金匱要略』とほぼ同文であり，決決然は「水の流れるさま」とされるので，イレウスで腸蠕動亢進して腹内から水が流れるような音がすることを自覚する様子と思われる．

■このほか，筆者の調べた範囲では，『太平

表1 大建中湯の使用目標と応用

- ■応 用
  - ・腹部手術後麻痺性イレウス（腸管麻痺），腸管癒着性イレウス，過敏性腸症候群（IBS），便秘症，クローン病，ガス疝痛 など
- ■症 候
  - ・下部消化管運動機能障害
    - 腸蠕動亢進型：腹痛（疝痛様），腸グル音著明，腹部ガス貯留
    - 腸蠕動低下型：腹壁弛緩，腹部全体がガスで膨満
- ■体 質
  - ・体格中等度から虚弱者まで広く応用，冷え症

〈注1〉上衝以下は次のようにも読める：「上衝して皮起こり出で見われ，頭足あって上下し，痛みて触れ近づくべからざるは，大建中湯之を主る．」

『恵民和剤局方』『三因極一病証方論』『婦人大全良方』『医学正伝』『万病回春』には，この処方に関する記載を見いだせなかった．

2．解急蜀椒湯

■大建中湯そのものではないが，大建中湯と附子粳米湯とを合方した解急蜀椒湯（人参，山椒，乾姜，附子，粳米，半夏，大棗，甘草）という処方が『小品方』に記載される．『小品方』は中国の六朝時代に成立し，唐代には医学生必修の教科書とされた書である．それによれば，「解急蜀椒湯は，寒疝，心痛，刺すが如く，臍を繞って絞痛し，腹中尽く痛み，白汗，自ずから出で，絶せんと欲するを主るの方」[11]（大意：解急蜀椒湯は，寒疝の心痛で，刺されるように，臍のまわりが絞られるように痛み，腹全体が痛み，自然に冷や汗が出て，気絶しそうになるときに用いる処方である）とあり，大建中湯とよく似た病態，おそらく腸閉塞に使用されたことがわかる．この文は，『外台秘要方』巻七・寒疝心痛方門[12]にも『小品方』からの引用として記載される．筆者は大建中湯の無効であった腸管癒着性再発性イレウスに解急蜀椒湯の有効であった例を経験している．

3 江戸時代医家の論説（筆者意訳）

■吉益東洞（1702-73）は，『方機』では「心胸間痛み，嘔して食する能わざる者．腹中寒え，上衝して皮起こり出で見われ，頭足上下有り，痛みて触れ近づくべからざる者」[13]に用いるとし，『方極』では「腹大いに痛み，嘔して食する能わず，腹皮起こりて頭足有るが如き者を治す」[14]とする．いずれも『金匱要略』の記載とほぼ同じである．東洞が実際にこの薬を用いたのか，疑念が残る．

■福井楓亭（1725-92）は『方読弁解』[15]で，「身体が冷えて，腹の中に疝痛を感じ，臍の周囲でとくに強く，寝返りをうつこともできない．小建中湯の適応症候よりも痛みが劇しく熱が

ないものである」という．

■大建中湯の腹証について，稲葉文礼（?-1805）は『腹証奇覧』後編で「腹の皮がむくむくと起こって頭と足があるようであり，たとえば樹の枝を袋に包んで推してみたような感じである．この病気は，大いに冷え痛み，嘔吐して食べることができず，腹の上下，痛むところは手を近づけることもできない．また便秘する」[16]，「時々蛇のような，鰻のようなものが，腹の中を游走する．その頭と思われるところで痛み，尾かと思えるところで痛む．その苦しさは耐え難いもので，諸薬も効かない．そのほかの症状は人によって異なるが，すべてこの大建中湯でなければ治せない」[17]という（図1）．一方，稲葉文礼の弟子である和久田叔虎（18世紀後半-19世紀前半）は『腹証奇覧翼』で「塊のような物が腹中から上に突き上げて心窩部にせまり，腹の皮の上に現れ起こって頭と足があるようで動き，急にひどく痛む．その塊は，手で圧迫すると痛みが甚だしく，触れたり近づいたりすることもできない．嘔気が強いが吐くものがなく（乾嘔），身体には冷や汗が流れるように出る．

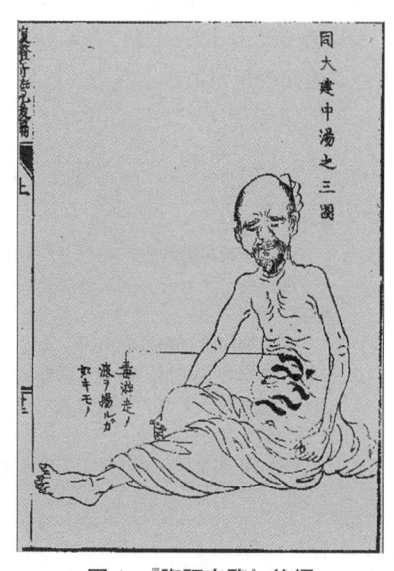

図1 『腹証奇覧』後編

これを大建中湯の証とする．非常に即効性である．皮起こり出でて頭足有るを見るとは，むくむくと動き起こることを云うのである．甚だしいものでは，塊物が瓜ほどの大きさになる．しかし，痛みが止まるとこの塊は消えることもあり，消えないこともある」[18]という．

■津田玄仙(1737-1809)は『療治経験筆記』で，「この大建中湯（の記載）は，痛みの状態，病人の苦痛のほどを目前に見るかのごとくにいい尽くしている．よくよくここに表現されている痛みの模様を記銘して，急用の備えとすべきである」[19]とし，また「厥冷（全身とくに手足の強い冷え）を主として腹痛を兼ねた状態，あるいはまた腹痛を主として厥冷を兼ねた状態，…そのほか諸種の原因で起こる急な腹痛に厥冷を治すために，この大建中湯を用いて厥冷を治療すると，神妙な効き目が多くあることは，知る人がいない」[20]と，手足の先まで冷えるような強い冷えを目標に用いるという．

■原南陽(1752-1820)は『叢桂亭医事小言』で，「疝痛は，左とも右とも定めなく腹中がジワジワ痛む．そこを強く按ぜば陰嚢から股のあたりへ引きつれるように痛む．積年の腹痛は皆，疝に属す．これに対して，甘草で痛みがやむこともあるが，急激な痛みには大建中湯，小建中湯を用いる．また芍薬甘草附子湯も奇効を得ることがある」[21]という．

■百々漢陰(1776-1839)・百々鳩窓(1808-78)の『梧竹楼方函口訣』には，「大建中湯は，寒疝で劇痛のあるときの主剤と心得るとよい．要するに体内が冷えて，水気が上へ衝きあげると見える．解急蜀椒湯，附子粳米湯などの症によく似ているが，ただ痛みだけではなく，その病処が（腹壁の）上へ膨れ上がって，段の形となり，頭足上下があるように見え，痛んで触れ近づくこともできないものは，大建中湯を用いる典型的病状である」[22]という．

■尾台榕堂(1799-1870)は『類聚方広義』頭注で，「小建中湯は，"裏急拘攣急痛"するものを治し，大建中湯は，"寒飲升降"して"心腹劇痛"して嘔するものを治す」[23]とある．"裏急拘攣急痛"は腸管が急激に痙攣性に痛むこと，"寒飲升降"は腸管機能の低下にともない腸管内に水とガスが貯留して動いていることをいうと思われる．"心腹劇痛"は心臓と腹部の激痛ではなく，前胸部から腹部全体に激痛が放散することをいうと思われる．

■本間棗軒(1804-72)の『内科秘録』では，「疝（スパスティックな痛み）の治療法として，腹がひきつれるように痛む者には，桂枝加苓朮附湯，千金当帰湯．劇痛する者には小建中湯，大建中湯を撰用する」[24]という．また，腸閉塞に関連して，"急鼓脹"という用語を挙げる．「『素問繆刺論』に卒心痛暴脹，『聖済総録』腹満篇に心腹卒中痛と云い，『和剤局方』三和散の条下には心腹急脹と云う類の用語があるが，どれも明確でないので自分の門下で急鼓脹と呼ぶようになった」という[25]．その症状として列挙するところは腸閉塞症状と考えられる．治療については，「下剤は厳禁すべきである．治療法は解急と通気の2つである．解急には大小建中湯，解急蜀椒湯，千金当帰湯を撰用する」という．ここでいう解急は，急性のイレウス症状を改善する意のようである．

■浅田宗伯(1815-94)は『勿誤薬室方函口訣』で，「"寒気"の腹痛を治療するのに，大建中湯にまさる処方はない．要するに，大腹痛で胸にかかり，嘔吐症状があるか腹中に"塊のように凝結するもの"（＝腸管のことであろう）のあることが使用目標となる．それ故，急性の強い痛み（諸積痛）が甚だしく，下から上へ，むくむくと持ち上がるような者に用いると妙効がある．解急蜀椒湯は大建中湯の一等重い者に用いる」[26]という．

4 近年の論説

■『漢方診療医典』[27]は,「本方は,裏に寒があって,腸が蠕動不安を起こして腹痛するものに用いる.腹診すると,腹部は軟弱無力で弛緩し,水とガスが停滞しやすく,腸の蠕動を外から望見することができる.蠕動の亢進がはげしいときには,腹痛を訴え,ときに嘔吐することもある.腹中は冷え,脈は遅弱で,手足は冷えやすい.しかし,ガスの充満がはなはだしいときには,腹部が一体に緊満状となって,腸の蠕動を望見できないこともある.…本方は腸蠕動不穏症,腸狭窄(殊に癒着によるもの),腸弛緩症,尿路結石,ダグラス窩膿瘍,限局性腹膜炎,回虫による腹痛などに用いられる.本方は用量が多すぎると,浮腫,乾咳,膀胱炎などを誘発することがある」とする.

■ 大塚敬節(おおつかよしのり)(1900-80)は『症候による漢方治療の実際』で,「大建中湯証の患者を腹診してみるに,腹部が軟弱で,腸の蠕動をふれるものと,腹部全体に空気を入れたようにガスのために張り切っているものとある.大建中湯証を桂枝加芍薬湯証や大柴胡湯証などと誤診するのは後者のような腹証を呈する場合である.大建中湯証の患者は冷え症で,脈に力がなく,沈弱遅,大遅弱などを呈することが多い.腹痛はいつでも強いとは限らず,軽いときもあるが,発作性に消長があり,はげしく胸に攻めあげてくる時は嘔吐を起こすこともある」[28](腹痛の項)とある.

症 例

症例1 癒着による腹痛に大建中湯(松田邦夫治験例)[29]

症例は80歳女性.30歳頃,子宮外妊娠で手術.その後,腸閉塞の手術を3回受けた.それ以来,腹痛が持病となった.初診の1年前,腹が張って痛むのが悪化.身長143cm,体重47kg.腹はいつもシクシクと痛み,便は快通しない.排便後も残便感があり,さっぱりすることはない.下剤を飲むと,痛むばかりで一向に便通はつかない.腰が極端に冷える.水の中にいるようだという.最近は腰痛がひどい.腹壁は軟弱無力で弛緩し,メテオリスムスが顕著.膝を曲げさせて,軽く腹壁をたたいて刺激すると,腸がムクムクと動いて蠕動亢進を触知する.自分でも腸が動くのがわかり,いやな痛みを感じるという.以上により大建中湯エキスを投与.2週間ほどで,腹痛はほとんどなくなった.そのまま飲み続けていると体調が次第によくなってくる.服薬約1年後,腹痛はまったくなくなり,便通の具合もよい.腰の冷え,腰痛も訴えない.典型的な大建中湯証と考えられる.胃腸の手術後,癒着して腸通過障害を起こすものには本方がよい.(抄)

症例2 術後通過障害に大建中湯(筆者経験例)

〔患者〕72歳 男性 無職
〔初診〕X年9月29日
〔主訴〕腹満,腹痛
〔既往歴〕17歳で胸膜炎.約30年前にS状結腸過長症の手術.X年4月に舌癌で放射線療法後,6月に手術(他院).
〔家族歴〕特記すべきことなし.
〔現病歴〕7月20日,腸閉塞緊急手術.術後2週間,大建中湯を投与された.退院後,便秘気味.残便感,腹満,軽い腹痛が続く.食不振.下剤ではひどい下痢になる.もう一度,大建中湯を飲みたいという.
〔身体的所見〕身長171cm,体重51kg.痩せ型,皮膚は艶がなく,わずかに浮腫状.前頸部,左前胸部,左側腹部,下腹部に手術創.胸部打聴診は異常なし.腹部は全体にガスで膨満して軟らかい.血圧130-75mmHg.
〔経過〕大建中湯エキス7.5g分3投与(前医の投与量を踏襲).2週後,「残便感減り,

排便良好だが腹満感なおあり」．6週後，「前よりよいが，少し腹満腹痛あり」．そこで，通常量の15g分3に増量．8週後，「よい．排便1日1回．腹満腹痛なく，食欲出た」という．以後，X+3年11月の時点で同処方を継続中であるが，腹痛なく好調という．

鑑　別

■ 小建中湯(しょうけんちゅうとう)

腹痛は類似するが，痛みの程度が軽く，嘔吐することはない．ガスは少なく，冷えは軽度．

■ 桂枝加芍薬湯(けいしかしゃくやくとう)

過敏性腸症候群，ガス疝痛などに使用．ガスはそれほど多くない．ガスが多く腹満が強ければ大建中湯を併用する．

■ 柴胡桂枝湯(さいこけいしとう)

過敏性腸症候群で腹痛を主とする例に用いるが，腸閉塞には使用しない．ガスも多くない．ストレス性胃炎をともなう点が目標．

■ 平胃散(へいいさん)，半夏厚朴湯(はんげこうぼくとう)，茯苓飲(ぶくりょういん)

いずれも腹にガスが多く腹満するが，痛みのない例に使用．顔色不良，手足冷えの強い例には，大建中湯を用いる．

■ 当帰湯(とうきとう)

腹痛，腹部膨満，冷え，虚弱体質などが共通する．より慢性的で軽症の例に用いる．

Evidence

I．臨床研究

1 開腹術後腸管麻痺への有効性

今日，開腹術後には腸管麻痺の回復促進に大建中湯が広く利用されているといえよう．しかし，開腹手術後の腸管麻痺からの回復に有用，術後腸管通過時間が短縮，あるいは入院日数が短縮したといった報告[30-32]があるものの，そのエビデンス・レベルは高いとはいえない．ここでは，ランダム化比較試験RCTが行われた以下の論文を紹介する．

1．術後の腸管運動促進効果と炎症抑制効果（Yoshikawaら，2012）[33]

〔概要〕開腹大腸直腸切除術を受ける30名の大腸癌患者を，大建中湯（7.5g/日）投与群15例と非投与群15例に分けたランダム化比較試験の結果，非投与群に比して，大建中湯群では初回排ガス（放屁）までの時間が有意に短く（$p<0.02$），術後3日目の体温上昇が有意に抑制され（$p<0.05$），術後3日目の血清CRP値が有意に低かった（$p<0.05$）という．

2．術後イレウスの再手術率低下（Itohら，2002）[34]

〔概要〕術後イレウス24例（男18名・女6名）を無作為に大建中湯15g/日投与群13名とプラセボ投与群11名とに割付け，14日間投薬した結果，再手術の必要であった患者数は大建中湯群5名，プラセボ群10名であり，大建中湯群が有意に低く（$p<0.05$），術後イレウス再発率は大建中湯群が低い傾向であったが，有意差はなかったという．

2 術後癒着性イレウスへの有効性

開腹術後癒着性単純性イレウスに対する大建中湯の有用性については，1990年代から症例集積研究（杉山[35,36]，三木ら[37]）が行われてきた．ここでは，観察研究をランダム化比較試験に近い位置づけにできる"傾向スコア解析"（propensity score analysis）を用いた下記論文を紹介する．

ロングチューブ減圧治療期間短縮効果と医療費節減効果— propensity score による解析（Yasunagaら，2011）[38]

〔概要〕ロングチューブ減圧（long-tube decompression：LTD）を必要とした術後癒着性小腸通過障害に対する大建中湯の効果を検証するために，わが国のDPCデータベース

より，大腸直腸癌手術後にLTD治療を受けた患者（大建中湯を用いた453例と用いなかった150例とを含む）総数603例の中から，傾向スコア・マッチング（propensity score matching）を用いて144組を選択，大建中湯投与の有無により比較した結果，LTDの成功率は両群で有意差がなかったが，大建中湯使用群では非使用群に比して有意に，LTD期間が短く（$p<0.012$），LT挿入から退院までの期間が短く（$p<0.018$），入院治療費が低かった（$p<0.018$）．すなわち，大建中湯はLTD期間の短縮と医療費節減に有用なことが示唆されたという．

3 便秘症[39]

大建中湯の腸管運動促進効果が拡大解釈され，単純な便秘薬のように用いられることがあるが，すべての便秘に効果があるわけではなく，ガスが多い例，単純な刺激性下剤のみでは腹痛や下痢をきたすような例が対象になると考えられる．

センノサイドを必要とする慢性便秘に大建中湯を用いた場合，排便回数やセンノサイド使用量には変化がないが，腹部膨満と腹痛は用量依存的に有意に改善したとの報告[40]，あるいは，小児の重度慢性便秘の改善[41]・小児の術後排便障害の改善[42]などの報告がある．

以下に，便秘改善例の作用機序の一端を示したと思われる報告を紹介する．

モルヒネによる便秘に大建中湯が有効な例ではモチリンが上昇（Satohら，2010）[43]

〔概要〕モルヒネにより惹起された便秘のある担癌患者7名（男性4名・女性3名，37～71歳）に大建中湯15g/日（1日3回服用）を7日間投与したところ，投与前と投与7日目を比べると，消化器症状評価スケール（Gastrointestinal Symptom Rating Scale：GSRS）では有意差がなかったが，GSRS便秘サブスコアで7名中4名で有意の改善があり（$p<0.023$），GSRS便秘サブスコアで大建中湯反応群4名と非反応群とに分けられたという．そして，便秘サブスコア改善群では，投与前に比しても，非改善群に比しても，血清モチリン様免疫反応性物質濃度（motilin-like immunoreactive substance）が有意に高く（$p<0.05$），健常ヒトと同レベルに改善していたという．

4 その他

クローン病の腸閉塞への有用性を検討した報告[44]などがある．

II．基礎研究

近年，大建中湯の作用機序の研究には，め

表2　大建中湯の作用機序

- 腸管運動促進
  ① 5-HT$_3$受容体・5-HT$_4$受容体を介してコリン作動性神経を賦活
  ② モチリン分泌促進
  ③ バニロイド受容体を介した作用
- 腸管血流増加（山椒のhydroxy-α-sanshoolと乾姜の［6］-shogaolによる）
  ① CGRP分泌促進（腸管神経終末から）
  ② ADM分泌促進（腸管上皮細胞・平滑筋細胞から）
- その他の作用
  ・腸管粘膜の炎症性サイトカイン産生抑制作用
  ・腸管癒着形成阻害作用
  ・門脈血流増加作用
  ・肝切除術後の血中アンモニア濃度低下作用　など

ざましい進展がある．腸管運動促進作用のみならず，腸管血流改善，腸管炎症の抑制と癒着抑制，さらには門脈血流改善など，多様な効果のあることが示され，分子レベルでの作用機序が報告されている（表2）．また，これらの作用機序の研究から，大建中湯がクローン病治療に応用できる可能性も示唆され，臨床研究が進められている．

1 腸管運動促進
A．臨床研究
1．大建中湯は大腸輸送能を促進する―健常ヒトでのランダム化並行群間二重盲検プラセボ対照用量反応比較試験
（Manabe ら，2010）[45]

〔概要〕健常者60名（18～65歳）を対象とするランダム化並行群間二重盲検プラセボ対照用量反応比較試験を行った．対象を，プラセボ群21名，大建中湯7.5g/日（2.5g×3回/日）投与群19名，大建中湯15g/日（5g×3回/日）投与群20名に無作為割付けを行い，5日間投与．消化管輸送能をシンチグラフィ法で計測，排便回数・性状を排便日誌で記録した．結果，大建中湯7.5g/日投与群で，上行結腸排出時間がプラセボ群に比して有意に短縮した（$p<0.05$）．小腸輸送能を示す結腸充填率は増加傾向を示した（有意差はなし）．胃排出能，便性状・排便回数には変化を認めなかった．

2．胃全摘空腸パウチ間置再建術患者の鬱滞を大建中湯が改善する
（Endo ら，2006）[46]

〔概要〕胃癌による胃全摘空腸パウチ間置再建術施行後1年以上経過した17例を，クロスオーバー法により，大建中湯投与の有無に無作為割付けを行った．鬱滞関連症状（上腹部膨満感・上腹部不快感・上腹部痛・逆流・空腹感欠如）スコアは大建中湯により非投与時に比して有意に減少した（$p<0.032$）．排泄試験では，大建中湯は非投与時に比して，液体食（ヨウ素111でラベル）（$p<0.01$），固体食（テクネシウム99mでラベル）（$p<0.015$）ともパウチからの排泄を有意に促進した．パウチの運動能を計測するために，6例で行われたパウチ内圧測定では，大建中湯の経口投与後，非投与時に比して有意の連続的な腸管収縮運動（バースト）が認められた．この収縮運動は服用後10分程度から認められた．大建中湯は腸管運動能を高め，空腸パウチ間置再建術患者の術後愁訴を軽減するという．

B．腸管運動促進の作用機序[47]
1．5-HT_3受容体・5-HT_4受容体を介してコリン作動性神経を賦活

消化管粘膜のクロム親和性細胞（EC細胞）から遊離したセロトニン（5-HT）が5-HT_3受容体および5-HT_4受容体を介してアセチルコリンを遊離，コリン作動性神経を賦活する系が示唆され，山椒にその活性が報告された[48-51]．

2．モチリン分泌促進

腸管粘膜細胞からのモチリン分泌促進作用が報告された[43,52,53]．モチリンは，腸管運動を促進する消化管ホルモンである．山椒の成分であるハイドロキシ-β-サンショール（hydroxy-β-sanshol：HBS）に腸管収縮促進作用があるが，これはバニロイド受容体の活性化による可能性があり，知覚ニューロンからのタキキニン（サブスタンスPはその1種）が関与している可能性が示唆されている[54]．

2 腸管血流増加[55-61]

大建中湯は，構成生薬である山椒に含まれるハイドロキシ-α-サンショール（hydroxy-α-sanshool：HAS）と，乾姜の［6］-ショーガオール（［6］-shogaol）が，腸管粘膜への直接作用および消化管から吸収後の血行性作用により，腸管神経終末からのカルシトニン

遺伝子関連ペプチド（calcitonin gene-related peptide：CGRP），および腸管上皮細胞・平滑筋からのアドレノメデュリン（adrenomedullin：ADM）の分泌を促進する．CGRPには強い微小血管拡張作用があり，ADMにも一定の微小血管拡張作用がある．ADMにはまた，抗炎症作用，抗炎症性サイトカイン作用がある．HASと[6]-shogaolのADM遊離増強作用は，腸管粘膜上皮細胞のTRP（トランジェント・リセプター・ポテンシャル transient receptor potential）A1チャンネルを介するとされる．

なお，CGRPおよびADMによる腸管微小循環系の血流増加作用，および炎症性サイトカインTNF-αの産生抑制作用による抗炎症作用が報告されている．これにより大建中湯にはクローン病（腸管の炎症と虚血が主たる病態）に有用な可能性があるとされる．

3 その他の作用

腸管粘膜の炎症性サイトカイン産生抑制作用[62]，腸管癒着形成阻害作用[63]のほか，門脈血流増加作用[64]，肝切除術後の血中アンモニア濃度低下作用[65]などが報告されている．

4 大建中湯成分の体内における動態

Munekageら[66]によれば，健常ヒトに大建中湯を経口投与，6種の生薬成分の血漿濃度を測定したところ，山椒の主成分であるHASの血漿濃度は，投与30分以内に最大に達し，最大濃度は他の成分よりもはるかに高く，半減期は約2時間と，速やかな吸収と排泄を示した．乾姜の成分である[6]-shogaolも同程度の時間で吸収され，最大に達するが，最大濃度はHASより低値であったという．すなわち，大建中湯の腸管血流改善作用は，腸管に直接作用する部分のほかに，血中を介して作用する要素もあることが示唆されたという．

引用文献

1) 厚生労働省：第16改正日本薬局方，p.1510, 2011
2) 森立之：神農本草経，復元本，近世漢方医学書集成53巻（大塚敬節，他編），p.92, 名著出版，1981.
3) 李時珍：本草綱目，果之四，32-2b～4b, 明．〔文淵閣『四庫全書』電子版（中医薬版）にて蜀椒で検索した結果〕
4) 香川修庵：一本堂薬選，椒，近世漢方医学書集成69巻（大塚敬節，他編），p.85-86, 名著出版，1982.
5) 大塚敬節，矢数道明，清水藤太郎：漢方診療医典，第6版，p.413, 南山堂，2001.
6) 鳥居塚和生：モノグラフ 生薬の薬効・薬理，p.175-183, 医歯薬出版，2003.
7) 浅田宗伯：雑病論識，近世漢方医学書集成98巻（大塚敬節，他編），p.320-323, 名著出版，1982.
8) 喜多村直寛：金匱要略疏義，近世漢方医学書集成90巻（大塚敬節，他編），p.401, 名著出版，1982.
9) 張仲景：元・鄧珍本『金匱要略』，1-26b, 復刻版，p.72. 燎原書店，1988.
10) 孫思邈：備急千金要方，16-19b, 復刻版，東洋医学善本叢書10, 宋版備急千金要方・中，p.520. オリエント出版社，1989.
11) 陳延之：小品方，前田育徳会尊経閣文庫蔵『小品方・黄帝内経明堂古鈔本残巻』，p.43-44, 第499-500行，北里研究所附属東洋医学総合研究所，1992.
12) 王燾：外台秘要方，7-37b, 復刻版，東洋医学善本叢書4, 宋版外台秘要方・上，p.147. 東洋医学研究会，1981.
13) 吉益東洞：方機，近世漢方医学書集成12巻（大塚敬節，他編），p.554-555, 名著出版，1980.
14) 吉益東洞：方極，近世漢方医学書集成12巻（大塚敬節，他編），p.405, 名著出版，1980.
15) 福井楓亭：方読弁解，近世漢方医学書集成54巻（大塚敬節，他編），p.139, 名著出版，1981.
16) 稲葉文礼：腹証奇覧，後編，近世漢方医学書集成83巻（大塚敬節，他編），p.227-228, 名著出版，1982.
17) 稲葉文礼：腹証奇覧，後編，近世漢方医学書集成83巻（大塚敬節，他編），p.230, 名著出版，1982.
18) 和久田叔虎：腹証奇覧翼，近世漢方医学書集成84巻（大塚敬節，他編），p.394-395, 名著出版，1982.
19) 津田玄仙：療治経験筆記，近世漢方医学書集成73巻（大塚敬節，他編），p.307-309, 名著出版，1983.
20) 津田玄仙：療治経験筆記，近世漢方医学書集成73巻（大塚敬節，他編），p.528, 名著出版，1983.
21) 原南陽：叢桂亭医事小言，近世漢方医学書集成18巻（大塚敬節，他編），p.395-396, 名著出版，1979.
22) 百々漢陰，百々鳩窓：梧竹楼方函口訣，復刻版，p.134, 春陽堂書店，1976.
23) 尾台榕堂：類聚方広義，近世漢方医学書集成57巻（大塚敬節，他編），p.296, 名著出版，1980.
24) 本間棗軒：内科秘録，近世漢方医学書集成22巻（大塚敬節，他編），p.82, 名著出版，1979.
25) 本間棗軒：内科秘録，近世漢方医学書集成22巻（大塚敬節，他編），p.105-111, 名著出版，1979.
26) 浅田宗伯：勿誤薬室方函口訣，近世漢方医学書集成96巻（大塚敬節，他編），p.119, 名著出版，1982.

27) 大塚敬節, 矢数道明, 清水藤太郎：漢方診療医典, 第6版, p.370, 南山堂, 2001.
28) 大塚敬節：症候による漢方治療の実際, 第5版, p.325-328, 南山堂, 2000.
29) 松田邦夫：症例による漢方治療の実際, p.96-97, 創元社, 1992.
30) 永嶋裕司, 他：大腸癌術後腸管麻痺に対する大建中湯 (TJ-100) の効果. Prog Med, 18(4)：903-905, 1998.
31) 壁島康郎, 他：大腸癌手術症例における大建中湯を用いた術後リハビリテーションの検討. 日本消化器外科学会雑誌, 38(6)：592-597, 2005.
32) 今津嘉宏, 北島政樹, 他：大腸癌手術における大建中湯投与の入院日数短縮効果について, Prog Med, 24：1398-1399, 2004.
33) Yoshikawa K, et al：The effects of the Kampo medicine (Japanese herbal medicine) "Daikenchuto" on the surgical inflammatory response folllowing laparoscopic colorectal resection. Surg Today, 42：646-651, 2012.
34) Itoh T, et al：The Effect of the Herbal Medicine Dai-kenchu-to on Post-operative Ileus. J Int Med Res, 30：428-432, 2002.
35) 杉山貢：術後癒着性イレウスに対するTJ-100 大建中湯の効果―多施設による検討―. Prog Med, 13(12)：2901-2907, 1993.
36) 杉山貢：術後癒着性イレウスに対する大建中湯の効果―多施設による検討―. Prog Med, 12(7)：1668-1672, 1992.
37) 三木誓雄, 他：開腹術後癒着性単純性イレウス緩解後に持続する腹痛, 腹部膨満などに対する大建中湯 (TJ-100) の効果. Prog Med, 20(5)：1110-1111, 2000.
38) Yasunaga H, et al：Effects of the japanese herbal kampo medicine Dai-kenchu-to on postoperative adhesive small bowel obstruction requiring long-tube decompression：a propensity score analysis. Evid Based Complement Alternat Med, Volume2011, Article ID 264289, 7pages, 2011. doi：10. 1155/2011/264289.
39) 河野透：Seminar5 主な漢方製剤のエビデンス・1) 大建中湯のエビデンスと国際化, 特集-高齢者医療における漢方・代替医療の役割. Geriat. Med, 49(6)：643-649, 2011.
40) Horiuchi A, et al：Effect of traditional japanese medicine, Daikenchuto (TJ-100) in patients with chronic constipation. Gastroenterology Research, 3(4)：151-155, 2010.
41) Iwai N, et al：Effects of herbal medicine Dai-kenchuto on anorectal function in children with severe constipation. Eur J Pediatr Surg, 17：115-118, 2007.
42) 中辻隆徳, 他：小児の術後排便障害における大建中湯の有用性について. 小児外科, 40(2)：195-199, 2008.
43) Satoh Y, et al：Daikenchuto raises plasma levels of motilin in cancer patients with morphine-induced constipation. J Trad Med, 27：115-121, 2010.
44) 高添正和, 他：Crohn病の腸閉塞症状に対する内科的治療の試み：大建中湯の有用性, 難治性炎症性腸管障害調査研究班 平成9年度研究報告書, p.137-141, 1998.
45) Manabe N, et al：Effects of daikenchuto (TU-100) on gastrointestinal and colonic transit in humans. Am J Physiol Gastrointest Liver Physiol, 298(6)：G970-G975, 2010.
46) Endo S, et al：Dai-kenchu-to, a chinese herbal medicine, improves stasis of patients with total gastrectomy and jejunal pouch intrepostion. Am J Surg, 192：9-13, 2006.
47) 藤塚直樹, 他：漢方と消化管ホルモン―六君子湯と大建中湯を中心に―. 肥満研究, 18(3)：191-196, 2012.
48) Shibata C, et al：The herbal medicine Dai-kenchu-to stimulates upper gut motility through cholinergic and 5-hydroxytryptamine 3 receptors in conscious dogs. Surgery, 126(5)：918-924, 1999.
49) Satoh K, et al：Mechanisms for contractile effects of Dai-kenchu-to in isolated guinea pig ileum. Dig Dis Sci, 46(2)：250-256, 2001.
50) Fukuda H, et al：The herbal medicine, Dai-kenchu-to, accelerates delayed gastrointestinal transit after the operation in rats. J Surg Res, 131：290-295, 2006.
51) Tokita Y, et al：The pharmacological effects of Dai-kenchuto, a traditional japanese medicine, on delayed gastrointestinal transit in rat postoperative ileus. J Pharmacol Sci, 104：303-310, 2007.
52) Nagano T, et al：Effects of oral admistration of Dai-kenchu-to on brain-gut concentrations in plasma of healthy subject. Peptide Science, 1998：329-332.
53) Nagano T, et al：Effect of Dai-kenchu-to on Levels of 3 Brain-gut Peptides (Motilin, Gastrin and Somatostatin) in Human Plasma. Biol Pharm Bull, 22(10)：1131-1133, 1999.
54) Satoh K, et al：Mechanisum of Atropine-Resistant Contraction Induced by Dai-kenchu-to in Guinea Pig Ileum. Jpn J Pharamacol, 86：32-37, 2001.
55) 河野透, 上園保仁：腸管血流からみた大建中湯の役割―アメリカ臨床治験薬TU-100になった理由. 医学のあゆみ, 241(2)：163-169, 2012.
56) Kono T, et al：Exodus of Kampo, traditional Japanese medicine, from the complementary and alternative medicines：Is it time yet?. Surgery, 146(5)：837-840, 2009.
57) Murata P, et al：The herbal medicine Dai-kenchu-to and one of its active components [6] -shogaol increase intestinal blood flow in rats. Life Science, 70：2061-2070, 2002.
58) Sato Y, et al：Dai-kenchu-to raises levels of calcitonin gene-related peptide and substance P in human plasma. Biol Pharm Bull, 27(11)：1875-1877, 2004.
59) Kono T, et al：Colonic vascular conductance increased by Daikenchuto via calcitonin gene-related peptide and receptor-activity modifying protein 1. J Surg Res, 150：78-84, 2008.
60) Kono T, et al：Anti-colitis and –adhesion effects of daikenchuto via endogenous adrenomedullin enhancement in Crohn's disease mouse model. J Crohn's Colitis, 4(2)：161-170, 2010.
61) Kono T, et al：Daikenchuto (TU-100) ameliorates colon microvascular dysfunction via endogenous adrenomedullin in Crohn's disease rat model. J Gastoroenterol, 46：1187-1196, 2011.
62) Yoshikawa K, et al：Kampo Medicine "Dai-Kenchu-To" Prevents Bacterial Translocation in Rats. Dig Dis Sci, 53：1824-1831, 2008.

63) Tokita Y, et al : Possible involvement of the transient receptor potential vanilloid type 1 channel in postoperative adhesive obstruction and its prevention by Kampo (traditional japanese) medicine, Daikenchuto. J Pharmacol Sci, 115 : 75-83, 2011.

64) Ogasawara T, et al : Influence of Dai-Kenchu-to(DKT) on Human Portal Blood Flow. Hepato-Gastroenterology, 55 : 574-577, 2008.

65) Kaiho T, et al : Effect of the herbal medicine Dai-Kenchu-to for serum ammonia in hepatectomized patients. Hepato-Gastroenterology, 52 : 161-165, 2005.

66) Munekage M, et al : Pharmacokinetics of Daikenchuto, a traditional japanese medicine (Kampo) after single oral administration to healthy japanese volunteers. Drug Metab Dispos, 39(10) : 1784-1788, 2011.

79 大柴胡湯
daisaikoto

製品番号：8

〔構成生薬〕
柴胡，半夏，黄芩，芍薬，大棗，枳実，生姜，大黄

処方の特徴

1 処方概要

　大柴胡湯は，精神神経系，消化器系，呼吸器系など多方面に用いられ，柴胡剤の一種である．その作用を現代医学的に表現すれば，抗炎症，精神安定，筋弛緩，肝障害改善，利胆など，多岐にわたる．一方，漢方の古典的考え方では，慢性疾患に用いる場合，"陽実証"，強い"胸脇苦満"，便秘の3点が重視される．

　処方構成では，小柴胡湯から人参と甘草を除き，枳実，芍薬，大黄を加えたものと見ることができる．また，四逆散，柴胡桂枝湯とも共通部分が大きい．応用面においても，これらの処方と共通する疾患・症状が多く，鑑別が必要である．

2 使用目標と応用（表1）

　大柴胡湯の応用は広い．消化器領域（肝機能障害，脂肪肝，胆石症，胃炎，胃腸炎，便秘症，痔疾など），精神神経領域・心身症領域〔緊張性頭痛，肩こり，不眠症，不安障害，抑うつ状態，心因性性機能障害（陰萎，ED），脱毛症，脳血管障害後遺症など〕，皮膚科領域（湿疹，蕁麻疹など），呼吸器領域（気管支炎，気管支喘息など），耳鼻科領域（鼻炎，副鼻腔炎，耳鳴など）などである．循環器領域では高血圧症に有用とされるが，降圧効果自体は弱いと思われる．

　大柴胡湯の適応となる者には，通常，①体質体格頑健（筋肉の発達がよく，肥満傾向の人．汗かき暑がりが多い），②強い"胸脇苦満"（上腹部全体の腹筋が厚く緊張が強く，肋骨弓下部の圧迫で不快感を訴えるもの．自覚的にも胸脇部の不快な膨満感を訴えることが多い）（図1），③便秘（便秘がなくても服用後に腹痛下痢しなければ可）の3点を認める．

表1　大柴胡湯の使用目標と応用

- ■ 応用
  - ・消化器領域：肝機能障害，脂肪肝，胆石症，胃炎，胃腸炎，便秘症，痔疾　など
  - ・精神神経領域・心身症領域：緊張性頭痛，いわゆる肩こり，不眠症，不安障害，抑うつ状態，心因性性機能障害（ED），脱毛症，脳血管障害後遺症　など
  - ・皮膚科領域：湿疹，蕁麻疹　など
  - ・呼吸器領域：気管支炎，気管支喘息　など
  - ・耳鼻科領域：鼻炎，副鼻腔炎，耳鳴　など
  - ・循環器領域：高血圧症（降圧効果は非常に弱い）

（一部は健保適用外）

- ■ 症候と体質
  - ①体質体格頑健：筋肉の発達がよく，多くは肥満型である．汗かき暑がりが多い
  - ②強い"胸脇苦満"：上腹部腹筋が厚く緊張が強く，肋骨弓下部を圧迫すると不快感を訴え，指が肋骨弓下部に入らないもの．自覚的に，胸脇部の不快な膨満感を訴えることが多い．
  - ③便秘：便秘していなくても服用後に腹痛下痢しなければ可
  - ④その他：筋緊張（肩こりは高頻度に見られ，肩から後頭部全体の緊張が強い例も多く，緊張性頭痛をともなうこともある），抑うつ気分・心身症傾向（不眠症，ED，倦怠感など）　など

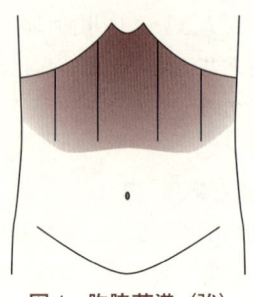

図1 胸脇苦満（強）

そのほか，頚肩部筋緊張（肩こりは高頻度に見られ，肩から後頭部全体の緊張が強い例が多く，緊張性頭痛をともなうこともある），抑うつ気分・心身症傾向（不眠症，ED，倦怠感など）を随伴することも多い．脈診（橈骨動脈触診）では，"虚"脈（触れにくい微弱な脈）ではないこと．

3 他の漢方製剤との併用

大柴胡湯は，他の漢方薬と併用すると効果的な場合が多い．

1．茵蔯蒿湯

胆石症，肝機能障害，蕁麻疹などで併用．大黄を含むので下剤としての効果も強まる．

2．黄連解毒湯，三黄瀉心湯

不眠，興奮，不安など，あるいは，顔が赤い，のぼせなどの症状があるときに併用．瀉下効果を高めたいときは三黄瀉心湯，それ以外は黄連解毒湯．

3．麻杏甘石湯，五虎湯

気管支炎，気管支喘息で併用．粘稠な痰がからまり，咳き込んで寝ていられずに起き上がってしまうような者に用いる．麻黄の副作用に注意（114．麻黄湯 参照）．

4．半夏厚朴湯

気管支喘息で喀痰が少ない者，心身症傾向のある者などに併用．柴朴湯中の小柴胡湯を大柴胡湯に代えた組み合わせ．

5．葛根湯

肩こり，緊張性頭痛で併用．麻黄の副作用に注意．

6．大黄を含む漢方製剤

大黄を含む漢方製剤は，瀉下作用を強めたいときに併用する．大承気湯は腹部膨満感が強く抑うつ的な例に用いる．大黄牡丹皮湯は痔核，桃核承気湯は更年期症候群などで用いるが，"瘀血の徴候"（口唇粘膜暗赤紫色，下腹部圧痛など）をともなう例が多い．

論　説

1 原　典

張仲景『傷寒論』『金匱要略』（=『新編金匱方論』）『金匱玉函経』

以下，代表的記載を紹介する．

1．『傷寒論』巻第三・弁太陽病脈証并治第六[1]

〔条文〕太陽病，過経十餘日，反って二三之を下し，後四五日，柴胡の証仍おある者は，先ず小柴胡を与う．嘔止まず，心下急（一に云う，嘔止みて小しく安んじ），欝々微煩する者は，未だ解せずと為すなり．大柴胡湯を与えて之を下せば則ち愈ゆ〈注1〉[2,3]．

〔大意〕太陽病で発病後十余日を経た頃，（通常ならば陽明病に移行する時期であるのに，病勢が緩慢で，まだ少陽病の小柴胡湯を用いるべき状態にあった．ところが，陽明病と誤認して，承気湯などで）2〜3回下してしまっ

〈注1〉この条の薬味の記載には大黄がない．方後に「一方，大黄二両を加う．若し加えざれば恐らくは大柴胡湯為らず」と林億らの注がある．また，『傷寒論』巻第十・弁発汗吐下後病脈証并治第二十二[2]に，ほぼ同文がある．ただし，「大柴胡湯を与えて之を下せば則ち愈ゆ」が，「大柴胡湯を与うべし．之を下せば則ち愈ゆ」となっている．『金匱玉函経』巻2[3]では，「反って二三之を下し」を「二三之を下すに及び」とし，「嘔止まず，心下急，…欝々微煩する者」を「嘔止み，小しく安んじ，其の人，鬱々微煩する者」とする．

た．その後，4～5日を経て，なお依然として柴胡を用いるべき徴候を呈する者には，まず小柴胡湯を与える．それでも嘔吐が止まず，"心下急"（心窩部がつまったように硬く，鬱々として胸苦しい）であるのは（原注：一本には，「嘔吐が止まり少し落ちついた」とある），小柴胡湯では力が弱くて未だ病気が治らないからである．これには大柴胡湯を与えて，これを下せば治る．

〔解説〕ここは大柴胡湯の代表的条文とされる．過経の語を大塚敬節は後人の注釈という[4,5]．これに従い，この字句を除いて解釈した．心下急を，大塚[4,5]は，「物のつまった感じ」で「心下部が張って，堅くて，抵抗重圧感があること」という．強い胸脇苦満の意と思われる．大柴胡湯は，元来は，この条のように急性発熱性の感染症である"傷寒"（腸チフスと推定される）の経過中に使用された処方である．"太陽病"とは，"傷寒"の発病初期で頭痛，悪寒発熱，脈浮などを主徴とする病期．"少陽病"とは，"傷寒"の亜急性期で，口苦，咽喉乾燥，めまい，胸脇苦満などを呈する病期．"陽明病"とは，"傷寒"の発熱極期で，便秘，腹部膨満，高熱の持続，全身発汗などを呈する病期とされる（60．小柴胡湯 参照）．この条文は，小柴胡湯と大柴胡湯の違いを示し，急性症で柴胡剤を用いるべき徴候（往来寒熱，胸脇苦満など）があれば，まず力の弱い方の小柴胡湯から用いて反応を観察し，効果が不十分であればより強い処方である大柴胡湯を用いるべきことを示したものとされる[4]．

2．『傷寒論』巻第四・弁太陽病脈証并治下第七[6]

〔条文〕傷寒十餘日，熱結んで裏に在り，復た往来寒熱する者は，大柴胡湯を与う〈注2〉[7]．（以下略）

〔大意〕"傷寒"にかかって，十余日を経た頃は，熱が"裏"に入って"陽明病"となり，"往来寒熱"という症状はないはずである．しかるに，かえって"往来寒熱"という熱型を示すのは，なお"少陽病"の部位に"病邪"があるからである．これには，"陽明病"の処方である白虎湯ではなく，ひとまず大柴胡湯を与えて，後の変化を見るのがよい．…

〔解説〕「復た」を大塚[4]により「反って」の意と解した．"往来寒熱"（悪寒と熱感が交互に来る熱型．弛張熱）は"少陽病"の熱型であるから，小柴胡湯なども考えられるが，経過が長く，"陽明病"（"潮熱"を示す）に近い時期には大柴胡湯の適応となるということである．湯本求真[8]は，本条は「大柴胡湯は少陽証の末期を治するとともに陽明証の初期兼治の剤なるを示すなり」という．

3．『新編金匱方論』（=『金匱要略』）巻上・腹満寒疝宿食病脈証治第十[9]

〔条文〕之を按じて心下満痛する者は，此れ実なり．まさに之を下すべし．大柴胡湯に宜し．

〔大意〕腹をおさえてみると，心窩部が張っていて痛む場合は実証である．これは下すべきである．大柴胡湯がよろしい[10]．

〔解説〕大塚[4]は，「大柴胡湯にしばしば見られる症状であるが，心下部の膨満と圧痛とだけで大柴胡湯を用いるのは早計である．必ず他の症状を参照して決定しなければならない」という．なお，現在，大柴胡湯には大黄が含まれるが，『傷寒論』の大柴胡湯に記載される大柴胡湯の薬味には含まれない[1,6]．一方，『金匱要略』の大柴胡湯には大黄が含まれ，『傷寒論』の別伝本である『金匱玉函経』にも含まれる[11]．また，『傷寒論』を校訂した林億らは，「大黄が入らなければ大柴胡湯で

〈注2〉この条も薬味の記載に大黄がなく，やはり方後に林億らの注，「一方，大黄二両を加う．若し加えざれば恐らくは大柴胡湯と名づけず」とある．『金匱玉函経』[7]では，「往来寒熱する者」の「者」がない．

はない」と注釈する〈注1, 2〉[2,3,7]．その結果，現在の大柴胡湯には大黄が入っているのである[12]．

❷ 中国医書の記載

■ 孫思邈の『千金翼方』巻9傷寒上[13]には，『傷寒論』の複数の条文とほぼ同文が一ヵ所にまとめて記載される〈注3〉[1,6,13,14]．

■ 王燾の『外台秘要方』巻2傷寒中風[15]には，『傷寒論』巻3弁太陽病脈証并治第六[1]と同文がある．

❸ 江戸時代医家の論説（筆者意訳）

■ 吉益東洞（1702-73）は，『方極』[16]で大柴胡湯の適応を「小柴胡湯証にして心下痞鞕，腹満，拘攣，或は嘔する者を治す」と表現している．冒頭の小柴胡湯証とは，同書に「胸脇苦満，あるいは往来寒熱，あるいは嘔する者」[17]とあるので，結局，『方極』の意味は，胸脇苦満と心下痞鞕があり，腹満して，腹筋が緊張（拘攣）し，ときに嘔する者に大柴胡湯を用いるという意になる．

■ 目黒道琢（1739-98）は『餐英館療治雑話』[18]で，「当今，半身不随で不語の者を，世医は皆，"中風"（脳卒中）と名づけているが，"肝実"に属して大便が燥結する者には大柴胡湯を用いる」という．"肝実"を湯本求真[8]は「胸脇苦満強度なるを云う」とする．

■ 和田東郭（1744-1803）は，『蕉窓方意解』[19]で，「大柴胡湯は則ち小柴胡湯の変方であるけれども，"熱候"がむしむしと強くて，柴胡の症候の中に"胃実"を兼ねる気味あいのものである．…そのむしむしとした熱を出す根本は，心下部が椀をふせたようで，痞鞕が甚だしく強いためである．その心下の様子を『傷寒論』では心下急というのだ」という．

■ 東郭の『蕉窓雑話』には，不妊女性の脈証と腹証に着目して大柴胡湯を用いたところ妊娠した例[20]が記載される．また，『東郭医談』[21]では，髪の毛を櫛けずるごとに，ことごとく抜ける者で，大柴胡湯の腹証を示す者は大柴胡湯が有効であるという．

■ 有持桂里（1758-1835）の『稿本方輿輗』には，「女性で加味逍遙散を用いるような症状だが，腹が微満して便秘するものでは，加味逍遙散ではかえって悪化することがあり，これには大柴胡湯がよい」[22]とあり，「耳鳴や"耳聾"（聴力低下，中耳炎なども含まれる）によい」[23]ともある．また，『校正方輿輗』では，「"疝"（腹部疝痛）や"癇"（神経症，うつ状態など）などで"胸腹満急"（胸脇苦満と腹痛か）する者に用いる」[24]，「中風（脳卒中）で"腹満拘攣"（腹部膨満と腹筋緊張）のある者に用いると"喎僻（口のゆがみ）"，"不遂（てあしかなわぬ）"，"言語の蹇渋（ものいいのろれろれする）"に有効」[25]，「黄疸，腹痛，嘔吐の軽症に小柴胡湯，重症に大柴胡湯を用いる」[26]，「頭痛で"脇下鞕満"するものに大柴胡湯，小柴胡湯を用いる」[27]などの記載がある．また，「"癰疽"（フルンケル，カルブンケル）や諸の腫物で，"脇下硬満"する者は大柴胡湯，小柴胡湯を撰用して，先ず胸脇部を利すべきである」[28]とあり，大塚[4]は「実際の経験から出た言葉であると思う」と賞する．

■ 尾台榕堂（1799-1870）『類聚方広義』頭註[29]には，「○狂症で胸脇苦満があり，心下鞕塞して腹筋が拘攣し，"膻中"（胸骨第4肋骨高の経穴）で動悸が甚だしい者を治す．…○日頃，精神が鬱塞し，胸満して食欲なく，

〈注3〉①『傷寒論』巻第三・弁太陽病脈証并治第六[1]，②『傷寒論』巻第四・弁太陽病脈証并治下第七[6]や，③『傷寒論』巻第八・弁発汗後病脈証并治第十七[14]のそれぞれに類似した文，および④「病人，表裏に証無く，発熱七八日なれば，脈浮数と雖も之を下すべし．大柴胡湯に宜し」[13]の4条がある．④は，『傷寒論』『金匱要略』『金匱玉函経』に対応する条を見いだせなかった．

大便は2, 3日あるいは4, 5日に1回で, 心下部が時々痛み, "宿水"（＝胃液であろう）を吐く者, 胸肋が妨脹し, 肩から項が強ばり痛み, 臍傍の腹筋が堅く頑丈で季肋部から下腹部まで緊張していて, 痛みの有無によらず, この腹筋を按圧すると必ず攣痛し, あるいは呑酸, 嘈囃などの症状もある者, これらを俗に"痃癖留飲痛"という. 大柴胡湯を長服するのがよい」という.

■山田業広（1808-81）は, 『椿庭先生夜話』[30]では, 「痔には, まず実証では大柴胡湯, あるいは大柴胡湯去大黄, 竜胆瀉肝湯が多く効果がある. 虚証で下血するようなものは補中益気湯がよい」という.

■業広はまた, 『温知医談』[31]で, 「年に数回, 気鬱になる患者に, 心下痞鞕があるので, いつも半夏瀉心湯を用いていた. しかし, はっきりした効果がなかったので熟察したところ, 心下の底に, ぐっとつまった所があり, 普通の痞鞕鞕満とは大分異なっていたことから, 心下急鬱々微煩とはこれであろうと考えて大柴胡湯を処方した. すると, 4, 5日で奇効があり, 10数日で出勤できた」という症例と, 「自分（業広）が, 明治12年初冬, 軽いかぜをひき, しきりに咳が出た. …年明けの2月初めに至って, 咳嗽が格別に甚だしく, 耳が聞こえず, 声が出にくく, 息切れして, 喘息のようであった. ある一日, 胸やけ, 動悸が起こり, 脈は結代した. 息子の業精に腹診させたところ, 心下鞕満の様子で大柴胡湯の候であると云う. 20歳頃, 咳嗽が長く治らないときに, 先輩の伊沢榛軒が大柴胡湯を処方してくれて全快したことを思い出し, 急いで大柴胡湯を用いた. すると, 7, 8日で咳嗽は以前の半分以下に減った. 20日ばかりで諸症状が改善した. 70歳余の自分が, 大柴胡湯で効果があるのは, まだ寿命も少しはあるのだろうと, 慾心増長して大笑いした」という自験とを述べている.

■森立之（1807-85）は『遊相医話』[32]で, 「自分は壮年の頃に陰萎を患ったが, 大柴胡湯を服用して著効があった. 以来, 若年者の陰萎で, 心腹弦急の証のあるものに用いているが, きわめて効験がある. これは, "肝火の上亢"によるもので, 真の虚証ではないからである」という.

■浅田宗伯（1815-94）は『勿誤薬室方函口訣』[33]で, 「大柴胡湯は, いうまでもなく"少陽病"の極地に用いる処方で, "心下急鬱々微煩"を目標として, 世にいわゆる"癇症の欝塞"（神経症性抑うつ状態）に用いると著効がある. …また, 痢疾の初期に発熱して心下が痞え, 嘔吐するときには, 早くこの処方を考慮すべきである. また…茵蔯を加えて黄疸, 心下痞鞕する者を治し, …その運用は大変広い」という.

■浅田宗伯の『先哲医話』和田東郭の項[34]に, 「"油風"（禿頭）には多くの場合, 大柴胡湯を用いると効果がある. これは, その腹を治するのがよく, それ以外の症状には, いたずらに拘泥してはならない. 華岡青洲は, この証を治すのに大柴胡加石膏湯を用いている」という.

4 近年の論説

■大塚敬節（1900-80）は, 『症候による漢方治療の実際（第5版）』では, ①頭痛：「大柴胡湯証の患者の頭痛は, 発作性というよりも, 持続性で, たえられないような激しいものではなく, 頭重のかたちである. 多くは肩こりを伴い, 気分が重い. …便秘すると頭重がするという患者に, この処方を用いることが多い」[35], ②肩こり：「頑固な肩こりに大柴胡湯の証がある. この方を用いる肩こりは, 按摩, 指圧などで一旦は軽快しても, またすぐもとの通りになる傾向が強い. …この方を与えて便通をつけてやると, 胸脇苦満の減少と同時に肩こりを訴えなくなる」[36], ③咳嗽：「腹部

が充実，膨満して，胸がつまったように苦しくて，咳をするものに用いる」[37]とし，このほか，発熱・悪寒，不眠，黄疸，フルンケル・フルンクロージス，高血圧症，呼吸困難，唾液分泌異常，悪心・嘔吐，腹痛（胆石症），下痢，便秘，痔核，性欲減退，脚痛，腰痛，精神症状，半身不随・言語障害（脳出血または脳軟化症），耳鳴，鼻炎・副鼻腔炎，口渇，湿疹・蕁麻疹などでも用いるとする[38]．

症　例

症例1 陰萎 （松田邦夫治験）[39]

55歳男性，会社員．最近数年間，陰萎に悩んでいるという．某社秘書室長として日夜心労を続けていた．体をみると，心下部に厚みがあって堅く緊張し，胸脇苦満の状があったので，大柴胡湯合茵蔯蒿湯（煎じ薬：大黄1.0g）を与える．肝機能が低下していたからである．服薬2週後，嬉々として現れ，服薬以来，性欲が亢進して青年時代にもどったようだと云う．その後も調子よく，大変感謝された．（抄）

症例2 緊張性頭痛・肩こりに大柴胡湯と葛根湯の併用（筆者経験例）

〔患者〕51歳　女性　会社員（デスクワーク）
〔主訴〕頸肩背痛・頭痛
〔既往歴〕高脂血症・脂肪肝（食事療法のみ）
〔現病歴〕30代前半から肩から背中がこり．最近，常時圧迫感あり，緊張性頭痛も起こる．暑がり，多汗．便通良好．運動嫌い．胃腸は丈夫で食欲旺盛．
〔身体的所見〕身長156cm，体重75kg．肥満．猪首．頸肩〜背部の筋緊張強く圧痛．上腹部腹筋緊張高度（強い胸脇苦満）．ほかに特記すべき理学的所見なし．
〔経過〕大柴胡湯（医療用漢方製剤：1包2.5g，1日量7.5gのもの）1回1包1日2回朝夕食前投与（昼は服薬できないというため）．第2週，「やや改善，ときどき頭痛」．葛根湯（医療用漢方製剤：1包2.5g，1日量7.5gのもの）1回1包1日2回朝夕食前投与で大柴胡湯に併用とした．第4週，「肩こりは楽になった．頭痛が減った」．以後，継続服用．半年後，坐骨神経痛で大柴胡湯を疎経活血湯に変更したところ，肩こり・頭痛が再燃し，大柴胡湯に戻して改善した．強い頭痛時には鎮痛剤と筋弛緩剤を頓服することがあるが，服薬以前よりは随分よいと言って飲み続け，5年余を経過した．体重は変わらない．

鑑　別

■ 小柴胡湯

適応が似ており，肝機能障害，気管支炎などで要鑑別．体質体格，胸脇苦満の強弱で見分ける．

■ 柴朴湯

気管支喘息などで要鑑別の必要な場合がある．大柴胡湯は体格体質強壮で胸脇苦満高度な者．

■ 柴胡加竜骨牡蛎湯

精神症状で要鑑別．体格栄養良好で胸脇苦満が強い点は共通．不定愁訴が主で，神経過敏，焦燥感の強い例には柴胡加竜骨牡蛎湯を用い，抑うつ状態で高度の胸脇苦満と便秘があれば大柴胡湯を用いる．鑑別困難な例も多い．

■ 四逆散

精神症状，腹痛，胃炎，胆石症などで要鑑別．体格良好で胸脇苦満が強い点は共通．四逆散は過敏性腸症候群などの消化器心身症があって便秘のない例に用いる．鑑別困難な例もある．

■ 半夏瀉心湯

半夏瀉心湯の腹証である心下痞鞕が極端な場合，大柴胡湯の腹証と類似する．半夏瀉心

湯では胃炎症状，腹鳴，ときに下痢をともなうことが多い．

■ 防風通聖散
ぼうふうつうしょうさん

肥満者の諸疾患，成人病などで要鑑別．防風通聖散の腹証は，いわゆる太鼓腹で腹部全体が膨満．大柴胡湯は上腹部の膨満で胸脇苦満が強い．

■ 半夏厚朴湯
はんげこうぼくとう

肩こり・胸部不快感を訴え，心下部が緊張膨満しているために大柴胡湯の適応に見えるが，実は半夏厚朴湯の適応という者がある．半夏厚朴湯は中肉中背ないし痩せ型ややや虚弱で神経質な者が多い．

引用文献

1) 張仲景：明・趙開美本『傷寒論』，3-24a〜b，復刻版，p.147-148，燎原書店，1988．
2) 張仲景：明・趙開美本『傷寒論』，10-19b〜20a，復刻版，p.454-455，燎原書店，1988．
3) 張仲景：清・陳世傑本『金匱玉函経』，2-29a〜b，復刻版，p.123-124，燎原書店，1988．
4) 大塚敬節：大柴胡湯について．漢方の臨床，1(1)：13-19，1954．
5) 大塚敬節：臨床応用傷寒論解説，p.279-273，創元社，1974．
6) 張仲景：明・趙開美本『傷寒論』，4-7b，復刻版，p.174，燎原書店，1988．
7) 張仲景：清・陳世傑本『金匱玉函経』，3-2b，復刻版，p.138，燎原書店，1988．
8) 湯本求真：皇漢医学，第2巻，1926年刊，復刻版，p.120-149，燎原書店，1976．
9) 張仲景：元・鄧珍本『金匱要略』，1-26a，復刻版，p.71，燎原書店，1988．
10) 大塚敬節・主講：金匱要略講話，p.224-225，創元社，1979．
11) 張仲景：清・陳世傑本『金匱玉函経』，7-16a，復刻版，p.361，燎原書店，1988．
12) 真柳誠：漢方一話 処方名のいわれ，7 大柴胡湯．漢方診療，13(5)：21，1994．
13) 孫思邈：千金翼方，9-10b〜11a，東洋医学善本叢書13，元版千金翼方・上，p.450-451，オリエント出版社，1989．
14) 張仲景：明・趙開美本『傷寒論』，8-11b，復刻版，p.364，燎原書店，1988．
15) 王燾：外台秘要方，2-6b，復刻版，東洋医学善本叢書4，宋版外台秘要方・上，p.44，東洋医学研究会，1981．
16) 吉益東洞：方極，近世漢方医学書集成12巻（大塚敬節，他編），p.385，名著出版，1980．
17) 吉益東洞：方極，近世漢方医学書集成12巻（大塚敬節，他編），p.384，名著出版，1980．
18) 目黒道琢：餐英館療治雑話，近世漢方医学書集成107巻（大塚敬節，他編），p.53，名著出版，1983．
19) 和田東郭：蕉窓方意解，近世漢方医学書集成16巻（大塚敬節，他編），p.12，名著出版，1979．
20) 和田東郭：蕉窓雑話，近世漢方医学書集成15巻（大塚敬節，他編），p.472，名著出版，1979．
21) 和田東郭：東郭医談，近世漢方医学書集成16巻（大塚敬節，他編），p.178，名著出版，1979．
22) 有持桂里：稿本方輿輗，9-16b，復刻版・中，燎原書店，1973．
23) 有持桂里：稿本方輿輗，15-19a，復刻版・中，燎原書店，1973．
24) 有持桂里：校正方輿輗，近世漢方医学書集成85巻（大塚敬節，他編），p.323，名著出版，1982．
25) 有持桂里：校正方輿輗，近世漢方医学書集成86巻（大塚敬節，他編），p.337，名著出版，1982．
26) 有持桂里：校正方輿輗，近世漢方医学書集成86巻（大塚敬節，他編），p.429，名著出版，1982．
27) 有持桂里：校正方輿輗，近世漢方医学書集成86巻（大塚敬節，他編），p.259，名著出版，1982．
28) 有持桂里：校正方輿輗，近世漢方医学書集成87巻（大塚敬節，他編），p.414，名著出版，1982．
29) 尾台榕堂：類聚方広義，近世漢方医学書集成57巻（大塚敬節，他編），p.172，名著出版，1980．
30) 山田業広：椿庭先生夜話，近世漢方医学書集成94巻（大塚敬節，他編），p.298，名著出版，1982．
31) 山田業広：柴胡瀉心之別 附大柴胡湯治験，温知医談12号，復刻版第1巻，p.257，同朋社，1979．
32) 森立之：遊相医話，1-47a〜b，近世漢方医学書集成53巻（大塚敬節，他編），p.259-260，名著出版，1981．
33) 浅田宗伯：勿誤薬室方函口訣，近世漢方医学書集成96巻（大塚敬節，他編），p.113，名著出版，1982．
34) 浅田宗伯：先哲医話，1-26a，近世漢方医学書集成100巻（大塚敬節，他編），p.65，名著出版，1983．
35) 大塚敬節：症候による漢方治療の実際，第5版，p.36-38，南山堂，2000．
36) 大塚敬節：症候による漢方治療の実際，第5版，p.428-429，南山堂，2000．
37) 大塚敬節：症候による漢方治療の実際，第5版，p.241，南山堂，2000．
38) 大塚敬節：症候による漢方治療の実際，第5版，p.7，p.70，p.88，p.147-148，p.202-204，p.253-254，p.275，p.299，p.335，p.353，p.363，p.377，p.419，p.455，p.467，p.488，p.518，p.570，p.583，p.620，p.688-689，南山堂，2000．
39) 松田邦夫：症例による漢方治療の実際，p.417-418，創元社，1992．

80 大承気湯
daijokito

製品番号：133

〔構成生薬〕
大黄，厚朴，枳実，芒硝

処方の特徴

1 処方概要

この処方は，古典では発熱時の症候性精神症状に用いられた．しかし，現在では便秘症および軽症抑うつ不安状態で便秘をともなう者などに用いられている．

原典の『傷寒論』では，急性発熱性感染症（傷寒）の極期で，腹部膨満，発熱，便秘とともに，うわごとをいう，意識が混濁して目がすわるなど，重篤な状態に用いられている．他方，『金匱要略』では痙病（破傷風など筋緊張亢進した状態）に用いられている．現代では，こうした急性感染症による高熱時の精神症状に用いる可能性は少ないと思われ，大承気湯の適応は便秘や精神神経症状にあると思われる．

大黄はタデ科のダイオウ[1,2]で，瀉下作用，抗菌作用，向精神作用，抗炎症作用などが知られている[3]．厚朴はモクレン科のホウノキの樹皮[4,5]で，筋弛緩・抗痙攣作用，抗潰瘍作用，抗炎症・抗アレルギー作用，鎮静作用，抗不安作用などが知られている[6]．枳実はダイダイ，ナツミカンなどの未熟果実[7,8]で，抗炎症作用，筋弛緩作用，抗アレルギー作用などが知られている[9]．芒硝は，現在は含水硫酸ナトリウムで，塩類下剤である[10]．

大承気湯，小承気湯（大黄，厚朴，枳実），調胃承気湯（大黄，甘草，芒硝）を三承気湯と呼ぶ．大黄を主薬とし，使用法が似ているからである．

2 使用目標と応用

現代では，体質的に頑健な者の便秘，および精神神経症状への応用が主となる．腹部膨満，不安抑うつ，神経症傾向などが目標となる．

常習性便秘，神経症，軽度抑うつ状態などに応用される．筋弛緩作用を期待して用いる場合もある．

論 説

1 原典

張仲景『傷寒論』『金匱要略』（＝『新編金匱方論』）『金匱玉函経』

多くの記載があるが，臨床的に重要と思われるものを紹介する．

1．『傷寒論』巻第五・弁陽明病脈証并治第八〈1〉[11]

〔条文〕陽明病，脈遅，汗出ずと雖も，悪寒せざる者は，其の身必ず重く，短気腹満して喘す．潮熱ある者は，此れ外解せんと欲す．裏を攻むべし．手足濈然として汗出ずる者は，此れ大便已に鞕なり．大承気湯之を主る．（以下略）〈注1〉[12]

〔大意〕陽明病で，脈遅で汗が出るが，悪寒なく，からだが重く，息切れがして腹が膨満し，喘鳴がある．潮熱があって，手足に至るまで全身くまなく，しっとりと汗が出る者は，すでに大便が硬くなっているからである．大承気湯を用いる．

〔解説〕陽明病は「陽明の病たる，胃家実，是なり」[13]と定義され，大塚敬節は「便秘腹

〈注1〉『傷寒論』巻第九・弁可下病脈証并治第二十一[12]に同文がある．

満の傾向があり，腹診によって腹部の充実を知る」[14] ものとする．潮熱は，一定の時になると出る熱，全身に熱が行き渡り，悪風や悪寒がないもの．ここは，熱性疾患の経過中に，腹部膨満，便秘，発熱，発汗があった場合に，大承気湯を使う機会のあることを述べている．

2．『傷寒論』巻第五・弁陽明病脈証并治第八〈2〉[15]

〔条文〕傷寒，若しくは吐し，若しくは下して後，解せず，大便せざること五六日，上りて十餘日に至り，日晡所潮熱を発し，悪寒せず，獨語して鬼状を見るが如し．若し劇しき者は，発すれば則ち人を識らず，循衣摸牀，悕して安からず（一に云わく，順衣妄撮，怵惕して安からず），微喘直視す．脈弦なれば生き，濇なれば死し，微なれば但だ発熱す．譫語する者は，大承気湯之を主る．〈注2〉[16]

〔大意〕傷寒を吐かせたり下したりしても，なお治らず，5，6日から10余日に至るまで便秘が続き，夕方には潮熱が出て，悪寒はなく，幻覚のために，ひとりごとを言って，あやしげなものが見えているかのようになる．重篤な者では，潮熱が出ると意識障害で周囲の人の識別ができなくなり，自分の着ている物の襟をなでたり，布団をさすったりし，おびえて不穏状態となり，かすかに喘鳴があり，目がすわって，うわごとをいうようになる．これには大承気湯を用いる．

〔解説〕ここは，急性熱性疾患の経過中，便秘，発熱，発汗などとともに，意識障害におちいり，うわごとをいうほどの重篤な者に大承気湯を用いる機会のあることを述べている．この使い方から，精神障害への応用が生まれてくる．なお，生死を予見する部分は省略した．

3．『新編金匱方論』（=『金匱要略』）巻上・痙湿暍病脈証治第二[17]

〔条文〕痙の病たる（一本に痙の字の上に剛の字あり），胸満，口噤し，臥して席に著かず，脚攣急し，必ず歯を齘す．大承気湯を与うべし．〈注3〉[18]

〔大意〕痙病（剛痙）で，胸がつまり，口が開かず，あおむけに寝ても背中がつかない，下肢の筋がひきつれて強く突っ張り，歯をくいしばる，このようなときには大承気湯を与える．

〔解説〕痙病は破傷風とその類似疾患とされる[19]．ここでは，痙病とよばれる筋緊張の異常亢進をともなう病態に大承気湯が使われている．

2 中国医書の記載

中国医書では，傷寒および痙病に用いる『傷寒論』『金匱要略』の使用法が伝承されていったと思われる．

■唐代，孫思邈の『備急千金要方』には，「大承気湯は，熱盛，腹中に燥屎有りて，譫語する者を主るの方なり」[20] とある．明代，虞摶 (1438-1517) の『医学正伝』(1515年成立) にも，「胃実，譫語，五六日，大便せず，腹満煩渇する，併に少陰の舌乾き口燥き日晡（=日暮れ時）に発熱し脈沈実なる者を治す」[21] とある．同じ明代，呉有性の『温疫論』[22] にも同様の記載がある．

3 江戸時代医家の論説（筆者意訳）

■日本もまた，江戸時代前半までの使用法は『傷寒論』『金匱要略』そのままである．『衆方規矩』[23]『当壮庵家方口解』[24]『方読弁解』[25]

〈注2〉『金匱玉函経』巻第三・弁陽明病形証治第五[16] にほぼ同文があるが，「若しくは吐し，若しくは下して後」を「吐下後」，「日晡所」を「日晡時」，「循衣摸牀，悕して安からず」を「循衣撮空，怵惕して安からず」，「濇なれば死し」を「渋なれば死し」とする．

〈注3〉『金匱玉函経』巻第二・痙湿暍第一[18] にもほぼ同文があるが，「痙の病たる」を「剛痙の病たる」とする．

『饗英館療治雑話』[26]『腹証奇覧』[27]などに記載が見られる.

■慢性症への応用を示す記載は徐々に現れる. 古方派の祖の一人, 山脇東洋(1705-62)は, 三承気湯の運用に巧みだったとされる. 弟子の永富独嘯庵(1732-66)が,「山東洋, 能く三承気を運用す. 之を傷寒論に対検するに, 馳駆, 範を差えず. 真に二千年来の一人なり」[28]と述べている. 明示されてはいないが, 大承気湯の応用が広く探られたと考えられる. 目黒道琢(1739-98)は『饗英館療治雑話』で, 急性の尿閉によいとする[29]. 有持桂里(1758-1835)は, 食鬱により便秘腹満している者の頭痛によいとする[30].

幕末には, 精神症状への応用が行われる.
■尾台榕堂(1799-1870)は,「凡そ難治性病毒(痼毒)が充満停滞した人は, 腹中堅実あるいは鞕満で, 便秘し, 胸腹に動悸があり, あるいは喜怒が一定せず, あるいは眠れず, すこしのことにも恐れおののき, もの忘れしやすく, 動悸を訴え, あるいは身体がしびれ, あるいは足がふるえてひきずり半身不随(癱瘓〈注4〉[31])のようであり, 筋肉がひきつれて骨が痛み, あるいは, 言葉がつかえ, じっと黙っていて人形のようであったり, 食餌は常人の倍は食べたり, 逆に数十日食べなくても飢えることがないなど, 症状の変化が著しく理解しがたい. 世間で, 狂, 癇, 中気, 中風などと称される者は, よくその脈状, 腹症を詳細に検討してから, 大承気湯を与えるとよい」[32]という.
■浅田宗伯(1815-94)も『勿誤薬室方函口訣』で,「この処方は胃実を治す主剤であるけれども, 承気は則ち順気の意味で, 気の凝結が甚だしい者に活用することがある. …, その妙用変化にはきわまりがない」[33]とする.

なお,『勿誤薬室方函口訣』には"治狂一方"という処方があり,「発狂の劇症に用いて宜し」[34]とする. 内容は, 大承気湯と三黄瀉心湯の合方に一角を加えたもので, 和田東郭経験方とある[35]. 一角は鯨類イッカクの歯牙である. 一角を入れなくても, 精神障害や神経症に用いうると思われる.

4 近年の論説
■『漢方診療医典』には,「本方は陽明病を代表する薬方で, 熱病に用いる際には, 腹満, 潮熱, 便秘, 譫語があって, 脈沈遅で力のあるものを目標とするが, 一般雑病に用いる時には腹満, 便秘で脈に力のあるものを目標にする. この場合は, 大柴胡湯にまぎらわしいが, 本方の証では胸脇苦満は著明ではなく, 臍を中心として腹部が膨満している. …承気は順気の意で, 気のめぐりをよくすることであり, これによって腹満, 便秘が治するのである. …腹水, 腹膜炎などによって, 腹満を起こしている者は, 用いてよい場合は, ほとんどない. …, 肥胖症, 高血圧症, 精神病, 常習便秘, …, 食傷などに用いられる. (以下略)」[36]とある.

症 例

1 古典における治験

熱病については, 永富独嘯庵[37], 尾台榕堂[38]ら, 多くの医家が記録を残している. 痙病についても, 津田玄仙(1737-1809)が『療治経験筆記』で, 産後に発症した例, 足に竹のとげを刺した後に発症した例を記録している[39].

山田業広(1808-81)は, 大黄の多量投与が必要であった精神障害の例を報告してい

〈注4〉"癱瘓"は, 蘆川桂洲『病名彙解』に,「中風にて半身な(萎)へて, かなはざることなり. その左のなゆるを癱と云い, 右のなゆるを瘓と云へり」とある.

る[40]．「旧幕の頃，駒込組屋敷にいた杉本某．妻の病気で心労が重なった．妻が快方にむかった頃，深夜突然，稲荷の社に参詣する．弟が跡をつけたところ，拝殿の前で足を投げ出して座り込み，大声をあげて妄言を吐いている．弟は驚き，無理矢理連れ帰った．翌日，私（山田業広）に治を求めてきた．柴胡加竜骨牡蛎湯は無効．病人は30余歳で頑健な体質．家族は狐の祟りと信じこみ，いうことを聞かず，祈祷など様々な方法を用いたが治らない．10日ほどで再び診察を願ってきた．昼夜数十回の発作がある．発作のないときは，いくらか正気である．発作時は，手を握り足を張り，心下へさしこんで苦悶する．項背手足を押すと筋肉（筋絡）が怒張し，圧すと声を発する．その反りかえった姿勢は痓病の狂に似る．そこで，芒硝と大黄を多量に入れた大承気湯を投じた．筋肉が緩み，発作は日ごとに減少，10余日後にはかなり正気になった．1月余で病の7, 8割は改善した．しかし，大黄を減らすと悪化するので，また増量した．大承気湯を用いること70〜80日，大便は1日1回．50年間の臨床経験のうちで，これほど多量の芒硝・大黄を用いたのは，この病人だけである」．

2 比較的近年の治験

症例 喘息に大承気湯（大塚敬節治験）[41]

49歳の婦人．非常に太り，体重は…19貫あり，腹は大きく，実証の腹満なり．…下剤などいろいろ用いるが中々下らず，普通より遙かに多く量を服むという．患者は喘息の持病ありて，喘息の起こらぬ時でも夜床に入ると苦しいという．…食欲はあるが食べると苦しい故あまり食せず，…麻黄の入ったものを服むとなお苦しいという．…大承気湯を用いた．この時，大黄，芒硝の量は2gから3gを与えたが全く通じがなく，さらに1日9gを与えて，ようやく1日1回の便通がつき，その間，体重は減り，喘息も治った．

〔附記〕なお，大塚は，パーキンソン病に小承気湯合芍薬甘草湯の有効例も報告している[4]．

鑑　別

■**大柴胡湯**

便秘傾向のある神経症や抑うつ状態で要鑑別．胸脇苦満が強い場合には大柴胡湯．鑑別困難な例もある．併用も可．

■**三黄瀉心湯**

便秘傾向のある神経症で要鑑別．のぼせ，興奮を主とするときは三黄瀉心湯．併用すると前述の治狂一方の意となる．

■**桃核承気湯**

便秘をともなう更年期症候群などで要鑑別．月経痛，下腹部圧痛など瘀血徴候のある例などには桃核承気湯．併用も可．

■**麻子仁丸**

便秘で要鑑別．麻子仁丸は小承気湯を含む．エキス製剤では，麻子仁丸の大黄の量が多いため，下剤としては麻子仁丸がより強い．大承気湯は鎮静効果を期待できる．

引用文献

1) 厚生労働省：第16改正日本薬局方, p.1539, 2011.
2) 木村孟淳, 他編：新訂生薬学, 改訂第7版, p.109-111, 南江堂, 2012.
3) 鳥居塚和生：モノグラフ 生薬の薬効・薬理, p.289-298, 医歯薬出版, 2003.
4) 厚生労働省：第16改正日本薬局方, p.1490, 2011.
5) 木村孟淳, 他編：新訂生薬学, 改訂第7版, p.51-52, 南江堂, 2012.
6) 鳥居塚和生：モノグラフ 生薬の薬効・薬理, p.111-120, 医歯薬出版, 2003.
7) 厚生労働省：第16改正日本薬局方, p.1479, 2011.
8) 木村孟淳, 他編：新訂生薬学, 改訂第7版, p.147-148, 南江堂, 2012.
9) 斉藤謙一：枳実−漢方薬理学（高木敬次郎・監修），p.274-275, 南山堂, 1997.
10) 木村孟淳, 他編：新訂生薬学, 改訂第7版, p.230, 南江堂, 2012.
※本書「85. 調胃承気湯」も参照のこと.

11) 張仲景：明・趙開美本『傷寒論』, 5-9a〜5-9b, 復刻版, p.219-220, 燎原書店, 1988.
12) 張仲景：明・趙開美本『傷寒論』, 9-21b, 復刻版, p.412, 燎原書店, 1988.
13) 張仲景：明・趙開美本『傷寒論』, 5-6a, 復刻版, p.213, 燎原書店, 1988.
14) 大塚敬節：臨床応用傷寒論解説, p.358, 創元社, 1974.
15) 張仲景：明・趙開美本『傷寒論』, 5-10b〜5-11a, 復刻版, p.222-223, 燎原書店, 1988.
16) 張仲景：清・陳世傑本『金匱玉函経』, 3-15b, 復刻版, p.164, 燎原書店, 1988.
17) 張仲景：元・鄧珍本『金匱要略』, 1-4b, 復刻版, p.28, 燎原書店, 1988.
  ※原文では「痓湿暍病」とあるが，通例「痙湿暍病」とされる．
18) 張仲景：清・陳世傑本『金匱玉函経』, 2-1b, 復刻版, p.68, 燎原書店, 1988.
19) 大塚敬節：金匱要略講話, p.39, 創元社, 1979.
20) 孫思邈：備急千金要方, 傷寒門, 9-24a, 東洋医学善本叢書第10, 宋版備急千金要方・中, p.49, オリエント出版社, 1989.
21) 虞摶：医学正伝, 1-53a, 和刻漢籍医書集成第8輯（小曽戸洋，他編）, p.31, エンタプライズ, 1990.
22) 呉有性：温疫論, 1-14b〜1-17a, 和刻漢籍医書集成第15輯（小曽戸洋，他編）, p.359-361, エンタプライズ, 1991.
23) 曲直瀬道三・原著, 曲直瀬玄朔・増補：医療衆方規矩, 傷寒門, 近世漢方医学書集成5巻（大塚敬節，他編）, p.60-61, 名著出版, 1979.
24) 北尾春圃：当荘庵家方口解, 2-55b〜2-57b, 近世漢方医学書集成80巻（大塚敬節，他編）, p.202-206, 名著出版, 1983.
25) 福井楓亭：方読弁解, 温疫門, 近世漢方医学書集成54巻（大塚敬節，他編）, p.82-83, 名著出版, 1981.
26) 目黒道琢：餐英館療治雑話, 1-28b〜31b, 近世漢方医学書集成107巻（大塚敬節，他編）, p.64-70, 名著出版, 1983.
27) 稲葉文礼：腹証奇覧, 近世漢方医学書集成83巻（大塚敬節，他編）, p.61-65, 名著出版, 1982.
28) 永富独嘯庵：漫遊雑記, 1-9b〜1-10a, 近世漢方医学書集成14巻（大塚敬節，他編）, p.36-37, 名著出版, 1979.
29) 目黒道琢：餐英館療治雑話, 30b, 近世漢方医学書集成107巻（大塚敬節，他編）, p.68, 名著出版, 1983.
30) 有持桂里：校正方輿輗, 巻之十三, 頭痛, 近世漢方医学書集成87巻（大塚敬節，他編）, p.260, 名著出版, 1982.
  ※ただし，軽症例は平胃散とする．
31) 蘆川桂洲：病名彙解, 近世漢方医学書集成64巻（大塚敬節，他編）, p.321-322, 名著出版, 1982.
32) 尾台榕堂：類聚方広義, 頭注, 近世漢方医学書集成57巻（大塚敬節，他編）, p.187-198, 名著出版, 1980.
33) 浅田宗伯：勿誤薬室方函口訣, 大承気湯, 近世漢方医学書集成96巻（大塚敬節，他編）, p.117, 名著出版, 1982.
34) 浅田宗伯：勿誤薬室方函口訣, 近世漢方医学書集成96巻（大塚敬節，他編）, p.69, 名著出版, 1982.
35) 浅田宗伯：勿誤薬室方函, 1-19b, 近世漢方医学書集成95巻（大塚敬節，他編）, p.50, 名著出版, 1982.
36) 大塚敬節, 矢数道明, 清水藤太郎：漢方診療医典, 第6版, p.371, 南山堂, 2000.
37) 永富独嘯庵：漫遊雑記, ①一医生の重篤な熱病に用いた例：1-19b〜1-20b, p.56-58, ②重い食中毒の例：1-23b〜1-24b, p.64-66, 近世漢方医学書集成14巻（大塚敬節，他編）, 名著出版, 1979.
38) 尾台榕堂：方伎雑誌, ①熱病で「譫言錯語，神気昏冒」に大承気湯の例：1-24a〜1-25b, p.61-64, ②傷寒で「譫語やまず」という例：1-45b〜1-47a, p.104-107, 近世漢方医学書集成58巻（大塚敬節，他編）, 名著出版, 1980.
39) 津田玄仙：療治経験筆記, 近世漢方医学書集成73巻（大塚敬節，他編）, p.315-317, 名著出版, 1983.
  ※『療治茶談』に「痙病治験」（近世漢方医学書集成72巻, p.668, 1983）があるが，『療治経験筆記』第2例と同じかもしれない．
40) 山田業広：痙病燥湿辨附痙病治験, 温知医談2号（明治12年）, 温知医談, 復刻版第1巻, 同朋舎, p.57-61, 1979.
  ※同じ例が，『椿庭先生夜話』（近世漢方医学書集成94巻, p.287-290, 1982）にもある．
41) 大塚敬節：咳嗽の疾患に就きて. 漢方と漢薬, 9(10)：20-24, 1942より抄録.
42) 大塚敬節：厚朴・小承気湯・芍薬甘草湯の筋の剛強・震顫・痙攣に対する経験. 日本東洋医学雑誌, 8(1)：20-22, 1957.

81 大防風湯
daibofuto

製品番号：97

〔構成生薬〕
黄耆，地黄，芍薬，蒼朮，当帰，
杜仲，防風，川芎，甘草，羌活，
牛膝，大棗，人参，乾姜，附子

処方の特徴

1 処方概要

この処方は，虚弱者の慢性関節炎に用いる．人参と黄耆を含む参耆剤であり，地黄を含む点で十全大補湯や人参養栄湯に近い．

構成生薬は，生姜と乾姜を同等とみなせば，十全大補湯から桂皮・茯苓を除き，杜仲，防風，羌活，牛膝，大棗，附子を加えたもので，大棗以外は鎮痛作用のある生薬である．

名称の由来ともなっている防風はセリ科のボウフウ[1,2]で，薬理学的には解熱，鎮痛，消炎作用などがある[3]とされ，臨床的には「発汗，解熱，鎮痛剤で，感冒，頭痛，身体疼痛に用いる．」[4]とされる．大防風湯のほか，疎経活血湯，防風通聖散，清上防風湯，消風散，荊芥連翹湯，十味敗毒湯，治頭瘡一方，当帰飲子，川芎茶調散，釣藤散などに含まれる．

2 使用目標と応用

慢性関節炎で，大小関節の慢性的腫脹疼痛，運動機能障害がある例に用いる．関節の変形や周辺筋群の萎縮傾向があるが，局所の疼痛熱感は軽微な例が多い．体質的には，比較的体力の低下した人で，やや貧血傾向がある例が多い．全身的な皮膚粘膜の乾燥萎縮，低体温傾向，手足の冷えも目標となる．

応用としては，変形性膝関節症，諸種の慢性関節炎（関節リウマチなど）である．変形性脊椎症，肩胛関節周囲炎，頚肩腕症候群にも有効な可能性がある．神経炎，骨髄炎，脳卒中後遺症などによいとする説もあるが詳細は不明である．

近年，関節リウマチは早期治療が推奨され，免疫抑制剤や生物学的製剤が用いられる．この薬の臨床的価値は検討が必要である．関節リウマチ以外の慢性関節炎では有用な例があると思われる．

論　説

1 原　典

陳師文，他『増広太平恵民和剤局方』諸風附脚気門・続添諸局経験秘方[5]

〔条文〕風を袪り，気を順らし，血脈を活かし，筋骨を壮んにし，寒湿を除き冷気を遂う．又，痢を患うるの後，脚痛み，瘓〈注1〉[6,7]弱にして行履すること能わざるを治す．名づけて痢風と曰う．或は両膝腫れて大いに痛み，髀脛〈注2〉枯腊〈注3〉，但だ皮骨を存し，拘攣跧臥〈注4〉して屈伸すること能わず．名付けて鶴膝風〈注5〉と曰う．之を服して

〈注1〉瘓：『医学正伝』[6]に「瘓は渙なり．血気散漫，渙然として用いられざるなり」とある．渙は，"とけた氷の水の広がるさま"とされる．また，『病名彙解』癱瘓[7]には「瘓は弛縦して物を制すること能わざるなり」とある．したがって，「瘓弱」とは，血気が散り広がってしまって筋肉が弛緩して力が入らない状態，すなわち，筋肉の萎縮と筋力低下であろう．

〈注2〉髀脛：髀は"もも"，脛は"すね"，すなわち下肢の意．

〈注3〉枯腊：筋肉が萎縮して硬くなった状態．腊は乾いて硬くなった肉の意．

〈注4〉跧臥：跧は「伏せる，かがむ」の意．

〈注5〉鶴膝風：ここに定義されている通りで，膝関節炎で膝は腫れているが上下の筋肉が萎縮乾燥して，鶴の脚の膝のようになった状態．

気血流暢し，肌肉漸く生じ，自然に行履すること故の如し．（構成生薬で，乾姜が生姜となっている）

〔大意〕外邪である風を去り，体内の気をめぐらし，血行を改善し，筋骨の力を増し，痛みの原因となる寒湿を除き冷気を駆逐する．また，下痢の後で下肢が痛み筋力低下し歩行困難になるものを治す．この病状を名づけて痢風という．あるいは，両膝が腫れて大いに痛み，下肢の筋肉が萎縮乾燥して硬く，骨と皮だけになって，筋肉が拘縮痙攣し寝たきりとなって曲げ伸ばしできない．これを名づけて鶴膝風という．この薬を服用すれば，気血の流れが改善して肌肉が次第に生じ，歩行も以前のようになる．

〔解説〕ここでは，大防風湯の適応症状として痢風（下痢後の歩行障害）と鶴膝風（大腿下腿の筋萎縮をともなう膝関節炎）の2つを挙げる．記載される症状からは，慢性関節炎とそれにともなう全身状態の悪化，貧血などが想定される．なお，大防風湯の出典について，小曽戸洋は「初版の陳師文らの『和剤局方』には大防風湯は収載されておらず，南宋最後の第5版（1241-52）に至ってようやく収録されたものである．」[8]という〈注6〉[9]．

2 中国医書の記載

■大防風湯という名の処方は，唐代の孫思邈が編纂した『備急千金要方』に既に見られる（小曽戸の指摘[8]）．その構成生薬は，防風，当帰，麻黄，白朮，甘草，黄芩，茯苓，地黄，附子，山茱萸の10味で，防風，当帰，白朮，甘草，地黄，附子の6味が，現代使われる『和剤局方』の大防風湯の薬味と一致する．この『千金要方』の大防風湯[10]は，「中風発熱，汗無く，肢節煩し，腹急痛，大小便利せざるを治するの方」とあり，発熱性感染症初期を適応とするが，"肢節煩"は関節痛または筋肉痛と考えられ，『和剤局方』の大防風湯に通ずる面がある．

■『和剤局方』には，防風湯[11]（防風，半夏，独活，秦艽，麻黄，升麻，芍薬，人参，甘草，遠志，防已，黄芩，石膏，当帰，白朮）と称する処方も記載され，「風虚発熱，項背拘急，肢節不随，恍惚として狂言来去すること時無く，自ずから覚悟せざるを治す．また脚気緩弱を治す」とある．小曽戸洋[8]は，防風湯は小防風湯とも称すべきもので，これに対して大防風湯が作られたという．

■虞摶の『医学正伝』（1515年成立）中風門[12]には，『和剤局方』と同様の記載の後に，「一切の麻痺痿軟，風湿，虚を挟むの候，之を服して其の効，神の如し．…愚按ずるに，…蓋し気血両虚して風湿を挟み，而して痿躄と成りて行くこと能わざる者を治すの聖薬なり．其の痢後の風を治するを観るに，見るべし，然れば，以て不足の痿弱を治すべくして，以て有餘の風痺を治すべからざるを」とある．関節痛だけでなく，筋肉の麻痺，下肢筋力低下による歩行障害（痿躄）などにもよいとする．後段は虚証の痿弱にはよいが，実証の風痺には用いるべきでないということ．痛風門[13]は，「両足痿弱，或は沈重麻痺，行動すること能わず，両膝虚腫，名づけて鶴膝風と曰う等の証を治す」とある．やはり下肢の筋力低下（痿弱）や運動麻痺で歩けず，両膝が腫れているものを鶴膝風として，大防風湯がよいことを述べている．

■龔廷賢（1539?-1632?）の『万病回春』（1587年成立）には大防風湯という名称は見られず，四物湯加味[14]として記載される．『寿世保元』[15]（1615年刊）でも「両脚腫痛，脚脛枯細

〈注6〉大防風湯の出典：小山誠次[9]は，『和剤局方』収載よりも約50年前の宋の王璆・撰『是斎百一選方』に既に記載されているという．江戸期の有持桂里，浅田宗伯も出典を「百一」としている．

なるは，鶴膝風と名づく．或は，痢後謹まず，寒湿に感冒し，或は水を渉り霜を履みて以て両足痛痺を致し，刀剔虎咬の状の如く，膝臏腫大して行動すること能わず」という症状に補中益気湯加減を用いるという記載があるが，この加減が結局は大防風湯加萆薢〈注7〉[16-19]，防已となる（小山誠次[9]の指摘）．

■ なお，筆者の調べ得た範囲では，『三因極一病証方論』『厳氏済生方』『普済本事方』『宣明論方』『明医雑著』『古今医鑑』には記載を見いだせなかった．

3 江戸時代医家の論説（筆者意訳）

■ 『衆方規矩』[19]『医方口訣集』[20]『牛山活套』[21]などには，『和剤局方』および『医学正伝』と類似した記載が見られる．

■ 北尾春圃（1658-1741）の『当壮庵家方口解』では，関節痛（痛風）などで虚冷寒湿のために痛むときに用いる，麻痺不仁（運動知覚障害）にも虚寒を目標に用いるという[22]．また，産後の，顔面神経麻痺，手足ひきつれ，筋痙攣，ものに驚きやすく動悸戦慄する，悪寒と熱感を発するなどには，十全大補湯加附子がよいが，"血虚の中風"と見れば大防風湯を用いてもよいという[23]．このほか，産後の全身筋肉痛で寝返りもうてない者に用いるという[24]．

■ 浅井貞庵（1770-1829）の『方彙口訣』[25]には，「風湿で気血のめぐりが悪く，筋も弱り骨も力なく，麻痺痿軟となって腰の力が脱け，足は痿え，下半身が弱いというときによい．…よく用いる処方で，中風に限らず，およそ風寒湿で足の運動機能障害で歩けないときに用いる．温補の薬である」とある．

■ 有持桂里（1758-1835）の『校正方輿輗』は，出典を『百一選方』とし，「脚気で日を経て下肢が枯れ枝のように細くなり，痛んだり，痒くなったり，筋力低下して足を引きずったりする者，および"痢後風"，"鶴膝風"，"附骨疽"（骨髄炎？），下肢の化膿や皮膚潰瘍で分泌物が続くとき，虚弱で痩せた者には皆，大防風湯が有効である」[26]とする．難治性皮膚潰瘍によいとする点が注目される．さらに，「原因を問わず，鶴膝風となったり痿躄となった者には，この処方を用いると必ず反応がある．あらゆる麻痺痿軟を治すというのは虚言ではない」[27]という．

■ 百々漢陰（1776-1839）・百々鳩窓（1808-78）の『梧竹楼方函口訣』鶴膝風類[28]には，「鶴膝風の主方である．ただし，発病初期には宜しくない．…大防風湯は，熱がなくなり腫痛のみとなって，大腿や下腿の筋肉がやや細くなって歩き難く，歳月を経た者によい．必竟，気血両虚を補う手段を兼ねている．そのほか一切の脚や膝の痛み，あるいは足の筋肉がひきつれて夜中に疼き，足の筋肉が萎縮して，冷気にあうと痛みが甚だしく，全体の様子が気血両虚と見たら用いてよい」という．

■ 本間棗軒（1804-72）の『内科秘録』[29]には，「関節リウマチ［歴節風］の治療法は，悪寒発熱があって表位に属する者は葛根加朮附湯もしくは越婢加朮附湯を撰用する．もし，この二処方が無効ならば桂枝芍薬知母湯を与える．…寒熱の薄い者は桂枝加苓朮附湯がよい．もし久しく完治せず，関節が硬く腫れて筋肉がひきつれて痛む者には大防風湯などを撰用する」という．『瘍科秘録』[30]では，附骨疽すなわち骨髄炎または脊椎カリエスにも大防風湯を用いることがあるという．

■ 浅田宗伯（1815-94）の『勿誤薬室方函』[31]の出典は「百一」とあり，『勿誤薬室方函口訣』[32]では，「この処方は，百一選方には鶴膝風の主剤とし，和剤局方には麻痺痿軟の套剤（＝常用薬）とするけれども，その目的は脛

〈注7〉 萆薢：ヤマイモ科オニドコロ[16,17]，「風寒，湿痺，腰背の冷疼に．精を添え気を益す」[18]とされる．

枯腊とか風湿挾虚とか云って，気血衰弱の侯がなければ効果がない．もし実する者に与えれば反って害がある」という．

4 近年の論説

■『漢方診療医典』[33)]には，「本方は気血の両虚を補うのが目的で，気血の虚損による下肢の麻痺痿弱を治する剤である．…慢性関節リウマチ，あるいは膝関節炎などで膝関節が腫れて痛み，下肢が枯腊して細り，関節の強直を発して屈伸不能となるのを"鶴膝風"と名づけ，本方がよく用いられる．…実証のものには用いられない．…本方は慢性関節リウマチ，膝関節炎の強直，半身不随，脊髄癆，脊髄炎，産後脚気，産後の痿躄などに応用される」とある．

■大塚敬節（1900-80）の『症候による漢方治療の実際』[34)]には，「この方も慢性関節リウマチに用いる．この方は桂枝芍薬知母湯よりも，更に一段と衰弱が加わり，気血両虚というところが目あてである．桂枝芍薬知母湯に四物湯を合方して用いたいというようなところに用いる．この方も附子が入っているから熱状のあるものには用いない．いま私の治療している婦人の患者で，3年あまり大防風湯をのみつづけているリウマチの患者がいる．初診の頃は歩くのも骨が折れたが，この頃は家庭内の起居動作はできるようになっている」とある．

■大塚はまた，「大防風湯証の患者の選定に，私は患者の手のひらをじっとなでてみる．もし患者が発赤して熱感があるなら，これを用いない方がよい．患部が腫れていても，熱感，発赤のないものに効くようである」[35)]「古人の口訣では，気血両虚の重症の患者に用いることになっているので，便所にも，一人で歩いて行けないもの，床につきっきりの患者などに用いたが，期待したほどの効がなかった．…口訣にある足脛枯腊とか，虚を挾むという症候に，引きずり回されないでいいように思う」[36)]という．

症　例

症例 関節リウマチ（足が冷たい）（松田邦夫治験）[37)]

〔患者〕54歳　女性
〔初診〕X年11月
〔現病歴〕以前から手が腫れやすく，リウマチといわれている．リウマチ反応陽性．2年前閉経．食欲，便通は良好であるが，手足が冷える．

〔身体的所見〕身長151cm，体重43kg．左手，両足の関節が腫れて痛む．腹診上，上腹部で腹直筋の緊張がやや亢進しているほかは特記すべきことはない．血圧130-82mmHg.

〔経過〕比較的体力があり，食欲もあるので，はじめ麻黄剤を与えてみようと思い，薏苡仁湯（『明医指掌図』）を投与する．2週間後の症状はやや改善したが，4週間後になると食欲が減じ，体重42kgとなった．腹診で心下痞鞕を認める．麻黄剤が胃にさわるようだ．ちょうど12月末で，しきりに手足の冷えを訴える．足に触れてみると非常に冷たい．そこで大防風湯（附子1.0）に変方．これ以後薬方は変えなかった．翌年1月来診時，関節の痛みがかなり軽減し，食欲も進むようになりお陰様でという．2月，冷えると痛む．3月，疲れると右手が腫れる．4月，痛みのため歩行困難．暖かくなると痛みがややよい．5月，関節痛はかなりよい．9月，痛みはほとんどない．X+2年1月，痛みなし．4月，疲れなくなった．10月，足の痛みなし．調子よい．X+3年1月，痛みはないが，手がこわばる．3月，痛みなし．（抄）

鑑　別

■ **桂枝加朮附湯**

　慢性の関節痛，筋肉痛で要鑑別．痩せて冷え症，胃腸虚弱で胃下垂顕著な虚弱者に用いる．大防風湯，桂枝芍薬知母湯で胃腸障害の起こる者にも用いる．

■ **越婢加朮湯，薏苡仁湯**

　関節痛，慢性関節炎で要鑑別．胃腸が丈夫で麻黄の禁忌（虚血性心疾患，腎障害，排尿障害などのあるとき）でない者に使用．高齢者に用いることはまれ．鎮痛効果は大防風湯より強い．関節変形や筋萎縮は軽度の者が対象．

■ **桂枝芍薬知母湯**

　慢性関節炎で要鑑別．関節の腫脹疼痛が軽微，周辺の筋萎縮傾向は共通．麻黄を含むので鎮痛作用は大防風湯より若干強いが，麻黄の禁忌に留意する必要がある．皮膚乾燥萎縮，栄養状態低下があれば大防風湯．ときに鑑別困難．

■ **防已黄耆湯**

　変形性膝関節症で要鑑別．防已黄耆湯無効例に大防風湯を試みる．

■ **疎経活血湯**

　関節痛，筋肉痛，腰痛で要鑑別．構成生薬は似るが，人参，乾姜がない．胃腸虚弱者には大防風湯を用いる．

■ **八味地黄丸，牛車腎気丸**

　下肢筋力低下，腰や膝関節の痛みで要鑑別．多くは排尿障害をともなう．胃腸は丈夫．

■ **十全大補湯，人参養栄湯，補中益気湯**

　関節リウマチなどの消耗性疾患で要鑑別．疲労倦怠感が目標．関節症状が主ならば大防風湯を用い，全身状態改善を目的とするときはこれらを用いる．

引用文献

1) 厚生労働省：第16改正日本薬局方，p.1581，2011．
2) 木村孟淳，他編：新訂生薬学，改訂第7版，p.92，南江堂，2012．
3) 鳥居塚和生：モノグラフ 生薬の薬効・薬理，p.427-436，医歯出版，2003．
4) 大塚敬節，矢数道明，清水藤太郎：漢方診療医典，第6版，p.429，南山堂，2001．
5) 陳師文，他：増広太平恵民和剤局方，諸風附脚気門・続添諸局経験秘方，1-37b，和刻漢籍医書集成第4輯（小曽戸洋，他編），p.37，エンタプライズ，1988．
6) 虞摶：医学正伝，1-12b，和刻漢籍医書集成第8輯（小曽戸洋，他編），p.15，エンタプライズ，1990．
7) 蘆川桂洲：病名彙解，近世漢方医学書集成64巻（大塚敬節，他編），p.321-322，名著出版，1982．
8) 小曽戸洋：漢方医学，25(1)：40，2001．
9) 小山誠次：古典に基づく エキス漢方方剤学，p.416，メディカルユーコン，1998．
10) 孫思邈：備急千金要方，8-12a〜8-12b，復刻版，東洋医学善本叢書9，宋版備急千金要方・上，p.673，オリエント出版社，1989．
11) 陳師文，他：増広太平恵民和剤局方，諸風附脚気門・続添諸局経験秘方，1-20a，和刻漢籍医書集成第4輯（小曽戸洋，他編），p.28，エンタプライズ，1988．
12) 虞摶：医学正伝，1-41b〜1-42a，和刻漢籍医書集成第8輯（小曽戸洋，他編），p.25，エンタプライズ，1990．
13) 虞摶：医学正伝，4-61b，和刻漢籍医書集成第8輯（小曽戸洋，他編），p.145，エンタプライズ，1990．
14) 龔廷賢：万病回春，脚気門，5-77a，和刻漢籍医書集成第11輯（小曽戸洋，他編），p.211，エンタプライズ，1991．
15) 龔廷賢：寿世保元，脚気門，5-50a，和刻漢籍医書集成第12輯（小曽戸洋，他編），p.168，エンタプライズ，1991．
16) 李時珍：本草綱目，新註校定国訳本草綱目第6冊，p.295-299，春陽堂書店，1975．
17) 神戸中医学研究会：中医臨床のための中薬学，p.214-215，医歯薬出版，2004．
18) 龔廷賢：万病回春，薬性歌，1-31a，和刻漢籍医書集成第11輯（小曽戸洋，他編），p.27，エンタプライズ，1991．
19) 曲直瀬道三・原著，曲直瀬玄朔・増補：医療衆方規矩，近世漢方医学書集成5巻（大塚敬節，他編），p.99，名著出版，1979．
20) 長澤道寿・著，中山三柳・増訂，北山友松子・増広：医方口訣集，近世漢方医学書集成63巻（大塚敬節，他編），p.169-171，名著出版，1982．
21) 香月牛山：牛山活套，近世漢方医学書集成61巻（大塚敬節，他編），p.388，p.468-469，名著出版，1981．
22) 北尾春圃：当荘庵家方口解，近世漢方医学書集成80巻（大塚敬節，他編），p.535-536，名著出版，1983．
23) 北尾春圃：当荘庵家方口解，近世漢方医学書集成80巻（大塚敬節，他編），p.553-554，名著出版，1983．
24) 北尾春圃：当荘庵家方口解，近世漢方医学書集成80巻（大塚敬節，他編），p.555-556，名著出版，1983．

25) 浅井貞庵：方彙口訣, 近世漢方医学書集成 77 巻（大塚敬節, 他編), p.93-94, 名著出版, 1981.
26) 有持桂里：校正方輿輗, 近世漢方医学書集成 86 巻（大塚敬節, 他編), p.471-472, 名著出版, 1982.
27) 有持桂里：校正方輿輗, 近世漢方医学書集成 86 巻（大塚敬節, 他編), p.486-487, 名著出版, 1982.
28) 百々漢陰, 百々鳩窓：梧竹楼方函口訣, 復刻版, p.68, 春陽堂書店, 1976.
29) 本間棗軒：内科秘録, 近世漢方医学書集成 21 巻（大塚敬節, 他編), p.334-335, 名著出版, 1979.
30) 本間棗軒：瘍科秘録, 近世漢方医学書集成 114 巻（大塚敬節, 他編), p.187-194, 名著出版, 1983.
31) 浅田宗伯：勿誤薬室方函, 近世漢方医学書集成 95 巻（大塚敬節, 他編), p.86, 名著出版, 1982.
32) 浅田宗伯：勿誤薬室方函口訣, 近世漢方医学書集成 96 巻（大塚敬節, 他編), p.130-131, 名著出版, 1982.
33) 大塚敬節, 矢数道明, 清水藤太郎：漢方診療医典, 第 6 版, p.372-373, 南山堂, 2001.
34) 大塚敬節：症候による漢方治療の実際, 第 5 版, p.443-444, 2000.
35) 大塚敬節：大塚敬節著作集, 第 5 巻, p.97, 春陽堂書店, 1980.
36) 大塚敬節：大塚敬節著作集, 第 5 巻, p.103-104, 春陽堂書店, 1980.
37) 松田邦夫：症例による漢方治療の実際, p.230-232, 創元社, 1992.

82 竹筎温胆湯
chikujountanto

製品番号：91

〔構成生薬〕
半夏, 柴胡, 麦門冬, 竹筎, 茯苓, 桔梗, 枳実, 香附子, 陳皮, 人参, 黄連, 甘草, 生姜

処方の特徴

1 処方概要

竹筎温胆湯は，感冒後などの気管支炎で不眠をともなうときに用いる漢方薬である．不眠に用いる点は，古代中国医学の"温胆"という考え方に基づく．

古人は胆が冷えると眠れないと考え，この冷えた胆を温めるのが温胆湯だとした．この"胆"は，今日の胆囊の意ではなく，「あいつは胆っ玉が大きい」あるいは「胆が据わっている」などの"胆"とされる[1]．竹筎温胆湯は，この温胆湯の一種で，咳や痰に用いる処方である．

竹筎は，イネ科のハチク，マダケの桿の外層を削り去った内層[2]で，臨床的には，清涼，解熱，止渇，鎮咳剤で熱病に用いるとされる[3]．

2 使用目標と応用（表1）

急性ないし亜急性の気管支炎で，粘稠な痰があって咳き込む例に用いる．咳き込むために眠れない場合もあるが，咳と関係なく不眠を訴える例にも用いる．逆に，不眠がなく気管支炎症状だけの例に用いてもよい．微熱や頭頸部の微発汗傾向，神経質で胃の愁訴をともなう例が多い．体質的には，中等度からやや虚弱な者まで使用できる．

痰のからむ咳では，麻杏甘石湯，五虎湯，小青竜湯などを用いることが多いが，これらは胃腸障害，排尿障害などを起こすことがあり，高齢者，胃下垂高度の者，虚血性心疾患患者などには使いにくい．竹筎温胆湯には麻黄が含まれていないので，こうした例に対応できることが1つのメリットである．

抗菌薬，鎮咳剤，去痰剤などとの併用は，特に問題ないと思われる．

論説

1 原典 [4,5]

龔廷賢『寿世保元』（1615年序刊）傷寒門

医療用漢方製剤の竹筎温胆湯は，『寿世保元』を出典とする．同じ龔廷賢の著した『万病回春』（1587年成立）とされることが多いが，『万病回春』の竹筎温胆湯には麦門冬がなく，大棗がある．ここでは両書の記載を紹介する．

1．龔廷賢『万病回春』巻之二・傷寒門[6,7]

〔条文〕傷寒，日数過多にして，其の熱，退かず，夢寐寧からず，心驚恍惚，煩燥して痰多く，眠らざる者を治す．

2．龔廷賢『寿世保元』巻之二・傷寒門[8]

〔条文〕一に論ず，傷寒，日数過多にして，

表1 竹筎温胆湯の使用目標と応用

- ■ 応 用
  - ・気管支炎，慢性気管支炎，（不眠症）
- ■ 症 候
  - ・痰のからむ咳が続く，不眠傾向，微熱，ときに胸部から頭頸部の熱感・不快感・ほてり感，ときに発汗傾向
- ■ 体 質
  - ・中等度〜やや虚弱

其の熱，退かず，夢味寧からず，心驚恍惚として，煩躁して痰多きは，竹筎温胆湯に宜し，と．

〔大意と解説〕大意はほぼ同じで，「"傷寒"（重篤な急性発熱性疾患，ここではインフルエンザか）にかかり，日数を経てもなお余熱があり，安眠できず，神経質になって驚きやすく，"煩燥"（苦しくて静かにしていられない）して，痰が多い者には，竹筎温胆湯を用いる」ということ．不眠，煩躁などの症状が主で，痰が多いことは付随的に見える．咳嗽への言及はない．『万病回春』の竹筎温胆湯と『寿世保元』の竹筎温胆湯とでは，前述のように麦門冬の有無の違いがあるが，後者では黄連が増量されている点も重要であろう．

2 中国医書の記載

■温胆湯という名の処方は古くからある．唐代の孫思邈の『備急千金要方』（7世紀半ば）には，半夏・竹筎・枳実・橘皮・生姜・甘草の6味からなる温胆湯が載り，「大病後，虚煩して眠るを得ざるは，此れ胆寒ゆるが故なり．宜しく温胆湯を服すべし」（巻第十二胆腑・胆虚実候第二）9)とある．

■王燾の『外台秘要方』10)には，「集験温胆湯」，すなわち『集験方』からの引用として『千金要方』と同文が記載される．

■宋代の陳言『三因極一病証方論』(1174年頃)にも温胆湯が載り，「温胆湯は，心胆虚怯，事に触れて驚き易く，或いは夢寐祥ならず，或いは異象に惑い，遂に心驚胆懾して気鬱し，涎を生じ，涎と気と搏り，変じて諸証を生じ，或いは短気悸乏し，或いは復た自汗四肢浮腫し，飲食味無く，心虚煩悶，坐臥，安からざるを致すを治す」（巻之十・驚悸証治）11)とあり，その薬味は『千金要方』温胆湯加茯苓・大棗で，二陳湯合方といえる．

■龔廷賢・龔信の『古今医鑑』(1576年成立)・傷寒門には，「温胆湯：虚煩，眠ることを得ざるを治す」12)とあり，この温胆湯は，「『千金要方』温胆湯」加茯苓・酸棗仁で，方後に「もし心胆虚怯，事に触れて驚き易きときは，麦門冬，柴胡，人参，桔梗を加う」（巻之三・傷寒）とある．『万病回春』竹筎温胆湯は，この加減方から麦門冬・酸棗仁を除き，香附子・黄連を加えた形になる〈注1〉5)．

■いずれの温胆湯も主として病後の不眠に用いる処方である．『三因極一病証方論』温胆湯で喀痰（涎），息切れ（短気）などへ応用が広がり，鎮静・抗炎症作用のある柴胡・黄連が加わって，気道の炎症と不眠に用いる『万病回春』『寿世保元』竹筎温胆湯が成立したと考えられる．

3 江戸時代医家の論説 （筆者意訳ならびに抄）

■香月牛山（1656-1740）は『牛山活套』13)で，「大病の後，煩躁して眠れない者は多い．竹筎温胆湯を用いる．神効がある．虚弱な者は加味帰脾湯を用い，あるいは補中益気湯に酸棗仁，茯苓を加えて用いる」とし，また，「竹筎温胆湯の適応に似ていても，虚が甚だしい者には加味帰脾湯，または加味逍遙散の類を用いる」とする．

■津田玄仙（1737-1809）は，『療治経験筆記』14)において，「虚煩の虚は，…むなしいということで，胸の中になにもないのをいう．煩の字は，胸中の煩わしく苦しいことをいう」，「竹筎温胆湯を発病初期より用いることはなく，およそ小柴胡湯の後の時期に適応が

〈注1〉温胆湯から竹筎温胆湯への変遷：小山5)によれば，温胆湯の処方構成は，『千金要方』温胆湯から，『三因極一病証方論』『世医得効方』『袖珍方』などを経て，『万病回春』『寿世保元』の竹筎温胆湯へと変化したという．

ある．…夢寐寧からずというのは，…寝苦しくなって時々とんでもない声を出して，うなって苦しがるのだ．…心驚とは…心の内では物に驚きやすく，びくびくしていることをいう．…ときに，うわごとを云うが，これがこの処方を用いる重要な目標となる．煩躁の煩は胸中に熱感があって苦しいことを云う．躁は，身体を寝かせたり起こしたりして落ちつかないことを云う．不眠も恍惚も心驚も夢寐不寧も，煩躁が背景にあるために起こることである．この処方の肝要の目的は煩躁である」，「流行性発熱性疾患（疫熱）で顔色が酒に酔ったように赤くなり，うつらうつらとする症状に竹筎温胆湯を用いることがある」という．

■ 和田東郭（1744-1803）は，『蕉窓雑話』[15]では「温胆湯は『千金要方』より始まり，それに続いて幾つかの処方が作られた．いずれも胸中の蓄飲（＝痰飲，水毒）を"疏する"（＝ほぐす）ことを主目的とする．『千金要方』に，虚煩眠るを得ず，此れ胆寒ゆるが故なりとあるのは，水飲（＝水毒）を蓄えているために胆が冷えるのだと心得るべきである．この主旨を心得れば，処方の意味を了解でき，温胆の名義も明らかになる．…竹筎温胆湯は，表邪が解した後も日数が長びき，熱（＝炎症）が慢性化して専ら胸脇肝部に鬱し，攻撃の剤も用いがたく，また補柔の剤も用いにくいため，千金温胆湯に清涼解熱の薬を加味して作った処方である．柴胡を黄芩と組み合わせず，黄連に代え，香附子をあわせた点に深い工夫がある」と述べ，『蕉窓方意解』[16]では「『寿世保元』には麦門冬がある．自分は，今これに従う」といい，また『寿世保元』の竹筎温胆湯は黄連が多いことなどを指摘している．

■ 百々漢陰（1776-1839）・百々鳩窓（1808-78）は『梧竹楼方函口訣』[17]で，「発熱後，だいたい治ったが，まだ炎症が残って痰があり，些細なことでも驚きやすく安眠することができず，甚だしいときにはうわごとを言う者，あるいは咳嗽する者，これらに竹筎温胆湯がよい．両頬が紅になる者が多い．また，発熱のない状態でも，平素からの飲酒家あるいは元来から水毒傾向があって喀痰の多い者などが，一時的に心身疲労して不眠，驚悸，咳嗽などのあるときにも，この処方がよい」という．

■ 本間棗軒（1804-72）は『内科秘録』で，緩やかに発症する「狂」（精神障害，神経症両者を含むか）を「陰狂」と呼び，そのうちで，思慮反覆して止まざる者には半夏瀉心湯加茯苓，驚怖甚だしい者には柴胡加竜骨牡蛎湯，毎夜眠気が起こらず一睡もできない者には酸棗仁湯，温胆湯，竹筎温胆湯などを用いるとする[18]．また，胸痛，喘鳴をともなう咳があって，痰が多い者に，竹筎温胆湯を使用する機会があると述べている[19]．

■ 浅田宗伯（1815-94）は『勿誤薬室方函口訣』[20]で，「胸膈に鬱熱あり，咳嗽不眠の者に用う．雑病にても婦人胸中鬱熱ありて咳嗽甚だしき者に効あり．不眠のみに拘るべからず」と述べている．

4 近年の論説

■ 『漢方診療医典』[21]のインフルエンザの項には，「回復期になって，熱は平熱または平熱に近くなったが，咳嗽と痰がひどく，そのために安眠ができないものによい」とあり，感冒の項には「熱の下がったあと，せきが出て痰が多く，不眠の続くものに用いるが，感冒のあと，ただ何となくさっぱりしないものに用いてもよい」と不眠は必発ではないとし，不眠症の項では「せきと痰が多くて眠れないものに用いる．肺炎などで一応下熱してから，痰が多く出て眠れないものに用いる」と咳嗽喀痰と随伴する不眠によいという．

■ 大塚敬節（1900-80）は，『症候による漢方治療の実際』[22]の咳嗽・嗄声の項では，「小柴

胡湯などを用いて熱は下ったが，何となくさっぱりせず，元気が出ず，ただぼんやりしているものに用いてよいことがある」，不眠の項では「この方を用いる証が意外にも実証にみえて，大柴胡湯や承気湯を用いる病状によく似ていることがある」という．また，『大塚敬節著作集』[23]では「竹筎温胆湯は，…解毒，鎮痛，去痰，鎮咳，強壮，健胃の効があるから，急性の病気の発病初期に用いることはなく，肺炎，気管支炎，感冒などが長引き，体力が消耗して，神経が過敏となり，不眠，不安，咳嗽，食欲不振などを訴えるものを目標とする」という．

症　例

症例 感冒後の長引く咳痰（筆者経験例）

〔患者〕64歳　女性　無職

〔初診〕X年4月15日

〔主訴〕咳嗽，喀痰

〔既往歴〕以前から高血圧症治療のため通院治療中.

〔現病歴〕この年2月はじめからスギ花粉症で，小青竜湯（3g/包）を1日2〜3回服用していた．3月中旬にかぜをひいてから咳痰が3週間以上続く．近医で抗菌薬等処方されたが効果がない．急に咳き込むことがあり，痰がからむ．もともと寝付きが悪いほうだが，今は夜中に咳で目覚めると眠れなくなる．喘鳴や息苦しさはない．鼻炎症状は，おさまっている．のどの痛みはない．食欲普通．のぼせ感なし．小青竜湯を3回/日にすると胃が重くなる．

〔身体的所見〕身長160cm，体重60kg．顔色普通．胸部理学的所見に異状なし．腹部は全体に軟らかい．他に特記すべき所見なし．

〔経過〕竹筎温胆湯（2.5g/包）1回1包，1日3回で処方．小青竜湯は休止．2週後，「とてもよく効いた．服用してすぐに咳痰がおさまる感じがした．よく眠れる．ただ，薬を止めるとまだ咳が出る」というので薬を継続，2週後に完治した．以後，感冒で咳が残るときには，この薬を服用するようになった．「これを飲むとよく眠れる」という．X+6年11月，高血圧症治療のため通院中であるが，また感冒後に長く咳が続くために服用，やはり有効であった．

鑑　別

■麻杏甘石湯，五虎湯

喀痰をともなう咳嗽で要鑑別．麻杏甘石湯・五虎湯は，粘稠な痰がからみ咳き込む例，咳嗽に喘鳴をともなう例，喘息を疑う例に用いる．この2処方で胃腸障害を起こす例，心疾患などの麻黄剤禁忌のある例，不眠・食欲低下をともなう例には竹筎温胆湯を用いる．

■麦門冬湯

遷延性咳嗽で要鑑別．麦門冬湯は，痰が少なく，むせるような咳き込みを起こす例に用いる．

■小青竜湯

喀痰をともなう咳嗽で要鑑別．小青竜湯は，粘稠度の低い痰が多く，しばしば喘鳴をともなう例，アレルギー性鼻炎の合併する例に用いる．

■清肺湯

比較的慢性化した気管支炎で要鑑別．清肺湯は，粘稠な膿性痰が多く，痰がからむために咳き込んだり，嗄声になったりする例に用いる．

■滋陰降火湯

慢性の咳嗽で要鑑別．滋陰降火湯は，やや乾いた咳が続き，寝入りばなに咳き込んで眠れない例に用いる．高齢者に用いる機会が多い．

引用文献

1) 大塚敬節:大塚敬節著作集,第3巻,p.195,春陽堂書店,1980.
2) 木村孟淳,他編:新訂生薬学,改訂第7版,p.64,南江堂,2012.
3) 大塚敬節,矢数道明,清水藤太郎:漢方診療医典,第6版,p.421,南山堂,2001.
4) 小曽戸洋:漢方一話 処方名のいわれ,86 竹茹温胆湯.漢方診療,24(4):190,2000.
5) 小山誠次:竹茹温胆湯の成立と出典考.漢方の臨床,45(2):237-252,1998.
6) 龔廷賢:万病回春,2-38b〜39a,和刻漢籍医書集成第11輯(小曽戸洋,他編),p.60-61,エンタプライズ,1991.
7) 松田邦夫:万病回春解説,創元社,p.185,1989.
8) 龔廷賢:寿世保元,2-35b,和刻漢籍医書集成第12輯(小曽戸洋,他編),p.56,エンタプライズ,1991.
9) 孫思邈:備急千金要方,12-3a,復刻版,東洋医学善本叢書10,宋版備急千金要方・中,p.185,オリエント出版社,1989.
10) 王燾:外台秘要方,第17巻虚労下・病後不得眠方二首,17-36b〜37a,復刻版,東洋医学善本叢書4,宋版外台秘要方・上,p.337-338,オリエント出版社,1981.
11) 陳言:三因極一病証方論,10-12a〜b,和刻漢籍医書集成第1輯(小曽戸洋,他編),p.134,エンタプライズ,1988.
12) 龔信,龔廷賢:古今医鑑,3-34a〜b,和刻漢籍医書集成第11輯(小曽戸洋,他編),p.70,エンタプライズ,1991.
13) 香月牛山:牛山方考,近世漢方医学書集成61巻(大塚敬節,他編),p.457,p.461,名著出版,1981.
14) 津田玄仙:療治経験筆記,近世漢方医学書集成73巻(大塚敬節,他編),p.193-194,p.525-526,p.444,名著出版,1983.
15) 和田東郭:蕉窓雑話,近世漢方医学書集成15巻(大塚敬節,他編),p.42-43,名著出版,1979.
16) 和田東郭:蕉窓方意解,近世漢方医学書集成16巻(大塚敬節,他編),p.72-75,名著出版,1979.
17) 百々漢陰,百々鳩窓:梧竹楼方函口訣,傷寒類,復刻版,p.32,春陽堂書店,1976.
18) 本間棗軒:内科秘録,巻之二・狂門,近世漢方医学書集成21巻(大塚敬節,他編),p.413-419,名著出版,1979.
19) 本間棗軒:内科秘録,虚労門,近世漢方医学書集成21巻(大塚敬節,他編),p.474,名著出版,1979.
20) 浅田宗伯:勿誤薬室方函口訣,近世漢方医学書集成96巻(大塚敬節,他編),p.62,名著出版,1982.
21) 大塚敬節,矢数道明,清水藤太郎:漢方診療医典,第6版,p.68,p.70,p.308,南山堂,2001.
22) 大塚敬節:症候による漢方治療の実際,第5版,p.239,p.66,南山堂,2000.
23) 大塚敬節:大塚敬節著作集,第3巻,p.195,春陽堂書店,1980.

83 治打撲一方
jidabokuippo

製品番号：89

〔構成生薬〕

川骨，樸樕，川芎，桂皮，大黄，丁字，甘草

処方の特徴

1 処方概要

治打撲一方は，打撲傷に用いる漢方薬である．わが国で創られた処方である．構成生薬のうち川骨と樸樕が重要とされる．

川骨はスイレン科コウホネの根茎であり[1,2]，駆瘀血剤で，産前産後，月経不順，婦人病に用いるとされる[3]．本処方を創った香川修庵の『一本堂薬選』には川骨の別名・萍蓬根で記載，「瘀血を破り，新血を導く．打撲傷損，…産後の瘀血諸疾（に用いる）」とある[4]．

樸樕は，ブナ科クヌギなどの樹皮とされる[5,6]．『一本堂薬選』には「瘀血を破り，…諸の悪瘡結毒，撲損，宿滞の瘀血（に用いる）」とある[7]．

2 使用目標と応用

治打撲一方は，打撲，捻挫などによる患部の腫脹疼痛に用いる．受傷直後よりも，数日以上経過してから用いることが多い．受傷直後に用いるときには大黄を加味するか，大黄を含む通導散少量などと併用する．打撲後に痛みだけが残るというときは，附子を加えて用いるとよいとされる．

論　説

1 原典ならびに江戸時代医家の説

1．香川修庵の創方

- 香川修庵（1683-1755）の『一本堂医事説約』打撲門[8]には，「一方」として，治打撲一方を構成する7味の生薬が記載され，「日，久しき者には附子を加う」とある．

2．浅田宗伯『勿誤薬室方函口訣』の記載

- 『勿誤薬室方函』[9]は香川の方とし，『勿誤薬室方函口訣』[10]は，「此の方は能く打撲，筋骨疼痛を治す．萍蓬，一名川骨，血分を和す．樸樕，骨疼を去る．故に二味を以て主薬とす．本邦血分の薬，多く川骨を主とする者，赤た此の意なり．日を経て愈えざる者，附子を加うるは，此の品，能く温経するが故なり」という．長谷川[11]は，「血分を和す」とは血液の循環をよくすることとし，「日を経て…」は局所の熱感腫脹はないが疼痛のみ残ることとする．なお，真柳は，香川修庵が単に打撲の「一方」とした本処方を治打撲一方と名付けたのは浅田宗伯ではないかという[12]．

2 近年の論説

- 石原[13]は，治打撲一方を「打撲後痛む者」とし，「戦国時代金創医の伝を香川修庵が棚定せる方にして，打撲後日を経て筋骨疼痛するに効あり．応ぜざれば附子を加う．樸樕を桜皮に代うるも可」と注している．
- 山本[14]は治験5例を報告，「急性で受傷のひどい時は大便の硬軟に関係なく最初だけ大黄を入れて下すことにしている」と述べ，類似処方を挙げる[15]．

症 例

症例1 打撲後数年を経た神経痛様疼痛に
治打撲一方加附子（山本巌治験）[14]

67歳の男，ブリキ屋で，雨樋の仕事の途中に過って落ち，…左の臀部大腿後面を打った．ひどい内部の出血で，下肢は足まで紫色になり，臀部の血腫は吸収されず，1ヵ月位後に外科医に切開して取り除いてもらった．その後数年を経過しているが，神経痛様の痛みが発作的におこり，冷えた時には敏感に反応し，冬期はことにつらい．…暖まると楽になるという．…治打撲一方に附子1gを加えて使ったのである．7日分の服用でよくなったが，もう1週間計2週間服用した．

症例2 眼の周りの打撲（矢数道明治験）[16]

52歳の婦人，肥っている．…昨日転んで右の眼のところを打撲し，眼の囲りがひどく紫色に腫れあがり，痛みがひどく心配して来た．治打撲一方を5日分与えたところ，服薬すると翌日から腫れと紫色がどんどん小さくなり，5日目に来たときは殆ど腫れも痛みもとれてとても安心したという．さらに1週間分与えてすっかり治った．

鑑 別

■ **通導散**

打撲傷で要鑑別．初期で局所の腫脹が強く皮下血腫のある例，治打撲一方よりもやや重い例に用いると思われる．初期では両者を併用することもある．

■ **桂枝茯苓丸**

打撲傷の急性期で要鑑別．早期軽症例では桂枝茯苓丸がよい．

引用文献

1) 厚生労働省：第16改正日本薬局方，p.1532，2011.
2) 木村孟淳，他編：新訂生薬学，改訂第7版，p.107-108，南江堂，2012.
3) 大塚敬節，矢数道明，清水藤太郎：漢方診療医典，第6版，p.418，南山堂，2001.
4) 香川修庵：一本堂薬選，近世漢方医学書集成69巻（大塚敬節，他編），p.61，名著出版，1982.
5) 厚生労働省：第16改正日本薬局方，p.1581，2011.
6) 木村孟淳，他編：新訂生薬学，改訂第7版，p.54-55，南江堂，2012.
7) 香川修庵：一本堂薬選，近世漢方医学書集成69巻（大塚敬節，他編），p.29，名著出版，1982.
8) 香川修庵：一本堂医事説約〔v. 2, p.12-13〕，京都大学附属図書館所蔵，富士川文庫セレクト：http://edb.kulib.kyoto-u.ac.jp/exhibit/fd6/image/fd-6shf/fd6sh0051.htmlに公開されている（2012-7-13参照）.
9) 浅田宗伯：勿誤薬室方函，近世漢方医学書集成95巻（大塚敬節，他編），p.49，名著出版，1982.
10) 浅田宗伯：勿誤薬室方函口訣，近世漢方医学書集成96巻（大塚敬節，他編），p.68，名著出版，1982.
11) 長谷川弥人：勿誤薬室「方函」「口訣」釈義，頭注，p.161，創元社，1985.
12) 真柳誠：漢方一話 処方名のいわれ，84 治打撲一方．漢方の医学，24(3)：138，2000.
13) 石原明：先哲経験実用処方選集．漢方の臨床，10(2)：75-83，1963.
14) 山本巌：治打撲一方に就て．漢方の臨床，22(6)：3-16，1975.
15) 以下を挙げる：①散瘀煎―目黒道琢：餐英館療治雑話，近世漢方医学書集成107巻（大塚敬節，他編），p.291-292，名著出版，1983．②折傷継骨秘方―津田玄仙：療治経験筆記，近世漢方医学書集成73巻，p.326-327，1983．③石見川―香月牛山：牛山活套，折傷門，近世漢方医学書集成61巻，p.598-599，1981.
16) 矢数道明：温知堂経験録（95）．漢方の臨床，22(12)：28-29，1975.

84 治頭瘡一方
jizusoippo

製品番号：59

〔構成生薬〕
忍冬，紅花，連翹，蒼朮，荊芥，
防風，川芎，大黄，甘草

処方の特徴

1 処方概要

治頭瘡一方とは，「頭の瘡を治す1つの処方」という意味である．この場合の「瘡」は「きず（瘡傷）」ではなく，「できもの（瘡）」すなわち皮膚病のこととされる[1]．

2 使用目標と応用（表1）

この処方は，乳幼児や小児の頭部を中心とする皮膚病に用いられ，頭部脂漏性湿疹，アトピー性皮膚炎などが適応として挙げられる．

使用目標は，顔面頸部，腋窩，陰部などに，発赤，丘疹，水疱，びらんを認め，分泌物が粘稠で痂皮を形成し，痒みと臭気が強いこととされる．しかし，通常の頭部湿疹に用いてもよい．

表1 治頭瘡一方の使用目標と応用

- 応用
  ・頭部脂漏性湿疹，アトピー性皮膚炎 など
- 症候
  ・上半身（特に頭部）を中心とする慢性湿疹
  ・発赤，丘疹，びらん，粘稠分泌物，痂皮形成
- 体質
  ・広く応用可能
  ・胃腸虚弱で栄養状態不良の者は除く
  ・乳幼児・小児に用いる機会が多い
- 留意点
  ・服用後に腹痛下痢をきたす場合は不適
  ・便秘時は大黄を含む漢方薬の併用で効果が高まる

体質中等度を中心に幅広く用いられ，成人にも用いることができる．

3 効果を高めるには

大黄を含むので便秘傾向の者に用いるのが原則だが，医療用漢方製剤（ツムラ）は大黄0.5gと少ないため，便秘がなくても服用後に腹痛下痢しなければ用いてよい．便秘が強ければ大黄を含む漢方薬を併用する．大黄の抗炎症作用などにより湿疹に対する効果が強まることが期待できるので，不快な下痢をしない程度に大黄を増量すると効果が高まる．大黄を含む漢方薬には，大黄甘草湯，調胃承気湯，麻子仁丸，桃核承気湯，大黄牡丹皮湯，防風通聖散などがある．含有される大黄の量が異なるので，便秘の程度および随伴症状により選択する．

論 説

1 原 典

浅田宗伯『勿誤薬室方函』

原典は浅田宗伯（1815-94）の『勿誤薬室方函』である．同書には現在と同じ処方構成が示され，別名は大芎黄湯，福井家方では黄芩が入り紅花と蒼朮はないという注記がある[2]．

■ 福井家方とは，福井楓亭（1725-1792）の自家処方の意である．楓亭の『方読弁解』に頭瘡験方という名の処方があり[3]，治頭瘡一方から紅花と蒼朮を除き黄芩を加えた内容である．その方後には「膿多き者には蒼朮を加う」とあるので，これならば治頭瘡一方去紅花加黄芩である．この頭瘡験方が浅田宗伯の治頭瘡一方の原型といえる．

■ 楓亭は，「この処方（頭瘡験方）は尋常の頭瘡に用いるとよい．小児の頭瘡にもよい．後世，敗毒散を用いるようなところにこの方を与える．炎症の強い者には防風通聖散がよい．膿が多い者には蒼朮を加える」という．

■なお，この頭瘡験方の直前には防風通聖散が記載され，「頭面に瘡を生じ，熱があって便秘する者には防風通聖散を用いるとよい．世医が，敗毒散を用いる症状で熱の強い者によい．…世医が，敗毒散を用いる処は頭瘡験方を用いるとよい」とある[4]．

■治頭瘡一方の使い方について，浅田宗伯自身は『勿誤薬室方函口訣』で「この処方は頭瘡のみならず，上半身，頭部，顔面の皮膚病全般に用いる．清上防風湯は"清熱"を主とし，治頭瘡一方は"解毒"を主とする」という[5]．

■福井楓亭と浅田宗伯の説を総合すると，治頭瘡一方は頭部，顔面を中心とする湿疹に用い，清上防風湯，防風通聖散などとの鑑別を要することがわかる．

2 中国医書の記載・江戸時代医家の論説

1．川芎と大黄

■浅田宗伯は治頭瘡一方の別名を大芎黄湯とする．この別名は川芎と大黄が治頭瘡一方において重要であることを示す．川芎と大黄の組み合わせの臨床的意味を考える上で参考になるのは，芎黄円である．

■芎黄円は川芎と大黄を煉蜜で丸とした剤形で，宋代の『楊氏家蔵方』（楊倓・撰，1178年刊）[6]が原典とされ[7]，「風熱壅盛し，頭昏み，目赤く，大便艱難なるを治す」とあるという[8]．すなわち，顔面頭部の"熱"（炎症？）で，めまいがして目が赤く，便秘するものを治すということである．

■丸薬である芎黄円を，わが国では散剤（粉末）すなわち芎黄散として用いた．これは応鐘散〔吉益東洞（1702-73）〕，朱鳳散とも呼ばれ[9]，後藤艮山も嘆賞したという[7]．有持桂里（1758-1835）は，芎黄散を頭痛，"赤眼痛"（結膜炎？），打撲，頭頸部顔面の"毒"（皮膚病？），上部の"結毒"（元来は梅毒の皮膚症状の意．類似皮膚症状を含むと思われる），"瘰癧"（頸部リンパ節炎．多くは結核性）などに応用で

きると述べている[7]．また華岡青洲（1760-1835）は，のぼせが強く，便秘，頭痛耳鳴があり，頭が痒く，フケが多い，あるいは頭に瘡を生じるもの，めまい，肩こりなどに用いるという[10]．浅田宗伯は，頭瘡や耳鳴などで他の処方に兼用して用いるという[11]．

このように川芎と大黄の組み合わせは，頭頸部の炎症や発赤，痒み，あるいは頭瘡に有用と思われる．

2．芎黄湯

■金代の張従正（子和）が著した『儒門事親』に記載される芎黄湯[12]は，芎黄円に荊芥，防風が加わった処方で，この生薬構成は治頭瘡一方の基本部分といえる．芎黄湯は"頭目眩運"すなわちめまいに用いるとされるが，『玉機微義』（1396年成立）には，「上焦の風熱を瀉する薬」とあり[13]，「上焦の風熱」を顔面頭部の炎症とすれば，頭瘡に応用される意にも解される．

■わが国では，有持桂里の『稿本方輿輗』に，「もともとは眩暈の処方であるが，"湿毒"が顔面より耳などへかかって"浮いている"者に用いる」とある[14]．"湿毒"は梅毒をさすことが多いが，ここでは，分泌物の多い，あるいは局所皮膚の腫脹が強い状態の頭部皮膚炎を指すのではないか．有持桂里はさらに，「芎黄湯に桔梗，連翹，白芷，甘草の四味を加えて大芎黄湯と呼ぶ．…小児の頭瘡，大人の瘰癧などに用いる．…頭瘡などでは通常の芎黄湯よりは，この処方がよい」という．この大芎黄湯は，『勿誤薬室方函口訣』でいう大芎黄湯すなわち治頭瘡一方と同一構成ではないが，芎黄湯に連翹，甘草を加えた部分までは似ており，主旨は同じであろう．なお，大芎黄湯には他にも同名異方がある〈注1〉（次頁脚注）．

3 近年の論説

■ 病名による漢方治療の初期解説書である『漢方診療の実際』(1954) の伝染病，皮膚科および薬方解説篇には，この処方に関する記載は見いだせない[15]．昭和30年頃までは，この処方はあまり用いられていなかったのではないかと思われる．

■ 『漢方診療の実際』を引き継ぐ『漢方診療医典（第3版）』(1972) には本処方が記載される．その「アレルギー性皮膚炎」（これはアトピー性皮膚炎の意であろう）の項には，「福井家の経験方で，頭瘡を治する代表的なものとされている．一般に小児胎毒によるとされているが，これは，すなわち家族的なアレルギー性の体質素因を意味しているものである．頭部，顔面，頚部，腋窩などに発赤，丘疹，びらん，結痂を作る．通じのあるものは大黄を去るがよい．1〜2ヵ月連用するがよい」とあり，薬方解説・治頭瘡一方の項では「小児の頭瘡で，分泌物，瘙痒，痂皮を認めるものを目標として用いる．…少年や大人でもよい．顔面，頚部，腋窩，陰部などに発赤，丘疹，水疱，びらん，結痂を作るもので，実証で下剤の適応するものが多い．便通のあるものは大黄を去る．小児頭瘡は短期間では全治困難なものが多いので，ある期間（3〜4ヵ月）の連用が必要である．…以上の目標に従って本方は主として小児頭部湿疹，胎毒下し，諸湿疹などに用いられる」という[16]．これが現在の使い方の原型であろう．

■ なお，長谷川によれば，浅田宗伯直系の門下である木村博昭は，治頭瘡一方は「毛根部にのみ出る皮膚病にもよいが，すべて頭顔に出るものによい」と述べたという[17]．

症 例

症例1 幼児の湿疹に治頭瘡一方（大塚敬節治験）[18]

治頭瘡一方は，乳幼児の湿疹に用いて，時々奇効がある．患者は昭和40年3月29日生まれの男児．生まれてまもなくから湿疹ができ，いろいろの治療をしたがよくならないといって父親がつれて来院した．初診は昭和45年3月1日．湿疹は主として上肢から頚部，下肢の膝関節の内面にある．かぜをひきやすく，鼻がつまり，声がよくかれる．それに時々衄血が出る．食欲には非常にむらがあって一定しない．水をよくのむ．大便は1日1行．治頭瘡一方を与える．2週間服用して来院した時は，皮膚がなめらかになり，湿疹もよほど軽快していた．ひきつづき4週間の服薬で，あとかたもなく湿疹は消失した．

症例2 アトピー性皮膚炎に治頭瘡一方去大黄加地黄石膏（松田邦夫治験）[19]

〔患者〕12歳　女児

〔現病歴〕生後まもなく皮膚が荒れてアトピー性皮膚炎と診断された．…アレルギー反応が強くて一般薬が飲めない．

〔身体的所見〕初診時，湿疹は顔面，項部，背上部にひどく，ステロイド軟膏を塗っているが，かゆみが強く，なかなかよくならないという．全体にじくじくして汚らしい感じである．小さいときは頭部に痂皮形成があったようであるが，今は少しついているだけである．体重47kgもあるが，下痢しやすいという．2ヵ月前に初潮があった．

〔経過〕下痢しやすいのがひっかかったが，私は治頭瘡一方より大黄をのぞき，地黄4.0,

〈注1〉文淵閣『四庫全書』電子版（中医薬版）で「芎黄湯」をキーワードに検索すると見いだされる．例えば，『仁斎直指方』（南宋）破傷風3-49b に芎黄湯（川芎，黄芩，甘草）および大芎黄湯（川芎，羌活，黄芩，大黄）が記載され，破傷風に用いるとある．また『病機気宜保命集』（金）巻中・破傷風方論にも類似した説明があって，生薬構成の同じ芎黄湯，大芎黄湯が記載される．

石膏 10.0 を加えて与えた．加味は師（大塚敬節）伝による．この薬はよく効いて，5ヵ月後には全治廃薬した．

鑑　別

■ 清上防風湯

頭部湿疹で要鑑別．清上防風湯はにきびに用いるが，顔面の湿疹に用いることもある．治頭瘡一方は多くは脂漏性湿疹で痂皮を形成する．ときに鑑別困難．

■ 消風散

湿疹で要鑑別．消風散は発赤腫脹，分泌物，痂皮形成があるときに用いる．全身性の場合が多く，この点で頭部を中心とする治頭瘡一方と異なる．

■ 十味敗毒湯

湿疹で要鑑別．十味敗毒湯はひろく湿疹や皮膚炎に用いられる．全身性で化膿傾向がある例やアレルギー性の例によい．

■ 黄連解毒湯

湿疹で要鑑別．黄連解毒湯は発赤，ほてり，熱感が強い例に用いる．胃腸虚弱者には用いない．治頭瘡一方と併用することもあり，鑑別困難な例もある．

■ 越婢加朮湯

湿疹で要鑑別．越婢加朮湯は炎症による腫脹が強く，水疱形成傾向のある例に用いる．胃腸虚弱者には用いない．湿疹は頭部とは限らない．

■ 防風通聖散

便秘をともなう頭部湿疹で要鑑別．防風通聖散を頭部湿疹に用いうることは前述の福井楓亭の説などの通りであるが，医療用漢方製剤では適応外使用となる．便秘を目標に用いるとよい．治頭瘡一方と併用も可である．

引用文献

1) 小曽戸洋：漢方一話 処方名のいわれ，54 治頭瘡一方．漢方診療，16(4)：131，1997．
2) 浅田宗伯・著，安井玄叔，三浦宗春・編：勿誤薬室方函（明治 10＜1877＞年刊），近世漢方医学書集成 95 巻（大塚敬節，他編），p.51，名著出版，1982．
3) 福井楓亭：方読弁解，上部頭門，近世漢方医学書集成 54 巻（大塚敬節，他編），p.15-16，名著出版，1981．
※楓亭は，小児初生雑病門でも同様のことを述べている（同，p.433-434）．
4) 福井楓亭：方読弁解，上部頭門，近世漢方医学書集成 54 巻（大塚敬節，他編），p.14-151，名著出版，1981．
5) 浅田宗伯：勿誤薬室方函口訣，近世漢方医学書集成 96 巻（大塚敬節，他編），p.79，名著出版，1982．
6) 小曽戸洋：南宋代の医薬書（その 2）．現代東洋医学，9(2)：79-85，1988．
7) 有持桂里：校正方輿輗，丸散方別輯，芎黄散，15-25b～26a，近世漢方医学書集成 87 巻（大塚敬節，他編），p.548-549，名著出版，1982．
8) 浅田宗伯：勿誤薬室方函，巻下，丸散部，幾部，2-16a～b，近世漢方医学書集成 95 巻（大塚敬節，他編），p.232-234，名著出版，1982．
9) 有持桂里：方輿別集輗，朱鳳散，1-22a～23a，方輿輗，復刻版・下，燎原書房，1973．
10) 華岡青洲：春林軒丸散方，応鐘散，近世漢方医学書集成 30 巻（大塚敬節，他編），p.155-156，1980．
11) 浅田宗伯：勿誤薬室方函口訣，芎黄円，2-36b，近世漢方医学書集成 96 巻（大塚敬節，他編），p.240，名著出版，1982．
※なお芎黄円料としてもほぼ同趣旨の記載がある（1-72a，近世漢方医学書集成 95 巻，p.155，1982．）．
12) 張従正：儒門事親，世伝神効諸方目録・頭面風疾第四，15-25a，和刻漢籍医書集成第 2 輯（小曽戸洋，他編），p.208，エンタプライズ，1988．
※この『儒門事親』の芎黄散は，熊宗立：医書大全，眩暈門（1446 年刊），10-13a，和刻漢籍医書集成第 7 輯，p.136，1989．にも引用される．
13) 劉純：玉機微義，頭眩門，35-4a，和刻漢籍医書集成第 5 輯（小曽戸洋，他編），p.355，エンタプライズ，1989．
14) 有持桂里：稿本方輿輗，黴瘡門，6-10b～12a，復刻版・上，燎原書店，1973．
15) 大塚敬節，矢数道明，清水藤太郎：漢方診療の実際，伝染病／p.67-90，皮膚科／p.268-279，薬方解説篇／p.293-342，南山堂，1954．を検索した．
16) 大塚敬節，矢数道明，清水藤太郎：漢方診療医典，第 3 版，p.311-312，p.402-403，南山堂，1972．
17) 長谷川弥人：勿誤薬室「方函」「口訣」釈義，p.167，創元社，1985．
※頭注「済世薬室」による．長谷川は，これが木村博昭の口述という〔同書例言（8）p.13 による〕．
18) 大塚敬節：修琴堂経験録（六）．漢方の臨床，17(6)：16-18，1970．
19) 松田邦夫：症例による漢方治療の実際，p.365，創元社，1992．

85 調胃承気湯
choijokito

製品番号：74

〔構成生薬〕
大黄，甘草，芒硝

約筋の弛緩作用，利胆作用などがあるとされる[2]．

芒硝を含む漢方薬には，調胃承気湯，大承気湯，桃核承気湯，大黄牡丹皮湯などがある．

2 使用目標と応用

実地臨床上は，体質体格を問わず，便秘を主目標として幅広く用いられる．大黄甘草湯よりは，やや穏やかな下剤である．

処方の特徴

1 処方概要

この処方は，主として便秘に用いられる．古典的には，承気は順気すなわち「気のめぐりをよくする」の意で，大承気湯，桃核承気湯などと類似する面がある．

構成生薬の点では，大黄甘草湯に芒硝を加えたものである．

芒硝は，現在では天然の含水硫酸ナトリウム $Na_2SO_4 \cdot 10H_2O$ とされる[1]．しかし，その基原は混乱してきた．古来，朴硝，消石，芒硝の三者の名前が混在している．現在の芒硝は実は古来の「朴硝」である．江戸期に「芒硝」として輸入されたのは「灰様芒硝」で，これは「朴硝」が風化して結晶水を失った風化消：$Na_2SO_4 \cdot 2H_2O$（別名「玄明粉」「元明粉」）である．一方，正倉院に保存される古来の芒硝は結晶硫酸マグネシウム $MgSO_4 \cdot 7H_2O$＝「馬牙硝」（別名「瀉利塩」）であることが解明されている．したがって，『傷寒論』『金匱要略』などに収載された処方中の芒硝には，本来であれば，結晶硫酸マグネシウムを主成分としたものを用いるべきとされる．現在の芒硝とされる含水硫酸ナトリウムには，瀉下作用，胃運動の抑制作用と幽門括

論 説

1 原典

張仲景『傷寒論』『金匱玉函経』

『傷寒論』巻第五・弁陽明病脈証并治第八[3]

〔条文〕太陽病三日，汗を発して解せず，蒸蒸として発熱するは，胃に属するなり．調胃承気湯，これを主る〈注1〉[4]．

〔大意〕汗を発しても病が治らず，蒸々として（悪風も悪寒もなく）発熱するのは，胃（実）に属する．（まだ潮熱，譫語，腹満にはならないので）調胃承気湯で胃気を和する[5]．

〔解説〕ほかに，太陽病上篇，中篇，陽明病篇などに複数の条文があるが，ここだけが「主る」とあり，最も重要な条と考えられる．

2 中国医書の記載・江戸時代医家の論説
（筆者意訳）

中国，日本の古医書では，臨床的意味があると思われるものは少ない．

■ 原南陽（1752-1820）の『古方漫筆』（1832年刊）には，「家法：老人の便秘で，口舌が乾き，腹満，不食があって舌胎（＝舌苔）のあるときに用いると最も有効である」[6]とある．

■ 浅田宗伯（1815-94）の『勿誤薬室方函口

〈注1〉『金匱玉函経』巻第三・弁陽明病形証治第五[4]にほぼ同文があるが，「汗を発して」を「其の汗を発して」，「蒸蒸」を「蒸蒸然」とする．

訣』には，「この処方は，承気湯の中では軽い剤である．…大小承気湯のごとく"腹満，燥屎"を主とするのではない．ただ熱が胃に属して内壅（内側がふさぐ）する者を治す」[7]という．

症　例

症例1 **小児の便秘**（有持桂里の治験）[8]

5歳男子の便秘．1年余り前からで，排便のたびにひどく苦しむ．医者がいろいろな薬を与えたが，どれも効果がない．私が調胃承気湯を与えたところ，2日分を飲み終わらないうちに排便があった．これ以後，2, 3日おきに，この薬を服用すれば排便は容易となった．後には服薬しなくても便通がよくなった．

症例2 **精神障害？**（百々漢陰の治験）[9]

私は先年ある女性（奴妓）の治療にあたった．ある日，突然に発狂して罵詈雑言し，大便秘結した．これに調胃承気湯を用いたら治った．

鑑　別

鑑別は「76. 大黄甘草湯」を参照．

引用文献

1) 木村孟淳，他編：新訂生薬学，改訂第7版, p.230, 南江堂，2012.
2) 伊藤忠信：漢方薬理学, p.301-302, 南山堂，1997.
3) 張仲景：明・趙開美本『傷寒論』, 5-18b, 復刻版, p.238, 燎原書店，1988.
4) 張仲景：清・陳世傑本『金匱玉函経』, 3-21a, 復刻版, p.175, 燎原書店，1988.
5) 大塚敬節：臨床応用傷寒論解説, p.391-392, 創元社，1974.
6) 原南陽：古方漫筆，松本一男監修，日本漢方名医処方解説1, p.288-289, オリエント出版，1989.
7) 浅田宗伯：勿誤薬室方函口訣，近世漢方医学書集成96巻（大塚敬節，他編），p.209, 名著出版，1982.
8) 有持桂里：校正方輿輗，近世漢方医学書集成85巻（大塚敬節，他編），p.187-188, 名著出版，1982.
9) 百々漢陰，百々鳩窓：梧竹楼方函口訣，復刻版, p.16-17, 春陽堂書店，1976.

86 釣藤散
chotosan

製品番号：47

〔構成生薬〕
釣藤，菊花，陳皮，半夏，麦門冬，茯苓，
人参，防風，石膏，甘草，生姜

処方の特徴

1 処方概要

　釣藤散は，慢性の頭痛，頭重感，めまい感などに用いる漢方薬の1つである．

　処方構成の点では，釣藤と菊花とが重要と思われるが，陳皮，半夏，茯苓，人参，甘草，生姜は六君子湯去大棗・朮であり，これに釣藤，菊花，麦門冬，防風，石膏を加えたものと見ることができる．六君子湯と同じように胃腸虚弱者に用いる処方といえる．

　処方名となっている生薬，釣藤鉤は，アカネ科のカギカズラまたはトウカギカズラの鉤棘で[1,2]，薬理学的には，成分としてインドールアルカロイドのリンコフィリン rhynchophylline，イソリンコフィリン isoryhncophylline，ヒルスチン hirsutine などを含有，血圧降下作用，睡眠鎮静作用，精神安定作用，鎮痙作用，セロトニン調節作用，脳細胞保護作用，血管拡張作用などが報告されている[2-4]．臨床的には「鎮静，鎮痛剤で，頭痛，眩，小児夜啼に用いる」とされる[5]．釣藤鉤を含む漢方薬には，抑肝散，七物降下湯がある．抑肝散は，小児の夜泣き，認知症の周辺症状BPSD，月経前症候群（月経前に焦燥感が強くなるなど）などに応用されるが，焦燥感が強くて怒りっぽい状態に用いる点で釣藤散と共通する部分がある．

　菊花は，キク科のキクまたはシマカンギクの頭花[6,7]で，頭痛，眩暈，眼病に用いるとされる[8]．『神農本草経』[9]には「風頭，頭眩，腫痛，目脱せんと欲し涙出で，皮膚死肌，悪風湿痺を治す」とあり，頭痛，めまい，眼の症状などに使用されてきたことがわかる．

　大塚敬節は，石膏，半夏，麦門冬の組み合わせには，気の上逆を鎮める効があるという[10]．

2 使用目標と応用（表1）

1．症　候

　慢性の頭痛，頭重感，頭冒感，およびめまい感に用いる．緊張性頭痛で，早朝，覚醒時に強く，起きて身体を動かしているうちに減衰する傾向があるとされる．多くは頭重感で，後頭部が重くすっきりしないという程度の者もある．ときに強い頭痛を訴える例もある．めまい感は非回転性で，クラクラする，ふらふらするなどと表現される．神経質で愁訴が多く，焦燥感，抑うつ傾向を認めることが多

表1　釣藤散の使用目標と応用

- ■応　用
  - ・慢性緊張性頭痛，頭重，めまい感，抑うつ状態，神経症，不眠症，慢性脳循環障害，脳血管障害後遺症，更年期症候群　など
- ■症　候
  - ・早朝覚醒時の頭痛（起きて動いているうちに減弱）
  - ・非回転性めまい，身体動揺感
  - ・神経質，焦燥感，怒りっぽい，不眠，逆上感　など
  - ・脳血管障害の既往を持つ例がある
- ■体　質
  - ・幅広く使用できる．やや虚弱で痩せ型が多い

い．不眠もしばしば随伴する．のぼせ，逆上感を訴える例もある．

高血圧症傾向があり，脳血管障害の既往を持つ例またはそれを疑わせる既往のある例が多いとされる．脳血管障害後遺症にもよいとされ，初老期以後，とくに高齢者に用いる機会が多い．更年期症候群，若年者の頭痛・めまいにも用いる．

2．体質体格
幅広く使用できるが，やや虚弱で痩せ型の者に用いることが多い．

3．応　用
慢性緊張性頭痛，頭重，めまい感，抑うつ状態，神経症，不眠症，慢性脳循環障害，脳血管障害後遺症，更年期症候群など．

論　説

1 原　典
南宋代・許叔微，撰『普済本事方』巻之二・頭痛頭暈方[11]

〔条文〕肝厥頭暈を治し，頭目を清するは，釣藤散．

〔大意〕"肝厥"で頭がくらくらするものを治し，頭と目をすっきりさせるには釣藤散がよい．

〔解説〕肝厥については，『普済本事方』の後の部分[12]に説明がある．「素問に云う，頭痛癲疾は下虚上実なり．過は，足の少陰巨陽に在り．甚だしきときは，則ち腎に入る．徇蒙，招尤，目冥，耳聾は下実上虚なり．過は足の少陽厥陰に在り，甚だしきときは，則ち肝に入る」と『黄帝内経素問』（以下，『素問』）五蔵生成論篇第十[13]を引用し，この後に，字句に注を加えて，「下虚とは腎虚なり．故に腎厥なれば則ち頭痛す．上虚とは肝虚なり．故に肝厥なれば則ち頭暈す．徇蒙とは則ち物を以て其の首を蒙うが如し．招揺とは定まらざるなり．目眩，耳聾は皆，暈の状なり．故

に肝厥は頭暈し，腎厥は癲痛す．同じからざること，此の如し．肝厥を治するは釣藤散，前に在り」という．

許叔微は，『素問』にいう下虚は腎虚であり，腎厥では頭痛がするという．また，『素問』にいう上虚は肝虚であり，肝厥では頭暈するという．『素問』の徇蒙とは，頭を物でおおったような状態という．頭重感や頭冒感であろう．『素問』の招尤を招揺とし，定まらないこととする．身体動揺感であろう．『素問』の目冥を目眩とし，耳聾とともに，暈の症状であるとする．目冥は目眩，すなわちめまいである．耳聾は，通常は聴覚障害の意だが，目眩，頭暈と同様の病態で起こるとすれば，ここでは，聴力低下，耳閉，あるいは耳鳴の意か？　以上をまとめると，肝厥では，めまい，頭冒感，動揺感，聴力低下があるという．

最後の部分で，許叔微は，「肝厥では頭暈し，腎厥では癲痛する．同じではない．肝厥を治するには釣藤散がある」という．

2 中国医書の記載
■ 宋代の陳自明が撰し，明代の薛己が校注を加えた『太医院校註婦人良方大全』の婦人虚風頭目眩暈方論[14]に釣藤散が「肝厥頭暈を治す」と記載され，また，この論篇の初めに『黄帝内経素問』五蔵生成論篇第十からの引用がある．薛己は「肝虚頭暈には釣藤散を用い，腎虚頭暈には六味丸，…脾胃痰有らば半夏白朮天麻湯」と注釈を加えている．

■ 筆者の調べた範囲では，『厳氏済生方』『内外傷弁惑論』『脾胃論』『蘭室秘蔵』『医学正伝』『古今医鑑』『万病回春』（いずれも和刻漢籍医書集成に所収）などの眩暈門，頭痛門に釣藤散に関する記載を見いだせなかった．

■ 小曽戸洋[15]によれば，『普済本事方』は中国では元・明代，一時埋没したが，清代に至って再び世に用いられるようになったという．

中国医書において釣藤散に言及がないのは，この事情によるものであろう．小曽戸はさらに，「日本へは成立後，かなり早い時期に伝えられたらしい…さらに江戸享保年間には和刻本も出版され，ひろく流布して，以後の日本漢方医学に影響を及ぼした」という．確かに，浅田宗伯は『橘窓書影』の栗園医訓五十七則で，「医按を書くには…許叔微『本事方』の按を主とすべし」[16)]と本書を高く推賞している．釣藤散は主としてわが国で使用されてきたものと思われる．

3 江戸時代医家の論説（筆者意訳）

■福井楓亭(1725-92)は，『方読弁解』の上部・頭[17)]で，「主治に肝厥頭眩と云う．肝厥とは，のぼせ（上衝）があって怒りっぽい状態で，"癇痙"のようなものを云う．明け方（旦）に頭暈（頭がくらくらする）する者には，この処方を用いる．これらの症状に，世間の医者には抑肝散を用いる者もあるが，釣藤散のほうが妥当である．また，"癇症"（神経症）にも釣藤散を応用する」という．"癇痙"は興奮したり緊張したりすると手足が強ばり震えることか．原文に「旦に頭暈する者，此の方を用ゆ」とある点を，小山[18)]は朝方の頭痛がすでに指摘されていると述べる．同書の中部中ノ二・狂癇[19)]には，「釣藤散の症状は，のぼせがあって怒りっぽく頭暈（めまい）が強い者で，抑肝散を用いるべきところのようであるが，抑肝散を使うと頭や眼をすっきりさせる」という．すなわち釣藤散と抑肝散の適応症状は似ているが，抑肝散を飲むと頭や目をすっきりさせる点が違うという．

■浅井貞庵(1770-1829)は『方彙口訣』巻八・眩暈[20)]で，「釣藤散は，"肝虚"で気分が逆上して眩暈を治するものである．これが肝厥という

ものである」という．

■幕末の百々漢陰(1776-1839)・百々鳩窓(1808-78)の『梧竹楼方函口訣』[21)]には，「釣藤散は，肝厥頭暈（痛）といって，生来，肝気がたかぶる人の目眩頭暈を治す処方である．また転じて頭痛に用いる．その症状は，左のこめかみから目じりのところへ引き付けて痛むものによく効く．暈も痛も同様の理であって，いずれも肝気の厥逆よりくる症状であり，これを治すのである」という．「肝気がたかぶる人」とは興奮気味で焦燥感の強い人であろう．

■浅田宗伯(1815-94)は『勿誤薬室方函口訣』[22)]で，「釣藤散は，俗にいう癇症の人が，気逆が甚だしく，頭暈眩暈し，あるいは肩から背中のこりが強く，眼が赤くなり，心気が鬱々としてふさがる者を治す」とある．

4 近年の論説

■藤田謙造『得益録』（『大塚敬節著作集』より引用）[23)]：「上逆の症，鬱気の鬱塞より気，火を醸して起こる者に，先生（浅田宗伯をさす），本事方の釣藤散を用いらるるに奇効あり．…余が郷にも此の症多く，老人及び血液枯燥したる人など逆上すると云いて，常に頭痛，目眩，眼中赤く，或は痒く，或はくしゃくしゃとして爽ならず．肩背強ばり，上重く下軽く，歩踏定まらざる等の症ありて，或は僅かの事にも腹立てて，又は物ごとを苦労にし，神気鬱憂等の症ある者，或は柴胡姜桂湯，…種々に工夫すれども良方を得ずして，空しく日を送りしが，先生の門に入るに及んで始めて此の釣藤散を得たり」〈注1〉．

■大塚敬節(1900-80)の論：釣藤散は大塚敬節の愛用処方であった．『症候による漢方治療の実際（第5版）』の頭痛の項[24)]には，「この処方を用いる頭痛は，あまりはげしいもの

〈注1〉大塚敬節によれば藤田謙造は浅田宗伯の門下生という．高齢者で，頭痛，めまい，眼症状，足もとが不安定，怒りっぽい，抑うつ気分などがあり，柴胡桂枝乾姜湯など無効の例に釣藤散がよいという．

ではなく，頭重である．老人などで，早朝目が覚めたときに頭が痛み，起きて動いていると，いつの間にか頭痛を忘れるというものによくきく」という．めまいの項[25]では，「神経症の患者のめまいに，釣藤散のよくきくものがある」といい，抑肝散加陳皮半夏との鑑別が必要とする．大塚自身が頭痛，悪心，食欲不振で緑内障の診断を受けた際に釣藤散が著効を奏した経験から緑内障患者に用いたところ有効例が多かったという[26]．不眠にも有効という[27]．

■『漢方診療医典（第6版）』[28]：「中年以後の神経症で，やや虚状を帯び，頭痛，眩暈，肩こり，肩背拘急などを主訴とする者に用いる．いわゆる癇症という神経質の者で，上衝がひどく，常に訴えが絶えず，朝方あるいは午前中に頭痛するというものを目標として用いることが多い．…神経症，頭痛，めまい，肩こり，更年期障害，動脈硬化症，高血圧症，慢性胃炎，脳動脈硬化症，メニエール症候群などに応用される」という．

症　例

症例1 緊張性頭痛と思われた例（筆者経験例）

〔患者〕67歳　女性　主婦
〔初診〕X年4月
〔主訴〕頭痛，頭重感
〔既往歴〕子宮筋腫手術（47歳）
〔現病歴〕約7ヵ月前頃から，頭全体が重苦しく感じられ，時々痛む．目の奥が痛み，前額部が重い．時々クラクラと軽いめまいあり．肩がこる．熟睡できない．イライラして気持ちが集中できない．高血圧といわれているが薬は飲んでいない．
〔身体的所見〕身長144cm，体重38kg．小柄で痩せ型．神経質な印象あり．腹部は軟らかい．特別の所見はない．血圧170-100mmHg．
〔経過〕釣藤散エキスを投与．2週間後「頭痛なくなった．めまいも起こらない．眠れる」．156-88mmHg．1ヵ月後，「頭はすっきりしている．食欲が出てきた」．145-80mmHg．2ヵ月後，体調よく頭痛や頭重感はまったく起こらない．145-84mmHg．3ヵ月後，自己都合で中断．2年後，別件で来院．その後も頭痛はまったく起こらなかったという．高血圧症未治療とのことで降圧剤治療をすすめた．

症例2 脳血管障害後抑うつ状態の例（松田邦夫治験）[29]

〔患者〕74歳　男性　自営業
〔初診〕X年11月
〔既往歴〕10年前に脳血栓．1年2ヵ月前に自動車事故で2ヵ月間入院．（以下略）
〔現病歴〕脳血栓の後より，ボーっとして年中頭が重くなった．気力がなくて，何もする気が起こらない．ただ憂鬱である．家族に無理につれられて某病院を受診．そこで脳血栓性鬱病と診断された．薬をもらったが，あまり飲んでいない．かえって不安だからという．（以下略）
〔身体的所見〕身長155cm，体重70kg．これでも2kg痩せたのだという．腹診上，軽度の右胸脇苦満を認めるほかには特別のことはない．何が一番つらいですかと聞くと頭痛という．血圧142-78mmHg．
〔経過〕そこで釣藤散を与えたところ，…7日後頭痛が軽快した．3週間後頭痛はほとんど消失し，頭を揺すっても痛まなくなった．とくに気力が出てきて世の中が明るくなった．（以下略）

鑑　別

1．頭痛を主訴とする場合
■ 半夏白朮天麻湯

虚弱者の頭痛，頭重感，めまい感で要鑑別．半夏白朮天麻湯は，胃腸の愁訴が多く，疲れ

やすい虚弱者に用いる．どちらも抑うつ傾向を認めることがある．

■**呉茱萸湯**

頭痛で要鑑別．片頭痛には呉茱萸湯を用いる．

■**五苓散**

頭痛，めまい感で要鑑別．五苓散では，焦燥感，神経症傾向はない．

2．めまい感・不眠などを主訴とする場合

■**抑肝散，抑肝散加陳皮半夏**

神経症的で焦燥感の強い例で要鑑別．怒りっぽい点は類似．腹部軟弱で大動脈拍動が強い例には抑肝散を用いる．感覚過敏と思われる身体動揺感には抑肝散加陳皮半夏を用いる．頭痛や頭重感が主ならば釣藤散を用いる．鑑別が難しい例も多い．

■**加味逍遙散**

焦燥感，怒りっぽいこと，不眠，めまい，頭重感などを訴える例で要鑑別．どちらも抑うつ傾向がある．朝の頭痛，めまい感が主であれば釣藤散がよい．

Evidence

■**脳血管性認知症に対する釣藤散の効果**[30]

〔概要〕脳血管性認知症に対する釣藤散の効果について，多施設二重盲検ランダム化比較試験による検討．

〔対象と方法〕DSM-III-Rによる認知症の診断基準に合致し，かつCarlo Loeb修正虚血スコア5点以上で脳血管性認知症と診断され，全身状態が安定し，本人または家族の同意が得られた139名（男50名，女89名，平均年齢76.6歳）を，無作為に釣藤散（7.5g/日）投与群（69名）とプラセボ群（70名）とに分け，12週間投薬して評価．試験開始時，および4週ごとに自覚症状，神経症状，精神症候，日常生活動作障害の重症度および改善度，長谷川式簡易知能評価スケール（HDS-R）を評価．12週後に，全般安全度，有用度を評価．

〔結果〕釣藤散はプラセボ群に比し，全般改善度（8週$p<0.01$，12週$p<0.001$），有用度（12週$p<0.001$），自覚症状（8週$p<0.05$，12週$p<0.01$），精神症候（4週$p<0.05$，8週$p<0.001$，12週$p<0.001$），日常生活動作（12週$p<0.05$）において有意の改善を認めた．神経症状については有意差がなかった．釣藤散投与群で5名が副作用（発疹，下痢，食欲低下，呑酸，肝機能低下）により脱落したが，全般安全度は両群間に有意差がなかった．HDS-Rは，釣藤散群で高得点の傾向がみられたが，有意差はなかった．

〔結論〕釣藤散は，脳血管性認知症に対して安全かつ有用な薬剤であることが示唆された．

引用文献

1) 厚生労働省：第16改正日本薬局方，p.1546，2011．
2) 木村孟淳，他編：新訂生薬学，改訂第7版，p.59-60，南江堂，2012．
3) 矢野眞吾・著，高木敬次郎・監修，木村正康・編集：釣藤散，漢方薬理学，p.171-173，南山堂，1997．
4) 雨谷栄：生薬の謎を解く薬理講座，26 釣藤鈎．漢方と最新治療，21(2)：171-172，2012．
5) 大塚敬節，矢数道明，清水藤太郎：漢方診療医典，第6版，p.422，南山堂，2001．
6) 厚生労働省：第16改正日本薬局方，p.1478，2011．
7) 木村孟淳，他編：新訂生薬学，改訂第7版，南江堂，p.137，2012．
8) 大塚敬節，矢数道明，清水藤太郎：漢方診療医典，第6版，p.409，南山堂，2001．
9) 森立之：神農本草経，復元本，近世漢方医学書集成53巻（大塚敬節，他編），p.37，名著出版，1981．
10) 大塚敬節：大塚敬節著作集，第6巻，p.169，春陽堂書店，1981．
11) 許叔微：普済本事方，頭痛頭暈，2-16a，和刻漢籍医書集成第2輯（小曽戸洋，他編），p.29，エンタプライズ，1988．
12) 許叔微：普済本事方，頭痛頭暈，2-17b，和刻漢籍医書集成第2輯（小曽戸洋，他編），p.30，エンタプライズ，1988．
13) 重広補註黄帝内経素問，3-11b～3-12a，復刻版，p.29-30，国立中医薬研究所，中華民国，1979（民国68年）．
14) 陳自明・撰，薛己・校注：太医院校註婦人良方大全，

和刻漢籍医書集成第3輯（小曽戸洋，他編），p.56-57，エンタプライズ，1989.
15) 小曽戸洋：『普済本事方』『普済本事方続集』解題，和刻漢籍医書集成第2輯（小曽戸洋，他編），解説，p.2，エンタプライズ，1988.
16) 浅田宗伯：橘窓書影，近世漢方医学書集成100巻（大塚敬節，他編），p.351，名著出版，1983.
17) 福井楓亭：方読弁解，近世漢方医学書集成54巻（大塚敬節，他編），p.16，名著出版，1981.
18) 小山誠次：古典に基づく エキス漢方方剤学，p.437-441，メディカルユーコン，1998.
19) 福井楓亭：方読弁解，近世漢方医学書集成54巻（大塚敬節，他編），p.172，名著出版，1981.
20) 浅井貞庵：方彙口訣，眩暈，近世漢方医学書集成78巻（大塚敬節，他編），p.304，名著出版，1981.
21) 百々漢陰，百々鳩窓：梧竹楼方函口訣，復刻版，p.70，春陽堂書店，1976.
22) 浅田宗伯：勿誤薬室方函口訣，近世漢方医学書集成96巻（大塚敬節，他編），p.211，名著出版，1982.
23) 大塚敬節：大塚敬節著作集，第4巻，p.276-277，春陽堂書店，1980.
24) 大塚敬節：症候による漢方治療の実際，第5版，p.32-33，南山堂，2000.
25) 大塚敬節：症候による漢方治療の実際，第5版，p.562-563，南山堂，2000.
26) 大塚敬節：大塚敬節著作集，第1巻，p.118，春陽堂書店，1980.
27) 大塚敬節：大塚敬節著作集，第3巻，p.284-285，春陽堂書店，1980.
28) 大塚敬節，矢数道明，清水藤太郎：漢方診療医典，第6版，p.374-375，南山堂，2001.
29) 松田邦夫：症例による漢方治療の実際，p.177，創元社，1992.
30) Terasawa K, Shimada Y, Kita T, et al：Choto-san in the treatment of vascular dementia：a double-blind, placebo-controlled study. Phytomedicine, 4：15-22, 1997.

87 猪苓湯
choreito

製品番号：40

〔構成生薬〕

沢瀉，猪苓，茯苓，阿膠，滑石

処方の特徴

1 処方概要

この処方は，急性膀胱炎に用いられてきた漢方薬である．頻尿，残尿感，排尿痛，血尿をともなう諸種の腎泌尿器疾患に応用され，また尿路結石の排石を促進するとされる．原典では下痢にも用いている．

古典的表現ではいわゆる利水剤で，五苓散に類似する．利水剤とは，体液の分布や分泌が非生理的状態にあるとき（水毒）に用いて生理的状態への回復を促進すると考えられる漢方薬群である．五苓散も猪苓湯も，口渇と"小便不利"（＝尿量減少または排尿困難）とを目標に用いる点は同じだが，五苓散は口渇，尿量減少，浮腫とともに，頭痛，嘔吐，下痢などのあるときに用いられ，猪苓湯は主として尿路の炎症と出血を抑えるために用いられる．

構成生薬の点で，猪苓湯は五苓散から桂皮と朮を除き，代わりに滑石と阿膠とを入れたものである．

猪苓はサルノコシカケ科のチョレイマイタケ Polyporus umbellatus Fries（Polyporaceae）の菌核である[1]．成分として ergosterol, α-hydroxytetracosanoic acid, 多糖体の glucan などが知られ[2,3]，薬理では，水製エキスに利尿作用，多糖類に抗腫瘍作用が認められている[3]．臨床的には，利尿，解熱，止渇作用があるとされる[4]．

阿膠は，牛，馬，羊，豚などの皮および骨からとったニカワ質で，局方ゼラチン〈注1〉[5]などが用いられており，鎮静，鎮痛，止血作用があるとされる[6]．

滑石（軟滑石）は天然の含水ケイ酸アルミニウムおよび二酸化ケイ素からなる（鉱物学上の滑石とは異なる）[7,8]．臨床的には，消炎性利尿，止渇作用があるとされる[9]．

2 使用目標と応用（表1）

猪苓湯は，尿路感染症（膀胱炎，尿道炎，排尿痛，残尿感など），腎尿管結石症，前立腺肥大症，プロスタトディニア（前立腺炎様症候群あるいは前立腺症），無症候性血尿，慢性腎炎などに用いる．このほか，浮腫（腰以下），

表1 猪苓湯の使用目標と応用

- ■ 応 用
  - ・尿路感染症（膀胱炎，尿道炎，排尿痛，残尿感など），腎尿管結石症，前立腺肥大症，プロスタトディニア（前立腺炎様症候群あるいは前立腺症），無症候性血尿，慢性腎炎，浮腫（腰以下），下痢 など
- ■ 症 候
  - ・頻尿，排尿痛，残尿感，ときに下半身浮腫，血尿が主の場合もある
  - ・下痢に用いることもある
- ■ 体 質
  - ・中等度〜やや虚弱者まで幅広く使用できる

〈注1〉『局方』ゼラチン gelatin は，動物の骨，皮膚，じん帯またはけんを酸またはアルカリで処理して得た粗コラーゲンを水で加熱抽出して製したものとされる[5]．

下痢などにも有用な場合があるとされる．

膀胱炎症状，すなわち頻尿，排尿痛，残尿感のあるときに用いる．抗菌薬との併用はとくに問題ないと思われる．抗菌薬を使用しても症状遷延する例，膀胱炎様症状があっても尿中に菌を認めない例，抗菌薬で胃腸障害などの副作用が起こった既往のある例，抗菌薬アレルギーが疑われる例などで利用価値があると思われる．また，血尿などを使用目標に，尿路結石症，無症候性血尿，腎炎などにも用いる機会がある．

体格中等度を中心に幅広く応用される．腹部所見（腹証）に特定のものはない．

3 関連処方

■ 猪苓湯合四物湯

猪苓湯の適応に似るが，尿路感染症で症状が遷延する例，感染を反復する例，顕微鏡的血尿以外に特別の所見のない例などに用いる．尿路結石により血尿が続くときにもよいとされる．臨床的には，足先の冷えを訴えることが使用目標となる．効果発現までには数週間以上を要する例が多い．

■ 芍薬甘草湯との併用

尿路結石の疼痛緩和と排石促進のために併用する．

論説

1 原典

張仲景『傷寒論』『金匱要略』（＝『新編金匱方論』）『金匱玉函経』

1．『傷寒論』巻第五・弁陽明病脈証并治第八[10]

〔条文〕若し渇して水を飲まんと欲し，小便利せざれば，猪苓湯之を主る〈注2〉[11]．

〔大意〕口渇があって水を飲むことを欲し，水を飲んでも尿量の少ないときは猪苓湯を用いる．

〔解説〕『傷寒論』では，この前に「陽明病，脈浮にして緊，咽燥き，口苦く，腹満して喘し，発熱汗出で，悪寒せず，反って悪熱し，身重し．…若し渇して水を飲まんと欲し，口乾舌燥の者は，白虎加人参湯之を主る」[12] とある．大塚敬節[13]によれば，陽明病と冒頭にあるが，脈浮にして緊は太陽病．咽が燥いて口が苦いのは少陽病．腹が脹って喘々し，発熱して汗が出て悪寒せず，反って"悪熱"（陽明病の熱型，熱のため暑がり苦しむこと）し，身体が重いのは陽明病．したがって，ここは実は"三陽の合病"（太陽病，少陽病，陽明病という『傷寒論』の病態区分がすべて併存する状態）をいったものとされる．そのような状態で，さらに口渇があって水を飲むことを欲し，口腔内や舌が乾燥するときは白虎加人参湯を用い，そうではなく前記症状（口渇があって水を飲んでも尿量が少ない）の際には猪苓湯を用いるということで，両者の鑑別を述べたとされる．臨床的には五苓散との鑑別も必要であろう．

2．『傷寒論』巻第六・弁少陰病脈証并治第十一[14]

〔条文〕少陰病，下利すること六，七日，欬して嘔し，渇し，心煩して眠ることを得ざれば，猪苓湯之を主る〈注3〉[15]．

〔大意〕下痢が6，7日続いて（脱水傾向があり），咳嗽，嘔吐，口渇，胸苦しくて眠れないという症状があるときに猪苓湯を用いる．

〔解説〕大塚敬節[16]は，これは真武湯の適応症状に似ているが真の少陰病ではなく，"裏熱"によるものであり，小便不利の状が

〈注2〉『金匱玉函経』[11] では，「若し」と「渇して」の間に「脈浮，発熱，」とある．
〈注3〉『金匱玉函経』[15]にも同文がある．

あるとする．"裏熱"は，ここでは消化管の炎症の意と思われる．

3．『新編金匱方論』(=『金匱要略』) 巻中・消渇小便利淋病脈証并治第十三[17]

〔条文〕脈浮，発熱し，渇して水を飲まんと欲し，小便利せざれば，猪苓湯之を主る．

〔大意〕脈が浮で，発熱，口渇があって水を飲もうとし，小便がよく出ないときには猪苓湯を用いる．

〔解説〕ここは"淋病"に猪苓湯を用いることを述べたものである．『金匱要略』における"淋病"は排尿痛，頻尿，残尿感などのある疾患の総称であり，下部尿路感染症である．したがって，この使い方が，現在の膀胱炎への応用に該当する．なお，前記条文を含めて猪苓湯の使用条件には口渇が挙げられるが，臨床経験上，これにこだわる必要はない．

2 中国医書の記載

- 唐代の『千金翼方』傷寒門陽明病篇[18]，宋代の『三因極一病証方論』淋閉門[19] に前記『傷寒論』『金匱要略』の条文を引用している．
- 『備急千金要方』『外台秘要方』『太平恵民和剤局方』『厳氏済生方』『宣明論方』『明医雑著』『医学正伝』『万病回春』には記載を見いだせなかった．中国では猪苓湯はほとんど使用されなかったと推定される．

3 江戸時代医家の論説（筆者意訳）

- 吉益東洞（1702-73）は，『方極』[20] で「小便不利，もしくは淋瀝し，もしくは渇して水を飲んと欲する者を治す」とし，『方機』[21] では「脈浮，発熱，渇して水を飲まんと欲する者は，此れ其の正症なり．下利，咳，嘔，渇して心煩，眠ることを得ざる者．小便淋瀝，あるいは膿血を便する（便は小便なり）者」と述べ，尿路感染症に用いている．
- 和田東郭（1744-1803）は，『導水瑣言』[22] で「全身の浮腫で，腫れに力があって，浮腫を圧迫するとすぐに元に戻る，そして浮腫は甚だしくても呼吸は平常と同じという者は，猪苓湯の適応である．また，腰以下，下半身のみの浮腫で上半身に浮腫はない，呼吸も正常という者にも猪苓湯を用いる．口渇の有無を問わず，この処方で大いに奇効がある」とする．
- 津田玄仙（1737-1809）も『療治経験筆記』[23] で浮腫に用いるとし，ほぼ同様の説を述べている．いずれの浮腫も，呼吸困難がなく下半身に顕著であり，黄疸の記載などがない点からして腎性であろうが，実際の効果がどの程度のものか，筆者には疑問に思われる．
- 有持桂里（1758-1835）は，『校正方輿輗』癃閉転胞尿淋門[24] で「凡そ通尿の剤で，これより古い処方はない．何病であっても尿閉する者には，先ずこの処方を与えるのがよい」とする．ここにいう尿閉は，文字通りの尿閉よりも膀胱炎による排尿痛，残尿感などを指したものであろう．同書泄瀉門[25] では，「水様下痢して，のどが渇くのが猪苓湯の主症状である」と述べる．下痢に用いることは『傷寒論』少陰病篇にあるが，これに賛同する意見を述べた者は少ない．
- 尾台榕堂（1799-1870）は，『類聚方広義』猪苓湯・頭注[26] で「"淋疾"（＝尿路感染症）で少量ずつしか排尿できず，陰茎頭部が腫れ痛み，下腹が膨張して痛む者を治す」とする．また，『方伎雑誌』[27] では「鳥や獣の病気も治療は人と格別異なることはない．小便不通には猪苓湯に大黄を加えて用いる」という．
- 浅田宗伯（1815-94）は，『勿誤薬室方函口訣』[28] で，この処方は「下焦の蓄熱利尿の専剤」，すなわち下腹部の炎症で利尿をはかりたいときの専用薬とし，"淋疾"（＝尿路感染症）あるいは血尿に用いるとする．また，浮腫に用いることを述べて，和田東郭の説を引用する．

4 近年の論説

- 『漢方診療医典』[29]には，「本方は尿路の炎症を治し，利尿を円滑にする効があり，尿の淋瀝，排尿痛，尿利の減少，口渇を目標として用いる．そのため膀胱炎，尿道炎，淋疾，尿路結石，腎盂炎，腎炎などに用いる．また不眠に用いる」とある．
- 大塚敬節（おおつかよしのり）(1900-80)の『症候による漢方治療の実際』[30]では，不眠の項に「口渇と尿不利があって，不眠を訴えるものに用いる」，出血の項に「膀胱や尿道からの出血で，排尿痛，尿意頻数などがあればこの方（猪苓湯および猪苓湯合四物湯）を用いる．腎膀胱結核からの出血に私は猪苓湯合四物湯を好んで用いる」，排尿異常の項に「口渇があって水をのむのに，尿の出がわるいというところを目標にする…．滑石と阿膠には鎮静，緩和の効がある．そこで猪苓湯は，膀胱炎，尿道炎などで，尿の出にくいものに用いる…．猪苓湯には刺激を緩和し，尿路を滑らかにする効がある．…猪苓湯には血尿を治する効がある．そこで，腎石，膀胱結石，膀胱炎，尿道炎などで排尿痛，尿の淋瀝，膿尿，血尿などの出るものに用いられる．私は腎膀胱結核で，排尿痛，尿の淋瀝，膿尿などのある時には，猪苓湯合四物湯を用いる．これで著効を得た例が多い」とある．

症　例

症例1 尿管結石に猪苓湯＋芍薬甘草湯

（筆者経験例）

〔患者〕34歳　男性　会社員
〔初診〕X年9月
〔主訴〕血尿・腰痛
〔現病歴〕約13年前から1〜2年おきに尿路結石の発作を繰り返す．痛みは突然始まり，あぶら汗をかいて転げ回るほど苦しい．一度激痛が始まると，救急病院などで注射をしてもらわないとおさまらない．激痛が軽減しても腰背部鈍痛が続く．発作後は血尿になる．1回の排石まで少なくとも1〜2回は激痛発作がある．検査で燐酸カルシウム結石といわれた．今回は2ヵ月前からで，1ヵ月前に2回目の強い痛みがあった．まだ排石していない．某病院検査で，「左右の腎臓内に5〜6個程度の小結石があり，もっと多い可能性もある．血液生化学正常で腎機能正常，PTH異常なし．尿管拡張や水腎症はない」といわれた．食欲良好，便通は1日1回．

〔身体的所見〕身長174cm，体重70kg．色白．血色よく，やや肥満．胸部打聴診に異常なし．腹筋緊張は良好，軽度胸脇苦満あり．前脛骨部浮腫なし．血圧132-80mmHg．

〔経過〕猪苓湯エキス（7.5g分3）と芍薬甘草湯エキス（5.0g分2）を併用．翌日排石1個あったが，ほとんど痛まなかった．そのまま服用を続け，2ヵ月半後に，また小結石1個を痛みなく排石した．3ヵ月目まで服用を続けた後，一時中断した．4ヵ月目に，また左の腰が重苦しく痛み，翌日血尿が出た．そこで上記処方を再開．以後1週間ほどは少し腰が重く感じたが，激痛発作のないまま直径5〜6mmほどの小結石2個を排出して終わった．

症例2 猫の尿路結石に猪苓湯（松田邦夫治験）[31]

T. S. 氏の叔父さんのY先生は，佐賀で開業医とのこと．この方が飼っている猫が血尿が出るようになった．獣医に見せると，尿管結石で，こうなると処置がなく，間もなく死んでしまうといわれた．獣医に見放されてはかわいそうと考えた先生は，人に有効なら猫にもよいだろうと猪苓湯エキスを飲ませた．すると石が出て治ってしまった．その後，その獣医も猫の尿管結石に猪苓湯を使うようになった．

鑑別

■猪苓湯合四物湯
尿路感染症，血尿などで要鑑別．軽い排尿痛や残尿感が遷延する例，尿路感染を繰り返す例，慢性の血尿で悪性腫瘍によるものではない場合などに用いる．冷え性で冷えると症状増悪する点が使用目標．虚弱者では胃腸障害を起こすことがあり，要注意．

■清心蓮子飲
尿路感染症などで要鑑別．尿路不定愁訴（残尿感，排尿時不快感など）が続く例に用いる．痩せ型で神経質，胃腸虚弱（胃下垂高度）という体質傾向が使用目標．

■八味地黄丸
慢性再発性の尿路感染症，前立腺肥大症などで要鑑別．強い排尿痛や血尿はなく，頻尿，軽い残尿感，会陰部不快感の遷延する点が目標．尿失禁，陰萎，萎縮性膣炎，腰痛などがあれば使用を考慮．高齢者で使用頻度が高い．虚弱者では胃腸障害に注意．

■竜胆瀉肝湯
尿路感染症で要鑑別．急性—亜急性期，炎症の強い例に，栄養良好で胃腸丈夫なことを目標に用いる．尿道炎，前立腺炎，膣炎，陰部周辺の湿疹などにも用いる．

■五苓散
下痢，非特異的浮腫で尿量減少傾向のある例に用いる際などに要鑑別．嘔吐をともなえば五苓散．五苓散を膀胱炎，尿道炎に用いることはほとんどない．

引用文献

1) 厚生労働省：第16改正日本薬局方，p.1550, 2011.
2) 木村孟淳，他編：新訂生薬学，改訂第7版，p.192-193，南江堂，2012.
3) 北川勲，金城順英，桑島博，三川潮，庄司順三，滝戸道夫，友田正司，西岡五夫，野原稔弘，山岸喬：生薬学，第8版，p.451-452，廣川書店，2011.
4) 大塚敬節，矢数道明，清水藤太郎：漢方診療医典，第6版，p.422，南山堂，2001.
5) 厚生労働省：第16改正日本薬局方，p.837, 2011.
6) 大塚敬節，矢数道明，清水藤太郎：漢方診療医典，第6版，p.404，南山堂，2001.
7) 厚生労働省：第16改正日本薬局方，p.1470, 2011.
8) 木村孟淳，他編：新訂生薬学，改訂第7版，p.229，南江堂，2012.
9) 大塚敬節，矢数道明，清水藤太郎：漢方診療医典，第6版，p.407，南山堂，2001.
10) 張仲景：明・趙開美本『傷寒論』，5-13a，復刻版，p.227，燎原書店，1988.
11) 張仲景：清・陳世傑本『金匱玉函経』，3-17a，復刻版，p.167，燎原書店，1988.
12) 張仲景：明・趙開美本『傷寒論』，5-12a〜13a，復刻版，p.225-227，燎原書店，1988.
13) 大塚敬節：臨床応用傷寒論解説，p.375，創元社，1966.
14) 張仲景：明・趙開美本『傷寒論』，6-12a〜b，復刻版，p.269-270，燎原書店，1988.
15) 張仲景：清・陳世傑本『金匱玉函経』，4-6a〜b，復刻版，p.193-194，燎原書店，1988.
16) 大塚敬節：臨床応用傷寒論解説，p.446，創元社，1966.
17) 張仲景：元・鄧珍本『金匱要略』，2-9a，復刻版，p.30，燎原書店，1988.
18) 孫思邈：千金翼方，9-24b〜9-25a，復刻版，東洋医学善本叢書13，元版千金翼方・上，p.478-479，オリエント出版社，1989.
19) 陳言：三因極一病証方論，12-12a，和刻漢籍医書集成第1輯（小曽戸洋，他編），p.163，エンタプライズ，1988.
20) 吉益東洞：方極，近世漢方医学書集成12巻（大塚敬節，他編），p.378，名著出版，1980.
21) 吉益東洞：方機，近世漢方医学書集成12巻（大塚敬節，他編），p.474，名著出版，1980.
22) 和田東郭：導水瑣言，近世漢方医学書集成16巻（大塚敬節，他編），p.382-383，名著出版，1979.
23) 津田玄仙：療治経験筆記，近世漢方医学書集成73巻（大塚敬節，他編），p.591-592，名著出版，1983.
24) 有持桂里：校正方輿輗，近世漢方医学書集成86巻（大塚敬節，他編），p.297，名著出版，1982.
25) 有持桂里：校正方輿輗，近世漢方医学書集成86巻（大塚敬節，他編），p.272-273，名著出版，1982.
26) 尾台榕堂：類聚方広義，近世漢方医学書集成57巻（大塚敬節，他編），p.118，名著出版，1980.
27) 尾台榕堂：方伎雑誌，近世漢方医学書集成58巻（大塚敬節，他編），p.299-300，名著出版，1980.
28) 浅田宗伯：勿誤薬室方函口訣，近世漢方医学書集成96巻（大塚敬節，他編），p.55，名著出版，1982.
29) 大塚敬節，矢数道明，清水藤太郎：漢方診療医典，第6版，p.375，南山堂，2001.
30) 大塚敬節：症候による漢方治療の実際，第5版，p.69, p.104, p.716，南山堂，2000.
31) 松田邦夫：症例による漢方治療の実際，p.111，創元社，1992.

88 猪苓湯合四物湯

choreitogoshimotsuto

製品番号：112

[構成生薬]
沢瀉, 猪苓, 茯苓, 滑石, 阿膠,
当帰, 芍薬, 川芎, 地黄

処方の特徴

1 処方概要

猪苓湯合四物湯は，元来は血尿に用いる漢方薬であるが，現在は慢性再発性尿路感染症などに応用されることが多い．比較的長期にわたり尿路の愁訴が続く例に有用である．

2 使用目標と応用

尿路感染症で症状が遷延する例，感染を反復する例に用いる．尿路結石で肉眼的血尿が続く例によい場合がある．顕微鏡的血尿以外に特別の所見のない例にも試みてよい．効果発現までには数週以上を要する例が多い．足先の冷えがポイントとなる．虚弱者では胃腸障害に注意が必要である．

論説

1 原典はなく本朝経験方

猪苓湯は『傷寒論』『金匱要略』を出典とする．『金匱要略』消渇小便利淋病篇に「脈浮，発熱し，渇して水を飲まんと欲し，小便利せざれば，猪苓湯之を主る」[1]とあり，"淋病"すなわち現在の尿路感染症に用いている．

四物湯は『太平恵民和剤局方』婦人諸病門を出典とし，月経周期異常，月経痛，妊娠中の不正出血，産後不調などに用いるとされる[2]．

この2処方の合方は中国医書に前例がなく，わが国で経験的に始まったものと思われるが，誰が最初に用いたのかは明らかでなく，本朝経験方とされる．しかし，最初の用例と断定できないにしても，早い記載例は見いだされている[3,4]．

2 江戸期から明治初期の記載について

■ 本間棗軒（1804-72）は『瘍科秘録』（1837年自序）で，「血淋（血尿で排尿痛をともなうもの）は，黄連阿膠湯，竜胆瀉肝湯，猪苓湯などから撰用する．血尿の出ることが多いときには，犀角地黄湯，八味地黄丸，四物湯猪苓湯合方を用いる」[5]という．棗軒は『内科秘録』（1864年初版）では，白濁（尿が白く濁ること）の治療法として，「原因は異なるけれども尿血（血尿），遺精，久淋（慢性尿路感染症），消渇（糖尿病）などの治療法から選用する．長年の自分の経験では八味地黄丸で治った者が多い．しばしば血尿となる者には猪苓湯と四物湯の合方を与える．頻尿で腹力のない者は補中益気湯である．…諸治療が無効なときは清心蓮子飲，…等を試用するとよい」[6]という．また「尿血（血尿）は猪苓湯と四物の合方でいったん治っても完治する者は少ない．鮮血が多く出て止まらないときは芎帰膠艾湯がよい．下腹部が軟らかくて冷え（小腹虚冷），頻尿で"血の偏虚する者"は八味地黄湯，"気の偏虚"する者は補中益気湯がよい．血尿は排尿痛がないのを常とするけれども，稀に陰茎の中が渋り痛み，頻尿で淋のようになる者がある．これには竜胆瀉肝湯，猪苓湯加木通車前子を撰用する」[7]という．

■ 幕末の浅田宗伯（1815-94）は『方読便覧』で「猪苓湯四物湯合方は血淋を治す」[8]とのみ述べている．

3 近年の論説

■ 真柳によれば，大塚敬節・矢数道明・木村長久・清水藤太郎共著『漢方診療の実際』1941年版の腎臓結核に対する処方の筆頭に猪苓湯があり，「もし血尿著しいものには四物湯を合方する」と記されるという[3,4]．筆者が直接確認しえた同書1954年改訂版では，腎結核の筆頭に四物湯合猪苓湯を挙げ，「膀胱障害を起こして尿意頻数，排尿時疼痛を主訴とするものに用いる．腎臓摘出後になお膀胱障害の残存しているものにも良く効く」[9]と適応を拡げた記載がある．

■ 大塚敬節（1900-80）自身は，「私がこの処方を腎，膀胱結核に用いるようになったのは，亡友，小出壽氏の経験にヒントを得てからである」[10]と述べている．真柳は「現代に本方の応用を蘇らせたのは，やはり大塚敬節先生の貢献が大きかったというべきだろう」[3]という．

鑑　別

■ 猪苓湯

膀胱炎で要鑑別．急性期に用いる．猪苓湯合四物湯は慢性再発例．

■ 芎帰膠艾湯

血尿で要鑑別．血尿初期で出血の多い例に用いる．猪苓湯合四物湯は遷延している例に．いずれの場合でも原疾患検索が必須なのはいうまでもない．

■ 清心蓮子飲

慢性再発性膀胱炎で要鑑別．清心蓮子飲は胃腸虚弱者．猪苓湯合四物湯は胃腸虚弱ではない者に用いる．

■ 八味地黄丸

慢性再発性膀胱炎で要鑑別．八味地黄丸は，中高年で腰痛や下肢痛をともなう例によい．猪苓湯合四物湯は膀胱炎症状のみで年齢を問わない．

■ 竜胆瀉肝湯

膀胱炎で要鑑別．排尿痛，残尿感の強い例に用いる．猪苓湯合四物湯では症状は軽度．

引用文献

1) 張仲景：元・鄧珍本『金匱要略』，復刻版，p.30，燎原書店，1988．
2) 陳師文，他：増広太平恵民和剤局方，和刻漢籍医書集成第4輯（小曽戸洋，他編），p.150，エンタプライズ，1988．
3) 真柳誠：漢方一話 処方名のいわれ，106 猪苓湯合四物湯．漢方医学，26(3)：142，2002．
※真柳は，大塚恭男が本間棗軒らの記載を見出したという．
4) 真柳誠：猪苓湯合四物湯①古典的解説，病院薬剤師のための漢方製剤の知識．日病薬誌，32(6)：637-638，1996．
5) 本間棗軒：瘍科秘録，近世漢方医学書集成115巻（大塚敬節，他編），p.168，名著出版，1983．
6) 本間棗軒：内科秘録，近世漢方医学書集成22巻（大塚敬節，他編），p.201-202，名著出版，1979．
7) 本間棗軒：内科秘録，近世漢方医学書集成22巻（大塚敬節，他編），p.205-211，名著出版，1979．
8) 長谷川弥人・校注：続・浅田宗伯選集，第2集，p.134，谷口書店，1991．
9) 大塚敬節，矢数道明，清水藤太郎：漢方診療の実際，改訂版，p.151，南山堂，1954．
10) 大塚敬節：症候による漢方治療の実際，第5版，p.718，南山堂，2000．

89 通導散
tsudosan

製品番号：105

〔構成生薬〕
枳実，大黄，当帰，甘草，紅花，厚朴，蘇木，陳皮，木通，芒硝

処方の特徴

1 処方概要

通導散は，元来は打撲症の処方である．しかし，昭和初期の森道伯を始祖とする一貫堂流で応用が拡大，後世派の駆瘀血剤と位置づけられた．

構成生薬の点では大承気湯（大黄，厚朴，枳実，芒硝）に，当帰，陳皮，木通，紅花，蘇木，甘草を加味した処方である．大承気湯は『傷寒論』『金匱要略』の処方で，実証の腹部膨満，便秘，精神不穏などに用いられ，承気は順気の意とされる．

当帰はセリ科のトウキまたはホッカイトウキの根で，駆瘀血剤で，鎮静鎮痛作用などがあり，貧血，腹痛，身体冷感，疼痛，月経困難に用いる[1-4]．

紅花はキク科のベニバナの管状花で，駆瘀血剤として，婦人病，産前産後，腹痛，月経不順に用いる[5-8]．

蘇木は蘇芳木で，マメ科のスオウの木部であり，収斂，止血剤で，出血に用いる[9-11]．

木通は，アケビ科のアケビまたはその同属植物の蔓性の茎で，消炎，利尿作用があるとされる[12-15]．

2 使用目標と応用

体質的には，頑健で栄養状態のよい者（実証）に使用される．打撲傷に用いることが基本であるが，いわゆる駆瘀血剤として応用される．

症候的には，肥満して赤ら顔で爪床が暗赤色の者の，頭痛，頭重，眩暈，上逆，耳鳴，肩こり，動悸，便秘などを目標に使用するとされる（矢数格による，後述）．このほか，瘀血の徴候とされる口唇や舌の暗紫色化，下腹部圧痛なども参考となる．便秘でなくても服用後に腹痛下痢を起こさなければ用いてよい．

応用としては，打撲傷，婦人科疾患（月経不順，月経痛，更年期症候群など）のほか，便秘，肥満した高血圧症体質者の頭痛・めまい・肩こり，腰痛などに用いる．喘息，めまい，痔核，顔面の吹き出ものなどに有効とする説もある．なお，妊婦には服用させないとされる（『万病回春』，後述）．

論説

1 原典

龔信・龔廷賢『古今医鑑』（1576年成立，1577年刊）[16]〈注1〉[17,18] 巻16 折傷門〈注2〉[19]

〔条文〕跌撲，傷損，極めて重く，大小便通ぜず，乃ち瘀血散ぜず，肚腹膨張し，心腹を上り攻め，悶乱して，死に至らんとする者を治す．先ず此の薬を服して，瘀血を打ち下

〈注1〉従来，通導散の原典は『万病回春』とされてきたが，先行する『古今医鑑』に記載がある．なお，小山誠次は通導散の論説[17]において，唐代医書とされる『理傷続断秘方』を出典とするが，真柳誠は，「『理傷続断秘方』は唐代に仮託した後世の作なので，やはり出典は『古今医鑑』折傷門とすべきだろう」という[18]．本書では，これに従う．なお真柳は，通導散という処方名は，元代の王好古が通導を利の訓詁とした説によったのではないかとも述べている．

〈注2〉折傷：打撲損傷で，岡本一抱の『万病回春指南』に「凡て身体の中いずこにても跌撲打折傷損傷したるをいう」とあるという[19]．

し，然して後に方に損を補う薬を服すべし．

〔大意〕通導散は，打撲傷がきわめて重く，大便も小便も通じないで，瘀血が生じ，腹部は膨満し，悶え苦しんで瀕死の状態にある者を治す．どんなに衰弱しているように見えても，まずこの薬でうっ滞した血（瘀血）〈注3〉を瀉下した後に，損なわれた体力を補う薬を用いるべきである．

2 中国医書の記載

■ 龔廷賢『万病回春』（1587年成立）折傷門[20]には『古今医鑑』にない語句が追加されている．すなわち，『古今医鑑』に「瘀血を打ち下し…」とある瘀血の前に"死血"の語が挿入され，また「酒飲を用うべからず．愈通ぜず．亦，人の虚実を量って用う」とあり，さらに処方内容の後に「利するを以て度となす．惟だ孕婦，小児は服することなかれ」（排便があればちょうどよい，妊婦と小児には服用させない）とある．

■『万病回春』腹痛門には，加味承気湯という処方があり，「瘀血，内に停まり，胸腹脹痛し，或いは大便通ぜざる等の症を治す」とある[21]．この処方は大承気湯に当帰，紅花，甘草を加えたもので，通導散に変化する途中とみなせる．矢数格は，「腹に瘀血が停滞して脹り，痛み，大便の通じないような病気に兼用剤として用いられている．すなわち，月経不通，月経痛…等に用いられている．…加味承気湯証は，…急迫症状および，小便不通等の徴候はない．しかし，通導散症にはこの急迫症状を表す」と述べている[22]．

■『万病回春』より後の陳実功『外科正宗』（明代，1617年刊）には，通導散が大成湯の名前で記載される．跌僕門[23]には，「大成湯…跌僕傷損，或は高きより下り，以て瘀血，臓腑に流入を致し，昏沈して醒めず，大小便秘するを致し，及び，木杖の後，瘀血内攻し，肚腹膨張し，結胸不食，悪心乾嘔，大便燥結する者を治す．並びに之を服す」（打撲傷や，高いところより墜落したために，瘀血が内臓に流入し，意識が混濁して大小便が出ない，あるいは杖で打たれる刑を受けた後に瘀血が内攻し，腹部膨満，心下部が堅く張って食事ができない，吐き気や乾嘔，便秘するという者には大成湯がよい）とある．また，杖瘡門[24]には，「杖瘡は乃ち良肉，傷を受くるの患なり．…未だ破れず，血，内攻する者は針を用いて内蓄の瘀血を放出す．再び以て大成湯を以て之を下せば，便通じて自ずから愈ゆ」（杖で叩かれる刑を受けた後の傷で，皮下に出血がたまっている者には針で刺して放出させ，大成湯で下すとよい）とある．

3 江戸時代医家の論説

■ 香月牛山（1656-1740）の『牛山方考』折傷門に，「折傷は打身の類多し．皆瘀血凝滞する也．打身重き時は大小便通ぜず心腹を攻めて死に至らんとす．先づ通導散（回春折傷）を用いて大小便を利するを以て度とすべし」[25]とある．これ以外には2，3の書に『万病回春』または『外科正宗』からの引用が見られる程度〈注4〉[26-28]であった．

4 近年の論説

■ 矢数格の『漢方一貫堂医学』[29]では，「通導散証の者は相当多量の瘀血を保有している」として，「肥満した，赤ら顔の，また爪の色

〈注3〉瘀血：ここでいう"瘀血"とは，記載される症状からみて，皮下出血，筋肉組織内の出血やうっ血ばかりなく，内臓出血や腹腔内出血などを含むと思われる．

〈注4〉通導散の名で『万病回春』からの引用が甲賀通元の『古今方彙』目録金瘡門[26]に，また大成湯の名で『外科正宗』からの引用が多紀元簡の『観聚方要補』跌僕金瘡門[27]および村瀬豆洲の『方彙続貂』金瘡附杖瘡折傷門[28]に，それぞれ見いだせる程度である．

の暗赤色の者に用うべき処方」という．腹診では「心下から腹直筋に相当して二筋の強い拘攣を触知できる」ものと「腹部膨満の状を呈している」ものがあるという．主訴については，「頭痛，頭重，眩暈，上逆，耳鳴，肩こり，動悸，便秘等が主なものである」という．「瘀血証体質の罹患し易い疾患」として，脳溢血，片麻痺，喘息，胃酸過多症，胃潰瘍，肝臓病，痔疾，神経衰弱症，ヒステリー，動脈硬化症，常習性便秘，眼病，腰痛，泌尿生殖器疾患などを挙げ，また婦人科疾患に広く用いるという．また，通導散の応用解説の項には，"血鬱"（けつうつ）（上逆，頭痛，眩暈，耳鳴，肩こり，動悸等を呈するという），眩暈・頭痛，面病（瘀血による顔面紅潮，吹き出ものなど）なども挙げられている．

■ 矢数道明（やかずどうめい）（1905-2002）は『臨床応用漢方処方解説』[30]で，「森道伯翁の常用処方で，後世方中唯一の駆瘀血剤であり，古方の桃核承気湯（とうかくじょうきとう）に比すべきものである．打撲により内出血をおこしたような重篤な状態である．下腹の瘀血症状ばかりでなく，心下部も緊張し，上衝が強い．瘀血による諸疾患に応用される」という．

鑑　別

■ 桃核承気湯（とうかくじょうきとう），大黄牡丹皮湯（だいおうぼたんぴとう），桂枝茯苓丸（けいしぶくりょうがん）

通導散は元来，打撲症の処方であることを目安とするが，実際には鑑別は容易ではなく，試行錯誤によらざるを得ないことが多い．

■ 治打撲一方（おだぼくいっぽう）

打撲傷で鑑別の対象となる．この処方は軽症，遷延例に用いると思われる．

引用文献

1) 厚生労働省：第16改正日本薬局方，p.1554, 2011.
2) 木村孟淳，他編：新訂生薬学，改訂第7版，p.84-85, 南江堂，2012.
3) 大塚敬節，他：漢方診療医典，第6版，p.423, 南山堂，2001.
4) 鳥居塚和生：モノグラフ 生薬の薬効・薬理，p.335-343, 医歯薬出版，2003.
5) 厚生労働省：第16改正日本薬局方，p.1488,
6) 木村孟淳，他編：新訂生薬学，改訂第7版，p.138-139, 南江堂，2012.
7) 大塚敬節，矢数道明，清水藤太郎：漢方診療医典，第6版，p.411, 南山堂，2001.
8) 鳥居塚和生：モノグラフ 生薬の薬効・薬理，p.103-109, 医歯薬出版，2003.
9) 厚生労働省：第16改正日本薬局方，p.1538, 2011.
10) 木村孟淳，他編：新訂生薬学，改訂第7版，p.59, 南江堂，2012.
11) 大塚敬節，矢数道明，清水藤太郎：漢方診療医典，第6版，p.419, 南山堂，2001.
12) 厚生労働省：第16改正日本薬局方，p.1590, 2011.
13) 木村孟淳，他編：新訂生薬学，改訂第7版，p.62-63, 南江堂，2012.
14) 大塚敬節，矢数道明，清水藤太郎：漢方診療医典，第6版，p.430, 南山堂，2001.
15) 鳥居塚和生：モノグラフ 生薬の薬効・薬理，p.459-464, 医歯薬出版，2003.
16) 龔信，龔廷賢：古今医鑑，16-5a～b，和刻漢籍医書集成11輯（小曽戸洋，他編），p.353, エンタプライズ，1991.
17) 小山誠次：古典に基づく エキス漢方方剤学，p.453-457, メディカルユーコン，1998.
18) 真柳誠：漢方一話 処方名のいわれ，99 通導散．漢方医学，25(5)：242, 2001.
19) 松田邦夫：万病回春解説，p.955, 通導散条の頭注による，創元社，1989.
20) 松田邦夫：万病回春解説，p.955-956, 創元社，1989.
21) 松田邦夫：万病回春解説，p.626-627, 創元社，1989.
22) 矢数格：漢方一貫堂医学，第5版，p.47-48, 医道の日本社，1980（初版1964）.
23) 陳実功：外科正宗，跌僕第六十三・大成湯，4-27a～28a, 和刻漢籍医書集成第13輯（小曽戸洋，他編），p.180, エンタプライズ，1991.
24) 陳実功：外科正宗，杖瘡第六十五，4-30b～31a, 和刻漢籍医書集成第13輯（小曽戸洋，他編），p.181-182, エンタプライズ，1991.
25) 香月牛山：牛山活套，折傷門，近世漢方医学書集成61巻（大塚敬節，他編），p.597, 名著出版，1981.
26) 甲賀通元：古今方彙，目録金瘡門，歴代漢方医書大成（電子版），松岡榮志・他編，西岡漢字情報工学研究所，カイテル，2005.
27) 多紀元簡：観聚方要補，跌僕金瘡門，近世漢方医学書集成47巻（大塚敬節，他編），p.221, 名著出版，1980.
28) 村瀬豆洲：方彙続紹，金瘡附杖瘡折傷門，近世漢方医学書集成60巻（大塚敬節，他編），p.496, 名著出版，1981.
29) 矢数格：漢方一貫堂医学，第5版，p.25-27, p.66-83, 医道の日本社，1980（初版1964）.
30) 矢数道明：臨床応用漢方処方解説，増補改訂版，p.677, 創元社，1982.

90 桃核承気湯
tokakujokito

製品番号：61

〔構成生薬〕

桃仁，桂皮，大黄，甘草，芒硝

処方の特徴

1 処方概要

桃核承気湯は，婦人科疾患（月経不順，月経困難症，月経前症候群，産褥神経症など），腰痛症，便秘症などに用いる漢方薬である．

古典的な漢方の考え方では，"瘀血"，"気の上逆"（または上衝），"小腹急結"のあることが使用目標となる．

"瘀血"は，うっ血，微小循環障害，凝固線溶系異常などと推定されるが，その本態は未解明である．臨床的には，"瘀血"の徴候，すなわち，皮膚粘膜の暗紫色化，細静脈のうっ血（"細絡"），瘀血の腹証（下腹部が硬く膨隆し，抵抗感，圧痛があるもの．桃核承気湯では"小腹急結"→後述）などの所見，あるいは，女性の月経障害，更年期症候群，産褥期の自律神経失調症，痔核などの症状があるときに，"駆瘀血剤"（瘀血を除く薬の意）の使用を考慮する（27．桂枝茯苓丸 参照）．桃核承気湯は，体質頑健な者（実証）に使用される駆瘀血剤であり，桂枝茯苓丸，大黄牡丹皮湯などと一群をなす．

桃核承気湯では，前記の瘀血の徴候に加えて，"上衝"（のぼせ），精神症状，便秘などをともなう点も使用目標となる．

処方構成は，調胃承気湯（大黄，甘草，芒硝）に，桂皮と桃仁を加えたものである．調胃承気湯は一種の緩下剤で，胃腸機能を調整するとされる．桂皮と甘草の組み合わせは桂枝甘草湯（『傷寒論』）で，「気の上衝」（症候的には，のぼせ，動悸，頭痛など）に使用される．桃仁は，桂枝茯苓丸，大黄牡丹皮湯にも含まれ，駆瘀血作用があるとされる．大黄は植物性緩下剤であるが，鎮静，鎮痛，抗炎症，抗菌などの作用があるとされる．芒硝は塩類下剤である．

2 使用目標と応用（表1）

応用としては，婦人科疾患が多い．月経困難症，月経前症候群，月経不順，更年期症候群，いわゆる血の道症，産褥神経症，流産後の諸症状などである．このほか，頭痛，腰痛，便秘，痔核，会陰部打撲，尋常性痤瘡，高血

表1 桃核承気湯の使用目標と応用

- ■ 応 用
  - ・婦人科疾患：月経困難症，月経前症候群，月経不順，更年期症候群，いわゆる血の道症，産褥神経症，流産後・死産後の諸症状 など
  - ・その他：便秘症，頭痛，腰痛症，高血圧症の随伴症状（頭痛，めまい，肩こり），痔核，会陰部打撲 など
- ■ 症 候
  - ・月経痛，月経不順，月経困難症，月経前の焦燥感
  - ・のぼせ，足冷え，頭痛，肩こり，動悸，めまい，不眠，精神不穏 など
  - ・便秘：服用後に不快な下痢をしなければ使用できる
- ■ 腹部所見
  - ・"小腹急結"：左腸骨上窩の強い圧痛・擦過痛
  - ・"瘀血の圧痛"：下腹部の軽い圧痛程度の例もある
- ■ 体 質
  - ・中等度以上：筋肉のしまりのよいものが多い．

圧症の随伴症状（頭痛，めまい，肩こり）などにも用いることがある．

使用目標となる症候は，月経痛，月経不順，月経前の焦燥感・精神不穏，のぼせ，足冷え，頭痛，肩こり，動悸，めまいなどである．便秘がなくても服用後に不快な腹痛下痢がなければ使用してよい．

腹部所見（腹証）は重要であり，"小腹急結"と呼ばれる特異な所見を認めることがある（図1）．これは下腹部，とくに左腸骨窩部の腹筋表面に見られる強い圧痛である．医師は患者の右側に立ち，左腸骨窩の筋膜表面を軽く圧迫しながら斜め下外方へスピーディーに擦過する．この時，引きつれるような強い痛みを訴えれば陽性である．激烈な痛みに対して同側下肢を急に屈曲挙上して防御姿勢をとることがある．ただし，この腹証がなくても奏効する例もある．

体質的には中等度以上の者が対象となる．筋肉のしまりのよい固太りが多い．

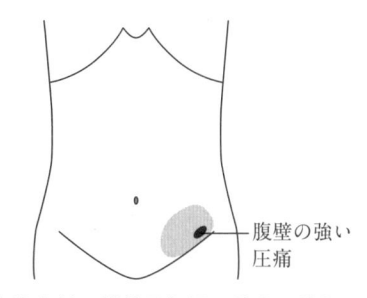

図1 小腹急結—桃核承気湯に特有の腹証

論 説

１ 原典

張仲景『傷寒論』『金匱玉函経』

『傷寒論』巻第三・太陽病脈証并治中[1]

〔条文〕太陽病解せず，熱膀胱に結び，其の人，狂の如く，血自ら下る．下る者は愈ゆ．其の外解せざる者は，尚未だ攻むべからず．当に先ず其の外を解し，外解し已つて，但だ少腹急結する者は，乃ち之を攻むべし，桃核承気湯に宜し．…（後に云う，外を解すは桂枝湯に宜しと）〈注1〉[2-5]．

〔大意〕"太陽病"が治らず，その熱が下腹の膀胱部位の"血"と結んで瘀血となった．そのため病人は，まるで狂人のような症状を呈している．この時，自然に血が下る者は治る．血が下っても治らない者，血が下らず治らない者では，外証が残っていれば，まず外証を解する治療を行う．外証がなくなった後に小腹急結があれば瘀血であるから，桃核承気湯で攻めて下さなければならない（大塚敬節による訳[6]）．

〔解説〕「熱，膀胱に結び」の「膀胱」を大塚敬節[6]は解剖学的膀胱ではなく，下腹部（下焦）の意という．これは山田正珍の論によるものであろう〈注2〉[7]．外証があるときは下剤を用いないというのは『傷寒論』の基本原則である〈注3〉[8,9]．大塚敬節はまた，「表証と言わず，外証といったところをみると，小柴胡湯を用いてよい場合も考えられる」とい

〈注1〉『傷寒論』巻第九・弁可下病脈証并治第二十一[2]には，「其の外解せざる者」を「其の外未だ解せざる者」とする．『金匱玉函経』巻第三・弁太陽病脈証并治中第六[3]では「下る者は愈ゆ」を「下る者は即ち愈ゆ」とし，「但だ少腹急結」の「但だ」がなく，「少腹」を「小腹」とし，同・巻第五・弁可下病形証治第十八[4]でも「下る者は愈ゆ」を「下る者は即ち愈ゆ」とし，「其の外解せざる者」の「者」がなく，「外解し已つて，但だ少腹急結…」を「外解し，小腹急結…」とし，「桃核承気湯」を「桃仁承気湯」とする．また同・巻第八（方薬炮製）でも処方名を「桃仁承気湯」[5]とする．
〈注2〉膀胱とは：山田正珍の『傷寒論集成』[7]に，「熱，膀胱に結びとは，邪気，下焦の膀胱部分に鬱血するの謂いなり」とある．
〈注3〉『傷寒論』巻3太陽病中篇[8]に，「太陽病，外証未だ解せざれば下すべからざるなり．之を下すを逆と為す．外を解せんと欲すれば，桂枝湯に宜し」とある．同様の文は巻9弁不可下病脈証并治第二十[9]にもある．

う[6]．そこで，急性発熱性疾患では，桂枝湯を用いるべき症状（頭痛，発熱，悪寒，うなじの強ばり，脈が浮など）がある例，あるいは小柴胡湯を用いるべき症状（胸脇苦満，目眩，口苦など）を示す例には，桃核承気湯を用いる前にこれらの処方を用いるということになる．"少腹"は"小腹"と同じで，下腹部である〈注4〉[7]．「血が下る」とは，子宮出血とも考えられるが，"傷寒"（すなわち腸チフスなど）による消化管出血であろう．処方中の大黄に比較的強い抗菌作用や粘膜収れん作用があることを考えれば，必ずしも無理ではないであろう．なお，桃核承気湯は桃仁承気湯と呼ばれることもある．

2 中国医書の記載

■『脈経』巻7病可下証第七病可下証第七[10]にも『傷寒論』とほぼ同文があるが，「下る者は愈ゆ」を「之を下せば即ち愈ゆ」とする〈注5〉[7]．

■虞摶の『医学正伝』（明代，1515年成立）巻1傷寒門・桃仁承気湯[11]に，「外証已に解し，小腹急，大便黒く，小便利せざるは，瘀血の証と為す．此の薬，之を主る」とあり，巻5血証門・桃仁承気湯[12]には，「男子婦人，血胸に結び，手も近づくべからず，乃ち中焦の蓄血にて，妄言して鬼を見，昏迷し，狂の如き，及び久病，胃脘痛，蓄血等の証を治す」とある．

■呉崑の『医方考』（1584年成立）傷寒門[13]には，「桃仁承気湯　傷寒，外証已に解し，小腹急，大便黒く，小便利し，其の人，狂の如き者，蓄血有るなり．此の方之を主る．○頭痛，発熱，悪寒無き者を，外証已に解すと為す．小腹急なる者は，邪，下焦に在り．大便黒きは瘀血，之を潰するなり」とある．

■龔廷賢の『万病回春』（1587年成立）・傷寒附傷風門[14]には，「傷寒，小便利し，大便黒く，水を噉いで嚥まず，口燥く者は，下焦の瘀血なり．○桃仁承気湯　熱邪，裏に伝え，熱，膀胱に蓄え，其の人，狂の如く，小水自利し，大便黒く，小腹満痛し，身面目黄ばみ，譫語，燥渇して蓄血の症と為るを治す．脈沈にして力あるは此れに宜し．黒物を下し尽くすときは愈ゆ」（大意：傷寒で発熱していれば発汗などで体液が失われるので，本来ならば乏尿傾向を示すはずであるが，逆に，小便の出がよく，また大便が黒く，口が乾燥して水で口をすすぎたがる，これは下腹に瘀血があるからである．桃核承気湯は，熱邪が内部に伝わり，膀胱に影響し，患者は狂人のようになり，小便がよく出て，大便黒く，下腹が張って痛み，全身が黄ばみ，うわごとを言い，口が乾燥してのどが渇き，瘀血の症状を現す者に用いる）とある．

3 江戸時代医家の論説（筆者意訳）

■長沢道寿（？-1637）は『医方口訣集』[15]で，桃仁承気湯（桃核承気湯）を用いる5つの口訣として，①傷寒（腸チフスなど）で，鼻出血，発狂，譫語（うわごと），大便が黒く小便が急な者，②出血性下痢で，腹痛が強く黄黒色便を下す者，③飲酒過度で胃炎（または胃潰瘍？）症状を呈し，吐血，鼻出血する者，④過度に何かを思い考えたために，体が黄ばみ痩せて，食が細く，いつも胸中に食べものがつかえ，胃のあたりが痛む者，⑤産後の婦人の便秘で，久しく通ぜず，嘔吐，腹部膨満（鼓腸）が強い者などに用いる機会があると云う．瘀血という用語の指すところが，現在

〈注4〉少腹：山田正珍は『傷寒論集成』[7]で，少腹の「少」を『金匱玉函経』で「小」とすることを指摘し，「蓋し臍上を大腹と曰い，臍下を小腹と曰う」と述べ，『黄帝内経素問』蔵気法時論に明確に述べられているという．すなわち，臍から上を大腹，臍以下を小腹または少腹というとする．

〈注5〉「之を下せば即ち愈ゆ」：山田正珍[7]は，こちらにすべきだとする．

とは若干異なるもののように思われる．③，④は同意しがたい．

■吉益東洞（1702-73）は『方機』[16]で，桃核承気湯の主治を「小腹急結，狂の如き者．胞衣下らず，気急息迫する者．産後，小腹堅痛，悪露尽きず，或は大便せずして煩躁し，或は譫語する者．痢病,小腹急痛する者」とする．胞衣は胎盤のことで，出産直後に胎盤が娩出されないで重篤な状態に陥ったときに，本処方を用いるという．"痢病"は感染性下痢である．この使い方は『傷寒論』の使い方の延長上にあるといえる．

■吉益東洞は『方極』[17]では，「血証にて，小腹急結して上衝する者を治す」と集約した．桃核承気湯の証は，瘀血の症状，小腹急結，および"上衝"の3つが重要という考え方は，これに始まると思われる．

■東洞の子，吉益南涯（1750-1813）の『続建殊録』および『成蹟録』には，①産後に胎盤残留して喘鳴，呼吸困難，意識混濁に陥った女性に本処方を用い，胎盤娩出した例[18,19]，②飲酒後に，妄語すること狂人の如く，意識障害，呼吸息迫，便秘，面色酔うが如しという少年に本処方を用いた例[20]，③発熱，煩躁，精神症状などがある疫病（急性消化管感染症）の2例[21]など，多くの記載がある．

■和田東郭（1744-1803）の『蕉窓雑話』には，①米などを踏む時に踏み誤って会陰を打撲して小便がほとんど出ず，血液が少量ずつ出るような症状には，まず桃核承気湯を用い，治らないときには大黄附子湯，八味地黄丸のよいことがあるという記載[22]．②45歳女性が疫病で発熱中に，腹部腫瘤と下血があり，重篤な状態に陥った例に桃核承気湯を用いて命をとりとめたという記載[23]などがある．

■和田東郭はまた『東郭医談』[24]で，"腸癰"（急性虫垂炎および類似疾患）には大黄牡丹皮湯だけでなく桃核承気湯を用いることがあるという．

■中神琴渓（1744-1835？）は『生生堂医譚』[25]で，激しい嘔吐下痢で全身厥冷して脈微弱な瀕死の者で，前医が附子理中湯を与えて効果がなく，臍下が石のように硬いところから本処方を与えて臭くて穢ない物を多く下痢させたところ全快した例を挙げて，たいていの医者は，こうした患者には，四逆散，白虎湯，附子理中湯，真武湯，当帰四逆湯，五苓散を用いて，それでも治らなければ参附，独参の類を与えて死に至らしめると戒めている．これは，急性消化管感染症の経過中に桃核承気湯の行く場があることを示しており，『傷寒論』の使い方に近いと思われる．

■有持桂里（1758-1835）は『校正方輿輗』[26]で，産後の子宮収縮痛，子宮内胎児死亡，胎盤残留のほか，「血暈にもまた用ゆ」と云う．血暈は，瘀血によるめまいの意であるが，産後や月経時に悪化するめまいと考えられる．

■幕末，百々漢陰（1776-1839）・百々鳩窓（1808-78）の『梧竹楼方函口訣』[27]には，「婦人で，逆経といって，月経が長く閉じて通ぜず，その経血を上へ吐く者がある．桃核承気湯を用いると時々有効な例がある．とかく婦人の吐血では先ず第一に月経の有無を問診すべきである．ときどき逆経の証がある．実証とみれば桃核承気湯を用いる」という．逆経は代償性出血であろう．

■尾台榕堂（1799-1870）は，『類聚方広義』[28]で，①産後に悪露が出きらないとき，②月経不順をともない，のぼせが強い眼疾患（眼中に厚い膜を生じ，結膜の血管が怒張充血するもの,眼瞼が赤くただれるもの），虫歯の痛み，眼球打撲など，③閉経後に，のぼせ，精神症状，吐血，鼻出血，血性帯下などがあり，小腹急結して腰から足がひきつれるように痛む例，④月経異常があり，のぼせ，動悸，下腹部痛，手足のしびれ，慢性の冷えがある例，⑤尿路感染症で，尿が出渋り，下腹が痛んで，その痛みが腰から大腿に放散し，陰茎が痛み，

排尿困難があるという者（尿道炎？，前立腺炎？），⑥会陰部打撲による排尿障害に用いるとする．

■尾台榕堂は『方伎雑誌』では，「発狂（精神障害）の"陽症"（症状が興奮性のものか？）で，…年月を経て慢性（滞患）となった者は多くは治らない．婦人で経閉（無月経・閉経）に続いて起こった者には，桃核承気湯，抵当丸〈注6〉[29,30]を撰用すべきである」[31]という．また，妊娠6ヵ月の逆位分娩（？）で胎児が死亡，首だけが子宮内に残留して母体が衰弱した例に桃核承気湯を用いたところ，3貼（3日分）で首が出たという治験の記載[32]もある．

■浅田宗伯（1815-94）は『勿誤薬室方函口訣』[33]で，「桃核承気湯は，"傷寒"の"畜血"で小腹急結する者を治すのは勿論のことであるが，諸々の"血証"に応用するとよい」といい，吐血，鼻出血，癰疽（皮膚化膿症）の難治例，女性の"陰門腫痛"（バルトリン腺炎か），出血性の尿路感染症，産後の悪露が少なくて腹痛する者，胎盤の一部遺残，打撲，閉経後の腰痛（痛みが昼は軽く夜は重いもの），年余にわたる歯痛などに用いるという．また，附子を加えた形で月経痛や腰痛に用いるという．

4 近年の論説

■『漢方診療医典』[34]には，「本方は桂枝茯苓丸に似た駆瘀血剤であるが，桂枝茯苓丸証よりも急迫状の徴候がみられ，便秘の傾向があり，腹診によって小腹急結を認めた場合には，本方を用いる．…本方は婦人に用いることが多く，月経困難症，月経不順よりくる諸種の疾患，月経時に精神異常を呈する者，胎盤残留して下血の止まない場合，胎児が母体内で死んで娩出しない場合，産後発狂状となるもの，くも膜下出血，痔核，前立腺炎，会陰部打撲，眼疾，歯痛，尿道狭窄，骨盤腹膜炎などに用いられる」とある．

■大塚敬節（1900-80）の『症候による漢方治療の実際』では，頭痛の項[35]では「月経不順，月経減少，月経閉止などがあって，体格はよく，肉のしまりがよく，便秘のくせのある女性の頭痛に用いることがある．この際，もっとも大切な目標は，特異の腹証（小腹急結）である」，打撲症の項[36]では「桃核承気湯は打撲のため皮下溢血を生じて，腫れ痛むものにもちいる．とくに会陰部を強く打って，尿閉を起こしているものに著効がある」，精神症状の項[37]では「桃核承気湯は月経時に，気が荒くなって，いらいらしたり，怒ったりするものにも用いる．また月経時に気が狂ったのではないかと思うほど乱暴するものにもよい．また全く意識の混濁しているような場合にも用いる」という．このほか，出血，のぼせ（逆上），皮膚粘膜の化膿性疾患で痛みの強いもの，腹痛（月経困難症，産後腹痛など），便秘，月経異常（稀発月経・過少月経など），不妊・流産・難産および死胎や胎盤の娩出促進，肩こり，腰痛（瘀血による），視力障害，頑固な蕁麻疹・湿疹，会陰部打撲による排尿障害などに用いるとする[38]．

症 例

症例1 月経前症候群に桃核承気湯（筆者経験例）

〔患者〕31歳 女性 看護師
〔主訴〕生理前にひどくイライラする
〔現病歴〕2～3年来，月経前から月経中にイライラがひどく，また，もともとある便秘

〈注6〉抵当丸：『傷寒論』の処方で，水蛭，虻虫，桃仁，大黄の末を煉蜜で丸薬としたもの．桃核承気湯や大黄牡丹皮湯でも治せない陳旧性瘀血を除く作用があるとされ，月経閉止，精神症状などに用いるとされる[29]．水蛭は環形動物のヒル，虻虫は昆虫のアブである[30]．吸血性動物の体内にある，凝固線溶系に対する作用物質を利用するものと推測される．

が悪化する．いくらか気持ちが落ち込むことが多い．汗かきで，のぼせやすい．

〔身体的所見〕身長163cm，体重70kg．肥満，腹筋緊張強い，左下腹部に圧痛顕著．他に特記すべきことなし．

〔経過〕桃核承気湯（2.5g/包の製剤）1回1包，1日3回投与．4週後，「今回の月経はよい感じだった．少しイライラする程度だった．便通良好」．その後，継続服用で月経前の焦燥感が顕著に改善した．4ヵ月後に中断したところ，再び焦燥感が強まり再開した．「服用していると気持ちが落ち着く．快便」と言って継続服用した．

症例2 **会陰打撲症**（松田邦夫治験）[39]

23歳女性．某商社勤務．…青い顔をして，がに股で受診．登山ですべり落ち，木の太い枝に叩きつけられ，会陰部に裂傷を負ったとのこと．現地の病院で応急手当てを受け，局所を縫ってもらった．ところが翌日から大小便が出にくくなった．受診日は朝から両便とも出ないと言う．局所を見せるように言うと絶対嫌だと言う．外科に紹介しようとすると，それも絶対に嫌だと言う．そこで，やむを得ず，桃核承気湯3日分を処方した．5日後に再診．あれからすぐに2便快通して治ったと，けろりとしたものであった．

鑑 別

■ **桂枝茯苓丸**

体質中等度で瘀血の徴候がある者で要鑑別．桃核承気湯のような精神症状，強いのぼせ，動悸はなく，下腹部圧痛は軽度である．便秘ならば大黄を加える．

■ **大黄牡丹皮湯**

体質体格中等度以上で，瘀血の徴候があり，便秘，下腹部膨満，圧痛が強い者で要鑑別．大黄牡丹皮湯は，多くは右下腹部圧痛で，桃核承気湯のような強い圧痛ではない．頭痛，のぼせ，動悸，精神症状もない．大黄牡丹皮湯は，骨盤内臓器の炎症―痔疾，肛門周囲炎，前立腺炎などに用いる機会がある．

■ **通導散**

栄養状態がよく，便秘傾向のある者で瘀血の徴候があり，下腹部圧痛をともなうときに要鑑別．とくに打撲傷で鑑別が必要．通導散は元来は外傷性皮下出血，打撲傷に使用された処方であるが，月経不順，更年期症候群などにも用いる．小腹急結はない．桃核承気湯の方が急性で症状の強いものに用いる．

■ **女神散**

体質体格中等度以上の女性の更年期症候群で，のぼせが強く赤い顔をしている点，不定愁訴，不眠，便秘などを訴える者に用いる点などで似る．著明な下腹部圧痛はない．

■ **黄連解毒湯**

体質中等度以上で，のぼせと顔の赤みが強く，不眠，焦燥感などを認める場合，とくに更年期症候群，赤みの強い皮膚炎などで要鑑別．瘀血の徴候，下腹部圧痛，便秘はない．

■ **温清飲**

冷えのぼせ，不眠，月経異常，更年期症候群などで要鑑別．温清飲では，下腹部圧痛などの瘀血の腹証はあっても弱く，他の瘀血の徴候も少ない．

引用文献

1) 張仲景：明・趙開美本『傷寒論』，3-25b～26a，復刻版，p.150-151，燎原書店．1988．
2) 張仲景：明・趙開美本『傷寒論』，9-20a～b，復刻版，p.409-410，燎原書店．1988
3) 張仲景：清・陳世傑本『金匱玉函経』，2-30a，復刻版，p.125，燎原書店．1988．
4) 張仲景：清・陳世傑本『金匱玉函経』，5-26b，復刻版，p.266，燎原書店．1988．
5) 張仲景：清・陳世傑本『金匱玉函経』，8-9a，復刻版，p.389，燎原書店．1988．
6) 大塚敬節：臨床応用傷寒論解説，p.276-279，創元社，1974
7) 山田正珍：傷寒論集成，3-46b～52a，近世漢方医学書

集成 74 巻（大塚敬節，他編），p.436-447，名著出版，1983.
8) 張仲景：明・趙開美本『傷寒論』，3-12b，復刻版，p.124，燎原書店，1988.
9) 張仲景：明・趙開美本『傷寒論』，9-5b，復刻版，p.124，燎原書店，1988.
10) 王叔和：脈経，7-19a，復刻版，東洋医学善本叢書 7，影宋版脈経，p.63，東洋医学研究会，1981.
11) 虞摶：医学正伝，1-53b，和刻漢籍医書集成第 8 輯（小曽戸洋，他編），p.31，エンタプライズ，1990.
12) 虞摶：医学正伝，5-37a，和刻漢籍医書集成第 8 輯（小曽戸洋，他編），p.169，エンタプライズ，1990.
13) 呉崑：医方考，1-20b〜21a，和刻漢籍医書集成第 10 輯（小曽戸洋，他編），p.19-20，エンタプライズ，1990.
14) 龔廷賢：万病回春，2-36b〜37a，和刻漢籍医書集成第 11 輯（小曽戸洋，他編），p.59-60，エンタプライズ，1991.
15) 長沢道寿・著，中山三柳・増訂，北山友松子・増広：医方口訣集，近世漢方医学書集成 63 巻（大塚敬節，他編），p.96-98，名著出版，1982.
16) 吉益東洞：方機，近世漢方医学書集成 12 巻（大塚敬節，他編），p.513-514，名著出版，1980.
17) 吉益東洞：方極，近世漢方医学書集成 12 巻（大塚敬節，他編），p.390，名著出版，1980.
18) 吉益南涯：続建殊録，近世漢方医学書集成 37 巻（大塚敬節，他編），p.409，名著出版，1980.
19) 吉益南涯：成蹟録，近世漢方医学書集成 38 巻（大塚敬節，他編），p.98，名著出版，1980.
20) 吉益南涯：成蹟録，近世漢方医学書集成 38 巻（大塚敬節，他編），p.59-60，名著出版，1980.
21) 吉益南涯：成蹟録，近世漢方医学書集成 38 巻（大塚敬節，他編），p.78-79，名著出版，1980.
22) 和田東郭：蕉窓雑話，近世漢方医学書集成 15 巻（大塚敬節，他編），p.406，名著出版，1979.
23) 和田東郭：蕉窓雑話，近世漢方医学書集成 15 巻（大塚敬節，他編），p.395-397，名著出版，1979.
24) 和田東郭：東郭医談，近世漢方医学書集成 16 巻（大塚敬節，他編），p.235-236，名著出版，1979.
25) 中神琴渓：生生堂医譚，近世漢方医学書集成 17 巻（大塚敬節，他編），p.28-29，名著出版，1979.
26) 有持桂里：校正方輿輗，近世漢方医学書集成 85 巻（大塚敬節，他編），p.68-69，名著出版，1982.
27) 百々漢陰，百々鳩窓：梧竹楼方函口訣，復刻版，p.17，春陽堂書店，1976.
28) 尾台榕堂：類聚方広義，近世漢方医学書集成 57 巻（大塚敬節，他編），p.208-210，名著出版，1980.
29) 大塚敬節，矢数道明，清水藤太郎：漢方診療医典，第 6 版，p.375-376，南山堂，2001.
30) 大塚敬節，矢数道明，清水藤太郎：漢方診療医典，第 6 版，p.417，p.429，南山堂，2001.
31) 尾台榕堂：方伎雑誌，近世漢方医学書集成 58 巻（大塚敬節，他編），p.101-102，名著出版，1980.
32) 尾台榕堂：方伎雑誌，近世漢方医学書集成 58 巻（大塚敬節，他編），p.107-109，名著出版，1980.
33) 浅田宗伯：勿誤薬室方函口訣，近世漢方医学書集成 96 巻（大塚敬節，他編），p.115-116，名著出版，1982.
34) 大塚敬節，矢数道明，清水藤太郎：漢方診療医典，第 6 版，p.376，南山堂，2001
35) 大塚敬節：症候による漢方治療の実際，第 5 版，p.31-32，南山堂，2000.
36) 大塚敬節：症候による漢方治療の実際，第 5 版，p.120-121，南山堂，2000.
37) 大塚敬節：症候による漢方治療の実際，第 5 版，p.476-479，南山堂，2000.
38) 大塚敬節：症候による漢方治療の実際，第 5 版，p.97，p.111，p.148-150，p.323-324，p.364，p.389-391，p.403-404，p.433，p.464，p.603-607，p.684-688，p.721，南山堂，2000.
39) 松田邦夫：治験録（54）．活，29(11)：177，1988.

参考文献

・湯本求真：皇漢医学，第 3 巻，復刻版下巻，p.168-194，燎原書店，1976.

91 当帰飲子

tokiinshi

製品番号：86

[構成生薬]

当帰, 芍薬, 川芎, 蒺藜子, 防風, 地黄, 何首烏, 荊芥, 黄耆, 甘草

処方の特徴

1 処方概要

当帰飲子は慢性湿疹に用いる漢方薬の一種である．古典的な漢方の考え方では，"血燥"（血気枯燥）が使用目標とされる．これは貧血や循環障害が遷延したときに見られる皮膚粘膜の乾燥萎縮状態（血色がなく乾燥してシワがよっている，弾力がないなど）と考えられる．

構成生薬は，"血虚"が使用目標とされる四物湯（当帰，芍薬，川芎，地黄）に防風，何首烏，黄耆，荊芥，甘草，蒺藜子を加えたものである．

防風，荊芥は，荊芥連翹湯，十味敗毒湯などのような皮膚疾患に用いられる処方に含まれることが多い生薬である．黄耆は，桂枝加黄耆湯，黄耆建中湯，防已黄耆湯，補中益気湯，十全大補湯などにも含まれ，皮膚の循環と栄養の改善を目的とすると思われる．この薬の特徴は何首烏と蒺藜子を含む点である．これらを含む医療用漢方製剤は他にない．

何首烏は，タデ科のツルドクダミの塊根で，潤腸，瀉下，消炎などの作用があるとされ，また温性の緩下強精強壮剤ともされる[1-4]．

蒺藜子はハマビシ科のハマビシの果実で，利尿・消炎などの作用があるとされる[5-7]．

当帰飲子という名称は，当帰が主薬であることを示すと思われる．当帰飲子は当帰飲とも呼ばれた〈注1〉[8-11]．○○飲，○○飲子とは，湯剤と同じく煎じる剤型のことである．真柳によれば，○○飲，○○飲子と表現した理由はよくわかっていないが，唐代長安の記録によると，疲労回復の薬茶を飲子と呼んで街角で売っていた史実があるので，○○飲や○○飲子という処方は，もともと路上で売られていた薬茶だったかも知れないという[12]．

2 使用目標と応用

慢性湿疹で，分泌物が少なく瘙痒を主訴とする例に用いる．皮膚局所の炎症が微弱で膨隆していないこと，体質的に皮膚粘膜の乾燥萎縮傾向があること，虚弱で冷え症ということなどが使用目標となる．高齢者に用いることが多いが，前記特徴を有するならば若年者に用いても差し支えない．まれに分泌物のある慢性湿疹に用いて奏効することもあるとされるが，この場合でも，虚弱なこと，炎症が弱く扁平であることが目安となる．局所の炎症所見が強く，真っ赤に腫脹しているような状態には用いない．用いると悪化する可能性がある．胃下垂高度な胃腸虚弱者では消化器症状を呈することがあり，この場合は減量または中止する．

応用としては，慢性湿疹，アトピー性皮膚炎，老人性皮膚瘙痒症，指掌角皮症，尋常性乾癬などが挙げられる．

〈注1〉中国では『女科撮要』[8]，『証治準縄』[9]，日本では『当壮庵家方口解』[10]，『餐英館療治雑話』[11]などに見られる．

論 説

1 原 典

厳用和『厳氏済生方』瘡門（南宋代，1253年成立）[13]〈注2〉[14]．

〔条文〕心血凝滞し，内に風熱を蘊み，皮膚に発見し，遍身瘡疥〈注3〉[15-17]，或は腫れ，或は痒く，或は膿水浸淫〈注4〉[18]し，或は赤疹㾦㿔〈注5〉[19]を発するを治す．

〔大意〕"心血が凝滞し，外邪である風と熱が体内に蓄積し"，これが皮膚に発現して，全身に皮膚炎が生じ，腫脹，痒み，膿性分泌物があり，赤味のある発疹や痂皮が出るときに用いる．

〔解説〕ここでは，当帰飲子を小さな膿疱や痂皮をもつ丘疹に用いるとするが，現在では「乾燥性で炎症所見に乏しい皮膚病変に用いる」とする．この違いはどのように生まれたのか．以下に，その歴史的経緯を追ってみる．

2 中国医書の記載

- 『厳氏済生方』の直後の1264年に成立[20]した楊士瀛の『仁斎直指方』[21]，明代の『普済方』[22]（永楽年間1403～24年の刊行[23]），『医書大全』（熊宗立，1446年刊）[24]などでは，『厳氏済生方』の文章がほぼそのまま引用される．
- 1396年成立の劉純の『玉機微義』では，「瘡疥，風癬，湿毒にて，燥きて痒き瘡を治す」

とあり[25]，乾いて痒い"瘡"（ここでは皮膚炎の意と思われる）であるとの説が主張された．風癬は，蘆川桂洲によれば，「癬とは俗にいうタムシである．…風癬とは，雲のように特別に皮膚が"嬌嫩"（やわらか）で，これを引っ掻くときは白屑が生じるものである」（意訳）とする[26]．湿毒は，長谷川によれば「性病を指す」という[27]が，梅毒に類似した皮膚病変の意であろう．この『玉機微義』の使い方は乾燥して痒い皮膚病変に用いる点で，現在の使い方の原型といえる．

- 薛己（1487-1559）は，『女科撮要』（1545年頃成立・1548年刊[28]）で当帰飲子を女性の陰部湿疹に用いるという．同書・陰瘡門の竜胆瀉肝湯の前に，「当帰飲子は，血熱，癮胗，痒痛，膿水淋漓，発熱等の症を治す」とある[8]．すなわち当帰飲子は，陰瘡（陰部湿疹）で，"血熱"（ここでは炎症の意か？），"癮胗"（蕁麻疹あるいは湿疹が赤く腫れて痒いこと〈注6〉[29,30]），痒くて痛い状態，膿汁分泌，発熱などの症状に用いるという．陰部湿疹に用いるとする点は『厳氏済生方』とは異なる．また，局所の化膿性炎症についてより強い表現がなされている．

- 明代末，陳実功の『外科正宗』（1617年刊）には，「血燥にて皮膚痒みを作す，及び風熱瘡疥にて掻痒，或いは疼痛を作すを治す」[31]とあり，"血燥"で痒みの強いもの，および

〈注2〉なお，原典では生姜を入れているが，日本では江戸期以後，生姜を抜いて用いている（真柳の指摘[14]）．

〈注3〉瘡疥：瘡は「かさ，できもの，はれもの，皮膚病の総称」，瘡疥は「できもの，かさ」[15]とされ，疥は「ひぜん：疥癬虫の寄生によって起こる伝染性皮膚病」[16]とされる．また疥を「はたけ」すなわち顔面頚部の白癬菌感染とする説もある[17]．いずれにしても瘡疥とは疥癬のように痒みの強い皮膚病をさすと思われる．

〈注4〉浸淫：「次第にしみこむ．段々に進む」[18]という意．膿水浸淫とは，化膿巣が次第に悪化，漿汁がジクジクと出続ける意と思われる．『和刻漢籍医書集成』所収の『厳氏済生方』では「浸瀋」とあるが，文淵閣『四庫全書』電子版『済生方』疥（8-13a～b）では浸淫とあり，また，後述する『仁斎直指方』でも浸淫となっているため改める．

〈注5〉㾦㿔：蘆川桂洲は『病名彙解』で「古来からカサブタと訓読してきた」といい，「これもまた疿癗の一種なり」とし，「疿は暑疹なり」とする[19]．すなわち，㾦㿔は痂皮，小さな皮膚化膿巣（癗），あるいは"あせも"（疿）と思われる．

〈注6〉癮胗の胗は疹と同じ[29]．すなわち癮胗は癮疹．『病名彙解』[30]に「隠々然として皮膚の間にあり．発するときは多くは癢くして不仁（しびれる）す」とある．

瘡疥で痒みが強いか痛むものに用いるとある．『玉機微義』と似るが，"血燥"と表現されている．日本で当帰飲子を説明するときに，血燥という表現が多用されるのは『外科正宗』によると思われる．

■王肯堂の『証治準縄』(1602～08年刊[32])では，前記の『厳氏済生方』『玉機微義』『女科撮要』の3種の引用がすべて引用される[9]．

『普済本事方』『証治要訣』『明医雑著』『医学正伝』『医学入門』『万病回春』には記載を見いだせなかった．

3 江戸時代医家の論説（筆者意訳）

■曲直瀬道三(1507-94)の『啓廸集』，名古屋玄医(1628-1696)の『医方問余』には『玉機微義』からの引用がある[33,34]．

■北尾春圃(1658-1741)は『当壮庵家方口解』で，「臍下あるいは身痒きに用いて効あり」という[10]．臍下の痒みに用いるとする点は，薛己の説に基づくものであろうか．

■福井楓亭(1725-92)は『方読弁解』で『外科正宗』を引用，「小瘡で膿気があって血燥する者に用いる．…『外科正宗』の消風散は小膿があって燥くことがなく湿のある者によい」という[35]．

■目黒道琢(1739-98)の『餐英館療治雑話』済生当帰飲之訣も，当帰飲子を小さな化膿巣で分泌物が続くときに用いるとするが，異なる部分もある．すなわち，「瘡疥（＝痒みの強い皮膚炎）その他，一切の小さな化膿性腫物で，半年一年を経過しても長く治らない者は，虚証ではこの処方の応ずる証が多い．総じて瘡疥の類で，気血が虚し，その形が扁平で上部が突出せず，かつ粘稠な分泌物がじとじとと出て燥かない，あるいは燥くかと思え

ば，またじとじとと液が出て痒みが甚だしいというものには，この処方を用いる．…荊防敗毒散（＝十味敗毒湯の原型処方）などを用いても治らず，病気がこじれて年を歴ても治らない病状，並びに虚弱者，老人には，この処方の応ずる証が多い」という[11]．

■有持桂里(1758-1835)は『稿本方輿輗』で，「"乾疥"などで，いかにしても治せないものは済生方の当帰飲子が有効である．…よく滋して治す薬である．しかし長服しないと治せない．…半年も用いれば効果があるはずである．一婦人，手足の掌中が荒れて乾き，かさかさして手背までもかさついていた．この処方で根治した．これも長服した」という[36]．"乾疥"は乾燥性皮膚炎で，この治験例は指掌角皮症と思われる．また『校正方輿輗』では『玉機微義』を引用，「疥瘡燥痒の者には治方が甚だ少ない．この処方をゆるゆると服用するとよい．この処方は活血滋潤して毒を解するものである」という[37]．

■片倉鶴陵(1751-1822)は『産科発蒙』産後口舌病門で，産後の口舌糜爛に本処方を用いるという．「産後に口舌が糜爛し，通常用いる瀉火清熱剤を投じても効果のない者は，往々にして月を重ねても治らないものである．…およそ舌上舌縁が無皮状の如く，その色が紅赤で，飲食舌を刺す者は，これ皆な血分，濕熱のために起こるのである．当帰飲を服用」させるという[38]〈注7〉[39]．

■百々漢陰(1776-1839)・百々鳩窓(1808-78)は『梧竹楼方函口訣』で，「この処方は血燥のために全身の皮膚が痒い者に用いる．痒いところを掻くと，その跡へバラバラと細かいものが出て，強く掻くと出血したり，あるいは分泌物が出て痛むものである．総じて

〈注7〉ただし，淡竹幹と人中白からなる間碧散を患部に外用するとある．人中白は，『用薬須知』に「小便たごの底に溜りかたまって年久しき者，佳なり」[39]とあり，ヒトの尿を溜める壷に生じる沈殿物である．現代では少なくともこのままでは使えないであろう．

血燥であるから，とかく皮膚に艶がなく，がさつくものである．男女どちらに用いてもよいが，老婦人などに多い症状である」という[40]．これも皮膚の乾燥と痒みを目標とする．
■浅田宗伯(1815-94)の『勿誤薬室方函口訣』も，「この処方は，老人で血燥のために瘡疥を生じた者に用いる．もし血熱があれば温清飲がよい」[41]とし，これも枯燥説である．宗伯の『先哲医話』荻野台州の項には，「血燥で皮膚に痒みがある者，および風熱瘡疥で痛痒い者には，当帰飲子がよい」[42]とあり，宗伯はこれを参考にしたと思われる．また『橘窓書影』には，「私は老人の頑固な皮膚病を治すこと数十人に及んだが，そのうち痒痛が甚だしく"熱"がない者は当帰飲子，あるいは十全大補湯加荊芥を用い，"血燥"が甚だしく"熱"がある者には温清飲を用いる」[43]とある．

このように，当帰飲子の使用法について，江戸時代初期には，中国医書を引用する中で，湿潤性か乾燥性か，局所の熱をともなうか，膿疱の有無などについて見解が分かれていたが，幕末には百々漢陰や浅田宗伯にみるように，主として乾燥性で分泌物がなく熱のない皮膚症状に用いることに集約されたと思われる．これが今日の使い方につながる．

4 近年の論説

■矢数道明(1905-2002)は，「貧血性のあるいは枯燥による慢性の皮膚瘙痒症に用いる．本方は主として皮膚瘙痒症・痒疹・瘡疥(ひぜん)その他乾燥性皮膚疾患・慢性湿疹等に用いられる．…分泌物少なく，乾燥し，発赤も少なく，瘙痒を主訴とし，老人や虚弱の人に多く用いられるものである」[44]という．
■大塚敬節(1900-80)は，「この方は消風散や温清飲とは逆で，熱状がなく，虚証で，老人や虚弱な人に用いられる．この場合の発疹には，灼熱感がなく，皮膚面よりの隆起も少ない．…時には当帰飲子の証で，分泌物の多いものがある．…『纂方規範』という書物の中に，次のように論じている．…当帰飲子の証は，発疹が小さいこと，長く治らないこと，発疹のさきが鋭らずに扁平であること，浸出液がじとじとと出て乾かない，乾くかと思うとまたじとじとと出て，かゆみが強い．高齢者やからだの弱い人にみられることが多い．…当帰飲子は乾癬にもよい．78歳の男性，半年前より乾癬があり，毎朝頭痛がするという．…当帰飲子を用いたが，頭痛も軽くなり，乾癬も全治して，大変よろこばれた．…高齢者の乾癬には当帰飲子がよく効くが，壮年のものの乾癬には当帰飲子よりも温清飲の効くものが多い」[45]とする．前半で述べているように，原則は分泌物の少ない皮膚炎だが，ときに分泌物のある例もあるとの見解は，優れた臨床医家の言として尊重すべきであろう．

症 例

症例1 慢性湿疹（大塚敬節治験）[45]

40歳の男性，幼少の頃よりたびたび湿疹がでる．その湿疹は冬になるとひどくなる．ところが，戦争中，南方戦線で活躍中の3年間は，すっかりよくなっていた．帰国すると，その翌年から，また湿疹が出はじめた．患者は中肉，中背で，頚部，手の肘関節，股関節，膝関節あたりにやや黒ずんだ発疹がむらがって出ていて，表面は扁平である．夜間は特にかゆみが強くなる．分泌物は少ない．足が冷える．…臍上で振水音をきく．口渇や熱感はない．私はこれに当帰飲子を与えた．これをのむと，…かゆみが減じ，1ヵ月後には7分通りよくなり，3ヵ月ほどでまったくきれいになった．それから2年になるが，まだ再発のきざしはないという．（以下略）

症例2 ジベル粃糠疹？（大塚敬節治験）[45]

　73歳の男性…．この患者はかつて頑癬にかかったことがあり，今度は昭和33年8月に湿疹様の皮膚病をもって発病し，9月にはそれが全身に広がり，かゆみがひどく2つの大学病院で，ジベル氏紅色粃糠疹と診断されたという．私がみた時は，全身が赤味を帯び，処々に湿疹のような状況を呈した部位があり，落屑がひどくかなり衰弱していた．主治医が漢方薬との併用をすすめるというので，私は当帰飲子を用いたが，…半年ほどで全治した．（以下略）

症例3 湿疹（松田邦夫治験）[46]

　〔患者〕55歳　女性　自由業
　〔初診〕X年6月
　〔現病歴・身体的所見〕3ヵ月前から湿疹に悩まされている．貧血もあるといわれた．身長150cm，体重45kg．冬は冷える，夏は汗かき．また便秘がちで，脱肛し，出血する．全身のとくに柔らかい部分に貨幣大の湿疹が多発し，やや着色し，表面は平らで隆起せず，かさかさしている．昼間はかゆみは少ないが，夜寝て体が温まるとかゆくてたまらない．とくに冬季は皮膚が乾燥して粉をふいたみたいになるという．髪が抜けやすい．また排便のつど，痔出血がある．
　〔経過〕当帰飲子を投与．2週間後，湿疹は著明によくなってきた．別に両首から肩にかけて多数の小さいいぼがあったのが，これもなくなってきた．1ヵ月後，湿疹はほぼ治癒した．しかし，なお痔出血があるというので，当帰飲子加魚腥草3.0とした．3ヵ月後，痔もよくなったので魚腥草を除く．初診から8ヵ月後で全治廃薬．

症例4 肛門瘙痒症（寺師睦宗治験）[47]

　大正14年生れの男性．昭和49年6月20日，肛門の周囲がヒリヒリ痛くて，むずむず痒いと言って来院す．病歴は6～7年前から，肛門の周りが痒くて皮膚科の病院，診療所をまわり，内服薬，外用薬，注射などいろいろ治療をしたが，よくならないとのこと．肛門の周囲を見ると，…青白い色を呈している．体重は54kg，脈は弱で，舌苔はない．…軽い腹直筋の緊張を呈するのみで，他にはたいした腹証はない．まず十味敗毒湯を与えて様子を見ることにし，これに連翹，茵蔯，梔子，薏苡仁を加味した．外用薬として紫雲膏を与える．14日間の服用で，ヒリヒリする痛みは治った．…しかし，むずむずする痒みは治らない．…肛門は陰部である．陰性の皮膚炎には当帰飲子をよく用いる．陰部と陰性を類推して，当帰飲子と考え，これに梔子，薏苡仁を加味して用いた．14日間服用すると，むずむずする痒みが治り，引続いて28日間の服用でほとんどよくなり，青白かった肛門の周囲の皮膚も健康色となった．

症例5 老人性皮膚瘙痒症（筆者経験例）

　〔患者〕74歳　女性　無職
　〔初診〕X年12月
　〔主訴〕全身の皮膚瘙痒感
　〔既往歴〕以前より高血圧症
　〔現病歴〕数年来，冬になると全身の皮膚が乾燥して痒くなる．温まるととくに痒い．血が出るまで掻くこともある．胃が弱く不眠がちである．
　〔身体的所見〕身長145cm，体重42kg．痩せ型で小柄．皮膚は枯燥し，艶もあぶらっ気もない．老人特有のしみが多い．全身に爪で引っ掻いたと思われるキズがあり，一部は出血の痕がある．舌は乾燥ぎみで亀裂がある．腹部は全体に弛緩して皮下脂肪も薄い．血圧146-88mmHg．大便1日1回．夜間尿なし．
　〔経過〕はじめ胃の具合をよくして欲しいとの希望で，六君子湯を投与．約1ヵ月後のX+1年1月末に，胃は好調になったので，

今度は皮膚瘙痒を治して欲しいという．2月3日，当帰飲子エキス7.5g分3に転方．2週間後，痒みが著明に軽くなった．以後順調で，服薬していると痒みが気にならない状態となった．胃の具合もよい．

鑑　別

■ 温清飲
乾燥傾向のある皮膚炎で要鑑別．温清飲は，局所の熱感や赤味など炎症症状が一定程度ある例に用いる．ときに鑑別困難．

■ 消風散
皮膚炎で要鑑別．消風散は，炎症がやや強く粘稠な分泌物をともなう例に用いる．

■ 十味敗毒湯
皮膚炎全般で要鑑別．十味敗毒湯は，蕁麻疹または化膿傾向があり，皮膚乾燥萎縮はない例に用いる．

■ 六味丸，八味地黄丸，牛車腎気丸
乾燥性皮膚瘙痒症で要鑑別．皮膚の乾燥と痒みだけの場合は，これらの漢方薬を用いる．ときに鑑別困難．

■ 十全大補湯
皮膚の乾燥萎縮がある状態で要鑑別．十全大補湯は，当帰飲子で胃腸障害を起こす例，手足の冷えが強い例，皮膚局所の炎症反応が乏しい例に用いる．疲労倦怠を訴える虚弱者や高齢者に用いる機会が多い．

引用文献

1) 厚生労働省：第16改正日本薬局方，p.1466，2011.
2) 木村孟淳，他編：新訂生薬学，改訂第7版，p.69，南江堂，2012.
3) 久保道徳：何首烏，漢方薬理学，p.270，南山堂，1997.
4) 大塚敬節，矢数道明，清水藤太郎：漢方診療医典，第6版，p.407，南山堂，2001.
5) 厚生労働省：第16改正日本薬局方，p.1513，2011.
6) 木村孟淳，他編：新訂生薬学，改訂第7版，p.154-155，南江堂，2012.
7) 木村正康：蒺藜子，漢方薬理学，p.160，南山堂，1997.
8) 薛己：女科撮要，3-53b，文淵閣『四庫全書』電子版（中医薬版）．
※『女科撮要』は薛己の著作集である『薛氏医案』の1つである．『薛氏医案』に含まれる『癘瘍機要』(1554年刊）下・各症方薬，19-7a には『女科撮要』と同じ記載がある．同じく薛己の『外科枢要』(1545年頃成立，1571年刊）には，当帰飲子は「風湿の傷りて以て瘡疥を致す等の症を治す」(『外科樞要』，治瘡瘍各症附方，16-48b）とあり，疥瘡門（二，14-42b）にも当帰飲子に関する記載がある．
9) 王肯堂：証治準縄，文淵閣『四庫全書』電子版（中医薬版）．
※①諸風門癘風（27-8a）に『女科撮要』の引用あり．②幼科心臓門瘡疥（80-2a～b）に『厳氏済生方』の引用あり．ただし，冒頭に「小児」を加筆．③疥癬門（115-57a）に『玉機微義』の引用あり．④痦癗門（116-46a～b）に『厳氏済生方』の引用あり．
10) 北尾春圃：当壮庵家方口解，目録4-29a～b，近世漢方医学書集成80巻（大塚敬節，他編），p.393-394，名著出版，1983.
11) 目黒道琢：餐英館療治雑話，済世当帰飲之訣，近世漢方医学書集成107巻（大塚敬節，他編），p.250-252，名著出版，1983.
12) 真柳誠：漢方一話　処方名のいわれ，61 参蘇飲．漢方診療，17(4)：4，1998.
13) 厳用和：厳氏済生方，瘡門，6-17b～18a，和刻漢籍医書集成第4輯（小曽戸洋，他編），p.81，エンタプライズ，1988.
14) 真柳誠：漢方一話　処方名のいわれ，81 当帰飲子．漢方医学，24(2)：82，2000.
15) 諸橋轍次：大漢和辞典，修訂版7巻，p.1191-1192，大修館書店，1985.
16) 諸橋轍次：大漢和辞典，修訂版7巻，p.1157，大修館書店，1985.
17) 鎌田正，米山寅太郎：大漢語林，p.961，大修館書店，1992.
18) 鎌田正，米山寅太郎：大漢語林，p.824，大修館書店，1992.
19) 蘆川桂洲：病名彙解，近世漢方医学書集成64巻（大塚敬節，他編），p.110-111（痦癗）／p.499（痤痱），名著出版，1982.
※前者に「準縄云く，陽気外に虚するときは多く汗す．汗出て風に当たり，肌肉を搏ち熱気と并するときは痦癗を生ず．状ち麻豆の如く甚だしきものは漸ち大なり．これを掻けば則ち瘡となると云えり　○按ずるに，痦癗，古来よりカサブタと訓ず．尤も瘡痂（カサブタ）の所に云をくこともあれども是も亦た沸癗の一種なり」とある．
20) 小曽戸洋：南宋代の医薬書（その6）．現代東洋医学，10(2)：94-103，1989.
21) 楊士瀛：仁斎直指方，諸瘡方論，24-36a～b，文淵閣『四庫全書』電子版．または四庫医学叢書・仁斎直指他四種，p.[744-504]，上海古籍出版社，1991.
※ただし，痦癗を痦瘤とする．
22) 宋楫：普済方，諸瘡腫門論疥，280-7a，1403～24年間刊行，文淵閣『四庫全書』電子版（中医薬版）．
23) 小曽戸洋：漢方古典文献概説．35 明代の医薬書（その1）．現代東洋医学，13(1)：87-93，1992.

24) 熊宗立：医書大全（1446年刊）．瘡疥門，19-14a．和刻漢籍医書集成第7輯（小曽戸洋，他編），p.210，エンタプライズ，1989．
　※ただし，「赤疹瘖癩」以下が除かれている．
25) 劉純：玉機微義，巻之十五．瘡瘍門辛平発散之剤，15-22b，和刻漢籍医書集成第5輯（小曽戸洋，他編），p.188，エンタプライズ，1989．
26) 蘆川桂洲：病名彙解，頑癬，近世漢方医学書集成64巻（大塚敬節，他編），p.355-356，名著出版，1982．
　※「癬は俗にいうタムシ也」とし，『外科正宗』を引用して「風癬は雲殊なるが如く皮膚嬌嫩（やわらか），これを抓ときは白屑を起す」という．
27) 長谷川弥人：勿誤薬室「方函」「口訣」釈義，p.764，創元社，1985．
28) 小曽戸洋：漢方古典文献概説．42 明代の医薬書（その8）．現代東洋医学，14(4)：103-108，1993．
29) 諸橋轍次：大漢和辞典，修訂版7巻，p.1200，大修館書店，1985．
30) 蘆川桂洲：病名彙解，近世漢方医学書集成64巻（大塚敬節，他編），p.88-89，名著出版，1982．
31) 陳実功：外科正宗，巻之四，疥瘡論，4-44a～b，和刻漢籍医書集成第13輯（小曽戸洋，他編），p.188，エンタプライズ，1991．
32) 小曽戸洋：南宋代の医薬書（その13）．現代東洋医学，16(1)：98-101，1995．
33) 曲直瀬道三：啓迪集，疥癬門，6-32b，近世漢方医学書集成3巻（大塚敬節，他編），p.234，名著出版，1979．
34) 名古屋玄医：医方問余，巻12，外科6，疥癬門，12-52a～b，近世漢方医学書集成104巻（大塚敬節，他編），p.107-108，名著出版，1984．
35) 福井楓亭：方読弁解，疥癬門，近世漢方医学書集成54巻（大塚敬節，他編），p.460-461，名著出版，1981．

※なお，纏・敗毒散治の項でも「およそ疥癬は膿の有無を見て治を施すべし．膿有りて湿う者には正宗の消風散，膿なく血燥する者には正宗の当帰飲子を用ゆべし」という（同，p.453）．

36) 有持桂里：稿本方輿輗，17-38b，17巻，復刻版（下），燎原書店，1973．
37) 有持桂里：校正方輿輗，疥癬膿瘡門，14-44b，近世漢方医学書集成87巻（大塚敬節，他編），p.454，名著出版，1982．
38) 片倉鶴陵：産科発蒙，産後口舌病第十三，4-17b～18a，近世漢方医学書集成82巻（大塚敬節，他編），p.444-445，名著出版，1982．
39) 松岡恕庵：用薬須知，近世漢方医学書集成55巻（大塚敬節，他編），p.361，名著出版，1982．
40) 百々漢陰，百々鳩窓：梧竹楼方函口訣，巻之三，鳩窓先生口授，疥瘡類，復刻版，p.220，春陽堂書店，1976．
41) 浅田宗伯：勿誤薬室方函口訣，近世漢方医学書集成96巻（大塚敬節，他編），p.131-132，名著出版，1982．
42) 浅田宗伯：先哲医話，巻上，荻野台州，1-55b，近世漢方医学書集成100巻（大塚敬節，他編），p.123-124，名著出版，1983．
43) 浅田宗伯：橘窓書影，巻之四，4-19b～20a，近世漢方医学書集成100巻（大塚敬節，他編），p.684-685，名著出版，1983．
44) 矢数道明：臨床応用漢方処方解説，増補改訂版，p.446-450，創元社，1981．
45) 大塚敬節：症候による漢方治療の実際，第5版，p.663-665，南山堂，2000．
46) 松田邦夫：症例による漢方治療の実際，p.354-355，創元社，1997．
47) 寺師睦宗：日本東洋医学雑誌，27(1)：120-122，1976．

92 当帰建中湯
tokikenchuto

製品番号：123

〔構成生薬〕
桂皮，芍薬，甘草，生姜，大棗，当帰

処方の特徴

1 処方概要

当帰建中湯は，下腹部痛，月経痛などに用いる漢方薬である．

桂枝加芍薬湯に当帰を加えた処方構成で，小建中湯，黄耆建中湯とは異なり，膠飴がない．本処方の適応症候は，桂枝加芍薬湯の適応である過敏性腸症候群などによる腹痛とともに，当帰の適応症状である冷え・痛み・月経痛・うっ血などが加わったものと解釈できる．

2 当帰について

当帰はセリ科トウキまたはホッカイトウキの根を，通例，湯通ししたものとされる[1]．

薬能としては，『神農本草経』巻中[2]に「欬逆上気，温瘧寒熱，洗洗として皮膚中に在り，婦人漏下にて子を絶し，諸悪瘡瘍，金創を治す．煮て之を飲む」とする．『薬徴』[3]では，当帰と川芎（芎藭）を一緒に論じ，「仲景の処方のうち，当帰・川芎はその主治が不明である．あえて深く追求せず，所定の処方という形で用いる」という．

臨床の面から『漢方診療医典』当帰[4]では，「温」剤とし，「駆瘀血，鎮静，強壮剤で，貧血，腹痛，身体冷感，疼痛，月経困難に用いる」という．

近年の薬理研究[5-7]では，成分としてアルキルフタリド類（ligustilide, butylideneなど），クマリン（scopoletin, bergaptene など），ポリアセチレン（falcarinol, falcarindiol, falcarinolone など）などが知られ，薬理として精油に中枢抑制・解熱・末梢血管拡張作用，アルキルフタリド類に抗アセチルコリン作用・抗菌作用・血小板凝集抑制作用，熱水エキスの酢酸エチル可溶部に血液凝固時間延長作用，水エキス・falcaridiol・falcarinoloneに強い鎮痛作用，多糖類に抗補体・免疫賦活作用などが認められている（94. 当帰芍薬散参照）．

3 使用目標と適応疾患（表1）

主な適応症候は，下腹痛をともなう諸疾患である．月経痛，産後の下腹痛，過敏性腸症候群，痔核などに応用される．また腰痛に有効な例もある．

適応となる月経痛の特徴は，月経後半まで下腹痛が続くものとされるが，一概にはいえない．子宮発育不全など機能性月経痛に有用と思われる．排卵痛にも有効な例がある．内膜症による痛みに有効な例は少ない．

痔核や脱肛の痛みに用いる場合，乙字湯を飲むと腹痛下痢が起こってしまう例，下痢傾向で下痢のために肛門痛が起こる例によい．

過敏性腸症候群に用いる場合は，下腹痛や臍周囲痛が起こりやすく，腹壁が薄くて腹直筋緊張が強い例が多い．ただし，腹部が軟らかい例や肥満気味の例でも有効な場合がある．

このほか，産後などの腰背痛に有用なこともある．

体質的には，胃腸虚弱で痩せた女性に用いることが多い．疲れやすく，手足が冷たい傾向がある．

論 説

1 原 典

張仲景『新編金匱方論』(=『金匱要略』)
巻下・婦人産後病脈証治第二十一・附方[8]
〈注1〉[9,10]

〔条文〕千金の内補当帰建中湯は，婦人産後，虚羸不足，腹中刺痛止まず，吸吸少気，或いは，少腹中急，摩痛を苦しみ，腰背に引き，食飲する能わざるを治す．産後一月，日に四五剤を服し得て，善しと為す．人をして強壮ならしむるの方〈注2〉．（処方内容と煎じ方は略）若し大虚なれば飴糖六両を加う．…若し去血過多，崩傷内衄止まざれば，地黄六両，阿膠二両を加う．八味を合し，湯成りて阿膠を内る．（以下略）

〔大意〕女性が産後に身体が衰弱して，刺すような腹痛があり，大きな息をすると痛むので浅い呼吸をしている者，あるいは下腹の痛みが腰から背中まで波及し，そのために食事もできない者，こうした者には『備急千金要方』にある内補当帰建中湯を用いる．産後1ヵ月間は，この処方を1日4～5剤服用すれば体力を回復させることができる．…もし非常に身体が衰弱していれば膠飴を入れる．…もし子宮出血などが続いて止まらずに貧血状態になれば地黄と阿膠を加える．阿膠は煎じ終わってから加える．

〔解説〕本処方に膠飴を加えれば，小建中湯に当帰を加えたともいえる．また，当帰建中湯に地黄，阿膠を加えれば，子宮出血に用いる芎帰膠艾湯の大部分を含むことになる．この加減方は，芎帰膠艾湯より虚証の出血に用いると考えられる．

2 中国医書の記載（筆者書き下し）

■唐代の『備急千金要方』巻3婦人方中[11]には，「内補当帰建中湯は，産後，虚羸不足，腹中疼痛止まず，吸吸少気，或は小腹拘急，痛み腰背〈注3〉に引き，飲食する能わざる

表1　当帰建中湯の使用目標と応用

- ■応 用
  - ・月経痛・月経困難症，過敏性腸症候群，痔核・脱肛　など
- ■症 候
  - ・下腹痛が重要
  - ・月経痛が強く月経後半で著しいもの，下腹痛をともなう下痢傾向，痔核・脱肛による肛門痛，胃腸虚弱，疲れやすい，冷え症
- ■腹部所見
  - ・腹壁薄く腹直筋緊張が亢進．ときに軟弱
- ■体 質
  - ・虚弱で多くは痩せ型（虚証）

〈注1〉当帰建中湯の原典：小曽戸[9,10]は，当帰建中湯の原典を『備急千金要方』とすべきであろうという．小曽戸によれば，一般に『金匱要略』は漢の張仲景の書に由来するとされるが，実際には，その成立は北宋の西暦1066年まで降る．当時，北宋政府の校正医書局で古典医書の校正出版活動を行っていた林億らは『傷寒論』『金匱玉函経』とは別に『仲景金匱玉函要略方』と題する書を入手した．これは張仲景の『傷寒・雑病』方の節略本であった．林億らはこの節略本をもとに『金匱要略』として編集しなおした．その際，仲景以後の『肘後方』『古今録験方』『備急千金要方』『千金翼方』『外台秘要方』などの書から関連すると思われる22の処方を選び出し，これを「附方」と称して篇末に挿入した．当帰建中湯もその1つである．小曽戸洋は，以上の経緯からいえば，原典は『備急千金要方』とすべきであろうという．幕末の考証学者・森立之が『金匱要略攷注』で「三物黄芩湯と当帰建中湯の2処方は『千金方』が出典である．張仲景方であるという根拠はどこにもないのに，林億ら宋臣がなぜここにこの処方を補入したのかわからない」と述べたとおりであるという．

〈注2〉この底本には「令人強壮宜」とあるが，『備急千金要方』に従って「令人強壮方」とする．

を治す．産後一月は日に四五剤を服し得て善しと為す．人をして丁壮ならしむるの方」と，ほぼ同文が記載される．北宋代に成立した『金匱要略』の記載は，これの引用である．そのため，小曽戸は『備急千金要方』をこの処方の原典とすべきであるという（〈注1〉参照）．
■『増広太平恵民和剤局方』巻9婦人諸疾[12]には，「婦人，一切の血気虚損，及び産後労傷，虚羸不足にて腹中疠痛，吸吸少気，少腹拘急，痛み，腰背に引き，時に自汗出で，飲食を思わざるを治す」とあり，『備急千金要方』『金匱要略』とほぼ同じである．

3 江戸時代医家の論説（筆者意訳）

■江戸時代前期に広く読まれた『衆方規矩』には，この処方の記載がなく，吉益東洞（1702-73）の『類聚方』，和田東郭（1744-1803）の『蕉窓雑話』『東郭医談』にも記載は見いだせなかった．一方，幕末の尾台榕堂（1799-1870）の『類聚方広義』では巻末・拾遺方に収載される．以下，この処方に関する口訣を経時的に見ていく．
■福井楓亭（1725-92）[13]は『方読弁解』で，当帰建中湯を産後の"褥労"（出産後の疲労状態，結核なども含まれる）に用いる処方の1つとして挙げる．
■永富独嘯庵（1732-66）[14]の『漫游雑記』には，50歳を過ぎて過多月経と腹部腫瘤のある例に当帰建中湯を1年以上の長期投与して有効だったとする例の記載がある．子宮筋腫あるいは更年期不正出血であろうか．筆者の調べた範囲で，症例の記載としては古いほうである．
■目黒道琢（1739-98）[15]は『饕英館療治雑話』で，「婦人で，月経前に下腹部が痛む者は瘀血である．またときどき疝痛があり，月経後に下腹部が痛む者，これらには当帰建中湯は必ず有効である」という．臨床的に有用な口訣である．
■原南陽（1752-1820）[16]は『叢桂亭医事小言』巻5で，「産後の"痿躄"（下肢の知覚および運動麻痺：〈注4〉[17]）を発病すると，出産直後から両脚がしびれ，後には気づかないうちに下肢が麻痺して立てなくなる．"委中"（経穴名）に鍼を刺して出血させると治ることがある．…（薬は）当帰建中湯を用いるとよい」という．
■有持桂里（1758-1835）は，『稿本方輿輗』[18]では，本処方は産後腹痛の処方で，産後に悪露の滞りもなく，腹中軟弱でひっぱり痛むものに用いる，芎帰膠艾湯に似ているが，芎帰膠艾湯は出血を主とし，この処方は腹痛を主とするという．また，『校正方輿輗』[19]では，産後の腹痛にも虚実があり，腹満せずに手で圧迫することを好み，あるいは下腹部を温めることを喜び，食後には静まるというものは虚痛で，建中の剤の適応である．出産直後の腹痛を"児枕痛"と呼ぶが，これには当帰建中湯がよい，という．
■幕末の百々漢陰（1776-1839）・百々鳩窓（1808-78）の『梧竹楼方函口訣』[20]には，「これは婦人の産後に血虚労損して腹痛する者に用いる．その痛みは，もちろん腹裏拘急して引っぱり痛む」とある．

4 近年の論説

■大塚敬節（1900-80）らの『漢方診療医典』[21]では，「婦人病からくる下腹痛，子宮出血，月経困難症，産後衰弱して下腹から腰背にひいて痛むものに用いる．また男女を問わ

〈注3〉『備急千金要方』のこの底本には「痛引腰皆」とあるが，鄧珍本『金匱要略』前掲記載により「皆」を「背」に改める．
〈注4〉痿躄：蘆川桂洲の『病名彙解』[17]には，「痿は手なえしびるるなり．躄は足なえたおるるなり」とある．

ず，神経痛，腰痛…にも応用する」という．腹痛の項には「下腹部にくる疼痛には当帰芍薬散，桂枝茯苓丸，桃核承気湯，当帰建中湯，当帰四逆加呉茱萸生姜湯，折衝飲，大黄牡丹皮湯などを用いることが多い」，痔核および肛門脱・直腸脱出の項には「虚証の体質で貧血気味，痔核脱肛の痛みが激しく，疲労衰弱を加えたものには本方がよい」とあり，また月経困難症の項にも記載される．

■ 大塚敬節は『症候による漢方治療の実際』[22]でも，腹痛の項で「婦人科的疾患による腹痛，産後の腹痛などによく用いられる．この方を用いる目標は，患者が疲労していること，貧血の傾向があること，腹痛が下腹部を中心として，腰，背などにも波及することである．また…痔出血，直腸よりの出血，子宮よりの出血などにも用いられる．…月経困難症などに，この方を用いて著効を得たことがある．月経困難症には，桂枝茯苓丸を用いてよいものが多く，当帰建中湯の証は少ない．…急迫性の強い痛みには，当帰建中湯や桃核承気湯がよいと古人ものべている」といい，子宮出血，腰痛にも用いるという．

症　例

症例　生理痛に当帰建中湯（筆者経験例）

〔患者〕33歳　女性　主婦
〔主訴〕生理痛
〔既往歴〕特記事項なし
〔現病歴〕初潮13歳．10代後半から月経痛が悪化．その頃の月経周期28日．24歳で結婚．4ヵ月目に妊娠2ヵ月で自然流産．その後，月経順調だったが，30歳頃から再び不順となった．月経1～2日目に痛みが強く，鎮痛剤を服用する．出血が多く血塊がある．婦人科では続発不妊といわれた．月経時以外にも下腹痛が起こりやすい．足先から膝までの冷えが強いという．

〔身体的所見〕身長158cm，体重47kg．痩せ型．顔色不良で青白い．舌は薄く湿潤．胸部理学的所見に異常なし．腹壁は薄く両側腹直筋緊張が強い．腹全体にガスが多い．上腹部正中に索状物（正中芯），臍上部に大動脈拍動を触知．手足は細く，皮膚が冷たい．浮腫傾向なし．

〔経過〕はじめ当帰芍薬散3ヵ月投与で無効．当帰建中湯（2.5g/包）1回1包，1日3回に変更．1ヵ月後の次の月経では痛みが著明に軽減した．3ヵ月間服用を続け，その間3回の月経は痛みが少なく，鎮痛剤を飲まずに済んだ．そこで服薬を中止したところ3ヵ月後に痛みが再燃したため服用再開，次の月経から痛みが軽くなり，以後も痛みはほとんどなかった．周期も順調になった．6ヵ月後まで経過観察．その間，月経痛は再発せず，治療終了とした．

鑑　別

1．月経痛

■ **桂枝茯苓丸**

体質中等度以上の者に使用．しばしば下腹部膨満と腹筋緊張および圧痛を認めるが，圧痛のない例もある．圧痛なく，下腹部が軟らかい例では鑑別困難．

■ **当帰芍薬散**

顔色不良，手足冷え，浮腫傾向があり，月経不順，不妊症のある者に使用．虚弱，冷え症，貧血傾向は共通．当帰建中湯では浮腫傾向はない．

■ **桃核承気湯**

肥満気味，血色良好で，月経痛の強い例に使用．下腹部の強い圧痛，便秘，のぼせなどを認めることが多い．

■ **小建中湯**

血色悪く痩せた虚弱者に使用．当帰建中湯で胃腸障害を起こすときに用いる．

■当帰四逆加呉茱萸生姜湯

虚弱体質で手足の冷えが強く，"しもやけ"ができる者に用いる．

2．過敏性腸症候群（腹痛・下腹痛）

■桂枝加芍薬湯，小建中湯

腹痛，下痢，腹部膨満感のある例に用いる．小建中湯は体力低下状態が適用．

■当帰四逆加呉茱萸生姜湯

冷えが強く，冷えると腹痛の強くなること，"しもやけ"などが鑑別点．

■柴胡桂枝湯

反復性臍疝痛に用いる．中肉中背で腹壁に厚みと弾力があり，胸脇苦満を認める者が適応．

3．痔核・脱肛

■乙字湯

痔痛で要鑑別．乙字湯は体質中等度でやや便秘傾向のある者．当帰建中湯は虚弱者．

■補中益気湯

脱肛で要鑑別．痛みが強ければ当帰建中湯．鑑別困難なことも多い．

引用文献

1) 厚生労働省：第16改正日本薬局方，p.1554，2011.
2) 森立之：神農本草経，復元本，近世漢方医学書集成53巻（大塚敬節，他編），p.64，名著出版，1981.
3) 吉益東洞：薬徴，近世漢方医学書集成10巻（大塚敬節，他編），p.119-120，1979.
4) 大塚敬節，矢数道明，清水藤太郎：漢方診療医典，第6版，p.423，南山堂，2001.
5) 木村孟淳，他編：新訂生薬学，改訂第7版，p.84-85，南江堂，2012.
6) 北川勲，金城順英，桑島博，三川潮，庄司順三，滝戸道夫，友田正司，西岡五夫，野原稔弘，山岸喬：生薬学，第8版，p.280-281，廣川書店，2011.
7) 鳥居塚和生：モノグラフ 生薬の薬効・薬理，p.335-343，医歯薬出版，2003.
8) 張仲景：元・鄧珍本『金匱要略』，3-5b，復刻版，p.140，燎原書店，1988.
9) 小曽戸洋：漢方一話 処方名のいわれ，115 三物黄芩湯．漢方医学，27(3)：132，2003.
10) 小曽戸洋：漢方一話 処方名のいわれ，117 当帰建中湯．漢方医学，27(4)：183，2003.
11) 孫思邈：備急千金要方，3-18a～b，復刻版，東洋医学善本叢書9，宋版備急千金要方・上，p.215-216，オリエント出版社，1989.
12) 陳師文，他：増広太平恵民和剤局方，9-13a～b，和刻漢籍医書集成第4輯（小曽戸洋，他編），p.152，エンタプライズ，1988.
13) 福井楓亭：方読弁解，近世漢方医学書集成54巻（大塚敬節，他編），p.419，名著出版，1981.
14) 永富独嘯庵：漫遊雑記，近世漢方医学書集成14巻（大塚敬節，他編），p.70，名著出版，1979.
15) 目黒道琢：餐英館療治雑話，近世漢方医学書集成107巻（大塚敬節，他編），p.58，名著出版，1983.
16) 原南陽：叢桂亭医事小言，近世漢方医学書集成19巻（大塚敬節，他編），p.125，名著出版，1979.
17) 蘆川桂洲：病名彙解，近世漢方医学書集成64巻（大塚敬節，他編），p.76-77，名著出版，1982.
18) 有持桂里：稿本方輿輗，1-49b～1-52a，復刻版・上，燎原書店，1973.
19) 有持桂里：校正方輿輗，近世漢方医学書集成85巻（大塚敬節，他編），p.91-92，名著出版，1982.
20) 百々漢陰，百々鳩窓：梧竹楼方函口訣，復刻版，p.194，春陽堂書店，1976.
21) 大塚敬節，矢数道明，清水藤太郎：漢方診療医典，第6版，p.357，p.40-41，p.189-190，p.263，南山堂，2001.
22) 大塚敬節：症候による漢方治療の実際，第5版，p.321-322，p.106，p.463，南山堂，2000.

93 当帰四逆加呉茱萸生姜湯
Tokishigyakukagoshuyushokyoto

製品番号：38

〔構成生薬〕
当帰，桂皮，芍薬，木通，細辛，
甘草，大棗，呉茱萸，生姜

処方の特徴

1 処方概要

　当帰四逆加呉茱萸生姜湯は，寒冷によって起こる諸症状に用いる漢方薬で，いわば循環改善剤である．とくに，しもやけ（凍傷）と，腹痛，頭痛，月経痛，腰痛などの身体痛に用いられることが多い．

　処方構成の面では，当帰四逆湯に呉茱萸を加え生姜を増量したものである．当帰四逆湯は，月経痛などに用いる当帰建中湯に木通と細辛を加え，大棗を増したものである．

　当帰は，温性の駆瘀血，鎮静，鎮痛薬として腹痛，冷え，疼痛，月経痛などに応用する[1]．

　呉茱萸はミカン科ゴシュユの果実で，健胃，利尿，鎮痛剤であり，頭痛，嘔吐，生理痛などに用いる[2-5]．

　木通はアケビ科アケビの茎で，利尿，抗炎症，抗潰瘍作用がある[6-8]．

　細辛はウマノスズクサ科ウスバサイシンまたはケイリンサイシンの根および根茎[9,10]で，薬理的には抗アレルギー，抗ヒスタミン鎮咳作用などがある[11]とされ，臨床的には解熱，鎮咳，鎮痛剤[12]とされる．

　これらにより，当帰四逆加呉茱萸生姜湯は，身体を温めて健胃，鎮痛，鎮痙などの作用を示すと推定される．

2 使用目標と応用（表1）

　体質的に手足が冷えやすい者で，冷えによって増悪する各種症状，とくに痛みが見られるときに用いる．しもやけ，月経痛，腰痛，下肢痛，疝痛性腹痛（とくに下腹部），頭痛などが使用目標となる．

　体質体格は虚弱で，普段から手足が冷たく，自覚的にも冷えると訴える者に適応が多い．橈骨動脈拍動も細くて触れにくい．腹部所見には特定のものはないが，全体にガスが多く，腹筋が菲薄で緊張が弱い場合と，腹直筋が棒状に突っ張っている場合とが多いと思われる．下腹部が冷たく感じられることもある．

　応用として，末梢循環障害（手足の冷え），凍傷のほか，過敏性腸症候群（疝痛型），開腹術後の不定愁訴（腹痛・性欲減退など），腰痛症，いわゆる坐骨神経痛，腰部脊柱管狭窄症（間欠性跛行など），月経困難症，頭痛などにも用いる．また，レイノー病・レノイー症状の初期・軽症に有効例がある．

表1　当帰四逆加呉茱萸生姜湯の使用目標と応用

- ■ 応用
  - ・凍瘡（しもやけ），冷え症，凍傷，末梢循環障害，レノイー病・レイノー症状，月経困難症，過敏性腸症候群（疝痛型），腰部脊柱管狭窄症，腰痛症，頭痛，開腹術後の不定愁訴（腹痛・性欲減退など）　など
- ■ 症候
  - ・冷え，冷えると悪化する痛み（筋肉痛，腹痛など），腰痛，坐骨神経痛，いわゆるぎっくり腰，下腹部痛，下痢，頭痛　など
- ■ 体質
  - ・体質中等度〜虚弱，多くは痩せ型で顔色不良
  - ・冬期にしもやけになりやすい

論説

1 原典
張仲景『傷寒論』厥陰病篇 巻第六・弁厥陰病脈証并治第十二[13]

〔条文〕手足厥寒，脈細にして絶せんと欲する者は，当帰四逆湯之を主る．（処方内容省略）若しその人，内に久寒ある者は，当帰四逆加呉茱萸生姜湯に宜し〈注1〉[14]．

〔大意と解説〕病人が手足の強い冷えを訴え，脈が細で触れにくい者は当帰四逆湯の適応である．さらに，もしその人の体内（とくに腹部）にすでに長く寒飲（寒冷の水毒）[15]が停滞しているならば当帰四逆加呉茱萸生姜湯を使うのがよい．

2 中国医書の記載
- 唐代の孫思邈『備急千金要方』巻二十膀胱腑・霍乱第六[16]には「四逆湯主多寒手足厥冷脉絶方（四逆湯は，多寒，手足厥冷，脉絶を主る）」として当帰四逆加呉茱萸生姜湯が記載される．
- 明代の虞搏（1438-1517）『医学正伝』厥証門[17]には「熱無くして厥するを治す」とある．
- 呉崑の『医方考』（1584年成立）傷寒門[18]には原典とほぼ同内容の記載がある．
- 『太平恵民和剤局方』『三因極一病証方論』『厳氏済生方』『普済本事方』『儒門事親』『明医雑著』『万病回春』などには記載を見いだせなかった．

3 江戸時代医家の論説
- 有持桂里（1758-1835）は『校正方輿輗』で，「無月経（経閉）には久寒によるものがある．…当帰四逆加呉茱萸生姜湯がよい」[19]，「婦人で内に久寒があり，腰腹から陰部にかけて冷え痛み，脈沈細のものには必ず効果がある．久寒とは，俗に陳き寒，深き冷えなどというものを指す」[20]，「内に久寒があるというのは，男子では疝瘕（冷えによって腹痛とともに一時的に腫瘤状になるもの），婦人では帯下の類である．これらの病気で下腹部が冷え痛み，腰胯に放散するものには当帰四逆加呉茱萸生姜湯が甚だよい」[21]，「男子の疝，女子の帯下で下痢の長引くものは，その脈が沈細ならば当帰四逆加呉茱萸生姜湯を用いるとよい．また明け方に下腹部に絞るような痛みが起こるもの，あるいはただ少しだけ腹が鳴って1，2回軟便下痢する者がある．先哲は脾腎虚損の病として脾腎瀉と名づけたが，この多くは疝瀉（冷えによって起こる腹痛下痢）である．…当帰四逆加呉茱萸生姜湯がよい」[22]，「当帰四逆加呉茱萸生姜湯は，寒邪にあたって腹痛するものによい」[23]という．冷えによって起こった無月経，腰痛，腹痛，陰部の痛み，腹痛下痢（とくに明け方のもの），女性の帯下などに用いるとするわけである．
- 和久田叔虎（18世紀後半-19世紀前半）は『腹証奇覧翼』[24]（1809年成立）で，「腹筋が棒状に緊張すること（腹皮拘攣＝腹直筋攣急）は，桂枝加芍薬湯，小建中湯の腹の状態に似ている．かつ左の臍の傍ら天枢（経穴名．臍の横にある）の上下に攣痛（筋緊張と圧痛）するものがあることは，当帰芍薬散，当帰建中湯の証に似ている」という．
- 百々漢陰（1776-1839）・百々鳩窓（1808-78）は『梧竹楼方函口訣』[25]で，「寒疝家で，夜に入ると腹痛して瀉下すること五更瀉（明け方の下痢）に類する者に用いて効果がある」という．五更瀉は鶏鳴下痢とも呼ばれて真武湯の適応とされるが，本処方も有効な可能性があることになる．

〈注1〉『金匱玉函経』巻第四・弁厥陰病形証治第九[14]にもほぼ同文があるが，「脈細欲絶」を「脈為之細絶」，「内有久寒者」を「内有久寒」とする．

- 宇津木昆台(1779-1848)は『古訓医伝』[26]で，「厥陰病の中風（陰証の軽い感冒など）は，四季を通じて沢山あるが，人の気づかない証である．ことに寒中から余寒の時節に多い．その症状は，寝込むほどの劇症ではなく，至って軽症で，かぜをひいたことを明確に自覚し，全身がぞくぞくとして少しも熱なく，手足冷たく鼻水が出て，食事などは平常どおりである．脈はいたって細である．もし食事をして，酒を飲み，火にあたるなどして，…その上にも悪寒して，手足がますます寒なる者…，暑中といえども大いに汗が出て後，熱なく悪寒し，手足の寒なる者がある．皆，厥陰の中風である．…当帰四逆湯の中風である．もしその人の体質的偏り（僻）によって頭痛，嘔吐，または腹痛などの証があるものは，…当帰四逆加呉茱萸生姜湯の証である」と，本処方を陰証の感冒初期に用いる可能性があると述べている．
- 尾台榕堂(1799-1870)は『類聚方広義』当帰四逆加呉茱萸生姜湯条の頭注[27]では，「当帰四逆加呉茱萸生姜湯は，当帰四逆湯の証で，胸満して嘔吐し，腹痛の劇しい者を治す．産婦の悪露が長く続いて止まらず，身体熱感，頭痛，腹中が冷え痛む，吐き気，微かに下痢する，腰や脚がだるく麻痺する，あるいは微かにむくむといった症状の者を治す」という．一方，当帰四逆湯条[28]では「腹痛を起こしやすい人（疝家）で，発熱悪寒し，脇腹が痙攣性に痛み，腰脚が引きつれ，手足が冷え，小便の出にくい者を治す．…女性の月経痛で腰腹拘攣する者を治す．月経不順，腹中攣急（腹が急に痙攣性に痛む），手足がだるく痛む，あるいは全身に蟻走感があって毎日頭痛する者を治す」という．
- 浅田宗伯(1815-94)は『勿誤薬室方函口訣』当帰四逆湯条[29,30]で，「当帰四逆湯は厥陰表寒の厥冷を治す薬であるけれども，元来は桂枝湯の変方なので，桂枝湯の適応で血分の閉塞するものに用いると効果がある．故に先哲は，厥陰病のみならず，…手足の冷えるものに用いてよいという．また当帰四逆加呉茱萸生姜湯は，後世のいわゆる"疝積"（腹痛を繰り返すもの）の常套手段として用いるべき処方である」という．

4 近年の論説

- 『漢方診療医典』[31]では，当帰四逆加呉茱萸生姜湯について，「永年にわたって裏に寒のあるものに用いられ，その応用は当帰四逆湯に準ずる」とあり，当帰四逆湯については「本方は当帰建中湯の加減方ともみるべきもの…．本方は古人が疝気腹とよんだものに用い，腹部は一体に虚満の状を呈し，腹直筋は緊張して，腹診によって，腹表に抵抗を証明するが，力を入れて按圧すると底力がなく，腹にガスがたまりやすい．本方は当帰建中湯の生姜の代りに，木通と細辛とを加えたもので，利尿と裏を温める効が顕著である．本方は凍傷，腸の疝痛，坐骨神経痛，慢性腹膜炎，子宮脱，開腹術後の癒着からくる腹痛その他の疼痛，下腹部を中心にして腰部，下肢などに波及する疼痛，性慾減退などに用いられる」とする．
- 大塚敬節(1900-80)は，『症候による漢方治療の実際』の頭痛の項[32]では，「頭痛に用いることがある．呉茱萸湯証や五苓散証との鑑別を要するが，…呉茱萸湯との区別がむつかしい．…この当帰四逆加呉茱萸生姜湯は，血の道症や神経症にも用いてよい場合が多い．（以下略）」といい，「冷える」の項[33]では，「手足が冷えて脈が小さくて，絶えるのではないかと思われるようなものには，当帰四逆湯を用い，前々から腹が冷えているものには当帰四逆加呉茱萸生姜湯を用いるのである．この方を腹痛に用いたり，凍傷に用いたりする…．古人が疝とよんだ病気に，この方はよく用いられるが，疝とよばれた病気に下半身

が冷えるという症状がある」という．

■大塚敬節はまた，「当帰四逆湯と当帰四逆加呉茱萸生姜湯は，古人が疝と呼んだ病気の中で，次に揚げるような症候のものに用いられる．その効力の発現は，発病後日の浅い者には即効があり，数年を経たものは，全治までに数ヵ月から2，3年を必要とする．○慢性に経過する頭痛を主訴とし，寒冷によってその症状が増悪する．○腹痛を主とし，下腹部にみられることが多く，腰痛，背痛，頭痛，四肢痛を伴うものがある．○腹診上では，下腹部で左右または右，或は左のいずれかの部位に圧痛を訴えるものが多かった．…虚証であって，寒性であることはすべての症例に共通である．○頭痛は，つれる，突っ張るという状態の者が多く，痛む箇所が1箇所であることは珍しく，多くはあちこちで痛む傾向がある．○肝経の変動によって起こると考えられ，殊に生殖器，泌尿器方面の障害を訴えるものが多かった」という[34,35]．

症　例

症例1 ぎっくり腰（松田邦夫治験）[36]

〔患者〕40歳　女性　自営業

〔既往歴〕若いときに，しもやけに悩まされた．出産後はできなくなったが，冷え症である．冬の寒さは苦手で，夜中に足先が冷たくなって目覚める．昨夏は冷房病になった．

〔現病歴〕2日前に突然ぎっくり腰を起こした．起床時に急に腰に激痛が走って動けなくなった．寝返りもできなかった．知人に運んでもらって他医（整形外科）受診．X線検査で異常ないと言われ，注射，内服薬などで治療されているが改善しない．

腰痛以外に悪いところはないという．腰痛のために腰を伸ばすことができない．腰以下臀部から右大腿部背側にかけてひきつれるように痛む．しびれはない．下腹部に軽い膨満感がある．

〔身体的所見〕身長158cm，体重48kg．体格，栄養状態良好．手足は冷たい．診察台に寝てもらうのが大変だった．痛みのため足を十分に伸ばせないので，足を軽く曲げたまま．腹診すると，下腹が冷たい．腹部はうすいほうで緊張は弱く，臍上で大動脈拍動が軽度に亢進．右下腹に圧痛．

〔経過〕当帰四逆加呉茱萸生姜湯を投与．2日後から腰痛は著明に改善．2週間後，全治廃薬．

症例2 腰部脊柱管狭窄症（筆者経験例）

〔患者〕67歳　男性　無職

〔初診〕X年3月

〔主訴〕寒い中を歩くと下肢が痛みしびれる．

〔現病歴〕数年来，寒い時期になると腰以下の冷えを強く感じる．とくに寒い日に外を歩くとしばらくして両下肢が張って痛み，しびれてくる．休むと回復する．冬の間はゴルフをしていると悪化するのでできない．某整形外科で検査，腰部脊柱管狭窄症の診断を受けた．しかし，諸薬無効であった．薬がだめなら手術しかないが，まだそれほどではないといわれた．

〔身体的所見〕身長167cm，体重63kg．顔色普通．胸部打聴診異常なし．腹部は腹直筋全体がやや緊張しているが，下腹部がやや軟らかい．圧痛なし．両脚先端が冷たい．来院時の血液生化学検査に異常なし．

〔経過〕ツムラ当帰四逆加呉茱萸生姜湯7.5g分3投与．1ヵ月後，「飲んでいると足の張る感じが軽くなるように思う」というので，そのまま継続．4ヵ月後の7月頃からは，「夏の暑い間は前もいくらか軽くなったが，今年はなんともないのでゴルフを楽しめる」という．そのまま秋を過ぎても服用を続け，ほとんど症状がないまま経過した．次の冬，

「寒い日は長く歩くと足が重くなり，ふくらはぎに不快感を感じ，つりやすくなる．しかし，昨年のように痛みまで起こることはない」といって服用を続けた．以後も継続服用して好調な状態が続く（5年後まで経過観察）．

鑑　別

■ 当帰建中湯（とうきけんちゅうとう）

月経痛，下腹痛，過敏性腸症候群などで要鑑別．体質的には類似しており，鑑別はやや困難．冷えや痛みが強ければ当帰四逆加呉茱萸生姜湯を用いる．

■ 呉茱萸湯（ごしゅゆとう）

頭痛，冷えで要鑑別．頭痛と嘔気，嘔吐が使用目標．当帰四逆加呉茱萸生姜湯は，冷えと下腹痛が使用目標．

■ 当帰芍薬散（とうきしゃくやくさん）

下腹部痛，腰痛，下肢痛，月経痛，冷え症などで要鑑別．むくみなどの水毒傾向が強く，胃腸症状はない．高度の痩せ型では当帰建中湯，または当帰四逆加呉茱萸生姜湯がよい．

■ 八味地黄丸（はちみじおうがん）

腰痛症で要鑑別．胃腸丈夫で，冷えは手足の末端のみ．排尿障害，性機能障害などをともなうことも目安になる．

引用文献

1) 大塚敬節，矢数道明，清水藤太郎：漢方診療医典，第6版, p.423, 南山堂, 2001.
2) 厚生労働省：第16改正日本薬局方, p.1496, 2011.
3) 木村孟淳, 他編：新訂生薬学, 改訂第7版, p.149, 南江堂, 2012.
4) 大塚敬節，矢数道明，清水藤太郎：漢方診療医典，第6版, p.411, 南山堂, 2001.
5) 鳥居塚和生：モノグラフ 生薬の薬効・薬理, p.122-129, 医歯薬出版, 2003.
6) 厚生労働省：第16改正日本薬局方, p.1590, 2011.
7) 木村孟淳, 他編：新訂生薬学, 改訂第7版, p.62-63, 南江堂, 2012.
8) 鳥居塚和生：モノグラフ 生薬の薬効・薬理, p.459-464, 医歯薬出版, 2003.
9) 厚生労働省：第16改正日本薬局方, p.1501, 2011.
10) 木村孟淳, 他編：新訂生薬学, 改訂第7版, p.78-79, 南江堂, 2012.
11) 鳥居塚和生：モノグラフ 生薬の薬効・薬理, p.151-158, 医歯薬出版, 2003.
12) 大塚敬節，矢数道明，清水藤太郎：漢方診療医典，第6版, p.412, 南山堂, 2001.
13) 張仲景：明・趙開美本『傷寒論』，厥陰病篇, 6-18b～6-19a, 復刻版, p.282-283, 燎原書店, 1988.
14) 張仲景：清・陳世傑本『金匱玉函経』, 4-10b, 復刻版, p.202, 燎原書店, 1988.
15) 大塚敬節：臨床応用傷寒論解説, p.460, 創元社, 1974.
16) 孫思邈：備急千金要方, 20-15a, 復刻版, 東洋医学善本叢書11, 宋版備急千金要方・下, p.495, オリエント出版社, 1989.
17) 虞摶：医学正伝, 厥証門, 5-51a, 和刻漢籍医書集成第8輯（小曽戸洋, 他編）, p.176, エンタプライズ, 1990.
18) 呉崑：医方考, 傷寒門, 和刻漢籍医書集成第10輯（小曽戸洋, 他編）, p.27-28, エンタプライズ, 1990.
19) 有持桂里：校正方輿輗, 近世漢方医学書集成85巻（大塚敬節, 他編）, p.108-109, 名著出版, 1982.
20) 有持桂里：校正方輿輗, 近世漢方医学書集成85巻（大塚敬節, 他編）, p.131, 名著出版, 1982.
21) 有持桂里：校正方輿輗, 近世漢方医学書集成85巻（大塚敬節, 他編）, p.333-336, 名著出版, 1982.
22) 有持桂里：校正方輿輗, 近世漢方医学書集成86巻（大塚敬節, 他編）, p.281-282, 名著出版, 1982.
23) 有持桂里：校正方輿輗, 近世漢方医学書集成86巻（大塚敬節, 他編）, p.497-498, 名著出版, 1982.
24) 和久田叔虎：腹証奇覧翼, 近世漢方医学書集成83巻（大塚敬節, 他編）, p.452-457, 名著出版, 1982.
25) 百々漢陰, 百々鳩窓：梧竹楼方函口訣, 復刻版, p.20, 春陽堂書店, 1976.
26) 宇津木昆台：古訓医伝, 近世漢方医学書集成26巻（大塚敬節, 他編）, p.126-127, 名著出版, 1980.
27) 尾台榕堂：類聚方広義, 近世漢方医学書集成57巻（大塚敬節, 他編）, p.352, 名著出版, 1980.
28) 尾台榕堂：類聚方広義, 近世漢方医学書集成57巻（大塚敬節, 他編）, p.351-352, 名著出版, 1980.
29) 浅田宗伯：勿誤薬室方函口訣, 近世漢方医学書集成96巻（大塚敬節, 他編）, p.118, 名著出版, 1982.
30) 長谷川弥人：勿誤薬室「方函」「口訣」釈義, p.296-297, 創元社, 1985.
31) 大塚敬節，矢数道明，清水藤太郎：漢方診療医典，第6版, p.406, 南山堂, 2001.
32) 大塚敬節：症候による漢方治療の実際, p.23, 南山堂, 1979.
33) 大塚敬節：症候による漢方治療の実際, p.401～402, 南山堂, 1979.
34) 大塚敬節：当帰四逆湯と当帰四逆加呉茱萸生姜湯の臨床経験. 日本東洋医学会誌, 14(2)：21-25, 1963.
35) 大塚敬節：大塚敬節著作集7巻, p.277-286, 春陽堂書店, 1981.
36) 松田邦夫：症例による漢方治療の実際, p.209-211, 創元社, 1992.

94 当帰芍薬散
tokishakuyakusan

製品番号：23

〔構成生薬〕

当帰，芍薬，川芎，蒼朮，茯苓，沢瀉

処方の特徴

1 処方概要

当帰芍薬散は婦人科疾患の頻用漢方薬の1つで，月経障害，不妊症，更年期症候群，冷え症などに幅広く用いられる．

古典的考え方では，"陰虚証"（虚弱で冷え症・低体温傾向）という体質に加えて，"水毒"（むくみやすい，めまい，頭痛など），"瘀血"（月経障害，不妊，更年期症候群，うっ血，微小循環障害など），"血虚"（貧血，末梢循環障害など）などのあることが使用目標とされる．

2 当帰について

当帰は，セリ科トウキ Angelica acutiloba Kitagawa またはホッカイトウキ Angelica acutiloba Kitagawa var. sugiyamae Hikino（Umbelliferae）の根を，通例，湯通ししたものとされる[1]．

薬能として，『神農本草経』巻中[2]に「欬逆上気，温瘧寒熱，洗洗として皮膚中に在り，婦人漏下にて子を絶し，諸悪瘡傷，金創を治す．煮て之を飲む」とする．吉益東洞の『薬徴』[3]は，「張仲景の処方のうち，当帰・川芎はその主治が不明である」とし，「当帰も川芎も血を治し，産後の要薬とされる．自分（為則＝吉益東洞）が思うに，仲景氏の血を治する処方中に，この二薬がないものは多く，しかも血以外の症候を治す処方中にも，この二薬がある．…一概に治血の薬とはできない」という．

臨床的には，"温薬"（体を温める薬）で，駆瘀血，鎮静，強壮剤で，貧血，腹痛，身体冷感，疼痛，月経困難に用いるとされる[4]．

当帰を含む漢方薬は多岐にわたる．婦人科疾患に用いる当帰芍薬散，温経湯，加味逍遙散，当帰建中湯，芎帰膠艾湯，四物湯，温清飲，女神散などはもとより，冷え・末梢循環障害・腹痛などに用いる当帰四逆加呉茱萸生姜湯，腹痛や胸痛に用いる当帰湯，関節痛・筋肉痛などに用いる薏苡仁湯，大防風湯，疎経活血湯など，皮膚疾患に用いる消風散，当帰飲子など，慢性気管支炎などに用いる清肺湯，滋陰至宝湯，滋陰降火湯など，補剤として用いられる補中益気湯，十全大補湯，人参養栄湯など，様々である．一概に婦人科系の薬，駆瘀血剤といえないことは，吉益東洞の指摘通りである．

薬理[5-7]では，成分として，アルキルフタリド類（ligustilide, butylidene, sedanonic acid lactone など），クマリン（scopoletin, bergaptene など），ポリアセチレン（falcarinol, falcarindiol, falcarinolone など）などが知られ，精油に中枢抑制（呼吸運動，自発運動量の抑制などの中枢抑制作用，鎮静催眠状態にともなう体温低下・血圧下降を起こす）および解熱・末梢血管拡張作用，アルキルフタリド類に抗アセチルコリン作用（平滑筋弛緩作用），抗菌作用・血小板凝集抑制作用（線溶亢進作用，血液凝固時間延長作用）および熱水エキスの酢酸エチル可溶部に血液凝固時間延長作用，水エキス・falcaridiol・falcarinolone に強い抗侵害（鎮痛）作用，多糖類に抗補体・免疫賦活作用（マイトジェン活性，インターフェロン誘発作用）などが認められている．

3 使用目標と応用（表1）

当帰芍薬散の応用は，月経障害（無月経，

月経不順，月経困難症，月経前症候群など），不妊症・不育症（習慣性流産など），妊娠出産後の諸症状（腰痛など）などである．冷え症，しもやけ，腹痛，腰痛，頭痛，頭冒（頭に何か重いものをかぶったような不快感），めまい，低血圧症，にきび，貧血，痔核，脱肛などにも応用される．慢性腎炎に有用とする説もある．

この処方の適応となる患者の体質傾向は，中肉中背から痩せ型で，色白，やや貧血様であることが多い．皮膚は"もち肌"で，浮腫状のことが多い．

自覚症状で多いのは，月経痛，月経不順，無月経，月経前の不調（浮腫，頭痛など），不妊，流産を繰り返す，立ちくらみ，めまい，冷え，倦怠感，肩こりなどである．冷えは，手足の先ほど冷え，触れると冷たい．浮腫傾向，頭冒，頭重感，めまいなどは漢方で水毒症状とされるもので，この処方を用いる目安とされる．腹部は軟らかい例が多い．下腹部が冷たいことも目標になる．ときに下腹部圧痛を認めるが，桂枝茯苓丸適応例ほどの強い腹筋緊張や膨隆はない．脈は沈んで触れにくい例が多い．主に女性に用いるが，まれに男性にも用いる．女性的な印象をあたえること

が目標とされる．

服用後に胃腸障害を起こす例があり，注意を要する．

論 説

1 原 典
張仲景『新編金匱方論』（=『金匱要略』）巻下

1．婦人妊娠病脈証并治第二十[8]
〔条文〕婦人懷姙，腹中疠痛するは，当帰芍薬散之を主る．

〔大意〕女性の妊娠中，急に腹が引っ張られるように痛むときには，当帰芍薬散を用いる．

2．婦人雑病脈証并治第二十二[9]
〔条文〕婦人の腹中の諸疾痛は当帰芍薬散之を主る．

〔大意〕妊娠中でなくとも，いろいろな原因で起こる女性の腹痛に当帰芍薬散を用いる．

〔解説〕疠痛は，急激な強い腹痛の意である〈注1〉[10,11]．妊娠中であってもなくても女性の腹痛には当帰芍薬散を用いるということである．なお，『金匱要略』では処方構成を当帰，芍薬，茯苓，"白朮"，沢瀉，芎藭とす

表1 当帰芍薬散の使用目標と応用

■応用
・月経困難症，卵巣機能不全，不妊症，習慣性流産，妊娠中の腹痛・浮腫，産前後の腰痛，更年期症候群，貧血，冷え症，凍瘡，尋常性痤瘡，痔核，慢性腎炎，腎機能障害，半身不随，心臓弁膜症　など
■症候
・月経痛，月経不順，月経前不調（浮腫，頭痛，めまいなど），習慣性流産，不妊，手足の冷え，浮腫，めまい感，頭痛，頭重感，腰痛，下腹痛，倦怠感，動悸，にきび　など
■所見
・色白（もち肌）または貧血様顔形貌，舌縁の歯痕，低体温傾向，腹部が軟らかい，ときに下腹部圧痛
■体型
・中肉中背～やや痩せ型

〈注1〉疠：浅田宗伯の『雑病論識』[10]には，「疠は疝の訛なり．『説文』に疝有りて疠無し．曰く，腹中急なり，と．…乃ち疝痛は急痛なるを知るなり」とある．『大漢和辞典』[11]でも，「疠」を「疝の俗字」とし，疝を「はらのいたみ．腹のきびしい痛み」，「〔説文〕，腹中急痛也」とする．

る．真柳は，この"白朮"は蒼朮と解すべきであるという〈注2〉[12]．また，芎藭は古称で，四川省産が有名なため川芎の名がのち一般的になったという．

2 中国医書の記載

■ 宋代の『増広太平恵民和剤局方』巻9治婦人諸疾門[13]には，「妊娠，腹中絞痛，心下急満する，及び産後，血暈，内虚し，気乏しく，崩中久痢するを治す．並に宜しく之を服すべし」とあり，妊娠中の腹痛に加えて，産後の貧血やめまいなどにも応用されていたことがわかる．下痢にも用いているようである．

■ 陳言の『三因極一病証方論』巻17婦人論[14]には，前記『和剤局方』と同文があり，方後に「『元和紀用経』に云わく，本と六気経緯圓と．…安期先生，李少君に賜う久餌の薬なり．後，仲景増減して婦人懐妊腹痛の本方と為す」とある．『元和紀用経』は唐の王冰の撰になる書とされる（真柳，〈注2〉[12]）．すなわち，当帰芍薬散は元来は六気経緯圓（または六気経緯丸）と呼ばれる処方だったが，張仲景が加減して妊娠腹痛の薬にしたという．安期は秦代の名医〈注3〉[15,16]．

3 江戸時代医家の論説 （筆者意訳）

■ 当帰芍薬散は，古い時代に使用法が失われたと思われる．それは，『衆方規矩』に記載がなく，『傷寒論』『金匱要略』を尊重した吉益東洞(1702-73)の『類聚方』[17]でも未試行方，つまり東洞自身の使用経験がない処方に分類されたことに現われている．

■ この処方を復活させたのは吉益南涯（1750-1813）である．湯本求真[18]は「本邦において此の方を用いしは南涯氏を以て殆ど空前絶後と為す」といい，大塚敬節[19]も「この方は吉益南涯の得意の方で，盛んに諸病に活用し，その運用方面においては，南涯の発明がすこぶる多い」と述べている．

■ 南涯の『方庸』には，「当帰芍薬散，腹中の血滞り，気急不循の者を治す．其の症に曰く，腹中拘急，是れ，血滞り気急なり．当帰建中湯は其の症同じといえども，其の所在少しく異なれり．当帰建中湯は下より迫る故に，脚攣急あるいは腰背に引きて痛むの症あり．此の方の症は腹より起こって胸背に迫る．故に胸背強痛して攣急腰痛なし」とあるとされる（大塚敬節論文[19]より引用）．これは当帰建中湯とは腹痛の性状，位置で区別できるという主旨である．

■ 南涯の治験は『続建殊録』[20]『成蹟録』[21]に記録される．前者には，男性の腹痛，23歳女性の左足攣急，女性の足の指の疼痛など，後者には，男性の腹痛，男子のめまい，過多月経?などの記載がある．また，他の漢方薬との併用例も記載される．その中で，呉茱萸湯でやや軽くなった頭痛にさらに当帰芍薬散を併用したら全治したという例[22]は興味深い〈注4〉[23]．

■ 有持桂里（1758-1835）は『稿本方輿輗』[24]で，

〈注2〉真柳[12]は，「白朮と蒼朮は日本と中国で相違もあるが，古称は『神農本草経』が規定する一字の朮で，これは現在の蒼朮に該当する．唐代8世紀の王冰が著したという『元和紀用経』には当帰芍薬散と同一薬味で類似主治分の六気経緯丸があり，芍薬を白芍薬，茯苓を白茯苓，白朮を朮の名で記す．また朮に"皮を去る．白朮が尤も佳"と注記するので，唐代は蒼朮などの根皮を除去し，白い良品を白朮としたらしい．それで仲景の3書（『傷寒論』『金匱要略』『金匱玉函経』）が11世紀に初出版された時，各種名称があった朮類は白朮に統一された．したがって本方など仲景の処方は白朮の名で配剤されているが，原典の時代に遡るなら蒼朮を用いるべきといえる」という．

〈注3〉安期：宋代の張杲『医説』[15]には，『列仙伝』からの引用として，「安期先生は琅琊郷の人なり．…李少君，…病に困しみ，殆ど死せんとして安期に遇う．安期，之に神樓散を与う．…遂に愈ゆ．秦の始皇之を聞きて召見し，…」とある．これにより小山[16]は，安期が秦代の人で神樓散が当帰芍薬散の原名と思われるという．

「この処方は，眩暈も出血過多もなくても広く婦人の雑病に用いる．…この処方は，妊娠中のみならず，平常の腹痛にも効果がある．しかしながら，小建中湯などのように"拘急"（腹直筋攣急）は顕著でない．…芎帰膠艾湯にも腹痛はあるけれども，出血が主で腹痛は随伴症状である．当帰芍薬散は，妊娠中下痢して腹痛の者にも用いる．また，帯下で久しく下痢して腹痛する者にも用いる．…当帰芍薬散は腹痛を主とする薬である」（抄）という．

■尾台榕堂（1799-1870）の『類聚方広義』当帰芍薬散・頭注[25]には，「妊娠中あるいは産後に下痢腹痛し，小便の出が悪く，足腰が麻痺して力なく，あるいは眼目赤痛する者，もしくは下痢が止まらず悪寒する者には，附子を加える．もし下痢しないで便秘すれば大黄を加える．…懐妊後，月を重ねても胎児が萎縮して成長せず，"腹中拘急"（腹の中が引きつれるように痛む）する者にもまたこの処方がよい．婦人の"血気痛"（月経痛など）で小便不利する者にはこの処方がよいものがある．眼が赤く痛み，"心下支飲"（心窩部の水毒，振水音）があって，めまい，流涙があり，腹が"拘攣"（腹筋緊張）するものには，この処方がよい．脱肛で腫痛し水出でて止まない者に奇効がある」とある．

■浅田宗伯（1815-94）の『勿誤薬室方函口訣』[26]には，「当帰芍薬散は，吉益南涯が得意とする処方で，諸病に活用し，その治験は『続建殊録』に詳しく記載される．大体は婦人の腹中疼痛を治すのが本来の使用法だが，和血に利水を兼ねた処方なので，建中湯の症に水気を兼ねた者か，逍遙散の症に痛みを帯びた者か，両者のいずれにも広く用いることができる．…」という．

4 近年の論説

■湯本求真（1876-1941）[18]は，「仲景氏は本方を婦人腹痛に用ゆべきを示すに過ぎざるも，此の方はかくの如く用途狭小なるにあらずして，いやしくも其の腹証だに存すれば男女老少たると病症の何たると論ぜず，あまねく之を用ゆべきものにして，実に一日も欠くべからざる要方なり」とし，さらに芎帰膠艾湯よりも止血作用は弱いが，めまい，動悸，小便不利などを治す能力があるという．

■『漢方診療医典』[27]には，「老若男女を問わず，冷え症で，貧血の傾向があり，筋肉は一体に軟弱で，女性的であり，疲労しやすく，腹痛は下腹部に起こり，腰部あるいは心下に波及することがあるが，腹痛がなくても，本方を用いてよい．また頭冒，頭重，めまい，肩こり，耳鳴，動悸などを訴えることもある．本方は場合によって，食欲を害する人があるので，食欲不振，悪心のある人にはよくないことがある．…本方は妊娠中の諸種の障害，例えば浮腫，習慣性流産，…痔疾，腹痛，膀胱炎，腰痛などを治し，妊娠中に本方を継続して服用するときは，これらの障害を未然に防ぎ，産後の肥立ちをよくする効がある．また月経不順，月経困難症，その他の婦人科疾患に応用する場合が多い．その他，慢性腎炎，半身不随症，…凍傷などにも用いられる」とある．

■大塚敬節（1900-80）は『症候による漢方治療の実際』[28]で，頭冒，凍傷，浮腫，腹痛，脱肛，不妊・流産，帯下，冷え症，腰痛，めまい，肝斑・面皰などに使用するという．

〈注4〉呉茱萸湯と当帰芍薬散の併用：木村ら[23]は，当帰芍薬散の有効な頭痛11例を報告している．頭痛は片頭痛が多く，月経周期や更年期症状などと関連するという．うち1例は呉茱萸湯である程度軽快した頭痛が，残存した排卵期および月経前と前半の頭痛に対して，当帰芍薬散を併用して症状改善したという．なお，南涯の前記頭痛例は男性である．

症例

症例1 出産後の腰痛（松田邦夫治験）[29]

28歳の主婦（美人）．1年以上前に出産，難産であった．産後10日目に急に腰が痛くなり，いまだに痛みが取れない．胃がもたれる，立ちくらみがある，冬は足が冷える．月経は正常．右下腹に軽度圧痛あり．血圧128-70mmHg．当帰芍薬散加附子0.5gを投与．非常に具合がよい．通算4週間で完治．（抄）

症例2 無月経（筆者経験例）

〔患者〕27歳　女性　会社員

〔初診〕X年10月

〔主訴〕無月経

〔既往歴・家族歴〕後腹膜膿瘍手術（X年4月）

〔現病歴〕2年前にスキーで転倒して捻挫した後から無月経が続く．以前は周期35〜40日で順調だった．基礎体温は低い．ときどき右下腹痛あり．手足が冷える．朝，顔がむくみやすい．

〔身体的所見〕身長160cm，体重50kg．色白，もち肌．手足を触れると冷たい．胸部打聴診異常なし．腹部は軟らかいが，右下腹部に軽度圧痛あり．

〔経過〕当帰芍薬散料（煎じ薬）を投与．服用30日目から4日間の月経あり．翌年1月にも4日間あった．2月の月経はなかったが，3月以後は周期35〜40日で順調に毎月1回来るようになった．基礎体温は，初め数ヵ月は低温のままであったが，その後，いくらか高温相らしいものが出てきた．しかし，明確な二相性にはならないまま，X+1年8月に希望により廃薬した．

鑑別

■ **桂枝茯苓丸**

月経障害などで要鑑別．桂枝茯苓丸は，筋緊張がよく弾力的で，下腹部に抵抗圧痛を認める人に用いる．舌暗紫色，細静脈怒脹，下肢静脈瘤など（"瘀血"の徴候）を認めることも目標となる．

■ **温経湯**

婦人科疾患で要鑑別．体質体格は当帰芍薬散に類似．手掌のほてり，口唇が乾くという例が多い．浮腫傾向は通常ない．ときに鑑別は困難．

■ **加味逍遙散**

婦人科疾患，特に更年期症候群，不定愁訴で要鑑別．加味逍遙散適応例は多愁訴で不安抑うつ傾向が強い．ときに鑑別は困難．

■ **当帰建中湯**

月経痛などで要鑑別．当帰芍薬散より虚弱で痩せ型．月経痛がより強い例によい．過敏性腸症候群の徴候を示すことが多い．浮腫傾向は少ない．

■ **当帰四逆加呉茱萸生姜湯**

月経痛，冷え症，腰痛，頭痛で要鑑別．冷えが強く，しもやけができやすい者が適用．寒冷により起こる下腹痛にも使用され，月経痛が強い例によい．

■ **芎帰膠艾湯**

不正性器出血を繰り返す例で要鑑別．出血が続く例に用いる．止血作用を期待できる．

■ **十全大補湯**

月経障害，冷え，貧血傾向，易疲労倦怠で要鑑別．疲労倦怠が強く，貧血，皮膚粘膜乾燥萎縮傾向があれば十全大補湯．浮腫傾向が強ければ当帰芍薬散．

Evidence

I. 臨床研究

1 無排卵周期症および第一度無月経

安井[30]によれば,当帰芍薬散に投与により,①無排卵周期症19例で排卵率73.7%(14例)・妊娠率20.0%(3例/希望15例),第1度無月経9例で排卵率44.4%(4例),妊娠率22.2%(2例/希望9例)との報告(五十嵐ら,1985),および②無排卵周期症で周期別排卵率37.8%(14/37周期),妊娠率21.4%(3/14)との報告(小山ら,1987)があるという.

2 排卵障害に対するクロミフェンとの併用効果 (安井ら,1995)[31]

〔概要〕クロミフェン単独療法群(単独群)52例,クロミフェン・当帰芍薬散併用療法群(併用群)41例を対象とするオープン研究.結果,始めて妊娠した周期は,単独群3.82周期,併用群1.83周期と有意差を認めた($p<0.05$).排卵前期のprogesterone値およびprogesterone/estradiol比は,いずれも併用群が単独群よりも有意に低値(各$p<0.05$)であった.黄体中期のprogesterone値は,いずれも投与前よりも有意に増加(各$p<0.01$)し,併用群が単独群より高い傾向があったが,有意差はなかった.すなわち,当帰芍薬散併用により,妊娠時期が早まること,その理由として排卵前期および黄体中期における性ステロイドホルモン分泌の改善が考えられるという.

3 黄体機能不全改善効果 (長池ら,1983)[32]

〔概要〕黄体機能不全39例に当帰芍薬散を投与し,基礎体温による判定で黄体機能改善46.3%(17例),妊娠17.9%(7例)であったという.

4 月経困難症に対する芍薬甘草湯との併用効果 (武市ら,2007)[33]

〔概要〕月経困難症患者のうち小山らの「虚実質問表」により虚証群と判定された22例に当帰芍薬散を連日投与し,月経開始5日前から月経終了まで芍薬甘草湯を併用し,月経痛の程度をVisual Analog Scale(VAS)で評価したopen study.結果,月経痛のVAS値は有意に低下した($p<0.01$)という.

II. 基礎研究

安井[34]は,「当帰芍薬散は中枢および卵巣に作用し,卵胞発育,排卵,黄体維持といった広い範囲に関与する」という.

1 LH・FSH分泌促進 (青野ら,1995)[35]

〔概要〕ラット下垂体細胞培養系を用いた実験で,LHは添加する当帰芍薬散の濃度が50μg/mL以上,FSHは500μg/mL以上の濃度で有意の分泌促進効果が見られたという.

2 排卵に対する作用 (Iraharaら,2000)[36]

〔概要〕ラット卵巣細胞培養系において,当帰芍薬散は17β-estradiolの分泌を有意に促進した($p<0.01$)が,progesterone分泌には影響を与えなかった.当帰芍薬散は,cytokine-induced neutrophil chemoattractant(CINC)産生を有意に促進($p<0.01$)し,また排卵過程でのCINC分泌を刺激することが知られているinterleukin(IL)-1βやtumor necrosis factor(TNF)-αの産生を促進した($p<0.05$).当帰芍薬散は,卵巣における性ステロイド産生および排卵過程の双方に関与している可能性が示唆されるという〈注5〉[37,38].

〈注5〉排卵の過程には,卵胞周囲への白血球(好中球 neutrophil)浸潤やサイトカイン(IL-1β,TNF-α)の関与など,炎症に類似した現象が起こるとされる[37].なお,ラットのCINCは,ヒトのIL-8に相当するという[38].

3 黄体維持に対する作用（プロゲステロン分泌促進作用）（臼杵，1987）[39,40]

〔概要〕ラットの排卵前卵胞を用いた incubation および perfusion 実験で，当帰芍薬散は，排卵前卵胞において，① progesterone 産生分泌を促進した，② LH の estradiol（E2）産生分泌能を促進したという．

4 当帰芍薬散にはエストロゲン様活性はない（Kumagai ら，2005）[41]

〔概要〕MCF-7 細胞を用いた高感度ルシフェラーゼ・レポーター遺伝子アッセイ high-sensitivity luciferase reporter gene assay を用いて 25 種類の漢方薬のエストロゲン様活性を測定した結果，当帰芍薬散にはエストロゲン様活性は検出されなかったという．なお，エストロゲン様活性の見いだされた 24 種類の漢方薬でも，1 日量あたりのエストロゲン様活性は，エストラジオール量換算で，最も高い葛根湯（かっこんとう）で 1.5〜3.2 μg，それ以外は 150 ng 以下であり，通常ホルモン補充療法に用いられるエストロゲン量（625 μg/日）よりも極めて低値であったという．

引用文献

1) 厚生労働省：第 16 改正日本薬局方，p.1554，2011.
2) 森立之：神農本草経，復元本，近世漢方医学書集成 53 巻（大塚敬節，他編），p.64，名著出版，1981.
3) 吉益東洞：薬徴，近世漢方医学書集成 10 巻（大塚敬節，他編），p.119-120，名著出版，1979.
4) 大塚敬節，矢数道明，清水藤太郎：漢方診療医典，第 6 版，p.423，南山堂，2001.
5) 木村孟淳，他編：新訂生薬学，改訂第 7 版，p.84-85，南江堂，2012.
6) 北川勲，金城順英，桑島博，三川潮，庄司順三，滝戸道夫，友田正司，西岡五夫，野原稔弘，山岸喬：生薬学，第 8 版，p.280-281，廣川書店，2011.
7) 鳥居塚和生：モノグラフ 生薬の薬効・薬理，p.335-343，医歯薬出版，2003.
8) 張仲景：元・鄧珍本『金匱要略』，3-2a，復刻版，p.133，燎原書店，1988.
9) 張仲景：元・鄧珍本『金匱要略』，3-8b，復刻版，p.146，燎原書店，1988.
10) 浅田宗伯：雑病論識，近世漢方医学書集成 98 巻（大塚敬節，他編），p.637，名著出版，1982.
11) 諸橋轍次：大漢和辞典，修訂版 7 巻，p.1155（8063），大修館書店，1985.
12) 真柳誠：漢方一話 処方名のいわれ，21 当帰芍薬散．漢方医学，13(12)：27，1994.
13) 陳師文，他：増広太平恵民和剤局方，9-39b〜40a，和刻漢籍医書集成第 4 輯（小曽戸洋，他編），p.165，エンタプライズ，1988.
14) 陳言：三因極一病証方論，17-10b〜11a，和刻漢籍医書集成第 1 輯（小曽戸洋，他編），p.224-225，エンタプライズ，1988.
15) 張杲：医説，1-8b〜9a，復刻版－中国医学珍本叢書・医説（上），上海科学技術出版社，1984.
16) 小山誠次：私なりの山本流漢方．福岡医師漢方研究会会報，21(9)：1-13，2000.
17) 吉益東洞：類聚方，近世漢方医学書集成 12 巻（大塚敬節，他編），p.110，名著出版，1991.
18) 湯本求真：皇漢医学，第 3 巻，復刻版下巻，p.377-384，1927，燎原書店，1976.
19) 大塚敬節：当帰芍薬散の運用に就いて．漢方と漢薬，2(9)：7-10，1935.
20) 吉益南涯：続建殊録，近世漢方医学書集成 37 巻（大塚敬節，他編），p.400，p.401，p.427，名著出版，1980.
21) 吉益南涯：成蹟録，巻之上，近世漢方医学書集成 38 巻（大塚敬節，他編），p.32，p.64，p.97，名著出版，1980.
22) 吉益南涯：成蹟録，巻之上，近世漢方医学書集成 38 巻（大塚敬節，他編），p.62，名著出版，1980.
23) 木村容子，他：日本東洋医学雑誌，62(5)：627，2011.
24) 有持桂里：稿本方輿輗，婦人方，1-12a，復刻版上巻，燎原書店，1973.
25) 尾台榕堂：類聚方広義，近世漢方医学書集成 57 巻（大塚敬節，他編），p.347，名著出版，1980.
26) 浅田宗伯：勿誤薬室方函口訣，近世漢方医学書集成 96 巻（大塚敬節，他編），p.123-124，名著出版，1982.
27) 大塚敬節，矢数道明，清水藤太郎：漢方診療医典，第 6 版，p.377-378，南山堂，2001.
28) 大塚敬節：症候による漢方治療の実際，第 5 版，p.39，p.119，p.182，p.324，p.379，p.396，p.407，p.421，p.463，p.556，p.684，南山堂，2000.
29) 松田邦夫：活，27(5)：3，1985.
30) 安井敏之，他：排卵障害治療の実際―漢方療法―，新女性医学大系 13 巻，武谷雄二総編集，p.262-269，中山書店，2000.
31) 安井敏之，他：排卵障害患者に対するクロミフェン・当帰芍薬散併用療法の有効性の検討．日本不妊学会雑誌，40(1)：83-91，1995.
32) 長池文康，他：不妊治療における漢方製剤の効果．産婦人科の世界，35：311-314，1983.
33) 武市和之，他：月経困難症に対する漢方薬（当帰芍薬散および桂枝茯苓丸と芍薬甘草湯併用）の有効性について，産婦人科漢方研究のあゆみ 24，p.24-28，診断と治療社，2007.
34) 安井敏之：女性不妊・排卵障害．臨床産婦人科，66(1)：33-41，2012.

35) 青野敏博, 他：不妊症に対する当帰芍薬散の効果, 産婦人科漢方研究のあゆみ 12, p.52-57, 診断と治療社, 1995.
36) Irahara M, et al：Evidence that Toki-shakuyaku-san and its ingredients enhance the secretion of a cytokine-induced neutrophilattractant (CINC/gro) in the ovulatory process. Methods Find Exp Clin Pharmacol, 22(10)：725-730, 2000.
37) Yasui T, et al：The herbal medicine Unkei-to stimulates the secretion of a cytokine-induced nertrophil chemoattractant, CINC/gro, in the rat ovarian cell culture. Am J Reprod Immunol, 49：14-20, 2003.
38) 安井敏之：周閉経期におけるエストロゲンとサイトカイン. 日本女性医学学会雑誌, 20(1)：78-85, 2012.
39) Usuki S：Effect of Hachimijiogan, Tokishakuyakusan and Keishibukuryogan on estrogen and progesterone secretion in ovarian follicles. 日本不妊学会雑誌, 33(2)：276-283, 1987.
40) 臼杵悊：八味地黄丸, 当帰芍薬散, および桂枝茯苓丸の黄体機能に及ぼす影響について, 産婦人科漢方研究のあゆみ 4, p.78-97, 診断と治療社, 1987.
41) Kumagai Y, et al：Estrogen-like activity in Kampo medicine used for menopausal symptoms and gynecological diseases. J Traditional Medicine, 22：228-236, 2005.

参考文献

・矢数道明：当帰芍薬散の臨床的研究, 日本東洋医学雑誌, 14(1)：6, 1963.

95

当帰湯
tokito

製品番号：102

〔構成生薬〕
当帰，半夏，芍薬，厚朴，桂皮，
人参，乾姜，黄耆，山椒，甘草

処方の特徴

1 処方概要

この処方は，虚弱者の胸腹部痛・背痛に用いる．冷え症であることが重要な目標とされる．

処方構成の上で，いくつかの特徴がある．第一は，大建中湯，当帰建中湯，桂枝加芍薬湯を含むことで，ガス疝痛，過敏性腸症候群などへ応用できると推測させる．第二は，半夏，厚朴，桂皮，人参，甘草という胃炎に用いる生薬の多いことである．桂皮は安中散と共通し，半夏，厚朴は半夏厚朴湯に通ずる．厚朴には鎮静効果もある．第三は，いわゆる温熱作用のある生薬（当帰，桂皮，人参，乾姜，蜀椒）が多いことである．第四は，当帰，芍薬，厚朴，桂皮，蜀椒など，痛みに用いる生薬の多いことである．以上に加えて重要なことは，人参，黄耆を含む点で参耆剤の一種だという点である．

当帰湯は参耆剤として最初期の処方とされる．当帰湯の出典は5世紀の『小品方』であるが，真柳[1]は「人参・黄耆はともに後漢1〜2世紀の『神農本草経』に初出するが，まだ当時はさほど常用されなかったらしい．…現伝文献で両薬の配剤方は，460年前後の『小品方』に初出する．…当帰湯と黄耆湯で，ともに人参・黄耆・甘草・当帰が補中益気湯と共通する」といい，これらを補中益気湯の祖型とする．当帰湯を一種の補剤としてとらえれば，その応用は広がるであろう．

なお，先人は胃潰瘍，狭心症などに有効とするが，現代医療においては，これらに対する使用価値は低下していると思われ，今後は他方面に応用されるであろう．

2 使用目標と応用（表1）

当帰湯は，胸腹部の疼痛に用いる．痛みが心窩部から胸部に突き上げて背に放散することを主目標とし，冷え症，手足の冷え，血色が悪いなどを補助的目標とする．体力低下した人で，腹壁の緊張の弱いことが多い．

応用は，いわゆる肋間神経痛，狭心症様疼痛，機能性胃腸症（心窩部痛症候群），過敏性腸症候群などである．胃十二指腸潰瘍にもよい可能性はあるが，現代医学的治療に対して補助的なものとなるであろう．

筆者は，胃腸虚弱な冷え症の人の過敏性腸症候群＋機能性胃腸症で，桂枝加芍薬湯＋大

表1 当帰湯の使用目標と応用

- ■症　候
  - ・胸背部痛（心窩部から背中へ抜ける痛み）
  - ・腹痛，腹部膨満（ガスが多い）
  - ・手足の冷え，疲れやすい
- ■応　用
  - ・狭心症様疼痛，肋間神経痛，機能性胃腸症（心窩部痛症候群），過敏性腸症候群（ガスで膨満）　など
- ■体　質
  - ・虚弱で冷え症

建中湯で十分な効果が得られないときなどに本処方を用いている．

論　説

1 原　典
六朝時代・陳延之，撰『小品方』[2]〈注1〉
〔条文〕当帰湯：心腹絞痛，諸虚冷気満を主るの方．…大いに冷ゆる者には附子一枚を加う．

〔大意と解説〕大意は「当帰湯は，前胸部および上腹部の絞られるような疼痛で，いろいろな理由で体力が低下し，冷えによって腹部にガスが多く膨満する者を治す．…冷えの強いときには附子を加える」ということであろう．

2 中国医書の記載
■ 当帰湯は千金・当帰湯の名で通用していたが，これは唐代の『備急千金要方』[3]に「心腹絞痛，諸虚冷気満痛を治するは当帰湯の方」とあることによる．前述の『小品方』の記載に比し，「満痛」と「痛」の一字が多いが，前半に「絞痛」とあるので，臨床的には大きな差異ではないと考えられる．同時代の『外台秘要方』[4]にもほぼ同文がある．

■ これら以後の中国医書に当帰湯の記載が見いだせない．筆者の調べ得た範囲では，宋から明までの『太平恵民和剤局方』『厳氏済生方』『三因極一病証方論』『証治要訣』『医書大全』『宣明論方』『普済本事方』『医学正伝』『万病回春』『玉機微義』には記載がないようである．

3 江戸時代医家の論説 （筆者意訳）
■ 福井楓亭（1725-92）の『集験良方考按』[5]には，「小品当帰湯（外台）」として，「治心腹絞痛諸虚冷気満方」と『千金要方』と同文を載せ，「思うに，胸背が熱気なくして虚証のひきしめるような痛みに用いる．寒疝のような暴痛とは違う．絞痛というのは，ひきしめる痛みをいう」とする．

■ 津田玄仙（1737-1809）は『饗庭家口訣』[6]で，千金当帰湯の主治として「心痛，背に徹して痛む者を治す」とし，「この処方を用いるには，徹という字に心を付けるべきである．徹とは，徹上，徹下，徹底などと続けて用いる字で，うちとおることである．今，背に徹するというのは，前胸部の痛みである心痛が背部へ，うち通って痛むのだ．これが徹背心痛の徹の意である．…○枳縮二陳湯加川烏頭を，北山友松子は，すべて疝気による心痛をはじめとし，そのほかの一切の寒疝の症に原因を問わず，何の因を論ぜず，胸痛，痰飲の心胸痛などの種々の症状に用いて神効があるとする．自分は，この口訣に従って，以上の諸症を多数治した．千金当帰湯，枳縮二陳湯を心胸痛の備えとするときは治療の上において大いに益が有る」という．『療治経験筆記』[7]にもほぼ同文がある．

■ 原南陽（1752-1820）の『叢桂亭医事小言』巻之七・蔵方[8]には，当帰湯は「胸痺心痛，并びに陳旧腹痛を療す．旁わら㿗囊病を治す」とある．胸痺は胸がつまったように痛む病気で，狭心症，心筋梗塞のほか，消化器疾患で同じ症状を呈するものも含まれる（p.526 附記 参照）．㿗囊〈注2〉は，機能性胃腸症，いわゆる胃下垂などで"振水音"のある状態をいう．また心痛門[9]には，「真心痛ではない

〈注1〉『小品方』は長く失われていたが，先年，北里研究所附属東洋医学総合研究所医史文献研究室（小曽戸洋ら）によって再発見された．
〈注2〉本書，「1. 安中散」の〈注2〉（㿗囊）を参照（p.3）．

かと思われるもので，連日痛んで苦悩するものには当帰湯がたいへんよい」とし，大酒家の胸痺心痛を発した男性に背部圧痛を目標に当帰湯加附子を与えて短時日で痛みがとれ，30日ばかりで全快したという例を記載する．
■本間棗軒（1804-72）の『内科秘録』[10]心痛門には，「心痛とは心臓病であって即ち真心痛である．…心痛の治療は，急性病で薬も鍼灸も間に合わない程のものなので緩慢な手段では救い難い．…痛みが久しく止まない者には解急蜀椒湯もしくは千金当帰湯を撰用し，阿芙蓉液（アヘンチンキ）を兼用する」とある．
■幕末の浅田宗伯（1815-94）は『勿誤薬室方函口訣』[11]で，「当帰湯は腹中に拘急があって痛み，それから肩背へ徹して強く痛む者によい」とする．

4 近年の論説

■高橋道史は浅田流漢方を継承する医家の一人であったが，彼の「腹痛と千金当帰湯」[12,13]と題する論文には，「心腹から背脊に徹する疼痛は本方（当帰湯）の特徴である．私は胃痙攣で繰り返し疼痛するとか，あるいは胃潰瘍で少しく経過したもので，このような疼痛をよく見ることがあるが，こんなときには効を得ている．このような患者は一般に体質は虚弱で元気がなく，顔色に血気がなく，疲労しやすく，皮膚もやや貧血がちで艶がない．食欲も芳しくない．脈は多くの場合弱くあるいは微細である．心腹は通常膨満というほどでもないがやや弛緩し，抵抗がなく，また圧痛もそれほどではない．しかし，ひとたび疼痛が起これば胃部は拘急して胸部に放散し，さらに肩背に徹し，人によっては冷汗淋漓，顔面蒼白，激痛にて苦悶に堪えられないときもある．腹部は柴桂湯に見られるような腹中堅満でもなく，さりとて四逆散のように直腹筋の緊張もそれほどではない．ただ胃部の拘急は注目すべき証である．…千金当帰湯の目的は虚証であること，疲労感があって皮膚に艶がない，心窩部の疼痛は肩背部に徹し，しばしば起こる，等を眼目として投薬すれば期待の効果を得られる」とある．
■大塚敬節（1900-80）[14]は，「この方は真性の狭心症ではなく，仮性狭心症ともいうべき胸背痛に用いる．…私の経験では，血色のすぐれない冷え症の患者で，腹部にガスが充満し，ことに上腹部に甚だしく，そのために胸部が圧迫せられる傾向のものによく効く．肋間神経痛と云われ，或は狭心症と云われ，はっきりした病名もつかず，胸背の痛みが慢性化したもの，この方を用いて著効を得ることがある」という．なお，大塚敬節は，高橋道史の前記使用目標に賛同する．

症 例

症例1 胃潰瘍？ （大塚敬節治験）[15]

患者は55歳の男性…．今度の病気は8年前からで，時折り左胸痛を訴えていたが，先月から胃けいれん様の胸にさしこむ激しい痛みが起こるようになった．…左右の腹直筋が緊張し，心下に振水音を証明する．冷え症である．当帰湯を与える．10日後，胸やけと胸痛がまだあるが，食がすすむ，だいぶよいので，酒をのんだところ，また胸痛がきた．1ヵ月ほどたつと，胸痛を全く忘れ，食もすすみ血色はよくなり，元気がでてきた．

症例2 上腹部痛 （松田邦夫治験）[16]

〔患者〕69歳　男性　大学教授
〔主訴〕上腹部痛
〔既往歴〕特記すべきことなし
〔現病歴〕数年来，上腹部の痛みがとれず，いろいろ検査をしたが異常所見は認められず，服薬もまた無効ということで，来院した．痛みは，食事との関係は認められない．多く

は軽い痛みであるが，最近は時に刺すような強い痛みがくることもあるという．食欲，便通には異常なく，ほかに自覚症状といっても何もないが，ただ足がひどく冷えるとのことであった．

〔身体的所見〕中背で痩せた初老の紳士．顔貌青白く，やや苦悶状である．脈は小さく，触れにくい．舌に異常はない．腹部は，腹壁がうすく，両側の腹直筋が突っ張っている．また右側に，軽度ではあるが明らかな胸脇苦満を認める．（以下略）

〔経過〕…1ヵ月分の柴胡桂枝湯を投与した．ところが，1ヵ月後に夫人に伴われて再診したこの患者は痛みの改善はないという．さらに痛みの様子をもう一度くわしくたずねると，痛みは腹から胸へ突き上げ背中へ抜ける，というのである．柴胡桂枝湯とばかり思い込んで，最初の時このことを聞き流していたことが悔やまれた．それと，足がひどく冷えることとを考えて，当帰湯に変方することにした．…そしてまた1ヵ月後，夫婦で来診したこの患者は診察室へこやかに入って来た．あれほど頑固だった上腹部痛はすっかり消失していた．付き添いの夫人の談，「今度の薬を飲みはじめてから3日目に，急に痛みがなくなりました．それきり痛みは出ません．おかげさまで本当に助かりました．やはり漢方薬は，長く飲まないといけないんですね」．

症例3 **原因不明の背痛**（筆者経験例）

〔患者〕60歳　女性　自営業
〔初診〕X年11月
〔主訴〕背中から胃の裏にかけての痛み
〔既往歴〕20代で喘息様気管支炎．2回経産．閉経55歳
〔家族歴〕父母とも高血圧症
〔現病歴〕出産後，体が冷えて寒がりになった．数年来，寒い時期に体が冷えると背中が痛む．温めると回復する．今回は来院前日からで，背部から左上腹部にかけて鈍痛を感じる．最近，夕方に左脇腹が張る感じがした．足が冷え，冷えると下腹が張る．X年7月と10月に他院で採血，異常なかった．10月に腹部エコー，異常なかった．疲れやすく食後に眠くなる．排便1日1～2回．

〔身体的所見〕身長153cm，体重58kg．顔色普通．疲れた印象．胸部打聴診異常なし．心音純整．背部に圧痛や叩打痛はない．腹部全体に軟でガスが多い．圧痛ない．腫瘤も触知しない．浮腫なし．血圧110-70mmHg.

〔検査〕初診時，血算，血液生化学（アミラーゼ，CPKを含む）検査に異常なし．

〔経過〕当帰湯エキス7.5g分3投与．2日後，息子さんより連絡，「一服で体の芯からポッポと温まり，非常に具合がよいと喜んでいる」と．3週後，「その後，痛みはない．薬を飲むと温まる．左わき腹が張る感じは残る」．2ヵ月後，左上腹部が少し張る程度．3ヵ月後からは痛むときだけ服用としたが，それでも効果があるという．次第に服用頻度が減少，約半年でほとんど症状がなくなったので中断した．その間，他院で諸検査を行ったが，痛みの原因は不明のままであった．機能性胃腸症であったのかもしれない．

鑑　別

■ **柴胡桂枝湯**

上腹部痛で要鑑別．ストレス性胃炎などで，冷えと腹部のガスは少ないときに使用．胸痛，背への放散痛，冷えが強いという者は当帰湯．

■ **安中散**

上腹部痛で要鑑別．ストレス性胃炎，胃下垂，痩せ型に使用．胸痛，背への放散痛あれば当帰湯．

■ **大建中湯**

腹部膨満，ガス疝痛で要鑑別．虚弱者，冷え症は共通．胸部への放散痛，冷えが強い，

疲労感が強いときには当帰湯を用いる．

■当帰建中湯

腹痛と冷えで要鑑別．ガスが多く胸腹部の痛みが強ければ当帰湯を用いる．

■当帰四逆加呉茱萸生姜湯

虚弱者の冷えと腹痛で要鑑別．手足の冷えが強いときに用いる．腹部膨満，ガスが多い，胸部への放散痛があれば当帰湯．

附　記

■胸痺・心痛・真心痛

胸痺の語は，『金匱要略』胸痺心痛短気病篇に見られ，「胸痺の病，喘息欬唾，胸背痛，短気，寸口脈沈而遅，関上小緊（数），栝楼薤白白酒湯，之を主る」[17]とある．これによれば，胸痺では，喘鳴，咳嗽喀痰，胸背痛，呼吸呼吸が喘々して咳が出て痰が出る，胸も背中も痛み，呼吸促迫などの症状のあることがわかる．唐代の『備急千金要方』にも，胸痺の説明がある[18]．浅田宗伯は，『雑病論識』で「按ずるに胸痺とは，胸膈痞して痛むを謂う」とし，胸痺に前胸部痛，絞扼痛などの症状があるとする『霊枢』を引用している[19]．

心痛について，蘆川桂洲の『病名彙解』の心痛の項[20]には，「胸のいたむことである．脾疼，胃脘痛の別名があるが，本当の心痛は真心痛と呼ばれ，痛みが甚だしく，手足から関節にかけて皮膚が蒼くなり，朝発症すると夕方には死んでしまう」とあり，真心痛の項[21]には「世俗に心痛と云っているのは胃脘痛のことで，これは痛みが良くなったり悪くなったりする．真心痛は，たまたまこれに遭遇すると，短時間で死んでしまう．薬や鍼治療の及ぶところではない」とある．

大塚敬節は，"痺"というのは"つまる"とか"ふさがる"といった意味で，"胸痺"とは，胸がつまったように痛い，胸というのは胸郭全般をいうので意味が広い．心筋梗塞，狭心症，心臓喘息などが入るが，胃が悪くても胸痺に入ることもあるので，病名はやかましくいわないでよい．"胸痺"と"心痛"とは判然とした区別がなくて，胸痺を治す薬で心痛が治るし，心痛を治す薬で胸痺が治るという[22]．

以上は要するに，胸痺は胸郭に何かがつまっているように痛む症状であり，狭心症や心筋梗塞，胸部大動脈瘤破裂，肺梗塞などの重篤な循環器疾患はもとより，機能性胃腸症，胃食道逆流症，胃潰瘍，胆石症など，循環器以外の疾患でよく似た痛みを呈する疾患も含まれると考えられる．心痛も，胸痺と同じように幅広い意味で用いられ，心疾患だけでなく消化管による痛みも含まれる．心痛のうち，重篤で予後不良なものは真心痛と呼ばれ，これには心筋梗塞や狭心症などが該当すると思われる．

引用文献

1) 真柳誠：補中益気湯の歴史．現代東洋医学，16(4)：501-507，1995．
2) 陳延之：小品方，前田育徳会尊経閣文庫蔵『小品方・黄帝内経明堂古鈔本残巻』，p.44，北里研究所附属東洋医学総合研究所，1992．
3) 孫思邈：備急千金要方，巻13，心腹痛門，13-18a，復刻版，東洋医学善本叢書10，宋版備急千金要方・中，p.283，オリエント出版社，1989．
4) 王燾：外台秘要方，7-22a，復刻版，東洋医学善本叢書4，宋版外台秘要方・上，p.139，東洋医学研究会，1981．
5) 福井楓亭：集験良方考按，松本一男・監修，日本漢方名医処方解説15，p.639，オリエント出版社，1989．
6) 津田玄仙：饗庭家口訣，巻九，松本一男・監修，日本漢方名医処方解説9，p.346-347，オリエント出版社，1989．
7) 津田玄仙：療治経験筆記，近世漢方医学書集成73巻（大塚敬節，他編），p.637-638，名著出版，1983．
8) 原南陽：叢桂亭医事小言，近世漢方医学書集成19巻（大塚敬節，他編），p.328-329，名著出版，1979．
9) 原南陽：叢桂亭医事小言，近世漢方医学書集成18巻（大塚敬節，他編），p.385-394，名著出版，1979．
10) 本間棗軒：内科秘録，近世漢方医学書集成21巻（大塚敬節，他編），p.545-553，名著出版，1983．
11) 浅田宗伯：勿誤薬室方函口訣，近世漢方医学書集成96巻（大塚敬節，他編），p.125，名著出版，1982．

12) 高橋道史：漢方の臨床，6(2)：25-28，1959．
13) 高橋道史：浅田流・漢方診療の実際，p.144-150，医道の日本社，1977．
14) 大塚敬節：症候による漢方治療の実際，第5版，p.225-227，南山堂，2000．
15) 大塚敬節：漢方の臨床，15(4)：29-30，1968．
16) 松田邦夫：症例による漢方治療の実際，p.72-73，創元社，1992．
17) 張仲景：元・鄧珍本『金匱要略』，1-23a，復刻版，p.65，燎原書店，1988．
18) 孫思邈：備急千金要方，13-21a，復刻版，東洋医学善本叢書10，宋版備急千金要方・中，p.289，オリエント出版社，1989．
19) 浅田宗伯：雑病論識，近世漢方医学書集成98巻（大塚敬節，他編），p.276，名著出版，1982．
20) 蘆川桂洲：病名彙解，心痛，近世漢方医学書集成64巻（大塚敬節，他編），p.562，名著出版，1982．
21) 蘆川桂洲：病名彙解，真心痛，近世漢方医学書集成64巻（大塚敬節，他編），p.564，名著出版，1982．
22) 大塚敬節：金匱要略講話．p.199-200，創元社，1979．

96

二朮湯
nijutsuto

製品番号：88

〔構成生薬〕

半夏，蒼朮，威霊仙，黄芩，香附子，陳皮，
白朮，茯苓，甘草，生姜，天南星，羌活

処方の特徴

1 処方概要

二朮湯は，肩関節周囲炎（五十肩）および上肢の痛みに用いる漢方薬である．

2種の朮（蒼朮・白朮）の配合されていることが処方名の由来であろう．

生薬構成は，水毒に用いる二陳湯に，蒼朮，白朮，天南星，威霊仙，羌活など，水毒による痛みに用いる生薬が加味されている．

蒼朮と白朮の違いについて浅田宗伯は「発汗除湿の功は蒼者を優れりと為す．而して理中利水の力は反って白者に及ばず．二朮各々長ずる所あり」[1]とする．しかし，薬理学的には両者の差異はなお明らかではなく，古医書における蒼朮・白朮と現在のソウジュツ・ビャクジュツとの適合性についても検証が必要とされる[2]．

2 使用目標と応用

二朮湯を用いる目標は，肩関節および上肢の疼痛である．肩関節周囲炎（五十肩），頚肩腕症候群，上腕神経痛に有用とされる．いわゆる水毒体質（浮腫傾向）に用いるとされるが，こだわる必要はない．

論　説

1 原　典

二朮湯の出典は一般に龔廷賢の『万病回春』（1587年成立）とされるが，虞搏の『医学正伝』（1515年成立）に，ほぼ同じ処方が朱丹渓のものとして記載される．こうしたことから，本処方は朱丹渓の創方とも推定される〈注1〉[3,4]．

ここでは，こうした議論は保留して，『万病回春』の記載を紹介する．

龔廷賢『万病回春』巻之五・臂痛門[5]

〔条文〕臂痛むは，湿痰，経絡に横行するに因る．
○二朮湯　痰飲，双臂痛むを治す．又，手臂痛むを治す．是れ上焦の湿痰，経絡の中に横行して痛みを作す．

〔大意〕肩から腕のあたりが痛むのは，経絡に水毒があるからだ．これには二朮湯を用いる．また，手から肘にかけて痛むのにもよい．

〔解説〕臂とは，肩の付け根から肘まで．上腕全体とも解釈できる[6]．痰飲は，いわゆる水毒の意．非生理的状態にあり，体内で偏在し病的状態を惹起した体液を痰飲あるいは水毒と呼ぶ．朝顔がむくむ，夕方足がむくむ，舌辺縁に歯痕が見られる，心窩部拍水音（振水音）などの徴候をみる．疼痛性疾患には水毒の関与が多いとされ，二朮湯もこれに対応する処方の1つである．

2 中国医書の記載

■虞搏（1438-1517）『医学正伝』（1515年成立）痛風門には，朱丹渓の書からの引用として，「手臂痛むは是れ上焦の湿痰経絡の中に横行して痛みを作すなり」[7]と，『万病回春』と同

〈注1〉大塚敬節は「この処方は『万病回春』に出ていて，もとは朱丹渓から出ているという」という[3]．小山誠次は朱丹渓の出典となる書を挙げる[4]．しかし，五淋散の項で述べたように，朱丹渓の撰になる本が限定されていることから，疑点も残る．

文があり，名称のない処方が記載される．その内容は『万病回春』二朮湯から羌活を除いたものである．

3 江戸時代医家の論説
- 香月牛山（1656-1740）の『牛山活套』には，「肩臂痛は多くは痰に属するなり．二朮湯を用うべし」[8]とある．
- 甲賀通元（18世紀前半）の『古今方彙』（1747年初版）には，二朮湯は「痰飲にて双臂痛む者，及び手臂痛むを治す」[9]とある．
- 浅井貞庵（1770-1829）の『方彙口訣』臂痛門・二朮湯には，「此の方は痰で手や臂の痛むときに好い．故に痰を取り気滞を行らす」[10]という．

4 近年の論説
- 大塚敬節（1900-80）は，1963年の『漢方の臨床』誌での座談会で「五十肩の人でいろいろやって効かなかったのに，このごろ二朮湯というのをやってじつによく効くことを経験しました．…いままで五十肩に用いた処方としてはこの二朮湯が一番効くように思います」[11]と述べた．その後の座談会で，二朮湯についての反響が大きかったと述べて，「ある時，五十肩の患者に，最初，葛根湯加朮附湯を使ったのです．すると，その患者は便秘して，食欲がなくなり，すこしもよくならないというのです．この患者はやせぎすの60歳をすぎた人…．この二朮湯を使いましたら，すごく調子がよくて，1週間か10日でとんとん拍子によくなって治ってしまったのです．…五十肩で治りにくい患者があったら一応これを使ってみたらいいと思うんです」[12]と言っている．
- 大塚敬節，矢数道明（1905-2002）らの『漢方診療医典（第6版）』頸肩腕症候群の項にも「水毒のある者を目標にするが，証にとらわれずに用いてよい」[13]とある．

症　例

症例 肩の痛みに二朮湯（松田邦夫治験）[14]

〔患者〕77歳　婦人

〔現病歴〕右側の肩から上腕にかけて痛み，手がしびれる．疲れる．食欲がない．…夜間尿1〜2回．

〔身体的所見〕身長162cm，体重41kg．舌は乾燥ぎみで，腹部軟弱．血圧158-76mmHg．

〔経過〕二朮湯を投与．2ヵ月後には，肩や腕の痛み，手のしびれはすっかり治った．食欲も出て疲れなくなった．（以下略）

鑑　別

■ **五積散**

肩から上腕の痛みで要鑑別．五積散では足の冷えなど寒冷による症状が見られる．鑑別し難い例もある．

■ **桂枝加朮附湯**

上肢の関節痛で要鑑別．桂枝加朮附湯は非常に虚弱で冷え症の者の肩，肘，手首の関節痛や上腕の神経痛に用いる．鑑別し難い例もある．

■ **疎経活血湯**

肩関節周囲炎で要鑑別．疎経活血湯では，手足の冷え，皮膚粘膜の乾燥萎縮傾向などをみることが少なくない．しかし，多くは鑑別困難で試行錯誤によらざるをえない．

引用文献
1) 浅田宗伯・原著，木村長久・校訓：和訓古方薬議・和訓古方薬議続録，復刻版，p.55-58，春陽堂書店，1982.
2) 鳥居塚和生，編著：モノグラフ 生薬の薬効・薬理，p.225-238，医歯薬出版，2003.
3) 大塚敬節，矢数道明，清水藤太郎：漢方診療医典，第6版，p.192，南山堂，2001.
4) 小山誠次：古典に基づく エキス漢方方剤学，p.192，メディカルユーコン，1998.

5) 龔廷賢：万病回春, 5-64a〜b, 和刻漢籍医書集成第 11 輯（小曽戸洋，他編），p.204, エンタプライズ, 1991.
6) 浅井貞庵：方彙口訣, 臂痛門, 近世漢方医学書集成 78 巻（大塚敬節，他編），p.555, 名著出版, 1981.
※「さて此の臂痛は俗にいうひぢの痛みなり．一体が肩より肘までを臑という．肘より腕まで一尺の処を臂という．俗にうでという．故に此の臂痛の中には臑痛のことも兼ねて有るなり」という．
7) 虞搏：医学正伝, 4-56b, 和刻漢籍医書集成第 8 輯（小曽戸洋，他編），p.142, エンタプライズ, 1990.
8) 香月牛山：牛山活套, 1-30b, 近世漢方医学書集成 61 巻（大塚敬節，他編），p.378, 名著出版, 1981.
9) 甲賀通元：古今方彙，歴代漢方医書大成（電子版），V2.0, カイテル, 2007. に収載される版を参照した．
10) 浅井貞庵：方彙口訣, 臂痛門, 近世漢方医学書集成 78 巻（大塚敬節，他編），p.556, 名著出版, 1981.
11) 大塚敬節：「漢方の診療を語る」での発言. 漢方の臨床, 10(3)：32-33, 1963.
12) 大塚敬節：「漢方の診療を語る」での発言. 漢方の臨床, 10(11)：3-17, 1963.
13) 大塚敬節，矢数道明，清水藤太郎：漢方診療医典, 第 6 版, p.193, 南山堂, 2001.
14) 松田邦夫：症例による漢方治療の実際, p.193-194, 創元社, 1992.

97 二陳湯
nichinto

製品番号：81

〔構成生薬〕
陳皮，半夏，茯苓，甘草，生姜

処方の特徴

1 処方概要

二陳湯は，臨床的には嘔気，嘔吐を主とする胃症状に用いられる．この処方は，単独で用いることは少ないが，二陳湯の要素を持つ一群の漢方薬を理解するためのキーになる点で重要である．すなわち，古典的漢方では，二陳湯が"水毒"あるいは"痰飲"（p.534 附記 参照）に用いる代表的処方とされることである．

構成生薬の点では，二陳湯は『金匱要略』の小半夏加茯苓湯に陳皮，甘草が加わった処方である．陳皮，半夏の組み合わせが臨床的に重要と思われる．

陳皮は，六君子湯，茯苓飲，平胃散，胃苓湯，補中益気湯，半夏白朮天麻湯，清肺湯，竹茹温胆湯，神秘湯，香蘇散，参蘇飲，二朮湯など多数の漢方薬に含まれる．このうち六君子湯，茯苓飲，半夏白朮天麻湯，参蘇飲，二朮湯は，半夏，茯苓，生姜も含む．陳皮には，嘔気止め，消化器の薬としてだけでなく，鎮咳去痰剤などに対応する要素もあることが推測される．

2 使用目標と応用

二陳湯を悪心や嘔吐に用いる場合，体質を問わず幅広く使用できる．悪心をともなう胃炎などに用いることもある．ただし，極端に痩せて胃下垂顕著な者には効きにくい．

応用としては，軽い悪心が続き嘔吐しやすい状態，妊娠悪阻に用いる．めまいなど，いわゆる水毒症状にも有用な可能性がある．

論 説

1 原 典

陳師文，他『増広太平恵民和剤局方』巻之四・痰飲門[1]〈注1〉[2]

〔条文〕痰飲，患を為し，或いは嘔吐悪心，或いは頭眩心悸，或いは中脘快からず，或いは発して寒熱を為し，或いは生冷を食するに因って脾胃和せざるを治す．

〔大意〕痰飲が病気のもととなって，嘔吐，悪心，めまい，動悸，上腹部不快，悪寒発熱，冷たいものや生ものを食べて胃腸障害を起こしたというものを治す．

〔解説〕ここでは基本的に胃腸症状が対象とされる．胃腸虚弱者が，めまいや動悸を訴えることはしばしば経験する．寒熱も胃腸虚弱でかぜをひきやすいとも解釈できる．後述するように，複雑な加減によって雑多な症状に二陳湯およびその加減方を用いるようになったのは，条文冒頭にある痰飲の語を拡大解釈していった結果である．

2 中国医書の記載（筆者意訳）

二陳とは，陳皮（陳橘皮）と半夏の2つの生薬が古いほど良品とされるために名づけられたとされる．この説は，明代の呉崑が『医

〈注1〉小曽戸洋[2]によれば，北宋代の大観中（1107-10）に成立した『太平恵民和剤局方』初版，あるいは南宋代の紹興中（1131-62）に成った『増広太平恵民和剤局方』には二陳湯が収録されず，通行本である南宋代末の『増広太平恵民和剤局方』巻4紹興続添方に見られるという．

方考』³⁾(1584年成立)で「名づけて二陳というは，橘半の二物は陳久なるを貴ぶを以てのみ」と述べている．

1．二陳湯は元来は吐き気止め

二陳湯について，『和剤局方』とほぼ同文を掲載しているのは，『玉機微義』⁴⁾(1396年序)，『医書大全』⁵⁾(1446年刊)である．『証治要訣』⁶⁾(14世紀後半成立．1443年刊)もまた傷風寒附感冒門で二陳湯を取り上げ，発熱性感染症の経過中での嘔気，嘔吐に用いるとする．

2．痰飲に用いる処方としての二陳湯

■疾病を気血と痰飲の3要素で説明する気血痰説は朱丹渓(1281-1358)による(p.535 附記 参照)．

■王綸の『明医雑著』(1502年成立)には，丹渓の説をうけて「痰には二陳湯を用う」⁷⁾といい，痰飲門⁸⁾では二陳湯について，「痰は湿に属する．その病状は，喘鳴，咳，悪心嘔吐，胸膈の痞えや閉塞感，下痢，眩暈，胸やけ(嘈囃:〈注2〉⁹⁾)，むなさわぎ(怔忡:〈注3〉¹⁰⁾)，動悸(驚悸:〈注4〉¹¹⁾)，精神障害(癲狂:〈注5〉¹²⁾)，悪寒発熱，痛みや腫れを引き起こし，或いは胸の中にゴロゴロと音が聞こえ，或いは背中の一点が常に氷冷の如く感じられ，或いは手足が麻痺不仁する．これらは皆，痰が引き起こすものである．百病の中には，痰を兼ぬる者が多くある．世に知られざるところである．痰には新久と軽重の違いがある．…治療法は，痰は脾胃(消化器)に生ずるものなので，胃腸(脾胃)の働きを充実させ，湿を燥かせばよい．…その中心となる処方は二陳湯である」とする．この後に，湿痰，寒痰，痰厥，風痰，熱痰，血虚有痰者，気虚有痰者，食積痰，老痰などを挙げ，治療法として二陳湯の加減方を説く〈注6〉．

■『医学正伝』(1515年成立)にもまた，「『丹渓活套』に，二陳湯は全身どこの痰でも，治せないところはないと云っている」¹³⁾とあり，朱丹渓が痰の基本的治療手段として二陳湯を位置づけたことが確認できる．また同書・痰飲門¹⁴⁾には，二陳湯について「一身の痰飲，すべてを管す(＝司る)．痰を治す要薬である」とあって，朱丹渓の主張を受け継ぐ内容となっている．

■龔信・龔廷賢の『古今医鑑』(1576年成立)痰飲門¹⁵⁾には，『医学正伝』が引用される．龔廷賢の『万病回春』痰飲門¹⁶⁾にも，「痰は湿に属す．すなわち津液の化するところである．二陳湯は，一切の痰飲が化して百病となるものを治す」という．『医学入門』¹⁷⁾(1575年成立)も「この処方は，一身の痰を総括する」とし，『医方考』(1584年成立)¹⁸⁾も「疾痰が患を為すものは，この方がこれを主る」とする．要するに，明代以後は二陳湯といえば「痰飲の薬」が常識となり，これが日本にもたらされたと考えられる．

■『厳氏済生方』，『三因極一病証方論』，『小児薬証直訣』には記載を見いだせなかった．

〈注2〉嘈囃:『病名彙解』呑酸に「嘈囃は胸中もやもやとして宿酒あるが如くにして吐けども出でず，嚥めども下らずして心がどきどきするなり．毒にあてられ酒に酔いたるときの胸の悪しきようなることなり」⁹⁾とある．

〈注3〉怔忡:『病名彙解』に「俗にいう，むなさわぎなり」¹⁰⁾とある．

〈注4〉驚悸:『病名彙解』に「俄に驚きむねさわぎするなり．悸は心の動くなり．○入門(『医学入門』)にいう，思慮過度し大驚大恐によって以て心虚停痰を致し，或は耳大声を聞き目異物を見，危うきに臨む事に触れて，すなわち驚悸を覚う．甚だしきときは心跳って厥せんとす」¹¹⁾とある．

〈注5〉癲狂:『病名彙解』に「俗にいう，きちがいなり．…入門(『医学入門』)にいう，多く喜ぶを癲とし，多く怒るを狂とす」¹²⁾とある．

〈注6〉『明医雑著』二陳湯加減:「気虚して痰がある者には人参，白朮を加える」とする点が注目される．この加味は二陳湯加人参白朮となり，六君子湯去大棗に等しい．六君子湯は『医学正伝』(1515年成立)まで遡ることができるが，それと同時期の記載である(123．六君子湯 参照)．

3 江戸時代医家の論説（筆者意訳）

- 曲直瀬道三（1507-94）らの『衆方規矩』痰症門[19]には，「一切の痰飲，化して百病となるを治す」とある．これは『万病回春』の引用である．その後には多数の加減方が記載されているが，これらもかなりの部分が『万病回春』『明医雑著』などと類似する．曲直瀬道三の考えは，「按ずるに，此の方は痰を治するの聖薬なり．証に随い加減を照らすに以て痰飲を治せざることなし」という部分に現れており，朱丹渓―王綸―虞天民（虞摶）の系譜に連なる考え方である．

- 『医方口訣集』[20]は，この書全体の最初に二陳湯が置かれ，著者の長沢道寿（?-1637）が本処方を尊重したことがうかがわれる．道寿は，「凡そ諸病，痰飲有る者は之を主る」とし，「丹渓曰く，一身の痰，都て管する治痰の要薬なり」という．『医学正伝』に似た表現である．加減方は『衆方規矩』と同様で，頭痛，喀痰，咳，胃腸症状などに加味を行って用いている．同書頭注には北山友松子（?-1701）の治験がある．「大坂の一婦人．ある日，憂愁のうちに飲食して後，食べたものが上腹部をふさぐように感じ，食べものが胃に入るとすぐに吐くようになった．果物や野菜も納まらないで吐き，ただ湯茶を飲むばかりである．月経も止まり，毎日10回以上の水様下痢が3ヵ月続く．顔色や語音はまったく無病の者のようだ．そこで痰として二陳湯を用いたところ，二百余貼の服用で諸症が癒えた」という．

- 北尾春圃（1658-1741）の『当壮庵家方口解』[21]では『万病回春』を引用後，「二陳湯は痰の主方である．『万病回春』の二陳湯の加減方を常に暗唱していなければならない．…〇二陳湯そのものを，腹痛がやまないときに用いることがある．…〇二陳湯は何の薬方の中にも多く入っている．痩せた人，乾燥した喀痰では半夏を貝母に代える」という．半夏を貝母に代えると清肺湯などに近づくことになる．

- 二陳湯について最も多くの記載を残すのは香月牛山（1656-1740）であろう．彼の『牛山方考』もまた巻頭に二陳湯を置き，「この処方は，痰飲を治す聖剤であって諸々の痰を治す薬方は，皆，この処方に加減したものが多い．すべて痰飲が変化して百病となるのを治す妙剤である」から始まる長文が記載され，末尾に「およそ諸病で何とも見分け難い症，或いはあやしき病の類には先ず二陳湯を用いるとよい．胸膈が快通し，気の流れが行り，病情が定まる．古人が謂うところの"怪病（わけのわからない病気）は痰（水毒）と見なして治療せよ，急病は火（炎症など）と見なして治療せよ．痰は二陳湯を主として加減するとよい．火は黄連解毒湯を主として加減するとよい"とは，これ，治療法の最も大事な要である．秘すべし．秘すべし」[22]という．

以後のわが国諸医家の説も結局は，二陳湯を痰飲の薬とすることから基本的に一歩も出ていない．

4 近年の論説

- 矢数道明（1905-2002）は，『漢方後世要方解説（第6版）』[23]で，二陳湯は「白色稀薄なる痰，或は比較的新生の水毒，胃内停水等が原因となり，嘔吐，悪心を主証とし，眩暈，心悸亢進，或は胃部不快，或は不定期熱を発し，或は胃炎の不快感その他原因不明の怪症を現す等の者に用いる」といい，二陳湯類として半夏白朮天麻湯，清肺湯などを挙げる．痰飲には二陳湯とする伝統的考え方に沿った内容である．

症 例

[症例] 嘔気を訴える小学生に人参湯合二陳湯（筆者経験例）

〔患者〕6歳　男子

〔現病歴〕元来から虚弱で胃腸が弱いが，

小学校に入ってから，この数ヵ月間ときどき嘔気，嘔吐が起こり，一度始まると毎日のように続く．西洋医学的治療を受けたが，効いていない．偏食で，アイスクリームと果物ばかり食べている．食欲もない．寒がり．かぜばかりひいている．ときどき鼻水と湿咳が続く．

〔身体的所見〕小柄でかなり痩せ，身長はクラスで一番小さい．血色不良，腹壁は薄く，心窩部拍水音（振水音）が顕著．手足は冷たい．排便は，とりあえずは1日1回から2回程度．

〔経過〕はじめ人参湯エキス（成人の1/2量）を処方．少し温まって食欲がいくらか改善した．しかし，やはりまだときどき，食後などに「むかむかする」と母親に訴えるという．そこで，二陳湯エキスを併用した．すると，数日ですっかり吐き気がとれて食欲も増してきた．以後，継続して服用して順調，半年後には身長，体重も増加，血色も改善してかぜをひかなくなり，咳をしなくなった．乗り物酔いも起こらなくなった．断続的に服用して1年後に廃薬できた．

鑑　別

■ 小半夏加茯苓湯

嘔気，嘔吐で要鑑別．鑑別は難しい．筆者は，患者ごとに飲みやすいほうを選択してもらう．

■ 人参湯

嘔気で要鑑別．人参湯は，元来から胃腸虚弱で痩せて冷え症の人が，嘔気とともに口中に薄い嫌な唾がたまり，それを次々と吐き出そうとするときに用いる．しかし，筆者はときに上記の症例のように併用している．

■ 六君子湯

嘔気，胃もたれで要鑑別．やや痩せ型程度で軽度胃下垂があり，もたれて食欲のない者に用いる．二陳湯を中に含む．嘔気はさほど強くないが，食欲低下して栄養状態も悪化しつつある例によい．

■ 五苓散

嘔気，嘔吐，頭痛，動悸などで要鑑別．口渇，多飲，嘔気，嘔吐，発熱など同時にあるときに用いる．水を飲むわりには尿量が少なく，むくみ傾向もある．小児で使用機会が多い．

■ 呉茱萸湯

嘔気，嘔吐で要鑑別．二陳湯などが無効な例によい場合がある．片頭痛のある例が多い．

■ 半夏瀉心湯

嘔気で要鑑別．体質中等度以上で上腹部症状（胃もたれ，心窩部不快感など）をともなうことが多い．

附　記

■ 痰飲および水毒という病理観について

中国古典における痰飲は，江戸時代以後の日本漢方では，気血水説の中の水毒と呼ぶ概念の原型とみなしうる．以下，その歴史的経緯の概略を紹介する．

1．『金匱要略』などに見られる痰飲という考え方

痰飲という用語がまとまった形で最初に見られるのは，『金匱要略』（張仲景・著）痰飲欬嗽病篇[24]である．同書には，「問うて曰く，夫れ飲に四あり．何の謂ぞや．師の曰く，痰飲あり，懸飲あり，溢飲あり，支飲あり．問うて曰く，四飲，何を以て異なると為すや．師の曰く，其の人，素と盛んにして，今痩せ，水，腸間を走りて瀝瀝として声あり．之を痰飲と謂う．飲みて後，水流れて脇下にあり，咳唾引痛す．之を懸飲と謂う．飲水流れ行き，四肢に帰し，当に汗出づべくして汗に出でず，身体疼重す．之を溢飲と謂う．咳逆倚息，気短臥するを得ず．其の形，腫の如し．之を支飲と謂う」とある．ここで注意すべきことは，

その後の総称としての痰飲に相当するのは単に「飲」と呼ばれ、その1つとして「痰飲」があると説明されている点である。ここでは痰飲は痩せて腹部で水音がすることだから胃下垂の徴候である心窩部拍水音（振水音）のある状態ということになる。痰飲、懸飲（飲水後に水が胸脇部にあって咳をする状態）、溢飲（手足の浮腫をきたす疾患）、支飲（咳嗽と呼吸困難があって浮腫状態。喘息、心不全など）をあわせて四飲とも呼ぶ場合もある。なお、『金匱要略』には、後の水毒概念に包括されるものとして、湿、水気などの語が見え、そこに記載される処方が水毒の処方とされている場合が多い。防已黄耆湯、五苓散、茯苓飲などである。

宋代の『三因極一病証方論』（陳言．1161年成立）には叙痰飲論[25]があり、営衛が純粋さを失って気血が敗濁すると凝結して痰飲となるとし、その症状は一定ではなく、喘、咳、嘔、下痢、眩暈、嘈煩（げっぷと胸やけ？）、動悸、寒熱、疼痛、腫満（むくみ？）、痙攣、尿閉、痞（心窩部つかえ感）、膈（胸部つかえ感）などであるとする。二陳湯の記載はないが、ほぼ同時代であり、前記原典中での痰飲の意味は、本来このようなものであったのではないかと思われる。南宋の『厳氏済生方』[26]（厳用和，1253年成立）にも痰飲論がある。

2．朱丹渓の気血痰説

以上に対して、もともと『黄帝内経』系の考え方では気血の2つだけだった病理観に痰飲を加えて、気血痰という病理観を作ったのは朱丹渓とされる。やや後年の王綸の『明医雑著』（1502年成立）医論[27]には、「丹渓先生、病を治するに、気血痰の三者より出でず。故に、用薬の要に三有り。気には四君子湯を用い、血には四物湯を用い、痰には二陳湯を用う」とあり、痰の基本的治療手段として二陳湯が位置づけられていたことがわかる。

明初、劉純の『玉機微義』（1396年成立）巻之四・痰飲門[28]には痰飲の総論と呼ぶべき記載がある。仲景の四飲、陳言、厳用和の論を紹介した後、「痰は諸病と為るを論ず」として、「王隠君が論にいう、痰証、古今未だ方書に詳らかならず。五飲諸飲の異なる有ると雖も、其の病を為せし源を知ること莫し。或いは頭風眩、目運、耳鳴、或いは口眼蠕動、眉稜耳輪倶に痒く、（以下、症状を列挙するも省略）、蓋し内外の病たるや、百般皆、痰の致す所なり。其の状、同じからずして、以て尽く述べ難し」とある。

虞摶（1438-1517）の『医学正伝』痰飲門[29]には、この文がほぼそのまま引用される。明末の龔廷賢（1539？-1632？）の『万病回春』（1588年刊）痰飲門[30]にもほぼ同文があり、後半には「百病の中、痰を兼ぬることある者多し。世の知らざる所なり。諸病は以て、痰を化するを先となす。善く痰を治する者は兼ねて気を治す。気、順るときは、すなわち痰利す」という。

このように、『金匱要略』で飲と呼び、浮腫や胃内の水音など、現在の水毒の原型と思われる病態概念は、宋代には痰飲と呼ばれ、様々な病態を説明する概念へと変化し、さらに朱丹渓から明代医家によって気血と併置される基本的生理因子という位置づけへと変化してゆく。もちろん、明代でも、今日の喀痰、すなわち気道分泌物としての痰という意味での用例は珍しくない。たとえば、『万病回春』にある五虎二陳湯（今日のエキス剤の五虎湯と二陳湯の合方に細茶、人参、木香、沈香、葱白を加えたもの）は、「哮吼は肺竅中に痰気あり。○五虎二陳湯　哮吼、喘急、痰盛んなるを治す」[31]（哮吼、喘急ともに喘息のこと）とあるが、「肺竅中に痰気あり」とは気道の中の痰気、すなわち今日の喀痰の意であろう。同じ『万病回春』にある清肺湯も、「一切の咳嗽、上焦、痰盛んなるを治す」[32]とあり、これも明らかに喀痰の意である。

3. 日本における気血痰説と気血水説

明から李朱医学をわが国にもたらしたのは田代三喜(1465-1537)である．三喜の病理観は，彼の著『和極集』に述べられているが，気血痰説を唱道したことで知られる．たとえば，同書の痰喘門に「血は栄と成って肺中を流れ，気は衛と成って脈外を順る．津液もみな営衛につれて一身の内外臓腑を潤養する．営衛が塞滞するときは共に連動してつかえ滞る．順調に流れるときは津液となって一身を潤す．つかえ滞るときには，これこそ痰涎となる」[33]とあるように，気血の体内の順行が鬱すると津液が痰と化すとの記載が随所に見られる．三喜の弟子である曲直瀬道三は『切紙』において気血痰の三証を併置し，「病を為すの源，此の三証を逾ゆること無し．仮令ば気証に気薬を用い，血証に血剤を用い，痰証に痰薬を用ゆ」[34]と，明確に気血痰説を述べている．

田代三喜は渡明して月湖(生没年不詳)に師事したとされ，月湖は虞天民(虞摶)の学統にあり，虞天民は朱丹渓を宗とする．したがって三喜の説は『医学正伝』に似るとされる[35]．『医学正伝』は江戸時代前中期に，わが国後世派医師の医学典範として最もよく読まれた書の1つである[36]．また，道三がこよなく愛したのが『玉機微義』であり[37]，『明医雑著』も道三の一門がよく読んだ書とされる[38]．さらに，『万病回春』もまた，わが国の医療に影響を与えた明代の医書として，この書の右に出るものはないとされる[39]．これら医書の痰飲論は日本に大きな影響を与えたと思われる．

日本漢方の伝統的病理観とされる気血水説は，江戸中期の吉益南涯(1750-1813)の学説に基づくことが知られている．南涯の父，吉益東洞(1702-73)は陰陽虚実などを否定，万病一毒の学説と腹診による医学を唱導した．しかし，南涯はそれだけでは不十分と考え，気血水説を提唱，これによって『傷寒論』を解釈し，薬能を説明し病証を分類した．即ち気血水の三物の精は，よく循環すれば身体を養うものであるが，停滞すれば病となる．毒はこの気血水の三物に乗じて初めて「証」を現すという．『医範』[40]に，「毒は形なく必ず有形に乗じて，其の証すなわち見わる．気に乗ずるや気変ず．血に乗ずるや血変ず．水に乗ずるや水変ず．それ血は水穀の血に化するところなり．これをもって三物あり．三物の精，循環するときは養をなし，停滞するときは病をなす．…万病の変，窮極し難しといえども，これを要すれば三物の変より出でざるなり」とある．

この気血水説について，松田邦夫[41]は「医史学家が評する如く，気血水論は南涯の独創とはいい得ぬものである．気血水の水を痰とすれば，既に田代三喜の説いたところと同じであり，さらにさかのぼれば唐宋医学から古代の中国医学に帰することになる．…南涯が彼の気血水説を樹てたのは，この三喜の説に負うところが多かったといえる」という．

引用文献

1) 陳師文，他：増広太平恵民和剤局方，巻之四痰飲門，4-6b～4-7a，和刻漢籍医書集成第4輯(小曽戸洋，他編)，p.80-81，エンタプライズ，1988.
2) 小曽戸洋：漢方診療，18(5)；121，1999.
3) 呉崑：医方考，1-4a，和刻漢籍医書集成第10輯(小曽戸洋，他編)，p.11，エンタプライズ，1990.
4) 劉純：玉機微義，4-17a～b，和刻漢籍医書集成第5輯(小曽戸洋，他編)，p.72，エンタプライズ，1989.
5) 熊宗立：医書大全，痰気(附諸飲)門，6-7a，和刻漢籍医書集成第7輯(小曽戸洋，他編)，p.94，エンタプライズ，1989.
6) 伝・戴元礼：証治要訣，諸傷門傷風寒(附感冒)，2-9b，和刻漢籍医書集成第7輯(小曽戸洋，他編)，p.16，エンタプライズ，1989.
7) 王綸：明医雑著，医論，1-2b，和刻漢籍医書集成第8輯(小曽戸洋，他編)，p.5，エンタプライズ，1990.
8) 王綸：明医雑著，1-25b～26b，和刻漢籍医書集成第8輯(小曽戸洋，他編)，p.17，エンタプライズ，1990.
9) 蘆川桂洲：病名彙解，近世漢方医学書集成64巻(大塚敬節，他編)，p.160-162，名著出版，1982.

10) 蘆川桂洲：病名彙解, 近世漢方医学書集成 64 巻（大塚敬節, 他編）, p.680, 名著出版, 1982.
11) 蘆川桂洲：病名彙解, 近世漢方医学書集成 64 巻（大塚敬節, 他編）, p.535, 名著出版, 1982.
12) 蘆川桂洲：病名彙解, 近世漢方医学書集成 64 巻（大塚敬節, 他編）, p.481, 名著出版, 1982.
13) 虞搏：医学正伝, 2-50a, 和刻漢籍医書集成第 8 輯（小曽戸洋, 他編）, p.64, エンタプライズ, 1990.
14) 虞搏：医学正伝, 2-47a〜b, 和刻漢籍医書集成第 8 輯（小曽戸洋, 他編）, p.6, エンタプライズ, 1990.
15) 龔信, 龔廷賢：古今医鑑, 痰飲門, 4-27b〜4-29b, 和刻漢籍医書集成第 11 輯（小曽戸洋, 他編）, p.92-93, エンタプライズ, 1991.
16) 龔廷賢：万病回春, 痰飲門, 2-78b〜2-81a, 和刻漢籍医書集成第 11 輯（小曽戸洋, 他編）, p.80-82, エンタプライズ, 1991.
17) 李梴：医学入門, 7-63a, 和刻漢籍医書集成第 9 輯（小曽戸洋, 他編）, p.540, エンタプライズ, 1990.
18) 呉崑：医方考, 2-41b, 和刻漢籍医書集成第 10 輯（小曽戸洋, 他編）, p.64, エンタプライズ, 1990.
19) 曲直瀬道三・原著, 曲直瀬玄朔・増補：医療衆方規矩, 近世漢方医学書集成 5 巻（大塚敬節, 他編）, p.181-186, 名著出版, 1979.
20) 長沢道寿・著, 中山三柳・増訂, 北山友松子・増広：医方口訣集, 近世漢方医学書集成 63 巻（大塚敬節, 他編）, p.9-14, 名著出版, 1982.
21) 北尾春圃：当荘庵家方口解, 近世漢方医学書集成 80 巻（大塚敬節, 他編）, p.133-137, 名著出版, 1983.
22) 香月牛山：牛山方考, 近世漢方医学書集成 61 巻（大塚敬節, 他編）, p.128-129, 名著出版, 1981.
23) 矢数道明：漢方後世要方解説, 第 6 版, p.136-140, 医道の日本社, 1980.
24) 張仲景：元・鄧珍本『金匱要略』, 2-3a, 復刻版, p.83, 燎原書店, 1988.
25) 陳言：三因極一病証方論, 13-1a, 和刻漢籍医書集成第 1 輯（小曽戸洋, 他編）, p.169, エンタプライズ, 1988.
26) 厳用和：厳氏済生方, 2-18b, 和刻漢籍医書集成第 4 輯（小曽戸洋, 他編）, p.30, エンタプライズ, 1988.
27) 王綸：明医雑著, 和刻漢籍医書集成第 8 輯（小曽戸洋, 他編）, p.5, エンタプライズ, 1990.
28) 劉純：玉機微義, 4-1a〜9b, 和刻漢籍医書集成第 5 輯（小曽戸洋, 他編）, p.64-68, エンタプライズ, 1989.
29) 虞搏：医学正伝, 2-43a〜44a, 和刻漢籍医書集成第 8 輯（小曽戸洋, 他編）, p.61, エンタプライズ, 1990.
30) 龔廷賢：万病回春, 痰飲門, 2-77b, 和刻漢籍医書集成第 11 輯（小曽戸洋, 他編）, p.80, エンタプライズ, 1991.
31) 龔廷賢：万病回春, 2-97a〜97b, 和刻漢籍医書集成第 11 輯（小曽戸洋, 他編）, p.90, エンタプライズ, 1991.
32) 龔廷賢：万病回春, 咳嗽門, 2-90a〜b, 和刻漢籍医書集成第 11 輯（小曽戸洋, 他編）, p.86, エンタプライズ, 1991.
33) 田代三喜：三帰廻翁医書（和極集下）, 痰喘門, 近世漢方医学書集成 1 巻（大塚敬節, 他編）, p.158, 名著出版, 1979.
34) 曲直瀬道三：切紙, 近世漢方医学書集成 4 巻（大塚敬節, 他編）, p.60-61, 名著出版, 1979.
35) 矢数道明：田代三喜解説, 近世漢方医学書集成 1 巻（大塚敬節, 他編）, 解説 p.26, 名著出版, 1979.
36) 小曽戸洋：『医学正伝』, 解題, 和刻漢籍医書集成第 8 輯（小曽戸洋, 他編）, 解説 p.5, エンタプライズ, 1990.
37) 小曽戸洋：『玉機微義』, 解題, 和刻漢籍医書集成第 5 輯（小曽戸洋, 他編）, 解説 p.9, エンタプライズ, 1989.
38) 真柳誠：『明医雑著』解題, 和刻漢籍医書集成第 8 輯（小曽戸洋, 他編）, 解説 p.8, エンタプライズ, 1990.
39) 小曽戸洋：『万病回春』, 解題, 和刻漢籍医書集成第 11 輯（小曽戸洋, 他編）, 解説 p.1, エンタプライズ, 1991.
40) 吉益南涯：医範, 近世漢方医学書集成 37 巻（大塚敬節, 他編）, p.134-140, 名著出版, 1980.
41) 松田邦夫：吉益南涯『気血水薬徴』解説, 近世漢方医学書集成 37 巻（大塚敬節, 他編）, p.16, 名著出版, 1980.

98 女神散
nyoshinsan

製品番号：67

[構成生薬]

香附子，川芎，蒼朮，当帰，黄芩，桂皮，人参，檳榔子，黄連，甘草，丁子，木香
（ツムラ医療用漢方製剤の場合）

処方の特徴

1 処方概要

女神散は，産後や更年期の神経症・自律神経失調症で，のぼせとめまいを主徴とするときに用いる．古典的に表現すれば，"血の道症"の薬とされる．

血の道症を現代医学的に解釈すれば，産褥期，更年期，あるいは月経障害にともなって見られる，不眠，抑うつ，不安焦燥，異常興奮などの精神症状および，のぼせ，灼熱感，発汗，動悸，めまい，頭痛などの自律神経症状を包括したものと考えられる．

処方中の黄連，黄芩は，三黄瀉心湯，黄連解毒湯にも含まれ，のぼせ，顔面充血，興奮，不眠，出血などに用いられる生薬である．古典的には"血熱"をさますと表現される．当帰，川芎は，四物湯や当帰芍薬散と共通するもので，月経障害あるいは更年期症候群とそれにともなう精神症状，自律神経症状などに用いられる生薬である．古典的には"血をめぐらし血虚を補う"とされる．香附子，木香，丁子（＝丁香）は，いわゆる気剤で，抑うつ状態などの精神神経症状に用いられる生薬である．桂皮は，のぼせ，紅潮，動悸などに用いる生薬で，古典的には"気の上逆"に用いると表現される．桂皮，人参，朮，甘草，黄連は健胃剤でもある．

なお，ツムラ医療用漢方製剤は，原典の構成から大黄を除いたものである．

2 使用目標と応用（表1）

のぼせ，めまいを主症状とする更年期症候群あるいは産褥神経症などに用いる．のぼせが強い場合は，顔面充血して赤く，熱感をともなう．めまいは身体動揺感，浮遊感が多い．発汗，動悸，不眠，頭重，緊張性頭痛などをともなうことが多い．不安感，焦燥感があり，心気的な訴えが多い．

体質体格中等度からやや肥満した者まで幅広く使用してよい．腹部に特徴的所見はないが，全体に弾力があり，心窩部拍水音（振水音）はない．

便秘がちの場合には大黄製剤（三黄瀉心湯，桃核承気湯など）を適宜併用するとよい．

応用として，更年期症候群，産褥神経症，いわゆる血の道症，神経症，不眠症などが挙げられる．

表1　女神散の使用目標と応用

- ■応　用
  - ・更年期症候群，産褥神経症，いわゆる血の道症，神経症，不眠症　など
- ■症　候
  - ・のぼせ（赤い顔），めまい感（身体動揺感・浮遊感），不眠，不安焦燥感，発汗，動悸，頭重感，足冷え
- ■腹部所見
  - ・特徴的所見はない．全体に弾力あり．心窩部拍水音（振水音）はない
- ■体　質
  - ・中等度〜やや充実．栄養状態良好
- ■補　足
  - ・便秘あれば三黄瀉心湯・桃核承気湯などを併用

論説

1 原典
浅田宗伯『勿誤薬室方函』『勿誤薬室方函口訣』

1.『勿誤薬室方函』[1)]
〔条文〕血証〈注1〉[2)], 上衝, 眩暈を治す. 及び産前産後通治の剤.

〔大意〕女性の"血の道"で, のぼせとめまいを治す. また産前産後を通して用いる薬.

2.『勿誤薬室方函口訣』[3)]
〔条文〕此の方は, 元, 安栄湯と名づけて軍中七気〈注2〉を治する方也. 余が家, 婦人血症に用いて特験あるを以て今の名とす. 世に称する実母散, 婦王湯, 清心湯, 皆一類の薬なり〈注3〉.

〔大意〕元来は安栄湯という名前で, 戦場神経症を治療する処方である. 浅田家では, 婦人の"血の道"に用いて特に効験があるので, 今の女神散という名にした. 世間で実母散, 婦王湯, 清心湯などと呼ぶ薬は, 皆一類の薬である.

安栄湯・清心湯について
浅田宗伯 (1815-94) の『方読便覧』雑録[4)]には, 安栄湯および清心湯が記載される. 安栄湯は, 実成院 (第14代将軍・徳川家茂の生母) 様方として, 当帰, 川芎, 川骨, 檳榔子, 沈香, 丁香 (丁子), 朮, 黄連, 木香, 大黄, 黄芩, 桂枝, 甘草の十三味とある. これは, 女神散から人参, 香附子を除き, 川骨, 沈香を加えた組成である. 一方, 清心湯は, 松殿御客座敷常薬として, 当帰, 川芎, 芍薬, 地黄, 沈香, 細辛, 木香, 檳榔子, 甘草, 丁香 (丁子), 御種人参, 桂皮, 黄芩, 黄連, 川骨, 大黄とある. これは, 女神散から香附子, 蒼朮を除き, 芍薬, 地黄, 沈香, 細辛, 川骨を加えた組成である. この2処方が,『勿誤薬室方函口訣』に安栄湯, 清心湯とされる処方であろう. しかし, ここには使用法に関する記載はない.

2 中国医書の記載
女神散は日本の処方である. 筆者の調べた限りでは, 中国医書に記載を見いだせなかった.

3 江戸時代医家の論説 (筆者意訳)
幕末以前の医書に, 女神散の原型である安栄湯に関する記載がないか, あるいは女神散・安栄湯に近い組成の処方がないかの2点について検索した.

- 香月牛山 (1656-1740) の『牛山方考』四物湯の項[5)]には,「わが国で, 産後の血暈, 一切出血の症, 金創脱血を治するには, 龍王湯, 長栄湯, 莕菜湯 (の三処方を用いる)」と. 莕菜湯の条には,「莕菜湯は, 一名を長栄湯, あるいは山田振薬と. …総じて, この振り薬は家伝が種々あって, その妙, 加減に口伝がある. 産後の諸病, 金瘡を治す妙方である」とある. 内容は, 人参, 当帰, 川芎, 白朮, 桂皮, 黄芩, 黄連, 芍薬, 沈香, 丁香, 川骨 (莕菜のこと), 木香, 甘草である.

- 加藤謙斎 (1669-1724) の『医療手引草』上編坤・産前後[6)]には,"安産名方"として,「産前後, 打撲折傷, 金瘡, 大食傷, 狂乱, …癰疔, 諸悪瘡, 類中風, …, 産後諸証に効験

〈注1〉血証 (血症): 長谷川弥人は「婦人の不定愁訴 (頭痛, 肩こり, のぼせ, めまい, 顔面のほてり, など) を血証と呼ぶことがある. これは月経不順, 性器疾患に関係ありと見なし, これを瘀血によると考えたためである」[2)]とする.

〈注2〉軍中七気: 戦場で感情 (=七情の気. 喜怒悲思憂恐驚) が鬱結した結果として起こる心身の障害をいうと考えられ, 神経症, 心身症の意.

〈注3〉実母散以下は, いわゆる婦人薬の類.

尽く述べ難し」と．その構成は，当帰，芍薬，黄耆，良姜，川骨，黄芩，大黄，木香，川芎，黄連，桂皮，人参，甘草であり，女神散に似る．しかも，謙斎は「凡そ脱血のために起こった諸病に広く用いる和方である．金瘡，血暈，上気，…大熱，疾痛等の証に用いると大変に妙効がある．この処方は類似処方が多い．家ごとに薬銘も違う．安栄湯，長栄湯，人参湯，妙香湯などは，皆この類方である．十六味振り出しというのは，この処方である．この処方は，寒熱補瀉の生薬が雑駁に混じり，火を嫌う生薬までも一緒に炒ってしまって，茫洋たる薬剤であるが，古い時代から都でも地方でも使い覚えて意外に効果がある．産後，1，2年もたって，いろいろ持病のようになり，あるいは結核などに紛らわしいものには，この処方で効のあることが多い」とある．

■産婦人科医として名高い片倉鶴陵（1751-1822）の『産科発蒙』には，安栄湯と清心湯の両者が記載される．安栄湯は「血暈（瘀血による眩暈）を治するの妙方」[7]とあり，川骨，人参，白朮，当帰，川芎，黄芩，黄連，桂皮，木香，甘草という構成である．清心湯は「凡そ婦人の諸々の慢性症および産前産後の諸症には，ことごとくよく効く．世人は，この処方を血暈の妙薬とする．また，金創（刀傷），打撲傷などをも治す」[8]とあり，川骨，大黄，当帰，川芎，芍薬，地黄，黄芩，黄連，沈香，人参，檳榔子，木香，細辛，桂皮，丁子，甘草という構成で，振り出し薬として使用するとある．これら2処方は浅田宗伯の女神散に先立ち，しかも非常に類似した処方であることから，宗伯が女神散創製の参考にした可能性があると思われる．

■なお，安栄湯と呼ばれる処方は，これ以外にも複数存在する．いずれも，産前産後の血証に用いる，あるいは血暈に用いるとする点で女神散に似る．しかし，江戸中期以前の諸書に見られる安栄湯は，女神散と比べて，黄連，黄芩がなく，地黄，芍薬，川骨あるいは黄耆，鬱金などが含まれるものが多い．たとえば，北尾春圃（1658-1741）の『当壮庵家方口解』[9]には，八物湯（＝四君子湯＋四物湯）を「産後の主方」とし，八物湯に木香，沈香，鬱金，桔梗，白芷，黄耆，香附子を加えた十五味を安栄湯とする．こちらの安栄湯は，「産後の血暈に，四君子湯加減が無効なときに用いる」とある．

4 近年の論説
1．安栄湯について

■宗田一（1921-96）[10]は，「刀傷などの軍陣外科を専門に扱う金創医の出現は，14世紀南北朝のころにはじまり，室町・戦国時代を経て専門職の地位を確立した．…これら金創医のうちには，婦人の産後も腹の疵に同じものだとして，平時に助産の術を行う者が出るようになり，金創薬を産前産後に用いた．そのような金創薬の1つに山田の振り出しがある．振り出しは現在でいう浸剤で，薬草を細かく刻み，布袋に包んで熱湯で浸出して使う薬だから，煎じ薬より使用に便利で，軍中で手負の際，この剤型が好まれたのである．いわばティーバッグ方式の原形だと考えればよい．…山田の振り出しは，濃州山田振薬，松永弾正の振薬ともいわれる．…香月牛山の『婦人寿草』に"松永弾正の振り薬，此れ産前後の妙薬なり．安栄湯又は長栄湯とも．松永氏，軍中に貯え，手負いを救いたる方なり"として安栄湯の別名が出てくる．…安栄湯（山田振薬）は…実母散や竜王湯に近い系列の薬方である．…『勿誤薬室方函』に女神散の名であげているのが山田振薬で，…あげている薬方は『上池秘録』（1777）に実母散の名であげているのと同じ内容のものである」という．前述のように，安栄湯と呼ばれる処方にはバリエーションがあることを勘案して読む必要がある．

2. 女神散に関する臨床的論説

■ 矢数道明（1905-2002）は，『臨床応用漢方処方解説』[11]では，「更年期における精神安定剤の役目を果たし，主として血の道症，更年期障害，産前産後の諸神経症によく用いられる．〔目標〕上衝と眩暈とを目標とする．更年期血の道症で，虚実半ばし，血熱のあるものによい．また産前産後に起こった自律神経症候群で，のぼせとめまいを主訴とするものによい．脈も腹もそれほど虚していない」という．

■ 『漢方診療医典』[12]では，「上衝と眩暈を目標とし，更年期障害や血の道症で虚実半ばし，また産前産後に起こった自律神経症候群の中で，のぼせとめまいを主訴とする者に用いる．脈も腹もそれほど虚してはいない．…本方はいわゆる血の道症，更年期障害，産前産後の諸神経症に応用される」とある．

症　例

症例1　血の道症（松田邦夫治験）[13]

〔患者〕51歳　女性

〔主訴〕更年期不定愁訴．特にめまいとのぼせ

〔現病歴〕3年前に閉経して以来，種々の不定愁訴に悩まされるようになった．人に勧められ，加味逍遙散の錠剤を半年飲んだが無効であったと．一番苦しいのは何かとたずねると，めまいとのぼせであると．カーッとのぼせてくると汗をかく．また不眠を訴える．

〔身体的所見〕身長160cm，体重60kg．体格はがっちりして便秘がち．腹診上も特記すべきものはない．血圧134-82mmHg．

〔経過〕はじめ黄連解毒湯を与えたが無効．ところでこの患者は，いろいろの症状を訴えたが，主訴はいつも，めまいとのぼせであった．そこで女神散に変方してみた．すると1ヵ月後に，ほてりが減少し，めまいもとれて気分が非常に楽になってきた．5ヵ月後には，だいぶ眠れるようになり，気分も落ち着いてきた．11ヵ月後，ほとんど汗をかかなくなった．めまいしない．ほてりもすっかりおさまってとても気分がよい．「おかげで助かりました」と述べて廃薬した．

〔考察〕私が大塚敬節先生のお宅に見学にうかがっていた昭和44年頃，この女神散と加味逍遙散について質問したことがある．その時先生は，次のように教えられた．「来るたびに違うことをいうのは加味逍遙散，来るたびに同じことをいうのは女神散」．（抄）

症例2　産褥神経症？（筆者経験例）

〔患者〕31歳　女性

〔主訴〕めまい・のぼせ

〔現病歴〕父親に付き添われて来院．1ヵ月前に第1子出産．出産1ヵ月前から急に血圧上昇，妊娠中毒症の診断で某病院入院．出産は順調で子供も健康であった．退院時までに血圧130-80mmHg前後，尿たん白陰性となり，数日前に退院した．しかし，産後ずっと，めまい，動悸，発汗，逆上感，悪寒，手足の冷え，頻尿，不眠，夜間金しばりなどが続き，ひどく疲れると．いつも不安感がある．

〔身体的所見〕身長165cm，体重54kg．色白．栄養良好．胸部打聴診異常なし．腹部軟弱．浮腫なし．血圧140-95mmHg．抑うつ的，神経症的な印象あり．

〔経過〕半夏厚朴湯4週間服用も無効．女神散に変更．1週後，「あまり変わらない．のぼせが減ったか」．2週後，「のぼせ，めまいが減った．少し眠れる．気分がよく積極的に動ける」．4週後，「大分よい．のぼせ・めまいは感じない．肩こりも減った．眠れる．服薬後しばらくすると気分がよくなり，眠くなってくる」．血圧120-70mmHg．表情も明るくなった．その後，さらに4週間服用して来院しなくなった．

鑑　別

■加味逍遙散

更年期症候群，女性の神経症などで要鑑別．加味逍遙散はやや虚弱で，ホットフラッシュ，発汗，動悸，抑うつ気分などがある．女神散は比較的体質体格良好で，のぼせ（顔面が赤く熱感）とめまいが主症状のときに用いる．加味逍遙散は訴えが次々変わるもの，女神散は訴えが変化しないものとする見方もある．

■柴胡加竜骨牡蛎湯

更年期症候群，神経症などで要鑑別．体格頑健と胸脇苦満が目標．不定愁訴あるが，のぼせ，めまいは顕著ではない．

■桃核承気湯

更年期症候群で要鑑別．のぼせ，頭痛，便秘などはあるが，めまい，神経症傾向はあまりない．下腹部圧痛を認めることが多い．

■柴胡桂枝湯

更年期症候群などで要鑑別．体格中等度で胸脇苦満あり，胃炎，腹痛が起こりやすい体質の者に使用する．のぼせ，めまいはあっても軽い．

■釣藤散

めまい感で要鑑別．虚弱でより神経質な者が，頭痛（緊張性），頭重患を訴えるときに用いる．のぼせ感はあっても，顔面が真っ赤になることはまれ．

■黄連解毒湯，三黄瀉心湯

のぼせ，興奮などで要鑑別．のぼせが主で，めまいは多くない．便秘していれば三黄瀉心湯を用いる．

引用文献

1) 浅田宗伯：勿誤薬室方函，近世漢方医学書集成 95 巻（大塚敬節，他編），p.32-33，名著出版，1982.
2) 長谷川弥人：勿誤薬室「方函」「口訣」釈義，p.780，創元社，1985.
3) 浅田宗伯：勿誤薬室方函口訣，近世漢方医学書集成 96 巻（大塚敬節，他編），p.46，名著出版，1982.
4) 浅田宗伯：方読便覧，日本漢方名医処方解説 16，p.661-662，オリエント出版，1989.
5) 香月牛山：牛山方考，近世漢方医学書集成 61 巻（大塚敬節，他編），p.192-195，名著出版，1981.
6) 加藤謙斎：医療手引草，日本漢方名医処方解説 17，p.998-1000，オリエント出版，1989.
7) 片倉鶴陵：産科発蒙，3-8b，近世漢方医学書集成 82 巻（大塚敬節，他編），p.360，名著出版，1982.
8) 片倉鶴陵：産科発蒙，3-8a～b，近世漢方医学書集成 82 巻（大塚敬節，他編），p.359-360，名著出版，1982.
9) 北尾春圃：当壮庵家方口解，近世漢方医学書集成 80 巻（大塚敬節，他編），p.31-32，名著出版，1983.
10) 宗田一：日本の名薬，金創薬・山田の振り出しの項，p.16-22，八坂書房，1993.
※なお，実母散については『江戸の妙薬』（鈴木昶：岩崎美術社，1991）にも詳しい記載がある．
11) 矢数道明：臨床応用漢方処方解説，増補改訂版，p.472-474，創元社，1981.
12) 大塚敬節，矢数道明，清水藤太郎：漢方診療医典，第6版，p.379，南山堂，2001.
13) 松田邦夫：症例による漢方治療の実際，p.317-319，創元社，1992.

99 人参湯
ninjinto

製品番号：32

〔構成生薬〕
人参，朮，乾姜，甘草

処方の特徴

1 処方概要

人参湯は，機能性胃腸症などに用いる漢方薬であり，消化吸収機能低下による栄養障害と生体機能低下状態にある者が適応となる．

古典的漢方では，"裏寒"に用いると表現される．"裏"は"表"に対応した用語で，"表"が体表部を指すのに対して"裏"は身体内部とくに消化管を指すと思われる．"寒"は"冷え"で，"裏寒"とは消化管機能低下の意であろうが，全身的な新陳代謝低下と，それによる低体温傾向も含めた概念と思われる．

処方構成の点では，以下の特徴がある．

1．人参剤

人参湯は，四君子湯，六君子湯などと同様，人参を"主薬"（中心になる生薬）とする漢方薬群（人参剤）の1つである．人参剤は，機能性胃腸症 functional dyspepsia を主とする病態に応用される．人参は，「健胃，強壮，強精剤で，胃腸の衰弱による新陳代謝機能の減退を振興し，胸部のつかえ，支結，食欲不振，倦怠，胸腹痛，下痢に用いる」[1]とされ，また精神安定，気力体力の増進などにも有用である（p.548 附記1参照）．

2．甘草乾姜湯を含む

人参湯はまた，甘草乾姜湯（甘草，乾姜）を包含する．甘草乾姜湯は，「手足の厥冷，多尿，多唾を目標に用いる．尿も唾液も稀薄である．…急激に手足厥冷，煩躁，吐逆，口内乾燥などを起こした場合に頓服として用い，また平素から冷え症で，尿意頻数，多唾…などのある場合に用いる」[2]とされる（127. 苓姜朮甘湯 参照）．甘草乾姜湯のこれらの適応症状は人参湯にも見られる．

乾姜は，「新陳代謝機能の減衰したものを振興する熱薬で，陰虚証で，水毒が上昇し，嘔吐，咳，眩，厥冷，煩躁，胸腹冷痛，腰痛するに用いる」[3]とされる（p.549 附記2参照）．

2 使用目標と応用（表1）

人参湯の応用には，機能性胃腸症，いわゆる慢性胃炎，過敏性腸症候群，慢性下痢症，嘔気などが挙げられる．唾液分泌過多，妊娠

表1 人参湯の使用目標と応用

- ■ 応 用
  - ・機能性胃腸症，慢性胃炎，過敏性腸症候群，慢性下痢症，嘔気，唾液分泌過多，妊娠悪阻，水様帯下，頻尿，冷え症 など
- ■ 症 候
  - ・食欲不振，嘔気，胃痛，もたれ，軟便下痢，顔に生気がない，手足が冷たい，口に薄い唾がたまる，希薄な尿が多量に出る など
- ■ 腹部所見
  - ・心窩部拍水音（振水音）が顕著（重要）
  - ・腹筋緊張が弱い（軟弱無力）／腹筋全体が薄く硬く緊張する例もある
- ■ 体 質
  - ・非常に虚弱
  - ・下垂体質，無力性体質，胃下垂高度，痩せ型，低体温，低体重，筋肉が未発達で弛緩

悪阻，水様帯下，頻尿，冷え症などにも用いる．

症候としては，食欲不振，嘔気，胃痛，もたれ，軟便下痢傾向などの消化器症状に加え，顔に生気がない，手足が冷たい，口に薄い唾がたまる，希薄な尿が多量に出るなどを目標とする．全身的に筋肉も皮下脂肪も薄くて弛緩し，腹筋緊張が弱い（軟弱無力）．逆に，腹筋全体が薄く硬く緊張している例もある．心窩部拍水音（振水音）（図1）の顕著な例が多い．脈は，小さく触れにくく（沈），徐脈傾向を認めることが多い．最も重要な徴候は振水音である．

体質的には，非常に虚弱で，下垂体質，無力性体質，胃下垂高度，痩せ型，低体温，低体重がポイントとなる．

3 関連処方

1．附子理中湯（p.549 附記3参照）

人参湯に附子を加えた処方．人参湯の適応となる症候に加えて，手足の冷えや低体温傾向が強いものに用いる．エキス製剤では，人参湯にブシ末を併用して代用できる．

2．桂枝人参湯

人参湯に桂枝を加えた処方（26.桂枝人参湯 参照）．人参湯の適応となる胃腸虚弱者で，発熱，動悸，頭痛などをともなうときに用いる．

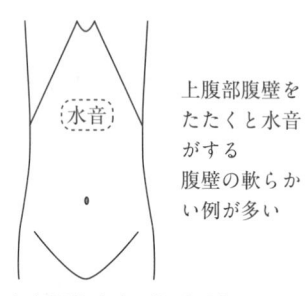

上腹部腹壁をたたくと水音がする
腹壁の軟らかい例が多い

図1　心窩部拍水音（振水音）

論　説

1 原　典

張仲景『金匱要略』（=『新編金匱方論』）『傷寒論』『金匱玉函経』

『金匱要略』には人参湯とあるが，これは人参を"主薬"とするためである．一方，『金匱要略』と一体をなす『傷寒論』『金匱玉函経』では同一生薬構成の丸薬を理中丸，湯剤では理中湯と呼ぶ．"中"は"中焦"すなわち"脾胃"の意で，理とは「おさめる」という意である．『傷寒論』自体に，「理中とは中焦を利するなり」[4]とある．要するに，理中湯とは，"胃気が虚して乱れた"のを理める湯液とされる[5]．消化管機能の低下や障害を調整改善するという意である．

1．『傷寒論』巻第七・弁霍乱病脈証并治第十三[6]

〔条文〕霍乱にて，頭痛発熱，身疼痛し，熱多く水を飲まんと欲する者は，五苓散之を主る．寒多く水を用いざる者は，理中丸之を主る（以下，処方内容の後に丸薬ではなく湯として用いること，および症状による加減方が記載される）〈注1〉[7]．

〔大意〕"霍乱"で，頭痛，発熱，身体疼痛などもあり，水を飲みたがる者には五苓散を用いるが，もし嘔吐，下痢があっても，"裏"に"寒"があって，水を欲しがらない者には理中丸を用いる．

〔解説〕"霍乱"とは，嘔吐，下痢，発熱，身体痛，手足の厥冷などのある状態で，食中毒などの消化管感染症，急性胃腸炎と思われる．ここには下痢が記載されないが，"霍乱"の治療を論じているのであるから，下痢も含まれるであろう．ここは，急性胃腸炎における五苓散と理中丸（=人参湯）との鑑別を述べている．頭痛，発熱，身体痛という症状が

〈注1〉同文が『金匱玉函経』にある[7]．

あって，水を飲みたがるものは五苓散，水を飲まなくても尿の出がよいものは理中丸と解される[8]．

2．『傷寒論』巻第七・弁陰陽易差後労復病脈証并治第十四[9]

〔条文〕大病差えて後，喜唾久しく了了たらざるは，胸上に寒有り．当に丸薬を以て之を温むべし．理中丸に宜し〈注2〉[10]．

〔大意〕大病はほぼ治ったが，（水っぽく飲み込みたくない）唾液が頻々と口にたまって，いつまでもさっぱりとしないものは，理中丸で温めるのがよい[11]．

〔解説〕これは大病後に胃腸機能低下した状態に人参湯を用いる機会のあることを述べている．喜唾は，胃腸の働きが衰えて起こる症状とされる．臨床的には，胃腸虚弱な妊婦が妊娠悪阻で口中に薄い唾液がたまると訴えるときなどに人参湯が奏効する例がある．筆者に，痩せた虚弱児，および癌末期の高齢者が「口に唾がたまる，食欲がない，吐き気がする」と訴えたときに本処方で著効を奏した経験がある．

3．『新編金匱方論』（=『金匱要略』）巻上・胸痺心痛短気病脈証治第九[12]

〔条文〕胸痺，心中痞し，留気結んで胸に在り．胸満，脇下より心を逆槍するは，枳実薤白桂枝湯之を主る．人参湯も亦た之を主る〈注3〉[13]．

〔大意〕胸がふさがったように痛み（胸痺），胸の中に何かがつまっているように感じる（心中痞）．これは，停滞した"気"が凝結して，めぐらなくなり胸中につまるからである．そして，胸がいっぱいになったようで，脇の下から胸中の心臓のあたりに向かって衝き上げるような痛みが起こるものには，枳実薤白桂枝湯を用いる．（同じような症状でも原因が"裏寒"であれば，温めて気を散らす必要があり，）これには人参湯を用いる．

〔解説〕ここでは人参湯を胸部不快感・胸痛（"胸痺"）に用い，枳実薤白桂枝湯〈注4〉との鑑別が必要なことを述べている．"胸痺"には，狭心症，心筋梗塞などの重篤な胸部疾患が含まれると思われるが，一部には，胃潰瘍，逆流性食道炎など，消化器由来の胸部症状も含まれると考えられる．人参湯の有効な"胸痺"は消化器由来のものであろう．

2 中国医書の記載

■唐代の孫思邈の『備急千金要方』巻3婦人方には，四順理中丸[14]の名で記載され，出産後に服すべきものとされる．これは，出産で衰弱した体調を回復させるために用いたのであろう．巻20霍乱[15]には治中湯の名で「霍乱，吐下，腸満，食消せず，心腹痛するを治する方」とある〈注5〉[16-18]．

■王燾の『外台秘要方』巻6霍乱及嘔吐[19]には，『崔氏方』からの引用として理中丸を収載，「三焦通ぜず，嘔吐，食せざるを療す．幷に，霍乱吐逆，下痢，及び痢を得ざるは，悉く之を主るの方」とする〈注6〉[20-22]．巻12胸

〈注2〉『金匱玉函経』[10]では，「喜唾」の前に「其人」が入り，「了了」の後に「者」が入り，「胸上寒有り」を「胃上寒有り」とし，「丸薬を以て」がなく，「理中丸」を「理中円」とする．

〈注3〉『外台秘要方』巻12胸痺方・理中湯[13]の方後に類似文があり，「心下痞」を「心下痞堅」，「心を逆槍する」を「逆気，心を搶く」とする．

〈注4〉枳実薤白桂枝湯の薬味は，枳実，厚朴，薤白，桂皮，栝楼実．『金匱要略』の，この部分が原典．薤白はユリ科のラッキョウの鱗茎．

〈注5〉後年の『千金翼方』には，巻10霍乱[16]に理中湯の名で『傷寒論』霍乱病篇とほぼ同文があり，巻18雑病上・霍乱第一[17]には理中円として霍乱に用いる記載がある．孫思邈は『備急千金要方』で「江南の諸氏，仲景の要方を秘して伝えず」[18]と書き残しているから，張仲景方を得られずに四順理中丸および治中湯を収載したと思われる．

痺方には「仲景傷寒論に胸痺を療する理中湯の方」[13]として本方を収載，方後に「張仲景云う」として『金匱要略』類似文を載せる〈注3〉[13].
■宋代の陳師文らの『増広太平恵民和剤局方』では，巻3一切気門（附脾胃積聚）に理中円[23]として「中焦和せず，脾胃宿冷，心下虚痞，腹中疼痛し，胸脇逆満し，噎塞して通ぜず，嘔吐，冷痰，飲食下らず，噫気（一本に噫醋に作る），呑酸，口苦く，味を失し，怠惰にして臥するを嗜み，全く食を思わざるを治す．また，傷寒，時気，裏寒外熱，霍乱吐利，心腹絞痛，手足安（一本に和に作る）からず，身熱して渇せず，及び腸鳴自利，米穀化せざるを治す」（大意：腹部が不調和で消化器が慢性的に冷え，上腹部に不快感はあるが軟弱で，腹痛し，胸脇部が張って下から突き上げるような不快感があり，食べ物が通りにくく，嘔吐し，薄い水様の唾が出て，食べたものが胃に残って下がらない，げっぷ，胃酸が上がってくる，口が苦い，食べ物の味がしない，だるくて寝ていたがる，食欲がないなどの症状を治す．また，急性感染症で，胃腸機能が沈衰しているのに発熱し，食中毒のような激しい嘔吐下痢，絞るような腹痛，手足が落ち着かず，体は熱感があるが，その割にのどは渇かない，腹鳴，不消化便下痢などの症状があるものにも用いる）とある．前半は非感染性の上部消化管症状であり，機能性胃腸症か．後半は消化管感染症に用いるという主旨である．また，理中湯[24]としても収載され，「脾胃和せず，中寒，上衝して胸脇に上衝して逆満し，心腹疼痛，痰逆悪心，或は時に嘔吐し，心下虚痞，膈塞りて通ぜず，飲食減少し，短気，羸困を治す．…又，腸胃冷湿，泄瀉注下，水穀分かたず，腹中雷鳴するを治す．及び傷寒時気，裏寒外熱，霍乱吐利，手足厥冷，胸痺心痛，逆気結気，並びに皆，之を治す」とある．また，巻9婦人諸疾門（附産図）には四順理中円[25]の名で収載され，「新産にて血気倶に傷られ，五蔵暴虚，肢体羸乏，少気，多汗を治す」（大意：出産による出血のために，貧血状態におちいって急激に体が衰弱し，体が痩せて消耗し，息切れして，汗が多い者に用いる）という．

■明代の龔廷賢の『寿世保元』巻2中寒[26]には理中湯として，「一に論ず，五臓，寒に中り，口噤み，音を失し，四肢強直し，胃脘停痰を兼ね，冷気刺痛す．又，臓毒下寒，泄利腹脹，大便或いは黄，或いは白，或いは毒黒，清穀有るを治するは此の方に宜し．理中湯…」〔大意：内臓が冷えて障害されると，口が開かず，声が出にくく，手足がこわばり，上腹部に痰飲が停滞し，冷えて刺されるように痛む．また，内臓が障害されて下焦が寒えると，下痢し，腹部膨満し，大便が黄色，白色，黒色に変じて不消化便となる．これを治すには理中湯（人参湯）がよい〕という．口噤，失音など，やや変わった症状の記載がある〈注7〉[27]．この記載は，わが国の『衆方規矩』[28]，『牛山方考』[29]などに引用される．

3 江戸時代医家の論説（筆者意訳）

■香月牛山（1656-1740）の『牛山活套』[30]には，「手足の先が冷たくなるときは，理中湯，附子理中湯などを用いて元気を回復させるとよい」，"呃逆"（しゃっくり）に理中湯加丁子，肉桂，附子がよいなどの記載がある．

■吉益東洞（1702-73）の『方極』[31]には「心

〈注6〉『外台秘要方』巻31[20]にほぼ同じ記載がある．巻6[21]にも霍乱に用いる処方として載る．また，千金理中湯[22]の名で『備急千金要方』巻20霍乱・治中湯を引用する．

〈注7〉龔信・龔廷賢の『古今医鑑』（明代，1576年成立）中寒門[27]にも，「五臓の中寒，唇青く身冷え，口噤み，音を失するを治す」とある．

下痞鞕して，小便利せず，或は急痛し，或は胸中痺する者を治す」とする．東洞は，"心下痞鞕"（心窩部腹壁が硬いこと）を人参湯の最重要目標とした．実際には，心窩部軟弱で心窩部拍水音（振水音）顕著な例が多いと思われる．

■ 和久田叔虎（18世紀後半-19世紀前半）の『腹証奇覧翼』[32]も心下痞鞕を重視するが，「腹全体に大柴胡湯などと違って力がなく，膨満していても圧痛がなく，ことに下腹部腹筋の緊張が弱い」，すなわち虚証の腹証であるという．妥当な見解と思われる．

■ 有持桂里（1758-1835）の『校正方輿輗』には，「唾を吐いてばかりいる人の十に八，九は人参湯がよい．ただし，昔，ある男性では人参湯が効かずに甘草乾姜湯で，また別の人では茯苓飲でよくなった例がある」[33]，「"黄胖"（貧血）で下血が止まらない者に用いる」[34]，「口舌が痛んで便が固くない者に用いる」[35]などの記載がある．

■ 百々漢陰（1776-1839）・百々鳩窓（1808-78）の『梧竹楼方函口訣』[36]には，大病後に好んで唾するもの，"霍乱"，胃腸虚弱者の下痢，吃逆（しゃっくり），嘔吐などに用いるとある．

■ 尾台榕堂（1799-1870）の『類聚方広義』頭注[37]には，「○産後の下痢，嘔気，心下痞鞕，腹痛，小便不利の者，○諸種の慢性難治性疾患で，心下痞鞕，嘔気，食欲低下，ときどき腹痛，軟便下痢，むくみなどの症状がある者，○老人が，寒い時期，暑い時期になると下痢し，腹中が冷えて痛み，腹鳴があり，尿失禁，心下痞鞕，嘔気する者，以上のいずれにも人参湯を用いる．もし悪寒がしたり手足が冷えるならば附子を加える（附子理中湯）」とある．

4 近年の論説

■ 『漢方診療医典』[38]には，「本方は胃腸の機能の衰弱を治する効がある．本方を用いる患者は，胃腸が虚弱で，血色すぐれず，顔に生気がなく，舌は湿潤して苔がなく，尿は希薄で量が多く，手足は冷えやすい．また唾液もうすくて口にたまり，大便は軟らかく，下痢しやすい．また嘔吐，めまい，頭重，胃痛を訴えることもある．脈は遅弱，弦細のものが多い．腹診するに腹部は一体に軟弱無力で，振水音を証明するものと，腹壁が菲薄で堅く，腹直筋をベニヤ板のように触れるものとある．人参湯には，このちがった2種類の腹証がある．…本方は胃腸炎，胃アトニー症，胃下垂症，胃拡張，悪阻，小児自家中毒症，弛緩性出血などに用いられる」とある．

症 例

症例 食が細く虚弱な6歳女児に人参湯

（筆者経験例）

〔患者〕6歳　女児　幼稚園年長組

〔初診〕X年3月末

〔主訴〕母親談：食が細く，手足が冷たく，下痢をしやすい

〔既往歴〕心室中隔欠損症で1歳前に手術

〔現病歴〕小さいときから食が細く，痩せて手足が冷たい．排便1日1〜2回，ときどき下痢をする．小さいときからアレルギー性鼻炎があり，かぜをひきやすく，ひくと咳や痰が長引く．寒がりで，家の中にいることが多く，冬は家の中でも手袋をしている．

〔身体的所見〕身長108cm，体重16.5kg（クラスで一番小さい）．痩せ型．胸部打聴診異常なし．腹部は全体に軟らかい．下腹部正中で索状物（解剖学的白線）を触れる（漢方の"正中芯"：虚弱者の徴候）．手足は細く冷たい．筋肉が未発達である．大人しい．

〔経過〕はじめ六君子湯（成人1日量7.5g製剤）1回2gずつ1日2回とした．しかし，変化がないため4週後に人参湯（成人1日量7.5g製剤）1回2gずつ1日2回に変更した．

初診より8週後,「食欲が増し,手袋をあまりしなくなった」と母親がいう.そのまま継続.すると,次第に下痢をしなくなり,食欲が出て元気になった.かぜもひかなくなり,ひいても咳にならずに治るようになった.手足も温かくなった.2年後,身長117cm,体重21kg.結局,中学校入学まで6年間服用して治療終了.中学入学時144cm, 35kg.なお小柄で瘦せ型だが,元気で,よくしゃべり,よく動く子供になった.

鑑 別

■ 四君子湯

虚弱者の機能性胃腸症で要鑑別.胃下垂で心窩部拍水音(振水音)顕著な点は共通だが,疲労倦怠,無気力を訴える例に用いる.人参湯は冷えが強く,低体温の者に用いる.

■ 六君子湯

機能性胃腸症で要鑑別.食欲低下,胃もたれは共通だが,中肉中背からやや瘦せ型である.低体温なく,また高度の瘦せ型ではない.

■ 真武湯

虚弱者の下痢で要鑑別.症状の面から,真武湯は下痢,腹痛が主であり,人参湯は胃もたれなど胃症状が多い.どちらも瘦せて冷え症の者に用いる.鑑別は難しい.

■ 啓脾湯

慢性下痢で要鑑別.不消化便,軟便,泥状便程度で水様下痢になることは少なく,全身状態も保たれている例が多い.鑑別の困難なことも少なくない.

■ 大建中湯

虚弱者の慢性の胃腸症状で要鑑別.大建中湯は,腹部膨満感が強く,腹痛をともなう者に用いるが,腹痛がない例では鑑別が難しいこともある.

附 記

1 人参について

1．基原・成分[39-42]

人参(薬用人参)はオタネニンジン *Panax ginseng* C. A. Meyer (*P. schinseng* Nees) (ウコギ科 *Araliaceae*) の細根を除いた根またはこれを軽く湯通ししたものとされる.朝鮮人参,高麗人参とも呼ばれる.主根をそのまま乾燥させたものが生干人参,主根を水洗して周皮の大部分を除き乾燥させたものが白参,主根を軽く湯通しして乾燥させたものが御種人参,蒸してから乾燥させたものが紅参である.

2．成分と薬理[40-42]

サポニンとして ginsenoside Rx ($x = o, a_1, a_2, b_1, b_2, b_3, c, d, e, f, g_1, g_2, h_1$), malonyl-ginsenoside Rx ($x = b_1, b_2, b_3, c, d$) のほか,β-elemin, panaxynol (falcarnol) などの成分が知られている.

薬理では,水製エキスは血糖降下,ケトン体減少,肝 RNA 合成促進などの作用を,含水エタノールエキスはコリン作動性の増強,血圧降下,呼吸促進,血糖降下,赤血球数の増加,消化管運動亢進,副腎皮質機能の増強などの作用を示す.サポニン画分は中枢興奮,抗疲労,抗ストレス作用を現す.中枢神経系に対して Rb 群は抑制的に,Rg 群は興奮的に作用する.Panaxan A~H に血糖降下作用,ginsenan PA, PB, S-II に免疫賦活,抗補体作用が認められている.

3．薬 能

『神農本草経』上品[43]には,「…味甘微寒,山谷に生じ,五臓を補い,精神を安じ,魂魄を定め,驚悸を止め,邪気を除き,目を明らかにし,心を開き,智を益す.久服すれば身を軽くし年を延ぶ」とある.

吉益東洞の『薬徴』[44]には,「心下痞堅,痞鞕,支結を主治す.旁ら,不食,嘔吐,喜唾,心痛,腹痛,煩悸を治す」とある.

内藤尚賢（蕉園）の『古方薬品考』[45]には，「人参は，滋を生じ，虚羸を温補す．…気味甘く微苦温潤にして余味あり．故に能く津液を生じ，渇を潤し，陽を益し，虚羸を温補するの功有り」とある．

浅田宗伯の『古方薬議』[46]には，「…味甘微寒．消渇を止め，血脈を通じ，中を調え，気を治し，食を消し，胃を開く」とある．

2 乾姜について

乾姜は，生姜 Zingiber officinale Roscoe (Zingiberaceae) の根茎を湯通しまたは蒸したものである[47]．生姜の辛味成分 gingerol 類（[6]-gingerol，[8]-gingerol など）は，加熱処理により shogaol や zingerone に変化する．乾姜エキスに鎮吐，鎮静，鎮痙，抗潰瘍，腸管内輸送促進，利胆，血圧降下，強心，抗炎症などの作用があり，また，成分の [6]-gingerol，[6]-shogaol に中枢抑制，抗潰瘍，抗アレルギー，強心作用，[8]-gingerol，[6]-shogaol に鎮吐，胃液分泌抑制，[6]-gingerol，[6]-shogaol に中枢抑制，抗痙攣，解熱，鎮咳，鎮痛などの作用があるとされる[48]．

『薬徴』[49]には，「結滞する水毒を主治す．旁ら，嘔吐，咳，下利，厥冷，煩躁，腹満，胸痛，腰痛を治す」とある．

『古方薬議』[50]には，「味辛温，中を温め，血を止め，吐瀉，腹臓冷，心下寒痞，腰腎中疼冷，夜小便多きを主る．凡そ病人虚にして而して冷なるには宜しく之を加用すべし．議に曰く，乾姜は味辛温，能く中を温め飲を散ず．之を生姜に較ぶれば則ち其の辛熱の力更に優るを為す．…」とある．

3 附子理中湯

宋代の『太平恵民和剤局方』巻5痼冷・附子理中円[51]に，「脾胃冷弱，心腹絞痛，嘔吐，泄利，霍乱，転筋，体冷微汗，手足厥寒，心下逆満，腹中雷鳴，嘔噦止まず，飲食進まざるを治す．及び，一切の沈寒痼冷，並びに皆，之を治す」とある．理中円（人参湯）の適応症状である胃腸虚弱，消化器症状に加えて，より冷えが強い状態に用いていることがうかがわれる．

なお，隋代の巣元方『巣氏諸病源候論』巻17 諸痢病候・久冷痢候[52]に，「久冷痢なる者は，腸虚するに由りて寒積するが故に冷痢久しく断ぜざるなり．…今，始め発熱して下すは，当に理中湯加［原文の如を加に改めた］大附子一枚を与え，三四剤を連服すべし．重ねて覆い，微汗を出ださしむ．微汗出づれば則ち熱除き，復た冷を思わず，胃気温暖なれば，下と発熱と，倶に瘳ゆ」とある．"久冷痢"とは，虚弱で冷え症の者の慢性下痢であろう．その最初に発熱で始まった"久冷痢"に理中湯加附子，すなわち附子理中湯を用いるという．理中湯の薬味が示されていないが，これも現在でいう附子理中湯か．

引用文献

1) 大塚敬節, 矢数道明, 清水藤太郎：漢方診療医典, 第6版, p.425, 南山堂, 2001
2) 大塚敬節, 矢数道明, 清水藤太郎：漢方診療医典, 第6版, p.334-335, 南山堂, 2001
3) 大塚敬節, 矢数道明, 清水藤太郎：漢方診療医典, 第6版, p.408, 南山堂, 2001
4) 張仲景：明・趙開美本『傷寒論』, 4-15a, 復刻版, p.189, 燎原書店, 1988
5) 小曽戸洋：漢方一話 処方名のいわれ, 30 人参湯. 漢方診療, 14(3)：38, 1995
6) 張仲景：明・趙開美本『傷寒論』, 7-2b〜7-3b, 復刻版, p.298-300, 燎原書店, 1988
7) 張仲景：清・陳世傑本『金匱玉函経』, 4-14b〜15a, 復刻版, p.210-211, 燎原書店, 1988.
8) 大塚敬節：臨床応用傷寒論解説, p.478-480, 創元社, 1974.
9) 張仲景：明・趙開美本『傷寒論』, 7-6b, 復刻版, p.306, 燎原書店, 1988.
10) 張仲景：清・陳世傑本『金匱玉函経』, 4-16a, 復刻版, p.213, 燎原書店, 1988.
11) 大塚敬節：臨床応用傷寒論解説, p.489-490, 創元社, 1974.
12) 張仲景：元・鄧珍本『金匱要略』, 1-23b〜24a, 復刻版, p.66-67, 燎原書店, 1988.

13) 王燾：外台秘要方，12-30a，復刻版，東洋医学善本叢書 4，宋版外台秘要方・上，p.234，東洋医学研究会，1981．
14) 孫思邈：備急千金要方，3-2a，復刻版，東洋医学善本叢書 9，宋版備急千金要方・上，p.183，オリエント出版社，1989
15) 孫思邈：備急千金要方，20-14b，復刻版，東洋医学善本叢書 11，宋版備急千金要方・下，p.30，オリエント出版社，1989
16) 孫思邈：千金翼方，10-20b，復刻版，東洋医学善本叢書 13，元版千金翼方・上，p.530，オリエント出版社，1989．
17) 孫思邈：千金翼方，18-1a，復刻版，東洋医学善本叢書 14，元版千金翼方・下，p.79，オリエント出版社，1989．
18) 孫思邈：備急千金要方，9-29b，復刻版，東洋医学善本叢書 11，宋版備急千金要方・下，p.60，オリエント出版社，1989．
19) 王燾：外台秘要方，6-4b，復刻版，東洋医学善本叢書 4，宋版外台秘要方・上，p.110，東洋医学研究会，1981．
20) 王燾：外台秘要方，31-20a，復刻版，東洋医学善本叢書 5，宋版外台秘要方・下，p.602，東洋医学研究会，1981．
21) 王燾：外台秘要方，6-5b，復刻版，東洋医学善本叢書 4，宋版外台秘要方・上，p.111，東洋医学研究会，1981．
22) 王燾：外台秘要方，6-7a，復刻版，東洋医学善本叢書 4，宋版外台秘要方・上，p.112，東洋医学研究会，1981．
23) 陳師文，他：増広太平恵民和剤局方，3-3b〜4a，和刻漢籍医書集成第 4 輯（小曽戸洋，他編），p.56，エンタプライズ，1988
24) 陳師文，他：増広太平恵民和剤局方，3-6b〜7a，和刻漢籍医書集成第 4 輯（小曽戸洋，他編），p.57-58，エンタプライズ，1988
25) 陳師文，他：増広太平恵民和剤局方，9-16a〜b，和刻漢籍医書集成第 4 輯（小曽戸洋，他編），p.153，エンタプライズ，1988
26) 龔廷賢：寿世保元，2-42a，和刻漢籍医書集成第 12 輯（小曽戸洋，他編），p.60，エンタプライズ，1991．
27) 龔信，龔廷賢：古今医鑑，3-37b〜3-38a，和刻漢籍医書集成第 11 輯（小曽戸洋，他編），p.72，エンタプライズ，1991．
28) 曲直瀬道三・原著，曲直瀬玄朔・増補：医療衆方規矩，近世漢方医学書集成 5 巻（大塚敬節，他編），p.77，名著出版，1979．
29) 香月牛山：牛山方考，近世漢方医学書集成 61 巻（大塚敬節，他編），p.84，名著出版，1981．
30) 香月牛山：牛山活套，近世漢方医学書集成 61 巻（大塚敬節，他編），p.332，p.418，名著出版，1981．
31) 吉益東洞：方極，近世漢方医学書集成 12 巻（大塚敬節，他編），p.373，名著出版，1980．
32) 和久田叔虎：腹証奇覧翼，近世漢方医学書集成 84 巻（大塚敬節，他編），p.142-151，名著出版，1982．
33) 有持桂里：校正方輿輗，近世漢方医学書集成 86 巻（大塚敬節，他編），p.143，名著出版，1982．
34) 有持桂里：校正方輿輗，近世漢方医学書集成 86 巻（大塚敬節，他編），p.443，名著出版，1982．
35) 有持桂里：校正方輿輗，近世漢方医学書集成 87 巻（大塚敬節，他編），p.223，名著出版，1982．
36) 百々漢陰，百々鳩窓：梧竹楼方函口訣，復刻版，p.20，p.35，p.48，p.111，p.162，春陽堂書店，1976．
37) 尾台榕堂：類聚方広義，近世漢方医学書集成 57 巻（大塚敬節，他編），p.95，名著出版，1980．
38) 大塚敬節，矢数道明，清水藤太郎：漢方診療医典，第 6 版，p.379-380，南山堂，2001．
39) 厚生労働省：第 16 改正日本薬局方，p.1561，2011．
40) 木村孟淳，他編集：新訂生薬学，改訂第 7 版，p.86-88，南江堂，2012．
41) 鳥居塚和生：モノグラフ 生薬の薬効・薬理，p.353-363，医歯薬出版，2003．
42) 北川勲，金城順英，桑島博，三川潮，庄司順三，滝戸道夫，友田正ད，西岡五夫，野原稔弘，山岸喬：生薬学，第 8 版，p.238-240，廣川書店，2011
43) 森立之：神農本草経，復元本，近世漢方医学書集成 53 巻（大塚敬節，他編），p.38，名著出版，1981．
44) 吉益東洞：薬徴，近世漢方医学書集成 10 巻（大塚敬節，他編），p.58-74，名著出版，1979．
45) 内藤尚賢：古方薬品考，近世漢方医学書集成 56 巻（大塚敬節，他編），p.55-67，名著出版，1980．
46) 浅田宗伯・原著，木村長久・校訓：和訓古方薬議・和訓古方薬議続録，復刻版，p.51-55，春陽堂書店，1982．
47) 厚生労働省：第 16 改正日本薬局方，p.1474，2011．
48) 北川勲，金城順英，桑島博，三川潮，庄司順三，滝戸道夫，友田正ད，西岡五夫，野原稔弘，山岸喬：生薬学，第 8 版，p.423-424，廣川書店，2011．
49) 吉益東洞：薬徴，近世漢方医学書集成 10 巻（大塚敬節，他編），p.202-208，名著出版，1979．
50) 浅田宗伯・原著，木村長久・校訓：和訓古方薬議・和訓古方薬議続録，復刻版，p.13-15，春陽堂書店，1982．
51) 陳師文，他：増広太平恵民和剤局方，5-24a〜b，和刻漢籍医書集成第 4 輯（小曽戸洋，他編），p.102，エンタプライズ，1988．
52) 巣元方：諸病源候論，17-3a〜b，東洋医学善本叢書 6，宋版諸病源候論，p.97，東洋医学研究会，1981．

参考文献

・湯本求真：皇漢医学，第 3 巻，復刻版下巻，p.312-321，燎原書店，1976．
・大塚敬節：人参湯に就て（1）．漢方と漢薬，5(1)：10-16，1938．
・大塚敬節：人参湯に就て（2）．漢方と漢薬，5(2)：1-12，1938．

100 人参養栄湯
ninjin'yoeito

製品番号：108

〔構成生薬〕
人参，地黄，当帰，白朮，茯苓，桂皮，
芍薬，遠志，陳皮，黄耆，甘草，五味子

処方の特徴

1 処方概要

　人参養栄湯は，悪性腫瘍や難治性疾患などの大病で体力低下した者，元来から虚弱な者などで，疲労倦怠，貧血，末梢循環障害（冷え症），皮膚粘膜の乾燥などの症状があるときに，栄養状態改善，免疫能賦活（あるいは免疫調整），組織の活性化などを期待して用いられる漢方薬の1つである．十全大補湯（じゅうぜんたいほとう）とよく似た処方であり，様々な疾患に応用される．

　処方構成は，十全大補湯から川芎（せんきゅう）を除き，遠志（おんじ），五味子（ごみし），陳皮（ちんぴ）を加えた内容である．十全大補湯と同様に，一種の補剤であり，また，参耆剤（人参と黄耆が主たる要素の処方）でもある（56. 十全大補湯 参照）．

　遠志には，強壮，去痰，鎮静，および中枢作用があるとされる（p.557 附記 参照）．五味子には，中枢抑制，鎮静，鎮咳，抗アレルギーなどの薬理効果があるとされ，臨床的には鎮咳去痰作用があるとされる（62. 小青竜湯（しょうせいりゅうとう）参照）．また，陳皮には，健胃，利尿，鎮咳，鎮吐などの作用があるとされる．これら3つの生薬に共通するのは鎮咳去痰作用であり，これが十全大補湯との違いである．また，参耆剤であり，かつ遠志を含む点では，うつ状態や不眠に用いる帰脾湯（きひとう），加味帰脾湯（かみきひとう）とも共通する．

2 使用目標と応用（表1）

　人参養栄湯の応用される疾患や使用目標となる症候は十全大補湯と似ており，鑑別の難しいことが多い．

　人参養栄湯の応用としては，悪性腫瘍，手術後などで体力の低下した状態や，難治性あるいは再発性の感染症などが挙げられる．悪性腫瘍では，抗癌剤治療や放射線療法による骨髄抑制，食欲不振，全身倦怠などの副作用軽減を目的に用いることも多い．

　目標となる症候は，体力低下，疲労倦怠感，貧血傾向，皮膚粘膜の乾燥萎縮傾向，微熱，咳嗽，脱毛などである．体質傾向としては，虚弱で痩せ型，顔色不良，冷え症である．

　十全大補湯に似た状態であるが，慢性の気道症状のある者，いくらか不眠や抑うつ気分の傾向を認める者によいと考えられる．

　胃腸虚弱者では，服用後に胃もたれ，胃痛，

表1　人参養栄湯の使用目標と応用

- ■ 応　用
  - ・悪性腫瘍：化学療法・放射線療法の副作用軽減，再発・転移の予防
  - ・体力低下：手術後，産後，大病後，慢性疲労　など
  - ・難治性再発性感染症
  - ・その他：痔瘻，貧血，冷え症，寝汗，脱毛，不眠，健忘　など
- ■ 症　候
  - ・体力低下，無気力，疲労倦怠感，貧血傾向，顔色不良，手足の冷え，皮膚粘膜乾燥萎縮，脱毛，爪が割れる，栄養不良，寝汗，微熱，咳嗽　など
- ■ 体　質
  - ・虚弱で比較的痩せ型が多い

食欲低下，腹痛，下痢などを起こすことがあり，注意を要する．この場合，この処方を中止し，補中益気湯，六君子湯，人参湯などの使用を考慮するとよい．

論　説

1 原　典

　一般には『太平恵民和剤局方』巻5治痼冷附消渇の淳祐新添方[1]の記載をもって原典とする．しかし，陳言（無択）の『三因極一病証方論』巻13虚損証治[2]に「養栄湯」の名で同文がある．淳祐新添方とは淳祐年間（1241-52）に付加された処方であり，『三因極一病証方論』は南宋代の1174年に著された書であるから，『太平恵民和剤局方』の記載は，『三因極一病証方論』を踏襲したものと考えられる[3,4]．ただし，処方名までを含めれば『太平恵民和剤局方』を原典とする考え方もありうる〈注1〉[5]．条文は，いずれにしても同じである．

陳師文，他『増広太平恵民和剤局方』巻5
治痼冷附消渇・淳祐新添方[1]

〔条文〕積労，虚損，四肢沈滞，骨肉酸疼，吸々少気，行動喘啜，小腹拘急，腰背強痛，心虚驚悸，咽乾唇燥，飲食味無く，陽陰衰弱，悲憂惨戚，多臥少起，久しき者は積年，急なる者は百日にして，漸く痩削に至り，五蔵の気竭き，振復すべきこと難きを治す．また，肺と大腸と俱に虚し，咳嗽，下利，喘乏，少気，嘔吐，痰涎を治す．

〔大意〕慢性の疲労で体力が低下して，手足が重だるい，体がうずくように痛む，呼吸が浅い，行動すると喘いで息切れがする，下腹がひきつり痛む，腰から背が強ばり痛む，心が弱くなって少しのことにも驚き胸さわぎがする，喉や唇が乾燥する，飲食物の味が感じられない，身体全体が衰弱，悲哀や憂鬱な感じを覚えて惨めで寂しい気がする，寝てばかりいる，長いものでは数年，早いものでは100日ほどで痩せ細る，内臓の働きが落ちて回復できないという者を治す．また"肺"と"大腸"が虚し，咳嗽，下痢，喘鳴，呼吸困難，嘔吐，喀痰があるものを治す．

〔解説〕これらの症状からは，肺結核などで身体全体が衰弱した状態と考えられる．咳嗽喀痰，息切れなどの気道症状，抑うつ気分と思われる症状などもあるときに用いられたように見える．"肺""大腸"は"五臓六腑"としてのそれであり，今日の解剖学的な肺や大腸とニュアンスが異なるであろう．

2 中国医書の記載

■『証治要訣』（1443年刊）〈注2〉[6] 巻7寒熱門独熱[7]には「諸失血の後，褥労，久痢，諸虚の後，発熱する者は，皆，美き証に非ず．…外，夜に遇う毎に，身，微熱を発し，病人，覚えず，早きに起きて，動作に事無く，飲食，恒の如く，既に別証無きは，只だ是れ，血虚，陽を済わざるを疑うべし．宜しく之を潤補すべし．参蘇飲二分に四物湯一分を和し匂えて，茯苓補心湯と名づく．熱，稍や減ずるを候いて，継ぐに，養栄湯，十全大補湯を以てす」（大意：出血，出産，慢性下痢などの後で体が虚して後に発熱することがあるが，これはよい徴候ではない．…毎晩微熱が出て，わけ

〈注1〉『観聚方要補』[5]は，出典を『局方』（『増広太平恵民和剤局方』）とし，「積労虚損，心虚驚悸，咳嗽を治す」と抄録する．

〈注2〉『証治要訣』：真柳[6]によれば，本書は『証治類方』とともに，朱丹渓の高弟である戴元礼（戴思恭）の著と伝えられてきたが，脈診にまったく触れないなど，内容等の点から真の作者が戴思恭でないことはほぼ確実であり，真の作者は不明で，その成立年代は元末明初の14世紀後半と推測されるという．山田業広が高く評価したとされる書である．

もなく早朝に目が覚めるが，日常動作は異常なく食欲もあり，他に特別な症状もないという場合には，血虚によるものである疑いがある．治療方針は潤補がよい．参蘇飲と四物湯を2対1で混合した茯苓補心湯を用いる．それに続いて，発熱が少し減ってきた状態では，人参養栄湯や十全大補湯を用いる）とあり，巻5虚損門五労[8]には「五労とは五臓の労なり．…其の病，頭旋眼暈，身疼脚弱，心怯気短，自汗盗汗，或は発熱，或は五心常に熱す，或は往来潮熱，或は骨蒸，熱を作し，夜に悪夢多く，昼に精神少なく，耳内に蝉鳴き，口苦くして味無く，飲食減少す．此れ皆，労傷の証なり．…十全大補湯，…或は人参養栄湯…に宜し」（大意：五労とは五臓の労である．…その症状は，めまい，身体の痛み，脚が弱くなる，動悸，息切れ，発汗，寝汗，悪寒発熱，身体全体の熱感，往来潮熱，"骨蒸"の熱など，さまざまな熱型を現し，夜は悪夢が多く，日中はボーッとしている，耳鳴，口が苦くて味がしない，食欲減少などで，すべて労傷の症候である．…十全大補湯，人参養栄湯などがよい）とある．いずれも結核類似症状の初期に用いることを述べているように思われる．

■薛己の『内科摘要』（1545年頃成立）[9]各症方薬[10]には，「人参養栄湯は，脾胃倶に虚し，発熱悪寒，四肢倦怠，肌肉消痩，面黄短気，食少なく瀉を作すを治す．若し気血虚して，変じて諸証を見せば，能く状を名づくること莫れ．其の病を論ずること勿れ．其の脈を論ずること勿れ．但若此の湯を用うれば，其の病，悉く退く」（大意：人参養栄湯は，脾胃がともに虚し，発熱，悪寒，手足の倦怠感，体重減少，貧血，息切れ，食欲低下，下痢を治す．もし気血が虚したのであれば，様々な症状を現したとしても，その症状，病名，脈を詮索することなく，ただ人参養栄湯を用いれば，その病気はことごとく治る）とある．

■薛己の『外科枢要』（1545年頃成立・1571年刊）[9]治瘡瘍各症附方[11]にも，「人参養栄湯は，脾胃虧損，気血倶に虚し，発熱悪寒，四肢倦怠，肌肉消痩，面色痿黄，汲々短気，食少なく渇を作すを治す．凡そ大病後には，最も宜しく此を用うべし」とある．

■呉崑の『医方考』（1584年成立）巻3虚損労療門・人参養栄湯[12]には，「脈極は，忽忽として喜ば忘れ，顔色少なく，眉髪堕落す．此の方，之を主る」とある．"脈極"は，一種の循環障害か．これによって，もの忘れしやすい，顔色不良，髪の毛や眉毛が抜けるという症候が起こる，これに人参養栄湯を用いるという．この説が呉崑のオリジナルなのか，どこかに典拠があるのかはわからないが，江戸期の医家が，この記載から影響を受けたことは間違いない．

■龔信・龔廷賢の『古今医鑑』（1576年成立）巻7補益には，「人参養栄湯は，積労，虚損，四肢倦怠し，肌肉消痩して顔色少なく，汲々として短気し，飲食味なきを治す」[13]（大意：人参養栄湯は，疲労が蓄積して体力を損ない，手足がだるく，痩せ衰えて顔色も悪く，息が切れ，食事をしても味がないように感ずる者を治す）とある．龔廷賢の『万病回春』（1587年成立）にも巻3発熱に，「血虚，汗有り，潮熱する者には，人参養栄湯」とし，以下に，『古今医鑑』と同文がある[14]．

3 江戸時代医家の論説（筆者意訳）

■曲直瀬道三（1507-94）らは『衆方規矩』補益通用門[15]で，「大病後に，気力がなくなり（"正気疲れ"），精神がぼんやりとし（"心神恍惚"），顔色が悪く，しばしば忘れ，しばしば臥床する者を治す．…案ずるに，気血が虚して様々な症状に変化する者には，症を問わず，脈を論ぜず，ただこの薬を用いると諸症状がことごとくなくなる．その効果は甚だ多い．これは薛立斎の論じたことである」と

いう．薛立斎（薛己）の論とは，『内科摘要』のことであろう．

■長沢道寿（?-1637）は『医方口訣集』[16]で，「自分が思うに，この処方は十全大補湯に五味子と遠志を加えたものである．大病後に，元気が疲労で枯渇し（"正気が労れ枯れ"），精神がぼんやり（"恍惚"）として，顔色蒼白（"痿白"）になり，忘れっぽくなり，また臥床したがる者には，これを用いるとよい」といい，その後に『医方考』の記載を引用する．

■津田玄仙（1737-1809）の『療治経験筆記』には，「人参養栄湯を諸病に用いる目的（＝使用目標）」として，①毛髪脱落（毛が脱け落ちる），②顔色無澤（顔のつやがない），③忽々健忘（もの忘れしやすい），④只淡不食（無気力で食欲がない），⑤心悸不眠（動悸がして不眠），⑥周身枯渋（全身の皮膚が枯燥），⑦爪枯筋涸（爪の栄養状態が悪く，筋が萎縮）を挙げ，「人参養栄湯は体液（"津液"）の枯渇を使用目標にする．十全大補湯は"気血の虚寒"を使用目標とする．帰脾湯は"心脾の血虚"を使用目標とする」という[17]．また，「毛髪枯槁とは，毛の潤いがぬけ，赤く縮んで艶がなく，甚だしいものは前髪も眉毛なども抜け落ちてなくなるものだ．爪なども色つやなく潤いがなくなり，乾燥して折れやすくなる．また全身も潤いがなくなって古い渋紙にさわるような感じになるものである．…これを"毛髪枯槁"とも"脈極"の症とも云う．この症は，黄耆建中湯または人参養栄湯が正面の処方である．この二処方は毛髪が抜けやすく色赤くなることを目的に用いると至ってよい」[18]といい，『名医方考』（＝『医方考』）の前記部分を引用する．十全大補湯に比べると，体液の枯渇して皮膚粘膜乾燥が強い例に人参養栄湯を用いるとする．津田玄仙のこの説は，『医方考』によるものと思われるが，現在の実地臨床でも参考になる．

■浅井貞庵（1770-1829）は『方彙口訣』[19]で，「これも名高い薬で，"脾肺ともに虚する"というのが目的である．十全大補湯，帰脾湯，医王湯（＝補中益気湯），八物湯（四君子湯＋四物湯）の類は皆，"脾肺の虚"というものを目的として用いる．…この人参養栄湯などは，"脾肺"の"血虚"・"気虚"ともに用いてよい処方である．…その症状は，寒熱があって四肢が疲れ，肌は痩せ，面は黄ばみ，息切れがして下痢するというものに用いる．また外科が必要とする処方で，腫れ物が膿を持ちながら虚し，疲れのあるものに効果がある．虚労に属するものには毎度使う処方である．…また傷寒，大病で食べ物が食べられないというものや，精液が乏しいというものにも用いる」という．

■百々漢陰（1776-1839）・百々鳩窓（1808-78）は『梧竹楼方函口訣』養栄湯[20]（＝人参養栄湯）で，「この処方は，"虚労"の人で発熱がないものによい．…熱がなく，ただ"虚損"（体力の低下）が甚だしい者によい．黄耆建中湯，炙甘草湯を使う場合と似ているが，症状にしたがって選ぶ必要がある．『名医方考』では，この処方を"脈極"に用いている．自分もしばしば用いて経験がある．"脈極"というのは婦人などに多い．何となく顔色が憔悴し，頭髪が櫛けずるごとにたくさん抜ける．この症状は，"時疫"（流行性感染症），産後や，あらゆる大病が癒えた直後に起こりやすい」といい，呉崑の『医方考』の説に賛同している．

■浅田宗伯（1815-94）は『勿誤薬室方函口訣』[21]で，「人参養栄湯は"気血両虚"が主であるが，十全大補湯に比べると遠志，橘皮（＝陳皮），五味子があるので，"脾"（消化器）と"肺"を維持する力が優っている．『三因極一病証方論』では，"肺と大腸と倶に虚す"（肺経，大腸経の意か）ことを目標にして，下痢，喘鳴，息切れに用いており，万病ともにこの意のあるところに用いるとよい．また，

"傷寒"（重い急性感染症）の"壊病"（誤った治療で変則的な症候を呈した状態）に，先輩は炙甘草湯とこの処方とを使い分けている．よく考える必要がある．また，"虚労"（慢性疲労，結核など）で熱があって咳が出て下痢する者に用いる」という．

■ 浅田宗伯の『先哲医話』高階枳園の項[22]には，「心中，血養を失えば則ち必ず怔忡を為す」（貧血状態になると動悸がするの意か）とし，これによる"怔忡"（動悸・胸さわぎ）には，四物湯，八珍湯，十全大補湯，人参養栄湯の中から選んで用いる，いずれの処方にも麦門冬湯と酸棗仁を加えるとよいとある．

■ なお，華岡青洲（1760-1835）は『瘍科方筌』[23]で，人参養栄湯は「痔漏を治するの専剤なり」とし，彼の弟子である本間棗軒（1804-72）も『瘍科秘録』痔疾門[24]で「痔漏の患部を切除した後には人参養栄湯を主剤とする」と，痔瘻に人参養栄湯を推奨している．

4 近年の論説

■ 矢数道明（1905-2002）は，「毛髪脱落し，顔色光沢なく枯燥，心悸亢進，不眠，健忘症などを目標にして用いる．病後の衰弱・産後の衰弱・結核症の衰弱などに応用する」という．先人の説を継承していることがわかる[25]．

症 例

症例 大腸癌術後の衰弱（杵渕彰治験）[26]

「57歳の男性で，大腸癌の術後にこの方を続けている方があります．この患者さんは自分で癌のことを知っており，初めは不安感が強かったものですから，十全大補湯よりも遠志の入っているこちらの方がよいと考えて使い始めたわけです．受診された時は，術後で痩せが目立ち，抗癌剤のためか食欲もほとんどない状態でした．服薬している間に抗癌剤も中止され，見る見るうちに体力も回復されました．術後2年目の現在では運動もできるようになっております．」（原文のまま）

鑑 別

■ **十全大補湯**

非常によく似ていて鑑別は難しい．応用される疾患・症状はほとんど同じである．人参養栄湯のほうが，いくらか胃腸に負担が少なく，気道症状に有用と思われるが，大きな違いではない．脱毛，爪が割れる，皮膚枯燥，不眠，もの忘れが強いという例には人参養栄湯をまず用いる．呼吸器系の悪性腫瘍などには，十全大補湯よりも人参養栄湯がよいとする説がある．

■ **補中益気湯**

悪性腫瘍，消耗状態，疲労倦怠などで要鑑別．補中益気湯には皮膚粘膜の乾燥萎縮，脱毛，貧血傾向はない．十全大補湯，人参養栄湯で胃腸障害が起こる例に用いる．

■ **帰脾湯**

虚弱者の疲労倦怠，貧血傾向，不眠で要鑑別．皮膚粘膜の枯燥傾向はなく，抑うつ傾向，神経症傾向のある例に用いる．

■ **黄耆建中湯**

虚弱者の皮膚症状，発汗傾向に用いる際に要鑑別．黄耆建中湯は多くの場合，腹痛など過敏性腸症候群の傾向がある．皮膚粘膜の乾燥萎縮はあっても軽微と思われる．

Evidence

I．臨床研究

1 婦人科癌治療後の全身状態改善と体力回復に有効（水野ら，1993）[27]

〔概要〕婦人科癌（子宮頸癌・子宮体癌・卵巣癌）の治療（手術療法・化学療法・放射線療法）終了後1ヵ月以上を経過して，食欲

不振,疲労倦怠感,体力の低下,手足の冷え,手足のしびれ,寝汗,立ちくらみ(貧血)のうちのいずれか1つ以上の自覚症状を有する外来患者を対象とする,人参養栄湯投与群46例と非投与群(対照群)44例との群間比較試験(open study).結果として,①全般改善度は,投与群が非投与群に比して有意に改善した(U検定:$p<0.001$).②層別全般改善度は,化学療法群,放射線療法群で投与群が非投与群よりも有意に改善した(それぞれ$p<0.0033$, $p<0.0426$).③診断別改善度は,子宮頸癌,卵巣癌で投与群が非投与群よりも有意に改善した(それぞれ$p<0.0173$, $p<0.0114$).④副作用は1例のみで,食欲不振,疲労倦怠感であったという.

2 抗癌剤との併用で自覚症状軽減(大原ら,1993)[28]

〔概要〕抗癌剤(テガフール)投与を受けている患者を,封筒法によりA)補中益気湯投与群,B)人参養栄湯投与群,C)対照群に割付けたランダム化比較試験.期間6ヵ月間.対象192例のうち,有効性評価がなされたのは162例(A群57例,B群56例,C群49例).結果として,自覚症状(食欲不振・悪心・嘔吐・疲労倦怠感など)は,対照群に比して補中益気湯群(U検定:$p<0.01$, χ^2検定:$p<0.05$),人参養栄湯群(U検定:$p<0.05$, χ^2検定:$p<0.05$)ともに有意に改善した.全般改善度,有用度判定でも,C群に比してA群・B群で有意に改善したという.

3 放射線療法中の白血球減少の予防と自覚症状改善(大川ら,1995)[29]

〔概要〕悪性腫瘍で放射線療法開始する患者を人参養栄湯投与(照射開始から終了まで連続投与)群と非投与群とに電話法(central telephone order system)によりランダム化した比較試験であり,白血球減少および自覚症状(全身倦怠感・食欲不振など)に対する治療効果を検討した.126例が解析対象,うち不適格例を除き116例(投与群56例,非投与群60例)で有効性を評価.結果として,①主治医による最終全般改善度では,投与群が非投与群よりも有意に改善した(U検定:$p=0.0001$).②試験終了時の白血球数3,000/mm^{3}以上を維持している症例数(投与群51例/56例,対照群42例/60例)は,投与群が対照群よりも有意に多かった(Fisher's exact test:$p<0.005$).③副作用は6.3%(4例/63例)で,発疹1例,腹部症状(下痢など)3例であった.重篤な副作用はなかったという.

4 慢性C型肝炎のリバビリン併用療法における貧血軽減効果(Motooら,2005)[30]

〔概要〕インターフェロン interferon(IFN)-α2bとリバビリン ribavirin(RBV)との併用治療を受けている慢性C型肝炎患者23例を,人参養栄湯(6g/日)投与の有無により無作為に2群に分けて評価した.投与群10例,非投与群(対照群)13例で,背景因子に有意差はなかった.18例が24週間の治療スケジュールを完遂した.結果として,生化学的およびウイルス学的検査には,両群間に有意差はなかった.ヘモグロビンHb低下の最大値は,投与群2.59±1.10g/dL,対照群3.71±0.97g/dlと,人参養栄湯群が対照群よりも有意に少なかった($p<0.026$).血清抗酸化酵素(glutatione peroxidase)活性,血清RBV濃度,Th1/Th2比は,両群間で有意差がなかった.投与群で特別な副作用の発現はなかった.結論として,慢性C型肝炎に対するIFN-α2bとRBVの併用療法でRBVによる貧血を軽減させる補助療法として,人参養栄湯は有用なことが示唆されたという.

II. 基礎研究

済木ら[31-33]によれば,BALB/cマウスにお

いて結腸癌Colon26-L5細胞を門脈内に注入することにより形成される肝転移，および同細胞の尾静脈内移入により形成される肺転移に対する十全大補湯および人参養栄湯の経口投与（注入前7日間）による抑制効果を検討した結果，十全大補湯は肝転移を有意に抑制したが，肺転移は抑制しなかった．人参養栄湯は肝転移は抑制せず，肺転移を有意に抑制した．このように，同一の癌細胞と同系のマウスの転移病態モデルを用いて，2つの方剤の臓器選択的な転移抑制効果が観察されたという（56. 十全大補湯 参照）．

附　記

■ 遠志について

ヒメハギ科のイトヒメハギ Polygala tenuifolia Willdenow（Polygalaceae）の根[34]であり，成分としては onjisaponin A～G, polygalitol などであり，薬理としては onjisaponin B, E, F に cAMP phosphodiesterase 阻害作用，onjisaponin F に中枢作用，3,4,5-trimethoxycinnamic acid（TMCA）に抗ストレス作用が認められている[35,36]．臨床的には，強壮，鎮静，去痰剤とされる[37]．人参養栄湯のほか，医療用漢方製剤の中では精神神経疾患に用いる帰脾湯，加味帰脾湯に含まれ，また煎剤であるが，精神疾患に用いるとされる竜骨湯にも含まれる生薬である．

なお，竜骨湯は，王燾の『外台秘要方』巻15 風狂及諸風[38]に，「竜骨湯は，宿驚，失志，忽忽として喜忘れ，悲傷して楽しまず，陽気起たざるを療するの方」とあり，竜骨，茯苓，桂皮，遠志，麦門冬，牡蛎，甘草，生姜の8味からなる処方である．浅田宗伯は『勿誤薬室方函口訣』竜骨湯[39]で「此の方は，失心風（＝精神障害）を主とす．其の人，健忘，心気鬱々として楽しまず，或は，驚搐（＝痙攣），不眠，時に独語し，痴の如く狂の如き者を治す．此の方にして一等虚する者を帰脾湯とするなり」という．『漢方診療医典』では，躁鬱病の項[40]に「筆者（大塚敬節と思われる）は，これを用いて数人の患者を治癒せしめた」とある．

引用文献

1) 陳師文，他：増広太平恵民和剤局方，5-36b～37a，和刻漢籍医書集成第4輯（小曽戸洋，他編），p.103-104，エンタプライズ，1988.
2) 陳言：三因極一病証方論，13-21b～22a，和刻漢籍医書集成第1輯（小曽戸洋，他編），p.179，エンタプライズ，1988.
3) 小曽戸洋：漢方一話 処方名のいわれ，102 人参養栄湯．漢方医学，26(1)：23，2002.
4) 小山誠次：古典に基づく エキス漢方方剤学，p.506-510，メディカルユーコン，1998.
5) 多紀元簡・著，元胤・元堅・元昕ら改訂：『観聚方要補』安政版，2-54a，『観聚方要補』安政版刊行委員会復刻版，p.69，医聖社，2013.
6) 真柳誠：『証治要訣』『証治類方』解題，和刻漢籍医書集成第7輯（小曽戸洋，他編），解説 p.（2）～（5），エンタプライズ，1989.
7) 伝・戴元礼：証治要訣，7-3b～4a，和刻漢籍医書集成第7輯（小曽戸洋，他編），p.48，エンタプライズ，1989.
8) 伝・戴元礼：証治要訣，9-1a～b，和刻漢籍医書集成第7輯（小曽戸洋，他編），p.59，エンタプライズ，1989.
9) 小曽戸洋：漢方古典文献概説 42 明代の医薬書（その8）．現代東洋医学，14(4)：577-582，1993.
10) 薛己：内科摘要，欽定四庫全書＜薛己『薛氏医案』，1-45b＞－四庫医学叢書『薛氏医案一』，p.［763-26］，上海古籍出版社，1991.
11) 薛己：外科枢要，欽定四庫全書＜薛己『薛氏医案』，16-24b＞－四庫医学叢書『薛氏医案一』，p.［763-377］，上海古籍出版社，1991.
12) 呉崑：医方考，3-8a～9a，和刻漢籍医書集成第10輯（小曽戸洋，他編），p.75-76，エンタプライズ，1990.
13) 龔信，龔廷賢：古今医鑑，7-3b，和刻漢籍医書集成第11輯（小曽戸洋，他編），p.142，エンタプライズ，1991.
14) 龔廷賢：万病回春，3-70b～71a，和刻漢籍医書集成第11輯（小曽戸洋，他編），p.125-126，エンタプライズ，1991.
15) 曲直瀬道三・原著，曲直瀬玄朔・増補：医療衆方規矩，近世漢方医学書集成5巻（大塚敬節，他編），p.382-383，名著出版，1979.
16) 長沢道寿・著，中山三柳・増訂，北山友松子・増広：医方口訣集，近世漢方医学書集成63巻（大塚敬節，他編），p.57-59，名著出版，1982.
17) 津田玄仙：療治経験筆記，近世漢方医学書集成73巻（大塚敬節，他編），p.415-416，名著出版，1983.

18) 津田玄仙：療治経験筆記，近世漢方医学書集成 73 巻（大塚敬節，他編），p.413-414，名著出版，1983．
19) 浅井貞庵：方彙口訣，近世漢方医学書集成 78 巻（大塚敬節，他編），p.230-232，名著出版，1981．
20) 百々漢陰，百々鳩窓：梧竹楼方函口訣，復刻版，p.147-148，春陽堂書店，1976．
21) 浅田宗伯：勿誤薬室方函口訣，近世漢方医学書集成 96 巻（大塚敬節，他編），p.42，名著出版，1982．
22) 浅田宗伯：先哲医話，近世漢方医学書集成 100 巻（大塚敬節，他編），p.268-269，名著出版，1983．
23) 華岡青洲：瘍科方筌，近世漢方医学書集成 30 巻（大塚敬節，他編），p.425，名著出版，1980．
24) 本間棗軒：瘍科秘録，近世漢方医学書集成 114 巻（大塚敬節，他編），p.37，名著出版，1980．
25) 矢数道明：臨床応用漢方処方解説・増補改訂版，p.682，創元社，1981．
26) 杵渕彰：衆方規矩解説 (73)・人参養栄湯・帰脾湯，漢方医学講座，41：52，1987．
27) 水野正彦，他：婦人科癌治療後の全身状態改善・体力回復に対する人参養栄湯の臨床評価—非投与群との臨床比較試験—，産科と婦人科，60(10)：1533-1545，1993．
28) 大原毅，他：補中益気湯，人参養栄湯のテガフールとの併用療法に関する有用性の検討，薬理と治療，21(11)：4423-4434，1993．
29) 大川智彦，他：悪性腫瘍患者の放射線照射に伴う白血球減少および自覚症状に対する人参養栄湯の有効性の検討—非投与群との電話法による多施設比較試験—，癌の臨床，41(1)：41-51，1995．
30) Motoo Y, et al：Herbal medicine Ninjinyoeito ameliorates ribavirin-induced anemia in chronic hepatitis C：a randomized controlled trial. World J Gastroenterol, 11(26)：4013-4017, 2005.
31) 済木育夫：現代医学からみた東洋医学 ⑩ 漢方薬の抗腫瘍効果とその作用機序—補剤を用いた癌転移の抑制，医学のあゆみ・別冊，p.44-48，2003．
32) 済木育夫：がんの転移と漢方薬，科学，75(7)：842-845，2005．
33) Matsuo M, et al：Organ selectivity of Juzen-taiho-to and Ninjin-yoei-to in the expression of anti-metastatic efficacy. J Trad Med, 19：93-97, 2002.
34) 厚生労働省：第 16 改正日本薬局方，p.1465，2011．
35) 木村孟淳，他・編集：新訂生薬学，改訂第 7 版，p.68，南江堂，2012．
36) 北川勲，金城順英，桑島博，三川潮，庄司順三，滝戸道夫，友田正司，西岡五夫，野原稔弘，山岸喬：生薬学，第 8 版，p.305-306，廣川書店，2011．
37) 大塚敬節，矢数道明，清水藤太郎：漢方診療医典，第 6 版，p.406，南山堂，2001．
38) 王燾：外台秘要方，15-3a〜b，復刻版，東洋医学善本叢書 4，宋版外台秘要方・上，p.279，東洋医学研究会，1981．
39) 浅田宗伯：勿誤薬室方函口訣，近世漢方医学書集成 96 巻（大塚敬節，他編），p.74，名著出版，1982．
40) 大塚敬節，矢数道明，清水藤太郎：漢方診療医典，第 6 版，p.316，南山堂，2001．

101 排膿散及湯
hainosankyuto

製品番号：122

〔構成生薬〕
桔梗，甘草，大棗，生姜，枳実，芍薬

処方の特徴

1 処方概要

排膿散及湯は，皮膚粘膜の化膿性炎症に用いる処方の一種である．『金匱要略』の排膿湯と排膿散とを合方したことから排膿散及湯と称される．

排膿湯は桔梗湯加大棗・生姜であり，排膿散は桔梗，枳実，芍薬，鶏子黄からなる．

排膿散は「疼痛をともなう化膿性の腫物で，…患部が緊張し，炎症性浸潤強く，堅硬の状態を示している諸疾患に用いる」とされ，排膿湯は「化膿症の初期，または緩症に用いる」とされる[1]．

両処方を合方した排膿散及湯（ただし，鶏子黄は入れない）は，排膿散より穏やかな処方となり，より幅広く使用できる．

2 使用目標と応用

排膿散及湯は，化膿性腫物の比較的初期で炎症性浸潤のために患部が硬く痛みをともなう状態に用いるが，遷延して痛みも軽くなったが排膿は続くというものにもよい．胃下垂高度な者では胃腸障害に注意すべきである．

癤，癰，瘭疽などに応用されるが，抗菌薬との併用が必要なことも少なくない．

論 説

1 原 典

排膿散及湯は日本で創られた処方である．尾台榕堂（1799-1870）の『類聚方広義』頭註には「東洞先生，排膿湯に排膿散を合して排膿散及湯と名づく．諸瘡瘍を療す」とあり，吉益東洞（1702-73）が排膿散と排膿湯を合方して排膿散及湯と名づけたという[2]〈注1〉[3,4]．

排膿散と排膿湯は，『金匱要略』瘡癰腸癰浸淫病篇[5]に記載されるが，処方内容のみで使用法の指示が失われている．

そこで，東洞の考え方を見ると，『方極』に排膿散は「瘡家，胸腹拘満，若しくは粘痰を吐し，或いは膿血を便する者を治す」[6]，排膿湯は「膿血および粘痰急迫の者を治す」[7]とある．

2 江戸時代医家の論説（筆者意訳）

排膿散及湯の記載は見いだせないので，排膿散および排膿湯についての記載を紹介する．

- 有持桂里（1758-1835）の『稿本方輿輗』の腸癰門[8]には，排膿散について，腸癰（急性虫垂炎）の軽症に用いるほか腫物の排膿を促進する薬として有効であり，痔瘻，瘰癧（頸部リンパ節炎），諸種の瘡瘍で排膿が遷延しているものによいとし，痔疾門[9]には「これは痔漏内托の処方である」という．
- 百々漢陰（1776-1839）・百々鳩窓（1808-78）の『梧竹楼方函口訣』巻之三・腸癰にも，「排膿散は腸癰のやや虚候に変じた者に用いる薬である」[10]とある．
- 浅田宗伯（1815-94）[11]は，排膿散は諸種の瘡瘍を治す効力が強く，その妙は桔梗と枳実の配合にある，煎剤にするときは排膿湯と合方するとよいという．

〈注1〉なお，『東洞先生投剤証録』[3]に「排膿散及湯合方」と，わざわざ合方と注記している点で，東洞は排膿散及湯を独立した処方と見たわけではない．これを東洞の命名としたのは尾台榕堂の誤りとする説もある[4]．

3 近年の論説

- 『漢方診療医典』[12)]は，「排膿散は疼痛をともなう化膿性の腫物で，患部が緊張，堅硬の状態を呈すものに用いる．そこで癰，疔，癤，リンパ腺炎，瘭疽などに用いる機会があり，寒性膿瘍や慢性の腫物には不適なことが多い．…排膿湯は排膿散を用いる前（これらの腫物の極めて初期），または排膿散を用いて，大勢のくじけた後に用いる」とする．

- 大塚敬節（1900-80）は，「排膿散は，…排膿を主とする．…癰，乳房炎，リンパ腺炎などで，膿を排除する目的に頓服として用いる．…排膿湯は…，排膿散を用いる前に，これを使用する機会がある．排膿散では患部が半球状に隆起して硬くなっているのを目標とするが，排膿湯は，まだ著しい隆起が起こらない初期に用いる」[13)]という．

- 矢数道明（1905-2002）は，排膿散は「疼痛をともなう化膿性の腫物で，…患部が緊張し，炎症性浸潤強く，堅硬の状態を示している諸疾患に用いる．すなわち，癰，癤，疔，リンパ腺炎，瘭疽，面疔，皮下膿瘍，蜂窩織炎，筋炎，扁桃膿瘍，蓄膿症，歯齦炎，歯槽膿漏，眼瞼麦粒腫，…痔瘻，乳腺炎…などに広く応用される」[14)]という．

症 例

症例 副鼻腔炎に排膿散及湯（松田邦夫治験）[15)]

〔患者〕25歳 女性

〔現病歴〕小さいときから副鼻腔炎を患っている．鼻はいつも具合が悪く，つまって呼吸が苦しい．嗅覚はない．後鼻漏があり，汚い濃い痰が多い．肩はこらない．その他，足が冷える，冷えると頻尿傾向，腰痛があるという．便秘症で7日もないことがあり，時々下剤を飲む．

〔身体的所見〕身長150cm，体重44kg．体つきはしっかりしており，筋肉の発達はよい．その他，特別の身体的所見はない．月経も順調で痛みはない．血圧98-58mmHg．

〔経過〕はじめ葛根湯加川芎辛夷大黄を2週間用いたが，無効．そこで，排膿散及湯加大黄（1.0g）を投与．すると，少しずつ具合がよいというので，本方を続けること1年4ヵ月，諸症状はほぼ消失して廃薬した．

〔考察〕排膿散及湯は一般に，体力中等度の人の皮膚化膿症の初期などに用いられるが，副鼻腔炎にも有効な場合がある．それは，この例のように葛根湯加川芎辛夷が無効で，膿性の後鼻漏を主症状とする者である．なお，抗菌薬と排膿散及湯とを併用してよい場合がある．（抄）

鑑 別

- **十味敗毒湯**

皮膚化膿巣で要鑑別．十味敗毒湯は，排膿散及湯よりも遷延した例，慢性例に用いる．

- **葛根湯**

扁桃炎，皮膚炎，外耳道炎などのごく初期，実証には葛根湯の有効な例がある．排膿散及湯は，その後の時期に用いる．

引用文献

1) 矢数道明：臨床応用漢方処方解説，増補改訂版，排膿散／p.479-482，排膿湯／p.482-484，創元社，1981.
2) 尾台榕堂：類聚方広義，排膿湯・頭注／p.221，排膿散・頭注／p.312，近世漢方医学書集成57巻（大塚敬節，他編），名著出版，1980．にもほぼ同文がある．
3) 吉益東洞：東洞先生投剤証録，近世漢方医学書集成11巻（大塚敬節，他編），p.527，名著出版，1979.
4) 小山誠次：古典に基づく エキス漢方方剤学，p.514，メディカルユーコン，1998.
5) 張仲景：元・鄧珍本『金匱要略』，02-24b～02-25a，復刻版，p.126-127，燎原書店，1988.
6) 吉益東洞：方極，近世漢方医学書集成12巻（大塚敬節，他編），p.408-409，名著出版，1980.
7) 吉益東洞：方極，近世漢方医学書集成12巻（大塚敬節，他編），p.392，名著出版，1980.
8) 有持桂里：稿本方輿輗，巻之九腸癰，53b～54a，歴代漢方医書大成（電子版），059-00-0591B．

9) 有持桂里：稿本方輿輗, 巻之十七痔, 57b, 歴代漢方医書大成（電子版）, 059-00-1151A.
10) 百々漢陰, 百々鳩窓：梧竹楼方函口訣, 歴代漢方医書大成（電子版）, 027-00-0093A.
11) 浅田宗伯：勿誤薬室方函口訣, 桔梗湯／02-34a／p.235, 排膿散／01-10a／同 p.29, 近世漢方医学書集成 96巻（大塚敬節, 他編）, 名著出版, 1982.
12) 大塚敬節, 矢数道明, 清水藤太郎：漢方診療医典, 第 6版, p.380, 南山堂, 2001.
13) 大塚敬節：症候による漢方治療の実際, 第5版, 排膿散・排膿湯, p.144-145, 南山堂, 2000.
14) 矢数道明：臨床応用漢方処方解説, 増補改訂版, 排膿散／p.479-482, 排膿湯／p.482-484, 創元社, 1981.
15) 松田邦夫：症例による漢方治療の実際, p.276-277, 創元社, 1992.

102 麦門冬湯
bakumondoto

製品番号：29

〔構成生薬〕
麦門冬，半夏，粳米，大棗，人参，甘草

処方の特徴

1 処方概要

　麦門冬湯は，気管支炎，気管支喘息，慢性閉塞性肺疾患（慢性気管支炎，肺気腫），遷延性咳嗽など，気道疾患全般に用いる漢方薬の1つである．少しの刺激で"むせるように咳き込む"と表現されたときに使用を考慮する．背景に，気道の遷延性炎症による気道過敏性亢進がある．

　古典的漢方の考え方では"大逆上気"に用いるとされる．これは強い咳き込みを，"気"という眼に見えないものが下から上に激しく逆上してくると表現した言葉と解釈できる．この処方のもう1つの特徴は，気道の"滋潤剤"とされる点である．気道分泌が減少して粘膜が乾燥した状態に用い，気道分泌を促すと考えられるので，気道に"潤い"をつける薬，すなわち，漢方でいう"滋潤剤"とするのである．

　麦門冬は，ジャノヒゲ Ophiopogon japonicus Ker-Gawler（Liliaceae）の根の膨大部を乾燥したものとされる[1]．成分として，ステロイドサポニンである ophiopogonin A～D などを含有し，薬理では，鎮咳作用（水製エキスはモルモット気管粘膜の器械的刺激により誘発した咳を有意に抑制するものの，上咽頭神経の電気的刺激で起こした咳には無効とされる．ophiopogonin B, C, D の混合物にサブスタンス P，ニューロキニン A などのタキキニンにより誘発した咳を末梢性に抑制する作用がある）のほか，水製エキスに血糖降下，抗炎症作用（メタノールエキスに浮腫抑制作用），抗菌作用などがあるとされる[2-4]．臨床的には，消炎性滋養，解熱，強壮，鎮咳，去痰，止渇剤で，咳嗽，咽喉炎，肺結核に用いるとされる[5]．

2 使用目標と応用（表1）

　症候としては，気道過敏による咳き込みが主たる目標である．感冒などの気道感染症で，発汗後や解熱後に，発作的に咳き込むこと，多くの場合は痰がほとんどなく咳の最後に少量出ること，ひどい場合には一度始まると連続的な強い咳き込みのために顔面紅潮して最後に吐きそうになることなどが特徴である．軽症例では，長く話していると咳き込む，たばこの煙や冷たい空気を吸うと咳き込むとい

表1　麦門冬湯の使用目標と応用

- ■ 応　用
  - ・気管支炎，遷延性咳嗽，気管支喘息，慢性閉塞性肺疾患（COPD），嗄声　など
- ■ 症　候
  - ・気道の炎症による気道過敏
  - ・咳反射が亢進して発作的に強く咳き込む
  - ・急性例では乾咳だが，慢性例では喀痰をともなうことがある
  - ・喉がつまるような不快感や乾燥感をともなう
- ■ 体　質
  - ・やや虚弱～中等度以上

う程度である．空気の乾燥する冬期に使用することが多い．咽喉は乾燥感があり，何かへばりついているようで，喉がつまるようだと訴えるものもある．咳の有無にかかわらず，嗄声になっている者にも用いる．慢性例では，粘稠な痰をともなう例もあるが，この場合でも，むせるように咳き込むことが特徴である．なお，感冒の発症直後にも乾咳が出るが，これにはさほど効果がない．

体質的には，やや虚弱から中等度以上まで幅広く使用できる．飲みやすく，胃腸障害を起こすこともほとんどない．

応用は，気管支炎，遷延性咳嗽，気管支喘息，慢性閉塞性肺疾患（COPD）などである．嗄声，口腔乾燥症，シェーグレン症候群などにも用いることがある．

論 説

1 原 典

張仲景『新編金匱方論』（＝『金匱要略』）巻上・肺痿肺癰咳嗽上気病病脈証治第七[6]

〔条文〕大逆上気，咽喉不利，逆を止め，気を下すは，麦門冬湯之を主る．〈注1〉[7,8]

〔大意〕大いに気が逆上して，咽がつまったように苦しいのは，麦門冬湯の主治である．麦門冬湯は，気の上逆を止め，気を下す．

〔解説〕ここには咳嗽の語がないが，篇名に"咳嗽上気"とあり，当然，咳嗽があるはずである．したがって，"大逆上気"のために咳の出る状態の治療を論じていると解釈できる．湯本求真[9]は，「大逆上気，咽喉不利するは，麦門冬湯之を主る．逆を止め気を下す」として解釈すべきであるという．また，"上気"について，「古書には往々咳嗽と上気を連ね言う．周礼天官疾医職に嗽上気，鄭注に云う，"上気は逆喘なり"．『素問』五蔵生成篇に咳嗽上気，と」と述べ，張仲景がいう"上気"は喘息のことであるとする．ただ，今日の喘息というよりも，呼吸が苦しいことをいっていると思われる．結局，症候としては，強い咳き込み，息苦しさ，咽喉のつまる感じがあるときに麦門冬湯を用いるという主旨である．喀痰については述べられていない．なお，麦門冬湯は『傷寒論』には記載がないが，『金匱玉函経』には別種の記載がある〈注2〉[10-12]．

2 中国医書の記載

- 宋代の陳言の『三因極一病証方論』（1161年成立）[13]には，「大逆上気，喘急，咽喉利せざるを治す．逆を止め，気を下す」とあり，『金匱要略』の記載に，「喘急」すなわち喘鳴と呼吸困難という症状が加わっている．

- 『太平恵民和剤局方』『婦人大全良方』『普済本事方』『厳氏済生方』『医学正伝』『古今医鑑』『万病回春』には，筆者が調べた範囲では，麦門冬湯の記載を見いだせなかった．

〈注1〉『備急千金要方』巻18大腸腑・欬嗽第五[7]，『外台秘要方』巻9欬嗽・欬逆及厥逆飲欬方[8]に，ほぼ同文がある．

〈注2〉『金匱玉函経』の記載：「病後の労復発熱は麦門冬湯之を主る」[10]とあり，その薬味[11]も『金匱要略』のものに一致する．湯本求真[9]は，病後とは熱病後の意で，労復とは不摂生による再発のことであるといい，さらに，麦門冬湯の適応症候である，陽虚であって大逆上気，咽喉不利の傾向などがなければ，"労復発熱"に妄りに用いるべきではないという．また，真柳[12]は，麦門冬湯は『傷寒論』にないが，麦門冬湯から大棗を去り，竹葉・石膏を加えた竹葉石膏湯が『傷寒論』『金匱玉函経』にあることを指摘，竹葉石膏湯を麦門冬湯の類方と考えられるとする．また，『傷寒論』，『金匱要略』，『金匱玉函経』の処方中，麦門冬を含むのは，麦門冬湯，竹葉石膏湯，炙甘草湯，温経湯，薯蕷丸で，その処方構成には麦門冬・人参・甘草の3味が共通することを指摘して，これが麦門冬を含む仲景方の構成特徴という．

3 江戸時代医家の論説

■ 福井楓亭（1725-92）の『方読弁解』[14]には，「麦門冬湯は，上気して呼吸がせわしく，咽喉に喘鳴がある症を目的として用いる」とし，「老人で，体液が枯渇し，食べた物がのどにつまる，食道通過障害（膈病）と似た症状」，あるいは「大病後に水を飲むことを嫌い，咽喉に"ぜりつき"（=喘鳴？）がある者」などに使用する機会があるとし，この処方が「"津液"（=体液）を潤す」という．

■ 目黒道琢（1739-98）の『饗英館療治雑話』[15]には，「この処方は"外感"（感染症．感冒など）であれば発汗などを経過し，また持病の喘息の類でいろいろな治療を受けているために，体液が"枯燥"（枯渇）し，そのために咽がつまり不快で，ぜりぜりと音がすることを目標とする．顔が赤らんでいるなら，なおさらよい目標である．麻杏甘石湯，小青竜加石膏湯などの喘と，麦門冬湯あるいは蘇子降気湯を用いる"痰喘"（気管支炎，喘息など）とは喘の模様が異なる．大抵は喘の様子で虚実の判別ができる．しかし，鑑別に苦しむこともある」，「"肺痿"（肺結核などの慢性呼吸器疾患）の咳嗽に有効であり，老人，虚弱者の喘咳には，とくに効果のある者が多い」などという．

■ 和久田叔虎（18世紀後半-19世紀前半）は『腹証奇覧翼』[16]で，「咳嗽があるが喀痰が出にくく，咽喉不利して声がおおらかでなく，あるいは声が嗄れて出なくなる者」に用いるとし，「この処方は，麦門冬を主薬としてとくに分量が多く，燥き潤し，煩を解し，痰を去り，咳を止め，"逆気を下げる"という処方構成の意図を見るべきである」という．

■ 有持桂里（1758-1835）は『校正方輿輗』で，「"大逆上気，咽喉不利，逆を止め気を下す"というのが，この処方の本旨であるけれども，この処方はそのままで"労熱咳嗽"の主方と見なしてよい」[17]という．"労熱咳嗽"は，彼の時代には肺結核慢性期の咳嗽であろうが，現代では慢性閉塞性肺疾患などの咳嗽と考えてもよいと思われる．また，「"癇疾"（神経症，自律神経失調症など）で，その人が実証でなく，瀉心湯などを用いがたい症状に麦門冬湯を用いてよい」[18]という．これは，のぼせ感などの"気逆"に用いうることをいったものであろう．

■ 百々漢陰（1776-1839），百々鳩窓（1808-78）は『梧竹楼方函口訣』[19]で，咳嗽に用いる場合，「気が逆して咽喉から胸郭の間で何か具合が悪いときに用いる．…また大病人ではないけれども，老人などで常に痰持ちで，喘気が強く，咽喉にとりついて詰まり，動気がたかぶり，"逆気が甚だしい"（すぐに咳き込むことか？）者には，生地黄を加えて用いるとよい．…とかく"虚火"（虚弱者の炎症か？）が盛んで，"逆気"（咳き込み？），"喘嗽"（喘鳴をともなう咳），"咽喉不利"（咽喉部不快感）があり，"食事の行きにくい"（=飲み込みにくいことか？）人によい」という．

■ 宇津木昆台（1779-1848）は『古訓医伝』[20]で，「『金匱要略』の条文の上に肺痿の二文字を置いて理解すべきである．麦門冬湯の証は，咳も喀痰もなく，逆上が強いために，咽喉，口，舌ともに乾燥して潤いがなく，口の中から咽喉のあたりまで粘稠な痰があるように感じて咽喉の心地が悪い証である」という．

■ 尾台榕堂（1799-1870）は『類聚方広義』頭注[21]で，「慢性の咳（"久咳"）や肺結核の咳（"労嗽"）で，喘鳴と呼吸困難（"喘満短気"）があり，のどが詰まるように感じ（"咽喉不利"），ときに吐き気（"悪心"）があって嘔吐する者を治す」という．

■ 本間棗軒（1804-72）は『内科秘録』巻6咳嗽門[22]で，「"痰飲"でも"虚労"でもなく，咳が長く止まらないものは，なお実する者は小青竜湯と麻杏甘石湯の合方が神験がある．…また，苓甘姜味辛夏仁湯を用いるとよい．

…すでに虚する者には，麦門冬湯，清肺湯…などから撰択して用いる」という．
- 浅田宗伯(1815-94)は『勿誤薬室方函口訣』[23]で，「この処方は『肘後方』(『肘後備急方』)に云う通り，"肺痿"で咳嗽，喀痰が止まず，咽が乾燥して渇する者に用いる．…"肺痿"(肺結核)，"頓嗽"(百日咳)，妊娠中の咳き込みなど，咳があって大逆上気するときに用いれば大いに効果がある．…老人で，体液が枯渇して食物がのどに詰まり，"膈症"(通過障害．食道癌など)に似た状態のものにも用いる．…」という．

4 近年の論説

- 木村長久(1910-45)ら[24]は，「此の方の目的は滋潤にあると思います．…最も多く咳嗽に用います．その咳嗽の状態は乾性，痙攣性のもので喀痰が少なき場合，喀痰があっても咽喉辺りに乾燥感があって喀出困難を伴う者に用います．…感冒後の声嗄れにもよく奏効します．…柴胡剤を用いてなかなか下がらない熱が反って麦門冬湯で下がることがあります．…胃腸虚弱で留飲があり下痢しやすい者に用いると下利を起こすことがあります．咳嗽の患者では水様の痰が多く出る者に用いると益々痰が増し，具合の悪いことが多いです」という．柴胡剤で下がらない熱が麦門冬湯で下がることがあるとは，『金匱玉函経』の記載を意識したものであろう〈注1〉[7,8]．
- 大塚敬節(1900-80)は，1935年の『漢方と漢薬』誌の論文[25]では，「麦門冬湯は沈明宗が竊かに議して肺痿の主方とした方剤で，予はしばしば此の方剤を肺結核患者に用いて効を得る」，「自己の経験を総覧するに，麦門冬湯は気管支喘息に応用せられる場合は少なく，肺結核に使用せられることが多い」という．後年の『症候による漢方治療の実際』[26]には，のぼせ，咳嗽・嗄声，くしゃみの項に記載があり，咳嗽・嗄声の項には「咳がのどのおくにへばりついたようで，発作性に強くせきこむものに用いる．…咳の出ないときは半時間も一時間も全く出ないが，出はじめるとあとからあとからひっきりなしに出て顔が赤くなるほど咳こみ，へどが出そうになる．場合によっては吐く．そして痰らしいものは出ない．このような咳が永く続いて声の嗄れていることもある」とある．
- 『漢方診療医典』[27]には，「大病後あるいは慢性諸病，老人，虚弱者などで身体が枯燥し気が上逆して，咽喉不利のあるものを治する．…本方は気管支炎，肺炎などで一応解熱してから，発作性に咳嗽が頻発し，顔面潮紅して喀痰が切れ難く，そのために嘔吐を誘発したり，音声が嗄れたりするものに用いる．また咽喉炎，喉頭結核，気管支喘息，百日咳，肺結核，…妊娠咳にも用いる」という．

症例

症例 感冒後の乾咳(筆者自己経験例)

〔患者〕34歳(当時) 男性 医師
〔主訴〕感冒後に続く咳き込み
〔現病歴〕10日ほど前に感冒に罹患後，乾咳だけが残っていたが，前日の夜以来，しだいに咳き込みが悪化する．いつも喉に何かつまったようで，いがらっぽいような不快感がある．息を深く吸いかかると，むせるように咳き込む．連続性にコンコンコン……と続く咳で吐きそうになるほどだが，一度出だすと止められない．顔が真っ赤になって，粘稠な痰が出るまで咳き込む．痰はごく少量である．咳のないときは痰はまったく出ない．

〔身体的所見〕身長169cm，体重65kg．血色体格良好．胸部打聴診異常なし．腹証などに特記すべきことはない．

〔経過〕麦門冬湯エキス(医療用漢方製剤1包3g，1日量9gのもの)3gを午後から服用．服用後20〜30分程度で咳が出なくなった．

咽喉不快感も軽減した．しかし，2～3時間後，また咽喉不快感が出てきて咳き込む．そこで次の1包を服用．やはり同じくらいの時間，同様におさまった．これを繰り返し，数時間おきに麦門冬湯エキスを服用したが，翌朝には咳が出なくなった．

鑑　別

■ 麻杏甘石湯
遷延性咳嗽，気管支炎，気管支喘息で要鑑別．粘稠な痰がからみ，喘鳴をともなうことが多いが，ときに乾咳である．胃腸虚弱者には用いない．麦門冬湯と併用すると即効をみる例が多い．

■ 小青竜湯
遷延性咳嗽，気管支炎，気管支喘息で要鑑別．アトピー素因が強く，アレルギー性鼻炎をともなう例に用いる．通常は湿性咳嗽で水様痰が多く，ときに喘鳴をともなう．冷え症でむくみやすい体質が目標となる．ときにアトピー性咳嗽による軽い乾性咳嗽に有効な例があり，麦門冬湯と鑑別困難な場合がある．

■ 滋陰降火湯
乾性咳嗽で要鑑別．咳は亜急性～慢性が多く，間歇性で発作的ではない．吐きそうになるほど激しくない．空気が乾燥して身体が温まると咳が出やすい．夜布団に入ってしばらくすると咳き込む傾向がある．皮膚粘膜に潤いがなく萎縮傾向を認める者が多い．効果は比較的緩徐である．

■ 清肺湯，滋陰至宝湯
気管支炎，慢性気管支炎で要鑑別．粘膿性痰の多いことが特徴．嗄声をともなうこともある．体質中等度の者には清肺湯，やや虚弱者には滋陰至宝湯を用いる．

■ 竹筎温胆湯
咳嗽で要鑑別．粘稠な痰が出て咳き込む，不眠，微熱が残るという者に用いる．

■ 柴朴湯
咽喉に何かがつまったような息苦しさを目標とする点で若干類似することがある．むせるように咳き込むことはない．併用することもある．

Evidence

I．臨床研究

1 かぜ症候群後咳嗽に対する効果（藤森ら，2001）[28]

〔概要〕かぜ症候群後2週間以上咳嗽が続く患者25例を，中枢性鎮咳薬・臭化水素酸デキストロメトルファン投与群（D群）12例と，麦門冬湯投与群13例に無作為割付け，2群間の咳嗽抑制効果を比較検討したランダム化比較試験を行った．結果として，両群とも投与前に比べ有意の咳嗽抑制効果が認められ，D群よりも麦門冬湯群のほうが有意に早期の咳嗽抑制効果を現したという．

2 気道の咳感受性改善効果（渡邊ら，2003/2004）[29,30]

〔概要〕気道の咳感受性亢進（咳過敏症）喘息患者において，カプサイシン感受性試験における咳閾値が麦門冬湯投与前後で有意に改善したという．

3 かぜ症候群後の遷延性咳嗽に対する鎮咳効果（Irifuneら，2011）[31]

〔概要〕かぜ症候群感染後の遷延性咳嗽の患者（以下を除外：アレルギー性鼻炎，慢性副鼻腔炎，気管支喘息，せき喘息，アトピー性咳嗽，胃食道逆流症，ACE阻害薬による咳）19名を対象に，β_2刺激薬を基礎薬とし，麦門冬湯非投与群11名と併用群8名に対する2週間の多施設ランダム化比較試験（封筒法による）．咳日誌とVASにより咳の強度と頻度を評価．結果として，投与群は非投与群

に比べて4日目，5日目の咳嗽スコアが有意に改善．2週間後の咳嗽スコアには差がなかった．麦門冬湯は早期の鎮咳効果を示したとする．

4 慢性閉塞性肺疾患 COPD の咳嗽に対する効果（Mukaidaら，2011）[32]

〔概要〕長期通院中のCOPD患者（中高年）24名を対象に，8週間の麦門冬湯投与期間と8週間の非投与期間によるクロスオーバー法により検討（オープン・ラベル）．対象はA群13例（男性9例，女性4例）とB群11例（男性6例，女性5例）に無作為割付け（封筒法）．最初の8週間はA群に麦門冬湯9g/日分3投与，B群は非投与．次の8週間はB群に麦門冬湯（同量）投与，A群は非投与．咳の評価はVASと咳日誌による．結果として，VASによる咳の強度と頻度は麦門冬湯前期投与群Aで有意に改善，後期投与群Bでは減少傾向が有意差はなかった．QOL，肺機能には変化がなかった．

5 シェーグレン症候群に対する効果（西澤ら，2002）[33]

〔概要〕原発性シェーグレン症候群の患者106名について，Bromhexine hydrochloride（12mg/日）を対照薬に，麦門冬湯（9g/日）を1年間投与して，乾燥症状（VAS），唾液・涙液分泌量（Saxon test, Schimer test），炎症反応に対する効果（CRP, ESR1時間値など）を検討したランダム化比較試験．結果として，唾液分泌量は治療前に比べて両群ともに有意に増加し，対照群54例に比べて麦門冬湯投与群51例で有意に増加量が多かった．涙液分泌量は麦門冬湯群が治療前に比べても対照群に比べても有意に増加した．乾燥症状は麦門冬湯群のみ治療前に比べて有意に改善した．炎症反応には両群とも変化がなかった．麦門冬湯は原発性シェーグレン症候群の乾燥症状に有効かつ安全であり，Bromhexine hydrochlorideより優れているとする．

II．基礎研究

麦門冬湯の薬理研究は，宮田健に始まり，磯濱洋一郎らが継承している[34-40]．以下は主として磯濱の文献[40]によるものである．

1 鎮咳作用

〔概要〕麦門冬湯の鎮咳作用は気道炎症を生じた病態動物で著明となる．リン酸コデインの鎮咳作用が，気道炎症動物では著明に減弱することと対照的である．麦門冬湯の構成生薬のうち，麦門冬と甘草に鎮咳効果があり，麦門冬の主要成分オピオポゴニン ophiopogonin が鎮咳活性の主要活性成分である．オピオポゴニンは，神経節細胞に過分極性の電流を生じ，ブラジキニンなどの咳誘発刺激による神経の興奮を消失させる．その結果，炎症時に増悪する知覚神経系の過剰な興奮を抑える．この作用は，麦門冬湯の鎮咳作用機序の中で最も重要な役割を果たしている．

2 抗炎症作用

〔概要〕麦門冬湯に含まれる甘草の主成分グリチルリチンは抗炎症作用を持つ．グリチルリチンは，気道上皮細胞培養系でTNF-αやIL-1βなどの刺激によるIL-8の遺伝子発現を抑える．この作用は転写因子NF-κBの活性抑制に基づくものであり，グルココルチコイド類似の作用と考えられる．

3 水分分泌促進作用

〔概要〕唾液腺や気道粘膜下腺の細胞膜にはアクアポリン aquaporin（AQP）5が豊富に存在し，細胞膜を介した水の移動を効率化している．気道に炎症が生じると一酸化窒素NOの産生が亢進し，これがAQP5の働きを阻害することで水分泌が阻害され，乾燥症状

を呈する．AQP5の分子中の孔構造近傍には水銀感受性のシステイン残基があり，このシステイン残基が炎症時に増加するNOによってS-ニトロシル化されて，水透過性が抑制されるからである．このAQP5機能低下は，麦門冬湯により抑制される．麦門冬湯の，この作用は，構成生薬中で半夏，大棗，人参および粳米（こうべい）に由来する．

4 肺サーファクタント分泌促進作用・気道クリアランス促進作用

〔概要〕麦門冬湯には肺サーファクタント分泌促進作用がある．この作用は，cyclic AMP, protein kinase CあるいはCa^{2+}依存性のシグナルに対する特異的阻害薬により，ほぼ完全に抑制されることから，これらのシグナル伝達系が作用機序に関与すると考えられる．また，肺胞Ⅱ型上皮細胞からの肺サーファクタントの分泌は，カテコールアミン類により，β_1およびβ_2受容体を介して促進されることが知られているが，麦門冬湯はⅡ型細胞におけるβ_1受容体のmRNA発現を著明に促進する．すなわち，麦門冬湯の肺サーファクタント分泌促進の作用機序には，Ⅱ型細胞に対する直接的作用と，β_1受容体量の増加によるカテコールアミン感受性の亢進の両機序が重要と考えられる．

肺サーファクタント分泌促進作用は，麦門冬湯が気道クリアランスの促進作用を持つことを示唆し，水分泌促進と相まって，粘稠な痰を排出する機序となっていると考えられる．粘液線毛輸送の測定実験でも麦門冬湯が気道クリアランスを促進することが示されている．

引用文献

1) 厚生労働省：第16改正日本薬局方，p.1564, 2011.
2) 木村孟淳，他・編集：新訂生薬学，改訂第7版，p.88, 南江堂，2012.
3) 北川勲，金城順英，桑島博，三川潮，庄司順三，滝戸道夫，友田正司，西岡五夫，野原稔弘，山岸喬：生薬学，第8版，p.436-437, 廣川書店，2011.
4) 鳥居塚和生：モノグラフ 生薬の薬効・薬理，p.365-372, 医歯薬出版，2003.
5) 大塚敬節，矢数道明，清水藤太郎：漢方診療医典，第6版，p.427, 南山堂，2001.
6) 張仲景：元・鄧珍本『金匱要略』, 1-20a, 復刻版，p.59, 燎原書店，1988.
7) 孫思邈：備急千金要方，18-8a, 復刻版，東洋医学善本叢書10, 宋版備急千金要方・中，p.627, オリエント出版社，1989.
8) 王燾：外台秘要方，9-22b〜23a, 復刻版，東洋医学善本叢書4, 宋版外台秘要方・上，p.181, 東洋医学研究会，1981.
9) 湯本求真：皇漢医学，第2巻，復刻版，上巻，p.368-375, 燎原書店，1963.
10) 張仲景：清・陳世傑本『金匱玉函経』, 4-16b, 復刻版，p.214, 燎原書店，1988.
11) 張仲景：清・陳世傑本『金匱玉函経』, 8-22a〜b, 復刻版，p.415-416, 燎原書店，1988.
12) 真柳誠：漢方一話 処方名のいわれ，27 麦門冬湯．漢方診療，14(2)：41, 1995.
13) 陳言：三因極一病証方論，13-9a, 和刻漢籍医書集成第1輯（小曽戸洋，他編），p.173, エンタプライズ，1988.
14) 福井楓亭：方読弁解，近世漢方医学書集成54巻（大塚敬節，他編），p.42-43, p.156, 名著出版，1981.
15) 目黒道琢：餐英館療治雑話，近世漢方医学書集成107巻（大塚敬節，他編），p.94-98, 名著出版，1983.
16) 和久田叔虎：腹証奇覧翼，近世漢方医学書集成84巻（大塚敬節，他編），p.174-175, 名著出版，1982.
17) 有持桂里：校正方輿輗，近世漢方医学書集成86巻（大塚敬節，他編），p.26-28, 名著出版，1982.
18) 有持桂里：校正方輿輗，近世漢方医学書集成85巻（大塚敬節，他編），p.375, 名著出版，1982.
19) 百々漢陰，百々鳩窓：梧竹楼方函口訣，復刻版，p.103. 春陽堂書店，1976.
20) 宇津木昆台：古訓医伝，近世漢方医学書集成26巻（大塚敬節，他編），p.542-545, 名著出版，1980.
21) 尾台榕堂：類聚方広義，近世漢方医学書集成57巻（大塚敬節，他編），p.339, 名著出版，1980.
22) 本間棗軒：内科秘録，近世漢方医学書集成21巻（大塚敬節，他編），p.513, 名著出版，1979.
23) 浅田宗伯：勿誤薬室方函口訣，近世漢方医学書集成96巻（大塚敬節，他編），p.26-27, 名著出版，1982.
24) 木村長久，他：麦門冬湯に就いて．漢方と漢薬，5(1)：67-68, 1938.
25) 大塚敬節：麦門冬湯について．漢方と漢薬，2(6)：21-32, 1935.
26) 大塚敬節：症候による漢方治療の実際，第5版，

p.111, p.236, p.587, 南山堂, 1979.
27) 大塚敬節, 矢数道明, 清水藤太郎：漢方診療医典, 第6版, p.381, 南山堂, 2001.
28) 藤森勝也, 他：かぜ症候群後咳嗽に対する麦門冬湯と臭化水素デキストロメトルファンの効果の比較（パイロット試験）. 日本東洋医学雑誌, 51(4)：725, 2001.
29) 渡邊直人, 他：咳感受性の亢進している気管支喘息患者に対する麦門冬湯の効果の検討. アレルギー, 52(5)：485, 2003.
30) 渡邊直人, 他：咳感受性の亢進している気管支喘息患者と非喘息患者に対する麦門冬湯の効果の比較検討. 日呼吸会誌, 42(1)：49, 2004.
31) Irifune K, et al：Antitussive effect of bakumondoto a fixed kampo medicine (six herbal components) for treatment of post-infectious prolonged cough：Controlled clinical pilot study with 19 patients. Phytomedicine, 18：630-633, 2011.
32) Mukaida K, et al：A pilot study of multiherb Kampo medicine bakumondoto for cough in patients with chronic obstructive pulmonary disease. Phytomedicine, 18：625-629, 2011.
33) 西澤芳男, 他：原発性シェーグレン症候群乾燥症状改善効果に関する長期, 無作為比較試験, 漢方薬, 麦門冬湯と Bromhexinehydrochloride の効果比較試験. 日本唾液腺学会誌, 43：62-66, 2002.
34) 宮田健, 他：鎮咳作用—麦門冬湯と麦門冬抽出成分の鎮咳作用特性と作用機序. 代謝, 29（臨時増刊）：377-385, 1992.
35) 宮田健：鎮咳・去痰の漢方治療の分子薬理学. 漢方と最新治療, 6(3)：223-231, 1997.
36) 宮田健：第13回日本東洋医学会学術賞講演記録「麦門冬湯の慢性炎症性気道疾患治療薬としての病態薬効解析」. 日本東洋医学雑誌, 51(3)：375-397, 2000.
37) 宮田健：未病のトランスレーショナルリサーチ—未病医療の確立に向けた薬理基盤. 薬学雑誌, 131(9)：1289-1298, 2011.
38) Isohama Y, et al：Glucocorticoid-like and Glucocorticoid-unlike Regulation of Gene Expression by Bakumondo-to (Mai-Men-Dong-Tang) in Airway Epithelial cell. Jpn J Orient Med, 53：1-9, 2002.
39) 磯濱洋一郎：気道上皮細胞に対する麦門冬湯の薬理学的特性. 漢方と免疫・アレルギー, 21：54-72, 2007.
40) 磯濱洋一郎：漢方の薬理, からだの科学［増刊］これからの漢方医学, p.113-119, 日本評論社, 2012.

103 八味地黄丸
hachimijiogan

製品番号：7

〔構成生薬〕
地黄，山茱萸，山薬，沢瀉，
茯苓，牡丹皮，桂枝，附子

処方の特徴

1 処方概要

八味地黄丸は，主として腎・泌尿器・生殖器疾患（再発性膀胱炎，尿失禁，性機能低下など）および腰以下の運動器疾患（変形性腰椎症，腰部脊柱管狭窄症など）などに用いる漢方薬であり，加齢にともなう諸症状に応用される．

1．腎虚が使用目標

古典的考え方では，"腎虚"と呼ばれる病態に用いるとされる．"腎虚"とは，主として加齢にともなう身体機能の低下，とくに腎泌尿生殖器系および腰以下の運動機能の低下を指すものと思われる（p.579 附記1参照）．

2．地黄剤の一種

本処方の中心は地黄と考えられる（p.580 附記2 参照）．地黄を含む漢方薬は，漢方で滋潤剤と呼ばれるカテゴリーに入る．滋潤剤とは，体液減少傾向，皮膚粘膜の乾燥・萎縮，唾液などの分泌低下，気道の乾燥，乾燥兎糞などの見られるときに使用する漢方薬群である．

本処方では，附子もまた重要な役割を担っている．附子は，キンポウゲ科トリカブトの子根で，アコニチンなどを含み，抗炎症作用，新陳代謝亢進，強心作用などがあり，臨床的には"大熱薬"で，"熱がなくて悪寒するもの，手足関節疼痛し，または沈重，麻痺，厥冷するもの"に用いるとされる（69. 真武湯 参照）．

3．関連処方

牛車腎気丸は八味地黄丸に牛膝と車前子を加味した処方で，末梢神経障害などに用いられる．

六味丸は本処方から桂枝と附子とを除いた構成である．附子の副作用が出やすい小児に合わせて変化させたと考えられる．

2 使用目標と適応（表1）

八味地黄丸の応用には，腰以下の運動器疾患（変形性腰椎症，腰部脊柱管狭窄症，坐骨神経痛，再発性腓腹筋攣縮など）および腎・泌尿器・生殖器疾患（再発性膀胱炎，前立腺肥大症，尿失禁，夜尿症，性機能障害，軽症

表1 八味地黄丸の使用目標と応用

- ■応　用
  - ・変形性腰椎症，腰部脊柱管狭窄症，坐骨神経痛，再発性腓腹筋攣縮，慢性再発性膀胱炎，前立腺肥大症，尿失禁，夜尿症，性機能障害，軽症腎機能障害，末梢神経障害（糖尿病性など），疲労倦怠，冷え症，手足のほてり，"足腰が弱った" など
- ■症　候
  - ・"年齢不相応な下半身の衰え"（腎虚）に使用
  - ・腰痛，足に力がない，つまずきやすい，すり足歩行，坐骨神経痛，排尿遅延，頻尿，尿失禁，膀胱炎を繰り返す，腰しびれ，足しびれ，足の力がない，夜間頻尿，足の浮腫，口渇，口乾（覚醒時），手足ほてり・冷え など（胃症状はないこと）
- ■腹部所見
  - ・"小腹軟"，"小腹不仁"，"小腹弦急"〔心窩部拍水音（振水音）あれば慎重投与〕
- ■体　質
  - ・やや虚弱〜中等度，中高年に頻用

腎機能障害など），末梢神経障害（糖尿病性など），疲労倦怠，冷え症，手足のほてりなどが挙げられる．また加齢にともなう諸症状にも用いられる．

使用目標となる症候は，"年齢不相応な下半身の衰え"（腎虚）である．自覚症状の第一は，足に力がなくつまずきやすい，すり足歩行など，腰以下の運動機能低下や筋力低下を示す症候である．多くは多少とも腰痛を訴える．坐骨神経痛にも使用される．第二は泌尿生殖器症状で，男性では排尿遷延・頻尿や陰痿などの性機能低下など，女性では尿失禁・再発性膀胱炎・萎縮性腟炎などが多い．第三は腎機能低下あるいは高齢者に多い細胞内脱水を思わせる諸症候である．すなわち，日中より夜間に尿量が増える，夕方足がむくむ，朝起床時に口内乾燥しているなどである．手足の冷えやほてり，下肢の"しびれ"や知覚障害なども見られる．なお，胃腸は丈夫であることが前提となっている．

腹部所見（腹証）は特徴的で，下腹部が軟らかい（小腹軟），あるいは臍下正中部が縦に細長く軟らかい（小腹不仁，図1），あるいは下腹部全体は軟らかいが下部腹直筋は棒状に緊張（小腹弦急）のいずれかの所見を認めることが多い．いずれの場合も，上腹部は厚みがあって緊張がよく心窩部拍水音（振水音）もない．もし振水音があれば胃腸障害を起こしやすいので，慎重に用いる必要がある．

対象となる体質は，やや虚弱から中等度程度である．中高年に頻用される．

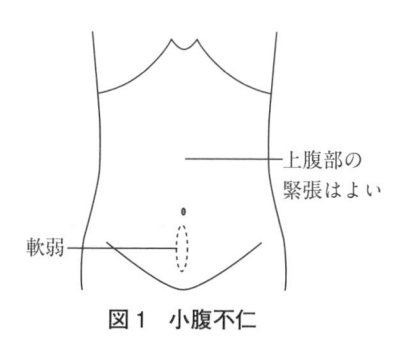

論　説

1 原　典

張仲景『金匱要略』（=『新編金匱方論』）

原典中では，八味地黄丸の名称は用いられず，崔氏八味丸，八味腎気丸，腎気丸と呼ばれている．

1．『新編金匱方論』（=『金匱要略』）巻上・中風歴節病脈証并治第五・附方[1]

〔条文〕崔氏八味丸は，脚気上って小腹に入り，不仁するを治す．

〔大意〕『崔氏方』の八味丸（=八味地黄丸）は，脚のほうのしびれが，だんだん上のほうに上がって，下腹部までしびれたものを治す[2]．

〔解説〕小曽戸[3]によれば，この記載は，「附方」すなわち宋代の11世紀半ば，宋政府の文官・林億らが『金匱要略』を校訂出版する際に，他の医書から佚文を拾って補遺した部分であり，崔氏とは崔知悌のことで，その著『崔氏方』（7世紀前半）に引用された『金匱要略』の旧文と考えられるという．"脚気"は，ビタミンB1欠乏症の脚気（かっけ）だけではなく，下肢知覚障害をきたす疾患，たとえば糖尿病性末梢神経障害なども含まれると考えられる．

2．『新編金匱方論』（=『金匱要略』）巻上・血痺虚労病脈証并治第六[4]

〔条文〕虚労，腰痛，小腹拘急し，小便利せざる者は，八味腎気丸之を主る．

〔大意〕非常に体力が衰えて，腰が痛み，下腹部が突っ張って，小便の出にくい者には，八味腎気丸（=八味地黄丸）がよい[5]．

〔解説〕この条文は，体力の低下した者（高齢者など）の腰痛や排尿障害に八味地黄丸を用いることを示している．"小腹拘急"は，八味丸の腹証の1つで，下腹部の腹筋緊張が下方に行くほど強い状態のことである．

図1　小腹不仁

3．『新編金匱方論』(=『金匱要略』) 巻中・痰飲咳嗽病脈証并治第十二[6]

〔条文〕夫れ短気，微飲有るは，当に小便より之を去るべし．苓桂朮甘湯之を主る．…腎気丸も亦之を主る．

〔大意〕息ぎれがして，かすかに"水飲"（水毒．浮腫など）の徴候があるものは，小便の出をよくして，その"水飲"を取り除くのがよい．これは苓桂朮甘湯の主治である．腎気丸（＝八味地黄丸）を用いる場合もある．

〔解説〕苓桂朮甘湯は，頭位性めまい，メニエール病などに用いる漢方薬であり，"水飲"（水毒．浮腫傾向など）と"気逆"（のぼせ，動悸など）が目標となる．この条文によれば，めまいに八味地黄丸が有効な事例もありうることになる．実際，筆者はそのような例を経験している．

4．『新編金匱方論』(=『金匱要略』) 巻中・消渇小便利淋病脈証并治第十三[7]

〔条文〕男子の消渇，小便反って多く，飲むこと一斗なるを以て小便一斗なるは，腎気丸之を主る．

〔大意〕男子の"消渇"で，口渇があって水を飲むけれども，小便が反って多く，1升を飲めば小便も1升出るときには，腎気丸（＝八味地黄丸）を用いる．

〔解説〕"消渇"〈注1〉[8-11]は，口渇があって多量の水を飲むこと．すなわち，口渇多飲多尿であるから，糖尿病などが想定される．"一斗"は今の1升くらいとされる[12]．

5．『新編金匱方論』(=『金匱要略』) 巻下・婦人雑病脈証并治第二十二[13]

〔条文〕問うて日く，婦人の病，飲食故の如くにして，煩熱臥することを得ず，而も反って倚息する者は，何ぞや．師の日く，此を転胞と名づく．溺するを得ざるなり．胞系了戻するを以ての故に，この病を致す．小便を利すれば則ち癒ゆ．腎気丸に宜し，之を主る，と．

〔大意〕「女性の病気で，飲食物は普通に食べられるが，手掌や足底あるいは身体全体が火照って不快で，横に寝ていられずに座っている者があるが，これはどうしてであろうか」という質問に対して，先生が答えるには，「これは"転胞"という名の病気である．小便が出せなくなる．"胞系了戻"するから起こるので，小便を出せば治る．腎気丸（＝八味地黄丸）がよい」という．

〔解説〕倚息は，仰臥できず，ものにもたれて呼吸すること[14]．転胞は尿閉，とくに産後の尿閉をいう〈注2〉[15]．胞系了戻は，諸説ある〈注3〉[16-18]が，要するに転胞で溺（尿）することができないという症状の原因を説明するために出てくる用語であり，古人の憶測を示すものに過ぎない．臨床的に考えれば，排尿困難と尿閉（機能的な原因によるものと

〈注1〉消渇：『諸病源候論』巻5[8]には「夫れ消渇とは，渇して止まず，小便多き，是なり」とある．『万病回春』巻5[9]には，「消渇は，口，常に渇すなり」とある．『病名彙解』[10]には，「俗に云う，かわきの病なり」とある．『漢洋病名対照録』[11]は，「尿崩」または「蜜尿病」（＝糖尿病）とする．

〈注2〉転胞：『漢洋病名対照録』転脬に，転胞は転脬の別名で，「産後尿閉」であるとあり，また「男子の小便閉もまた転脬という名称である．婦人の産後に限らない」という[15]．

〈注3〉胞系了戻：山田業精は「胞系は輸尿管，是なり」（山田業広『金匱要略集注』本条の欄外書込[16]）という．大塚敬節は，これを承けて「輸尿管がよじれること」[17]とする．なお，山田業精（1850-1907）は，山田業広（幕末の考証学者で伊沢蘭軒門下五哲の一人．学，術ともに優れていた）の第2子．業精は，父の薫陶を受けて漢方医学を家学として修めたが，20歳の明治2年（1869）より大学東校（現・東京大学）で2年間西洋医学をも学んだ点で同時代の漢方医家と大きく異なる．後，『和漢医林新誌』に「漢洋道不異論」を発表し，「医の道たる，二なし」と東西両医学の融合を提唱した．当時にあって，このような論を張りうるものは他になかった[18]．筆者の最も尊敬する先達の一人である．

思われる）があるときに八味地黄丸を用いるということである．出産直後の尿閉のほか，男性では前立腺肥大による排尿障害などに八味地黄丸を用いるのは，この条による．

2 中国医書の記載

■唐代の孫思邈の『備急千金要方』巻19腎臓[19]には，「八味腎気丸は，虚労不足，大いに渇して，水を飲まんと欲し，腰痛，小腹拘急，小便利せざるを治するの方」とある．『金匱要略』血痺虚労病篇の記載に近い．

■王燾の『外台秘要方』巻18脚気[20]には，「若し脚気上りて少腹に入り，少腹不仁すれば，即ち仲景八味丸方を服す」とある．『金匱要略』中風歴節病篇の記載とほぼ同じである．

■陳師文らの『増広太平恵民和剤局方』巻5補虚損附骨蒸[21]には，「腎気虚乏，下元冷憊，臍腹疼痛，夜，溲溺多く，脚膝緩弱，肢体倦怠，面色黧黒，飲食を思わざるを治す．また，脚気上衝，少腹不仁，及び虚労不足，渇して水を飲まんと欲し，腰重く疼痛し，少腹拘急，小便不利，或は男子の消渇にて小便反って多きを治す．婦人転胞，小便通ぜざる，並びに宜しく之を服すべし」とある．内容は基本的には『金匱要略』の延長上にあると思われるが，「腎気虚乏」（p.578 附記1 参照），「下元冷憊」（下半身の"元気"が冷え疲れ弱った状態）など，独特の用語も使用される．"溲溺"は排尿の意．"黧黒"は黄色みを帯びた黒で，やつれた顔色の形容．

■陳言の『三因極一病証方論』では，巻3叙脚気論・少陰経脚気証治[22]に「八味円（＝八味地黄丸）は，少陰腎経の脚気，腹に入り，小腹不仁，上気喘急，嘔吐，自汗するを治す．此の証，最も急なり」，巻10消渇叙論[23]に「八味円は，消渇，小便多く，以て水一斗を飲みて，小便を利すること，反って之に倍するを

治す」，巻13痰飲叙論[24]に「八味円は，志を失い，腎虚欝して涎を生じ，短気，喘嗽するを治す．まさに小便より之を去るべし．中，茯苓有るが故なり」，巻17婦人論・小便病証治[25]に「八味円は，婦人の病，食飲故の如く，煩熱，臥するを得ず，而して反って倚息し，胞系了戻するを以て，溺するを得ず，故に此の病を致し，転胞と名づくるを治す．但だ小便を利すれば則ち愈ゆ．（以下略）」とある．大部分の点で『金匱要略』を踏襲しているが，少陰腎経という経絡に八味地黄丸という薬物を絡ませる点で，いわゆる引経報使説である．また"痰飲"に用いることの応用として，"上気喘急"（息切れと喘鳴），"涎"（喀痰），"短気"（息切れ），"喘嗽"（喘鳴？）という呼吸器症状を挙げている点は，臨床的に興味深い．

■劉純の『玉機微義』巻19虚損門[26]には，『増広太平恵民和剤局方』巻5とほぼ同文があり，巻23脚気門[27]には，『三因極一病証方論』巻3と類似した文がある．また，巻30牙歯門[28]には「金匱八味丸は，腎虚の牙痛を治す」，巻49婦人門[29]には「八味丸は，妊娠，小便通ぜざるを治す．名づけて転胞と曰う．赤た，子淋を治す」とある．『玉機微義』は，曲直瀬道三の『啓廸集』に大きな影響を与えたとされる書である．出産後の尿閉（転胞）に用いることは『金匱要略』によるのであろう．また，"腎虚"の歯痛（牙痛），妊娠中の膀胱炎（子淋：〈注4〉[30]）によいという．

■薛己は，『補注明医雑著』（王綸・著，薛己・注）巻6・附方[31]で「八味丸は，命門の火衰え，土を生ずること能わず，以て脾胃虚寒を致し，飲食思うこと少なく，大便実せず，或は下元冷憊し，臍腹疼痛し，夜，溲溺多きを治す．…経に云わく，火の源を益して，以て陰翳を消すと．即ち此の薬なり」とする．"命門の火"とは，右腎を命門とし，その中

〈注4〉子淋：『病名彙解』に「妊娠の時，小便の渋り少しく腹中疼痛するなり」[30]とある．

に生命を保つエネルギー源の如き"火"があるとする考えであり，その"火"が衰えるのが腎虚だとする説明である（p.579 附記1参照）．『薛氏医案』に収録される『内科摘要』[32]，『女科撮要』[33]，『保嬰金鏡録』[34]などにも同様の説明が見られる．

■龔廷賢の『万病回春』巻4補益門[35]には，前記『補注明医雑著』附方の部が引用される．『万病回春』には薛己の引用が多い．薛己の諸書と『万病回春』は，日本の後世派医学へ大きな影響を与えた．

3 江戸時代医家の論説（筆者意訳）

■香月牛山（1656-1740）は『牛山方考』[36]で，「この処方は，漢の武帝が"消渇"（糖尿病？）に罹患したとき，張仲景が用いて効を得た妙剤である．古今を通じ，口渇と多尿の人に有効である．…尿が赤や黄色になって出渋り，睡眠中に精液が漏れたり，尿が"白濁"したりする場合，あるいは男子の陰痿，女子の月経不順や帯下の類などによく効く．下半身の身体機能低下にともなって，尿失禁，尿閉（癃閉），便秘，手足麻痺のある者に用いると奇効がある．…婦人の尿閉で小便がうまく出ない者によい．…長年の"脚気"（末梢神経障害？）で下肢の筋肉が萎縮して痩せ，鶴の足のような状態になった者には長く服用させるとよい」という．前漢の武帝と後漢の張仲景とでは時代が合わない．白濁は，慢性膀胱炎の混濁尿〈注5〉[37]．

■香月牛山はまた『牛山活套』では，補益門で「補益とは病名のことではない．諸種の病気によって体力を損なえば（虚損），必ず補薬を用いて元気を補益すべきである．気が虚せば四君子湯に加減して用いる．血が虚せば四物湯に加減して用いる．脾胃（＝消化吸収機能）が虚せば六君子湯に加減して用いる．気血両ながら虚せば八物湯（四物湯＋四君子湯）あるいは十全大補湯に加減して用いる．腎気が虚せば，六味丸，八味丸…の類を症状に合わせて用いる」[38]と，補剤の概要を述べている．このほか，"中風"（脳血管障害）による"手足不遂"（四肢運動麻痺），腰痛，"痿躄"（下肢の運動知覚麻痺），40歳前後から鬚（あごひげ）髪（頭部の髪）の毛が白くなるもの，口内炎・舌炎，遺精（夢精），久淋（慢性膀胱炎様症状），脱肛，帯下などに用いるという[39]．

■北尾春圃（1658-1741）は『当壮庵家方口解』[40]で，「○口舌が痛み，大便不調の場合，附子理中湯と兼用する．…○下焦（下半身）の虚冷（衰弱して冷えた状態）の養生薬である．…○小便が出にくいときには車前子，牛膝を加える（＝牛車腎気丸）と妙効がある．…○腰の立たない者によい．…○婦人の帯下で虚冷の者によい．虚冷による尿路感染症（淋病）によい．…○臍下が痛み冷えるときによいことがある．…○下焦が冷え衰えて頻尿のときによい．（以下略）」という．"下焦の虚冷"がキーワードとされている．

■吉益東洞（1702-73）は，『方極』[41]で「臍下不仁して小便利せざる者」であることが，この処方の最も重要なポイントとする．臍下不仁という腹部所見を重視する点は現代まで継承されている．

■吉益東洞はまた，『方機』[42]で「脚気疼痛，小腹不仁…，足冷え，或は痛み，小腹拘急，小便不利する者．…消渇なれども小便反って多き者．煩熱，臥するを得ず，倚息，小便不利，飲食故の如き者．夜尿，或は遺尿する者

〈注5〉白濁：『漢洋病名対照録』白濁の項に，「どろどろしたる小便の出る病」で「膀胱カタル」（膀胱炎）とし，「この病は，急性稀にして慢性多し．而して慢性症の尿は混濁にして，これを放冷すれば輙ち一層の膠液を沈殿す．この沈殿は多量の粘液球と膿球とより成り，これに変性の尿中に生ぜるアンモニアと膿とを相和して以て膠状を得る者なり」という[37]．

（以下略）」に本処方がよいという．

- 福井楓亭（1725-92）は『方読弁解』[43]で，「転胞（尿閉），虚腰（腰が弱った状態？），あるいは虚労の腰痛などに用いると効果がある．…『金匱要略』に"脚気小腹不仁"の者に用いると云うが，効果を得たことは少ない．また後世方で，"脾胃瀉""五更瀉"（明け方の下痢）に八味丸を用いると云うけれども，これもまた効果がない」という．

- 和田東郭（1744-1803）は，『蕉窓方意解』[44]で，八味地黄丸の証は，陰萎，頻尿，残尿などの症であるが，反って，陰茎強直，射精障害となることもあり，陰茎強直のほうが陰萎より重症で難治という．

- 和田東郭はまた『導水瑣言』で，八味地黄丸は，虚腫で足腰が力なく臍下不仁する者に用いるという[45]．東郭によれば，皮膚を押した圧痕がすぐに戻って平らになる浮腫は実腫，なかなか元に戻らないのが虚腫であり[46]，また，上半身は痩せこけているのに腹部以下に浮腫があるのも虚腫とする[45]．

- 稲葉文礼（?-1805）は『腹証奇覧』[47]で，「凡そ不仁というものは，その部位が自分の身体の一部ではないように感じられるものを云う．また，その部分を按圧すると皮が薄く綿のように軟らかく弱いものも，また不仁である」とし，臍下不仁および小腹不仁という腹証の説明では，臍下を指頭で按圧してみると，ずぶりと凹んで力がなく，その人が心細く頼りなく覚えるというものが不仁であるという．

- 宇津木昆台（1779-1848）は『古訓医伝』[48]で，「八味丸は，世俗に腎を補うと称して，むさぼり服するものが多い．…（しかし，腎虚を補うには）普段から食物に気をつけて，動作思慮までにも心を用いて気を付けるほかない．こういうことに気を配らなければ，八味丸を飲んでも無駄である」という．

- 百々漢陰（1776-1839）・百々鳩窓（1808-78）は『梧竹楼方函口訣』[49]で，「八味腎気丸は，腎虚からくる虚労に用いる．小腹拘急，小便不利が目標である．小建中湯も腹の拘急を目標とするけれども，こちらは脾胃にかかる．八味地黄丸は腎に属する．（以下略）」という．

- 尾台榕堂（1799-1870）は『類聚方広義』頭註[50]で，「産後の浮腫，足腰の冷えや痛み，小腹不仁があり，小便の出にくいものを治す．…"淋家"（慢性あるいは再発性の尿路感染症がある人）で，一昼夜に数十回も厠に行くような頻尿，排尿後の微かな痛み，常時残尿感があり，あるいは尿意があって厠に行こうとするとすでに漏らしている，口内乾燥，口渇ともにあるというものは，これを気淋と称する．高齢男性や婦人に多い．これには八味地黄丸がよい．また陰痿や，尿の白濁，小腹不仁（下腹部の知覚低下と腹壁軟弱），足や腰が疲れやすくだるい，しびれて痛むなどの症状があり，頻尿の者に用いる」という．

- 本間棗軒（1804-72）は，『内科秘録』で，遺精には桂枝加竜骨牡蛎湯を用いる場合と八味地黄丸を用いる場合とがあるとする[51]．卓見であろう．

- 本間棗軒は『瘍科秘録』で陰萎の治療法について，「先ず艶本を多く読ませて色情を盛んにし，婦人と日夜同居するようにして能く馴染ませ，柴胡加竜骨牡蛎湯，八味地黄丸を与え，兼用に露蜂房〈注6〉[52-54]一味を細末にして蜂蜜で煉って好酒で飲ませる」[55]という．ユニークな記載である．

- 山田業広（1808-81）は『椿庭先生夜話』[56]で，「原南陽は『叢桂亭医事小言』で，喘息に葛根湯または甘草乾姜湯を用いて治したことを

〈注6〉露蜂房：スズメバチ科のスズメバチなどの巣を乾燥したもの[52]．鎮痙，解毒剤で，小児驚癇（ひきつけ），催乳に用いるとされ[53]，また歯槽膿漏・歯齦炎に有効とされる[54]．

述べているが，喘息の治療は難しい．他に病因がないかをよく診察し，その病因を治療するとよくなることが往々にしてある．半夏瀉心湯，香砂六君子湯などとともに，八味地黄丸で治った例もある」という．ありうることと思われる．

■ 浅田宗伯(1815-94)は『勿誤薬室方函口訣』[57]で，「八味丸は専ら下焦を治す．『金匱要略』に云う，小腹不仁，あるいは小便自利，あるいは転胞(尿閉)に運用する．また虚腫，あるいは虚労の腰痛に用いても効果がある．とくに消渇を治すには，この方に限る．張仲景が漢の武帝の消渇を治したと云う話も意味がないわけではない」という．

4 近年の論説

■『漢方診療医典(第6版)』八味丸[58]では，「本方は腎の機能の衰微を目標にして用いる方剤である．ここで腎というのは，近代医学の腎臓を指すばかりでなく，生殖器をも含めていう．八味丸は，下半身の疲労脱力，多尿，頻尿，尿利減少，尿の淋瀝，腰痛などを目標として用いる．手足に煩熱を訴えることがあるが，冬期は手足の厥冷を訴えることがある．口渇または口乾を訴える．舌には苔がなく，乳頭が消失して赤く乾涸の状になっているものもある．本方の患者には消化障害のないのが特徴で，食欲不振，下痢，悪心，嘔吐などのあるものには用いないがよい．また，これを用いて，これらの症状を訴えるものも本方の適応ではない．八味丸の腹証には2つの型がある．1つは小腹不仁で，1つは小腹拘急である．前者では臍下は脱力しているが，後者では腹直筋が恥骨の付近で硬く突っ張っている．ともに八味丸を用いる目標である．本方は老人に応用する機会が特に多い．…膀胱炎，前立腺肥大，腎炎，腎硬化症，高血圧症，糖尿病，脳出血，陰痿，尿崩症，腰痛，坐骨神経痛，産後または婦人科の手術後にくる尿閉または尿失禁，脚気，帯下，遺尿症，白内証，難聴など，応用範囲は広い」という．

■ 大塚敬節の『症候による漢方治療の実際(第5版)』には，腰痛，性欲減退・遺精，排尿異常はもとより[59]，頭痛，腰以下の疲労倦怠，浮腫，高血圧症，尿失禁，唾液過多，下痢(まれ)，帯下，坐骨神経痛，下肢筋力低下・麻痺，耳鳴・難聴，白内障，口渇多尿，蕁麻疹・湿疹など[60]，多彩な疾患や症候に用いることが記載されている．

症 例

症例1 排尿障害に八味地黄丸（筆者経験例）

〔患者〕66歳 男性

〔主訴〕尿の出が悪い

〔現病歴〕数年来，尿の出が悪い．排尿は，初めが出にくく勢いがない．残尿感がある．頻尿で日中2時間おき，夜間1〜2回．足が冷える．泌尿器科で「軽度前立腺肥大」と診断された．健診で高脂血症，高尿酸血症といわれて服薬中．

〔身体的所見〕身長167cm，体重76kg．肥満している．胸腹部打聴診異常なし．上腹部の腹筋は緊張良好だが，下腹部は軟らかい（小腹軟）．血圧115-70mmHg．尿所見に異常なかった．

〔経過〕八味地黄丸(2.5g/包)を1回1包，1日3回服用とした．2週後，「少しよい」というので継続服用とした．2ヵ月後には「かなりよい」という．一時中断，3ヵ月後，「2週間ほど薬を飲まなかったら悪化した．服用中は残尿感などなくなっていた」．4ヵ月後，「排尿は大変好調．この薬を飲んでから元気が出てきて，男性機能も高まった．それが非常に嬉しい」といって，そのまま4年後まで継続服用した．年1回の泌尿器科での検査では，毎回「前立腺肥大」の診断で，「漢方薬で調子がよいなら，そのまま経過を見ましょ

う」といわれているという．

症例2 坐骨神経痛―瞑眩の例(松田邦夫治験)[61]
〔患者〕50歳　主婦
〔初診〕X年8月
〔主訴〕左坐骨神経領域の疼痛としびれ感
〔現病歴〕8年前に椎間板ヘルニアに罹患して以来，腰から左足にかけての痛みに悩んで来た．病院では左坐骨神経痛と云われているが諸治無効とのこと．のぼせやすく，足は冷えやすい．便通1日1行．最近閉経した．
〔身体的所見〕見るからに実証で，固太りである．心下はやや硬く，右下腹に軽度の瘀血がある．血圧156-86 mmHg．
〔経過〕八味地黄丸料（附子0.5g）加大黄を与える．服薬翌日より40度の発熱が2日間続き，本人はかぜをひいたと思ったが何も服用せずに寝ていたところ，3日目に急に解熱した．「後から考えてみると，熱以外にかぜの徴候はなかった」と2週間後の再診時に患者は述べている．腹診してみると心下の硬さも，右下腹の瘀血所見も取れていた．その後，患者の坐骨神経痛は急速に軽快し，合計50日の服薬で全治廃薬した．

鑑　別

1．腰痛・坐骨神経痛・腰部脊柱管狭窄症
■ 疎経活血湯

主に坐骨神経痛に用いる．体質体格傾向はかなり似る．小腹不仁などの腹証はない．鑑別困難な例が多い．

■ 当帰四逆加呉茱萸生姜湯

腰痛・腰部脊柱管狭窄症で要鑑別．腰痛発症直後には，当帰四逆加呉茱萸生姜湯に附子を加えるとよい．比較的瘦せた虚弱者で，冷えると腰痛の悪化する者が適応となる．

■ 五積散

腰痛症で要鑑別．更年期前後の女性によい．

冷えのぼせなど，自律神経失調傾向のある例が多い．

■ 芍薬甘草湯

起こった直後の急性腰痛に有効な場合がある．即効性である．

2．疲労倦怠感
■ 十全大補湯

全身の栄養状態不良で，倦怠感，脱力感を訴え，貧血傾向，顔色不良，皮膚粘膜の乾燥萎縮傾向のある例が適応．八味地黄丸適応例は胃腸は丈夫で栄養状態は悪くない．

■ 補中益気湯

疲労倦怠感とともに，食後に非常に眠くなる，いくらでも眠れるという例が多い．食欲低下，ときに下痢など，多少とも胃腸症状をともなう．

3．排尿障害
■ 猪苓湯，猪苓湯合四物湯

膀胱炎急性期には猪苓湯を使用．慢性例，再発性の例では，猪苓湯合四物湯と八味地黄丸との鑑別が必要．前者では膀胱炎症状が主であるが，八味地黄丸は腰痛などをともなう例が多い．

■ 清心蓮子飲

慢性，再発性の膀胱炎で要鑑別．清心蓮子飲は胃下垂顕著な虚弱者に使用．

■ 補中益気湯

尿失禁で要鑑別．補中益気湯は腹圧性尿失禁，八味地黄丸は主として切迫性尿失禁．

4．性機能障害（陰萎，ED）
■ 桂枝加竜骨牡蛎湯，柴胡加竜骨牡蛎湯

心因性要素の強い陰痿に使用．前者は瘦せた胃腸虚弱者，後者は比較的胃腸が丈夫な者が適応．八味地黄丸は加齢による例に用いる．

■ 補中益気湯

精子の運動能低下，数の減少などによる男性不妊に使用．

Evidence

■八味地黄丸は認知症の認知機能・身体的機能を改善する—二重盲検ランダム化比較試験 (Iwasakiら, 2004)[62]

〔概要〕八味地黄丸が認知症患者の認知機能および身体的機能を改善するかを検討した二重盲検ランダム化比較臨床試験である．中等度から重度の認知症患者33例（男性7例，女性26例．年齢84.4±7.8歳）を実薬（八味地黄丸）群16例とプラセボ群17例に無作為割付けして8週間治療を行った．結果として，認知機能の評価指標である Mini Mental State Examination（MMSE）および日常生活動作 Activities of daily living（ADL）の評価指標である Bartel Index（BI）は，いずれも八味地黄丸投与群で投与前に比して有意に改善した（ともに $p<0.01$）．一方，プラセボ群では MMSE, BI ともに投与前後で有意差がなかった．八味地黄丸投与群の MMSE, BI ともに，投与終了8週間後には，投与前のレベルに低下した．結論として，八味地黄丸は，認知症治療における新たな一手段の候補となりうる可能性があるという．

附　記

1 古代中国医学における腎・腎虚・命門という概念

1.『黄帝内経素問』における"腎"

古人の"腎"とは，今日の解剖学的腎臓とは意味が異なる．"腎"に関連する古人の考え方には，中国医学の三大古典の1つとされる『黄帝内経素問』の影響が大きい．

『黄帝内経素問』上古天真論篇第一[63]では，人体の成長老化を「腎」の働きの消長と関連づけている．「女子は七歳にして，腎気盛んにして，歯更わり（乳歯が永久歯に代わり），髪長じ，二七（14歳）にして，天癸至り，任脈通じ，太衝の脈盛んにして，月事，時を以て下る（=初潮を迎える）が故に，子有り．三七（21歳）にして，腎気平均するが故に，真牙生じて長く極まる．四七（28歳）にして筋骨堅く髪長じて極まり，身体盛壮なり．五七（35歳）にして陽明の脈（=陽明経）衰え，面始めて焦がれ（顔につやがなくなり皺が出始める），髪始めて堕つ．六七（42歳）にして三陽の脈，上に衰え，面皆焦がれ，髪始めて白し．七七（49歳）にして，任脈虚し，太衝の脈衰えて少なく，天癸竭き，地道通ぜざるが故に，形壊れて子無きなり．丈夫（男子）は八歳にして腎気実し，髪長く歯更わる．二八（16歳）にして，腎気盛んにして天癸至り，精気溢れ寫し，陰陽和するが故に，能く子を有する能う．三八（24歳）にして腎気平均し，筋骨勁強なるが故に真牙生じて長極す．四八（32歳）にして，筋骨隆盛，肌肉満壮す．五八（40歳）にして腎気衰え，髪堕ち歯槁れる．六八（48歳）にして，陽気，上に衰え竭き，面焦がれ髪鬢頒白なり（髪の毛や耳の前の毛に白いものが混じる）．七八（56歳）にして，肝気衰え，筋動く能わず，天癸竭き，精少なく，腎臓衰え，形体皆極まる．八八（64歳）にして歯髪去る．腎は水を主る．五蔵六府の精を受けて之を蔵す．故に五蔵盛んなれば乃ち能く寫す．今，五蔵皆衰え，筋骨解堕し，天癸尽く．故に髪鬢白く，身体重く，行歩正しからずして，子無きのみ」とある．女子は7歳から7の倍数で，男子は8歳から8の倍数で，成長，生殖機能の発現，老化などが，"腎気"の盛衰とともに語られている．"腎"には，生命エネルギーともいうべき"精"が蓄えられるとする．"精"は"精気"とも呼ばれ，"腎"に"蔵"される"精気"が"腎気"で，これが加齢あるいは病的機序によって不足した状態が"腎虚"とされる．このほか，霊蘭秘典論篇第八[64]には，「腎は作強の官，伎巧出づ」とあり，ほ

かにも『黄帝内経素問』には"腎"に言及する篇が多い．"腎"は現代医学における腎とは異なるが，「腎は水を主る」とあるように，まったく無縁ではない．

このような『黄帝内経素問』における"腎"の概念を，山本[65]の論を参考に概括すると，古人の考えた"腎"とは，①生命力を主り成長老化と関連する，②生殖を主る，③"精を蔵す"（父母の生殖に由来する"先天の精"が"腎"に保存貯蔵される．これは，生後に"脾胃"すなわち消化器から吸収された食物中の"後天の精"によって補われる．"精"には，生殖の"精"と"五蔵"を養う"精"とがあるとされる．"精"とは生命エネルギーのようなニュアンスであろう），④"腎は水を主る"（現代の腎機能および水分代謝の意に近いが，泌尿器の意なども含まれると思われる），⑤"腎は骨を主り，髄を生ず"（骨の発育成長，泉門閉鎖，歯，脊髄さらには脳にも関与すると考えたとされる），⑥"腎は耳及び二陰に開竅する"（古人は，五蔵はみな竅を通じて外界と交通するとし，腎は耳と二陰，すなわち前陰＝泌尿生殖器と後陰＝肛門に開竅するとしたという），⑦"その華は髪にある"（"腎気"の盛衰が髪に反映されるという），⑧"腎は作強の官，伎巧出づ"（作業の巧拙，あるいは身体の運動機能と関連するという），このようなものであったと推測される．

2．腎 虚

『黄帝内経素問』の観点からは，"腎"に蔵された"精"（"精気"・"腎気"）が異常に減少した状態が"腎虚"ということであろう．その場合の具体的な症候について諸種の記載がある．

隋代の巣元方の『諸病源候論』では，巻3虚労諸病・虚労裏急候[66]に「虚労は則ち腎気不足なり」とあり，巻5腰背諸病・腰痛候[67]に「腎は腰脚を主る．腎経虚損して，風冷之に乗ずるが故に腰痛むなり」とあり，巻15腎病候[68]に，「腎気足らざれば，則ち厥して腰背冷え，胸内痛み，耳鳴，聾を苦しむ．是，腎気の虚と為すなり．則ち宜しく之を補うべし」とある．

これらの症候を，『金匱要略』の八味丸・腎気丸などの適応とされる症候に重ね合わせて考えると，要するに"腎虚"とは，加齢や病的機序による身体機能低下，とくに腎泌尿生殖器系および腰以下の運動機能の低下などを指すと思われる．

3．命 門

後年，"腎虚"という概念は"命門の火"の衰えとして説明されるようになる．"命門"とは，「生命エネルギーの源泉」とされた想像上の臓器で，これを何にあてるのかには，解剖学的な右腎とする説，両腎ともに"命門"とする説，両腎の中間にあるとする説などがあったという[65]．

"命門"を解剖学的な右腎とするのは『難経』である．『難経』に，「三十六難に曰く，蔵はおのおの一有るのみ．腎，独り，両有るは何ぞや．然れば，腎の両なるは，皆，腎に非ざるなり．其の左は腎と為し，右は命門と為す．命門とは，諸の神精の舎る所，原気の繋がる所なり．故に男子は以て精を蔵し，女子は以て胞を繋ぐが故に，腎は一有るを知るなり」[69]とある．

明代の虞摶は『医学正伝』巻1医学惑問[70]で，"腎"についての問答体の形で，「人が初めて命を受けて胎ができるかできないかのときに，まず二腎が生ずる．…腎を1つの蔵（臓器）として，これを五行に配当していえば水に属す．腎が形態の上で左右2つある点を以ていえば，左右を以て陰陽に分け，五蔵の根元となる．左を以て陰とし，右を以て陽とす．陰は水，陽は火であり，水は血であり，火は気である．したがって，左腎は水を主り，右腎は火を主る（この場合，左腎を狭義の

"腎"と呼び，右腎を"命門"と呼ぶことが前段に記載される）．左腎の陰水は木である肝を生じ，肝木は火である心を生ずる．一方，右腎の陽火は土である脾を生じ，脾土は金である肺を生ずる．こうして腎以外の4つの蔵（臓器）が生ずる」という主旨のことを述べている．

『中国漢方医語辞典』腎陽の項によれば，「命門の火」は，「腎陽」，「元陽」，「真陽」，「真火」，「先天の火」などの別称があり，命門にある「先天の火」（生来の火）とされる．この「火」は，いわば生命エネルギーを生み出す根源であり，「腎」に貯蔵される「精」（先天と後天の精を包括する）によって保たれるとされる．また，生後に生じた「後天の脾胃の火」は，「先天である命門の火」の補助があってこそ，その作用を発揮することができるとする[71]．

以上，誠に空想的観念論的な身体観であり，江戸期に親試実験の立場から批判を浴びたのも当然であるが，古代にあっては，これが科学の代用のごとき役割を果たしたのであろう．

2 地黄について

地黄は，アカヤジオウ Rehmannia glutinosa Liboschitz var. purpurea Makino または Rhemannia glutinosa Liboschitz（Scrophulariaceae）の根，またはそれを蒸したもの[72]とされる．成分として，イリドイド配糖体の glutinoside, catalpol, rehmanoside A〜D, aucubin などが含まれ，薬理的には，血糖降下作用，血液凝固抑制作用，免疫系に対する作用（抗体産生抑制など），aldose reductase 阻害作用，抗腫瘍作用など報告され，catalpol に緩和な瀉下作用，利尿作用があるという[73-75]．臨床的には[76]，補血強壮，解熱，止血剤で，貧血症，虚弱者に用いるとされる．

地黄を含む漢方薬には，八味地黄丸のほか，牛車腎気丸，炙甘草湯，三物黄芩湯，四物湯，六味丸，十全大補湯，人参養栄湯，大防風湯，温清飲，荊芥連翹湯，柴胡清肝湯，消風散，当帰飲子，疎経活血湯，五淋散，竜胆瀉肝湯，猪苓湯合四物湯，潤腸湯，滋陰降火湯，七物降下湯などがある．

引用文献

1) 張仲景：元・鄧珍本『金匱要略』，1-15a，復刻版，p.49，燎原書店，1988．
2) 大塚敬節・主講：金匱要略講話，p.127-129，創元社，1979．
3) 小曽戸洋：漢方一話 処方名のいわれ，6 八味地黄丸．漢方診療，13(4)：37，1994．
4) 張仲景：元・鄧珍本『金匱要略』，1-17a，復刻版，p.53，燎原書店，1988．
5) 大塚敬節・主講：金匱要略講話，p.155-156，創元社，1979．
6) 張仲景：元・鄧珍本『金匱要略』，2-3b，復刻版，p.84，燎原書店，1988．
7) 張仲景：元・鄧珍本『金匱要略』，2-8a，復刻版，p.93，燎原書店，1988．
8) 巣元方：諸病源候論，5-4a，復刻版，東洋医学善本叢書6，宋版諸病源候論，p.43，東洋医学研究会，1981．
9) 龔廷賢：万病回春，5-86b，和刻漢籍医書集成第11輯（小曽戸洋，他編），p.215，エンタプライズ，1991．
10) 蘆川桂洲：病名彙解，近世漢方医学書集成64巻（大塚敬節，他編），p.617-619，名著出版，1982．
11) 落合泰蔵：漢洋病名対照録，p.72，復刻版，関西東方医学会，1977．
12) 大塚敬節・主講：金匱要略講話，p.317，創元社，1979．
13) 張仲景：元・鄧珍本『金匱要略』，3-8b〜9a，復刻版，p.146-147，燎原書店，1988．
14) 大塚敬節・主講：金匱要略講話，p.269，創元社，1979．
15) 落合泰蔵：漢洋病名対照録，p.148-149，復刻版，関西東方医学会，1977．
16) 山田業広：金匱要略集注，3-34a，復刻版，p.533，名著出版，1984．
17) 大塚敬節・主講：金匱要略講話，p.552，創元社，1979．
18) 大塚敬節：至誠の医人椿庭山田業広と業精．漢方の臨床，9(11-12)：247-281，1962．
19) 孫思邈：備急千金要方，19-34b，復刻版，東洋医学善本叢書10，宋版備急千金要方・中，p.750，オリエント出版社，1989．
20) 王燾：外台秘要方，18-18b，復刻版，東洋医学善本叢書4，宋版外台秘要方・上，p.349，東洋医学研究会，1981．
21) 陳師文，他：増広太平恵民和剤局方，5-4b〜5a，和刻漢籍医書集成第4輯（小曽戸洋，他編），p.87，エンタプライズ，1988．
22) 陳言：三因極一病証方論，3-11a〜b，和刻漢籍医書集成第1輯（小曽戸洋，他編），p.49，エンタプライズ，

1988.
23) 陳言：三因極一病証方論, 10-22a, 和刻漢籍医書集成第 1 輯（小曽戸洋，他編），p.139, エンタプライズ, 1988.
24) 陳言：三因極一病証方論, 13-5b, 和刻漢籍医書集成第 1 輯（小曽戸洋，他編），p.171, エンタプライズ, 1988.
25) 陳言：三因極一病証方論, 17-12a, 和刻漢籍医書集成第 1 輯（小曽戸洋，他編），p.225, エンタプライズ, 1988.
26) 劉純：玉機微義, 19-21a〜b, 和刻漢籍医書集成第 5 輯（小曽戸洋，他編），p.250, エンタプライズ, 1989.
27) 劉純：玉機微義, 23-11a〜b, 和刻漢籍医書集成第 5 輯（小曽戸洋，他編），p.280, エンタプライズ, 1989.
28) 劉純：玉機微義, 30-8b, 和刻漢籍医書集成第 5 輯（小曽戸洋，他編），p.331, エンタプライズ, 1989.
29) 劉純：玉機微義, 49-30a, 和刻漢籍医書集成第 5 輯（小曽戸洋，他編），p.427, エンタプライズ, 1989.
30) 蘆川桂洲：病名彙解, 近世漢方医学書集成 64 巻（大塚敬節，他編），p.607, 名著出版, 1982.
31) 王綸・著，薛己・注：補注明医雑著, 6-5a〜b, 和刻漢籍医書集成第 8 輯（小曽戸洋，他編），p.127, エンタプライズ, 1990.
32) 薛己：内科摘要－欽定四庫全書・薛氏医案, 1-50a, 復刻版，四庫医学叢書・薛氏医案（一），p.[763-27], 上海古籍出版社, 1991.
33) 薛己：女科撮要－欽定四庫全書・薛氏医案, 4-32a, 復刻版，四庫医学叢書・薛氏医案（一），p.[763-104], 上海古籍出版社, 1991.
34) 薛己：保嬰金鏡録－欽定四庫全書・薛氏医案, 6-43b, 復刻版，四庫医学叢書・薛氏医案（一），p.[763-172], 上海古籍出版社, 1991.
35) 龔廷賢：万病回春, 4-4b, 和刻漢籍医書集成第 11 輯（小曽戸洋，他編），p.129, エンタプライズ, 1991.
36) 香川牛山：牛山方考, 近世漢方医学書集成 61 巻（大塚敬節，他編），p.273-276, 名著出版, 1981.
37) 落合泰蔵：漢洋病名対照録, 復刻版, p.26, 関西東方医学会, 1977.
38) 香川牛山：牛山活套, 近世漢方医学書集成 61 巻（大塚敬節，他編），p.419-420, 名著出版, 1981.
39) 香川牛山：牛山活套, 近世漢方医学書集成 61 巻（大塚敬節，他編），p.352, p.382, p.467, p.471, p.479, p.493, p.496, p.505, p.547, 名著出版, 1981.
40) 北尾春圃：当壮庵家方口解, 近世漢方医学書集成 80 巻（大塚敬節，他編），p.49-54, 名著出版, 1983.
41) 吉益東洞：方極, 近世漢方医学書集成 12 巻（大塚敬節，他編），p.378-379, 名著出版, 1980.
42) 吉益東洞：方機, 近世漢方医学書集成 12 巻（大塚敬節，他編），p.474-476, 名著出版, 1980.
43) 福井楓亭：方読弁解, 近世漢方医学書集成 54 巻（大塚敬節，他編），p.359, 名著出版, 1981.
44) 和田東郭：蕉窓方意解, 近世漢方医学書集成 16 巻（大塚敬節，他編），p.106-114, 名著出版, 1979.
45) 和田東郭：導水瑣言, 近世漢方医学書集成 16 巻（大塚敬節，他編），p.392-393, 名著出版, 1979.
46) 和田東郭：導水瑣言, 近世漢方医学書集成 16 巻（大塚敬節，他編），p.360, 名著出版, 1979.
47) 稲葉文礼：腹証奇覧, 近世漢方医学集成 83 巻（大塚敬節，他編），p.289-291, 名著出版, 1982.
48) 宇津木昆台：古訓医伝, 近世漢方医学集成 26 巻（大塚敬節，他編），p.419-420, 名著出版, 1980.
49) 百々漢陰，百々鳩窓：梧竹楼方函口訣, 復刻版, p.144-145, 春陽堂書店, 1976.
50) 尾台榕堂：類聚方広義, 近世漢方医学集成 57 巻（大塚敬節，他編），p.122-123, 名著出版, 1980.
51) 本間棗軒：内科秘録, 近世漢方医学集成 22 巻（大塚敬節，他編），p.213-218, 名著出版, 1979.
52) 難波恒雄：和漢薬百科図鑑［Ⅱ］，全改訂新版, p.346-347, 保育社, 1993.
53) 大塚敬節，矢数道明，清水藤太郎：漢方診療医典, 第 6 版, p.432, 南山堂, 2001.
54) 松田邦夫：症例による漢方治療の実際, p.422, p.431, 創元社, 1992.
55) 本間棗軒：瘍科秘録, 近世漢方医学書集成 115 巻（大塚敬節，他編），p.409-411, 名著出版, 1983.
56) 山田業広：椿庭先生夜話, 近世漢方医学書集成 94 巻（大塚敬節，他編），p.290, 名著出版, 1982.
57) 浅田宗伯：勿誤薬室方函口訣, 近世漢方医学書集成 96 巻（大塚敬節，他編），p.25-26, 名著出版, 1982.
58) 大塚敬節，矢数道明，清水藤太郎：漢方診療医典, 第 6 版, p.381-382, 南山堂, 2001.
59) 大塚敬節：症候による漢方治療の実際, 第 5 版, p.460-462, p.419, p.711-715, 南山堂, 2000.
60) 大塚敬節：症候による漢方治療の実際, 第 5 版, p.47-48, p.51, p.175-176, p.210, p.247, p.274-275, p.361, p.412-413, p.459, p.513-517, p.571, p.607, p.617, p.689-693, 南山堂, 2000.
61) 松田邦夫：症例による漢方治療の実際, p.200, 創元社, 1992.
62) Iwasaki K, et al：A randomized, double-blind, placebo-controlled clinical tirail of the chinese herbal medicine "Ba Wei Di Hung Wan" in the treatment of dementia. Jouranal of the American Geriatrics Society, 52(9)：1518-1521, 2004.
63) 重広補註黄帝内経素問, 1-6a〜11a, 復刻版, p.7-9, 国立中医薬研究所, 中華民国, 1979（民国 68 年）.
64) 重広補註黄帝内経素問, 3-1a〜2b, 復刻版, p.24-25, 国立中医薬研究所, 中華民国, 1979（民国 68 年）.
65) 山本巌：腎と八味丸と六味丸, 漢方の臨床 25（11 & 12）：223-244, 1978
66) 巣元方：諸病源候論, 3-6a〜b, 復刻版, 東洋医学善本叢書 6, 宋版諸病源候論, p.35, 東洋医学研究会, 1981.
67) 巣元方：諸病源候論, 5-1a, 復刻版, 東洋医学善本叢書 6, 宋版諸病源候論, p.42, 東洋医学研究会, 1981.
68) 巣元方：諸病源候論, 15-4b〜5a, 復刻版, 東洋医学善本叢書 6, 宋版諸病源候論, p.90-61, 東洋医学研究会, 1981.
69) 著者不詳, 明・王九思, 他編：難経集注, 3-30a〜31a, 復刻版, 台湾中華書局, 中華民国, 1977（民国 66 年）.
70) 虞搏：医学正伝, 1-12b〜13b 和刻漢籍医書集成第 8 輯, p.10-11, エンタプライズ, 1990.
71) 成都中医学院, 他編著：中国漢方医語辞典, p.38, 中

国漢方，1980.
72) 厚生労働省：第16改正日本薬局方，p.1512, 2011.
73) 木村孟淳，他編：新訂生薬学，改訂第7版，p.79-80, 南江堂，2012.
74) 北川勲，金城順英，桑島博，三川潮，庄司順三，滝戸道夫，友田正司，西岡五夫，野原稔弘，山岸喬：生薬学，第8版，p.378-379，廣川書店，2011.
75) 鳥居塚和生：モノグラフ 生薬の薬効・薬理，p.195-205，医歯薬出版，2003.
76) 大塚敬節，矢数道明，清水藤太郎：漢方診療医典，第6版，p.414，南山堂，2001.

参考文献

・大塚敬節：八味丸について．漢方と漢薬，4(9)：1-16, 1937.
・大塚敬節：八味腎気丸による疲労の予防及び回復についての知見．漢方と漢薬，11 (8-9)：1-5, 1944.

104 半夏厚朴湯
hangekobokuto

製品番号：16

〔構成生薬〕
半夏，厚朴，茯苓，蘇葉，生姜

処方の特徴

1 処方概要

半夏厚朴湯は，咽喉異物感に代表される心身症，身体表現性障害，不安障害などに用いられる漢方薬であり，また嘔気を主とする消化器疾患などにも応用される．

古典的には気剤の代表とされる．大塚敬節[1]は，「気の解釈は古来議論の多いところであるが，我々臨床家は疾病の診断治療に役立つように，これを理解すればよい」といい，筆者も，この立場によって，この処方を考えたい．

半夏厚朴湯は，四七湯，大七気湯，七気湯などの異名を持つ．七気とは七情の気であり，七情とは喜，怒，悲，思，憂，恐，驚とされる．これらの別称は，半夏厚朴湯が，七情の気の乱れによって生じる諸症状を治療する処方という意である．七情の気の乱れ，すなわち，感情の変動によって生じた病的症状とは，今日の心身症，心因反応，身体表現性障害などであろう．

構成生薬の点では，半夏厚朴湯は小半夏加茯苓湯に厚朴，蘇葉を加えたものである．小半夏加茯苓湯は，吐き気のあるときに広く用いる処方で，古典的表現では，水毒（痰飲）による胃内停水を除く効があるとされる．

厚朴はモクレン科のホオノキの樹皮[2,3]で，薬理[3,4]の面からは，含有成分の magnocurarine にクラーレ様筋弛緩作用，抗痙攣作用，magnolol および honokiol には鎮静，運動抑制，中枢性筋弛緩作用，抗胃潰瘍作用，抗菌作用，β-eudesmol には神経筋接合部遮断作用などがあるとされ，厚朴にはまた抗炎症・抗アレルギー作用，抗不安作用などがあるとされる．臨床的には，不安抑うつ状態に用いる処方（半夏厚朴湯，柴朴湯，大承気湯など），呼吸困難を主とする気道疾患に用いる処方（柴朴湯，神秘湯など），消化器疾患に用いる処方（平胃散，胃苓湯，大承気湯，当帰湯など）などに含まれる．

蘇葉はシソ科のシソまたはチリメンジソの葉および枝先[5,6]で，薬理的[6,7]には，睡眠延長，鎮静作用，解熱作用，抗アレルギー作用，胃潰瘍抑制作用などがあり，含有成分である perillaldehyde に中枢抑制作用があるとされる．臨床的には，精神神経症状に用いる処方（半夏厚朴湯，香蘇散など），感染症および気道疾患に用いる処方（香蘇散，参蘇飲，柴朴湯，神秘湯など）などに含まれる．

2 使用目標と応用（表1）

1．使用目標

喉頭部異物感を訴え，その背景に不安感があることが使用目標となる．のどがつまる，息苦しい，空気が入ってこない，胸部閉塞感，動悸，めまい感（非回転性），腹部膨満感，不眠などを訴える例もある．顔貌や言動から不安緊張状態にあると推定できる例が多い．

身体所見では，上腹部で腹壁緊張し，ガスで膨満している例が多い．心窩部拍水音（振水音），臍下悸を認めることもある．

体質的には中等度からやや虚弱な者まで広く用いうる．高度に痩せて虚弱な者，腹部全体が非常に軟弱な者などでは慎重に投与する必要がある．

愁訴の性質上，多岐にわたる疾患をスクリーニングする必要があり，通常の治療で改

善できる諸疾患を除外診断しておくべきであろう．

2．応用

不安障害，心臓神経症，咽喉頭異常感症，ヒステリー球，軽度うつ状態，不眠症などのほか，ストレス性胃炎，嘔気などにも用いる．妊娠悪阻，嗄声，気管支炎，喘息，舌痛症などに有効とする説もある．近年，高齢者などの嚥下障害によいとする説もある．

論　説

1 原　典

張仲景『新編金匱方論』（=『金匱要略』）巻下・婦人雑病脈証并治第二十二[8]

〔条文〕婦人，咽中炙臠有るが如きは，半夏厚朴湯之を主る．

〔大意〕婦人で，喉にあぶった小さな肉片が付着したかのような不快感を訴える者は，半夏厚朴湯の主治である．

〔解説〕咽中炙臠は，梅核気ともいい，ヒステリー球あるいは咽喉頭異常感症，喉頭神経症などの意である．

2 中国医書の記載

■唐代の孫思邈の『備急千金要方』[9]には，「婦人，胸満心下堅，咽中帖々として炙肉臠有るが如く，之を吐けども出でず，之を咽めども下らざるを治するは，半夏厚朴湯の方」とある．大意は，「女性で，胸満（胸がつまったような感じ）と心下堅（心下部がやや膨満して強く緊張して堅い）があり，喉の奥になにかが垂れ下がっていて炙った肉片があるかのように感じられ，これをのみ込んでも下に降りていかないというときに用いる」ということ．胸満心下堅について大塚[10]は，「腹部が軟弱無力で，お腹が背中にくっついているような力のないものには，咽中炙臠の状態があっても，使って，よくありません．ひどく疲れて，食欲が一層なくなります．半夏厚朴湯の場合は，したがってこの胸満，心下堅ということが大事になる」と述べている．帖々について，尾台榕堂[11]は，「床前の帷を帖と曰う．帖帖として垂れるをいうなり」と，垂れさがっている様を形容する語という．

■宋代の『三因極一病証方論』（1161年成立[12]）七気叙論[13]には，七気の乱れによる諸症状について記載があり，その後に大七気湯，すなわち半夏厚朴湯を挙げて，「喜怒節せず，憂思兼ね并せ，多く悲恐を生じ，或は時に振驚し，蔵気をして平ならざるを致し，増寒発熱，心腹脹満，傍ら両脇を衝き，上み咽喉を塞ぎ，炙臠の如き有り，吐嚥して下らず．皆，七気の生ずる所なるを治す」〔大意：喜びや怒りが節度を失い，憂いや思いと一緒になると，多くの場合，悲しみや恐れを生じる．そうなると，時々からだが振えたり，ものに驚きやすくなったり，悪寒と熱感が交互に起

表1　半夏厚朴湯の使用目標と応用

- ■応　用
  - ・咽喉頭異常感症，不安障害，心臓神経症，身体表現性障害，心気症，軽度うつ状態，不眠症，ストレス性胃炎，気管支炎，喘息，嚥下障害　など
- ■症　候
  - ・咽喉異物感，気道閉塞感，呼吸困難感，不安感，動悸，めまい感（非回転性），不眠，嘔気，嗄声，咳　など
- ■腹部所見
  - ・上腹部緊張，膨満
- ■体　質
  - ・中等度〜やや虚弱者まで広く用いうる

こったり，上腹部から腹全体が脹って膨満し，両脇腹に突き上げるような感じがあったり，のどが塞がれて炙った肉片があるように感じ，吐いても出ないし，のみ込んでも下がらないというようになる．これは皆，七気の乱れで生じたものであり，大七気湯（半夏厚朴湯）がよい〕という．

■宋代の『太平恵民和剤局方』（以下，『和剤局方』）痰飲咳嗽門淳祐新添方には四七湯[14]として記載され，「喜怒悲思憂恐驚の気，結して痰涎と成りて，状，破絮の如く，或は梅核の如く，咽喉の間に在りて，咯けども出でず，嚥めども下らざるを治す．此れ七気の為すところ也．或は中脘痞満，気，舒快せず，或は痰涎壅盛，上気喘急し，或は痰飲中節に因り，嘔逆，悪心す．并びに宜しく之を服すべし．（易簡方に出ず）（処方内容等を略す）婦人悪阻，尤も之を服するに宜し．一名は，厚朴半夏湯．一名は大七気湯」〔大意：喜怒悲思憂恐驚の気，すなわち七気（感情の乱れ）によって気が結集して痰涎となり，古い綿切れのようなもの，あるいは梅のタネのようなものが咽喉の中にあって，吐き出そうとしても出ないし，のみ込んでも下がって行かないというものを治す．この症状は七気のためである．あるいは上腹部がつかえて膨満し，ガスが溜まってスッキリしなかったり，あるいは，喀痰が多く，息が切れて喘々したり，悪心嘔吐したりするというものは，すべてこの処方を服用するのがよい．…婦人の妊娠悪阻には最もよい〕とある．注釈として，『易簡方』に四七湯の記載がある．半夏厚朴湯，大七気湯の別称があるという．

■半夏厚朴湯の別称について，小曽戸[15]は，「（四七湯の別称は）12世紀後半に王碩が著した『易簡方』が最も早い記載らしい．『易簡方』では，四七湯に大七気湯の別称があるとし，七気（七情：喜怒憂思悲恐驚）と痰飲が結合して咽喉に出現する梅核のような症状を治すとある．『易簡方』等の記載に基づき，『和剤局方』が四七湯を淳祐年間（1241-52）の増補版から痰飲門に加えた．四七湯の方名は以後流行したらしく，1264年の『仁斎直指方』で四七湯の適応症に初めて「梅核気」の表現も使用．のち様々な四七湯加減方も生まれた」という．

■楊士瀛『仁斎直指方』（1264年）には，三因七気湯[16]および四七湯[17]の名で記載され，前者の適応症状に梅核気が含まれる．同書には梅核気方論[18]がある．

■『太医院校註婦人良方大全』妊娠疾病門[19]には四七湯として記載され，「七情が鬱結して痰を成し，ある場合は梅の種のようなものが喉の間にささっているように感じ，ある場合は上腹部に痰飲が停滞して何か痞えている感じがし，ある場合は，痰が気道を塞いで喘し，あるいは痰飲で上腹部で嘔吐，吐き気がするものを治す」（筆者意訳）という．

3 江戸時代医家の論説（筆者意訳）

■吉益東洞（1702-73）は，『類聚方』[20]では「婦人で咽中に炙臠があるように感ずるものを治す」とし，「動悸が必ずある」といい．『方機』[21]では「感冒で桂枝湯の証であって痰飲がある者には，半夏厚朴湯と桂枝湯を合方して用いる」といい．

■和田東郭（1744-1803）は，『蕉窓方意解』[22]で半夏厚朴湯は腹部所見が大切であるという．すなわち，「中脘痞満（上腹部の痞えと膨満感）があり，この部を手で圧迫すると，心下鞕満（心窩部腹壁が硬く膨満している腹部所見）があって，鬱々と悶え，思い悩むことが多いという症状のあることが大切である．ただ，このように心下鞕満するからといって，黄芩，黄連類の苦味のある薬（半夏瀉心湯など）や，芍薬，甘草，膠飴など甘味のある薬（小建中湯など）を用いるべきではない．心下部が閉塞するために，胸中から心下部に

水飲を畜え，悪心嘔吐し，喀痰が盛んに出て，息切れし，咽の中に常に炙った肉片のようなものがあるように感じて吐き出そうとしても出ないし，嚥み込んでも下らないという症状が起こるのである．皆，心下痞鞕より発する症である．かえって半夏厚朴湯のような淡泊な味の薬を用いれば，胃にもさわらず，痞鞕が早く緩むものである．また思うに，今どきの医者の流儀では，どうかすると心下部を診察することに意を用いず，ただ咽中炙臠があるという患者の言ばかりを標的として，咽喉不利の症に遇えば一様に半夏厚朴湯を用いるが，これは誤りである．咽中不利があっても，牡蛎（柴胡桂枝乾姜湯，桂枝加竜骨牡蛎湯，安中散など），呉茱萸（呉茱萸湯，当帰湯など）の類，あるいは甘草乾姜の類（人参湯など）を用いて治るものもある．心下痞鞕は同じ症状に見えるけれども，腹診によく熟達すれば各々を区別できるようになるものと心得よ．必ずしも金匱の言に拘泥すべきではない」という．

■浅井貞庵（1770-1829）は『方彙口訣』[23]で，四七湯または四磨湯（『医学入門』）と呼び，「気のめぐりが悪いために起こる喘に用いる．痰はなくても呼吸困難があり，気鬱があって気分が暢び立たない者である．まったく気鬱の喘である」という．

■尾台榕堂（1799-1870）は，『類聚方広義』半夏厚朴湯・頭注[24]で「此の症は後世にいわゆる梅核気なり．…妊娠悪阻を治すること，極めて妙なり」と，妊娠悪阻によいという．

■本間棗軒（1804-72）は，『内科秘録』噎膈門[25]で，「噎膈すなわち食道の通過障害様症状があり，その病状が変化し，痰が多く，頻繁に嘔吐するものには，半夏厚朴湯，茯苓飲加呉茱萸のいずれかを撰用する」という．

■浅田宗伯（1815-94）は，『勿誤薬室方函口訣』[26]で，「気剤の権輿（最も基本となる重要なもの）であり，梅核気（咽喉異物感）だけでなく，諸気疾（精神神経症状）に活用してよい．『金匱要略』『備急千金要方』の説にしばられて婦人のみに用いるのは誤りである．婦人は気鬱が多いので，血の病もまた気から生ずるものが多い」という．

4 近年の論説

■湯本求真（1876-1941）は『皇漢医学』[27]で，「胸満心下堅くとは，心下部膨満し，之を按ずれば堅しとの義なれども，大柴胡湯，心下痞鞕の，内実して抵抗あると異り，内部に阻滞なきものなれば，外部の堅硬なるに反し，内部中空にして抵抗なきものとす．是れ方中に半夏，厚朴ありて枳実，大黄なき所以なり」という．

■『漢方診療医典』[28]では，「本方は気のうっ滞を散じて，気分を明るくする効があるので，神経症，特に不安神経症に用いる機会が多く，また咽中が塞がる感じ，または梅核気と古人がよんだ症状で，咽中に何か球状のものがひっかかっていて，それが気になるというのも，本方を用いる目標である．…本方は神経症，血の道症，気管支喘息，食道痙攣，気管支炎，…，妊娠悪阻，胃炎，胃下垂症，…胃アトニー症などに用いる」とある．

症 例

症例 咽喉異物感の例（大塚敬節治験）[1]

48歳男性，色黒く中肉中背，栄養佳良，一見病人らしくない病人．ハワイで成功して広く商売をしていたが，半年ほど前からのどに何かができて，つまっているように感じ，ハワイと日本で数か所の診療機関に診てもらったが，病名不明で治療法もないと言われた．患者は癌に間違いないと決めて，ひどく落胆し，癌だから病名を隠して言ってくれないに違いない，癌だから薬をくれないのだと，勝手に決めている．初診時の症状は，のどと

いうよりは，胸に近いあたりが，せまくなっているように感ずる．飲食物が下らないとか，吐くとかいう症状はない．その他の症状としては，めまいがある．ことに人ごみに出かけると，めまいがひどくなる．食欲はある．安眠できる．みぞおちは，やや膨満して硬く，振水音は証明しない．臍の上で動悸が少し亢進している．半夏厚朴湯を与えたところ，日ごとに，めまいや胸のつまる感じが取れ，不安感もなくなった．（抄）

鑑　別

■ 柴朴湯（小柴胡湯合半夏厚朴湯）
さいぼくとう　しょうさいことうごうはんげこうぼくとう

　咳，息苦しさ，咽喉異物感で要鑑別．柴朴湯は気管支喘息，気管支炎などで症状遷延している例によい．

■ 茯苓飲合半夏厚朴湯
ぶくりょういんごうはんげこうぼくとう

　大塚敬節によれば，半夏厚朴湯証にして胃内停水と食欲不振著明の者に用いるという[1]．

■ 加味逍遙散
かみしょうようさん

　不定愁訴，ホットフラッシュ，発汗などの更年期障害をともなう例に用いる．不安と咽喉異物感が主ならば半夏厚朴湯．

■ 抑肝散，抑肝散加陳皮半夏
よくかんさん　よくかんさんかちんぴはんげ

　怒りっぽく感情の変動が大きい者には抑肝散．胃症状があり，動悸が強ければ抑肝散加陳皮半夏．

■ 柴胡桂枝乾姜湯
さいこけいしかんきょうとう

　不眠，動悸，発汗，微熱が主の例では柴胡桂枝乾姜湯．咽喉頭異常感，胸部の愁訴が強ければ半夏厚朴湯．

■ 桂枝加竜骨牡蛎湯
けいしかりゅうこつぼれいとう

　虚弱で神経質な者の動悸，息苦しさで要鑑別．不安が強ければ半夏厚朴湯．併用も可．

Evidence

1 半夏厚朴湯の咳反射改善作用（Iwasakiら，2002）[29]

〔概要〕脳萎縮あるいはラクナ梗塞の患者で誤嚥性肺炎の経験を有する高齢者を，半夏厚朴湯投与群とプラセボ投与群とに無作為に分け，クエン酸溶液吸入による咳反射について，咳嗽誘発濃度閾値を測定，4週間の薬剤投与の前後で比較試験を行った．その結果，プラセボ群に比して半夏厚朴湯投与群では低下した咳反射が有意に改善されたという．

2 半夏厚朴湯による嚥下性肺炎予防効果（Iwasakiら，2007）[30]

〔概要〕認知症，脳血管障害，アルツハイマー病，パーキンソン病の高齢患者95名を，半夏厚朴湯投与群47名とプラセボ（乳糖）投与群48名とに分け，12ヵ月間被検薬を投与して多施設二重盲検臨床比較試験を施行．肺炎発症頻度，肺炎による死亡率，および自力摂食量を評価した．その結果，プラセボ群では累積肺炎発症数14名，死亡6名に対し，半夏厚朴湯群では肺炎4名，死亡1名であった．統計解析の結果，半夏厚朴湯投与群はプラセボ群に比して肺炎発生の相対リスクは有意に減少した．死亡率は減少傾向を示したが有意差がなかった．また，摂食量も半夏厚朴湯により有意に改善されたという．

引用文献

1) 大塚敬節：半夏厚朴湯について．漢方と漢薬，5(6)：1-13．1938．
2) 厚生労働省：第16改正日本薬局方，p.1490，2011．
3) 木村孟淳，他編：新訂生薬学，改訂第7版，p.51-52，南江堂，2012．
4) 鳥居塚和生：モノグラフ 生薬の薬効・薬理，p.111-120，医歯薬出版，2003．
5) 厚生労働省：第16改正日本薬局方，p.1538，2011．
6) 木村孟淳，他編：新訂生薬学，改訂第7版，p.129，

南江堂, 2012.
7) 鳥居塚和生：モノグラフ 生薬の薬効・薬理, p.279-288, 医歯薬出版, 2003.
8) 張仲景：元・鄧珍本『金匱要略』, 3-6a, 復刻版, p.141, 燎原書店, 1988.
9) 孫思邈：備急千金要方, 3-32b, 復刻版, 東洋医学善本草書9, 宋版備急千金要方・上, p.244, オリエント出版社, 1989.
10) 大塚敬節：金匱要略講話, p.532, 創元社, 1979.
11) 尾台榕堂：類聚方広義, 頭注, 近世漢方医学書集成57巻（大塚敬節, 他編）, p.284, 名著出版, 1980.
12) 小曽戸洋：『三因極一病証方論』解題, 和刻漢籍医書集成第1輯解説（小曽戸洋, 他編）, p.2, エンタプライズ, 1988.
13) 陳言：三因極一病証方論, 8-28a～28b, 和刻漢籍医書集成第1輯（小曽戸洋, 他編）, p.110, エンタプライズ, 1988.
14) 陳師文, 他：増広太平恵民和剤局方, 4-15b～4-16a, 和刻漢籍医書集成第4輯（小曽戸洋, 他編）, p.85, エンタプライズ, 1988.
15) 小曽戸洋：漢方一話 処方名のいわれ, 14 半夏厚朴湯. 漢方診療, 13(8)：37, 1994.
16) 楊士瀛・撰, 朱崇正・附遺：仁斎直指方, 5-5b／p.［744-124］, 四庫医学叢書, 上海古籍出版社, 1991. 5-2a／p.［744-123］にも記載あり.
17) 楊士瀛・撰, 朱崇正・附遺：仁斎直指方, 5-5b, 四庫医学叢書, 上海古籍出版社, 1991. 8-29a／p.［744-218］. 8-24b／p.［744-216］にも記載あり.
18) 楊士瀛・撰, 朱崇正・附遺：仁斎直指方, 5-1a／p.［744-122］, 5-20b／p.［744-132］, 四庫医学叢書,
上海古籍出版社, 1991.
19) 陳自明・撰, 薛己・校注：太医院校註婦人良方大全, 12-17b, 和刻漢籍医書集成第3輯（小曽戸洋, 他編）, p.155, エンタプライズ, 1989.
20) 吉益東洞：類聚方, 近世漢方医学書集成12巻（大塚敬節, 他編）, p.286, 名著出版, 1980.
21) 吉益東洞：方機, 近世漢方医学書集成12巻（大塚敬節, 他編）, p.546, 名著出版, 1980.
22) 和田東郭：蕉窓方意解, 近世漢方医学書集成16巻（大塚敬節, 他編）, p.134-137, 名著出版, 1979.
23) 浅井貞庵：方彙口訣, 近世漢方医学書集成77巻（大塚敬節, 他編）, p.542, 名著出版, 1981.
24) 尾台榕堂：類聚方広義, 近世漢方医学書集成57巻（大塚敬節, 他編）, p.283-284, 名著出版, 1980.
25) 本間棗軒：内科秘録, 近世漢方医学書集成21巻（大塚敬節, 他編）, p.586, 名著出版, 1979.
26) 浅田宗伯：勿誤薬室方函口訣, 近世漢方医学書集成96巻（大塚敬節, 他編）, p.30-31, 名著出版, 1982.
27) 湯本求真：皇漢医学, 第2巻, 復刻版, p.401-414, 燎原書店, 1963.
28) 大塚敬節, 矢数道明, 清水藤太郎：漢方診療医典, 第6版, p.383, 南山堂, 2001.
29) Iwasaki K, et al：A traditional Chinese herbal medicine, banxia houpo tang, improves cough reflex of patients with aspiration pneumonia. J Am Geriatr Soc, 50：1751-1752, 2002.
30) Iwasaki K, et al： A pilot study of banxia houpu tang, a traditional Chinese medicine, for reducing pneumonia risk in older adults with dementia. J Am Geriatr Soc, 55(12)：2035-2040, 2007.

105 半夏瀉心湯
hangeshashinto

製品番号：14

〔構成生薬〕

黄連, 黄芩, 人参, 半夏, 乾姜, 甘草, 大棗

処方の特徴

1 処方概要

半夏瀉心湯は，機能性胃腸症，胃食道逆流症，過敏性腸症候群，口内炎，吐き気，下痢などに用いる漢方薬である．鎮静効果もあり，神経症などに用いることもある．

1．処方構成

この処方は，体力のある者に用いる黄連・黄芩と，体力のない者に用いる人参・乾姜とを組み合わせた点に特徴があり，体力中等度の人の消化器症状に幅広く応用できる．

黄連は，キンポウゲ科セリバオウレン Coptis japonica Makino., Coptis chinensis Franchet, Coptis deltoidea C.Y. Cheng et Hsiao または Coptis teeta Wallich（Ranunculaceae）の根をほとんど除いた根茎とされる[1]．薬理学的には[2-4]，berberine, coptisine, palmatine, jateorrhizine などの成分を含有し，エキスに中枢抑制（自発運動量減少，睡眠延長，メジャートランキライザー様作用，ドパミン拮抗作用など）・平滑筋収縮・健胃・鎮痙作用など，berberine, coptisine に抗菌・抗炎症・止血・止瀉・血圧降下・緩下などの作用が報告される．臨床的には[5]，消炎性苦味健胃剤で，充血または炎症があって，心中煩し，消化不良，動悸，精神不安，心下痞，吐，下，腹痛に用いるとされる．

黄芩は，シソ科コガネバナ Scutellaria baicalensis Georgi（Labiatae）の周皮を除いた根とされる[6]．薬理学的には[7-10]，baicalin, baicalein, wogonin などの成分を含有し，抗炎症，抗アレルギー，胆汁分泌促進，抗菌，胃液分泌抑制などの作用があるとされ，baicalin, baicalein に抗Ⅰ型，Ⅳ型アレルギー作用が認められるという．臨床的には[11]，消炎解熱剤で，充血または炎症性機転による心下痞，胸脇苦満，心煩，下痢に用いるとされる．

2．瀉心の意味

『傷寒論』『金匱要略』の処方の中で黄連と黄芩の両者を含むものは，瀉心湯類と呼ばれる．半夏瀉心湯，生姜瀉心湯，甘草瀉心湯，附子瀉心湯，大黄黄連瀉心湯，および単に瀉心湯と称されるもの（現在の三黄瀉心湯），以上6処方である[12,13]．このうち，半夏瀉心湯と三黄瀉心湯の2つが医療用漢方製剤として使用される．

表1　半夏瀉心湯の使用目標と応用

- ■ 応　用
  - ・機能性胃腸症（慢性胃炎など），消化性潰瘍（再発予防），胃食道逆流症（逆流性食道炎），過敏性腸症候群（下痢型），急性慢性の下痢，イリノテカンによる下痢，口内炎，不眠症，神経症　など
- ■ 症　候
  - ・心窩部不快感（強い胃痛はない），もたれ，悪心，嘔吐，げっぷ，胸やけ，口内炎，腹鳴，軟便～下痢（切迫性），項背部のこり
- ■ 腹部所見
  - ・心窩部腹壁の緊張亢進（心下痞鞕），腹壁が軟弱でないこと
- ■ 体　質
  - ・中等度～やや痩せ型まで広く使用可

瀉心とは，心下の痞または痞鞕を瀉すること〈注1〉[14,15]で，痞とは「気が結ぶ」の意とされる．ストレスによって上腹部から前胸部の不快感を訴える状態を適応とし，これを取り除くのが瀉心湯類と考えられる．

2 使用目標と応用

1．半夏瀉心湯の使用目標と応用（表1）

機能性胃腸症（慢性胃炎），胃食道逆流症（逆流性食道炎），過敏性腸症候群，吐き気，胸やけ，下痢，口内炎，不眠症，神経症などに用いられる．抗癌剤イリノテカンirinotecanの副作用として起こる重篤な下痢にも有効とされる（後述）．

伝統的考え方では，"心下痞鞕"（図1）が重視される．これは心窩部に重苦しさ，つかえ感，食後もたれ感などを覚え，心窩部腹壁の膨満と筋緊張亢進のあるものをいう．ただし，臨床的に見ると，ときに心下痞鞕がない例に有効なことがある．

口内炎に用いるときには，湯に溶かし，冷えてから，口中にしばらくとどめてから飲みこむ．抗癌剤によるものにも有効例がある．

体質体格は，中等度〜やや痩せ型の者が対象となる．

2．関連処方[16]

■ 生姜瀉心湯[17]

半夏瀉心湯の中の乾姜を減らし，生姜を加えた処方．半夏瀉心湯の適応病態に似て，食べ物の匂いのする臭いげっぷ（噫気）が頻繁に出るというときに用いる．エキス製剤にはないが，半夏瀉心湯に生姜の絞り汁を加えて代用できる．

■ 甘草瀉心湯[18,19]

半夏瀉心湯の中の甘草を増量した処方．半夏瀉心湯の適応病態に似て，腹中雷鳴，不消化下痢といった消化器症状が強い場合，あるいは胸苦しさ・不眠といった精神症状が強い例に用いる．甘草は，急激に起こる症状を緩和する効果があるとされる〈注2〉[20]．これもエキス製剤になく，少量の甘草湯エキスまたは芍薬甘草湯エキスの併用で代用を試みる．半夏瀉心湯エキスだけでも，ある程度は代用できる．

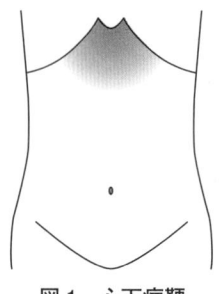

図1 心下痞鞕

論　説

1 原　典

張仲景『傷寒論』『金匱要略』（=『新編金匱方論』）

1．『傷寒論』巻第四・弁太陽病脈証并治下第七[21]

〔条文〕傷寒五六日，嘔して発熱する者は，柴胡湯の証具わる．而れども他薬を以て之を下す．柴胡の証，仍お在る者は，復た柴胡湯を与う．此れ已に之を下すと雖も，逆と為さず．必ず蒸蒸として振るい，却って発熱，汗出でて解す．若し，心下満して鞕痛する者は，

〈注1〉瀉心の意味：瀉と寫とは音が同じで通用する．瀉も寫も「移す」あるいは「取り除く」という意である[14]．山田正珍は『傷寒考』[15]で，「痞とは，気が結ぶの意で，『傷寒論』にいうところの気痞するものがこれである．故に痞を治することを寫心と曰う．すなわち，心気を輸寫する意である」（意訳）という．

〈注2〉吉益東洞『薬徴』[20]に，甘草は「急迫を主治するなり」とある．

此れ，結胸と為す．大陥胸湯之を主る．但だ満して痛まざる者は，此れ痞と為す．柴胡は，之を与うるに中らず．半夏瀉心湯に宜し．〈注3〉[22-24]

〔大意〕急性熱性疾患である"傷寒"に罹患して5～6日経過し，新たに吐き気が始まり発熱するときは，柴胡湯の適応症状が具わっている．便秘しているとしても，（大柴胡湯のように）柴胡を含む処方を用いて下すべきである．もし下剤の使用後に，依然として柴胡の証があれば，また柴胡湯を与える．ところが，柴胡剤を用いないで，承気湯のような他の下剤で下したとしても，これは下すべき症候があって下したのであるから，必ずしも逆治ではない．もし承気湯のようなもので下した後でも依然として柴胡の証があれば，また柴胡湯を与えるのがよい．これを飲むと，必ず蒸々として戦慄し，反って発熱し，汗が出て治る．ところで，他薬をもって，これを下したために，柴胡の証が変じて，心下部が膨満して硬くなり，しかも痛む者は結胸であり，大陥胸湯の適応である．もし心下部が膨満するだけで痛まない者は痞であり，柴胡剤の適応ではない．半夏瀉心湯がよい[25]．

〔解説〕これは，急性発熱性疾患の経過中に，柴胡湯（大柴胡湯？）と大陥胸湯〈注4〉[26-29]と半夏瀉心湯とを鑑別する必要が生じることを述べている．心窩部膨満するが自発痛はない状態が半夏瀉心湯の適応であり，急性胃炎などに相当すると思われる．結胸は，自発痛，圧痛の強い状態で，胸膜炎，心包炎などか．

2.『新編金匱方論』(=『金匱要略』) 巻中・嘔吐噦下利病脈証并治第十七[30]

〔条文〕嘔して腸鳴り，心下痞する者は，半夏瀉心湯之を主る．

〔大意〕嘔気がして腹がゴロゴロ鳴り，心窩部が痞える者は，半夏瀉心湯の適応である[31]．

〔解説〕吐き気，腹鳴と心下痞だけで本処方を用いるとする．

2 中国医書の記載

- 『外台秘要方』巻2傷寒下[32]には，前記1.の条文とほぼ同文がある．巻6霍乱及嘔吐・上焦熱及寒吐利腸鳴短気方[33]には，「又，上焦虚寒，腸鳴不利，心下痞堅を療する半夏瀉心湯方」とある．ただし，「腸鳴不利」は「腸鳴下利」[34]かもしれない．後者の薬味の記載は『傷寒論』と異なるが，林億らの注に仲景の半夏瀉心湯であるとする．
- 南宋の陳言『三因極一病証方論』巻之四・叙傷寒論胸痞証治[35]には，「心下肥満して痛まざる者を治す」とある．

3 江戸時代医家の論説 (筆者意訳)

- 吉益東洞 (1702-73) は，『方極』[36]で「心下痞鞕，腹中雷鳴する者を治す」という．心下痞鞕を重視するのは東洞から始まったといえる．
- 福井楓亭 (1725-92) は，『方読弁解』[37]で"脾

〈注3〉『傷寒論』巻十・弁発汗吐下後病脈証并治第二十三[22]に同文があり，「半夏瀉心湯に宜し」を「半夏瀉心湯に属す」とする．『金匱玉函経』巻第三弁太陽病形証治第四[23]にもほぼ同文があるが，「已に之を下すと雖も」を「之を下すと雖も」，「鞕痛」を「堅痛」，「柴胡，之を与うるに中らず」を「柴胡，復たも与うるに中らざる也」とする．同書・巻第六弁発汗吐下後病形証治第十九[24]にも類似文があるが，冒頭を「傷寒中風，柴胡湯の証，具われども他薬を以て之を下す．若し柴胡湯の証，罷まざれば復た柴胡湯を与う．必ず蒸蒸として振るい，却って汗を発し，出で解す．此れ已に下すと雖も逆と為さざるなり．若し心下満して堅痛する者は，此れ結胸と為す．大陥胸湯証に属す．若し但だ満して痛まざる者は，此れ痞と為す．柴胡，復たも与うるに中らざるなり．半夏瀉心湯証に属す」とする．

〈注4〉大陥胸湯：大黄，芒硝，甘遂の3種の生薬からなる[26,27]．甘遂（カンズイまたはカンツイ）は劇薬であり[28,29]，現在は使用されない．

労"（消化管機能低下）によって心下が痞え，腹痛なく雷鳴して下痢するものは，半夏瀉心湯の主治である」という．

■ 津田玄仙（1737-1809）は，『療治経験筆記』[38]で「半夏瀉心湯を用いる目標は，心下痞鞕に嘔瀉を兼ねたものである．心下痞鞕とは，痞はつかえることであり，鞕はかたいことである．…この痞鞕に嘔と瀉の2つがあれば，半夏瀉心湯正面の症である」とし，心下痞鞕と嘔瀉のいずれが重要かについて，「すべて病症に主症と客症とがある．主は亭主，客は客のことである．人の家に客人がくるのも亭主があるからである．亭主がいなければ客もないのが道理である．今，半夏瀉心湯の症を主症と客症に分けるときは，心下痞鞕は主症である．嘔と瀉の2つは客症である」という．

■ 有持桂里（1758-1835）は，『校正方輿輗』[39]で「諸病で，嘔して心下痞する者は半夏瀉心湯の主治である」とし，小半夏加茯苓湯との鑑別が必要という．

■ 尾台榕堂（1799-1870）は，『類聚方広義』頭註[40]で「痢疾で，腹痛，嘔，心下痞鞕があり，あるいは便に膿や血が混じるもの，および飲食や湯薬が腹に入るたびに，すぐにゴロゴロ（漉漉）と音がして下痢（轉泄）する者は，半夏瀉心湯，甘草瀉心湯，生姜瀉心湯の3つの処方の中から撰用する」という．膿血便に有効とする点は疑問である．

■ 本間棗軒（1804-72）は『内科秘録』[41]で，吃逆（しゃっくり），感染症にともなう嘔吐，小児の下痢で飲食できず絶食するほかないもの（噤口痢），中風（脳卒中）の嘔吐，頭痛・眩暈（めまい）で嘔吐し半夏白朮天麻湯が無効の者，脳卒中でめまいがしてしばしば嘔吐する者，不眠などに用いるという．

■ 山田業広（1808-81）は「柴胡瀉心之別」[42]で，抑うつ状態の男性で，心下痞鞕と思って半夏瀉心湯を与えたが無効だったので，心下急鬱々微煩と解釈して大柴胡湯を与えたら治癒したという自験例を報告している．

4 近年の論説

■ 『漢方診療医典』[43]には，「本方は心下痞硬（鞕），悪心，嘔吐，食欲不振を目標として用い，腹中雷鳴して下痢するものにも用いる．…本方は胃腸炎，胃潰瘍，胃下垂症などに用いられる」とある．

■ 大塚敬節（1900-80）は，『症候による漢方治療の実際』[44]の食不振の項で「胃がつかえて食欲のない時に用い，みずおちがはり気味で，この部に抵抗のあるものを目標とする．腹証上では，小柴胡湯や大柴胡湯の証にまぎらわしい．柴胡剤は胸脇苦満を目標にし，瀉心湯類は心下痞硬を目標にすると云えば，その区別ははっきりしているように思えるが，実際に患者を診てみると，どちらともきめかねる場合が出てくる」，嘔吐・悪心の項で「心下痞硬…，腹中雷鳴，嘔吐，下痢を目標にして用いるが，…心下痞硬が一番大切な症状である」，下痢の項で「半夏瀉心湯，生姜瀉心湯，甘草瀉心湯はともに，心下痞硬…，腹中雷鳴の状があって下痢するものに用いる…．…瀉心湯証の下痢と人参湯証の下痢とを誤ることがある．…反って下痢が増加するようであれば，人参湯または真武湯…などに変方した方がよい」，肩こりの項で「後頭部から項部にかけて不快感を訴え，重いような，もんでもらいたいような感じを訴える患者があったら，心下部を注意してみるがよい．多くは心下痞硬を証明する．このような場合には半夏瀉心湯を与えるとともに，食を減じるとよい」という．

症　例

症例1 機能性胃腸症・食後愁訴症候群
　　　（筆者経験例）

〔患者〕57歳　男性　カメラマン

〔初診〕X 年 7 月
〔主訴〕胸やけ・胃もたれ感
〔現病歴〕18 歳頃から，しばしば食後に胃が重く，もたれ，胸やけする．毎晩ビールを 500ml 以上飲む．翌朝は胸やけする．下痢がちで腹鳴が多い．最近の胃 X 線造影検査では慢性胃炎といわれた．
〔身体的所見〕身長 167cm，体重 66kg．腹壁は厚く弾力あり，心窩部腹壁の緊張（心下痞硬）を認める．
〔経過〕半夏瀉心湯（2.5g/包）1 日 3 回服用とした．2 週後の再診時，服用数日で胃の重い感じ，もたれ感が軽くなり，腹鳴，下痢も改善．胸やけのときに飲むとすぐに楽になるという．以後も，「飲むと胸やけ・胃もたれが楽になる」と服用を続けた．内視鏡検査または造影検査は毎年行い，毎回「軽い胃炎と逆流性食道炎」といわれている．ピロリ菌は陰性．「酒は飲んでいる，前より飲める」という．経過観察 6 年目となった．

症例2 **慢性下痢**（筆者経験例）
〔患者〕41 歳　男性　自営業
〔主訴〕下痢
〔現病歴〕昔から下痢しやすいが，2 年前から年数回，ひどい下痢が 10 日ほど続くことがあった．注腸検査は異常なかった．10 日前からまた下痢が始まり，腹鳴と軽い腹痛が続き 1 日 1 回程度軟便下痢になる．飲酒翌日は必ず下痢する．胃も重くなる．
〔身体的所見〕身長 170cm，体重 56kg．血色良好．腹部やや軟．上腹部やや膨満，圧迫で不快感を訴えるが，硬いというほどではない．
〔経過〕柴胡桂枝湯，桂枝加芍薬湯，六君子湯が無効．6 ヵ月後，腹痛はないが，食後などに突然急激に便意が強くなりトイレに駆け込むことがあるという．これを目安に，半夏瀉心湯（2.5g/包）1 日 3 回に変更．次の 2 週間下痢しない状態が続いた．3 ヵ月後には，ほとんど下痢せず，飲酒でも悪化しなくなった．3 年後，服用していれば胃腸は気にならないという．

鑑　別

■ **柴胡桂枝湯**
　上腹部愁訴で要鑑別．痛みが主で心因性悪化傾向あり．右季肋下部の抵抗圧痛（胸脇苦満）が主．

■ **茯苓飲，茯苓飲合半夏厚朴湯**
　上腹部不快感，胸やけ，げっぷで要鑑別．上腹部はやや軟らかく，胃内のガスで膨満．不安障害傾向，咽喉閉塞感あれば茯苓飲合半夏厚朴湯．

■ **平胃散**
　上腹部愁訴，下痢傾向で要鑑別．腹部全体にガスが多く膨満感あり．便通障害も便秘下痢交替型が多い．

■ **黄連湯**
　上腹部痛，胸やけで要鑑別．胃酸過多症状が強く，胸やけも強い．心下痞硬はない．

■ **六君子湯**
　機能性胃腸症で要鑑別．食欲不振，胃もたれ，嘔気は共通．やや痩せ型で腹部軟らかく胃下垂あり，心窩部拍水音（振水音）を認める．

■ **安中散**
　機能性胃腸症・心窩部痛症候群で要鑑別．虚弱な痩せ型で胃下垂あり神経質．

■ **人参湯**
　機能性胃腸症，慢性下痢で要鑑別．虚弱な痩せ型で胃下垂顕著，低体温，手足冷えが認められる者に用いる．

■ **桂枝加芍薬湯**
　過敏性腸症候群で要鑑別．腹痛をともなう下痢型に用いる．心下痞硬はない．

Evidence

■イリノテカンの遅発性下痢に半夏瀉心湯[45,46]

抗癌剤・塩酸イリノテカン（CPT-11）の肝における代謝産物−SN38グルクロン酸抱合体が，腸内細菌のβ-グルクロニダーゼによりSN-38へと脱抱合された場合，これが腸管粘膜の細胞傷害をきたし，激しい下痢を起こす．

半夏瀉心湯の黄芩の成分バイカリンbaicalinには，β-グルクロニダーゼ阻害活性があるため，活性型の腸管での再生成を抑え，イリノテカンの下痢を抑制すると考えられている．臨床的にも近年頻用されている．半夏瀉心湯はイリノテカン投与数日前から使用する必要があるとされるが，下痢が始まってからでも有効例があるとの意見もある．

引用文献

1) 厚生労働省：第16改正日本薬局方，p.1462, 2011.
2) 鳥居塚和生：モノグラフ 生薬の薬効・薬理，p.40-46, 医歯薬出版, 2003.
3) 北川勲, 金城順英, 桑島博, 三川潮, 庄司順三, 滝戸道夫, 友田正司, 西岡五夫, 野原稔弘, 山岸喬：生薬学, 第8版, p.249-250, 廣川書店, 2011.
4) 木村孟淳, 他編：新訂生薬学, 改訂第7版, p.99-100, 南江堂, 2012.
5) 大塚敬節, 矢数道明, 清水藤太郎：漢方診療医典, 第6版, 南山堂, p.406, 2001.
6) 厚生労働省：第16改正日本薬局方, p.1457, 2011.
7) 江田昭英：現代東洋医学, 14：257-262, 1993.
8) 鳥居塚和生：モノグラフ 生薬の薬効・薬理, p.21-28, 医歯薬出版, 2001.
9) 北川勲, 金城順英, 桑島博, 三川潮, 庄司順三, 滝戸道夫, 友田正司, 西岡五夫, 野原稔弘, 山岸喬：生薬学, 第8版, p.382-383, 廣川書店, 2011.
10) 木村孟淳, 他編：新訂生薬学, 改訂第7版, p.67, 南江堂, 2012.
11) 大塚敬節, 矢数道明, 清水藤太郎：漢方診療医典, 第6版, 南山堂, p.405, 2001.
12) 大塚敬節：瀉心湯に就て（一）．漢方と漢薬, 5(10)：4-12, 1938.
13) 大塚敬節：瀉心湯に就て（二）．漢方と漢薬, 5(12)：33-38, 1938.
14) 小曽戸洋：漢方一話 処方名のいわれ, 12 半夏瀉心湯．漢方診療, 13(7)：34, 1994.
15) 山田正珍：傷寒考, 近世漢方医学書集成75巻（大塚敬節, 他編), p.505, 名著出版, 1983.
16) 大塚敬節, 矢数道明, 清水藤太郎：漢方診療医典, 第6版, 南山堂, p.384, 2001.
17) 張仲景：明・趙開美本『傷寒論』, 4-13b〜14a, 復刻版, p.186-187, 燎原書店, 1988.
18) 張仲景：明・趙開美本『傷寒論』, 4-14b〜15a, 復刻版, p.188-189, 燎原書店, 1988.
19) 張仲景：元・鄧珍本『金匱要略』, 1-9a, 復刻版, p.37, 燎原書店, 1988.
20) 吉益東洞：薬徴, 近世漢方医学書集成10巻（大塚敬節, 他編), p.39, 名著出版, 1979.
21) 張仲景：明・趙開美本『傷寒論』, 4-11b〜12a, 復刻版, p.182-183, 燎原書店, 1988.
22) 張仲景：明・趙開美本『傷寒論』, 10-22a〜b, 復刻版, p.459-460, 燎原書店, 1988.
23) 張仲景：清・陳世傑本『金匱玉函経』, 3-5a〜b, p.143-144, 燎原書店, 1988.
24) 張仲景：清・陳世傑本『金匱玉函経』, 6-9a〜b, p.287-288, 燎原書店, 1988.
25) 大塚敬節・主講：臨床応用傷寒論解説, p.318-320, 創元社, 1974.
26) 張仲景：明・趙開美本『傷寒論』, 4-6b〜7a, 復刻版, p.172-173, 燎原書店, 1988.
27) 大塚敬節：臨床応用傷寒論解説, p.300-302, 創元社, 1973.
28) 大塚敬節, 矢数道明, 清水藤太郎：漢方診療医典, 第6版, 南山堂, p.408, 2001.
29) 難波恒雄：和漢薬百科図鑑［Ⅰ］, 全改訂新版, p.53-54, 保育社, 1993.
30) 張仲景：元・鄧珍本『金匱要略』, 2-18b〜2-19a, 復刻版, p.114-115, 燎原書店, 1988.
31) 大塚敬節・主講：金匱要略講話, p.425-426, 創元社, 1979.
32) 王燾：外台秘要方, 2-7a, 復刻版, 東洋医学善本叢書4, 宋版外台秘要方・上, p.45, 東洋医学研究会, 1981.
33) 王燾：外台秘要方, 6-23b, 復刻版, 東洋医学善本叢書4, 宋版外台秘要方・上, p.120, 東洋医学研究会, 1981.
34) 王燾：外台秘要方, 6-37b, 文淵閣『欽定四庫全書』電子版, 新樹社書林, 2009.（「半夏瀉心湯」で検索した結果).
35) 陳言：三因極一病証方論, 4-20b〜21a, 和刻漢籍医書集成第1輯（小曽戸洋, 他編), p.63, エンタプライズ, 1988.
36) 吉益東洞：方極, 近世漢方医学書集成12巻（大塚敬節, 他編), p.403, 名著出版, 1980.
37) 福井楓亭：方読弁解, 近世漢方医学書集成54巻（大塚敬節, 他編), p.237, 名著出版, 1981.
38) 津田玄仙：療治経験筆記, 近世漢方医学書集成73巻（大塚敬節, 他編), p.273-276, 名著出版, 1983.
39) 有持桂里：校正方輿輗, 近世漢方医学書集成86巻（大塚敬節, 他編), p.188, 名著出版, 1982.
40) 尾台榕堂：類聚方広義, 近世漢方医学書集成57巻（大塚敬節, 他編), p.289, 名著出版, 1980.
41) 本間棗軒：内科秘録, 復刻版（1）, 近世漢方医学書集成21巻（大塚敬節, 他編), p.191-192, p.617, p.195,

p.231-232, p.355, p.375, p.405, p.409-411, 名著出版, 1979.

42) 山田業広：柴胡瀉心之別, 温知医談 12 号（明治 13 年）復刻版第一巻, p.257, 同朋社, 1979.

43) 大塚敬節, 矢数道明, 清水藤太郎：漢方診療医典, 第 6 版, p.383-38④, 南山堂, 2001.

44) 大塚敬節：症候による漢方治療の実際, 第 5 版, 南山堂, p.282-283, p.299, p.346, p.434, 2000.

45) 坂田優, 他：塩酸イリノテカン（CPT-11）の下痢に対する半夏瀉心湯（TJ-14）の臨床効果. 癌と化学療法, 21：1241-1244, 1994.

46) 森清志：癌化学治療法に伴う下痢に対する漢方治療の試み―塩酸イリノテカンに伴う下痢に対する半夏瀉心湯の有用性―, Progress in Medicine, 19：886-890, 1999.

106 半夏白朮天麻湯
hangebyakujutsutemmato

製品番号：37

〔構成生薬〕

半夏，白朮，陳皮，茯苓，天麻，黄耆，
沢瀉，人参，黄柏，乾姜，生姜，麦芽

処方の特徴

1 処方概要

半夏白朮天麻湯は，胃腸虚弱者の頭痛，めまいに用いる漢方薬である．胃腸虚弱者の徴候として，胃もたれ，食欲不振，心窩部拍水音（振水音）をともなうことが多い．

古典的な漢方の考え方では，"痰厥"の頭痛，あるいは"濁飲の上逆"に用いるとされる．"痰厥"とは，いわゆる水毒体質で手足が冷えることをいう．"濁飲の上逆"とは，胃腸虚弱者に多い"心窩部拍水音（振水音）"すなわち胃下垂で胃液が貯留している状態を，正常ではない水＝"濁飲"と考え，これが頭部に逆流上行して頭痛，めまいを起こすとする古人の考えである．

処方構成は，六君子湯から，甘草，大棗を除き，黄耆，沢瀉，天麻，黄柏，麦芽，乾姜を加えた形である．人参と黄耆とを含む点で参耆剤の一種である．臨床的にも，六君子湯や補中益気湯に似た要素があり，胃腸虚弱で胃下垂・胃アトニー傾向のある者が対象となる．沢瀉はめまいに，天麻は頭痛によいとされる（p.601 附記 参照）．

2 使用目標と応用（表1）

応用としては，頭痛（緊張性頭痛および片頭痛），めまいが第一に挙げられる．起立性調節障害，いわゆる低血圧症などにも用い，慢性副鼻腔炎に有効とする説もある．

症候としては，頭痛・頭重感と，めまいが重要である．これとともに，胃もたれ，食欲不振など，機能性胃腸症の症状を認める．

頭痛は緊張性頭痛が主で，頭重感，肩こりをともなう例が多い．頭に何かかぶさっているようだ（頭冒）という例もある．多くは，眉間から前額部，頭頂部にかけて痛むという．

めまいは，回転性，非回転性，動揺感，いずれもある．身体浮遊感を訴えることも多く，頭位性悪化を訴える例もある．軽症例では，不定愁訴の一部に見える例もある．

適応となる者の体質的特徴は，消化吸収機能の慢性的低下状態である．痩せ型で腹部が軟らかく，心窩部拍水音（振水音）を認めることが多い．冷え症，低体温傾向，易疲労倦怠，食後に眠くなるなど，胃腸虚弱者共通の症状も多い．抑うつ，神経質，怒りっぽいというものもある．脈は弱く沈んで触れにくい

表1　半夏白朮天麻湯の使用目標と応用

- ■ 応 用
  - ・頭痛（緊張性頭痛および片頭痛），めまい，起立性調節障害，いわゆる低血圧症，慢性副鼻腔炎　など
- ■ 症 候
  - ・頭痛・頭重感，片頭痛，頭重感，肩こり，頭冒，めまい（回転性，非回転性，動揺感，身体浮遊感），胃もたれ，食欲不振，冷え症，低体温傾向，易疲労倦怠，食後眠くなる　など
- ■ 所 見
  - ・腹部軟，心窩部拍水音（振水音）．脈は弱く沈んで触れにくい
- ■ 体 質
  - ・虚弱，痩せ型

例が多い．起立性調節障害（OD）では，虚弱児の徴候を認める．

論　説

1 原典

李東垣『脾胃論』(1249) 巻3・調理脾胃治験[1)]

〔条文〕范天驥が内，素より脾胃の証あり．時に煩躁を顕わし，胸中利せず，大便通ぜず．初冬，外に出でて晩く帰り，寒気の為に怫鬱せられ，悶乱，大いに作る．火，伸びるを得ざるが故なり．医，熱有らんことを疑いて，治するに疎風丸を以ってし，大便行れども病減ぜず．また薬力の小なるを疑いて，加うること，七，八十丸に至る．下すこと両行なれども，前証仍お減ぜず，復た吐逆を添えて，食，停むること能わず．痰唾稠黏，湧き出でて止まず．眼黒み，頭旋り，悪心，煩悶し，気短促し，上喘して力なく，言うを欲せず．心神顚倒し，兀兀として止まず，目敢えて開かず，風雲の中に在るが如く，頭苦痛して裂かるるが如く，身重きこと山の如く，四肢厥冷して安臥するを得ず．予，前証を謂うに，乃ち胃の気已に損し，復た下すこと両次なれば，則ち重ねて其の胃を虚せしめ，而して，痰厥して頭痛作るなり．半夏白朮天麻湯を製し，之を主りて愈ゆ．

〔大意〕范天驥の夫人〈注1〉[2)]は，元来から胃腸症状があり，ときどき煩躁して胸中がすっきりせず，便秘するほうであった．ある冬の初め，外出して帰宅が遅くなり，寒気で"怫鬱"（気が鬱して気分が悪くなること）されて，大いに悶乱した．これは身体内部の"火"が伸びやかに自由でいられなかったためである．ある医者が，熱があるのだろうと考え，瀉下剤である疎風丸を与えて便通をつけたが，病気は軽くならない．そこで薬の力が足りないと考えて70～80丸に増量したところ，2回排便があった．しかし，病状は前よりよくならないばかりか，さらに，嘔吐がひどく，食べたものがすぐに出てしまうようになり，粘稠な痰や唾が湧き出て止まらず，目がくらみ，頭が回るようなめまいがして，嘔気があり，悶え苦しみ，息ぎれ，喘鳴がして力なく，話をするのも嫌である．気持ちが動転して落ち着かず，動揺して止まない．目は閉じて開けようとせず，まるで雲の中にいるようである．頭は裂かれるようにひどく痛み，身体は山のように重く，手足は冷えて，じっと寝ていることができない．私（李東垣）が思うに，これは，前の症状と考えあわせるならば，胃の気がすでに虚損しているのに，再々下したために，さらに胃の虚を悪化させ，その結果，痰厥の頭痛が起こったものだ．そこで，半夏白朮天麻湯を創方して投与したところ，病気は治癒した．

〔解説〕概略として，平素から胃腸虚弱な人が寒い中を外出して帰ってから悶乱するようになり，誤って下剤を用いたため，さらに嘔気，めまい，頭痛などが止まらず，苦しむ状態になったが，本処方で治った，という内容である．「痰厥の頭痛」について岡本一抱(1654-1716)は，「半夏白朮天麻湯は痰厥の主方である．痰厥の厥は逆という意味である．痰気がさかのぼって，せりあがってくることを云う．この症状は半夏白朮天麻湯の主治である」[3)]（意訳）という．福井楓亭(1725-92)も，「痰厥とは，痰によって逆上し，厥逆することを云う」[4)]（意訳）という．"痰"は"痰飲"(97.二陳湯 参照)で，いわゆる水毒，すなわち水分代謝の障害をいうと考えられる．"厥"は

〈注1〉原文には「范天驥之内素有脾胃之証…」とある．小曽戸[2)]は，「患者の范天驥は平素から脾胃の病証があり…」と訳す．この場合は，「范天驥，内に素より…」と訓ずる．筆者は，「内」を「妻」の意として訳した．

手足の冷えることだが，"逆上"をともなうというのである．ここにいう"逆上"は，"水飲"の"逆上"で，頭痛，めまいなどを引き起こすという意である．なお，同じ李東垣の『蘭室秘蔵』(1251) 巻3頭痛門・半夏白朮天麻湯[5]にも，ほぼ同文がある．

2 中国医書の記載

■南宋代，楊士瀛の『仁斎直指方』(1264年成立) 巻19附東垣頭痛論には李東垣の説が引用され，「半夏白朮天麻湯は，痰結頭痛を治する薬なり」とあり，また半夏白朮天麻湯の説明として，「脾胃の証已み，疎風丸を服し，下すこと二，三次を経て，元の証，瘥えず，増々以て吐逆し，痰唾稠粘，眼黒み，頭旋り，目，敢えては開かず，頭苦痛し，裂かるるが如く，四肢厥冷，安臥するを得ざるを治す．此れ気虚の頭痛なり」[6]と要約している．

■明代の薛己の『癘瘍機要』下巻・各症方薬・半夏白朮天麻湯[7]には，「寒気，鬱する所，大便利せず，或は嘔して食さず，痰唾稠粘，頭目眩運，喘促気短，或は頭痛，身重く，四肢逆冷するを治す」と要約する．

■明代末，龔廷賢の『万病回春』[8]では，巻5頭痛門に「頭旋り，眼黒み，悪心するは，痰厥の頭痛なり．○半夏白朮天麻湯　痰厥の頭痛，眼黒み，頭旋り，悪心，煩悶し，気短促し，上喘して力なく，与に言えば，心神顛倒し，目敢えて開かず，風雲の中に在るが如く，頭の苦痛裂かるるが如く，身の重きこと山の如く，四肢厥冷して安臥することを得ざるを治す．此れ乃ち胃の気虚損し，停痰して致すなり」とあり，巻4眩暈門にも類似の記載がある．

3 江戸時代医家の論説（筆者意訳）

■曲直瀬道三 (1507-94) らの『衆方規矩』眩暈門[9]には，「半夏白朮天麻湯は，頭痛，眩暈（めまい），四肢厥冷を治す処方である．

冷えのぼせがあり，常習頭痛，吐き気，嘔吐，胃部のつかえ感，膨満感を訴える者に与えるとよい」とある．

■香月牛山 (1656-1740) は『牛山活套』[10] (1699年自序・1779年刊) で，「女性，とくに未婚の女性の頭痛のうち，およそ気欝が原因で気分不快になる者には，半夏白朮天麻湯を用いよ．とてもよく効く」，「痰厥して気悩みし，えもいえず心持ちが悪いという者がある．半夏白朮天麻湯を用いるとよい」とも述べている．原典の「痰厥の頭痛」という使用条件に，"気欝"，"気悩"，すなわち抑うつ傾向や神経症傾向という条件を加えるとよいという主旨である．婦人部でも，「"脾胃"（胃腸）が虚弱で"痰"（水毒）があり，常に頭痛眩暈する婦人を，俗に血の道煩いと云う．半夏白朮天麻湯に加減」して効果があるという．また，『牛山方考』[11] (1699年自序・1782年刊) では，「痰厥の頭痛，心神顛倒，身重きこと山の如く，風雲の中に在るが如く，上熱下冷，腎虚の頭痛，悪心嘔吐するに…，東垣，半夏白朮天麻湯と名付く」とあり，原典の要約に加えて，上熱下冷，腎虚などの語が加えられている．

■津田玄仙 (1737-1809) は『療治経験筆記』で，「食後に，"胸熱悶"（胸やけで苦しい）し，"手足倦怠"（手足がだるくなる）し，頭が重く，眠くなるものを治す」[12]という．食後の手足倦怠は，補中益気湯，清暑益気湯，四君子湯，六君子湯をはじめ，"脾胃を補う"薬方（補剤）に共通の使用目標と，津田玄仙自身が指摘していることである[13]．

■目黒道琢 (1739-98) は『餐英館療治雑話』[14]で，「半夏白朮天麻湯の訣」として，「この処方は"癇症"（神経症など）で虚に属する者に用いる．沈香天麻湯（神経症で極度に衰弱した者に用いる処方）ほどの虚証でもなく，また柴胡加竜骨牡蛎湯を用いるほど胸満などの実証の徴候もない．動悸や不眠などの症状もない．…腹は虚で（軟らかく），心下

部が痞え，…足が冷え，めまいする点を標的とする．頭痛するならば，いよいよ確実である．また男女ともに，はっきりした神経症でもなく，心下部に不快感があって気持ちがふさぎ，時々，頭痛，めまいがして逆上（冷えのぼせ）する者には効果がある．足の冷えを標的とすべきである．『脾胃論』にも"四肢厥冷安臥を得ざるを治す"と見える．また老人や虚弱者の頭痛やめまいには，本処方の有効例が多い．"癇症"は，男子よりも婦人に多い」とあり，神経症傾向のあること，足の冷えることなども使用目標になると述べている．

■浅田宗伯（1815-94）は『勿誤薬室方函口訣』[15]で，「半夏白朮天麻湯は痰飲頭痛が目的である．適応となる人は，脾胃が虚弱で，"濁飲上逆"して常に頭痛を苦しむというものが，この処方の主治である．…すべて，この処方は食後に胸中熱悶し，手足倦怠，頭痛，眠くなるという者に効果がある．また老人，虚人のめまいに用いる．ただ足が冷えるということだけを目的とする．また"濁飲上逆"の症で，嘔気が甚だしい者は呉茱萸湯のほうがよい．もし"疝"を帯びる者は当帰四逆加呉茱萸生姜湯がよい」という．"疝"を帯びるとは，当帰四逆加呉茱萸生姜湯の適応症状である腹部疝痛，冷え，月経痛などとともに頭痛があることをいうと思われる．

4 近年の論説

■大塚敬節（1900-80）は，『症候による漢方治療の実際』[16]の頭痛の項では，「平素から胃腸が弱く，胃下垂や胃アトニーがあって，血色がすぐれず，疲れやすく，食後に眠気を催し，手足が冷えるという症状の人にみられる頭痛に用いる．この頭痛は日によって，はげしいこともあれば，軽いこともあるが，多くは持病という形で永びく．多くはめまいを伴う頭痛で，吐くこともあり，くびのこりも訴える．そこで呉茱萸湯証との鑑別が問題になる．呉茱萸湯証の頭痛は片頭痛のかたちでくる場合が多いのに，半夏白朮天麻湯の頭痛は，眉間のあたりから前額，頭頂部にかけて痛み，少し首を動かしても，めまいがひどく，からだが宙に浮いているように感ずる．呉茱萸湯証では，腹力があり，上腹部が膨満し，みずおちがつまったようになるが，半夏白朮天麻湯証では，腹力が弱く，心下部で振水音を証明することが多い．呉茱萸湯証の嘔吐は，半夏白朮天麻湯証のそれよりも，頻繁ではげしい傾向がある．私のいままでの経験では，呉茱萸湯証の患者よりも，半夏白朮天麻湯証の患者の方が体格が虚弱で，血色もわるい」とし，めまいの項では「半夏白朮天麻湯証では，めまいのするときは，多くは頭痛を伴うが，半夏厚朴湯証ではめまいに不安感を伴うことが多い」とし，鼻痛・鼻漏・鼻閉塞の項では，「副鼻腔炎の患者で，心下部に振水音を証明し，頭痛，冒眩等のあるものに，半夏白朮天麻湯を試用したが，大部分の例において，10日内外の服用で，頭痛が軽くなり，1ヵ月ないし2ヵ月で鼻閉も軽く，また嗅覚も微かながら回復するのをみとめた」という．このほか，肩こり，疲労倦怠などの項にも記載される．

症例

症例1 起立性調節障害（筆者経験例）

〔患者〕15歳　女性　高校生
〔主訴〕長く立っていられない
〔初診〕X年5月24日
〔既往歴〕小児期よりアトピー性皮膚炎
〔家族歴〕叔母が起立性調節障害
〔現病歴〕一昨年来，倦怠感のために朝起きられず，起きても1～2時間はボーッとしてフラフラする．通学中の電車内で気持ちが悪くなり，しゃがみこんで真っ青になる．こういうときには，途中下車して休まずにいら

れない．嘔吐したこともある．車酔いもひどいので，車も使えない．学校でも朝礼で立っていると同じ状態になる．午後は起こらず，帰りは電車に乗れる．他医で起立性低血圧症と診断されて治療を受けたが，改善しなかった．通学できない日が多く，昨年1年間休学した．しばしば頭痛がして肩がこる．かぜをひきやすい．食欲がない．大便は3日に1行．月経順調．

〔身体的所見〕身長150cm，体重50kg．栄養可良．色白．眼瞼下部がやや黒ずみ，俗にいうクマができた状態．皮膚は乾燥性．耳介下部と肘窩部に皮膚炎あり．舌は湿潤．脈は小さく触れにくい．血圧120-80mmHg（診察は午後）．呼吸音，心音に異常なし．腹部は軟らかい．声はやや小さく，大人しい印象である．

〔経過〕半夏白朮天麻湯加大黄（煎じ薬）を投与．2週後，「立ちくらみは軽くなった．電車通学も今のところ大丈夫」という．6週後，「非常によくなった．朝も気持ちよく，すぐに起きられる．食欲あり，通学，朝礼もなんともない」という．血圧114-80mmHg．2ヵ月後，「電車には問題なく乗れる．朝礼も大丈夫．朝も快調．めまいはもう大丈夫と思うので，アトピーを治療して欲しい」という．半夏白朮天麻湯を中止．翌年夏まで通院．めまい，嘔気はまったく起こらなかった

症例2 胃腸虚弱者の頭痛（筆者経験例）

〔患者〕66歳　女性　主婦
〔初診〕X年10月
〔主訴〕頭痛，頭重感，胃が重い
〔現病歴〕数年以上前から，しばしば頭痛やめまいが起こりやすい．朝から後頭部が重苦しい日は調子が悪い．悪天候の日が不調．頭が重苦しく，締めつけられるように痛む．フワーッとしためまいがして後に倒れるのではないかと不安になる．朝は顔や手の指がむくむ．胃が弱い．食後いつまでも食べた物が残って，もたれる．胃の検査で慢性胃炎，胃下垂といわれた．手足が冷える．

〔身体的所見〕身長153.5cm．体重50.5kg．顔色蒼白．神経質そうな印象．上腹部で心窩部拍水音（振水音）が著明．足冷．血圧110-70mmHg．

〔経過〕半夏白朮天麻湯を投与．2週間後，「頭痛とめまいが顕著に減少した」という．1ヵ月後，「頭痛もめまいも感じない．胃腸もよくなった」．3ヵ月後，「頭痛，めまいは全然ない．体調よく食欲もある」というので，治癒廃薬とした．

鑑　別

1．めまい
■**真武湯**
低血圧症で虚弱な冷え症（陰虚証）の者に用いることが多い．めまいは，それほど激しいものではなく，身体動揺感が主である．

■**苓桂朮甘湯**
比較的急性に起こっためまいに頻用される．内耳性めまいの軽症あるいは慢性再発性の例によい．頭痛・頭重はあっても軽い．

■**当帰芍薬散**
若年女性に用いる．月経痛や月経不順をともなう例が多い．産後などにも用いる．頭重，頭痛，足の冷えなどは半夏白朮天麻湯と共通するが，胃腸虚弱ではない．

■**五苓散**
頭痛，浮腫をともなう例が多い．車酔いにも用いられる．半夏白朮天麻湯証ほどに胃腸虚弱ではない．

2．頭痛・頭重
■**呉茱萸湯**
片頭痛が主であるが，首筋がこるという緊張性頭痛にも用いる．頭痛は強く，嘔気，嘔吐をともなうことが多い．心窩部拍水音を認

め，胃が弱い者には半夏白朮天麻湯を用いる．ときに鑑別困難．

■ 釣藤散

高齢者の慢性頭痛に用いる点で要鑑別．釣藤散には，胃腸虚弱な症候は少ない．ときに鑑別は困難．

■ 五苓散（前記）

附　記

1 沢瀉について

沢瀉はオモダカ科のサジオモダカ *Alisma orientale* Juzepczuk（*Alismataceae*）の塊茎で，通例，周皮を除いたものとされる[17]．特異成分として alisol A，B，C およびその mono acetate や alismol, alismoxide などが知られ，薬理的には利尿作用（alisol A, B による），抗脂肪肝作用（alisol 類による）などが認められている[18-20]．吉益東洞（1702-73）の『薬徴』[21]に，「小便不利，冒眩を主治す．旁ら渇を治す」（尿量減少，頭重感，めまいを主治する．また，口渇も治する）とある．臨床的には，利尿，止渇，鎮痛剤で，小便不利，冒眩，口渇に用いるとされる[22]．沢瀉は，いわゆる利水剤である五苓散，猪苓湯，当帰芍薬散，八味地黄丸などにも含まれる．沢瀉と朮の組み合わせは沢瀉湯で，『金匱要略』痰飲咳嗽病篇[23]に「心下に支飲有りて，其の人，冒眩を苦しむは，沢瀉湯之を主る」とある．大塚[24]は，冒眩とは「頭に帽子をかぶっているような感じがして目まいがすること」とし，沢瀉湯は「激しく急激にきたメマイ」に使うと述べている．沢瀉，朮の組み合わせは，半夏白朮天麻湯，五苓散，当帰芍薬散に含まれ，いずれもめまいに用いられる．

2 天麻について

天麻は，ラン科のオニノヤガラ *Gastrodia elata* Blume（*Orchidaceae*）の根茎で，通例，周皮を除いたものとされる[25]．成分は，gastrodin, vanillyl alcohol などである[26,27]．臨床的には，「鎮痙，鎮痛剤で，頭痛，眩，手足痛，小児驚癇に用いる」とされる[28]．福井楓亭は，「天麻は，およそ頭上の病を治す．…癇症より起こる者を治す」[29]という．

引用文献

1) 李東垣：脾胃論，3-24a～25b，和刻漢籍医書集成第6輯（小曽戸洋，他編），p.120-121，エンタプライズ，1989．
2) 小曽戸洋：漢方一話　処方名のいわれ，35 半夏白朮天麻湯．漢方診療，14(5)：29，1995．
3) 岡本一抱：方意弁義，近世漢方医学書集成9巻（大塚敬節，他編），p.86，名著出版，1979．
4) 福井楓亭：方読弁解，近世漢方医学書集成54巻（大塚敬節，他編），p.13-14，名著出版，1981．
5) 李東垣：蘭室秘蔵，3-8b～9b，和刻漢籍医書集成第6輯（小曽戸洋，他編），p.193-194，エンタプライズ，
6) 楊士瀛・撰　朱崇正・附遺：仁斎直指方，19-15b／p.[744-374]，19-18b～19a／p.[744-375～376]，欽定四庫全書，復刻版 - 四庫医学叢書，上海古籍出版社，1991．
7) 薛己：癘瘍機要，薛氏医案，19-24b～25a，欽定四庫全書，復刻版 - 四庫医学叢書・薛氏医案，p.[763-436]，上海古籍出版社，1994
8) 龔廷賢：万病回春，5-3a～b／p.174，4-41a／p.148，和刻漢籍医書集成第11輯（小曽戸洋，他編），エンタプライズ，1991
9) 曲直瀬道三・原著，曲直瀬玄朔・増補：医療衆方規矩，近世漢方医学書集成5巻（大塚敬節，他編），p.197，名著出版，1979．
10) 香月牛山：牛山活套，近世漢方医学書集成61巻（大塚敬節，他編），p.382-383，p.435，p.512，名著出版，1981．
11) 香月牛山：牛山方考，近世漢方医学書集成61巻（大塚敬節，他編），p.122，名著出版，1981．
12) 津田玄仙：療治経験筆記，近世漢方医学書集成73巻（大塚敬節，他編），p.528，名著出版，1983．
13) 津田玄仙：療治経験筆記，近世漢方医学書集成73巻（大塚敬節，他編），p.208-209，名著出版，1983．
14) 目黒道琢：餐英館療治雑話，近世漢方医学書集成107巻（大塚敬節，他編），p.214-215，名著出版，1983．
15) 浅田宗伯：勿誤薬室方函口訣，近世漢方医学書集成96巻（大塚敬節，他編），p.34-35，名著出版，1982．
16) 大塚敬節：症候による漢方治療の実際，第5版，p.35-36，p.557，p.580-583，p.433，p.51，南山堂，2000．
17) 厚生労働省：第16改正日本薬局方，p.1544，2011．
18) 木村孟淳，他・編集：新訂生薬学，改訂第7版，p.111-112，南江堂，2012．
19) 北川勲，金城順英，桑島博，三川潮，庄司順三，滝戸道夫，友田正司，西岡五夫，野原稔弘，山岸喬：生薬

学,第 8 版,p.415-416,廣川書店,2011.
20) 鳥居塚和生:モノグラフ 生薬の薬効・薬理,p.309-318,医歯薬出版,2003.
21) 吉益東洞:薬徴,近世漢方医学書集成 10 巻(大塚敬節,他編),p.194-198,名著出版,1979.
22) 大塚敬節,矢数道明,清水藤太郎:漢方診療医典,第 6 版,p.421,南山堂,2001.
23) 張仲景:元・鄧珍本『金匱要略』,2-5a,復刻版,p.87,燎原書店,1988.
24) 大塚敬節・主講:金匱要略講話,p.290-291,創元社,1979.
25) 厚生労働省:第 16 改正日本薬局方,p.1551,2011.
26) 木村孟淳,他編:新訂生薬学,改訂第 7 版,p.114,南江堂,2012.
27) 北川勲,金城順英,桑島博,三川潮,庄司順三,滝戸道夫,友田正司,西岡五夫,野原稔弘,山岸喬:生薬学,第 8 版,p.439-440,廣川書店,2011.
28) 大塚敬節,矢数道明,清水藤太郎:漢方診療医典,第 6 版,p.422-423,南山堂,2001.
29) 福井楓亭:方読弁解,近世漢方医学書集成 54 巻(大塚敬節,他編),p.14,名著出版,1981.

107 白虎加人参湯
byakkokaninjinto

製品番号：34

[構成生薬]
知母，石膏，粳米，甘草，人参

処方の特徴

1 処方概要

　白虎加人参湯は，口渇とほてりをともなう諸疾患に用いられる．比較的よく用いられているのは，アトピー性皮膚炎で皮膚の乾燥，ほてりのある状態や，口腔乾燥症（薬剤性など）などである．

　白虎加人参湯は白虎湯に人参を加えた処方であり，古典的考え方では，白虎湯の適応病態（証）で，かつ体液を失って口渇の強いものに用いるとされる．白虎湯は，急性発熱性感染症で，炎症が強く，高熱や自覚的な身体灼熱感があり，通常悪寒をともなわず，他覚的にも病人の皮膚に掌を当てると灼熱感があるという状態に用いられる処方である．これに人参を加えた白虎加人参湯は，高熱と発汗のために脱水状態に陥り，口渇の強いものに用いるとされる．古来，急性感染症，熱中症などによる脱水状態に用いられ，慢性症では，糖尿病による口渇多飲多尿などにも用いられた．

　しかし，輸液治療の発達した現代では，脱水状態をともなう感染症に本処方を用いることは少ないと考えられる．それに代わって，発熱のない慢性疾患で，口渇多飲，身体熱感（ほてり）をともなう状態に応用されることになる．すなわち，いわゆる暑気あたり（熱中症・日射病など），および乾燥・熱感・ほてりをともなう皮膚疾患などである．

　石膏は，天然の含水硫酸カルシウムで，清涼，解熱，止渇，鎮静剤で，身熱があって舌に白苔があり，口舌乾燥して，渇して水を飲みたがる場合に用いるとされる（p.612 附記1参照）．

　知母は，ユリ科のハナスゲの根茎で，臨床的には，清涼，解熱，止渇，利尿，鎮咳作用があり，煩熱などに使用するとされる（p.612 附記2参照）．

　なお，白虎湯という名前は，小青竜湯，玄武湯（＝真武湯）などと同様，四神の1つである白虎に由来し，本処方の中心となる石膏が白いことによる命名であろう．

2 使用目標と応用（表1）

　感冒・インフルエンザなどの急性発熱性疾患に用いる際には，①高熱が続き身体灼熱感

表1　白虎加人参湯の使用目標と応用

- ■応　用
  - ・のどの渇きとほてりのあるもの
  - ・アトピー性皮膚炎，慢性湿疹，皮膚瘙痒症　など
  - ・熱中症・日射病（軽症例）
  - ・口腔乾燥症（薬剤性など）
  - ・糖尿病（口渇などの症状改善目的．血糖降下作用なし）　など
- ■症　候
  - ・体がほてる，口渇が強い（煩渇）
  - ・湿疹，瘙痒感（煩躁），発疹（熱感・上半身に強い）
- ■体　質
  - ・中等度〜やや虚弱

があって苦しいと訴える，②他覚的にも皮膚に触れると熱い，③悪寒(おかん)は通常ないが，ときに背中の深いところで微かな寒けを覚える，④口内乾燥と著しい口渇，多飲傾向，⑤ときに多量の発汗をともなう，⑥脈は大きくて力がある，⑦大便は硬いことが多い（すくなくとも下痢ではない）などを目標とすることになる．著しく体力の低下した者には用いない．脱水で輸液治療の適応が明らかであれば，そちらを優先する．

熱のない慢性疾患に用いるときには，①暑がり，体がほてる，多汗傾向（いわゆる陽証），②口渇が強い（多飲傾向），③体質体格が中等度であり，脈は著しい"虚脈"（沈んで小さく触れにくいもの）でないことを基本的使用目標とし，これらに加えて，皮膚炎（アトピー性皮膚炎など），湿疹，皮膚瘙痒症で痒みが強く熱感のあるもの，夜尿症で口渇が強く寝ぼけて尿を大量にもらすもの，薬剤などによる口腔乾燥症などに用いる．糖尿病による口渇に有用な場合もあるが，明確な血糖降下作用はない．皮膚炎では，しばしば黄連解毒湯(おうれんげどくとう)と併用する．この場合，皮膚が赤く充血，ただし表面乾燥している点が使用目標となる．老人の夜間譫妄(せんもう)，子供の寝ぼけぐせなどに有効とする説もある．胃腸虚弱で冷え症の者には慎重に投与する必要がある．

論説

1 原典

張仲景『傷寒論(しょうかんろん)』『金匱玉函経(きんきぎょくかんけい)』『金匱要略(きんきようりゃく)』（=『新編金匱方論(しんぺんきんきほうろん)』）

多くの条文があるが，重要と思われるものを紹介する．

1．『傷寒論』巻第二・弁太陽病脈証并治上第五[1]

〔条文〕桂枝湯(けいしとう)を服し，大いに汗出でて後，大煩渇(だいはんかつ)解せず，脈洪大の者は，白虎加人参湯之(これ)を主(つかさど)る．〈注1〉[2,3]

〔大意〕（傷寒で，適応となる症状があったので）桂枝湯を服用したところ，大いに発汗した後，ひどく口渇を訴え，脈が洪大になった．これには白虎加人参湯を用いる．

〔解説〕傷寒（急性発熱性伝染性疾患，インフルエンザ，腸チフスなど）で，もし発汗している状態でも，なお表証（悪寒・頭痛・身体痛・脈浮など）が残っていれば，さらに桂枝湯を用いるが，ここでは，表証が消えた後に，陽明病(ようめいびょう)（陽病で，邪気が身体中心部に侵入した状態とされる）に転じたために，裏熱(りねつ)（身体中心部の"熱"，口渇，便秘，潮熱などを起こすとされる）を生じて，強い口渇と洪大の脈を呈するようになったのであるから，白虎加人参湯の適応であるという．脈洪大とは，大きくて力のある脈とされる[4]．

2．『傷寒論』巻第四・太陽病脈証并治下第七〈1〉[5]

〔条文〕傷寒，若しくは吐し，若しくは下(くだ)して後，七八日解せず，熱結んで裏に在り，表裏俱(ひょうりとも)に熱し，時時悪風(おふう)し，大いに渇し，舌上乾燥して煩し，水数升を飲まんと欲する者は白虎加人参湯之を主る．〈注2〉[6-8]

〔大意〕傷寒で表証のある者に，発汗，吐，下のいずれかの治療を行って表証はなくなったが，7，8日を経過しても治らず，熱が裏に結び，裏熱が甚だしくなり，その熱の一部が表にまで及んだために，時々悪風し，大い

〈注1〉『傷寒論』巻第八・弁発汗後病脈証并治第十七[2]にほぼ同文あり，「之を主る」を「に属す」とする．『金匱玉函経』巻第二・弁太陽病形証治上第三[3]では「脈洪大の者」を「若し脈洪大の者」とする．

〈注2〉『傷寒論』巻第八・弁発汗後病脈証并治第十七[6]では「之を主る」を「に属す」とする．同・巻第十・弁発汗吐下後病脈証并治第二十二[7]では「若しくは吐し，若しくは下して後」を「若し吐下の後」，「之を主る」を「に属す」とする．『金匱玉函経』巻第三・弁太陽病形証治下第四[8]に同文がある．

に渇して，舌は乾燥して苦しがり，いくらでも水を飲みたがるようになった．これは汗吐下の治療後で体液が不足しているからである．白虎加人参湯を用いる[9]．

3．『傷寒論』巻第四・太陽病脈証并治下第七〈2〉[10]

〔条文〕傷寒，大熱無く，口燥いて渇し，背微悪寒の者は，白虎加人参湯之を主る．〈注3〉[11]

〔大意〕傷寒で体表部の熱はないが，裏に熱があるために，口が乾いて口渇が強く，背中の深い位置に悪寒を感じる者は，白虎加人参湯を用いる．

〔解説〕この条について，大塚敬節[12]は，「熱が裏にこもって，体表に熱はない．しかし，裏に熱のあるため，口がかわいて，のどが渇き，胸苦しいのである．悪寒はあるが，この悪寒が表証のそれでないことを見せんがために，背微悪寒と，背微の二字を入れている．これによって，この悪寒が裏から来るものであることを見せている．この悪寒は，附子湯〈注4〉[13]証の背悪寒に似ている．附子湯証では，表に熱がないばかりでなく，裏にもまた熱がない．だから，口燥渇はない．この証は，悪寒があっても，表証があるのではないから，発汗せしめてはならない．また表熱はなく，裏に寒もなく，裏に熱があるから，これを附子剤で温めてはならない．白虎加人参湯で裏熱を清解するのである」という．

4．『傷寒論』巻第四・太陽病脈証并治下第七〈3〉[14]

〔条文〕傷寒，脈浮，発熱，無汗，其の表解せざれば，白虎湯を与うべからず，渇して水を飲まんと欲し，表証無き者は，白虎加人参湯之を主る．〈注5〉[15]

〔大意〕傷寒で，脈が浮で発熱があり，発汗していなければ（麻黄湯を用いる証である），たとえ口渇があって水を飲みたがっても，表証があるうちは白虎湯を用いてはならない．もし口渇があって水を飲みたがり，表証のない者では，白虎加人参湯を用いる[16]．

5．『傷寒論』巻第五・弁陽明病脈証并治第八[17]

〔条文〕陽明病，脈浮にして緊，咽燥き，口苦く，腹満して喘し，発熱，汗出で，悪寒せず，反って悪熱し，身重し．…若し渇して水を飲まんと欲し，口乾舌燥の者は，白虎加人参湯之を主る．

〔大意と解説〕冒頭に陽明病とあるが，その実は三陽の合病である．「脈浮にして緊」は太陽病の証，「咽燥き，口苦く」は少陽病の証，「腹満して喘し，発熱，汗出で，悪寒せず，反って悪熱し，身重し」は，陽明病の証である．…これら三陽の合病の症状のほかに，更に渇して水を飲むことを欲し，口舌の乾燥する者は，白虎加人参湯の主治である[18]．

6．『新編金匱方論』(＝『金匱要略』)巻上・痙湿暍病脈証治第二[19]

〔条文〕太陽の中熱は暍，是れなり．汗出でて悪寒し，身熱して渇す．白虎加人参湯之を主る．

〔大意〕"太陽病"に似た症状で，熱に中るのが暍病である．汗が出て悪寒がし，身体に熱があって，のどが渇くときは，白虎加人参湯を用いる．

〔解説〕暍病とは，熱中症あるいは日射病

〈注3〉『金匱玉函経』巻第三・弁太陽病形証治下第四[11]では「口燥いて渇し，背微悪寒の者」を「口燥いて渇し，而して煩し，其の背微悪寒の者」とする．

〈注4〉附子湯：附子，茯苓，人参，白朮，芍薬からなる．少陰病篇に，「少陰病，之を得て一二日，口中和し，其の背微悪寒する者は，まさに之を灸すべし．附子湯，之を主る」[13]とあり，陰病の"背微悪寒"に用いる．

〈注5〉『金匱玉函経』巻第三・弁太陽病形証治下第四[15]では「其表不解（其の表解せざれば）」を「其表不解者（其の表解せざる者は）」とする．

のことである．体液減少して衰弱し，身体に熱感があって口渇が強い状態となっているので，白虎加人参湯を用いるのである．

【参 考】

■白虎湯の代表的な条文

白虎加人参湯の理解のためには，白虎湯についても知る必要があるので，代表的条文を紹介する．

『傷寒論』巻第五・弁陽明病脈証并治第八[20]

〔条文〕三陽の合病，腹満，身重く，以て転側し難く，口不仁，面垢づき（原注省略），譫語，遺溺，汗を発すれば則ち譫語し，之を下せば則ち額上汗を生じ，手足逆冷す．若し自汗出づる者は，白虎湯之を主る．〈注6〉[21]

〔大意〕三陽の合病では，邪が表裏にまたがり，内外ともに閉ざして，気血の流通が悪いため，腹満，身重という症状を呈する．そのために転側が困難で，自由に寝返りができない．また口が乾いて，物の味がよくわからない．顔には垢がつき，うわごとを言い，尿を失禁する．このような症状のものは白虎湯の主治である．また，もし，これらの症状とともに自然に汗の出ている者も白虎湯の主治である．このような患者を，誤って発汗させると，うわごとはますますひどくなる．また，もし誤って下すと，額に汗が出て，手足の先から冷えてくる[22]．

〔解説〕大塚は，「この白虎湯証では，腹満があっても便秘せず，うわ言を云っても潮熱があるのではない．かえって悪寒のあることもある．脈は浮大で，体温も高く，舌には乾いた白苔がつく」といい，また「夜尿症に白虎湯を用いるのは，この章が参考になる．…

湿疹や黒皮症に白虎湯を用いるにも，この章が参考になる．面垢を参考にして，頭部以上に症状が主として現れるものに用いる」という[22]．白虎加人参湯を皮膚疾患に用いるときにも同様であろう．

❷ 中国医書の記載

■唐代の『千金翼方』『外台秘要方』には，『傷寒論』とほぼ同じ記載があるが，ほとんどが『傷寒論』で白虎加人参湯の主治とあるところを白虎湯とする．白虎加人参湯の名称は1ヵ所にしか見られなかった（p.612 附記3参照）．おそらく錯簡があると思われる．

■宋代の『増広太平恵民和剤局方』〈注7〉[23]，『小児薬証直訣』〈注8〉[24]（1119年成立），『普済本事方』[25]（12世紀半頃成立）には，いずれも『傷寒論』『金匱要略』と類似した記載がある．

■劉完素の『宣明論方』（1172年成立）にある白虎湯についての記載[26]は，傷風，中暑，傷寒で三陽合病に用いることなどは『傷寒論』と同じだが，「…雑病，時疫にて未だ瀉せず，発斑，兼ねて，豆疱，瘡疹，伏熱を治す」とあって，"発斑"（紅斑？），"豆疱"（水疱？），"瘡疹"（湿疹など）という皮膚症状に白虎湯を用いることに，おそらく初めて言及した点で注目される．方後の加減方に「汗吐下の後，煩渇，口乾，脈洪大なれば，人参半両を加えて人参白虎湯（白虎加人参湯の別名）と名づく」とある．

■張従正（子和）（1156 ?-1228 ?）の『儒門事親』暑門[27]にも，"暑"の症状として「外表の熱，裏に入るときは則ち，譫語，口乾，発疹，潮熱」などの症状を現すとし，また小

〈注6〉『金匱玉函経』巻第三・弁陽明病形証治下第五[21]では「口不仁，面垢づき」を「口不仁，而して面垢づき」，「汗を発すれば則ち譫語し」を「汗を発すれば則ち譫語甚し」，「手足逆冷」を「手足厥冷」とする．

〈注7〉『増広太平恵民和剤局方』：白虎湯の項[23]があり，小児に与えるときの加味方として記載されるが，白虎加人参湯の名はない．

〈注8〉『小児薬証直訣』：白虎湯の加味方として「気虚すには人参少し許りを加え同煎す」と記載される[24]．

児では"瘖疹"などを現すと述べ，皮膚症状に言及する．その治療に白虎湯などを記載する．小児で暑くて起こる湿疹様症状であれば汗疹（あせも）のことか．

■李東垣の『蘭室秘蔵』消渇門・消渇論[28]には，「高消は，舌上赤裂，大いに渇して飲を引く．逆調論に云く，心，熱を肺に移し，鬲に伝わりて消する者，是なり．白虎加人参湯を以て，之を治す」とある．これは，"消渇"（＝糖尿病など）を高消，中消，下消の三消に分けるとする説である．高消では，舌が赤く裂け，口渇が強く水を飲みたがるなどの症状があり，白虎加人参湯の主治とする．ただし，『黄帝内経素問』逆調論篇第三十四には，ここに挙げられる字句はなかった．

■劉純の『玉機微義』（明代初期．1396年成立）には，咳嗽門治諸之剤・人参白虎湯[29]に「咳して身熱し，脈虚，発渇するを治す」とあり，暑門[30]に「局方人参白虎湯は，暑熱，発渇，脈虚を治す」とし，斑疹門和解之剤・化斑湯[31]に，「傷寒，汗吐下の後，斑発し，脈虚するを治す．白虎湯に人参を加う．（以下略）」とあり，白虎加人参湯を化斑湯と呼ぶ．筆者の調べ得た範囲で，化斑湯という名称が用いられた最も早い記載である〈注9〉[32-34]．

■虞搏の『医学正伝』（1515年成立）には，①傷寒・白虎湯（併びに加減方）[35]に「陽明の証，汗して後，脉洪大にして渇する，及び虚煩，中暍等の証を治す．…（処方内容省略）…○もし口燥いて煩渇し，或は赤斑を発するには，本方中に人参二銭を加え，化斑湯と名づく．又，人参白虎湯と名づく」，②斑疹・化斑湯[36]「傷寒，汗吐下の後，発斑，脉伏なるを治す」とある．なお，③三消・論[37]には，消渇すなわち糖尿病の症状のうち，口渇，多飲を高消とし，舌が赤く亀裂があるものに白虎加人参湯を用いるという．これは『蘭室秘蔵』によると思われる．

■李梃の『医学入門』（1575年自序）では，巻3傷寒用薬賦[38]に，「中暑中暍は白虎，或は参朮を加う」とし，その注に「兼ねて発斑を治す．故に又，化斑湯と名づく」とある．

■呉崑の『医方考』（1584年成立）巻2斑疹門・化斑湯[39]には，「胃熱の発斑，脈虚の者，此の方，之を主る」とある．ただし，処方構成は現在の白虎加人参湯から粳米を除いた4味である．

■明代末期の『万病回春』（龔廷賢・著．1587年成立）斑疹門には，人参化斑湯の名前で記載され，「斑見われ已に出ずるは，再び発するに宜しからず．斑は汗すべからず．斑爛は下すに宜しからず．如し脈洪数，熱盛んにして煩渇するには，人参化斑湯．（以下略）」[40]（大意：斑が皮膚に現れてしまってからは，発汗剤は使用しない．下剤も用いない．もし，脈が洪で頻脈で，高熱があってひどく口渇を訴えれば，人参化斑湯＝白虎加人参湯を用いる）とある．斑について，『万病回春』では前記の直後に「凡そ斑疹を発するには，先ず紅紙を将て灯を点じ，病人を照らし看よ．面部，胸堂，背上，四肢に紅点あって起こるは乃ち発斑なり．もし大紅点，皮膚の上に発するは，之を斑と謂う．小紅靨，皮膚に行って出で起こらざる者は，之を疹と謂う．蓋し疹は軽くして斑は重し」とする．靨は，ほくろである．これによれば，"疹"は散発性の丘疹，"斑"は広範囲にわたる丘疹または膨疹の意か．

■このように，白虎加人参湯は，『傷寒論』のように急性症で高熱，発汗，口渇，脱水のあるときに用いることに加えて，糖尿病の症状にも応用され，さらに明代後半までには，皮膚症状に用いることが一般化した．化斑湯

〈注9〉化斑湯：『丹渓心法』に化斑湯の記載があるとの説もある[32]．しかし，同書は丹渓自撰とは認めがたいとされている[33,34]．

または人参化斑湯の名も，皮膚疾患への応用が広く定着したことの反映と思われる．
■なお，『厳氏済生方』『内外傷弁惑論』『脾胃論』『格致余論』には記載を見いだせなかった．

❸ 江戸時代医家の論説（筆者意訳）

■『衆方規矩』傷寒門・白虎湯[41]には，「傷寒で，発汗，嘔吐，瀉下治療を行った後，むなぐるしく，もだえて口が渇き，水を飲もうと欲して，脈洪大である者を治す．…○熱が高く，ひどくのどが渇いてやまず，ついに紅斑が出てきた．脈が虚すときには人参を加えて化斑湯と名づける．…○"瘧"（マラリアのように高熱が繰り返しでる病気）で表裏ともに熱し，時々悪寒がして，発汗して大いにのどが渇き，口が乾くときには人参を加える」とある．これは『医学正伝』や『万病回春』傷寒門の記載に似る．
■香月牛山（1656-1740）『牛山活套』では，①中暑中暍注夏病門[42]には，「夏月に道中の旅人が炎暑にあたり，からだが熱し，口を開き，前歯が燥き，舌が燥いて苔を生じ，大いに煩渇し，甚だしい場合には人事不省となったときには，人参白虎湯加減を用いる」とあり，②消渇門[43]には，「消渇という病気は，常に口渇があって飲食を欲する．上消，中消，下消の三消があり，いずれも内が虚して熱があるためだ．…上消には黄芩湯，中消は胃火であり人参白虎湯，下消は腎火であり滋陰降火湯を用いて治療する」という．
■吉益東洞（1702-73）は，『方極』[44]で，白虎湯は「大渇引飲して煩躁する者を治す」，白虎加人参湯は「本方（＝白虎湯）証にして心下痞鞕する者を治す」という．
■津田玄仙（1737-1809）は『療治経験筆記』[45]で，「白虎湯を疫病の熱に用いる目的は，大熱，大渇，大汗，厚白胎，脈長洪にして数の5つの症状が揃うときには，これを白虎散漫の熱という．…白虎湯を用いるには人参を加えるべきである．初めから必要である．"津"（体液）を生じ，元気を養って大いに益がある」という．
■有持桂里（1758-1835）は『校正方輿輗』の，①消渇・白虎加人参湯[46]で「これはいわゆる上消に属す．白虎加人参湯が上消を治すことは，水を焼けこげ（焦）にそそぐようなものだ」，②暍・白虎加人参湯[47]では「この処方の正証は，汗がじたじたと出て微悪寒がありながら身は熱くなって大渇引飲するものだ．私が思うに，凡そ白虎湯を与えるべき症ならば脈は長洪であるべきなのに，暍ではかえって虚微の状が多い．これが暍と傷寒との異なる所だ」，③瘟・発斑・痧では，白虎湯[48]の項で「赤斑，口渇，煩躁を治す．…思うに，斑を治す剤で熱を主るとする処方は，多くはこの処方を祖とする．○発斑し，咽が乾き，渇きが甚だしく，煩躁悶乱の症にはこの処方を用いるとよい．最近，発斑で熱の劇しい者には白虎湯を用いているけれども，私が惟うにこの処方の前には必ず大青竜湯〈注10〉[49,50]の症がある．悪寒発熱が劇しく，躁煩，渇する者が有れば，まさに大青竜湯を用いるべきである．大青竜湯を用いてもなお解熱せず，口渇が益々甚だしくて煩躁する者には，よろしく白虎湯を用いるべきである」といい，次の人参化斑湯[51]では「即ち是れは白虎加人参湯である．発斑に人参化斑湯を用いることは，

〈注10〉大青竜湯：麻黄，桂皮，甘草，杏仁，生姜，大棗，石膏の7味よりなる．麻黄湯加石膏・大棗・生姜である．『傷寒論』に「太陽の中風，脈浮緊，発熱悪寒，身疼痛，汗出でずして煩躁する者は大青竜湯之を主る」[49]とある．『漢方診療医典』には，「麻黄湯証に似て，表の実熱証であって，しかも裏に熱をともなうものを治する．その目標は，悪寒，発熱，脈浮緊，筋痛，関節痛，腰痛などがあって，煩躁のあるものである．これは麻黄湯証に比するに病勢が一段とはげしく煩躁状態を呈するに至った場合である」[50]とある．

通例の剤である」とする．この発斑は，紅斑，発疹などが出る感染症で高熱をともなうということから考えれば，麻疹，猩紅熱，丹疹などか．

■本間棗軒（ほんまそうけん）（1804-72）は『内科秘録（ないかひろく）』巻2 傷寒門[52]で，「凡そ口渇という症状があると，それだけで石膏を加味するようになり，柴胡桂枝湯へも石膏を加える者がある．笑うべきことである．石膏の功能は，熱を解して渇を治するということではない．…『傷寒論』『金匱要略』には，白虎湯をはじめとして石膏を組み入れた諸方があるが，口渇という症状が挙げられていない．口渇を治す処方は唯だ白虎加人参湯だけである．石膏と人参との組み合わせでこそ，熱をさまし，体液（津）の欠乏を回復させるから自然に口渇も治癒するのである．…陽明病で，口舌乾燥して黒い舌苔を生じ，口渇が強いために煩躁して大量の水を飲むけれども，脈浮数で太陽病の表証がまだ治っていないように見え，しかし，心下急（大柴胡湯の胸証）や腹満（大承気湯の腹証）などもなく，下剤を使用できない者は，熱が表裏に散漫しているので白虎加人参湯がよい．多くは服用後に自然に発汗して治るものである」という．

■尾台榕堂（おだいようどう）（1799-1870）は，『類聚方広義（るいじゅほうこうぎ）』頭注[53]で，「○霍乱（食中毒）で嘔吐下痢の後，大熱が出て煩躁し，口渇多飲，心下痞鞕，脈洪大の者を治す．○消渇（糖尿病など）で，脈が洪数，昼夜飲み物を手元において欠かさず，心下痞鞕，夜間に手足身体のほてりが甚だしく，日ごとに痩せ衰えてゆく者を治す．○瘧病（マラリアなど）で，大熱が出て身体を焼かれるが如く，うわごとを言い，煩躁して，汗が流れるように出る，心下痞鞕し，口渇で際限なく飲む者を治す．○説文（『説文解字（せつもんかいじ）』）では，喝は傷暑（暑気あたり）としている」とする．

■浅田宗伯（あさだそうはく）（1815-94）は，『勿誤薬室方函口訣（ふつごやくしつほうかんくけつ）』[54]において，白虎湯は「邪熱が肌肉の間に散漫して，大熱大渇を発し，脈洪大，あるいは滑数となるものを治す．…白虎湯は承気湯とは表裏の剤で，同じ陽明の位でも表裏ともに熱と云い，あるいは三陽合病と云っており，胃実ではない．表へ近い方に用いるのだ」とする．一方，白虎加人参湯は，「白虎湯の証で，体内（胃中）の体液（津液）が乏しくなって，大煩渇を発する者を治す．そのため大発汗後か，誤って下した後に用いるのである．白虎湯に比べると少し裏面の薬だ．このため表証があるときには用いるべきでない」という．

4 近年の論説

■『漢方診療医典』[55]では，白虎湯について「解熱，鎮静，止渇の作用があり，身熱（しんねつ），悪熱（おねつ），煩熱などの熱症状に用いる．この場合，脈は浮滑数または洪大で，口中乾燥，口渇を訴える．身熱，悪熱，煩熱と称する症状は，自覚的に身体灼熱感があって苦しく，通常悪寒を伴わず，他覚的にも病人の皮膚に掌を当てると灼熱感がある．本方は，陽明病で未だ承気湯（じょうきとう）を用いるに至らない時期に用いる．…感冒，流行性感冒，麻疹，丹毒，猩紅熱，チフス，日本脳炎などで，高熱，口渇，煩躁のあるもの，日射病，糖尿病，精神病で興奮し，煩渇のあるもの，かゆみの強い湿疹などに用いる」とし，白虎加人参湯については「白虎湯証で高熱のため，体液を消耗して，口渇の甚だしいものに用いる」という．

症　例

症例 夜尿症（大塚敬節治験）[56]

最近，夜尿症に白虎加人参湯を用いて著効を得た例がある．患者は10歳の少年で，毎夜，遺尿をするという．体格，栄養，血色ともに普通である．はじめ柴胡桂枝湯（さいこけいしとう）を用いたが効

がない．ところで"この子は，毎晩，床につく前に，のどが渇くといって，水をがぶがぶのむので，これをやめさせようとするが，どうしてもやめない"という母親の言葉にヒントを得て，白虎加人参湯を用いたところ，口渇がやみ，遺尿も治ってしまった．

鑑別

■ 五苓散（ごれいさん）

急性感染症，とくに小児の消化管型感冒で要鑑別．微熱，軽度発汗，口渇などは両者に共通．しかし，五苓散適応例では，ほかに尿量減少，浮腫傾向，嘔気，頭痛や水様下痢があり，しばしば「水逆の嘔吐」（口渇があり水を飲むと噴水状に嘔吐し，直後に口渇で水を飲みたがる，これを繰り返すもの）をともなう点が異なる．慢性症では，慢性的に口渇を訴える例で要鑑別．五苓散は浮腫傾向，頭痛，めまい感などが主であり，口渇は白虎加人参湯ほど強くない．

■ 八味地黄丸（はちみじおうがん）

口渇，口乾で要鑑別．八味地黄丸は，中高齢者に用い，腰痛，下半身脱力傾向，排尿障害（前立腺肥大症など）をともなう．起床時に口が乾燥するという点が目標．口渇は白虎加人参湯のほうが強い．

■ 清暑益気湯（せいしょえっきとう）

いわゆる暑気あたりで要鑑別．慢性の疲労倦怠感，食欲低下，体重減少などが主で，口渇多飲はない．

■ 黄連解毒湯（おうれんげどくとう）

湿疹，蕁麻疹で要鑑別．急性で，局所の熱感があり，赤みの強い状態に用いる．口渇多飲はない．

■ 温清飲（うんせいいん）

慢性の乾燥性湿疹，蕁麻疹で要鑑別．局所の乾燥傾向があるが，口渇多飲はない．

Evidence

I．臨床研究

■ アトピー性皮膚炎のほてりを改善（夏秋，2008）[57]

〔概要〕アトピー性皮膚炎患者14名に白虎加人参湯を投与，投与前および投与後1週目・2週目に自覚症状・体質に関するアンケート調査を実施した．症状をスコア化して前後の比較を行った結果，白虎加人参湯は，顔面のほてりを強く自覚した群（6例）では，投与後2週目で，患者の顔のほてりを投与前に比して有意に改善した（$p < 0.05$）．ほてりの弱い群（5例）では投与前後で有意差がなかったという．

II．基礎研究

1 腎および皮膚におけるアクアポリン発現促進（Aburadaら，2011）[58]

〔概要〕7週齢の肥満・2型糖尿病自然発症KKAyマウスに白虎加人参湯を4週間経口投与したところ，血糖値，血清インスリン値には変化がなかったが，水分摂取量と尿量は有意に減少した．アクアポリンaquaporin（AQP）-2欠損は利尿（尿量増加）をきたすのでAQP-2は尿濃縮に重要であることが知られている．腎髄質内層におけるAQP-2たん白発現は，白虎加人参湯投与後，有意に増加した．AQP-3遺伝子欠損マウスは皮膚の乾燥とバリア機能喪失が報告されている．皮膚組織におけるAQP-3 mRNAおよびたん白発現は，白虎加人参湯投与後，有意に増加した．しかし，唾液腺におけるAQP-5 mRNA発現は白虎加人参湯投与により影響を受けなかった．これらの結果は，白虎加人参湯による治療が，腎AQP-2，皮膚AQP-3の発現を介して，"利尿"（＝多尿），口渇，皮膚瘙痒を改善することを示唆するという〈注11〉．

❷ IgE 介在性皮膚反応を抑制（Tatsumi ら，2001）[59]

〔概要〕マウスの IgE 介在性 3 相性皮膚反応に対する白虎加人参湯の作用を検討した結果，白虎加人参湯は，即時相反応 immediate phase response，遅発相反応 late phase response，超遅発相反応 very late phase response を抑制した．この抑制作用は，白虎加人参湯から石膏，甘草，粳米のいずれを除いた構成の処方でも減弱した．石膏を除いて調製した（煎じた）処方に，後から石膏を加えても，この効果は現れなかった．石膏は，それ自体は明確な作用を示さないように思われるので，調製（煎じること）の過程で，他の構成成分との相互作用で新たな構成因子を作り出している可能性が示唆されたという．

❸ 唾液分泌促進と膀胱機能への影響（Sakaguchi ら，2005）[60]

〔概要〕白虎加人参湯が，抗コリン剤であるオキシブチニン oxybutynin の有無により，唾液分泌と膀胱機能に与える影響をラットにおいて検討した．白虎加人参湯単独では唾液分泌はわずかに増加した．対称的に，ムスカリン作動薬であるピロカルピン pilocarpine は，唾液分泌を顕著に増加させ，これは oxybutynin 前投与によって抑制された．oxybutynin 投与の直前に白虎加人参湯（体重当たり 200mg/kg）を一回投与すると，pilocarpine により惹起される唾液分泌に対する oxybutynin の抑制効果は減少した．しかしながら，白虎加人参湯は，oxybutynin 投与によって起こる膀胱収縮の強度低下には影響を及ぼさなかった．これらの結果から，白虎加人参湯は，抗コリン剤の排尿に及ぼす有用な作用に影響することなく，その口腔乾燥症状に有用である可能性のあることが示唆されたという．

❹ 唾液分泌増強の機序とアクアポリンの関与（Yanagi ら，2008）[61]

〔概要〕ラットの口渇モデルとして，ムスカリン受容体阻害薬であるアトロピン atropine，選択的ムスカリン M3 受容体阻害薬である 4-DAMP，アドレナリン作動性受容体阻害薬（フェントールアミン phentolamine，プロプラノロール propranolol）を用いた．白虎加人参湯（ツムラ医療用漢方製剤）をラットに経口投与すると，100～300mg/kg の間は用量依存的に唾液分泌が増加した．600mg/kg では減少し，非投与時と同等になった．唾液分泌のピークは投与 30 分後であった．フェントールアミン，アトロピン，4-DAMP により惹起される唾液分泌抑制は，白虎加人参湯の追加投与により改善した．白虎加人参湯投与は，ラットにおいて，顎下腺からの唾液分泌を調整するとされる AQP-5 の発現を増加させた．これらの結果から，白虎加人参湯は，ムスカリン M3 受容体活性化を介して AQP-5 の発現を増加させ，唾液分泌を増加させることが示唆されたという．

❺ テトラサイクリン吸収阻害

白虎加人参湯がテトラサイクリンとシプロフロキサシンの血清濃度を低下させ，これは，白虎加人参湯中の Ca イオンが薬剤と不溶性キレートを形成して消化管からの吸収を減少させたためと考えられるとする報告がある（Ohnishi ら，2009）[62]．ラットにおける実験では，テトラサイクリンと白虎加人参湯の同時投与は，テトラサイクリンの血清濃度を低下させ，テトラサイクリン投与 2 時間前に白虎加人参湯を投与した場合には，この低下は見られなかったという（Hitoshi ら，2012）[63]．

〈注 11〉唾液腺 AQP-5 が増加するとする❹の報告と相違する．再検証を待ちたい．

附 記

1 石膏について

石膏は，天然の含水硫酸カルシウムで，組成はほぼ $CaSO_4 \cdot 2H_2O$ である[64]．通常，線維石膏と呼ばれるものである．少量の CaO，Al_2O_3 なども含まれる．薬理の面では，止渇作用，利尿作用などが報告されているという[65-67]．

その薬能について，吉益東洞の『薬徴』[68]には「煩渇を主治するなり．旁ら，譫語，煩躁，身熱を治す」，内藤尚賢(蕉園)の『古方薬品考』[69]には「石膏は，熱を逐い，胃を清し，渇を止どむ」，浅田宗伯の『古方薬議』[70]には「(釈性)味辛寒，中風寒熱，口乾舌焦を主り，大渇引飲，中暑，潮熱，牙痛を止め，発斑発疹の要品と為す」とある．

山田業広は『経方弁』[71,72]で，「『傷寒論』中に用いるところの石膏には，三義あり．曰く発表，曰く清熱，曰く滋陰と．其の方は，則ち青竜なり，白虎なり，竹葉なり．…白虎湯の証たる，熱胃中に著きて津液を消燥す．但だ熱は胃中に在りと雖も，承気の実とは異なる．後人，白虎は散漫の邪を治すと言う所以の者は，是なり」という．

これらを受けて『漢方診療医典』[73]では，「(大寒)清涼，解熱，止渇，鎮静剤で，身熱があって舌に白苔があり，口舌乾燥して，渇して水を飲みたがるに用いる」としている．

石膏を含む漢方薬は，医療用漢方製剤では，白虎加人参湯，越婢加朮湯，麻杏甘石湯，五虎湯，木防已湯，小柴胡湯加桔梗石膏，消風散，辛夷清肺湯，釣藤散，防風通聖散などがあり，他に大青竜湯，竹葉石膏湯などもある．

2 知母について

知母は，ユリ科のハナスゲ Anemarrhena asphodeloides Bunge (Liliaceae)の根茎である[74]．成分には，サポニン類の timosaponin A-Ⅰ～Ⅳなど，キサントン類の mangiferin, isomangiferin, 多糖体の anemaran A～Dなどがあり，薬理としては，血糖降下作用(アルコールエキス，timosaponin A-Ⅲ, anemaran C, timosaponin BⅡ)，解熱作用，副腎皮質ホルモン副作用軽減，抗菌作用，血小板凝集抑制作用(timosaponin A-Ⅲ)，胆汁分泌抑制作用(mangiferin)などが認められている[75-77]．

臨床的には，「清涼，解熱，止渇，利尿，鎮咳作用があり，煩熱に使用する」[78]とされる．

知母を含む漢方薬には，白虎加人参湯などの白虎湯類のほか，関節リウマチに使用する桂枝芍薬知母湯，不眠に用いる酸棗仁湯，慢性気管支炎などに用いる滋陰降火湯・滋陰至宝湯，皮膚疾患に用いる消風散，鼻炎・副鼻腔炎に用いる辛夷清肺湯などである．

3 『千金翼方』『外台秘要方』の記載

孫思邈の『千金翼方』巻9傷寒上・太陽病雑療法第七[79]には，前記『傷寒論』の3.の条文および4.の条文があるが，いずれも白虎加人参湯を白虎湯とする．また，白虎湯の構成生薬を記載した後に，「又の方」として白虎加人参湯に相当する生薬構成を示すが，白虎加人参湯の名前はない．

王燾の『外台秘要方』巻1傷寒上には『千金翼方』を引用した項[80]があり，『傷寒論』の2.の条文の記載があるが，やはり白虎加人参湯ではなく，"白虎湯"の主治とする．次に，「又，諸の亡血家には白虎湯を与うべからず．虚する者も亦た与うべからず．…」とあるが，この"白虎湯"が，白虎湯を指すのか白虎加人参湯を指すのかはわからない．その次に『傷寒論』3.の条文の記載があり，やはり"白虎湯"の主治とする．最後に，『傷寒論』4.の条文の記載があるが，ここでも白虎加人参湯のところを白虎湯と記載し，処方構成として白虎湯の薬味を示し，その後に，

「又，白虎湯方」として白虎加人参湯の薬味を記載する．このように，白虎湯と白虎加人参湯との違いが不明確である．

ただし，巻2傷寒下・傷寒煩渇方[81]だけは，『傷寒論』1.の条文とほぼ同じ記載があり，白虎加人参湯の主治とする．

引用文献

1) 張仲景：明・趙開美本『傷寒論』，2-18a，復刻版，p.95, 燎原書店，1988.
2) 張仲景：明・趙開美本『傷寒論』，8-6a, 復刻版，p.353, 燎原書店，1988.
3) 張仲景：清・陳世傑本『金匱玉函経』，2-18a, 復刻版，p.101, 燎原書店，1988.
4) 大塚敬節：臨床応用傷寒論解説, p.172, 創元社, 1974.
5) 張仲景：明・趙開美本『傷寒論』, 4-17a～b, 復刻版, p.193-194, 燎原書店，1988.
6) 張仲景：明・趙開美本『傷寒論』，8-6a, 復刻版，p.353, 燎原書店，1988.
7) 張仲景：明・趙開美本『傷寒論』，10-15b, 復刻版，p.446, 燎原書店，1988.
8) 張仲景：清・陳世傑本『金匱玉函経』，3-8b, 復刻版，p.150, 燎原書店，1988.
9) 大塚敬節：臨床応用傷寒論解説, p.339-340, 創元社, 1974.
10) 張仲景：明・趙開美本『傷寒論』，4-17b, 復刻版，p.194, 燎原書店，1988.
11) 張仲景：清・陳世傑本『金匱玉函経』，3-9b, 復刻版，p.152, 燎原書店，1988.
12) 大塚敬節：臨床応用傷寒論解説, p.340-341, 創元社, 1974.
13) 張仲景：明・趙開美本『傷寒論』，6-8a, 復刻版，p.261, 燎原書店，1988.
14) 張仲景：明・趙開美本『傷寒論』，4-17b, 復刻版，p.194, 燎原書店，1988.
15) 張仲景：清・陳世傑本『金匱玉函経』，3-8b, 復刻版，p.150, 燎原書店，1988.
16) 大塚敬節：臨床応用傷寒論解説, p.341-342, 創元社, 1974.
17) 張仲景：明・趙開美本『傷寒論』，5-12b, 復刻版，p.226, 燎原書店，1988.
18) 大塚敬節：臨床応用傷寒論解説, p.373-376, 創元社, 1974.
19) 張仲景：元鄧珍本『金匱要略』, 1-7a, 復刻版, p.33, 燎原書店，1988.
20) 張仲景：明・趙開美本『傷寒論』，5-11b～12a, 復刻版，p.224-225, 燎原書店，1988.
21) 張仲景：清・陳世傑本『金匱玉函経』，3-9b, 復刻版，p.152, 燎原書店，1988.
22) 大塚敬節：臨床応用傷寒論解説, p.371-373, 創元社, 1974.
23) 陳師文, 他：増広太平恵民和剤局方, 2-8b～9a, 和刻漢籍医書集成第4輯（小曽戸洋, 他編), p.44-45, エンタプライズ，1988.
24) 銭乙・撰, 閻孝忠・編：小児薬証直訣, 9-7b～8a, 和刻漢籍医書集成第1輯（小曽戸洋, 他編), p.62, エンタプライズ, 1988.
25) 許叔微：普済本事方, 8-15a～b, 和刻漢籍医書集成第2輯（小曽戸洋, 他編), p.80, エンタプライズ, 1988.
26) 劉完素：宣明論方, 6-9a～b, 和刻漢籍医書集成第2輯（小曽戸洋, 他編), p.51, エンタプライズ, 1988.
27) 張従正：儒門事親, 4-1b～2a, 和刻漢籍医書集成第2輯（小曽戸洋, 他編), p.75, エンタプライズ, 1988.
28) 李東垣：蘭室秘蔵, 2-10b～12b, 和刻漢籍医書集成第6輯（小曽戸洋, 他編), p.175, エンタプライズ, 1989.
29) 劉純：玉機微義, 8-8a, 和刻漢籍医書集成第5輯（小曽戸洋, 他編), p.108, エンタプライズ, 1989.
30) 劉純：玉機微義, 11-8a, 和刻漢籍医書集成第5輯（小曽戸洋, 他編), p.148, エンタプライズ, 1989.
31) 劉純：玉機微義, 44-6a, 和刻漢籍医書集成第5輯（小曽戸洋, 他編), p.396, エンタプライズ, 1989.
32) 小山誠次：古典に基づく エキス漢方方剤学, p.540-544, メディカルユーコン, 1998.
33) 真柳誠, 小曽戸洋：漢方古典文献概説34 元代の医薬書（その6). 現代東洋医学, 12(4)：103-109, 1991.
34) 真柳誠：『格致余論』『局方発揮』解題, 和刻漢籍医書集成第6輯（小曽戸洋, 他編), 解説, p.45-55, エンタプライズ, 1989.
35) 虞摶：医学正伝, 1-53b～54a, 和刻漢籍医書集成第8輯（小曽戸洋, 他編), p.31, エンタプライズ, 1990.
36) 虞摶：医学正伝, 2-10b, 和刻漢籍医書集成第8輯（小曽戸洋, 他編), p.44, エンタプライズ, 1990.
37) 虞摶：医学正伝, 5-63b～64a, 和刻漢籍医書集成第8輯（小曽戸洋, 他編), p.182, エンタプライズ, 1990.
38) 李梴：医学入門, 3-72a～b, 和刻漢籍医書集成第9輯（小曽戸洋, 他編), p.295, エンタプライズ, 1990.
39) 呉崑：医方考, 2-13：13-b, 和刻漢籍医書集成第10輯（小曽戸洋, 他編), p.50, エンタプライズ, 1990.
40) 龔廷賢：万病回春, 3-69a～b, 和刻漢籍医書集成第11輯（小曽戸洋, 他編), p.125, エンタプライズ, 1991.
41) 曲直瀬道三・原著, 曲直瀬玄朔・増補：医療衆方規矩, 近世漢方医学書集成5巻（大塚敬節, 他編), p.59-60, 名著出版, 1979.
42) 香月牛山：牛山活套, 近世漢方医学書集成61巻（大塚敬節, 他編), p.343, 名著出版, 1981.
43) 香月牛山：牛山活套, 近世漢方医学書集成61巻（大塚敬節, 他編), p.462, 名著出版, 1981.
44) 吉益東洞：方極, 近世漢方医学書集成12巻（大塚敬節, 他編), p.386, 名著出版, 1980.
45) 津田玄仙：療治経験筆記, 近世漢方医学書集成73巻（大塚敬節, 他編), p.186-190, 名著出版, 1983.
46) 有持桂里：校正方輿輗, 近世漢方医学書集成86巻（大塚敬節, 他編), p.317-318, 名著出版, 1982.

47) 有持桂里：校正方輿輗, 近世漢方医学書集成 86 巻（大塚敬節, 他編）, p.515-516, 名著出版, 1982.
48) 有持桂里：校正方輿輗, 近世漢方医学書集成 87 巻（大塚敬節, 他編）, p.83-84, 名著出版, 1982.
49) 張仲景：明・趙開美本『傷寒論』, 3-10b～11a, 復刻版, p.120-121, 燎原書店, 1988.
50) 大塚敬節, 矢数道明, 清水藤太郎：漢方診療医典, 第 6 版, p.372, 南山堂, 2001.
51) 有持桂里：校正方輿輗, 近世漢方医学書集成 87 巻（大塚敬節, 他編）, p.84, 名著出版, 1982.
52) 本間棗軒：内科秘録, 近世漢方医学書集成 21 巻（大塚敬節, 他編）, p.190-191, 名著出版, 1979.
53) 尾台榕堂：類聚方広義, 近世漢方医学書集成 57 巻（大塚敬節, 他編）, p.176-179, 名著出版, 1980.
54) 浅田宗伯：勿誤薬室方函口訣, 近世漢方医学書集成 96 巻（大塚敬節, 他編）, p.286-288, 名著出版, 1982.
55) 大塚敬節, 矢数道明, 清水藤太郎：漢方診療医典, 第 6 版, p.385, 南山堂, 2001.
56) 大塚敬節：症候による漢方治療の実際, 第 5 版, p.619, 南山堂, 2000.
57) 夏秋優：白虎加人参湯のアトピー性皮膚炎患者に対する臨床効果の検討. 日本東洋医学会雑誌, 59(3)：483-489, 2008.
58) Aburada T, et al：Byakkokaninjinnto prevents body water loss by increasing the expression of kidney aquaporin-2 and skin aquaporin-3 in KKAy mice. Phytother Res, 25(6)：897-903, 2011.
59) Tatsumi T, et al：A Kampo formulation：Byakko-kaninjin-to (Bai-Hu-Jia- real-Shen-Tang) inhibits IgE-mediated triphasic skin reaction in mice：the role of its constituents in expression of the efficacy. Biol Pharm Bull, 24(3)：284-290, 2001.
60) Sakaguchi M, et al：Effects od Byakko-ka-ninjin-to on salivary secretion and bladder function in rats. J Ethnopharmacol, 102(2)：164-169, 2005.
61) Yanagi Y, et al：Mechanism of salivary secretion enhancement by Byakkokaninjinto. Biol Pharm Bull, 31(3)：431-435, 2008.
62) Ohnishi M, et al：Effect of a Kampo preparation, Byakkokaninjinto, on pharmacokinetics of ciprofloxacin and tetracycline. Biol Pharm Bull, 32(6)：1080-1084, 2009.
63) Hitoshi K, et al：Mechanism of drug interaction between a Kampo medicine, byakkokaninjinto, and tetracycline in rats. J Infect Chemother, 18(1)：75-82, 2012.
64) 厚生労働省：第 16 改正日本薬局方, p.1529-1530, 2011.
65) 木村孟淳, 他編：新訂生薬学, 改訂第 7 版, p.229, 南江堂, 2012.
66) 北川勲, 金城順英, 桑島博, 三川潮, 庄司順三, 滝戸道夫, 友田正司, 西岡五夫, 野原稔弘, 山岸喬：生薬学, 第 8 版, p.464-465, 廣川書店, 2011.
67) 鳥居塚和生：モノグラフ 生薬の薬効・薬理, p.259-265, 医歯薬出版, 2003.
68) 吉益東洞：薬徴, 近世漢方医学書集成 10 巻（大塚敬節, 他編）, p.23, 名著出版, 1979.
69) 内藤尚賢：古方薬品考, 近世漢方医学書集成 56 巻（大塚敬節, 他編）, p.391-392, 名著出版, 1980.
70) 浅田宗伯・原著, 木村長久・校訓：和訓古方薬議・和訓古方薬議続録, 復刻版, p.20-22, 春陽堂書店, 1982.
71) 山田業広：経方弁, 近世漢方医学書集成 94 巻（大塚敬節, 他編）, p.329-330, 名著出版, 1982.
72) 山田業広・原著, 寺師睦宗・訓注：和訓椿庭経方弁, p.29-30, 名著出版, 1982.
73) 大塚敬節, 矢数道明, 清水藤太郎：漢方診療医典, 第 6 版, p.418, 南山堂, 2001.
74) 厚生労働省：第 16 改正日本薬局方, p.1545, 2011.
75) 木村孟淳, 他編：新訂生薬学, 改訂第 7 版, p.113, 南江堂, 2012.
76) 北川勲, 金城順英, 桑島博, 三川潮, 庄司順三, 滝戸道夫, 友田正司, 西岡五夫, 野原稔弘, 山岸喬：生薬学, 第 8 版, p.433-434, 廣川書店, 2011.
77) 鳥居塚和生：モノグラフ 生薬の薬効・薬理, p.319-326, 医歯薬出版, 2003.
78) 大塚敬節, 矢数道明, 清水藤太郎：漢方診療医典, 第 6 版, p.421, 南山堂, 2001.
79) 孫思邈：千金翼方, 9-18b～19a, 復刻版, 東洋医学善本叢書 13, 元版千金翼方・上, p.466-467, オリエント出版社, 1989.
80) 王燾：外台秘要方, 1-23a～b, 復刻版, 東洋医学善本叢書 4, 宋版外台秘要方・上, p.36, 東洋医学研究会, 1981.
81) 王燾：外台秘要方, 2-13b～14a, 復刻版, 東洋医学善本叢書 4, 宋版外台秘要方・上, p.48, 東洋医学研究会, 1981.

108 茯苓飲

bukuryoin

製品番号：69

〔構成生薬〕

茯苓，朮（蒼朮），橘皮（陳皮），人参，枳実，生姜

処方の特徴

1 処方概要

　茯苓飲は，胃炎あるいは機能性胃腸症に用いる漢方薬の1つである．胃内にガスが多く，膨満感を訴える点が目標となる．

　茯苓はマツホド *Wolfiporia cocos* Ryvarden et Gilbertson（*Poria cocos* Wolf）（サルノコシカケ科 *Polyporaceae*）の菌核で，通例外層をほとんど除いたもの[1]とされ，薬理学的[2-4]には利尿作用，腎障害改善作用，消化器系への作用（腸管緊張低下，潰瘍予防，鎮吐作用など），抗腫瘍作用などが報告される．臨床的には[5]強心，利尿，鎮静剤で，胃内停水，尿利異常，心悸亢進，筋肉の間代性痙攣，眩暈（めまい），口渇，咳，呼吸困難に用いるとされる．

2 使用目標と応用（表1）

　上腹部が張って苦しく，少し食べてもいっぱいに感じて食べられない，げっぷが出そうで出ず，少しでも出ると気持ちがよいという症状が目標となる．吐き気，胸やけ，胃酸逆流を訴えることもある．体質的には中等度〜やや虚弱な者が対象となる．

　腹部所見（腹証）では，上腹部が胃内のガスで膨満し，腹壁の緊張は中等度ないしやや軟らかい．上腹部腹壁は緊張が強いことが多い（"心下痞鞕"）．胃内に胃液が貯留して叩くと水音〔心窩部拍水音（振水音）〕が認められることも少なくない．応用としては，機能性胃腸症（慢性胃炎），胃食道逆流症（逆流性食道炎）などが挙げられる．

論 説

1 原 典

張仲景『新編金匱方論』（＝『金匱要略』）巻中・痰飲咳嗽病脈証并治第十二・附方[6]

〔条文〕外台の茯苓飲は，心胸中に停痰宿水ありて，自から水を吐出して後，心胸間に虚気満ちて，食すること能わざるを治す．痰気を消し，能く食せしむ．

〔大意〕『外台秘要方』の茯苓飲は，胸の中に水が溜まったような状態で，口に胃液が上がってくるが，水を吐いても，その後にガスが溜まって食べることができないというものに用いる．この処方を飲むと水もガスも消えて，よく食べられるようになる．

表1　茯苓飲の使用目標と応用

- ■応　用
  - ・機能性胃腸症（慢性胃炎），胃食道逆流症（逆流性食道炎）
- ■症　候
  - ・上腹部膨満感，飽満感，吐き気，胸やけ，胃酸逆流　など
- ■腹部所見
  - ・上腹部膨満，心下痞鞕，腹壁緊張は中等度ないしやや軟
  - ・心窩部拍水音（振水音）
- ■体　質
  - ・中等度〜やや虚弱な者

〔解説〕茯苓飲を理解する上で助けになるのは『金匱要略』の橘皮枳実生姜湯で，「(胃の)上につまっているものを，押し下げてやる」〈注1〉[7-9]とされる処方である．その構成生薬はすべて茯苓飲の中に含まれる．大塚敬節は，「(茯苓飲が)人参湯や四君子湯と違うところは，ずっと実証になっているということである．腹が軟弱無力ではなくて，腹力がある．一口にいえば，人参湯や四君子湯の実証と考えてよいだろう．枳実や橘皮が入って，甘草が入ってないところが，この薬方の面白いところである．…これを飲むと胸がスーッとして食欲が出てくる．だから，人参湯や四君子湯，六君子湯を使ってあまりよくならないときには，これを使ってみる必要がある．…食欲がないのではなくて，胸がつまって塞がったようになって食べられないというのである」[10]と述べている．この解釈が臨床的には有用と思われる．

2 中国医書の記載

■唐代の王燾の『外台秘要方』淡飲食不消及嘔逆不下食方門[11]には，「延年茯苓飲は，心胸中に停痰宿水有り，自から水を吐き，出でて後，心胸間に虚気満ちて食すること能わざるを治す．痰気を消し，能く食せしむるの方」とある．『金匱要略』はこれを引用したのであるが，ここでは茯苓飲を『延年方』の処方とする．なお同書・風淡方門には「又茯苓飲主風淡気吐嘔水者方」[12]という記載もある．意味は，"風"すなわち感染などの外的要因によって生じた痰飲で嘔気嘔吐があるときに用いるということであろう．

■宋代の『三因極一病証方論』[13]（1161年成立）巻13痰飲之治法には参茯飲の名前で収載され，その条文は『金匱要略』『外台秘要方』とほぼ同じである．

■『太平恵民和剤局方』『厳氏済生方』『普済本事方』『証治要訣』『宣明論方』『医学正伝』『医学入門』『万病回春』『医方考』には記載を見いだせなかった．

3 江戸時代医家の論説（筆者意訳ならびに抄録）

■福井楓亭（1725-92）は『方読弁解』[14]で，「虚気とは，胸がふくれ，"飲"（振水音？）があってもなくても，ただ"気脹"（ガスで膨満）するのをいう．水を吐くという症状だけで用いるのではない．小半夏加茯苓湯の適応と類似するが異なる．小半夏加茯苓湯は，"留飲"（胃内停水）があって，嘔吐して食べることができずに心下痞鞕したり，めまいがする者に用いる．…茯苓飲は胃液を吐いた後，ただガスで胃が脹って食べられないだけである」という．

■有持桂里（1758-1835）は『校正方輿輗』[15]で，「茯苓飲は，膈間の停痰宿水を退けて食を進め，体を温める薬でも冷やす薬でもない，よい処方だ．後世の異功散（四君子湯＋陳皮），四君子湯，六君子湯などは皆，この処方から変化してできた」とし，また「唾を吐いてばかりいる人の10人中の8，9人は人参湯がよいが，ある男性では人参湯が効かずに甘草乾姜湯で，また別の人では茯苓飲でよくなった

〈注1〉橘皮枳実生姜湯：橘皮，枳実，生姜からなる．人参，朮，茯苓を加えれば茯苓飲になる．橘皮枳実生姜湯は，『金匱要略』（=『新編金匱方論』）[7]には，「胸痺，胸中の気塞がりて，短気するは，茯苓杏仁甘草湯之を主る．橘枳姜湯も亦之を主る」とある．また，唐の孫思邈『備急千金要方』[8]には，「胸痺の候，胸中愊々として満つるが如く，噎塞し，習習として癢きが如く，喉中渋燥，沫を唾す．此の方に宜し」とある．大意は，「橘皮枳実生姜湯はまた胸中がいっぱいにつまってふさがり，山椒の実を嚙んだような感じで，痒く，喉がいらいらして燥き，唾を吐くような状態のものを治す」ということ．大塚は，橘皮枳実生姜湯は「苦くて飲みにくい薬方です．これは，上につまっているのを，押し下げてやるといった薬方」[9]という．

例がある」という．

■ 宇津木昆台（1779-1848）は『古訓医伝』[16]で，「茯苓飲は元来から胸中に痰飲を貯えた状態で，ときどき嘔吐した後でも，やはりすぐに水飲がたまってガスが充満する症状が出る．…大食暴食した後で胸がいっぱいになって咽まで飲んだ水や食物がつまったように感じるときに用いると，食べたものを中和して下に降らせ，胸の中を開くことは絶妙である」という．

■ 尾台榕堂（1799-1870）は『類聚方広義』頭注[17]で，「胃反（嘔吐を主症状とする病気），呑酸（胃酸逆流），嘈囃（胸やけ）などで，心下痞鞕，小便不利，あるいは心胸痛する者を治す．また，毎朝悪心がして，苦く酸っぱい水（胃液）あるいは痰沫を吐くものを治す．…老人が常に痰飲に苦しみ，心下が痞えて膨満し，飲食が不消化で下痢しやすい者を治す．また小児で，母乳を消化できず，嘔吐下痢が止まらない者，百日咳で心下痞満して咳逆が甚だしい者を治す．いずれも半夏を加えると特に効果がある」という．前半は，胃食道逆流症とそれによる咳嗽も含まれるように思われる．

■ 本間棗軒（1804-72）は『内科秘録』[18]で，「嘔吐して飲食を思わない者は茯苓飲がよい」（痰飲門），「膈噎（食道通過障害）は難治である．…その症状の変遷に応じ，痰が多くてしばしば嘔吐するものには半夏厚朴湯，茯苓飲加呉茱萸を撰んで用いる」（噎膈門）という．

■ 浅田宗伯（1815-94）は，『勿誤薬室方函口訣』[19]では，「この処方は，後世のいわゆる留飲の主薬である．人参湯の症で胸中に痰飲がある者によい．原南陽は，この方に呉茱萸・牡蛎を加えて澼飲の主薬とした」という．留飲は，心下部に停水を認める疾患，胃下垂や胃炎とされる[20,21]．澼飲も同じ．原南陽云々とは，原南陽（1752-1820）『叢桂亭医事小言』の丁字湯〈注2〉[22]のこと．丁字湯は茯苓飲加牡蛎・呉茱萸・甘草で，食後の上腹部痛，胃酸逆流，嘔吐など，幽門部狭窄に似た症状に用いられた．

4 近年の論説

■ 大塚敬節（1900-80）[23]は，「茯苓飲は人参湯とか，六君子湯などを用いるような場合で元気な者に用います．人参湯は甘いところがいいですが，茯苓飲は苦くて，しかしその苦いものでおし下げるような時に用います．三十歳位の男子ですが胃アトニーで腹は軟弱で，脈が弱く，これは四君子湯か六君子湯の証と思いましたが茯苓飲を用いて大変よかったことがありました」といい，また『症候による漢方治療の実際』[24]では，「食欲がないというよりも，胃部にガスが充満して食べられない場合に用いる．ひどい時は，胸がいっぱいになって仰臥できないことすらある．四君子湯や六君子湯の証よりも腹力があって膨満している．噯気が出る．水が口に逆上してくる．このような場合にこの方を用いる」（食不振・茯苓飲）という．

■ 『漢方診療医典』茯苓飲の項[25]には，「本方は胃内停水を去り，充満したガスを消す作用があるので，胃炎，胃下垂症，胃アトニー症，胃拡張などに用いられる．…胃にガスが充満して，そのために食べられないという病状を目標にして本方を用いる．噯気，悪心，胸やけを訴えることもある．腹証上では心下痞鞕があり，人参湯証よりもやや実証のものを目標とする」とある．

〈注2〉丁字湯：『叢桂亭医事小言』[22]に「澼囊病，旧腹痛，宿水を吐し，食を得れば痛み劇しく，嘈囃，噯気，酸臭鼻を衝き，昏暮に至りて終日食するところの物を吐し，吐して後，痛み失するが如く，次日，又，前状を作す者を理する方」とある．

症例

症例1 胃アトニー症（大塚敬節治験）[26]

（患者名省略）女34歳．5, 6年前より胃わるく種々手当を施すも治せずという．

〔主訴及目標〕血色の悪い痩せた婦人である．胸が張って苦しく，そのため食事はおいしいが食べられなく，夜は夢をみてよく眠れない．肩がこる．…大便は時々便秘するが，たいてい1日1回はある．小便は近い．脈は沈小…．舌に白苔があって乾燥している．心下部は膨満の気味があり，胃部に振水音を証明する．

〔処方〕茯苓飲

〔経過〕これほど効く薬を飲んだことがないと喜ぶ．胸が軽くなり，何か忘れたようだという．夜も眠れるようになり，血色，栄養ともによくなる．前後22週間服用して，病気前より健康になって働いている．

〔案〕…茯苓飲の患者には，しばしば不眠が伴い，神経衰弱の症状がある．

症例2「げっぷが多くて食べられない」に茯苓飲（松田邦夫治験）[27]

〔患者〕70歳　女性

〔主訴〕げっぷが多くて食べられない．胸もいっぱいになったようで圧迫感がある．

〔身体的所見〕身長150cm，体重57kg．顔色もよいし，元気も悪くない．腹診すると腹力はかなりある．上腹部は膨満し，心下痞鞕を認める．

〔経過〕茯苓飲を2週間分投与する．3ヵ月後，別のことで来診して言うのには，あれから胃の具合はすっかりよくなった．げっぷが出ないので何でも食べられるようになったとのことであった．（抄）

鑑別

■茯苓飲合半夏厚朴湯

機能性胃腸症，胃食道逆流症で要鑑別．上腹部不快感，膨満感に加えて，不安感，咽喉閉塞感，胸部違和感，息苦しさなどを訴える例に用いる．鑑別困難．

■六君子湯

機能性胃腸症，胃食道逆流症で要鑑別．食欲不振，食後のもたれ感を主症状とし，膨満感や胃内のガス貯留はあまり顕著でない．体質体格も虚弱で痩せ型．

■半夏瀉心湯

機能性胃腸症，胃食道逆流症で要鑑別．心下痞鞕は共通．しかし胃にガスがたまるという症状はない．体質体格はより頑健（実証）である．ときに鑑別は困難．

■半夏厚朴湯

通常は咽喉頭異常感症，不安神経症などに用いるが，ときに上腹部膨満感や胸満感を訴えることがあり，そのときは茯苓飲との鑑別を要する．

■平胃散

機能性胃腸症，腹部膨満感で要鑑別．ただし膨満感は腹部全体と訴える例が多いと思われる．便秘下痢交代型過敏性腸症候群をともなう例によい．

引用文献

1) 厚生労働省：第16改正日本薬局方，p.1575, 2011.
2) 木村孟淳，他編：新訂生薬学，改訂第7版，p.194-195, 南江堂，2012.
3) 北川勲，金城順英，桑島博，三川潮，庄司順三，滝戸道夫，友田正司，西岡五辰，野原稔弘，山岸喬：生薬学，第8版，p.452-453, 廣川書店，2011.
4) 鳥居塚和生：モノグラフ　生薬の薬効・薬理，p.391-400, 医歯薬出版，2003.
5) 大塚敬節，矢数道明，清水藤太郎：漢方診療医典，第6版，p.428, 南山堂，2001.
6) 張仲景：元・鄧珍本『金匱要略』，2-6a, 復刻版，p.89, 燎原書店，1988.

7) 張仲景：元・鄧珍本『金匱要略』, 巻上・胸痺心痛短気病脈証治第九, 1-24a, 復刻版, p.67, 燎原書店, 1988.
8) 孫思邈：備急千金要方, 13-21b, 復刻版, 東洋医学善本叢書 10, 宋版備急千金要方・中, p.290, オリエント出版社, 1989.
9) 大塚敬節・主講：金匱要略講話, p.207-208, 創元社, 1979.
10) 大塚敬節・主講：金匱要略講話, p.299, 創元社, 1979.
11) 王燾：外台秘要方, 8-5a, 復刻版, 東洋医学善本叢書 4, 宋版外台秘要方・上, p.152, 東洋医学研究会, 1981.
12) 王燾：外台秘要方, 8-20a, 復刻版, 東洋医学善本叢書 4, 宋版外台秘要方・上, p.159, 東洋医学研究会, 1981.
13) 陳言：三因極一病証方論, 13-5a〜b, 和刻漢籍医書集成第 1 輯（小曽戸洋, 他編）, p.171, エンタプライズ, 1988.
14) 福井楓亭：方読弁解, 近世漢方医学書集成 54 巻（大塚敬節, 他編）, p.150-151, 名著出版, 1981.
15) 有持桂里：校正方輿輗, 近世漢方医学書集成 86 巻（大塚敬節, 他編）, p.129 および p.143, 名著出版, 1982.
16) 宇津木昆台：古訓医伝, 近世漢方医学書集成 27 巻（大塚敬節, 他編）, p.129-131, 名著出版, 1980.
17) 尾台榕堂：類聚方広義, 近世漢方医学書集成 57 巻（大塚敬節, 他編）, p.316-317, 名著出版, 1980.
18) 本間棗軒：内科秘録, 近世漢方医学書集成 21 巻（大塚敬節, 他編）, p.505-507, p.585-586, 名著出版, 1979.
19) 浅田宗伯：勿誤薬室方函口訣, 近世漢方医学書集成 96 巻（大塚敬節, 他編）, p.190, 名著出版, 1982.
20) 長谷川弥人：勿誤薬室「方函」「口訣」釈義, p.764-766, 創元社, 1985.
21) 落合泰蔵：漢洋病名対照録, 淡飲, 復刻版, p.11, 関東東方医学会, 1977.
22) 原南陽：叢桂亭医事小言, 近世漢方医学書集成 19 巻（大塚敬節, 他編）, p.318, 名著出版, 1979.
23) 大塚敬節, 他：座談会「胃アトニー・胃下垂を語る」. 漢方と漢薬, 9(2)：27-38, 1942.（p.31 での発言）
24) 大塚敬節：症候による漢方治療の実際, 第 5 版, p.285, 南山堂, 2000.
25) 大塚敬節, 矢数道明, 清水藤太郎：漢方診療医典, 第 6 版, p.385-386, 南山堂, 2001.
26) 大塚敬節：漢方経験録. 漢方と漢薬, 10(8)：15-16, 1943.
27) 松田邦夫：症例による漢方治療の実際, p.58, 創元社, 1992.

109 茯苓飲合半夏厚朴湯
bukuryoingohangekobokuto

製品番号：116

〔構成生薬〕
半夏，茯苓，蒼朮，厚朴，陳皮，
人参，蘇葉，枳実，生姜

処方の特徴

1 処方概要

　茯苓飲合半夏厚朴湯は，不安障害の傾向のある者で，機能性胃腸症・胃食道逆流症の症状がある状態に用いる漢方薬である．処方名の通り，茯苓飲と半夏厚朴湯との合方（p.237，42. 柴朴湯〈注1〉参照）である．

2 使用目標と応用

　茯苓飲は，機能性胃腸症・胃食道逆流症で，上腹部から胸部に何かがつまるような不快感，上腹部膨満感があり，げっぷが出そうで出ず，出れば楽になるというときに用いる処方である．

　半夏厚朴湯は，不安障害，軽症抑うつ状態がベースにあって起こる身体表現性障害として，咽喉頭部の異物感，狭窄感などを訴える者に用いる処方である．

　茯苓飲合半夏厚朴湯は，2つの処方の症状が併存するときに用いる．とくに，不安障害の傾向のある者で，上腹部膨満感，前胸部不快感，咽喉不快感など，さまざまな愁訴のあるときに用いるとよい．

論説

1 原典

　茯苓飲，半夏厚朴湯ともに『金匱要略』由来の処方であるが，この合方を誰が始めたかは明確でない．確認できる範囲で最も古いと思われるのは大塚敬節（1900-80）の下記治験であり，この合方を創出したのは大塚敬節の可能性が高いとされる[1,2]．

症例

症例 不安神経症と胃炎の例（大塚敬節治験）[3]

　昭和13年2月12日，血色栄養ともによい一見病人らしくない婦人が，その夫とともに来院した．…この婦人の語る処によると，昨年12月の下旬から時々目眩（めまい）の症状があったが，1月12日に新宿駅のプラットホームで急に胸が苦しくなり，動悸がひどく，息が苦しくなって，歩行が出来ない状態となり，駅員の世話を受けて，自宅から迎えが来て漸く帰宅した．その後，時々自宅にいるときでも急に心悸亢進を起こして医者を呼ぶようになったが，医者が来ると，それでよくなってしまう．その他の症状としては頭重，手足の冷感，食欲不振がある．夜は夢をみて熟睡しない．大便は一日一行，小便は多くて近い．月経は正調であるが，始まる前に特に気分がよくない．（中略）

　腹診するに，腹部は一体に膨満して軟弱で，胃内停水を証明する．臍上の動悸は著明でない．咽中炙臠の状は顕著でない．右の如き症状であるから，付添を要する病人ではないにもかかわらず，主人を随伴したところに，半夏厚朴湯証らしい匂いがするのである．ただし，半夏厚朴湯証の如くにして，食欲不振，胃内停水著明の者には，予は習慣上，茯苓飲を合方しているので，この患者もまた半夏厚朴湯合茯苓飲として投薬する．

　7日分を服しおわると再び来院した．曰く，非常に具合がよいが，未だ一人で外出する気にはなれないと．よって更に7日分を服し，今度は一人で来院した．その後3週間分前後

合して5週間の服用で，発作性心悸亢進，目眩等は消散し，食欲も出てきたので一旦服薬を中止した．

鑑　別

■ **茯苓飲**

上腹部膨満感，胸やけ，げっぷで要鑑別．茯苓飲では，不安障害の傾向は弱い．咽喉頭異常感はない．

■ **半夏厚朴湯**

咽喉頭異常感症，不安障害で要鑑別．半夏厚朴湯では，上腹部の愁訴はあっても軽微である．上腹部膨満感が強く，胃内ガスの貯留が顕著ならば茯苓飲合半夏厚朴湯を用いる．

■ **半夏瀉心湯**

上腹部の膨満感・不快感，げっぷ，胸やけなどで要鑑別．半夏瀉心湯では，胃内のガスは多くなく，上腹部腹筋の緊張がより強い．

引用文献

1) 小山誠次：古典に基づく エキス漢方方剤学，p.549-555，メディカルユーコン，1998．
2) 真柳誠：漢方一話 処方名のいわれ，110茯苓飲合半夏厚朴湯．漢方医学，26(6)：280，2002．
3) 大塚敬節：半夏厚朴湯に就て．漢方と漢薬，5(6)：1-13，1938．

110

平胃散
heiisan

製品番号：79

〔構成生薬〕
蒼朮，厚朴，陳皮，大棗，生姜，甘草

処方の特徴

1 処方概要

1．苦味健胃剤の1つ

　平胃散は，胃炎をはじめとする消化管疾患に用いる漢方薬である．厚朴を含む苦味健胃剤とみることができ，厚朴の性質を理解することで応用が広がると思われる．同じように苦味健胃剤で黄連・黄芩を中心とする瀉心湯類（半夏瀉心湯など）に似た面もある．

2．厚朴について

　厚朴はモクレン科 Magnoliaceae のホオノキ Magnolia obovata Thunb.（M. hypoleuca Siebold et Zucc.）（和厚朴），M. officinalis Rehd. et Wils. または M. officinalis Rhed. et Wils. var. biloba Rhed. et Wils.（唐厚朴）の樹皮[1,2]である．精油成分として β-eudesmol，α-およびβ-pinene，camphene，limonen など，フェノール類として magnolol，honokiol など，アルカロイドとして magnocurarine，magnoflorine などが含有される[2-4]．薬理は，水製エキスにクラーレ様作用，エーテルエキスは持続性の中枢抑制作用を示し，鎮静，筋弛緩，抗痙攣，脊髄反射抑制効果を示す．magnocurarine にはクラーレ様筋弛緩作用，magnolol，honokiol には持続性の中枢性筋弛緩，抗潰瘍，血管弛緩，血小板凝集抑制，カルシウム拮抗などの作用，magnaldehyde 類，特に magnaldehyde B に強い抗アレルギー作用がある[2-4]．
　臨床的[5]には，収斂，健胃，整腸剤で，胸腹部筋肉の緊張，膨満，腹痛，下痢，喘咳，嘔吐に用いるとされる．
　厚朴を含む漢方薬には，胸腹部膨満感を主徴とする消化器疾患の処方（平胃散，大承気湯，麻子仁丸，当帰湯など），抑うつ不安など精神神経症状の処方（半夏厚朴湯，柴朴湯，大承気湯など），筋緊張の亢進した状態に用いる処方（半夏厚朴湯，大承気湯など）などがある．

3．「平胃」という名称

　小曽戸[6]は，「平胃」とは「胃をたいらか（やすらか）にする」という意にほかならない．…平は…安定した状態をいう」とし，「平胃」の表現は唐代以前に由来するだろうという．

2 使用目標と応用（表1）

　平胃散は，機能性胃腸症，胃食道逆流症，急性および慢性胃炎，急性胃腸炎，消化不良

表1　平胃散の使用目標と応用

- ■応　用
  - ・機能性胃腸症，胃食道逆流症，急性および慢性胃炎，急性胃腸炎，過敏性腸症候群（消化不良），食欲不振など
- ■症　候
  - ・上腹部不快感，胃もたれ，嘔気，食欲低下，腹部膨満感，不消化便下痢傾向　など（強い腹痛はない）
- ■腹部所見
  - ・腹筋緊張，腹部膨満
- ■体　質
  - ・中等度～やや虚弱な者

（下痢，過敏性腸症候群など），食欲不振などに応用される．

胃腸症状としては，腹部膨満感，上腹部つかえ感，胃もたれ，胸やけ，呑酸（どんさん），げっぷ，食欲低下，嘔気などが使用目標となる．不消化便下痢傾向，食後の腹鳴をともなう軟便ないし泥状便下痢にもよい．通常，強い腹痛はない．

腹筋の緊張は中等度ないし比較的良好である．ガスで膨満していることも少なくない．

体質的には中等度からやや虚弱な人が対象となる．元来は胃腸の丈夫な者が，過食，暴飲暴食，不摂生（不規則な食事の繰り返しなど），心身のストレス（長時間運転など）によって前記のような胃腸症状を呈したときによい．

加減方として胃苓湯（いれいとう）がある．平胃散と五苓散（ごれいさん）の合方で，下痢，消化器型感冒などに用いる．

論　説

１ 原　典

宋代・周応，撰『簡要済衆方（かんようさいしゅうほう）』〈注1〉[6-9]

〔条文〕胃気の和せざるを治し，気を調え，食を進む．蒼朮（そうじゅつ）四両，陳皮（ちんぴ）二両，厚朴三両，甘草（かんぞう）一両．右，姜棗（きょうそう）にて水煎す．

〔大意〕"胃"の働きが不調なものを治す．"胃気を調え"（消化器管の働きを調整する），食欲を増す．

〔解説〕『太平恵民和剤局方（たいへいけいみんわざいきょくほう）』を原典とする説が多いが，小曽戸らの論〈注1〉[6-9]により，『簡要済衆方』の記載とされる条文を紹介した．古典で"胃"という場合，"脾胃"という言葉で消化器系全般を意味するので，現在の胃よりも広い意味内容があると思われる．

２ 中国医書の記載

■ 宋代の『増広太平恵民和剤局方（ぞうこうたいへいけいみんわざいきょくほう）』（陳師文ら）巻3一切気附脾胃積聚門[11]には，「脾胃和せず，飲食を思うこと少なく，心腹脇肋脹満刺痛，口苦く味無く，胸満，短気，嘔噦（おうえつ），悪心，噫気（あいき），呑酸，面色萎黄，肌体痩弱，怠惰，嗜臥（しが），体重く節痛むを治す．常に多く自利し，或は霍乱（かくらん）を発し，及び五噎八痞（ごいつはちひ），膈気（かくき），翻胃（ほんい），並びに宜しく之（これ）を服すべし」（大意：胃腸機能が調わず，食欲がない，上腹部から脇腹あるいは胸にかけて張ったような不快感があり刺すように痛む，口が苦くて食べ物の味を感じない，胸もいっぱいになったようで苦しい，息切れがする，嘔気がして吐いたり，しゃっくりやげっぷが出て，胃液の酸っぱい水が口に上がってくる，顔色が悪い，身体も痩せて弱ってくる，倦怠感が強くて横臥していることを好む，身体は重く関節や筋肉が痛む，このような症状のある者を治すのに平胃散を用いる．また，慢性下痢，急性食中毒など，諸種の胃腸症状にも用いる）とあり，方後には，「亦（ま）た，常に服すれば気を調え，胃を暖め，宿食を化し，痰飲（たんいん）を消し，風寒冷湿四時非節の気を辟（さ）くるを得」〔常用すると気を調え，胃を暖め，消化を改善し，"痰飲"（水毒）を消し，一年を通じて外部の邪気を避ける（かぜをひきにくくなる）ことができるようにな

〈注1〉平胃散の出典：小曽戸[6]は，多紀元簡の『観聚方要補』安政版[7]により，宋代の『簡要済衆方』（周応・撰）とする．ここに引用した条文も『観聚方要補』安政版による．『簡要済衆方』は既に失われて伝わらないが，朝鮮の『医方類聚（いほうるいじゅう）』（1443）に部分的に引用された．『医方類聚』は，朝鮮では失われたが，日本に伝わり，江戸医学館に所蔵されていた[8]．それに拠って，多紀元簡・元堅らが『簡要済衆方』の輯佚本（部分的復元本）を作成した．なお，小山[9]は，『簡要済衆方』の平胃散は今日の平胃散そのものであるが，『簡要済衆方』より4年早く成立したとされる『博済方（はくさいほう）』の「平胃散」[10]が，その薬味は現在の平胃散より人参・茯苓が多いものの，方後に「もとは人参・茯苓がなかった」とあることから，これが「今日の平胃散に直結する」という．

る〕とある．

■李梃の『医学入門』[12]（1575年成立）には，「脈が緩で，倦怠感があり，臥床していることを嗜み，四肢がだるくて，場合によっては下痢する者に平胃散を用いる」（脾胃虚実伝変論）とあり，また「"傷食"，"悪食"は，嘔吐，下痢，胸満，げっぷ，おくび，腹痛，発熱などの症状があるもので，いずれも食べたものが消化されないからである．…もし冷たい物を食べて胃腸の調子を損ない，腹が脹って，げっぷ，おくび，呑酸，悪心，吐き気などがあるときには，平胃散に塩を少しばかりを入れて吐かせてみるとよい」（傷食門）とある（筆者意訳）．後者の"傷食"は"食に傷らる"，"悪食"は"食を悪む"であるから，食べもので起こった症状（食中毒・急性胃腸炎など），および食欲不振などを指すと思われる．

3 江戸時代医家の論説（筆者意訳）

■曲直瀬道三（1507-94）らの『衆方規矩』飲食傷門[13]には，「平胃散は，脾胃和せず，飲食進まざるを治す．…案ずるに脾湿を治するの方なり」とある．これは『和剤局方』冒頭部分を引用したものか．"脾湿"は，胃腸が不調で"湿"すなわち"水"の変動を示す症状が現れることをいうと思われ，呑酸，嘔気，心窩部拍水音（振水音）などをいうか．この後には，飲酒過多で尿量が少なく，どうかすると黄疸を発する者には茵蔯五苓散と合方すると奇効があるという．

■北尾春圃（1658-1741）の『当壮庵家方口解』[14]では，この処方は「脾胃をすかす」とする．「すかす」は，空にするの意で，空腹にすることである．また，「嘔吐や腹痛に何を用いてもよくならないときに平胃散が意外によく効くことがある．感冒などで発熱して胸もつかえるときに小柴胡湯と併用すること

もある．高橋亭運という医者は八物湯（＝四物湯＋四君子湯）・十全大補湯・六味丸・八味地黄丸などで胃がつかえるときに併用するという」とする．

■岡本一抱（1654-1716）の『方意弁義』[15]には，「この方は脾胃の瀉剤なり」とし，平の字は，たとえば土が高く盛り上がっているところを鋤や鍬を用いて平らにするといった意味である．脾胃に湿が滞ってうず高くなっているのをこの処方で等しく平らにすることであるという．

■香月牛山（1656-1740）の『牛山方考』[16]には，「この処方は脾胃が調和せず，飲食が進まない者が常に服すると，胃を温め，食を消し，痰を化することのできる妙剤である．…平胃散は脾胃の痞塞を開通して，湿を治する処方である」とあり，多くの加減方を記載する．また『牛山活套』[17]の飲食門では，酒傷（飲酒による障害）には「平胃散に葛根〈注2〉と砂仁を加えて用いよ」，「魚や鳥や獣の肉を食べ過ぎたときには平胃散に山査子を加えて用いる」とあり，腹痛門には「小児の腹痛の多くは食滞（不消化）で平胃散を用いる」など，多数の記載がある．

■福井楓亭（1725-92）の『方読弁解』[18]の"中食"（食あたり）門には「この処方は脾胃不和の者を主として治すので平胃と名づけられた．食後に胃のあたりに食べ物が滞って不消化な感じが残り，また食後に腹が鳴って下痢するが，下痢するとかえって気持ちがよいというときに用いる．…腹痛にはあまり効果がない」と云い，"黄胖"（顔色不良のことで貧血など）門では「"脾労"（胃腸の働きが落ちていること）で下痢して腹痛のない者がこの処方の主治である．…"脾労"によって，心下が痞えて腹中雷鳴し腹痛なく下痢する者は半夏瀉心湯を用いる．…平胃散は食後に腹鳴

〈注2〉葛根は酒毒を解するとされる．

して下痢し，下痢するとかえって心地よいという点を目安にする．…真武湯も"脾労"で下痢腹痛に用いるが，熱なく心下に"水気"があって咳する者，あるいは下腹部に"水気"があって腹痛下痢する者を主とする」という．この場合の"水気"とは心窩部または下腹部の水音（胃または腸に水とガスがあること）と思われる．

■津田玄仙（1737-1809）は，『療治茶談』飲食傷門[19]では冒頭に平胃散を挙げ，『和剤局方』以後の医書で平胃散を記載しないものはなく，奇効あることはあまねく人の知るところであるという．『療治経験筆記』[20]では「食滞心下」を説明して，「何を食べても胸につかえていて，食べた物が胃腸に落ちつかないことをいう．この証は初めのうちは黄芩，黄連のような"苦寒の薬"（=苦みがあって冷やす薬）ではかえって消化が悪くなり，食べ物が心下部につかえて下らなくなる．これには主に二陳湯と平胃散の合方（併用）を用いる」という．

■浅井貞庵（1770-1829）の『方彙口訣』[21]には，「この処方は，体質的に胃腸が弱くて体内に湿気（振水音など）を持つようになったのではなく，湿気が原因で胃腸の気が鬱滞して働きが低下したのだ．二陳湯は胃腸が弱くて湿気ができたときに用いる．そこで，水毒を専らとするものには二陳湯，中焦の滞り（消化機能の一時的低下）を治すには平胃散を用いる」（中湿門），「この処方は名高い薬で頻用する．いわゆる"方母"（処方の母型）である．平胃という名前は胃の亢ぶりを平らにする意である．本処方を原型として加減する薬方は夥しくある．第一に脾胃を行らす処方である．脾胃の実した者によく，中焦の虚した者にはよろしくない．実邪のあるときに適応がある」（飲食傷門）とある．

■有持桂里（1758-1835）は，『稿本方輿輗』巻8傷食門[22]では，「これは即ち消導の剤で

ある．宋以後の処方にしてはよくできており，古方家でも後世家でも，みな頻用している．…食べ物が不消化で心下部につかえて塞がる感じがすることを目安に広く用いられ，胃腸の病気だけでなく，こうした症状さえあれば，眼の病気，頭痛，小児の頭瘡などにも使用できる．この薬は，あしらい薬というものだ．この処方のゆくところは，常に食物が胸に痞えて気持ちが悪いという．また，食中毒などで嘔吐下痢した後には，古方には用いるべき処方がないが，何か胃中が和せず，物を食べにくいというところへ用いる」といい，六君子湯との鑑別について「六君子は"脾胃虚"（体質的な胃腸虚弱）に用いる薬」として，六君子湯の腹証は腹部軟弱で，食欲不振，少し食べ過ぎても胸に痞えるなどの症状に用いるという．また，『校正方輿輗』[23]には，気管支喘息で過食後に発作が起こる者には平胃散を常用する（喘哮門）といい，また，平胃散加大黄が暴飲暴食後に起こっためまいによい（眩暈門）という．

■浅田宗伯（1815-94）の『勿誤薬室方函』[24]は原典を『簡要済衆方』とし，前記条文が記載される．『勿誤薬室方函口訣』[25]には，「後世家は称美するけれども顕著な効果はない．…およそ食後の消化が悪くて心下部に滞り，また食後に腹が鳴って下痢をするとかえって快いという症状に用いる．（以下略）」とある．

4 近年の論説

■『漢方診療医典』[26]には，「本方は宿食を消化し，胃内停水を去るものである．自覚症として食欲不振，腹部膨満，心下痞塞，食後に腹鳴して下痢を訴える．脈も腹も未だはなはだしく衰えぬものに用いる．貧血を来し，腹筋が極度に弛緩した虚証のものに用いてはならない．…急性慢性胃カタル，胃アトニー，胃拡張などに応用される．…」という．

症例

症例 胃が重い・腹部膨満感などに平胃散

（筆者経験例）

〔患者〕54歳　女性　主婦

〔初診〕X年1月

〔主訴〕胃が重い，少しむかつく，腹部膨満感

〔既往歴〕橋本病にて甲状腺ホルモン製剤内服中．10年以上前から，慢性胃炎，過敏性腸症候群で断続的に通院．六君子湯と桂枝加芍薬湯の併用を主に服用してきた．半年前は，大建中湯と人参湯の併用がよかった．毎年，胃および大腸の内視鏡検査を行い，慢性胃炎，萎縮性胃炎などといわれている．X-4年にピロリ菌除菌．

〔現病歴〕X年1月，半年ぶりに来院，「ずっと胃の調子もよかったので食べ過ぎの気味があり，体重が増えた．最近，朝，胃が重く，腹が張って苦しい．桂枝加芍薬湯と大建中湯を飲んだが効かない．便通が出ないときは張って苦しく，出るときは軟便か下痢ぎみ」という．

〔身体的所見〕身長159cm，体重59kg．顔色良好．腹壁の緊張良好．全体にガスが多く，やや膨満．圧痛なし．特記すべき理学的所見なし．

〔経過〕医療用平胃散エキス製剤（2.5g/包）を1回1包，1日3回服用とした．2週間後，「平胃散を飲み始めてすぐに胃のむかつきがなくなり，重い感じも取れた．腹部が脹る感じは少しあるが，便通も以前よりよい」という．そのまま継続服用し，胃腸ともに好調となった．

〔考察〕この例は体重増加で，より実証となり，平胃散が奏効するようになったと思われる．

鑑別

■ 半夏瀉心湯

上腹部不快感，下痢傾向は共通．半夏瀉心湯は上腹部腹壁の緊張と膨満（心下痞鞕）が目標．平胃散適用例は，腹がガスで膨満していることが多い．鑑別困難な例も少なくない．

■ 六君子湯

胃もたれ，食欲低下は似る．六君子湯は，虚弱体質で胃下垂傾向のある人の胃もたれ・食欲不振などの上腹部愁訴に用いる．腹部は軟らかく心窩部拍水音（振水音）を認める例に用いる．

■ 柴胡桂枝湯

ストレス性胃炎で要鑑別．胃痛，もたれ感，胸やけなどは共通．柴胡桂枝湯は痛みが主で，上腹部腹筋緊張が強く季肋部を圧迫すると不快感を訴える（胸脇苦満）．また，腹直筋攣急をともなうことが多い．

■ 安中散

上腹部不快感，胃痛，胸やけなどの症状は類似．しかし，安中散は虚弱者（虚証）に用いる処方で，腹部軟弱で痩せた例によい．

■ 黄連湯

胃炎，逆流性食道炎で要鑑別．半夏瀉心湯の適応条件に似るが，心下痞鞕はない．平胃散にも似るが，腹部膨満はない．

引用文献

1) 厚生労働省：第16改正日本薬局方，p.1490, 2011.
2) 木村孟淳，他編：新訂生薬学，改訂第7版，p.51, 南江堂，2012.
3) 北川勲，金城順英，桑島博，三川潮，庄司順三，滝戸道夫，友田正司，西岡五夫，野原稔弘，山岸喬：生薬学，第8版，p.345-347, 廣川書店，2011.
4) 鳥居塚和生：モノグラフ 生薬の薬効・薬理，p.111-120, 医歯薬出版，2003.
5) 大塚敬節，矢数道明，清水藤太郎：漢方診療医典，第6版，p.412, 南山堂，2001.
6) 小曽戸洋：漢方一話 処方名のいわれ，74平胃散．漢方診療，18(4)：97, 1999.

7) 多紀元簡・著, 元胤・元堅・元昕ら改訂：『観聚方要補』安政版, 1-32a〜b,『観聚方要補』安政版刊行委員会復刻版, p.29, 医聖社, 2013.
8) 岡西為人：中国医書本草考, p.128, 南大阪印刷センター, 1974.
9) 小山誠次：胃苓湯, 平胃散, 四苓散の出典. 漢方の臨床, 44(12)：1539-1555, 1997.
10) 王衮：博済方, 2-18a〜b, 顧頤経・外十種, 四庫医学叢書, p.［738-124］, 上海古籍出版社, 1994.
11) 陳師文, 他：増広太平恵民和剤局方, 3-9b〜10a, 和刻漢籍医書集成第4輯（小曽戸洋, 他編）, p.59, エンタプライズ, 1988.
12) 李梴：医学入門, 和刻漢籍医書集成第9輯（小曽戸洋, 他編）, p.322, p.370, エンタプライズ, 1990.
13) 曲直瀬道三・原著, 曲直瀬玄朔・増補：医療衆方規矩, 近世漢方医学書集成5巻（大塚敬節, 他編）, p.147-149, 名著出版, 1979.
14) 北尾春圃：当壮庵家方口解, 近世漢方医学書集成80巻（大塚敬節, 他編）, p.115-117, 名著出版, 1983.
15) 岡本一抱：方意弁義, 近世漢方医学書集成9巻（大塚敬節, 他編）, p.72-78, 名著出版, 1979.
16) 香月牛山：牛山方考, 近世漢方医学書集成61巻（大塚敬節, 他編）, p.88-96, 名著出版, 1981.
17) 香月牛山：牛山活套, 近世漢方医学書集成61巻（大塚敬節, 他編）, p.355, p.356, p.373, 名著出版, 1981.
18) 福井楓亭：方読弁解, 近世漢方医学書集成54巻（大塚敬節, 他編）, p.120-121, p.235-236, 名著出版, 1981.
19) 津田玄仙：療治茶談, 近世漢方医学書集成73巻（大塚敬節, 他編）, p.63-105, 名著出版, 1983.
20) 津田玄仙：療治経験筆記, 近世漢方医学書集成73巻（大塚敬節, 他編）, p.404-405, 名著出版, 1983.
21) 浅井貞庵：方彙口訣, 近世漢方医学書集成77巻（大塚敬節, 他編）, p.324-325, p.403-405, 名著出版, 1981.
22) 有持桂里：稿本方輿輗, 8-7a〜10a, 復刻版, 燎原書店, 1988.
23) 有持桂里：校正方輿輗, 近世漢方医学書集成86巻（大塚敬節, 他編）, p.166, p.175, 名著出版, 1982.
24) 浅田宗伯：勿誤薬室方函, 近世漢方医学書集成95巻（大塚敬節, 他編）, p.37, 名著出版, 1982.
25) 浅田宗伯：勿誤薬室方函口訣, 近世漢方医学書集成96巻（大塚敬節, 他編）, p.50-51, 名著出版, 1982.
26) 大塚敬節, 矢数道明, 清水藤太郎：漢方診療医典, 第6版, p.387-388, 南山堂, 2001.

111 防已黄耆湯
boiogito

製品番号：20

〔構成生薬〕
防已, 黄耆, 蒼朮, 大棗, 生姜, 甘草

処方の特徴

1 処方概要

防已黄耆湯は，変形性膝関節症の第一選択となる漢方薬である．古典的漢方の考え方では，「体表の水毒」を除去する利水剤とされ，むくみやすい虚弱体質に用いる．

防已は，日本薬局方ではツヅラフジ科のオオツヅラフジ Sinomenium acutum Rehder et Wilson（Menispermaceae）のつる性の茎および根茎とされ[1-3]，薬理学的には[4-6] sinomenine, disinomenine, tuduranine, magnoflorine などの成分が知られ，鎮痛，抗炎症，抗アレルギー作用があり，主成分 sinomenine に中枢抑制，血圧降下，局所鎮痛，抗アナフィラキシー，抗炎症作用などがあるとされる．臨床的には[7]，消炎，利水，鎮痛剤で，水腫，神経痛，関節炎，リウマチに用いるとされる．

黄耆はマメ科のキバナオウギ Astragalus membranaceus Bunge または A. mongholicus Bunge（Leguminosae）の根茎[8,9]で，臨床的には[10]止汗，利尿，強壮剤で，体表の水毒を去るとされる．

2 使用目標と応用（表1）

この処方は中高年女性の変形性膝関節症に頻用される．体格中等度から肥満した者で，皮下脂肪が軟らかく筋肉が薄いこと（水太り），むくみやすいこと，きめ細かく湿潤した軟らかい肌で汗をかきやすいこと，胃腸が弱く鎮痛剤で胃腸障害を起こしやすいことなどを目標とする．腹部膨満し，蛙の腹のように軟らかく，しまりがない．

変形性膝関節症に用いる場合は，膝関節の腫脹疼痛と関節水腫を目標とする．効果発現は緩徐である．疼痛，腫脹，熱感の強い例では越婢加朮湯を併用するとよい．少量（2.5g/日程度）より漸増する．越婢加朮湯は麻黄を含むので，虚血性心疾患・高度腎障害のある者，胃腸虚弱者には原則として用いない．膝関節の変形高度の例，炎症の強い急性例では整形外科的治療を優先する．

多発性関節炎にも用いられるが，それ以外に，湿疹，蕁麻疹，肥満症，浮腫，月経不順などにも有用な場合があるとされる．

私見では，水疱を形成するような皮膚疾患には有効例があると思われる．月経不順にもときに有効と思われる．単純肥満への効果は乏しい．心臓性あるいは腎性浮腫に対しての実用的効果はない．

表1 防已黄耆湯の使用目標と応用

- ■ 応用
  - ・変形性膝関節症, 多発性関節炎, 関節リウマチ, 湿疹, 蕁麻疹, 多汗症, 浮腫, 肥満症, 月経不順 など
- ■ 症候
  - ・膝関節水腫, 膝関節の腫脹疼痛, 下腿浮腫傾向
  - ・多汗症, 小水疱性皮膚疾患
  - ・胃腸虚弱
- ■ 体質
  - ・中等度〜肥満（水太り）

論　説

1 原　典
張仲景『金匱要略』（=『新編金匱方論』）

1.『新編金匱方論』巻上・痙湿暍病脈証治第二[11]
〔条文〕風湿，脈浮，身重く，汗出で悪風する者は，防已黄耆湯，之を主る．〈注1〉[12]

〔大意〕関節痛（風湿）で体が重く，汗が出て寒けがする者には，防已黄耆湯を用いる．

〔解説〕風湿については，この痙湿暍病篇の麻杏薏甘湯の条[13]に，「病者一身尽く疼み，発熱，日晡所劇しき者は，風湿と名づく．この病は，汗出でて風に当たるに傷られ，或は久しく冷を取るに傷れて，致す所なり」（病人が全身が痛んで発熱し，夕暮れになると激しくなるものは風湿と名づける．この病は，汗が出て風に当てて乾かしたり長時間冷やしたりしたために起こる病気である）とある．多紀元堅の『金匱要略述義』[14]には，本処方に注して「此れ風湿の表虚する者なり」とある〈注2〉[15]．長谷川[16]は，風湿とは多発性関節炎などを含み，かなり広汎な疾患を指しているようであるという．

2.『新編金匱方論』巻中・水気病脈証并治第十四[17]
〔条文〕風水，脈浮，身重く汗出で悪風する者は防已黄耆湯之を主る．腹痛する者には芍薬を加う．

〔大意〕風水で脈が浮で，体が重くて汗が出やすく，寒けのする者には，防已黄耆湯を用いる．腹痛する者には芍薬を加える．

〔解説〕水気病篇は主として浮腫を扱ったところで，風水は「其の脈，自ずから浮，外証は骨節疼痛し，悪風す」[18]と定義されている．風水の症状には浮腫と関節痛などのあることがわかる．長谷川[19]は，風水は表証を伴った浮腫と解されるという．

3.『新編金匱方論』巻中・水気病脈証并治第十四・附方[20]
〔条文〕外台の防已黄耆湯は，風水，脈浮，表に在りと為す．その人，或は頭汗出で，表に他病なし．病者，但だ下重く，腰より以上和を為し，腰以下当に腫れて陰に及び，以って屈伸し難きを治す．

〔大意〕『外台秘要方』に載る防已黄耆湯は，浮腫（風水）があり，脈が浮で，体表の病気（消化器症状などがないこと）で，上半身，頭から汗が出て，腰以下が重く，腰より上には変化がないが，腰以下から外陰部にまで浮腫があり，脚を曲げたり伸ばしたりすることが困難である．これには防已黄耆湯を用いる．

〔解説〕大塚敬節は，「私は変形性膝関節症などの痛みにこれを用いますが，それは，この条項からです」[21]という．風湿と風水について大塚[22]は，「風湿の湿は，元来，『金匱要略』では，湿痺，湿家，風湿等，いずれも疼痛の劇しい病気で，現代の関節リウマチ，神経痛などに該当する．一方，風水では，関節の疼痛を伴うこともあるが，主たる症状は浮腫である．風湿，風水ともに虚実があり，実証には，麻黄加朮湯，麻杏薏甘湯，越婢湯などの麻黄を主剤とした薬方が用いられ，虚証には，防已黄耆湯，桂枝附子湯，甘草附子湯などがもちいられる（抄）」という．

2 中国医書の記載
■王叔和の『脈経』[23]には，「風湿脈浮身重汗出者防已湯主之」という記載がある．
■唐代の孫思邈の『備急千金要方』巻8[24]には，

〈注1〉『金匱玉函経』[12]には，「風湿脈浮汗出悪風者防已湯主之」とあり，処方名が防已湯になっている．
〈注2〉これは，多紀元簡の『金匱要略輯義』[15]に引用される『医宗金鑑』に，「風湿で，脈浮，汗が出ないで悪風する者は実邪で麻杏薏甘湯の主治であり，脈浮，汗が出て悪風する者は虚邪である」とすることによるものであろう．

「風湿脈浮身重汗出悪風方」と,『金匱要略』の1.の条文と同じ記載があるが,処方名がなく,構成生薬の防已を漢防已とする.
■唐代の王燾の『外台秘要方』巻20[25)]には,木防已湯の名前で記載され,『金匱要略』の3.の条文とほぼ同文がある.
■北宋代の『太平恵民和剤局方』[26)]には,「風湿相搏ち,客して皮膚に在り,一身尽く重く,四肢,力少なく,関節煩疼,時に自汗出で,洒淅として悪風し,衣を去ることを欲せざるを治す.及び風冷(一本は風水に作る)客して腰脚を搏ち,浮腫し,上軽く下重くして屈伸すること能わざるを治す」とある.
■『三因極一病証方論』[27)](1174年成立)風湿寒証治門にも『金匱要略』に類似した記載がある.
■熊宗立の『医書大全』(1446年刊)湿門[28)]には,「風湿相搏ち,客して皮膚に在り,四肢,力少なく,関節煩疼するを治す」とあり,関節痛に言及している.
■明代の虞摶の『医学正伝』(1515年成立)湿症門[29)]には金匱防已黄耆湯として「風湿,脈浮,身重く汗出でて悪風し,或は周身疼痛するを治す」とある.周身疼痛,すなわち全身の痛みに用いるとする点が目新しい.
■以上のように,いくつかの医書に『金匱要略』類似の記載があるが,大きく変化したものはない.『普済本事方』『婦人大全良方』『厳氏済生方』『古今医鑑』『万病回春』には記載を見いだせなかった.

3 江戸時代医家の論説（筆者意訳）

■吉益東洞(1702-73)『方極』[30)]には,「浮腫(水病)で身が重く,汗が出て悪風し,小便が出にくい者を治す」とある.
■福井楓亭(1725-92)『方読弁解』[31)]には,「多発性関節炎(風湿)の初期には,麻杏薏甘湯を用いて発汗させて湿を取り除く必要がある.…防已黄耆湯は麻杏薏甘湯と虚実の違いがあり,麻杏薏甘湯は脈が浮で汗が出ずに悪風する者に用いて発汗させる.防已黄耆湯は脈浮で汗が出て悪風する者に用いて皮膚の表面で発汗または解肌して治す」とある.
■和田東郭(1744-1803)の『東郭医談』[32)]には,「黄耆は水の流れる道を通ずる効果がある.金匱の防已黄耆湯方は皮水を散じ,…体表を温めて皮膚を不仁させている気を疏通させる」という.
■和久田叔虎(18世紀後半-19世紀前半)の『腹証奇覧翼』[33)](1809年序)には,「防已黄耆湯の方,水気が皮膚にあって腫れぼったいもの,あるいは腫れているものを治す.…この処方の目標である表虚水気を診察する方法は,病人の肌膚が肥白であって,ひねると肉が軟虚でしまりがなく,ぐさぐさとすることを診ることである.この徴候は,正気が体表で十分な力を発揮せず,水が広がりあふれ出ているのだ.腫れていなくても表虚の水気と考えよ.この証は,男女老若を問わないが,多くは20歳前後までの若い女性が,急に肥満して衝逆(のぼせ)が強く,両方の眼瞼が紅くなって,月経が短く少なくなり,心気が鬱するものにこの証が多い」とある.
■原南陽(1752-1820)は『叢桂亭医事小言』[34)]で,脚気門では「全身に軟らかな浮腫があって呼吸困難感が軽いときに用いる」,水腫門では「腰以下が腫れて陰部に及んでいるときに用いる」という.
■浅井貞庵(1770-1829)は,『方彙口訣』傷寒門[35)]では「防已黄耆湯は,表の陽気の弱い人が風湿を受け,全身が重い,浮腫,汗が止まらないという類の徴候のあるときによい」とし,中湿門[36)]では「陽気の虚した人が湿気を受けたものだ.だから多くは腫れたり痛んだりするのである.胃腸の弱い処へ湿を受けたのであるから陽虚の風湿に用いる」という.
■百々漢陰(1776-1839)・百々鳩巣(1808-78)は『梧竹楼方函口訣』[37)]で,「湿邪に感じ

て表が虚し，汗が出て悪風し，浮腫などの症を現わすときに用いる」という．

■ 尾台榕堂（1799-1870）は『類聚方広義』頭註[38]で，「防已黄耆湯は表裏に水毒がある者によい．転移性膿腫（風毒腫），カリエス（附骨疽），顔面の疽（穿踝疽）で，濃い膿が出た後に稀い膿が止まらず，痛んだり痛まなかったりして身体が瘦せ細るもの，あるいは浮腫を呈する者を治す．もし悪寒，あるいは下痢して寝汗をかく者には，さらに附子を加えるとよい（抜粋）」とする．

■ 浅田宗伯（1815-94）は『勿誤薬室方函口訣』[39]で，「この処方は風湿表虚の者を治す．したがって自汗が出て長く止まらず，皮膚表面に常に湿気がある者に用いると有効である」という．

4 近年の論説

■ 大塚敬節（1900-80）[40]は，「防已黄耆湯証は…色の白い水ぶとりの婦人に，この証がある．…多汗症で，夏の汗は流れるが如くである．この種の婦人で，五十歳を越すと，膝関節の痛みを訴えるものが，かなりある．また夕方，靴やたびが窮屈になるほど，足に浮腫がくる．尿の検査をしても蛋白は証明できない．腹診しても，腹部は一体に膨満しているが，抵抗や圧痛はなく軟弱である」という．

■ 大塚は，『症候による漢方治療の実際』[41]では，「変形性膝関節症に著効があり，…膝関節に水のたまっている時でも，これの内服で簡単にとれる．またリウマチ性の関節炎に用いることもある．時によりこれに麻黄を加えることがある．…また附子を加えることもある．また桂枝を加えて五十肩に用いることもある．…必ずしも肥満が目標ではない」とし，多汗，浮腫，稀少月経または過小月経，肩こり，蕁麻疹などにも有効という．

症 例

症例1 膝関節痛に防已黄耆湯（大塚敬節治験）[42]

「私の義母は今年79歳であるが，3年前右の膝が腫れて，やっと…歩く状態で，色々手当をしても治らないという…．からだは中肉中背で，がっちりしている．膝は腫れてこの部を手で押さえても痛み，朝起きたばかりは，ほとんど歩けない．そこで防已黄耆湯を与えたが，その翌朝も疼痛がひどい．次の日には，これに麻黄を加えてみた．すると急速に疼痛が軽快し，2週間，東京に滞在しているうちに疼痛を忘れた．その後，3ヵ月ほど，これをのみつづけ，今では健康人とまったく変わりなく，今年もひとりで土佐から出てきている」．

症例2 膝関節痛に防已黄耆湯と越婢加朮湯の併用（筆者経験例）

〔患者〕58歳　女性

〔主訴〕膝関節痛

〔既往歴・家族歴〕特記事項なし

〔現病歴〕6ヵ月程前から左膝が痛み歩きにくくなった．最近数ヵ月悪化し，膝関節が腫れて熱を持ち，痛みが強い．某整形外科で変形性膝関節症といわれ，注射器で水を抜いて薬を注入するなど，治療を受けているが改善しない．立ち上がるときと，階段を降りるときが辛い．鎮痛剤で少し痛みが和らぐが膝の腫れはひかない．太りやすく，水を飲んでも太る気がする．身体が重くて疲れやすい．汗かきで困る．

〔身体的所見〕身長152cm，体重57kg．肥満．皮膚の色は白く皮下脂肪は非常に軟らかい．いわゆる水太り．左膝関節はやや変形，膝周囲が腫脹して熱感あり，膝蓋骨が浮いたように触れる．下腿浮腫軽度あり．

〔経過〕防已黄耆湯エキス顆粒7.5gと越婢加朮湯エキス顆粒5gとを混合，これを1日

量として3回に分けて毎食後服用．1ヵ月後には膝の痛みがほとんどなくなり，腫れもひいて好調になった．西洋医薬は必要なくなった．その後も，長時間歩いたり，重いものを持った後などに，ときどき膝が痛むといって来院したが，同じ薬を短期間飲むだけでよいようになった．

鑑　別

■越婢加朮湯
膝関節炎，多発性関節炎，浮腫傾向で要鑑別．越脾加朮湯は，比較的急性の関節炎が対象．体格良好で筋緊張がよく，胃腸も丈夫な者に用いる．

■麻杏薏甘湯
関節痛，関節炎で要鑑別．越脾加朮湯よりは炎症が軽い急性例で，胃腸の丈夫な者に用いる．

■薏苡仁湯
多発性関節炎で要鑑別．やや慢性化した例で，手足の先が冷えることを目標に用いる．胃腸が丈夫な者．

■八味地黄丸
下肢浮腫，膝関節痛で要鑑別．関節の炎症がなく，下半身の脱力程度が目標．腰痛をともない，胃腸は丈夫な高齢者に用いる．胃下垂高度の者には用いない．

■桂枝加朮附湯
多発性関節炎で要鑑別．炎症は軽微，胃腸虚弱で痩せた者に用いる．

■大防風湯
慢性関節炎で要鑑別．関節変形があり，全身的に低体温，低栄養傾向のある者に用いる．

附　記

■処方名について
『金匱要略』では防已黄耆湯として記載されるが，前述のように『金匱玉函経』『脈経』は防已湯，『外台秘要方』は木防已湯とある．また，多紀元簡の『金匱要略輯義』痙湿暍病篇防已黄耆湯条[43]には「活人書は漢防已湯と名づく」とある．真柳[44]は，『金匱要略』は11世紀に北宋政府が伝来の古書に増補改訂して初刊行された一種の復元本なので，そのとき処方名や薬名がかなり改変・統一されており，『外台秘要方』の木防已湯を『金匱要略』に転載する際に，心不全に用いる木防已湯と区別するために防已黄耆湯の方名に統一したのであり，『金匱玉函経』の防已湯が本来の方名だったのかも知れないという．なお，『活人書』，すなわち『傷寒活人書』は宋代の朱肱の著で，これも宋改を経ない書である[45]．

引用文献

1) 厚生労働省：第16改正日本薬局方，p.1580, 2011.
2) 木村孟淳，他編：新訂生薬学，改訂第7版，p.61-62, 南江堂，2012.
3) 西本和光：防已の品質．現代東洋医学，7(4)：61-65, 1986.
4) 鳥居塚和生：モノグラフ 生薬の薬効・薬理，p.415-425, 医歯薬出版，2003.
5) 山原條二：防已の薬理・生化学．現代東洋医学，7(4)：49-53, 1986.
6) 國友順一：防已の化学．現代東洋医学，7(4)：54-60, 1986.
7) 大塚敬節，矢数道明，清水藤太郎：漢方診療医典，第6版，p.429, 南山堂，2001.
8) 厚生労働省：第16改正日本薬局方．p.1457, 2011.
9) 木村孟淳，他編：新訂生薬学．改訂第7版，p.66-67, 南江堂，2012.
10) 大塚敬節，矢数道明，清水藤太郎：漢方診療医典．第6版，p.405, 南山堂，2001.
11) 張仲景：元・鄧珍本『金匱要略』，1-5b, 復刻版，p.30, 燎原書店，1988.
　　※原文では「痙湿暍病」とあるが，通例「痙湿暍病」とされる．
12) 張仲景：清・陳世傑本『金匱玉函経』，2-3b, 復刻版，p.72, 燎原書店，1988.
13) 張仲景：元・鄧珍本『金匱要略』，1-5b, 復刻版，p.30, 燎原書店，1988.
14) 多紀元堅：金匱要略述義，近世漢方医学書集成110巻（大塚敬節，他編），p.264-265, 名著出版，1983.
15) 多紀元簡：金匱要略輯義，近世漢方医学書集成43巻（大塚敬節，他編），p.97, 名著出版，1980.

16) 長谷川弥人：勿誤薬室「方函」「口訣」釈義，p.775，創元社，1985.
17) 張仲景：元・鄧珍本『金匱要略』，2-11a，復刻版，p.99，燎原書店，1988.
18) 張仲景：元・鄧珍本『金匱要略』，2-9b，復刻版，p.96，燎原書店，1988.
19) 長谷川弥人：勿誤薬室「方函」「口訣」釈義．p.775-776，創元社，1985.
20) 張仲景：元・鄧珍本『金匱要略』，2-14a，復刻版，p.105，燎原書店，1988.
21) 大塚敬節：金匱要略講話，p.376，創元社，1979.
22) 大塚敬節：防已黄耆湯について．漢方の臨床，2(10)：3-7，1955.
23) 王叔和：脈経，8-3a，東洋医学善本叢書7，影宋版脈経，p.76，東洋医学研究会，1981.
24) 孫思邈：備急千金要方，諸風・風痺，8-38b，復刻版，東洋医学善本叢書9，宋版備急千金要方・上，p.726，オリエント出版社，1989.
25) 王燾：外台秘要方，風水方八首，20-11b，復刻版，東洋医学善本叢書4，宋版外台秘要方・上，p.383，東洋医学研究会，1981.
26) 陳師文，他：増広太平恵民和剤局方，2-6b，和刻漢籍医書集成第4輯（小曽戸洋，他編），p.43-44，エンタプライズ，1988.
27) 陳言：三因極一病証方論，和刻漢籍医書集成第1輯（小曽戸洋，他編），p.70，エンタプライズ，1988.
28) 熊宗立：医書大全，2-8b，和刻漢籍医書集成第7輯（小曽戸洋，他編），p.60，エンタプライズ，1989.
29) 虞摶：医学正伝，和刻漢籍医書集成第8輯（小曽戸洋，他編），p.53，エンタプライズ，1990.
30) 吉益東洞：方極，近世漢方医学書集成12巻（大塚敬節，他編），p.408，名著出版，1980.
31) 福井楓亭：方読弁解，近世漢方医学書集成54巻（大塚敬節，他編），p.288-289，名著出版，1981.
32) 和田東郭：東郭医談，近世漢方医学書集成16巻（大塚敬節，他編），p.188，名著出版，1979.
33) 和久田叔虎：腹証奇覧翼，近世漢方医学書集成84巻（大塚敬節，他編），p.82-84，名著出版，1982.
34) 原南陽：叢桂亭医事小言，近世漢方医学書集成18巻（大塚敬節，他編），p.267，p.283，名著出版，1979.
35) 浅井貞庵：方彙口訣，近世漢方医学書集成77巻（大塚敬節，他編），p.195，名著出版，1981.
36) 浅井貞庵：方彙口訣，近世漢方医学書集成77巻（大塚敬節，他編），p.325，名著出版，1981.
37) 百々漢陰，百々鳩窓：梧竹楼方函口訣，中湿門，復刻版，p.41，春陽堂書店，1976.
38) 尾台榕堂：類聚方広義，近世漢方医学書集成57巻（大塚敬節，他編），p.309-310，名著出版，1980.
39) 浅田宗伯：勿誤薬室方函口訣，近世漢方医学書集成96巻（大塚敬節，他編），p.27-28，名著出版，1982.
40) 大塚敬節：防已黄耆湯について．漢方の臨床，2(10)：3－7，1955.
41) 大塚敬節：症候による漢方治療の実際，第5版，p.440，p.56，p.183，p.394，p.434，p.703，南山堂，2001.
42) 大塚敬節：症候による漢方治療の実際，第5版，p.441，南山堂，2001.
43) 多紀元簡：金匱要略輯義，1-38b，近世漢方医学書集成43巻（大塚敬節，他編），p.100，名著出版，1983.
44) 真柳誠：漢方一話 処方名のいわれ，18 防已黄耆湯．漢方診療，13(10)：36，1994.
45) 小曽戸洋：漢方古典文献概説18，北宋代の医薬書（その2）．現代東洋医学，8(4)：86-95，1987.

参考文献

・矢数道明：防已黄耆湯の運用について．日本東洋医学雑誌，11(4)：148-151，1961.

112 防風通聖散
bofutsushosan

製品番号：62

〔構成生薬〕

黄芩，甘草，桔梗，石膏，白朮，大黄，
荊芥，山梔子，芍薬，川芎，当帰，薄荷，
防風，麻黄，連翹，生姜，滑石，芒硝

処方の特徴

1 処方概要

防風通聖散は，現在，肥満症，高血圧症随伴症状，便秘症などに用いられている．この使用法は歴史的にはごく最近のものである．

古典的表現では，防風通聖散は"寒涼剤"とされる．これは薬を"気味"によって分類することに基づく〈注1〉[1-3]．防風通聖散に含まれる，石膏，大黄，黄芩，芒硝，山梔子などの"気味"が"寒涼"とされる．"寒涼剤"とは身体を「冷やす」薬の意で，臨床的には，炎症，熱感，発赤，充血，精神的興奮などを抑制することであろう．

古典では，防風通聖散を，「表裏三焦みな実する者に用いる」（長沢道寿）とする．表裏三焦とは身体の内外すべてであり，「実する」とは，ここでは「邪気が充満している」ことである．後述するように，原典およびそれに続く中国医書の記載などを見ると，この処方は，元来は，伝染性と思われる発熱性疾患で，全身性の炎症症状，症候性脳症状，便秘，皮膚症状，鼻症状などに用いられたと思われる．江戸時代医家にも，この処方を皮膚疾患，耳鼻科疾患の薬として推奨するものが少なくない．

2 使用目標と応用

防風通聖散の医療用漢方製剤の「効能または効果」には，「高血圧症の随伴症状（動悸，肩こり，のぼせ），肥満症，浮腫，便秘症」が挙げられ，「腹部に皮下脂肪が多く，便秘がち」であることが使用条件とされている．

筆者は，肥満と高血圧症のある患者の肩こり・のぼせ，便秘，浮腫のいずれも有効例を経験している．しかし，肥満症については，この薬を飲むだけで痩せたいという要望に必ず応えられるような効果はないと思われる．

古典では諸種の炎症性疾患に用いているが，臨床的価値があるのは，皮膚疾患，耳鼻科疾患への応用であろう．皮膚疾患では，局所の赤みや熱感が強く，分泌物も粘稠な点を目標に，尋常性痤瘡，顔面頭部を中心とする湿疹，蕁麻疹，成人型アトピー性皮膚炎などに用いうる．酒皶鼻，鼻炎，副鼻腔炎などにもよい可能性がある．いずれも便秘を目標とする．ただし，こうした使用法は，直接的には保険適用外となる．

論説

1 原典

劉完素『宣明論方』巻之三・風論[4]

『宣明論方』は正式名を『黄帝素問宣明論

〈注1〉気味：岡西[1]によれば，「気味」は「薬性」（生薬の性質）の基準として古くから重視されたもので，『神農本草経』序録[2]に「薬に酸鹹甘苦辛の五味有り．又，寒熱温涼の四気有り」とあり，また，『黄帝内経素問』至真要大論第七十四[3]に「寒を治するに熱を以てし，熱を治するに寒を以てす」とあるように，病を治すことに関連づける考え方であるという．岡西[1]は，「理論は整然としていても，実際の薬物にあてはめることは容易ではない．…唐宋以前においては実際の治療はもっぱら経験にもとづく治方が行われた．ところが，『素問』にもとづく理論的治方が重視された金元以降では気味をもって治方の基本としたため，…複雑な理論を展開した」という．

方』（1172年成立）という．同書・風論は"風"の総論で始まり，次に"腎風"を論じ，続いて"風熱病"の症候が多数列挙され，最後に防風通聖散の薬味が載る．難解な長文である．以下，抜粋して紹介する．

〔条文〕『素問』に云く，…風の病たるは，或は寒熱を為し，…或は癘風を為し，或は偏枯を為し，或は腰脊強痛を為し，或は耳鳴鼻塞を為し，諸証は皆不仁す．其の病，各の異にして其の名同じからず．…

○経に曰く，風は百病の首なりと．その変化は乃ち他病を為して常無し．皆，風気の発する所なり．…又曰く，風寒熱は諸疾の始めて生ずるなり．…夫れ風熱怫鬱すれば，風大いに熱を生ず．…気，壅滞し，筋脈拘倦，肢体焦痿，頭目昏眩，腰脊強痛，耳鳴鼻塞，口苦舌乾，咽嗌利せず，胸膈痞悶，咳嘔喘満，涕唾稠粘，腸胃燥熱して結し，便溺淋閉し，或は夜臥寝汗，咬牙睡語，筋惕驚悸，…或は…淋閉する者，或は卒中久しく語らず，…或は驚風〈注2〉，積熱，傷寒，疫癘にして能く弁ずる者，…或は大人，小児，風熱，瘡疥，久しきに及び愈えざる者，或は頭，屑を生じ，偏（＝遍）身黒黧，紫白斑駁，或は面鼻に紫赤風刺〈注3〉[5,6]，癮疹〈注4〉[7]を生じ，俗に呼びて肺風〈注5〉[8]と為る者，或は風癘〈注6〉を成し，世に伝えて大風〈注7〉疾と為る者，或は腸風〈注8〉，痔漏，并に酒過熱毒を解し，兼ねて諸邪に傷らるる所を解利す．…兼ねて，産後，…腹満，渋痛，煩渇，喘悶，譫妄〈注9〉，驚狂，或は…舌強ばり，口噤み，筋惕肉瞤〈注10〉し，…鬱すれども悪物下らず，腹満，撮痛して昏する者を治す．…兼ねて大小瘡及び悪毒を消除す．兼ねて堕馬，打撲傷損，疼痛し，或は而して熱結して大小便渋滞して通ぜず，或は腰腹急痛，腹満，喘悶する者を治するには，防風通聖散．（この後に処方構成があり，次に，賈同知通聖散・崔宣武通聖散・劉庭瑞通聖散の3処方が薬味のみ示される）

〔大意〕"風病"では，悪寒熱感，"熱"にあたる病，"寒"にあたる病，難治性皮膚病，半身不随，腰背痛，耳鳴，鼻閉などが起こり，知覚障害も起こる．どれも病名が異なり同じではない．『素問』によれば，風は百病の首とされ，変化して他の病気を引き起こし，定まるところがない．みな，風気が原因で起こる．また，風寒熱は諸病の始まりであり，人の臓腑で風が起こるのは"火熱"である．動揺，めまい，嘔吐などが起こる．風熱が怫鬱すると，大いに熱を生じる．熱が本質で，風は表面に現れた表象である．風熱の病では，気が鬱滞するので，筋肉拘倦，めまい，腰背痛，耳鳴り，鼻閉，口苦舌乾，咽喉閉塞感，

〈注2〉驚風：ひきつけを起こす病気．急驚風は熱性痙攣など，慢驚風はてんかんなど．

〈注3〉風刺：鼻のにきび．松田[5]によれば，『万病回春指南』に「粉刺なり．一に曰く，風熱にて刺痛するを云う」とあるという．『病名彙解』[6]は，粉刺を「俗にいうにきびのことなり」という．

〈注4〉癮疹：通常は蕁麻疹の意．『病名彙解』[7]に「『丹台玉案』癮疹門に云う，又癮疹というものあり．…隠々然として皮膚の間にあり．発するときは多くは癢（＝痒）くして不仁す」とある．ただし，ここでは蕁麻疹では意味が通じないようにも思われる．紅斑か．なお，蕁麻疹を江戸時代には「かざほろし」といった．

〈注5〉肺風：『万病回春』巻5面病門[8]に「面に粉刺を生ずるは肺火なり」とある．鼻部皮膚ないし皮下の化膿性疾患か．『万病回春指南』には「面上のそばかすで，鼻の上に黒白の色の生ずるものを云う」（筆者意訳）とあるとされる[5]．

〈注6〉風癘：ハンセン病（癩病）および類似症．癘と厲は通用し，風厲と同じ．

〈注7〉大風：風癘に同じ．

〈注8〉腸風：下血．

〈注9〉譫妄：うわごと．

〈注10〉筋惕肉瞤：筋肉がびくびくと痙攣すること．間代性痙攣とされる．

胸内不快感，咳嗽，嘔吐，喘鳴，鼻水，喀痰，便秘，排尿困難，寝汗，歯ぎしり，寝言，筋痙攣，尿の淋閉，卒中による言語障害，ひきつけ，さまざまな皮膚病，胃腸炎，痔疾などのほか，産後の感染症（破傷風？），打撲傷などの症状が起こる．これらに防風通聖散（および続く3処方）を用いる．

〔解説〕"風"が原因で，発熱，気道症状，消化器症状，皮膚症状，中枢神経症状など多彩な症候を呈したときに防風通聖散を用いるとの主旨である．適応病名には，中風，驚風，風熱，風刺，肺風，風癩，大風，腸風など，風のついたものが多い．『宣明論方』の著者，劉完素（1120-1200）は，金元四大家の一人で寒涼派と称される．寒涼派とは，防風通聖散のような寒涼剤を中心に治療を行うことを主張した流派である．河間の医法は，実熱証の強壮者にはよいが，虚弱体質者には危険との批判もあったといわれる．

2 その他の中国医書の記載

■張従正（子和）の『儒門事親』巻6風形・因風鼻塞9)に通聖散の名称で，「風に賊せられ，三日，鼻塞がり，暖処に坐すと雖も，少しく通じるも大いには解せざれば，戴人（＝張従正の字），通聖散を服せしむ．生姜，葱根，豆豉を入れ，同じく煎じ，三両服して大いに汗を発す．鼻，立ちどころに通ず」とあり，感冒による鼻炎の鼻閉によいことが記載される．

■龔廷賢の『万病回春』巻2中風門10)には，「中風，一切の実熱，舌強ばり，口噤み，譫妄，驚狂，二便閉渋する者は，表を解して裏を通ずるに宜し．後方に宜し．○防風通聖散 中風，一切の風熱，大便閉結し，小便赤渋，頭面に瘡を生じ，眼目赤痛し，或いは熱は風を生じ，舌強ばり，口噤み，或いは鼻に紫赤の風刺癮疹を生じ，而して肺風となり，或いは風癩となりて，世に呼んで大風となし，或いは腸風ありて痔漏となり，或いは陽鬱して諸熱となり，譫妄，驚狂するを治す．並びに皆之を治す」とある．大意は，「急性感染症による発熱で，便秘し，尿が赤く出渋り，顔面の皮膚が化膿して，特に鼻部に赤紫色のにきびを生じたり，あるいは痔出血を起したり，あるいは高熱のために脳症を起こし，うわごとをいうなどの症状に防風通聖散を用いる」ということ．『宣明論方』のダイジェストであり，こちらのほうがわかりやすい．

3 江戸時代医家の論説（筆者意訳）

■長沢道寿（？-1637）らの『医方口訣集』11)には，「防風通聖散は，風熱が壅盛し，表裏・三焦が皆，実する者を主る」という．

■岡本玄冶（1587-1645）の『玄冶方考』防風通聖散の項12)には，冒頭に「諸瘡腫毒（皮膚病全般の意か？）の治療に神効がある」とある．

■香月牛山（1656-1740）は，『牛山方考』13)では「この処方は表裏の客熱，三焦の実火を瀉する妙剤である．…"瘡疥"（化膿性の皮膚病），"風癬"（感染症などにともなう皮膚症状か？）で久しく治らないもの，あるいは"斑疹"の類，無名の悪腫には，いずれも防風通聖散を用いる」という．

■香月牛山は『牛山活套』14)でも，「○"顔面に瘡を生ずる"もの（＝痤瘡）は"上焦の火"（上半身の炎症）であり，清上防風湯がよい．顔面に膿性分泌物が出る者には荊防敗毒散がよく，その甚だしい者には防風通聖散を用いる．…○"酒皶鼻"（大酒家で鼻先が赤くなり化膿巣もあるもの）は酒毒なので…熱火に属すれば防風通聖散を用いる．…○"鼻痔"は…，実する者には防風通聖散に加減して用いる」という．

■目黒道琢（1739-98）は『餐英館療治雑話』15)で，「この処方は，風邪などで，便秘して，咽喉が腫れ痛み，にきび，蕁麻疹など，

上半身に強い炎症がある者によい．鼻炎，副鼻腔炎の類にも有効である」という．

■ 有持桂里（1758-1835）は，『校正方輿輗』巻12[16]）で，本処方を鼻閉に用いるという『儒門事親』の説を紹介し，「鼻痔，鼻淵（＝鼻炎・副鼻腔炎），酒皶鼻（＝酒飲みの赤鼻）等，みな効果がある」という．

■ 福井楓亭（1725-92）は『方読弁解』[17])で，「頭面に瘡を生じ，"熱"があって大便が秘する者」に用いるという．

4 近年の論説

■ 戦前の森道伯（1867-1931）らによる一貫堂医学では，防風通聖散に独特の解釈を加えた．すなわち，「防風通聖散は発表攻裏の作用によって，表裏，内外三焦の実熱を消散させる…．…臓毒，すなわち，風毒，食毒，水毒，梅毒も同時に駆逐排除される」[18])とし，また「陽実証に用いる．多くは肥満性の体質で食毒，水毒の多い人に用いる．便秘し，脈は原則として実脈である」[19])とする説である．これが，医療用エキス製剤の「効能または効果」の基になったと思われる．

■ 大塚敬節（1900-80）は，『症候による漢方治療の実際』[20])で，耳鳴，副鼻腔炎，湿疹などに用いるという．

症 例

症例 皮膚炎（松田邦夫治験）[21])

M.O，73歳，男性．2年前に頭がかゆくなり，その後体中に発疹し，かゆくなった．皮膚科でもらったステロイド（ベタメタゾン）軟膏をつけたが，かえって皮下出血する．身長153cm，体重は以前63kgあったが，最近は減食して58kg．痩せると発疹が治るといわれたが，まだ治らないという．発疹は夏も冬も悪く，全身に小丘疹が多発し，地肌は発赤し，ほてって，かゆみが強い．表面は一部落屑し，日光に当ると発疹は悪化する．皮膚科では老人性角質性油漏性皮膚炎と診断されている．脈は弦緊，舌は乾燥して少し白苔がある．腹は俗にいう太鼓腹で，胸脇苦満はない．便秘して下剤を常用している．血圧は130-76mmHg．酒は以前はだいぶ飲んだが，今はやらない．防風通聖散（煎じ薬．大黄2.0）を投与．3ヵ月後に皮膚炎はかなり良くなった．体重は5kg減少．7ヵ月後にすっかり良くなった．体重は初めからみると7kg減少．「漢方には偉大なる効果がありますね」という言葉を残して廃薬．

鑑 別

1．肥満症・高血圧症の随伴症状・便秘症

■ 大柴胡湯

体質体格頑健，筋肉質の堅太りで胸脇苦満が著明（腹壁が厚く弾力があり，上腹部腹筋緊張が強い）．いわゆる太鼓腹には防風通聖散．

■ 大承気湯

いわゆる太鼓腹で肥満，便秘は類似．皮膚症状はない．

2．皮膚炎・湿疹など

■ 黄連解毒湯

皮膚炎，蕁麻疹で要鑑別．局所の赤味が強い例に用いる．ときに鑑別困難．

■ 清上防風湯

尋常性痤瘡などで要鑑別．清上防風湯無効で便秘傾向があれば防風通聖散．

引用文献

1) 岡西為人：本草概説，p.267-269，創元社，1977.
2) 森立之：神農本草経，復元本，近世漢方医学集成53巻（大塚敬節，他編），p.22，名著出版，1981.
3) 重広補註黄帝内経素問，22-19a，復刻版，p.187，国立中医薬研究所，中華民国，1979（民国68年）.
4) 劉完素：宣明論方，3-2b〜4a，和刻漢籍医書集成第2輯（小曽戸洋，他編），p.30-31，エンタプライズ，

5) 松田邦夫：万病回春解説, p.148, 創元社, 1989.
6) 蘆川桂洲：病名彙解, 近世漢方医学書集成64巻（大塚敬節, 他編）, p.423, 名著出版, 1982.
7) 蘆川桂洲：病名彙解, 近世漢方医学書集成64巻（大塚敬節, 他編）, p.88-89, 名著出版, 1982.
8) 龔廷賢：万病回春, 5-11b, 和刻漢籍医書集成第11輯（小曽戸洋, 他編）, p.178, エンタプライズ, 1991.
9) 張従正：儒門事親, 6-3a, 和刻漢籍医書集成第2輯（小曽戸洋, 他編）, p.95, エンタプライズ, 1988.
10) 龔廷賢：万病回春, 2-12b〜15a, 和刻漢籍医書集成第11輯（小曽戸洋, 他編）, p.47-49, エンタプライズ, 1991.
11) 長沢道寿・著, 中山三柳・増訂, 北山友松子・増広：医方口訣集, 近世漢方医学書集成63巻（大塚敬節, 他編）, p.78-81, 名著出版, 1982.
12) 岡本玄冶：玄冶方考, 近世漢方医学書集成101巻（大塚敬節, 他編）, p.516-519, 名著出版, 1983.
13) 香月牛山：牛山方考, 近世漢方医学書集成61巻（大塚敬節, 他編）, p.151-155, 名著出版, 1981.
14) 香月牛山：牛山活套, 近世漢方医学書集成61巻（大塚敬節, 他編）, p.471, p.476-477, 名著出版, 1981.
15) 目黒道琢：餐英館療治雑話, 近世漢方医学書集成107巻（大塚敬節, 他編）, p.197, 名著出版, 1983.
16) 有持桂里：校正方輿輗, 近世漢方医学書集成87巻（大塚敬節, 他編）, p.196, 名著出版, 1982.
17) 福井楓亭：方読弁解, 近世漢方医学書集成54巻（大塚敬節, 他編）, p.14, 名著出版, 1981.
18) 矢数格：漢方一貫堂医学, 第5版, p.53, 医道の日本社, 1980.
19) 矢数有道：漢方と漢薬, 7(12)：17-21, 1940.
20) 大塚敬節：症候による漢方治療の実際, 第5版, p.569-570, p.579-580, p.693-695, 南山堂, 2000.
21) 松田邦夫：治験録（10）. 活, 26(3)：3, 1984.

113 補中益気湯
hochuekkito

製品番号：41

〔構成生薬〕
黄耆，人参，蒼朮，当帰，柴胡，
大棗，陳皮，甘草，升麻，生姜

処方の特徴

1 処方概要

　補中益気湯は，体力の低下により疲労倦怠感を訴える虚弱者の様々な疾患，たとえば，慢性胃炎，慢性閉塞性肺疾患（COPD），悪性腫瘍などに応用され，最も使用頻度の高い処方の1つである．

　古典的考え方では，"補剤"の代表的処方とされる．補剤とは，臨床的には，消化吸収機能賦活と全身の栄養状態改善を通じて，生体防御機能を回復させ，治癒促進をはかる一群の処方であり，免疫調整作用などを有すると思われる．

　処方構成上の第一の特徴は，参耆剤であることである．参耆剤は，人参と黄耆を同時に含む一群の漢方薬の総称である．補中益気湯のほか，十全大補湯，人参養栄湯，清暑益気湯，半夏白朮天麻湯などが，これに該当する．参耆剤は，補剤のカテゴリーに属す．

　人参は「健胃，強壮強精剤で，胃腸の衰弱による新陳代謝機能の減退を振興し，胸部のつかえ，支結，食欲不振，倦怠，胸腹痛，下痢に用いる」[1]とされる（99. 人参湯 参照）．また黄耆は「止汗，利尿，強壮剤で，体表の水毒を去る．虚弱者，栄養不良，自汗，盗汗，体腫，小便不利に用いる」[2]とされる（8. 黄耆建中湯 参照）．補中益気湯の構成生薬のうち，人参，白朮，陳皮，甘草は六君子湯と共通であり，消化器系の機能を高める作用があると思われる．

　第二の特徴は，少量の柴胡を含む点で，一種の柴胡剤ともいえることである．江戸時代の医家の一人である和田東郭は「是れ小柴胡湯の変方なり」[3]といい，幕末の名医・浅田宗伯もまた「小柴胡湯の虚候を帯ぶる者に用うべし」[4]（小柴胡湯の適応病態に似ているが，体質虚弱な者に用いる）という．すなわち，小柴胡湯の適応となるような亜急性ないし遷延性炎症で虚弱な者に用いうると解釈できる．

　なお，補中益気湯は，別名を医王湯という．医薬品の王者という意味であろう．

2 使用目標と応用（表1）

　補中益気湯の応用は，きわめて多岐にわたる．悪性腫瘍では，食欲不振，疲労感，倦怠感などの自覚症状改善，化学療法の副作用軽減に用いるほか，抗腫瘍作用・転移抑制作用や再発予防効果を期待して用いることもある．消化器疾患では慢性胃炎，胃下垂，胃アトニー症，慢性肝炎，肝硬変症，痔核，脱肛など，呼吸器疾患では感冒，気管支炎，COPD，感冒に罹りやすく治り難いものなどに用いる．このほか，アトピー性皮膚炎，抑うつ状態，性機能障害，男性不妊症，子宮脱，難治性感染症（MRSA感染など），脳血管障害後遺症（片麻痺），大病後・手術後の体力低下，高齢者，虚弱児，夏痩せ，寝汗，多汗，眼精疲労などである．

　使用目標となる症候の第一は，慢性的疲労倦怠感である．無気力，手足倦怠，食後に眠くてたまらない，食事が美味しくない，味がわからない，熱いものを好むなどの症状も見られる．とくに食後に手足が重だるく，眠くてたまらないという症状が重視される．動作が鈍い，話し方に力がない，目に勢いがないなども，重要とされる．発汗傾向，寝汗，微熱などの症状のある例もある．腹部は全体に

表1 補中益気湯の使用目標と応用

- ■ 応 用
  - ・悪性腫瘍：自覚症状改善（食欲不振，疲労感，倦怠感など），化学療法の副作用軽減　など　抗腫瘍作用？・転移抑制？・再発予防？
  - ・消化器疾患：慢性胃炎，胃下垂，胃アトニー症，慢性肝炎，肝硬変症，慢性下痢症，痔核，脱肛
  - ・呼吸器疾患：感冒，気管支炎，慢性閉塞性肺疾患（COPD），感冒易感染
  - ・虚弱・疲労：病後の体力低下，高齢者，虚弱児，虚弱体質，夏痩せ
  - ・その他：難治性感染症（MRSA感染など），脳血管障害後遺症（片麻痺），アトピー性皮膚炎，抑うつ状態，性機能障害，男性不妊症，子宮脱，寝汗，多汗，眼精疲労　など
- ■ 症 候
  - ・自覚症状：疲労倦怠感，無気力，身体が重い，嗜眠傾向（とくに食後），食事が美味しくない，味がわからない，熱いものを好む
  - ・他覚的所見：動作が鈍い，話し方に力がない，目に勢いがない
      腹部全体が軟らかい．腹部大動脈拍動を触れることが多い
      "虚脈"（拍動が小さく触れにくい，手ごたえがなく弱い，大きく触れやすいが緊張が弱いなど）
      皮膚がもち肌で湿潤，発汗傾向
- ■ 体 質
  - ・虚弱（外見上は中等度に見える例もある）

（保険適用でない疾患・症状もあり要注意）

軟らかいことが多い．

　様々な疾患で消化器機能が減弱して全身倦怠感の著しい状態，体質的に虚弱な者，大病後や手術後などで体力低下の著しい者などに広く応用される．

　なお，体質頑健で活動的な者や急性炎症症状の強い者に用いると，炎症増悪，発疹，皮膚瘙痒，のぼせなどを見ることがあり，注意を要する．

3 加減方

1．味麦益気湯

　補中益気湯に五味子と麦門冬を加えた処方である．虚弱者の気管支炎，気管支喘息，COPDに有用な場合がある．エキス製剤では，麦門冬湯との併用である程度代用できる．

2．調中益気湯

　補中益気湯に茯苓と芍薬を加えた処方である．補中益気湯の適応病態で，しかも腹痛のある者に用いる．エキス製剤では，桂枝加芍薬湯（腹痛の強いとき）または真武湯（水様下痢するとき）の併用で代用できる．

論 説

1 原 典

李東垣『内外傷弁惑論』巻1[5]

　原文（p.662 附記1 参照）は長文で難解なため，以下に大意のみを示す．なお，李東垣自身の『脾胃論』巻2 飲食労倦所傷始為熱中論[6] にもほぼ同文があり，両者を原典とする考え方もある．

〔大意〕

1．飲食労倦論

　古の至人〈注1〉は，"陰陽の化"〈注2〉を熟知し，生死の境界をきわめていた．その著である『黄帝内経素問』にすべて述べられている．人は，"胃の気"〈注3〉が基本である．

〈注1〉至人：道をきわめた人．
〈注2〉陰陽の化：天地自然が万物を生成させる働き．
〈注3〉胃の気：食餌の消化吸収によって得られる精気．食餌の栄養の意であろう．

人は"水穀の気"〈注4〉で生きているからである．いわゆる"清気"〈注5〉，"営気"，"衛気"（p.664 附記2 参照），"春升の気"は，みな"胃の気"の別称である．そもそも，胃は"水穀の海"である．飲食が胃に入ると，食べ物の中の"精気"が"胃の海"から溢れ出て，（…全身に運ばれて身体機能を維持する…）．しかし，もし飲食が節度を失い，"寒温"〈注6〉が適切な状態でなければ，"脾胃"〈注7〉に障害を受け，喜怒憂恐〈注8〉や"労役"〈注9〉が過剰になると，元気を損ない消耗する．"脾胃"が虚衰して元気が不足すると，"心火"（＝陰火・相火・虚火）が内に盛んとなる．"相火"は"元気"と相容れない賊である．"脾胃の気"が虚すると，その影響は"腎"，"肝"に波及する．"陰火が土である脾に対して支配的になる"（＝五行説による説明）と"脾胃"の病症を示すようになる．その症状は，"気が高くなって喘し"（息切れがしてあえぎ），身熱して煩し（体に熱感があって苦しく），"洪大"〈注10〉の脈となり，頭痛，口渇などがあり，皮膚が風寒（外邪）に耐えられず，"寒熱"（悪寒発熱）を生じる．（…これらの症状の原因を説明…）これらは，"風寒の邪"を"外"に受けた症状（外的原因で起こった症状）とよく似るけれども，"脾胃の内傷"〈注11〉である．（…病理も治療法も違うので，鑑別しないと誤った治療を行ってしまうことになる．…"内傷"の病は）"甘温"の薬剤で"脾胃の気"を補い，"陽気を升らせ"，"甘寒"の薬味で"その火を瀉す"（"陰火"を消す）ならば治癒する．『黄帝内経素問』には，"労"と"損"は"温める"ことで治療すると曰う．これは"脾胃の内傷による大熱"には"温剤"がよいことをいう．"苦寒の薬"（苦みがあり，体を冷やす薬）で"胃を瀉す"ことは禁忌である．そこで今，補中益気湯を立方した．…（処方内容等省略）…

2．立方の主旨

"脾胃の虚"というのは飲食労倦で"心火が亢ぶり"，それが"脾胃の虚"に乗じ，さらに"肺気"を犯す．そこで黄耆を最も多く用い，次いで人参・甘草を多用する．"脾胃が虚す"と"肺気"がまず絶えるので，黄耆を用いて皮毛を"益して"自汗させない．元気が損傷して喘鳴息切れするので，人参で"心"を補う．"心火"には炙甘草の甘味で"火熱を瀉"し，"脾胃の元気を補う"のである．もし腹が痛むときは炙甘草を多用する．…白朮は苦甘・温で"胃熱"を除き，腰臍の間の"血"をめぐらせる．升麻・柴胡は，"下陥"した"胃の清気"を引き上げ，また黄耆・甘草の"気味"を引き上げ，"衛気"の働きを補って"表を実する"．升麻・柴胡は苦平で味が薄いもので，"陰中の陽"であり，"清気を上昇"させるからである．一方，胸中では"清気"と"濁気"が相互に侵す状態であるので，陳皮で"気"を"理める"．陳皮もまた"陽気"の上昇を助ける．…以上のように辛・甘・微温の剤で陽気を生ずれば，（"陰火"で減じた）"陰血"も増える．人は甘温で血

〈注4〉水穀の気：飲食物の中の"精気"．
〈注5〉清気：精気の意であろう．
〈注6〉寒温：気温の意か？
〈注7〉脾胃：消化吸収機能とそれに関連する内臓．
〈注8〉喜怒憂恐：感情的ストレス．
〈注9〉労役：身体的疲労．
〈注10〉洪大：幅広く振幅の大きな脈の意．白虎加人参湯も洪大の脈とされるが，虚実の違いがある．補中益気湯では，手応えの弱い虚脈である．
〈注11〉脾胃の内傷：身体内部に原因があって"精気"を損ない消耗して起こった消化器機能の障害．

は生じないというが，張仲景は"血虚"を人参で"補っている"．…さらに当帰を加えて"血を和する"のである．（以下略）

〔解説〕

1．東垣という人

補中益気湯を創方した李東垣（1180-1251）は金元四大家〈注12〉の一人で，発熱疾患には，"傷寒"（急性発熱性感染症，インフルエンザ・腸チフスなど）などの"外傷病"〈注13〉以外に，"脾胃"（消化管機能）が損傷された"内傷病"〈注14〉もあると主張し，その治療に"温補剤"〈注15〉を用いたので温補派と称される．また，李東垣の師である張元素が易水の出身なので易水学派ともいわれる[7]．

補中益気湯を理解するには，李東垣について知ることが重要である．

【李東垣の伝】（真柳による[8-10]）

李東垣は，諱は杲，字を明之といい，東垣はその号である（p.664 附記3 参照）．家は河北の真定や河間で一番の大地主だった．幼い頃から群児と異なり冗談も言わず，長じては忠信に篤かった．接待で妓女に触れられるとその服を燃やし，妓女が無理に酒を飲ませると大吐したという．…母の死に無力だったため，易水の名医・張元素に大金を払って師事し（1199-1201），その法を会得した．…のち（蒙古の侵入で金が北京から開封へ1214年に遷都したため）河南の開封に行き，医を以て公卿間に交遊した．しかし開封も1232年に蒙古兵に包囲されたので，解除後に北渡して山東の（聊城や）東平に（1238年まで）寓居し，1244年（1243年末）に河北の真定に帰郷した．ここで（1247年頃）羅天益を弟子とし，1251年2月25日に72歳で没した．

…東垣の著作は没後…羅天益の尽力で刊行されていった．それらは成立年順に，『内外傷弁惑論』（1247），『脾胃論』（1249），『医学発明』（1249頃），『蘭室秘蔵』（1251），また天益が編纂した『東垣試効方』（1266）…がある．

2．李東垣が補中益気湯を創方した契機

真柳[7]は，以上の伝より李東垣が補中益気湯を創方するに至った契機を2点挙げられるという．すなわち，第一は，『内外傷弁惑論』冒頭[11]に東垣自身の経験として記されるように，開封が蒙古軍に包囲された際に衆医が外感病と内傷病を区別できず，日々数千人が病死したことに対する批判・反省であり，東垣はそのような状態（内傷）に対する治療の筆頭に補中益気湯を掲げたという．第二は東垣自身，そもそも"内傷病"になりやすい体質だったらしい点であるという．すなわち，東垣は「妓女が無理に酒を飲ませると大吐した」とあるような体質であり，そのため酒毒専用の葛花解醒湯（p.664 附記4 参照）や補中益気湯などのような"内傷"治療薬を開発したと考えられるという．

李東垣の論は，"飲食労倦"（飽食・饑餓・肉体的疲労）による"内傷"が，すなわち"脾胃の虚損"をきたし，その結果，"心火"（="陰火"）すなわち"虚火"が盛んとなり，"外傷"に類似した病状を示すという"ロジック"（擬似的な）を立て，それに対する対応として補中益気湯を創方したとする．そして，「立方の主旨」で，用いた生薬の役割を説明した後，症候の変化に応じて加減すべきことを述べている（p.662 附記1 参照）．

真柳[8]によれば，李東垣が脾胃の虚損に，彼の主張する人参・黄耆の組み合わせを用いた処方は，『内外傷弁』『脾胃論』『蘭室秘蔵』

〈注12〉金元四大家：劉完素（河間），張従正（子和），李杲（東垣），朱震亨（丹渓）

〈注13〉外傷病：外的要因の強い疾患．感染症，気温湿度などによる障害など．

〈注14〉内傷病：内的要因の強い疾患．とくに消化管機能の障害と栄養低下に基づくもの．

〈注15〉温補剤：身体を温める補剤（体力を益す薬剤）の意．

の3書で62処方もあり，彼が人参・黄耆の配合を重視したことがわかるという．

3．黄耆と人参の組み合わせ（参耆剤）について[8]

人参・黄耆は，馬王堆出土の『五十二病方』（前3世紀）や武威出土の漢代医書（1世紀），あるいは3世紀初の張仲景医書（『傷寒論』『金匱要略』）に記載されるが，両者ともに配剤された処方はなく，当時はさほど常用されなかったらしいとされる[8]．後漢1～2世紀の『神農本草経』では，人参は「五蔵を補う」とあるが，黄耆は皮膚の化膿を治すことを主とし，末尾に「小児の百病を補虚す」とあるのみである[12]．

現伝文献で人参・黄耆が同時に配剤される処方は，中国六朝時代，460年前後の『小品方』に初出するとされる[8]．近年わが国で発見された『小品方』残巻[13]に記載される当帰湯（95．当帰湯 参照），および当帰湯とともに『小品方』からの引用として『外台秘要方』に記載される黄耆湯[14]は，いずれも人参・黄耆・甘草・当帰が補中益気湯と共通する．とくに後者は，桂枝湯加人参・黄耆・当帰の構成であり，また主治条文中に虚労が挙げられる点で，その方意は補中益気湯に近い．

唐代では，『備急千金要方』の黄耆湯[15]が黄耆・人参・白朮を含む処方構成であり，主治条文に虚労が含まれる．また，"人参湯"[16]は人参・黄耆・甘草・当帰を含み，主治は「食を安じて気を下し，胸脇を理し，ならびに客熱を治す」とあり，補中益気湯により近づいている．

宋代，『増広太平恵民和剤局方』巻5補虚損の人参黄耆散[17]は，大観年間（1107-10年）の初版本に既に収録される処方である[8,18]．その薬味は，芍薬・紫苑・知母・黄耆・桑白皮・甘草・半夏・人参・桔梗・地骨皮・地黄・秦艽・茯苓・柴胡・鼈甲・天門冬と多いが，人参・黄耆・甘草・柴胡を含み，主治も「虚労，客熱，肌肉消痩，四肢倦怠，五心煩熱，口燥き咽乾き，頬赤く，心忪，潮熱，夜は盗汗有り，胸脇利せず，食を減じ，多渇，欬唾稠粘，時に膿血有るを治す」とする点で，補中益気湯に近い．また，同書・巻5補虚損の十全大補湯[19]は呉直閣増諸家名方（1131-62年の第2版方）[7,17]の1つであり，今日も医療用漢方製剤として頻用されているが，人参・黄耆・甘草・朮・当帰の5味までが補中益気湯と共通している．

なお，東垣が前述の立方の主旨で"清気を上昇"させるために柴胡・升麻を配剤したと述べている点について，真柳[8]は「この薬物の升降や浮沈の説は張元素の『医学啓源』が初出と思われ，升麻・柴胡にも言及する．また同書は元素に師事した東垣の手を経て，現在に伝わっている．したがって補中益気湯の創方に，元素の説が反映していることも疑いない」という．

2 中国医書の記載

■劉純の『玉機微義』（1396年成立）には，「形神労役し，或は飲食に節を失して，労倦虚損し，身熱して煩し，脈は洪大にして虚，頭痛，或は悪寒して渇し，自汗，力無く，気高くして喘するを治す」[20]（大意：補中益気湯は，心身の疲労，あるいは食事の不摂生の結果，疲労倦怠して体力が衰え，身体に熱感があって不快であり，脈は幅広く大きいが力がない，頭痛，悪寒，口渇があり，何もしていないのに汗が出る，息が切れて喘々するというものに用いる）とある．

■虞摶の『医学正伝』（1515年成立）巻2内傷[21]には，「我が東垣先生，生霊の夭枉を憫れみて『内外傷弁惑論』『脾胃論』等の書を著す．其の諄々として告誡するの意は，屡々飲食失節，労役過傷を以て，言を為して，補中益気等の湯を立つ」と，補中益気湯立方の契機を述べた後，方後に「是，飲食労倦，喜

怒を節せず，如し，病，熱中〈注16〉⁶⁾すれば則ち之を用うべし．如し未だ伝わらず，寒中すれば則ち用うべからざるなり」とある．また，巻3虚損²²⁾には，「飲食，節を失し，労役に傷られ，暴かに元気を傷られ，悪寒，発熱して，証，傷寒に似るものを治す」とある．

■薛己（1487-1559）の著作を集めた『薛氏医案』所収の『内科摘要』（1545年頃成立）各症方薬²³⁾には，「中風〈注17〉，虚弱，倦怠，口乾，発熱，飲食味無く，或は飲食，節を失し，労倦，身熱，脈洪大無力，或は頭痛，悪寒，自汗，或は気高くして喘し，身熱して煩し，脈微細軟弱，自汗，体倦，少食，或は気虚して血を摂する能わず，或は飲食労役して瘧痢を患う等の症，脾胃の虚するに因りて久しく愈ゆる能わざるを治す．或は，元気虚弱，風寒に感冒すれども，発表に勝えざれば，宜しく之を用いて之に代ゆるべし．若し病みて後，脾胃久しく虚し，四臓相生ずる能わず，或は洒淅〈注18〉として悪寒し，情，惨惨〈注19〉として楽しまず，目，慌慌〈注20〉として明ならず，陽気鬱遏〈注21〉せらる者は，急に附子を加え，以て陽を回らす」とある．

■薛己の『薛氏医案』巻4『女科撮要』（1545年頃成立）附方幷註・補中益気湯²⁴⁾には，「元気不足，四肢倦怠，口乾，発熱，飲食味無く，或は飲食，節を失し，労倦，身熱，脈洪大にして力無く，或は頭痛，発熱，或は悪寒，自汗，或は気高くして喘し，身熱して煩するを治す」とある．

■また，王綸の『明医雑著』に薛己が注を加えて補訂した『補注明医雑著』（1551年初刊）巻6附方・補中益気湯²⁵⁾には，「中気不足，或は誤りて尅伐を服し，四肢倦怠，口乾，発熱，飲食味無く，或は飲食，節を失し，労倦身熱，脈洪大にして力無く，或は頭痛，悪寒，自汗し，或は気高くして喘し，身熱して煩し，脈微細にして軟弱，自汗，体倦，食少なく，或は中気虚弱にして，血を摂むこと能わず，或は飲食労倦して瘧痢を患い，或は瘧痢等の病，脾胃の虚するに因りて愈ゆる能わざる者を治す．或は，元気虚弱，風寒に感冒して表を発するに勝えざれば，宜しく之を用い，之に代うるべし．或は房に入りて後に労役して感冒し，或は労役して感冒して後に房に入る者には，急に附子を加う．…脾胃，一たび虚せば，四臓倶に生気無し．…腎を補うは，脾を補うに若かずと曰うは，正に此の謂いなり．（以下略）」とある．大意は，「胃腸の働きが不足しているのに，強い薬を誤り服したために，手足がだるい，口渇，発熱，食物の味がわからないという場合，あるいは節度のない食事で，疲労倦怠し，身体に不快な熱感があり，脈が幅広く大きいが力がない場合，あるいは頭痛，悪寒，自汗する場合，あるいは息切れがして喘々し，身体に不快な熱感があり，脈は微細で力がなく弱く，自汗し，身体がだるく，食欲がない場合，あるいは胃腸の働きが低下しているために，"血"を制すること

〈注16〉熱中：『脾胃論』⁶⁾では，補中益気湯の方の直前の記載が『内外傷弁惑論』とは異なり，「脾胃の証，始めて得るときは則ち熱中す．今，立てて，始めて得るの証を治するは，補中益気湯．…（以下，処方内容を示す）」とある．これを受けた表現であろう．

〈注17〉中風：外感の軽症，すなわち感冒などの意でも用いられる用語であるが，ここでは脳卒中の意も含むか．『内科摘要』の最初の部分には，脳血管障害と思われる症例に補中益気湯加減を用いた数症例が記載されるので，これにも対応した表現と考えられる．

〈注18〉洒淅：ぞくぞくすることの形容．「さいせき」とも訓ずる．

〈注19〉惨惨：非常に心を痛める様子の形容．

〈注20〉慌慌：慌は，心中がむなしくて自信をなくし落ち着かないこと．慌慌は，うつろで落ち着かない形容か．

〈注21〉鬱遏：鬱は，こもる，ふさがるの意．遏は，とどめる，さえぎるの意．鬱遏は，抑圧に近い意であろう．

ができない場合，あるいは食べ物の不摂生と肉体的疲労で"瘧痢"（突発的な発熱と下痢を繰り返すもの）を患った場合，あるいは"瘧痢"などの症状が胃腸が弱ったために治らない者を治す．また，元気がなく衰弱しているために，外邪である風寒に罹患しても発表剤（麻黄剤など）に耐えられない者は，それに代わって補中益気湯を用いるとよい．性行為（房）の前後に身体が疲労して感冒に罹患した者には，附子を加えて用いるとよい」ということ．

■李梃の『医学入門』(1575年成立) 巻3下・内傷饑飽労倦総方・補益[26]には，『玉機微義』とほぼ同文の後に，「兼ねて婦人・室女の経候調わざると血脱を治す．益気の大法なり」とある．大意は，「既婚・未婚を問わず，女性の月経不順と"血脱"〈注22〉を治す．気力を益す中心となる方法である」ということ．

■呉崑の『医方考』(1584年成立) では，巻3虚損労瘵門[27]に「労倦して脾を傷り，中気不足して，言語に懶く，食を悪み，溏泄し，日に漸く痩弱する者，此の方，之を主る」，巻3気門[28]に「困乏労倦，其の中気を傷る者は，此の方，之を主る．○中は脾なり」，巻4脾胃門[29]に「飢困労倦，中気虚弱なる者は，此の方，之を主る．○中気とは，脾胃の気なり」，巻6痘門[30]に「中気虚弱にして，痘，起脹せざる者，此の方，之を主る」とある．

■龔廷賢の『万病回春』(1587年成立) の巻2内傷[31]には，『玉機微義』と同文があり，『内外傷弁惑論』と同様の加減方が方後にある．また，巻4補益門[32]には，『補注明医雑著』とほぼ同文がある．『万病回春』はわが国に大きな影響を与えたが，『玉機微義』，薛己の諸書などに基づく記載であることが推定できる．

■『内外傷弁惑論』『脾胃論』の記載と，劉純の『玉機微義』，薛己の諸書，および呉崑の『名医方考』などの記載とを比べると，前者が『黄帝内経素問』の陰陽五行説による観念論的説明が続くのに対して，後者はより症候論的な記載が多い．

3 江戸時代医家の論説（筆者意訳）

■曲直瀬道三（1507-94）の『啓迪集』(1574)には補中益気湯への言及が幅広く見られ，わが国の医書の中で年代の確実な補中益気湯への言及は同書に始まるとされる[8]．巻4内傷門[33]では，本処方に関する方証と加減が『医学正伝』『玉機微義』『内外傷弁惑論』などから引用される．小便不通[34]・虚損[35]・遺精[36]・心下痞満[37]・噦逆〈注23〉[38]・瘡瘍[39]・老人諸証[40]にも明代医書からの引用がある．『啓迪集』における本処方の幅広い応用は，明代医学の成果であるとともに，道三の見識で取捨選択された結果でもあり，以後，江戸期における本処方応用の端緒を拓いたとされる[8]．

■『衆方規矩』・労倦傷門[41]には，「中気の不足（＝消化機能低下），飲食労倦し，清気下陥（＝元気がなくなる）し，以て脾胃虚弱（胃腸が弱る），発熱頭痛，四肢倦怠，心煩し肌痩せ，日に日に漸く羸弱するを治す．此の薬は能く元気を升し，虚熱（虚弱状態での発熱）を退け，脾胃を補い，気血を生ず」とある．この後に多数の加減方が記載され，性行為の度に出血して痛む者に本処方に芍薬を加えて愈えた治験，虚弱児に用いること，婦人の産後の出血がなかなか止まらない者，不正性器出血が長引く者，月経が長引く者などに用いるという説など，興味深いものが多い．

■長沢道寿（?-1637）らの『医方口訣集』[42]には，「補中益気湯は，内傷による諸症，な

〈注22〉血脱：月経血過多，それによる貧血か．
〈注23〉噦逆：噫逆と同じ．しゃっくり．

らびに諸病で陽気が下陷（衰える）するものを主る．…自分（長沢道寿）が思うに，内傷とは，飲食労倦によって脾胃を傷られることをいう．…この処方を用いる口訣が6つある．①内傷の病で，頭痛，悪寒，発熱，寒熱往来，身体痛があり，口乾が甚だしく，外感に似た状態であるが，内傷で元気不足のためと判断できたならば補中益気湯を用いる．②生来虚弱の人が，外邪である風寒に感じて病むときでも，内傷のほうが重ければ補中益気湯に加減して用いる．もし外感が重ければ，まず外感の薬を用いた後に補中益気湯で体調を整えて治す．③生来丈夫な人でも，発汗剤・催吐剤・瀉下剤の治療を行った後で，なお完治しなければ，補中益気湯を用いる．…④"瘧病"（発熱発作を繰り返す病気，マラリアなど）で長く治らないものには，補中益気湯を用いる．慢性病では，気血が不足して邪気が体内深くに浸入するからである．…また下痢，咳嗽などの疾病で，元気がなくなっているものには，みな補中益気湯を与える．⑤手足の筋力低下と萎縮をきたす病気，手足の筋が痙攣して痛むもの，半身不随，身体に虫が這うような感覚が起こるもの，これらは多くは消化機能低下による．…脈証を確かめて補中益気湯を用いる．⑥夕方の発熱，小便が出渋る，大便が秘して燥く，舌が裂ける，口乾，自汗，盗汗などの症状があるものには，補中益気湯に八味丸（はちみがん）を兼用する」という．

■香月牛山（かつきぎゅうざん）（1656-1740）は『牛山方考（ぎゅうざんほうこう）』[43]で，「この処方は"内傷不足・清気下陷"の症を治す妙剤で，医中の王道である．李東垣の一生の工夫は，"升陽補脾"の説にある．…すべて諸大病の後，元気がなくなって衰弱し，胃腸の働きが低下した者には本処方に加減して用いる．病後の体調回復に有効である．…諸病の"陰陽虚弱"，あるいは老人の衰弱，あるいは大病の後，あるいは産後出血の類などで，次第に痩せて食べられなくなり，元気が日ごとに消耗してくるものには，昼はこの処方を用い，夜は六味丸を用いるとよい場合がある．あるいは昼は六味丸（ろくみがん），夜は補中益気湯を用いるのもよい．（以下略）」という．これは，六味丸でなく八味地黄丸（はちみじおうがん）のよい場合もあると思われるが，いずれの場合も，胃腸障害に気を付けなければならない．

■北尾春圃（きたおしゅんぽ）（1658-1741）は『当壮庵家方口解（とうそうあんかほうくげ）』[44]で，「補中益気湯は，自汗あるいは発汗しやすい表虚の者に効果がある．…○"気高く喘し"とあるのは，喀痰があって，はじめの1つ2つは咳で出せるが，あとが力のない咳のために，痰を出し切る力が弱いのである．この薬を飲むと力が出て痰を出し切ることができるので咳が止まる．…○速やかに胃腸の働きを助けて元気を回復したいときには，黄耆，升麻，柴胡などは反って入れない．人参の効果が薄くなるからである．四君子湯に乾姜（かんきょう），桂皮（けいひ），附子を加えて用いるとよい．○世俗，医の道に詳しくない者は，"脾胃を補う"のは補中益気湯に限るように思っている．これは本来の理を知らない者である．消化機能減衰が著しいときには，補中益気湯を漫然と用いていると次第に衰弱してくるものもある．…胃腸が弱ければ，人参，白朮，乾姜，桂皮，附子である．…○補中益気湯の"升提（しょうてい）"〈注24〉の効果を得たいときには附子を加える．…○産後に子宮脱がおさまらないとき，あるいは恥骨結合の弛んだものには，本処方，あるいは桂皮を加えて用いる．○婦人の子宮出血，月経が止まらないものなどで顔色が悪くなり元気もなくなった者に用いる．○熱病で発汗が止まらないときには，黄耆建

〈注24〉升提：下垂したものを引き上げる意．「陽気下陷を升提する」と表現される．子宮下垂，膀胱下垂，脱肛に補中益気湯が有効な場合があるのは，この作用によるとされる．

中湯と併用する．○虚弱者の尿閉には人参を倍にして用いる．…○中風（脳卒中）の後に手足麻痺，指趾知覚鈍麻があるときには，附子，木香，あるいは桂皮を加えて用いるとよい．○どんな病気でも，慢性化して元気がなくなった者に用いると効果を得ることがある．その場合，この処方の味を好むものにはよく効く」という．

■津田玄仙（1737-1809）は『療治経験筆記』巻1・補中益気湯[45]で，「この方を広く諸病に用ゆる目的は，

①〔手足倦怠〕倦怠とは，手足が落ちるようにだるく，力がないことを云う．

②〔語言軽微〕語言軽微の語言とは，日常の"ものいい"（しゃべり方）のことである．軽微とは"かるくかすか"の意で，言動が"たよたよ"といかにも力がなく，軽く微かにで，弱々しく聞こえる症状を云う．

③〔眼勢無力〕眼力が，ちょっとみると普通のように見えるけれども，よく注意してみれば"目の見張り"が，くたりとして，いかにも力がないように見えることを云う．

④〔口中生白沫〕白沫とは，病人が食べものを口の中に入れてかむときに，口辺に白沫を生ずるものである．…

⑤〔食失味〕…甘いものも酸味のものも苦いも辛いも口中でわからず，皆，糠をかむようで食べたくない…と云うものである．…

⑥〔好熱湯〕胃腸が弱って補中益気湯の応ずる証では，どれほど発熱していても口には煮たった（熱い）物を好むものである．…

⑦〔当臍動気〕補中益気湯の適応となる"脾虚"（胃腸虚弱）の症状は，臍の周辺を手で按圧してみると必ず"動気"（大動脈拍動）が甚だしいものである．…

⑧〔脈散大而無力〕散とは脈がパッと散り広がって，しまりのない脈をいう．大は太く触れる脈である．指を軽く圧迫して触れると"散"（動脈壁の緊張が弱いもの）で，脈の幅が広く太く打つように感じるけれども，指を沈めて強く圧迫してみれば，拍動の力が弱く打つものを散大而無力という．（以下略）」と，8つの重要な症候を挙げて解説している．

さらに，「"手足倦怠"1つは，補中益気湯の8つの目標の中でも最も重要である．この徴候1つがなければ他の7つがすべて揃っていても補中益気湯の適応と決め難いことがある」とする．ただし，その後で，「手足倦怠という症候だけならば，補中益気湯の目的とするばかりでなく，清暑益気湯，…四君子湯，六君子湯をはじめとして，脾胃を補う薬方は，みな手足倦怠を目的にとって当然である」という．津田玄仙のこの口訣は大変に有名であり，また有用なものである．

■有持桂里（1758-1835）は『校正方輿輗』巻14・癰疽[46]で，「癰疽（皮膚の化膿性疾患）で，日数を経て身体の元気がひどく衰えた者には補中益気湯を用いるとよい」という．

■和田東郭（1744-1803）は『蕉窓方意解』[3]で，「これもまた小柴胡湯の変方である．…軽重の中間に位する味わいの処方で，無量の具合がある処方であるから，また無量の功用があるのである．…"胃の気が薄い"（胃腸の弱い）ものでなければ用いても効果がない」という．

■浅井貞庵（1770-1829）は『方彙口訣』で，「補中益気湯は，"脾胃"の薬であり，"脾胃の手前"〈注25〉に目をつけて治療するときには，手広く効果がある．婦人の産前後，外科でも小児科でも，何病でも，"脾胃"に着目して，この処方を用いる．…何病と決めつけることはなく何でもよい．…要点を言えば，身体が疲れて気分も弱り，飲食が節度を失い，"骨折りわざ"（動くのが大儀）で，体が弱り，頭痛，悪寒，自汗，口渇があり，時々熱が出

〈注25〉脾胃の手前：五行循環で"脾"の手前は"心"であることをいうか．

て，息ぎれがし，なんとなく勢いがない（元気がない）というのが，補中益気湯の主治である正面の症である」[47]といい，補中益気湯加五味子・麦門冬（＝味麦益気湯）について「これ医王生脈である．これの効く病人はよくある．明け方に痰，咳の多いのは脾胃の虚で，…明け方に格別喀痰が多く出るというのは食物の消化がよくないのである．多くある症状で，朝は痰が多く，夜はどうしても臥床できない．この症に本処方を用いると妙効がある」[48]とし，補中益気湯加半夏茯苓（すなわち六君子湯との合方）について「飲食の節度を失い，腹が張り，げっぷが出て，呑酸があり，足の指が腫れて痛み，指の縫から水が出るという病人である」[49]とし，補中益気湯加茯苓芍薬について「痔もちで，労働すると脱肛して痛む，痛むうちに滲出液が出る，このような症状に用いる」[50]とし，補中益気湯加麦門冬，五味子を「これが医王生脈である．口舌に腫れ物があり，悪寒発熱して身体は疲れ，食欲がないのは…"労役"の筋である．よくこの処方を用いる」[51]という．

■百々漢陰（1776-1839）・百々鳩窓（1808-78）の『梧竹楼方函口訣』には，「補中益気湯を"中風"（脳卒中）に用いたのは，『内科摘要』の薛己の案が最初である．気虚の中風に用いる．その症状は，熱なく，…ただ脈が悪く，右または左の半身が不随で，目の張りがなんとなく悪く，元気のない者に用いる．心配したり，労倦したりした疲れからくる中風に用いる．…また中風で大便のゆるい者は油断ができないが，それにはこの処方を用いて，気を引き立てればよい．…また，中風で脱肛または尿閉するものに，この処方を用いると奇効がある」[52]，「補中益気湯は，陽気下陥して下痢するものに用いる」[53]，「補中益気湯は，李東垣が工夫して，労役で脾胃の元気が下陥し，大熱を発するものに用いるというのが本来の使い方である．その脈は洪大といって洪大には違いないが白虎湯証の洪大などとは違って，"指を鼓する"といって，そこはかとなく，ただうわべでかさ張った感じのするものである．これは，虚候のものに時々見られる脈である．李東垣の時分は，金・元の時代で，兵乱が続き，諸々の民は１日も身心が安んずることなく，そのために労役症を患う者が多かった．微邪がその虚に乗じて体内に入ると，邪は格別のことがなくても，内傷下陥によって熱勢が激しく，あるいは舌に黒苔が生じるにまで至るなど，外邪が非常に盛んなように見える．この外感に類似した内傷は，大変見分けにくいもので，未熟のうちは，大黄や石膏などの大剤を投じたくなるほどに見えるものである．ここで肝要なことは，脈の"洪大，指を鼓す"というところを目標にする．しかし，この判断は，幾度か自ら体験しないことには困難で，口で伝えるのは難しい．俗医はこのことを知らず，ただ真の傷寒や瘟疫の類であるとして，石膏，芒硝，大黄などを用いて，その結果，人命を誤って損なうことも数知れない．東垣は，この非命の死を憐れんで，この処方を製したのである．…○脳卒中（中風）で，尿閉するものに奇効がある．…○脱肛に用いる．よく収まるものである．…○老人の尿閉に効果がある．○老人が大便秘結し，燥糞が肛門から出かかり，大いに気ばっても出ないものには，この処方を用いる．…○妊婦の尿閉で，虚に属するものには，本方に茯苓，猪苓，沢瀉の類を加えて用いる．（以下略）」[54]とある．

■浅田宗伯（1815-94）の『勿誤薬室方函口訣』には医王湯[4]として収載され，「この処方は，元来は東垣が，建中湯，十全大補湯，人参養栄湯などを差略して組み立てた方なので，後世家に種々の口訣があるけれども，畢竟（結局のところ）小柴胡湯の虚候を帯びた者に用いるべきである．補中だの益気だのと云う名義に泥むべきではない．…（…津田玄

仙の8つの口訣，薛己の説，龔廷賢の説を引用）…前に述べた通り，（病位が）少陽柴胡の部位にあって，内傷を兼ねる者に与えれば間違いない．故に婦人男子共に虚労雑症にかかわらず，この処方を長服して，効果を得ることがある．婦人には最も効果がある．また，諸の痔や脱肛の類で疲れが多い者に用いる．また，補中益気湯の適応症状で，煮たてた熱い物を好むときには附子を加える．どれほど口渇があっても附子を苦にしない」とある．

4 近年の論説

■『漢方診療医典』[55)]には，「本方は小柴胡湯を用いたい場合で，しかも，疲労しやすく，腹壁の弾力の乏しい虚証のものに用いる．一般に脈は軟弱で手足倦怠，語言や眼勢に力が無く，あるいは微熱，食欲不振，盗汗，臍部に動悸の亢進などがあるものによい．病勢が激しく，熱情が発揚性のものには注意を要する．…本方は虚弱者の感冒，胸膜炎，肺結核，腹膜炎，夏やせ，病後の衰弱，神経衰弱，脱肛，子宮脱出，虚労，陰萎，半身不随，多汗症などに応用される」という．

■ 大塚敬節（1900-80）の『症候による漢方治療の実際』[56)]では，疲労倦怠，盗汗・多汗，不眠（手足煩熱による），食欲不振，麻痺など（脳血管障害）の項に記載される．

症 例

症例1 微熱衰弱に補中益気湯（松田邦夫治験）[57)]

〔患者〕70歳　男性　無職
〔主訴〕微熱・衰弱
〔初診〕X年12月
〔既往歴〕特記すべきことなし
〔現病歴〕1年前の夏，かぜをひき，近医にかかっていたが，高低不定の発熱がどうしてもとれず，癌を疑われて大病院を紹介された．そこで，1ヵ月半の間入院した．…夜は寝汗がひどく，毎晩寝巻を8枚替えた．結局，蓄膿症が見つかり，その治療を受けたところ，ようやく熱は下がって微熱程度となった．その後，中ぐらいの病院に転院したが，そこでも微熱は下がらず，肝臓と糖尿が悪いといわれた．治療を受けたが，無効であった．現在も毎日，37℃台の微熱が続き，ひどく疲れる．体重は7〜8kgやせた．寝汗も依然として同じである．

〔身体的所見〕身長168cm，体重50kg．顔色や栄養状態はきわめて悪い．舌は乾き，やや赤くむけたようで苔はない．脈は沈の傾向で弱く数（1分間に90台）．便秘がちで，夜間尿は3回．血圧は122-80mmHg．腹診で，腹壁は軟弱であるが，特記すべき所見はない．

〔経過〕補中益気湯（煎じ薬）を投与．10日後，来診．食欲が著明に改善しはじめた．少し太ってきた．尿量がふえはじめた．便秘がちであったのが，自然排便があるようになってきた．患者はまじめに服薬を続け，いつしか微熱は出なくなった．寝汗もかかなくなった．服薬5ヵ月後の診察では，体重は52kgに増えた．以前は腰が立たず，歩けなかったのが，歩けるようになった．微熱，寝汗はもちろんなく，疲れもなくなり，日増しに気分がよくなってくる，という．…以前，病院で指摘された肝臓や糖尿病の具合がすっかりよくなった．最近は，好きなゴルフの練習も始めた．…以前は，歯を磨く時間立っているのもつらかったのに，今はなんともない．家内が，黄色かった顔色がよくなったと喜んでいる，などとにこにこしながら話すのであった．

〔松田の考察〕不明熱の治療に，補中益気湯は卓効を示す．まことに医王湯の名をはずかしめないことを実感した次第である．（一部改変）

症例2 「出産後髪が抜ける」に補中益気湯
（松田邦夫治験）[58]

〔患者〕29歳　女性
〔主訴〕出産後髪が抜ける
〔初診〕X年11月
〔現病歴〕X年8月，第二子出産後，髪が抜けるようになった．皮膚科にも行き，いろいろ手当てをしたが無効であった．若いのに髪の毛がまばらになったと，ひどく悲観していた．
〔身体的所見〕身長160cm，体重70kg．健康で，ほかに特記すべきことはない．
〔経過〕補中益気湯を投与．頭髪は抜けなくなり，3ヵ月後には，すっかり毛が生えて，ふつうの頭になった．
〔松田の考察〕…本例では出産後の体力回復の遅れを治すことによって脱毛が止まったものである．出産は女性にとって大変な重労働であり，漢方の補剤を適宜使用することが望ましい．

症例3 疲れやすくかぜをひきやすい女性
（筆者経験例）

〔患者〕35歳　女性　主婦
〔主訴〕疲れやすい・かぜをひきやすい
〔既往歴・家族歴〕特記すべきことなし
〔現病歴〕数年来，非常に疲れやすい．疲れるとすぐに咽喉が痛み，発熱しやすく，動悸や頭痛が起こったり，微熱が出たりしやすい．普段でも外出から帰宅するとすぐに横になりたくなる．朝起きられない．食後に眠くなる．夜はいくらでも眠れる．胃腸虚弱で，かぜ薬が飲めない．毎冬しもやけができるので，寒い時期には靴下を3枚重ねている．
〔身体的所見〕身長161cm，体重49kg．顔色普通．胸部理学的所見に異常ない．脈は小さくて触れにくく弱い．腹部全体が軟弱で心下部拍水音（振水音）がある．皮下脂肪は軟らかく，しまりがない．手足の皮膚は冷たい．力のない小さい声で症状を訴える．神経症や抑うつ状態という印象はない．甲状腺腫大なし．血液生化学的検査にも異常なし．
〔経過〕医療用・補中益気湯エキス顆粒（1包2.5g）を1日3回投与．1ヵ月後，「少し疲れにくくなった気がする．かぜもなんとなくひかない．以前より好調か」と言う．3ヵ月後，「この薬を飲んでいると体調がよく，食事が美味しい．気持ちよく眠れる．体重が増えて，52kgになった」と言う．5ヵ月後，「子供に『おかあさん元気になった．前は寝てばかりいて嫌だった』と喜ばれた．主人にも，『前はかぜばかりひいていたのに，丈夫になって体のことを言わなくなった』と言われた．以前は休日も寝ていることが多かったが，最近は元気に外出できる」とのことであった．8ヵ月後，「先日，家中がかぜをひいたのに，自分ひとり元気で看病できた．薬を飲んでいると大変に好調なので，このままずっと服用を続けたい．食欲のあり過ぎるのが心配な程．体重53kg．」と言う．1年後，「かぜもほとんどひかず，元気で体調もよい」と，大きな明るい声で電話をくれた．さらに1年ほど服用を続けた後，服用を中止した．他の患者を紹介してきたときの話では，大変に好調とのことであった．

鑑　別

■十全大補湯

疲労倦怠，難治性疾患，悪性腫瘍などで要鑑別．十全大補湯は，貧血傾向や，皮膚粘膜の乾燥あるいは萎縮傾向が見られる者に用いる．補中益気湯では，貧血，"枯燥"（皮膚粘膜が枯れ枝のように乾燥萎縮すること）傾向はなく，冷えも少ない．気管支炎，COPDなど，気道の炎症性疾患には補中益気湯を用いる．悪性腫瘍の再発抑制，抗癌剤や放射線療法の副作用軽減などには，十全大補湯を用

いることが多い．鑑別の難しいことも多く，十全大補湯で胃腸障害を起こす者には補中益気湯，補中益気湯でも胃腸障害を起こせば六君子湯などを用いる．

■ 六君子湯，四君子湯，人参湯

慢性疲労，全身倦怠，食欲低下などで要鑑別．六君子湯，四君子湯，人参湯は食欲不振や上腹部愁訴（胃もたれなど）などの消化器症状が主の場合に用いる．補中益気湯は，疲労倦怠感などの全身症状が主で消化器症状は随伴的な場合に用いる．六君子湯，四君子湯，人参湯はどれも食欲不振，不消化感，嘔気，下痢などの胃腸症状に用いるが，六君子湯はやや虚弱な者，四君子湯，人参湯は痩せて栄養状態の悪い者に用いる．痩せて，冷えの強いときには人参湯を考え，倦怠感が主のときには四君子湯を用いる．補中益気湯服用後に胃もたれなどが起これば，六君子湯以下を考える．

■ 帰脾湯，加味帰脾湯，加味逍遙散

軽い抑うつ状態で易疲労倦怠感を主訴とする例で要鑑別．疲労倦怠感，身体や手足が重いなどの身体的愁訴が主で，不眠傾向が少ない場合には補中益気湯をまず用いる．疲労倦怠感とともに，不安，焦燥感，抑うつ気分を認めるときには，加味逍遙散，加味帰脾湯，帰脾湯などを考慮する．明らかな抑うつ状態には抗うつ剤治療を優先する．帰脾湯，加味帰脾湯は，補中益気湯と同様に，体質虚弱で疲れやすいという者が不眠，不安，抑うつ傾向のあるときに用いる．加味逍遙散は，更年期の抑うつ状態や神経症傾向のある例に用いる．ホットフラッシュなどの自律神経症状が強いときによい．

■ 小柴胡湯

呼吸器疾患（感冒，気管支炎，COPDなど）で要鑑別．小柴胡湯は，体格栄養状態中等度で，腹筋緊張良好，脈も通常程度の緊張であり，食後嗜眠傾向，倦怠感などはほとんどない．補中益気湯は，倦怠感，腹部軟弱，汗が出やすい，寝汗，食欲低下などをともなうことが多い．

■ 柴胡桂枝乾姜湯

軽い抑うつ状態，不眠症，呼吸器疾患で要鑑別．補中益気湯に較べて痩せ型で皮下脂肪の薄い者が多い．微熱，寝汗，咳嗽，倦怠感，動悸などは共通．ときに鑑別は困難．

■ 清暑益気湯

夏ばて，夏痩せで要鑑別．ほてり感が強ければ清暑益気湯を用いる．冷房で冷えて不調というときは補中益気湯を用いる．

Evidence

補中益気湯に関する臨床および基礎の研究はきわめて多い．まことに医王湯という名前に相応しい．以下に紹介するのは，筆者に興味深く思われた論文であるが，これら以外にも優れた研究は少なくなかった．残念ながら，時間的制約と論文を理解するための筆者の能力不足とにより，多くを割愛せざるを得なかった．このことを特に付言しておきたい．

I．臨床研究

悪性腫瘍，慢性閉塞性肺疾患 chronic obstructive pulmonary disease（COPD），アトピー性皮膚炎，虚弱者，高齢者などに関連した報告の概要を紹介するが，他に，難治性感染症（MRSA感染など），抑うつ状態，子宮下垂，男性不妊症，性機能障害など，様々な領域にわたる報告がある．

◼ 1 肺癌化学療法の全身倦怠感に対する効果
（森ら，1992）[59]

〔概要〕癌化学療法の副作用として全身倦怠感は頻繁に見られ，ときに dose limiting factor となる．肺癌化学療法にともなう全身倦怠感に対する補中益気湯の有用性を検討．

シスプラチン5日間持続静注を含む多剤併用療法を受けた原発性肺癌43例を対象とするランダム化比較試験．補中益気湯投与群21例，非投与群20例．全身倦怠感の有無・程度，気分の程度，消化器症状のアンケート調査で判定．投与群は非投与群に比して有意に全身倦怠感の頻度は少なく，程度も軽かった（$p<0.01$）．気分・食欲不振の改善も認められた（$p<0.01$）．副作用はなかった．癌化学療法にともなう全身倦怠感の予防に対し，補中益気湯は有用と考えられるという．

2 Immuno-compromised hostにおける免疫栄養改善効果（鈴木ら，2002）[60]

〔概要〕救命救急センターに入院した患者に，補中益気湯またはプラセボ（乳糖）を無作為投与，免疫栄養状態を比較した．補中益気湯投与群7例，プラセボ群6例での検討の結果，予後判定に用いられる免疫栄養指数[prognostic nutrition index：PNI＝アルブミン(g/dL)×10＋末梢リンパ球(1/μL)×0.005]は，補中益気湯投与群で対照群に比して有意の増加が認められた（$p<0.05$）という．

3 帯状疱疹後神経痛の予防効果（谷口ら，2002）[61]

〔概要〕帯状疱疹急性期患者57例を補中益気湯投与群42例と非投与群15例に分けて12週間投与して24週後まで観察，比較検討．自覚症状をVisual Analogue Scale（VAS）で評価した．結果，観察24週後の投与前と比較したVAS比率（24週後VAS／投与前VAS）において，投与群が非投与群に比して有意に改善した（$p<0.05$）．結論として，帯状疱疹急性期に補中益気湯を12週間内服投与することにより，24週後の帯状疱疹後神経痛を有意に抑制したという．

4 虚弱高齢者に対する効果：プラセボ対照二重盲検比較試験＜N-of-1試験＞（Satohら，2005）[62]

〔概要〕目的は，全般的に虚弱な高齢者に対する補中益気湯の効果を評価すること．方法は，参加者15名の高齢患者（年齢 mean±SD＝78.4±7.8）．多施設，前向きランダム化二重盲検，プラセボ対照比較試験．ただし，補中益気湯に反応した者（レスポンダー）限定のN-of-1試験．事前準備期間に患者はレスポンダーと非レスポンダーに分けられ，レスポンダーのみがこの試験に参加．レスポンダーは次の3群に無作為割付けされた．すなわち①実薬（補中益気湯投与）−プラセボ群，②プラセボ−実薬群，③実薬−実薬群である．各投与期間は6週間，その間にウオッシュアウト期間2週間を置いた．Quality of Life（QOL）は，Short Form 36 Health Survey（SF36），Profile of Moods States（POMS）で評価．生体防御の指標として，NK細胞活性，末梢リンパ球のinterleukin（IL)-2産生能，lymphocytes prolifarating activity，lymphocytes cell-surface antigensを測定した．結果として，SF36のphysical component summary（PCS）において，補中益気湯投与群で有意の改善を認めた（$p<0.05$）．POMS分析では，6項目中4項目（怒り−敵意，倦怠感，緊張−不安，混乱）で有意差を認めた（それぞれ$p<0.01$，$p<0.05$，$p<0.01$，$p<0.05$）．リンパ球表面抗原に関しては，CD3陽性細胞，CD3CD4二重陽性細胞が補中益気湯群で有意に増加した（$p<0.05$）．結論として，補中益気湯は，虚弱高齢者のQOLを改善し，免疫状態を活性化するという．

5 胃癌・大腸癌の手術侵襲に対する効果（斎藤ら，2006）[63]

〔概要〕胃・大腸癌で手術予定の患者を，

補中益気湯投与群22例（7.5g/日×術後1週間投与）と対照群26例に無作為割付け，コーチゾール，sTNF-R1，sIL-2Rを術直前と術後1日目に測定，各種臨床指標を群間比較．結果，投与群では対照群に比して，術後1日目のコーチゾールの増加が有意に抑制され，術後の発熱も有意に抑制された．結論として，補中益気湯は手術侵襲に対する生体反応の程度を緩和し，術後の過度なsystemic inflammatory syndrome（SIRS），compensatory antiinflammatory response syndrome（CARS）を抑制したとする．

6 手術侵襲ストレスによる免疫抑制を防ぐ効果（Kimuraら，2008）[64]

〔概要〕手術侵襲ストレスによる免疫抑制は，癌患者における術後再発あるいは遠隔転移を促進することが示唆されている．手術後のNatural-Killer（NK）細胞障害は早期再発，癌転移，術後合併症に影響を与える．著者らは，この報告以前の研究で，ミトコンドリア膜電位 mitochondrial membrane potential（MMP）の低下がアポトーシスの過程にある末梢血リンパ球 peripheral blood lymphocytes（PBL）において検出可能であり，手術後のPBL（主としてCD56陽性NK細胞）におけるMMPのモニタリングは，免疫系に対する外科的ストレスの大きさを評価するのに有用なマーカーであることを示したという．この報告では，消化管悪性腫瘍を有する患者において，外科的ストレスにより惹起される免疫抑制に対する補中益気湯の術前投与の効果が検討された．免疫機能をモニターするため，MMPとNK細胞活性とを，補中益気湯を術前7日間投与した群20例と非投与群（対照群）27例とで，術前と術後にPBLにおいて測定した．血漿カテコールアミン値とIL-6値も手術前後で検討された．結果，補中益気湯投与群におけるMMP高値のCD56陽性細胞（NK細胞）の数とNK細胞活性とは対照群に比して有意に高かった（それぞれ$p<0.026$, $p<0.037$）．血漿ノルアドレナリン値とIL-6値の術後上昇は，補中益気湯の術前投与によって抑制された（それぞれ$p<0.023$, $p<0.039$）．結論として，補中益気湯の術前投与は，手術侵襲ストレスによって惹起される免疫抑制を，NK細胞活性を維持し，またストレス・メディエータの上昇を抑制することによって，防ぐことが示唆されたという．

7 補中益気湯は慢性閉塞性肺疾患患者の感冒罹患や急性増悪を抑制し，栄養障害を改善する（Tatsumiら，2009）[65]

〔概要〕COPD患者を対象とする多施設ランダム化比較試験．補中益気湯投与群34例，対照群37例について6ヵ月間の評価を行った．その結果，補中益気湯群では対照群に比較して，自覚症状スコアであるSt. George's Rerpiratory Questionnaire（SGRQ）が有意に低下（$p<0.05$），QOL改善が示された．感冒の罹患回数および急性増悪回数は有意に改善された（いずれも$p<0.05$）．全身性炎症のマーカーとなる高感度CRP，tumor necrosis factor（TNF）-α，およびIL-6には有意の変化がなかった．栄養状態の指標となるプレアルブミン prealbumin値は有意に改善した（$p<0.01$）．結論として，補中益気湯はCOPD患者の感冒罹患や急性増悪を抑制すること，栄養障害を改善することが示唆されたとする．

8 アトピー性皮膚炎に対する有効性：プラセボ対照二重盲検比較試験（Kobayashiら，2010）[66]

〔概要〕日本皮膚科学会の診断基準でアトピー性皮膚炎と診断され，かつ気虚判定表により"気虚"と判定された患者に対する補中

益気湯の効果を検討．対象患者は，試験開始前に4週間以上ステロイド外用薬やタクロリムス外用薬で治療を行い，試験開始後4週間以上同じ治療内容を継続可能と判断した，20〜40歳の外来患者76例．方法は，多施設でランダム化二重盲検比較試験を行った．投与開始時の治療方法に併用して，補中益気湯またはプラセボ各7.5gを1日2回に分けて投与．12週間後，24週間後に点数化された皮疹の重症度および外用薬の使用量を評価．外用薬はランクに分けて点数化（ベリーストロング8点，ストロング4点，マイルド2点，ウィーク1点，タクロリムス4点）し，その使用量×点数を使用点数として，変化率（％）を以下のように計算：変化率（％）＝（評価時までの平均使用点数−服用前の使用点数）／（服用前の使用点数）×100．結果として，24週間後の皮疹の重症度には有意差がなかった．外用薬使用量は，24週間後で2群ともに増加していたが，その変化率は補中益気湯群がプラセボ群％に比べて有意に抑制されていた（$p<0.05$）．また，24週間後に外用薬の使用量が50％以上増加した場合を増悪症例とすると，補中益気湯群37例では増悪症例は1例，プラセボ群39例では7例で，補中益気湯群がプラセボ群に比べて有意（$p<0.005$）に悪化が抑制された．結論として，"気虚"と判定されたアトピー性皮膚炎患者に補中益気湯を投与することで，ステロイドあるいはタクロリムス外用薬の使用量を抑制する効果が期待できること，増悪を防ぐ効果が期待できることが明らかとなったとする．

II．基礎研究

補中益気湯に関する基礎研究には，免疫系に対する作用，とくに自然免疫系とTh1/Th2バランスに対する作用に関するものが多い．Th1系反応の賦活は抗腫瘍免疫に結びつくので，この点からの研究も少なくない．また，消化管，気道などの粘膜免疫系に対する作用に関連した一連の研究もある．このほか，実験的自己免疫性脳炎に対する作用，造精作用，抗うつ作用などに関する報告もある．

1 NK細胞活性に及ぼす作用と抗腫瘍作用

1．NK細胞活性の上昇（大野, 1988）[67]

〔概要〕補中益気湯の臨床効果とNK細胞活性について，疾患群35例（関節リウマチ25例，シェーグレン症候群7例，感染症遷延例3例）と健常対照群10例で検討．服用後，疾患群と対照群間に有意差はなかったが，疾患群において，補中益気湯服用前に比して服用後には有意のNK細胞活性上昇が認められた（$p<0.05$）．補中益気湯服用で臨床症状（食欲不振，易疲労性，全身倦怠感など）の大部分の改善が認められた8例では，NK細胞活性が，投与前に比しても，正常対照群に比しても有意に上昇した（それぞれ$p<0.01$，$p<0.05$）．培養リンパ球においても，補中益気湯添加によりNK細胞活性は有意に上昇した（$p<0.05$）．CD4，CD8モノクローナル抗体処理による実験から，補中益気湯のNK細胞活性に対する効果は，T細胞系リンパ球を介する作用ではなく，NK細胞自体に対する作用であることが示唆されたという．

2．NK細胞活性化による抗腫瘍作用（Choら, 1991）[68]

〔概要〕補中益気湯はNK細胞を活性化して腫瘍細胞増殖を抑制するという．

3．高齢マウスにおける免疫修復および抗腫瘍作用―十全大補湯との比較（Utsuyamaら, 2001）[69]

〔概要〕補中益気湯は，T細胞，NK細胞，抗SRBC抗原反応において，高齢マウスの損傷した免疫機能の修復に有効であった．若年マウスでは効果が見られなかった．十全大補湯は，高齢マウスのT細胞数増加にはきわめて有効であったが，NK細胞に対する作

用はわずかであった．若年マウスでは変化が見られなかった．NK 活性は高齢マウス，若年マウスともに十全大補湯によって増加した．B16 メラノーマの肺転移コロニー数は，若年マウス，高齢マウスともに，十全大補湯の治療により有意に減少した．

4．予防的投与の免疫学的効果 (Cho ら，2004)[70]

〔概要〕補中益気湯の予防的投与により，脾の NK 細胞数は投与後 32 週間後で対照群に比して有意に増加した．NK 細胞感受性の高いマウスのリンパ腫（YAC-1）に対する細胞毒性（すなわち NK 活性）は，投与後 1 週間で対照群に比し，有意に上昇したが，投与後 32 週では有意差がなくなったという．

2 Th1/Th2 バランス調整作用の観点から

ヘルパー T（Th）細胞は，IL-2，インターフェロン interferon（IFN）-γ を産生，マクロファージを活性化させて感染防御に重要な細胞性免疫を誘導する Th1 タイプと，IL-4，IL-5 などを産生して IgE を含む抗体産生による液性免疫を誘導する Th2 タイプとに大別され，Th1 低下は易感染状態，Th2 亢進はアレルギー疾患増悪などに関連するとされる．補中益気湯，十全大補湯などには，この Th1/Th2 バランスの調整作用があると考えられている[71]．

1．Th2 細胞への分化抑制による IgE 産生抑制作用 (Kaneko ら，1997)[72]

〔概要〕BALB/c マウスに抗原 DNP-KLH と Th2 誘導アジュバントの水酸化アルミニウムを腹腔内投与して免疫誘導したマウスの抗原特異的 IgE の産生は，免疫直後から補中益気湯を経口投与することにより有意に抑制された．しかし，抗原特異的 IgG1 および IgG2a には影響がなかった．また，免疫 14 日後に抗原再刺激で得られる脾細胞の培養において，補中益気湯投与群の細胞による抗原特異的 IgE および IgG1 産生は有意に抑制された．脾細胞から分離された $CD4^+$ 細胞と B 細胞との混合培養では，これを補中益気湯投与群の $CD4^+$ T 細胞と B 細胞とに入れ替えると IgE 産生は抑制された．サイトカインについては，IL-2，IL-4 が補中益気湯投与群で有意に抑制されたが IFN-γ には影響がなかった．これらの結果から，補中益気湯は IL-4 を産生する $CD4^+$ T 細胞（＝Th2 細胞）の分化を抑制することによって IgE を低下させると考えられるという〈注26〉[73]．

2．インターフェロン産生誘導とマクロファージ活性化─Th1 増強作用 (Yamaoka ら，1998)[74]

〔概要〕BALB/c マウスのリステリア菌 Listeria monocytogenes 経口感染において，補中益気湯は，腸管上皮間リンパ球からの IFN-γ 産生を誘導し，パイエル板 Peyer's patch および肝におけるマクロファージの殺菌活性を増強することで，菌の増殖を抑制したという〈注27〉[71]．

3．I 型アレルギー遅発型反応の抑制─Th2 抑制作用 (Kaneko ら，1999)[75]

〔概要〕抗原 DNP-KLH で感作した BALB/c マウスに，同一抗原を腹腔内投与後，I 型アレルギー反応として，即時型反応に引き続き，24 時間後をピークとして，Th2 細胞で誘発される遅発型反応が起こる．あらかじめ補中益気湯を投与したマウスでは，遅発型反

〈注26〉川喜多[73]は，「補中益気湯は腸管上皮間リンパ球からの IFN-γ 産生誘導作用を示す（Yamaoka らの報告[74]を挙げる）ことから，この IFN-γ がヘルパー T 細胞の分化を Th2 から Th1 にシフトさせ，その結果，IL-4 産生が抑制され，パイエル板等の腸管リンパ組織で誘導されるといわれる IgE 産生も抑制したものと推定できる」という．

〈注27〉川喜多[71]は，これを Th1 の増強を示す例という．

応の誘発過程である好酸球およびCD4$^+$細胞の腹腔内浸潤が抑制された．サイトカイン産生の面では，Th2細胞から産生されるIL-4, IL-5は抑制されたが，IFN-γには変化がなかった．皮膚の遅発型反応に対する補中益気湯の効果を検討するため，マウスの足蹠皮内に同一抗原を注射して惹起される皮内炎症（浮腫）による足蹠厚変化を計測したところ，補中益気湯投与により有意に抑制された．すなわち，補中益気湯は二次性抗原特異的IgE反応と好酸球浸潤を特徴とする抗原誘発性遅発型反応を抑制した．これらの反応は，補中益気湯がTh2型CD4$^+$細胞によるIL-4, IL-5産生を抑制したことによると考えられるという．

4．ストレスによる易感染性に対する保護作用— Th1抑制を防ぐ（Yamaokaら，2000）[76]

〔概要〕マウスにリステリア菌感染直後から拘束ストレス（10時間×10日連続）を加えると感染3日目，5日目に菌数が増加する．事前の補中益気湯経口投与は，この菌数増加を抑制し，拘束ストレスによるIFN-γ産生抑制を防いだ．補中益気湯はまた，拘束ストレスによって生じるマクロファージの腹腔内集積の抑制を緩和した．これらのことから，補中益気湯は，拘束ストレスにより，マクロファージの殺菌活性，マクロファージの移動およびTh1細胞の抗原特異的IFN-γ産生が抑制されることを防ぐと考えられるという．

5．アレルギー性炎症に対して2相性調整作用（Ishimitsuら，2001）[77]

〔概要〕アレルギー性喘息モデルラットに対する補中益気湯経口投与の効果が検討された．補中益気湯経口投与が，卵アルブミン（OVA）感作直後の誘導相 induction phase に開始された場合，OVA吸入に引き続いて起こったOVA感作マウスにおける，気道の好酸球増多とTh2タイプ・サイトカイン産生は減少した．血清OVA特異的IgE値とIgG1値は有意に減少した．OVA特異的IgG2a値は上昇した．OVAへの反応における脾T細胞によるIL-4産生は有意に抑制された．IFN-γ産生は，誘導相に補中益気湯を投与されたマウスでは増加した．これに対して，反応相 eliciting phase に投与された補中益気湯は，OVA吸入後のOVA感作マウスにおいて，IgE産生増加をともなうTh2優位の反応を誘導した．これらの結果は，マウスの喘息モデルにおけるアレルギー性炎症に対して，補中益気湯が2相性調整作用を持つことを示唆すると思われるとする．

6．経口免疫寛容誘導不全の改善（Kanekoら，2001）[78]

〔概要〕幼若動物は免疫学的に未成熟であり，経口的な免疫寛容が不十分なために，経口的に投与された抗原に対するアレルギー反応が起きやすい．この経口免疫寛容に対する補中益気湯の効果が検討された．幼若マウス（4週齢）と成熟マウス（8週齢）に，抗原としてOVAをそれぞれ経口投与して免疫寛容を誘導し，その7日後から水酸化アルミニウム吸着OVAを腹腔内免役した後，血清中のOVA特異的IgE抗体価を測定することで，免疫寛容誘導の有無を評価した．あらかじめ補中益気湯を経口投与した場合と非投与の場合で比較した．結果として，幼若マウスは成熟マウスに比べて多量の抗原を経口投与しなければ免疫寛容が誘導されなかったが，あらかじめ補中益気湯を投与した幼若マウスでは

〈注28〉（次頁）川喜多[73]によれば，「小児ではTh1反応の発達が十分でなく，Th2反応に偏りがちであり，アレルギー反応が起こりやすい…」という．この報告からも，補中益気湯がTh2反応を促した結果という解釈は可能であろう．

特異的IgE抗体産生が有意に抑制された．すなわち，補中益気湯は，経口免疫寛容の誘導不全を改善したという〈注28〉[73]．

7．乳幼児期の免疫機能発達促進（Yamaokaら，2001）[79]

〔概要〕幼若マウスでは抗原提示細胞の機能が未発達で，細胞性免疫機能が低いために易感染状態が現れるが，補中益気湯は抗原提示機能の発達を促進し，Th1反応（細胞性免疫）を高めて菌の排除を促進したという．

❸ 腫瘍免疫に対する作用・抗腫瘍作用

補中益気湯は，自然免疫賦活あるいは抗腫瘍性サイトカインとされるTh1系サイトカインの産生増強などを介して抗腫瘍作用を示すとされる．後者は，すなわちTh1/Th2バランスに与える効果を腫瘍免疫の面から解釈したと考えられる．このほかにも，補中益気湯の抗腫瘍作用に関する報告が複数ある．

1．腫瘍増殖抑制作用（Haradaら，1995）[80]

〔概要〕補中益気湯は，BALB/cマウスの線維肉腫に由来する腫瘍Meth Aの増殖を有意に抑制したという．

2．単球系細胞TLR-4発現を増強（Mitaら，2002）[81]

〔概要〕補中益気湯と十全大補湯は，ヒト単球由来細胞（THP-1細胞）表面のToll-like receptor（TLR）-4発現を用量依存的かつ時間依存的に増強する．TLR-4はグラム陰性菌への反応に関与するとされるという〈注29〉[82]．

3．単球におけるIL-18誘起性接着分子（ICAM-1/B7.2）発現およびTh1サイトカイン（TNF-α，IFN-γ）産生に対する作用（Tamuraら，2004）[83]

〔概要〕末梢血単球 peripheral blood mononuclear cells（PBMC）に，IL-18を添加，非添加の状態で，補中益気湯を加えて24時間培養後，単球上の接着分子であるintercellular adhesion molecule（ICAM）-1とB7.2の発現，ならびにPBMCのTh1サイトカイン（TNF-α，IFN-γ）産生を測定したところ，補中益気湯は，IL-18存在下でのみ，ICAM-1/B7.2発現を用量依存的に増強し，その結果としてのTNF-αおよびIFN-γ産生をも増強した．補中益気湯は，IL-18非存在下ではICAM-1/B7.2発現になんら影響を示さなかった．補中益気湯のIL-18存在下におけるICAM-1/B7.2発現の相加的増強作用も，補中益気湯によるTLR-4発現増強を介したものと考えられるという．すなわち，単球上のICAM-1/B7.2分子はT細胞上のLFA-1/CD28分子と会合してT細胞を活性化させる．ICAM-1/B7.2発現の増強は，ICAM-1/LFA-1経路，B7.2/CD28経路の副刺激経路 co-stimulatory signalの活性化に連なり，cell-cell interactionの結果としてT細胞／単球がともに活性化され，IFN-γ/TNF-αの産生が増加すると考えられるという．

4．子宮内膜発癌抑制作用（Onogiら，2006）[84]

〔概要〕雌性マウスを用いた実験で，補中益気湯は，エストラジオール estradiol（E_2）刺激による，c-Jun，TNF-α，estrogen receptors（ER）-α，ER-βの発現を抑制し，また，E_2により増強されたN-methyl-N-nitorsourea（MNU）の子宮内膜発癌を抑制したという．

〈注29〉岩垣ら[82]によれば，TLRは自然免疫に関与する受容体とされ，そのシグナル伝達の下流にはNF-κB/c-Jun N-terminal kinase（JNK）の活性化を介したケモカイン産生と接着因子発現などの増強作用があるとされる．

5. 乳癌増殖抑制作用（Volateら，2009）[85]

〔概要〕補中益気湯は，2系統（エストロゲン受容体の有るものとないもの）のヒト乳癌細胞の増殖を，いずれも容量依存的に抑制した．この増殖抑制効果にはエストロゲン受容体依存性はなかった．抗癌剤 5-Fluorouracil（5-FU）に補中益気湯を併用すると，両系統の乳癌細胞で増殖抑制効果は増強された．次に，補中益気湯の増殖抑制効果の機序を検討した．フローサイトメトリー解析により，補中益気湯はアポトーシスを誘導し，5-FU のアポトーシス作用を増強することが判明した．補中益気湯は，c-Jun N-terminal kinase（JNK）を活性化し，JNK と Caspase-9 の抑制は，補中益気湯のアポトーシス誘導を阻害した．補中益気湯は，乳癌治療の新たな治療薬となりうることが示唆されたという．

6. 胆道系発癌の抑制作用（Tsuneokaら，2009）[86]

〔概要〕Bilioenterostomy（胆管系と小腸との吻合）後に胆道癌の起こりうることが知られている．Syrian golden hamster において，胆管空腸吻合の後に，化学的発癌物質である N-nitrosobis（2-oxypropyl）amine 皮下注が行われ，同時に補中益気湯を 22 週間投与された群と非投与群（対照群）とで比較がなされた．結果，肝内胆管癌の発現は，補中益気湯群が対照群に比して有意に少なかった（$p<0.05$）．胆管炎の程度は両群に差がなかった．胆管上皮細胞の動態 kinetics のマーカーとして用いられる増殖細胞核抗原 proliferating nuclear antigen（PCNA）染色による検討で，補中益気湯投与群では，bilioenterostomy により加速された腸管上皮細胞の動態が減弱されていたことが示された．これらが，結果として発癌を抑制したと考えられるという．

4 腸管免疫・上気道粘膜免疫・IgA および共通粘膜免疫系に対する作用

1. 十全大補湯と補中益気湯の上気道粘膜免疫系に対する作用の相違の解析─補中益気湯は上気道粘膜免疫系を賦活して上気道粘膜および全身免疫系における抗原特異的抗体産生を増強する（Kiyoharaら，2006）[87]

〔概要〕十全大補湯および補中益気湯の上気道粘膜免疫系に対する作用を比較した報告である．インフルエンザワクチンの経鼻接種により感作された加齢マウス（BALB/c）に，初回接種 7 日前から補中益気湯を経口投与しておくと，鼻腔洗液中のインフルエンザウイルス特異的 IgA 抗体価および血清中のインフルエンザウイルス特異的 IgG 抗体価はいずれも有意に増強された．十全大補湯投与では，このような増強作用は認められなかった．2 つの漢方薬のうち補中益気湯のみが上気道粘膜免疫系に対する賦活化作用を有することが示唆された．補中益気湯は，抗原特異的 IgA を増加させるだけでなく，鼻腔内の総 IgA 量も増加させた．このような補中益気湯の抗体産生促進作用はメソトレキセート methotrexate 処置により消失した．以上の結果から，補中益気湯は，上気道粘膜免疫系を賦活して上気道粘膜および全身免疫系における抗原特異的抗体産生を増強することが強く示唆されたという．

2. 補中益気湯の上気道粘膜免疫系賦活化メカニズム（清原，2006）[88]

〔概要〕補中益気湯は，インフルエンザワクチンを経鼻接種した二次免疫モデルマウス鼻腔中のインフルエンザウイルス特異的 IgA 抗体価のみならず，非特異的（総）IgA 抗体価を上昇させる作用も有していた．補中益気湯は，抗原刺激を行わない条件での上気道における総分泌型 IgA 産生に対しても，鼻腔中の総 IgA 抗体価を有意に上昇させた．す

なわち，上気道粘膜免疫系を賦活して分泌型IgA産生の基礎レベルを上昇させ，抗原特異的分泌型IgA産生を増強すると考えられた．鼻咽喉関連リンパ組織 nasopharyngeal-associated lymphoreticular tissue（NALT）中のリンパ球サブセットやサイトカイン遺伝子発現に対する検討では，補中益気湯は，NALT中のBリンパ球数やCD62L陽性Tリンパ球数を増加させるとともに，NALT免疫担当細胞による transforming growth factor-β（TGF-β）および IL-18 遺伝子の発現を増強させた．さらに共通粘膜免疫系の誘導組織であるパイエル板中の免疫担当細胞に対して，補中益気湯投与によりBリンパ球数の有意の増加や IL-4 と IFN-γ 遺伝子の発現上昇が観察され，これらの変化が補中益気湯の上気道粘膜免疫系賦活化作用発現に，なんらかの形で関与していることが推定されたという〈注30〉．

3．補中益気湯の共通粘膜免疫系における抗原特異的IgA抗体産生促進作用にはL-selectin（CD62L）を介したB細胞のホーミングが関与する

（Matsumoto ら，2010）[89]

〔概要〕粘膜IgA免疫応答に及ぼす補中益気湯の効果を検討した報告である．OVA内包生体分解性微粒子を作成し，これを抗原として用いた．このOVA内包微粒子を3日間連続経口投与して免疫化 immunized し，翌週より週2回の投与間隔で2週間投与した．補中益気湯は，OVAの経口感作1週間前より実験終了時まで経口投与した．OVA内包微粒子投与開始4週間後，マウスの腸洗液にはOVA抗原特異的IgAが誘導され，対照群（水を投与）に比して補中益気湯投与群で有意に増強されていた．分泌型IgAの総量には変化がなかった．鼻腔洗液においては，OVA内包微粒子のみ投与された群ではOVA抗原特異的IgA抗体価の上昇は見られなかったが，補中益気湯投与群では有意に高値であった．すなわち，補中益気湯の投与は腸管および鼻腔における，特異的IgA抗体の産生を増強した．

次に，補中益気湯による粘膜IgA抗体反応増強の機序を解析するため，補中益気湯のTh1/Th2バランスの modulation への効果を検討した．補中益気湯経口投与1週間で，脾臓，末梢血，およびパイエル板からのリンパ球の IFN-γ 産生は有意に増加した．脾臓，末梢血，およびパイエル板からのリンパ球の IIL-4 産生には変化がなかった．この結果から，補中益気湯はリンパ球を Th1 型細胞に向かって分化することを促進する可能性が示唆された．

パイエル板は腸管内の重要なリンパ組織であり，IgA産生のための誘導部位として知られる．補中益気湯の分泌型IgA産生促進作用のメカニズム解析のため，補中益気湯エキスを投与したマウスのパイエル板細胞の遺伝子表現について，DNAマイクロアレイ解析を行った．その結果，補中益気湯を投与されたマウスで，8種類の遺伝子発現に有意の変化が観察された．8つの遺伝子のうち，L-selectin（別名CD62L）の遺伝子表現のアップレギュレーションに解析の焦点が当てられた．L-selectinは，リンパ球のホーミングにおいて最も重要であることが知られているからである．

補中益気湯経口投与によるL-selectinのアップレギュレーションを確認するため，パイエル板およびPBMCの免疫表現型をフローサイトメトリーにより分析した．その結果，補中益気湯経口投与により，Bリンパ球にCD62L陽性細胞の増加することが確認された．

〈注30〉この記載に対応する原論文を見いだせなかったが，内容が重要と思われたので収録した．

L-selectin すなわち CD62L は，リンパ球のホーミングに関与する接着因子であることが知られており，補中益気湯の粘膜における抗原特異的な分泌型 IgA 抗体産生促進作用にパイエル板や鼻腔粘膜に存在する末梢リンパ節および粘膜下組織への CD62L を介した B 細胞のホーミングが関与するものと考えられたという〈注31〉[89]．

4．補中益気湯が腸上皮細胞の G-CSF 産生を促進する（Matsumoto ら，2010）[90]

〔概要〕補中益気湯の各種免疫調節作用発現における腸上皮細胞の役割を明らかにする目的で，温度感受性 SV40 大型 T 抗原遺伝子を導入したトランスジェニックマウスより樹立された結腸上皮細胞株 MCE301 細胞を用いて，補中益気湯が腸上皮細胞のサイトカイン類発現に及ぼす作用を検討した報告である．MCE301 細胞を補中益気湯で刺激した結果，granulocyte colony stimulating factor（G-CSF）の産生が促進された．補中益気湯による G-CSF 産生促進は，C3H/HeJ マウス由来の一次培養マウス腸上皮細胞においても認められた．補中益気湯エキスをメタノール抽出，水抽出，透析およびエタノール沈殿により5画分に分画（F1〜F5）した．各分画画分のうち，高分子性多糖画分（F5）にのみ，G-CSF 産生促進活性が認められた．この結果より，F5 画分が G-CSF 産生を促進する主要な活性画分であることが示唆された．さらに F5 画分中の活性成分について検討を行った結果，糖鎖構造を分解する過ヨウ素酸酸化により本画分の活性が消失した．また，この活性はアミラーゼによる糖鎖構造の分解により増強された．これらのことから，補中益気湯の多糖体が活性成分であり，アミロース型多糖体以外のヘテロ多糖体がこの作用の重要な役割をになうことが示唆されたという．

5．補中益気湯の多糖類含有高分子が腸管パイエル板および腸上皮細胞の免疫機能調整作用を有する（Kiyohara ら，2011）[91]

〔概要〕パイエル板の免疫担当細胞に対する補中益気湯の免疫調整活性を評価するために，老齢（6月齢）C3H/HeJ マウスに由来するパイエル板細胞を補中益気湯とともに6日間培養した後，若い（7週齢）C3H/HeJ マウスに由来する骨髄細胞をパイエル板細胞培養上清液とともにさらに培養した．パイエル板細胞の培養上清液中の造血成長因子の相対的分量は，増殖した骨髄細胞の数として評価された．増殖した骨髄細胞の数は，パイエル板細胞が補中益気湯とともに培養された場合に有意に増加した．パイエル板免疫担当細胞に対する免疫調整活性成分の解析を行った結果，多糖体類含有高分子の複数の画分に活性があり，その一部には IL-6 の mRNA 発現をアップレギュレートする作用も確認された．また，これらの多糖体に含有される高分子成分のパイエル板免疫担当細胞に対する免疫調整活性は，G-CSF 産生促進活性と有意の一時相関関係があった．すなわち，これらの画分は，パイエル板免疫担当細胞のみならず腸管上皮細胞にも免疫調整作用を有することが示唆されたという．

5 アトピー性皮膚炎に対する効果

1．抗原反復塗布による慢性接触性皮膚炎（Nakada ら，2002）[92]

〔概要〕補中益気湯は，BALB/c マウスの耳殻に抗原（TNCB）を反復塗布して惹起さ

〈注31〉鼻腔，気道，消化管，泌尿生殖器の粘膜免疫系は，互いにリンパ球のホーミングを通じて連結しており，この複数の組織にまたがる情報伝達は，共通粘膜免疫系 common mucosal immune system（CMIS）と呼ばれる[89]．

せた慢性接触性皮膚炎を抑制し，ハプテン特異的なIgE値とIgG1値の増加を抑制した．耳殻炎症部位のIL-4上昇は補中益気湯経口投与により抑制されたという．

2．アトピー性皮膚炎モデルマウスにおける皮膚炎抑制とIgE産生抑制作用
（Kobayashiら，2003）[93]

〔概要〕補中益気湯が，アトピー性皮膚炎モデル動物であるNC/Ngaマウスの皮膚炎を抑制し，IgE産生を抑制作用したという〈注32〉[94]．

3．ダニ抗原反復塗布によるアレルギー性皮膚炎を抑制—十全大補湯・消風散・黄連解毒湯との比較（Gaoら，2005）[95]

〔概要〕アトピー性皮膚炎に用いられる十全大補湯，補中益気湯，消風散および黄連解毒湯について，ダニ抗原反復塗布（〈注32〉[94]の手順）によって誘発されるマウスのアレルギー性皮膚炎に対する抑制効果を検討した．その結果，耳殻の腫脹については，十全大補湯は100mg/kgで抑制，300mg/kgでも抑制傾向が見られた．補中益気湯では300mg/kgで強く抑制，100mg/kgでは抑制傾向であった．消風散は300mg/kgで抑制したが，100mg/kgでは無効であった．黄連解毒湯は100mg/kgでも300mg/kgでも強く抑制した．血清総IgE値の上昇は，十全大補湯と補中益気湯では対照群（抗原曝露のみ）に比して有意に抑制された．どの漢方薬も，IL-4mRNA発現の増大およびIFN-γmRNA発現の減弱を回復させる傾向を示したが，有意差はなかった．どの漢方薬もまた組織学的な炎症徴候を抑制したという．

4．虚弱体質者のアトピー性皮膚炎—Th1/Th2バランスへの影響（竹中ら，2010）[96]

〔概要〕標準治療に補中益気湯（12週間投与）を併用したアトピー性皮膚炎（罹病期間7〜50年）患者7例で，Th1/Th2を測定した．ただし，フローサイトメトリーで，CD4陽性IFN-γ陽性IL-4陰性細胞をTh1，CD4陽性IFN-γ陰性IL-4陽性細胞をTh2とした．結果，Th1/Th2は補中益気湯投与前に比して投与後に有意の低下を認めた（$p<0.05$）．アトピー性皮膚炎はTh2優位とされるが，慢性期ではTh1優位ともされる．補中益気湯の免疫調整作用は，従来考えられていたTh2優位な状態を抑制する作用のみではないことが示唆されるという．

6 その他

1．ライノウイルス感染阻止作用（Yamayaら，2007）[97,98]

〔概要〕ライノウイルスrhinovirusは普通感冒の主要な原因であり，気管支喘息やCOPDの急性増悪を起こしうる．培養ヒト気管上皮細胞において，補中益気湯は，ライノウイルスRV14感染を容量依存的に抑制した．補中益気湯は，ライノウイルス感染に対する作用ヒト気管上皮細胞の脆弱性を減少させた．補中益気湯は，ライノウイルス感染の受容体となるICAM-1の発現と，感染したライノウイルスRNAが細胞質に放出される場所である酸性エンドソーム acidic endo-

---

〈注32〉稲垣ら[94]によれば，NC/Ngaマウスはコンベンショナル環境下に飼育するとヒト・アトピー性皮膚炎に類似した皮膚炎を自然発症し，血中IgE上昇とともに激しい掻破行動が出現することから，アトピー性皮膚炎の基礎研究に用いられる．このNC/Ngaマウスの耳殻皮膚に，テープストリッピング（Th2優位なサイトカイン応答の誘導に有用とされる）とダニ抗原溶液の塗布を繰り返すと，血中IgEの上昇，代表的なTh2サイトカインであるIL-4mRNA発現の増大，および代表的なTh1サイトカインであるIFN-γmRNA発現の減弱をともなう耳殻腫脹が誘発される．病理組織学的には，表皮肥厚，真皮腫脹，炎症細胞集積などの炎症徴候が認められる．これらのことから，NC/Ngaマウス皮膚へのダニ抗原の反復曝露はTh1/Th2バランスをTh2優位な状態へ移行させるものと推定され，アトピー性皮膚炎の病態に類似するとされるという．

someとを減少させた．補中益気湯はまた，ライノウイルス感染前投与において，炎症誘発性サイトカインであるIL-1β，IL-6，IL-8を減少させ，感染後には，IL-1β，IL-6，IL-8，TNF-αの増加を抑制したという．

2．Bleomycin肺線維症モデル予防効果
(Tajimaら，2007/2006)[99,100]

〔概要〕肺線維症は，Th2免疫反応と密接な関係があるとされる．補中益気湯はTh2に偏移したTh1/Th2バランスを是正する可能性がある．補中益気湯にブレオマイシンbleomycin（BLM）による肺線維症進展を防ぐ効果があるのかを検討した．C57BL/6CrSlcマウス（雌性）を通常餌群（対照群）と補中益気湯混餌群に分けて8週間飼育，その後，BLMを気管内投与した．両群ともに，その後さらに5週間，同じ餌を与えた．7日後に気管支肺胞洗浄（BAL）と肺組織からのtotal RNA抽出とが行われた．35日後には，肺の液体性内容物量，ハイドロキシプロリンhydroxyproline量の測定，肺組織のHE染色等の検査が行われた．その結果，BLM誘発性肺障害による死亡率は，補中益気湯群で対照群に比して有意に低かった（$p<0.049$）．BLM投与後の肺の炎症と浮腫の指標である液体性内容物とハイドロキシプロリン量は，補中益気湯投与群が対照群に比して有意に少なかった（$p<0.007$および$p<0.041$）．組織学的にも，補中益気湯は浸潤細胞数を減少させ，肺組織構造の破壊を修復し，肺線維化指数を改善した．さらにまた，補中益気湯はBLM投与後7日後のIL-5/IFN-γ比の増加を有意に抑制した（$p<0.004$）．IL-5/IFN-γ比は，Th1/Th2バランスと反比例する．これらの結果から，補中益気湯はTh1/Th2のインバランスを是正して実験的肺線維症を部分的に抑止したことが示唆されるという．

3．糖尿病における肺胞マクロファージの炎症反応改善作用（Nakayamaら，2012)[101]

〔概要〕糖尿病は免疫活性を低下させ，各種感染症に罹患しやすくさせる．補中益気湯は，各種慢性疾患における弱体化した身体的条件を改善することが報告されている．BALB/cマウスをA，B，Cの3群に分けて飼育．A・B群は通常食，C群は補中益気湯含有食である．2週後にB・C群はstreptozotocin注射により高血糖を惹起した．さらに2週後に，肺胞気管支洗浄を施行した．TLRリガンドとして，TLR-2にはpeptidoglycan（PGN），TLR-4にはlipopolysaccharide（LPS），TLR-5にはflagellin（FLG）を用いて，肺胞マクロファージalveolar macrophage（AMs）を刺激，TNF-αの産生を測定した．その結果，高血糖および，PGNまたはFLGによる刺激のもとに，AMsからのTNF-α産生は，A群に比してB群では有意に減少した．しかし，補中益気湯投与群（C群）では，TNF-α産生は有意に改善した．これらの結果は，高血糖条件下で，補中益気湯がTLRリガンドの刺激とともに，肺胞マクロファージの炎症反応を改善する可能性を示唆するという．

4．紫外線Bによる皮膚損傷保護作用
(Yanagiharaら，2013)[102]

〔概要〕補中益気湯は，紫外線Bによる皮膚損傷に対して保護作用があるという．

附　記

1 李東垣『内外傷弁惑論』巻1[5]（筆者訓読）
〔条文〕
飲食労倦論
古の至人は，陰陽の化を窮め，生と死の際を究む．著す所の『内経』に言を悉くす．人は，胃の気を以て本と為す．蓋し，人は水穀

の気を受けて以て生ず．謂う所の，清気，営気，衛気，春升の気は，皆，胃の気の別称なり．夫れ，胃は水穀の海なり．飲食，胃に入りて，精気を遊溢し，脾に上輸し，脾気，精を散じて，上は肺に帰し，水道を通調して，膀胱に下輸す．水精，四布五経，並行し，四時に五臓の陰陽に合し，揆度〈注33〉し，以て常と為す．苟も飲食，節を失し，寒温適わざれば，則ち脾胃傷れ，喜怒，憂恐，労役，過度にして元気を損耗す．既に脾胃虚衰し，元気不足すれども，心火，独り盛んなり．心火は陰火なり．下焦に起これば，其の心に系繋〈注34〉す．心は令〈注35〉を主らず．相火，之に代わる．相火は，下焦包絡の火にして，元気の賊なり．火，元気と両立すること能わず，一勝てば則ち，一負く．脾胃の気，虚するときは則ち腎肝に下流す．陰火，以て，其の土位に乗ずることを得るが故に，脾胃の証，始めて之を得るときは則ち気高くして喘し，身熱して煩し，其の脈は洪大にして，頭痛し，或は渇して止まず，皮膚，風寒に任えずして寒熱を生ず．蓋し，陰火上衝するときは則ち気高くして喘し，身煩熱して頭痛を為し，渇を為して脈洪大なり．脾胃の気，下流すれば，穀気をして升浮することを得ず，是に生長の令をして行わざらしむれば，則ち陽は以て其の栄衛を護ること無く，風寒に任えずして，乃ち寒熱を生ず．皆，脾胃の気の不足の致す所なり．然れども，外，風寒に感じて得る所の証と頗る同じうして，理は異なる．内，脾胃を傷るとは乃ち其の気を傷るなり．外，風寒に感ずとは乃ち其の形を傷るなり．外を傷るを有餘と為す．有餘する者は，之を瀉す．内を傷るを不足と為す．不足する者は，

之を補う．之を汗し，之を下し，之を吐し，之を尅（＝剋）するは，皆，瀉なり．之を温め，之を和し，之を調え，之を養うは，皆，補なり．内傷不足の病は，苟も誤認して外感有餘の病と作して反って之を瀉するときは，則ち其の虚を虚するなり．『難経』に云く，「実を実し，虚を虚して，不足を損し，有餘を益す．此の如くして死する者は，医，之を殺すのみ」と．然れば則ち如何せん．惟だ当に，甘温の剤を以て，其の中を補い，其の陽を升し，甘寒は以て，其の火を瀉するときは，則ち愈ゆべし．『内経』に曰く，「労する者は之を温め，損する者は之を温む」〈注36〉[103]と．蓋し，温は能く大熱を除く．大いに，苦寒の薬にて胃土を瀉すを忌むのみ．今，補中益気湯を立つ．

補中益気湯…（処方内容等省略）…

立方本指〈注37〉

夫れ脾胃の虚する者は，飲食労倦に因りて心下充ぶること甚だしくして，其の土位に乗ず．其の次は，肺気，邪を受く．須く黄耆を用いること，最も多く，人参，甘草，之に次ぐべし．脾胃，虚すれば，肺気，先ず絶するが故に，黄耆を用いて，以て皮毛を益して，腠理を閉じて，自汗せざらしむ．其の元気を損して，上喘気短するは，人参，以て心を補う．心下，脾に乗ずれば，須く炙甘草の甘，以て火熱を瀉して，脾胃中の元気を補うべし．若し脾胃急痛し，并びに太だ虚して腹中急縮すれば，宜しく多く之を用うべし．経に云く，急なる者は之を緩やかにすと．白朮の苦甘温，胃中の熱を除き，腰臍の間の血を利す．胃中の清気，下に在らば，必ず升麻，柴胡を加えて，以て之を引く．黄耆，甘草の甘温の気味

〈注33〉揆度：全体をおしはかる．
〈注34〉系繋：つなぐ，つながる．
〈注35〉令：①のり，おきて．②おさ．
〈注36〉『黄帝内経素問』至真要大論第74[103]に「労者温之．…損者温之」とある．
〈注37〉本指：本旨．指は旨に通用する．

を引きて，上昇して能く衛気の散解を補い，而して其の表を実するなり．又，帯脈の縮急を緩やかにす．二味は，苦平，味の薄き者なれば，陰中の陽，清気を引きて上昇するなり．気，胸中に乱れて清濁相干すを為せば，白を去る陳皮を用いて以て之を理む．又，能く，陽気の上昇を助け，以て滞気を散じ，諸々の甘辛を助けて用を為す．…故に，辛甘微温の剤を加えて，陽気を生ず．陽，生ずるときは則ち，陰，長ず．或の曰く，甘温，何ぞ，能く血を生ぜんと．曰く，仲景の法に，血虚は人参を以て之を補い，陽，旺するときは則ち能く陰血を生ず．更に当帰を以て之を和す．(以下略)

####　四時用薬加減の法

『内経』に曰く，胃は水穀の海たり．又云く，腸胃は市たり．物の包まざること無く，物の入らざる無し．寒熱温涼，皆，之を有つ．其の病たるや，一ならず．故に，時の証に随いて，補中益気湯の中に，権りて四時加減の法を后に立つ．

〇手を以て，之を捫でて肌表熱する者は表証なり．只だ，補中益気湯一二服を服して，微汗を得る時は則ち已ゆ．正に汗を発するには非ざるなり．陰陽の気，和すれば，自然に汗出ずるなり．

〇若し更に煩乱し，腹中或は周身，刺痛有るが如きは，皆，血，渋りて不足す．当帰身を加う(五分，或は二銭)．

〇若し精神短少ならば，人参(五分)五味子(二十箇)を加う．

〇頭痛には蔓荊子(三分)，痛み甚だしきときは川芎(五分)を加う．…

〇如し夏月，咳嗽する者は五味子(二十五箇)麦門冬(去心，五分)を加う．

〇如し冬月，咳嗽せば，根節を去らざる麻黄(五分)を加う．(以下略)

2 営気・衛気

営気は営または栄，衛気は衛ともいう．『黄帝内経素問』痺論篇第43[104]に，「栄は水穀の精気なり．五蔵を和調し，六府を灑陳し，乃ち能く脈に入るなり．…故に脈を循って上下し，五蔵を貫き，六府に絡む．…衛は水穀の悍気なり．其の気，慓疾にして滑利なれば，脈に入ること能わざるなり．…故に皮膚の中を循り，肉の間を分かち，肓膜を熏じ，胸腹に散ず．…其の気に逆すれば則ち病み，其の気に従えば則ち病む」とある．『漢方診療医典』[105]は，営気は「消化吸収せられた栄養素をさしたものであろう．また，栄と営とは同様の意味に用いられ，血管を営という場合がある．…営血といえば血液そのものである」といい，衛気は「もろもろの邪を防衛する力があり，…脈の中に入ることができないで皮膚や肉の中をめぐっている気で，これに逆らえば病み，これに従えば愈ゆとある」という．営気は栄気と同じ．

3 諱・字・号

歴史的に，中国人の個人の名前は，姓(氏，日本の姓とほぼ同じ)・諱(親がつけた生前の本名)・字(元服後の通称，自ら名のる)の3要素からなる．諱は，親や主君など目上の人だけが用い，それ以外の人が諱で呼びかけるのは非礼とされ，通常は字が用いられた．号は自ら名のった通称，ペンネームであり，これは自分で変えられるので複数持つ場合もある．この他に，諡，すなわち貴人の死後に生前の評価に基づいて贈る個人名がある．

4 葛花解醒湯

『内外傷弁惑論』巻2論酒客病[106]にあり，内容は，白豆蔲，縮砂，葛花，生姜，神麹，沢瀉，白朮，橘皮，猪苓，人参，茯苓，木香，青皮．『脾胃論』巻4論飲酒過傷[107]にもあり，「飲酒太過，嘔吐，痰逆，心神煩乱，

胸郭痞塞，手足戦揺，飲食減少，小便利せざるを治す」とある．飲み過ぎ，二日酔いに用いられる．

引用文献

1) 大塚敬節，矢数道明，清水藤太郎：漢方診療医典，第6版, p.424-425, 南山堂, 2001.
2) 大塚敬節，矢数道明，清水藤太郎：漢方診療医典，第6版, p.405, 南山堂, 2001.
3) 和田東郭：蕉窓方意解，近世漢方医学書集成16巻（大塚敬節，他編），p.41-57, 名著出版, 1979.
4) 浅田宗伯：勿誤薬室方函口訣，近世漢方医学書集成96巻（大塚敬節，他編），p.15-16, 名著出版, 1982.
5) 李東垣：内外傷弁惑論, 1-14b〜21a, 和刻漢籍医書集成第6輯（小曽戸洋，他編），p.43-47, エンタプライズ, 1989.
6) 李東垣：脾胃論, 2-3a〜7b, 和刻漢籍医書集成第6輯（小曽戸洋，他編），p.95-97, エンタプライズ, 1989.
7) 真柳誠：漢方一話 処方名のいわれ，39 補中益気湯．漢方診療, 15(1)：13, 1996.
8) 真柳誠：補中益気湯の歴史．現代東洋医学, 16(4)：501-507, 1995.
9) 真柳誠：『内外傷弁惑論』『脾胃論』『蘭室秘蔵』解題，和刻漢籍医書集成第6輯（小曽戸洋，他編），解説，p.22-36, エンタプライズ, 1989.
10) 真柳誠・小曽戸洋：金代の医薬書（その4）．現代東洋医学, 11(2)：495-501, 1990.
11) 李東垣：内外傷弁惑論, 1-3a〜21a, 和刻漢籍医書集成第6輯（小曽戸洋，他編），p.43-47, エンタプライズ, 1989.
12) 森立之：神農本草経，復元本，近世漢方医学書集成53巻（大塚敬節，他編），p.38, p.65, 名著出版, 1981.
13) 陳延之：小品方，前田育徳会尊経閣文庫蔵『小品方・黄帝内経明堂古鈔本残巻』，p.44, 北里研究所附属東洋医学総合研究所, 1992.
14) 王燾：外台秘要方，復刻版，東洋医学善本叢書4, 宋版外台秘要方・上, p.333, 東洋医学研究会, 1980.
15) 孫思邈：備急千金要方，復刻版，東洋医学善本叢書10, 宋版備急千金要方・中, p.558-559, オリエント出版社, 1989.
16) 孫思邈：備急千金要方，復刻版，東洋医学善本叢書10, 宋版備急千金要方・中, p.572-573, オリエント出版社, 1989.
17) 陳師文，他：増広太平恵民和剤局方, 5-8a〜b, 和刻漢籍医書集成第4輯（小曽戸洋，他編），p.89, エンタプライズ, 1988.
18) 小曽戸洋：増広太平恵民和剤局方／解説，和刻漢籍医書集成第4輯（小曽戸洋，他編），解説，p.2-6, エンタプライズ, 1988.
19) 陳師文，他：増広太平恵民和剤局方, 5-21b〜23a, 和刻漢籍医書集成第4輯（小曽戸洋，他編），p.96, エンタプライズ, 1988.
20) 劉純：玉機徴義, 9-30b〜31b, 和刻漢籍医書集成第5輯（小曽戸洋，他編），p.130-131, エンタプライズ, 1989.
21) 虞摶：医学正伝, 2-12a〜15a, 和刻漢籍医書集成第8輯（小曽戸洋，他編），p.45-47, エンタプライズ, 1990.
22) 虞摶：医学正伝, 3-49b, 和刻漢籍医書集成第8輯（小曽戸洋，他編），p.104, エンタプライズ, 1990.
23) 薛己：内科摘要，薛氏医案, 1-50a〜b, 欽定四庫全書，復刻版-四庫医学叢書・薛氏医案, p.[763-27], 上海古籍出版社, 1994.
24) 薛己：女科撮要，薛氏医案, 4-29a〜b, 欽定四庫全書，復刻版-四庫医学叢書・薛氏医案, p.[763-102], 上海古籍出版社, 1994.
25) 王綸・著，薛己・注：補注明医雑著, 6-2b〜3a, 和刻漢籍医書集成第8輯（小曽戸洋，他編），p.125-126, エンタプライズ, 1990.
26) 李梴：医学入門, 3-130a〜b, 和刻漢籍医書集成第9輯（小曽戸洋，他編），p.324, エンタプライズ, 1990.
27) 呉崑：医方考, 3-5a〜4a, 和刻漢籍医書集成第10輯（小曽戸洋，他編），p.74, エンタプライズ, 1990.
28) 呉崑：医方考, 3-34b〜35a, 和刻漢籍医書集成第10輯（小曽戸洋，他編），p.88-89, エンタプライズ, 1990.
29) 呉崑：医方考, 4-2a〜3a, 和刻漢籍医書集成第10輯（小曽戸洋，他編），p.103-104, エンタプライズ, 1990.
30) 呉崑：医方考, 6-21a〜b, 和刻漢籍医書集成第10輯（小曽戸洋，他編），p.178, エンタプライズ, 1990.
31) 龔廷賢：万病回春, 2-62a〜64a, 和刻漢籍医書集成第11輯（小曽戸洋，他編），p.72-73, エンタプライズ, 1991.
32) 龔廷賢：万病回春, 4-3a〜4a, 和刻漢籍医書集成第11輯（小曽戸洋，他編），p.129, エンタプライズ, 1991.
33) 曲直瀬道三：啓迪集，近世漢方医学書集成2巻（大塚敬節，他編），p.512-515, 名著出版, 1979.
34) 曲直瀬道三：啓迪集，近世漢方医学書集成2巻（大塚敬節，他編），p.408-409, 名著出版, 1979.
35) 曲直瀬道三：啓迪集，近世漢方医学書集成2巻（大塚敬節，他編），p.483, 名著出版, 1979.
36) 曲直瀬道三：啓迪集，近世漢方医学書集成2巻（大塚敬節，他編），p.590, 名著出版, 1979.
37) 曲直瀬道三：啓迪集，近世漢方医学書集成3巻（大塚敬節，他編），p.26-27, 名著出版, 1979.
38) 曲直瀬道三：啓迪集，近世漢方医学書集成3巻（大塚敬節，他編），p.30, 名著出版, 1979.
39) 曲直瀬道三：啓迪集，近世漢方医学書集成3巻（大塚敬節，他編），p.191, 名著出版, 1979.
40) 曲直瀬道三：啓迪集，近世漢方医学書集成3巻（大塚敬節，他編），p.282, 名著出版, 1979.
41) 曲直瀬道三・原著，曲直瀬玄朔・増補：医療衆方規矩，近世漢方医学書集成5巻（大塚敬節，他編），p.155-164, 名著出版, 1979.
42) 長沢道寿・原著，中山三柳・増補，北山友松子・増広：医方口訣集，近世漢方医学書集成63巻（大塚敬節，他編），p.43-48, 名著出版, 1982.
43) 香月牛山：牛山方考，近世漢方医学書集成61巻（大塚敬節，他編），p.244-257, 名著出版, 1981.
44) 北尾春圃：当壮庵家方口解，近世漢方医学書集成80

45) 津田玄仙：療治経験筆記, 近世漢方医学書集成73巻（大塚敬節, 他編）, p.205-209, 名著出版, 1983.
46) 有持桂里：校正方輿輗, 近世漢方医学書集成87巻（大塚敬節, 他編）, p.415-416, 名著出版, 1982.
47) 浅井貞庵：方彙口訣, 近世漢方医学書集成77巻（大塚敬節, 他編）, p.379-383, 名著出版, 1981.
48) 浅井貞庵：方彙口訣, 近世漢方医学書集成77巻（大塚敬節, 他編）, p.379-383, 名著出版, 1981.
49) 浅井貞庵：方彙口訣, 近世漢方医学書集成78巻（大塚敬節, 他編）, p.67, 名著出版, 1981.
50) 浅井貞庵：方彙口訣, 近世漢方医学書集成78巻（大塚敬節, 他編）, p.420, 名著出版, 1981.
51) 浅井貞庵：方彙口訣, 近世漢方医学書集成78巻（大塚敬節, 他編）, p.473-474, 名著出版, 1981.
52) 百々漢陰, 百々鳩窓：梧竹楼方函口訣, 復刻版, p.10, 春陽堂書店, 1976.
53) 百々漢陰, 百々鳩窓：梧竹楼方函口訣, 復刻版, p.52, 春陽堂書店, 1976.
54) 百々漢陰, 百々鳩窓：梧竹楼方函口訣, 復刻版, p.119-121, 春陽堂書店, 1976.
55) 大塚敬節, 矢数道明, 清水藤太郎：漢方診療医典, 第6版, p.390-391, 南山堂, 2001
56) 大塚敬節：症候による漢方治療の実際, 第5版, p.49-51, p.54-55, p.69, p.288, p.538-539, 南山堂, 2000.
57) 松田邦夫：症例による漢方治療の実際, p.437-438, 創元社, 1997.
58) 松田邦夫：症例による漢方治療の実際, p.312, 創元社, 1992.
59) 森清志, 他：肺癌化学療法の全身倦怠感に対する補中益気湯の有用性. Biotherapy, 6(4)：624-627, 1992.
60) 鈴木淳一, 他：Immuno-compromised host に対する補中益気湯の免疫栄養改善効果—MRSA対策をめざして, Progress in Medicine, 22：1362-1363, 2002.
61) 谷口彰治, 他：帯状疱疹後神経痛に対する補中益気湯の予防効果, Progress in Medicine, 22：863-865, 2002.
62) Satoh N, et al：A randomized double blind placebo-controlled clinical trial of Hochuekkito, a traditonal herbal medicine, in the treatment of elderly patients with weakness N of one and respnder restricted design. Phytomedicine, 12(8)：549-554, 2005.
63) 斎藤信也, 他：胃癌・大腸癌の手術侵襲に対する漢方補剤 TJ-41 の効果について. 日本臨床外科学会雑誌, 67(3)：568-574, 2006.
64) Kimura M, et al：Preventive effect of a traditional herbal medicine, Hochu-ekki-to, on immunosuppression induced by surgical stress. Surg Today, 38(4)：316-322, 2008. doi：10.1007/s00595-007-3631-4.
65) Tatsumi K, et al：Hochuekkito improves systemic inflammation and nutritional status in elderly patients with chronic obstructive pulmonary disease. J Am Geriatr Soc, 57(1)：169-189, 2009.
66) Kobayashi H, et al：Efficacy and safety of a traditional herbal medicine, Hochu-ekki-to in the long-term management of Kikyo (delicate constitution) patients with atopic dermatitis：a 6-month, multicenter, double-blind, randomized, placebo-controlled study. Evid Based Complement Alternat Med, 7(3)：367-373, 2010. doi：10.1093/ecam/nen003.
67) 大野修嗣：漢方薬「補中益気湯」のNatural-Killer細胞活性に及ぼす影響. アレルギー, 37(2)：107-114, 1988.
68) Cho JM, et al：Prophylactic anti-tumor effect of Hochu-ekki-to (TJ-41) by enhancing natural killer cell activity. In Vivo, 5(4)：389-391, 1991.
69) Utsuyama M, et al：Immunological restoration and anti-tumor effect by Japanese herbal medicine in aged mice. Mech Ageing Dev, 122(3)：341-352, 2001.
70) Cho S, et al：Evaluation of immunological effects of Hochu-ekki-to (TJ-41) prophylactic administration in mice. Am J Chin Med, 32(2)：235-243, 2004.
71) 川喜多卓也：漢方薬の免疫薬理作用—慢性疾患の改善作用の主要機序として—. 日本薬理学雑誌, 132(5)：276-279, 2008.
72) Kaneko M, et al：Suppression of IgE production in mice treated with traditional Chinese medicine, Bu-Zhong-Yi-Qi-Tang (Japanese name：Hochu-ekki-to). Immunopharmacology, 36(1)：79-85, 1997.
73) 川喜多卓也, 他：補中益気湯のマウス免疫薬理作用—Th1/Th2バランスに焦点をあてて—. アレルギーの臨床, 26(9)：714-717, 2006.
74) Yamaoka Y, et al：Effect of a traditional Chinese medicine, Bu-Zhong-Yi-Qi-Tang on the protection against an oral infection with Listeria monocytogenes. Immunopharmacology, 39(3)：215-223, 1998.
75) Kaneko M, et al：Inhibition of eosinophil infiltration into the mouse peritoneal cavity by a traditional Chinese medicine, Bu-Zhong-Yi-Qi-Tang (Japanese name： Hochu-ekki-to). Immunopharmacol Immunotoxicol, 21(1)：125-140, 1999.
76) Yamaoka Y, et al：Protective effect of a traditional Japanese medicine, Bu-zhong-yi-qi-tang (Japanese name：Hochu-ekki-to), on the restraint stress-induced susceptibility against Listeria monocytogenes.Immunopharmacology, 48(1)：35-42, 2000.
77) Ishimitsu R, et al：Dichotomous effect of a traditional Japanese medicine, Bu-zhong-yi-qi-tang on allergic asthma in mice. Int Immunopharmacol, 1(5)：857-865, 2001.
78) Kaneko M, et al：Development of the susceptiblity to oral tolerance induction in infant mice administered a herbal drug, Hochu-ekki-to (Bu-Zhong-Yi-Qi-Tang). Int Immunopharmacol, 1(2)：219-227, 2001.
79) Yamaoka Y, et al：Protective effect of a traditional Japanese Medicine Hochu-ekki-to (Chiese name：Bu-Zhong-Yi-Qi-Tang), on the susceptibility against Listeria monocytogenes in infant mice. Int Immunopharmacol, 1 (9-10)：1669-1677, 2001.
80) Harada M, et al：Concomitant immunity against tumor development is enhanced by the oral administration of Kampo medicine, Hochu-ekki-to. Immunopharmacol Immunotoxicol, 17(4)：687-703, 1995.
81) Mita Y, et al：Surface expression of toll-like receptor 4 on THP-1 cells is modulated by Bu-Zhong-Yi-Qi-Tang and Shi-Quan-Da-Bu-Tang. Methods Find Exp Clin Pharmacol, 24(2)：67-70, 2002.
82) 岩垣博巳, 他：腫瘍免疫に対する補中益気湯の作用.

治療学，40(4)：417-420，2006.

83) Tamura R, et al：Enhanced effects of combined Bu-Zhong-Yi-Qi-Tang (TJ-41) and interleukin-18 on the production of tumor necrosis factor-α and interferon-γ in human peripheral blood mononuclear cells. J Int Med Res, 32(1)：25-32, 2004.

84) Onogi K, et al：Inhibitory effects of Hochu-ekki-to on endometrial carcinogenesis induced by N-methyl-N-nitrosourea and 17β-estradiol in mice. Oncol Rep, 16(6)：1343-1348, 2006.

85) Volate S, et al：TJ-41 induces apoptosis and potentiates the apoptotic effects of 5-FU in breast cancer cell lines. J Oncol, Article ID 895381, 10pages, 2009. Doi：10.1155/2009/895/381.

86) Tsuneoka N, et al：Chemopreventative effect of Hochu-ekki-to (TJ-41) on chemically induced billiary carcinogenesis in hamsters. J Surg Res, 151(1)：22-27, 2009. doi：10.1016/j.jss.2008.01.003.

87) Kiyohara H, et al：Stimulating effect of Japanese herbal (Kampo) medicine, Hochuekkito on upper respiratory mucosal immune system. Evid Based Complement Alternat Med, 3(4)：459-467, 2006.

88) 清原寛章：補中益気湯の気道粘膜免疫系の賦活化メカニズムと作用成分の解明，上原記念生命科学財団研究報告集，20：64-66，2006.

89) Matsumoto Y, et al：Hochuekkito, a Kampo (traditional Japanese herbal) medicine, enhances mucosal IgA antibody response in mice immunized with antigen-entrapped biodegradable microparticles. Evid Based Complement Alternat Med, 7(1)：69-77, 2010.

90) Matsumoto T, et al：Hochuekkito, a Kampo (traditional Japanese heraball) medicine, and its polysaccharide portion stimulates G-CSF secretion from intestinal epithelial cells. Evid Based Complement Alternat Med, 7(3)：331-340, 2010.

91) Kiyohara H, et al：Polysaccharide-containing macromolecules in a Kampo (traditional Japanese herbal) medicine, Hochuekkito：dual active ingredients for modulation of immune functions on intestinal Peyer's patches and epithelial cells. Evid Based Complement Alternat Med, 2011, Article ID 492691, 13pages, 2011. doi：10.1093/ecam/nep193.

92) Nakada T, et al：Effect of orally administered Hochu-ekki-to, a Japanese herbal medicine, on contact hypersensitivity caused by repeated application of antigen. Int Immunopharmacol, 2(7)：901-911, 2002.

93) Kobayashi H, et al：Hochu-ekki-to suppresses development of dermatitis and elevation of serum IgE level in NC/Nga mice. Drugs Exp Clin Res, 29(2)：81-84, 2003.

94) 稲垣直樹，他：天然薬物の免疫調節作用．日本薬理学雑誌，131(4)：204-243，2008.

95) Gao XK, et al：Kampo medicines for mite antigen-induced allergic dermatitis in NC/Nga mice. Evid Based Complement Alternat Med, 2(2)：191-199, 2005. doi：10.193/ecam/neh077.

96) 竹中基，他：補中益気湯エキス細粒の虚弱体質を有するアトピー性皮膚炎治療に及ぼす影響についての検討．西日本皮膚科，72(5)：514-519，2010.

97) Yamaya M, et al：Hochu-ekki-to inhibits rhinovirus infection in human tracheal epithelial cells. British Journal of Pharmacology, 150：702-710, 2007.

98) 山谷睦雄：補中益気湯のライノウイルス感染抑制作用，漢方と免疫・アレルギー，20：110-121，2006.

99) Tajima S, et al：Preventive effect of hochu-ekki-to, a Japanese herbal medicine, on bleomycin-induced lung injury in mice.Respirology, 12(6)：814-822, 2007.

100) 田島俊児，他：マウスBleomycin肺線維症モデルに対する補中益気湯の予防効果について，漢方と免疫・アレルギー，20：20-30，2006.

101) Nakayama M, et al：Effect of Hochuekkito on alveolar macrophage inflammatory responses in hyperglycemic mice. Inflammation, 35(4)：1294-1301, 2012. doi：10.1007/s10753-012-9441-x.

102) Yanagihara S, et al：Protective effect of hochuekkito, a Kampo prescription, against ultraviolet B irradiation-induced skin damage in hairless mice. J Dermatol, 40(3)：201-206, 2013.

103) 重広補註黄帝内経素問，12-1a～31b，復刻版，p.178-193，国立中医薬研究所，中華民国，1979（民国68年）．

104) 重広補註黄帝内経素問，12-4b～8b，復刻版，p.88-90，国立中医薬研究所，中華民国，1979（民国68年）．

105) 大塚敬節，矢数道明，清水藤太郎：漢方診療医典，第6版，p.493，南山堂，2001.

106) 李東垣：内外傷弁惑論，2-25a～26a，和刻漢籍医書集成第6輯（小曽戸洋，他編），p.64，エンタプライズ，1989.

107) 李東垣：脾胃論，4-9a～b，和刻漢籍医書集成第6輯（小曽戸洋，他編），p.128，エンタプライズ，1989.

参考文献

・矢数道明：補中益気湯に就いて．漢方と漢薬，4(8)：1，1937.

114 麻黄湯 maoto

製品番号：27

〔構成生薬〕
麻黄, 杏仁, 桂皮, 甘草

処方の特徴

1 処方概要

　麻黄湯は，インフルエンザなど急性発熱性疾患初期で，炎症が強く高熱を発している時期に用いる漢方薬である．麻黄を主とする漢方薬群，すなわち麻黄剤の中心的処方である．

　麻黄は *Ephedra sinica Stapf*, *E. intermedia Schrenk et C. A. Meyer* または *E. equisetina Bunge* (*Ephedraceae*) の地上茎[1]とされる．薬理学的[2]には，中枢興奮，解熱，鎮咳，気管支筋弛緩，抗炎症，抗アレルギーなどの作用がある．主要成分であるエフェドリンephedrine に交感神経興奮様作用と中枢神経興奮様作用とがあり，プソイドエフェドリンpseudoephedrine は抗炎症作用の活性本体とされる．古典的には，『神農本草経』中品[3]に「一に龍沙と名づく．味苦温．…中風傷寒の頭痛，温瘧を治す．表を発して汗を出し，邪熱の気を去り，咳逆上気を止め，寒熱を除き，癥堅積聚を破る」，『薬徴』[4]には「喘咳水気を主治す．旁ら，悪風，悪寒，無汗，身疼，骨節痛，一身黄腫を治す」とあり，『古方薬議』[5]には「外邪である風寒が体表部にあって汗が出ないときには，桂枝と協同して発汗させる．麻黄湯の類がこれである．また，熱邪の気が体表部に停滞して発汗しているときには石膏と協同して，その鬱滞した邪気を瀉して汗を止める．麻杏甘石湯，越婢湯の類はこれである．…麻黄はまた水を逐う能がある．麻黄甘草湯，越婢湯のごときがこれである」（筆者意訳抄）などとある．

2 使用目標と応用 (表1)

　この処方をインフルエンザ初期症状に用いるときには，高熱があるが発汗なく，悪寒，筋肉痛のある者が対象となる．脈が力強く緊張のよいこと（浮緊）が条件とされる．咳嗽，喘鳴，鼻閉をともなう例にも用いる．高熱で赤い顔をしていることもある．普通感冒でも類似症状を示せば使用してよい．胃腸症状のない点が大切である．

　比較的頑健な者が対象となる．小児に使用する機会が多く，高齢者では少ない．胃腸虚

表1　麻黄湯の使用目標と応用

- ■応　用
  - ・インフルエンザ初期，普通感冒で高熱時
  - ・気管支喘息，喘息性気管支炎，鼻閉（非発熱時）
- ■症　候
  - ・高熱（38℃程度以上），頭痛，悪寒，全身倦怠，まったく汗なし，筋肉痛（全身，とくに腰痛），赤い顔，脈"浮緊"で頻脈
- ■体　質
  - ・中等度以上（胃腸丈夫）
- ■備　考
  - ・小児に頻用．高齢者に用いることは少ない
  - ・軽症例は桂枝湯と併用（桂枝麻黄各半湯）
  - ・発汗後や脱水状態には使用しない→桂枝湯などに変更

弱で痩せ型の者に用いる可能性は低い．飲みやすい薬で小児も嫌がらない．有効な場合，適度の発汗をともなって解熱する．一度発汗解熱した後は服用を中止する．微熱・咳嗽などが残れば，桂枝麻黄各半湯，桂枝湯，柴胡桂枝湯，小柴胡湯などから症候に応じて選択する．

応用として，喘息性気管支炎，気管支喘息（軽症）で喘鳴，呼吸困難を主とする例に用いる．半夏厚朴湯併用が効果的である．また，乳児が鼻閉で哺乳困難なときに用いる．麻黄湯エキスまたはその溶液を母親の乳首に塗って子供に乳を含ませる．成人アレルギー性鼻炎の鼻閉に有効なこともある．なお，インフルエンザにおいて，抗ウイルス薬のような予防投与は行わない．

3 使用上の注意

麻黄湯を発汗状態に使用すると発汗過多に陥ることがある．古人はこれを脱汗，漏汗と呼んで恐れた．重い例では，血圧低下，気分不快，嘔気，手足冷などをきたすことがある．このことはまた，麻黄湯を脱水状態には用いないことも示唆すると思われる．

麻黄を含む漢方薬は，虚血性心疾患・不整脈・重症高血圧症・高度腎障害のある者に用いた場合，増悪させることがあるので注意を要する．胃腸虚弱者では消化器障害を起こしやすく，また排尿障害（尿閉など），不眠，頻脈，動悸，興奮などをきたすこともある．これらが現れた場合は中止する．病後の衰弱期，著しく体力の衰えている患者，甲状腺機能亢進症の患者，高齢者には慎重に投与する．抗炎症剤，鎮痛解熱剤，交感神経刺激作用のある薬剤（気管支拡張剤など）などと併用すると副作用が現れやすくなるので注意が必要である．

論　説

1 原　典

張仲景『傷寒論』『金匱玉函経』〈注1〉[6]

1．『傷寒論』巻第三弁太陽病脈証并治中第六〈1〉[7]

〔条文〕太陽病，頭痛，発熱，身疼，腰痛，骨節疼痛，悪風，汗無くして喘する者は，麻黄湯之を主る〈注2〉[8,9]．

〔大意〕感冒などの発熱性感染症初期（"太陽病"）で，頭痛，発熱，身体痛，腰痛，関節周囲の痛み，風に当たると悪寒がする，汗が出ない，喘鳴という症候があれば麻黄湯を用いる．

〔解説〕"太陽病"とあるから，その重要な徴候である脈"浮"もあるはずである．この条文は，麻黄湯の"正証"（"正症"），すなわち最も典型的な適応症候群を提示したとされる[10]．大塚敬節[11]は，桂枝湯の適応が脈"浮弱"で自然に発汗する場合であるのに対して，麻黄湯は脈"浮緊"で発汗がない点が重要な鑑別点であると述べ，上記症候が揃っていない場合，脈"浮緊"が重要だという．"浮"脈は，指を触れると表面に浮かんでいるようにすぐに感じられる脈．"緊"は緊張が強いこと．通常は発熱にともなって頻脈である．脈は急

〈注1〉麻黄湯：この名称は主薬の麻黄から生れたと思われるが，真柳[6]によれば，敦煌の莫高窟から発見された『輔行訣臓腑用薬法要』という書には，陶弘景（452-536）の言として，「商の伊尹は360処方を載せた『湯液経方』を著した．…これより私は常用の60処方を引用する．…仲景も『湯液経方』の処方から『傷寒論』を編纂し，…道家流を避けて処方名を薬名で改めた」という．そして，仲景の麻黄湯と同じ薬味構成で類似する条文の処方を，小青龍湯の名で載せるという．すなわち，小青龍湯という名であった処方を，仲景が麻黄湯に改名した可能性があるという．

〈注2〉『傷寒論』弁可発汗病脈証并治第十六[8]にもほぼ同文あり，「麻黄湯之を主る」を「麻黄湯証に属す」とする．『金匱玉函経』[9]では，「身疼」を「身体疼」，「喘する者」を「喘するは」とする．

性疾患で重視される．なお，「疼」はうずくような痛み，「痛」は鋭い強い痛みと分ける考え方があるが，臨床的には大差ないように思われる．

2．『傷寒論』巻第三弁太陽病脈証并治中第六〈2〉[12]

〔条文〕太陽病，脈浮緊，汗無く，発熱，身疼痛，八，九日解せず，表証仍お在り．此れ当に其の汗を発すべし．薬を服し已って微かに除く．其の人，発煩，目瞑，劇しき者は必ず衄す．衄すれば乃ち解す．然る所以の者は，陽気重なるが故なり．麻黄湯之を主る〈注3〉[13,14]．

〔大意〕発熱性疾患の発病後8～9日も経過すると，ふつうは"少陽病"の病状（往来寒熱，胸脇苦満など）や"陽明病"の病状（潮熱，腹満，便秘など）を呈するのに，なお依然として，脈浮緊，無汗発熱，身疼痛など，麻黄湯の適応となる症状が続いていれば，麻黄湯を用いる．このように症状が膠着状態にある者に麻黄湯を用いたときには，瞑眩のために，めまいを起こすことがあり，その激しい者では鼻出血することもある．

〔解説〕「其の人」以下は，服用後の症状の変化と解釈するのが通例である[15]．発煩は，いわゆる瞑眩で，快方に向かう直前に一時的に不快な症状に苦しむこと．目瞑は，めまい．

3．『傷寒論』巻第三弁太陽病脈証并治中第六〈3〉[16]

〔条文〕傷寒，脈浮緊，汗を発せず，因って衄に到る者は，麻黄湯之を主る〈注4〉[17,18]．

〔大意〕発熱性疾患（"傷寒"）で，本来ならば麻黄湯などで発汗すべき状態にある者が発汗の時期を失すると，自然に衄血（鼻出血）をきたす例がある．これにも麻黄湯を与えればよい．

〔解説〕前の条文に対して，鼻出血を呈する症例の中に麻黄湯の適応があることを示したもの．

4．『傷寒論』巻第三弁太陽病脈証并治中第六〈4〉[19]

〔条文〕太陽と陽明との合病，喘して胸満する者は下すべからず．麻黄湯に宜し〈注5〉[20]．

〔大意と解説〕湯本求真[21]は，「喘して胸満とは，喘することにより胸腔内圧が高まり，横隔膜を圧し下し，心下肋骨弓下部が膨満するという意味であり，喘が主証（主症状），胸満が客証である．したがって主証である喘を目的に本処方を用いれば喘も胸満も共に治るという意である．…張仲景の真意は，喘して胸満と，大承気湯の腹満して喘すとが非常によく似ているので，その鑑別法を教えることである」（筆者意訳）という．

❷ 中国医書の記載

- 孫思邈の『備急千金要方』巻第9[22]には，「傷寒，頭及び腰痛み，身体骨節疼み，発熱悪寒し，汗せずして喘するを治する麻黄湯の方」と，『傷寒論』とほぼ同文がある．
- 『増広太平恵民和剤局方』巻2[23]には，「傷寒，頭痛，発熱悪風，骨節疼痛，喘満，汗無きを治す」と，やはり『傷寒論』類似の記載があり，方後に「若し自汗を病む者なれば，服すべからず．時候に拘らず」（自然に発汗していれば服用してはいけない．時候にかかわらず用いる）という．

〈注3〉『傷寒論』弁可発汗病脈証并治第十六[13]に類似文あり，「此れ当に其の汗を発すべし」を「当に復た汗を発すべし」，「麻黄湯之を主る」を「麻黄湯証に属す」とする．『金匱玉函経』[14]では，「汗無く，発熱」を「汗無く，而して発熱」，「表証」を「其の表候」とする．

〈注4〉『傷寒論』弁可発汗病脈証并治第十六[17]に同文あり，「麻黄湯之を主る」を「麻黄湯証に属す」とする．『金匱玉函経』[18]では，「麻黄湯之を主る」を「麻黄湯に宜し」とする．

〈注5〉『金匱玉函経』[20]では，「麻黄湯に宜し」を「麻黄湯に宜し．之を主る」とする．

■虞摶の『医学正伝』巻1[24)]には,「太陽の証,脈浮,頭及び身体疼痛し,悪寒し,発熱し,汗無くして喘するを治す.…夏至の後に服せば必ず斑黄を発し,狂悶す」という.『傷寒論』とほぼ同じだが,方後に「夏至以後に服すると皮膚症状が出てひどく苦しむ」とある.これは,麻黄湯は冬季の"正傷寒"(おそらくはインフルエンザ)に用い,夏は用いないという考え方である.

3 江戸時代医家の論説 (筆者意訳)

■吉益東洞(1702-73)の『方極』[25)]には,「喘して汗無く,頭痛,発熱,悪寒して,身体疼痛する者を治す」とある.

■目黒道琢(1739-98)は,『饗英館療治雑話』麻黄湯之訣[26)]で,「哮喘(喘息)の証(症状)は,春末初秋など時行が常ならざるときに多く発するものである.みな,風寒に感ずるために病人固有の痰(水毒)を鼓動するために発するのである.脈浮あるいは鼻に清涕(水様鼻汁)があれば,この方で発汗させるべきである.たとえ発汗しなくても,肺気が利して喘が止むものである」という.すなわち,麻黄湯は喘息で,脈浮,鼻水があるときに用いるとする.

■原南陽(1752-1820)は,『叢桂亭医事小言』巻2傷寒門[27)]で,「(傷寒の)初起の治方は,上衝,頭痛,脈浮で,悪風寒,熱汗の出るものは桂枝湯,項背がこわばれば桂枝加葛根湯,脈浮緊で,ひどいときには熱が強く,悪寒,頭疼身痛し,喘咳するものには麻黄湯,項背こわばるものには葛根湯,寒熱がしばしば往来して咳するものは桂枝麻黄各半湯,咳するものは小青竜湯,渇するものには大青竜湯の類を撰用する」という.

■本間棗軒(1804-72)は,『内科秘録』巻2傷寒門[28)]で,太陽病(発熱性疾患初期)の治療について,「仲景は,汗の有無で桂枝湯,麻黄湯を分ける.また脈証の小異同で桂枝二越婢一湯,桂麻各半湯の差別がある.常にその規則をよく理解して,しかもまたそれに拘泥すべきではない.自分は,汗の有無を論ぜず,まず葛根湯を与える.…もし喘急が甚だしい者は麻黄湯を用い,煩躁の甚だしいものは大青竜湯を与えるべきである」という.

■尾台榕堂(1799-1870)は,自分が13歳のときに初めて患者に処方した薬が麻黄湯だったという.『方伎雑誌』[29)]に,「私が13歳のとき,病家から診察を請うて来た.たまたま長兄の蘿齋が他へ出て不在であった.祖父の紫峰君から,お前が往診しなさいと命じられた.そこで診察して帰った.祖父君が,その病症を問われたので,傷寒で頭が破れるようで,悪寒,発熱,喘して一身疼痛,脈浮数で力があると申し上げたところ,お前はどの処方を与えるかとお尋ねになった.私が麻黄湯ではいかが,とお伺いしたところ,祖父は笑を含んで,でかしたりとおっしゃった.そこで,麻黄湯3貼を調合して,温服して大いに発汗させなさいと命じて,使いの者を帰した.翌朝また診察したところ,大汗して苦患は脱然として退いたという.余熱があるので小柴胡湯に転じた.さほど日数がたたないうちに回復した.これが私の初陣である」とある.

■尾台榕堂の『類聚方広義』頭注[30,31)]には,乳児が鼻閉で哺乳困難なときに用いれば即効があること,麻疹などの発熱性皮膚疾患の初期にも適応のあること,喘息発作で起坐呼吸状態になり,悪寒発熱して冷汗が流れるように出る者に生姜と半夏を加えて用いること,喘息のなかでも感染によって発作の起こるものが麻黄湯や麻杏甘石湯などの適応であることなどが述べられている.

■浅田宗伯(1815-94)の『勿誤薬室方函口訣』[32,33)]には,「この処方は太陽傷寒無汗の症に用いる.桂枝湯,麻黄湯の弁別において張仲景には『傷寒論』に従った厳然とした規則があり,破ってはならない.また,感冒で発

作が起こる喘息患者に麻黄湯を用いると速効がある．朝川善庵は，生涯，麻黄湯で喘息を予防したという」という．桂麻の弁について宗伯は『医学知環』で「凡そ病，表にありて，未だ裏に入らざる者は，汗して発すべきなり．風寒，表に客たれば，頭痛発熱して悪寒し，或は項背強ばり，身体疼痛せしむ．是に於いて桂枝，麻黄の二端あり．其の肌膚開いて汗出で脈浮緩なる者を桂枝湯とす．皮膚閉じて汗なく，邪，骨節に迫りて疼痛，脈浮緊なる者を，麻黄湯とす」という[34]．

4 近年の論説

■『漢方診療医典』[35]には，麻黄湯を用いる目標について，「悪寒，発熱，脈浮緊で汗なく，発熱にともなう諸関節痛，腰痛，喘咳などの症候のあるものである．このような症状は感冒や流行性感冒その他の熱性病の発病初期にみられるものである．本方は発汗と利尿の効があり，これを服用して発汗して諸症の軽快するものと，尿量が増加してよくなる場合とがある．本方は表実証に用いるもので，表が虚して汗が自然に出て，脈が浮弱または沈弱のような場合には用いないがよい．…感冒の他，関節リウマチの初期，喘息，鼻炎などに用いられ，乳児の鼻閉，哺乳困難にも効がある．ただし，老人，幼児などで体力の弱い者には注意して用いなければならない」とある．

症 例

症例 幼児の感冒の例（筆者経験例）

〔患者〕5歳　女児（筆者親族）
〔主訴〕悪寒，倦怠感
〔既往歴〕早産（36週）・生下時2,215g
〔家族歴〕特記すべきことなし
〔現病歴〕X年1月某日．夕食時に食欲なく，「だるい」と言って横になりたがった．その後，テレビを見ている途中で，「寒い」と言いだし，自分から布団の中にもぐりこんでしまった．顔を見ると真っ赤である．額も熱い．身体痛の訴えはない．幼稚園で感冒が流行している．

〔身体的所見〕身長100cm余，体重15kg余．体温38.5℃．呼吸は速く浅い．皮膚は，全身どこを触れても熱いが，まったく汗をかいていない．橈骨動脈は頻脈で，振幅が大きく浮き上がってくるようで力強い．胸部打聴診上は異常ない．

〔経過〕麻黄湯エキス2.5gを熱湯に溶かして服用させた．15分程で全身発汗が始まった．下着を着替えさせ，汗の出るまま様子を見た．服用約30分後に体温37.5℃．顔の赤みが少し薄らいだ．服用2時間後，「寒くない．おなかがすいた」という．体温37.3℃．粥食の後，桂枝湯エキス1.25gと麻黄湯エキス1.25gを混合して湯に溶かして服用させた（桂麻各半湯の意）．そのまま就寝．発汗のため夜間にさらに1回下着を替えた．翌朝，いつも通り7時30分に起床．体温は平熱に回復．症状なく食欲あり，普段通りの朝食後，元気よく幼稚園に登園．そのまま治癒．

鑑 別

1．感冒初期

■ 桂枝湯

発熱，悪寒，脈浮で頻数は共通．比較的痩せた胃腸虚弱者で発汗傾向のあるときに用いる．身体痛はない．

■ 葛根湯

胃腸の丈夫な者で，無汗，発熱，悪寒は共通．葛根湯は，後頭部から項背部のこりと咽喉痛を訴える．急性上気道炎とくに咽喉炎で発熱するのは葛根湯．インフルエンザで高熱が出るのが麻黄湯．

■ 麻黄附子細辛湯

冷え症で顔色も悪い者がかぜをひき，体の芯からゾクゾク悪寒がするのが特徴．頭痛，

鼻水，咽喉痛を訴え，汗は出ていないことが多い．

2．喘鳴，咳嗽
■ 麻杏甘石湯

気管支炎，気管支喘息発作で粘稠痰がからみ咳き込むときに要鑑別．麻黄湯も無熱時の喘息発作に用いるが，喘鳴，呼吸困難を主とし，喀痰や咳き込みは少ない．

■ 小青竜湯

水様痰が多く，ゼロゼロと喘鳴，咳嗽のある者に用いる．くしゃみ，鼻水，鼻閉など，アレルギー性鼻炎をともなう例が対象．舌に歯の痕がある，冷え症など，いわゆる水毒の徴候が見られることが多い．

■ 神秘湯

喘鳴，呼吸困難を主とする喘息に用いる点で類似．神秘湯は，非発作時も継続して服用させることが多い．麻黄湯は発作時に頓服使用が多い．

3．鼻閉

■ 麻黄湯は鼻閉が主で鼻汁やくしゃみは少ない．葛根湯加川芎辛夷は慢性の鼻炎，副鼻腔炎で，項背部こり，膿性鼻汁，後鼻漏，頭痛などがある例に用いる．小青竜湯は水様鼻汁，くしゃみをともなうアレルギー性鼻炎症状に用いる．辛夷清肺湯は慢性副鼻腔炎で他の処方が無効のときに用いる．

Evidence

1 小児のA型インフルエンザに麻黄湯を投与，発熱時間短縮効果を検討した報告
（Kuboら，2007）[36]

〔対象と方法〕発熱とインフルエンザ様症候を呈した発症後48時間以内の小児60例（5ヵ月〜13歳）を，（Ⅰ）迅速診断テスト陽性で1歳以上の36例をランダム化して，①オセルタミビル Oseltamivir 単独投与群19例と，②オセルタミビルと麻黄湯併用群17例に分け，また（Ⅱ）③迅速診断テスト陽性だが1歳未満で麻黄湯を投与された例および，迅速診断テスト陰性だがインフルエンザが疑われて麻黄湯を投与された例の合計24例とに分けた．体温を6時間ごとに計測，37.2℃以下になるまでの時間について検討した．

〔結果〕後日の血液検査でインフルエンザA型感染が確認され，解析対象となったのは，①群18例，②群14例，③群17例であった．その結果，発熱時間は，オセルタミビル単独投与群①に比べて，麻黄湯併用群②で有意に短かった．またランダム化比較ではないが，①群に比べて③群も有意に短かった．

〔結論〕麻黄湯は，インフルエンザ治療の選択肢の1つになりうることが示された．

2 季節性インフルエンザ治療における麻黄湯と Neuraminidase 阻害剤とのオープンラベルランダム化比較試験─同等の効果を実証（Nabeshimaら，2012）[37]

〔対象と方法〕年齢20〜64歳，発症後48時間以内，体温38℃以上，迅速診断キット陽性のインフルエンザ患者を対象に，麻黄湯投与群（10例），オセルタミビル投与群（8例），ザナミビル投与群（10例）に割付けたオープンラベルランダム化比較試験．各薬剤は5日間投与．その間の，発熱（37.5℃以上）持続時間，患者記録による総症状スコア，第1，3，5日におけるウイルス検出の有無と血清中の各種サイトカイン値で評価．

〔結果〕平均発熱期間は麻黄湯群29時間，オセルタミビル群46時間，ザナミビル群27時間で，麻黄湯群は，オセルタミビル群よりも有意に短かった（$p<0.05$）が，ザナミビル群とは有意差がなかった．総症状スコアでは，3群間に有意差はなかった．期間中の，ウイルス検出率，サイトカイン値（IFN-α，IL-6，IL-8，IL-10，TNF-α）にも有意差はなかった．安全性の点では，麻黄湯群とオセ

ルタミビル群で各1例,血清アミノトランスフェラーゼ値の上昇が認められたが,2週間以内に正常化した.

〔結論〕麻黄湯は,健常成人の季節性インフルエンザ治療において,Neuraminidase阻害剤と臨床的かつウイルス学的に同等の効果を有する.

引用文献

1) 厚生労働省:第16改正日本薬局方, p.1589, 2011.
2) 鳥居塚和生:モノグラフ 生薬の薬効・薬理, p.449-475, 医歯薬出版, 2003.
3) 森立之:神農本草経, 復元本, 2-5a, 近世漢方医学書集成53巻(大塚敬節, 他編), p.67, 名著出版, 1981.
4) 吉益東洞:薬徴, 2-20b, 近世漢方医学書集成10巻(大塚敬節, 他編), p.134, 名著出版, 1979.
5) 浅田宗伯・原著, 木村長久・校訓:和訓古方薬議・和訓古方薬議続録, 復刻版, p.17-20, 春陽堂書店, 1982.
6) 真柳誠:漢方一話 処方名のいわれ, 25 麻黄湯. 漢方診療, 14(2):23, 1995.
7) 張仲景:明・趙開美本『傷寒論』, 3-9b〜10a, 復刻版, p.118-119, 燎原書店, 1988.
8) 張仲景:明・趙開美本『傷寒論』, 7-20b, 復刻版, p.334, 燎原書店, 1988.
9) 張仲景:清・陳世傑本『金匱玉函経』, 2-19b, 復刻版, p.104, 燎原書店, 1988.
10) 尾台榕堂:類聚方広義, 近世漢方医学書集成57巻(大塚敬節, 他編), p.131-132, 名著出版, 1980.
11) 大塚敬節:臨床応用傷寒論解説, p.203, 創元社, 1966.
12) 張仲景:明・趙開美本『傷寒論』, 3-13a, 復刻版, p.125, 燎原書店, 1988.
13) 張仲景:明・趙開美本『傷寒論』, 7-17b, 復刻版, p.328, 燎原書店, 1988.
14) 張仲景:清・陳世傑本『金匱玉函経』, 2-21a〜b, 復刻版, p.107-108, 燎原書店, 1988.
15) 大塚敬節:臨床応用傷寒論解説, p.219, 創元社, 1966.
16) 張仲景:明・趙開美本『傷寒論』, 3-14a, 復刻版, p.127, 燎原書店, 1988.
17) 張仲景:明・趙開美本『傷寒論』, 7-17b, 復刻版, p.328, 燎原書店, 1988.
18) 張仲景:清・陳世傑本『金匱玉函経』, 2-23a, 復刻版, p.111, 燎原書店, 1988.
19) 張仲景:明・趙開美本『傷寒論』, 3-10a, 復刻版, p.119, 燎原書店, 1988.
20) 張仲景:清・陳世傑本『金匱玉函経』, 2-19b〜20a, 復刻版, p.104-105, 燎原書店, 1988.
21) 湯本求真:皇漢医学, 第1巻, p.290-305, 復刻版上巻, 燎原書店, 1988.
22) 孫思邈:備急千金要方, 巻第九傷寒上・発汗湯第五, 9-16a, 復刻版, 東洋医学善本叢書10, 宋版備急千金要方・中, p.33-34, オリエント出版社, 1989.
23) 陳師文, 他:増広太平恵民和剤局方, 傷寒門, 2-2b〜3a, 和刻漢籍医書集成第4輯(小曽戸洋, 他編), p.41, エンタプライズ, 1988.
24) 虞搏:医学正伝, 傷寒門, 1-49b〜50b, 和刻漢籍医書集成第8輯(小曽戸洋, 他編), p.29, エンタプライズ, 1990.
25) 吉益東洞:方極, 近世漢方医学書集成12巻(大塚敬節, 他編), p.379, 名著出版, 1980.
26) 目黒道琢:餐英館療治雑話, 近世漢方医学書集成107巻(大塚敬節, 他編), p.110-112, 名著出版, 1983.
27) 原南陽:叢桂亭医事小言, 傷寒, 2-7a, 近世漢方医学書集成18巻(大塚敬節, 他編), p.137, 名著出版, 1979.
28) 本間棗軒:内科秘録, 2-6a〜b, 近世漢方医学書集成21巻(大塚敬節, 他編), p.153-154, 名著出版, 1979.
29) 尾台榕堂:方伎雑誌, 1-41b〜42a, 近世漢方医学書集成58巻(大塚敬節, 他編), p.96-97, 名著出版, 1980.
30) 尾台榕堂:類聚方広義, 近世漢方医学書集成57巻(大塚敬節, 他編), p.131-132, 名著出版, 1980.
31) 松岡榮志・監修:傍訓・類聚方広義, p.89-91, 新樹社書林, 2007.
32) 浅田宗伯:勿誤薬室方函口訣, 近世漢方医学書集成96巻(大塚敬節, 他編), p.170, 名著出版, 1982.
33) 長谷川弥人:勿誤薬室「方函」「口訣」釈義, p.405-407, 創元社, 1985.
34) 長谷川弥人:勿誤薬室「方函」「口訣」釈義, p.795, 創元社, 1985.
35) 大塚敬節, 矢数道明, 清水藤太郎:漢方診療医典, 第6版, p.391, 南山堂, 2001.
36) Kubo T, et al:Antipyretic effect of Mao-to, a Japanese herbal medicine, for treatment of type A influenza infection in children.Phytomedicine, 14:96-101, 2007.
37) Nabesima S, et al:A randomized, controlled trial comparing traditional herbal medicine and neuraminidase inhibitors in the treatment of seasonal influenza. J Infect Chemothe, 18:534-543, 2012.

115 麻黄附子細辛湯
maobushisaishinto

製品番号：127

〔構成生薬〕
麻黄，細辛，附子

処方の特徴

1 処方概要

　麻黄附子細辛湯は，主として上気道感染症初期および気管支炎に使用される漢方薬の1つである．古典的漢方の考え方では，いわゆる"陰"の状態に用いることが特徴である．"陰"とは，附子の適応病態ともいえる．

　構成生薬の点では麻黄剤かつ附子剤である．麻黄は，解熱，発汗，抗炎症，鎮痛，鎮咳，気管支拡張などの作用を有するが，その副作用に留意する必要がある（114. 麻黄湯参照）．附子は，「新陳代謝機能の極度に沈衰したものを振起復興し，利尿，強心の作用あり，熱がなくて悪寒するもの，手足関節疼痛し，または沈重，麻痺，厥冷するものに用いる」[1]とされる（69. 真武湯 参照）．附子剤は高齢者ほど使用頻度が高く，逆に乳幼児には有害作用が出やすい．

　細辛は，ウスバサイシン *Asiasarum sieboldii* F. Maekawa または *A. heterotropoides* F. Maekawa var. *mandshuricum* F. Maekawa（*Aristolochiaceae*）の根および根茎[2,3]で，薬理学的には[3,4]，抗アレルギー作用，抗ヒスタミン作用，鎮咳作用があり，精油は解熱鎮痛作用，成分の methyleugenol, higenamine は抗ヒスタミン作用が認められている．臨床的には「解熱，鎮咳，鎮痛剤で，咳嗽，胸満，胸痛に用いる」とされる[5]．歴史的には，小曽戸[6]によれば，細辛は古く馬王堆医書・武威漢簡・敦煌漢簡の処方などに既に用いられていたという．薬能の点では，『神農本草経』上品[7]に「"欬逆，頭痛脳動，百節拘攣，風湿痺痛，死肌を治す．目を明らかにし，九竅を利す」とあり，『薬徴』[8]には「宿飲停水を主治す．故に，水気，心下に在りて咳満，或は上逆，或は脇痛するを治す」とあり，『古方薬議』[9]には，「味辛温，咳逆を主り，中を温め，気を下し，痰を破り，水道を利し，胸中を開き，汗出でず血行らざるを治す」とある．

2 使用目標と応用（表1）

　この処方は，急性上気道炎初期から気管支炎初期まで用いる．アレルギー性鼻炎，気管支喘息にも応用され，副鼻腔炎，慢性頭痛，神経痛などにも有効な場合がある．

　体質的には，"陰証"の者が対象となる．臨床所見で，顔色不良ないし蒼白，手足が冷たい，低体温傾向，発熱時でも橈骨動脈拍動が小さく徐脈傾向，自覚的に悪寒，冷え，倦怠感が強いなどがあれば"陰"の状態と推定する．痩せて胃下垂で冷え症の者，および高

表1　麻黄附子細辛湯の使用目標と応用

■応　用
・急性上気道炎，感冒，気管支炎，気管支喘息，アレルギー性鼻炎
・頭痛，神経痛
■症　候
・気道疾患に用いる場合
　急性症では背部の悪寒が強い（重要）
　全身倦怠および脱力感（重要）
　発熱しても熱感がない
　咽喉痛，水様鼻汁，水様喀痰，咳嗽，喘鳴，頭痛
・痛みに用いる場合
　冷えで痛みが増悪
■所　見
・心窩部拍水音（振水音）は軽微～なし
・低体温傾向，手足冷たい，顔色不良が多い
■体　質
・やや虚弱．痩せ型で冷え症が多い．

齢者ほど"陰"の傾向が強い.

1．気道疾患に用いる場合

感冒初期に用いるときは，発熱して体温は高くても，熱感なく顔色不良で，背筋の悪寒が強いことが特徴である．咽喉痛，水様鼻汁，水様痰をともなう咳，頭痛などがあり，しばしば全身倦怠，脱力感をともなう．発汗は通常ほとんどない．

気管支炎，気管支喘息に用いるときは，水様喀痰，咳嗽，ときに喘鳴がある点を目標にする．数日以上経過した例では，桂枝湯との併用が効果的である（後述）．

2．頭痛・神経痛に用いる場合

頭痛は，頭の芯から痛むということが多く，頭が冷えるので何かを被っていたいということも目標となる．また，三叉神経痛，帯状疱疹後神経痛，末梢神経障害性疼痛などに，ときに有用な場合がある．第一選択とされるpregabalinの効果不十分な例などに試みる．歯痛にもよいとする説がある．

3．桂枝湯の併用—桂姜棗草黄辛附湯

医療用漢方製剤（エキス剤）では，麻黄附子細辛湯と桂枝湯を併用することがある．2種の漢方薬を，それぞれ通常1日量の1/2〜2/3で混合して用いると効果がマイルドとなり，胃腸障害を起こしにくくなる．この併用は桂姜棗草黄辛附湯〈注1〉[10-12]の意で，本来は麻黄附子細辛湯と桂枝湯から芍薬を除いた桂枝去芍薬湯とを混合（合方）した生薬構成であるが，2つの処方の併用で代用するのである．この併用は，感冒が遷延したときや，気管支炎，気管支喘息，アレルギー性鼻炎，副鼻腔炎などに広く応用される．

3 使用上の注意（114. 麻黄湯 参照）

本処方は麻黄を含むので，胃下垂高度で非常に胃腸の弱い者，胃痛，胃もたれ，食欲不振などのある者には慎重に投与する．また，虚血性心疾患患者，高度腎機能障害の者などに投与する場合には極めて慎重でなければならない．排尿異常，不眠，動悸などが起これば中止する．小児に用いることは少ない．

論 説

1 原 典

張仲景『傷寒論』巻六弁少陰病脈証并治第十一[13]

〔条文〕少陰病，始め之を得て，反って発熱し，脈沈なる者は，麻黄細辛附子湯之を主る．

〔解説〕"少陰病"は"陰"の病態の一局面である．『傷寒論』には，"少陰病"の特徴として「脈微細，ただ寝ねんと欲す」とあり，この時期は通常は発熱しないとされる．ところが，ここでは，他の病期を経ることなく，いつの間にか"少陰病"として発病して，発病の始めに，反って熱が出て，脈が"沈"である．これには麻黄細辛附子湯がよいということである．浅田宗伯は「此れ少陰温発の主方なり．少陰表法の正治と為す」[14]という．しかし，臨床的には，この条文だけでこの処方を使うのは難しい．なお，『傷寒論』では麻黄細辛附子湯とあるが，『傷寒論』の異本の『金匱玉函経』[15]では，現在の名称である麻黄附子細辛湯と記載される．条文自体は同じである．

〈注1〉桂姜棗草黄辛附湯：これは，『金匱要略』水気病篇に桂枝去芍薬加麻黄細辛附子湯として記載される．条文は，「気分，心下堅，大なること盤の如く，辺旋杯の如きは，水飲の作す所，桂枝去芍薬加麻黄細辛附子湯之を主る」[10]である．大塚敬節[11]は「旋杯」を「旋盤」とし，「みぞおちのところがどんぶりがくっついたように膨れ上がっているということ」という．この条文だけで，この処方を使うのは難しい．大塚[12]は，「寒いという悪寒が太陽病の悪寒じゃなくて，風邪をひいて咳が出て，寒気がして，いつまでもさっぱりしないというのにいいですね」という．

2 中国医書の記載

■陳言の『三因極一病証方論』[16]（1174年成立）には，附子細辛湯の名で記載され，「少陰の傷寒，口中和し，面背悪寒し，反って発熱，倦怠，自汗ありて，渇し，脈は尺寸倶に沈にして緊なる者を治す」とある．自汗（自然に発汗すること），口渇があるとする点は『金匱要略』とは異なる．臨床的には無汗が多いと思われる．

■王好古の『此事難知』（1248年または1264年成立）[17] 諸経頭痛門[18]には，「少陰の頭痛，脈沈微にして熱あるは麻黄附子細辛湯」という．頭痛に用いるとはいうが，発熱が条件とされるので，感染症にともなう頭痛ということになる．

■劉純の『玉機微義』（1396年成立）咳嗽門[19]には，「腎臓の咳を発するや，咳するときは則ち腰背，相引きて痛み，甚だしきときは則ち咳涎するを治す」とあり，咳嗽で腰背痛があり，喀痰をともなうものに用いるとする．頭痛門[20]には，「少陰経の頭痛，三陰三陽の経，流行せずして，足寒え，気逆して寒厥を為す．其の脈沈細は，麻黄附子細辛湯を主と為す」と，足の冷えなどをともなう頭痛に用いるという．

■虞摶の『医学正伝』（1515年成立）巻4頭痛門[21]には，「三陰三陽経，流行せず，而して足寒え気逆するを治す．寒厥頭痛と為す．其の脈，沈細なり」という．これも足が冷えることを目安に頭痛に用いるとする．

■薛己の『薛氏医案』に収載される王綸『明医雑著』では，続医論[22,23]の中に，歯ぐきが腫れて痛み，歯も痛んで揺れ動き，あるいは黒ずんで爛れている状態の治療法を述べた部分があり，これに薛己は補注として「頭脳歯痛，頭重く，手足厥冷，此れ風寒，脳に入る．麻黄附子細辛湯を用ゆれば愈ゆ」（頭痛，歯痛がして，頭が重く，手足がひどく冷えるのは，風寒が脳に入ったからである．麻黄附子

細辛湯を用いれば治る）という．歯槽膿漏にともなう頭痛によいという意味らしい．また，同書・附方[24,25]には麻黄附子細辛湯は「寒に感じ，脈沈或は細微，反って発熱し，或は但だ寝ねんと欲する者を治す」とする．『金匱要略』とほぼ同意であろう．

3 江戸時代医家の論説（筆者意訳）

■吉益東洞（1702-73）は，『類聚方』[26]では「為則按ずるに，悪寒の証，無きことあるべからず」（自分が思うに，悪寒の証がないはずがない）といい，『方機』[27]では，この処方を「手足冷え，発熱，脈沈なる者，あるいは脈微細にして悪寒甚だしき者」に用いるという．

■有持桂里（1758-1835）は，『校正方輿輗』の痘疹門[28]では，「5歳男子が痘を病み，最初に葛根湯加大黄を与えたところ，4日目になると痘疹が"没し"（隆起が平坦になったの意と思われる），ただ寝ていたがって食欲なく，脈が沈で一見熱がないという危険な状態になった．よくみると脈になお"神あるを覚え"，本処方を与えた．翌日には痘が再び"透発し"（水疱が盛り上がったの意か），脈も回復して気力もやや増し，その後は順調に軽快して治癒した（抄）」という．この例は本処方を疱疹を形成する皮膚疾患，たとえば帯状疱疹などに応用する際の参考になる．また頭痛門[29]では，「此の方，頭痛，脈沈細にして，あるいは悪寒し，手先，足先冷ゆる者に良し」という．『医学正伝』などと同じである．

■浅田宗伯（1815-94）は『勿誤薬室方函口訣』[30,31]で，「この処方は"少陰病"の体表部の熱を解するものである．ある老人，咳嗽，喀痰があり，午後になると背部に悪寒を感じ，その後，少しずつ発汗が続いて止まらない．他医が補中益気湯を与えたが効かない．そこで，麻黄附子細辛湯を服用させた．わずか5貼（5日分）で治ってしまった．…この処方はまた陰に属する頭痛に防風川芎を加えて効

果がある．陰に属する"水気"（浮腫など水毒徴候）には，桂枝去芍薬湯を合方して用いる（桂姜棗草黄辛附湯の意）」という．
■ なお，浅井貞庵（あさいていあん）(1770-1829)は，この処方を「冷えのぼせ（上逆）があり，頭脳も歯も痛み，手足は冷える」ときに用いるという[32]．『薛氏医案』によるものであろう．

4 近年の論説

■『漢方診療医典』[33]は，「本方は少陰病で発病初期，表証のあるものに用いる．そこで虚弱者や老人などの感冒，気管支炎，気管支喘息などに用いられる．本方の目標は悪寒，微熱，脈沈細，全身倦怠，無気力，嗜臥などである．これに対して本方を用いると，悪寒が去り，気力は回復し，諸症軽快する．また虚弱者の咳嗽で，時に背部に悪寒を覚え，希薄な水様の喀痰を吐き，尿も希薄で量が多く，脈沈細，貧血性，無気力の者にも，本方はよく奏功する」という．

■ 大塚敬節（おおつかよしのり）(1900-80)は『症候による漢方治療の実際』[34]で，頭痛（頭が冷えると痛むという老人に著効という），咳嗽（高齢者の気管支炎），呼吸困難（喘息）などに本処方を用いるといい，喘息では「小青竜湯を用いるような喘息で，気力がなく，脈が弱く沈んで小さく，寒がるものによい」とし，小青竜湯無効の喘息に麻黄細辛附子湯で著効があった例を述べている．

■ 松田[35]は，鼻アレルギー，ヘルペスに本処方を用いるという（症例2参照）．

症 例

症例1 かぜ症候群（筆者経験例）

〔患者〕70歳　女性
〔初診〕X年12月
〔主訴〕鼻水・悪寒・頭痛
〔既往歴・家族歴〕特記事項なし

〔現病歴〕1週間前から，なんとなくだるくて鼻水が出る．頭の芯が痛むが，強い痛みではない．背筋になんとなく悪寒があり，ぞくぞくとした感じがとれない．布団の中で寝ていると楽で，起きていると疲れる．咽喉が少し痛む．いつもかぜをひくとこういう感じになる．いろいろとかぜ薬を飲んだが，効かない．熱感はない．

〔身体的所見〕身長150cm，体重40kg，痩せ型．顔は青白い．話をしながらハンカチで鼻水をぬぐう．手足は冷たい．脈は小さく触れにくい．腹部は腹筋が緊張して棒状である．皮下脂肪は薄い．心窩部拍水音（振水音）をわずかに認める．胸部打聴診に異常はない．咽喉はわずかに赤い．

〔経過〕麻黄附子細辛湯（2.5g/包）1包/回を1日3回投与．4日後，「薬を飲んだら，すぐに身体があたたまって，ぞくぞくや頭痛はなくなった．のどの痛みも1日ぐらいでよくなった．こんなによく効くかぜ薬は飲んだことがない．もうすっかり元気になった」．

症例2 ヘルペス（松田邦夫治験）[35]

64歳男性．初診の10日前から右耳介内ヘルペスで某病院通院中であるが，痛みが強い．毎日神経ブロックを続けているが，夜はほとんど眠れない．頭痛，悪寒はない．身長175cm，体重62kg．局所は真っ赤に腫れて熱感がある．一見外耳炎のようであるが，表面のブツブツはヘルペスに特有である．

麻黄附子細辛湯エキス8gに加工附子末9gを1日量とし，分4で投与．その結果，当夜から痛みが消失し熟睡した．1週間後，妻のみ来訪．「眠り薬でも入っていたのですか」と聞かれた．前方2/3量に減量，7日分投与にて全治．

ヘルペスの神経痛に附子はよく効く．ヘルペス後神経痛を私（松田）は加工附子末単独大量投与で治した例が多くある．（以下略）

〈注〉この例は抗ウイルス剤登場以前の治験であるが，現在でも抗ウイルス剤と併用して有用な例があると思われる．松田は，帯状疱疹後神経痛が加工ブシ末で改善した例を報告[35]している．ただし，ブシ末の量が多いので副作用に注意が必要である．

鑑　別

1．感冒初期（12．葛根湯，62．小青竜湯などの項も参照）

■ 葛根湯（かっこんとう）

栄養良好な者に使用．発熱，頭痛，項部のこり，咽喉痛が主．麻黄附子細辛湯は，悪寒が強く，咽喉痛，頭痛，鼻水などのある者．

■ 小青竜湯（しょうせいりゅうとう）

鼻水，くしゃみ，咳など共通点が多い．麻黄附子細辛湯は「陰」の要素が強く，顔色不良，悪寒が強いことなどを目安にする．小青竜湯は「水毒」の要素が強く，むくみ傾向などを認める．

■ 桂枝湯（けいしとう）

胃腸虚弱，微熱，発汗傾向のある者に使用．くしゃみ，鼻水は軽い．脈「浮」が多い．

■ 真武湯（しんぶとう）

「陰」の状態の発熱で悪寒と倦怠感が強いなど共通点が多い．真武湯は，むくみ，めまい感，水様下痢などのいずれかをともなうことが多い．

2．気管支炎，気管支喘息（桂枝湯と併用する機会が多い）

■ 小青竜湯（上記）

■ 小柴胡湯＋麻杏甘石湯（しょうさいことう　まきょうかんせきとう）

栄養状態普通で血色よく，粘稠な喀痰がからんで，それが出るまで咳き込む者に用いる．

■ 苓甘姜味辛夏仁湯（りょうかんきょうみしんげにんとう）

咳嗽，水様痰，喘鳴は類似．胃腸虚弱で心窩部拍水音（振水音）顕著な者，麻黄附子細辛湯を飲むと胃腸障害をきたす者に用いる．

3．その他

頭痛では，呉茱萸湯（ごしゅゆとう），五苓散（ごれいさん），葛根湯などとの鑑別が必要であろう．

いわゆる神経痛では，五苓散（栄養血色良好な者），桂枝加朮附湯（けいしかじゅつぶとう）（胃腸虚弱で麻黄附子細辛湯が飲めない者）などとの鑑別が必要になる．

Evidence

■かぜ症候群に対する麻黄附子細辛湯の有用性を総合感冒薬を対照に検討した報告
（本間ら，1996）[36]

〔概要〕麻黄附子細辛湯（TJ-127）と"総合感冒薬"（サリチルアミド，アセトアミノフェン，無水カフェイン，メチレンジサリチル酸プロメタジン配合剤）との多施設比較試験．

〔対象〕かぜ症候群と診断された3歳以上の患者171人．

〔方法〕封筒法による準ランダム化試験

〔結果〕全般改善度は著明改善・中等度改善がTJ-127群81.9％，総合感冒薬60.3％で有意差があった．発熱持続日数はTJ-127群が総合感冒薬群よりも有意に短かった．症状消失までの期間は，発熱，全身倦怠感，咽頭痛・異和感，せき・たんの4項目でTJ-127が総合感冒薬に比べて有意に短期間であった．

引用文献

1) 大塚敬節，矢数道明，清水藤太郎：漢方診療医典，第6版，p.427-428，南山堂，2001．
2) 厚生労働省：第16改正日本薬局方，p.1501，2011．
3) 木村孟淳，他編：新訂生薬学，改訂第7版，p.78，南江堂，2012．
4) 鳥居塚和生：モノグラフ　生薬の薬効・薬理，p.151-158，医歯薬出版，2003．
5) 大塚敬節，矢数道明，清水藤太郎：漢方診療医典，第6版，p.412，南山堂，2001．

6) 小曽戸洋：漢方一話 処方名のいわれ，121 麻黄附子細辛湯．漢方医学，28(1)：28，2004．
7) 森立之：神農本草経，復元本，1-9a，近世漢方医学書集成 53 巻（大塚敬節，他編），p.41，名著出版，1981．
8) 吉益東洞：薬徴，2-10a～12b，近世漢方医学書集成 10 巻（大塚敬節，他編），p.113-118，名著出版，1979．
9) 浅田宗伯・原著，木村長久・校訓：和訓古方薬議・和訓古方薬議続録，復刻版，p.44-46，春陽堂書店，1982．
10) 張仲景：元・鄧珍本『金匱要略』，2-13b，復刻版，p.104，燎原書店，1988．
11) 大塚敬節：金匱要略講話，p.371-372，創元社，1979．
12) 大塚敬節：金匱要略講話，p.374，創元社，1979．
13) 張仲景：明・趙開美本『傷寒論』，少陰病篇，6-7a，復刻版，p.259，燎原書店，1988．
14) 浅田宗伯：傷寒論識，近世漢方医学書集成 97 巻（大塚敬節，他編），p.590，名著出版，1982．
15) 張仲景：清・陳世傑本『金匱玉函経』，4-4a，復刻版，p.189，燎原書店，1988．
16) 陳言：三因極一病証方論，4-11a，和刻漢籍医書集成第 1 輯（小曽戸洋，他編），p.59，エンタプライズ，1988．
17) 真柳誠：『湯液本草』『此事難知』解題，和刻漢籍医書集成第 6 輯（小曽戸洋，他編），解説，p.37-44，エンタプライズ，1989．
18) 王好古：此事難知，諸経頭痛門，4-11a，和刻漢籍医書集成第 6 輯（小曽戸洋，他編），p.418，エンタプライズ，1989．
19) 劉純：玉機微義，8-22a，和刻漢籍医書集成第 5 輯（小曽戸洋，他編），p.114，エンタプライズ，1989．
20) 劉純：玉機微義，34-3b，和刻漢籍医書集成第 5 輯（小曽戸洋，他編），p.348，エンタプライズ，1989．
21) 虞摶：医学正伝，頭痛門，4-9a～b，和刻漢籍医書集成第 8 巻（小曽戸洋，他編），p.119，エンタプライズ，1990．
22) 王綸・撰，薛己・補注：補注明医雑著，3-13a，和刻漢籍医書集成第 8 輯（小曽戸洋，他編），p.64，エンタプライズ，1990．
23) 薛己：薛氏医案 22 巻，明医雑著，続医論，22-12a～23a，欽定四庫全書，復刻版，四庫医学叢書・薛氏医案，p.[763-505]，上海古籍出版社，1994．
24) 王綸・撰，薛己・補注：補注明医雑著，6-36a，和刻漢籍医書集成第 8 輯（小曽戸洋，他編），p.142，エンタプライズ，1990．
25) 薛己：薛氏医案 25 巻，明医雑著，附方，25-36ba～37a，欽定四庫全書，復刻版，四庫医学叢書・薛氏医案，p.[763-586]，上海古籍出版社，1994．
26) 吉益東洞：類聚方，近世漢方医学書集成 12 巻（大塚敬節，他編），p.173-174，名著出版，1980．
27) 吉益東洞：方機，近世漢方医学書集成 12 巻（大塚敬節，他編），p.479，名著出版，1980．
28) 有持桂里：校正方輿輗，11-61a～62a，近世漢方医学書集成 87 巻（大塚敬節，他編），p.123-125，名著出版，1982．
29) 有持桂里：校正方輿輗，13-4a，近世漢方医学書集成 87 巻（大塚敬節，他編），p.263，名著出版，1982．
30) 浅田宗伯：勿誤薬室方函口訣，近世漢方医学書集成 96 巻（大塚敬節，他編），p.170-171，名著出版，1982．
31) 長谷川弥人：勿誤薬室「方函」「口訣」釈義，p.408-410，創元社，1985．
32) 浅井貞庵：方彙口訣，近世漢方医学書集成 78 巻（大塚敬節，他編），p.481，名著出版，1981．
33) 大塚敬節，矢数道明，清水藤太郎：漢方診療医典，第 6 版，p.392，南山堂，2001．
34) 大塚敬節：症候による漢方治療の実際，第 5 版，p.43，p.235，p.258，南山堂，2000．
35) 松田邦夫：症例による漢方治療の実際，p.279-280，p.399-403，創元社，1992．
36) 本間行彦，高岡和夫，他：かぜ症候群に対する麻黄附子細辛湯の有用性―封筒法による比較試験―．日本東洋医学雑誌，47：245-252，1996．

116 麻杏甘石湯
makyokansekito

製品番号：55

〔構成生薬〕
麻黄，杏仁，甘草，石膏

処方の特徴

1 処方概要

　この処方は，気管支炎，気管支喘息などに用いる漢方薬の1つである．麻黄剤の一種で，気管支炎，気管支喘息に用いる点で，五虎湯，神秘湯，小青竜湯などの同類といえよう．とくに五虎湯は，ほぼ同じ処方である．同じ麻黄剤でも，葛根湯，麻黄湯などとは性質が異なる．
　麻杏甘石湯は麻黄湯（麻黄，杏仁，甘草，桂皮）の桂皮を石膏に置換した処方である．麻黄湯では，麻黄の発汗，解熱，抗炎症作用などが主に表に現れるが，麻杏甘石湯では気管支拡張作用，鎮咳去痰作用などが主になる．1つの生薬が入れ替わったことで処方の性格が大きく変わったのである．

2 使用目標と応用（表1）

　感冒に引き続いて気管支炎を起こし，すでに高い熱はなくなったが，粘稠な痰がからんで咳き込むときに使用される．喘鳴をともなう例が多いが，なくてもよい．ただし，喀痰がなく，咽喉がむずがゆくて咳き込むだけという例に有効な場合もあり，このときは麦門冬湯との鑑別が難しい．体質中等度以上の者が対象となる．

　乳幼児から小児期には適応が広く，気管支炎で夜間咳き込むというもの，喘息性気管支炎で喘鳴の聞かれるものなどにはとくによい．小児喘息にも頻用され，単独で発作時に使用されるだけでなく，小柴胡湯と組み合わせて非発作時も継続服用させることが多い．麻杏甘石湯だけならば甘くて飲みやすいので，乳幼児も嫌がらずに飲むことが多い．
　成人の遷延性咳嗽，気管支炎，気管支喘息などにも用いる．高齢者では使用頻度は低い．そのほか痔核〈注1〉，夜尿症などにも応用される（健保適用外）．

3 他の漢方薬との併用（合方）

1．小柴胡湯または柴朴湯

　気管支炎で微熱など炎症傾向が残り，やや粘稠な痰がからんで咳き込み，痰が出ると咳が治まる例に用いる．喘鳴はなくてもよい．息切れや呼吸困難感があれば柴朴湯，なければ小柴胡湯を併用する．この併用は，喘息性気管支炎，および気管支喘息にも用いる．非発作時も継続服用すると，発作頻度減少と発作強度減弱が期待できる．小児喘息にも用いる．

表1　麻杏甘石湯の使用目標と応用

- ■ 応　用
  - ・気管支炎，気管支喘息
- ■ 症　候
  - ・粘稠な痰がからんで出るまで咳き込む
  - ・ときに喘鳴，笛声音
- ■ 体　質
  - ・中等度以上
  - ・小児に頻用．高齢者はまれ
- ■ 併　用
  - ・麦門冬湯（咳き込み強いとき）
  - ・柴朴湯・小柴胡湯（炎症強いとき）
- ■ 備　考
  - ・麻黄の副作用に注意
  - ・五虎湯も同じ使い方でよい

〈注1〉痔核への応用では，乙字湯と麻杏甘石湯の併用も行われる．痔核が腫れ痛み，安静時にも疼痛の強い例に用いる．局所には，紫雲膏または西洋医薬の外用剤を併用するとよい．

2．清肺湯

遷延性咳嗽や慢性気管支炎で，咳き込みが続き，粘稠な切れにくい喀痰が多い例では，清肺湯との併用が効果的な例がある．

４ 使用上の注意

麻黄剤としての注意が必要である（114．麻黄湯 参照）．胃腸虚弱な者，胃下垂顕著な者，服用後に胃腸障害の起こる者には使用しない．高齢者，とくに虚血性心疾患患者には慎重な投与が必要である．排尿異常，不眠，動悸などが起これば中止する．気管支拡張剤（β刺激剤）とは相加作用があり，注意を要する．

論 説

１ 原 典
張仲景『傷寒論』

１．弁太陽病脈証并治中第六[1]

〔条文〕発汗後は，更には桂枝湯を行ゆるべからず．汗出でて喘し，大熱なき者は，麻黄杏仁甘草石膏湯を与うべし．〈注2〉[2-5]

２．弁太陽病脈証并治中第七[6]

〔条文〕下して後は，更には桂枝湯を行ゆるべからず．若し汗出でて喘し，大熱なき者は，麻黄杏子甘草石膏湯を与うべし．〈注3〉[7,8]

〔大意と解説〕『傷寒論』では，麻黄杏仁甘草石膏湯または麻黄杏子甘草石膏湯の名称で記載され，通称の麻杏甘石湯は略称である．意味は，どちらもほぼ同じで，1.の条文は，「（発熱，悪寒，脈浮，身体痛などの症状があったので葛根湯や麻黄湯を用いて）発汗させた後には，さらに桂枝湯を与えてはならない．汗が自然に出て，喘鳴があり，体表の熱がなければ，麻杏甘石湯を与えるべきである」ということ．2.の条文は，「大承気湯のような瀉下剤を使うべき症状があって下した後は，さらに桂枝湯を与えてはならない」という意で，以下は同じである．「行」には，用いる，与えるの意がある．大塚敬節[9]は，この条文について「麻黄湯にも喘がくる．このときは，表に熱があって，汗がない．麻黄杏仁甘草石膏湯では，裏に熱があって，喘がある．気管支炎などで，麻黄湯で発汗してのちに，喘咳の残るものに，しばしばこの方を用いる」という．

２ 中国医書の記載

■孫思邈の『千金翼方』巻10 傷寒下・発汗吐下後病状第五[10]には，「発汗して以後は，桂枝湯を行るべからず．汗出でて喘し，大熱無きは麻黄杏子甘草石膏湯を与う」とある．

３ 江戸時代医家の論説（筆者意訳）

■吉益東洞（1702-73）は『方機』[11]で，「汗が出て喘鳴し，熱がこもる者，喘息で口渇のある者」に用いるという．

■有持桂里（1758-1835）は『校正方輿輗』で，「この処方は老幼にかかわらず，喘哮（喘息）を治す良剤である」[12]といい，また「小青竜湯を用いて表証は解消したけれども，なお喘が甚だしいときは"水"と"熱"が結したのである．ここに至っては麻杏甘石湯が必効の主方である」[13]という．

■百々漢陰（1776-1839）・百々鳩窓（1808-

〈注2〉弁発汗後病脈証并治第十七[2]にもほぼ同文がある．ただし，処方名は麻黄杏子甘草石膏湯となっている．『金匱玉函経』では，①巻第二弁太陽病脈証治第三[3]に 1.弁太陽病脈証并治中第六と同文がある，②巻第六弁発汗吐下後病形証治第十九[4]にもほぼ同文があるが，そこでは1の「発汗後」が「発汗已後」となっている．①②，いずれも麻黄杏子甘草石膏湯となっている．『金匱玉函経』では，処方内容は巻七方薬炮製[5]に載る．

〈注3〉弁発汗吐下後病脈証并治第十[7]にもほぼ同文がある．ただし，「若し」がなく，「与うべし」が「属す」となっている．『金匱玉函経』巻三弁太陽病形証治下第四[8]では「下して後」が「大いに下して以後」となっている．

78)は『梧竹楼方函口訣』[14]で，「これは喘息の薬である．暑さ寒さの変わり目ごとに発作が起こる者はだいたいこれでよい．小青竜湯加石膏杏仁の適応症状とよく似ているけれども，小青竜湯加味は"熱"（ここでは炎症の意か）が少なく，"冷飲"（冷えの強い水毒の意か）に属す．麻杏甘石湯は"熱"を主とする場合に用いる．また小児，乳児などで熱が強く喘咳する者に用いると奇効がある」と述べている．小青竜湯加石膏杏仁は，小青竜湯と麻杏甘石湯の合方（併用）の意である．

■ 尾台榕堂（1799-1870）は『類聚方広義』頭註[15]で，「喘鳴，咳嗽が続き，顔目が浮腫状で，咽喉が乾き口渇があり，ときに胸が痛むという例に用いる」とし，また，「喘息（哮喘）患者が，ひどく咳込み，喀痰が大量に出て，大きな呼吸で呻吟し，声は鋸を引くようで，薄い鼻水が流れるように出て，心窩部が盛り上がったように堅く，心拍が速いという時に用いる」という．さらに「"肺癰"（気管支炎・気管支拡張症など）で，発熱，喘鳴と咳嗽があり，臭いの強い膿血性痰を出すような例には桔梗を加える」という．桔梗を加えるとはエキス製剤ならば桔梗湯の併用であるが，実際は抗菌薬との併用でよいと思われる．

4 近年の論説

■ 大塚敬節（1900-80）は『症候による漢方治療の実際』[16]の咳嗽の項で「喘息性気管支炎は乳幼児によくみられるが，これには麻杏甘石湯がよくきく．熱がなくて喘鳴があり，呼吸が苦しいというのを目標にして用いる」といい，呼吸困難の項で「気管支喘息の発作時に頓服として用い，また喘息性気管支炎の乳幼児の喘鳴によく用いられる．発作時に汗の流れるものによい」という．これが現在の使用法の基本であろう．大塚[17]はまた，痔に用いることについて，「古矢知白が『古家方則』の中に，麻杏甘石湯で睾丸炎や痔核が治るということを書いてあったのを思い出し，この方を用いたところ，即効があって，知白の言がいつわりでないことを知った」という．

症　例

症例1 幼児の咳き込み（筆者経験例）

〔患者〕2歳　女児

〔主訴〕咳き込み

〔既往歴・家族歴〕正常産．特記事項なし

〔現病歴〕3週間前に感冒に罹患．数日で解熱したが，その後も咳が続く．夜中にひどく咳き込み，起きてしまう．痰がからむ．鼻水，くしゃみなどの鼻炎症状はない．食欲あり．

〔身体的所見〕身長95cm，体重13.5kg．両側扁桃やや肥大．胸部打聴診に異常なし．他に特記すべき所見なし．

〔経過〕麻杏甘石湯エキス（1包2.5g．成人1日量7.5gの製剤）1回1.5gずつ1日2回投与．1週間後の再診で，「服用したその晩から咳が非常に軽くなった．その後，ほとんど咳が出なくなったが，昨日中止したら，また少し咳が出る」という．この後，数日の服用で治癒した．

症例2 感冒後の咳き込みに小柴胡湯との併用（筆者経験例）

〔患者〕51歳　女性

〔主訴〕感冒後に続く咳き込み

〔既往歴・家族歴〕特記すべきことなし．

〔現病歴〕3週間前に感冒に罹患後，抗菌薬投与を含む諸種の治療を受けたが，咳だけが残る．粘稠で切れにくい痰がからみ息苦しい．痰が出るまで咳が続き，胸がぜいぜいするように感じる．夜間にも咳き込むため眠れない．

〔身体的所見〕身長161cm，体重55kg．血色よく，栄養状態は良好．チアノーゼなし．呼吸は粗く速い．喘鳴がある．わずかに乾性ラ音を聴取．他は特記すべき所見なし．腹筋

が全体に緊張し，肋骨弓下部圧迫で不快感がある（胸脇苦満）．診察中も咳き込み，痰がからんで苦しそうである．

〔経過〕小柴胡湯と麻杏甘石湯を併用投与．2日後，「少しよくなった」．5日後，「夜間少し咳が出る程度．楽になった」．その後，患者は9日程で来なくなったが，約2週間後に再診し，服薬中止後に咳が再燃したという．そこで再度10日分を投与．以後は来院せず．

鑑　別

■小青竜湯

感冒初期で，発熱，くしゃみ，鼻水があり，咳嗽，喀痰もともなう例に用いるのが基本．麻杏甘石湯は炎症にともなう粘稠痰のために咳き込むという者によい．小青竜湯は喀痰の粘稠度が低く，鼻炎などアトピー素因が強い例によい．

■麦門冬湯

気管支炎で発作的に咳き込み，嘔吐しそうになるが，喀痰はほとんどないという例に用いる．ときに麻杏甘石湯と併用する必要のある例もある．

■神秘湯

気管支喘息で心因性要素が強い例に用いる．痰がほとんどなく，気道狭窄音が主で，呼吸困難を主とする点が特徴．即効が期待できる．

■麻黄湯

麻黄湯は，通常はインフルエンザなどの感染症にともなう気道症状に用い，発熱悪寒，頭痛，身体痛，無汗などが主であり，喘鳴，咳嗽があっても喀痰は少ない．熱のない喘息発作時には鑑別が難しいが，筆者はまず麻杏甘石湯を用いる．胃腸が丈夫で頑健な者で，麻杏甘石湯が効かないときには麻黄湯を考えることになるが，実際には，現代医学的治療を優先するのが常識的であろう．

■竹筎温胆湯

気管支炎で粘稠な喀痰があって咳き込む例に用いる点で似る．竹筎温胆湯は，興奮，不眠傾向がある．ときに鑑別は困難．

■滋陰降火湯

冬の夜，布団に入ってしばらくすると咳き込むという高齢者によい．麦門冬湯に似る．

■清肺湯

慢性気管支炎で粘膿性の痰が多量に出るという者に用いる．

■その他

参蘇飲，苓甘姜味辛夏仁湯なども気管支炎や気管支喘息に使用されるが，これらは胃腸虚弱者に用いる．

引用文献

1) 張仲景：明・趙開美本『傷寒論』，3-15b，復刻版，p.130，燎原書店，1988．
2) 張仲景：明・趙開美本『傷寒論』，8-8b，復刻版，p.358，燎原書店，1988．
3) 張仲景：清・陳世傑本『金匱玉函経』，2-24a，復刻版，p.113，燎原書店，1988．
4) 張仲景：清・陳世傑本『金匱玉函経』，6-10b，復刻版，p.290，燎原書店，1988．
5) 張仲景：清・陳世傑本『金匱玉函経』，7-10b，復刻版，p.350，燎原書店 1988．
6) 張仲景：明・趙開美本『傷寒論』，4-15b〜16a，復刻版，p.190-191，燎原書店，1988．
7) 張仲景：明・趙開美本『傷寒論』，10-24a〜b，復刻版，p.463-464，燎原書店，1988．
8) 張仲景：清・陳世傑本『金匱玉函経』，3-7b〜8a，復刻版，p.148-149，燎原書店，1988．
9) 大塚敬節：臨床応用・傷寒論解説，p.228，創元社，1966．
10) 孫思邈：千金翼方，10-20a，復刻版，東洋医学善本叢書13，元版千金翼方・上，p.529，オリエント出版社，1989．
11) 吉益東洞：方機，近世漢方医学書集成12巻（大塚敬節，他編），p.479，名著出版，1980．
12) 有持桂里：校正方輿輗，近世漢方医学書集成85巻（大塚敬節，他編），p.262，名著出版，1982．
13) 有持桂里：校正方輿輗，近世漢方医学書集成86巻（大塚敬節，他編），p.157-158，名著出版，1982．
14) 百々漢陰，百々鳩窓：梧竹楼方函口訣，復刻版，p.12，春陽堂書店，1976．
15) 尾台榕堂：類聚方広義，近世漢方医学書集成57巻（大塚敬節，他編），p.132-133，名著出版，1980．
16) 大塚敬節：症候による漢方治療の実際，第5版，p.233，p.257，南山堂，2000．
17) 大塚敬節：漢方診療三十年，p.124，創元社，1980．

117 麻杏薏甘湯
makyoyokukanto

製品番号：78

〔構成生薬〕
麻黄，杏仁，薏苡仁，甘草

処方の特徴

1 処方概要

麻杏薏甘湯は麻黄剤の一種であり，身体痛，関節痛，筋肉痛に用いる処方である．また尋常性疣贅，指掌角皮症などにも有用とされる．

処方構成は，インフルエンザなどに用いる麻黄湯の桂皮を薏苡仁に入れ換えたものとも，解熱後の気管支炎などに用いる麻杏甘石湯の石膏を薏苡仁に入れ換えたものともいえる．また，関節リウマチなどに用いる薏苡仁湯（『明医指掌』）は，麻杏薏甘湯に当帰，桂皮，芍薬，朮を加えて杏仁を去ったものである．

薏苡仁は，イネ科ハトムギの種皮を除いた種子．『神農本草経』には薏苡子として記載され，「筋急拘攣し屈伸すべからざる，風湿痺を治す」とある[1]．鳥居塚は，薏苡仁は疣贅（いぼ）などの皮膚疾患にきわめて応用範囲の広い生薬であり，いわゆる「いぼとり」を目的として頻用されるが，本来は，鎮痙，利尿，止瀉，排膿が古典的な薬能であり，薏苡仁湯，麻杏薏甘湯などがリウマチなどの免疫異常を基盤とする慢性炎症性疾患に用いられることから，免疫系の調節作用を介して作用している可能性があるという[2]．

2 使用目標と応用

体質中等度以上の者で，関節リウマチ（軽症で変形のほとんどない例），変形性関節症などによる関節痛および筋肉痛など，身体痛のあるときに用いる．また，尋常性疣贅（いぼ），進行性指掌角皮症などにも有効とされ，この場合は頭にふけが多いことが目安とされる．

麻黄を含むため，胃腸虚弱者，虚血性心疾患患者，腎機能障害のある者などには慎重に投与する必要がある．

論　説

1 原　典

張仲景『金匱要略』（＝『新編金匱方論』）弁痙湿暍病脈証治第二[3]

〔条文〕病者一身尽く疼み，発熱，日晡所劇しき者は，風湿と名づく．此の病は，汗出でて風に当たるに傷れ，或は久しく冷を取るに傷れて，致す所なり．麻黄杏仁薏苡甘草湯を与うべし．（以下略）

〔大意と解説〕麻黄杏仁薏苡甘草湯の略称が麻杏薏甘湯である．大塚敬節は，「日暮れごろに身体中が痛くなって熱が出る病を風湿と名づける．風湿という病気は汗が出て，その汗を風にあてて乾かしたり，或はうんと寒い目にあって，それが原因で起こる病気である」と注釈する[4]．すなわち，"風湿"とは，発汗後や体を長く冷やした後に起こり，夕方の身体痛と発熱を主症状とする病態で，これには麻杏薏甘湯を与えるということ．"風湿"は関節リウマチの初期症状，その類似病態と考えられる．

2 中国医書の記載

■ 王燾の『外台秘要方』風湿方には，薏苡麻黄湯の名で本処方が記載され，「湿家を療するに，初めて病を得の時には，薏苡麻黄湯

を与うべし」とある⁵⁾．湿家は風湿と同じく，リウマチなど関節痛や身体痛をきたす疾患の意．その発病初期に本処方を用いるという．

❸ 江戸時代医家の論説（筆者意訳）

麻杏薏甘湯に関する本邦古医書の記載は，『金匱要略』に準じた身体痛への使用についての論が大部分であるが，皮膚疾患への応用や一部には呼吸器疾患への応用を述べたものもある．以下，年代順に紹介する．

■吉益東洞（1702-73）は，明和元年（1764）刊の『類聚方』では「当に喘満の証有るべし」⁶⁾と喘鳴や息苦しさなどの呼吸器症状があるはずだとするが，これは麻黄が含まれる点からの類推と思われ，彼自身の臨床経験によるのかは疑問である．同年刊の『方極』では「（麻杏甘石湯の証で）煩渇せず，水気有る者を治す」⁷⁾とし，文化8年（1811）序刊の『方機』では「一身悉く痛み，発熱劇しく，或は浮腫する者．発熱，皮膚枯燥，喘満する者」⁸⁾とする．『方機』に至って皮膚枯燥が入った点が注目される．

■福井楓亭（1725-92）は『方読弁解』で，"風湿"の初めには麻杏薏甘湯で「湿を発し汗をとるべし」とし，麻杏薏甘湯と防已黄耆湯とは虚実による違いだとする．麻杏薏甘湯は脈浮で汗が出ず悪風する者に用いて発汗させる．防已黄耆湯は脈浮で汗が出て悪風のする者に用いて治す．これは感冒などの初期における麻黄湯と桂枝湯の違いのようなものであるとする⁹⁾．

■多紀元堅（1795-1857）の『時還読我書続録』には，「弟子の湯本彦粛の話では，鵝掌風，鵝眼風の両疾患ともに麻杏薏甘湯を用いて奇効があったという．鵝眼風は俗に"みず

むし"と称される病気である」とある¹⁰⁾．鵝掌風は指掌角皮症，みずむし（水虫）は白癬菌症であるから，この両者に麻杏薏甘湯がよいことになる．今回の筆者の検索では，皮膚疾患に用いることを明確に述べているのは本書以外に見いだせなかった．後年，大塚敬節，矢数道明らが指掌角皮症や白癬菌症に麻杏薏甘湯を用いたのは，この記載によるのであろう．

■尾台榕堂（1799-1870）の『類聚方広義』頭註には，「○"肺癰"（膿性喀痰の多い肺疾患．肺膿瘍，気管支拡張症，気管支炎など）の初期で，悪寒が強く，咳嗽が止まらず，顔が浮腫状で，濁って膿性で臭いの強い痰があり，胸痛のする者を治す．…○"風湿痛風"（リウマチなどの多発性関節炎）で，発熱して劇しく痛み，関節が腫れあがる者には，朮と附子を加えると奇効がある」とある¹¹⁾〈注1〉．肺癰のように膿性痰の多い呼吸器疾患に用いるとする説は珍しいが，吉益東洞が喘満に用いるとしたことによるか．

■浅田宗伯（1815-94）の『勿誤薬室方函口訣』麻杏薏甘湯の項¹²⁾には，「麻杏薏甘湯は"風湿"が全身に広がって痛みがとれない者を治す．およそ，この症状は，"風湿"が皮膚にあってまだ関節に達していないので発熱と身体疼痛のみなのである．麻杏薏甘湯で強く発汗すべきである．もしその症状が一段と重い者は『明医指掌』の薏苡仁湯とする．…また，一男子，全身に数百の疣を生じ，痛みが走る者に，麻杏薏甘湯を与えたところ即効があった」という．前半は福井楓亭らと同じ原則論であり，後半は疣贅に用いて著効を奏した経験であり，宗伯の臨床医としての側面がうかがえる．

〈注1〉上記の記載のほかに，「妊婦で，浮腫があり，喘鳴と咳で呼吸が苦しく，あるいは身体が麻痺し，あるいは疼痛する者を治す」とある．妊婦の浮腫とは妊娠中毒症による浮腫であろうが，それに麻黄を含む本処方を用いれば，むしろ危険な場合もあると思われ，賛同できない．

4 近年の論説

■ 身体痛・関節痛に用いる点について，浅田宗伯の学統を継ぐ木村長久（1910-45）は，漢方の古典で"痛風"という場合，「昔は広く身体の痛む病気，主としてリウマチ性関節炎，筋肉リウマチの総名として用いられた」といい，"痛風"の「初起（発病初期）は悪寒発熱を以て始まり，いわゆる太陽証を現す者が多い．故に発表剤の適当するものが多く，麻黄加朮湯，麻杏薏甘湯の如きがよく用いられる．…越婢加朮湯も同様に初起に用いるものである．…筆者には麻黄加朮湯と麻杏薏甘湯との使い分けがよく分からない．ただ実際には麻杏薏甘湯は常に蒼朮を加えて筋肉ロイマチス，或は風湿の痛みを関節でなく，諸所の大筋に訴える場合に用いているがよく奏効する．そして関節に疼痛を訴え，或は腫脹をともなう者には『明医指掌』の薏苡仁湯を用い，麻黄加朮湯は何れの場合にも悪寒発熱の初起にのみ用いている」という[13]．

■ 一方，皮膚疾患に用いる点で注目すべきは，大塚敬節（1900-80）が"水虫"に著効を経験したとする論である．大塚は，"水虫"の治療について「私はしばしば麻杏薏甘湯を用いて著効を見ている」とし，「本方は嘔気のある患者，若しくは嘔吐を起こす傾向のある患者が服用するとしばしば食欲減退，嘔心等を誘発することがあるから，注意しなければならない」という[14]．また「麻黄杏仁薏苡甘草湯を用いてよい時と悪くなる時とあります．悪くなる時を研究してみますと汁が多くて湿潤している時や，化膿している時にはよくない様です．乾燥して痒みが少なく即ち軽い場合にはなかなか成績がよいです」[15]，あるいは「世俗に謂う所の水むしにて，数年或は十数年もなおらないものに，頭にふけの多くて困るというを標的として，麻杏薏甘湯を与えて効を得たものが数名ある．たいてい2ヵ月ばかりの服薬で全快した．また手の甲が荒れ…た一婦人と，凍傷を患う一青年とに，ともに頭にふけの多いのを目標に此の湯を用いて2週間ほどでよくなったものがある」[16]と述べている．

■ こうした論説を総合する形で，大塚敬節，矢数道明（1905-2002）らは『漢方診療医典』麻杏薏甘湯で，「本方は麻杏甘石湯の石膏の代わりに薏苡仁を入れたものである．薏苡仁は筋肉の緊張を解き，水毒の停滞を疎通して鎮痛の効を発揮する．そこで，薏苡仁は麻黄，杏仁と伍して，筋肉や関節の病毒を駆逐して鎮痛の効をあらわし，甘草はこれに協力してその効を強化する．本方は，筋肉リウマチ，関節リウマチ，疣贅，進行性指掌角皮症などにもちいられる」[17]とし，矢数はまた『臨床応用漢方主要処方解説』で「本方は主として筋肉リウマチ・関節リウマチ・神経痛・疣贅・指掌角皮症・水虫などによく用いられ，また妊娠腎・腎炎・肺壊疽・頭のふけ・手足の荒れ症・身体麻痺・凍傷・湿疹・喘息等に応用される．［目標］冷えが原因で発熱し，諸筋肉痛，または諸関節痛を訴えるものが目標で，急激の症より，やや緩症によく応ずる．皮膚は汗が出，あるいは浮腫があり，また枯燥して艶のないことが多い．頭にふけが多いというのも本方運用の目標の一つになる」[18]とする．

症例

症例1は身体痛の治験で原典の使用法といえる．症例2以下は皮膚疾患である．これ以外でも近年の臨床報告には皮膚疾患例が少なくない．筆者は膝関節痛などに用いることがあるが，関節痛に用いるのは当たり前で報告しないという側面があるのかも知れない．

症例1 頸が廻らない患者（大塚敬節治験）[19]

64歳男性，突然の右下腹部痛あり，これ

は結局，解急蜀椒湯で3日目によくなった．ところが，今度は頸が廻らなくなった．葛根湯2日分で無効．脈浮で力あり．項部はまったく動かせない．起臥にも人手をかりる始末である．私はこの患者が1週間近くも，熱がないのに，氷枕に氷を入れて後頭部を冷やしていたことを思い出した．そこで『金匱要略』痙湿暍病篇に「(体が痛む風湿という病気は)永い間冷たい目にあったりして起こる，これには麻黄杏仁薏苡甘草湯がよい」とあるのを思い出し，麻杏薏甘湯を与えたところ，2日分で半ば治し，4日分で全治した．(筆者抄録)

症例2 小児の湿疹？（三上平太治験）[20]

7歳女児．これまでかぜなどでよく来ていた子供．最近なにか皮膚病が出たといって来た．37度台の発熱あり，背のあたりが一番痒いという．夜中に痒がって泣き，至るところを掻いてやる．診ると，背から手の伸側，胸にかけて皮膚はカサカサで鱗のようになっている．身体は肥って血色よく丈夫そうな子供．脈は浮．皮膚の甲錯を治する意味で麻杏薏甘湯を与えたところ，皮膚に潤いが出てきて，夜中に痒いといって起きることもなく，熱もなくなった．(筆者抄録)

症例3 進行性指掌角皮症に麻杏薏甘加附子（藤平健治験）[21]

患者は筆者の妻．5，6年前から右指尖が荒れはじめ，次第に手掌にまで及んで来た．2，3年前からは左手指にも波及，昨年5月には両手指ともあかぎれ状にあちこちが裂け，夜間など温まってくると痛んで寝つかれぬ程であるという．小建中湯，薏苡附子敗醤散，当帰芍薬散料加薏苡仁などを服用させたが，はかばかしくない．腹力やや軟．非常にふけが多い．そこで皮膚の枯燥，ふけの多いのを目標として，麻杏薏甘湯加附子1.0gを与えた．結果は具合がよく，2ヵ月ほどで良くなった．例年冬に悪化するが，この冬は再発もなかった．(筆者抄録)

症例4 青年性扁平性疣贅と夜尿に麻杏薏甘湯エキス（矢数道明治験）[22]

7歳女児，初診は某年7月下旬．3ヵ月前から顔に小さい疣が無数に出始めた．粟粒大の扁平のもの．額などに数え切れないほど多く，手足にも出来はじめた．食事便通は変わりなく，水をよくのみ，小便が近い方であり，ときどき夜尿をして床を濡らすという．麻杏薏甘湯エキス末1.0gに薏苡仁末を更に0.3g加えて1日2回服用させた．すると，1ヵ月であの無数の疣が消失し，9月になると疣がとれたばかりでなく，夜尿がすっかり治った．(筆者抄録)

鑑　別

■ 防已黄耆湯

変形性膝関節症で要鑑別．防已黄耆湯は体質的にやや虚弱で"水太り"の者で膝関節に水がたまる例に用いる．麻杏薏甘湯も膝関節症に用いるが，体質中等度で胃腸の丈夫な者が目標．

■ 薏苡仁湯

体質中等度以上の者の多発性関節炎（関節リウマチなど）で要鑑別．薏苡仁湯は関節炎が遷延している例によい．多くは鑑別困難．

■ 越婢加朮湯

体質中等度以上の者の関節炎（関節リウマチ，変形性膝関節症など）で要鑑別．越婢加朮湯は局所の炎症が強く，腫脹熱感のある例に用いる．ときに鑑別困難．

■ 桂枝加朮附湯

関節痛，筋肉痛で要鑑別．桂枝加朮附湯は胃腸虚弱（虚証）で冷え症（陰証）の者に用いる．麻杏薏甘湯は体質中等度以上．

■ 大防風湯
だいぼうふうとう

　関節痛で要鑑別．大防風湯は虚弱な冷え症（陰虚証）の慢性関節炎・筋肉痛で，栄養状態低下，貧血傾向などが見られる者に用いる．

　〈注〉皮膚疾患に用いることは保険適用外であるが，指掌角皮症などでは，温経湯，温清飲などが鑑別として挙げられるであろう．
うんけいとう　うんせいいん

引用文献

1) 森立之：神農本草経，復元本，近世漢方医学書集成 53 巻（大塚敬節，他編），p.43，名著出版，1981．
2) 鳥居塚和生：モノグラフ 生薬の薬効・薬理，p.465-475，医歯薬出版，2003．
3) 張仲景：元・鄧珍本『金匱要略』，1-5b，復刻版，p.30，燎原書店，1988．
　※原文では「痙湿暍病」とあるが，通例「痙湿噦病」とされる．
4) 大塚敬節：金匱要略講話，p.58，創元社，1979．
5) 王燾：外台秘要方，風湿方，19-25a，復刻版，東洋医学善本叢書 4，宋版外台秘要方・上，p.373，東洋医学研究会，1981．
6) 吉益東洞：類聚方，近世漢方医学書集成 12 巻（大塚敬節，他編），p.175-176，名著出版，1980．
7) 吉益東洞：方極，近世漢方医学書集成 12 巻（大塚敬節，他編），p.381，名著出版，1980．
8) 吉益東洞：方機，近世漢方医学書集成 12 巻（大塚敬節，他編），p.480，名著出版，1980．
9) 福井楓亭：方読弁解，近世漢方医学書集成 54 巻（大塚敬節，他編），p.287-289，名著出版，1981．
　※防已黄耆湯条の記載．
10) 多紀元堅：時還読我書続録，近世漢方医学書集成 52 巻（大塚敬節，他編）．p.653，名著出版，1981．
11) 尾台榕堂：類聚方広義，頭註，近世漢方医学書集成 57 巻（大塚敬節，他編），p.134-135，名著出版，1980．
12) 浅田宗伯：勿誤薬室方函口訣，麻黄杏仁薏苡甘草湯，近世漢方医学書集成 96 巻（大塚敬節，他編），p.172．名著出版，1982．
　※薏苡仁湯の後に，「もし発汗した後も病がなおらず，関節痛と熱感が甚だしい者には当帰拈痛湯がよい」とある．当帰拈痛湯は，『蘭室秘蔵』の処方で，当帰，羌活，葛根，防風，蒼朮，人参，白朮，猪苓，沢瀉，知母，黄芩，茵蔯蒿，甘草，苦参，升麻．なお，『勿誤薬室方函口訣』の防已黄耆湯の項（同書，p.27-28）には，福井楓亭『方読弁解』とほぼ同趣旨の記載があり，薏苡仁湯の項（同書，p.111-112）には，麻杏薏甘湯の適応よりも一段と重いところに薏苡仁湯を用いるとある．
13) 木村長久：通俗医法捷径演義・痛風．漢方と漢薬，3(3)：68，1936．
14) 大塚敬節：漢方と漢薬，1(2)：115，1934．
15) 大塚敬節：漢方と漢薬，5(8)：72，1938．
16) 大塚敬節：漢方と漢薬，4(7)：70，1936．
17) 大塚敬節，矢数道明，清水藤太郎：漢方診療医典，第 6 版，麻杏薏甘湯，p.392-393，南山堂，2001．
18) 矢数道明：臨床応用漢方主要処方解説，創元社，p.582-584，1981．
19) 大塚敬節：漢方診療三十年，p.353-354，創元社，1959．
20) 三上平太：漢方と漢薬，7(10)：25-26，1940．
21) 藤平健：漢方の臨床，11(6)：21，1964．
22) 矢数道明：温知堂経験録 (85)．漢方の臨床，12(23)：23-25，1974．

118 麻子仁丸
mashiningan

製品番号：126

[構成生薬]

大黄，枳実，杏仁，厚朴，芍薬，麻子仁

処方の特徴

1 処方概要

麻子仁丸は，いわゆる習慣性便秘，弛緩性便秘に用いる漢方薬で，やや虚弱な人に適する緩下剤である．植物性下剤である大黄を含む漢方薬（大黄剤）の一種で，その使用法に古来様々な説があるが，筆者は単純に下剤として用いてよいと考えている．

大黄は，タデ科のダイオウの根茎である．瀉下成分のうち，sennoside A, B は経口投与で大腸腸内細菌叢によって代謝され，強い瀉下活性を有する rhein-anthrone となる．このような腸内細菌叢による sennoside 類の代謝物質が大腸粘膜下層神経叢を刺激して大腸の運動を亢進させ，また腸腔内容水分の吸収を妨げて瀉下効果を発揮する．大黄はまた，向精神作用，抗菌作用（アントラキノン類など），抗炎症作用などがあるとされる[1]．

麻子仁はクワ科のアサの果実[2]で，粘滑性下剤とされる[3]．

この処方は，大承気湯から芒硝を除いた小承気湯（大黄，厚朴，枳実）に，麻子仁，杏仁，芍薬を入れたものとみることができる．麻子仁，杏仁は粘滑性緩下剤であり，芍薬は腸管の痙攣を緩和すると考えられる．

2 使用目標と応用

虚弱者を中心に常習便秘にひろく用いることができる．他の下剤で腹痛下痢の起こる人，体力のない痩せ型の人，初老期以後の人，大病後の人などに使用する機会が多い．腹部が非常に軟らかいなど，やや虚弱な体質の徴候が見られることが参考となる．兎糞，皮膚粘膜乾燥，頻尿，多尿傾向を認める例もあるが，単に便秘だけを目標に使用してもよい．

なお，大黄の瀉下効果は個人差が大きいので，少量より漸増することが望ましい．

論　説

1 原　典

張仲景『傷寒論』『金匱要略』（=『新編金匱方論』）『金匱玉函経』

『傷寒論』巻第五・弁陽明病脈証并治第八[4]

〔条文〕趺陽の脈，浮にして濇なり．浮なれば則ち胃気強く，濇なれば則ち小便数なり．浮濇相搏てば，大便則ち鞕く，其の脾，約すと為す．麻子仁丸之を主る．〈注1〉[5,6]

〔大意〕胃腸の働きを診る足背動脈が，浮いているが，渋っていてなめらかに動かない．浮いているのは胃腸の働きの強いことを示し，濇であるのは頻尿であることを示す．浮脈と濇脈とが相搏つと，大便が堅くなり，便秘する．これは麻子仁丸がよい．

〔解説〕濇は，渋に同じ．搏は，手で打ちなぐる，叩くの意．"脾約"は次項参照．

2 中国医書の記載

■ 唐代の孫思邈『備急千金要方』脾臓門[7]には，

〈注1〉『金匱要略』（=『新編金匱方論』）巻中・五藏風寒積聚病脈証并治第十一[5]にほぼ同文があるが，「大便則鞕」を「大便則堅」とする．また，『金匱玉函経』巻三・弁陽明病形証治第五[6]にもほぼ同文があるが，「濇」を「渋」，「大便則鞕」を「大便則堅」，「麻子仁丸」を「麻子仁圓」とする．

『金匱要略』とほぼ同じ記載がある．また，やはり唐代の王燾『外台秘要方』[8]には，「『古今録験』の麻子人丸は，大便難くして小便利すれども反って渇せざる者，脾約なるを療するの方なり」とある．これによれば，"脾約"とは便秘と多尿があって口渇がないものとされる．

■宋代の『太平恵民和剤局方』[9]には，「脾約麻仁円　脾胃燥渋，津液耗少，大便堅硬，或は秘して通ぜず，臍腹脹満，腰背拘急，及び風有るの人，大便結燥するを治す．又，小便利数，大便因りて硬くして渇せざる者を治す．之を脾約と謂う．此の薬，之を主る」とある．「風有るの人，大便結燥する」とは，ガスが出て便秘している状態か．

■『三因極一病証方論』[10]の記載は『金匱要略』と同じである．

■明代の虞摶（1438-1517）の『医学正伝』[11]（1515年成立）には，「活人書に脾約の証有り．謂うこころは，胃強くして脾弱く，津液を約束して四布するを得ず，但だ膀胱に輸するのみ．故に小便数にして大便難し．脾約丸（＝麻子仁丸）を制して以て脾の結燥を下し，腸をして潤ならしめ，結化し津流れ胃に入りて愈えしむ」とある．大意は，「脾約という症候は『傷寒活人書』に見られる．脾約とは，胃が強く脾が弱いので津液（体液）の流れを束縛してしまい，体液が全身に広がることができず，ただ膀胱に運ばれるのみとなる．そのため頻尿になって大便が硬くなる．脾約丸すなわち麻子仁丸で脾の乾燥秘結した大便を下し，腸を潤せば，秘結はなくなり，津液も流れて胃に入り治癒する」という意であろう．ここにある「脾」，「胃」，「腸」などの語は，現代医学で解剖学用語として用いられている脾臓，胃，腸などと，ただちに同じとはいえない．「脾胃」は，ばくぜんと消化吸収に関わる臓器全体を指すことが多い．

■明代の『補注明医雑著』（王綸・著，薛己・補注）[12]には脾約丸の名で記載され，「臓腑和せず，津液偏し膀胱に滲し，以て小便利して大便秘結を致す者を治す」と，脾約の治療薬として位置づけられている．

このように麻子仁丸は中国においても頻用されてきたようである．

3 江戸時代医家の論説（筆者意訳）

■有持桂里（1758-1835）は『稿本方輿輗』[13]で，「これは，およそ体液が不足するために便秘する者に用いる．この条文にある頻尿，大便が出難いという表現は確かなものである．例えば老人，あるいは産後，あるいは発汗過多などのようなことから脱水気味になってくる者も，皆，大便が出難くなるものである．これには麻子仁丸などの類や，潤腸湯を用いる」という．『校正方輿輗』[14]でも，「この処方は，津液（＝体液）枯燥によって大便が出なくなった者を治す．一切の大病後，あるいは生来虚弱の人，高齢者，婦人の産後などに，この症状は多いものだ．後世方の潤腸湯などの処方は，みなこの処方を祖としてできたものだ」という．

■百々漢陰（1776-1839）・百々鳩窓（1808-78）の『梧竹楼方函口訣』[15]も麻子仁丸は脾約の症に用いるとし，「老人，あるいは胸の病気の後に腸胃が燥き渋り，便秘して小便が多く利する症状に用いる．後世の潤腸円の祖である」という．

■尾台榕堂（1799-1870）は，『類聚方広義』頭註[16]で，この処方は張仲景の処方とは思われないとし，「体質虚弱な人，長い病気で体力がなくなって羸痩した者，および老人，血液枯燥の者は，この処方を以って，緩やかに排泄させるのが好ましい」とする．"枯燥"は，貧血や循環障害などで皮膚粘膜が乾燥萎縮傾向にあることで，老人に多いが，若年者でもありうる．

■本間棗軒（1804-72）は，『内科秘録』[17]で「大

便閉（便秘）の治療法は病因によって異なる．麻子仁丸，調胃承気湯，蘆会丸（蘆会はアロエ，これ一味を丸薬としたもの）などを撰用する」とし，浣腸の併用をすすめている．同じ主張は『瘍科秘録』[18]にもある．また，消渇（多飲多尿を主症状とする疾患，糖尿病など）で便秘して腹が脹る者にも同じ治療法を推賞している[19]．

■ 村瀬豆洲（1830-1905）も『方彙続貂』[20]で，「体液減少して"枯燥"し，大便が通じ難く，老人や虚弱者の体液が涸れて便秘する者には，概してこの処方（麻子仁丸）を用いる」という．

4 近年の論説

■ 大塚敬節（1900-80）は，『症候による漢方治療の実際』[21]で「高齢者，体力あまり頑丈でない人，大病後の人などで，尿の回数が多くて量も多く，便秘するものに用いる．作用が緩和でひどく下痢しないで通ずるので，常習便秘の人に長期にわたって用いるのに適する」という．

症 例

症例 老年期女性の常習性便秘に麻子仁丸
（筆者経験例）

〔患者〕68歳　女性　主婦
〔初診〕X年1月
〔主訴〕便秘と腹痛
〔家族歴〕特記事項なし
〔既往歴〕2回経産（正常産）．50歳頃より高血圧症で服薬中．61歳時，軽症脳梗塞．
〔現病歴〕若い頃から便秘症で下剤を常用している．この数年は，高血圧で通院中の病院から各種下剤をもらって飲んでいるが，気持ちのよい排便にならない．数ヵ月前から白色粉末状の下剤を服用しているが，そのためか，1日数回ほど臍の周りがシクシクと痛む．痛みは軽いが，1日中続くこともあり，排便後も残って不快である．下剤をまったく飲まないと，兎糞状になって腹が張って苦しい．

〔身体的所見〕158cm，63kg．色白肥満ぎみ（いわゆる水太り）．皮膚は乾燥萎縮傾向あり．舌白苔あり．胸部打聴診は異常なし．腹部は全体に軟らかく，左下腹部で便塊を触れる．ガスが多く膨満気味．異常な腫瘤や圧痛はない．前脛骨部浮腫なし．血圧146-85mmHg．

〔経過〕はじめ桂枝加芍薬大黄湯エキスを処方．しかし，7日後に「排便はいくらかあるが，腹が痛む」という．麻子仁丸エキスに変更．3週間後，「今度の薬では腹は痛まない．便もよく出る」という．1ヵ月後，「腹痛なく，気持ちのよい排便があるので，よく眠れる．こんなによいのは数年ぶり」とのこと．その後，この患者は麻子仁丸で順調な排便が続くようになった．2年後の注腸造影は正常であった．結局，4年後に他の病気で来院中止するまで同処方で排便良好であった．

鑑 別

1．常習性便秘で鑑別すべき処方

■ 潤腸湯

麻子仁丸でも快便の得られない例に用いる．高齢者には麻子仁丸よりも有効例が多い．麻子仁丸よりさらに体液が欠乏して皮膚粘膜が乾燥萎縮し，便秘するものに用いる．

■ 桂枝加芍薬大黄湯

痙攣性便秘で，腹痛，腹満が強く，他の下剤で腹痛下痢しやすい者に用いる．

■ 大黄甘草湯，調胃承気湯

軽症便秘で，腹部膨満感がほとんどない者に用いる．大黄甘草湯の瀉下作用には馴れが生じやすい．はじめは効いても，次第に出にくくなったという例には，調胃承気湯，麻子仁丸を用いるとよい．

■ **大承気湯**（だいじょうきとう）

腹部の膨満感が強い肥満者の便秘に用いる．若干の鎮静効果もある．

2．その他

他の症候に付随して便秘が見られる場合に用いる大黄剤（76．大黄甘草湯 参照）．

引用文献

1) 鳥居塚和生：モノグラフ 生薬の薬効・薬理，p.289-298，医歯薬出版，2003．
2) 厚生労働省：第16改正日本薬局方，p.1590，2011．
3) 大塚敬節，矢数道明，清水藤太郎：漢方診療医典，第6版，p.129-430，南山堂，2001．
4) 張仲景：明・趙開美本『傷寒論』，5-18a～b，復刻版，p.237-238，燎原書店，1988．
5) 張仲景：元・鄧珍本『金匱要略』，2-1b～2a，復刻版，p.80-81，燎原書店，1988．
6) 張仲景：清・陳世傑本『金匱玉函経』，3-20b～21a，復刻版，p.174-175，燎原書店，1988．
7) 孫思邈：備急千金要方，脾臓門，15-17a，復刻版，東洋医学善本叢書10，宋版備急千金要方・中，p.421，オリエント出版社，1989．
8) 王燾：外台秘要方，大便難方，27-17b，復刻版，東洋医学善本叢書5，宋版外台秘要方・下，p.521，東洋医学研究会，1981．
9) 陳師文，他：増広太平恵民和剤局方，麻仁円，6-15b～16a，和刻漢籍医書集成第4輯（小曽戸洋，他編），p.116，エンタプライズ，1988．
10) 陳言：三因極一病証方論，秘結門，12-6a～b，和刻漢籍医書集成第1輯（小曽戸洋，他編），p.160，エンタプライズ，1988．
11) 虞搏：医学正伝，秘結門，6-17a，和刻漢籍医書集成第8輯（小曽戸洋，他編），p.193，エンタプライズ，1990．
12) 王綸・著，薛己・補注：補注明医雑著，6-29a，和刻漢籍医書集成第8輯（小曽戸洋，他編），p.139，エンタプライズ，1990．薛己の補注部分である．
13) 有持桂里：稿本方輿輗，12-13a～b，復刻版中巻，燎原書店，1973．
14) 有持桂里：校正方輿輗，近世漢方医学書集成87巻（大塚敬節，他編），p.554，名著出版，1982．
15) 百々漢陰，百々鳩窓：梧竹楼方函口訣，復刻版，p.17-18，春陽堂書店，1976．
16) 尾台榕堂：類聚方広義，近世漢方医学書集成57巻（大塚敬節，他編），p.325-326，名著出版，1980．
17) 本間棗軒：内科秘録，近世漢方医学書集成22巻（大塚敬節，他編），p.121，名著出版，1979．
18) 本間棗軒：瘍科秘録，近世漢方医学書集成115巻（大塚敬節，他編），p.405-407，名著出版，1979．
19) 本間棗軒：内科秘録，近世漢方医学書集成22巻（大塚敬節，他編），p.195-196，名著出版，1979．
20) 村瀬豆洲：方彙続貂，近世漢方医学書集成60巻（大塚敬節，他編），p.426，名著出版，1981．
21) 大塚敬節：症候による漢方治療の実際，第5版，p.295-296，南山堂，2000．

119 木防已湯
mokuboito

製品番号：36

〔構成生薬〕
防已，石膏，桂皮，人参

処方の特徴

1 処方概要

木防已湯は，主として心不全に用いる漢方薬である．

防已は，日本薬局方ではオオツヅラフジ Sinomenium acutum Rehder et Wilson（Menispermaceae）のつる性の茎および根茎とされ[1]〈注1〉[2]，『漢方診療医典』は「消炎，利尿，鎮痛剤で，水腫，神経痛，関節炎，リウマチに用いる」とする[3]．本処方には利尿効果があると思われる．

2 使用目標と応用

体質中等度以上で，心不全，腎性浮腫，その他の浮腫などに用いる機会があると思われる．ただし，循環器疾患における本剤の有用性等については十分な検討が行われていない．重篤な例に用いるには慎重でなければならない．

論説

1 原 典

張仲景『金匱要略』（＝『新編金匱方論』）巻中・痰飲咳嗽病脈証并治第十二[4]

〔条文〕膈間支飲，其の人喘満，心下痞堅，面色黧黒，其の脈沈緊，之を得て数十日，医之を吐下して癒えざるは，木防已湯之を主る．虚する者は則ち癒え，実する者は三日にして復た発す．復た与えて癒えざれば，木防已湯去石膏加茯苓芒硝湯に宜し，之を主る．

〔大意〕胸に水がたまって息苦しくなり，胸がいっぱいになったようで喘鳴があり，上腹部全体が固く，顔が黒く，脈は沈緊である．病気になって数十日たって，医者がこれを吐かしたり下したりしても治らない．こんなときには木防已湯を使うとよくなる．虚する者は治るけれど，実する者は3日すれば，また悪くなる．再発して治らないときには，木防已湯去石膏加茯苓芒硝湯を用いる．

〔解説〕支飲について，『金匱要略』では「突き上げてくるような激しい咳き込みがあって，物によりかかって呼吸をしており，呼吸促迫して横になることができず，浮腫に似た様子である．これを支飲という」[5]（筆者意訳）とし，「支飲では喘鳴がして横臥できない」[6]とする．「虚する者…実する者…」について，有持桂里は「虚する者，実する者というは病毒の有無に係けていうなり．読む者，謬りて強弱の義と為すこと莫かれ」[7]という．矢数道明は，膈間支飲を肺水腫，喘満を呼吸困難と咳嗽喀痰，面色黧黒を頭部うっ血とチアノーゼ，心下痞堅をうっ血肝とする[8]．

2 中国医書の記載

■孫思邈の『備急千金要方』[9]にほぼ同文がある．

3 江戸時代医家の論説 （筆者意訳）

木防已湯についての論説は多い〈注2〉[10-14]（次頁）．多くは現代では臨床的価値を見いだしがたいが，以下に興味深いものを紹介する．

■福井楓亭（1725-92）は，「支飲，気急喘満し，

〈注1〉なお，アリストロキア酸を含有する広防已（Aristolochia fangchi Wu　ウマノスズクサ科）はアリストロキア腎症が報告され[2]，現在は用いない．

臥すことを得ず，心下痞して堅き者，此の方を用ゆ．…主治に面色黧黒と云えども此に拘わらず用ゆべし．…支飲は食禁を第一とす．油膩，味噌等の物を忌むべし．腫気強き者は断塩せしむること，水腫と同じうすべし」という[15]．
■ 有持桂里（1758-1835）は，「喘満心下痞堅，この六字，支飲病の大綱なり」とし，木防已湯は「穏捷にして支飲を治するの最上良方なり」という[16]．
■ 本間棗軒（1804-72）の『内科秘録』には，浮腫をきたす特殊な例として「若年の頃から，心尖部，頸動脈および心下部や臍傍の拍動が強く，体を労役したり坂を登ったりするといっそう拍動が強くなって呼吸困難となるが，安静にすれば常の状態に戻り，他に患うところもない．年月を経るうちに心下痞満を自覚し，初め咳嗽を発し，やがて尿量が減少，全身浮腫を現す．木防已湯などを撰用する」という記載がある[17]．先天性心疾患で心不全に至る様子を記載したと思われる．
■ 百々漢陰（1776-1839）・百々鳩窓（1808-78）の『梧竹楼方函口訣』には，「これは支飲の主方である．至ってよく効く処方で，大抵の者は，この処方を用いてよく養生さえすれば治る．しかし，支飲という病名がつけば，まず難しいもので必死と心得て，堅く食養生させる必要がある．十分な養生を守って，しかも薬がその症に当たれば，間々活路を開くことができる．とかく病人は途中で食養生がゆるむため，いったんは木防已湯で改善しても，日ならずして再発する．きつく思慮し，房事，とくに飲食を慎むべきである．…○この症の始め，多くは咳嗽を曰う．それから次第に喘満気急し，尿量減少し，四肢浮腫して横臥できず，心下が石のように堅硬となる．この処方を用いると利尿がつき徐々に改善する．…虚者実者とは，人の体気の虚実ではなく，病の虚実である」という[18]．

4 近年の論説
■ 矢数道明（1905-2002）は，木防已湯は「心機能不全を伴い，呼吸困難，咳嗽喀痰，心動悸，心下部痞堅（うっ血性肝臓肥大），チアノーゼ，浮腫，腹水，肺水腫等をも招来し，しかも体力未だ衰えず，脈沈緊の場合に適応する」とする[19]．
■ 大塚敬節（1900-80），矢数道明らの『漢方診療医典』には，「本方は腹証上では，心下痞堅があり，呼吸促迫，喘鳴，浮腫などがあって，血色すぐれず，尿利減少のあるものを目標とする．このような症状は，心臓弁膜症で代償機能の障害せられた時にみられ，肝肥大や肺水腫の徴候がみられることもある．症状のはげしいときは横臥できないものもある．脈は沈緊ということになっているけれども，必ずしもこれに拘泥しなくてよい．…本方は心臓，腎臓の疾患で以上の徴候のあるものに用い，また喘息に用いることもある」とする[20]．

症 例

症例1 太鼓の如き腹水の例（矢数道明治験）[21]

63歳男性．18貫（＝67.5kg）以上ある偉丈夫．突き出した太鼓腹．顔色は紫色の鬱血性，手背と下肢に中等度浮腫．主訴は呼吸困難，腹水と下半身四肢の浮腫．歩行時に悪化する呼吸困難．横臥不能．心臓などが悪いと言われて4ヵ月間入院．腹囲105cm，心下部で肝腫大，圧痛と苦悶を訴える．心拍動は不整，雑音は著明でない．尿は少量．蛋白中等度陽性，血圧115-85mmHg，咳嗽喀痰は軽度．分消湯（＝浮腫に用いる処方）で効果なく，木防已湯加

〈注2〉たとえば，当時の代表的医家の論は，吉益東洞『類聚方』[10]『方極』[11]『方機』[12]，尾台榕堂『類聚方広義』[13]，浅田宗伯『勿誤薬室方函口訣』[14]など．

茯苓に転方．これにしてから呼吸困難，胸内苦悶は軽減．来院の途中休憩せずに歩けるようになった．尿量増加して四肢浮腫も消失，腹囲99cm．心下部も軟らかくなった．楽に横臥できる．服薬していると自覚症は感じない．以来8ヵ月になる．（筆者抄録）

症例2 **心臓弁膜症の例**（大塚敬節治験）[22]

昭和29年春，S家に往診．65歳主人，永らく心臓病で苦しんでいる．布団にもたれ，よりかかって坐っている．目は浮腫のため指先で開けてやらないと，自分では開けられない．浮腫は下半身がひどい．坐ったまま排尿しているが，量が少ない．若い頃から心臓弁膜症．最近まで百姓の仕事もできた．約10ヵ月前から，動くと息が切れるようになり，だんだんとひどくなり浮腫が現れた．木防已湯に，ジギタリス葉末0.2g（1日量）を兼用．その結果，2，3日の服用で尿量は増加，安眠できるようになった．2ヵ月後には庭も歩けるようになった．ジギタリス末は0.1gとして併用．5年後，木防已湯にジギタリス葉末0.1gをのんでいれば，軽い百姓仕事もできるという．（筆者抄録）

症例3 **イヌの心臓喘息**（松田邦夫治験）[23]

飼い犬ジョニー，9歳の雄のコリー，体重10kg，心臓喘息となった．苦しそうに咳をしており，獣医さんの治療を受けているがよくならない．かなり太って元気がない．木防已湯エキス5g分2で与える．その結果，ジョニーの咳き込み方は日増しに減ってきた．4ヵ月の服用でますますよい．（筆者抄録）

鑑別

心不全には，利尿薬や強心剤などと併用するのが実際的であろう．この併用には今のところ大きな問題点は報告されていない．

浮腫では，五苓散，柴苓湯，当帰芍薬散，真武湯などとの鑑別を要すると思われる．

引用文献

1) 厚生労働省：第15改正日本薬局方，P.1580, 2011.
2) 厚生省医薬安全局：医薬品・医療用具等安全性情報 No. 161, 平成12年.
3) 大塚敬節，矢数道明，清水藤太郎：漢方診療医典，第6版，p.429，南山堂，2001.
4) 張仲景：元・鄧珍本『金匱要略』，2-4b〜2-5a，復刻版，p.86-87, 燎原書店，1988.
5) 張仲景：元・鄧珍本『金匱要略』，2-3a, 復刻版，p.83, 燎原書店，1988.
6) 張仲景：元・鄧珍本『金匱要略』，2-3a〜b, 復刻版，p.83-84, 燎原書店，1988.
7) 有持桂里：校正方輿輗，痰飲咳嗽門・木防已去石膏加茯苓芒消湯，7-12a〜b，近世漢方医学書集成86巻（大塚敬節，他編），p.135-136, 名著出版，1982.
8) 矢数道明：心臓機能不全と木防已湯適応症候群について．漢方の臨床，3(4)：4-12, 1956.
※なお矢数には，「温知荘雑筆，再び木防已湯証について」（漢方の臨床，4(1)：37-39, 1957) という論文もある．
9) 孫思邈：備急千金要方，巻第十八大腸腑，痰飲第六，18-20b, 復刻版，東洋医学善本叢書10, 宋版備急千金要方・中，p.652, オリエント出版社，1989.
10) 吉益東洞：類聚方，1-95b〜96a，近世漢方医学書集成12巻（大塚敬節，他編），p.300-301, 名著出版，1980.
11) 吉益東洞：方極，1-22a, 近世漢方医学書集成12巻（大塚敬節，他編），p.407, 名著出版，1980.
12) 吉益東洞：方機，1-57b. 近世漢方医学書集成12巻（大塚敬節，他編），p.560-561, 名著出版，1980.
13) 尾台榕堂：類聚方広義，近世漢方医学書集成57巻（大塚敬節，他編），p.105-106, 名著出版，1980.
14) 浅田宗伯：勿誤薬室方函口訣，近世漢方医学書集成96巻（大塚敬節，他編），p.291-292, 名著出版，1982.
15) 福井楓亭：方読弁解，近世漢方医学書集成54巻（大塚敬節，他編），p.255-258, 名著出版，1981.
16) 有持桂里：校正方輿輗，痰飲咳嗽門・木防已湯，7-11a〜1-12a, 近世漢方医学書集成86巻（大塚敬節，他編），p.133-134, 名著出版，1982.
17) 本間棗軒：内科秘録，水気門，9-29b〜9-30a, 近世漢方医学書集成22巻（大塚敬節，他編），p.162-163, 名著出版，1979.
18) 百々漢陰・百々鳩窓：梧竹楼方函口訣，支飲類・木防已湯，復刻版，p.96-97, 春陽堂書店，1976.
19) 矢数道明：心臓機能不全と木防已湯適応症候群について．漢方の臨床，3(4)：4-12, 1956.
20) 大塚敬節，矢数道明，清水藤太郎：漢方診療医典，第6版，p.393-394, 南山堂，2001.
21) 矢数道明：心臓機能不全と木防已湯適応症候群について．漢方の臨床，3(4)：4-12, 1956.
22) 大塚敬節：症候による漢方治療の実際．第5版，p.169-170, 南山堂，2000.
23) 松田邦夫：症例による漢方治療の実際．p.53-54, 創元社，1992.

120 薏苡仁湯
yokuininto

製品番号：52

[構成生薬]

薏苡仁，当帰，芍薬，麻黄，桂皮，甘草，蒼朮

処方の特徴

1 処方概要

薏苡仁湯は，関節痛，筋肉痛に用いる漢方薬である．関節リウマチなどに用いられ，鎮痛抗炎症作用の面では一定の臨床的価値があると思われる．関節リウマチの治療において重要な骨破壊阻止効果の有無については不明である．

薏苡仁は，イネ科ハトムギの種皮を除いた種子である．『神農本草経』に「風湿痺（関節リウマチなど）を治す」[1]とあり，鳥居塚は免疫系調節作用を介して作用している可能性を指摘する[2]．

2 使用目標と応用

慢性の関節炎で腫脹疼痛があるが，外来通院できる程度の軽症例が適応となる．関節リウマチ，変形性関節症などに用いる．筋肉痛に有効な場合がある．肩関節周囲炎，頚肩腕症候群にも応用できると思われる．

体質中等度で胃腸丈夫な者が対象となる．麻黄の副作用に留意する必要があり，胃下垂顕著な虚弱者，腎機能低下した者，虚血性心疾患のある者などには通常用いない．麻黄を含む他の漢方薬（葛根湯，小青竜湯，越婢加朮湯，麻杏薏甘湯など）との併用には慎重でなければならない．

論 説

1 原 典

一般に『明医指掌』とされるが，小曽戸によれば，『明医指掌』は原書名を『明医指掌図』といい，皇甫中が1556年に刊行した医書という〈注1〉[3]．以下は同書の記載である[4]．

皇甫中『明医指掌図』[4]

〔条文〕薏苡仁湯．手足の流注にて，疼痛し，麻痺不仁して，以って屈伸し難し．

〔大意〕薏苡仁湯は，手足の関節炎で，疼痛，麻痺，知覚低下があり，関節の屈伸が制限された状態に用いる．

〔解説〕"流注"は結核性関節炎という解釈もある[5]〈注2〉[5,6]が，ここでは「明代の俗病名で，骨節疼痛し微腫する馬癪—リウマチ—の一症」[3]という小曽戸の説に従う．現在の薏苡仁湯は7種の生薬構成だが，原方では上記記載の後に生姜を加えて煎じるとある．

2 中国医書の記載

■ 『明医指掌』より数年後に，徐春甫が編集した『古今医統大全』（1564年頃完成）には中風門と風痺門の2ヵ所に『明医指掌』とほぼ同文がある．ただし，中風門では流注の前に中風の語があり，風痺門では麻痺を麻木とする[7]．このほか，明代の『景岳全書』，清代の『医門法律』に『明医指掌』とほぼ同文がある[8]．

〈注1〉小曽戸[3]は，『明医指掌』は江戸時代前期に日本で一度翻刻されているものの，その流伝はまれで，今日出回っている多くの処方解説書の説明は，いずれも孫引きを重ねたものであるという．

〈注2〉『漢洋病名対照録』[5]では，流注を寒膿腫，寒性腫瘍とする．これは結核性脊椎炎，脊椎カリエスの冷膿瘍あるいは流注膿瘍と思われる．また，蘆川桂洲『病名彙解』では，馬癪串流，黄不串流と同じとし，諸関節あるいは脊骨の内に疼痛性腫脹ができるものとする[6]．これも結核性関節炎であろう．

3 江戸時代医家の論説

　薏苡仁湯に関する記載は少なく，痛みに用いることが記載されるのは，曲直瀬玄朔，多紀元堅，華岡青洲，浅田宗伯らの書である．

■ 曲直瀬玄朔(1549-1632)の『医学天正記』(巻下・痛風二十四)には，"痛風"(現在の関節リウマチ)で「腫れがひいた後，両脚が曲がって伸ばすことができない者に用いる」とある[9]．

■ 多紀元堅(1795-1857)は『雑病広要』痺門で，「寒湿痺痛を治す」[10]という．寒湿痺も関節リウマチと思われる[11]．

■ 華岡青洲(1760-1835)の『春林軒撮要方荃』では，肩背痛，上腕痛に用いる処方として薏苡仁湯を挙げる[12]．

　このほか，麻痺の項に挙げた書もある[13,14]．

■ 幕末から明治初期に活躍した浅田宗伯(1815-94)の『勿誤薬室方函』薏苡仁湯の項[15]には『明医指掌』が引用される．その応用を述べた『勿誤薬室方函口訣』には，「この処方は麻黄加朮湯，麻杏薏甘湯よりも一段と重症のところへ用いる．そのほか，桂枝芍薬知母湯の症で附子の症の応ぜざる者に用いて有効である」[16]とある．

4 近年の論説

■ 浅田宗伯門下であった木村博昭の口述記録である「潤杏楼医話」には，リウマチの治療について「痛むところを定めず，痛み関節にあっても熱も少しあるという場合には，麻杏薏甘湯加朮を用い，また関節のみに痛みを限局するならば明医指掌の薏苡仁湯を使用する．白虎歴節風(疼痛猛烈なる者)で痛みが一部分に止まり，腫れてきた時，腫れ少なき時は明医指掌の薏苡仁湯，腫脹強く且つ熱を伴うものは越婢加朮苓薏(〔注〕越婢加朮湯に茯苓と薏苡仁を加味)を用いる」とする[17]．

■ 矢数道明(1905-2002)は，「此の方は関節リウマチの亜急性期及び慢性期に入りたる場合に多く用いられる．麻黄加朮湯，麻杏薏甘湯よりも重症にてこれ等の方を用いても治せず，熱，腫痛，荏苒として去らざるもの，また慢性となって桂枝芍薬知母湯の一歩手前のものに用いてよい」[18]という．

■ 臨床的には，大塚敬節(1900-80)が『症候による漢方治療の実際』薏苡仁湯の項で，「私は外来患者として通院できる程度の関節リウマチに用いて著効を得たことがあり，はげしい疼痛のものに用いた経験はない」[19]と述べているのが参考になる．

症　例

症例1 関節リウマチ（矢数道明治験）[20]

　51歳婦人，初診は昭和48年9月．3年前から右膝がはれて痛みが起こり，その後左にも痛みを発し，座ることができなくなった．先頃左足の第二趾のところが赤く腫れてひどく痛んだ．薏苡仁湯を与えたところ，症状が順調にすべて好転し，膝の曲がらなかったのも曲がるようになり，歩行も自由になって日常生活に不便がなくなった．

症例2 関節リウマチに薏苡仁湯加附子
（松田邦夫治験）[21]

〔患者〕19歳　男性　学生

〔主訴〕関節痛

〔現病歴〕2年前に発病．指の関節痛から始まって，膝，手，あごの関節が痛むようになった．痛みは朝とくに悪い．慢性関節リウマチと診断され，病院で治療を受けたが，薬の副作用で中止した．現在，とくに右膝が痛み，歩行も困難な時があるという．汗かきで，夏は体がだるく，冬は寒がりである．胃腸は丈夫．

〔身体的所見〕174cm，52kg．顔色青白く寒そうである．腹診で腹力中等度，ほかに特記すべき所見なし．

〔経過〕軽症の慢性関節リウマチなので薏苡仁湯を選び，顔色が青く，男性にしては寒

がりな点を考慮して附子1gを加えて投与．2週間後，なんとなくよいという．4週間後，関節の痛みはかなりうすらいだ．2ヵ月後，関節の痛みは非常に良くなり，手首が動くようになった．あご関節の痛みは消失．3ヵ月後，天候が悪いと関節はまだ少し重いが，手や膝の痛みはすっかりなくなり階段も上がれるようになった．継続服用中．

鑑　別

■ 越婢加朮湯
　関節炎で要鑑別．腫脹熱感が強いときに用いる．薏苡仁湯は慢性例で腫脹熱感が軽いものに用いる．

■ 麻杏薏甘湯
　関節痛，筋肉痛で要鑑別．麻杏薏甘湯は炎症急性例で筋肉痛をともなうときに用い，薏苡仁湯は慢性例に用いる．

■ 桂枝加朮附湯
　慢性関節痛で要鑑別．桂枝加朮附湯は胃腸虚弱で冷え症の者（陰虚証）に用い，薏苡仁湯は胃腸丈夫な者に用いる．

■ 大防風湯
　慢性関節炎で要鑑別．大防風湯は，慢性の関節腫脹と変形や運動機能障害があり，体力が低下，貧血傾向がある例に用いる．皮膚粘膜の乾燥萎縮，低体温傾向，手足冷えを伴う．薏苡仁湯では，栄養中等度で皮膚粘膜乾燥はない．

■ 防已黄耆湯
　関節痛で要鑑別．防已黄耆湯は，肥満して浮腫傾向あり，慢性関節痛，関節水腫のある例に用いる．変形性膝関節症に頻用する．薏苡仁湯では肥満や浮腫傾向はない．両者を併用することもある．

■ 疎経活血湯
　関節痛，筋肉痛で要鑑別．疎経活血湯は，関節痛はあっても関節の熱感腫脹はない．薏苡仁湯では炎症所見がある．

引用文献

1) 森立之：神農本草経，復元本，近世漢方医学書集成53巻（大塚敬節，他編），p.43，名著出版，1981．
2) 鳥居塚和生：モノグラフ 生薬の薬効・薬理，p.465-475，医歯薬出版，2003．
3) 小曽戸洋：漢方一話 処方名のいわれ，47 薏苡仁湯．漢方診療，15(5)：16，1996．
4) 皇甫中：明医指掌図，後集巻1 第79方，11葉表～裏，万暦7年（1579）刊本．
※北里研究所東洋医学研究所医史文献研究室室長・小曽戸洋氏よりコピー資料を提供いただいた．小曽戸氏は，これが現存最古の刊本という．
5) 落合泰蔵：漢洋病名対照録，明治21年（1888），p.76，復刻版，関西東方医学会，1977．
6) 蘆川桂洲：病名彙解，近世漢方医学書集成64巻（大塚敬節，他編），p.207, p.120, p.364-365，名著出版，1982．
7) 文献3) によるが，『古今医統大全』は，東邦大学メディアネットセンター・TOHO Academic Archives・額田文庫デジタルコレクション（http://www.mnc.toho-u.ac.jp/open_doc/archive/nukada-bunko.html）でネット閲覧した．21. 古今医統．巻之八～十二の中風門発表諸剤（8-31b），風痺門発表諸剤（11-7b）に薏苡仁湯に関する記載があることを確認した—2010年5月9日．http://www.mnc.toho-u.ac.jp/nmc/nukata/21-40-8/21-40-8.html
8) 松岡榮志・監修：文淵閣『四庫全書』電子版（中医薬版）日本語版，新樹社書林，2009．キーワード薏苡仁湯の検索結果中にある．『景岳全書』は巻54（82丁裏～83丁表），『医門法律』は巻6（3丁裏～4丁表）．
9) 曲直瀬玄朔：医学天正記，近世漢方医学書集成6巻（大塚敬節，他編），p.465-475，名著出版，1979．
10) 多紀元堅：雑病広要，近世漢方医学書集成52巻（大塚敬節，他編），p.272，名著出版，1981．
11) 落合泰蔵：漢洋病名対照録，痛風・風湿・中湿・湿痺など，明治21年（1888），p.42，復刻版，関西東方医学会，1977．
12) 華岡青洲：春林軒撮要方筌，近世漢方医学書集成30巻（大塚敬節，他編），p.649，名著出版，1980．
13) 多紀元簡：観聚方要補，近世漢方医学書集成46巻（大塚敬節，他編），p.307，名著出版，1980．
※麻痺の処方として『古今医統大全』中風門を引用．
14) 本間棗軒：内科秘録，近世漢方医学書集成21巻（大塚敬節，他編），p.390-391，名著出版，1979．
※麻痺の処方として『古今医統大全』風痺門を引用．
15) 浅田宗伯：勿誤薬室方函，近世漢方医学書集成95巻（大塚敬節，他編），p.649，名著出版，1982．
16) 浅田宗伯：勿誤薬室方函口訣，近世漢方医学書集成96巻（大塚敬節，他編），p.111-112，名著出版，1982．
17) 小田三佛：潤杏楼医話．漢方と漢薬，4(6)：38-40，1937．
18) 矢数道明：漢方後世要方解説，第6版，p.80，医道の日本社，1980．
19) 大塚敬節：症候による漢方治療の実際，第5版，p.442，南山堂，2000．
20) 矢数道明：温知堂経験録 77 慢性関節リウマチの四例．漢方の臨床，21(3)：21-22，1974．4例中の3例目を抜粋．
21) 松田邦夫：症例による漢方治療の実際，p.229-230（抜粋），創元社．

121 抑肝散
yokukansan

製品番号:54

〔構成生薬〕
当帰，釣藤，川芎，蒼朮，茯苓，柴胡，甘草
（ツムラ医療用漢方製剤の場合）

処方の特徴

1 処方概要

抑肝散は，焦燥感が強く，興奮して怒りやすい精神状態に用いる漢方薬の1つである．明代に書かれた原典では，虚弱児の夜泣きや"ひきつけ"に用いる旨の記載がある．抑肝散という名称は「肝を抑える散薬」の意であるが，この場合の"肝"は精神神経系を指すと思われる（p.708 附記 参照）．日本では江戸時代以来，小児だけでなく，成人の精神神経症状全般に広く用いられてきた．近年では，認知症の行動・心理症状（BPSD）改善について多くのエビデンスが集積されつつある．

処方構成の面では，柴胡，茯苓，朮，甘草，当帰を含む点で加味逍遙散に類似する．抑肝散も加味逍遙散も神経症的な人に用いるが，加味逍遙散の目標が，抑うつ的，心気症的なのに対して，抑肝散のそれは攻撃的，易怒性である．この違いを説明するのは，抑肝散に含まれる釣藤鉤および川芎であろう．釣藤鉤は釣藤散にも含まれる．

2 使用目標と応用（表1）

応用としては，従来より，睡眠障害，神経症，心身症，月経前症候群，更年期症候群，小児夜啼症，小児の"癇癪持ち"，てんかん，パーキンソン症候群，チック，睡眠中の歯ぎしりなどに用いられてきた．近年の臨床研究で，認知症（レビー小体型認知症，アルツハイマー病，血管性認知症）のBPSD（不眠，興奮，攻撃性，徘徊など）に対する有効性が証明され，広く用いられている．抑肝散には，BPSDなどに用いられる他剤に比べて身体活動を抑制しない点に大きな臨床的利点があるとされる．現在では，多くの精神神経疾患について有効性が検討されており，また難治性疼痛などへの応用も報告がある．

症状としては，俗にいう"神経がたかぶっている"ことが目標となる．すなわち，短気

表1 抑肝散の使用目標と応用

- ■応 用
  - ・睡眠障害，神経症，心身症，月経前症候群，更年期症候群，小児夜啼症，小児の癇癪持ち，てんかん，チック，睡眠中の歯ぎしり など
  - ・認知症（レビー小体型認知症，アルツハイマー病，血管性認知症）の行動・心理症状（BPSD）（幻覚，妄想，興奮／攻撃性，焦燥感／易刺激性 など）
  - ・レム睡眠行動障害，むずむず脚（レストレスレッグス）症候群 など
- ■症 候
  - ・焦燥感（イライラ），易怒性，攻撃性，神経過敏，感情失禁，睡眠障害
- ■腹部所見
  - ・軟弱無力で振水音顕著でなければ用いてよい
  - ・大動脈拍動を強く触れることが多いとされる
- ■体 質
  - ・中等度～やや虚弱
- ■注 意
  - ・偽アルドステロン症による低カリウム血症，間質性肺炎，肝機能障害などの副作用に十分注意すること

で怒りっぽい，焦燥感（イライラ），攻撃的態度，感情失禁，神経過敏などの症状である．諸症状の背景に，不安，抑うつ気分を認めることもある．また，頭痛，眼痛，頚項部こり，倦怠感，動悸，眼瞼周辺（眼輪筋など）の小さな痙攣，緊張時の手指のふるえなどの身体症状を訴えることもある．睡眠障害では，就眠障害に有効例が多いと思われるが，熟眠障害などに奏効する例もある．レム睡眠行動障害，むずむず脚症候群に対する有効例の報告などもある．

伝統的漢方では，経験的に，腹部所見で，腹壁の筋肉が薄く，腹直筋緊張が亢進して腹部大動脈拍動亢進するものと，腹壁弛緩して腹部大動脈拍動を触れるものとに有効例が多いとされているが，それほどこだわらなくてもよいと筆者は考えている．

体質的には，中等度からやや虚弱な者まで幅広く用いる．

認知症などで高齢者に用いる場合，副作用に対する注意が重要である．偽アルドステロン症による低カリウム血症は高齢者に起こりやすいことが知られている（55. 芍薬甘草湯参照）．また，間質性肺炎，肝機能障害などにも留意されたい．

論　説

1 原　典

従来，原典は薛鎧・著で薛己・校訂の『保嬰撮要』[1]（1556年成立[2]）とされてきたが，薛己の『保嬰金鏡録』（1550年成立[2]）が原典である[3]．

薛己『保嬰金鏡録』[4]

〔条文〕肝経の虚熱，発搐，或は発熱咬牙，或は驚悸寒熱，或は木，土に乗じて，痰涎を嘔吐し，腹脹して食少なく，睡臥安からざるを治す．（愚，製す）…（処方構成省略）…子母同じく服す．

〔大意〕（抑肝散は，小児が）"肝経の虚熱"により，"ひきつけ"（発搐）を起こしたり，あるいは発熱して歯をくいしばり，ものに驚きやすく動悸がしたり，悪寒や熱感がしたり，あるいは五行説で"木"である"肝"の働きがたかぶって"土"である"脾"の働きを抑圧し，その不調和により粘液を嘔吐し，腹が膨満して食欲が低下し，眠っても落ち着かないものに用いる．（自分が創製した処方である）…（処方構成省略）…母子ともに服用する．

〔解説〕全体として，「虚弱で神経質な小児の，ひきつけ，熱性痙攣，動悸，発熱，不眠などに抑肝散を用いる．母親にも一緒に服用させるとよい」という主旨である．"肝経の虚熱"の意味は，経絡としての肝経に"虚熱"があるという意であり，"肝"は五行説の"肝"であろうが，臨床的意味はわかりにくい．"驚悸"は，『病名彙解』[5]に「にわかに驚き，むなさわぎするなり．悸は心の動くなり」とある．ただし，「小児のひきつける病」を"驚風"[6]と呼ぶことがあるので，この場合の"驚"には，"ひきつけ"の意も含まれる可能性がある．方名を抑肝散とするが，方後の指示には，生薬を煎じて服用すると指示されており，散剤ではなく湯剤である．方後の「子母同服」は，病気の子供だけでなく母親にも抑肝散を服用させよという指示である．これは母親がイライラすれば子供もその影響を受けて感情が不安定になるので，母親の気分を鎮めるために抑肝散を飲んでもらうということで，母子の心身相関を意識した指示と解されている．なお，『保嬰撮要』の抑肝散の方後[2]には，抑肝散の構成生薬を粉末にして蜂蜜で煉り，丸薬にしたものを抑青丸というとある．方名の由来を真柳[7]は「五行説で肝の色が青だからである」という．

❷ 中国医書の記載

■ 抑肝散を作った薛己自身の『薛氏医案』収載医書には，抑肝散が複数の箇所に記載されるが，多くが『保嬰金鏡録』と同文であった[4]．薛己以外の明代諸書では，『証治準縄』(1602-08年刊)[8,9]，龔廷賢『済世全書』(1616年成立)[10]，『景岳全書』(1624年成立)[11-14]に記載があり，いずれも『薛氏医案』とほぼ同文であった．

❸ 江戸時代医家の論説（筆者意訳）

■ 福井楓亭(1725-92)は『方読弁解』で，「抑肝散は，大人，小児とも虚証の癇に用いる」[15,16]とする．癇は，てんかんなどの痙攣をきたす疾患であるが，心因性の痙攣，心因性に興奮しやすいもの，さらには神経症まで包含した表現と思われる〈注1〉[17-19]．

■ 目黒道琢(1739-98)は『饗英館療治雑話』[20]で，「小児で生まれつき虚弱で，顔も身体も至って色白で，少しばかり怪我をしても出血しないようなものは，"血"が不足している証である．抑肝散を餌薬として長く服用するとよい．…怒りっぽく性急(せっかち)などの症状がある小児は，抑肝散を長期服用させるとよい．虚証の小児で急に発熱したり，睡眠中歯ぎしりしたりするものも，この薬がよい．また，大人の半身不遂に用いると効果がある．…心下より"任脈通り"（正中部）に"攣急"(腹筋緊張)，"動悸"(大動脈拍動)があり，心下が痞塞しているが，医師が按圧しても，さほど痞を認めず，病人に尋ねると痞を訴えるという証に効果がある．このような証があるときは，怒りの有無を問診すべきである．怒りがあれば必ず効果がある．また，不眠症にこの処方が効くことがある．…癇症の不眠にはとくに効果がある．…抑肝散と逍遙散と四物湯の3処方は，"任脈通りの動悸"を目標に用いる」という．

■ 和田東郭(1744-1803)は，抑肝散加芍薬の形で多用したことで知られる．彼の『蕉窓雑話』[21]には，「小児が，季節によって発熱しやすかったり，ときには額などに青筋を立てて甚だ腹を立てやすいものには抑肝散」，「不眠症には四逆散では少し弱い．これにはとかく抑肝散である．抑肝散は気持ちが亢ぶるのに対して抑えるといったものだ．だから，目がさえて眠れない，あるいは性急で怒りっぽいなどの症状がある．…逍遙散は，抑肝散ほどには亢ぶらず，鬱したところがあるので，ただ黙々としているものである」，「喘息に抑肝散加芍薬を用いるという方法がある」，「小児で，かぜでもないのに悪寒発熱して，がみがみといい，ものに驚きやすいもの，あるいはやたらに怒りなどするものには…抑肝散加芍薬を用いると非常に有効である」という．

■ 和田東郭の『蕉窓方意解』抑肝加芍薬湯の項[22]には，「抑肝散は四逆散の変方である．腹の形はおおよそ四逆散に似るが，"拘攣"(緊張した腹筋)が腹の表面に浮んだようなものを抑肝散の目標とする．四逆散は，"拘攣"が腹の深い位置に沈んで触れることを目標とする．その上で，抑肝散は，多怒，不眠，性急の症などが甚だしいことを主症状とする．…○抑肝散の原方には芍薬はない．甘草の分量もまた少ない．思うに，芍薬，甘草は"肝気を潤し緩める"ことを主とする．そこで，自分は常に抑肝散に芍薬甘草湯を合方して用いる」とある．

〈注1〉癇：多紀元堅(1795-1857)の『雑病広要』癇[17]に，「癇は小児病である．10歳以上は癲とし，10歳以下を癇とする．…癲とは乃ち癇である」という．『病名彙解』癇症[18]にも，「俗に云う，"くつちかき"なり．癲癇と連ねても云う」とある．すなわち「てんかん」の意とされている．しかし，『漢洋病名対照録』(明治16年)[19]では癇病・癇疾を癲癇（くつちかき）とするが，他方で癇証を心風とし，「気ふさぎ，また気病み」，すなわち神経症などの意とする．

- また，『東郭医談』[23]には，「"中風"（脳卒中後遺症），"偏枯"（片麻痺），"口眼喎斜"（顔面神経麻痺）に自分は抑肝散を用いることがある」とある．
- 本間棗軒（1804-72）も『内科秘録』巻5癲癇[24]で，「癲癇で卒倒して"牙関緊急"（歯をくいしばり），四肢"搐搦"（痙攣）し，人事不省となったものは，既に死地に墜ちたように見えるけれども，…必ず回復するものである．…しきりに欠（あくび）をして精神がやや回復し，発熱，発汗し，脈浮数のものは，抑肝散あるいは抑肝散加羚羊角〈注2〉[25]を用いるとよい」という．
- 山田業広（1808-81）は『椿庭先生夜話』[26]で，「12，3歳の男の子が，ほかに症状は少しもないのに，ただ朝晩ひどく怒る．父母は，成長後に狂乱人にもなりかねないと心配して治療を求めてきた．自分が診察すると，ほかに症候は少しもない．そこで抑肝散を用いた．半年ばかりすると，その怒りは，ことごとく止んで普通の人になった．自分は長年抑肝散を用いているが，これほど功を奏したのは稀である」という．
- 浅田宗伯（1815-94）は『勿誤薬室方函口訣』[27]で，「この処方を大人の半身不遂に用いるのは和田東郭の経験である．半身不遂ならびに不眠に用いるときは，"心下"から"任脈通り"（上腹部正中部）で"攣急"（腹筋緊張）と"動悸"（大動脈拍動）があり，心下に"気"が聚まって痞する気味がある．医者が，手で圧迫すると，それほどのように見えなくても病人に尋ねると必ず痞（つかえる）という」とする．後半は『饗英館療治雑話』の引用である．実際には，腹証だけで，この処方と決めることは難しいと思われる．

4 近年の論説

- 『漢方診療医典』[28]には，抑肝散は，「神経症で刺激症状が激しく，一般に癇が強いといわれている．肝気の亢ぶりによる興奮を抑え，鎮静させるところから抑肝散と名づけられた．本方は，本来小児のひきつけに用いられたもので，…神経過敏となり，また興奮して眠れないというものを目標とする．…本方は主として，癇症，神経症，神経衰弱，ヒステリーなどに用いられ，また夜啼，不眠症，癇癪持ち，夜の歯ぎしり，てんかん（癲癇），不明の発熱，更年期障害，血の道症，…，陰萎症，…チック病，…脳出血後遺症，…などに応用される」とある．

症 例

症例1 月経前症候群に抑肝散（筆者経験例）

〔患者〕28歳　女性　看護師

〔主訴〕月経前に怒りっぽくなって困る

〔現病歴〕初潮12歳，月経順調だが，いつの頃からか月経前になると焦燥感を覚え，怒りっぽくなって周囲にあたってしまう．手術の介助のときに，外科医がもたもたしていたらメスを投げつけたくなって困ったことがある．月経が来ると気持ちは落ち着く．不眠（寝つきが悪い）．

〔身体的所見〕身長159cm，体重49kg．色白．早口で落ち着かない印象．腹部は全体にやや軟，大動脈拍動を触知．皮膚湿潤して浮腫ぎみ．

〔経過〕抑肝散7.5g分3投与．次の月経時，気分が落ち着く感じという．続服でよく眠れるようになり，月経前も平静でいられるという．断続的に1年余服用．

〈注2〉羚羊角：ウシ科のガゼラカモシカ，キスナヒツジ，もしくはクギヌキスナヒツジなどの頭角で，解熱，鎮痛作用があるとされる[25]．

症例2 イライラ感に抑肝散（筆者経験例）

〔患者〕45歳　女性　会社員

〔主訴〕イライラしてしかたがない

〔現病歴〕もともと短気なほうだが，2〜3年前から特に誘因なくイライラが強くなった．月経前にはひどくイライラして家族にあたりちらす．安定剤無効．加味逍遙散，桂枝茯苓丸，当帰芍薬散，加味帰脾湯など無効．

〔身体的所見〕身長155cm，体重53kg．色白．生真面目で緊張した様子．胸部理学的所見に異常なし．腹部やや軟，腹直筋が軽く緊張．下腹部圧痛なし．

〔経過〕抑肝散7.5g分3毎食前投与．2週後，「イライラがおさまってきた．姉から『しばらく怒ってないわね』と言われた」．1ヵ月後，「生理前のイライラも軽くなった」．5ヵ月後，「怒る回数が減った．薬を飲む回数を減らしている」．8ヵ月後，「自分が家族に対して平静でいられるのは，この薬を飲んでいるからだと思う．夫や子供から薬を飲むように懇願される」．1年後，「月経前のイライラが強いときだけ毎日飲んでいる．それ以外は飲む量を減らしている」．2年後，「最近仕事が変わってイライラが強くなった．月経前のイライラが強くなっている．毎日3回きちんと飲むようにしているとよい」．経過観察中．

鑑　別

■ **加味逍遙散**

主として更年期症候群の抑うつ状態，心気症傾向に用いる．攻撃的な要素は少なく，患者の関心は自己の身体の不全感に向かう傾向がある．

■ **釣藤散**

抑肝散同様，神経症的で焦燥感の強い者に用いるが，多くは頭痛（主に午前中）または頭重感，めまい感を訴える．

■ **加味帰脾湯**

高齢者や虚弱者の抑うつ状態，不眠（熟眠障害）に用いる点で共通．易怒性，焦燥感は少ない．

■ **桂枝加竜骨牡蛎湯**

胃腸虚弱で痩せた者の神経症で，興奮しやすく動悸を訴える者に用いる点で類似．しかし，易怒性，焦燥感は少ない．

■ **柴胡桂枝乾姜湯**

虚弱者の神経症に用い，不眠，動悸，軽度抑うつなどが類似．易怒性は少ない．

■ **柴胡加竜骨牡蛎湯**

比較的体力のある者の神経症，動悸，不眠，焦燥感に用いる．胸脇苦満がある．体格頑健な点で比較的鑑別は容易だが，ときに抑肝散が見かけ上，体格頑健な者に奏効することもある．

Evidence

認知症における行動・心理症状 Behavioral and Psychological Symptoms of Dementia (BPSD) に対する抑肝散の改善効果が複数のランダム化比較試験 Randomized Controlled Trial (RCT) により明らかとなっている．2013年にはメタ解析論文も発表された．現在，抑肝散は，認知症領域のみならず，精神神経疾患領域で幅広く用いられ，多数の報告が集積しつつある．

作用機序についても，グルタミン酸神経系，セロトニン神経系に対する多彩な作用が明らかとなっている．

I．臨床研究

1 抑肝散のメタ解析（Matsudaら，2013）[29]

〔方法〕2012年10月までに，PubMedおよびCochrane Library databaseで得られた情報を用いた．抑肝散と"通常治療"（usual care：UC＝対照）とを用いたRCTから得ら

れた個々の患者のデータの系統的レビューとメタ解析とを行った．標準化平均差 SMD と加重平均値の差 WMD とが算出された．すべての研究が BPSD の評価にその評価尺度である Neuro-Psychiatric Inventry（NPI）を用いていた．

〔結果〕4件の適合する論文（合計症例数236）を見いだした（下記論文 **2**～**5**）．抑肝散は UC に比べて NPI 総スコアの減少において優れていた（$p<0.0009$, WMD＝－7.20, 異質性 $I^2=0\%$）．さらに，NPI サブスコアでは，妄想（$p<0.0009$），幻覚（$p<0.00001$），および興奮性／攻撃性（$p<0.0007$）を UC に比べて有意に改善した．抑肝散治療はまた，日常生活動作 Activity of Daily Living（ADL）〔日常生活動作の評価尺度である Barthel Index（BI）/Disability Assessment for Dementia（DAD）〕を UC に比べて有意に改善した（$p<0.04$, SMD＝－0.32, $I^2=0\%$）．認知機能の評価尺度である Mini-Mental State Examination（MMSE）は，抑肝散投与群と"通常治療"群とで有意差がなかった．また，どのような理由による治療の中断に関しても，両群間に差はなかった．

〔結論〕抑肝散は認知症の NPI および ADL の改善に有益であり，また良好な忍容性のある治療と思われる．

2 RCT で認知症の BPSD 改善を初めて報告（Iwasaki ら，2005）[30]

〔対象と方法〕アルツハイマー病 Alzheimer's Disease（AD），血管性認知症 Vasculara Dementia（VaD），レビー小体型認知症 Dementia with Lewy Bodies（DLB）を含む認知症患者 52 名（80.3±9.0 歳）を，抑肝散投与群 27 例，非投与群 25 例に無作為割付けし，観察者盲検化 RCT で抑肝散の効果を検討．

〔結果〕NPI は投与前に比して有意に改善（$p<0.01$），BI も投与前に比して有意に改善（$p<0.05$）．いずれも，非投与群では有意差がなかった．MMSE は両群とも変化なし．

〔結論〕抑肝散は，認知症の BPSD と日常生活動作を改善する．

3 多施設ランダム化・クロスオーバー比較試験で認知症の BPSD 改善を報告（Mizukami ら，2009）[31]

〔対象と方法〕混合型を含む軽症 AD および DLB の患者 106 名を対象に，多施設ランダム化・クロスオーバー比較試験を実施．抑肝散を，（A）4 週間投与後 4 週間休薬する群と，（B）4 週間観察後に 4 週間投与する群とに無作為割付け．BPSD は NPI で，認知機能は MMSE でそれぞれ評価した．ADL の評価には，外来患者には手段的日常生活活動度 insutrumental activities of daily living（IADL），入院患者には BI を用いた．

〔結果〕A・B 両群において，抑肝散投与 4 週後の NPI 総スコアは非投与時に比べて有意に改善した．NPI サブスケールの中では，両群とも興奮／攻撃性，焦燥感／易刺激性が有意に改善した．妄想，幻覚は A 群で，抑うつ，不安は B 群で有意に改善した．NPI スコアは，A 群で抑肝散の投与中止 1 ヵ月後も効果が認められた．MMSE, BI, IADL は低下が認められなかった．重大な副作用例は認められなかった．

〔結論〕抑肝散は，認知症患者の BPSD に効果的で安全な治療法である．

4 多施設 RCT でアルツハイマー型認知症の BPSD 改善を報告（Monji ら，2009）[32]

〔対象と方法〕AD 患者で，スルピリド単独投与群と，〔抑肝散＋スルピリド〕併用群とで比較した多施設 RCT．スルピリドを 2 週間投与後，NPI サブスケールの妄想，幻覚，興奮／攻撃性，脱抑制，焦燥感／易刺激性，

異常行動のいずれかの項目が6点以上だったAD患者15例を対象に,抑肝散+スルピリド併用群(n=10)または対照群(スルピリド単独投与)(n=5)に無作為割付けし,12週間投与.スルピリド投与量は50mg/日で開始,4週ごとに評価したNPIサブスケールの全項目が4点未満では1日50mg減量,1項目以上が8点以上では1日50mg増量とした.MMSEを認知機能評価に,NPIをBPSD評価に,BIをADL評価に,それぞれ用いた.

〔結果〕1例が不適格除外された.NPIは,投与前に比べて,〔抑肝散+スルピリド〕併用群では投与8週,12週後に有意に改善した(ともに$p<0.01$).スルピリド単独投与群では有意の低下は認められなかった.MMSEおよびBIは両群とも有意の変化がなかった.試験終了時のスルピリド投与量は,対照群に比べて〔抑肝散+スルピリド〕併用群で少ない傾向が認められた.

〔結論〕抑肝散はBPSD治療に有用である.また,抑肝散併用によりBPSDに使用される抗精神薬の量を抑制できる可能性を示した.

5 アルツハイマー型認知症のBPSD改善効果とドネペジルに併用する有用性を報告 (Okaharaら,2010)[33]

〔対象と方法〕日常診療下でドネペジルdonepezilを4週間以上継続投与していて,NPIサブスケールの少なくとも1項目以上が4点以上のAD患者を,抑肝散投与群(ドネペジル併用群)と抑肝散非投与群(ドネペジル単独投与群)に無作為に割付け,4週間投与した多施設RCT.

〔結果〕投与群29例,非投与群32例について解析の結果,NPI総スコアは投与群は非投与群より有意に改善した.NPIサブスケールは,興奮/攻撃性,焦燥感/易刺激性で投与群が非投与群よりも有意に改善した.MMSE,DADなどには有意差がなかった.

〔結論〕抑肝散のBPSDとくに興奮/攻撃性,焦燥感/易刺激性を改善すること,およびドネペジルに併用したときに,さらにBPSDを改善できることが明らかとなった.

6 アルツハイマー型認知症のBPSD改善効果に関するオープンラベル試験 (Hayashiら,2010)[34]

〔概要〕ドネペジル以外の薬剤でBPSD治療を行っているAD患者26例を対象に多施設オープンラベル試験を行い,抑肝散投与4週後のNPI総スコアが投与前に比べて有意に改善したという.

7 血管性認知症(VaD)のBPSD改善効果に関するオープンラベル試験 (Nagataら,2012)[35]

〔概要〕VaD患者13例を対象にオープンラベル試験を行い,抑肝散投与4週後のNPI総スコアが投与前に比べて有意に改善した($p<0.05$).NPIサブスケールで興奮性/攻撃性および脱抑制に有意の改善が認められた.MMSE,BI,DAD,United Parkinson's Disease Rating Scale(UPDRS)には治療前後で有意差を認めなかった.

8 レビー小体型認知症(DLB)のBPSDで介護負担軽減を報告 (Iwasakiら,2011)[36]

〔概要〕DLB患者63例に対する多施設オープンラベル試験.抑肝散を4週間投与,前後でNPIスコアは有意に改善,NPIサブスケールの妄想,幻覚,抑うつ,不安,焦燥感/易刺激性が有意に改善.介護負担の評価尺度であるZarit burden interview-Japanese edition(J-ZBI)も有意に改善した.

9 認知症患者のBPSDに対する抑肝散長期投与の安全性および有効性の検討(岡原ら, 2012)[37]

〔概要〕抑肝散を6ヵ月以上処方されている患者163例についての後方視的観察研究で,副作用として低カリウム血症は2件認められたが,重篤ではなかった.ただし,抑肝散投与中に血清カリウム値が一度でも3.5mEq/L以下となった患者はKaplan-Meier法により78週までに15.0%と推定され,服用中は定期的な血清カリウム値測定が推奨される.NPI総スコアおよびJ-ZBIは26週で有意に低下した.

10 その他

レム睡眠行動障害[38],むずむず脚症候群[39],抗精神病薬誘発性遅発性ジスキネジア[40],治療抵抗性統合失調症(補助療法として)[41],ハンチントン病の舞踏様不随意運動[42]など,幅広い領域で用いられている[43].

II. 抑肝散の作用機序(表2)

抑肝散は,動物モデルにおけるBPSD様症状に対して有効であることが明らかとなっており,その作用機序は以下が推定されている.

1 グルタミン酸(Glu)神経系に対する作用

Gluは脳内の興奮性神経伝達物質であり,アストロサイトの重要な機能の1つに,細胞外液グルタミン酸の取り込みがある.抑肝散はGlu神経系に対して以下の作用を示す.

① Glu取り込み促進,Gluトランスポーター活性化作用[44]
② アストロサイトのGlu取り込み機能低下を改善〔Gluトランスポーターであるgultamate aspartate transporter(GLAST)の活性化を介する〕[45]
③ 神経細胞終末シナプスからのGlu放出抑制作用[46]
④ 細胞外液Glu濃度上昇抑制作用[47]
⑤ Glu細胞毒性に対する神経細胞保護作用[48]

これらの作用が脳神経細胞の興奮にともなう興奮,攻撃性,幻覚などのBPSDの改善に関与しているものと推察される.

2 セロトニン(5-HT)神経系に対する作用

精神症状の発症に深く関与するとされる5-HT神経系に対して,抑肝散は以下の作用を示す.

① $5\text{-}HT_{1A}$受容体パーシャルアゴニスト作用[49]
② $5\text{-}HT_{2A}$受容体のダウンレギュレーション作用[50]

表2 抑肝散の神経伝達物質を介したBPSDに対する改善効果

■ 抑肝散のグルタミン酸(Glu)神経系に対する効果
①経細胞終末からのGlu放出の抑制
②アストロサイトにあるGluトランスポーターを活性化し,細胞外液で増加したGluの取り込みを増強 その結果,シナプス間隙などの神経細胞外液のGlu濃度の上昇を抑制する
③Glu興奮毒性に対する神経保護作用
■ 抑肝散のセロトニン(5-HT)神経系に対する効果
①5-HT受容体($5\text{-}HT_{1A}$)に対するパーシャルアゴニスト作用(神経細胞機能異常の調整)
②$5\text{-}HT_{2A}$受容体のダウンレギュレーション作用(受容体数を減らす作用)

(文献54)より一部改変)

これらの作用により神経細胞の過剰興奮を抑制する．抑肝散はまた，5-HT$_{1A}$受容体を介した抗不安作用を有するとの報告[51]もある．釣藤鈎中の成分ガイソシメジンメチルエーテルに，5-HT$_{1A}$受容体アゴニスト作用[52]が見いだされている．

3 その他

抑肝散にはペントバルビタール誘発睡眠改善効果があり，これには5-HT$_{1A}$受容体でなく，GABA$_A$ベンゾジアゼピン受容体複合体が関与しているとされる[53]．

附 記

古代中国医学における肝

中国医学の三大古典の1つ，『黄帝内経素問』[55]では，上古天真論篇第一には「七八にして肝気衰え，筋動く能わず」，金匱真言論篇第四には「東方は青色，入りて肝に通じ，目に開竅し，精を肝に蔵す．其の病，驚を発す」，陰陽応象大論篇第五には「人に五蔵有り，五気を化して以て喜怒悲憂恐を生ず．〔注〕…肝は…怒を為す）」，霊蘭秘典論篇第八には「肝は将軍の官，謀慮出づ」，六節臓象論篇第九には「肝は罷極の本，魂の居なり．其の華は爪に在り．其の充は筋に在り．…此れ陽中の少陽たり…」などの記載があり，肝気が衰えると筋肉が動かなくなる，肝は目と関連し，肝が病むと驚きやすくなる，肝は怒りを生ず，肝は意志決定を主る，魂のやどる場所であるなどと規定されている．また，宋代に銭仲陽の著した最初の小児科専門書—『小児薬証直訣』[56]には「肝は風を主る．実するときは則ち，目直にして，大いに叫び，呵欠し，項急頓悶す．…虚するときは則ち咬牙し，多く欠す」とあって，肝気の実したときには目がすわり大声をあげたり大きなあくびをする，肝気の虚したときには歯をかみならし，たくさんのあくびをするという．以上を総合すると，肝とは臓器としての肝臓ではなく精神神経系の働きのことであり，筋肉の動きや，驚き・怒りという感情と関連し，病的状態では神経症状と思われる症候を呈すると考えられる．抑肝散の肝とは，この意である．

引用文献

1) 薛鎧，薛己：保嬰撮要，巻三，欽定四庫全書＜薛己『薛氏医案』，54-29a＞—四庫医学叢書『薛氏医案二』，p.［764-95］，上海古籍出版社，1991
2) 小曽戸洋：漢方古典文献概説42 明代の医学書（その8）．現代東洋医学，14(4)：577-582，1993.
3) 杵渕彰，他：抑肝散の原典について，日本東洋医学雑誌．※投稿中
4) 薛己：保嬰金鏡録，欽定四庫全書＜薛己『薛氏医案』，6-45a～b＞—四庫医学叢書『薛氏医案一』，p.［763-173］，上海古籍出版社，1991.
5) 蘆川桂洲：病名彙解，近世漢方医学書集成64巻（大塚敬節，他編），p.535，名著出版，1982.
6) 落合泰蔵：漢洋病名対照録，復刻版，p.34，関西東方医学会，1977.
7) 真柳誠：病院薬剤師のための漢方製剤の知識 抑肝散・抑肝散加陳皮半夏 ①古典的解説．日本病院薬剤師会雑誌，33(3)：315-316，1997.
8) 王肯堂：証治準縄，73-5b，文淵閣『欽定四庫全書』電子版（「抑肝散」で検索した結果）．
9) 王肯堂：証治準縄，復刻版（五），p.69-70，上海科学技術出版社，1984.
10) 龔廷賢：済世全書，7-4a，和刻漢籍医書集成第12輯（小曽戸洋，他編），p.192，エンタプライズ，1991.
11) 張介賓：景岳全書，40-21a，文淵閣『欽定四庫全書』電子版（「抑肝散」で検索した結果）．
12) 張介賓：景岳全書，復刻版下冊，p.704，上海科学技術出版社，1984.
13) 張介賓：景岳全書，62-21a，文淵閣『欽定四庫全書』電子版（「抑肝散」で検索した結果）．
14) 張介賓：景岳全書，復刻版下冊，p.1303，上海科学技術出版社，1984.
15) 福井楓亭：方読弁解，近世漢方医学書集成54巻（大塚敬節，他編），p.172-173，名著出版，1981
16) 福井楓亭：方読弁解，近世漢方医学書集成54巻（大塚敬節，他編），p.429-430，名著出版，1981
17) 多紀元堅：雑病広要，20-3a，近世漢方医学書集成50巻（大塚敬節，他編），p.427，名著出版，1981.
18) 蘆川桂洲：病名彙解，近世漢方医学書集成64巻（大塚敬節，他編），p.237-238，名著出版，1982.
19) 落合泰蔵：漢洋病名対照録，復刻版，p.38，p.40，関西東方医学会，1977.
20) 目黒道琢：餐英館療治雑話，近世漢方医学書集成109巻（大塚敬節，他編），p.331-334，名著出版，1983.
21) 和田東郭：蕉窓雑話，近世漢方医学書集成15巻（大

塚敬節, 他編), p.60-61, p.149, p.372, p.538, 名著出版, 1979.
22) 和田東郭：蕉窓方意解, 近世漢方医学書集成 16 巻（大塚敬節, 他編), p.25-27, 名著出版, 1979.
23) 和田東郭：東郭医談, 近世漢方医学書集成 16 巻（大塚敬節, 他編), p.233, 名著出版, 1979.
24) 本間棗軒：内科秘録, 近世漢方医学書集成 21 巻（大塚敬節, 他編), p.403-404, 名著出版, 1979.
25) 難波恒雄：和漢薬百科図鑑［Ⅱ］, p.285-288, 保育社, 1994.
26) 山田業広：椿庭先生夜話, 近世漢方医学書集成 94 巻（大塚敬節, 他編), p.245, 名著出版, 1982.
27) 浅田宗伯：勿誤薬室方函口訣, 近世漢方医学書集成 96 巻（大塚敬節, 他編), p.110-111, 名著出版, 1982.
28) 大塚敬節, 矢数道明, 清水藤太郎：漢方診療医典, 第 6 版, p.395, 南山堂, 2001.
29) Matsuda Y, et al：Yokukansan in the treatment of behavioral and psychological symptoms of dementia：a systematic review and meta-analysis of randomized controlled trials. Hum Psychopharmacol, 28 (1)：80-86, 2013.
30) Iwasaki K, et al：A randomized, observer-blind, controlled trial of the traditional Chinese medicine Yi-Gan San for improvement of behavioral and psychological symptoms and activities of daily living in dementia patients. J Clin Psychiatry, 66(2)：248-252, 2005.
31) Mizukami K, et al：A randomized cross-over study of a traditional Japanese medicine (kampo), yokukansan, in the treatment of the behavioural and psychological symptoms of dementia. Int J Neuropsychopharmacol, 12(2)：191-199, 2009.
32) Monji A, et al：Effect of yokukansan on the behavioral and psychological symptoms of dementia in elderly patients with Alzheimer's desease. Prog Neuropsychopharmacol Biol Psyciatry, 33(2)：308-311, 2009.
33) Okahara K, et al：Effects of Yokukansan on behavioral and psychological symptoms of dementia in regular treatment for Alzheimer's desease. Prog Neuropsychopharmacol Biol Psychiatry, 34(3)：532-536, 2010.
34) Hayashi Y, et al：Treatment of behavioral and psychological symptoms of Alzheimer-type dementia with Yokukansan in clinical practice. Prog Neuro-psychopharmacol Biol Psyciatry, 34(3)：541-545, 2010.
35) Nagata K, et al：Effects of yokukansan on behavioral and psychological symptoms of vascular dementia：an open-label trial. Phytomedicine, 19(6)：524-528, 2012.
36) Iwasaki K, et al：Open label trial to evaluate the efficacy and safety of Yokukansan, a traditional Asian medicine, in dementia with Lewy bodies.J Am Geriatr Soc, 59(5)：936-938, 2011.
37) 岡原一徳, 他：認知症患者の行動・心理症状（BPSD）に対する抑肝散長期投与の安全性および有効性の検討. Dementia Japan, 26：196-205, 2012.
38) Shinno H, et al：Successful treatment with Yi-Gan San for rapid eye movement sleep behavior disorder. Prog Neuro-psychopharmacol Biol Psychiatry, 32 (7)：1749-1751, 2008.
39) Shinno H, et al：Successful treatment of restless legs syndrome with the herbal prescription Yokukansan. Prog Neuro-psychopharmacol Biol Psychiatry, 34 (1)：252-253,2010.
40) Miyaoka T, et al：Yi-gan san for the treatment of neuroleptic-induced tardive dyskinesia：an open-label study. Prog Neuro-psychopharmacol Biol Psychiatry, 32(3)：761-764, 2008.
41) Miyaoka T, et al：Yi-gan san as adjunctive therapy for treatment-resistant schizophrenia：an open-label study. Clin Pharmacol, 32(1)：6-9, 2009.
42) Satoh T, et al：Traditional Chiinese medicine on four patients with Hungtington's disease. Mov Disord, 24 (3)：453-455, 2009.
43) 堀口淳：認知症以外の対象に対する抑肝散の臨床応用（第一報）―第一線の臨床現場における投与実態―, Prog Med, 31：2712-2719, 2011.
44) Kawakami Z, et al：Neuroprotective effects of yokukansan, a traditional Japanese medicine, on glutamate-mediated excitotoxicity in cultured cells. Neuroscience, 159(4)：1397-1407, 2009.
45) Kawakami Z, et al：Glycyrrhizin and its metabolite 18β-glycyrrhetinic acid in glycyrrhiza, a costituent herb of yokukansan, ameliorate thiamine deficiency-induced dysfunction of glutamate transport in cultured rat cortical astrocytes. Eur J Pharmacol, 626(2-3)：154-158, 2010.
46) Takeda A, et al：Attenuation of abnormal glutamate release in zinc deficiency by zinc and Yokukansan. Neurochem Int, 53 (6-8)：230-235, 2008.
47) Takeda A, et al：Suppressive effect of Yokukansan on excessive release of glutamate and aspartate in the hippocampus of zinc-deficient rats. Nutr Neurosci, 11(1)：41-46, 2008.
48) Kawakami Z, et al：Yokukansann, a kampo medicine, protects against glutamate cytotoxicity due to oxidative stress in PC12 cells. J Ethnopharmacol, 134(1)：74-81, 2011.
49) Terawaki K, et al：Partial agonistic effect of yokukansan on human recombinant serotonin 1A receptors expressed in the membranes of Chinese hamster ovary cells. J Ethonopharmacol, 127(2)：306-312, 2010.
50) Egashira N, et al：Repeated administration of Yokukansan inhibits DOI-induced head-twitch response and decreases expression of 5-hydroxytryptamine (5-HT)2A receptors in the prefrontal cortex. Prog Neuro-psychopharmacol Biol Psychiatry, 32(6)：1516-1520, 2008.
51) Yamaguchi T, et al：Anxiolytic effects of yokukansan, a traditional Japanese medicine, via serotonin 5-HT1A receptors on anxiety-related behaviors in rats experienced aversive stress. J Ethnopharmacol, 143(2)：533-539, 2012.
52) Nishi A, et al：Geissoschizine methyl ether, an alkaloid in Uncaria hook, is a potent serotonin 1A receptor agonist and candidate for amelioration of aggressiveness and sociality by yokukansan. Neuroscience, 207：124-136, 2012.
53) Egashira N, et al：Yokukansan enhances pentbarbi-

tal-induced sleep in socially isolated mice : possible involvement of GABA$_A$-benzodiazepine receptor complex. J Pharmacol Sci, 116(3) : 316-320, 2011.
54) 遠藤英俊：BPSD 治療における抑肝散とメマンチンのメカニズム，漢方医学，36：101-106, 2012.
55) 重広補註黄帝内経素問，1-9a, 2-3a, 3-1a, 3-8a〜b, 復刻版，p.8, p.17, p.24, p.28, 国立中医薬研究所，中華民国，1979（民国 68 年）.
56) 銭乙・撰，閻孝忠・編：小児薬証直訣，和刻漢籍医書集成第 1 輯（小曽戸洋，他編），エンタプライズ，p.13, 1988.

参考文献

・大塚敬節：抑肝散について．日本東洋医学会雑誌，15(3)：13-18, 1965.
・矢数道名：抑肝散加陳皮半夏の運用，漢方治療百話第 1 集，p.185-196, 医道の日本社，1976.
・江川充，他：抑肝散，抑肝散加陳皮半夏の臨床的検討．日本東洋医学雑誌，38(4)：13, 1988.

122 抑肝散加陳皮半夏

Yokukansankachimpihange

製品番号：83

〔構成生薬〕
当帰，釣藤，川芎，蒼朮，茯苓，
柴胡，甘草，陳皮，半夏
（ツムラ医療用漢方製剤の場合）

処方の特徴

1 処方概要

抑肝散加陳皮半夏は，抑肝散と同様に，興奮／攻撃性（怒りっぽい），焦燥感（イライラ）／易刺激性などのある状態を目標に，不眠症，神経症，小児夜泣き，認知症の行動心理症状などに用いられる漢方薬である．

処方構成は，抑肝散に二陳湯を合方し，生姜を除いたものである．二陳湯（97. 二陳湯参照）は"痰飲"の処方とされるので，抑肝散の適応に似て，胃腸虚弱な者に用いる．

2 使用目標と応用（表1）

抑肝散加陳皮半夏は，抑肝散とほぼ同じ状態に用いるが，より虚弱で胃下垂顕著なもの，腹壁が弛緩，臍部の動悸が亢進，心窩部拍水音（振水音）があり，腹部大動脈の動悸が臍から心下部まで連なって触れるものが目標とされる．とくに，めまい，動悸，頭重によいとされる．

論 説

1 原 典 [1,2]

本朝経験方

この処方は抑肝散の加味方で，日本で開発されたと思われるが，創方者を特定できないので，本朝経験方と呼ぶ．本朝とは中国に対していう日本のことで，『本朝経験』という本が出典という意味ではない．抑肝散加陳皮半夏は，江戸時代の書では浅井南溟の作とされる『浅井腹診録』に記述があるとされ，その文章が矢数道明の『臨床応用漢方処方解説』に引用されている．

浅井南溟『浅井腹診録』（『臨床応用漢方処方解説』[3] による）

〔条文〕臍の左の辺より心下までも，動気の盛なるは，肝木の虚に虚火の甚だしき症，北山人まさに抑肝散に陳皮（中）半夏（大）を加うべし．験を取ること数百人に及ぶ．一子に非ざれば伝うること勿れ．

〔大意〕臍の左側付近からみぞおち付近にかけて強く動悸するのは，肝が虚した上に痰飲と火熱が盛んになっているからである．この証の患者数百人を，北山人は抑肝散加陳皮半夏で治した．陳皮は中程度，半夏は多めに用いる．この秘訣は一子相伝で他に漏らして

表1 抑肝散加陳皮半夏の使用目標と応用

- ■ 応 用
  - ・睡眠障害，神経症，月経前症候群，更年期症候群，小児夜啼症，認知症の行動・心理症状（BPSD）など（抑肝散に準ずる）
- ■ 症 候
  - ・めまい，動悸，頭重，焦燥感（イライラ），易怒性，攻撃性，神経過敏，感情失禁，睡眠障害
- ■ 腹部所見
  - ・軟弱無力で大動脈拍動を強く触れる，心窩部拍水音（振水音）も多い
- ■ 体 質
  - ・やや虚弱

はならない．

〔解説〕矢数道明は前記の後に，「北山人とは北山友松子のことらしい．北山医案（『北山友松子医案』）に二陳湯を加味した治験が多いことが注目される」という．真柳[1,2]は，「『浅井腹診録』に記録された本処方の口訣が注目され，応用がさらに広まったのは昭和以降のことと思われる．大塚敬節・矢数道明・清水藤太郎各先生の『漢方診療医典』，敬節先生の『症候による漢方治療の実際』，そして道明先生の『臨床応用漢方処方解説』に次々と収載され，適用症状がより一層明確になり，応用が広まったのである」という．

2 近年の論説

■ 『漢方診療医典』では，抑肝散とは別に抑肝散加陳皮半夏の項[4]があり，「成人，殊に中年以後の更年期前後に発して神経症状が著しく，全体に虚状を呈し，脈腹ともに軟弱で，腹直筋の緊張は触れず，ただ左の臍傍から心下部にかけて大動悸が湧くが如く太く手に応ずるものを目標として用いる．これは"肝木の虚と痰火の盛"なる貌として，この腹状があらわれ，心悸亢進，胸さわぎ，恐怖，頭痛，のぼせ，眩暈，肩こり，不眠，全身倦怠などの神経症状を伴うものに偉効を奏することがある．これは浅井南溟の口伝によるところである．…神経衰弱症，ヒステリー，婦人更年期障害に発する神経症，中風，夜啼，疲労症，不眠症，四肢痿弱症，悪阻，小児の癇症などに応用される」という．

■ 大塚敬節（1900-80）の『症候による漢方治療の実際』[5]では，頭痛の項に「抑肝散加陳皮半夏…という処方は，神経症患者のめまい，動悸，頭重などに用いる」とあり，心悸亢進（動悸）の項に「抑肝散加陳皮半夏の証と柴胡桂枝乾姜湯の証とはよく似ている」とあり，また精神症状の項にも記載がある．

症 例

症例 不眠症に抑肝散加陳皮半夏（筆者経験例）

〔患者〕68歳　男性　無職
〔主訴〕不眠
〔既往歴〕胃潰瘍で胃部分切除（10年以上前）
〔現病歴〕不眠は10年以上前からで，とくに寝つきが悪い．小さな音が気になる．夜間2時間おきに目覚める．日中は，いつもイライラするので血圧が上がりやすく，精神安定剤を毎日2回飲んでいる．数年前に残胃潰瘍ができて以来，制酸剤（H_2阻害剤）を飲んでいる．しかし，やはり胃がもたれる．便秘がちで下剤常用．睡眠薬は飲みたくないので市販感冒薬を代わりに毎晩服用しており，少し眠れる．他院で，高血圧症で降圧剤（カルシウム拮抗薬）と高脂血症治療剤を処方されて服用している（以上を繰り返し訴える）．

〔身体的所見〕身長161cm，体重42kg．痩せ型．神経質そうで，やや抑うつの印象あり．皮膚は乾燥し栄養状態不良．上腹部正中に縦切開創あり，腹全体はかなり軟らかい．血圧150-85mmHg．他に特記すべき所見なし．血清クレアチニン2.4，尿たん白陽性．

〔経過〕市販感冒薬の中止を指示して，加味帰脾湯エキス5g分2投与としたが，2週間服用でも眠れない．この時点で，「胃もたれが強い」とのことで六君子湯エキス5g分2に変更．4週間服用で胃症状は大きく改善し，継続服用とした．6週後，「午前3時まで眠れず，朝7時に目覚める．イライラして仕方がない」と言う．そこで抑肝散加陳皮半夏エキス5g分2に変更．その2週後，「眠れるようだ」と言い出し，6週間服用後に「よく眠れる．胃もよい．気持ちも落ちついている」と言う．以後も続服．他院通院も継続，腎機能等に変化はなかった．

鑑　別

- **釣藤散**

抑肝散同様，神経症的で焦燥感の強い者に用いる．鑑別は難しいが，筆者は胃下垂顕著で上腹部症状のある例には，抑肝散加陳皮半夏を処方するか，抑肝散に六君子湯を併用している．

- **加味逍遙散**

主として更年期症候群の抑うつ状態，心気症傾向に用いる．攻撃的な要素は少なく，患者の関心は自己の身体の不全感に向かう傾向がある．

- **加味帰脾湯**

高齢者や虚弱者の抑うつ状態，不眠（熟眠障害）に用いる点で共通．易怒性，焦燥感は少ない．

- **桂枝加竜骨牡蛎湯**

胃腸虚弱で痩せた者の神経症で，興奮しやすく動悸を訴える者に用いる点で類似．しかし，易怒性，焦燥感は少ない．

- **柴胡桂枝乾姜湯**

虚弱者の神経症に用い，不眠，動悸，軽度抑うつなどが類似．易怒性は少ない．

- **柴胡加竜骨牡蛎湯**

症状は類似する．柴胡加竜骨牡蛎湯は，体格良好，頑健な体質，胸脇苦満が強い者に用いることになっているが，中肉中背の者などでは鑑別困難な例もある．

Evidence

■睡眠ポリグラフ検査で総睡眠時間が増加

（Aizawa ら，2002）[6]

〔概要〕20人の健常成人男性に，証を考慮せずに抑肝散加陳皮半夏を投与し，入眠が容易になったか，あるいはよりよく眠れたと報告した7人を選択した．この7名に，抑肝散加陳皮半夏または対照薬（安中散）を二重盲検で投与し，睡眠ポリグラフ検査を施行した．結果，抑肝散加陳皮半夏群では，対照群に比べて，有意に総睡眠時間を増加させた（$p<0.04$）という．

引用文献

1) 真柳誠：病院薬剤師のための漢方製剤の知識 抑肝散・抑肝散加陳皮半夏①古典的解説．日本病院薬剤師会雑誌，33(3)：315-316，1997．
2) 真柳誠：漢方一話 処方名のいわれ，78 抑肝散加陳皮半夏．漢方診療，18(6)：143，1999．
3) 矢数道明：臨床応用漢方処方解説，増補改訂版，p.601，創元社，1981．
4) 大塚敬節，矢数道明，清水藤太郎：漢方診療医典，第6版，p.395-396，南山堂，2001．
5) 大塚敬節：症候による漢方治療の実際，第5版，p.35，p.197-199，p.491-495，南山堂，2000．
6) Aizawa R, et al：Effects of yoku-kan-san-ka-chimpi-hange on the sleep of normal healthy adult subjects. Psychiatry and Clinical Neuroscience, 56：303-304, 2002.

参考文献

- 矢数道明：抑肝散加陳皮半夏の運用に関する私見（1）．漢方と漢薬，1(1)：27-32，1934．
- 矢数道明：抑肝散加陳皮半夏の運用に関する私見（2）．漢方と漢薬，1(2)：16-22，1934．
- 江川充，他：抑肝散，抑肝散加陳皮半夏の臨床的検討．日本東洋医学雑誌，38(4) 13，1988．

123

六君子湯
rikkunshito

製品番号：43

〔構成生薬〕
人参，白朮（または蒼朮），茯苓，甘草，陳皮，半夏，生姜，大棗

処方の特徴

1 処方の概要

六君子湯は，食欲不振と食後上腹部不快感（とくに胃もたれ）とを主訴とする機能性胃腸症・食後愁訴症候群に用いる漢方薬である．また，胃食道逆流症，薬剤による嘔気・食欲不振のほか，胃腸虚弱体質の改善などにも用いる．

生薬構成の点では，四君子湯（人参，白朮，茯苓，甘草，大棗，生姜）と二陳湯（半夏，茯苓，陳皮，甘草，生姜）の合方であり，人参剤の一種である．古典的な漢方の考え方では，四君子湯は"脾胃を補う"処方であり，"脾胃を調うとは則ち便ち気虚を補うなり"[1]とされるので，"気虚を補う"処方とも表現される．臨床的に見れば，消化吸収機能を賦活して栄養状態と体力を回復させると考えられる．一方，二陳湯は"痰（＝痰飲）の主方"[2]とされる．"痰飲"（97．二陳湯 参照）は，いわゆる水毒で，ここでは六君子湯適応例に多い"振水音"（心窩部拍水音）や"歯痕舌"（舌辺縁に凹凸で歯の痕），非特異的浮腫傾向などを指すものであろう．

近年，六君子湯に関する研究が進んでいる．多施設二重盲検比較試験でその臨床効果が証明され，作用機序についても，胃排出促進，胃適応性弛緩能改善，胃拡張能改善，およびグレリンの分泌促進と作用増強を介した食欲増進などの作用が明らかとなっている（p.720 Evidence 参照）．

なお，「六君子」と称しながら薬味が8つあるのは，大棗と生姜は調製薬であり，処方を構成する要素と見なされなかったからである．

2 使用目標と応用（表1）

六君子湯の応用には，機能性胃腸症，胃食道逆流症，過敏性腸症候群，慢性胃炎，ストレス性胃炎，胃下垂症，慢性下痢症，食欲不振（抗癌剤，加齢，悪液質などによるものを含む），嘔気（抗癌剤によるものを含む）などがある．消化器疾患以外でも，消化吸収機能

表1　六君子湯の使用目標と応用

- 応 用
  - 機能性胃腸症，胃食道逆流症，過敏性腸症候群，慢性胃炎，ストレス性胃炎，胃下垂症，慢性下痢症，食欲不振，消化不良，嘔気（抗癌剤によるものを含む）など（消化吸収機能改善による栄養状態と基礎疾患の改善）
- 症 候
  ①上部消化管機能低下を示す症状
  - 胃もたれ（重要），食欲不振（重要），胃が重い，胃がはる，嘔気，胸やけ，呑酸，おくび
  ②虚弱者の症状
  - 手足がだるく冷えやすい，疲労倦怠，食後に眠くなる
- 腹部所見
  - 腹部が軟らかい，心窩部拍水音（振水音）
- 体 質
  - やや虚弱，内臓下垂傾向

低下状態が背景にあると思われる例には本処方を用いることがある．この処方で食欲増進，栄養状態改善，その結果としての基礎疾患好転を期待するからである．近年，六君子湯には，グレリン分泌促進・作用増強などの作用が報告され，その応用が注目されている．

症候としては，上部消化管機能低下を示す諸症状が使用目標となる．とりわけ，胃もたれ，食欲不振は重要な症状である．胃が重い，胃がはる，一度食べるとなかなか胃がすかない，食事途中で胃がいっぱいになるなどの愁訴も多い．嘔気も重要な使用目標である．痛みを訴えることは少ない．このほか，胃酸逆流症状として，"胸やけ"，前胸部不快感，呑酸，"おくび"などを示すこともある．ときに，下痢，肩こり，軽い抑うつ傾向を認める．

虚弱者の一般的症状として，手足がだるく冷えやすい，疲れやすい，倦怠感，かぜをひきやすい，食後だるくて眠くなるなどの訴えも多い．

身体所見として特異的なものはないが，腹部全体に筋緊張が弱く軟かく，振水音（心窩部拍水音）（図1）を認める例が多い．ときに心窩部の腹筋緊張（心下痞鞕），あるいは上腹部正中で解剖学的白線を索状物として鉛筆の芯のように触れることもある（正中芯）．

体格体質はやや虚弱で，胃下垂などの内臓下垂傾向を認める．

当然のことだが，悪性腫瘍，ピロリ菌陽性例，癌のリスクの高い例などでは現代医学的治療を優先する．胃十二指腸潰瘍，胃食道逆流症も，プロトンポンプ阻害剤（PPI）などをまず用い，愁訴の残る例に併用するのが基本である．

論　説

1 原　典

六君子湯の原典については諸説あるが，『観聚方要補』安政版[3]および小山の論[4]によれば，元代の危亦林の『世医得効方』（1337年成立[5]）とされる．ただし，同書では四君子湯の加減方として記載されるのみであり，独立した1つの処方として使用法が記載されるのは，虞摶（1438-？）の『医学正伝』（1515年成立）からかと思われる[6]．以下，両者を紹介するが，六君子湯には同名異方・類似処方があり，その使用法を知ることも本処方を理解するうえでは有用であろう（p.723 附記1参照）．

1．危亦林『世医得効方』巻第五・脾胃（四君子湯の方後）[7]

〔条文〕四君子湯は，脾胃調わず，飲食を思わざるを治す．…（四君子湯の生薬構成等省略）…一方，橘紅を加えて異功散と名づく．又の方，陳皮，半夏を加えて六君子湯と名づく．嘔吐には藿香，縮砂を加う．泄瀉には木香，肉豆蔲を加う．

〔大意〕四君子湯は，胃腸が不調で食欲がないものを治す．…1つの処方は，橘紅（陳皮）を加味して異功散と名づける．またの処方は，陳皮，半夏を加えて六君子湯と名づける．嘔吐には藿香，縮砂を加える．下痢には木香，肉豆蔲を加える．

〔解説〕これだけでは六君子湯の用法が明らかでない．『観聚方要補』脾胃・四君子湯[3]には，「『得効』は，半夏，陳皮を加え，六君子湯と名づけ，胸膈痞塞，脾寒，食を嗜まざるを治す」とある．この主治は『世医得効方』にはなく，どこから引用されたかは不明であ

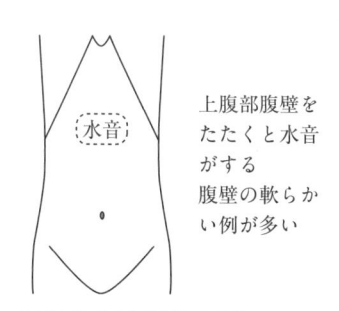

図1　振水音（心窩部拍水音）

上腹部腹壁をたたくと水音がする
腹壁の軟らかい例が多い

る．胸に何かがつまっているような不快感（胸膈痞塞），消化器機能の低下（脾寒），食欲不振の3つを適応症状として挙げており，後二者は現代の使い方とよく一致する．胸郭痞塞は現在の一般的使用目標とはいえないが，近年，胃食道逆流症に本処方が有用とされることから，その症状と解釈することが可能であろう．

2．虞摶『医学正伝』（1515年成立）
■巻之三・噦逆門[8]
〔条文〕『局方』○六君子湯，痰，気虚を挟みて噦を発するを治す．

〔大意〕『太平恵民和剤局方』の六君子湯は，"痰飲"が"気虚"を"挟み"，"おくび"が出るものを治す．

〔解説〕出典を『局方』とするが，『和剤局方』には六君子湯の記載はなく，四君子湯と二陳湯が別々に記載されるのみである．"挟む"とは，対象の両側にあって対象を間に置くことであるから，"痰飲"が"気虚"をうちに含みつつ併存する意と思われる．「噦」は「噎」と同じとされ，「気が上逆すること」とされる〈注1〉[5,9-11]．「おくび（げっぷ）」のことである．"痰飲"（97．二陳湯 参照）は，いわゆる水毒で浮腫傾向など多彩な症状をいうが，ここでは上腹部を叩くと水音がする（振水音）ことか．"気虚"は元気のないことで，胃腸虚弱とほぼ同じである．全体としては，胃腸虚弱で心窩部拍水音（振水音）のある人が「おくび」をするときに用いるという意であろう．

■巻之三・虚損[12]
〔条文〕気虚に痰を挟むを治す．
〔解説〕前条とほぼ同じだが気虚と痰の位置が逆転している．この条のあるのが虚損門，すなわち体力を失った状態に用いる処方を論じた部であるから，虚損を主にしたのであろう．"おくび"（噦）という症状がなくてもよいことがわかる．臨床的に考えると，虚弱者の体力を回復させるために六君子湯が有用な場合があり，そのときにポイントとなるのは"痰"があること，すなわち振水音などの水毒徴候を目安にすると解釈できよう．

2 中国医書の記載
■臨床的に重要と思われるのは，薛己（1487-1559）の『内科摘要』の記載である．同書・各症方薬門[13]には，「六君子湯は，即ち四君子に半夏，陳皮を加う．脾胃虚弱，飲食思うこと少なく，或は久しく瘧痢を患うを治す．若し内熱を見，或は飲食化し難く，酸を作せば，乃ち虚火に属す．須からく炮薑を加うべし．其の功，甚だ速やかなり」とある．使用法の大意は，「胃腸が虚弱で食欲がない，あるいは慢性下痢傾向があるものを治す．もし体内に熱感を覚え，あるいは食べた物が消化されず（胃がもたれ），呑酸があれば，"虚火"に属す．必ず炮姜〈注2〉[14-16]を加えるべきである．その効果は迅速である」ということ．"内熱"は"胸やけ"と思われる．「酸を作し」について浅井貞庵（1770-1829）[17]は「この症状は呑酸であるけれども，腐った物のような悪臭のする噫（げっぷ）をするのである」（筆者意訳）と注釈している．"内熱"を胸やけと解釈しうるのも，この呑酸という症状があるからである．"飲食化し難く"も，不消化

〈注1〉「噦」：『大漢和辞典』[9]によれば，噦と同じとされ，音は「アク・ヤク」とされる．ただし，『医学正伝』[10]に説明があり，「気，上逆して声を作すの名なり．古方は皆，噦を以て欬逆と為す．諸書もまた多くは誤りて，欬嗽を以て欬逆と為す．孫真人も亦た，誤りて噦を以て欬逆と為す．噦は於，立の切．亦た，書に吃逆と為す者有り．皆，誤りなり」という．この反切の説明に従えば，音は「イツ」である．大意は，小曽戸[5]によれば，「気が上逆して声となることをいう．古方では欬逆とする．諸書でも欬逆のことを欬嗽のこととし，ある本では吃逆のことと解しているが，みな誤りである」という意であり，気が逆して「オエーッ」となる様をいうのであろうという．『病名彙解』[11]では「噦逆」を「いつぎゃく」と読み，「しゃっくり」とするが，『医学正伝』自体が吃逆（しゃっくり）ではないといっていることになる．

で下痢をするというのではなく，不消化で胃がもたれるという意と思われる．全体として，六君子湯の使用目標として挙げられているのは，胃腸虚弱，食欲不振，下痢傾向，胸やけ，不消化感，呑酸であり，今日の機能性胃腸症，胃食道逆流症の症状がそろっている点で重要である．

■ 薛己の『薛氏医案』所収の諸書（『内科摘要』もその１つ），『女科撮要』，注釈本である『太医院校註婦人良方大全』（宋代，陳自明・著．明代，薛己・校註．校註本は1547年頃成立）と『補注明医雑著』（王綸・著，薛己・註．補注本は1551年頃成立）などには六君子湯，およびその使用例の記載が多く見られる．

■ 『薛氏医案』とともに，わが国でよく読まれた龔廷賢（1539 ?-1632 ?）の『万病回春』（1587年成立）補益門[18]にも六君子湯があり，『内科摘要』とほぼ同文である．癰疽門[19]にも六君子湯の記載があり，「脾胃虚弱，或は寒涼尅伐し，腫痛して消せず，或は潰斂せざるを治す．宜しく此の湯を服し，以て栄気を壮にすべし．諸症自ずから愈ゆ」〔大意：〔皮膚の化膿巣や皮膚炎（癰疽）の治療において〕胃腸が虚弱であったり，あるいは寒冷によって体が損なわれたために，皮膚病巣が腫れ痛んで消えず，あるいは膿疱が潰えて収斂しないものを治す．六君子湯を服用して栄養状態を改善すれば諸症状は自然に治る〕とある．これは補剤の考え方そのものであろう．

■ 呉崑の『医方考』（1584年成立）では，気門[20]に，「気虚し，痰気，利せざる者，此の方，之を主る」とあり，『医学正伝』虚損門に通じる．嘔吐門[21]には「（六君子湯は）久病にて胃虚し，穀気を聞きて嘔する者，此の方，之を主る」（慢性病で胃腸の働きが弱り，食べ物のにおいを嗅いだだけで嘔気のする者に六君子湯を用いる）とあり，哮喘門[22]に「気虚，痰喘の者は，此の方，之を主る」〔虚弱で元気のない者の痰喘（痰と喘鳴）には六君子湯を用いる〕，鼓腸門[23]には，「脾虚して，鼓腸，手足倦怠，短気，溏泄する者，此の方，之を主る」（胃腸機能が低下して，腹にガスがたまり，手足がだるく，息切れがし，軟便下痢となる者に六君子湯を用いる）とある．

3 江戸時代医家の論説（筆者意訳）

■ 長沢道寿（ ?-1637）は，『医方口訣集』[24]で「気虚して痰ある者，脾胃衰弱して湿ある者は之を主る」とし，気虚と痰飲の程度に応じて四君子湯と二陳湯を増減すべきことを述べ，次いで３つの口訣を挙げる．第一は，どんな病気でも種々の誤った薬を飲んで反って胃腸の調子が悪くなった者には，六君子湯とその加減方を用い，その後に補中益気湯などを用いること，第二は，虚弱者の感冒では補中益気湯などよりも，六君子湯に"発表"の薬（＝感冒初期の治療薬）を加味して用いること（これは朱丹渓の方法である），第三は，大人であれ小児であれ，体力低下して吐瀉する者には，この処方を投与すること（季節に

〈注2〉炮姜：やや後年の『万病回春』薬性歌[14]に「乾姜は，味辛，風寒を表解す．炮ずれば苦く，冷を逐い，虚熱に尤も堪えたり」とある．ここにいう「乾姜」は，現在の日本の乾姜（生のヒネショウガを蒸して乾燥させたもの）ではなく，中国でいう「乾姜または干姜」すなわち日本でいう乾生姜（ヒネショウガをそのまま乾燥させたもの）であろう．「炮」の加工（修治）とは，鹿野[15]によれば，「湿らした紙で生のヒネショウガ（生姜）を包み，炭火の熱灰中に入れ，生姜の外皮がやや焦げて内部が深黄褐色の半透明になるまで蒸し焼きにすることをいう」とされる．一方，『国訳本草綱目』[16]では，炮姜の注釈として「姜根を黒焼にしたもの」という．現在の中国（中華人民共和国）薬典では，「乾姜」（日本の乾生姜）を加熱加工したものとされる．鹿野[15]は，炮姜について，使用法の上で，日本漢方の「乾姜」に相当するのではないかという．これは，生姜の成分［6］-gingerol が「蒸し・乾燥」により［6］-shogaol へと定量的に変化するが，［6］-gingerol／［6］-shogaol 比が，生のヒネショウガで10／〔1以下〕であるのに対して，乾姜，炮姜ともに1/1程度であることによると思われる．

よって加減する）である．また，出産前後や病後に吐瀉する者に，この処方を用いる．これは薛己の法であるという．同書・頭注では，北山友松子（？-1701）が，慢性下痢を六君子湯で治療した2例を記載している．

■香月牛山（1656-1740）は，『牛山活套』補益門[25]で「補益とは病名ではない．諸々の病気で虚損すれば，必ず補薬を用いて元気を補益すべきである．気虚せば四君子湯に加減して用い，血虚せば四物湯に加減して用い，脾胃が虚せば六君子湯に加減して用いる」という．これは『医学正伝』[12]によるものであろう．このほか，「内傷の症で，飲食が甘くない，或は泄瀉で身体倦憊するもの」，寝冷え，夏やせ，咳嗽（脾肺の虚の者の慢性咳嗽，気鬱の咳嗽，原因が何であれ長く止まらない者），腹痛，嘔吐（久病後），"翻胃"（幽門狭窄？の嘔吐），"噯気"（おくび），"疝気"，浮腫，黄疸（脾胃極めて虚弱な者），発汗過多などにそれぞれ加減方を用いるという[26]．胃腸虚弱者の慢性咳嗽などに用いるとする点は，近年判明したグレリン増強作用を考えると興味深い．

■香月牛山はまた，『牛山方考』[27]では，「脾胃虚弱にして痰飲を挟む者を治す」とし，「ただ痰飲多く胸痞あるもの此の方に宜し」（痰飲が多く胸痞のあるものによい）という．

■津田玄仙（1737-1809）は『療治経験筆記』[28]で，「六君子湯は皆知っての如く，甚だ使い道多き方なり」と述べ，男子で，鼓腸（＝腹部ガス），面色痿黄（＝貧血？），手足倦怠，咳嗽あって痰の出る患者に，六君子湯に厚朴，枳実を加えて改善した例を紹介している．

■有持桂里（1758-1835）は『校正方輿輗』で，「大腹（＝上腹部）に箸を伏せたるごとき筋，任脈（＝腹部正中部を通る経絡）通りにあるは，脾胃の虚なり．これあらば，その人，平生泄瀉し下痢し，或は不食，或は飲食度を過ぐる者なり．宜しく脾胃を調理すべし．其の方，建中，理中，六君子の類なり．…」[29]（大意：任脈の経路である上腹部正中部に"正中芯"，すなわち解剖学的白線を箸を寝かせたように索状物として触れるものは胃腸の虚弱な徴候であり，その人は，ふだんから下痢しやすく，食欲不振，あるいは飲食が度を過ごしやすいという者には，小建中湯，人参湯，六君子湯などを用いて胃腸の調子を整える必要がある）という．また，「脾虚の鼓腸，手足倦怠，短気，溏瀉する者を治す．此れは脹満を調治する王道の薬なり」[30]（大意：胃腸虚弱で腹にガスがたまり，手足がだるく，息切れがして軟便下痢するものを治す．これは脹満を治療する王道の薬である）という．

■百々漢陰（1773-1839）・百々鳩窓（1808-78）は『梧竹楼方函口訣』[31]で，「必竟（結局の所），脾胃虚弱，水湿を帯ぶる者を主とす」といい，重病人で元気の虚している者で，こうした状態に用いるはずの真武湯や四逆湯のような附子を含む薬でも薬の力に堪えられず苦しむ者に，六君子湯を与えると元気を引き立てて，至って楽になるものがある．また，六君子湯に附子を加えて小児の"慢驚風"（慢性的に痙攣を起こす病気）を治したことがあるとする．

■幕末の浅田宗伯（1815-94）は『勿誤薬室方函口訣』[32]で，「この処方は人参湯の変方で，消化管の機能を助け，胃の不快感を除く効果がある．そこで，老人で，胃腸虚弱で"水毒"（痰）があり食欲のない者，あるいは大病の後で胃腸の働きが低下し，食べ物の味を感じない者に用いる…」という．

4 近年の論説

■『漢方診療医典』[33]には，「…胃腸虚弱にして四君子湯の証で力があり，胃内停水のあるものに用いる．心下部痞え，食欲不振，疲労しやすく，貧血を呈し，脈も腹もともに軟弱で，日常手足の冷えやすい虚証のものを目標とする．…慢性胃腸炎，胃弱症，病後の食欲

不振，嘔吐，慢性腹膜炎，悪阻，小児虚弱者の感冒，神経衰弱…などに応用される」という．

■大塚敬節（1900-80）の『症候による漢方治療の実際』34)では，疲労倦怠の項では「食事がすむとすぐ手足がだるくなって，ねむけがして，動くのがいやになるという症状のものは，消化器の弱い人で，四君子湯や六君子湯を用いる目標である．このような患者は脈も遅弱で腹力のないのが普通である」，食不振の項では「この方は胃部の停水が著明で，胃に食べものがもたれ，食欲のないものに用いる」，肩こりの項には「平素から胃腸の弱い患者で，少し多くの食事をすると胃部にもたれて苦しく，食後はだるくて，ねむいというような患者で，肩こりを訴えるものには，この方がよい．腹診すると腹部には弾力がなく，振水音を証明する場合が多く，脈もまた弱い」という．

症 例

症例 食欲不振の中年女性（筆者経験例）

〔患者〕47歳　女性　主婦
〔主訴〕太りたい
〔既往歴・家族歴〕特記すべきことなし
〔現病歴〕以前から胃がもたれやすく食欲がない．疲れやすく，食後には眠くなる．胃の検査では慢性胃炎といわれている．もっと太りたいという．睡眠は良好だが，朝起きにくい．
〔身体的所見〕身長155cm，体重43kg．色白で痩せている．腹部は軟らかいが，適当な弾力はある．軽い心窩部拍水音（振水音）を認める．ほかに特記すべき所見はない．
〔経過〕六君子湯を投与．2週後，「薬を飲むと胃がすいてきて気持ちがよい」というので，そのまま六君子湯を継続投与した．その後も，「服用していると，食欲が増して，胃の調子もよいから」と前方を続けた．5ヵ月後には，45kg程となり，肉付きのよい女性らしい体形となった．継続服用して2年後には，「肌のつやがよくなって，周囲からも顔色がよくなったといわれる．食べることが楽しみになって，友人たちと美味しいところを食べ歩くようになった」という．

鑑 別

■**人参湯**
機能性胃腸症，慢性胃炎などで要鑑別．人参湯適応例は，痩せ型で顔色が悪く，非常に虚弱な人で，手足の冷えが強く低体温傾向を認めることが多い．腹痛をともなわない水様〜泥状下痢などを繰り返す例も少なくない．

■**四君子湯**
機能性胃腸症，慢性胃炎で要鑑別．六君子湯，人参湯と同様，食欲不振，胃もたれを訴えるが，疲労倦怠，無気力，脱力感もあり，痩せて虚弱な人が対象．

■**茯苓飲**
胃炎症状，げっぷなどで要鑑別．上腹部にガスがたまって膨満感があり，げっぷが出るとよいという者に用いる．苦味のある健胃剤である．六君子湯よりも体格や栄養状態が良好な者が適応．

■**半夏瀉心湯**
機能性胃腸症，胃食道逆流症，過敏性腸症候群で要鑑別．腹筋の厚みと弾力が強く心窩部腹壁の緊張が強い（心下痞鞕）．苦みのある健胃剤である．体格栄養状態が六君子湯対象例よりも良好な者に用いる．

■**安中散**
機能性胃腸症，慢性胃炎などで要鑑別．心窩部痛，胸やけが強い例に用いる．体質体格は中等度〜虚弱で，六君子湯とほぼ同じである．しばしば併用．

■**補中益気湯**
食欲不振，虚弱体質者で要鑑別．補中益気

湯は疲労倦怠感が主であり，六君子湯は食欲不振，胃もたれが主である．悪性腫瘍などでは，しばしば併用する．

■ 啓脾湯（けいひとう）

下痢傾向で要鑑別．体質体格などは類似するが，不消化便で下痢傾向の続く例に用いる．ときに鑑別は難しいことがある．

Evidence

六君子湯に関する総論[35-41]を参考に，代表的なエビデンスを紹介する．近年は，食欲増進ホルモンであるグレリン（p.724附記2参照）の分泌促進とその効果増強作用が注目されている．

I．臨床研究（表2）

1 機能性ディスペプシア Functional Dyspepsia（FD）

国内では1991年の三好ら[42]，1998年の原澤ら[43]らをはじめとする報告があり，英文誌では1993年のTatsutaら[44]の報告が最初とされる．以下は最近のものである．

機能性ディスペプシアを改善し，血中アシルグレリンが増加（Araiら，2012）[45]

〔概要〕再発性または持続性の，上腹部の痛みまたは不快感を有し，RomaⅢ基準に基づいてFDと診断された患者27名を対象に，六君子湯投与群13名とdomperidone投与群14名に分けたランダム化比較試験を行い，Gastrointestinal Symptoms Rating Scale（GSRS）スコアと血中アシルグレリン acylated ghrelin（AG）およびデスアシルグレリン desacylated ghrelin（desAG）濃度測定により評価した結果，両群ともGSRSスコアに基づくディスペプシア症状は有意に改善，六君子湯投与群において，AG血中濃度が投与前に比して有意に上昇（$p<0.05$），六君子湯投与群のGSRSにおける逆流症状および不消化症状の改善とAG濃度の増加とは有意の正相関を示した（各$p<0.04$，$p<0.03$）という．

2 胃食道逆流症 Gastroesophageal Reflux Disease（GERD）

PPI抵抗性胃食道逆流症で併用効果
（Tominagaら，2012）[46]

〔概要〕プロトンポンプ阻害剤（PPI）〔ラベプラゾール rabeprazole（RPZ）〕抵抗性のGERD患者104名を対象に，PPI（RPZ10mg/日）と六君子湯（7.5g/日）の併用群，PPI倍量（RPZ20mg/日）投与群とに割付けた多施設ランダム化比較試験で，4週間の治療後，frequency scale for the symtoms of GERD（FSSG）スコアは両群とも投与群前に比べて有意の低下が認められ，両群間にFSSGスコア改善率における有意差はなかった．reflux esophagitis（RE）/ non-erosive GERD（NERD）比に基づくサブグループ解析では，六君子湯投与群における男性NERD患者の改善率が，PPI倍量投与群に比して有意に高かった（$p<0.05$）．また，六君子湯投与群内では，BMIの高い（BMI22以上）NERD患者よりも低い（BMI22未満）NERD患者でより有効であった（$p<0.05$）という．

表2 六君子湯に関するヒトでの臨床研究

	文献
機能性胃腸症 Functional Dyspepsia	44, 45, 51)
胃食道逆流症 Gastroesophageal ruflux disease	46, 52, 53)
化学療法で惹起された食欲不振	47, 54)
術後の胃腸症状	49, 55)
高齢者の食欲不振	56)
抑うつ状態	57)
SSRIで惹起された食欲不振	50)

（文献46）より抜粋）

3 癌化学療法による副作用軽減

1. シスプラチンによる食欲不振を改善・血中グレリン低下を改善（Ohnoら，2011）[47]

〔概要〕切除不能または再発性の胃癌患者10例を無作為に2群に分けて行われたクロスオーバー法による研究である．A群5例は化学療法の最初のコースでは開始時より六君子湯を併用，次のコースでは六君子湯を非投与とした．B群5例は，その逆の順とした．全例に，S-1＋シスプラチン cisplatin（CDDP）による化学療法が行われた．結果，六君子湯投与期間では，CDDPによって引き起こされる血漿アシルグレリン濃度低下が観察されなかった．六君子湯投与期間における平均経口摂取量は非投与期間におけるそれよりも有意に多く，食欲不振の程度は六君子湯投与期間の方が，非投与期間中に比べて有意に低かった．六君子湯は，CDDPによって引き起こされる食欲不振を防ぐように思われるという．

2. 食道癌患者の化学療法による嘔気を改善（Seikeら，2011）[48]

〔概要〕Docetaxel/5-FU/CDDP（DFP）治療予定の進行食道癌患者19名を対象に，六君子湯投与群と非投与群とに無作為割付けを行い，2群間で症状発現頻度，嘔気・嘔吐・食欲不振のスコア，QOLスコアを比較した．結果，嘔気スコアは治療14日目において六君子湯投与群が非投与群よりも有意に低かった．QOLスコアは，非投与群では，治療1日目に比べて14日目で有意に低下したが，六君子湯投与群では有意の低下は認められなかった．DFP化学療法を行われる患者に六君子湯投与を推奨するという．

4 術後の胃腸症状

幽門輪温存胃切除術後のうっ滞症状と胃排出能の改善（Takahashiら，2009）[49]

〔概要〕Pylorus-preserving gastrectomy（PPG）を施行した早期胃癌患者11例を，六君子湯（7.5g/日）投与の有無によるクロスオーバー研究に無作為割付けし，Gastrointestina Quality-of-life Index（GIQOLI）を用いた症状問診票と，液体シンチグラフィ（ヨウ素111で標識）と固体シンチグラフィ（テクネシウム99mで標識）を用いた胃排出試験とを施行した．結果，六君子湯投与期間のうっ滞関連症状（上腹部の膨満感，不快感，および痛み）スコアは非投与期間に比して有意に改善した（$p<0.043$）．胃排出試験では，固体排出は六君子湯投与期間で非投与期間に比して有意に速かった（$p<0.0003$）．液体排出には有意差がなかった．六君子湯はPPG施行後の患者のQOLを改善すると思われるという．

5 SSRIによる消化器症状改善

フルボキサミンによる消化器症状を改善（Okaら，2007）[50]

〔概要〕うつ症状のある50名の患者を，フルボキサミン fluvoxamine（FLV）群25名とFLV＋六君子湯群25名に分けて8週間観察して検討したところ，六君子湯併用群では，非併用群に比して，有害事象を訴える患者数は有意に少なかった（$p<0.05$）．嘔気を訴える患者数も投与群は非併用群よりも有意に少なかった（$p<0.05$）．消化器症状を評価するGSRS（前記）スコアは，非併用群では治療前後で有意差がなかったが，併用群では，治療2週目において治療前に比して有意の改善を示した（$p<0.05$）．抑うつ症状を評価するSelf-rating Depression Scale（SDS）スコアは評価を行ったどの時点においても両群間に差はなかった．結論として，六君子湯は，FLVの抗うつ作用に影響することなく，FLVによって起こる有害事象，とりわけ嘔気を減少させ，消化器症状に関連したQOLを改善するという．

II. 基礎研究

1 六君子湯の薬理作用（表3）

近年の臨床的ならびに基礎的研究から，表3のように様々な作用が明らかにされているが，とりわけグレリンを介した食欲改善作用が最も注目されている（表4）.

そこで，次に六君子湯とグレリンの関係に関する近年の知見の概略を紹介する.

2 六君子湯はグレリン産生を促進し作用を増強する（表5）

1. 六君子湯はグレリン産生を促進し，グレリンシグナルを増強する（表6）

Takedaらのシスプラチン投与ラットを用いた研究[63]，Fujitsukaら[54]の担癌ラットの研究などによれば，癌，あるいは抗癌剤投与時などに，大量に放出されるセロトニン（5-HT）によって，中枢の5-HT_{2C}受容体，とくにコルチコトロピン放出因子（CRF）ニューロン上に存在する5-HT_{2C}受容体，および末梢の5-HT_{2B}受容体を介して，胃からのグレリン分泌が抑制されて食欲が低下するが，これに対して，六君子湯は，5-HT_{2C}受容体および5-HT_{2B}受容体を阻害してグレリン分泌を改善し，視床下部弓状核のNPY/AgRP系（p.724 附記2参照）を活性化して食欲を促進するとされる.

六君子湯の生薬成分中，陳皮などに含まれるフラボノイド類（3, 3', 4', 5, 6, 7, 8-heptamethoxyflavone, hesperidin, isoliquiritigeninなど）が，5-HT_{2C}受容体および5-HT_{2B}受容体拮抗作用を示すとされる.

さらに，六君子湯はグレリン受容体そのもの（GHS-R1a）に働いてグレリンの作用を増

表3 六君子湯の主な薬理作用

	文献
胃排出能改善	44, 49, 58)
胃適応性弛緩改善	51, 59-62)
グレリンを介した食欲改善	63) など（表4参照）
食道クリアランス改善	52, 64)
胃粘膜血流改善	65, 66)
消化管運動正常化	67)

表4 食欲不振に対する六君子湯の効果（動物での研究）

	文献
シスプラチンで惹起された食欲不振（ラット）	63, 68, 69)
加齢による食欲不振（マウス）	70)
新奇ストレス（マウス）	71)
癌の食欲不振-悪液質症候群（ラット）	54)
SSRIで惹起された食欲不振（ラット）	67)

（文献38）より抜粋）

表5 六君子湯の食欲増進作用に対して推定される機序

	文献
ヒトでの研究	
胃排出促進	44, 51, 73)
胃の筋電位活動促進	53)
ストレスによる胃拡張能減少を抑制	74)
血漿アシルグレリン増加	45, 47, 75)
動物での研究	
胃排出促進	59, 76)
胃適応性弛緩改善	61)
胃腸管平滑筋弛緩	77, 78)
血漿アシルグレリン増加	51, 63, 72)
視床下部からのグレリン分泌促進	69)
視床下部でのGHS-R1a遺伝子発現の増加	68)
5-HT_{2B}および5-HT_{2C}受容体拮抗作用	63)
PDE3抑制	70)
GHS-R1a信号伝達促進	54)

（文献38）より一部改変）

表6 六君子湯の作用メカニズム（乾による[79]）

■ 末梢における作用
① 5-HT_{2B} 受容体にセロトニンが作用して胃粘膜（X/A 細胞）からのグレリン分泌が抑制されていた場合，末梢 5-HT_{2B} 受容体を阻害してグレリン分泌を回復させる
② 血中エステラーゼによるグレリンの不活性化の抑制：アシルグレリン（活性型）からデスアシルグレリン（不活性型）への変化を阻害
③ グレリン・シグナルの増強

■ 中枢における作用
① CRF ニューロンの 5-HT_{2C} 受容体を阻害，末梢からのグレリン分泌を回復させる
② CRF ニューロンによる NPY/AgRP（食欲促進系）の抑制を解除し，さらにグレリン受容体にも作用してグレリン・シグナルを増強する

強させる，すなわちグレリンシグナル活性化作用を有し，この作用は六君子湯に含まれる蒼朮中のアトラクチロジン atractylodin によるとされる．

2．六君子湯はグレリン代謝を抑制する
（Sadakane ら，2011）[72]

グレリンの活性型アシルグレリンは血中エステラーゼで不活性型のデスアシルグレリンに代謝されるが，六君子湯は血中エステラーゼを阻害して，アシルグレリンの半減期を延長させ，グレリン作用を増強する．この作用は，ラットでは生姜の成分である［10］-ジンゲロール gingerol を中心とするが，六君子湯の様々な成分の相乗効果によるという．

3．六君子湯はレプチンによって阻害されたグレリンシグナル伝達を回復する―PDE3 抑制作用 (Takeda ら，2010)[70]

レプチン leptin は脂肪細胞により産生され，飽食シグナルを伝達するホルモンであり，視床下部において，食欲を抑制するプロピオメラノコルチン propiomelanocortin (POMC) 産生系を活性化し，食欲を促進する NPY/AgRP 系を抑制して食欲を低下させる．NPY/AgRP ニューロンにはグレリン受容体があり，グレリンが結合すると細胞内 cAMP が増加してシグナルが伝達される．しかし，この cAMP は，レプチン受容体の下流にあるホスホジエステラーゼⅢ Phosphodiesterase Ⅲ（PDE3）などによって分解され，グレリンからのシグナルは妨害される．六君子湯は，この PDE3 を阻害して，レプチンにより阻害されたグレリンのシグナル伝達を回復，摂食量を増加させることが示唆されるという．

附 記

1 六君子湯の同名異方・類似処方

この点については，多紀元簡（1755-1810）[3]，小山の論[4]，『中医方剤大辞典』に記載がある．以下，筆者の確認し得た範囲で一部を紹介する．

■ 金代の王好古（1200 頃-48 以降）の『医塁元戎』（1237 年成立[80]）巻7[81] には，四君子湯を『易簡方』を出典として載せ，方後に「一方，甘草を去り，枳殻，橘紅，半夏等分を加えて六君子湯と名づく．素より痰飲あり，胸膈痞満し，脾胃虚寒，飲食を嗜まざるを専ら治す．燥薬を服して得ざる者は大いに宜しく之を服すべし」とある．橘紅を陳皮と同等とみなせば，この六君子湯は，今日の六君子湯から甘草を去り枳殻（枳実）を加えた類似処方である．

■ 南宋代，厳用和の『厳氏済生方』（1253 年成立[82]）巻7 脾胃虚実論治[83] には，現在の六君子湯から茯苓を去り枳殻（枳実）が加わったと考えられる同名異方が記載される（構成中の橘紅を陳皮と同等と見なす）．その主治

は，「脾蔵和せず，飲食進まず，上燥き下寒え，熱薬を服し得ざる者を治す」とする．
■ほぼ同時代の『仁斎直指方』（楊士瀛・撰，朱崇正・補遺：原本は南宋1264年成立，朱崇正補遺本は明代1550年刊）[84]にも，同じく枳穀（枳実）の加わった同名異方が記載される．同書・調理脾胃方論[85]には，この六君子湯を『太平聖恵方』を出典とし，『厳氏済生方』とほぼ同文を主治とする（小山[4]によれば，『聖恵方』にこの記載を確認できるという）．痰涎証治・附諸方[86]にも「脾虚し，飲食進まず，痰水を嘔吐するを治す」とある．
■このほか，熊宗立『医書大全』（1446年刊）巻8脾胃門・四君子湯[87]の方後に「一方，橘紅を加え，異功散と名づく．又の方，陳皮，半夏を加え，六君子湯と名づく」とあり，これは現在の六君子湯であり，『医学正伝』に先行する．

2 グレリン[36,37]

グレリン ghrelin は1999年に成長ホルモン分泌促進因子受容体 growth hormone secretagogue receptor（GHSR）の内因性アゴニストとして発見された，アミノ酸28個からなるペプチドである．主として胃体部粘膜下層の管腔に接しない閉鎖型の内分泌細胞（X/A-like cell）において発現・分泌されるほか，視床下部を含む全身の多くの部位で少量の発現が認められる．

グレリンは，成長ホルモン分泌作用とともに，強力な食欲増進作用など多彩な作用を持つ（表7）．グレリンには，3番目のセリンがオクタン酸で修飾されたアシルグレリン acylated ghrelin（AG）と，修飾のないデスアシルグレリン desacylated ghrelin（desAG）の2型があるが，グレリンがGHSRに対して活性を保つためにはアシル化が必要である．GHSRにはサブタイプがあり，AGの作用の多くはGHSR1aと結合することで発現する．

AGは，神経性（迷走神経），液性にそのシグナルを視床下部弓状核に伝達し，神経ペプチドY neruopeptide Y（NPY），アグーチ関連たん白 agouti-related protein（AgRP）などを介して摂食を促進させる．胃で分泌されたグレリンが中枢に空腹シグナルとして作用するのに対して，主に脂肪から分泌されるレプチン leptin が満腹シグナルとして拮抗する．また，corticotropin releasing factor（CRF）の中枢投与により胃におけるグレリンの発現と血中AGレベルとが低下する．AGはまた，胃排出・胃酸分泌を促進させ，小腸・大腸の腸管運動を促進し，通過時間を短縮する．

desAGは摂食を抑制し，体重を減少させる．消化管運動においてもAGと逆の作用を示す．

表7 グレリンの作用

- 成長ホルモン分泌促進（AG）
- 摂食・体重調節*
- 消化管運動調節
- 糖代謝・脂肪生成*
- 循環器系調節（AGは交感神経抑制，血圧低下）
- 呼吸器系調節（AGがCOPD患者の呼吸筋力増強など）
- 記憶・学習（AGは記憶・学習促進，海馬の長期増強を促進など）
- 不安発現（AG）
- その他（炎症性サイトカイン放出抑制など）

*アシルグレリンAGは促進，デスアシルグレリンdesAGは抑制

（文献36）より一部改変）

引用文献

1) 長沢道寿・著，中山三柳・増訂，北山友松子・増広：医方口訣集，1-5a〜b，近世漢方医学書集成 63 巻（大塚敬節，他編），p.17-18，名著出版，1982.
2) 北尾春圃：当壮庵家方口解，2-21a，近世漢方医学書集成 80 巻（大塚敬節，他編），p.133，名著出版，1983.
3) 多紀元簡・著，元胤・元堅・元昕ら改訂：『観聚方要補』安政版，1-32b〜33a，『観聚方要補』安政版刊行委員会，復刻版，p.29-30，医聖社，2013.
※四君子湯の項の方後に「『得効』は陳皮，半夏を加えて六君子湯と名づく．嘔吐には藿香，縮砂を加う」とある．
4) 小山誠次：六君子湯の出典．漢方の臨床，43(9)：1794-1812，1996.
5) 小曽戸洋：漢方古典文献概説 32 元代の医薬書（その4）．現代東洋医学，12(2)：93-99，1991.
6) 小曽戸洋：漢方一話 処方名のいわれ，40 六君子湯．漢方診療，15(1)：24，1996.
7) 危亦林：世医得効方，5-3a，文淵閣『欽定四庫全書』電子版，新樹社書林，2009.（「六君子湯」で検索した結果中に表示される）．
8) 虞摶：医学正伝，3-21a〜b，和刻漢籍医書集成第8輯（小曽戸洋，他編），p.90，エンタプライズ，1990.
9) 諸橋轍次：大漢和辞典，修訂版 12 巻，p.12977，p.12984，大修館，1984.
10) 虞摶：医学正伝，3-20a〜b，和刻漢籍医書集成第8輯（小曽戸洋，他編），p.89，エンタプライズ，1990.
11) 蘆川桂洲：病名彙解，近世漢方医学書集成 64 巻（大塚敬節，他編），p.70-71，名著出版，1982.
12) 虞摶：医学正伝，3-47a，和刻漢籍医書集成第8輯（小曽戸洋，他編），p.103，エンタプライズ，1990.
13) 薛己：内科摘要，薛氏医案，1-46a〜b，欽定四庫全書，復刻版，四庫医学叢書，薛氏医案，p.[763-25]，上海古籍出版社，1994.
14) 龔廷賢：万病回春，1-25a，和刻漢籍医書集成第 11 輯（小曽戸洋，他編），p.24，エンタプライズ，1991.
15) 鹿野美弘：生姜・乾姜の化学．現代東洋医学，8(1)：51-56，1987
16) 李時珍・著，木村康一他・新注校定：新注校定国訳本草綱目，創業百年記念版，第 7 冊，p.432，春陽堂書店，1979.
17) 浅井貞庵：方彙口訣，近世漢方医学書集成 78 巻（大塚敬節，他編），p.65，名著出版，1981.
18) 龔廷賢：万病回春，4-2a，和刻漢籍医書集成第 11 輯（小曽戸洋，他編），p.128，エンタプライズ，1991.
19) 龔廷賢：万病回春，8-12b，和刻漢籍医書集成第 11 輯（小曽戸洋，他編），p.284，エンタプライズ，1991.
20) 呉崑：医方考，3-34a〜b，和刻漢籍医書集成第 10 輯（小曽戸洋，他編），p.88，エンタプライズ，1990.
21) 呉崑：医方考，3-49a，和刻漢籍医書集成第 10 輯（小曽戸洋，他編），p.96，エンタプライズ，1990.
22) 呉崑：医方考，2-18a〜b，和刻漢籍医書集成第 10 輯（小曽戸洋，他編），p.67，エンタプライズ，1990.
23) 呉崑：医方考，4-36a〜b，和刻漢籍医書集成第 10 輯（小曽戸洋，他編），p.120，エンタプライズ，1990.
24) 長沢道寿・著，中山三柳・増訂，北山友松子・増広：医方口訣集，近世漢方医学書集成 63 巻（大塚敬節，他編），p.37-39，名著出版，1982.
25) 香月牛山：牛山活套，近世漢方医学書集成 61 巻（大塚敬節，他編），p.419-420，名著出版，1981.
26) 香月牛山：牛山活套，近世漢方医学書集成 61 巻（大塚敬節，他編），p.358，p.344，p.345，p.364-368，p.364-368，p.411-413，p.413-418，p.436-437，p.438，p.444，p.445-446，p.453，名著出版，1981.
27) 香月牛山：牛山方考，近世漢方医学書集成 61 巻（大塚敬節，他編），p.219，名著出版，1981.
28) 津田玄仙：療治経験筆記，近世漢方医学書集成 73 巻（大塚敬節，他編），p.406-409（抜粋），名著出版，1983.
29) 有持桂里：校正方輿輗，近世漢方医学書集成 86 巻（大塚敬節，他編），p.246，名著出版，1982.
30) 有持桂里：校正方輿輗，近世漢方医学書集成 86 巻（大塚敬節，他編），p.406，名著出版，1982.
31) 百々漢陰，百々鳩窓：梧竹楼方函口訣，復刻版，p.123-124，春陽堂書店，1976.
32) 浅田宗伯：勿誤薬室方函口訣，近世漢方医学書集成 96 巻（大塚敬節，他編），p.74-75，名著出版，1982.
33) 大塚敬節，矢数道明，清水藤太郎：漢方診療医典，第 6 版，p.396-397，南山堂，2001.
34) 大塚敬節：症候による漢方治療の実際，第 5 版，p.51，p.284-285，p.434，南山堂，2000.
35) 武田宏司，他：消化管疾患に対する漢方医療の実際 (7) 消化器癌に対する補助療法 a 食欲不振．臨床消化器内科，28(2)：209-214，2013.
36) 浅川明弘，乾明夫：グレリンシグナルとがん性悪液質．日本医事新報，4622：84-90，2012.
37) 乾明夫：グレリン・六君子湯のメカニズムと臨床応用．漢方医学，36(3)：184-189，2012.
38) Takeda H, et al：Rikkunshito and Ghrelin Secretion. Curr Pharm Des, 18：4827-4838, 2012.
39) Takeda H, et al：Rikkunshito as a Ghrelin Enhancer. Methods Enzymol, 514：333-351, 2012.
40) 新井誠人，他：機能性ディスペプシアに対する六君子湯の有用性の検討—エビデンス確立に向けて．日本薬理学雑誌，137(1)：18-21，2011.
41) 武田宏司，他：機能性ディスペプシアおよび食欲不振に対する漢方治療．日本消化器病学会雑誌，107(10)：1586-1591，2010.
42) 三好秋馬，他：慢性胃炎などの不定の消化器愁訴に対するTJ43 ツムラ六君子湯の臨床評価—Cisaprideを対照薬とした多施設比較試験．Prog Med, 11(6)：1605-1631，1991.
43) 原澤茂，他：運動不全型の上腹部不定愁訴（dysmotility-likedyspepsia）に対するTJ43 六君子湯の多施設共同市販後臨床試験—二重盲検群間比較法による検討．医学のあゆみ，187(3)：207-229，1998.
44) Tatsuta M, et al：Effect of treatment with Liu-Jun-Zi-Tang (TJ-43)on gastric emptying and gastrointestinal symptoms in dyspeptic patients. Aliment Pharmacol Ther, 7(4)：459-462, 1993.
45) Arai M, et al：Rikkunshito improves the symptoms in patients with functional dyspepsia, accompanied by an increase in the level of plasma ghrelin. Hepatogastroenterology, 59(113)：62-66, 2012.

46) Tominaga K, et al：Rikkunshito improves symptoms in PPI-regfractory GERD patients；a prospective, randomized, multicenter trial in Japan. J Gastroenterol, 47(3)：284-292, 2012.
47) Ohno T, et al：Rikkunshito, a traditional Japanese medicine, suppresses cisplatin-induced anorexia in humans. Clin Exp Gastroenterol, 4：291-296, 2011.
48) Seike J, et al：A new candidate supporting drug, rikkunshito, for the QOL in advanced esophageal cancer patients with chemotherapy using docetaxel/5-FU/CDDP. Int J Surg Oncol, doi：10.1155/2011/715623, 2011.
49) Takahashi T, et al：Effect of rikkunshito, a Chinese herbal medicine, on stasis in patients after pylorus-preserving gastrectomy. World J Surg, 33(2)：296-302, 2009.
50) Oka T, et al：Rikkunshi-to attenuates adverse gastrointestinal symptoms induced by fluvoxamine. Biopsychosoc Med, 1：21-26, 2007.
51) Kusunoki H, et al：Efficacy of Rikkunshito, a Traditional Japanese Medicine (Kampo), in treating Functional Dyspepsia. Intern Med, 49(20)：2195-2202, 2010.
52) Kawahara H, et al：Effects of rikkunshito on the clinical symptoms and esophageal acid exposure in children with symptomatic gastroesophageal reflux. Pediatr Surg Int, 23(10)：1001-1005, 2007.
53) Kawahara H, et al：Physiological and clinical characteristics of gastroesophageal reflux after congenital diaphragmatic hernia repair. J Pediatr Surg, 45(12)：2346-2350, 2010.
54) Fujitsuka N, et al：Potentiation of ghrelin signaling attenuates cancer anorexia-cachexia and prolongs survival. Transl Psychiatry, 1：e23, 2011. doi：10, 1038/tp. 2011, 25.
55) Yagi M, et al：The herbal medicine Rikkunshi-to stimulates and coordinates the gastric myoelectric activity in post-operative dyspeptic children after gastrointestinal surgery. Pediatr Surg Int, 19(12)：760-765, 2004.
56) Utumi Y, et al：Effect of Rikkunshi-to on appetite loss found in elderly dementia patients：a preliminary study. Psychogeriatrics, 11(1)：34-39, 2011.
57) Naito T, et al：Some gastrointestinal function regulatory Kampo medicines have modulatory effects on human plasma adrenocorticotropic hormone and cortisol levels with continual stress exposure. Biol Pharm Bull, 26(1)：101-104, 2003.
58) Kido T, et al：Effects of Rikkunnshi-to, a Traditional Japanese Medicine, on the Delay of Gastric Emptying Induced by N^G-Nitro-L-arginine. J Pharmacol Sci, 98(2)：161-167, 2005.
59) Arakawa T, et al：Gastroprotection by Liu-Jun-Zi-Tang (TJ-43)：Possible mediation of nitric oxide but not prostaglandins or sulfhydryls. Drugs Exp Clin Res, 25(5)：207-210, 1999.
60) 荒川哲男, 他：胃の適応性弛緩反応に与える六君子湯の影響. Prog Med, 19：829-833, 1999.
61) Hayakawa T, et al：Liu-Jun-Zi-Tang, a kampo medicine, promotes adaptive relaxation in isolated guinea pig, stomachs. Drugs Exp Clin Res, 25(5)：211-218, 1999.
62) 楠裕明：超音波を用いた消化器不定愁訴 (functional dyspepsia) の病態解明. 日本東洋心身医学研究, 22：5-11, 2007.
63) Takeda H, et al：Rikkunshito, an herbal medicine, suppresses cisplatin-induced anorexia in rats via 5-HT2 receptor antagonism. Gastroenterology, 134(7)：2004-2013, 2008.
64) 川原央好, 他：胃食道逆流症 (GERD) に対する漢方薬治療の可能性. 日本医事新報, 4511：58-64, 2010.
65) Kurose I, et al：Inhibitions of platelet-activating factor production and granulocyte oxidative activation by Rikkunshi-To in the process of gastric mucosal injury. Pathophysiology, 2(3)：153-159, 1995.
66) 川合満, 他：TDI 感作モルモット喘息における胃粘膜血流に対する TJ-43 (六君子湯) の効果. Ther Res, 14(5)：2061-2068, 1993.
67) Fujitsuka N, et al：Selective serotonin reuptake inhibitors modify physiological gastrointestinal motor activities via 5-HT2c receptor and acyl ghrelin. Biol Psychiatry, 65(9)：748-759, 2009.
68) Yakabi K, et al：Rikkunshito and 5-HT2C receptor antagonist improve cisplatin-induced anorexia via hypothalamic ghrelin interaction. Regul Rept, 161 (1-3)：97-105, 2010.
69) Yakabi K, et al：Reduced ghrelin secretion in the hypothalamus of rats due to cisplatin-induced anorexia. Endocrinology, 151(8)：3773-3782, 2010.
70) Takeda H, et al：Rikkunshito ameliorates the aging-associated decrease in ghrelin receptor reactivity via phosphodiesterase III inhibition. Endocrinology, 151(1)：244-252, 2010.
71) Saegusa Y, et al：Decreased plasma ghrelin contributes to anorexia following novelty stress. Am J Physiol Endocrinol Metab, 301(4)：E685-E696, 2011.
72) Sadakane C, et al：10-Gingerol, a component of rikkunshito, improves cisplatin-induced anorexia by inhibiting acylated ghrelin degradation. Biochem Biophys Res Commun, 412(3)：506-511, 2011.
73) Kawahara H, et al：Impact of rikkunshito, an herbal medicine, on delayed gastric emptying in profoundly handicapped patients. Pediatr Surg Int, 25(11)：987-990, 2009.
74) Shiratori M, et al：Effect of rikkunshito on gastric sensorimotor function under distention. Neurogastroenterol Motil, 23(4)：323-329, 2011.
75) Matsumura T, et al：The traditional Japanese medicine Rikkunshito increases the plasma level of ghrelin in human and mice. J Gastroenterol, 45(3)：300-307, 2010.
76) Tominaga K, et al：The traditional Japanese Medicine Rikkunshito Promotes Gastric Emptying via the Antagonistic Action of the 5-HT3 Receptor Pathway in Rats. Evid Based Complement Alternat Med, 2011：article ID 248481, 8page, doi：10. 1093/ecam/nep173, 2011.
77) Sakai Y, et al：A traditional herbal medicine, rikkunshit-to (TJ-43), prevents intracellular signaling disorders in gastric smooth muscle of diabetic rats. Am J

Chin Med, 32(2): 245-256, 2004.
78) Ozaki M, et al: Pharmacological differences between Liu-Jun-Zi-Tang, a traditional Chinese herbal medicine, and domperidone on isolated guinea-pig ileum. Biol Pharm Bull, 29(7): 1349-1354, 2006.
79) 乾明夫: 脳腸相関における六君子湯の作用メカニズム. 漢方医学, 36(3): 190-191, 2012.
80) 真柳誠, 小曽戸洋: 漢方古典文献概説 27 金代の医薬書 (その3). 現代東洋医学, 11(1): 108-113, 1991.
81) 王好古: 医塁元戎, 7-15b〜16a, 復刻版, 文淵閣『四庫全書』電子版, 新樹社書林, 2009. (「六君子湯」で検索した結果).
82) 小曽戸洋: 漢方古典文献概説 24 南宋代の医薬書 (その6). 現代東洋医学, 10(2): 94-103, 1989.
83) 厳用和: 厳氏済生方, 7-6b〜7-8a, 和刻漢籍医書集成第4輯 (小曽戸洋, 他編), p.86, エンタプライズ, 1988.
84) 小曽戸洋: 漢方古典文献概説 24 南宋代の医薬書 (その6). 現代東洋医学, 10(2): 94-103, 1989.
85) 楊士瀛・撰, 朱崇正・附遺: 仁斎直指方, 6-77b〜78a, 欽定四庫全書, 復刻版-四庫医学叢書, p. [744-177〜178], 上海古籍出版社, 1991.
86) 楊士瀛・撰, 朱崇正・附遺: 仁斎直指方, 7-11b, 欽定四庫全書, 復刻版-四庫医学叢書, p. [744-186], 上海古籍出版社, 1991.
87) 熊宗立: 医書大全, 脾胃門, 8-12b, 和刻漢籍医書集成第7輯 (小曽戸洋, 他編), p.113, エンタプライズ, 1989.

124

立効散
りっこうさん
rikkosan

製品番号：110

〔構成生薬〕
細辛，升麻，防風，甘草，竜胆

処方の特徴

1 処方概要

　立効散は，歯痛，抜歯後の疼痛などに用いる漢方薬である．使用法に特徴があり，エキス剤を湯に溶かした液体を口腔局所にあたるように含み，しばらくしてから飲み込む．構成生薬中の細辛は，口に含むと舌がしびれてくることから局所麻酔作用があると思われる．

2 使用目標と応用

　体質体格を問わず，抜歯後の疼痛，歯痛，歯根の痛みに用いる．口腔内の腫脹疼痛にも応用できるとされる．

論　説

1 原　典

李東垣『蘭室秘蔵』口歯論・立効散[1]

〔条文〕牙歯痛みて，忍ぶべからず，頭脳項背に及び，微しく寒飲を悪み，大いに熱飲を悪むを治す．其の脈，上中下の三部陽虚して陰盛なり．是れ五臓内盛に六腑陽道の脈微小にして小便滑数なり．…（処方内容略）…匙を以て抄いて口中に在て痛む処を燥して少時を待つときは則ち止む．（以下略）

〔大意〕歯が痛んでたえがたく，その痛みが頭部から項背におよび，冷たい飲み物は少し不快であり，熱い飲み物は大いに不快であるというものを治す．…少量を口中の痛むところにあたるようにしてしばらく待つと痛みがとれる．

2 中国医書の記載

■『増広太平恵民和剤局方』は『蘭室秘蔵』に先行する医書だが，その咽喉口歯門に細辛と升麻の2味を歯痛に用いる記載があり，「細辛と升麻を粉末とし，少量を患部にこすりつけて，すぐに温水で口を漱ぐ，就寝時にはさらに少量を外用する．粉末の混じった唾液を飲み込んでしまっても差し支えない」（筆者意訳）とする[2]．

■明代の『医学正伝』歯病門には，李東垣（1180-1251）の処方として立効散が記載される[3]．これは『蘭室秘蔵』の文に一致する．

■『仁斎直指方』（楊士瀛・撰，朱崇正・附遺）歯門附諸方[4]に立効散が記載されるが，小山の指摘[5]のように，明代の朱崇正が加筆したものと思われる．

3 江戸時代医家の論説（筆者意訳）

■『衆方規矩』に『蘭室秘蔵』『医学正伝』とほぼ同文があり，「案ずるに此の方，東垣が方にして牙歯疼痛を治するの神なるものなり」という[6]．

4 近年の論説

■大塚敬節（1900-80）は『漢方診療医典』歯根膜炎・立効散の項で，「衆方規矩にある東垣の方で，牙歯疼痛を治する神方という」と記載する[7]．

症　例

症例 1 歯痛（大塚敬節治験）[8]〈注1〉[9-11]

　24歳女性，歯科医で歯の治療をした．その夜，疼痛で眠れず，市販の鎮痛剤をのんだが，痛みがとまらない．翌日また歯科医の治

療をうけたが，帰宅後ますます痛む．痛むのは左下臼歯だが，どれが痛むのか自分では見当がつかない．お茶を口に入れても疼痛がはげしくなる．そこで立効散を与え，これを一口ずつ口にしばらく含んでいて呑むように指示した．驚いたことに，30分もたたないのに疼痛が軽快し，眠けを催したので少し眠って眼がさめると，疼痛を忘れるほどによくなっていた．

症例2 歯根膜炎？の痛みに立効散（筆者経験例）

〔患者〕52歳　女性　主婦
〔初診〕X年7月
〔主訴〕2ヵ月来の歯痛
〔現病歴〕2ヵ月前から左上門歯がひどく痛む．歯科で単純性歯根膜炎といわれて治療されて軽くなったが，なお痛む．
〔身体的所見〕154cm，49kg．左上門歯付近の歯根部に発赤腫脹あり．胸部打聴診異常なし．腹部は力がある．
〔経過〕立効散7.5g分3投与．湯に溶かし冷えてから患部をしばらくひたすようにして少しずつ服用するよう指示．5日後，「歯痛軽くなった」．3週後，「痛みがなかったので薬をのまずにいたら，また痛む．漢方薬は効いている」．2週間分持参．2ヵ月後，「歯痛はおさまっていたが，また痛み出した．残っていた立効散を服用したら，やはりよい」という．再度投与，2週間服用でおさまった．

引用文献

1) 李東垣：蘭室秘蔵, 3-16a〜b, 和刻漢籍医書集成第6輯（小曽戸洋, 他編）, p.197, エンタプライズ, 1989.
2) 陳師文, 他：増広太平恵民和剤局方, 7-11a, 和刻漢籍医書集成第4輯（小曽戸洋, 他編）, p.129,, エンタプライズ, 1988.（これには処方名は与えられていない）.
3) 虞摶：医学正伝, 5-25a, 和刻漢籍医書集成第8輯（小曽戸洋, 他編）, p.163, エンタプライズ, 1990.
4) 楊子瀛・撰, 朱崇正・附遺：仁斎直指方, 21-48a〜b, 四庫医学叢書, p.[744-422], 仁斎直指他四種, 上海古籍出版社, 1991.
5) 小山誠次：古典に基づく エキス漢方方剤学, p.620-623, メディカルユーコン, 1998.
6) 曲直瀬道三・原著, 曲直瀬玄朔・増補：医療衆方規矩, 牙歯門・新附, 2-124b〜2-125a, 近世漢方医学書集成5巻（大塚敬節, 他編）, p.284-285, 名著出版, 1979.
7) 大塚敬節, 矢数道明, 清水藤太郎：漢方診療医典, 第6版, 歯根膜炎・立効散, p.241, 南山堂, 2001.
8) 大塚敬節：症候による漢方治療の実際, 5版, p.648, 南山堂, 2000.
9) 伊藤良：漢方の臨床, 15（11-12合併号）, 284-286, 1968.
10) 岡野勝憲：漢方の臨床, 19(9)：16-17, 1972.
11) 神谷浩：抜歯後疼痛に対する立効散の使用経験. 日本東洋医学雑誌, 45(1)：147-150, 1994.

〈注1〉同様の治験例報告に, 伊藤[9], 岡野[10] の報告などがある．多数例での治験としては, 神谷の報告[11]がある．神谷は, 抜歯後の疼痛20例に立効散エキス2.5gを用い, 有効13例, やや有効4例, 無効3例とし, 疼痛軽度13例はすべて無痛になった．疼痛中等度5例では4例が改善, 疼痛強度2例は無効, 自覚的副作用は認められなかったという．

125 竜胆瀉肝湯
ryutanshakanto

製品番号：76

〔構成生薬〕

地黄，当帰，木通，黄芩，車前子，
沢瀉，甘草，山梔子，竜胆
（ツムラ医療用漢方製剤の場合）

処方の特徴

1 処方概要

竜胆瀉肝湯は古典的には梅毒に用いられたが，現代では泌尿生殖器の炎症性疾患，陰部湿疹などに使用される．比較的体力のある者（実証）が対象となる．

処方構成の点では『太平恵民和剤局方』の五淋散に類似する（35. 五淋散 参照）．すなわち，車前子，黄芩，沢瀉，木通，地黄，当帰，山梔子，甘草までは両者共通であり，これに竜胆を加えたものが竜胆瀉肝湯であり，茯苓，芍薬，滑石を加えたものが五淋散である．五淋散も尿路感染症に用いる処方である．

構成生薬の上で大きな特徴は竜胆である．竜胆はリンドウ科トウリンドウ *Gentiana scabra* Bunge, *Gentiana manshurica* Kitagawa または *Gentiana triflora* Pallas（Gentianaceae）の根および根茎である[1]．成分は gentiopicrin (gentiopicroside), scabraside, gentisin などで，薬理として消化器系に対する作用（gentiopicrin はイヌに胃内投与すると胃液分泌を促し，遊離酸量を増加させるなど）などが報告される[2-4]．臨床的には，解熱，苦味健胃，利尿剤とされる[5]．本処方のほか，疎経活血湯，立効散などに配合される．

2 使用目標と応用（表1）

泌尿生殖器症状，陰部湿疹などに使用される．膀胱炎，尿道炎，前立腺炎など，尿路周辺の炎症に用いる場合には，排尿痛，排尿後の不快感，頻尿あるいは排尿困難，会陰部不快感などが目標となる．急性ないし亜急性期に使用するが，慢性例でも全身状態良好であれば使用してよい．バルトリン腺炎，腟炎，鼠径リンパ節炎，睾丸炎などに有効とする説もある．

古典では梅毒などの性行為感染症に用いられているが，この使用法をそのまま現代で追試するのは現実的ではなく，抗菌薬との併用という形で補助的に用いることになろう．外陰部あるいは陰部周辺の炎症，皮膚炎，化膿性疾患に試みてもよいと思われる．虚弱者には用いないほうがよい．

3 2種類の竜胆瀉肝湯に注意

本処方は，同名処方でも医療用漢方製剤のメーカーによって生薬構成とその分量に差異

表1 竜胆瀉肝湯の使用目標と応用

- ■ 応 用
  - ・泌尿生殖器全般（膀胱炎，尿道炎，前立腺炎，バルトリン腺炎，腟炎，睾丸炎など），鼠径リンパ節炎，および外陰部周辺の湿疹
- ■ 症 候
  - ・排尿痛，排尿後の不快感，頻尿，排尿困難，会陰部不快感
  - ・急性〜亜急性期の泌尿生殖器症状全般
  - ・慢性例でも全身状態良好であれば使用可
  - ・陰部粘膜・周辺皮膚の炎症，びらん，膿瘍形成　など
- ■ 注 意
  - ・胃腸虚弱者には使用しない

がある．ツムラ医療用漢方製剤などは前記内容であるが，これに芍薬，川芎，黄連，黄柏，連翹，薄荷，浜防風を加えた生薬構成の製剤もある．前者は明代の『薛氏医案』を原典とし，後者は昭和期漢方の中で活躍した森道伯の一貫堂処方である（後述）．また，同じ『薛氏医案』の竜胆瀉肝湯でも，甘草，山梔子，竜胆の分量がメーカーにより若干異なるものがある．

論説

1 原典

薛己『薛氏医案』

小曽戸[6]によれば，竜胆瀉肝湯と称する処方は中国の13世紀以降の医方書に数多く見られ，現在の竜胆瀉肝湯は李東垣の『蘭室秘蔵』（13世紀前半成立，1276年刊行）に端を発し，それに由来する薛己（1487-1559）の『薛氏医案』（1558年以前成立）所収書の処方を直接の出典とするもののようであり，これを改変したのが森道伯の一貫堂処方であるという．これに従い，以下に『薛氏医案』所収書の記載を紹介する．

1．『女科撮要』附方并註[7]

〔条文〕肝経の湿熱〈注1〉，下部腫㿉して痛みを作し，小便渋滞し，陰挺菌の如く〈注2〉[8]，或は出づる物，蟲の如き等の症を治す

〔大意〕"肝経の湿熱"のために陰部が腫れて灼熱痛があり，排尿すると渋り痛み，腟の中から外にキノコ状あるいは虫のような突出物があるものを治す．

2．『保嬰粋要』附方并註・竜胆瀉肝湯[9]

〔条文〕肝経の湿熱，玉茎瘡を患い，或は便毒〈注3〉[10]，懸癰〈注4〉[11]，嚢癰〈注5〉[12] 腫痛し，或は潰爛して痛みを作し，小便渋滞，或は睾囊懸掛〈注6〉するを治す．

〔大意〕"肝経の湿熱"で，陰茎部に瘡を患い，鼠径リンパ節が腫脹し，会陰から陰囊部の皮膚が炎症を起こし，膿瘍ができて腫れ痛み，あるいは潰瘍となって，排尿も渋り痛み，あるいは睾丸まで達しているものを治す．

3．『保嬰金鏡録』九味竜胆瀉肝湯[13]

（内容は竜胆瀉肝湯に同じ）

〔条文〕肝経の湿熱，或は嚢癰，下疳，便毒，小便渋滞し，或は陰嚢痛みを作し，小便短少なるを治す．（愚製）〈注7〉[14]

〈注1〉肝経：大腿内側から鼠径部，陰部付近に到る経絡で，この経絡の「湿熱」が後記諸症状を現すとする．この当時の"肝経湿熱"とは梅毒を指すことが多い．

〈注2〉陰挺：蘆川桂洲『病名彙解』[8]に「前陰の内より肉の挺出するなり．…入門（＝『医学入門』）に云う，陰中突出して菌の如く，また鶏冠の如く，四圍（＝囲）腫痛するもの」とあるので，腟内から外陰部にかけてのポリープ状隆起性病変で腫れ痛むものと思われる．

〈注3〉便毒：『病名彙解』に「俗に云うよこねなり．按ずるに『外科正宗』に横痃と名づく．…両胯合縫の間に生じて結腫する，是れなり．近く小腹の下，陰毛の傍らに生じて結腫するを名づけて横痃と云う」[10]とあり，鼠径リンパ節の炎症性腫脹と思われる．梅毒や性行為感染症によるものであろう．

〈注4〉懸癰：『病名彙解』に「俗に云う蟻の戸渡りに生ずる癰なり」[11]とあり，会陰部の皮下膿瘍であろう．

〈注5〉囊癰：『病名彙解』に「陰囊癰のことなり．○入門に云う，初めて起こる，腫れ赤く脹痛し，小便渋滞，寒熱して渇をなす．また云わく，膿潰えて皮脱し，睾丸懸掛し，或は内筋一条を見し，消せずして陰囊ことごとく腐り，玉茎下面囊に貼するもの」[12]とあるので，陰囊部の皮膚および皮下の炎症，膿瘍，および皮膚潰瘍をいうと思われる．〈注3-5〉はいずれも，この時代では梅毒によるものが大部分であろう．

〈注6〉睾囊懸掛：意味がとりにくいが，陰囊の皮膚が脱落して睾丸が露出している状態の形容か．

〈注7〉大意はこれまでと同じである．下疳は『病名彙解』に「入門に陰蝕瘡，久しくして潰爛して下疳となると云えり…下とは下部陰茎の心なり」[14]とある．男性陰茎部の皮膚潰瘍であろう．注目すべきは，「愚製」（自分が作った処方）と，竜胆瀉肝湯が薛己の創方であることを示している点である．

4．『外科枢要』治瘡瘍各症附方・加味竜胆瀉肝湯[15]（内容は竜胆瀉肝湯に同じ）

〔条文〕肝経の湿熱，或は嚢癰，便毒，下疳，懸癰，腫焮して痛みを作し，小便濇滞し，或は婦人陰瘡痒痛し，或は男子陰挺腫脹し，或は膿水を出だすを治す．〈注8〉

2 中国医書の記載（筆者書き下し）

■ 小曽戸の指摘のように，『薛氏医案』に先行する李東垣（1180-1251）『蘭室秘蔵』陰萎陰汗門[16]に竜胆瀉肝湯という名称の処方がある．処方構成は，『薛氏医案』の竜胆瀉肝湯から黄芩，山梔子，甘草を除き，柴胡を加えたものである．条文は，「陰萎，陰汗，陰臊の論．一富者，前陰臊臭きなり．連日，酒を飲むに因りて，腹中和せず．先師に之を治せんことを求む．曰く，前陰は足の厥陰肝の脉絡，陰器を循って，其の挺末に出づ．凡そ臭き者は，心の主る所，散じて五方に入りて五臭を為す．肝に入りては臊を為す．此れ，其の一なり．まさに肝経中に於いて行間を瀉すべし．是れ其の本を治するなり．…酒は気味倶に陽にして，能く裏の湿熱を生ず．是れ風湿熱，下焦に合して邪と為る．…酒は是れ湿熱の水なり．亦，宜しく前陰を決して以て之を去るべし．竜胆瀉肝湯 陰部，時に復た熱して痒き，及び臊臭するを治す」とある．陰臊は，陰部が「なまぐさい」の意．この『蘭室秘蔵』の竜胆瀉肝湯は，大酒家に多い陰部の嫌な臭いや，陰部の熱感，痒みに対する薬とされている．薛己は，李東垣の竜胆瀉肝湯をもとに加減して現行の竜胆瀉肝湯を作ったと思われる．また，『和剤局方』五淋散と竜胆瀉肝湯との類似を考えれば，薛己は『和剤局方』をも参考にしたと思われる．

■ 李梃の『医学入門』（1575年成立）巻之七外科用薬賦[17]には「瀉肝清肝は瘡瘍を主る」として竜胆瀉肝湯（内容は『薛氏医案』と同じ）を挙げ，前記『外科枢要』の記載を引用する．

■ 龔廷賢『万病回春』（1587年成立）便毒門[18]には，「肝経の湿熱，或は嚢癰便毒，下疳，懸癰腫痛して焮くがごとく作り，小便渋滞，或は婦人の陰癰痒痛，或は男子の陽挺腫脹，或は膿水を出だすを治す」（大意：竜胆瀉肝湯は，肝経の湿熱のために，陰嚢部が腫れただれて膿瘍を生じ，また鼠径リンパ節が腫脹し，性器に皮膚潰瘍ができ，会陰部にも皮下膿瘍ができて腫れて焼けつくように痛み，小便が渋って出にくく，女性では陰部が痛痒く，男子は陰茎亀頭が腫脹し，尿に膿が混じるものに用いる）とある．陰癰について，岡本一抱（1654-1716）の『万病回春指南』に「婦人，小便癃閉して通ぜず，陰戸の内，痒痛するなり」とあるという（松田[19]による）．癃は小便の通じない病気で，尿閉あるいは排尿時不快感の強い意と思われる．陽挺は，男性の陰茎亀頭の意．

■ 陳実功の『外科正宗』（1617年刊）下疳論[20]にも竜胆瀉肝湯があるが，これは『薛氏医案』の竜胆瀉肝湯に連翹，黄連，大黄を加えたものである．その条文は，「肝経の湿熱，玉茎瘡を患い，或いは便毒懸癰，小便赤渋し，或いは久しく潰爛して愈えざるを治す．又，陰嚢腫痛し，紅熱甚だしき者を治して並びに効あり」とある．

3 江戸時代医家の論説（筆者意訳）

1．『蘭室秘蔵』の竜胆瀉肝湯に関する記載

■『衆方規矩』，長沢道寿，香月牛山，百々漢陰らは『蘭室秘蔵』の竜胆瀉肝湯を原方とし，『薛氏医案』の竜胆瀉肝湯を挙げる場合はその加減方として扱っている．

〈注8〉これも基本的な意味は同じである．男女ともに，性器とその周辺部の炎症，膿瘍，潰瘍および排尿痛，膿尿などに用いている．「濇」は渋と同じ．陰挺はここでは男性の陰茎の意．

■『衆方規矩』[21]には，「下疳，便毒を治す．兼ねて淋病を治し，前陰臭臊なるを治す」とあり，はじめに李東垣の処方として生薬を列挙した後に，加味方として『薛氏医案』の竜胆瀉肝湯を挙げている．

■長沢道寿（?-1637）らの『医方口訣集』[22]では，竜胆瀉肝湯は〔新増〕すなわち中山三柳（1614-84）が追加した処方の1つで，「この処方は李東垣老人が肝胆経の蘊熱を治するために創った要方である」とする．本処方を用いる4つの口訣として，「陰部潰瘍と皮膚瘡瘍が久しく治らず，びらん状態が続く者に，本処方を用いる．これが第一の口訣である．婦人の前陰部が痛痒く，瘡があり，陰部に悪臭がする者に用いる．これが第二の口訣である．また尿路感染症で，小便が赤く出渋り，尿道が痛痒い者に本処方を用いる．これが第三の口訣である．また囊癰，便毒，懸癰などで腫れて焼け付くような痛みをなし，うすい膿が出る者にこれを用いるのは第四の口訣である」とある．

■香月牛山（1656-1740）の『牛山方考』[23]には，李東垣の竜胆瀉肝湯を挙げ，「陰部の病，淋病，便毒，魚口，路岐，横痃，血疝，騎馬癰，陰痒，陰湿，陰臭の類を治するの妙剤なり」とする．便毒，魚口，路岐，横痃以下の病名は，いずれも梅毒およびその類似疾患の別名である．『牛山活套』[24]には，淋証門，婦人陰病門，便毒門，下疳瘡門などに記載があるが，李東垣のものか薛己のものか，明らかではない記載も多い．

■百々漢陰（1776-1839）・百々鳩窓（1808-78）の『梧竹楼方函口訣』梅毒類[25]には，「陰部潰瘍（下疳）で肝経湿熱を持ち，陰部に瘡を生じた者によい．…毒熱の強い者には薛院使（薛己），陳実功等の加味の方（=『薛氏医案』の竜胆瀉肝湯）を用いるべきである」とある．

2．『薛氏医案』の竜胆瀉肝湯に関する記載

■北尾春圃（1658-1741）の『当壮庵家方口解』竜胆瀉肝湯[26]には，「肝経を瀉する剤の中で最上級である．そこで眼が赤いときによい．…淋病で痛みが甚だしいときにこの処方を用いる．○婦人で，甚だ怒りっぽく，眼が赤くて淋痛などする者には特別によい．○60歳男性で，尿閉が3日続く．病人がいうには，若き頃にも同じようなことがあり，ある医者が竜胆瀉肝湯を用いたら，すぐに排尿があった，と．そこでまた竜胆瀉肝湯を用いたところ速やかに排尿が通じた．小便が渋痛して通じない者によい．…○夢精や勃起することが多いときには竜胆瀉肝湯を少量ずつ投与すると効果的である」という．

■有持桂里（1758-1835）の『校正方輿輗』では，癃閉・転胞・尿淋門[27]に原典同様の使用法を記載した後に「世の中の医者は，淋病に竜胆瀉肝湯を専ら用いるけれども，竜胆瀉肝湯が赤白濁（血性と白色の帯下）をも治すことを知らない」といい，北尾春圃が目の中の「血絲（あかきすじ）」にも効くとしたことに賛同している．黴瘡門[28]にも記載がある．

■本間棗軒（1804-72）の『瘍科秘録』では，黴瘡（=梅毒）門[29]に「竜胆瀉肝湯は専ら下疳便毒を治す処方である」とし，また，腎囊風（インキンタムシ）[30]，懸癰（会陰部囊癰）[31]，囊癰[32]，気淋（心因性尿路症状）[33]，淋漏（尿道瘻？）[34]，血淋（血尿）[35]などに用いるとする．

■浅田宗伯（1815-94）の『勿誤薬室方函口訣』竜胆瀉肝湯[36]には「この処方は肝経湿熱が目的である．…湿熱が…下部に流注して下疳，毒淋，陰蝕瘡を生ずる者は，この処方の主治」とする．また，清心蓮子飲条[37]に「遺精（睡眠中に射精するもの）の症は，桂枝加竜骨牡蛎湯の類を用い，効果がない者は…清心蓮子飲がよい．…妄らな夢で失精する者は竜胆瀉肝湯がよい」という．

4 近年の論説

■大塚敬節（1900-80）の『症候による漢方治療の実際』[38]には，帯下の項に「この方は淋毒性の尿道炎，膀胱炎，バルトリン腺炎，子宮内膜炎などがあって，帯下のあるものに用いる機会が多い」とし，排尿異常の項では「排尿痛，尿の淋瀝，頻尿等のあるものに用いるが，脈にも腹にも力があって，充実しているものに用い，体力が衰えたもの，冷え性の者，貧血しているものなどには用いない．この点，清心蓮子飲を用いる場合に相反する．この方には利尿作用の他に消炎，解熱，鎮静の効があるので，膀胱炎，尿道炎，バルトリン腺炎，陰部の潰瘍，陰部の湿疹，子宮内膜炎などに用いられる」とある．

症 例

症例 バルトリン腺炎に竜胆瀉肝湯（松田邦夫治験）[39]

51歳女性．初診の1年以上前にバルトリン腺炎発病．11ヵ月前に手術．7ヵ月前に再手術．160cm，48kg．やや青白い，冷える体質．便通正常，経閉．初診時より竜胆瀉肝湯（薛氏）を投与．その後，発症が止まり，冷え症が改善，元気になってきた．7ヵ月後，久しぶりに再発して手術．その後も続服．再発8ヵ月後，吹き出物が出なくなったという．13ヵ月後，化膿せず，体調よく元気．（抄）

鑑 別

■**五淋散**

尿路感染症で要鑑別．竜胆瀉肝湯は急性症状が強く，ときに生殖器症状をともなう例に使用され，五淋散は比較的遷延した弱い尿路感染症症状に用いる．

■**清心蓮子飲**

泌尿器系，生殖器系の炎症性疾患に用いる点で要鑑別．清心蓮子飲は虚証，すなわち胃腸虚弱で痩せ型の者に用いる．竜胆瀉肝湯は実証，すなわち栄養状態良好な者．

■**猪苓湯**

膀胱炎，尿道炎などで要鑑別．猪苓湯には生殖器症状，皮膚症状はなく，竜胆瀉肝湯よりも膀胱炎症状が穏やかな例に用いる．

■**大黄牡丹皮湯**

泌尿生殖器の炎症が比較的強く，排尿痛，痔疾傾向などの不快感が強い状態に用いる点で共通．鑑別は必ずしも容易ではないが，大黄牡丹皮湯は便秘がちの者に用いることが多い．大黄牡丹皮湯服用後に不快な下痢をする者は，竜胆瀉肝湯に変更する．

■**八味地黄丸，牛車腎気丸**

諸種の泌尿生殖器疾患で要鑑別．八味地黄丸は，急性炎症症状がなく，排尿遷延，失禁などのほか，腰痛，下肢筋力低下など運動器の機能低下を示す状態にも用いる．

附 記

■**一貫堂・竜胆瀉肝湯について**

矢数格の『漢方一貫堂医学』[40]によれば，「竜胆瀉肝湯は解毒証体質者の下焦の病気に主として用いられ，青年期以後に応用されることが多い」とし，『万病回春』と『外科正宗』との2つの竜胆瀉肝湯の合方より「大黄を去り，川芎，芍薬を加えて，四物湯とし，黄柏を加えて，四物黄連解毒湯とかえ，さらに防風，薄荷葉を加えたものが我々の言う竜胆瀉肝湯である」とする．その特色は「まず第一に黄連解毒剤（すなわち温清飲）を基本とすることで，…いろいろな病気に応用され，また長期の連用に堪え得られるので，解毒証体質の主宰薬剤たりうる」という．解毒証体質とは，結核にかかりやすい体質で一般に浅黒い皮膚で痩せ型，筋肉型であり，柴胡清肝散，荊芥連翹湯と竜胆瀉肝湯がその治療にあ

たるとする．とくに竜胆瀉肝湯証は，「同じく解毒証体質でも結核性疾患とは比較的無関係である．…概して婦人病や泌尿生殖器病，花柳病などに運用される．しかも処方構成の上からいって，下焦，すなわち臍部より下の疾病によく用いられる」という．

引用文献

1) 厚生労働省：第16改正日本薬局方，p.1595，2011．
2) 木村孟淳，他編：新訂生薬学，改訂第7版，p.93-94，南江堂，2012．
3) 北川勲，金城順英，桑島博，三川潮，庄司順三，滝戸道夫，友田正司，西岡五夫，野原稔弘，山岸喬：生薬学，第8版，p.407-408，廣川書店，2011．
4) 鳥居塚和生：モノグラフ 生薬の薬効・薬理，p.477-483，医歯薬出版，2003．
5) 大塚敬節，矢数道明，清水藤太郎：漢方診療医典，第6版，p.431，南山堂，2001．
6) 小曽戸洋：漢方一話 処方名のいわれ，71 竜胆瀉肝湯．漢方診療，18(3)：69，1999．
7) 薛己：女科撮要，薛氏医案，3-54a，欽定四庫全書，復刻版―四庫医学叢書・薛氏医案1，p.[763-83]，上海古籍出版社，1994．
8) 蘆川桂洲：病名彙解，近世漢方医学書集成64巻（大塚敬節，他編），p.85，名著出版，1982．
9) 薛己：保嬰粹要，薛氏医案，5-67a～5-67b，欽定四庫全書，復刻版―四庫医学叢書・薛氏医案1，p.[763-147]，上海古籍出版社，1994．
10) 蘆川桂洲：病名彙解，近世漢方医学書集成64巻（大塚敬節，他編），p.145-146，名著出版，1982．
11) 蘆川桂洲：病名彙解，近世漢方医学書集成64巻（大塚敬節，他編），p.386，名著出版，1982．
12) 蘆川桂洲：病名彙解，近世漢方医学書集成64巻（大塚敬節，他編），p.343-344，名著出版，1982．
13) 薛己：保嬰金鏡録，薛氏医案，6-44b～6-45a，欽定四庫全書，復刻版―四庫医学叢書・薛氏医案1，p.[763-173]，上海古籍出版社，1994．
14) 蘆川桂洲：病名彙解，近世漢方医学書集成64巻（大塚敬節，他編），p.384-385，名著出版，1982．
15) 薛己：外科枢要，薛氏医案，16-44a～b，欽定四庫全書，復刻版―四庫医学叢書・薛氏医案1，p.[763-387]，上海古籍出版社，1994．
16) 李東垣：蘭室秘蔵，和刻漢籍医書集成第6輯（小曽戸洋，他編），p.228，エンタプライズ，1989．
17) 李梴：医学入門，7-25b～26a，和刻漢籍医書集成第9輯（小曽戸洋，他編），p.521，エンタプライズ，1990．
18) 龔廷賢：万病回春，8-25a～8-25b，和刻漢籍医書集成第11輯（小曽戸洋，他編），p.291，1991．
19) 松田邦夫：万病回春解説，p.923，創元社，1989．
20) 陳実功：外科正宗，和刻漢籍医書集成第13輯（小曽戸洋，他編），p.145，エンタプライズ，1991．
21) 曲直瀬道三・原著，曲直瀬玄朔・増補：医療衆方規矩，近世漢方医学書集成5巻（大塚敬節，他編），p.310-311，名著出版，1979．
22) 長沢道寿・著，中山三柳・増訂，北山友松子・増広：医方口訣集，近世漢方医学書集成63巻（大塚敬節，他編），p.206-207，名著出版，1982．
23) 香月牛山：牛山方考，近世漢方医学書集成61巻（大塚敬節，他編），p.155-160，名著出版，1981．
24) 香月牛山：牛山活套，近世漢方医学書集成61巻（大塚敬節，他編），p.493，p.546-547，p.584-585，p.585，名著出版，1981．
25) 百々漢陰，百々鳩窓：梧竹楼方函口訣，復刻版，p.222，春陽堂書店，1976．
26) 北尾春圃：当壮庵家方口解，近世漢方医学書集成80巻（大塚敬節，他編），p.306-308，名著出版，1983．
27) 有持桂里：校正方輿輗，近世漢方医学書集成86巻（大塚敬節，他編），p.299-300，名著出版，1982．
28) 有持桂里：校正方輿輗，近世漢方医学書集成87巻（大塚敬節，他編），p.381-382，名著出版，1982．
29) 本間棗軒：瘍科秘録，近世漢方医学書集成114巻（大塚敬節，他編），p.131-132，名著出版，1983．
30) 本間棗軒：瘍科秘録，近世漢方医学書集成114巻（大塚敬節，他編），p.375-376，名著出版，1983．
31) 本間棗軒：瘍科秘録，近世漢方医学書集成115巻（大塚敬節，他編），p.117，名著出版，1983．
32) 本間棗軒：瘍科秘録，近世漢方医学書集成115巻（大塚敬節，他編），p.119-121，名著出版，1983．
33) 本間棗軒：瘍科秘録，近世漢方医学書集成115巻（大塚敬節，他編），p.161-163，名著出版，1983．
34) 本間棗軒：瘍科秘録，近世漢方医学書集成115巻（大塚敬節，他編），p.165-167，名著出版，1983．
35) 本間棗軒：瘍科秘録，近世漢方医学書集成115巻（大塚敬節，他編），p.168，名著出版，1983．
36) 浅田宗伯：勿誤薬室方函口訣，近世漢方医学書集成96巻（大塚敬節，他編），p.76，名著出版，1982．
37) 浅田宗伯：勿誤薬室方函口訣，近世漢方医学書集成96巻（大塚敬節，他編），p.305，名著出版，1982．
38) 大塚敬節：症候による漢方治療の実際，第5版，p.405-407，p.721，南山堂，2000．
39) 松田邦夫：症例による漢方治療の実際，p.323-324，創元社，1992．
40) 矢数格：漢方一貫堂医学，第5版，p.63，p.65，p.65，p.36-41，p.41，医道の日本社，1980．

126 苓甘姜味辛夏仁湯
ryokankyomishingeninto

製品番号：119

［構成生薬］

杏仁，半夏，茯苓，五味子，甘草，細辛，乾姜

処方の特徴

1 処方概要

苓甘姜味辛夏仁湯は，小青竜湯の裏の薬といわれる．気管支炎，気管支喘息などで，小青竜湯を用いると胃腸障害を起こすという虚弱者に用いる．

処方構成では，甘草，乾姜，細辛，五味子，半夏は小青竜湯と共通であり，小青竜湯の麻黄，桂皮，芍薬に代えて茯苓，杏仁の入った点が異なる．甘草，乾姜は甘草乾姜湯の意で，冷えて稀薄な分泌物が多いときに用いる組み合わせである．茯苓，杏仁，甘草の組み合わせは，『金匱要略』胸痺心痛短気病篇にある茯苓杏仁甘草湯の意で，急性の呼吸困難，浮腫に用いるとされる．細辛は，麻黄附子細辛湯，小青竜湯にも含まれ，抗アレルギー，抗ヒスタミン，気管支拡張などの作用があるとされる[1]．

2 使用目標と応用（表1）

喘鳴，咳嗽，うすい喀痰，水様鼻汁などがあり，以下のような者に用いる．

① 胃腸虚弱で，麻黄剤（小青竜湯など）の服用により胃腸障害などを呈する場合
② 疲労倦怠感，動悸，息切れ，浮腫などをともなう場合
③ 腹部が軟弱で，心窩部拍水音（振水音）を認める場合

応用としては，気管支炎，気管支喘息，気管支拡張症，慢性閉塞性肺疾患（COPD）（慢性気管支炎，肺気腫），アレルギー性鼻炎などが挙げられる[2]．

気管支喘息については，ステロイド吸入療法の一般化した現代において，この処方にどの程度の存在価値があるか，検討の余地がある．

論　説

1 原　典

張仲景『金匱要略』（=『新編金匱方論』）

苓甘姜味辛夏仁湯は，張仲景『金匱要略』（=『新編金匱方論』）巻中・痰飲咳嗽病脈証并治第十二・附方に記載される．はじめに，「欬逆倚息，臥するを得ざるは小青竜湯，之を主る」（ひどい咳き込みで横になることもできないという者は小青竜湯の主治である）という状態（おそらくは喘息など）に小青竜

表1　苓甘姜味辛夏仁湯の使用目標と応用

■ 応　用
・気管支炎，気管支喘息，気管支拡張症，慢性閉塞性肺疾患（COPD）（慢性気管支炎，肺気腫），アレルギー性鼻炎　など

■ 症　候
・咳嗽，喘鳴，息切れ，うすい喀痰，水様鼻汁，胃もたれ，疲れやすい，手足冷え

■ 腹部所見
・腹部軟弱，心窩部拍水音（振水音）

■ 体　質
・痩せ型，胃腸虚弱，冷え症，むくみやすい

湯を投与し，その後の病状変化に応じて，桂苓五味甘草湯から数段階の変化を経て，苓甘姜味辛夏仁湯の適応となる状態に至るまでが記載される[3]．

1．桂苓五味甘草湯（別名：苓桂五味甘草湯または苓桂味甘湯）

〔条文〕青竜湯を下し已って，多唾，口燥，寸脈沈，尺脈微，手足厥逆し，気，小腹より上って胸咽を衝き，手足痺し，其の面，翕然〈注1〉[4]として酔状の如く，因りて復た陰股に下流し，小便難く，時に復た冒する者は，茯苓桂枝五味子甘草湯を与えて，其の気衝を治せ．（処方内容等略）

〔大意〕小青竜湯を飲んだ後，唾や痰が多く出て，口が渇く．寸脈は沈，尺脈は微であり，手足の先から逆に冷えてきて，何か（「気」）が下から胸やのどの方へ衝き上がってくる．手足がしびれる．顔は酒を飲んで酔ったときのように赤くなっている．すなわち，冷えのぼせの状態である．上に上っていたもの（気）が腰以下に下り流れ，小便の出が悪くなり，ときに頭に物をかぶっているような感じがすることもある．このような者には桂苓五味甘草湯を与え，気の上衝を治すのがよい．

2．苓甘五味姜辛湯

〔条文〕衝気即ち低く，而れども反って更に欬して胸満するには，桂苓五味甘草湯を用い，桂を去り，乾姜，細辛を加え，以て其の欬満を治せ．（処方内容等略）

〔大意〕桂苓五味甘草湯の証である気の上衝で顔が赤くなるような状態から，気が低下してくると，今度は咳が出て胸がいっぱいになるようになる．これには，桂苓五味甘草湯から桂枝を去り，乾姜と細辛を加えてその咳満を治せばよい．苓甘五味姜辛湯である．

3．桂苓五味甘草去桂加乾姜細辛半夏湯（別名：苓甘姜味辛夏湯）

〔条文〕欬満即ち止み，而れども更に復た渇し，衝気復た発するは，細辛，乾姜，熱薬たるを以てなり．之を服して当に遂に渇すべし．而れども渇反って止む者は，支飲を為すなり．支飲は，法，当に冒すべし．冒する者は必ず嘔す．嘔するときは復た半夏を内れ，以て其の水を去れ．（処方内容等略）

〔大意〕前の苓甘五味姜辛湯を服用して，咳をして胸がいっぱいになるのは治まった．しかし，更にのどが渇き，また気が上っていくのは細辛，乾姜が熱薬であるためである．前の苓甘五味姜辛湯を飲むと（細辛と乾姜という薬が胃を燥かしてしまって），渇するはずである．しかし，渇がかえって止まる者は "支飲" だからである．支飲では，頭に何かものを被ったような感覚（冒）を持つのが当然である．その場合，必ず嘔吐するようになる．嘔吐する者には半夏を加えて水毒を去るようにする．これには，苓甘姜味辛夏湯を用いる．

4．苓甘五味加姜辛半夏杏仁湯（別名：苓甘姜味辛夏仁湯）

〔条文〕水去り嘔止み，其の人，形腫るるときは，杏仁を加えて之を主る．其の証，まさに麻黄を内るるべきも，其の人，遂に痺するを以ての故に之を内れず．若し逆して之を内るれば，必ず厥す．然る所以は，其の人，血虚し，麻黄は其の陽を発するを以ての故なり．（処方内容等略）

〔大意〕苓甘姜味辛夏湯を服用した結果として「水は去って嘔は止まったが，身体がむくんできた場合，前の処方に杏仁を加えて苓甘姜味辛夏仁湯として用いる．この症状には，本来ならば麻黄を加えて浮腫を取るべきなのに，体表部の血行が悪い "痺" という状態に

〈注1〉「翕然」は，原文では「翕熱」であるが，大塚敬節の説[4]によった．以下の解釈も大塚の説を参考にした．

なっているので入れない．もし逆に誤って麻黄を入れてしまうと，必ず手足厥冷という状態になる．その理由は，このような患者は"血虚"という状態にあり，麻黄は（発汗によって）ますます"陽気"を失わせてしまうからである．苓甘姜味辛夏仁湯を用いる．

5．苓甘五味加姜辛半杏大黄湯（別名：苓甘姜味辛夏仁黄湯）

〔条文〕若し面熱して酔えるが如きは，此れ，胃熱，上衝して其の面を熏ずと為す．大黄を加えて以て之を利せ．（処方内容等略）

〔大意〕前条の症状に加え，もし顔に熱感があり，酒に酔ったような状態にあるとすれば，それは胃腸に"熱"があってそれが身体上部に影響を与えて顔を赤くしているのである．大黄を加えて下すべきである．苓甘姜味辛夏仁黄湯である．

〔解説〕小青竜湯および，桂苓五味甘草湯，苓甘五味姜辛湯，苓甘姜味辛夏湯，苓甘姜味辛夏仁湯，苓甘姜味辛夏仁黄湯の5つの処方は，"支飲"の治療に用いるとされる．支飲は，『金匱要略』痰飲欬嗽病篇の冒頭に，「欬逆倚息，臥するを得ず，其の形，腫るるが如きは，之を支飲と謂う」[5]とある．咳嗽，呼吸困難，起坐呼吸，喘鳴，全身性浮腫傾向のある病態であるが，病態表現としては，"胸に水毒がたまっている状態"の意であろう．苓桂味甘湯以下の処方は，小青竜湯が使えない状態への対応ともいえる．苓桂味甘湯について，大塚敬節らは「手足が冷えて，上気して顔が赤くなり，頭冒の状となり，咳嗽，動悸を訴える者に用いる．…麦門冬湯に似たところがあるが，麦門冬湯のように咳込むような強い激しいものではない」[6]という．苓桂味甘湯から桂枝を除き乾姜，細辛を加えたのが苓甘五味姜辛湯で，顔面紅潮，頭冒，強い咳き込みなどがなくなり，咳嗽と胸満感（呼吸困難感？）および冷えが出てきた状態に用いる．苓甘五味姜辛湯に半夏を加えたのが苓甘姜味辛夏湯，さらに杏仁を加えたのが苓甘姜味辛夏仁湯である．苓甘五味姜辛湯で咳嗽と胸満感が一応おさまった後，また頭冒感と嘔気が出たときは苓甘姜味辛夏湯を用い，嘔気のとれた後に浮腫状となった者に苓甘姜味辛夏仁湯を用いるという．苓甘姜味辛夏仁湯の適応症候は，麻黄を用いる状態に似るが，"痺"で"血虚"なので使用できないという．"痺"と"血虚"は，ほぼ同じ意味で用いられているように思われ，血行が悪くなって表が虚していることとされる[7]．臨床的には，この記載だけで苓甘姜味辛夏仁湯を用いるのは難しい．

2 中国医書の記載

- 唐代の『備急千金要方』咳嗽門[8]には『金匱要略』とほぼ同文がある．『外台秘要方』巻第9欬嗽[9]にも同様の記載がある．
- 宋代の『三因極一病証方論』（1161年成立）には，茯苓五味子湯の名で苓桂味甘湯の記載[10]がある．『金匱要略』痰飲咳嗽病篇と同様の加減方の記載があるが，苓甘姜味辛夏仁湯に相当する部分は「飲去りて嘔止み，其の人，形腫るると痺るるとには，香仁を加う」とある．香仁は杏仁の誤字か．
- 宋代以後の『増広太平恵民和剤局方』『厳氏済生方』『小児薬証直訣』『普済本事方』『宣明論方』『証治類方』『医書大全』『医学正伝』『万病回春』『玉機微義』には記載を見いだせなかった．

3 江戸時代医家の論説（筆者意訳）

本処方に関する記載は江戸時代の日本でも少ない．

- 吉益東洞（1702-73）の『方極』[11]には，「苓桂味甘湯は，心下悸，上衝，咳して急迫の者を治す．苓甘五味姜辛湯は，前方証にして上衝せず，痰飲満の者を治す．苓甘姜味辛夏湯は，前方証にして嘔する者を治す．苓甘姜味

辛夏仁湯は，前方証にして微浮腫する者を治す．苓甘姜味辛夏仁黄湯は，前方証にして腹中微結するものを治す」とある．

■尾台榕堂（1799-1870）の『類聚方広義』頭注[12]には，「小青竜湯は，体内の水毒と外邪との相互作用によって咳や喘鳴を起こした者を治す．しかし，苓桂五味甘草湯から苓甘姜味辛夏仁黄湯までの5処方は，発熱，さむけ，頭痛などの表証をともなった病態には適さず，内に水毒があって咳，嘔吐，頭重感，浮腫などが起こるものを治す．慢性の咳で，粘稠で切れにくい痰や血痰が出て，嫌な臭いがあり，消耗性発熱，口内乾燥感などの症候があれば，これらの処方では効かない」とある．

■本間棗軒（1804-72）の『内科秘録』には，「虚労，肺痿，肺癰，痰飲，喘急などの咳嗽は，各病の門について治法を撰用すべきである．痰飲でも虚労でもなく長く咳が止まらないときは，なお実であれば小青竜湯と麻杏甘石湯の合方で神験がある．…また苓甘姜味辛夏仁湯も用いるべきである．…既に虚していれば麦門冬湯，清肺湯などから撰用する」[13]，「妊娠中の咳（子嗽）は，とくに原因がなく出始めるものもあり，かぜに続いて長く出るものもある．これも分娩が終わらないと治りにくい．また浮腫を併発して咳嗽の出るものもあるので鑑別が必要である．小青竜湯と麻杏甘石湯の合方，苓甘姜味辛夏仁湯などを撰用する」[14]とある．

■浅田宗伯（1815-94）の『勿誤薬室方函口訣』[15]には，「この処方は小青竜湯の心下水気有りというところから変化したもので，支飲の咳嗽に用いる」とある．

4 近年の論説

■『漢方診療医典（第6版）』[16]には，「本方は小青竜湯に似て，喘鳴，咳嗽，水腫に使用する方剤であるが，小青竜湯中の麻黄，桂枝，芍薬の代わりに，茯苓，杏仁を加えた薬方であるから，発熱，悪寒，頭痛，身体痛などの症状がなく，貧血の傾向があり，脈は弱く，手足は冷えやすく，息切れ，貧血がある．そこで本方は，喘鳴，息切れ，貧血があり，冷え症で，疲れやすいものを目標に用いる．肺気腫，慢性気管支炎，気管支喘息，…などに本方を用いる機会がある」とある．

■大塚敬節（1900-80）は，『金匱要略講話』[17]では，「咳も痰も多くて，ちょっと歩くのにもぜいぜいと息切れがする肺気腫をともなっているような喘息のときは，小青竜湯よりもこの苓甘姜味辛夏仁湯の方が咳もとれるし，息切れもよくなります．また，気管支拡張症で，咳が多くて，ある程度すすんできて呼吸が苦しいときに清肺湯もよく使うのですが，これを使うと意外に軽くなります．要するに，痰は簡単に切れるけど，量が多いということ，…軽くむくみがくる，ということなどを目標に使うとよい．これを使うと食欲もなくならない…，小青竜湯を使う場合の陰証と云えます」という．また，『症候による漢方治療の実際（第5版）』[18]では，「小青竜湯を用いるような場合で，脈が弱くて冷え性で，貧血の状があって，麻黄剤を用いることが出来ないものに用いる．浮腫にも用いる」という．『大塚敬節著作集』の「漢方医学の症候のとらえかた・咳嗽」[19]には，「咳をするたびに小便がもれるというもの」の項には，「老婦人及び妊婦にときどき見られる症状である．熱もなく気分も大して悪くないが，咳をすると少しずつ小便がもれて困る．これには苓甘姜味辛夏仁湯の証が多い．口渇があって尿量の多いものには八味丸の証がある．足が冷え顔色のすぐれないもので，脈が弱いものには真武湯の証がある」とあり，「呼吸困難をともなう咳嗽」[20]という項には，「呼吸困難をともなう咳嗽にしばしば用いられるものに小青竜湯がある．喘息や肺気腫などにこの方剤はときど

き用いられる．しかし貧血の強い人や腹部が軟弱無力で衰弱している人や，脈が微弱の人などに麻黄の配剤された方剤を用いるとかえって病勢が悪化してくる．そこでこのような患者には小青竜湯は用いられない．小青竜湯を与えたいと思う病人が貧血していて，脈も弱ければ苓甘姜味辛夏仁湯を与える．もし腹部が軟弱で胃下垂の傾向があり，足が冷え，痩せて顔色悪く，脈が微弱であれば附子理中湯，半夏厚朴湯合甘草乾姜湯などを与えて，その虚を補わなければならない．麻黄剤で攻めるとかえって疲れて息切れがひどくなる」とある．

■ 矢数道明は（1905-2002），論文「苓甘姜味辛夏仁湯について」[21,22]で，この処方を概括する．本稿でも参考にさせていただいた．

症　例

症例1 喘息様の咳（松田邦夫治験）[23]

〔患者〕52歳　主婦

〔初診〕X年5月

〔現病歴〕X-1年2月頃からアレルギー性鼻炎になった．病院で検査を受け，ハウスダストのためといわれた．いつも，くしゃみ，鼻水，鼻づまりに悩まされている．また，痰がのどにからんで，喘息のようにぜーぜーいうことがある．のどに何か物があるような感じがすることもある．最近は，体力が弱ったような感じで何かするとすぐに疲れるという．冷え症で，朝は体，とくに下腹が冷える．手足が冷たい．…朝は手が握りにくく，いつも指の関節が痛むという．…月経は，4年前に子宮筋腫の手術を受けてからない．（以下略）

〔身体的所見〕身長156cm，体重58kg．顔色の悪い，貧血傾向の婦人．脈の緊張は弱く，手足は冷たい．腹部は軟らかく，下腹部正中に手術創があるほかは，特記すべきことはない．

〔経過〕はじめ小青竜湯を与えたが，吐き気がして飲めない．試みに当帰芍薬散にすると，…結局，主訴の喘息様の咳はよくならず，…そこで考えて，苓甘姜味辛夏仁湯を与える．これを飲みはじめてから咳は急速によくなり，1ヵ月後には，ついに咳は完全に止まった．（以下略）

症例2 胃腸虚弱者の花粉症（筆者経験例）

〔症例〕47歳　男性　会社員

〔主訴〕鼻水，くしゃみ

〔初診〕X年2月

〔現病歴〕10年以上前からスギ花粉症．鼻水，くしゃみが主で鼻閉は軽微．抗アレルギー剤は眠気と脱力感が強くなり，胃も悪くなる．すでに，胃もたれ，食欲不振，下痢傾向に真武湯と人参湯を併用しており，有効である．疲れやすい．手足が非常に冷える．

〔身体的所見〕身長165cm，体重49kg．痩せ型．顔色不良．手足の先が冷たい．腹部全体に軟弱，心窩部拍水音（振水音）顕著．

〔経過〕これまで人参湯（2.5g/包）と真武湯（2.5g/包）を1包ずつ朝夕2回服用していたが，人参湯（2.5g/包）と苓甘姜味辛夏仁湯（2.5g/包）各1包ずつ朝夕2回に変更した．2週後，「服用してすぐに鼻水とクシャミが減少．続けて飲んでいるが，症状が軽くなって助かる」という．以後も服用していると鼻炎症状が軽く，好調であった．この年以来，毎年春先はこの形で服用している．

鑑　別

■ 小青竜湯

気管支炎，気管支喘息，アレルギー性鼻炎などで要鑑別．喘鳴，咳嗽，喀痰，水様鼻汁，冷え症，むくみやすい体質など，共通点が多い．しかし，小青竜湯は体格中等度で，心窩部拍水音（振水音）はあっても軽微である．

小青竜湯を飲むと胃腸障害を起こす者には苓甘姜味辛夏仁湯がよい．

■ 麻黄附子細辛湯

気管支炎，気管支喘息，アレルギー性鼻炎などで要鑑別．自他覚的な冷えが強いが，浮腫がない者に用いる．鑑別困難な場合もある．この処方を服用後に胃腸障害を起こす者には苓甘姜味辛夏仁湯を試みる．

■ 麻杏甘石湯

気管支炎，気管支喘息で要鑑別．粘稠な痰を出すまで咳き込むこと，体質的には中等度以上で胃腸障害はないことがポイント．喘鳴，呼吸困難をともなうこともある．

■ 麦門冬湯

気管支炎，気管支喘息で要鑑別．強い咳き込みで吐きそうになること，気道過敏で温度変化，タバコの煙などで咳き込むことを目標に，感冒後に咳嗽の遷延する例に用いる．体質的には幅広く用いられるが，浮腫や冷えの傾向はない．

■ 清肺湯

気管支炎などで要鑑別．粘稠な痰がからんで出しにくいこと，喀痰の量も多いことが目標．体質中等度以上で，冷えや浮腫傾向はない．

■ 滋陰至宝湯

気管支炎で要鑑別．虚弱者で，粘稠な痰がからみ，軽い咳嗽が続くことが目標．浮腫，冷えは顕著ではない．

■ 参蘇飲

気管支炎で要鑑別．軽い咳嗽や喀痰が遷延すること，胃腸虚弱で心窩部拍水音（振水音）を認めることが目標．発作的な呼吸困難，咳き込み，喘鳴はない．

引用文献

1) 鳥居塚和生：モノグラフ 生薬の薬効・薬理, p.151-158, 医歯薬出版, 2003.
2) 松田邦夫：症例による漢方治療の実際, p.27-28, 創元社, 1992.
3) 張仲景：元・鄧珍本『金匱要略』, 2-6b〜7b, 復刻版, p.90-92, 燎原書店, 1988.
4) 大塚敬節：金匱要略講話, p.303, 創元社, 1979.
5) 張仲景：元・鄧珍本『金匱要略』, 2-3a, 復刻版, p.83, 燎原書店, 1988.
6) 大塚敬節, 矢数道明, 清水藤太郎：漢方診療医典, 第6版, p.398, 南山堂, 2001.
7) 大塚敬節：金匱要略講話, p.310, 創元社, 1979.
8) 孫思邈：備急千金要方, 18-6b〜7b, 復刻版, 東洋医学善本叢書10, 宋版備急千金要方・中, p.623-626, オリエント出版社, 1989.
9) 王燾：外台秘要方, 9-25a〜26a, 復刻版, 東洋医学善本叢書4, 宋版外台秘要方・上, p.183, オリエント出版社, 1981.
10) 陳言：三因極一病証方論, 13-4a〜13-4b, 和刻漢籍医書集成第1輯（小曽戸洋, 他編）, p.170, エンタプライズ, 1977.
11) 吉益東洞：方極, 近世漢方医学書集成12巻（大塚敬節, 他編）, p.375-376, 名著出版, 1980.
12) 尾台榕堂：類聚方広義, 近世漢方医学書集成57巻（大塚敬節, 他編）, p.104, 名著出版, 1980.
13) 本間棗軒：内科秘録, 近世漢方医学書集成21巻（大塚敬節, 他編）, p.513, 名著出版, 1979.
14) 本間棗軒：内科秘録, 近世漢方医学書集成22巻（大塚敬節, 他編）, p.312-313, 名著出版, 1979.
15) 浅田宗伯：勿誤薬室方函口訣, 近世漢方医学書集成96巻（大塚敬節, 他編）, p.72-73, 名著出版, 1982.
16) 大塚敬節, 矢数道明, 清水藤太郎：漢方診療医典, 第6版, p.398, 南山堂, 2001.
17) 大塚敬節：金匱要略講話, p.310, 創元社, 1979.
18) 大塚敬節：症候による漢方治療の実際, 第5版, p.259, 南山堂, 2000.
19) 大塚敬節：大塚敬節著作集, 第3巻, p.5, 春陽堂書店, 1980.
20) 大塚敬節：大塚敬節著作集, 第3巻, p.8, 春陽堂書店, 1980.
21) 矢数道明：苓甘姜味辛夏仁湯について（1）. 漢方の臨床, 2(1)：4-9, 1950.
22) 矢数道明：苓甘姜味辛夏仁湯について（2）. 漢方の臨床, 2(2)：4-10, 1950.
23) 松田邦夫：症例による漢方治療の実際, p.27-28, 創元社, 1992.

127 苓姜朮甘湯
ryokyojutsukanto

製品番号：118

〔構成生薬〕

茯苓，乾姜，蒼朮，甘草

処方の特徴

1 処方概要

苓姜朮甘湯は，虚弱者の腰以下の冷え，痛みなどに用いる処方である．

処方構成の点では，甘草乾姜湯に茯苓と朮を加えたものと見ることができる．

甘草乾姜湯は『傷寒論』[1]『金匱要略』[2]に記載される漢方薬で，大塚敬節[3]は，「金匱要略の条文によって，甘草乾姜湯は，うすい唾液が口にたまる，水が口にあがってくる，尿が近い，尿がもれる，手足が冷えるというような症状を目標にして用いてよいことがわかる．この甘草乾姜湯に，茯苓と朮を加えた苓姜朮甘湯は，腰から脚にかけてひどく冷えて，尿が近くて量が多いのを目標にする」という．

甘草乾姜湯を含む処方には，苓姜朮甘湯以外に，人参湯，小青竜湯，苓甘姜味辛夏仁湯などがあるが，いずれも手足が冷え，薄い唾液，鼻水，水様痰など，水様分泌物が多いという点で共通する．

この甘草乾姜湯に，体内の水分の偏在を調整するとされる茯苓と朮とを加えたのが苓姜朮甘湯である．とくに朮は，「温性利尿，鎮痛剤」[4]とされ，関節痛に用いる桂枝加朮附湯，防已黄耆湯，越婢加朮湯などにも含まれる．

2 使用目標と応用

体力低下した虚弱者で，腰周辺の冷感あるいは痛み，薄い尿が多量に出るが口渇はない，脈は弱く小さく触れにくいといった症候のあるときに用いる．腰痛，腰の冷え，坐骨神経痛，夜尿症，帯下などに応用される．とくに，水の中に座っているような腰の冷える感じを目標に用い，冷えのため腰，下肢の疼痛が悪化する者によい．

論　説

1 原　典

張仲景『金匱要略』(=『新編金匱方論』)巻中・五藏風寒積聚病脈証并治第十一・甘草乾姜茯苓白朮湯[5]

〔条文〕腎著の病は，其の人，身体重く，腰中の冷ゆること水中に坐するが如く，形は水状の如し．反って渇せず，小便自利，飲食故の如し．病，下焦に属す．身労して汗出で，衣（一に表に作る）裏冷湿し，久久にして之を得．腰以下冷痛し，腰重きこと五千銭を帯ぶるが如し〈注1〉[6-8]．甘姜苓朮湯之を主る．

〔大意〕腎著の病は，からだが重くて，腰が冷え，水の中に坐っているようで，浮腫のある状態なのに，咽が渇かない．尿はむしろたくさん出る．食欲はふだんと変わらない．これは病が下焦（腰以下）にあるのである．身体が疲れて汗が出て，衣服の裏は汗で湿って冷える．これが長く続くと，この病気になる．腰以下が冷えて，腰に五千銭の重いものをつけているようである．これは甘草乾姜茯苓白朮湯の主治である．

〈注1〉鄧珍本の原文では「腹重如帯五千銭」とあるが，「腰重如帯五千銭」とした[6]．『金匱要略』伝本のうち，元・鄧珍本とともに善本とされる明・趙開美本（趙開美『仲景全書』所収『金匱要略方論』）には「腰重如帯五千銭」とある[6]．江戸時代の代表的注釈書である多紀元簡『金匱要略輯義』[7]および喜多村直寛『金匱要略疏義』[8]は，ともに「趙本（趙開美本）により腹を腰に改める」とする．これに従う．

[解説] 苓姜朮甘湯は甘草乾姜茯苓白朮湯の略称である．甘姜苓朮湯とも呼んでいる．

2 中国医書の記載
- 唐代の『備急千金要方』[9]『外台秘要方』[10]，および宋代の『三因極一病証方論』〈注2〉[11]には『金匱要略』とほぼ同文があり，いずれも「腎著湯之を主る」とある．すなわち，甘草乾姜茯苓白朮湯という名称よりも，腎著の病に用いる腎著湯という名前の処方として理解されていたことがうかがわれる．

3 江戸時代医家の論説（筆者意訳）
- 吉益東洞（1702-73）の『類聚方』では，甘草乾姜茯苓白朮湯が苓姜朮甘湯の名で記載される[12]．わが国で苓姜朮甘湯の名称が一般的になったのは，これ以後とする説がある[13]．また，東洞の『方極』にも同名で記載され，「心下部で動悸し，小便が多く，水の中に坐っているかのごとく腰中が冷え，疼いて重く，身体がむくんだような者を治す」[14]とある．
- 有持桂里（1758-1835）の『校正方輿輗』には，「男子の疝，女人の帯下などに，苓姜朮甘湯の適応症が多い．みな慢性の冷えと水毒による病である．苓姜朮甘湯の薬品の気味は平淡であるが，大変に妙理のある剤である」[15]とある．
- 尾台榕堂（1799-1870）は，「老人で，日中も小便を失禁し，腰腿が沈むように重く感じられ，冷痛するものを治す．また，男女の遺尿（尿失禁）で，14, 15歳になってもまだ治らない者は最も治りにくい．苓姜朮甘湯に反鼻（マムシ）を加えたものがよく効く．症に随って附子を加えるとよい」とし，また苓姜朮甘湯に杏仁を加えたものを腎著湯とし，「妊婦の浮腫で，小便が自利し，腰や髀が冷え痛み，喘咳するものを治す」という[16]．
- 浅田宗伯（1815-94）の『勿誤薬室方函口訣』には甘姜苓朮湯という名称で記載され，「この処方は一名を腎著湯といって，下部腰間の"水気"（＝浮腫）に用いて効果がある．婦人で長年腰が冷えて帯下などがある者には，紅花を加えて与えるとさらによい」[17]という．

4 近年の論説
- 大塚敬節（1900-80）は，「本方は水中に座するが如き腰の冷感と尿が清澄で量の多いのを目標に用いる．口渇を訴えることはない．脈は沈弱である．…腰脚の冷感，腰痛，坐骨神経痛，遺尿，夜尿症，帯下などに効果があるはずであるが，大塚の経験では，著効をみたことがない」[18]という．
- 矢数道明（1905-2002）は，「〔応用〕腰以下の寒冷により，その表面に寒と水とが現れる状態で，腰や脚の冷重感・冷痛・身体倦怠感等を訴えるものに用いる．本方は主として腰痛・腰冷・坐骨神経痛・夜尿症・帯下・遺尿症などに用いられ，また湿疹・潰瘍・瘻孔・脚痿弱症等に応用される．〔目標〕腰部または腰以下に冷感を訴え，…また冷えばかりでなく，五千金を帯ぶるがごとく重く感じる．あるいは冷痛する．…一般に腹壁は軟らかいことが多い．小便不利や頻尿がある．また…湿疹のときには薄い分泌物をともなうものである」[19]という．

症例

症例 冷え症の男子の坐骨神経痛（大塚敬節治験）[20]

患者は36歳男子．初診は昭和9年12月3日．

〈注2〉『三因極一病証方論』には腎著湯として2ヵ所に記載がある．なお，前者は「腰重如帯五貫銭」，後者は「重如帯五千銭」とある．

主訴は左側の腰から下肢にかけての痛みで，約2ヵ月前より発病し，いろいろ治療を試みたが効がないばかりか，気候が悪くなるにつれて，だんだん疼痛がひどくなった．患者は色が白くて，やせていて，冷え症で手足がひどく冷えるという．小便は近くて，1日に10回以上，1回の量も多い．冷えると回数が増し，温まると減ずる．大便は1日1行で，軟便である．食欲は普通で，口渇がある．脈は弱く，腹はやや陥没して軟らかい．胃部には振水音を証明する．舌には苔がなく，しめっている．私は坐骨神経痛と診断して，苓姜朮甘湯を与えた．小便自利と腰以下の冷痛に眼をつけたのである．…3週間の服用で疼痛が全く去り，いったん，薬を中止していたが，翌年3月24日に，再び来院し，また少し痛むからというので，前方を与え，6月1日まで連用，これで全治した．

鑑　別

■ **当帰四逆加呉茱萸生姜湯**
　足腰の冷え，坐骨神経痛で要鑑別．足の冷感が顕著で皮膚も冷たい者に用いる．

■ **当帰芍薬散**
　足腰の冷えで要鑑別．女性では月経異常をともなう者に用いる．

■ **八味地黄丸**
　足腰の冷え，坐骨神経痛で要鑑別．腰痛，排尿障害など，老化による腰以下の身体機能低下傾向，上腹部に対して下腹部が軟らかい（小腹軟，小腹不仁）がある者に用いる．

引用文献

1) 張仲景：明・趙開美本『傷寒論』，2-19a～b，復刻版，p.97-98，燎原書店，1988．
2) 張仲景：元・鄧珍本『金匱要略』，1-18b～19a，復刻版，p.56-57，燎原書店，1988．
3) 大塚敬節：臨床応用傷寒論解説，p.187-188，創元社，1974．
4) 大塚敬節，矢数道明，清水藤太郎：漢方診療医典，第6版，p.419，p.426，南山堂，2001．
5) 張仲景：元・鄧珍本『金匱要略』，02-2a，復刻版，p.81，燎原書店，1988．
6) 張仲景：明・趙開美本『金匱要略』，和刻漢籍医書集成第16輯（小曽戸洋，他編），p.280-281，エンタプライズ，1992．
7) 多紀元簡：金匱要略輯義，近世漢方医学書集成43巻（大塚敬節，他編），p.404，名著出版，1980．
8) 喜多村直寛：金匱要略疏義，近世漢方医学書集成91巻（大塚敬節，他編），p.17-19，名著出版，1982．
9) 孫思邈：備急千金要方，巻19腎臓・腰痛門，19-18b，復刻版，東洋医学善本叢書10，宋版備急千金要方・中，p.718，オリエント出版，1989．
10) 王燾：外台秘要方，腎著腰痛門，17-16a～b，復刻版，東洋医学善本叢書4，宋版外台秘要方・上，p.327，オリエント出版，1981．
※ここでは古今録験・腎著湯として記載される．
11) 陳言：三因極一病証方論，5-7b/p.69，13-15a～b/p.176，和刻漢籍医書集成第1輯（小曽戸洋，他編），エンタプライズ，1988．
12) 吉益東洞：類聚方，近世漢方医学書集成12巻（大塚敬節，他編），p.150-151，名著出版，1980．
13) 小山誠次：古典に基づく エキス漢方方剤学，p.637，メディカルユーコン，1998．
14) 吉益東洞：方極，近世漢方医学書集成12巻（大塚敬節，他編），p.374-375，名著出版，1980．
15) 有持桂里：校正方輿䡄，腰痛，13-29a～b，近世漢方医学書集成87巻（大塚敬節，他編），p.311-312，名著出版，1982．
16) 尾台榕堂：類聚方広義，頭注，近世漢方医学書集成57巻（大塚敬節，他編），p.101-102，名著出版，1980．
17) 浅田宗伯：勿誤薬室方函口訣，近世漢方医学書集成96巻（大塚敬節，他編），p.91，名著出版，1982．
18) 大塚敬節，矢数道明，清水藤太郎：漢方診療医典，第6版，p.399，南山堂，2001．
19) 矢数道明：臨床応用漢方処方解説，増補改訂版，p.621-624，創元社，1981．
20) 大塚敬節：漢方診療三十年，p.344-345，創元社，1980．

128 苓桂朮甘湯
ryokeijutsukanto

製品番号：39

［構成生薬］

茯苓，桂皮，朮，甘草

処方の特徴

1 処方概要

苓桂朮甘湯は，主として，めまいに用いる漢方薬の1つである．古典的漢方の考え方では，"痰飲"（水毒）と"気逆"（気の上逆）によって，めまい，立ちくらみ，のぼせ，動悸などを呈した状態に用いるとする

構成生薬のうち，桂皮，甘草の組み合わせは，『傷寒論』の桂枝甘草湯である．この処方は，「気の上逆」，すなわち激しい動悸，のぼせ感（足は冷える）に用いるとされる．この桂枝甘草湯と，水毒に用いるとされる茯苓，朮〈注1〉とを組み合わせたものが本処方である．茯苓は，五苓散，真武湯，当帰芍薬散，半夏厚朴湯，半夏白朮天麻湯など，めまいに用いる漢方薬の多くに配合される．

苓桂朮甘湯は略称で，茯苓桂枝白朮甘草湯が本来の名称である．真柳[1]は，処方中の茯苓が最も重要であり，桂皮，白朮はそれに次ぎ，甘草は他薬を補助する薬として，この順で薬名を配列し，処方名としたらしいとする．『備急千金要方』（後述）で本処方を茯苓湯と記すのも茯苓を主たる薬と判断するからだろうという．

2 使用目標と応用（表1）

発作性，頭位性，回転性のめまいに有効例が多いと思われる．多くは即効性である．身体動揺感に用いてもよい．随伴症状として，動悸，のぼせ感，下から衝き上げられる感じ，咽喉異物感，心下部膨満感，頭痛などをみることがある．

体質的には，比較的虚弱な者（やや虚証）から丈夫な者（実証）まで広く使用できる．浮腫傾向で，朝は顔や手指がむくむ，夕方は足がむくむ，尿量が少ないという者（水毒体質）に用いることが多い．腹部所見で，心窩部拍水音（振水音）を認めることがある．

応用として，発作性頭位性眩暈，メニエール病，起立性調節障害，身体動揺感のほか，動悸，咽喉頭異常感などに用いる．また，めまい，動悸を愁訴とする不安障害・神経症などにも用いる．水疱性結膜炎などの眼疾患に有効とする説もある．

表1 苓桂朮甘湯の使用目標と応用

- ■ 応　用
  - ・発作性頭位性眩暈，メニエール病，内耳性めまい，神経症，動悸，息切れ，頭痛　など
- ■ 症　候
  - ・めまい，身体動揺感，立ちくらみが主症状
  - ・動悸，頭痛，のぼせをともなうこともある
  - ・特徴的な腹部所見はない
- ■ 体　格
  - ・中等度～虚弱な者まで幅広く用いる

〈注1〉朮：原典では白朮であるが，ツムラ医療用漢方製剤は蒼朮を用いる．

論説

1 原典
張仲景『傷寒論』『金匱要略』(=『新編金匱方論』)

1.『傷寒論』巻第三・弁太陽病脈証并治中第六[2]

〔条文〕傷寒，若しくは吐し，若しくは下して後，心下逆満，気上って胸を衝き，起きれば則ち頭眩し，脈沈緊，汗を発すれば則ち経を動かし，身，振々として揺を為すは，茯苓桂枝白朮甘草湯，之を主る．

〔大意〕"傷寒"（急性発熱性疾患）で，治療のために嘔吐させたり下痢させたりした後，上腹部が張って，何か（"気"）が胸に向かって突き上げてくるような感覚があり，起き上がるとめまいがして（臥位では起こらない），脈は沈んでいるが緊張がよいという者には苓桂朮甘湯を用いる．もし，この状態で誤って発汗させると，めまいの上に，さらに身体がふらふらと揺れるようになる．

〔解説〕吐下の後（おそらく脱水ぎみ）に起こった立ちくらみのようなめまいに苓桂朮甘湯を用いる機会があるという．最後の，誤って発汗した後の身体動揺感は，いわゆる陰証に陥ったためで真武湯を用いるとされる[3]．『傷寒論』発汗吐下後病篇[4]，『金匱玉函経』[5-7]にもほぼ同文がある．

2.『新編金匱方論』巻中・痰飲咳嗽病脈証并治第十二[8]

〔条文〕心下に痰飲あり，胸脇支満，目眩するは，苓桂朮甘湯之を主る．…夫れ短気，微飲あるは，当に小便より之を去るべし．苓桂朮甘湯之を主る．…腎気丸も亦之を主る．

〔大意〕心下部に"痰飲"（水毒）が滞り，胸から脇のあたりが張って膨満感があり，めまいがするというときは，苓桂朮甘湯の主治である．また，息ぎれがして，かすかに水飲（水毒）の徴候があるものは，小便の出をよくしてその水飲を取り除くのがよい．これは苓桂朮甘湯の主治である．八味腎気丸を用いる場合もある．

〔解説〕苓桂朮甘湯と簡略名で載る．「心下に痰飲あり」は，心窩部拍水音（振水音）とも解されるが，概念的に病態を表現したものか．

2 中国医書の記載
■『備急千金要方』巻9[9]には，茯苓湯（内容は苓桂朮甘湯と同じ）の名で載る．すなわち，「傷寒，発汗吐下の後，心下逆満，気上って胸を衝き，起きれば即ち頭眩し，其の脈沈緊，汗を発すれば則ち経を動かし，身，振揺を為す者は，茯苓湯の方」とあり，『傷寒論』『金匱玉函経』と似る．

■宋代の『三因極一病証方論』（陳言・著．1161年成立）巻13痰飲之治法門[10]にも，茯苓湯の名称で，「心気行らず，鬱して涎を生じ，胸脇支満，目眩するを治す．胸中に痰飲有るを以てなり」とある．

■明代の孫一圭『赤水玄珠』（1584年成立）[11]には，苓桂朮甘湯の名称で記載され，「痰飲の短気を治す」（水毒による息切れに用いる）とある．

■明代の王肯堂『証治準縄』（1602-08年刊）傷寒門・振戦慄[12]には『傷寒論』『金匱玉函経』とほぼ同文が載る．

■『太平恵民和剤局方』『宣明論方』『儒門事親』『厳氏済生方』『明医雑著』『医学正伝』『普済本事方』『万病回春』には記載を見いだせなかった．

3 江戸時代医家の論説（筆者意訳）
■吉益東洞（1702-73）は，『方極』[13]では，「心下に悸があり，のぼせ（上衝）て，起きると頭眩がし，小便が不利する者を治す」とし，『方機』[14]では「心下部から上に突き上げるような感覚と膨満感（逆満）があり，起ちあが

ると頭眩する…者．眼が痛み，充血して（生赤脈），開けていられない者….聴力低下（耳聾），のぼせ（衝逆）が甚だしく頭眩する者」という．耳聾は本来は聴覚障害だが，耳閉感程度も含まれるか．

■ 目黒道琢（1739-98）は，『饗英館療治雑話』[15]で「この処方は，癇症で，腹部の動悸が強く，下腹から上逆感があり，息切れがして，手足がひきつれるという症状に効果がある．また上腹部膨満感，立ちくらみ，動悸を目標とする」という．

■ 和田東郭（1744-1803）は，『和田泰庵方函』[16]で「動悸を目標とする．柴胡桂枝乾姜湯の適応症状と似ている」とし，『東郭医談』[17]にも同じ記載がある．『和田泰庵方函』[16]ではまた，「"支飲"（水毒の一種で起坐呼吸，咳嗽，顔面浮腫を呈するもの）で格別呼吸促迫もない例によいことがある．この場合は上腹部の筋が緊張している」という．『蕉窓雑話』[18]では，「治喘一方〈注2〉[19,20]を用うべきところに苓桂朮甘湯でよいこともある」という．

■ 稲葉文礼（？-1805）は，『腹証奇覧』[21]で，「心下に毒があって，悸，上衝，起き上がれば眩暈，小便不利，あるいは胸苦しい（心煩），あるいは鬱々として気分が不安定，これらがこの処方の証である．何病を問わず，上腹部の動悸と小便不利を基準として用いるとよい．苓姜朮甘湯は臍下の動悸を基準とする」という．

■ 和久田叔虎（18世紀後半-19世紀前半）は，『腹証奇覧翼』[22]で，「心下に痰飲水気ありて逆満し，上腹部を按ずると濡（＝軟）で，しばらくこの部分を撫でていると水音がする．心尖拍動（虚里の動）が強く，胸部で動悸をだくだくと感じ，気が上衝して，起きれば頭眩，俗にいう立ちくらみするもの，もしくは目が赤くかすみ，あるいは身体が揺れて常に舟に乗っているがごとく，あるいは胸さきがつかえて息ぎれがし，浅い呼吸をするものを，苓桂朮甘湯の証とする」という．

■ 有持桂里（1758-1835）は，『稿本方輿輗』[23]では，苓桂朮甘湯は軽微な水毒で息切れがする程度を主症状ととり，心下逆満の随伴することが多い，水毒による上逆感，めまいのある例にも用いるという．『校正方輿輗』巻5・癇[24]では，「気の上衝で，のどがつまったようになり，めまいがして，なにか頭にかぶったようにうっとおしく，全身の動脈がどくどくと動悸がすると云う者に用いる」とし，巻7・眩暈[25]では「この処方は，めまいの聖剤である．起則頭眩という条文にこだわらず，広く用いてよい」とする．巻12・眼病篇[26]では，「眼疾で昏暗（＝目がくらみ見えにくいことか）して，赤からず，腫れざる者に良し」と他医と異なった意見を述べている．

■ 百々漢陰（1776-1839）・百々鳩窓（1808-78）は『梧竹楼方函口訣』[27]で，「留飲家（＝水毒体質で振水音のある人）で眩暈のする者に用いる．起則頭眩と云うのは，この処方の目当てである」とし，半夏瀉心湯，柴胡剤との鑑別が必要で，「心下逆満して頭眩というのが此の処方の目当てである」とする．

■ 本間棗軒（1804-72）は，『内科秘録』[28]で，「出産後の血暈，あるいは多血で上衝して，面目赤く血管が怒脹してめまいがする者は，苓桂朮甘湯と三黄瀉心湯との合方を用いるとよい」とし，また癲癇門[29]では「心尖拍動や臍傍の動悸が亢進し，気が上逆してしばしば心下を衝き，死せんと欲する者」にも苓桂朮甘湯，あるいは三黄瀉心湯との合方を用いるという．

〈注2〉治喘一方：和田東郭の創った処方．桑白皮，茯苓，厚朴，桂枝，杏仁，甘草からなる[19]．虚証の喘息で痰と喘鳴が強く，半夏を含む処方で悪化する場合によいとされる[20]．

■尾台榕堂(1799-1870)の『類聚方広義』頭註[30]には,「水毒体質(飲家)で,眼目に雲のかげりのようなもの(雲翳)を生じ,視界が暗くなり(昏暗),疼痛し,のぼせ(上衝)てめまい(頭眩)がして,瞼が腫れ,目やにと涙が多い者を治す.車前子(苯苡[31])を加味すると尤も奇効がある.心胸の動悸,胸脇支満,心下逆満などの症候があることを使用目標とする.…夜盲症(雀目)の症にも有効」という.結膜炎,角結膜炎か.

■浅田宗伯(1815-94)の『勿誤薬室方函口訣』[32]は,「この処方は支飲を去ることを目的とする.気が咽喉に上衝するのも目眩するのも手足が振掉するも,みな水飲によるものである.立ちくらみ(起則頭眩)というのが基本であるが,臥床していて眩暈する者でも心下逆満さえあれば用いる.それで治らなければ沢瀉湯〈注3〉[33,34]である.また,この処方は,動悸を目標とするので,柴胡桂枝乾姜湯の証と紛らわしい.…水毒が原因で起こった痿躄(下肢運動麻痺)に効がある」という.『先哲医話』[35]では,恵美三白の説として「禿落」(=脱毛)や「雀目」(=いわゆる鳥目)によいとし,福井楓亭の説として心下動悸に,炙甘草湯・大建中湯の類を用いる場合,苓桂朮甘湯・真武湯を用いる場合などがあるとする.『橘窓書影』[36]では,頭眩の甚だしいものには苓桂朮甘湯に三黄瀉心湯を兼用するという.

4 近年の論説

■湯本求真(1876-1941)は『皇漢医学』[37]で『類聚方広義』を引用,「余の経験によれば,此の眼患は水疱性結膜炎,同性角膜炎なり.…独り耳聾を治するのみならず,また能く耳鳴を治す」と,結膜炎などの眼疾患,耳聾つまり難聴や,耳鳴りにも使用するという.

■木村長久(1910-45)[38]は,「心下逆満,気上衝満,起則頭眩がその主なる証であって,ことに起則頭眩が,この場合特有な証になるのである.起則頭眩とは,坐位よりにわかに起き上がったときに眩暈を覚えるのであって,静かな位置に在っては感じないのである.…眩暈を主訴とする患者に苓桂朮甘湯を用いて奏効する場合はかなり多い」とし,心窩部拍水音(振水音)がある者の眩暈では「苓桂朮甘湯,五苓散,沢瀉湯,半夏白朮天麻湯などが考えられる.…苓桂朮甘湯は眩暈としては軽い場合,そして心悸亢進を伴う場合に用いている」という.また,「動悸を心下部に訴える者,奔豚症(=発作性の心悸亢進症)の軽き者などに用いて効がある」という.合方として,連珠飲を挙げ,「これは苓桂朮甘湯と四物湯の合方である.よって血虚,眩暈,心下逆満を治すというのがその主能である.…貧血状態となり,全身に貧血性浮腫を来たし,心悸亢進,眩暈,頭痛を訴える場合に用いてよろしい」という.

■大塚敬節(1900-80)は,『症候による漢方治療の実際』[39]の,めまいの項で「俗に立ちぐらみと云われているものに用いる.静かに寝ていると,なんともないが,起き上がると,めまいがするというのが目標である」といい,視力障害の項では,「東洞流の古方家は,特に多く眼疾にこの方を用いた.…私もこの方を水疱性結膜炎に用いて,たびたび著効をみた」という.咽喉異物感,心悸亢進(動悸)などの項にも記載される.

〈注3〉沢瀉湯:『金匱要略』(=『新編金匱方論』)痰飲咳嗽病篇[33]に「心下,支飲有り.其の人,冒眩を苦しむは沢瀉湯」とある.内容は沢瀉,白朮のみ.大塚[34]は「うんと激しく急激にきた目まいだったら沢瀉湯」という.

症例

症例1 回転性めまい（筆者自己経験例）

〔患者〕39歳　男性　医師

〔主訴〕回転性めまい

〔既往歴〕スギ花粉症（29歳から）

〔家族歴〕母方祖父，叔父，叔母に回転性めまい発作の既往．

〔現病歴〕X年4月の朝，はじめ回転椅子で向きを変えるたびに身体が残るような違和感を感じた．次第に不快感が強まり，吐き気がしはじめた．座っているのに動揺感を感じ，立ち上がると床が波打つようで立っていられない．まるで前日に乗った船の中のようであった．前日，東京湾カーフェリーに乗ったが，春の嵐でひどく揺れ，船酔いで吐く客が多かった．筆者も，下船後も地面が揺れているようで不快であった．

〔身体的所見〕身長169cm，体重65kg．歯痕舌．他に特記事項なし．耳鳴，耳閉感，難聴，動悸，のぼせはない．

〔経過〕苓桂朮甘湯5g（常用量の2倍）を湯に溶かして服用．15分前後できれいにめまいがおさまった．ところが，夕方，めまいが再燃，再度前方を服用．やはり15分でおさまった．1週間ほど同処方を7.5g/日服用．数日は薬の効果が切れる時間帯に軽いめまいや地面の揺れを感じたが，徐々に消えた．

症例2 メニエール病の回転性めまいに苓桂朮甘湯（筆者経験例）

〔患者〕55歳　女性　主婦

〔初診〕X年10月

〔主訴〕回転性めまい

〔現病歴〕10年以上前から回転性めまい発作を繰り返し，メニエール病といわれている．数日来，回転性めまいが始まった．来院時も軽いめまい感あり，安静仰臥では楽だが，右または左に頭部を回すと，めまいが増悪，嘔気が強まり，吐くこともある．耳鳴，耳閉感あり．聴力低下といわれている．

〔身体的所見〕身長152cm．体重42kg．血圧148-90mmHg．痩せ型．血色不良．腹部軟，心窩部拍水音（振水音）．水平眼振を認める．神経症的ではない．

〔経過〕苓桂朮甘湯（2.5g/包）1包/回を1日3回毎食前投与．数日後，回転性めまいはほぼ消失．服薬中断したら，めまい発作が再燃した．漢方薬を常用とし，めまいが抑えられないときに西洋薬を併用．X+8年まで観察，発作の回数・程度とも服薬前より軽減した．耳鳴，耳閉感，難聴は変化しなかった．

鑑別

■ 真武湯

立ちくらみが苓桂朮甘湯，歩いてふらつくのが真武湯，といわれるが，苓桂朮甘湯は陽証，真武湯は陰証．

■ 五苓散

めまいで要鑑別．五苓散は，口渇，尿量減少，浮腫，頭痛などが主．鑑別困難な例が多い．

■ 半夏白朮天麻湯

めまい，立ちくらみで要鑑別．半夏白朮天麻湯は胃腸虚弱者に見られる身体動揺感，頭痛・頭重に用いる．回転性めまいは少ない．鑑別困難な例も多い．

■ 当帰芍薬散

めまい感，動悸で要鑑別．当帰芍薬散は多くは若年女性で，月経痛，月経不順，貧血傾向，浮腫傾向，足冷えをともなう．

■ 釣藤散

軽いめまい感で要鑑別．釣藤散は比較的高齢者の軽い立ちくらみ程度．回転性めまいではない．

■ 半夏厚朴湯

咽喉異物感で要鑑別．半夏厚朴湯は，不安

焦燥感，咽喉部閉塞感を主とする．苓桂朮甘湯は，動悸感，多少ともめまい感をともなう．

■ 黄連解毒湯

めまい，のぼせ感で要鑑別．黄連解毒湯は身体動揺感が主で，頑健で胃腸が丈夫な者．手足の冷えはない．苓桂朮甘湯は回転性めまい，立ちくらみで，やや虚弱．

引用文献

1) 真柳誠：漢方一話 処方名のいわれ，37 苓桂朮甘湯．漢方診療，14(6)：24, 1996.
2) 張仲景：明・趙開美本『傷寒論』, 太陽病中篇, 3-16b〜3-17a, 復刻版, p.132-133, 燎原書店, 1988.
3) 大塚敬節：臨床応用傷寒論解説, p.234-235, 創元社, 1966.
 ※ただし，その元は有持桂里『校正方輿輗』〔近世漢方医学書集成85巻（大塚敬節, 他編), p.393, 名著出版, 1982.〕.
4) 張仲景：明・趙開美本『傷寒論』, 巻第十・弁発汗吐下後病脈証并治第二十二, 10-12a〜b, 復刻版, p.439-440, 燎原書店, 1988.
5) 張仲景：清・陳世傑本『金匱玉函経』, 2-24b, 復刻版, p.114, 燎原書店, 1988.
6) 張仲景：清・陳世傑本『金匱玉函経』, 6-6a, 復刻版, p.281, 燎原書店, 1988.
7) 張仲景：清・陳世傑本『金匱玉函経』, 7-17b, 復刻版, p.364, 燎原書店, 1988.
8) 張仲景：元・鄧珍本『金匱要略』, 2-3b, 復刻版, p.84, 燎原書店, 1988.
9) 孫思邈：備急千金要方, 巻9発汗吐下後, 第9, 9-27a. 復刻版, 東洋医学善本叢書10, 宋版備急千金要方・中, p.55, オリエント出版社, 1989.
10) 陳言：三因極一病証方論, 痰飲之治法, 13-5a, 和刻漢籍医書集成第1輯（小曽戸洋, 他編), p.171, エンタプライズ, 1988.
11) 孫一圭：赤水玄珠, 気短気促少気, 7-76a, 7-77b, 文淵閣『欽定四庫全書』電子版（「苓桂朮甘湯」で検索した結果).
12) 王肯堂：証治準縄, 傷寒門振戦慄, 46-26b, 文淵閣『欽定四庫全書』電子版（「茯苓桂枝白朮甘草湯」で検索した結果).
13) 吉益東洞：方極, 近世漢方医学書集成12巻（大塚敬節, 他編), p.375, 名著出版, 1980.
14) 吉益東洞：方機, 近世漢方医学書集成12巻（大塚敬節, 他編), p.485-486, 名著出版, 1980.
15) 目黒道琢：餐英館療治雑話, 近世漢方医学書集成107巻（大塚敬節, 他編), p.107-108, 名著出版, 1983.
16) 和田東郭：和田泰庵方函, 近世漢方医学書集成16巻（大塚敬節, 他編), p.444, 名著出版, 1979.
17) 和田東郭：東郭医談, 近世漢方医学書集成16巻（大塚敬節, 他編), p.204, 名著出版, 1979.
18) 和田東郭：蕉窓雑話, 近世漢方医学書集成15巻（大塚敬節, 他編), p.372, 名著出版, 1979.
19) 和田東郭：和田泰庵方函, 近世漢方医学書集成16巻（大塚敬節, 他編), p.463, 名著出版, 1979.
20) 和田東郭：蕉窓方意解, 近世漢方医学書集成16巻（大塚敬節, 他編), p.148-149, 名著出版, 1979.
21) 稲葉文礼：腹証奇覧, 近世漢方医学書集成83巻（大塚敬節, 他編), p.108-110, 名著出版, 1982.
22) 和久田叔虎：腹証奇覧翼, 近世漢方医学書集成84巻（大塚敬節, 他編), p.416, 名著出版, 1982.
23) 有持桂里：稿本方輿輗, 7-20b〜7-21b, 復刻版, 燎原書店, 1973.
24) 有持桂里：校正方輿輗, 近世漢方医学書集成85巻（大塚敬節, 他編), p.393-396, 名著出版, 1982.
25) 有持桂里：校正方輿輗, 近世漢方医学書集成86巻（大塚敬節, 他編), p.171-172, 名著出版, 1982.
26) 有持桂里：校正方輿輗, 近世漢方医学書集成87巻（大塚敬節, 他編), p.168〜171, 名著出版, 1982.
27) 百々漢陰, 百々鳩窓：梧竹楼方函口訣, 復刻版, p.21, 春陽堂書店, 1976.
28) 本間棗軒：内科秘録, 近世漢方医学書集成21巻（大塚敬節, 他編), p.374, 名著出版, 1979.
29) 本間棗軒：内科秘録, 近世漢方医学書集成21巻（大塚敬節, 他編), p.405, 名著出版, 1979.
30) 尾台榕堂：類聚方広義, 近世漢方医学書集成57巻（大塚敬節, 他編), p.102-103, 名著出版, 1980.
31) 大塚敬節：症候による漢方治療の実際, 第5版, p.601, 南山堂, 2000.
32) 浅田宗伯：勿誤薬室方函口, 近世漢方医学書集成96巻（大塚敬節, 他編), p.187-188, 名著出版, 1982.
33) 張仲景：元・鄧珍本『金匱要略』, 巻中・痰飲咳嗽病脈証并治第十二, 2-5a, 復刻版, p.87, 燎原書店, 1988.
34) 大塚敬節：金匱要略講話, p.290-291, 創元社, 1979.
35) 浅田宗伯：先哲医話, 近世漢方医学書集成100巻（大塚敬節, 他編), p.180-181, p.239, 名著出版, 1983.
36) 浅田宗伯：橘窓書影, 2-34a, 近世漢方医学書集成100巻（大塚敬節, 他編), p.543, 名著出版, 1983.
37) 湯本求真：皇漢医学, 第1巻, 復刻版, p.226, 燎原書店, 1976.
38) 木村長久：苓桂朮甘湯に就いて. 漢方と漢薬, 4(2)：1-6, 1937.
39) 大塚敬節：症候による漢方治療の実際, 第5版, p.555-556, p.600-603, p.596-597, p.193-194, p.551-552, 南山堂, 2000.

129 六味丸

ろくみがん
rokumigan

製品番号：87

〔構成生薬〕

地黄，山茱萸，山薬，牡丹皮，沢瀉，茯苓

処方の特徴

1 処方概要

六味丸は，現在では，排尿障害，頻尿，浮腫，かゆみなどに用いられる漢方薬で，その処方構成は，八味地黄丸から桂枝と附子を除いたものである．

原典では小児の発育遅延などに用いるとされたが，後には八味地黄丸類似処方として成人・高齢者にも用いられるようになった．両者の違いは，構成生薬の面で考えたい．桂枝と附子の2つはいわゆる"熱薬"で，代謝低下，冷え，低体温傾向などのある例に用いる．この2味がない六味丸は，"冷え"の徴候が乏しい状態，たとえば発熱（全身または局所），熱感，のぼせ，暑がりなどの症状があるものに用いてもよいと考えられる．また，小児は附子中毒を起こしやすいので，八味地黄丸を用いたいところを，附子の副作用を避ける目的で，小児では六味丸にするとしてもよいであろう．

2 使用目標と応用（表1）

小児に用いる場合，やや虚弱で疲れやすい子供の夜尿症，排尿障害，および乾燥傾向のある皮膚疾患（アトピー性皮膚炎など）などに用いる．乳幼児の発育遅延に本当に有効であるかは不明である．

成人では，八味地黄丸と同様に排尿障害，下肢の運動機能低下，皮膚瘙痒症などに用いる機会がある．八味地黄丸に比べて，のぼせ，熱感があったり，あるいは暑がりの者が対象となる．月経障害，口内炎などに有効とする説もある．虚弱で胃下垂高度の者では胃腸障害が出やすいので注意が必要である．

論 説

1 原 典

北宋代，銭乙・撰，閻孝忠・編『小児薬証直訣』（1119年成立）

本書の伝本には複数の系統があり，異なる記載がある．ここでは，最善とされる宋版と，熊宗立注解本の条文を紹介する（p.755 附記参照）．いずれも地黄円の名で記載される．

1．宋版（台湾国立中央図書館所蔵）[1]

〔条文〕地黄円　腎怯，失音，顖開きて合せず〈注1〉[2-4]（次頁脚注），神不足し，目中白睛多く，面色㿠白〈注2〉[5-7]（次頁脚注）等を治する方．

〔大意〕地黄円（＝六味丸）は，腎が虚し，失声し，頭蓋前頂縫合部が癒合せず，精神が

表1　六味丸の使用目標と応用

- ■応　用
  - ・小児：夜尿症，排尿障害，皮膚疾患（アトピー性皮膚炎など）など
  - ・成人：排尿障害，下肢運動機能低下，皮膚瘙痒症　など
- ■症　候
  - ・排尿障害，頻尿，浮腫，かゆみ　など
  - ・冷えが少ない（のぼせ，熱感，暑がりなど）
- ■体　質
  - ・中等度

不明瞭で，眼中の白眼部が多く，顔が青白いなどの症状を治す（小曽戸[7]の訳）．

2．熊宗立本[8]

〔条文〕地黄円（肝腎の虚を補う）肝疳にて，白膜睛を遮り，瀉血〈注3〉して音を失し，身痩せ瘡疥あるを治す．又た胃怯して，言わず，解頤〈注4〉[9]し，小児長大すれども行くこと能わざる者を治す．専ら服して効を取る．

〔大意〕"肝疳"（ここでは，神経質で虚弱な状態か）で，白膜がひとみをさえぎり，"瀉血"して，声が出ず，痩せて皮膚病がある者を治す．また，胃が弱く，泉門が開いたままで閉鎖が遅れ，成長しても歩行できない小児を治す．長期服用により効果が現れる．

〔解説〕宋版と熊宗立本に共通するのは，「失音」（声が出ないことだが，言語発達の障害と思われる），泉門閉鎖不全である．眼については，宋版は眼球の白い部分が多いといい，熊宗立本は白膜が瞳をさえぎるという．眼球の白い部分が多いとは，痩せて眼が大きく見えることか，あるいは，新生児期水頭症などに見られるとされる眼球の落陽現象（眼球が下転して，瞳の虹彩下部が，日が沈むように下眼瞼に隠れる徴候）か．水頭症では，大泉門の緊張，泉門閉鎖不全もありうるので，上記期症状に似ている．以上に加えて，熊宗立本では皮膚症状と歩行障害（歩行開始遅延？）が加わっている．

2 中国医書の記載

■宋代の『婦人大全良方』（陳自明・著．1237年成立）巻24[10]には，「六味丸（一名，六味地黄丸）」として，この処方を挙げ，「この薬は（五行説の）"水"をさかんにして"火"を制する剤である．人の命は，"腎"をもって主とする．人の病は，多くは"腎虚"に起因する．この処方は唯一，"水"を生じる剤である．…もし腎虚で発熱し，口渇，排尿困難，喀痰が気道をふさいで声が出ないもの，咳嗽，吐血，めまい，飛蚊症（"眼花"〈注5〉）[11]，難聴，咽喉の乾燥と痛み，口内炎，歯が堅固でない，足腰が弱って軟らかい，内臓機能低下と障害，自然に出る発汗，寝汗，消化管出血，さまざまな出血など，"肝経不足"の症状には，まさに六味丸を用いるべきである．…また，"肝腎の精血が不足"し，"虚熱"があり，床から起き上がることができないものを治す」（筆者意訳）とある．すなわち，五行説によって"水"をさかんにして"火"を制する剤として，"腎虚"による諸症状に用いるという．小曽戸[7]によれば，本処方を六味丸と称したのは，この『婦人大全良方』からであろうとされる．

■明代の薛己（1487-1559）の『内科摘要』[12]にも，「腎経不足，発熱，渇を作し，小便淋秘，気壅がり，痰嗽，頭目眩暈，眼花，耳聾，咽燥き，舌痛，歯牙固まらず，腰腿痿軟，自汗盗汗，便血，諸血，失音，水泛びて痰と為り，

〈注1〉「顖開きて合せず」：泉門閉鎖不全．原文では顖は顊であるが，『大漢和辞典』に「顖に同じ」[2]とあり，「顖は囟と同じ」[3]とあり，囟は「ひよめき．おどり．…小児の頭蓋の合わざる所」[4]とある．頭蓋骨前頂縫合部．解剖学上の泉門を「顖門」という．

〈注2〉皏白：皏の字は『大漢和辞典』に見いだせない．思うに，皎（月の光）[5]に同じではないか．晥[6]が晃と同じで，「かがやく」，「日の光」であるから，皏は「月の光」か．小曽戸[7]の，この部分の訳は「青白い」である．

〈注3〉瀉血：「血を瀉す」，すなわち刺絡の意か．意味不明．

〈注4〉解頤：諸家の説により，解顱とする．蘆川桂洲『病名彙解』によれば，解顱[12]とは，「小児頭のをどりのあわぬことなり．○入門（『医学入門』）に云えらく，小児年大にして頭縫開解して合わず」とあり，泉門閉鎖不全の意で，宋版の「顖開きて合せず」と同じである．化骨異常，「くる病」，あるいは水頭症などか．

〈注5〉眼花：松田[11]によれば，岡本一抱の『万病回春指南』に「眼目昏冒して黒蕊の如き物のさえぎるを云う」とあるという．飛蚊症と思われる．

血虚発熱等の症を治す」と，『婦人大全良方』の引用が見られる．また王綸の『明医雑著』に薛己が注釈した『補注明医雑著』(1551 ?)巻5 小児無補腎法・薛己注[13]には，「小児の行くこと遅く歯遅く，解顱顖塡，五軟鶴膝，腎疳，歯齳れ睛白く，愁い多し．…まさに六味地黄丸加鹿茸を以て之を補うべし．…一小児，九歳，解顱，足軟，両膝漸く大なるも行履すること能わず．…六味地黄丸加鹿茸を用い，三月にして能く歩履す」とある．鹿茸は，哺乳動物シカ科のシカの角化する前の幼角で，強壮強精剤とされる[14]が，小児の発育遅延には六味丸に鹿茸を加えるとする説である．

■李梃の『医学入門』[15](1575年成立)には，若年者の腎虚，婦人の不妊，月経異常などに用いるとあり，応用が広げられている．

■龔廷賢『万病回春』(1587年成立)には，補益門[16]，虚労門[17]のほか，遠視または老眼(眼目門)[18]，糖尿病？(消渇門)[19]，続発無月経または閉経(経閉門)[20]，不妊(求嗣門)[21]，皮膚化膿症(癰疽門)[22]などに用いるとの記載がある．

■呉崑の『医方考』(1584年成立)には，「腎虚，熱を肺に移し咳嗽する者は，此の方(六味丸)之を主る」(咳嗽門)[23]とあり，また「腎虚，火を制すること能わざる者，此の方，之を主る．○人は独り水のみに非ざるなり．命門の火，並ぶなり．腎，虚せざるときは則ち水，以て火を制するに足る．虚するときは則ち，火，制せらるるところ無し．而して熱証生ず．之を名づけて陰虚火動と曰う．…今の人，足心熱し，陰股熱し，腰脊痛むは，率ね是れ此の証なり」(虚損労瘵門)[24]とある．

小児の発育遅延に用いるはずの薬が，観念論的議論によって，徐々に，老若を問わず，「腎水の不足」による「陰虚火動」に用いる薬へと変化していったといえよう．

3 江戸時代医家の論説 (筆者意訳)

■香月牛山(1656-1740)の『牛山活套』[25]には，慢性の喘息，腰痛の軽症，寝汗，耳鳴・耳聾，遺精が久しく止まない者などに用いるとある．

■福井楓亭(1725-92)の『方読弁解』小児初生雑病[26]には，「六味丸は，小児が虚劣で，肌が枯れ枝のように乾燥して潤いがなく，羸痩し，頭ばかり大きくなり，歩行できないというものに用いる」とある．熊宗立本によるものであろう．

■目黒道琢(1739-98)『餐英館療治雑話』[27]には，「"疥"のほか，"血風瘡"(皮膚炎の一種か)など，皮膚に生ずる小瘡で半年一年と長く治らないものに，六味丸でよく愈えることがあり，知っている必要がある．夜になると日中よりも痒みが強くなり，日暮れから夜中にかけて微熱が出て耳鳴りがし，ときどき顔面が熱して赤くなるのは，すべて腎中の虚火が発動する故である．これには必ず効果がある．この証は，生来虚弱な人に多く見られる」とし，また「小児の百日咳が止まず，やや虚候を呈する者には，六味丸加紫蘇子を用いるとよい」とある．

■津田玄仙(1737-1809)の『療治経験筆記』[28]には，「癃(慢性の排尿障害，尿閉)」，「老淋(高齢者の排尿障害)」，「血淋(血尿をともなう排尿困難)」などに六味丸およびその加味方を用いるとある．

■浅井貞庵(1770-1829)の『方彙口訣』[29]には，「遺精で肝腎の不足より発するもの」によい，排尿痛(淋瀝)に補中益気湯と併用，頭痛で風薬，血薬，痰薬が効かず，痰が上るのによい，蟬のなくような耳鳴には六味丸を五更(明け方)に服し，補中益気湯を食前に服薬するとよい，これは薛己の経験である，などの記載がある．

■百々漢陰(1776-1839)・百々鳩窓(1808-78)の『梧竹楼方函口訣』の虚労類・地黄

丸[30]には「房事過度し，腎虚より起こる咳嗽に宜し」とあり，また小児類・地黄円[31]には「…六味丸は非常に良い処方で，自分もたびたび経験がある．中でも小児で"肝気が亢ぶり"，気が短かくて少しのことでも大声で泣いて止まず，白眼が青みがかり，額に青筋をたて，顔色がいつも蒼白い者には，この処方を半年一年と長期服用させれば，徐々に気質が落ち着いてきて，筋肉もしっかりして甚だ丈夫になるものである．…この処方を用いるのは生後から12,3歳までの間で，それを過ぎては効きが悪い．6,7歳から12,3歳までが最も服用に適した年令である」という．

■ 宇津木昆台（1779-1848）の『古訓医伝』巻之十五・八味丸の条[32]には，六味丸の使用を無意味とし，「銭仲陽（銭乙）が，小児に用いるために八味地黄丸から桂枝と附子を除いて六味丸としてから，世上に大いに流行している．…小児に六味丸にすることは，いっこうにその主意を納得できない．しかしながら医者も素人も一般に六味丸をもってむやみやたらに処方して効果を得たと思う弊害に陥っていることは，いまさら如何ともなし難い」と嘆いている．

■ 本間棗軒（1804-72）『内科秘録』の解顱門[33]には「解顱は脳病で薬石の治する所ではない．稀に治る者も頭顱のみ大きくなって廃人になる者である．あるいは癲癇に変ずる者もある．古今通治の法は，六味地黄丸内服，天南星外用などが有効とする」とあり，語遅行遅門[34]には「語遅，行遅は口軟，脚軟とは自ずから異なり，歯遅く髪遅きと同じように気血の不足に因るものである．成長して気血が充実するときは，能く言い，能く行くようになるものである．六味地黄丸加鹿茸がよい」とある．前半は水頭症などをさすかと思われる．鹿茸の加味は薛己の説によるものであろうが，本間棗軒のように実証を重んじる人が追認している点で興味深い．

4 近年の論説

■ 大塚敬節（1900-80）は，『大塚敬節著作集』の「夜尿症には小建中湯と八味丸の証が多い」の項[35]では，「筋肉の発育の悪い虚弱な児童の夜尿症には，小建中湯の証が多く，食欲旺盛で血色もよく，筋肉の発育もよくて，夜尿症を訴えるものには八味丸が効く．幼児で附子を用い難い時は，六味丸として用いる」，「いわゆる痿証には地黄剤を主として用いる」の項[36]では「小児麻痺その他脊髄性疾患，脳溢血等で歩行不能或いは歩行困難のものには，地黄を主剤とする八味丸，六味丸，加味四物湯，十全大補湯などを用いる証が多い」，「六味丸」の項[37]では「湿疹，じんましんなどで，小さい発疹が皮膚に出来て，久しく治らないものに，この方を用いて治るものがある．夕方より夜にかけて，痒みが強くなり，夜中に微熱があるように感じ，耳が鳴り，顔が熱して赤くなるものを目標として用いる」という．

症　例

症例 膀胱括約筋麻痺（？）（大塚敬節治験）[38]

　四歳の女子．生まれてから現在まで尿が終日少しずつ漏れて，いつも外陰部が湿り，そのため大陰唇から肛門のあたりまで糜爛している．各種の病院を歴訪したが，別に治療法もないという．患者は栄養，血色良好で，すこぶる元気，食欲も旺盛で，大便も一日一行ある．ただ生まれて一回も普通の排尿をしたことがない．八味地黄湯を用いたかったが，四歳の幼児では附子の用量がややこしいので，六味地黄湯（六味丸を煎じ薬としたもの）とする．二週間服用して少しも変化がない．駄目かなと思いながら三週間目の薬を与えた．これを三日分飲むと，尿の淋瀝がぴたりと止んで，時間をきめて，一日五，六回宛尿が出るようになった．治った，治ったと両親は大よろこびであるが，私もこんなに早くよ

くなるとは思わなかった….

鑑別

■ **八味地黄丸**（本文参照）
■ **滋陰降火湯**
"枯燥"（皮膚粘膜の乾燥萎縮）傾向のある高齢者で要鑑別．咳など上半身の症状には滋陰降火湯，下半身の症状には六味丸．
■ **温清飲**
アトピー性皮膚炎，皮膚瘙痒症などで要鑑別．皮膚局所に，いくらか赤みがあり，粉をふいたように乾燥，爪で掻いた痕，出血，痂皮などを認める例に使用．しばしば鑑別は困難．
■ **当帰飲子**
高齢者の皮膚瘙痒症などで要鑑別．ほとんど赤みがなく，乾燥を主とする場合が多い．しばしば鑑別は困難．

附記

■ **『小児薬証直訣』の伝本**

『小児薬証直訣』は，北宋時代の著名な医家である銭乙の原著を，弟子である閻孝忠が編集校訂した小児科専門書である．小曽戸[39]によれば，その伝本には大きく5つの系統があり，そのうち，ほとんど閻孝忠の原著の旧と考えられるのは宋刊三巻本（台湾国立中央図書館所蔵）であるという．本稿の原型である「漢方重要処方マニュアル78 六味丸」[40]で筆者が原典として紹介したのは，宋版とは別系統の伝本である熊宗立注解本（『和刻漢籍医書集成』所収）の記載であったが，本稿執筆中に，宋版との違いが大きいことを知った．そこで，小曽戸氏にお願いして前記・台湾国立中央図書館所蔵宋版のコピーを頂戴した．処方の条文や出典に関して厳密とされる『観聚方要補』も，当初参照した文政版（『近世漢方医学書集成』所収）では，地黄円として熊宗立本の記載を引用していた．しかし，今回，これも小曽戸氏にご提供いただいた多紀元昕ら補訂の安政4年版のコピーでは，宋本の記載に訂正されていた[41]．その後，『観聚方要補』安政版は小曽戸氏らのご尽力で影印出版されたので，これを引用文献として挙げる．小曽戸氏によれば，多紀氏は，清の陳世傑が康熙年間に，もともと中国にあった前記の宋刊本（現・台湾国立中央図書館所蔵）を模刻した仿宋刊本によって訂正したという（私信）．

引用文献

1) 銭乙・撰，閻孝忠・編：銭方，2-2b～3a（下巻二丁裏から三丁表），宋版『小児薬証直訣』，台湾国立中央図書館所蔵．（小曽戸洋氏よりコピー提供を受けた）
2) 諸橋轍次：大漢和辞典，修訂版12巻，p.259，大修館書店，1986.
3) 諸橋轍次：大漢和辞典，修訂版12巻，p.292，大修館書店，1986.
4) 諸橋轍次：大漢和辞典，修訂版3巻，p.57-58，大修館書店，1984.
5) 諸橋轍次：大漢和辞典，修訂版8巻，p.86，大修館書店，1985.
6) 諸橋轍次：大漢和辞典，修訂版5巻，p.861，大修館書店，1985.
7) 小曽戸洋：漢方一話 処方名のいわれ，82 六味丸．漢方医学，24(2)：86，2000.
8) 銭乙・撰，閻孝忠・編：小児薬証直訣，5-3a，和刻漢籍医書集成第1輯（小曽戸洋，他編），p.38，エンタプライズ，1988.
9) 蘆川桂洲：病名彙解，近世漢方医学書集成64巻（大塚敬節，他編），p.236，名著出版，1982.
10) 陳自明・撰，薛己・校注：太医院校註婦人良方大全，24-45a．和刻漢籍医書集成第3輯（小曽戸洋，他編），婦人大全良方，p.261，エンタプライズ，1989.
11) 松田邦夫：万病回春解説，p.210，創元社，1989.
12) 薛己：内科摘要，薛氏医案，1-49b，欽定四庫全書，復刻版 - 四庫医学叢書・薛氏医案1，p.[763-27]，上海古籍出版社，1994.
13) 王綸・著，薛己・補注：補注明医雑著，5-23a～5-24a，和刻漢籍医書集成第8輯（小曽戸洋，他編），p.114，エンタプライズ，1990.
14) 大塚敬節，矢数道明，清水藤太郎：漢方診療医典，第6版，p.432，南山堂，2001.
15) 李梴：医学入門，6-80a～b，和刻漢籍医書集成第9輯（小曽戸洋，他編），p.497，エンタプライズ，1990.
16) 龔廷賢：万病回春，4-4a，和刻漢籍医書集成第11輯（小

曽戸洋, 他編), p.129, エンタプライズ, 1991.

17) 龔廷賢：万病回春, 4-22b〜23a, 和刻漢籍医書集成第11輯（小曽戸洋, 他編), p.138-139, エンタプライズ, 1991.

18) 龔廷賢：万病回春, 5-38a, 和刻漢籍医書集成第11輯（小曽戸洋, 他編), p.191, エンタプライズ, 1991.

19) 龔廷賢：万病回春, 5-88a, 和刻漢籍医書集成第11輯（小曽戸洋, 他編), p.216, エンタプライズ, 1991.

20) 龔廷賢：万病回春, 6-10b, 和刻漢籍医書集成第11輯（小曽戸洋, 他編), p.222, エンタプライズ, 1991.

21) 龔廷賢：万病回春, 6-30b, 和刻漢籍医書集成第11輯（小曽戸洋, 他編), p.232, エンタプライズ, 1991.

22) 龔廷賢：万病回春, 8-11a〜b, 和刻漢籍医書集成第11輯（小曽戸洋, 他編), p.284, エンタプライズ, 1991.

23) 呉崑：医方考, 2-53b, 和刻漢籍医書集成第10輯（小曽戸洋, 他編), p.70, エンタプライズ, 1990.

24) 呉崑：医方考, 3-15a〜b, 和刻漢籍医書集成第10輯（小曽戸洋, 他編), p.79, エンタプライズ, 1990.

25) 香月牛山：牛山活套, 近世漢方医学書集成61巻（大塚敬節, 他編), p.370, p.382, p.453, p.475, p.493, 名著出版, 1981.

26) 福井楓亭：方読弁解, 近世漢方医学書集成54巻（大塚敬節, 他編), p.437, 名著出版, 1981.

27) 目黒道琢：餐英館療治雑話, 1-28b〜31b, 近世漢方医学書集成107巻（大塚敬節, 他編), p.328-331, 名著出版, 1983.

28) 津田玄仙：療治経験筆記, 近世漢方医学書集成73巻（大塚敬節, 他編), p.497, p.498-499, p.499, 名著出版, 1983.

29) 浅井貞庵：方彙口訣, 近世漢方医学書集成78巻（大塚敬節, 他編), p.377, p.388-389, p.432, p.450, 名著出版, 1981.

30) 百々漢陰, 百々鳩窓：梧竹楼方函口訣, 復刻版, p.147, 春陽堂書店, 1976.

31) 百々漢陰, 百々鳩窓：梧竹楼方函口訣, 復刻版, p.205-206, 春陽堂書店, 1976.

32) 宇津木昆台：古訓医伝, 近世漢方医学書集成26巻（大塚敬節, 他編), p.419, 名著出版, 1980.

33) 本間棗軒：内科秘録, 近世漢方医学書集成22巻（大塚敬節, 他編), p.441, 名著出版, 1979.

34) 本間棗軒：内科秘録, 近世漢方医学書集成22巻（大塚敬節, 他編), p.455-456, 名著出版, 1979.

35) 大塚敬節：大塚敬節著作集, 第3巻, p.110, 春陽堂書店, 1980.

36) 大塚敬節：大塚敬節著作集, 第3巻, p.136, 春陽堂書店, 1980.

37) 大塚敬節：大塚敬節著作集, 第6巻, p.192, 春陽堂書店, 1980.

38) 大塚敬節：大塚敬節著作集, 第4巻, p.75-76, 春陽堂書店, 1980.

39) 小曽戸洋：『小児薬証直訣』解題, 和刻漢籍医書集成第1輯（小曽戸洋, 他編), 解説 p.1-9, エンタプライズ, 1988.

40) 稲木一元：漢方重要処方マニュアル78 六味丸. 漢方医学, 25：170-174, 2001.

41) 多紀元簡・著, 元胤・元堅・元昕ら改訂：『観聚方要補』安政版, 10-26a〜b, 『観聚方要補』安政版刊行委員会復刻版, p.297, 医聖社, 2013.

事項索引

数字・欧文

1,5-AG 98
5-FU 310
5-HT 707, 722
5-HT$_{2B}$ 受容体 723
5-HT$_{2C}$ 受容体 723
[6]-gingerol 549
6-methoxywogonin 54
[6]-shogaol 438, 439
[8]-gingerol 549
[10]-gingerol 723
17β-エストラジオール 32
aconitine 389
ADM：adrenomedullin 440
AG：acylated ghrelin 720
AgRP：agouti-related protein 724
AQP：aquaporin 202, 567, 610, 611
atractylodin 723
B 細胞 659
baicalein 54, 589
baicalin 54, 589
berberine 55, 589
Bleomycin 肺線維症 662
BPSD 700, 704, 711
capillarisin 13
capillartemisin 13
capillin 13
carboplatin 182
CD62L 659
CGRP：calcitonin gene-related peptide 150, 440
CINC：cytokine-induced neutrophil chemoattractant 32, 85, 149, 519
cinnamic aldehyde 133
COPD 217, 220, 259, 265, 408, 562, 567, 640, 653, 736
COX-2 阻害 43, 55, 151
CRF：corticotropin releasing factor 724
crocetin 55, 78
crocin 55, 78
daidzein 65
daidzin 65
desAG：desacylated ghrelin 720
dynorphin 183
ED：Erectile Dysfunction 127, 181, 210, 443, 570, 577, 640
emodin 18
Estradiol 31
ET：Embryo Transfer 31
FD：Functional Dyspepsia 1, 720
FOLFOX 療法 183
formononetin 65
FSH：Follicle stimulating hormone 31, 519
GABA 45
GABA$_A$ ベンゾジアゼピン受容体 708
G-CSF 660
genipin 17, 18, 18, 55, 78
geniposide 55, 78, 86, 87
genistein 65
GERD：Gastroesophageal Reflux Disease 1, 720
ghrelin 724
gingerol 723
ginsenoside 548
gomishin A 353
HAS：hydroxy-α-sanshool 438, 439
HPA-axis 215
ICAM-1 657
IgA 658
IgE 介在性皮膚反応 611
IgE 産生抑制 655
IL-6 84, 85, 86
IL-8 32, 85, 149, 150, 519
IL-12 315, 316
IL-18 316
iNOS：inducible nitric oxide synthase 17
interferon 315
IVF：In Vitro Fertilization 31
jateorrhizine 55
Kuffer 細胞 316
leptin 723
LH：Luteinizing hormone 31, 519
L-selectin 659
MCP-1：monocyte chemoattractant protein-1 85, 150
menthol 78
menthone 78
Mrp2 18
MRSA 感染 302, 640
Neuraminidase 阻害剤 673
NK 細胞活性 654
NKT（Natural Killer T）細胞 316
NPY：neruopeptide Y 724
NSAIDs 43
ophiopogonin 562, 567
oroxylin A 54
oxaliplatin 183
paclitaxel 182
paeoniflorin 78, 151, 427
paeonol 78, 427
palmatine 55
paroxetine 84
PCOS：polycystic ovary syndrome 31
PDE3：Phosphodiesterase Ⅲ 723
phellodendrine 55
progesterone 31
prolactin 31
propensity score analysis 437
pseudoephedrine 40
puerarin 65
RCT 704, 705
rhathannin 423
RH-PAT：reactive hyperemia peripheral arterial tonometry 152
scoparone 13
sennoside 423
shogaol 549
SSRI 721
TARC：thymus and activation-regulated chemokine 151
Tegafur 徐放製剤 311
Th1 サイトカイン 657
Th1 増強作用 655
Th1/Th2 バランス 655, 661
Th2 抑制作用 655
TLR-4：Toll-like receptor-4 657
TLRs：Toll-like receptors 315
TNF-α 440
wogonin 54, 589

Zarit burden interview 706
zingerone 549

あ

噫気（あいき） 186
噯気（あいき） 718
あかぎれ 270
アカヤジオウ 580
アクアポリン 202, 567, 610, 611
アグーチ関連たん白 724
悪性化進展抑制 314
悪性腫瘍 302, 551, 640
悪性貧血 75
アケビ 509
浅井貞庵（あさいていあん） 70
浅井南溟（あさいなんめい） 711
浅井腹診録（あさいふくしんろく） 711
浅田宗伯（あさだそうはく） 26, 40, 70, 385, 468, 539
字（あざな） 664
アシルグレリン 720, 724
あせも 270, 366
アデノイド 235
アトピー性湿疹 235
アトピー性皮膚炎 25, 34, 39, 45, 54, 108, 151, 227, 302, 322, 350, 366, 468, 470, 497, 603, 610, 634, 640, 653, 660, 751
アトピー性皮膚炎モデルマウス 661
アトラクチロジン 723
アドレノメデュリン 440
阿芙蓉液（あふようえき） 524
アヘンチンキ 524
アミガサユリ 408
アミロイドβ 318
有持桂里（ありもちけいり） 473
アルツハイマー型認知症 102, 705, 706
アルツハイマー病 76, 102, 318, 700, 705
アレルギー性炎症 656
アレルギー性結膜炎 39, 353
アレルギー性鼻炎 353, 357, 669, 675, 736
アレルギー性皮膚炎 661
安胎薬（あんたいやく） 26

い

胃アトニー症 618, 640
胃炎 51, 60, 223, 247, 250, 443, 584, 620, 622
胃潰瘍 4, 250, 274, 524

医学正伝（いがくせいでん） 528, 536, 579, 715, 716
医学入門（いがくにゅうもん） 159, 206
医学六要（いがくりくよう） 399, 400
胃下垂 640
胃下垂症 390, 714
胃癌 652
胃癌術後化学療法 310
胃脘痛（いかんつう） 4
易簡方（いかんほう） 379, 380, 585
胃痙攣 92
胃十二指腸潰瘍 223, 224
萎縮性胃炎 283
胃食道逆流症 1, 57, 589, 615, 620, 622, 714, 720
遺精（いせい） 127, 128, 404, 733
胃腸炎 60
胃腸型感冒 163
饐（いつ） 716
饐（いつ） 716
溢飲（いついん） 355
一角（いっかく） 452
一貫堂（いっかんどう） 734
一貫堂経験方（いっかんどうけいけんほう） 232
一貫堂方（いっかんどうほう） 109, 232
呝逆（いつぎゃく） 645
一斛（いっこく） 27
一本堂医事説約（いっぽんどういじせつやく） 466
伊東細胞 18
胃内停水 3
遺尿 743
胃排出能 721
痿躄（いへき） 506
いぼ 155, 270, 685
医方口訣集（いほうくけつしゅう） 235
諱（いみな） 664
イリノテカン 589, 594
医塁元戎（いるいげんじゅう） 11, 318, 723
陰萎（痿）（いんい） 127, 179, 181, 210, 443, 570, 577, 640, 213, 447, 448
陰黄（いんおう） 22
陰虚火動（いんきょかどう） 259, 260, 753
咽喉異物感 583, 586
咽喉炎 235
咽喉頭異常感 745
咽喉頭異常感症 237, 238, 584
咽喉頭炎 338

癮疹（瘾）（いんしん） 52, 367, 498, 635
インターフェロン 315, 655
インターフェロン製剤 339
咽中炙臠（いんちゅうしゃれん） 584
陰挺（いんてい） 731
咽頭炎 95, 233
陰部潰瘍 733
陰部瘙痒症 63
インフルエンザ 224, 462, 668, 673
インフルエンザ脳症 198

う

茴香（ういきょう） 1
うおのめ 270, 272
烏頭（うず） 389
ウスバサイシン 675
うっ血肝 694
うっ血性心不全 43
うつ状態 83, 131, 584
鬱病 100, 129

え

栄衛（えいえ） 288
営気（えいき） 664
栄気（えいき） 288
会陰部打撲 490, 495
衛気（えき） 288, 664
疫眼腫痛 67
易水学派（えきすいがくは） 642
エストラジオール 31
噦（えつ） 188
噎病（えつびょう） 605
エリスロポエチン抵抗性（腎性）貧血 302, 312
円形脱毛症 127, 210
嚥下障害 584
嚥下性肺炎 587
閻孝忠（えんこうちゅう） 751
延胡索（えんごさく） 1
炎症性サイトカイン 151

お

嘔気 20, 185, 201, 361, 533, 543, 714
黄耆（おうぎ） 45, 628
横痃（おうげん） 731
王好古（おうこうこ） 318, 723
黄芩（おうごん） 54, 589
王碩（おうせき） 585
黄体機能不全 25, 30, 31, 78, 79, 144, 149, 519
黄体形成ホルモン 31

事項索引 759

黄疸　13, 16, 20, 22, 23, 248
黄疸改善作用　17
黄疸軽減作用　18
嘔吐　185, 201, 361, 531
王燾(おうとう)　52, 385, 616
黄柏(おうばく)　54
往来寒熱(おうらいかんねつ)　445
王綸(おうりん)　261
黄連(おうれん)　589
大塚敬節(おおつかよしのり)　23, 42, 48, 68, 75, 239, 250, 257, 263, 272, 277, 285, 325, 335, 368, 453, 470, 500, 524, 586, 609, 618, 620, 687, 696, 728, 743, 754
オオツヅラフジ　628, 694
オキサリプラチン　183
オクトリカブト　389
おくび　186, 716
諡(おくりな)　664
瘀血(おけつ)　26, 143, 152, 155, 490
瘀血証体質(おけつしょうたいしつ)　232
瘀血の腹証(おけつのふくしょう)　144
悪心(おしん)　531
尾台榕堂(おだいようどう)　70, 559, 671
オタネニンジン　548
オニノヤガラ　601
瘀熱(おねつ)　14, 21
オピオポゴニン　567
悪露(おろ)　146
遠志(おんじ)　557
温補剤　642

か

欬逆倚息(がいぎゃくきそく)　355
外耳炎　67
外耳道炎　65
外傷性てんかん　92
外傷病　642
咳嗽　379, 447, 673
回転性めまい　749
開腹術後腸管麻痺　432, 437
艾葉(がいよう)　103
潰瘍性大腸炎　224, 242, 246
解顱(かいろ)　752, 754
化学療法　302, 551, 640, 651, 721
香川修庵(かがわしゅうあん)　466
鵝眼風(ががんふう)　686
夏季下痢症　7
鶴膝風(かくしつふう)　455
角膜炎　67
霍乱(かくらん)　59, 197, 544

下肢運動機能低下　751
下肢運動麻痺　122, 181
何首烏(かしゅう)　497
鵝掌風(がしょうふう)　82, 686
かぜ　166
かぜ症候群　338, 566, 678, 679
下腿潰瘍　48
肩関節周囲炎　418, 528, 697
過多月経　26, 34, 103, 106
肩こり　65, 67, 68, 144, 185, 227, 276, 443, 447, 448
香月牛山(かつきぎゅうざん)　51
喀血(かっけつ)　53
葛洪(かっこう)　55
葛根(かっこん)　65, 370
滑石(かっせき)　191
華癲(かてん)　91
過敏性腸症候群　7, 45, 113, 117, 119, 120, 158, 163, 174, 223, 224, 227, 274, 277, 331, 390, 433, 505, 508, 509, 522, 543, 589, 622, 714
華風(かふう)　91
花粉症　740
蝦蟆瘟(がまうん)　81
鎌田碩庵(かまたせきあん)　91
仮面うつ病　78, 79
カラスビシャク　361
乾咳(からせき)　263
カリエス　48
カルシトニン遺伝子関連ペプチド　439
カルボプラチン　182
瓜呂根(かろこん)　217
栝楼根(かろこん)　217
瓜呂仁(かろにん)　205
栝楼仁(かろにん)　205
カワラヨモギ　13
肝(かん)　708
癇(かん)　232, 702
肝炎　16, 23, 343
眼花(がんか)　752
癌化学療法　311
癌化抑制　314
肝機能障害　13, 20, 223, 224, 338, 443
乾姜(かんきょう)　549
肝経(かんけい)　512
肝経湿熱(かんけいしつねつ)　731
肝厥(かんけつ)　475
寒厥頭痛(かんけつずつう)　677
眼瞼炎　42
肝硬変(症)　13, 43, 82, 300, 302, 309, 640

肝再生促進作用　18
肝細胞アポトーシス抑制　17
肝細胞癌　310
肝細胞保護作用　17
乾漆(かんしつ)　153
寒湿(かんしつ)　174
間質性肺炎　338
䗪瀉(かんしゃ)　160
観聚方要補(かんじゅほうようほ)　8, 623, 715, 755
癇症(かんしょう)　212, 598, 747
寒性膿瘍　48
関節炎　41, 42
関節痛　174, 685, 697
関節リウマチ　39, 42, 122, 455, 458, 628, 685, 697, 698
乾癬　272
寒疝(かんせん)　124, 187, 225
肝線維化抑制　17, 18
感染性腸炎　141
甘草(かんぞう)　26
乾燥性湿疹　25
眼底出血　53
癌転移抑制　314
肝発癌予防　302
肝斑(かんぱん)　35, 36, 155, 288
感冒　67, 68, 133, 137, 163, 167, 174, 217, 224, 227, 228, 233, 338, 343, 358, 370, 379, 390, 413, 640, 668, 672, 675, 676, 679
漢方一貫堂医学(かんぽういっかんどういがく)　109, 232, 409, 488, 734
漢方診療医典　10
簡要済衆方(かんようさいしゅうほう)　623
寒冷蕁麻疹　37

き

偽アルドステロン症　26, 89, 298
枳園叢攷(きえんそうこう)　39
危亦林(きえんりん)　243, 715
記憶障害　73
キカラスウリ　205, 217
気管支炎　169, 206, 208, 217, 224, 228, 233, 237, 259, 265, 338, 353, 358, 379, 382, 384, 408, 410, 443, 461, 562, 584, 640, 675, 676, 679, 681, 736
気管支拡張症　219, 408, 736
気管支喘息　169, 172, 220, 224, 237, 239, 338, 353, 357, 358, 384, 386, 408, 443, 562, 668, 675, 676, 679, 681, 736

几几（きき）　66, 68
気虚（ききょ）　280, 282
気血水説（きけつすいせつ）　536
気血痰説（きけつたんせつ）　535
喜唾（きだ）　545
喜多村直寛（きたむらただひろ）
　　　45, 68
北山友松子（きたやまゆうしょうし）
　　　235
菊花（きっか）　474
橘紅（きっこう）　409
橘窓書影（きっそうしょえい）　59, 70, 294
気道過敏性　240
気道クリアランス促進作用　568
杵淵彰（きねぶちあきら）　415, 555
機能性胃腸症（機能性ディスペプシア）　1, 7, 57, 119, 158, 224, 279, 361, 390, 522, 543, 589, 592, 615, 620, 622, 714, 720
キバナオウギ　45, 628
気味（きみ）　634
木村長久（きむらちょうきゅう）　59, 208, 226, 244, 271, 295, 350, 406, 565, 687, 748
木村博昭（きむらはくしょう）　470, 698
逆経（ぎゃくけい）　493
客忤（きゃくご）　91, 212
逆流性食道炎　57, 60, 589, 615
急性胃炎　57, 274
急性胃腸炎　7, 10, 57, 59, 174, 195, 196, 197, 200, 224, 242, 622
急性咽頭炎　94
急性肝炎　13, 16
急性上気道炎　65, 133, 223, 224, 348, 353, 675
急性腎炎　10
急性虫垂炎　427
急性腸炎　113, 10, 117
驚悸（きょうき）　532
胸脇苦満（きょうきょうくまん）　210, 223, 338, 443, 444
凝固線溶系異常　143
驚信（きょうしん）　8, 159, 170, 191, 261, 266, 396
狭心症　522
強中病　219
共通粘膜免疫系　658, 659
龔廷賢（きょうていけん）　8, 35, 80, 159, 170, 191, 259, 260, 261, 266, 305, 328, 370, 396, 419, 461, 528
胸痺（きょうひ）　526, 545
驚風（きょうふう）　635

胸膜炎　205, 208, 220
胸満煩驚（きょうまんはんきょう）　210
玉機微義（ぎょくきびぎ）　536
虚弱高齢者　652
虚弱児　45, 48, 228, 335
虚弱体質者　45, 640, 661
許叔微（きょしゅくび）　475
魚毒（ぎょどく）　165
虚熱（きょねつ）　35
起立性調節障害　596, 599, 745
気淋（きりん）　192
金匱玉函経（きんきぎょくかんけい）　14, 57, 65, 113, 118, 135, 186, 196, 211, 218, 224, 248, 274, 292, 332, 339, 354, 390, 444, 450, 472, 481, 491, 544, 604, 632, 669, 690
金匱要略（きんきようりゃく）　14, 20, 26, 40, 46, 65, 66, 90, 94, 104, 128, 135, 144, 186, 196, 218, 224, 248, 253, 255, 292, 332, 339, 354, 361, 424, 428, 433, 444, 450, 481, 505, 515, 534, 544, 563, 571, 584, 590, 604, 615, 629, 685, 690, 694, 736, 742, 746
金元四大家　642
緊張性頭痛　65, 185, 224, 413, 443, 448, 474, 477, 596
筋惕肉瞤（きんてきにくじゅん）　635
筋肉痛　685, 697

く

クインケ浮腫　196
空間記憶障害改善作用　76
駆瘀血剤（くおけつざい）　143, 155, 487
苦参（くじん）　255
クズ　370
虞摶（ぐたん）　528, 579, 715, 716
クチナシ　78
クララ　255
グルココルチコイド受容体　215
グルタミン酸神経系　707
車酔い　196
グレリン　714, 721, 722, 724
クローン病　433, 438
クロミフェン　30, 31

け

ケイアルデヒド　133
荊芥（けいがい）　108
鶏眼（けいがん）　270
頸肩腕症候群　65, 418, 455, 528, 697

傾向スコア解析　437
経口免疫寛容　656
桂皮（けいひ）　133
痙病（けいびょう）　67
頸部リンパ節炎　233, 81, 219, 232, 338, 348, 559
頸部リンパ腺炎　350
鶏鳴下痢（けいめいげり）　161, 389
痙攣性咳嗽　92
痙攣発作　89
外科枢要（げかすうよう）　732
外科正宗（げかせいそう）　234, 270, 366, 375
下血　51, 53, 99
外台秘要方（げだいひようほう）　52, 385, 612, 615, 616, 629, 632, 643
結核　82, 219
血管新生　317
血管性認知症　700, 705, 706
血虚（けっきょ）　287
結胸（けっきょう）　205, 591
月経（血）過多　26, 34, 103, 106
月経困難（症）　25, 34, 59, 78, 79, 144, 155, 163, 427, 428, 490, 505, 509, 515, 519
月経障害　25, 288, 751
月経前症候群　78, 79, 85, 490, 494, 700, 703, 711
月経痛　1, 174, 185, 297, 331, 487, 505, 507
月経不順　25, 34, 82, 155, 174, 427, 428, 487, 490, 628
月経閉止　3
月湖（げっこ）　536
結節性紅斑　40, 41
血燥（けっそう）　497, 498
血尿　53, 103, 485
血熱（けつねつ）　255
げっぷ　618, 716
血風（けっぷう）　414
血分腫（けつぶんしゅ）　147
結膜炎　39, 42, 65, 67, 745, 748
血淋（けつりん）　192
解毒証体質（げどくしょうたいしつ）　109, 232, 734
下痢　139, 141, 158, 160, 201, 245, 392, 589
下痢症　195
幻覚　700
肩胛関節周囲炎　455
厳氏済生方（げんしさいせいほう）　98, 180, 498, 723
元和紀用経（げんなきようけい）　516

事項索引

痃癖（げんぺき）　276
健忘（症）　97, 98, 100
懸癰（けんよう）　731
厳用和（げんようか）　98, 180, 498, 723

こ

号（ごう）　664
抗アポトーシス作用　229
高アンドロゲン血症　30
高アンモニア血症　318
膠飴（こうい）　331
抗うつ作用　215
抗炎症作用　17, 54, 229, 567
紅花（こうか）　487
口渇　201, 609
甲賀通元（こうがつうげん）　87, 488
皇漢医学（こうかんいがく）　586, 748
睾丸炎　730
抗癌剤　556
口腔乾燥症　563, 603
剛痙（ごうけい）　66, 451
高血圧症　26, 51, 53, 210, 213, 248, 250, 250, 285, 443, 487, 490, 634, 637
哮吼（こうこう）　171
抗酸化　230
抗腫瘍作用　640, 654
甲状腺機能亢進症　66
口歯類要（こうしるいよう）　75
口唇乾燥　25, 26
哮喘（こうぜん）　671
抗線維化　230
黄帝内経素問（こうていだいけいそもん）　578, 664, 708
行動・心理症状　700, 704, 711
喉頭炎　233
口内炎　13, 16, 51, 53, 57, 78, 79, 82, 248, 257, 589
更年期症候群　82, 147, 25, 34, 54, 73, 78, 79, 84, 98, 144, 149, 155, 163, 174, 210, 217, 224, 247, 250, 255, 288, 428, 474, 487, 490, 515, 538, 700, 711
合病（ごうびょう）　66
高ビリルビン血症　13
抗不安作用　86, 215
香附子（こうぶし）　163
高プロラクチン血症　30
広防已（こうぼうい）　694
厚朴（こうぼく）　583, 622
皇甫中（こうほちゅう）　697
コウホネ　466

肛門周囲炎　428
肛門瘙痒症　501
肛門裂傷　62, 270
膏淋（こうりん）　192
コガネバナ　589
穀疸（こくたん）　15
黒皮症　35
五更瀉（ごこうしゃ）　161, 389, 392
五更泄（ごこうせつ）　161
古今医鑑（ここんいかん）　8, 8, 159, 170, 191, 261, 266, 396, 419
古今方彙（ここんほうい）　87, 488
牛膝（ごしつ）　179
腰の冷え　742
五積（ごしゃく）　175
五十肩　67, 124, 528
五十二病方（ごじゅうにびょうほう）　643
呉茱萸（ごしゅゆ）　185
枯燥（こそう）　259
小曽戸洋（こそとひろし）　62, 280, 366, 505, 523, 623
骨髄抑制　311
コブシ　375
五味子（ごみし）　353
こむらがえり　297, 299
古矢知白（こやちはく）　683
小山誠次（こやませいじ）　11, 70, 81, 243, 266, 280, 373, 379, 409, 462, 476
五淋（ごりん）　405
コルチコトロピン放出因子　722
五苓散坐薬　201
混合性頭痛　185

さ

サイカチ（皂角）　15
臍下不仁（さいかふじん）　179
細辛（さいしん）　675
再生不良性貧血　75
細茶（さいちゃ）　171
再発性尿路感染症　179
細胞性免疫賦活　310
坐骨神経痛　122, 124, 174, 176, 179, 418, 421, 570, 577, 742, 743
㾦㿔（さいい）　67
サジオモダカ　601
嗄声（させい）　562, 584
痤瘡　156
沙圖穆蘇（さとぼくそ）　318
サネブトナツメ　253
サラシナショウマ　370
サラシミツロウ　270

三因極一病証方論（さんいんきょくいつびょうしょうほうろん）　379
山査子（さんざし）　158
三叉神経痛　122, 196
山梔子（さんしし）　55, 78, 87
サンショウ　432
山椒（さんしょう）　432
産褥神経症　490, 538, 541
産褥熱　257
酸棗仁（さんそうにん）　253

し

痔　447
支飲（しいん）　362, 694, 738
滋陰降火（じいんこうか）　260
シェーグレン症候群　563, 567
地黄（じおう）　580
紫外線B　662
痔核　36, 62, 144, 270, 279, 427, 428, 490, 505, 508, 515, 640, 681
耳下腺炎　81, 338, 348
耳管炎　164
耳管開放症　73, 76
弛緩性便秘　690
四逆（しぎゃく）　275
子宮筋腫　144, 155
子宮頸癌　555
子宮痙攣　92
子宮出血　34, 35, 105
子宮体癌　555
子宮脱　306, 640
子宮内膜症　144
子宮内膜発癌抑制作用　657
歯齦炎（しぎんえん）　16
衄血（じくけつ）　53
自己血貯血　312
紫根（しこん）　270
歯根膜炎　729
痔疾　63
痔出血　51, 62, 103, 105, 106, 247
指掌角皮症　25, 29, 34, 78, 79, 82, 257, 288, 497, 685, 686, 688
視床下部-下垂体-副腎皮質系　215
視床下部-下垂体性排卵障害　30
シスプラチン　721, 722
シソ　583
紫蘇葉（しそよう）　163
児枕痛（じちんつう）　506
歯痛　728
膝関節痛　631
湿疹　36, 39, 41, 42, 45, 48, 51, 53, 54, 78, 79, 82, 110, 232, 257, 272,

368, 395, 428, 443, 470, 628, 634,
　　　637, 688, 730, 754
蒺藜子(しつりし)　497
耳閉感　164
ジベル枇糠疹(じべるひこうしん)　500
脂肪肝　443
子母同服(しぼどうふく)　701
しみ　288
耳鳴　748
しもやけ　25, 288, 509
シャクヤク　297
芍薬(しゃくやく)　117, 297
瀉心(しゃしん)　589, 590
邪祟(じゃすい)　81
車前子(しゃぜんし)　179
䗪虫(しゃちゅう)　153
しゃっくり　188
ジャノヒゲ　562
習医要用直格(しゅういようようちょっかく)　206
周応(しゅうおう)　623
習慣性便秘　690
習慣性流産　515
周期性嘔吐　196
集験良方考按(しゅうけんりょうほうこうあん)　523
修治附子(しゅうじぶし)　183
十二指腸潰瘍　4
酒客病(しゅかくびょう)　21, 22
縮砂(しゅくしゃ)　1
朱肱(しゅこう)　206
酒皶鼻(しゅさび)　395, 634
手術侵襲ストレス　653
手掌煩熱(しゅしょうはんねつ)
　　　26, 152
朱震亨(しゅしんこう)　642
寿世保元(じゅせいほげん)　461
朱丹渓(しゅたんけい)　280, 535, 642
出血性痔核　34
術後イレウス　437
術後通過障害　436
術後浮腫　246
術後麻痺性イレウス　433
腫瘍増殖抑制　657
腫瘍免疫　657
潤杏楼医話(じゅんきょうろういわ)
　　　698
少陰病　676
ショウガ　361
消化管出血　36
消化性潰瘍　1, 227, 589
消渇(しょうかち)　572, 607
消化不良　714

傷寒活人書(しょうかんかつじんしょ)
　　　206
傷寒明理論(しょうかんめいりろん)　68
傷寒論(しょうかんろん)　14, 57, 65,
　　　66, 94, 113, 118, 135, 139, 186,
　　　196, 211, 218, 224, 248, 274, 292,
　　　298, 332, 339, 354, 390, 444, 450,
　　　472, 481, 491, 510, 544, 590, 604,
　　　669, 676, 682, 690, 746
傷寒論述義(しょうかんろんじゅつぎ)
　　　59
上気道粘膜免疫　658
生姜(しょうきょう)　361
傷湿(しょうしつ)　8
常習頭痛　139, 196, 224
常習性便秘　78, 79, 692
傷暑(しょうしょ)　199
上衝(じょうしょう)　490
掌蹠膿疱症(しょうせきのうほうしょう)
　　　255
証治要訣(しょうちようけつ)　552
升提(しょうてい)　646
小児IgA腎症　245
小児ストロフルス　196
小児喘息　169, 240, 384
小児の癇癖持ち　700
小児反復性中耳炎　313
小児麻痺　754
小児薬証直訣(しょうにやくしょうちょっけつ)　708, 751, 755
小児夜啼症(しょうにやていしょう)
　　　89, 210, 297, 299, 700, 711
小麦(しょうばく)　89
小品方(しょうひんほう)　128, 522,
　　　523, 643
少腹(しょうふく)　492
小腹急結(しょうふくきゅうけつ)
　　　490, 491
小腹弦急(しょうふくげんきゅう)　571
小腹拘急(しょうふくこうきゅう)　571
小腹鞕満(しょうふくこうまん)　152
小腹軟(しょうふくなん)　179
小腹不仁(しょうふくふじん)　571
升麻(しょうま)　370
上腕神経痛　528
上腕痛　174
暑気あたり　10, 399
食後愁訴症候群　592
褥瘡　270
食中毒　10, 59, 197
食道癌　721
食道癌術後化学療法　310
食痺(しょくひ)　4

食欲不振　714, 719
諸病源候論(しょびょうげんこうろん)
　　　22, 192, 366, 579
自律神経失調症　51, 78, 79, 83,
　　　127, 130, 174, 210, 224, 247, 255
思慮過制　75
子淋(しりん)　573
痔瘻(じろう)　48, 219, 551, 559
辛夷(しんい)　70, 375
心因性咳嗽　239
心因性性機能障害(陰萎, ED)
　　　127, 443
心因性頻尿　404
心因反応　583
腎炎　16, 23, 41, 195, 196, 245
心下痞鞕　590, 615
心窩部痛　1, 4
心窩部痛症候群　1, 57, 522
心窩部拍水音　389, 544, 596, 715
参耆剤(じんぎざい)　301, 639, 643
心気症　79, 584
腎機能障害　515, 570
腎虚(じんきょ)　570, 578, 579
神経症　25, 34, 36, 51, 73, 78, 79,
　　　89, 98, 127, 210, 212, 213, 217,
　　　220, 224, 247, 250, 274, 450, 474,
　　　538, 589, 598, 700, 711, 745
神経衰弱　210
神経性胃炎　1, 224
神経性心悸亢進症　213
神経痛　67, 174, 675, 676, 679
神経ペプチドY　724
腎結石症　404
沈香(じんこう)　212
仁斎直指方(じんさいちょくしほう)
　　　242
滲出性中耳炎　242, 245
尋常性乾癬　34, 270, 497
尋常性痤瘡　112, 155, 395, 515,
　　　634
尋常性疣贅(じんじょうせいゆうぜい)
　　　685
心身症　78, 79, 163, 217, 223, 224,
　　　274, 583, 700
真心痛(しんしんつう)　526
振水音　389, 544, 596, 715
腎性浮腫　694
腎泄(じんせつ)　161
心臓神経症　584
心臓喘息　696
心臓弁膜症　213, 696
身体痛　685
身体動揺感　201

身体表現性障害　78, 79, 127, 583, 584
心痛（しんつう）　526
腎尿管結石症　480
心不全　694
新編金匱方論（しんぺんきんきほうろん）　14, 20, 40, 46, 65, 66, 90, 104, 128, 135, 144, 186, 196, 218, 224, 248, 253, 255, 292, 332, 339, 354, 361, 444, 450, 481, 505, 515, 544, 563, 571, 584, 590, 604, 615, 629, 685, 690, 694, 736, 742, 746
腎膀胱結石　48
蕁麻疹　13, 16, 20, 34, 36, 48, 51, 53, 54, 65, 67, 68, 163, 166, 227, 322, 325, 428, 443, 628, 634, 754

す

膵炎　223
膵外分泌刺激作用　230
水逆（すいぎゃく）　197
水蛭（すいしつ）　152, 153
水滞（すいたい）　195
瑞竹堂経験方（ずいちくどうけいけんほう）　318
水痘　370
水頭症　752
水毒（すいどく）　195, 534
水分分泌促進作用　567
水疱性結膜炎　745, 748
睡眠障害　700, 711
睡眠ポリグラフ検査　713
蘇芳木（すおうぼく）　487
頭重　474, 600
頭痛　133, 141, 142, 144, 174, 195, 200, 201, 413, 415, 447, 490, 509, 600, 600, 675, 676, 679, 745
ストレス　656
ストレス性胃炎　714
頭冒（ずぼう）　596

せ

性機能障害（陰萎, ED）　127, 181, 210, 443, 570, 577, 640
聖済総録（せいざいそうろく）　280
星細胞（せいさいぼう）　18
精神障害　212, 494
怔忡（せいちゅう）　99, 532
世医得効方（せいとくこうほう）　242, 243, 715
成無己（せいむき）　68
生理痛　507
咳感受性　566

脊髄性進行性筋萎縮症　308
咳反射改善作用　587
石淋（せきりん）　192
癤（せつ）　219, 322, 395, 560
舌炎　53
薛鎧（せつがい）　233, 701
薛己（せつき）　74, 79, 87, 233, 553, 644, 701, 716, 731
石膏（せっこう）　603, 612
薛氏医案（せつしいあん）　74, 87, 731
泄瀉（せっしゃ）　8, 118, 140, 199
摂生衆妙方（せっせいしゅうみょうほう）　159
舌痛症　584
セロトニン　722
セロトニン神経系　707
疝（せん）　123, 510, 511
銭乙（せんいつ）　751
遷延性咳嗽　259, 562, 566
閃輝暗点（せんきあんてん）　185
選奇方後集（せんきほうこうしゅう）　8, 11
千金翼方（せんきんよくほう）　612
前胡（ぜんこ）　379
川骨（せんこつ）　466
喘息　240, 386, 411, 412, 453, 584, 671, 683, 740
喘息性気管支炎　169, 207, 668
先哲医話（せんてついわ）　59
先天性心疾患　695
宣明論方（せんみょうろんぼう）　634
喘鳴　673
譫妄（せんもう）　635
泉門閉鎖不全（せんもんへいさふぜん）　752
前立腺炎　428, 730
前立腺症　404, 480
前立腺肥大症　179, 404, 480, 570

そ

瘡（そう）　395
瘡疥（そうかい）　498
皂角（そうかく）　15
叢桂亭医事小言（そうけいていいじしょうげん）　62, 70, 155
叢桂亭蔵方（そうけいていぞうほう）　62
巣元方（そうげんぼう）　22, 579
増広太平恵民和剤局方（ぞうこうたいへいけいみんわざいきょくほう）　2, 280, 302, 379, 380, 404, 413, 455, 531, 552, 623
蒼朮（そうじゅつ）　202, 516
嘈囃（そうぞう）　532

臓躁（蔵躁）（ぞうそう）　89, 90
臓毒証体質　232
葱白（そうはく）　171
桑白皮（そうはくひ）　169
瘙痒　366
鼠径リンパ節炎　730
蘇葉（そよう）　163, 166, 583
孫思邈（そんしばく）　198

た

第一度無月経　30, 31, 519
太陰病（たいいんびょう）　118
大黄（だいおう）　423, 690
体外受精　31
大逆上気（たいぎゃくじょうき）　562
帯下（たいげ）　26, 82, 404, 543, 742
対象記憶認識改善作用　76
代償性出血　493
帯状疱疹後神経痛　122, 652
大腸炎　67
大腸癌　555, 652
大腸癌術後化学療法　310
大動脈拍動亢進　127
ダイノルフィン　183
大風（たいふう）　635
太平恵民和剤局方（たいへいけいみんわざいきょくほう）　74, 80, 164, 174, 191, 265, 266, 288, 370
体力回復　45
唾液分泌過多　543
唾液分泌促進　611
高橋国海（たかはしくにえ）　273
高橋道史（たかはしみちふみ）　71, 208, 308, 386, 524
多汗　640
多汗症　628
多紀元堅（たきもとかた）　59
濁飲の上逆（だくいんのじょうぎゃく）　596
沢瀉（たくしゃ）　601
たこ　270
田代三喜（たしろさんき）　536
ただれ目　42
脱汗（だっかん）　669
脱肛　62, 279, 306, 505, 508, 640
脱毛症　443
多嚢胞性卵巣症候群　25, 30, 31
多発性関節炎　39, 628
打撲傷　144, 466, 487
タムシバ　375
痰飲（たんいん）　195, 532, 534
胆管癌　17
単球　657

単球系細胞　657
痰厥(たんけつ)　596, 597
胆汁分泌促進作用　17, 18
男性不妊症　640
胆石症　223, 224, 274, 443
癱瘓(たんたん)　452
胆道系発癌　658
胆道ジスキネジー　224
胆道ドレナージ　17
胆道閉鎖症　13, 17
胆嚢ジスキネジー　227, 274

ち

チアノーゼ　694
蓄血(ちくけつ)　152
竹筎(ちくじょ)　461
腟炎　730
チック　89, 700
血の道症　29, 34, 78, 79, 82, 155, 163, 210, 213, 217, 220, 223, 228, 250, 288, 413, 490, 538, 541
遅発性下痢　594
遅発性ジスキネジア　707
知母(ちも)　603, 612
中暍(ちゅうえつ)　199
中夏病(ちゅうかびょう)　402
肘後備急方(ちゅうごびきゅうほう)　55
肘後百一方(ちゅうごひゃくいちほう)　55
肘後方(ちゅうごほう)　46
中耳炎　67, 108, 233, 235, 338, 348
中暑(ちゅうしょ)　10
中暑病(ちゅうしょびょう)　402
虫垂炎　430
肘痛(ちゅうつう)　174
中風(ちゅうふう)　135, 648
癥瘕(ちょうか)　147
腸管運動促進　438
腸管感染症　116
腸管血流増加　438, 439
腸管パイエル板　660
腸間膜静脈硬化症　52, 79, 375
腸管麻痺　433
腸管免疫　658
腸管癒着症　117, 432
腸管癒着性イレウス　433
張元素(ちょうげんそ)　642
張三錫(ちょうさんしゃく)　400
張子和(ちょうしか)　642
張時徹(ちょうじてつ)　159
張従正(ちょうじゅうせい)　642
腸上皮細胞　660
チョウセンゴミシ　353

張仲景(ちょうちゅうけい)　14, 20, 26, 40, 46, 57, 65, 90, 94, 104, 113, 118, 128, 135, 139, 144, 186, 196, 211, 218, 224, 248, 253, 255, 274, 292, 298, 332, 339, 354, 361, 390, 424, 428, 433, 444, 450, 472, 481, 491, 505, 510, 515, 544, 563, 571, 584, 590, 604, 615, 629, 669, 676, 682, 685, 690, 694, 736, 742, 746
釣藤鉤(ちょうとうこう)　474
潮熱(ちょうねつ)　79
腸風(ちょうふう)　635
腸癰(ちょうよう)　147, 559
猪苓(ちょれい)　480
チリメンジソ　583
陳延之(ちんえんし)　523
鎮咳作用　567
陳言(ちんげん)　379
陳実功(ちんじつこう)　234, 366, 375
陳師文(ちんしぶん)　2, 164, 174, 191, 280, 288, 302, 380, 404, 413, 455, 531, 552

つ

痛痹(つうひ)　41
痛風　40
頭瘡(づそう)　468
津田玄仙(つだげんせん)　47, 63, 554, 647

て

手足のあれ　155
手足のほてり　255
低カリウム血症　26, 298
低血圧症　596
デスアシルグレリン　720
テタヌス　67
テトラサイクリン　611
テネスムス　10
寺師睦宗(てらしぼくそう)　501
転移抑制　313, 314
てんかん(癲癇)　89, 210, 213, 227, 700
癲狂(てんきょう)　81, 212, 532
伝経説(でんけいせつ)　340
癲眩(てんげん)　199
転胞(てんぽう)　572
天麻(てんま)　601

と

冬瓜子(とうがし)　427
盗汗(とうかん)　46, 48
トウガン　427

当帰(とうき)　514
動悸　51, 73, 97, 292, 295, 745
統合失調症　707
凍傷　270, 509
湯傷　270
透析患者　312
凍瘡　25, 270, 288, 509, 515
東洞先生投剤証録(とうどうせんせいとうざいしょうろく)　559
糖尿病　603, 662
糖尿病性末梢神経障害　181
桃仁(とうにん)　427
頭部脂漏性湿疹　468
頭部丹毒(とうぶたんどく)　342
動脈硬化症　210, 213
動脈硬化進展抑制効果　151
動揺病　196
トウリンドウ　730
得益録(とくえきろく)　476
吐血　53, 99
特発性腸間膜静脈硬化症　86
百々漢陰(どどかんいん)　473
ドネペジル　706
トリカブト　389

な

内外傷弁惑論(ないがいしょうべんわくろん)　399, 400, 640, 662
内科摘要(ないかてきよう)　74, 79, 87, 553, 644, 716
内耳性めまい　745
内傷病　642
内皮機能改善効果　151
長浜善夫(ながはまよしお)　376
夏ばて　10, 399
夏まけ　399
夏痩せ　399
難経(なんぎょう)　579
難治性再発性感染症　302, 551

に

にきび　35, 108, 112, 366, 397
肉極(にくきょく)　40
日射病　196, 199, 603
乳癌　658
乳泣(にゅうきゅう)　306
乳児夜啼症(にゅうじやていしょう)　297
乳腺炎　65, 322, 348
乳房炎　560
尿管結石　483
尿失禁　179, 404, 570, 743
尿道炎　82, 191, 404, 480, 730
尿不利　201

尿路感染症　485
尿路結石（症）　191, 483
女科撮要（にょかさつよう）　74, 79, 80, 87, 731
人参（にんじん）　53, 548
妊娠悪阻（にんしんおそ）　363, 531, 543, 584, 586
認知症　578, 700, 704, 711

ね

寝汗　45, 640
熱越（ねつえつ）　14
熱厥（ねっけつ）　275
熱傷　270
熱中症　196, 603
寝冷え　10
ネフローゼ症候群　10, 13, 16, 18, 23, 41, 43, 195, 196, 242, 245
捻挫　466

の

脳血管障害　248, 477
脳血管障害後遺症　443, 474, 640
脳血管性認知症　478
脳出血　213
脳卒中　249, 250, 648
脳浮腫　202
膿疱　322
膿疱症　257
膿疱性痤瘡　322
嚢癰（のうよう）　731
膿瘍　322
脳漏（のうろう）　67, 70, 376
ノダケ　379
のどの渇き　603
のぼせ　51, 144, 538

は

肺痿（はいい）　219, 564
胚移植　31
肺炎　220
梅核気（ばいかくき）　584, 585
肺化膿症　219
肺癌　651
肺気腫　219, 265, 408, 736
肺結核　220, 265, 564, 565
肺サーファクタント分泌促進作用　568
肺水腫　694
肺脹（はいちょう）　355, 409, 411
肺転移　316
ハイドロキシ-α-サンショール　439

排尿障害　576, 577, 751
肺風（はいふう）　635
肺胞マクロファージ　662
貝母（ばいも）　265, 408
肺癰（はいよう）　219, 683, 686
排卵障害　25, 30, 85, 144, 149, 519
歯ぎしり　700
白濁（はくだく）　574
白薇（はくび）　128
ハクモクレン　375
麦門冬（ばくもんどう）　562
パクリタキセル　182
白蝋（はくろう）　270
ハシカ　373
破傷風　67, 451
ハス　404
バセドウ病　213, 292
発育遅延　751
ハッカ　78
薄荷（はっか）　78
発汗　133, 137
発癌抑制　313
発癌抑制効果　309
抜歯後の疼痛　728
ハトムギ　697
華岡青洲（はなおかせいしゅう）　82, 323, 348
はなたけ（鼻茸）　71, 376
鼻ポリープ　376
ハナトリカブト　389
パニック障害　131
馬場辰二（ばばたつじ）　285
馬脾風（ばひふう）　207
原南陽（はらなんよう）　62, 70, 155
バルトリン腺炎　730, 734
パロキセチン　84
半夏（はんげ）　361
半産（はんざん）　104
ハンチントン病　707
反鼻（はんぴ）　743
反復性中耳炎　302
反復性扁桃炎　342

ひ

脾胃虚弱（ひいきょじゃく）　282
脾胃論（ひいろん）　597
冷え症　25, 78, 79, 144, 174, 288, 390, 509, 515, 551
冷えのぼせ　25
鼻炎　67, 70, 111, 133, 233, 274, 375, 395, 413, 634
鼻淵（びえん）　67, 70
ひきつけ　89

備急千金要方（びきゅうせんきんようほう）　198, 505, 643
肥厚性鼻炎　71
膝関節痛　42
皮脂欠乏性湿疹　34
鼻出血　51, 247, 250
微小循環障害　143
ヒステリー　89, 210, 213
非ステロイド系抗炎症薬　43
ビタミンE　32
非定型抗酸菌症　265
脾疼（ひとう）　2, 4
ひび　270
皮膚炎　36, 39, 51, 108, 112, 232, 247, 370, 395, 637
皮膚潰瘍　307
腓腹筋攣縮（ひふくきんれんしゅく）　570
皮膚瘙痒症　36, 51, 53, 392, 603, 751
皮膚損傷　662
鼻閉　668, 673
肥満症　628, 634, 637
脾約（ひやく）　691
白朮（びゃくじゅつ）　516
百日咳　565
白虎歴節風（びゃっこれきせつふう）　419, 698
鼻癰（びよう）　376
表証（ひょうしょう）　66
疲労倦怠感　399, 577
貧血　73, 75, 97, 98, 515, 551

ふ

浮（ふ）　66
不安障害　73, 131, 237, 238, 443, 583, 584, 620, 745
不安神経症　620
不安抑うつ状態　210
風刺（ふうし）　635
風湿（ふうしつ）　685
風癩（ふうれい）　635
福井楓亭（ふくいふうてい）　468
腹証奇覧（ふくしょうきらん）　341, 434
腹水（ふくすい）　695
腹性てんかん　92
腹直筋拘攣　331
腹直筋攣急　223, 331
腹痛　227, 229, 297, 299, 436
副鼻腔炎　67, 70, 71, 111, 274, 277, 348, 395, 397, 413, 560, 634
腹膜炎　220
茯苓（ぶくりょう）　361, 615

普済方（ふさいほう） 2
普済本事方（ふさいほんじほう） 475
附子（ぶし） 389
浮腫 13, 16, 20, 39, 42, 179, 195, 242, 480, 628, 634, 694
婦人科癌化学療法 311
不正子宮出血 103, 250
不正性器出血 26, 34, 143
不整脈 292, 295
プソイドエフェドリン 40
二日酔い 20, 57, 196, 247, 250
勿誤薬室方函（ふつごやくしつほうかん） 385, 468, 539
勿誤薬室方函口訣（ふつごやくしつほうかんくけつ） 70, 385, 539
不定愁訴 127, 163
舞踏病 92
不妊症 25, 29, 30, 82, 515
不眠（症） 16, 25, 34, 51, 54, 73, 75, 78, 79, 89, 97, 98, 100, 101, 127, 148, 210, 213, 217, 220, 247, 250, 253, 255, 257, 443, 461, 474, 538, 584, 589, 711, 712
フルボキサミン 721
フルンクロージス 325
プロゲステロン 31, 32
プロゲステロン分泌促進作用 520
プロスタトディニア 480
プロラクチン 31

へ

ベーチェット症候群 36
ベーチェット病 35
ペオニフロリン 78, 151, 427
ペオノール 78, 427
癖囊（澼囊）（へきのう） 2, 3
ベニバナ 487
ヘルペス 678
変形性関節症 685, 697
変形性膝関節症 39, 42, 455, 628
変形性脊椎症 455
変形性腰椎症 418, 570
片頭痛 185, 188, 196, 596
胼胝（べんち） 270
扁桃炎 94, 108, 112, 268, 338, 348, 350, 370
扁桃周囲炎 94
便毒（べんどく） 731
便秘（症） 63, 82, 113, 247, 328, 423, 427, 428, 433, 438, 443, 450, 472, 487, 490, 634, 637, 693

扁平性疣贅（へんぺいせいゆうぜい） 688
片麻痺 122, 640

ほ

防已（ぼうい） 628, 694
方機（ほうき） 122
方伎雑誌（ほうぎざっし） 70, 671
炮姜（ほうきょう） 716, 717
方極（ほうきょく） 559
膀胱炎 82, 191, 338, 404, 406, 428, 480, 570, 730
膀胱括約筋麻痺 754
膀胱神経症 404
放射線療法 302, 312, 551, 556
芒硝（ぼうしょう） 472
胞阻（ほうそ） 104
虻虫（ぼうちゅう） 152, 153
方読弁解（ほうどくべんかい） 468
崩漏（ほうろう） 35
保嬰金鏡録（ほえいきんきょうろく） 701, 731
保嬰撮要（ほえいさつよう） 701
保嬰粋要（ほえいすいよう） 731
ホオノキ 583
ホーミング 659
樸樕（ぼくそく） 466
補剤 301, 639
ホスホジエステラーゼⅢ 723
細野史郎（ほそのしろう） 238
細野八郎（ほそのはちろう） 238
ボタン 427
牡丹皮（ぼたんぴ） 78, 427
補注明医雑著（ほちゅうみんいざっちょ） 75
発作性頭位性眩暈 745
ホットフラッシュ 83, 85, 149, 150
ほてり 54, 603, 610
哺熱（ほねつ） 79
ホルモン補充療法 84, 85
牡蠣（ぼれい） 127
反胃（ほんい） 2
翻胃（ほんい） 2, 718
本態性低血圧症 390
奔豚（ほんとん） 133
奔豚症（ほんとんしょう） 748
本間棗軒（ほんまそうけん） 70, 485

ま

マイクログリア 317
麻黄（まおう） 43, 65, 668
麻黄剤 66
マクロファージ 655

マクロファージ貪食能 317
麻子仁（ましにん） 690
麻疹 348, 370, 372, 373
末梢血流改善作用 32
末梢循環障害 288, 390, 509
末梢神経障害 179, 182, 570
松田邦夫（まつだくにお） 29, 36, 42, 48, 53, 71, 83, 200, 235, 257, 272, 295, 308, 325, 335, 343, 350, 368, 392, 421, 430, 436, 448, 458, 470, 477, 495, 501, 512, 518, 524, 541, 560, 577, 618, 637, 649, 678, 696, 698, 734, 740
マツホド 361, 615
真柳誠（まやなぎまこと） 11, 70, 232, 242, 370, 485, 516, 642
マンガン 202
慢性Ｃ型肝炎 556
慢性胃炎 4, 57, 274, 279, 338, 390, 543, 589, 615, 640, 714
慢性胃腸炎 139, 331
慢性胃腸障害 338
慢性肝炎 13, 20, 82, 338, 640
慢性関節炎 455
慢性気管支炎 219, 265, 408, 461, 736
慢性下痢（症） 117, 158, 279, 390, 543, 593, 640, 714
慢性硬膜下血腫 196, 202
慢性再発性口内炎 35
慢性糸球体腎炎 245
慢性湿疹 25, 34, 227, 255, 366, 468, 497, 500, 603
慢性腎炎 242, 480, 515
慢性腎障害 43
慢性腎臓病 210
慢性蕁麻疹 366
慢性膵炎 224, 229
慢性接触性皮膚炎 660
慢性中耳炎 45, 48
慢性鼻炎 67, 108
慢性疲労 302, 551
慢性副鼻腔炎 108, 308, 375, 596
慢性閉塞性肺疾患 217, 220, 259, 265, 408, 562, 567, 640, 653, 736
慢性扁桃炎 232, 235
慢性腰痛 28, 179
万病回春（まんびょうかいしゅん） 8, 35, 80, 159, 170, 259, 260, 305, 328, 370, 419, 528

み

ミオパシー 26

事項索引　767

三上平太（みかみへいた）　22,688
みずむし（水虫）　686,687
脈経（みゃくけい）　632
脈洪大（みゃくこうだい）　604
明医雑著（みんいざっちょ）　261,536
明医指掌（みんいししょう）　697
明医指掌図（みんいししょうず）　697

む

むくみ　201,245
無月経　148,163,226,510,518
むずむず脚症候群　700,707
夢精（むせい）　404
胸やけ　1
無排卵周期症　30,31,519
ムラサキ　270

め

命門（めいもん）　578,579
メタ解析　704
メタボリック症候群　152
メニエール病　745,749
めまい　51,144,195,196,199,201,390,474,531,538,596,600
メラノーマ細胞　316,317
免疫栄養指数　652
免疫機能発達　657
免疫賦活　317
瞑眩（めんげん）　167,577
メントール　78

も

木通（もくつう）　509
モチリン　438,439
モモ　427
森立之（もりたつゆき）　39,447,505
森道伯（もりどうはく）　109,232,372,487,637
モルヒネ　438

や

矢数格（やかずかく）　109,232,488,734
矢数道明（やかずどうめい）　268,272,329,386,688,695,698
矢数有道（やかずゆうどう）　262
薬剤性肝障害　338
薬疹　53
火傷　270,272
夜啼症（やていしょう）　331
夜尿症　39,127,331,570,609,742,751,754
山田業精（やまだなりきよ）　419,572

山田業広（やまだなりひろ）　26,68,104,447,452,572
山田の振り出し　540
山田振薬（やまだふりぐすり）　539,540
山田正珍（やまだまさしげ）　14,21,211,492
山本亡羊（やまもとぼうよう）　91

ゆ

疣贅（ゆうぜい）　155,270
有痛性筋痙攣　297
幽門輪温存胃切除術　721
喩嘉言（ゆかげん）　59
遊佐大蓁（ゆさたいしん）　232
癒着性イレウス　437
湯本求真（ゆもときゅうしん）　238,586,748

よ

癰（よう）　48,219
瘍科秘録（ようかひろく）　485
瘍科方筌（ようかほうせん）　323
楊氏家蔵方（ようしかぞうほう）　70
癰疽（ようそ）　67,219
楊倓（ようたん）　8
腰椎椎間板ヘルニア　177
腰痛（症）　122,174,177,335,418,421,490,509,518,577,742
陽病　66
腰部脊柱管狭窄症　418,509,512,570,577
陽明病　66
陽有余陰不足（ようゆうよいんふそく）　260
薏苡仁（よくいにん）　685,697
抑うつ状態　35,73,78,79,97,98,101,163,214,443,450,474,477,640
吉益東洞（よしますとうどう）　70,122,559
吉益南涯（よしますなんがい）　536
夜泣き　89

ら

ライノウイルス感染　661
洛医彙講（らくいいこう）　91
落陽現象　752
爛瞼風（らんけんふう）　42
蘭室秘蔵（らんしつひぞう）　728
卵巣癌　555
卵巣機能不全　515
ランダム化比較試験　704
卵胞刺激ホルモン　31

り

リウマチ　41
リウマチ性紫斑病　41
裏寒（りかん）　543
裏急後重（りきゅうこうじゅう）　10,117
李杲（りこう）　642
痢疾（りしつ）　8,114,118,140
裏水（りすい）　40
李梃（りてん）　159,206
李東垣（りとうえん）　399,400,597,640,642,662,728
リバビリン　556
瘤（りゅう）　753
留飲（りゅういん）　617
劉河間（りゅうかかん）　642
流感　67,220
劉完素（りゅうかんそ）　206,634,642
流行性角結膜炎　67
流行性耳下腺炎　67,342
竜骨（りゅうこつ）　127
竜胆（りゅうたん）　730
癃閉（りゅうへい）　574,732
療治経験筆記（りょうじけいけんひっき）　47,63,554,647
臨床応用漢方処方解説　711
リンパ節炎　322,325,348
リンパ腺炎　560
淋病　47,482

る

類聚方広義（るいじゅほうこうぎ）　559
瘰癧（るいれき）　48,81,219,235,348,559
流注（るちゅう）　697
流注膿瘍（るちゅうのうよう）　48

れ

厲（れい）　40
レイノー症状　509
レイノー病　509
厲風気（れいふうき）　40
羚羊角（れいようかく）　703
レビー小体型認知症　700,705,706
レプチン　723
レム睡眠行動障害　700,707
蓮肉（れんにく）　404

ろ

漏汗（ろうかん）　124,669
漏下（ろうげ）　104
労瘵（ろうさい）　82,219

老人性腟炎　404
老人性皮膚瘙痒症　36, 497, 501
労淋（ろうりん）　192
鹿茸（ろくじょう）　753
肋膜炎　208

硵砂散（ろしゃさん）　375
鹿角（ろっかく）　181
肋間神経痛　227, 522
露蜂房（ろほうぼう）　575

わ

和田東郭（わだとうかく）　275
渡邉武（わたなべたけし）　271

漢方薬索引

あ

安栄湯（あんえいとう） 539, 540
安中散（あんちゅうさん） **1**, 57, 60, 127, 229, 525, 593, 626, 719

い

医王生脈（いおうしょうみゃく） 648
医王湯（いおうとう） 82, 401, 639
異功散（いこうさん） 715
胃風湯（いふうとう） 160
胃苓散（いれいさん） 9
胃苓湯（いれいとう） **7**, 199, 245, 402, 623
茵蔯蒿五苓散（いんちんこうごれいさん） 21
茵蔯蒿湯（いんちんこうとう） **13**, 21, 22, 23, 68, 73, 78, 87, 333, 343, 346, 425, 444
茵蔯五苓散（いんちんごれいさん） 13, 14, 15, 17, **20**, 68, 196, 326, 333, 346, 402
茵蔯湯（いんちんとう） 15

う

烏頭桂枝湯（うずけいしとう） 123
烏薬順気散（うやくじゅんきさん） 74
温経湯（うんけいとう） **25**, 29, 30, 37, 84, 149, 152, 257, 518
温清飲（うんせいいん） 30, **34**, 54, 64, 78, 87, 106, 107, 108, 112, 232, 236, 272, 287, 366, 368, 495, 500, 502, 610, 755
温胆湯（うんたんとう） 254, 461, 462

え

越婢加朮湯（えっぴかじゅつとう） **39**, 54, 125, 459, 471, 628, 632, 688, 699
越婢加朮附湯（えっぴかじゅつぶとう） 41
越婢加半夏湯（えっぴかはんげとう） 355
越婢湯（えっぴとう） 39, 41

お

黄耆建中湯（おうぎけんちゅうとう） **45**, 193, 309, 332, 555
黄耆湯（おうぎとう） 46, 643
黄芩加半夏湯（おうごんかはんげとう） 59
黄芩湯（おうごんとう） 608
応鐘散（おうしょうさん） 70, 469
黄竜湯（おうりゅうとう） 340
黄連解毒湯（おうれんげどくとう） 9, 17, 23, 28, 35, 36, 37, 43, **51**, 55, 64, 68, 73, 78, 84, 86, 87, 106, 107, 112, 233, 247, 251, 326, 341, 345, 366, 369, 398, 444, 471, 495, 533, 542, 610, 637, 661, 750
黄連湯（おうれんとう） 5, **57**, 593, 626

乙字湯（おつじとう） **62**, 107, 425, 431, 504, 508, 681

か

解急蜀椒湯（かいきゅうしょくしょうとう） 434, 524
華蓋散（かがいさん） 172
加減金匱腎気丸（かげんきんきじんきがん） 180
加減済生腎気丸（かげんさいせいじんきがん） 180
加減腎気円（かげんじんきえん） 180
加減腎気丸（かげんじんきがん） 180
夏枯草湯（かごそうとう） 307
葛花解醒湯（かっかげていとう） 642, 664
葛根湯（かっこんとう） **65**, 96, 112, 116, 136, 137, 140, 141, 167, 322, 336, 351, 358, 416, 444, 448, 560, 575, 671, 672, 679
葛根湯加桔梗石膏（かっこんとうかききょうせっこう） 71
葛根湯加川芎辛夷（かっこんとうかせんきゅうしんい） 67, **70**, 111, 358, 377, 416, 673
葛根湯加川芎大黄（かっこんとうかせんきゅうだいおう） 70
加味帰脾湯（かみきひとう） **73**, 78, 83, 87, 100, 101, 221, 254, 651, 704, 713
加味逍遙散（かみしょうようさん） 16, 29, 37, 54, 68, 73, 76, **78**, 87, 91, 101, 131, 149, 167, 214, 221, 229, 234, 254, 256, 257, 265, 269, 290, 295, 416, 446, 478, 518, 542, 587, 651, 704, 713
加味逍遙散加薏苡仁（かみしょうようさんかよくいにん） 157
加味腎気円（かみじんきえん） 180
加味腎気丸（かみじんきがん） 180
瓜呂桂枝湯（かろうけいしとう） 136
甘桔湯（かんきつとう） 95
甘姜苓朮湯（かんきょうりょうじゅつとう） 743
甘草乾姜湯（かんぞうかんきょうとう） 543, 547, 575
甘草乾姜茯苓白朮湯（かんぞうかんきょうぶくりょうびゃくじゅつとう） 742
甘草瀉心湯（かんぞうしゃしんとう） 254, 589, 590
甘草湯（かんぞうとう） 94
甘草附子湯（かんぞうぶしとう） 123
甘草麻黄湯（かんぞうまおうとう） 41
甘麦大棗湯（かんばくたいそうとう） **89**, 295, 299
漢防已湯（かんぼういとう） 632

き

帰耆建中湯（きぎけんちゅうとう） 47
桔梗湯（ききょうとう） 68, **94**, 112, 351, 683
枳実薤白桂枝湯（きじつがいはくけいしとう） 545
橘皮枳実生姜湯（きっぴきじつしょうきょうとう） 616
帰脾湯（きひとう） 47, 73, 76, 87, **97**, 221, 254, 284, 306, 555, 651
芎黄円（きゅうおうえん） 469

芎黄丸(きゅうおうがん) 70
芎黄散(きゅうおうさん) 469
芎黄湯(きゅうおうとう) 469
芎帰膠艾湯(きゅうききょうがいとう) 29, 34, 36, 37, 64, 101, **103**, 251, 486, 518
膠艾湯(きょうがいとう) 104
姜桂(きょうけい) 218
杏仁五味子湯(きょうにんごみしとう) 409
祛風清熱散(きょうふうせいねつさん) 110
金匱腎気丸(きんきじんきがん) 180
近製清暑益気湯(きんせいせいしょえっきとう) 400

く

駆風解毒湯(くふうげどくとう) 348

け

荊芥連翹湯(けいがいれんぎょうとう) 34, 37, 72, 78, 87, 96, **108**, 157, 232, 236, 326, 378, 398
桂姜棗草黄辛附湯(けいきょうそうそうおうしんぶとう) 72, 676
桂薑湯(けいきょうとう) 218
桂枝加葛根湯(けいしかかっこんとう) 136
桂枝加桂湯(けいしかけいとう) 134
桂枝加芍薬大黄湯(けいしかしゃくやくだいおうとう) 67, **113**, 118, 120, 330, 425, 692
桂枝加芍薬湯(けいしかしゃくやくとう) 7, 8, 11, 49, 114, **117**, 120, 134, 161, 201, 229, 245, 277, 299, 336, 393, 437, 508, 593
桂枝加芍薬附子湯(けいしかしゃくやくぶしとう) 119
桂枝加朮附湯(けいしかじゅつぶとう) 41, 43, **122**, 177, 182, 459, 529, 632, 688, 699
桂枝加大黄湯(けいしかだいおうとう) 113
桂枝加附子湯(けいしかぶしとう) 122
桂枝加竜骨牡蛎湯(けいしかりゅうこつぼれいとう) 76, **127**, 214, 221, 295, 336, 575, 577, 587, 704, 713
桂枝加苓朮附湯(けいしかりょうじゅつぶとう) 123, 124, 421
桂枝甘草湯(けいしかんぞうとう) 134, 139, 745
桂枝甘草竜骨牡蛎湯(けいしかんぞうりゅうこつぼれいとう) 130
桂枝去芍薬加蜀漆竜骨牡蛎湯(けいしきょしゃくやくかしょくしつりゅうこつぼれいとう) 130
桂枝去芍薬湯(けいしきょしゃくやくとう) 134
桂枝芍薬知母湯(けいししゃくやくちもとう) 459
桂枝湯(けいしとう) 68, 72, **133**, 167, 228, 358, 358, 416, 672, 679
桂枝人参湯(けいしにんじんとう) 57, 59, **139**, 544
桂枝茯苓丸(けいしぶくりょうがん) 23, 28, 29, 30, 35, 62, 64, 68, 84, 85, **143**, 346, 397, 431, 467, 489, 495, 507, 518
桂枝茯苓丸加薏苡仁(けいしぶくりょうがんかよくいにん) 112, **155**, 397
桂枝附子湯(けいしぶしとう) 123, 211
桂枝麻黄各半湯(けいしまおうかくはんとう) 136, 671
桂心湯(けいしんとう) 129

啓脾丸(けいひがん) 158
啓脾湯(けいひとう) 11, **158**, 245, 393, 548, 720
荊防敗毒散(けいぼうはいどくさん) 323, 324, 396, 636
桂麻各半湯(けいまかくはんとう) 672
桂苓五味甘草湯(けいりょうごみかんぞうとう) 737
化斑湯(けはんとう) 607
建中補脾湯(けんちゅうほひとう) 334
玄武湯(げんぶとう) 353, 389

こ

香葛湯(こうかつとう) 165
蒿菜湯(こうさいとう) 539
甲字湯(こうじとう) 147, 155, 429
香砂六君子湯(こうしゃりっくんしとう) 576
香蘇散(こうそさん) 68, 137, **163**, 341, 344, 382, 416
五虎湯(ごことう) **169**, 345, 358, 384, 387, 444, 464, 681
五虎二陳湯(ごこにちんとう) 169, 171, 535
五積散(ごしゃくさん) 164, **174**, 529, 577
牛車腎気丸(ごしゃじんきがん) **179**, 193, 245, 421, 459, 502, 570, 734
呉茱萸湯(ごしゅゆとう) 142, **185**, 201, 365, 416, 478, 513, 516, 534, 599, 600
五味猪苓散(ごみちょれいさん) 197
五物猪苓散(ごもつちょれいさん) 197
五淋散(ごりんさん) 87, **191**, 407, 730, 734
五苓散(ごれいさん) 4, 7, 11, 15, 20, 23, 125, 141, 142, 164, 182, 189, **195**, 242, 245, 248, 341, 364, 392, 402, 416, 478, 484, 534, 600, 601, 610, 749

さ

柴陥湯(さいかんとう) **205**
柴胡加竜骨牡蛎湯(さいこかりゅうこつぼれいとう) 84, 93, 127, 131, **210**, 221, 277, 295, 448, 542, 575, 577, 704, 713
柴胡陥胸湯(さいこかんきょうとう) 207
柴胡姜桂湯(さいこきょうけいとう) 218
柴胡桂姜湯(さいこけいきょうとう) 218
柴胡桂枝乾姜湯(さいこけいしかんきょうとう) 49, 68, 76, 84, 127, 131, 138, 207, 213, 214, **217**, 228, 240, 269, 295, 343, 587, 651, 704, 712, 713, 747
柴胡桂枝湯(さいこけいしとう) 5, 14, 60, 68, 120, 138, 209, 221, **223**, 277, 299, 336, 341, 343, 351, 437, 508, 525, 542, 593, 626
柴胡解毒湯(さいこげどくとう) 345
柴胡四物湯(さいこしもつとう) 345
柴胡清肝散(さいこせいかんさん) 232
柴胡清肝湯(さいこせいかんとう) 34, 37, 43, 54, 78, 87, 108, 112, **232**, 369
崔氏八味丸(さいしはちみがん) 571
済生腎気丸(さいせいじんきがん) 180
催生湯(さいせいとう) 145
柴蘇飲(さいそいん) 164, 341, 344
柴平湯(さいへいとう) 10

漢方薬索引　771

柴朴湯（さいぼくとう）　68, 169, 221, **237**, 358, 384, 387, 448, 566, 587, 681
柴物湯（さいもつとう）　341
柴苓湯（さいれいとう）　9, 10, 11, 30, 196, 196, **242**
三黄円（さんおうえん）　249
三黄丸（さんおうがん）　249
三黄散（さんおうさん）　249
三黄瀉心湯（さんおうしゃしんとう）　36, 51, 54, 64, 84, 106, 107, 207, **247**, 398, 425, 444, 453, 542, 589
三黄湯（さんおうとう）　249
三承気湯（さんじょうきとう）　450
酸棗湯（さんそうとう）　253
酸棗仁湯（さんそうにんとう）　100, **253**
三物黄芩湯（さんもつおうごんとう）　**255**

し

滋陰降火湯（じいんこうかとう）　**259**, 267, 268, 411, 464, 566, 608, 684, 755
滋陰至宝湯（じいんしほうとう）　78, 262, 264, **265**, 411, 566, 741
紫雲（しうん）　270
紫雲膏（しうんこう）　36, 63, 64, **270**, 681
地黄円（じおうえん）　751
四逆散（しぎゃくさん）　68, 214, 229, **274**, 448
四君子湯（しくんしとう）　53, 97, 101, 158, **279**, 295, 301, 548, 651, 719
四七湯（ししちとう）　363, 583, 585
梔子柏皮湯（ししはくひとう）　21, 87
四順理中円（しじゅんりちゅうえん）　546
四順理中丸（しじゅんりちゅうがん）　545
七気湯（しちきとう）　583
七物降下湯（しちもつこうかとう）　**285**, 287
治中湯（じちゅうとう）　545
実母散（じつぼさん）　539
四物黄連解毒湯（しもつおうれんげどくとう）　232, 734
四物黄連除熱湯（しもつおうれんじょねつとう）　55
四物湯（しもつとう）　28, 53, 82, 267, 285, **287**, 301, 314, 345, 497, 748
炙甘草湯（しゃかんぞうとう）　**292**, 336
芍薬甘草湯（しゃくやくかんぞうとう）　26, 30, 92, 93, **297**, 300, 481, 483, 519, 577
瀉心湯（しゃしんとう）　247, 248
十全飲（じゅうぜんいん）　302, 303
十全大補湯（じゅうぜんたいほとう）　36, 47, 49, 87, 100, 101, 182, 269, 283, 287, 295, **301**, 336, 459, 502, 518, 555, 577, 639, 650, 654, 658, 661, 754
十棗湯（じゅうそうとう）　353
十味敗毒散（じゅうみはいどくさん）　323
十味敗毒湯（じゅうみはいどくとう）　13, 17, 23, 68, 108, 157, **322**, 369, 397, 471, 502, 560
朱鳳散（しゅほうさん）　469
茱萸人参湯（しゅゆにんじんとう）　186
潤肌膏（じゅんきこう）　270, 271

順気湯（じゅんきとう）　280
潤腸湯（じゅんちょうとう）　115, **328**, 425, 691, 692
潤肺豁痰寧嗽湯（じゅんはいかつたんねいそうとう）　409
小陥胸湯（しょうかんきょうとう）　205
生姜瀉心湯（しょうきょうしゃしんとう）　589, 590
将軍湯（しょうぐんとう）　424
小建中湯（しょうけんちゅうとう）　45, 46, 48, 49, 93, 115, 119, 120, 131, 161, 229, 295, 309, **331**, 343, 393, 437, 507, 754
小建中湯合大建中湯（しょうけんちゅうとうごうだいけんちゅうとう）　332
小柴胡桂薑湯（しょうさいこけいきょうとう）　218
小柴胡湯（しょうさいことう）　10, 14, 17, 23, 46, 82, 169, 205, 209, 221, 228, 235, 237, 240, 242, 336, **337**, 387, 448, 624, 639, 651, 679, 681, 683
小柴胡湯加桔梗（しょうさいことうかききょう）　348
小柴胡湯加桔梗石膏（しょうさいことうかききょうせっこう）　68, 96, 112, 209, 235, 342, **348**
小柴胡湯加地黄（しょうさいことうかじおう）　256
小柴胡湯加石膏（しょうさいことうかせっこう）　348, 349
小柴胡湯合半夏厚朴湯（しょうさいことうごうはんげこうぼくとう）　238
小青竜湯（しょうせいりゅうとう）　68, 72, 112, 136, 172, **353**, 378, 383, 387, 411, 464, 564, 566, 671, 673, 679, 684, 736, 739, 740
小半夏加茯苓湯（しょうはんげかぶくりょうとう）　4, 189, 201, **361**, 534, 592
小半夏湯（しょうはんげとう）　362
消風散（しょうふうさん）　36, 37, 43, 54, 112, 235, 326, **366**, 471, 502, 661
升麻葛根湯（しょうまかっこんとう）　165, **370**
生脈散（しょうみゃくさん）　402
逍遥散（しょうようさん）　78, 80, 265, 266, 267
辛夷清肺湯（しんいせいはいとう）　70, 72, 86, 87, 111, **375**, 416, 673
腎気丸（じんきがん）　571, 746
沈香天麻湯（じんこうてんまとう）　212, 598
神効当帰膏（しんこうとうきこう）　271
参苓健脾丸（じんじゅつけんぴがん）　159
参蘇飲（じんそいん）　263, 267, 269, **379**, 741
腎著湯（じんちょとう）　743
神秘湯（しんぴとう）　172, 239, 358, **384**, 673, 684
真武湯（しんぶとう）　11, 120, 141, 160, 161, 162, 201, 245, 284, 335, 353, **389**, 548, 600, 679, 739, 749
参苓白朮散（じんりょうびゃくじゅつさん）　160

す

朱雀湯（すざくとう）　353

せ

清金降火湯（せいきんこうかとう）　409
清上瀉火湯（せいじょうしゃかとう）　396
清上防風湯（せいじょうぼうふうとう）　78, 87, 112, 156, 251,

395, 471, 636, 637
清暑益気湯（せいしょえっきとう）　**399**, 610, 639, 651
清心湯（せいしんとう）　539
清心蓮子飲（せいしんれんしいん）　191, 193, **404**, 484, 486, 577, 733, 734
清肺湯（せいはいとう）　87, 172, 263, 268, 383, **408**, 464, 566, 682, 684, 741
青竜湯（せいりゅうとう）　353
折衝飲（せっしょういん）　429
川芎茶調散（せんきゅうちゃちょうさん）　78, **413**
千金調経湯（せんきんちょうけいとう）　27
千金内托散（せんきんないたくさん）　322

そ

疎筋活血湯（そきんかっけつとう）　419
疎経活血湯（そけいかっけつとう）　125, 177, 182, 287, **418**, 459, 529, 577, 699

た

大黄黄連瀉心湯（だいおうおうれんしゃしんとう）　248, 589
大黄甘草湯（だいおうかんぞうとう）　62, 115, 330, **423**, 692
大黄散（だいおうさん）　249
大黄牡丹皮湯（だいおうぼたんぴとう）　64, 143, 149, 425, **427**, 489, 495, 734
大陥胸湯（だいかんきょうとう）　207, 591
大芎黄湯（だいきゅうおうとう）　468
大膠艾湯（だいきょうがいとう）　104
大建中湯（だいけんちゅうとう）　116, 117, 120, 330, 335, **432**, 525, 548
大柴胡湯（だいさいことう）　16, 22, 23, 59, 67, 68, 214, 223, 239, 277, 343, 425, **443**, 453, 637
大七気湯（だいしちきとう）　583, 585
大承気湯（だいじょうきとう）　15, 115, 425, **450**, 637, 693
大成湯（たいせいとう）　488
大青竜湯（だいせいりゅうとう）　136, 608, 671
大棗湯（たいそうとう）　90
大半夏湯（だいはんげとう）　362
大防風湯（だいぼうふうとう）　41, 43, 125, 181, 287, 309, 418, 422, **455**, 632, 689, 699
沢瀉湯（たくしゃとう）　748
托裏消毒飲（たくりしょうどくいん）　322
奪命円（だつめいえん）　144
丹梔逍遙散（たんししょうようさん）　78

ち

治狂一方（ちきょういっぽう）　452
竹茹温胆湯（ちくじょうんたんとう）　172, 209, 254, 263, 269, 383, 411, **461**, 566, 684
治喘一方（ちぜんいっぽう）　747
治打撲一方（ちだぼくいっぽう）　425, **466**, 489
治頭瘡一方（ぢづそういっぽう）　369, 425, **468**
中建中湯（ちゅうけんちゅうとう）　117, 332
調胃承気湯（ちょういじょうきとう）　115, 330, 425, **472**, 692

長栄湯（ちょうえいとう）　539
調経散（ちょうけいさん）　25, 27
調経湯（ちょうけいとう）　25, 27
調中益気湯（ちょうちゅうえっきとう）　640
釣藤散（ちょうとうさん）　189, **474**, 542, 601, 704, 713, 749
猪苓散（ちょれいさん）　197
猪苓湯（ちょれいとう）　193, 407, **480**, 486, 577, 734
猪苓湯合四物湯（ちょれいとうごうしもつとう）　193, 287, 407, 481, 484, **485**, 577

つ

通聖散（つうしょうさん）　636
通導散（つうどうさん）　143, 149, 152, 232, 425, 431, 467, **487**, 495
頭瘡験方（づそうけんぽう）　468

て

丁字湯（ていじとう）　617
抵当丸（ていとうがん）　494
抵当湯（ていとうとう）　152

と

桃核承気湯（とうかくじょうきとう）　28, 84, 143, 147, 148, 156, 425, 430, 453, 489, **490**, 507, 542
当帰飲子（とうきいんし）　271, 287, 366, 369, **497**, 755
当帰建中湯（とうきけんちゅうとう）　29, 47, 49, 64, 107, 332, **504**, 513, 518, 526
当帰四逆加呉茱萸生姜湯（とうきしぎゃくかごしゅゆしょうきょうとう）　29, 177, 189, 416, 421, 508, **509**, 518, 526, 577, 599, 744
当帰四逆湯（とうきしぎゃくとう）　509, 510
当帰芍薬散（とうきしゃくやくさん）　26, 29, 30, 83, 106, 112, 148, 177, 201, 245, 254, 290, 397, 421, 431, 507, 513, **514**, 600, 744, 749
当帰芍薬散加薏苡仁（とうきしゃくやくさんかよくいにん）　157
当帰湯（とうきとう）　3, 5, 229, 437, **522**, 643
当帰六黄湯（とうきりくおうとう）　46
桃仁承気湯（とうにんじょうきとう）　492

な

内托散（ないたくさん）　323

に

二加竜骨湯（にかりゅうこつとう）　128
二朮湯（にじゅつとう）　**528**
二陳湯（にちんとう）　169, 174, 364, **531**, 625, 711
女神散（にょしんさん）　37, 54, 84, 251, 495, **538**
如聖湯（にょせいとう）　95
人参黄耆散（にんじんおうぎさん）　643
人参化斑湯（にんじんけはんとう）　607, 608
人参湯（にんじんとう）　5, 11, 48, 60, 139, 141, 161, 197, 201, 245, 279, 283, 335, 364, 393, 402, 533, 534, **543**, 593, 651, 719

人参敗毒散（にんじんはいどくさん）　324
人参白虎湯（にんじんびゃっことう）　606
人参養栄湯（にんじんようえいとう）　47, 87, 100, 269, 295, 306, 309, 315, 459, **551**, 639

は

排膿散（はいのうさん）　94, 559
排膿散及湯（はいのうさんきゅうとう）　94, 108, 326, 398, **559**
排膿湯（はいのうとう）　94, 559
麦門冬湯（ばくもんどうとう）　169, 172, 263, 358, 383, 387, 411, 464, **562**, 640, 681, 684, 738, 741
八味丸（はちみがん）　223, 754
八味地黄丸（はちみじおうがん）　125, 130, 131, 177, 179, 182, 193, 201, 245, 257, 299, 330, 407, 421, 459, 484, 486, 502, 513, **570**, 610, 632, 646, 734, 744, 751, 755
八味腎気丸（はちみじんきがん）　571
八物湯（はちもつとう）　318
八珍湯（はっちんとう）　290, 318
半夏厚朴湯（はんげこうぼくとう）　93, 163, 167, 215, 237, 239, 295, 363, 364, 387, 437, 444, 449, **583**, 618, 621, 749
半夏瀉心湯（はんげしゃしんとう）　5, 11, 51, 54, 57, 58, 59, 60, 68, 119, 120, 141, 201, 223, 229, 245, 251, 277, 343, 365, 448, 534, 576, **589**, 618, 621, 626, 719
半夏白朮天麻湯（はんげびゃくじゅつてんまとう）　142, 189, 201, 393, 416, 477, 592, **596**, 639, 749

ひ

脾約丸（ひやくがん）　691
白芷升麻湯（びゃくししょうまとう）　396
白朮湯（びゃくじゅつとう）　280
白虎加人参湯（びゃっこかにんじんとう）　14, 138, 199, 201, 369, 402, **603**
白虎湯（びゃっことう）　211, 353, 606

ふ

婦王湯（ふおうとう）　539
復脈湯（ふくみゃくとう）　294
茯苓飲（ぶくりょういん）　437, 547, 586, 593, **615**, 621, 719
茯苓飲合半夏厚朴湯（ぶくりょういんごうはんげこうぼくとう）　239, 587, 593, 618, **620**
茯苓桂枝白朮甘草湯（ぶくりょうけいしびゃくじゅつかんぞうとう）　745
茯苓湯（ぶくりょうとう）　745, 746
茯苓半夏湯（ぶくりょうはんげとう）　362
茯苓補心湯（ぶくりょうほしんとう）　267, 381
附子細辛湯（ぶしさいしんとう）　677
附子瀉心湯（ぶししゃしんとう）　248, 589
附子湯（ぶしとう）　605
附子理中湯（ぶしりちゅうとう）　544, 549, 740

へ

平胃散（へいいさん）　7, 10, 244, 341, 437, 593, 618, **622**

ほ

補陰瀉火湯（ほいんしゃかとう）　260, 261
防已黄耆湯（ぼういおうぎとう）　39, 42, 43, 125, 459, **628**, 688, 699
防已湯（ぼういとう）　632
防風通聖散（ぼうふうつうしょうさん）　78, 87, 232, 378, 395, 396, 398, 425, 449, 471, **634**
防風湯（ぼうふうとう）　456
忘憂湯（ぼうゆうとう）　94
補中益気湯（ほちゅうえっきとう）　47, 49, 62, 64, 73, 76, 82, 84, 87, 97, 101, 138, 182, 221, 226, 257, 269, 283, 295, 309, 333, 336, 343, 401, 459, 508, 555, 577, **639**, 719

ま

麻黄加朮湯（まおうかじゅつとう）　687
麻黄杏子甘草石膏湯（まおうきょうしかんぞうせっこうとう）　682
麻黄杏仁甘草石膏湯（まおうきょうにんかんぞうせっこうとう）　682
麻黄杏仁薏苡甘草湯（まおうきょうにんよくいかんぞうとう）　685
麻黄細辛附子湯（まおうさいしんぶしとう）　676
麻黄湯（まおうとう）　68, 136, 137, 172, **668**, 684
麻黄附子細辛湯（まおうぶしさいしんとう）　68, 72, 96, 125, 137, 167, 175, 177, 196, 358, 378, 382, 416, 672, **675**, 741
麻杏甘石湯（まきょうかんせきとう）　41, 169, 172, 209, 240, 263, 345, 358, 384, 387, 411, 444, 464, 564, 566, 673, 679, **681**, 741
麻杏薏甘湯（まきょうよくかんとう）　629, 632, **685**, 699
麻子仁丸（ましにんがん）　62, 115, 330, 425, 453, **690**
蔓荊湯（まんせいとう）　276

み

味麦益気湯（みばくえっきとう）　640

も

木防已湯（もくぼういとう）　630, 632, **694**
木防已湯去石膏加茯苓芒硝湯（もくぼういとうきょせっこうかぶくりょうぼうしょうとう）　694

よ

養栄湯（ようえいとう）　552
陽旦湯（ようたんとう）　135
薏苡仁湯（よくいにんとう）　43, 125, 459, 632, 685, 688, **697**
薏苡附子敗醤散（よくいぶしはいしょうさん）　428, 429
薏苡麻黄湯（よくいまおうとう）　685
抑肝散（よくかんさん）　76, 81, 83, 92, 93, 101, 214, 221, 229, 249, 254, 277, 299, 476, 478, 587, **700**
抑肝散加芍薬（よくかんさんかしゃくやく）　702
抑肝散加陳皮半夏（よくかんさんかちんぴはんげ）　76, 93, 131, 477, 478, 587, **711**
抑青丸（よくせいがん）　701

り

理中円（りちゅうえん） 546
理中丸（りちゅうがん） 140, 197, 544
理中湯（りちゅうとう） 544
六君子湯（りっくんしとう） 5, 60, 68, 87, 161, 169, 283, 309, 333, 364, 402, 534, 548, 593, 618, 626, 651, **714**
立効散（りっこうさん） **728**
龍王湯（りゅうおうとう） 539
竜骨湯（りゅうこつとう） 129, 557
竜胆瀉肝湯（りゅうたんしゃかんとう） 16, 82, 87, 191, 193, 232, 406, 407, 484, 486, **730**
苓甘姜味辛夏湯（りょうかんきょうみしんげとう） 737
苓甘姜味辛夏仁黄湯（りょうかんきょうみしんげにんおうとう） 738
苓甘姜味辛夏仁湯（りょうかんきょうみしんげにんとう） 358, 382, 564, 679, **736**, 737
苓甘五味加姜辛半夏杏仁湯（りょうかんごみかきょうしんはんげきょうにんとう） 737

苓甘五味姜辛湯（りょうかんごみきょうしんとう） 737
苓姜朮甘湯（りょうきょうじゅつかんとう） **742**
苓桂五味甘草湯（りょうけいごみかんぞうとう） 737
苓桂朮甘湯（りょうけいじゅつかんとう） 200, 201, 287, 295, 393, 572, 600, **745**
苓桂味甘湯（りょうけいみかんとう） 737

れ

連翹敗毒散（れんぎょうはいどくさん） 324
連珠飲（れんじゅいん） 287, 748

ろ

六味丸（ろくみがん） 182, 260, 336, 502, 570, 646, **751**
六味地黄丸（ろくみじおうがん） 752
六気経緯園（ろっきけいいえん） 516
六気経緯丸（ろっきけいいがん） 516

■ 著者略歴

稲木　一元（いなき　かずもと）

1951 年生まれ
1978 年　　千葉大学医学部卒業
1978～1983 年　日本赤十字社医療センター内科（主に循環器内科）勤務
1987 年　　漢方専門で開業
　　　　　　（漢方は学生時代より，叔父　松田邦夫の指導を受ける）
1993～2002 年　財団法人 日本漢方医学研究所付属渋谷診療所　副所長
2002 年　　青山稲木クリニックを開業，現在に至る

〔現　職〕
　　日本東洋医学会代議員　元理事
　　東京女子医科大学東洋医学研究所　講師（非常勤）
　　日本赤十字社医療センター内科（非常勤）- 漢方外来担当

〔主な著書〕
　　『ファーストチョイスの漢方薬』（松田邦夫と共著），南山堂，2006
　　『漢方治療のファーストステップ 改訂 2 版』（松田邦夫と共著），南山堂，2011 他

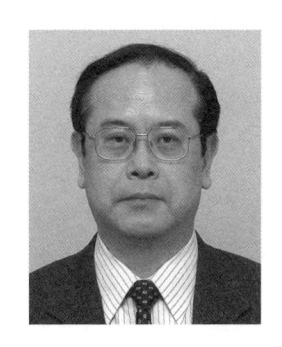

臨床医のための漢方薬概論　　　　　　　　　　　　©2014
定価（本体 10,000 円＋税）

2014 年 1 月 15 日　1 版 1 刷

著　者　　稲木　一元
発行者　　株式会社　南山堂
　　　　　代表者　鈴木　肇

〒113-0034　東京都文京区湯島 4 丁目 1-11
TEL 編集(03)5689-7850・営業(03)5689-7855
振替口座　00110-5-6338

ISBN 978-4-525-47311-2　　　　　　　　　　Printed in Japan

本書を無断で複写複製することは，著作者および出版社の権利の侵害となります．
<(社)出版者著作権管理機構　委託出版物>
本書の無断複写は著作権法上での例外を除き禁じられています．複写される場合は，
そのつど事前に，(社)出版者著作権管理機構（電話 03-3513-6969，FAX 03-3513-6979，
e-mail: info@jcopy.or.jp）の許諾を得てください．

スキャン，デジタルデータ化などの複製行為を無断で行うことは，著作権法上での
限られた例外（私的使用のための複製など）を除き禁じられています．業務目的での
複製行為は使用範囲が内部的であっても違法となり，また私的使用のためであっても
代行業者等の第三者に依頼して複製行為を行うことは違法となります．